# 临床超声医学

## （下　册）

主　编

段宗文　王金锐

副主编

陈思平　胡　兵　华　扬　姜玉新　李建国

田家玮　王志刚　杨浣宜　周晓东

主编助理

贾建文　马晓猛

科学技术文献出版社
SCIENTIFIC AND TECHNICAL DOCUMENTATION PRESS
·北京·

**图书在版编目（CIP）数据**

临床超声医学：全2册 / 段宗文，王金锐主编. —北京：科学技术文献出版社，2017. 6（2018.6 重印）
ISBN 978-7-5189-2842-2

Ⅰ. ①临… Ⅱ. ①段… ②王… Ⅲ. ①超声波诊断 Ⅳ. ① R445.1

中国版本图书馆 CIP 数据核字（2017）第 135301 号

## 临床超声医学（下册）

策划编辑：薛士滨　　责任编辑：薛士滨　　责任校对：张吲哚　　责任出版：张志平

出 版 者　科学技术文献出版社
地　　址　北京市复兴路15号　邮编 100038
编 务 部　(010) 58882938，58882087（传真）
发 行 部　(010) 58882868，58882874（传真）
邮 购 部　(010) 58882873
官方网址　www.stdp.com.cn
发 行 者　科学技术文献出版社发行　全国各地新华书店经销
印 刷 者　北京时尚印佳彩色印刷有限公司
版　　次　2017 年 6 月第 1 版　2018 年 6 月第 2 次印刷
开　　本　889 × 1194　1/16
字　　数　3590千
印　　张　128.25
书　　号　ISBN 978-7-5189-2842-2
定　　价　798.00元（全2册）

# 主编简介

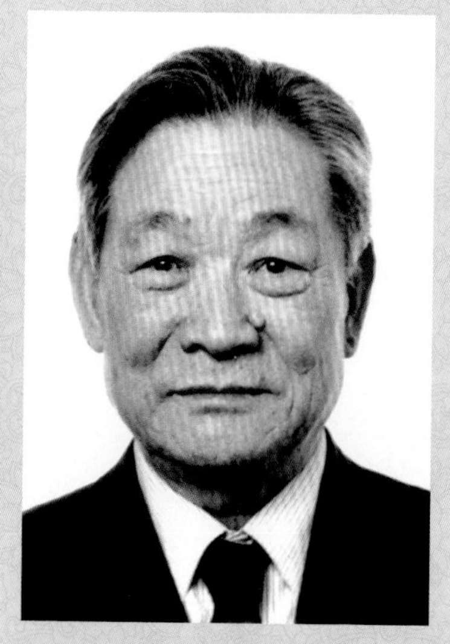

段宗文，中国超声医学工程学会名誉会长，《中国超声医学杂志》主编。正高级工程师，政府授衔专家，享受国务院政府特殊津贴。

早年从事核医学、超声等医学仪器研发工作，取得多项成果。获天津市科技进步一等奖、二等奖、三等奖各一项，天津市优秀新产品一等奖两项，国家医药局科技进步二等奖一项等。

先后任天津市医疗电子仪器厂厂长、天津市医疗电子仪器公司经理、天津市医疗器械研究所所长、国家医疗器械天津质检中心主任等职。

曾获天津市人民政府授衔专家、天津市科技兴工带头人、天津市劳动模范、“七五”立功奖章、“八五”立功奖章、优秀科技工作者、优秀共产党员等荣誉称号。

中国超声医学工程学会 1984 年成立发起人之一，历任学会第一届理事，第二届、三届副会长，第四届、五届会长，曾主编《学会 30 年发展史回顾》《中国超声医学发展回顾与展望》等多部书籍，一直致力于学会和超声医学的发展。

# 主编简介

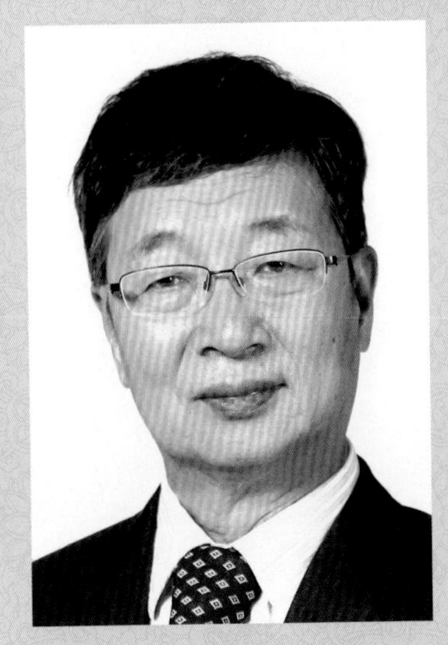

王金锐，教授、博士生导师。现任北京大学医学部影像医学与核医学超声学组组长，北京大学医学部住院医师规范化培训超声学科组组长。

重要兼职有国家卫计委超声医学专科能力建设项目专家委员会常务副主任委员、《中华医学超声杂志（电子版）》副总编及多个超声专业期刊副主编和编委、国家医学考试中心审题命题专家。主要研究方向为超声造影和介入超声。负责或参与国家自然科学基金项目 7 项、科技部“十二五”“十三五”重点研发项目 3 项。有 12 项成果获省部级科技进步奖。发表论文 100 余篇，主编或主译《实用腹部超声诊断学》《肌肉骨骼系统超声影像学》等超声医学专著 8 部，副主编和参编专著 24 部。

先后获得国家有突出贡献中青年专家、五一劳动奖章、全国先进工作者、全国杰出科技工作者一等功、全国卫生文明先进工作者等荣誉称号，享受国务院政府特殊津贴。

# 内容简介

《临床超声医学》一书是中国超声医学工程学会发起的，由数十位著名资深教授担纲、170 多位优秀超声医学专家共同编著的，是一部大型的、综合性、权威性、规范性的临床超声医学工具书，具有较高的学术水平和实用价值。

本书共十一篇五十四章，约 359 万字，4000 余幅图，内容与结构设计上分为以下三大部分。

第一部分是超声医学基础，包括医学超声物理、超声仪器、超声生物效应及超声计量学、多普勒超声、超声造影、三维超声、弹性成像、介入超声学等技术原理。

第二部分是临床超声诊断及介入超声，是本书的主题，内容涵盖了人体各个系统、各器官超声检查及适应证，影像诊断及鉴别诊断，临床价值及操作规程，配有典型的图片。

第三部分是超声治疗技术的原理及方法，高强度聚焦超声治疗肿瘤等。

本书结构新颖、思路清晰、内容齐全，全书贯穿先进性、科学性、实用性和可操作性，是不可多得的一部临床超声医学全书。读者对象为各级医院临床超声医学工作者，也可作为医师培训、医学院校教学、医学影像研究生参考用书。

《临床超声医学》

# 编委会暨编作者名单

**主　编**　段宗文　王金锐

**副主编**（按拼音排序）

陈思平　胡　兵　华　扬　姜玉新　李建国　田家玮　王志刚
杨浣宜　周晓东

**主编助理**　贾建文　马晓猛

**常务编委作者**（按拼音排序）

艾　红　西安交通大学第一附属医院
蔡爱露　中国医科大学附属盛京医院
曹铁生　第四军医大学唐都医院
常　才　复旦大学附属肿瘤医院
陈　涛　北京积水潭医院
陈定章　第四军医大学西京医院
陈思平　深圳大学生物医学工程学院
陈文直　重庆医科大学附属第二医院
陈欣林　湖北省妇幼保健院
崔立刚　北京大学第三医院
戴　晴　北京协和医院
邓学东　南京医科大学附属苏州医院
邓又斌　华中科技大学附属同济医院
杜联芳　上海市第一人民医院

段宗文　中国超声医学工程学会
方理刚　中国医学科学院北京协和医学院
冯　若　南京大学声学研究所
郭瑞君　首都医科大学附属北京朝阳医院
郝玉芝　中国医学科学院肿瘤医院
何　文　首都医科大学附属北京天坛医院
何怡华　首都医科大学附属北京安贞医院
胡　兵　上海交通大学附属第六人民医院
胡建群　江苏省人民医院
胡士敏　首都医科大学附属北京同仁医院
华　扬　首都医科大学宣武医院
贾建文　北京大学第三医院
贾立群　首都医科大学附属北京儿童医院
贾译清　江苏省肿瘤医院
姜玉新　北京协和医院
焦　彤　天津市人民医院
李德来　汕头市超声仪器研究所有限公司
李国杰　皖南医学院弋矶山医院
李吉昌　山东省医学影像研究所
李建初　北京协和医院
李建国　北京大学人民医院
李俊来　解放军总医院
李丽蟾　中国福利会国际和平妇幼保健院
李泉水　深圳大学附属第三人民医院
李胜利　南方医科大学附属深圳妇幼保健院
李舒茵　河南省人民医院
李治安　首都医科大学附属北京安贞医院
李　锐　第三军医大学西南医院
刘传玺　山东省立医院
刘明瑜　河北医科大学第四医院
刘荷一　河北医科大学第四医院

陆敏华　　深圳大学医学部生物医学工程学院
罗　燕　　四川大学华西医院
罗葆明　　中山大学孙逸仙纪念医院
马晓猛　　中国超声医学工程学会
穆玉明　　新疆医科大学第一附属医院
钱林学　　首都医科大学附属北京友谊医院
冉海涛　　重庆医科大学
任卫东　　中国医科大学附属盛京医院
孙丰源　　天津医科大学眼科医院
唐　红　　四川大学华西医院
唐　杰　　解放军总医院
田家玮　　哈尔滨医科大学附属第二医院
汪　芳　　北京医院
王　浩　　中国医学科学院阜外医院
王　鸿　　南京军区福州总医院
王建华　　陆军总医院
王金锐　　北京大学第三医院
王宁利　　首都医科大学附属北京同仁医院
王正滨　　青岛大学附属医院
王志刚　　重庆医科大学附属第二医院
王光霞　　天津南开医院
吴长君　　哈尔滨医科大学附属第一医院
吴雅峰　　原：首都医科大学附属北京朝阳医院；现：北京华府妇儿医院
伍　烽　　重庆医科大学生物医学工程学院
夏稻子　　大连医科大学附属二院
谢红宁　　中山大学附属第一医院
熊华花　　深圳市第二人民医院
徐辉雄　　上海市第十人民医院
许　迪　　南京医科大学第一附属医院
肖利华　　武警总医院眼眶病研究所
严　昆　　北京大学肿瘤医院

严松莉　　福建省莆田市第一医院
姚克纯　　空军总医院
杨　斌　　中国人民解放军南京军区南京总医院
杨　娅　　首都医科大学附属北京安贞医院
杨华胜　　中山大学中山眼科中心
杨浣宜　　阜外心血管病医院
杨金耀　　汕头市超声仪器研究所有限公司
杨太珠　　四川大学华西第二医院
杨文利　　首都医科大学附属北京同仁医院
尹立雪　　四川省医学科学院·四川省人民医院
袁建军　　河南省人民医院
毓　星　　卫计委药具管理中心
詹维伟　　上海交通大学医学院附属瑞金医院
张　晶　　解放军总医院
张　军　　第四军医大学西京医院
张　梅　　山东大学齐鲁医院
智　光　　解放军总医院
周　琦　　西安交通大学第二附属医院
周建桥　　上海交通大学医学院附属瑞金医院
周晓东　　第四军医大学西京医院
周毓青　　上海市长宁区妇幼保健院
朱家安　　北京大学人民医院
朱天刚　　北京大学人民医院
邹建中　　重庆医科大学生物医学工程学院

**编委作者**（按拼音排序）

贲丽媛　　哈尔滨市第二医院
陈　丹　　广东省妇幼保健院
陈　建　　武警江苏总队医院
陈　明　　哈尔滨市红十字中心医院
成　涓　　重庆医科大学第二临床学院

崔振双　　陆军总医院
邓　燕　　四川省医学科学院·四川省人民医院
董晓秋　　哈尔滨医科大学第四临床医学院
杜永洪　　重庆医科大学生物医学工程学院
冯　亮　　上海交通大学附属第六人民医院
傅先水　　解放军总医院第一附属医院
葛辉玉　　北京大学第三医院
郭乐杭　　同济大学附属上海市第十人民医院
韩建成　　首都医科大学附属北京安贞医院
韩增辉　　第四军医大学西京医院
贺雪梅　　重庆医科大学附属第一医院
蒋　洁　　北京大学第三医院
计晓娟　　重庆医科大学儿童医院
李　斌　　汕头市超声仪器研究所有限公司
李晓兵　　南京医科大学附属苏州医院
李　凡　　上海市第一人民医院
林发俭　　北京大学第三医院
林小影　　暨南大学医学院附属深圳市宝安区妇幼保健院
刘荣桂　　青岛大学附属医院
柳建华　　广州市第一人民医院
卢　岷　　重庆医科大学第二临床学院
鲁小中　　武警总医院眼眶病研究所
陆文明　　浙江省湖州市第一人民医院
马小燕　　广东省妇幼保健院
穆　洋　　中国人民解放军总医院
欧阳云淑　北京协和医院
秦　虹　　河南省人口和计划生育科学技术研究院
任建丽　　重庆医科大学附属第二医院
任芸芸　　复旦大学附属妇产科医院
施丁一　　武警江苏总队医院
宋书邦　　青海省人民医院

孙　欣　　中国医学科学院阜外医院
孙　彦　　北京大学第三医院
谭小蕖　　首都医科大学附属北京友谊医院
滕剑波　　山东省医学影像学研究所
田晓先　　广西壮族自治区妇幼保健院
汪　伟　　解放军总医院
汪玉琴　　江西省妇幼保健院
王　冬　　重庆医科大学附属儿童医院
王　凇　　北京大学肿瘤医院
王　彧　　中国医科大学附属盛京医院
王慧芳　　深圳市第二人民医院
王建德　　中国医学科学院阜外医院
王锦惠　　太原市第二人民医院
王亚非　　山东省泰山医院
魏常华　　河南省人民医院
文华轩　　南方医科大学附属深圳市妇幼保健院
吴　瑛　　深圳市人民医院（暨南大学第二临床医学院）
徐铭俊　　山东大学齐鲁医院
徐钟慧　　北京协和医院
薛利芳　　北京大学国际医院
闫志梅　　中国人民解放军南京军区南京总医院
杨　漪　　河北医科大学第四医院
杨　宇　　首都医科大学附属北京友谊医院
杨　忠　　南京医科大学附属苏州医院
于　铭　　第四军医大学西京医院
余　皓　　深圳职业技术学校电子与通信工程学院
臧　玲　　深圳大学医学部
张　毅　　青岛大学附属医院
张冰松　　解放军 309 医院
张家庭　　深圳大学第一附属医院
张群霞　　重庆医科大学附属第二医院

张瑞生　　北京医院
张晓东　　厦门大学附属第一医院
张新宇　　深圳大学医学部生物医学工程学院
张雪怡　　解放军总医院
张一休　　北京协和医院
赵　诚　　青岛大学附属医院
郑春华　　首都儿科研究所附属儿童医院
周　肖　　中国人民解放军总医院
周　欣　　江西省妇幼保健院
朱　梅　　山东省立医院
朱庆莉　　北京协和医院

# 前　言

超声医学是将超声技术用于疾病诊断、治疗、医学研究、促进人体健康事业发展的一门新兴学科。它是生物医学超声物理学、生物医学超声工程学及相关的材料科学、电子技术、计算机技术、信息处理技术、制造工艺等学科的最新成就与现代医学的完美结合。现代科学技术突飞猛进，超声医学的理论与临床技术日臻成熟，已经被广泛应用于临床医学的各个领域，成为防病治病的重要手段，尤其在医学影像诊断中，超声影像检查与其他医学影像如 CT、MRI、核素扫描检查相比，具有快捷、无创、准确、方便、无放射性、无痛苦、费用相对较低等独特优势，深受广大医师与患者的欢迎，成为医学影像检查首选。

我国是一个有 13 亿人口的大国，随着我国经济快速发展，超声医学也迅速普及，超声新设备、新技术不断涌现，超声医师数量大幅度增加。为了适应超声医学发展的需要，由中国超声医学工程学会发起，我们邀请全国优秀超声医学专家，共同编著《临床超声医学》一书，其目的是通过本书，帮助临床超声医师了解超声医学基础，理解相关物理概念，掌握先进的超声影像诊断技术与治疗方法，正确、合理地将各种超声技术应用于临床，发挥超声设备潜力，提高超声临床诊断与治疗水平，更好地为人民健康服务。

本书定位是编著一部大型的、综合性、权威性、规范性的临床超声医学工具书。在选材上针对临床超声技术人员的需要，比较全面和系统地介绍超声医学原理、临床诊断与治疗技术，始终贯穿先进性、科学性、实用性和可操作性，反映国内外临床超声医学先进水平。

本书共十一篇五十四章，约 359 万字，4000 余幅图，内容与结构设计上分为以下三大部分。

第一部分是超声医学基础，即第一篇，从第一章至第九章，包括医学超声物理、仪器原理、超声生物效应及超声计量学、多普勒超声、超声造影、三维超声、弹性成像、介入超声学等技术原理。

第二部分是超声诊断及介入超声，即从第二篇至第十篇，包括第十章至第五十一章，是本书的主题部分，内容涵盖人体各个系统、各器官超声检查及适应证，影像诊断及鉴别诊断，临床价值及操作规程，配有典型的图片，介入性超声诊断与治疗技术也贯穿其中。

第三部分是超声治疗，即第十一篇，包括第五十二章至第五十四章，主要介绍超声治疗技术的原理及方法，高强度聚焦超声治疗肿瘤等。

本书作者阵容庞大，有170多位作者承担编写任务，他们都是国内本学科领域具有较深的理论基础和丰富的临床实践经验、学有专长的优秀专家，特别是有数十位著名资深教授为本书担纲撰稿，有力地提升了该书的学术水平和实用价值。

本书有以下特点：

一是内容齐全，几乎包括了超声医学基础、超声诊断、介入超声和超声治疗的全部内容；

二是既重视基础的、常规的超声影像学，又能比较充分反映新技术如超声造影、弹性成像、实时三维等技术进展和临床价值；

三是既重视超声诊断的影像学特征，又重视临床诊断逻辑思维，重视患者病理基础及临床表现。

四是既重视超声影像诊断，又重视介入超声的诊断与治疗。

本书读者对象为各级医院临床超声医学工作者，也可作为超声医师专业培训、医学院校教学参考用书、医学影像研究生参考用书。

承担本书的作者，大多在科研、教学和临床一线，工作繁忙，不辞辛劳，有的年事已高，他们为本书成书做出了卓越贡献。

中国超声医学工程学会及颅脑、眼科、心动图、腹部、妇产、肌骨、浅表器官及外周血管、仪器工程、治疗及生物效应、计划生育等超声专业委员会在本书策划、组稿、推荐遴选作者等方面给予了有力的支持。

本书规模较大，涉及作者多，《科学技术文献出版社》在版式创新、统稿、排版、校对以及与作者沟通等方面做了大量细致的工作。

在此，对为本书做出贡献的教授、专家、同仁和单位一并表示衷心的感谢！

由于编者水平和知识的局限，本书难免有不足之处，敬请本书作者、读者予以指正。

段宗文　王金锐

# 目 录

## 上 册

## 第一篇 超声医学基础

**第一章 超声波物理学基础** …… 陆敏华 陈思平 (2)
第一节 超声波的基本概念 …… (2)
第二节 超声波的传播特性 …… (7)
第三节 超声波束声场特性 …… (12)

**第二章 超声探头基础知识** …… 段宗文 (18)
第一节 超声波的产生与检测 …… (18)
第二节 换能器基本结构原理 …… (21)
第三节 电子扫描探头结构及扫描原理 …… (24)

**第三章 超声诊断仪器及技术原理** …… (32)
第一节 扫描模式 …… 余 皓 张新宇 臧 玲 (32)
第二节 超声诊断仪器基本原理 …… 杨金耀 李德来 李 斌 (39)
第三节 图像质量与伪像 …… 余 皓 张新宇 臧 玲 (58)
第四节 临床超声诊断基础 …… 余 皓 张新宇 臧 玲 (63)
第五节 超声诊断仪器的操作与调节 …… 姚克纯 (67)

**第四章 超声生物效应及超声剂量学** …… 冯 若 (72)
第一节 超声生物效应及超声剂量学的研究内容 …… (72)
第二节 超声诊断安全性研究及原则建议 …… (85)
第三节 高强聚焦超声（HIFE）无创外科治疗肿瘤的剂量学 …… (91)

**第五章 多普勒超声技术概论** …… 曹铁生 (99)
第一节 多普勒超声发展简史 …… (99)
第二节 多普勒超声技术基本原理 …… (100)

第三节　多普勒超声技术分类 …… (106)
第四节　多普勒超声临床检查方法 …… (119)
第五节　影响多普勒血流测量的因素及矫正方法 …… (123)

**第六章　超声谐波微泡造影技术概论** …… (133)
第一节　发展简史 …… 杜联芳 (133)
第二节　基本原理 …… 杜联芳 (134)
第三节　操作方法 …… 杜联芳 (135)
第四节　应用目的及价值 …… 李　凡　杜联芳 (136)

**第七章　三维超声成像技术概论** …… (141)
第一节　发展简史 …… 徐辉雄 (141)
第二节　基本原理 …… 徐辉雄 (143)
第三节　三维超声成像过程 …… 徐辉雄 (143)
第四节　应用目的 …… 徐辉雄　柳建华 (152)
第五节　临床价值 …… 徐辉雄 (167)

**第八章　超声弹性成像技术概论** …… 罗葆明 (170)
第一节　发展简史 …… (170)
第二节　基本原理 …… (171)
第三节　操作方法 …… (173)
第四节　应用目的 …… (174)
第五节　临床价值 …… (175)

**第九章　介入性超声学** …… 王金锐 (182)
第一节　总论 …… (182)
第二节　介入性超声的临床应用 …… (187)

## 第二篇　颅脑

**第十章　经颅多普勒超声** …… 华　扬 (204)
第一节　概述 …… (204)
第二节　检测技术 …… (204)
第三节　正常脑动脉功能的评价 …… (210)
第四节　颅内动脉狭窄和闭塞 …… (215)
第五节　颈内动脉狭窄和闭塞 …… (218)
第六节　脑血管痉挛 …… (221)
第七节　脑动静脉畸形 …… (223)
第八节　颅内高压与脑死亡 …… (224)
第九节　术中脑血流及微栓子监测 …… (226)

**第十一章　颅脑二维超声及彩色多普勒技术** …………………………… 何　文（228）
第一节　概述 ……………………………………………………………………………（228）
第二节　脑积水 …………………………………………………………………………（228）
第三节　颅内出血 ………………………………………………………………………（229）
第四节　脑肿瘤 …………………………………………………………………………（230）
第五节　颅内血管疾病 …………………………………………………………………（231）
第六节　颅内感染性疾病 ………………………………………………………………（235）

**第十二章　颅脑介入超声** ………………………………………………………… 何　文（237）
第一节　超声引导脑肿瘤穿刺活检 ……………………………………………………（237）
第二节　超声引导下脑积水、囊肿、脓肿穿刺抽吸 …………………………………（238）
第三节　超声引导下定位颅内微小病灶 ………………………………………………（240）
第四节　超声引导脑肿瘤介入治疗 ……………………………………………………（240）

## 第三篇　眼及眼眶

**第十三章　眼** ……………………………………………………………………………（243）
第一节　概述 ………………………………………………………… 胡士敏　杨文利（243）
第二节　局部解剖与生理概要 ……………………………………… 胡士敏　杨文利（243）
第三节　检查方法 ……………………………………………………………… 李舒茵（246）
第四节　正常声像图 …………………………………………………………… 杨文利（250）
第五节　玻璃体疾病 …………………………………………………………… 杨文利（253）
第六节　视网膜疾病 …………………………………………………………… 杨文利（258）
第七节　色素膜疾病 ………………………………………………… 杨文利　胡士敏（264）
第八节　眼外伤 ………………………………………………………………… 李舒茵（268）

**第十四章　眼眶** …………………………………………………………………………（273）
第一节　概述 ………………………………………………………… 肖利华　鲁小中（273）
第二节　眼眶局部解剖 ……………………………………………… 肖利华　鲁小中（273）
第三节　检查方法 …………………………………………………… 肖利华　鲁小中（274）
第四节　眼眶正常声像图 …………………………………………… 肖利华　鲁小中（276）
第五节　海绵状血管瘤 ………………………………………………………… 孙丰源（277）
第六节　神经鞘瘤 ……………………………………………………………… 孙丰源（282）
第七节　神经胶质瘤 …………………………………………………………… 孙丰源（284）
第八节　脑膜瘤 ………………………………………………………………… 孙丰源（285）
第九节　泪腺混合瘤 …………………………………………………………… 孙丰源（288）
第十节　特发性眼眶炎性假瘤 ………………………………………………… 杨华胜（292）
第十一节　颈动脉海绵窦瘘 …………………………………………………… 杨华胜（294）
第十二节　眼眶静脉曲张 ……………………………………………………… 杨华胜（295）
第十三节　甲状腺相关眼病 …………………………………………………… 杨华胜（296）

**第十五章　超声生物显微镜检查** …………………… 王宁利　杨文利（297）
第一节　发展简史 ……………………（297）
第二节　基本原理 ……………………（297）
第三节　操作方法 ……………………（297）
第四节　正常表现 ……………………（299）
第五节　青光眼 ……………………（300）
第六节　眼外伤 ……………………（308）
第七节　眼前段肿瘤 ……………………（312）

## 第四篇　浅表器官及周围血管、肌肉、肌腱与软组织

**第十六章　涎腺** …………………… 李泉水（315）
第一节　涎腺超声诊断历史、现状及临床价值 ……………………（315）
第二节　涎腺局部解剖 ……………………（316）
第三节　检查方法 ……………………（317）
第四节　涎腺炎性疾病 ……………………（317）
第五节　涎腺良性肿块 ……………………（323）
第六节　涎腺恶性肿瘤 ……………………（332）

**第十七章　颌面颈部** …………………… 熊华花（340）
第一节　颌面颈部解剖 ……………………（340）
第二节　检查方法与仪器调节 ……………………（340）
第三节　颌面颈部囊性占位病变 ……………………（341）
第四节　颌面颈部实性肿瘤 ……………………（349）

**第十八章　甲状腺与甲状旁腺** …………………… 李泉水（357）
第一节　甲状腺超声诊断历史、现状及临床价值 ……………………（357）
第二节　甲状腺解剖及生理概要 ……………………（358）
第三节　甲状腺超声检查方法 ……………………（359）
第四节　甲状腺正常声像图 ……………………（360）
第五节　甲状腺疾病的超声表现 ……………………（361）
第六节　甲状旁腺疾病超声表现 ……………………（385）

**第十九章　浅表淋巴结疾病** …………………… 刘明瑜　杨　漪（388）
第一节　解剖和生理概要 ……………………（388）
第二节　仪器和探测方法 ……………………（389）
第三节　浅淋巴结疾病声像图、血流特点及血流频谱测值 ……………………（390）
第四节　存在的问题与展望 ……………………（394）

**第二十章　颈部淋巴结** …………………… 詹维伟　周建桥（398）
第一节　概述 ……………………（398）

第二节　局部解剖 ………………………………………………………………………… (398)
第三节　检查方法 ………………………………………………………………………… (399)
第四节　正常淋巴结的超声表现 ………………………………………………………… (404)
第五节　淋巴结反应性增生 ……………………………………………………………… (405)
第六节　组织细胞坏死性淋巴结炎 ……………………………………………………… (408)
第七节　结核性淋巴结炎 ………………………………………………………………… (410)
第八节　猫抓病性淋巴结炎 ……………………………………………………………… (413)
第九节　转移性淋巴结 …………………………………………………………………… (415)
第十节　淋巴瘤 …………………………………………………………………………… (422)
第十一节　介入性超声在浅表淋巴结疾病中的应用 …………………………………… (427)

**第二十一章　乳腺** ……………………………………………………………………… (432)
第一节　概述 ……………………………………………………………………… 李俊来 (432)
第二节　局部解剖 ………………………………………………………………… 李俊来 (433)
第三节　检查方法 ………………………………………………………………… 李俊来 (435)
第四节　正常声像图 ……………………………………………………………… 李俊来 (450)
第五节　乳腺炎 …………………………………………………………………… 李俊来 (454)
第六节　乳腺增生 ………………………………………………………………… 李俊来 (455)
第七节　乳腺囊肿 ………………………………………………………………… 李俊来 (458)
第八节　非哺乳期乳腺炎 ………………………………………………………… 张家庭 (460)
第九节　乳腺纤维腺瘤 …………………………………………………………… 李俊来 (464)
第十节　叶状良性肿瘤 …………………………………………………… 朱庆莉　姜玉新 (465)
第十一节　导管内乳头状瘤 ……………………………………………………… 李俊来 (466)
第十二节　乳腺错构瘤 …………………………………………………………… 李俊来 (467)
第十三节　乳腺脂肪瘤 …………………………………………………………… 李俊来 (468)
第十四节　乳腺脂肪坏死 ………………………………………………………… 李俊来 (468)
第十五节　副乳 …………………………………………………………………… 李俊来 (469)
第十六节　脂膜炎 ………………………………………………………………… 李俊来 (470)
第十七节　乳腺内异物 …………………………………………………………… 李俊来 (471)
第十八节　乳腺结核 ……………………………………………………………… 李俊来 (472)
第十九节　男性乳腺发育 ………………………………………………………… 李俊来 (473)
第二十节　乳腺癌 ………………………………………………………………… 李俊来 (474)
第二十一节　乳腺黑色素瘤 ……………………………………………………… 李俊来 (476)
第二十二节　特殊型乳腺癌 ……………………………………………………… 严松莉 (477)
第二十三节　乳腺恶性淋巴瘤 …………………………………………………… 严松莉 (491)
第二十四节　恶性叶状肿瘤 ……………………………………………………… 严松莉 (493)
第二十五节　乳腺肉瘤 …………………………………………………………… 严松莉 (496)
第二十六节　男性乳腺癌 ………………………………………………………… 严松莉 (499)
第二十七节　乳腺癌前病变及乳腺癌的早期诊断 ……………………… 朱庆莉　姜玉新 (501)
第二十八节　弹性成像在乳腺良恶性疾病诊断与鉴别诊断中的价值 …………… 罗葆明 (503)
第二十九节　超声造影在乳腺疾病中的应用 ……………………………………… 罗葆明 (509)
第三十节　三维超声在乳腺良恶性肿块鉴别中的应用 …………………………… 罗葆明 (516)
第三十一节　超声在乳腺癌术前术中和术后的监测作用 ………………………… 张家庭 (525)

第二十二章　颈部血管疾病 …… 华　扬（530）
第一节　概述 ……（530）
第二节　局部解剖 ……（530）
第三节　检查方法 ……（531）
第四节　正常声像图 ……（533）
第五节　颈动脉粥样硬化病变 ……（536）
第六节　颈动脉大动脉炎性病变 ……（540）
第七节　颈动脉夹层 ……（541）
第八节　椎动脉狭窄和闭塞 ……（542）
第九节　锁骨下动脉狭窄和闭塞 ……（544）
第十节　颈动脉支架术后超声检测 ……（545）
第十一节　颈动脉内膜剥脱术中、术后超声检测 ……（546）

第二十三章　四肢血管疾病 …… 李建初　张晓东（548）
第一节　概述 ……（548）
第二节　局部解剖 ……（548）
第三节　检查方法 ……（555）
第四节　正常声像图 ……（561）
第五节　四肢动脉硬化性闭塞症 ……（565）
第六节　四肢静脉血栓 ……（568）
第七节　下肢深静脉瓣功能不全 ……（573）
第八节　四肢动脉瘤 ……（575）
第九节　多发性大动脉炎 ……（580）
第十节　动静脉瘘 ……（582）
第十一节　血管手术后评估 ……（585）

第二十四章　肌肉、肌腱与软组织超声诊断 ……（595）
第一节　总论 …… 王金锐（595）
第二节　肩部 …… 林发俭　崔立刚（597）
第三节　肘部 …… 朱家安（606）
第四节　手及腕部 …… 崔立刚　王金锐（611）
第五节　膝部 …… 傅先水　贲丽媛（621）
第六节　足及踝部 …… 崔立刚　王金锐（633）
第七节　婴幼儿发育性髋关节发育不良超声诊断 …… 陈　涛（642）
第八节　肌肉及肌腱 …… 郭瑞君　王金锐（647）
第九节　外周神经 …… 陈定章　王金锐（655）
第十节　骨肿瘤 …… 陈　涛（662）

第五篇　胸壁和胸膜腔、肺、纵隔

第二十五章　胸壁和胸膜腔 …… 严　昆　王　凇（668）

第一节 概述 …… (668)
第二节 局部解剖 …… (668)
第三节 检查方法 …… (669)
第四节 正常声像图 …… (670)
第五节 胸壁炎性病变 …… (670)
第六节 胸壁良性及恶性肿瘤 …… (671)
第七节 胸腔积液 …… (672)
第八节 胸膜增厚 …… (673)
第九节 胸膜良性及恶性肿瘤 …… (674)
第十节 超声引导穿刺活检在胸壁及胸膜疾病的临床应用 …… (676)

**第二十六章 肺** …… (680)
第一节 概述 …… 陈 建 (680)
第二节 解剖概要 …… 贾译清 (681)
第三节 检查方法 …… 贾译清 (681)
第四节 正常声像图 …… 施丁一 (683)
第五节 肺炎性病变 …… 陈 建 施丁一 (683)
第六节 肺脏肿瘤 …… 贾译清 陈 建 (692)
第七节 肺包虫病 …… 宋书邦 (697)
第八节 超声引导下经皮肺穿刺活检的临床应用 …… 贾译清 (711)

**第二十七章 纵隔** …… 薛利芳 贾建文 (718)
第一节 概述 …… (718)
第二节 局部解剖 …… (718)
第三节 检查方法 …… (719)
第四节 病变声像图 …… (719)
第五节 临床价值评估及诊断思维 …… (721)

## 第六篇 心脏与大血管

**第二十八章 心血管病超声概论** …… (723)
第一节 在心血管病临床诊断中的价值 …… 李治安 韩建成 (723)
第二节 心脏解剖及生理特征 …… 李治安 韩建成 (727)
第三节 超声心动图检查方法 …… 李治安 韩建成 (732)
第四节 心脏超声检查的新技术 …… 邓 燕 尹立雪 (742)
第五节 心脏超声检查的诊断思路 …… 杨浣宜 (754)

**第二十九章 结构性心脏病的超声诊断** …… (757)
第一节 非发绀型先天性心脏病 …… 吴 瑛 (757)
第二节 发绀型先天性心脏病 …… 王建华 唐 红 夏稻子 郑春华 (775)
第三节 风湿性心脏瓣膜病 …… 张 梅 徐铭俊 何怡华 (807)

第四节　非风湿性心脏瓣膜病 …… 任卫东（833）

**第三十章　心肌病** …… 田家玮（848）
第一节　肥厚性心肌病 ……（848）
第二节　扩张性心肌病 ……（854）
第三节　限制性心肌病 ……（859）
第四节　致心律失常性右室心肌病 ……（861）
第五节　心肌致密化不全 ……（863）

**第三十一章　冠心病的超声诊断** ……（868）
第一节　冠脉解剖与心肌供血 …… 汪　芳　张瑞生（868）
第二节　心肌缺血与室壁运动 …… 汪　芳　张瑞生（870）
第三节　冠状动脉的超声检查 …… 汪　芳　张瑞生（872）
第四节　急性心肌缺血的超声检查 …… 杨　娅（876）
第五节　心肌梗死并发症的超声诊断 …… 杨　娅（879）
第六节　冠状动脉再血管化治疗的超声检查 …… 杨　娅（883）
第七节　负荷超声心动图 …… 朱天刚（884）
第八节　心肌灌注超声心动图检查 …… 智　光　周　肖（889）

**第三十二章　心包疾病** …… 方理刚（899）
第一节　炎症性心包疾病 ……（899）
第二节　非炎症性心包疾病 ……（904）
第三节　心包缩窄与心包填塞 ……（907）

**第三十三章　心脏肿瘤** …… 王建华（924）
第一节　原发性心脏肿瘤 ……（924）
第二节　继发性心脏肿瘤 ……（928）

**第三十四章　大血管疾病的超声诊断** ……（930）
第一节　主动脉夹层 …… 邓又斌（930）
第二节　主动脉缩窄 …… 穆玉明（938）
第三节　主动脉窦瘤破裂 …… 穆玉明（939）
第四节　马凡综合征 …… 袁建军　魏常华（941）

**第三十五章　心脏功能的超声检测** …… 智　光　崔振双　穆　洋（945）
第一节　主要用于评价左心室整体收缩功能的超声技术 ……（945）
第二节　主要用于评价左心室舒张功能的超声技术 ……（947）
第三节　可同时评价左心室收缩及舒张功能的超声技术 ……（949）
第四节　Tei 指数评价左心室整体功能 ……（954）
第五节　超声检测心腔内涡流的初步研究 ……（954）

**第三十六章　心血管病介入治疗中的超声心动图应用** ……（957）
第一节　先天性心脏病介入治疗中超声心动图的应用 …… 张　军（957）

第二节 心脏瓣膜病介入治疗中的超声心动图应用 …… 王 浩 (971)
第三节 心脏外科手术中超声心动图的应用 …… 王建德 王 浩 (976)
第四节 超声心动图在心脏电生理治疗中的应用 …… 孙 欣 王 浩 (986)
第五节 心脏再同步化治疗中超声心动图的应用 …… 许 迪 (994)

**第三十七章 肺动脉高压超声检查** …… 吴雅峰 (1004)
第一节 肺动脉高压的病因及分类 …… (1004)
第二节 超声检测肺动脉压方法 …… (1005)

# 下 册

## 第七篇 肝、胆、胰、脾

**第三十八章 肝脏** …… (1010)
第一节 概述 …… 周晓东 于 铭 (1010)
第二节 检查方法 …… 周晓东 于 铭 (1010)
第三节 局部解剖及正常声像图 …… 周晓东 于 铭 (1012)
第四节 肝脓肿及膈下脓肿 …… 周晓东 于 铭 (1016)
第五节 肝囊肿 …… 周晓东 于 铭 (1018)
第六节 肝包虫病 …… 周晓东 于 铭 (1018)
第七节 肝脏良性肿瘤及瘤样病变 …… 徐辉雄 郭乐杭 (1021)
第八节 肝脏恶性肿瘤 …… 徐辉雄 郭乐杭 (1036)
第九节 肝结核 …… 葛辉玉 (1053)
第十节 肝硬化和门静脉高压 …… 罗 燕 (1055)
第十一节 脂肪肝与非均匀性脂肪肝 …… 罗 燕 (1059)
第十二节 病毒性肝炎 …… 罗 燕 (1062)
第十三节 肝破裂 …… 罗 燕 (1062)
第十四节 移植肝 …… 罗 燕 (1063)
第十五节 淤血肝 …… 于 铭 (1067)
第十六节 谐波超声造影 …… 葛辉玉 (1068)
第十七节 超声弹性成像在肝脏的应用 …… 孙 彦 (1069)
第十八节 肝脏超声介入治疗新技术 …… 徐辉雄 郭乐杭 (1072)

**第三十九章 胆道系统** …… (1085)
第一节 概述 …… 贾建文 崔立刚 (1085)
第二节 检查方法 …… 贾建文 崔立刚 (1085)
第三节 局部解剖及正常声像图 …… 贾建文 崔立刚 (1086)

第四节　胆道结石 …… 周　琦（1088）
第五节　胆道系统炎症 …… 周　琦（1091）
第六节　胆道系增生性病变 …… 蒋　洁（1095）
第七节　胆道系良性肿瘤 …… 蒋　洁（1098）
第八节　胆道系恶性肿瘤 …… 韩增辉（1098）
第九节　先天性胆道系统疾病 …… 李　锐（1103）
第十节　胆系蛔虫病 …… 李　锐（1108）
第十一节　梗阻性黄疸的鉴别诊断 …… 李　锐（1110）
第十二节　胆囊几种异常声像图表现 …… 李　锐（1114）
第十三节　胆系介入超声 …… 李　锐（1120）

**第四十章　胰腺疾病** …… （1123）
第一节　概述 …… 周晓东（1123）
第二节　胰腺解剖 …… 周晓东（1123）
第三节　检查方法 …… 周晓东（1127）
第四节　正常胰腺超声图像 …… 周晓东（1130）
第五节　急性胰腺炎 …… 周晓东（1132）
第六节　慢性胰腺炎 …… 王光霞（1134）
第七节　胰腺囊肿 …… 周晓东（1151）
第八节　胰腺癌 …… 周晓东（1152）
第九节　壶腹癌 …… 周晓东（1155）
第十节　胰腺囊腺瘤和囊腺癌 …… 周晓东（1156）
第十一节　胰腺转移癌 …… 周晓东（1157）
第十二节　胰岛细胞瘤 …… 周晓东（1160）
第十三节　胰腺先天性变异 …… 周晓东（1161）
第十四节　谐波超声造影的临床应用 …… 周晓东（1163）
第十五节　胰腺创伤 …… 周晓东（1166）
第十六节　介入性超声在胰腺疾病中的应用 …… 周晓东（1167）

**第四十一章　脾脏** …… 郝玉芝（1171）
第一节　概述 …… （1171）
第二节　检查方法 …… （1171）
第三节　局部解剖及正常声像图 …… （1172）
第四节　脾肿大 …… （1172）
第五节　脾囊肿 …… （1173）
第六节　脾外伤 …… （1174）
第七节　脾血管瘤 …… （1174）
第八节　脾淋巴瘤 …… （1175）
第九节　转移性脾肿瘤 …… （1176）
第十节　脾梗塞 …… （1177）
第十一节　脾脓肿 …… （1178）
第十二节　先天性脾异常 …… （1178）

# 第八篇　胃、肠道、腹腔、腹膜及腹膜后

**第四十二章　胃、肠道** …… (1181)
第一节　胃肠超声前言 …… 李建国 (1181)
第二节　胃肠超声检查方法 …… 李建国　陆文明 (1182)
第三节　胃肠道肿瘤 …… 李建国　陆文明 (1184)
第四节　小肠癌 …… 李建国　陆文明 (1191)
第五节　大肠癌 …… 李建国　陆文明 (1193)
第六节　胃肠息肉 …… 李建国　陆文明 (1197)
第七节　胃肠黏膜下肿瘤 …… 李建国　陆文明 (1202)
第八节　肠套叠 …… 李建国　陆文明 (1214)
第九节　急性阑尾炎和阑尾周围脓肿 …… 李建国　陆文明 (1220)
第十节　消化性溃疡和消化道穿孔 …… 李建国　陆文明 (1224)

**第四十三章　肛门、直肠** …… (1235)
第一节　概述 …… 吴长君 (1235)
第二节　局部解剖 …… 吴长君 (1235)
第三节　超声检查 …… 吴长君 (1242)
第四节　正常声像图表现 …… 吴长君 (1243)
第五节　检查前准备的探测技术 …… 吴长君 (1249)
第六节　肛门直肠周围脓肿 …… 焦　彤 (1251)
第七节　肛管直肠瘘 …… 焦　彤 (1256)
第八节　肛管直肠良性肿瘤 …… 焦　彤 (1259)
第九节　肛门直肠恶性肿瘤 …… 焦　彤 (1266)

**第四十四章　腹腔、腹膜后间隙及大血管** …… 李国杰　李建国 (1277)
第一节　概述 …… (1277)
第二节　局部解剖 …… (1278)
第三节　检查方法 …… (1279)
第四节　正常声像图 …… (1280)
第五节　腹腔和腹膜后间隙液性占位病变 …… (1291)
第六节　腹腔和腹膜后间隙实性占位病变 …… (1304)
第七节　腹主动脉疾病 …… (1314)
第八节　下腔静脉疾病 …… (1319)
第九节　腹膜疾病 …… (1323)
第十节　介入超声 …… (1325)

## 第九篇　泌尿、男性生殖系及肾上腺


**第四十五章　泌尿系统** …… (1332)
第一节　肾脏 …… (1332)
一、概述 …… 王正滨 (1332)
二、局部解剖 …… 王正滨 (1333)
三、检查方法 …… 王正滨 (1334)
四、正常声像图 …… 王正滨 (1338)
五、肾脏先天性反常 …… 王正滨 (1339)
六、肾脏囊性疾病 …… 王正滨 (1346)
七、肾实质损害与肾功能衰竭 …… 杨　斌　王正滨 (1357)
八、肾感染性疾病 …… 王正滨 (1363)
九、肾脏损伤 …… 唐　杰　刘荣桂 (1369)
十、肾结石 …… 王正滨　张　毅 (1371)
十一、肾积水 …… 王正滨 (1375)
十二、肾下垂与游走肾 …… 王正滨　闫志梅 (1378)
十三、移植肾 …… 钱林学　谭小蕖 (1380)
十四、肾动脉狭窄 …… 胡建群 (1383)
第二节　输尿管 …… 王正滨　李吉昌　滕剑波 (1390)
第三节　膀胱 …… 李吉昌 (1407)

**第四十六章　男性生殖系统** …… (1431)
第一节　前列腺与精囊 …… 胡　兵　冯　亮 (1431)
第二节　阴囊与睾丸 …… 滕剑波　王亚非 (1447)

**第四十七章　肾上腺** …… (1466)
第一节　概述 …… 王正滨 (1466)
第二节　局部解剖 …… 王正滨 (1467)
第三节　检查方法 …… 王正滨　张毅 (1468)
第四节　正常肾上腺声像图 …… 王正滨 (1470)
第五节　肾上腺皮质增生 …… 王正滨 (1471)
第六节　肾上腺髓质疾病 …… 王正滨 (1479)
第七节　肾上腺其他良性肿瘤 …… 王正滨　赵　诚 (1486)
第八节　肾上腺其他恶性肿瘤 …… 张　毅　王正滨 (1490)
第九节　肾上腺其他疾病 …… 张　毅　王正滨 (1493)

# 第十篇　妇产科、儿科


**第四十八章　妇科** ………………………………………………………… (1498)
第一节　概述 …………………………………………………… 戴　晴 (1498)
第二节　解剖及生理概要 ……………………………………… 杨太珠 (1499)
第三节　检查方法 ……………………………………………… 焦　彤 (1503)
第四节　正常子宫及附件 ……………………………………… 李丽蟾 (1505)
第五节　先天性子宫发育异常 ………………………………… 戴　晴 (1511)
第六节　子宫良性疾病 ………………………………………… 杨太珠 (1520)
第七节　子宫内膜癌 …………………………………………… 戴　晴 (1532)
第八节　卵巢疾病 ……………… 张　晶　常　才　任芸芸　杨　宇　张雪怡 (1535)
第九节　输卵管疾病 …………………………………………… 焦　彤 (1552)
第十节　盆底超声 ……………………………………………… 王慧芳 (1555)
第十一节　妇科介入超声 ………………………… 张　晶　张冰松　杨　宇 (1562)
第十二节　超声在辅助生殖中的应用 ………………………… 王锦惠 (1593)

**第四十九章　产科** ………………………………………………………… (1613)
第一节　概述 ……………………… 姜玉新　徐钟慧　张一休　欧阳云淑 (1613)
第二节　正常早期妊娠 ………………………………… 李胜利　文华轩 (1618)
第三节　正常中、晚期妊娠 …………………………… 李胜利　文华轩 (1632)
第四节　异常早期妊娠 ………………………………………… 周毓青 (1651)
第五节　异常中、晚期妊娠 ………………………………………… (1661)
一、宫内死胎 …………………………………………………… 艾　红 (1661)
二、胎儿宫内生长受限 ………………………………………… 艾　红 (1662)
三、前置胎盘 …………………………………………………… 李丽蟾 (1666)
四、胎盘早剥 …………………………………………………… 李丽蟾 (1668)
五、胎儿脐带绕颈 ……………………………………………… 李丽蟾 (1668)
六、妊娠合并盆腔肿块 ………………………………………… 李丽蟾 (1669)
第六节　颜面部畸形 …………………………………… 蔡爱露　王　彧 (1671)
第七节　肢体畸形 ……………………………………… 马小燕　陈　丹 (1680)
第八节　神经系统畸形 ………………………… 邓学东　李晓兵　杨　忠 (1700)
第九节　胸腔畸形 ……………………………………………… 陈　明 (1724)
第十节　前腹壁畸形 …………………………………………… 杨太珠 (1731)
第十一节　消化系统畸形及其他腹部异常 ……………………… 陈欣林 (1738)
第十二节　心脏畸形 ……………………………………………………… (1743)
一、静脉与心房连接处畸形 ……………………………………………… (1743)
(一) 永存左上腔静脉 ………………………………… 李胜利　文华轩 (1743)
(二) 肺静脉异位引流 ………………………………… 汪玉琴　周　欣 (1744)
(三) 下腔静脉异位连接 ……………………………… 李胜利　文华轩 (1749)
二、房室连接处畸形 ……………………………………………………… (1750)

（一）房室共道畸形 …… 刘荷一（1750）
（二）三尖瓣闭锁 …… 刘荷一（1751）
（三）二尖瓣闭锁 …… 刘荷一（1754）
（四）心室双入口 …… 陈欣林（1755）
（五）单心室、单心房 …… 陈欣林（1756）
（六）埃勃斯坦畸形与三尖瓣发育不良 …… 陈欣林（1756）
三、心室动脉连接处畸形 …… （1756）
（一）肺动脉闭锁伴室间隔缺损 …… 王　鸿（1756）
（二）室间隔不完整的肺动脉闭锁 …… 王　鸿（1757）
（三）肺动脉狭窄 …… 王　鸿（1757）
（四）主动脉狭窄 …… 王　鸿（1758）
（五）主动脉缩窄 …… 王　鸿（1759）
（六）主动脉弓离断 …… 王　鸿（1760）
（七）左心发育不良综合征 …… 王　鸿（1760）
（八）大动脉转位 …… 朱　梅（1762）
（九）心室双出口 …… 林小影（1765）
（十）法洛四联症 …… 李胜利　文华轩（1767）
（十一）永存动脉干 …… 汪玉琴　周　欣（1768）
四、胎儿心脏肿瘤及其他 …… 刘传玺（1771）
五、胎儿心律失常 …… 周毓青（1774）
第十三节　泌尿生殖系统畸形 …… 谢红宁（1783）
第十四节　胎儿非免疫性水肿 …… 田晓先（1790）
第十五节　双胎及多胎妊娠异常 …… 陈欣林（1795）
第十六节　染色体异常 …… 邓学东　杨　忠（1806）
第十七节　计划生育相关的超声诊断 …… 董晓秋（1819）
第十八节　三维与四维超声成像 …… 谢红宁（1833）
第十九节　产科介入超声 …… 张　晶　张冰松（1841）

**第五十章　计划生育超声诊断** …… 毓　星　秦　虹（1849）
第一节　概述 …… （1849）
第二节　宫内节育器的类型和图像特征 …… （1850）
第三节　计划生育宫腔手术所致并发症 …… （1860）

**第五十一章　儿科超声** …… 贾立群（1863）
第一节　概述 …… （1863）
第二节　儿科疾病检查要点及声像图意义 …… （1863）
第三节　儿科超声检查方法 …… （1864）
第四节　消化系统疾病 …… （1865）
第五节　泌尿系统疾病 …… （1879）
第六节　生殖系统疾病 …… （1887）
第七节　腹部其他肿瘤 …… （1889）
第八节　脾脏疾病 …… （1891）
第九节　胸部疾病 …… （1892）

# 第十一篇 超声治疗

**第五十二章 超声治疗概论** …… (1895)
第一节 定义及分类 …… 王志刚 (1895)
第二节 超声治疗原理 …… 王志刚 (1896)
第三节 超声治疗技术 …… 任建丽 (1904)
第四节 适应证与禁忌证 …… 任建丽 (1912)

**第五十三章 常用超声治疗临床** …… (1916)
第一节 超声溶栓 …… 张群霞 成 涓 (1916)
第二节 超声碎石 …… 冉海涛 卢 岷 (1921)
第三节 超声波乳化白内障 …… 计晓娟 (1922)
第四节 聚焦超声治疗妇科良性疾病 …… 贺雪梅 (1929)

**第五十四章 高强度聚焦超声治疗肿瘤** …… (1934)
第一节 高强度聚焦超声（HIFU）治疗肿瘤的基础 …… 伍 烽 汪 伟 陈文直 (1934)
第二节 高强度聚焦超声（HIFU）治疗肿瘤临床应用 …… 邹建中 王 冬 杜永洪 (1974)

# 第七篇

# 肝、胆、胰、脾

# 第三十八章 肝脏

## 第一节 概述

早在1946年，A. Danier就提出可用超声穿透法测定人体肝脾的位置及其变化。1952年，DH Howry和W. R. Bliss第一次报道在水中肝脏和胆囊标本的显像结果，于1954年又报道了肝转移性癌的标本声像图。随着超声仪器不断地进步革新，超声从A超发展到B超、彩色多普勒超声诊断仪，超声图像更加清晰，分辨率大大提高。目前，超声已成为临床肝脏疾病首选的影像学诊断方法。二维灰阶超声可以清晰显示肝脏形态大小及回声，有无病变；彩色多普勒超声可以观察肝内血流信号，了解肝内占位性病变的血供情况；超声造影显示肝内血管灌注情况，显著提高了肝脏肿瘤诊断的敏感性和特异性；三维超声技术可以将肝脏肿瘤结构立体呈现；超声引导的肝脏疾病介入诊疗，包括实性占位活检、囊性病变抽吸、肿瘤的消融治疗（微波、射频、HIFU、冷冻及纳米刀）等已广泛应用于临床，技术日趋成熟。

（周晓东　于　铭）

## 第二节 检查方法

### 一、仪器与调节

应用实时超声显像仪，凸阵、线阵、相控阵探头均可，常用探头频率3～5MHz。儿童或是很瘦的成年人受检者可选用频率高的探头检查，特别是婴儿或观察肝表面病变时可选用线阵探头；对于肥胖的受检者，超声衰减明显的情况下，可以选用低频探头。在探查肝脏时，应将仪器增益调节至适宜水平。

肝脏血管血流检测需用彩色多普勒超声显像仪。

### 二、检查前准备

肝脏超声检查前不需做特殊准备，同时检查胆囊应空腹8小时以上，在肝门结构显示不清时可空腹，必要时饮水充盈胃及十二指肠。

### 三、检查体位

1. 仰卧位　最常用体位。受检者仰卧于检查床上，双臂上举，双手合抱于枕后。采用此体位，可增加肋间隙的宽度，方便探头做肋间扫查。适合测量肝脏各径线，观察肝左叶及部分右叶。

2. 左侧卧位　此体位也较常用。特别适合于显示肝右前、右后叶，以及转动探头扫查肝膈顶部、右下角处，左内叶也易于观察。

3. 右侧卧位　有时采用。用以显示左叶、左上叶膈下区、左外侧角及第一肝门区。

4. 坐位、半坐位或站立位　必要时可应用，此体位时肝脏位置下移。适用于肥胖或肺气肿受检者。对于平卧位或侧卧位受肺气遮挡的肝膈顶部病变显示效果甚佳。

## 四、检查方法

探头于剑突下、右肋间、肋缘下行各种切面扫查，包括斜切、横切或纵切面扫查，通过改变体位及受检者呼吸配合取得肝脏各部分的各种切面图像，力求扫查完整无遗漏。

1. 剑突下纵切、横切、斜切扫查　患者仰卧位，检查者将探头纵向置于剑突偏左，自肝脏左缘从左至右连续移动扫查；然后探头改为横置，从上到下系列扫查。检查时，嘱咐患者深呼吸配合，探头可加压扫查，并且在扫查边缘做最大范围摆动。

2. 右肋间斜切扫查　患者先取仰卧位，探头长轴平行置于肋间隙中，自肝上缘开始，一般为右侧第五肋间，自上而下逐个肋间隙扫查，直至右肋弓下肝脏图像消失。然后患者左侧卧位，重复肋间斜切扫查。扫查时注意在同一肋间探头应做扫查方向的最大范围摆动，取得一系列不同方向上的切面图像。

3. 右侧肋缘下斜切扫查　患者先后取仰卧位及左侧卧位，探头斜置于右侧肋缘下，声束指向右上方，即肝下缘指向膈顶部，能充分观察肝脏右叶及右膈顶部。于肋缘下扫查时，可嘱患者吸气使横膈位置下降后再屏气，获得肝脏最佳显示效果。

## 五、超声测量方法

1. 肝右叶最大斜径测量　患者仰卧位，探头长轴置于右肋缘下，声束指向肝右叶膈顶部第二肝门区。嘱患者深吸气后屏气，声像图清晰显示肝右静脉长轴并见其汇入下腔静脉，同时右侧膈肌也可清晰显示，此为标准肝右叶最大斜径测量切面。冻结图像后，测量肝下缘至横膈内缘的最大垂直距离，即肝右叶最大斜径测量值（图 38-2-1）。

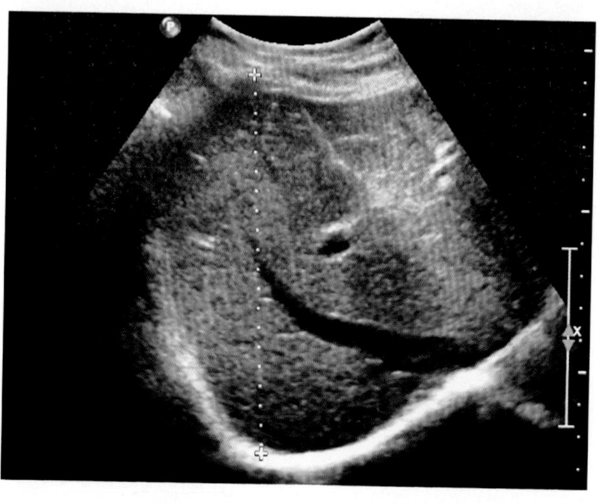

+…+之间为肝右叶最大斜径

**图 38-2-1　肝右叶最大斜径标准测量切面**

2. 肝左叶上下径、前后径测量　患者仰卧位，探头长轴置于剑突下略偏左，声束垂直指向腹后壁。当声像图清晰显示左肝上方的膈肌、下方左肝下角和后方的腹主动脉长轴，则为标准肝左叶上下径、前后径测量切面。如果肝左叶发育小且大部分位于胸骨后，可嘱患者深呼吸后屏气，肝脏位置下移后测量。测量肝左叶顶部膈面至肝左叶下角间最大距离，为左叶上下径；测量肝表面至腹主动脉前肝后缘的最大垂直距离，即为左叶前后径（图 38-2-2）。

3. 彩色多普勒超声检查

（1）肝内血管（门静脉、肝动脉、肝静脉）：在二维图像清晰显示管腔后，开启彩色多普勒功能，观察血流灌注情况，包括血流方向及是否有充盈缺损。需做血流速度检测时，开启脉冲多普勒，在彩色多普勒引导下取样，进行角度校正，取得血流频谱，测量及计算最大血流速度（Vmax）、平均血流速度（Vmean）、血流量。

（2）肝内占位性病变：在有血供的肝脏占位性病变中，可以通过彩色多普勒观察病变的血供情况，同时还可以通过脉冲多普勒测量病变内的血流速度，为良恶性的判定提供依据。

（3）注意事项：患者呼吸、心跳等会影响多普勒产生伪像，检查时可让患者屏气配合；正确

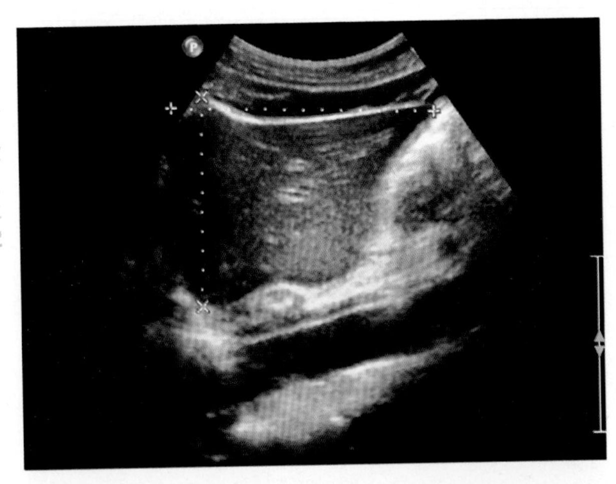

十…十之间为上下径；×…×之间为前后径

**图 38-2-2　肝左叶上下径和前后径标准测量切面**

调节仪器，包括取样框大小、增益、彩标等，提高多普勒敏感性。

（周晓东　于　铭）

# 第三节　局部解剖及正常声像图

## 一、肝脏局部解剖

### （一）肝脏的位置、形态、韧带

肝脏是人体最大的实质性器官。大部分位于右季肋区，小部分位于左季肋区，左右肋弓间的部分与腹前壁相贴。其外形接近楔形（或立体三角锥形），楔底在右侧，楔尖指向左侧，即右侧厚大，左侧扁薄。

肝脏的体表投影可以用三点作标志，第一点为右锁骨中线与第 5 肋相交处；第二点为右腋中线与第 10 肋下 1.5cm 的相交处；第三点为左第 6 肋软骨距前正中线左侧 5cm 处。第一点与第三点的连线为肝脏的上界；第一点与第二点的连线为肝脏的右缘；第二点与第三点的连线相当于肝下缘。

肝脏的凸面向上弧形隆起，大部分与右侧膈肌相贴附，称为膈面。肝脏脏面与十二指肠、胆囊、结肠右曲、右肾、右肾上腺、下腔静脉、胃、胰等脏器相邻。肝的脏面有两条纵沟和一条横沟，呈“H”形（图 38-3-1）。左纵沟其前部为肝圆韧带，后部为肝静脉韧带，右纵沟由胆囊窝和腔静脉窝组成，横沟为第一肝门，门静脉、肝动脉和胆管由此出入。这些出入肝门的结构总称肝蒂，走行于肝十二指肠韧带内。在肝门处，一般肝左、右管在前，肝固有动脉左、右支居中，肝门静脉左、右支在后。此外，肝左、右管汇合点最高，紧贴横沟；肝门静脉的分叉点稍低，距横沟稍远；肝固有动脉的分叉点最低，一般相当于胆囊管与肝总管汇合部水平。在十二指肠韧带内，胆总管位于门静脉右前方、肝固有动脉的右侧。肝左、中、右静脉出肝处称第二肝门。在腔静脉沟下部，肝右后下静脉和尾状叶静脉出肝处称第三肝门。

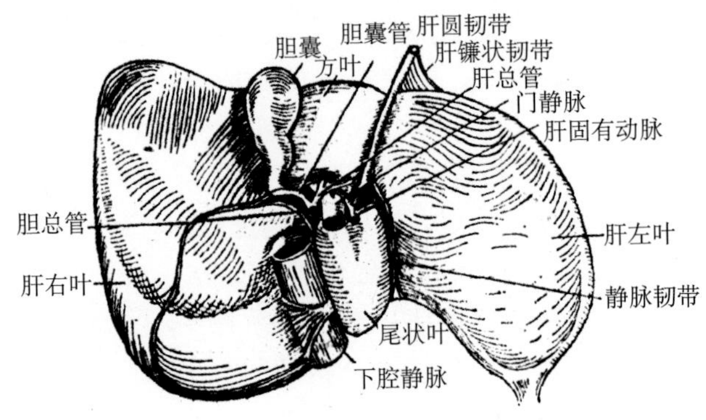


**图 38-3-1　肝脏脏面**

除肝裸区外，肝脏全部为腹膜覆盖，腹膜由肝表面向腹壁或毗邻器官移形反折处成为韧带。镰状韧带由肝前上面纵形向下，超越肝下缘后为游离缘，其中有肝圆韧带及数支脐旁静脉。膈面上向左右横行展开者为冠状韧带，向后下方有肝肾韧带。冠状韧带前、后两叶分别从膈面向下包肝至脏面，在肝门区相合为小网膜，向下连于胃十二指肠，分为肝胃韧带及肝十二指肠韧带，后者的右缘游离，后方为网膜孔，其两层腹膜内有门静脉主干、肝固有动脉及胆总管走行。

### （二）肝脏的管道系统

肝脏内有门静脉、肝动脉、肝管和肝静脉四套管道结构。前三者在肝内分布基本一致，并均被共同的结缔组织包绕，称 Glisson 系统。肝静脉走行自成系统，称肝静脉系统。

1. Glisson 系统（图 38-3-2）

（1）门静脉及其分支：门静脉主干由脾静脉和肠系膜上静脉汇合而成，在网膜孔前缘上行达肝门。在肝门横沟处，门静脉主干分叉为右支和

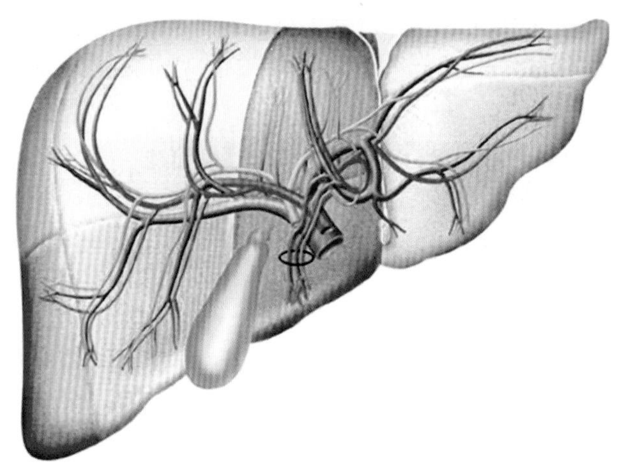

图 38-3-2 肝脏 Glisson 系统

左支。右支短粗，沿肝门右切迹行走分布于右半肝，其分支有右前支、右后支。左支分四部：横部位于肝门横沟；到达左纵沟时转向前上方为矢状部；在转折时构成 90°～130°转角，称角部；矢状部末端膨大，称囊部。左支的主要分支有左内叶支、左外叶上段支、左外叶下段支，分布于左半肝。

（2）肝管：起自肝内毛细胆管、止于乏特壶腹。其肝内部分与门静脉各级分支走形基本一致，左内叶肝管与左外叶肝管汇合成左肝管，右前叶肝管与右后叶肝管汇合成右肝管，左右肝管汇合成肝总管。但肝内胆管分支的解剖变异较多。

（3）肝动脉：肝总动脉自腹腔动脉干发出，沿胰腺上缘向右行走，先后分出胃右动脉与胃十二指肠动脉后，本干即称肝固有动脉，在肝十二指肠韧带内上行，入肝门前分为肝左动脉及肝右动脉。在肝内的走行与门静脉分支基本一致，但变异较多。

2. 肝静脉系统　肝静脉系统包括肝左、肝中及肝右静脉和两组肝小静脉。肝左静脉收集左外叶静脉回血，肝中静脉收集左内叶和右前叶静脉回血，两者多汇合后注入下腔静脉。肝右静脉收集右后叶及一部分右前叶静脉回血，注入下腔静脉。肝小静脉主要包括肝右后静脉和尾状叶静脉，一般 4～8 支，直接注入下腔静脉。

## （三）肝的分叶

目前国际上多采用 Couinaud 肝段划分法，并认为最具有临床实用价值。1954 年，Couinaud 根据 Glisson 系统和肝静脉的走行，将肝分为左、右半肝、五叶和八段，Glisson 系统分布于肝段内，肝静脉走行于肝段间（图 38-3-3，表 38-3-1）。肝脏外科根据这种分叶和分段的方式，实施半肝、肝叶或肝段切除术。如仅切除肝脏其中的一段，称作肝段切除；同时切除 2 个或 2 个以上肝段，称作联合肝段切除；只切除一段肝的 1/2～2/3，则称作次全或亚肝段切除。

表 38-3-1 Couinaud 肝段

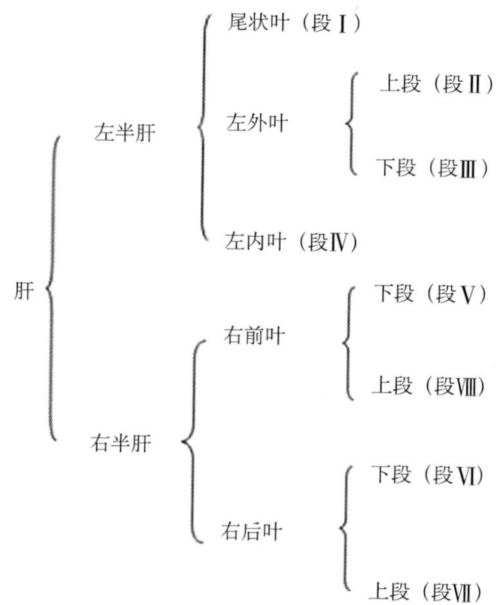

| | | | |
|---|---|---|---|
| 肝 | 左半肝 | 尾状叶（段Ⅰ） | |
| | | 左外叶 | 上段（段Ⅱ） |
| | | | 下段（段Ⅲ） |
| | | 左内叶（段Ⅳ） | |
| | 右半肝 | 右前叶 | 下段（段Ⅴ） |
| | | | 上段（段Ⅷ） |
| | | 右后叶 | 下段（段Ⅵ） |
| | | | 上段（段Ⅶ） |

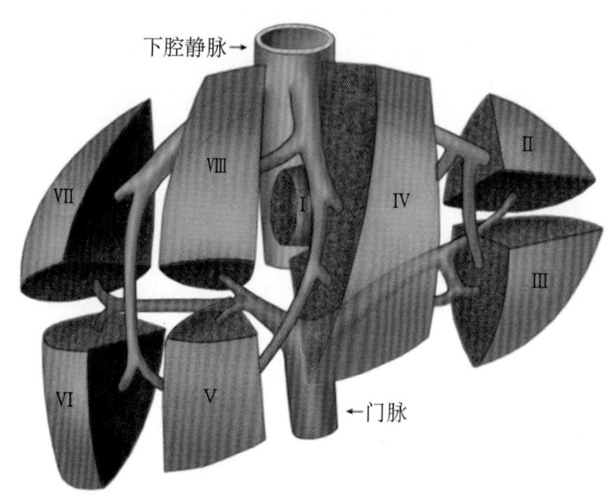


图 38-3-3 Couinaud 肝段

在肝的叶间和段间存有缺少 Glisson 系统分布的裂隙，这些裂隙称作肝裂，是肝叶与肝叶之间和肝段与肝段之间的分界线。

1. 正中裂　正中裂将肝分为左、右半肝。此裂的投影相当于胆囊窝中线至下腔静脉左壁的连线。裂内有肝中静脉走行。

2. 左叶间裂　此裂为一矢状裂，将左半肝分为左内叶和左外叶。它相当于镰状韧带附着线稍偏左。裂内有门静脉左干矢状部走行。

3. 左段间裂　内有肝左静脉走行，将左外叶分为上段和下段。

4. 右叶间裂　该裂由外上向内下斜行，内有肝右静脉走行，将右半肝分为右前叶和右后叶。

5. 右段间裂　肝门右切迹到肝右缘中点的连线，相当于肝门静脉右支主干平面，既分开右后叶上段和下段，又分开右前叶上段和下段。

6. 背裂　位于尾状叶前方，将尾状叶与左内叶和右前叶分开。

## 二、正常肝脏超声图像

### （一）肝脏的形态和轮廓

1. 肝表面光滑，边界线清晰。

2. 肝脏膈顶部呈圆顶状，包膜呈光滑的弧形带状回声。

3. 肝脏下缘、外缘均呈锐角。

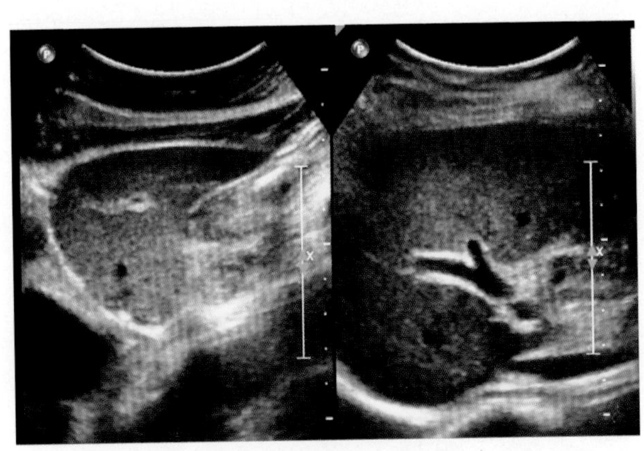

左：肝左叶纵切面；右：肝右叶肋间斜切面

**图 38-3-4　正常肝脏超声图像**

### （二）肝脏实质回声

肝脏实质回声为细小密集点状回声，中等强度，分布均匀（图 38-3-4）。

### （三）肝内管道结构超声表现

1. 门静脉　门静脉肝内各分支超声表现为管壁回声强而厚的管道结构。其分支走向有一定的特征，如左支及主要分支超声图像显示为“工”字形结构（图 38-3-5），剑突下斜切显示；于右肋间斜切扫查，显示门静脉右支主干长轴（图 38-3-6）。

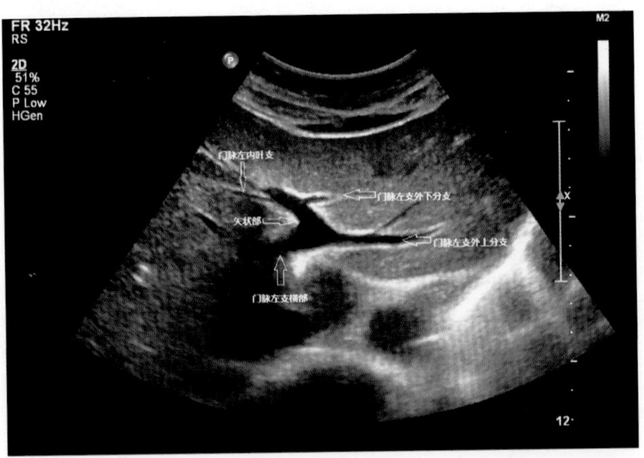


**图 38-3-5　门静脉左支“工”字形结构**

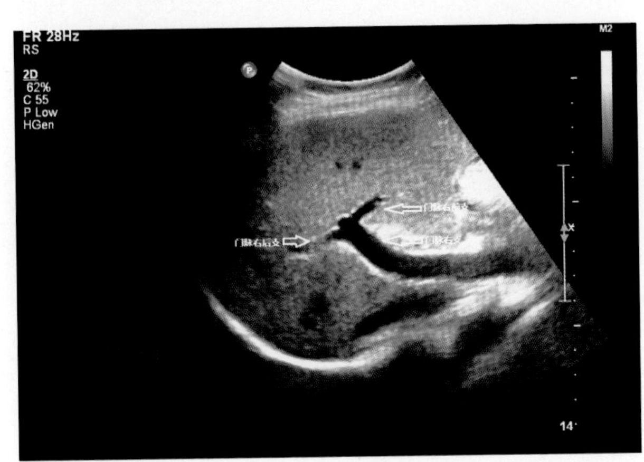


**图 38-3-6　门静脉右支**

2. 肝静脉　肝静脉超声显示为管壁菲薄、回声弱的管道结构，走行较平直，由肝周缘走向下腔静脉（图 38-3-7）。

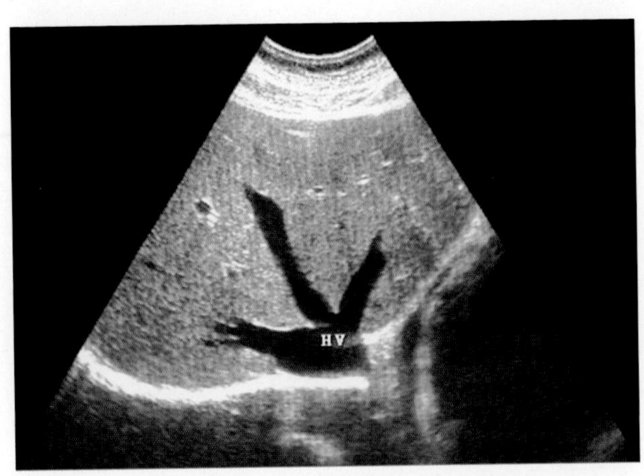


**图 38-3-7　三支肝静脉超声图像**

3. 肝管　肝内胆管与门静脉分支走行基本一致，正常时不显示，仅左右肝管可能在门静脉左支横部或右支前显示为细管道结构。

4. 肝动脉　在胰腺上缘横切面上，可以显示腹腔动脉干向左右分叉为脾动脉和肝总动脉（图38-3-8）。肝固有动脉有时亦可显示。肝动脉分左、右支处位置低，故有时可在肝门部纵切面上显示门静脉与肝总管之间圆形管道断面，为肝右动脉。肝内小动脉正常时超声多不能显示。

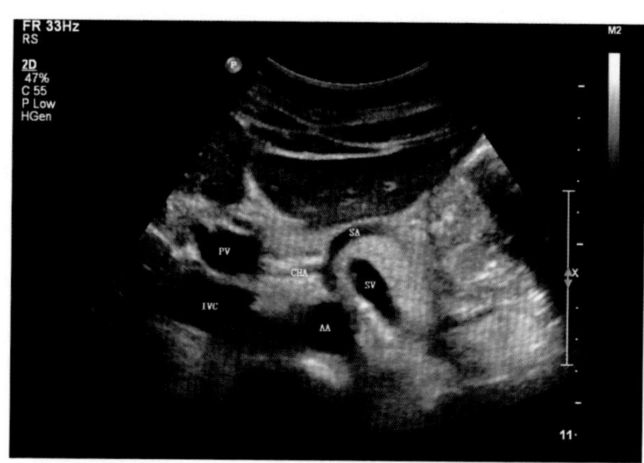


AA：腹主动脉；CHA：肝总动脉；SA：脾动脉；PV：门静脉；IVC：下腔静脉；SV：脾静脉

**图 38-3-8　肝动脉超声图像**

## （四）肝脏其他结构图像

1. 肝圆韧带　由门静脉左支矢状部至囊部的长轴切面上，可见自囊部至肝下缘有一条强回声带，即肝圆韧带，横切面上显示为一团状强回声。

2. 静脉韧带　位于肝左叶与尾状叶之间，为一条带状强回声。

## （五）肝脏与周围脏器关系

肝膈面与膈肌接触，脏面与胆囊、右肾、右肾上腺、胰腺、胃、后方下腔静脉、腹主动脉等，都有一定的位置关系。

## （六）正常肝脏测量值

目前，尚无统一的肝脏正常超声测量值标准，1983年中华医学会超声诊断专题学术会议通过的《人体脏器超声显像探测方法和正常值标准》（草案）中有关肝脏的正常径线测量值可作为诊断参考（表38-3-2和表38-3-3）。

**表 38-3-2　正常肝脏测量值（单位：cm）**

| 项目 | 平均值 | 标准值 | 标准误 | 95%范围 |
|---|---|---|---|---|
| 腋前线上下径 | 11.11 | 1.14 | 0.10 | 8.88～13.34 |
| 锁骨中线前后径 | 11.32 | 0.92 | 0.08 | 9.52～13.12 |
| 上下径 | 10.67 | 1.17 | 0.10 | 8.38～12.96 |
| 腹主动脉前方前后径 | 5.77 | 0.83 | 0.07 | 4.14～7.4 |
| 上下径 | 6.16 | 1.09 | 0.10 | 4.02～8.3 |
| 右肝上下斜径 | 12.15 | 1.11 | 0.13 | 9.97～14.33 |

**表 38-3-3　正常门静脉及其主要分支、肝静脉测量值（单位：mm）**

| 项目 | | 平均值 | 标准差 | 标准误 | 95%范围 |
|---|---|---|---|---|---|
| 肝静脉 | 左支 | 8.7 | 0.50 | 0.04 | 6.7～10.7 |
| | 中支 | 9.7 | 0.44 | 0.05 | 8.8～10.6 |
| | 右支 | 9.6 | 0.48 | 0.06 | 8.7～10.5 |
| 门静脉 | 主干 | 11.5 | 1.3 | 0.2 | 9.0～14 |
| | 右支 | 8.6 | 0.8 | 0.1 | 7.0～10.2 |
| | 左支 | 8.9 | 0.9 | 0.1 | 7.0～10.7 |
| | 右前支 | 4.6 | 0.9 | 0.1 | 2.8～6.4 |
| | 右后上支 | 5.8 | 1.2 | 0.2 | 3.4～8.2 |
| | 右后下支 | 5.6 | 1.2 | 0.2 | 3.2～8.0 |

## （七）肝脏血管正常血流

1. 门静脉血流　门静脉血流为入肝血流，频谱为持续性静脉频谱，随心动周期及呼吸略有波动，也受饮食因素的影响（图38-3-9）。血流各项参数参考值见表38-3-4。

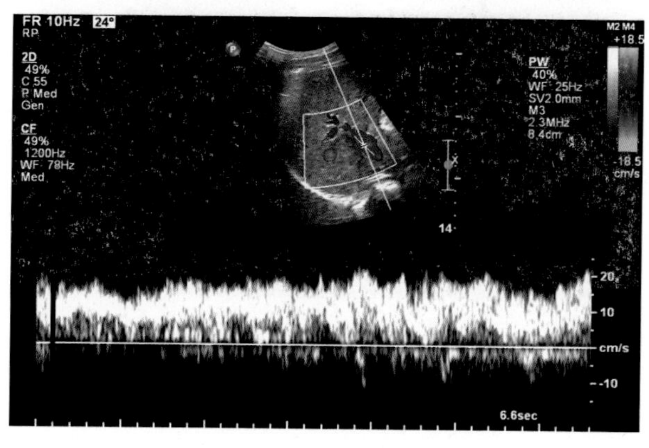


**图 38-3-9　正常门静脉血流频谱**

**表 38-3-4　正常人门静脉血流（脉冲多普勒测定）**

| 报告人 | 例数 | Vmean（cm/s） | Q（ml/min） |
|---|---|---|---|
| Moriyasu | 35 | 14.43±3.41 | 929.00±209.90 |
| 粟克湘 | 62 | 13.89±3.44 | 746.85±215.75 |
| 赵玉华 | 50 | 14.03±4.38 | 755.04±310.54 |
| 华西安 | 50 | 16.68±2.90 | 790.47±223.13 |
| 罗葆明 | 32 | 16.44±1.28 | 882.44±87.11 |

2. 肝静脉血流　正常肝静脉血流频谱与下腔静脉频谱相似，多呈三相频谱，彩色多普勒及脉冲多普勒显示血流方向为离肝血流（图 38-3-10）。

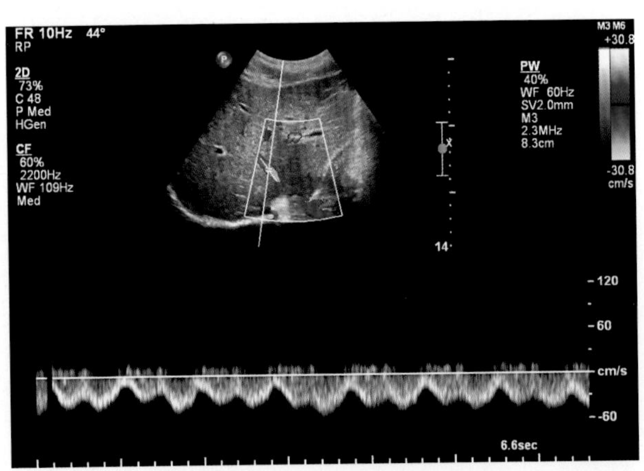

图 38-3-10　正常肝静脉血流频谱

3. 肝动脉血流　肝动脉内径较细，二维图像较难显示。彩色多普勒较易显示与门静脉伴行的肝动脉血流，可于其中录得动脉型血流频谱。收缩期快速上升、舒张期缓慢下降（图 38-3-11）。其血流各项参数参考值见表 38-3-5。

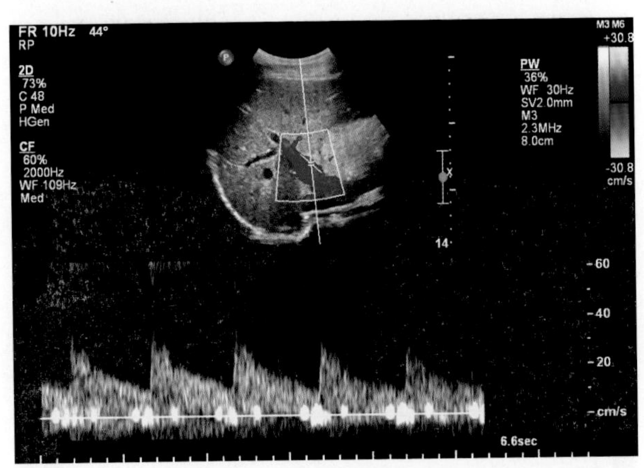

图 38-3-11　肝动脉血流频谱

表 38-3-5　正常肝动脉血流

| | D（cm） | Vmax（cm/s） | Vmean（cm/s） | Q（ml/min） |
|---|---|---|---|---|
| 肝总动脉 | 0.387±0.0070 | 91.05±24.89 | 41.40±9.29 | 277±148 |
| 肝固有动脉 | 0.332±0.0070 | 82.20±20.75 | 37.89±11.22 | 182±101 |

（周晓东　于　铭）

# 第四节　肝脓肿及膈下脓肿

## 一、病理及临床概要

肝脓肿临床常见者有细菌性肝脓肿及阿米巴肝脓肿。在临床上都有发热、肝区疼痛和肝肿大，但二者在病因、病程、临床表现及治疗上均有特点。

全身细菌性感染，特别是腹腔内感染时，细菌侵入肝脏，如患者抵抗力弱，可发生肝脓肿。感染途径主要包括：①胆道：胆管结石等并发化脓性胆管炎时，细菌沿胆管上行，是引起细菌性肝脓肿的主要原因。②肝动脉：体内任何部位的化脓性病变，如化脓性骨髓炎、中耳炎等并发菌血症时，细菌可通过肝动脉侵入肝脏。③门静脉：如坏疽性阑尾炎、菌痢等，细菌可经门静脉入肝。④临近病灶的直接蔓延。细菌性肝脓肿的致病菌多为大肠杆菌、金黄色葡萄球菌、厌氧链球菌、类杆菌属等。细菌性肝脓肿可单发或多发，可数毫米到数厘米大小。血源性感染易产生多发性肝脓肿。近膈面的肝脓肿可穿破肝包膜形成膈下脓肿。凡位于膈肌以下，横结肠及其系膜以上区域中的局限性积脓统称为膈下脓肿，右肝上后间隙脓肿最为多见，其原因与淋巴流向及呼吸运动影响有关，腹腔此间隙内的腹内压最低，其次为右肝下间隙及右肝上前间隙脓肿，左侧的膈下脓肿相对少见。膈下脓肿为继发性感染，其部位与原发病有关。可发生在 1 个或 2 个以上的间隙。临床有明显的全身症状，而局部症状隐匿是其特点。并发症多，病死率高，须早期手术引流。

阿米巴肝脓肿是阿米巴原虫经肠系膜下静脉侵入肝脏引起，病变一般在右叶，经历 1 个月左右形成脓肿，多为单发，常较大。阿米巴滋养体的溶组织酶导致肝组织的液化性坏死，呈暗褐色果酱样。

细菌性肝脓肿的临床表现通常继发于胆道感染或其他化脓性疾病，病情急骤严重，主要症状是寒战、高热、肝区疼痛和肝肿大。体温常可高达 39℃～40℃，多表现为弛张热。白细胞计数及中性粒细胞可明显增加。血液细菌培养可呈阳性，多为黄白色脓液，涂片和培养可发现细菌。

阿米巴肝脓肿继发于阿米巴痢疾后，起病缓慢，可有高热，或不规则发热、盗汗。白细胞计数可增加。血液细菌培养常呈阴性，血清学阿米巴抗体检测阳性，大多为棕褐色脓液，无臭味，镜检有时可找到阿米巴滋养体。

## 二、 常规检查程序及仪器调节

应用实时超声显像仪，常选用凸阵探头，常用探头频率 3～5MHz。首先，在灰阶条件下，观察脓肿的部位、大小、形态及数量，观察脓肿的内部回声，评价脓肿的液化程度等。然后，开启彩色多普勒功能，观察脓肿内部及周边血流情况。

## 三、 病变声像图

肝脓肿的声像图因其病理过程不同而有较大的差异，其演变过程可分为三期。

### （一）脓肿前期

早期病变呈现边界欠清楚的低回声区，内部回声均匀。当肝组织出现坏死时，肝内显示局限性低回声区，边界不清楚，内部回声分布不均匀，并有点状、片状高回声，周边为稍宽的环状高回声。此期酷似实质性肝脏病变，较难于肿瘤鉴别。彩色多普勒可显示病灶内部及边缘有血流信号，脉冲多普勒可录得搏动性动脉血流信号，阻力指数多呈低阻型。

### （二）脓肿形成期

1. 当肝脓肿发生液化坏死后，形成脓肿。肝内见无回声区，边界清楚，呈圆形或椭圆形，其后方回声增强。

2. 脓肿内部因液化程度不同及脓汁性状可有不同表现。

（1）脓汁稀薄：无回声区内清晰，增加灰阶增益后可出现弥漫分布的点状低回声，具有随呼吸运动和体位改变而浮动的特征，有时脓液可有分层现象。

（2）脓汁稠厚：无回声区内有密集细小点状低回声，有坏死肝组织碎片时可见斑状强回声（图 38-4-1）。

（3）脓肿液化不全：内部有分隔样回声，其间可有粗大的点状或斑状强回声。

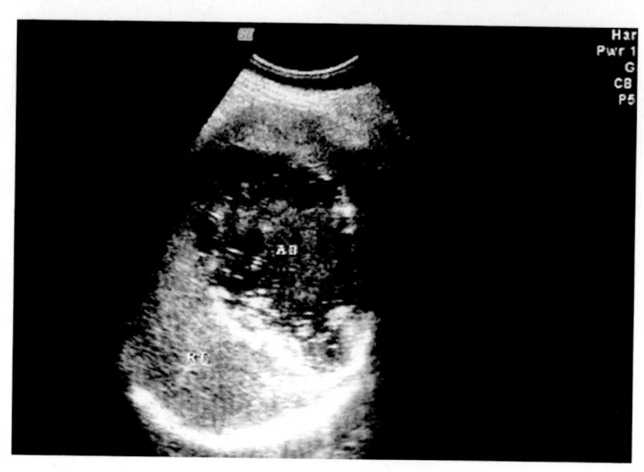


图 38-4-1 肝右叶脓肿

3. 脓肿壁厚而粗糙，内壁不光滑，呈“虫蚀状”，脓腔内有分隔者可见带状分隔。

4. 细菌性肝脓肿时可见肝内多发性散在的小无回声区或低回声区，已融合者可稍大，形态可不规则。

5. 肝脏可增大，大者可致肝轮廓改变或肝内血管及邻近器官受压或移位。

6. 膈下脓肿的声像图表现为膈下间隙有不规则液区，液区不清晰，可有坏死组织碎片的斑片状强回声。

### （三）脓肿吸收期

肝脓肿经过药物治疗或穿刺引流后，脓液减少，脓肿内无回声区减少或消失，呈现脓腔残留物杂乱回声，并逐渐愈合。如完全愈合后，脓肿处回声可与正常肝组织回声一致。

## 四、诊断要点及临床思维

超声对肝脓肿的检出及诊断均有很高的正确性，是最简便的首选诊断方法，并可动态观察脓肿的演变过程。超声引导下肝脓肿穿刺确诊及抽脓、注药或置管引流等治疗措施，安全有效，组织损伤小，在肝脓肿治疗方面有重要价值。

肝脓肿早期及液化不全者与肝癌鉴别。

1. 短期随访检查可观察到脓肿液化过程。

2. 超声引导下穿刺抽出脓液确诊为肝脓肿，如为实性，可穿刺活检明确其性质。

（周晓东　于　铭）

# 第五节 肝囊肿

## 一、病理及临床概要

肝囊肿是发展缓慢的良性病变，大多数为先天性，可以单发或多发，以多发者较常见。囊壁内层上皮细胞可因肝囊肿大小而不同，呈现为柱状、立方形、扁平状或缺如，外层为胶原样组织，囊液澄清透明，多不含胆汁。临床多数无症状。囊肿增大到一定程度，则可因压迫邻近脏器而出现食后饱胀、恶心、呕吐、右上腹隐痛不适等症状。体检时可能触及右上腹肿块。

## 二、常规检查程序及仪器调节

应用实时超声显像仪，常选用凸阵探头，常用探头频率3～5MHz。首先，在灰阶条件下，观察囊肿的部位、大小、形态及数量，观察囊肿的内部回声，与周围组织的关系等。然后，开启彩色多普勒功能，观察囊肿内部及周边血流情况，进行必要的鉴别诊断。

## 三、病变声像图

1. 肝内见圆形或椭圆形无回声区，边界清楚，壁薄，内部液区极清晰，后方回声增强（图38-5-1）。

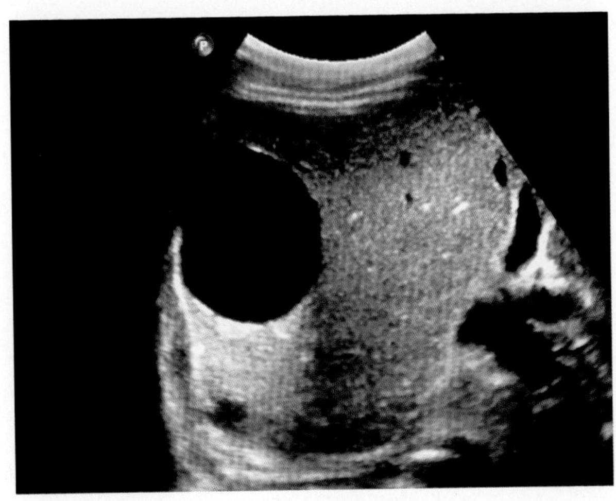

图 38-5-1 肝脏右叶囊肿

2. 多发者可见肝内散在多个无回声区，特点同上，其余肝组织回声正常。

3. 有的表现为轮廓略不规则，多较小，其周围有小血管似与无回声区相通或紧邻其囊壁。

4. 多房性囊肿表现为囊腔内有纤细的带状回声贯穿，附着于囊壁。

5. 肝囊肿合并感染、出血主要发生于体积较大的囊肿。表现为囊腔内出现漂浮的弥漫性点状低回声，随体位改变而缓慢移动，囊壁可增厚。

6. 囊肿较大压迫胆道系统时，可发现胆管扩张。

7. 囊肿内无彩色血流信号。

## 四、诊断要点及临床思维

超声诊断肝囊肿简便、正确，可确诊3mm直径的囊肿，优于其他影像学诊断方法。近年来，介入性超声的开展，对肝囊肿进行超声引导下穿刺抽吸注入硬化剂治疗有良好治疗效果，痛苦少，创伤小。

肝囊肿的超声表现应与以下疾病进行鉴别诊断：

1. 关于肝血池　有上述第3项超声表现者，有人提出诊断为肝内血池或血池样血管瘤，因超声不能鉴别其液性内容是血液还是囊液，且多数较小，不需手术或抽吸治疗，其鉴别意义不大，故现仍将此项表现者归于肝囊肿内。至于肝内血管的囊样扩大，则应根据其来源、部位、彩色多普勒及脉冲多普勒特征做出相应诊断。

2. 肝囊性恶性肿瘤　部分转移性肝肿瘤和少见的肝脏恶性肿瘤可表现为无回声的囊性病灶，易与肝囊肿诊断混淆。通常恶性肿瘤的囊内有实性的团块状突起，囊壁局部较厚。彩色多普勒在实性部分内可探及血流信号。

（周晓东　于　铭）

# 第六节 肝包虫病

## 一、病理及临床概要

包虫病又称棘球蚴病，是由棘球绦虫幼虫寄生于人体所致疾病的统称，属于人畜共患性寄生虫病。在世界各地均有发生，主要分布于畜牧地区，在我国主要分布在新疆、青海、内蒙古、甘肃、宁夏、西藏等省，常给人畜带来严重危害，是重点防治疾病之一。

我国已报道的肝包虫病有两类：一类是细粒棘球蚴病，或称包虫囊肿；一类是泡状棘球蚴病，或称泡型包虫病，此型临床少见，呈实质性包块改变。细粒棘球绦虫的成虫寄生于肉食动物（狗、狼等）的小肠内，成虫的孕节及其所含虫卵随粪便排出体外，人食入被细粒棘球绦虫的虫卵污染的水或食物即遭感染。虫卵在胃或十二指肠内孵化，六钩蚴脱壳而出，先附着于小肠壁，再进入肠壁血管，随门静脉血入肝，因而以肝包虫病最为多见。仅少数侵入肝组织的六钩蚴存活发育成包虫囊。经5～20年可形成巨大包虫囊。囊内充满无色或略呈乳白色的液体，所含蛋白质具有抗原性。外囊可见上皮样细胞、异物巨细胞、嗜酸粒细胞浸润和纤维母细胞增生。内囊为包虫囊壁，分内外两层。外层为角质层，内层为生发层，可向囊内芽生出许多单层小囊泡，内含大量头节。生发囊脱落变成子囊，又可再产生孙囊，如此祖孙数代同在一个包虫囊内。棘球蚴在其生长过程中可因囊液不足或损伤、感染而发生退变死亡，囊液逐渐吸收浓缩变为胶泥样物，病灶可发生钙化。棘球蚴的致病机制主要有：虫体生长发育摄取人体营养；虫囊机械性压迫并破坏所寄生的器官组织和毒素作用；虫囊破裂后溢出囊液，所含异种蛋白引起过敏反应，甚至过敏性休克而致死。泡状棘球绦虫的生活史与细粒棘球绦虫相似，但成虫主要以狐为终宿主，中间宿主以鼠类为主。人类也可作为中间宿主，因食入虫卵导致感染。泡球蚴主要寄生于肝，所致病变及影响远较细粒棘球蚴严重。病灶由无数大小不等泡状蚴囊泡聚集而成，一般仅见角皮层。囊泡之间可见嗜酸性粒细胞浸润及结核样肉芽肿形成、纤维组织增生。肉眼观呈灰白色、质较硬的巨块或弥漫结节，周围无完整纤维包膜，切面见无数囊泡如海绵状，囊泡内容物为豆腐渣样物。病灶周围肝组织萎缩、变性，甚至坏死，继而大量纤维瘢痕形成。

患者常具有多年病史，有与狗、羊等接触史，临床初期症状不明显，偶尔可触及上腹部肿块。发展至一定阶段时，可出现上腹部胀满感，疼痛或压迫邻近器官所引起的症状。如肿块压迫胃肠道时，可有腹胀、食欲减退、上腹不适、恶心呕吐等；压迫胆道，引起阻塞性黄疸；压迫门静脉可有腹水、脾脏肿大。在病程中，常有过敏反应史，如皮肤瘙痒、荨麻疹等。临床腹部检查时，有时会扪及肝脏肿块。肝包虫病的主要并发症是囊肿破裂，其次是继发细菌感染。包虫囊肿如因外伤或误行穿刺而破入腹腔，会发生剧烈腹痛，伴有过敏反应，甚至出现休克。溢入腹腔内的生发层、头节、子囊经数月后，又逐渐发育成多发性包虫囊肿。

## 二、常规检查程序及仪器调节

应用实时超声显像仪，常选用凸阵探头，常用探头频率3～5MHz。首先，在灰阶条件下，观察病变的部位、大小、形态及数量，观察病灶的内部回声，与周围组织的关系等。然后，开启彩色多普勒功能，观察病变内部血流情况，进行必要的鉴别诊断。

## 三、病变声像图

1. 肝包虫病的基本声像图　可以分为囊性和类实质性两种回声特征，病变可以单发或多发。肝内无回声区或类实性回声区，边界清楚，轮廓多为圆形或椭圆形，发生于近表面时向外膨隆，在边缘角者可使边缘角变圆钝。

2. 肝包虫囊肿超声图像类型

（1）单囊型：肝内单个圆形或类圆形无回声区，边界清晰，内部无子囊，囊壁一般较厚，为高回声，或可呈双层。部分可见囊砂呈细颗粒状回声沉积于后壁，随体位改变而漂浮，呈“飘雪”征（图38-6-1）。

（2）多发囊肿型：肝内两个以上孤立的囊肿，回声可有明显差别。

（3）子囊孙囊型：肝内大的无回声区内有多数小囊，各有其囊壁，小囊大小可相似或大小不等、形状不一，形成特有的“囊中囊”征象，有的呈“车轮状”排列或“蜂窝状”分布。此型图像较多见（图38-6-2）。

（4）内囊分离型：内囊壁部分分离或完全分离破裂，囊液内有卷曲的带状强回声漂动，呈“水百合花”征。

（5）囊壁钙化型：囊壁钙化，显示强回声，

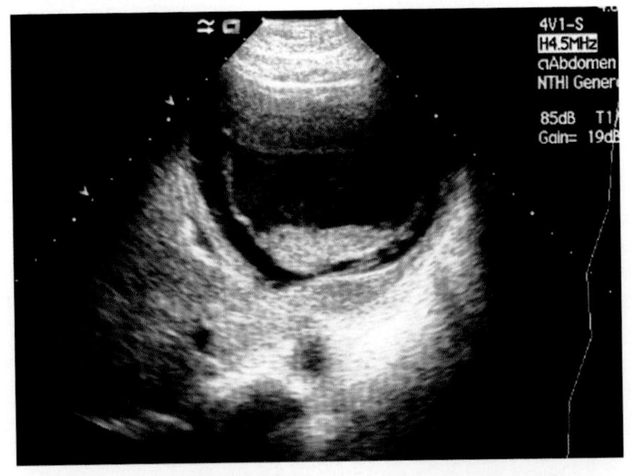

图 38-6-1　肝包虫囊肿单囊型（囊砂沉积于后壁）

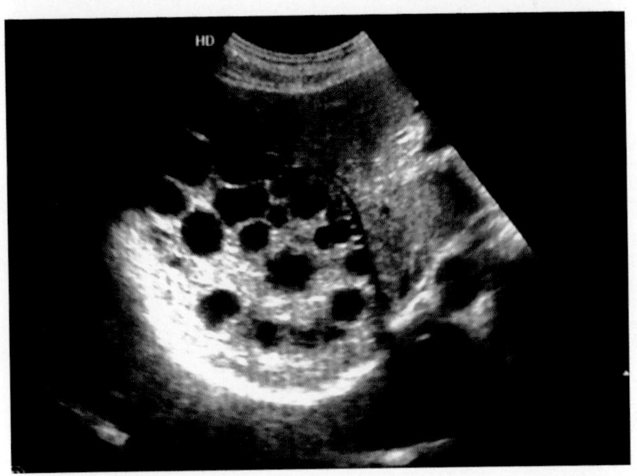

图 38-6-2　子囊孙囊型肝包虫

常为半圆形或弧形带状回声，其后方为声影。

（6）囊肿实变型：为囊内有大量内囊碎屑或坏死物，呈现强回声、分布不均匀的实质包块图形（图 38-6-3）。

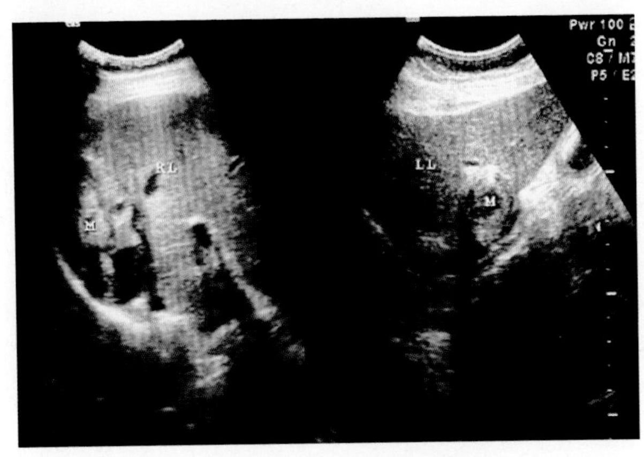

左叶 LL 及右叶 RL 分别可见实变型包块 M

图 38-6-3　肝包虫囊肿实变型

3. 肝包虫病　为寄生虫性疾病，病灶内缺乏血供，所以彩色多普勒均无彩色血流信号。

4. 并发症表现

（1）合并感染表现：肝内无回声区内有点状或团状不规则高回声。

（2）胆管梗阻：压迫胆管引起，可见远端胆管扩张等超声表现。

（3）侵犯门静脉或肝静脉，引起相应血管狭窄或阻塞。

（4）破裂到腹腔，穿破膈肌到胸腔、心包等，可见有关征象。

5. 泡型肝包虫病表现　病变呈强回声，外形极不规则，周围界限不清，其中有多数点状、小结节状及小圈状钙化，后方伴明显衰减或声影。病灶可呈巨块型、弥漫结节型、坏死液化型。彩色多普勒显示病灶内无血流信号。

## 四、诊断要点及临床思维

超声检出和诊断肝包虫病有很高的准确性，尤其对典型图像如子囊孙囊型图像，可明确诊断。超声对其类型的观察可进一步判断本病的临床过程，有利于治疗方案的选择。因此，超声是肝包虫病检查的首选方法，并可用于流行地区的普查，对早期发现和早期治疗具有积极意义。

在临床诊断中，除注意超声声像图表现外，还应询问患者病史，了解患者居住地及有无狗、羊等接触史，并可行以下实验室检查：①包虫囊液皮内试验（Casoni 试验），阳性率可达 90%～95%。②补体结合试验，阳性率可达 70%～90%。③间接血凝法试验，特异性较高，阳性率可达 80%。

肝包虫病的超声表现需与以下疾病鉴别诊断：

1. 肝包虫囊肿的单囊型图像与肝囊肿鉴别　前者壁一般较厚，囊内可有点状囊砂回声，后者壁薄且液区清晰。

2. 实变型图像、泡型肝包虫病与肝癌鉴别　包虫病的实变型图像可伴钙化、声影，泡型者的边界极不清楚及小结节状图像等具有特征性，病灶内及周边没有血流信号，肝癌不具有。结合肝癌其他征象加以鉴别。少数鉴别仍困难者结合流行病学、临床表现、Casoni 试验、AFP 等检查。

近年来，有许多学者已将超声引入到肝包虫

病的介入治疗中，通过超声引导对肝包虫病进行穿刺抽吸，并注入乙醇等硬化治疗，取得了满意的疗效。

（周晓东　于　铭）

## 第七节　肝脏良性肿瘤及瘤样病变

肝内肿瘤及肿瘤样病变种类繁多，为更好地对肝内肿瘤进行梳理，方便诊断和鉴别诊断，了解肿瘤的细胞来源，特将 2010 年版肝和肝内胆管肿瘤 WHO 分类介绍如下（表 38-7-1）：

### 一、肝细胞腺瘤

#### （一）临床概要及病理

多见于青壮年，以女性常见，尤其是有口服避孕药物史者；但代谢性的胆固醇诱发的肝腺瘤更多见于年轻男性。多无肝炎、肝硬化病史。最近研究表明，肝细胞腺瘤不是单一病变，而是一类病变具有特征性基因表达、病理改变和肿瘤生物学行为。根据基因和病理学改变分为炎性肝细胞腺瘤、核因子 1α 突变型肝细胞腺瘤和 β-连锁蛋白突变型肝细胞腺瘤三个亚型。没有基因异常的肝细胞腺瘤归为“未分类”亚型。

患者大多无症状，偶有因非特异性腹痛就诊而被发现。肝细胞腺瘤最常见的两大并发症是肿

表 38-7-1　WHO 2010 年版肝和肝内胆管肿瘤 WHO 分类

| 上皮性肿瘤：肝细胞性 | 分类号 | 混合性或不明来源恶性病灶 | 分类号 |
|---|---|---|---|
| 良性 | | 含钙化的上皮基质瘤 | 8975/1 |
| 肝细胞腺瘤 | 8170/0 | 癌肉瘤 | 8980/3 |
| 肝局灶性结节增生 | | 肝细胞-胆管细胞混合癌 | 8180/3 |
| 恶性相关及癌前病变 | | 肝母细胞瘤，上皮-间质混合 | 0970/3 |
| 大细胞变（不典型增生） | | 恶性横纹肌样瘤 | 8963/3 |
| 小细胞变（不典型增生） | | | |
| 不典型增生结节 | | 间质瘤 | |
| 低级别 | | 良性 | |
| 高级别 | | 血管平滑肌脂肪瘤 | 8860/0 |
| 恶性 | | 海绵样血管瘤 | 9121/0 |
| 肝细胞性肝癌 | 8170/3 | 婴儿型血管瘤 | 9131/0 |
| 肝细胞性肝癌，纤维板层变异体 | 8171/3 | 炎性假瘤 | |
| 肝母细胞瘤，上皮变异体 | 8970/3 | 淋巴管瘤 | 9170/0 |
| 未分化癌 | 8020/3 | 淋巴管瘤病 | |
| | | 间质错构瘤 | |
| 上皮性肿瘤：胆管细胞性 | | 孤立纤维瘤 | 8815/0 |
| 良性 | | 恶性 | |
| 胆管腺瘤（胆管周围腺体错构瘤及其他） | 8160/0 | 血管肉瘤 | 9120/3 |
| 微囊性腺瘤 | 8202/0 | 胚胎肉瘤（未分化肉瘤） | 8991/3 |
| 胆管腺纤维瘤 | 9013/0 | 上皮型血管内皮瘤 | 9133/3 |
| 癌前病变 | | Kaposi 肉瘤 | 9140/3 |
| 胆管上皮瘤变，级别 3（BiIN-3） | 8148/2 | 平滑肌肉瘤 | 8890/3 |
| 胆管内乳头状瘤伴低或中级别上皮内瘤变 | 8503/0 | 横纹肌肉瘤 | 8900/3 |
| 胆管内乳头状瘤伴高级别上皮内瘤变 | 8503/2 | 滑膜肉瘤 | 9040/3 |
| 黏液囊性瘤伴低或中级别上皮内瘤变 | 8470/0 | 生殖细胞肿瘤 | |
| 黏液囊性瘤伴低或中级别上皮内瘤变 | 8470/2 | 畸胎瘤 | 9080/1 |
| 恶性 | | 卵黄囊瘤（内胚窦瘤） | 9071/3 |
| 肝内胆管细胞癌 | 8160/3 | 淋巴瘤 | |
| 胆管内乳头状瘤伴相关侵袭癌 | 8503/3 | 转移性肿瘤 | |

注：上皮内瘤变与异型增生基本等同

瘤内出血并破裂和恶变。出血可以发生于20%～25%的肝细胞腺瘤；最大径大于5cm和包膜下肿瘤更容易出血破裂。在所有的亚型中，炎性肝细胞腺瘤具有最高的出血发生率，可以占到30%。平均恶变率在5%～10%，其中炎性肝细胞腺瘤恶性变风险约10%，核因子1α突变型肝细胞腺瘤被认为几乎不会恶变，而β-连锁蛋白突变型肝细胞腺瘤恶变风险最高，被认为是癌前病变，必要时需要手术切除。

病变大小不一，大者直径可达20cm以上。包膜较完整，边界清楚。个别突出肝外有蒂，多不合并肝硬化。肉眼观断面呈淡棕色，偶呈灰黄色。镜下肝细胞正常或有轻度异型性，瘤细胞形成小梁或小管，呈条索状或放射状排列，缺乏Kupffer细胞，亦无胆管及汇管区。瘤体与正常肝组织间有纤维包膜分隔。炎性肝细胞腺瘤可见广泛的多形性炎性浸润，明显的窦样扩张淤血和厚壁动脉；核因子1α突变型肝细胞腺瘤特征是明显的肿瘤内肝细胞脂肪沉积，无门静脉成分或者细胞、细胞核异常。免疫组化特征是没有脂肪酸结合蛋白；而β-连锁蛋白突变型肝细胞腺瘤的肝细胞具有细胞学异常，如核质比增大、核异型、腺泡形成，与分化成熟的肝细胞癌鉴别困难。

### （二）超声表现（图38-7-1）

1. 灰阶超声

（1）圆形或类圆形病灶，境界清晰，可见包膜，病灶直径大小1～20cm。位于肝右叶多见。

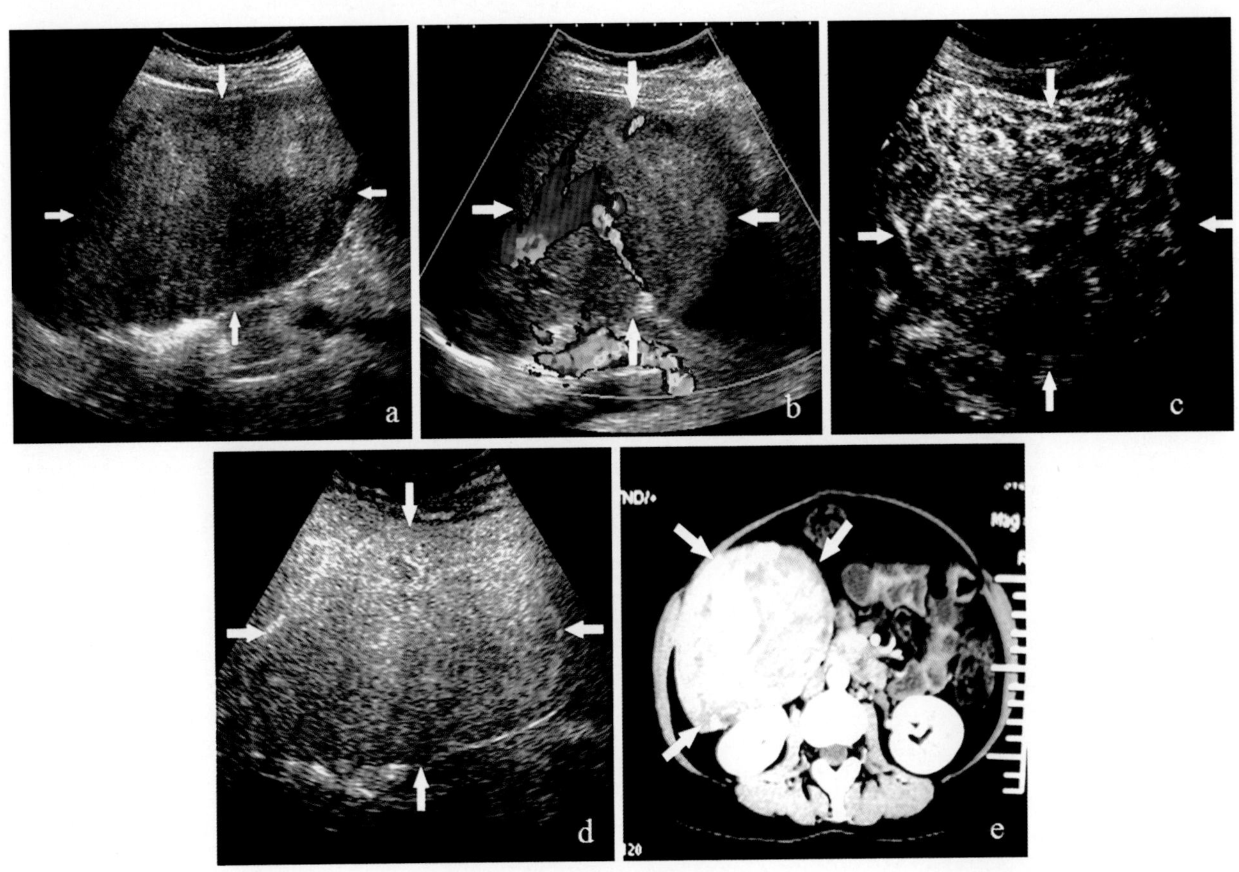

患者女性，29岁，因中上腹胀痛就诊超声发现病灶，既往长期口服避孕药。a. 灰阶超声显示右肝巨大椭圆形病灶（箭头），长径20cm，境界欠清晰，可见包膜。b. 彩色多普勒超声显示病灶内及周边部分支状血流信号。c. 超声造影动脉期（15s）呈不均匀高增强。d. 延迟期呈不均匀等增强。e. 增强CT显示右叶巨大肝占位，肝实质及右肾明显受压。手术切除病例证实为肝细胞腺瘤

**图38-7-1 腺瘤**

（2）内部回声多均匀；20%～40%为稍低回声，30%为高回声，余为等回声或混合回声。瘤体较大时可出现出血，此时内部回声不均匀，可见散在的无回声或高回声区。

（3）瘤体破裂时，腹腔内可见游离无回声区。

2. 彩色多普勒超声

部分瘤内及瘤周可检出动脉性血流信号，多呈散在或短棒状。频谱检测流速和阻力均较低。

3. 超声造影

动脉期多表现为均匀高增强，内部可见血管结构，但病变较大内部出现出血坏死时可表现为不均匀高增强。门脉期及延迟期仍表现为持续性高或等增强。少部分病例延迟期消退至低增强。包膜多表现为细环状高增强。按其病理亚型又有以下特点：

（1）炎性肝细胞腺瘤动脉期表现为特征性的向心性高增强，门脉期中央消退呈低增强，周边呈持续性环状高增强。

（2）核因子 1α 突变型肝细胞腺瘤：动脉期等或稍高增强，门脉期及延迟期呈等增强。

（3）β-连锁蛋白突变型及未分类型肝细胞腺瘤：表现出肝脏良性占位的增强模式，但没有特异性。

### （三）临床评价

肝腺瘤的诊断要点有：①生育期女性；②有口服避孕药史；③肝内边界清晰形态规整的实性肿块；④一般无病毒性肝炎病史，也不合并肝硬化。有上述表现者应考虑本病的可能。如瘤内出现不规则无回声、突发上腹痛、腹腔有积液者更应高度怀疑此病。但应注意超声及超声造影表现无特异性，结合患者年龄、性别、肝背景等可提示诊断，但总体而言超声诊断价值不高。必要时仍需相关影像学及穿刺活检等予以证实。

### （四）诊断思维

肝腺瘤在西方国家多见，我国少见。在做出诊断前应注意先除外其他疾病，良性病变主要与 FNH 区分，恶性病变主要与 HCC 鉴别。FNH 与肝腺瘤灰阶超声表现相似，但腺瘤边界更为清晰，回声可为高回声，彩色多普勒检查多见静脉血流且无中央血管。结合超声造影 FNH 的特征性增强模式可帮助鉴别。HCC 多合并肝硬化，结节周边可见低回声晕，超声造影典型表现为快进快出，与肝细胞腺瘤表现出良性特征不同。结合临床病史、其他影像学及肿瘤标志物检查可进一步鉴别。

因为转归预后和治疗方法的巨大差异，需对各亚型的肝细胞腺瘤进行鉴别，其中内部呈均匀的高回声是核因子 1α 突变型肝细胞腺瘤的典型特征，超声造影动脉期向心性高增强是炎性肝细胞腺瘤的特征，β-连锁蛋白突变型及未分类型肝细胞腺瘤没有特异超声及超声造影表现，需要活检来明确诊断。

## 二、肝局灶性结节性增生

### （一）临床概要及病理

肝局灶性结节性增生（Focal nodular hyperplasia，FNH）是仅次于肝血管瘤第二常见的良性肿瘤样病变，发病率 1%～3%，并且呈逐年上升趋势。其病因尚不明确，但本质上不是肿瘤，而是局部肝组织对血管异常的反应性增生。一般认为本病是因肝动脉畸形造成局部肝组织血流过度灌注，继发引起局部肝细胞的反应性增生所致。一般认为口服类固醇类药物（如口服避孕药）并不导致 FNH 的发生，但能促进 FNH 的生长。发病平均年龄 35.2 岁。多见于年轻女性，发病率约为男性的 8 倍。多数患者无明显症状。2/3 的 FNH 为单结节实体型，1/3 为多结节型。周围肝组织常无肝硬化。

约 75%患者无任何不适，多因体检发现异常占位或在其他疾病的诊疗过程中偶然发现。有症状的患者可表现为右上腹疼痛、不适、肝大或右上腹包块。体检可发现肝脏位于右肋缘下或右上腹有一质硬肿块。患者一般无肝炎或肝硬化病史，实验室检查无特异性改变。该病变一般不会恶变，对于无症状者可以长期随访而不必手术切除。

结节剖面中央为星芒状瘢痕组织，自中央向四周放射将结节分隔，为肝局灶性结节状增生的特征性改变，有时中央瘢痕不明显，可见薄的错综交织的纤维层。镜下见病灶由正常的肝细胞组成，但不以正常结构排列。中央星芒状瘢痕组织包含一条或数条动脉，动脉内膜或中层纤维肌层常呈异常增生使管腔变窄或闭锁，没有中央静脉。大小不等的纤维间隔从中央瘢痕组织向四周放射，将肝细胞分隔。纤维分隔中有动脉及静脉壁增厚、胆管增生、炎细胞浸润、中央静脉缺如。由于血供丰富，病灶内很少出现出血、坏死、钙化等继发性改变。

### （二）超声表现

1. 灰阶超声

形态多为圆形或类圆形病灶，当多个结节融

合生长时可表现为不规则形态。包膜不明显，边界欠清，周边声晕不明显。内部回声表现为不均匀的等或稍低、稍高回声，以等回声多见（占66.7%～74.3%），因此灰阶超声有时不易发现病灶，主要通过观察肝内管道或相邻脏器的移位而识别病灶。部分中央可见瘢痕。周围肝实质回声多正常。

2. 彩色多普勒

肿块血供较丰富，较典型的征象是自周边见一粗大的血管伸入肿块中央，后者再向周边放射状延伸，呈“轮辐状”改变。频谱检测多为动脉性血流，流速较快，多为低到中等阻力。

3. 超声造影

动脉期可见增强早于肝实质出现，动脉早期部分病例在病灶周围可见一条粗大迂曲的滋养血管，伸入病灶中央，然后向周围发散呈现“轮辐状”的血管构筑形态。之后病灶呈均匀高增强。门静脉期及延迟期仍为高增强或等增强，部分病例可见始终呈低增强的中央瘢痕（图 38-7-2）。少数病例在延迟期 3min 后会表现为稍低增强，可能与血液中的造影剂被逐步清除有关，此时要注意与肝内恶性肿瘤鉴别。

## （三）临床评价

FNH 的诊断要综合临床及影像表现，主要诊断依据有：①青年到中年女性；②无肝病病史；③血清肿瘤标记物呈阴性；④肝内实性结节；⑤等回声或低回声；⑥彩色多普勒超声见周边粗大迂曲的滋养血管及内部“轮辐状”血管，低到中等阻力；⑦超声造影动脉期“轮辐状”血管构筑，之后均匀高增强，门静脉期及延迟期持续增强。符合以上依据者基本可以诊断此病，如随访 1 年以上无明显变化则可以作为临床确诊的依据。文献报道超声及超声造影诊断 FNH 的敏感性和特异性可达到 90.9%和 97.8%（图 38-7-2）。

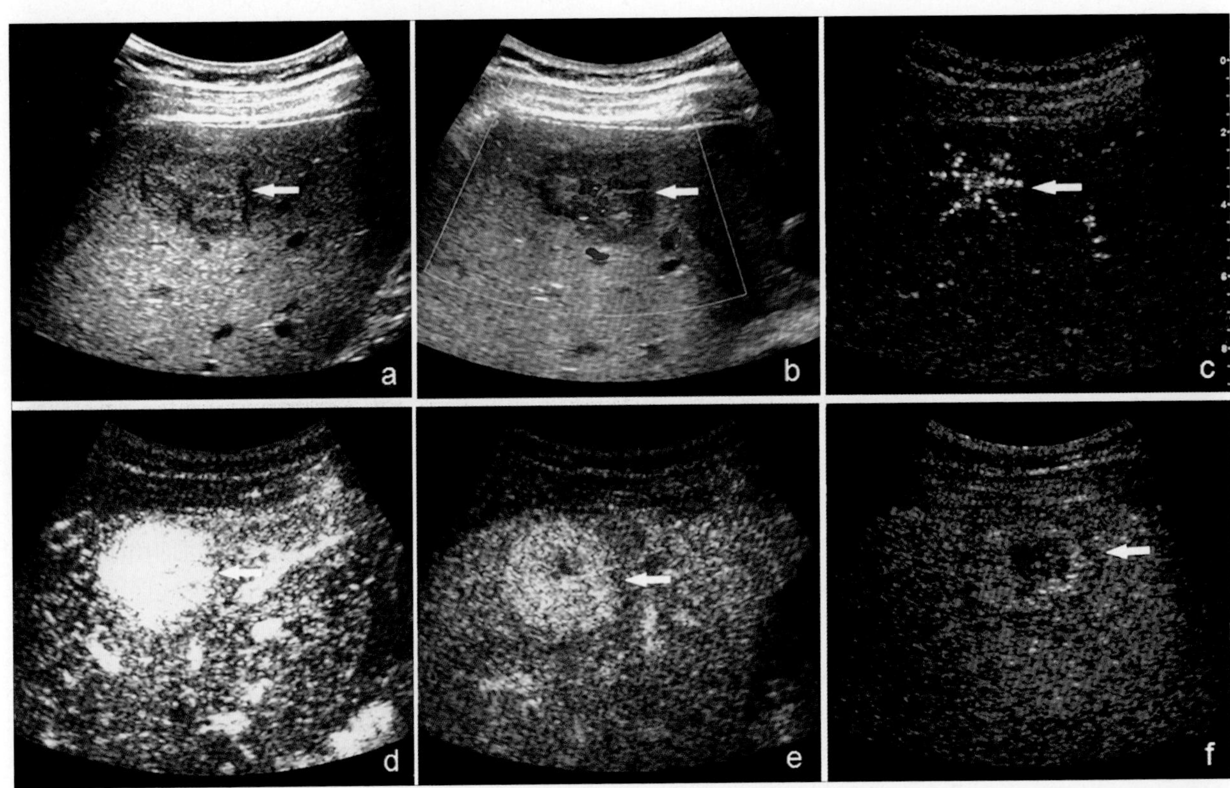


患者男性，25 岁，无症状，体检超声发现肝内病灶。a. 灰阶超声显示肝 S6 段不均匀低回声病灶（箭头），大小 40mm×32mm，边界清晰，周边见不完整声晕。b. 彩色多普勒超声见病灶内较丰富彩色血流信号。c. 动脉早期（12s）可见病灶早于肝实质增强，表现为自内向外的“轮辐状”高增强模式。d. 之后（25s）病灶高增强范围由内向外迅速扩大，呈全瘤增强。e. 门脉期（60s），病灶持续高增强，中央可见小片状低增强区，即中央瘢痕。f. 延迟期（200s）病灶仍呈稍高增强，中央瘢痕持续显示。手术切除病理证实为 FNH

**图 38-7-2　FNH**

（四）诊断思维

FNH的诊断要结合患者年龄、性别、肝病病史、血清学等指标，不能单纯根据超声图像诊断。符合上述诊断依据者仍应注意排除HCC、转移性肝癌、肝血管瘤、肝腺瘤等病变。

最近笔者等采用超声造影定量软件比较HCC与FNH，结果发现HCC和FNH的平均渡越时间（mTT）分别为115s和271s，HCC明显快于FNH。mTT为病灶从开始增强至峰值强度下降一半所需的时间，与病灶内造影剂廓清快慢相关。以mTT值107.9s区分HCC和FNH，其诊断性能可达到与高年医师同等水平，提示mTT对于不典型HCC和FNH的鉴别可提供新的思路。

如超声造影检查后仍鉴别诊断困难者可先行增强CT或MRI检查。CT检查平扫为低密度；动脉期呈均匀增强的多血管肿块，典型增强表现为动脉期迅速均匀强化，而在门静脉期及延迟期呈等密度肿块；中央瘢痕在动脉期和门静脉期呈低密度，而在延迟期强化，部分病例有中心瘢痕。MRI平扫时病灶为单发类圆形团块状。在T1加权像上为等略低信号。在T2加权像上为等略高信号。病变中央或偏心有“星状”瘢痕是其特征性表现，此瘢痕在T1加权像上为相对病灶的低信号，在T2加权像上为相对病灶的高信号（一般瘢痕在T2信号上为低信号，由于FNH瘢痕内含有较多的血管、炎性细胞浸润和水肿所致）。强化后动脉期明显强化，延迟期病灶与肝实质等强化，而瘢痕逐渐强化。其中，瘢痕延迟强化具有较高的特异性，对诊断FNH具有决定性作用。

对于临床及影像学表现均不典型的结节，可在超声引导下穿刺活检。

## 三、不典型增生结节

肝硬化背景下，肝细胞性肝癌（HCC）遵循“肝内再生结节→低度不典型增生结节→高度不典型增生结节→增生结节局部癌变→典型HCC”这一演变规律。肝内不典型增生结节（DN）被定义为直径超过1mm的肝细胞增殖所形成的肝内结节，结节内包含有异型性但无明确恶性征象的肝细胞，一般认为，DN是自HCC的癌前病变。DN根据细胞和结构的异型性可进一步分为低级别不典型增生（LGDN）和高级别不典型增生（HGDN）。LGDN具有轻度的细胞异型性而无结构异型性；HGDN具有明显的细胞和结构的异型性。病理研究证实DN具有与肝再生结节及HCC不同的血流灌注，而且与周围肝组织相比，动脉性血管数量和门脉性血管数量在LGDN和HGDN之间是不同的，以上病理基础为CEUS用于HCC与DN的鉴别提供了依据。

肝再生结节即肝硬化结节，一般直径小于1.0cm，以多发多见。灰阶超声可表现为低、等、高等多种回声。彩色多普勒超声多难以检出病灶内血流信号。超声造影检查硬化结节表现为与周围肝实质同步的三期等增强。

DN在超声上可表现为各种回声，以低回声为多，高、等或混合回声亦可见。一般边界清楚。结节内大多可探及血供。DN几乎都无声晕，这与典型HCC的超声表现不同。DN多见于有肝硬化背景的肝脏中，灰阶超声常难以与肝硬化结节及早期HCC鉴别。

DN的主要超声造影表现为动脉期高增强，延迟期增强未见消退（高或等增强）或动脉期开始为低增强，动脉晚期为等增强，并持续至延迟期。Quaia等报道了29个DN的超声造影表现。其中24个为LGDN，造影后表现为斑点样的强化方式。动脉期呈低增强，延迟期呈等增强；5个为HGDN，造影后表现为动脉呈高增强，延迟期呈低增强。林满霞等报道12.1%的DN表现为与周围肝实质同步的三期等增强，与肝硬化结节类似；其余87.9%的DN造影后与肝硬化结节表现均不同。此外，24.2%的DN表现为动脉期高增强，延迟期低增强外（类似HCC表现），其余75.8%的DN造影后与典型HCC表现也不一样。因此，DN的主要超声造影表现与肝硬化结节及典型HCC不同。但仍有部分DN造影后与不典型HCC鉴别困难，对于这些病例可进一步穿刺活检明确诊断。

LGDN与HGDN造影后在增强出现的早晚、增强形态、三期增强水平及造影模式这四方面均无明显差异，LGDN与HGDN的CEUS表现相似，说明目前的技术条件下超声造影无法鉴别LGDN与HGDN。虽无统计学意义，延迟期增强水平LGDN与HGDN表现出了不同的趋势：LGDN主要为等增强（82.4%），而HGDN则为等增强（56.3%）或低增强（37.5%）。此外，

LGDN与HGDN也保留了良性肝局灶性病变的共同特征。全部病灶中有72.7%延迟期持续高或等增强，可与延迟期主要呈低增强的典型HCC区分开来（图38-7-3）。

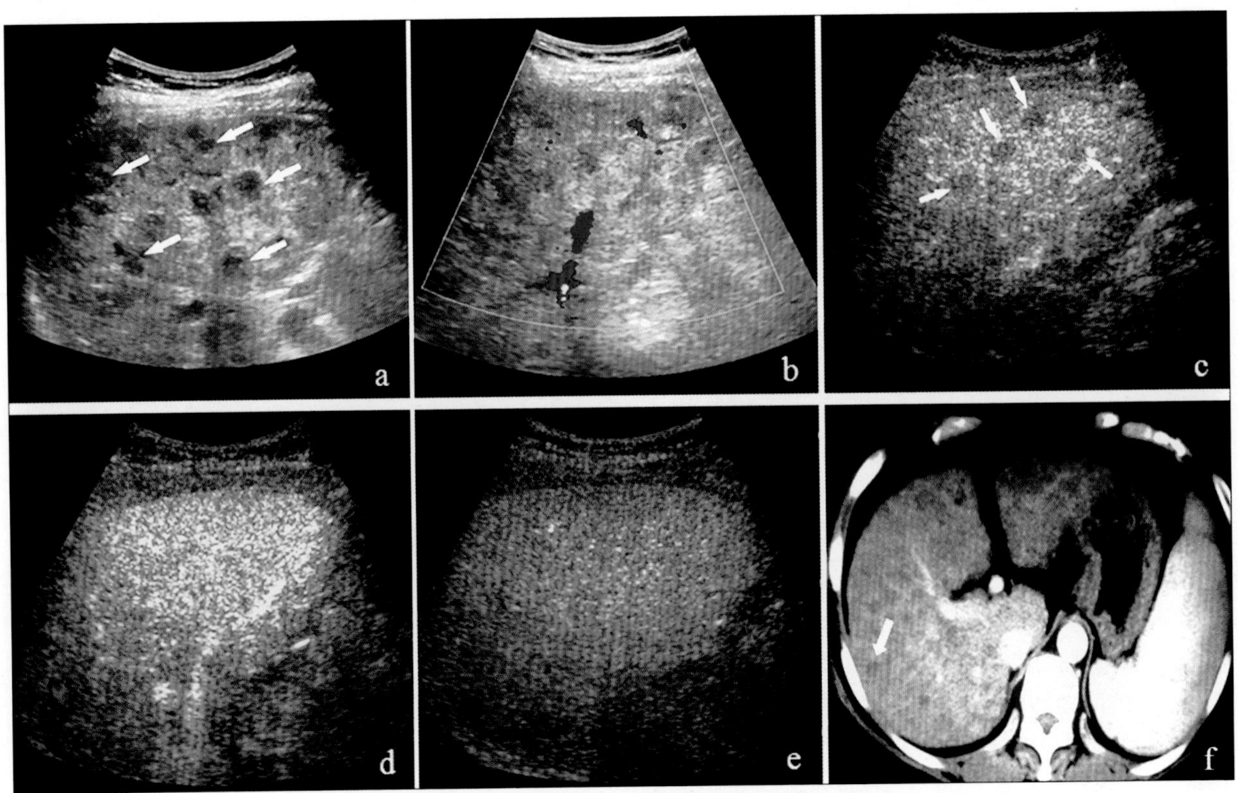


患者女性，58岁，乙肝大三阳30年，体检发现肝内多发病灶。a. 灰阶超声可见肝回声粗糙，肝内弥漫性分布多个大小不等、边界不清的不均匀低回声结节（箭头），无声晕。b. 彩色多普勒超声病灶内未见明显血流信号。c. 超声造影动脉期（18s）病灶表现为稍低增强。d、e. 超声造影门脉期（49s）（d）、延迟期（186s）（e）变为等增强。f. 增强CT动脉期肝内见散在低密度病灶。穿刺活检证实为高度不典型增生。

**图38-7-3 HGDN**

## 四、肝内胆管内乳头状瘤

### （一）临床概要及病理

罕见，肝内胆管内乳头状肿瘤是一组发生于肝内胆管内的、乳头状良恶性肿瘤的总称，管内生长型胆管癌及其癌前病变统称胆管乳头状肿瘤。可单发或多发，可发生于肝内、外胆管或为多中心病变。当中部分发生于肝内胆管的癌前病变即肝内胆管内乳头状瘤。本病有恶变倾向，发现之后一般建议手术切除。

肉眼观见肝内胆管内带蒂或无蒂的灰白色乳头状或息肉状肿物，附于胆管内膜上，可分泌较多的胶冻状黏液，病变中间可见正常胆管组织，常伴肿瘤近端和远端胆管的扩张。镜下可见扩张的胆管内上皮增生，呈乳头状或腺管状，其间伴有纤维血管结缔组织，表面覆盖柱状上皮，上皮细胞可有不同程度异型增生，在病变晚期，会侵犯胆管壁深层，向肝实质浸润。胆管内乳头状肿瘤分为四种类型：Ⅰ型，低度不典型增生的胆管上皮细胞；Ⅱ型，高度不典型增生的胆管上皮细胞；Ⅲ型，原位癌和微观侵犯的腺癌；Ⅳ型，乳头状腺癌并间质侵犯，其发展存在从腺瘤演进至交界性肿瘤和原位癌，继而发展为侵袭性癌的过程。第Ⅲ、Ⅳ类即传统意义上的胆管细胞癌管内生长型。

### （二）超声表现（图38-7-4）

1. 灰阶超声

（1）胆道扩张型：超声可见明显扩张的肝内胆管；胆管内壁有高回声或等回声乳头状结节向管腔内突出，或菜花状实性肿物，充填扩张胆管；边界清，内部回声多均匀。

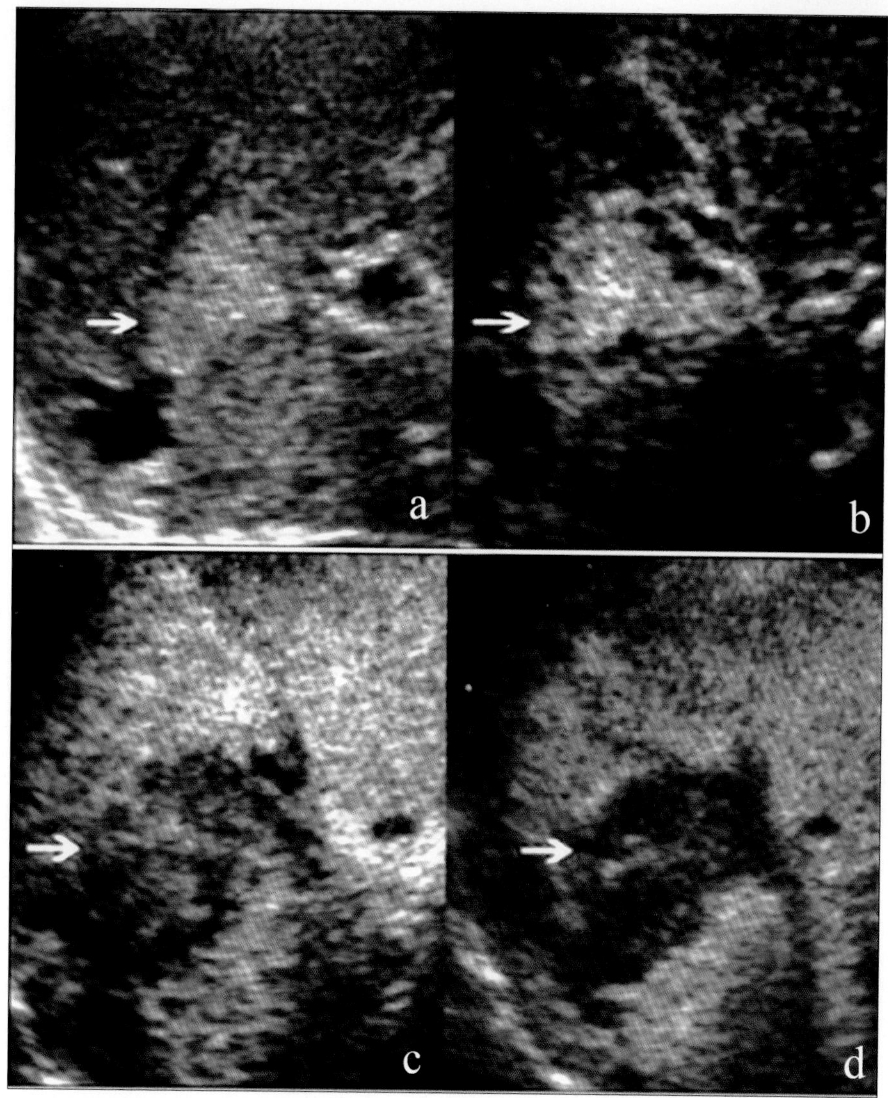


患者女性，60 岁，肝血吸虫病史 40 年。a. 灰阶超声显示 S7 段（白箭头）高回声病灶 26mm×20mm，形态不规则，伴周边胆管扩张。b. 动脉期（29s）病灶表现为不均匀高增强。c. 门脉期（89s）及 d. 延迟期（273s）病灶表现为低增强。手术病理证实为肝内胆管内乳头状瘤伴高级别上皮内瘤变。

**图 38-7-4　肝内胆管内乳头状瘤伴高级别上皮内瘤变**

（2）囊实混合型：超声显示为囊实混合性肿物，实性成分中见多个片状无回声区，囊/实比例<1，无明显分房分隔；边界清或欠清，不侵入邻近肝脏组织；周围胆管轻度扩张，病灶与周围胆管相通。

2. 彩色多普勒超声

乳头状结节或菜花状肿物内部血供稀少。实性成分较多者内部血供丰富。彩色多普勒多显示为动脉性血流信号。

3. 超声造影

向管腔内突出的乳头状结节或菜花状肿物动脉期呈均匀高增强，门脉期及延迟期减退为低增强。“囊实混合型”表现者肿物实性部分动脉期呈不均匀高增强，门脉期、延迟期减退为低增强，囊性部分三期均未见增强。

## （三）临床评价

肝内胆管内乳头状瘤临床少见，关于超声对该病的诊断价值还需进一步积累经验。

## （四）诊断思维

本病多伴有胆管结石，慢性增生性胆管炎以及周围胆管闭塞等病变。由于这些病变会导致胆管周围炎症、胆管黏膜上皮脱失及过度增生修复，从而继发胆管上皮异型性增生、乳头样增生、原位癌和侵袭性癌。因此，在发现肝内胆管结石或胆管炎症的患者中应注意排除此病的可能。

由于本病常分泌黏液并阻塞胆管，引起胆管的囊性扩张，临床上经常将其和肝脏的其他囊性肿瘤尤其是黏液性囊腺肿瘤相混淆。

当HCC病变较大时，肿瘤内部不规则的坏死或出血而呈囊实性表现，与肝内胆管乳头状瘤也较容易混淆。仔细观察病变是否与周围的胆管相通可帮助鉴别，肝内胆管乳头状肿瘤与胆管相通，乳头状肿物生长于胆管壁上；而囊腺瘤（癌）、HCC与胆管不相通，囊腺瘤（癌）乳头状物位于囊肿内壁上。

## 五、肝内胆管囊腺瘤

### （一）临床概要及病理

胆管囊腺瘤罕见，起源于肝内小胆管，通常表现为发生于肝内的多房性囊肿，以中年以上女性多见，男性少见。肝内胆管囊腺瘤组织来源多认为来源于胚胎期发育异常所形成的肝内迷走胆管，也有人认为是起源于异位卵巢或胚胎前肠残余。常见呈多房，内含胆汁样、黏液样、血性或者透明的液体，囊壁薄。囊壁上皮下有含致密细胞成分的间叶性间质，在男性则多无间叶性间质成分。镜下纤维组织部分呈乳头状生长，乳头分支少，被覆良性立方或扁平上皮，组织无明显异型性，但一般认为有恶变的潜能，一旦怀疑应即行手术切除。

该病临床表现、实验室检查以及影像学检查均不具备特异性，患者多因腹胀、胃部不适、右上腹疼痛、可触及包块等症状就诊，此时病灶直径往往较大，文献报道最大一个病灶直径可达35cm。早期误诊率及漏诊率较高。

### （二）超声表现

1. 灰阶超声

（1）病变大小不一，体积多较大；单发多见。

（2）囊性或囊实混合性结节，且囊/实比例>1，实性部分较少。部分病例囊性部分内可见淤积的点状回声沉积，呈“分层”样改变。

（3）多呈多房性，囊壁及分隔较薄。内壁偶见实性乳头状结节，但直径多小于1.0cm。

（4）少数病例可见病灶与肝内胆管相通。可能存在上游逆行性的胆管扩张。

2. 彩色多普勒超声

囊壁、间隔、实性部分及乳头状突起可见少许血流信号，多为动脉性血流。

3. 超声造影

病变多表现为囊壁、间隔、实性部分及乳头状结节动脉期高增强，门静脉期及延迟期消退为低增强。囊性部分持续无增强（图38-7-5）。

### （三）临床评价

肝内胆管囊腺瘤的诊断依据有：①中年女性；②肝内单发体积较大的囊性包块；③多房囊性，囊壁及分隔较薄；④与肝内胆管相通并可见上游胆管扩张。本病尽管少见，但超声表现具有一定的特征性，典型者诊断不难，尤其是发现与肝内胆管相通者更具有特异性。超声造影可用于区分实性部分为肿瘤组织或为囊内碎屑，对鉴别诊断能起一定的辅助诊断作用。

### （四）诊断思维

具备前述诊断依据者可提示此病。本病主要应与以下几点疾病鉴别：

1. 肝内胆管囊腺癌：亦多为囊实混合性，但囊/实比例<1，实性部分较多，多为单发，壁结节或乳头较多见。

2. 单纯性囊肿：多为单房性囊肿；少数呈多房者分隔均薄而光滑。但几乎不存在囊壁向内突起的乳头状结节，亦少有与胆管相通者。

3. Caroli’s病：多表现为沿胆管走行的串珠样胆管扩张；少有呈圆形或类圆形结构。

4. 肝脓肿：肝脓肿常可以看到密集弱点状回声，随体位改变而浮动。结合患者临床症状及动态观察可帮助鉴别。

5. 肝内胆管乳头状瘤：肝内胆管乳头状瘤与胆管相通，乳头状肿物生长于胆管壁上；而囊腺瘤多与胆管不相通，乳头状物位于囊肿内壁上。

## 六、肝血管平滑肌脂肪瘤

### （一）临床概要及病理

肝血管平滑肌脂肪瘤是一种少见的来源于肝间叶组织的良性肿瘤。

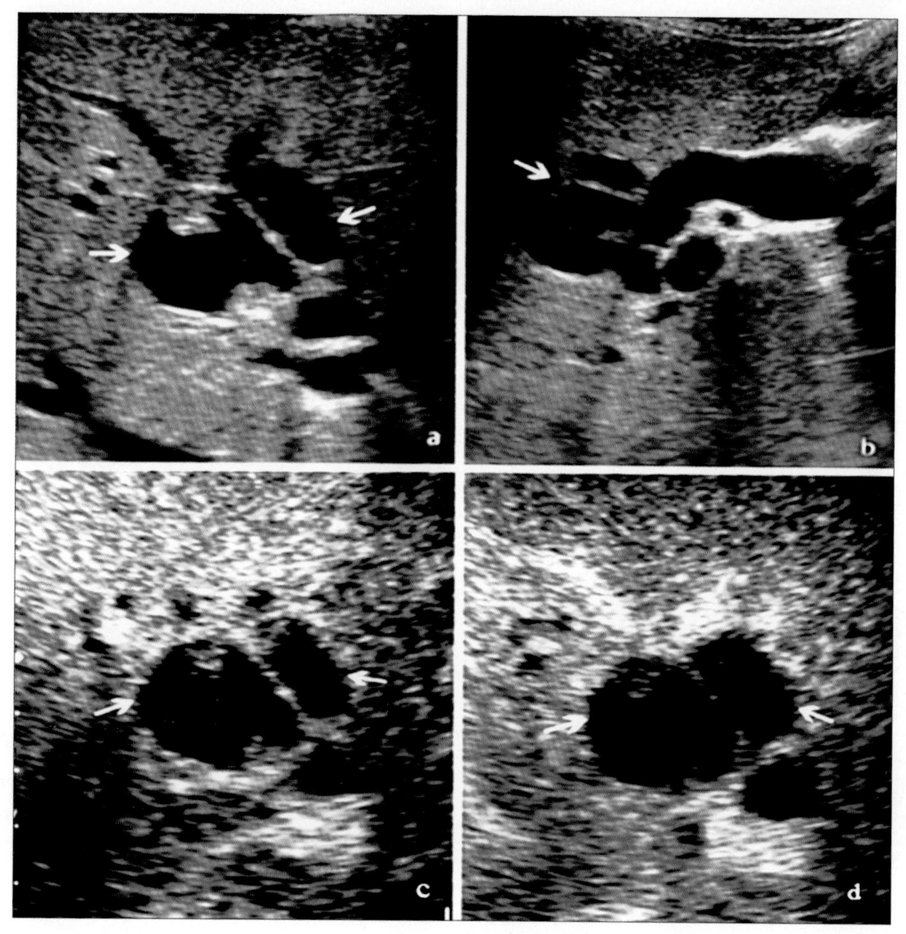


患者女性，41 岁，a. 灰阶超声显示肝 S8 一个 47mm 的多房囊性病灶，囊内可见分隔及囊壁结节。b. 病灶与肝外胆管相连通。c. 超声造影动脉期（25s），囊壁、分隔及壁结节呈等增强。d. 门脉期（90s）以上结构呈低增强。手术病理证实为肝内胆管囊腺瘤

**图 38-7-5 肝内胆管囊腺瘤**

Ishak 于 1976 年首次报道该疾病。近年来似有增多趋势。女性似较男性多发。现多认为起源于血管周围上皮样细胞，可能与肾脏血管平滑肌脂肪瘤及结节性硬化症有关。少数可与肾 AML、多发结节性硬化并存，发生率 5%～10%。肿瘤大小各异，直径从 1～36cm 不等，无包膜，呈圆形或类圆形，多为单发。AML 的大体病理切面呈黄色（脂肪），但不均匀，部分区域呈鱼肉状（血管平滑肌）；镜下为成熟的血管、平滑肌、脂肪 3 种组织成分，脂肪占 5%～90%不等，导致其影像学表现呈现多态性。Tsui 等将血管平滑肌脂肪瘤分为 4 型：混合型、肌瘤型（脂肪成分＜10%）、脂肪瘤型（脂肪成分＞70%）和血管型。临床上肝 AML 以混合型最常见。

由于其病理组成的多样性，临床上诊断十分困难。患者多无肝炎或肝硬化病史，多无临床症状，多系体检或偶然发现，实验室检查亦无明显异常。部分肿瘤较大患者可伴有上腹部隐痛史。以往认为肝 AML 是一种完全良性的间叶性肿瘤，手术切除后不易复发，但是自 2000 年以来关于肝 AML 恶性表现的病例时有报道，因此肝 AML 至少应该是一种有恶变倾向的良性肿瘤，对肝 AML 的术前诊断也越来越受到重视。少数出现腹痛、腹胀等症状者可行手术切除。

### （二）超声表现

1. 灰阶超声

（1）典型者表现为均匀的极高回声结节，与脂肪瘤无异。但当其脂肪含量所占比例较低时，内部回声分布可不均匀，甚至表现为低回声及无回声区。

（2）边界清晰。多单发。周围肝实质多无异常。

2. 彩色多普勒超声

内部多可见较丰富血流信号，多为短线状。频谱检查为动脉性血流，阻力指数略低于 HCC，

但不具有明显特征性。

3. 超声造影

动脉期病灶均匀或不均匀高增强，且略早于周边的肝实质。延迟期多数病灶（67%）表现为持续的等或稍高增强，可帮助确定病灶为良性（图 38-7-6）；但有一部分（33%）病灶延迟期表现为低增强，类似恶性病灶的特征。

## （三）临床评价

该病的诊断要点为：①肝内实性结节；②内部呈均匀的极高回声，不均匀时部分呈极高回声；③彩色多普勒血供丰富，动脉性血流；④超声造影动脉期病灶均匀或不均匀高增强，延迟期持续等或稍高增强。熟悉该病的特征后，约有 80%的病例术前能得到正确诊断。

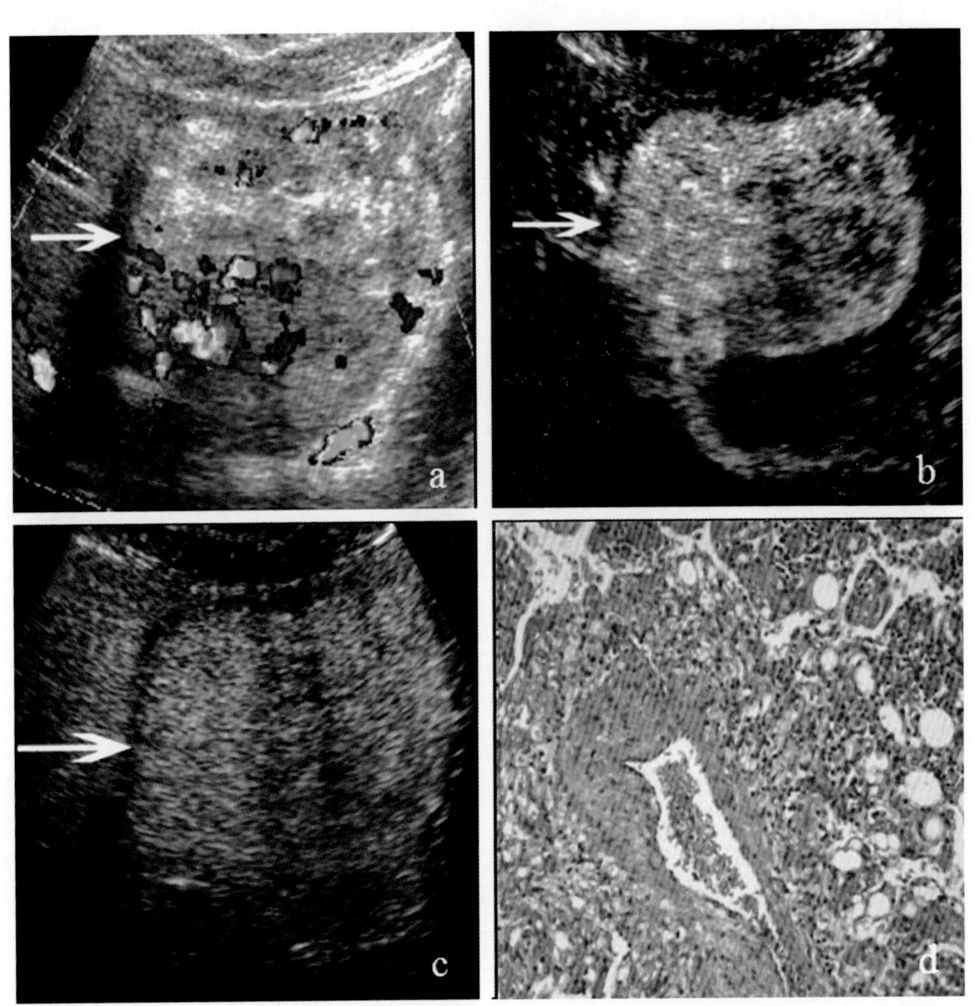


患者女性，25 岁，体检发现肝占位。a. 灰阶超声显示左肝类圆形高回声为主的混合回声病灶（箭头），彩色多普勒超声显示病灶内及周边有丰富血流信号。b. 超声造影动脉期（8s）病灶呈不均匀高增强。c. 延迟期（180s）病灶呈等增强。d. 手术切除病理证实为肝血管平滑肌脂肪瘤

**图 38-7-6　血管平滑肌脂肪瘤**

## （四）诊断思维

肝血管平滑肌脂肪瘤因内部含有脂肪组织，典型者内部可见极高回声，明显高于常见的血管瘤或高回声型 HCC。但当脂肪成分不多时与其他疾病鉴别困难。

1. 含有高脂肪成分的肝血管平滑肌脂肪瘤主要应与高回声型 HCC、肝血管瘤、肝脂肪瘤等病变鉴别。超声造影可提示诊断，但当超声造影不典型时可行增强 CT 或 MRI 检查。后两者因可清楚显示脂肪信号因此能帮助提高诊断准确率。

2. 脂肪含量不高的肝血管平滑肌脂肪瘤声像图多变，主要应与HCC、肝转移瘤、肝血管瘤等鉴别。超声造影可在部分病例中提供帮助，也可结合其他影像学、血清学检查进一步鉴别。

如仍不能明确诊断，则可考虑超声引导下穿刺活检进一步检查。

## 七、肝血管瘤

### （一）临床概要及病理

肝血管瘤（hemangioma）是肝脏最常见的良性肿瘤，绝大部分为海绵状血管瘤，一般认为是由于血窦发育异常而导致。尸检发现率为0.35%～7%，临床以30～50岁女性多见。可发生于肝脏任意部位，直径从数毫米到数十厘米。

患者通常无症状，偶有巨大血管瘤可触及上腹部肿块，部分患者出现消化不良，食欲不振等症状。肝血管瘤内血栓反复形成，造成肿瘤肿胀，可引起肝包膜牵拉产生胀痛。最严重的并发症是瘤体破裂，但很少发生。患者多在健康体检或因其他疾病就诊时偶然发现，血清肿瘤标志物、肝功能等实验室检查一般正常，确诊主要依据影像学，穿刺活检已不再被认为是禁忌，但需要注意出血风险。

病理肉眼观察呈紫色或蓝色，质地柔软，断面呈海绵状，由大小不等的血窦组成，血窦内含大量暗红色静脉血。镜下血窦壁内衬单层内皮细胞，由厚薄不一的纤维分隔开，血管腔内有新鲜或机化血栓。肝血管瘤有时可退行性变，内部出现纤维瘢痕组织及钙化灶。

### （二）超声表现

1. 灰阶超声

（1）肝脏背景：肝脏形态、大小多正常。但位于包膜下的小血管瘤和直径大于5cm的血管瘤常使肝脏变形。肝实质回声多无异常，合并脂肪肝及肝硬化时则出现相应的改变。

（2）病变数目、大小及形态：单个或多个病灶；大小不等，直径1～3cm者多见，最大的可达60cm。形态圆形或椭圆形，直径大于5cm的血管瘤形态上可能变得不规则，甚至呈分叶状。

（3）边界：病变周围多见薄的高回声环绕，呈“花瓣状”。肿瘤借高回声环与周围肝组织区分，呈“浮雕样”。该征象特异性极高，是鉴别诊断的重要依据。

（4）边缘：部分可见到周围的小血管直接进入病灶内部，呈现“边缘裂隙”征。

（5）质地：位置表浅或较大的血管瘤在探头加压时瘤体形态改变，放松后则恢复原状。

（6）内部回声：根据病变大小、扫查方向、病灶深度及肝脏背景的不同，可表现为不同回声；甚至同一血管瘤当瘤内的血流充盈状态不同时，可表现回声不同，动态观察对明确诊断有一定的意义。

1）高回声型：最常见，占50%～60%，多见于直径＜3cm的血管瘤。内部回声均匀致密，可见散在的管道状或点状无-低回声区，呈“筛网状”分布（图38-7-7）。

2）低回声型：较少见，占10%～20%。多见于中等大小或合并脂肪肝的血管瘤。后方回声可轻度增强。内部亦可呈“筛网状”分布（图38-7-8）。

3）混合回声型：常见于较大体积的血管瘤，瘤内含有多种不同水平的回声。瘤内血窦较大时，内部甚至可见缓慢流动的云雾状回声。瘤体后方回声轻度增强。较大血管瘤边界开始变得不清，周围高回声环不完整或厚薄不一致。

4）无回声型：非常少见，占1%～2%。表现类似囊肿，但透声略差。该型定性较困难。

5）等回声型：少数，超声较易漏诊。仔细观察瘤体周边的环状高回声有可能得以辨认，但多系偶然发现。

血管瘤内部回声类型是瘤内血管腔、血管壁及血管间隙之间纤维隔的多少和厚薄的综合体现。内部若发生栓塞、血栓形成、纤维化、钙化等改变时，则回声更复杂。

（7）随访观察短期内无明显增大迹象。

2. 彩色多普勒超声

血管瘤内尽管富含血管，但血流速度较低，因此较小血管瘤或深部血管瘤彩色多普勒常难以测出其内部的血流信号。部分血管瘤内部及周边可见点状或短棒状的血流信号，随着血管瘤增大检出血流信号概率增加。频谱多为动、静脉血流信号；动脉性血流峰值流速一般低于40cm/s，阻力指数多＜0.55。少数直径小于2cm的血管瘤内部可见极其丰富的血流信号，并测出高速血流信号。

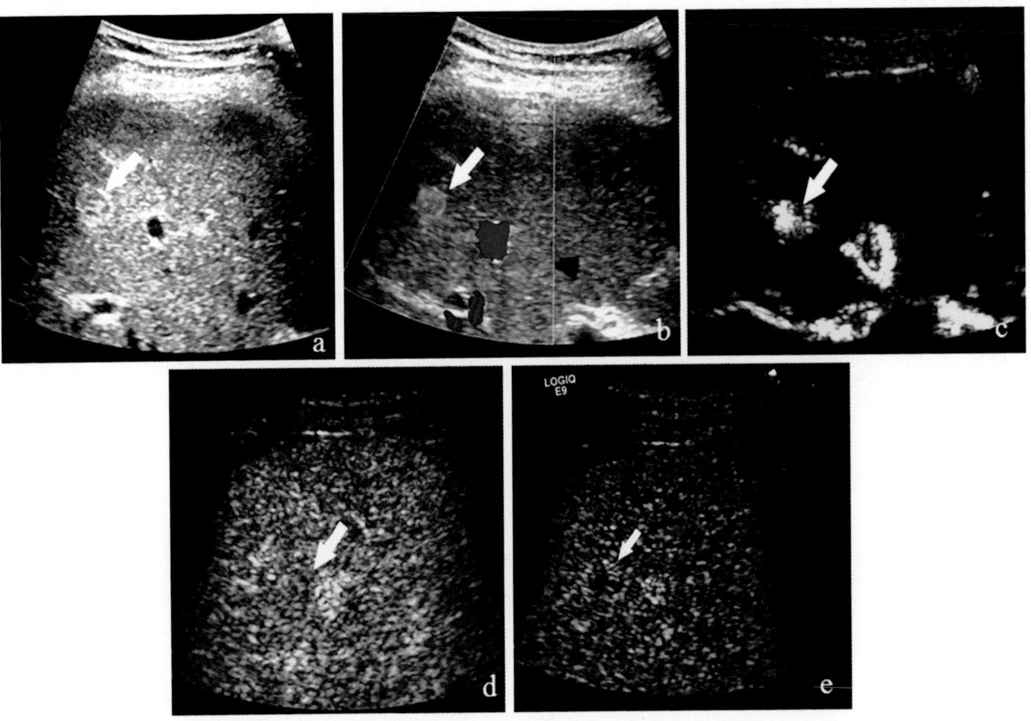

患者女性，46岁，二年前体检偶然发现肝内病灶。a. 灰阶超声显示右叶高回声病灶（箭头），大小20mm×18mm，边界清晰，内呈"筛网状"。b. 彩色多普勒超声病灶内部未见明显血流信号。c. 动脉期（20s）可见病灶整体呈高增强。d. 门脉期（60s）呈整体等增强。e. 延迟期（155s）呈稍低增强

**图 38-7-7　高回声血管瘤**

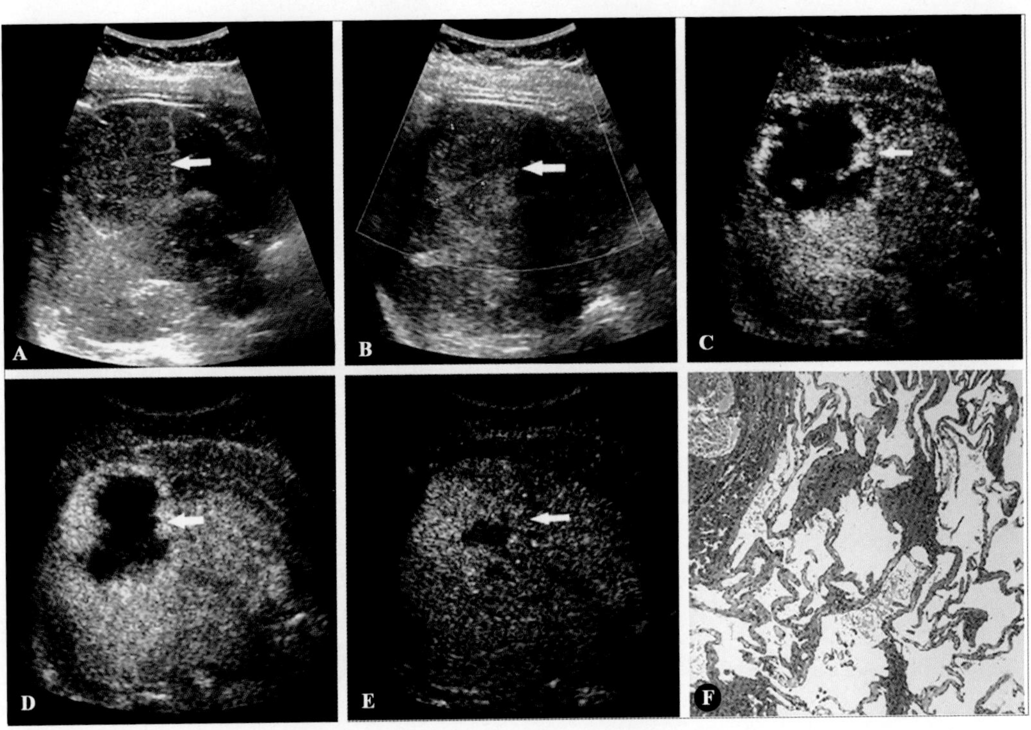

患者男性，55岁，无症状体检发现肝内占位。A. 灰阶超声显示右叶低回声病灶（箭头），58mm×62mm，边界清晰，内呈"筛网状"。B. 彩色多普勒见散在短棒状血流信号。C. 动脉期（20s）可见病灶周边呈结节状高增强，内部大部分呈无增强。D. 门脉期（60s）可见增强范围扩大，缓慢向中心部充填。E. 延迟期（180s）病灶整体呈等增强，内部仍有部分区域未见造影剂进入。F. 手术切除病理证实为血管瘤

**图 38-7-8　低回声血管瘤**

3. 超声造影

肝血管瘤超声造影有以下几个特点：

(1) 增强形态：87.5%～90%的病灶动脉期增强形态表现为周边结节状高增强（图 38-7-8），其他少见的方式有全瘤增强或从中央开始的不规则高增强。全瘤高增强者多见于少数直径小于2cm 的小血管瘤（图 38-7-7）。

(2) 增强水平及增强模式：增强早于周围肝实质。动脉期几乎所有的病灶均出现高增强；至门脉期和延迟期仍持续增强，增强范围表现为向心性扩大，其中 1/3 以上的结节达到全瘤增强，其余多因病灶内部纤维化、血栓形成等原因造影剂不能完全填充。2.5%的病灶增强程度有所下降，但并不完全消退。但在延迟期>4min 后，亦可出现低增强（即造影剂廓清）的现象，需要注意与恶性肿瘤鉴别。

### （三）临床评价

肝血管瘤的主要诊断要点如下：①肝内实性结节；②管道状或点状无-低回声区，呈“筛网状”分布；③病变周围高回声环。肿瘤呈“浮雕样”改变；④彩色多普勒低阻动脉性血流或稀少血流；⑤超声造影动脉期呈周边结节状高增强，门脉期和延迟期增强范围向心性扩大，仍持续增强。超声检查可以作为肝血管瘤的临床确诊手段之一，如符合以上几条，诊断敏感性及准确性可达到 95%以上；如随访 1 年以上无变化，可以明确诊断。

### （四）诊断思维

典型的肝血管瘤超声诊断不难。但有以下几种情况需要注意：

1. 合并慢性肝病或肝硬化时，高回声肝血管瘤应注意与高回声的硬化结节或高回声型 HCC 鉴别。内部“筛网状”回声、周边高回声环及“浮雕样”改变可资鉴别。如不能明确建议超声造影或血清肿瘤标志物检查。

2. 合并脂肪肝时，高回声型肝血管瘤应注意与局灶性脂肪变性鉴别；低回声型血管瘤应注意与局灶性脂肪缺失、HCC、肝转移瘤等鉴别。此时超声造影检查一般可明确诊断。

3. 较大肝血管瘤当边界不清、形态不规则时应注意与肝内恶性肿瘤鉴别。此时超声造影检查一般可明确诊断。

如以上方法仍无法区分，可先考虑进一步增强CT、MRI 检查，最后亦可超声引导穿刺活检证实。

## 八、肝炎性假瘤

### （一）临床概要及病理

是一种罕见的良性瘤样病变，病因不明，可能与感染、自身免疫等因素有关。镜下可见其主要由以淋巴细胞、浆细胞为主的炎细胞和呈梭形的肌纤维母细胞构成。该疾病预后良好，部分病灶能够自发缓解甚至消失。因其临床表现及影像学检查难以与恶性肿瘤相区别，误诊率较高。

临床表现无特异性，多为体检时偶然发现。可有发热、右上腹疼痛或胀闷不适、乏力等，其他消化道症状少见，当病灶为多发或位于肝门部以致压迫胆管时可出现黄疸。实验室检查多为正常。部分患者出现白细胞轻度增高，淋巴细胞比例升高。AFP、CEA、CA19-9 多为正常。

### （二）超声表现

1. 灰阶超声

(1) 多为肝内实性低回声结节，内回声均匀或不均。部分病灶中央可见点状、斑片状或条索状高回声。

(2) 体积不大，直径常小于 3cm。

(3) 病灶一般呈圆形或不规则形，有的在某一断面上表现为葫芦状或哑铃状，具有一定特征性。

(4) 边界清楚，与周围肝实质分界明显。肝实质多无异常。

2. 彩色多普勒超声

病灶内一般少见血流，部分可见点状或条状血流，多为流速及阻力较低的动脉或静脉性血流信号。

3. 超声造影

表现不一。可表现为动脉期呈周边环状高增强或不均匀高增强，内部隐约可见分隔状强化。门脉期及延迟期所有病灶均减退至低增强，且病灶低增强的范围逐渐扩大，病灶边界显示清晰。也可表现为三期持续低增强（图 38-7-9）。少数表现为动脉期均匀高增强，门脉期及延迟期持续增强。

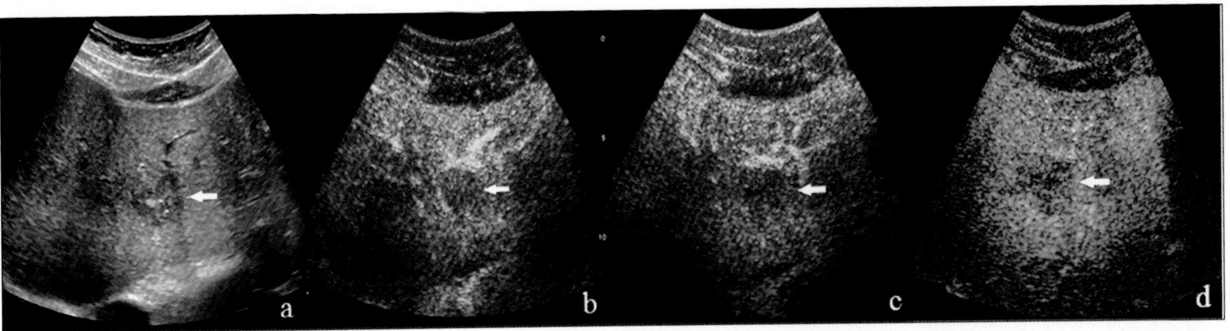


患者女性，50岁，因胆石症入院手术，术前检查发现肝内病灶。a. 灰阶超声显示肝门区低回声病灶（白箭头），38mm×32mm内回声不均，内部可见斑片状高回声。b. 彩色多普勒超声病灶内部未见明显血流信号。c、b、d. 超声造影显示为三期持续低增强。手术切除病理证实为炎性假瘤

**图 38-7-9　炎性假瘤**

### （三）临床评价

炎性假瘤超声表现无特异性，因此诊断较困难。

### （四）诊断思维

诊断多基于排除法实现，在排除其他常见的疾病后，如肝内观察到实性低回声结节，呈哑铃状，边界较清晰。超声造影动脉期环状高增强或三期低增强时，要考虑此病的可能。

最终诊断多依赖组织学检查。

## 九、肝脂肪瘤

肝脂肪瘤临床罕见，直径从数毫米到13cm不等。无恶变倾向。组织学上主要由成熟脂肪组织构成。超声多表现为肝内局限性高回声肿块，边界清楚，形态规则，内部回声均匀。与周围肝组织相比，回声水平明显增高，较具特征性。彩色多普勒超声检查多无明显血供（图 38-7-10）。

## 十、肝结节病

结节病为全身性肉芽肿性疾病，病因不明。结节病患者尸检发现有40%～70%合并有肝或脾结节性肉芽肿。但直径多在2mm内，影像学检查难以发现。少数肉芽肿积聚成团，形成影像学上可见的肝结节病。超声表现为肝内多发结节，以低回声为主，也可表现为混合回声，可同时合并肝脏或脾脏轻度肿大。CEUS上病灶动脉期表现为不均匀低增强，门静脉期及延迟期低增强更明显。

## 十一、肝孤立性坏死结节

该病1983年由Shepherd等首先报道，病因不明，绝大多数病灶内未能找到明确的病原菌存在。结节多为单个，直径多小于2cm。病灶边界清楚，可有纤细的纤维包膜。镜下病灶组织中央呈均匀一致、无一定形结构的凝固性坏死，无实质性细胞存在，可有少量嗜酸性粒细胞浸润，外层为纤维组织、淋巴细胞以及增生小胆管构成的炎性纤维带。一般无须特殊治疗。

普通超声病灶均表现为均匀低回声病灶，边界清楚，彩色多普勒超声内部无血流信号显示。CEUS上三期均表现为无增强（图 38-7-11）。

## 十二、肝紫癜

罕见，主要病理特征是肝窦扩张或肝内大小不等囊性血池扩张。内腔被覆上皮，周围肝细胞萎缩或变性。可能与暴露于毒性化学物或雌激素水平有关，也可能与慢性疾病、肝腺瘤、HCC、免疫异常有关。通常无症状。发病机理可能与肝窦压力增高、肝细胞坏死、窦壁薄弱有关。患者通常无症状。

超声造影上病灶直径多小于2cm。表现为边界清楚的低回声结节，内部回声均匀。彩色多普勒超声内部多无血流信号显示。CEUS动脉期表现为均匀高增强和均匀低增强，门脉期及延迟期均呈低增强（图 38-7-12）。

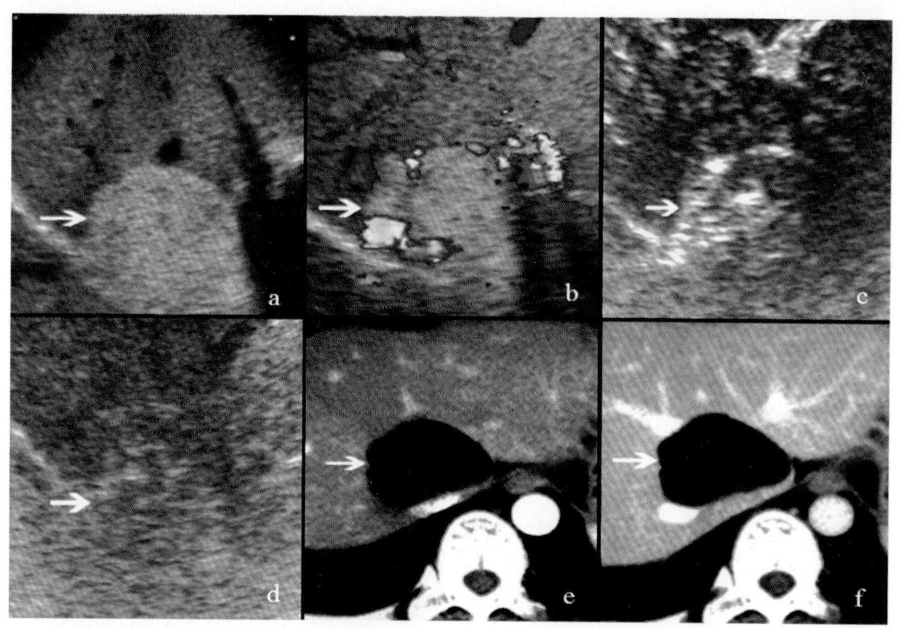

患者男性，43 岁，体检发现肝占位。a. 灰阶超声显示肝 S7，8 段类圆形高回声肿块（白箭头），直径 70 mm。边界清晰，回声均匀。b. 彩色多普勒超声内部可见散在血流信号。c. 动脉期（25s）病灶呈不均匀稍高增强。d. 延迟期（140s）病灶呈等增强。e. CT 示动脉期病灶未见强化。f. CT 延迟期扫描病灶未见强化。手术切除病理证实为肝脂肪瘤

**图 38-7-10 脂肪瘤**

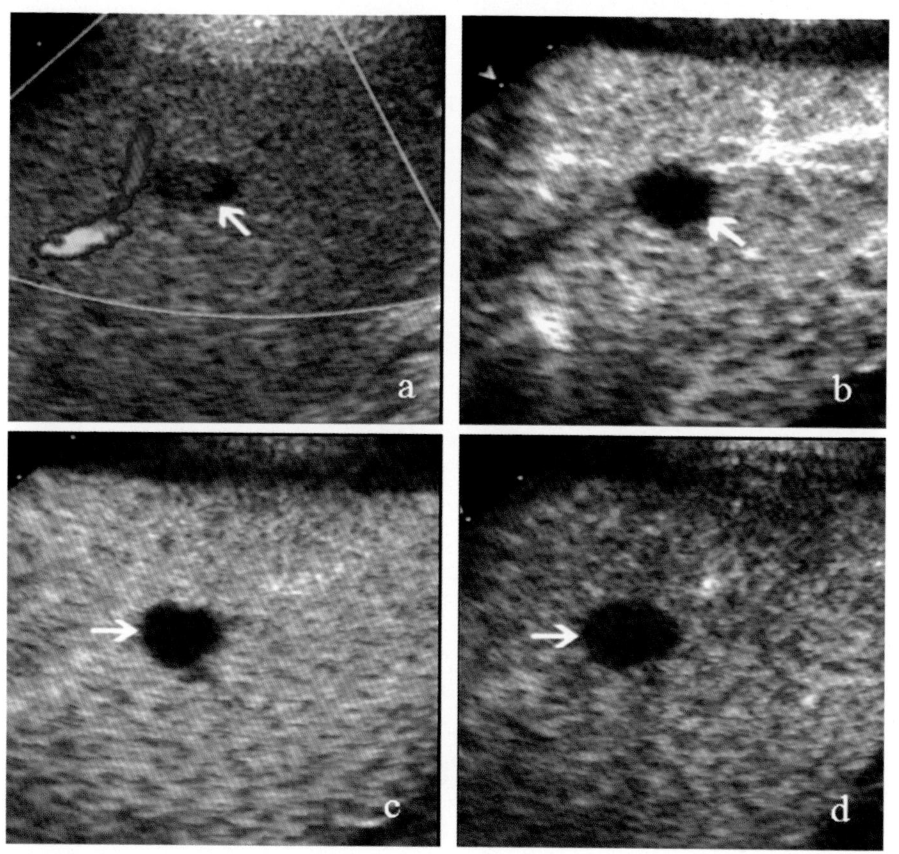

男性，68 岁，无症状体检发现肝内病灶。a. 常规超声显示右肝圆形低回声小结节（箭头），直径约 12 mm，边界清晰。b. 彩色多普勒超声病灶内部未见明显血流信号。c. 超声造影动脉期 18s 病灶未见增强。d. 门脉期（85s）病灶呈无增强区。e. 延迟期（237s）病灶仍呈无增强。穿刺活检证实为坏死性结节

**图 38-7-11 孤立性坏死结节**

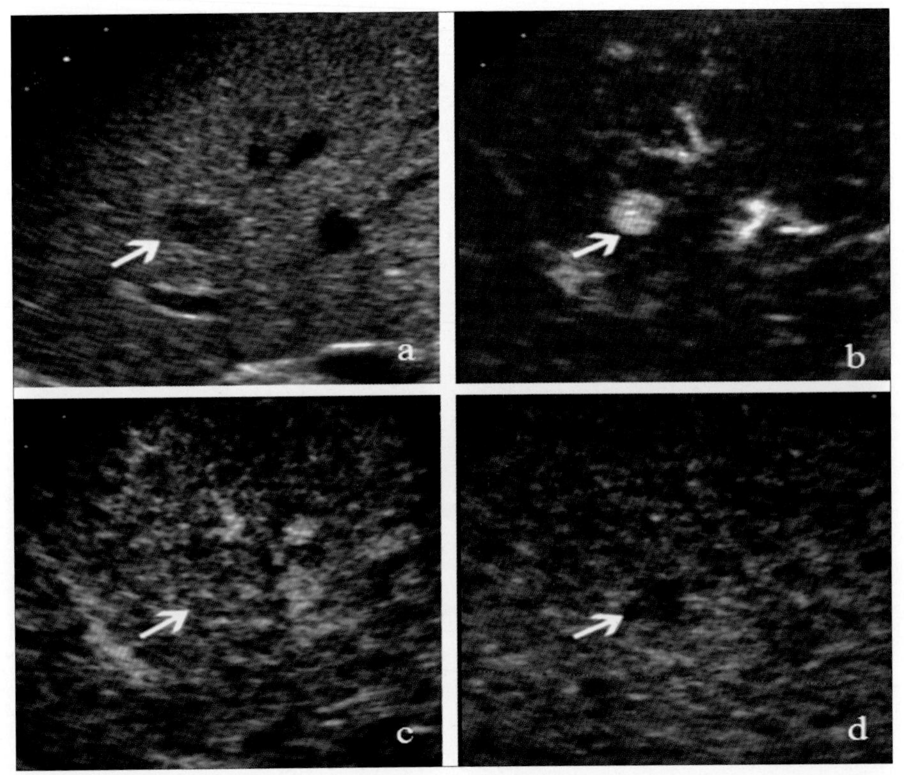


患者男性，28 岁，超声检查发现肝内占位。a. 灰阶超声可见一个均匀低回声病灶（箭头）。b. 在超声造影动脉期（11s）病灶显示均匀高增强。c. 门脉期（49s）呈等增强。d. 延迟期（184s）呈低增强病灶分别显示等增强与低增强。穿刺活检证实为肝紫癜病

**图 38-7-12 紫癜**

（徐辉雄 郭乐杭）

## 第八节 肝脏恶性肿瘤

### 一、肝细胞肝癌

#### （一）临床概要及病理

肝细胞肝癌（Hepatocellular Carcinoma，HCC）为全球癌症发病率第 6 位的恶性肿瘤，死亡率居第 3 位。我国是 HCC 高发区，根据 2008 年资料，我国 HCC 年发病率和死亡率分别为 29.9/10 万和 27.7/10 万，发病和死亡人数分别为 40.2 万和 37.2 万。其公认的病因包括慢性病毒性肝炎（乙型肝炎与丙型肝炎病毒感染）、酒精性肝病、化学致癌物质（黄曲霉素、亚硝胺类化合物等）以及肝寄生虫感染（如血吸虫肝病）等。近年来，肥胖所致的脂肪性肝炎亦成为 HCC 的重要病因。

HCC 早期可无任何症状，当患者因右上腹疼痛、体重减轻，甚至触及腹部包块而就诊时，病情往往已经非常严重，这是 HCC 预后不良的重要原因。目前，该疾病的二级预防，即早期诊断、早期治疗是目前改善预后的最佳途径。主要方法包括血清学肿瘤标志物检查（甲胎蛋白，AFP），及影像学检查（超声、CT、MRI 等）。

按照大体病理 HCC 被分为三类：

1. 结节型：单个结节或多个融合生长的结节最大径＜5cm，可单发或多发。其中肝内病灶单发且直径＜3cm，或仅有两个病灶，直径之和＜3cm 者为小肝癌。

2. 块状型：长径＞5cm 的 HCC，为最常见类型，可为单个肿瘤或多个肿瘤融合而成。较大者可突向肝外生长，长径＞10cm 的块状型亦不少见，也称巨块型。常通过门脉系统向周边侵犯，中央常见坏死区。

3. 弥漫型：较为少见，HCC 弥漫分布于肝实质中，与周边肝实质无明确分界，预后最差。

镜下癌细胞排列成巢状或索状，细胞呈多角

形或圆形。癌细胞间有丰富的血窦而少间质成分。

HCC 的发生和演变主要有两种理论，一种为原位基因突变，另一种为多阶段发生（约占 90%）。多阶段发生一般经由大再生结节（large regenerative nodule，RN）、低级别不典型增生（low-grade dysplastic nodule，LGDN）、高级别不典型增生（high-grade dysplastic nodule，HGDN）、不典型增生内局部癌变、高分化 HCC、中到低分化 HCC 等几个阶段。随着恶性潜能的增加，门脉管道包括门静脉和正常的肝动脉逐渐减少，而肿瘤新生血管形成的异常动脉逐渐增加；在 HCC 中，门静脉及正常的肝动脉基本消失，肿瘤新生血管形成的异常动脉占据主导地位。以上新生血管演变过程为后述彩色多普勒超声及超声造影诊断 HCC 奠定了基础。

## （二）超声表现

1. 灰阶超声

（1）肝硬化背景：HCC 大多伴有慢性肝病（70%～90%）或肝硬化背景，可表现有肝脏形态异常、肝脏萎缩、肝实质回声增粗、门脉高压等特征，具体见肝硬化章节。

（2）HCC 根据其大体形态不一，超声表现也有所不同：

1）结节型：肝内实性结节，直径多小于 5cm，可单发或多发，或有结节融合征象。结节一般形态规则，圆形或椭圆形，边界清楚，周边常可见声晕。内部回声多样，可为低回声、等回声、高回声、混合回声不等（图 38-8-1）。

2）巨块型：直径多大于 5cm，内部回声多不均质，以高回声或高低不等混合回声居多，部分中央有液化坏死腔。肿块多呈膨胀性生长，边界清楚但形态常不规则，部分呈分叶状改变，甚至蟹足样生长与周围组织分界不清。周边声晕可清楚也可不清楚，结节在浸润性生长过程中反复突破包膜可呈镶嵌样改变。在主瘤周围常可见子灶，直径多在 1～2cm。肿块周边部分可见低回声声晕（图 38-8-2）。

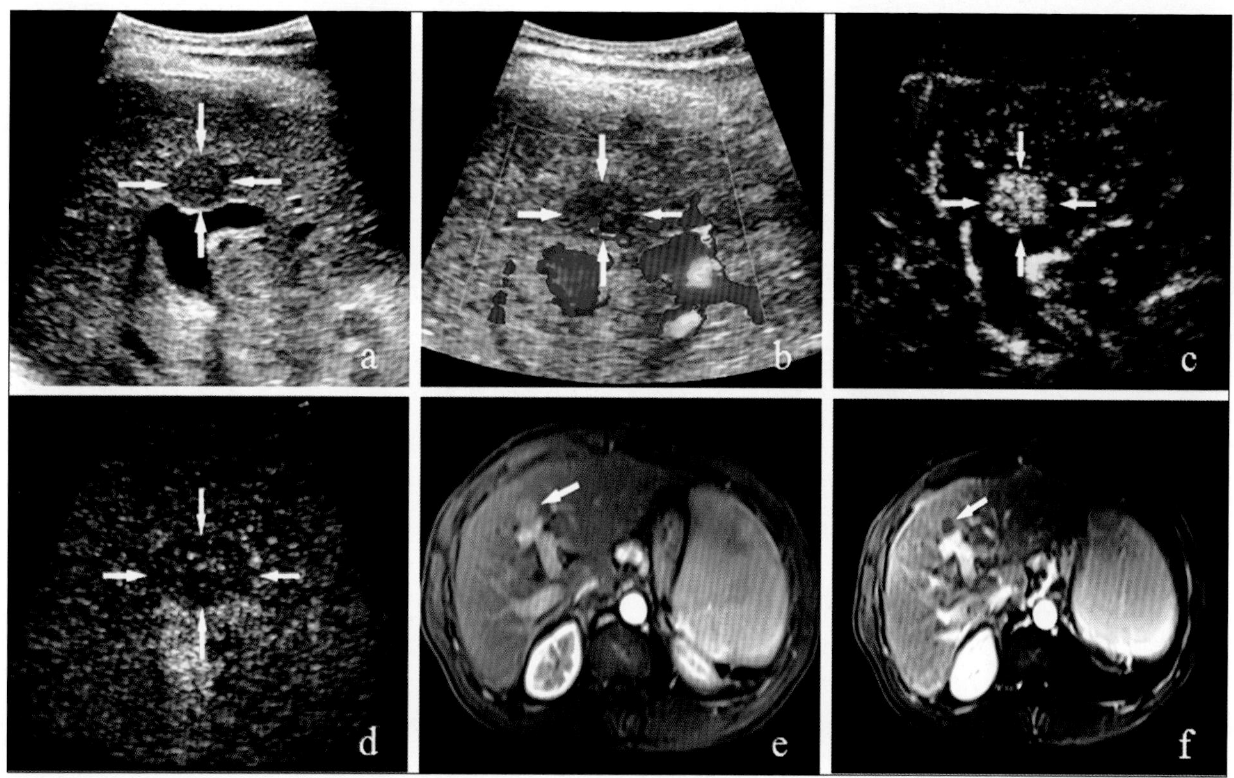


患者男性，59 岁，肝癌术后 AFP 升高。a. 灰阶超声显示肝左叶矢状部周围圆形低回声病灶（箭头），大小 25mm×28mm，边界清晰。b. 彩色多普勒超声可见入瘤动脉血管。c. 超声造影动脉期（20s）病灶呈均匀高增强。d. 延迟期（130s）病灶呈均匀低增强。e、f. 增强 MRI 动脉期呈均匀高信号（e），门脉期表现为低信号（f）。

**图 38-8-1　结节 HCC**

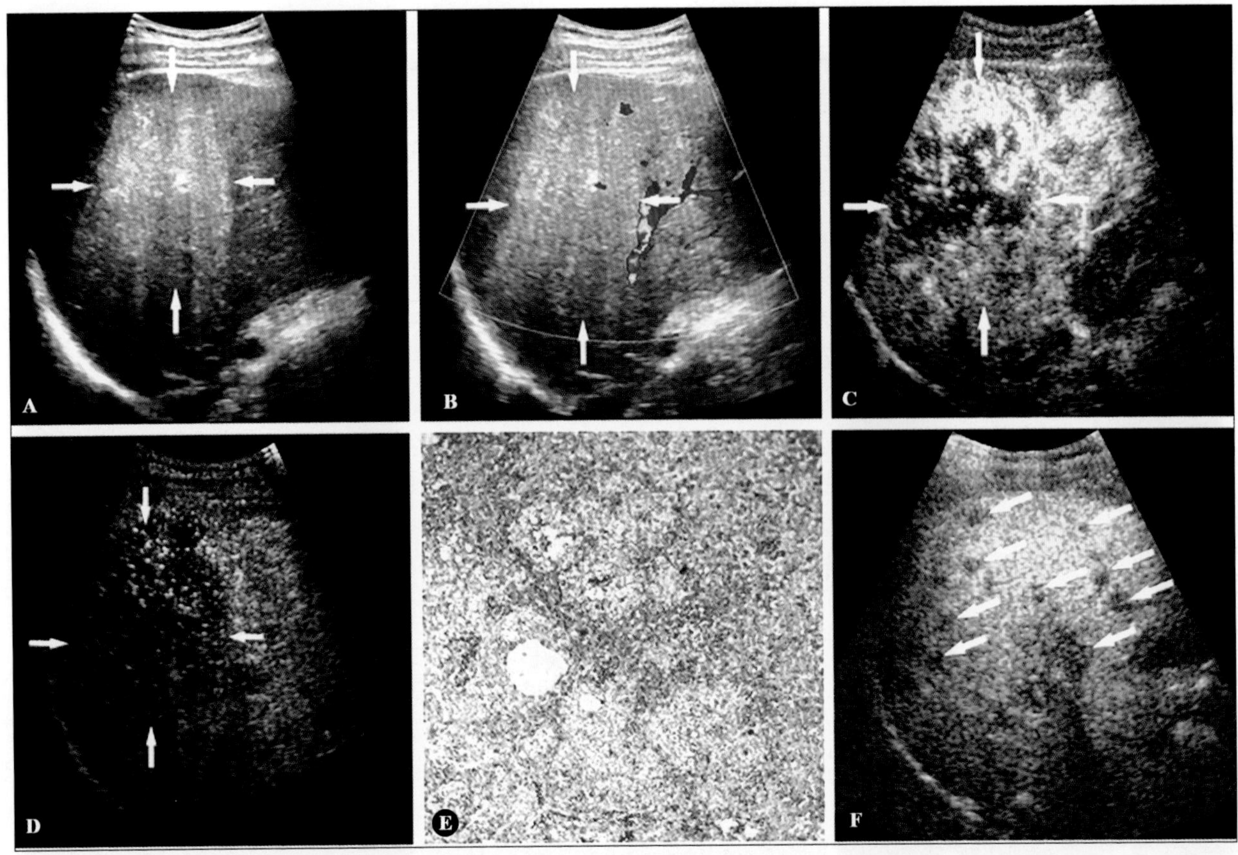


患者男性，42 岁，患乙肝大三阳十年，半年来体重持续减轻。A. 灰阶超声显示肝右后叶巨大不规则稍高回声病灶（箭头），大小 82mm×65 mm，边界不清晰。B. 彩色多普勒超声可见病灶内部及周边少许血流信号。C. 超声造影动脉期（20s）病灶呈不均匀高增强。D. 延迟期（150s）病灶呈不均匀低增强。E. 病理证实为肝细胞肝癌，梁型。F. 延迟期扫查余肝可见肝内多发低增强灶区，考虑多发子灶。手术切除病理证实

**图 38-8-2　HCC 巨块型**

3）弥漫型：病灶弥漫分布于整个肝脏，回声粗杂不均，部分可见细小癌结节，直径数毫米至数厘米之间。呈无边界浸润性生长，多无明显占位感。部分病灶呈斑片状，与周围硬化肝难以区分。此型常合并门静脉癌栓，是鉴别诊断的重要依据。

（3）HCC 根据病灶内部回声可分为以下类型：

1）低回声型：占 20%～30%，多见于小肝癌。多圆形或椭圆形，内部回声均匀。代表瘤内以癌细胞成分为主，较少脂肪变性、纤维化、出血、坏死等改变。单发或多发均可。肿瘤较小的情况下周边声晕不明显，随结节增大可出现明显低回声晕，系周边包绕纤维性包膜而形成。

2）高回声型：占 30%～50%，肿块多较大，也可见于少数小肝癌中。代表肝癌细胞脂肪变性、出血坏死等改变。如果脂变广泛，结节全体呈高回声，组织学常表现为高分化型 HCC。高回声型小肝癌近年来日益受到重视，此型 HCC 直径多小于 1.5cm，包膜尚未形成，血供也不丰富，如及时处理可获得良好预后。高回声型 HCC 需与肝血管瘤及硬化结节注意区分。

3）等回声型：较少见，占 2%～5%。易漏诊，如能发现周边低回声晕可作为诊断线索之一。

4）混合回声型：占 10%～15%。肿块多较大，回声不均。肿瘤内液化坏死者内部可出现不规则无回声区，由多个结节融合而成者内部可呈高低不等回声。在不典型增生基础上局部恶变者也可出现同一病灶内不同回声水平。

（4）肝内转移征象

1）子灶：较大肿瘤周边或相近的肝组织内可见多个大小不等的低到中等回声结节，边界清或不清，数目不定，多小于 3cm，周边可见声晕。进展期者可扩散至与主瘤灶不同的肝段或肝叶。

2）门静脉癌栓：HCC 有明显的血管侵袭趋势，其中门静脉系统最常受累，成为肝内 HCC 播散的主要途径。直径 5cm 以上的肿瘤容易侵犯血管，尤其是门静脉，癌栓合并率在结节型为 30%～50%，块状型 50%～70%。肿瘤邻近的门静脉分支内最早出现实性的中等或稍低回声，多系肿瘤直接浸润血管所致；癌栓继续逆行生长可到达门静脉主干甚至对侧肝脏门静脉分支内（图 38-8-3）。完全充满门静脉管腔时周边可出现细小侧支循环形成，表现为蜂窝状迂曲扩张的小静脉血管，即门静脉海绵样变性。部分肝内 HCC 病灶尚不清晰时门脉癌栓便已被探及，故发现疑似癌栓应高度怀疑 HCC，特别是弥漫性 HCC 存在的可能性。

3）肝静脉或下腔静脉癌栓：相对少见，多在肝静脉主干内出现，呈条状分布，可延伸至下腔静脉甚至右心房。

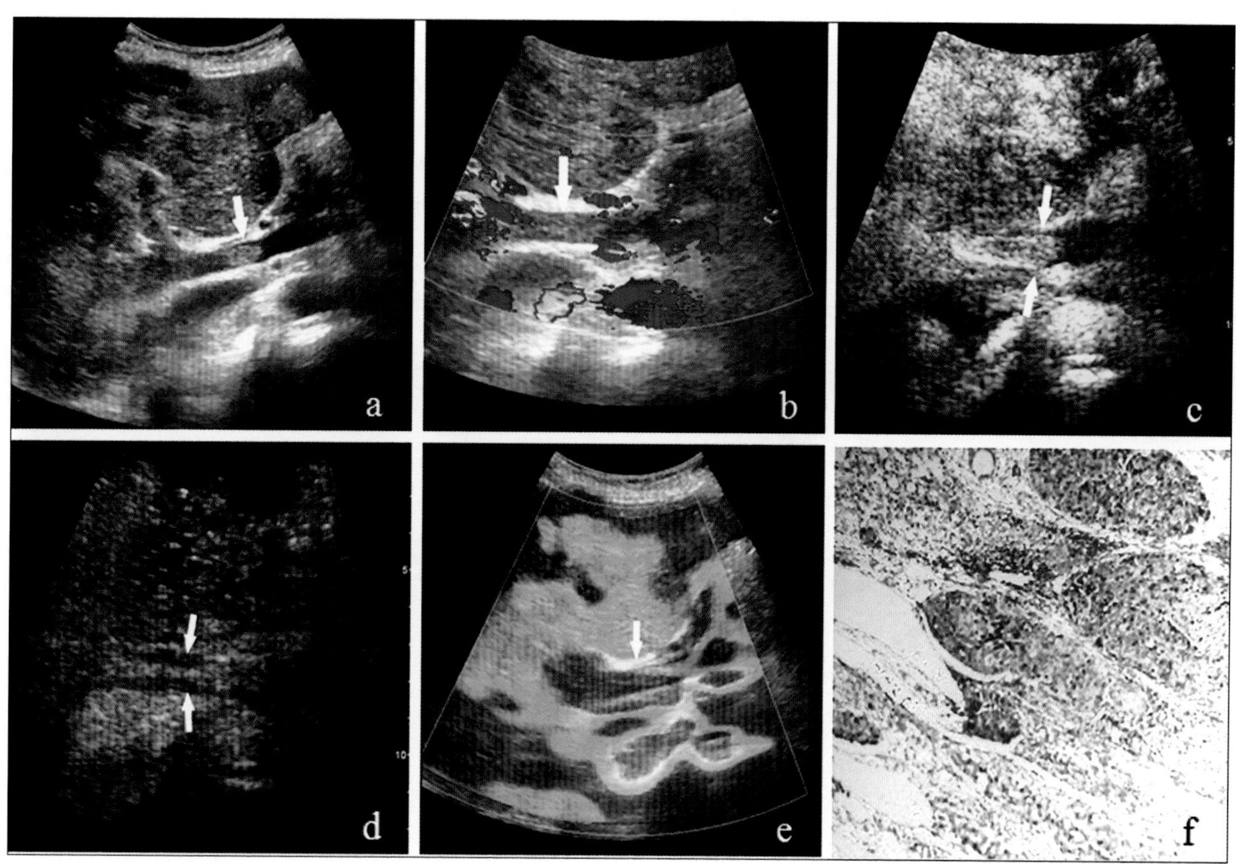


患者女性 60 岁，肝硬化后肝癌，术前检查发现门脉主干内实性回声。a. 门静脉主干局部管腔被低回声团块完全填充（箭头）。b. 彩色多普勒超声显示低回声区（病灶内）无明显血流信号，远端及近端门静脉管腔内血流信号杂乱。c. 超声造影动脉期门脉实性回声（18s）呈不均匀稍高增强，此时造影剂尚未到达门静脉管腔。d. 延迟期（168s）呈等增强。e. 弹性超声显示该区域质软。f. 手术切除病理证实为 HCC 癌栓形成

**图 38-8-3　门脉癌栓**

4）胆管癌栓：较少见。肿瘤侵犯胆管时胆管内可见实性回声，同时伴有胆管扩张。多见于靠近肝门胆管或尾状叶的肿瘤。

（5）肝外转移征象

1）肝门及腹膜后淋巴结肿大：相对少见。淋巴结呈低回声肿块，圆形或类圆形，可相互融合成分叶状改变。

2）周围脏器浸润：肿瘤可直接浸润周围邻近脏器如胆囊、右肾、肠道、胃、胰腺、腹壁等，此时肿块与上述组织结构不清，并可见肝包膜、脏器浆膜层或被膜层的回声中断。呼吸运动时表现为局部肝脏运动受限。

3）腹腔转移：肿瘤细胞脱落至腹腔时可在腹腔内、网膜组织内、盆腔等多处出现实性肿块，

多为中等回声。

4）腹水：癌细胞侵犯腹膜可出现腹水，穿刺抽液时多为血性。

5）其他脏器转移：晚期可转移至脾脏、肾脏、肾上腺等脏器，但相对少见。腹腔外转移多见于肺，如位于肺周少数超声可以发现，亦可致胸腔积液。其他如颈部淋巴结转移也少见。

（6）继发或间接征象

1）肝癌破裂出血：肿瘤位于肝表面且较大时可出现自发性破裂，此时可见局部肝包膜中断，肝周或腹腔积液。

2）肝脏形态失常：肿瘤较大或位于肝表面时可致局部肝脏变形，肝缘变钝。

3）血管受推挤移位或狭窄：较大肿瘤或邻近血管肿瘤可致血管受推挤移位或局部狭窄。

4）肝内胆管扩张：肿瘤压迫肝门或肝内胆管时可致其上游胆管扩张。

5）周邻脏器或组织受推挤移位：邻近胆囊、肾脏、肠道、膈肌的肿瘤可致上述结构移位或变形。

2. 彩色多普勒超声

早期较小 HCC 内血流信号可不明显，随结节增大血流信号逐渐增加。大多数 HCC（包括门静脉癌栓等）内部可见血流信号显示，依据病灶大小、仪器灵敏度、病灶深度等不同血流多少不一，可显示为瘤内点状、短线状、树枝状、网篮状、周边环状等多种形态。＜2cm 结节的血流检出率37%，2～3cm 为 79%，＞3cm 者 95%，总的来说转移性肝癌和肝内胆管癌血流信号比 HCC 稀少。频谱多普勒多为高速动脉性血流信号，峰值流速多超过 40cm/s，高者可接近 2m/s。阻力指数显示为中到高等阻力，多大于 0.6。

但有门静脉癌栓或门静脉高压较明显者，门静脉血流可由正向向肝血流变为离肝血流。

肝门区肝动脉血流代偿性扩张，内径明显增宽，可达 5mm 以上，峰值血流速度也明显增加。

3. 超声造影

（1）典型 HCC 病灶的超声造影表现为：

①动脉期病灶增强早于正常肝实质，呈均匀或不均匀的高增强（93.5%～97%），动脉早期部分病灶内部和周边可见走行迂曲的肿瘤供血血管。

②超声造影可显示部分病灶（5%～34.6%）周边细线状的肿瘤包膜增强。

③病灶动脉期呈高增强是 HCC 肿瘤富血供特点的直接反映，其增强形态主要与病灶大小有显著关系。不均匀增强主要见于较大肿瘤尤其是直径大于 5cm 者，系由于肿瘤内缺血坏死、液化、出血或脂肪变性等导致，而小病灶则多表现为均匀增强。

④门静脉期及延迟期多消退为低增强。消退速度与肿瘤分化程度有关，高分化者消退慢而低分化者消退较快。

（2）不典型表现：直径大于 3cm 的 HCC 多表现为上述典型增强模式，但直径小于 3cm，尤其是 2cm 以下者超声造影表现趋于不典型化。

①较小或分化程度较好的 HCC 可表现为动脉期高增强，门脉期及延迟期持续高/等增强，或三期均呈低增强或等增强等。

②动脉期高增强在直径 1.1～2.0cm 和 2.1～3.0cm 的 HCC 中检出率分别为 83%～88% 和 92%～100%，因此超声造影对于直径小于 2cm 的 HCC 诊断能力有待进一步提高。

③延迟期低增强在西方文献中见诸于 50% 的 HCC，但 1～2cm 的 HCC 中仅 20%～30% 出现低增强，而 2～3cm 的 HCC 中 40%～60% 出现低增强。根据国内的文献，门脉期 80.4% 的 HCC 出现低增强而延迟期达到 95.3%；1～2cm 的 HCC 约 53.5% 门脉期低增强，而 69%～90.7% 延迟期表现为低增强。东西方患者延迟期表现不同的原因尚不明确。

④弥漫型 HCC 的超声造影也多不典型，动脉期可为不均匀等甚至低增强，但至延迟期一般呈低增强，此时可显示肿瘤完整形态或轮廓。

（3）脉管癌栓：门静脉、肝静脉、下腔静脉或胆管内癌栓亦多表现为动脉期高增强，门脉期及延迟期低增强。

## （三）临床评价

HCC 的诊断要点如下：①慢性病毒性肝炎或肝硬化背景；②肝内实性结节；③彩色多普勒超声内部血供较丰富；④超声造影表现为典型的动脉期高增强，门脉期及延迟期低增强；⑤血清甲胎蛋白（AFP）升高。具备以上特征，对于直径大于 2cm 的 HCC 一般敏感性可达到 90% 以上，对直径＜2cm 的 HCC 敏感性也可达到 80% 以上。因此，超声检查在肝癌的诊断与筛查中一直被列为一线的影像检查方法，具有不可替代的临床价值。尤其在最新的 2011 年美国肝病学会（AASLD）指南中 AFP 的作用被淡化或被否定，超声检查的重要性更显突出。

超声的局限性主要有以下几点：①病灶位于 S7、8 近膈顶处或 S2、3 近胃小弯侧，肺底或消化道的气体可能会干扰扫查而出现假阴性结果。②患者体格肥胖而肝脏又有显著的萎缩时，不易得到肝脏的清晰显像。③对弥漫型肝细胞性肝癌往往难以检出明确的瘤灶。④部分病灶在超声上无法显示而在增强 CT 或 MRI 上可显示。

### （四）诊断思维

HCC 的诊断不能单纯依据超声影像特征，必须放在整个临床的大背景中去考虑；另外也必须熟悉 HCC 发生、发展、演变的规律；相关影像学知识；相关临床处理方法以及相关实验室检查等。在我国，由于公众意识薄弱，尚未落实肝癌高危人群的定期筛查制度，肝癌患者初次就诊时病灶很多超过 5cm，超声上常表现为混合性回声，其回声不均匀的方式和程度并无规律可循。事实上其他类型的肝内占位性病变如转移性肝癌、肝内胆管癌、血管瘤、FNH 以及少见的肝腺瘤等，当肿瘤增大至一定程度时，由于缺血坏死等病理改变声像图上也多表现为混合性回声。因此，在 HCC 的诊断时更多地要考虑临床资料如肝炎系列、肝功能或血清甲胎蛋白的检测等，往往对鉴别诊断有重要作用。

1. 伴有慢性病毒性肝炎或肝硬化的 HCC

HCC 多伴有慢性病毒性肝炎或肝硬化，因此在具有上述背景的情况下超声发现的所有肝内结节必须首先考虑 HCC 的可能，之后再逐步排除其他常见的疾病如肝硬化结节、不典型增生、肝血管瘤、肝内胆管细胞癌、肝转移癌，以及其他少见疾病如肝肉瘤、肝淋巴瘤等。

HCC 的诊断与病灶大小也有明显的关系，根据 AASLD 指南，伴有慢性病毒性肝炎或肝硬化的情况下，初次就诊患者如肝内发现直径＜1cm 的结节，多不考虑 HCC；而直径＞3cm 的结节一般超声较易做出诊断。因此，目前诊断的难点主要集中在直径 1～3cm 的肝内结节。在硬化肝中，直径 1～2cm 的结节约 66％为 HCC，2～3cm 的结节约 80％为 HCC，而直径大于 3cm 的结节 92％～95％为 HCC。我们根据 AASLD 指南及世界超声生物医学工程学会（WFUMB）2012 年肝脏超声造影指南，提出了超声诊断慢性病毒性肝炎或肝硬化背景下 HCC 的路线图（图 38-8-4）。

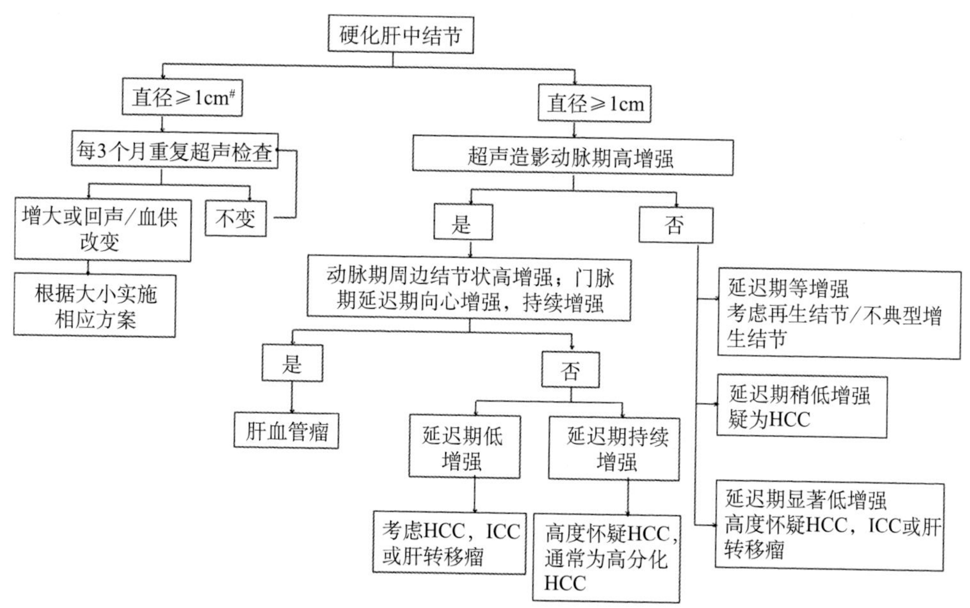


HCC，肝细胞肝癌；ICC，肝内胆管细胞癌

**图 38-8-4　超声诊断慢性病毒性肝炎或肝硬化背景下 HCC 的路线图**

在硬化肝中，经常会检出数目众多的硬化结节或不典型增生结节，这些结节与HCC的鉴别非常关键。硬化结节LGDN与周围硬化肝实质的血供基本相似，而HGDN中新生血管已有逐步增加趋势。33.3%～60%HGDNs表现出动脉期高增强，40%～66.7%表现为动脉期低增强。HGDN中延迟期低增强相对少见，与典型HCC明显不同。超声造影有时能发现不典型增生结节中的局部癌变，此时会出现同一结节中部分表现为DN的增强模式而另一部分表现为HCC的增强模式，此现象称为“结中结”（nodule-in-nodule）或DN局部癌变。因此，超声造影技术的出现帮助了我们检出具有恶变潜能的HGDN（约30%恶变）以及早期发现HCC，对后续的临床决策起到了非常重要的作用。

2. 不伴有慢性病毒性肝炎或肝硬化的HCC

不伴有慢性病毒性肝炎或肝硬化的HCC诊断较困难，需逐一排除各种常见的良恶性病变，包括肝血管瘤、FNH、肝腺瘤、肝脓肿、局灶性脂肪肝、肝内胆管细胞癌、肝转移癌、肝肉瘤、肝淋巴瘤等。具体可见有关章节各相关疾病超声表现。若病灶经超声造影等各种检查方法仍不能做出明确诊断，可行超声引导下的活检穿刺。

3. 直径小于2cm的HCC

随着影像技术的发展，当前超声诊断的重点应集中于发现直径≤2cm的早期HCC，此类病变病理上分化程度高，缺乏明显的新生血管，具备肝动脉和门静脉双重血供，假性纤维包膜多未形成或不完整。小HCC的这些病理特点，给超声诊断带来了困难。

声晕是超声诊断HCC的一个重要依据，直径≤2cm和＞2cm的HCC声晕显示率分别为20%～30%和48%～67%。彩色多普勒超声对直径≤2cm、2～3cm、大于3cm的HCC动脉性血流检出率分别为22%～66%、83%、95%。在超声造影上，约80%的直径≤2cm HCC病灶在动脉期表现高增强，门静脉期或延迟期增强消退，表现出典型的HCC增强模式。但有部分病灶动脉期高增强后并不消退，这种小HCC的增强模式也见诸文献，多为高分化HCC，可能是病灶存在门静脉供血的缘故。还有部分小HCC在动脉期呈等增强或低增强之后维持不变，推测可能是由于新生动脉血管尚未充分形成有关（图38-8-5）。

因此，实时超声造影尽管明显改善了对直径≤2cm的HCC的定性诊断能力，但假阴性率偏高，在临床检查实践中应予注意。提高对小HCC超声诊断的水平依然是有待进一步研究的课题。

4. 硬化肝中HCC的检出或分期诊断

普通超声因难以区分早期的HCC与硬化结节，同时HCC也会隐藏于肝硬化粗糙的肝实质中，因此不建议将普通超声作为HCC检出的手段。超声造影尽管能提高HCC检出的能力，但动脉期持续较短，超声造影很难扫查全肝；延迟期消退者超声造影可检出，但有约50%的HCC增强并不消退。因此，大部分病例仍需求助于增强CT或MRI检查，以对肝脏做出全面的评估；CT或MRI能帮助显示一些位于超声扫查盲区的肝脏病灶。因此，在HCC的分期诊断方面，目前的超声及超声造影等手段仍存在局限性。新近在日本及韩国等地使用的Sonazoid超声造影剂具有特殊的血管后相（造影剂注入10min后），在此时相绝大多数HCC都表现为低增强，因此与周围肝脏对比明显，非常适合HCC的检出或分期诊断；有文献报道Sonazoid超声造影对HCC的检出和分期诊断能达到与增强CT或MRI同等的水平。

5. HCC的预后评估

超声及超声造影等技术也能广泛地用于HCC的预后评估，如判断肿瘤大小、形态、数目、血管浸润、肝内和肝外转移等。此外，超声造影也可用于初步评估HCC的分化程度，高分化者通常在门脉期及延迟期造影剂廓清较慢，而低分化者通常廓清较快。HCC的生长早期也会经历单个结节、单个结节伴包膜外生长、多个结节融合等数个阶段，超声造影能清楚显示HCC生长过程中的这些细节，帮助评估患者的预后以及制定更合理的治疗方案。

附注：

HCC局部治疗疗效评估和随访：随着经肝动脉化疗栓塞、热消融（微波、射频、激光、高能聚焦超声）、冷冻消融、化学消融（无水酒精、醋酸等）等多种局部治疗方法在HCC中的广泛应用，对HCC局部治疗疗效的评估和随访成为重要的课题。传统的灰阶超声根据回声的变化判断疗效受到限制，彩色多普勒超声对低速血流不敏感同样价值有限，超声造影的出现改变了以往超声技术的局限性。在超声造影上，完全消融多表现

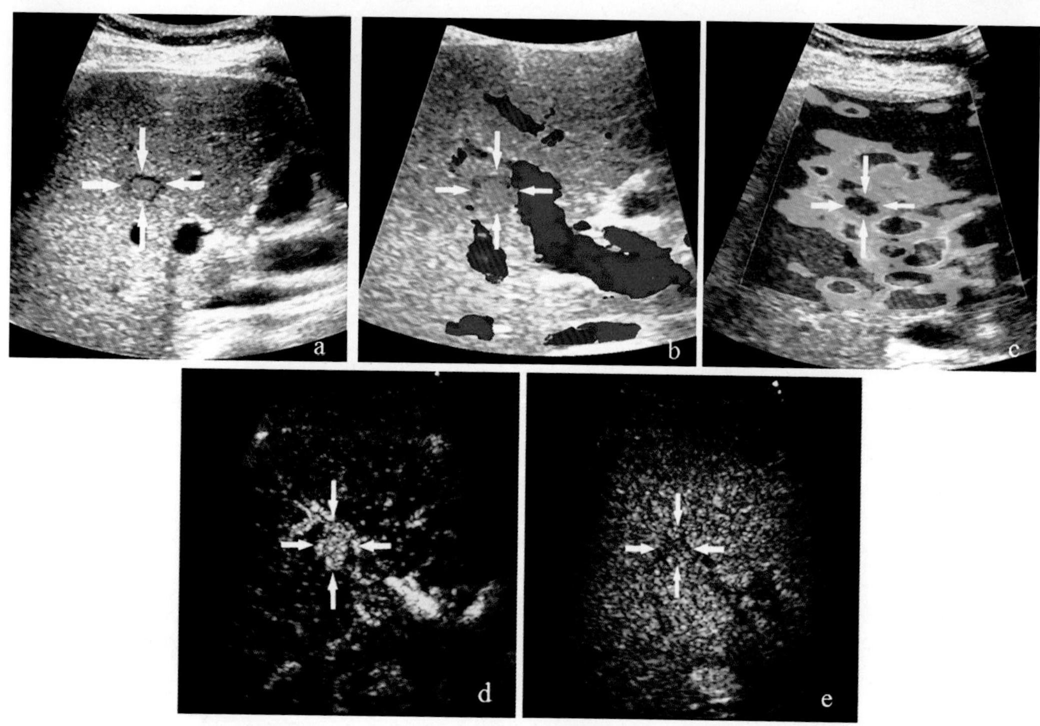

患者女性，77 岁，丙肝史 30 余年，体检发现右肝占位。a. 灰阶超声显示肝右叶低回声病灶（白箭头），13 mm×10 mm，边界清晰伴低回声声晕，呈“牛眼征”。b. 多普勒可见周边稀疏血流信号，分布无特异性。c. 弹性示稍硬。d. 超声造影动脉期（12s）呈高增强。e. 延迟期（145s）病灶呈稍低增强

**图 38-8-5 小肝癌**

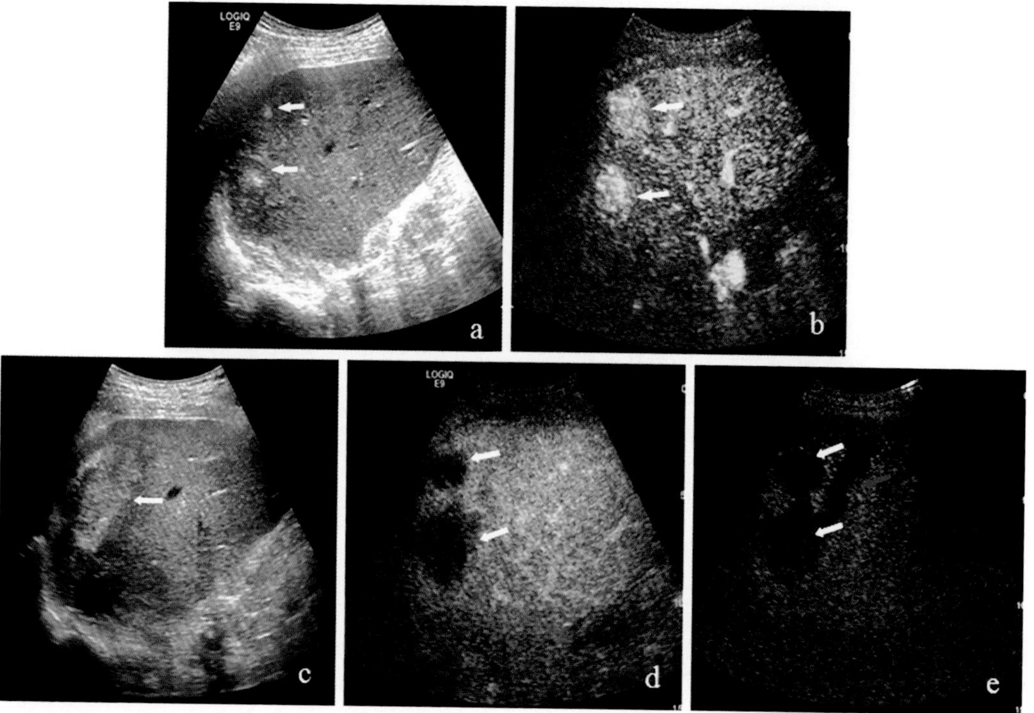

患者男性，67 岁，结肠癌术后 1 年复查发现右肝占位行射频消融术。a. 术前：灰阶超声显示右后叶二个高回声病灶（白箭头），大小分别为 33mm×32mm，28mm×26mm。b. 消融前：超声造影动脉期呈高增强。c. 消融后：灰阶超声显示病灶增大，边界不清。d. 消融后一月复查：动脉期（15s）。e. 延迟期（165s）病灶均呈无增强，提示无血供，另见消融针道（红箭头）。临床＋影像学确诊

**图 38-8-6 射频消融术后评估—完全消融**

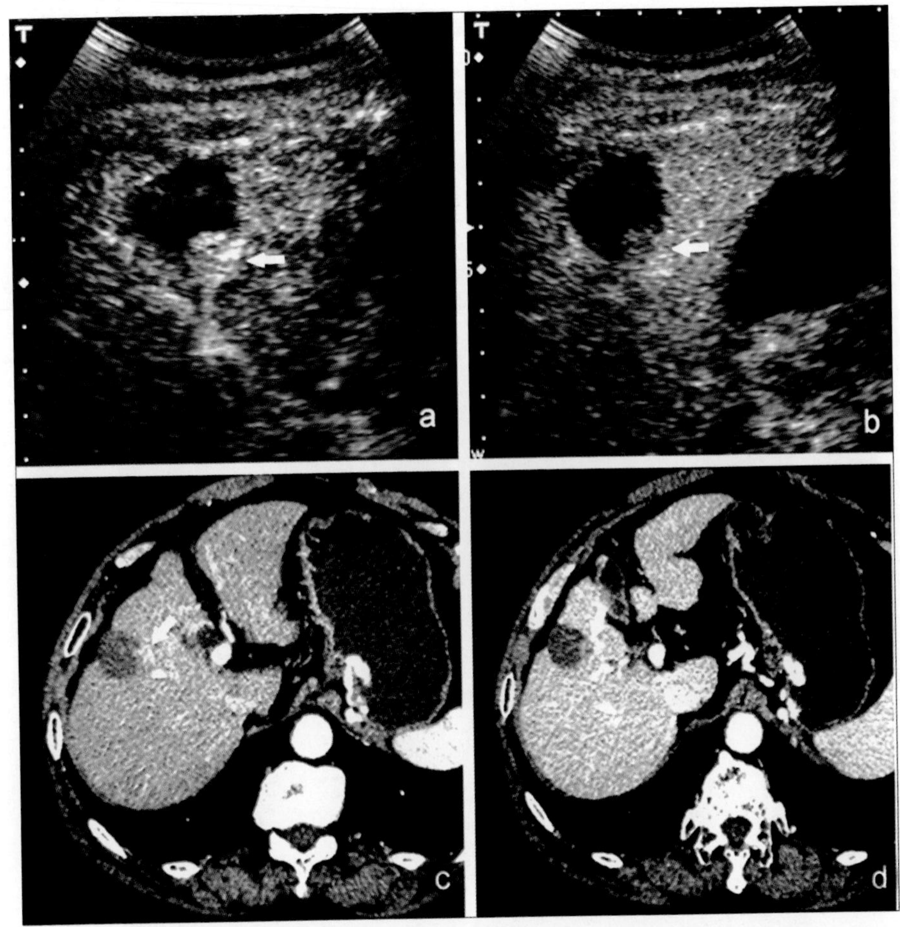

患者男性，62岁，HCC射频消融术后半年复查。a. 超声造影动脉期（26s）消融灶内测局部（白箭头）呈高增强。b. 门脉期（80s）局部（白箭头）呈不均匀低增强。c. 增强CT动脉相病灶内侧局部（白箭头）强化。d. 门脉相该区域造影剂消退。临床+影像学确诊

**图 38-8-7　射频消融术后评估—局部进展**

为病变区呈三期无增强（图38-8-6），部分病例在治疗后动脉期周边可见环状高增强，多代表充血性改变；不完全消融者残存活性肿瘤多表现为病变区域动脉期局部结节状高增强，门脉期及延迟期消退为低增强。在术后的随访过程中，如治疗区域重新出现局部结节状高增强，多代表局部肿瘤进展（图38-8-7）。

## 二、肝细胞肝癌，纤维板层型

HCC的少见类型，占2%左右。一般无慢性肝病史，多见于年轻女性，预后较好，AFP值常正常。不伴有肝硬化。肿瘤多位于肝左叶，内可有钙化灶。一般分化程度较好，生长缓慢，切除后生存期长。该型在东亚国家少见，在西方等国家HCC低发地区相对多见。在镜下肿瘤细胞呈梁索状排列，周围有大量增生的胶原纤维分隔肿瘤组织，形成板层状结构，故称为纤维板层型HCC。

典型声像图表现为低回声或高回声病灶，中央可见钙化灶并伴后方声影。病灶内血供丰富，超声造影时可表现为动脉期高增强，门脉期与延迟期则呈低增强。

## 三、肝母细胞瘤

### （一）临床概要及病理

肝母细胞瘤少见，是由肝脏胚胎组织发生的肿瘤，主要见于3岁以下的婴幼儿，男女比例约为2∶1。肿瘤一般多发生在肝右叶，同时累及肝左右叶者少见，局限于肝左叶者更少见。肿瘤一般体积较大，约50%肿瘤有包膜，肿瘤中心常出现出血、坏死、钙化等改变。

临床主要表现为上腹包块，质地较硬，可有

轻压痛。偶可出现黄疸。

## （二）超声表现

1. 灰阶超声（图 38-8-8）

（1）肝脏体积明显增大，形态异常，肝缘变钝。

（2）肝内体积较大实性肿块，呈圆形、椭圆形或分叶状，与周围肝组织分界清楚。

（3）肿块多位于肝右叶。瘤内高回声多见，也可表现为高低不等混合回声或低回声。较大者内部可见不规则小片状无回声区。如发现瘤内或周边粗大致密伴有声影的强回声，提示钙化灶存在，对提示诊断有重要帮助。

（4）门静脉或肝静脉较大分子内偶可见癌栓。

（5）晚期病例可出现腹水和腹膜后、腹腔淋巴结转移。

2. 彩色多普勒超声

肿瘤内部多血供丰富，频谱多普勒检出动脉性血流信号。肿瘤较大时可见周围血管受推挤移位。

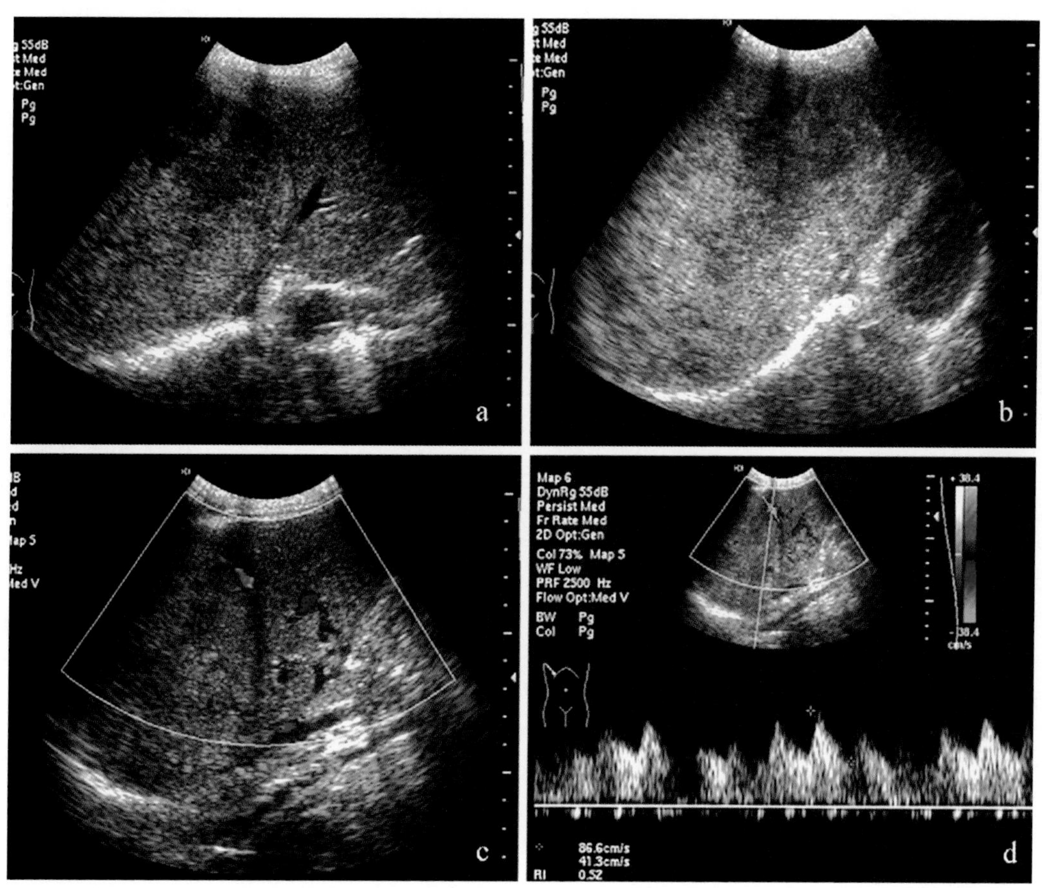


男性患儿，2 岁，右上腹触及包块就诊。a、b. 示右肝巨大实性低回声占位（白箭头）。c. 周边可见血流信号。d. 测及动脉频谱，RI＝0.52。手术病理证实

**图 38-8-8 肝母细胞瘤**

## （三）临床评价

肝母细胞瘤的诊断要点有：①3 岁以下的婴幼儿；②肝内巨大实性肿块；③肿块内合并钙化；④彩色多普勒超声肿块内部见较丰富血流。符合以上几点一般即可明确诊断。

## （四）诊断思维

肝母细胞瘤的诊断主要依据发病年龄，婴幼儿发现肝内巨大实性肿块应首先考虑此病。鉴别诊断主要应与婴幼儿原发性肝癌鉴别，后者相对少见。

## 四、肝内胆管细胞癌

### （一）临床概要及病理

肝内胆管细胞癌（Intrahepatic cholangiocarcinoma，ICC）起源于Ⅱ级以上肝内胆管到赫令氏管的胆管上皮，也称为周围型胆管癌（Peripheral cholangiocarcinoma），占肝原发恶性肿瘤的5%～30%，发病率仅次于肝细胞肝癌。近年发病率有持续上升趋势。

本病症状隐匿，患者一般无慢性肝病病史，但认为肝硬化或慢性病毒性肝病仍是该病的高危因素。临床表现无特异性，血清学检查 CA19-9 多升高。早期即可发生肝内或肝门淋巴结转移，肿瘤在肝内多沿 Glison 鞘生长，可浸润门静脉及小胆管，包绕血管或胆管生长，但较少形成门静脉或肝静脉癌栓，手术切除率低，预后不佳。

根据大体病理表现，ICC 可分为肿块形成型、管周浸润型、管内生长型和混合型。肿块形成型最多见，因富含纤维结缔组织，故质地坚硬，色灰白，边界多不规则呈分叶状。管周浸润型沿胆管壁长轴浸润性生长，呈树枝状或长条状，管壁向心性增厚、管腔狭窄；此型通常预后不佳。管内生长型呈乳头状向胆管腔内生长，通常不侵犯胆管壁和肝实质，此型预后最好。组织学上，肿块型与管周浸润型多为管状腺癌，管内型多为乳头状腺癌。

临床早期无症状，随着病程发展较 HCC 易出现局部胆道梗阻症状，可出现黄疸。

### （二）超声表现

1. 灰阶超声

（1）肝内实性结节，大小不等。单发多见，但较大者病灶周围可见多个子灶。

（2）回声不一，低、等或高回声为主均可。内部回声多欠均匀，可合并有病灶内胆管结石。

（3）边界多不清晰，无包膜。肿块形成型多能显示病灶轮廓，管周浸润型一般轮廓不清，而管内生长型可见扩张的胆管内实性结节。

（4）病灶周边多有胆管扩张。

（5）肿块巨大时可引起肝脏外观改变。门静脉浸润时可见门静脉管腔狭窄或闭锁，导致同侧肝叶萎缩。

（6）常合并肿瘤周围门静脉分支闭塞、浸润等征象。

（7）压迫胆总管时，全肝肝内胆管、胆囊也会相应出现梗阻征象。

（8）早期即出现肝门及腹膜后淋巴结转移。

（9）肝实质大部分回声正常，但亦可出现肝硬化的改变。

2. 彩色多普勒超声

典型者病灶内血流信号稀疏，分布无特异性。部分可见瘤内动脉增粗、扭曲，穿行于肿瘤内部；门静脉浸润时可见门静脉管腔狭窄或闭锁，内部血流信号稀少或缺失。

3. 超声造影

（1）动脉期大部分肿瘤强化较周围肝实质快或相等，少部分晚于周围肝实质。约 24%病灶可见瘤内血管显示。主要有四种增强形态，分别为：

1）周边不规则环状高增强：约占 50%，是 ICC 较具特征性的 CEUS 增强模式，高增强环快速强化并消退，环内缘不整齐，呈条索状或结节状向中央延伸，中央无或低增强，增强弱而缓慢（图 38-8-9）。

2）不均匀高增强：约占 20%，肿瘤内增强程度不一，以高增强为主，呈“快进快出”的表现，可见瘤内血管显示（图 38-8-10）。

3）均匀高增强：约占 6%，多见于直径小于 3cm 的 ICC，血供丰富，易误诊为肝细胞癌。

4）不均匀低增强：约占 24%，肿瘤始终无明显强化，增强弱且缓慢，可见条索状增强伸入中央。

（2）门脉期及延迟期，绝大多数 ICC 呈低增强，肿瘤边界显示更清晰。

（3）超声造影表现与病理的相关性

1）四种病理类型中肿块型 ICC 最多见，动脉期可表现为上述四种增强形态，以周边不规则环状高增强为主。这可能与瘤内病理组织成分分布不同有关，如肿瘤周边癌细胞多而中央以纤维间质为主，则表现为周边环状高增强；如瘤内富含大量纤维间质则为不均匀低增强；如瘤内癌细胞丰富则呈全瘤高增强。

2）管周浸润型较少见，多为硬化型癌，动脉期主要呈不均匀高增强，伴周围胆管扩张。

3）管内生长型亦少见，表现为凸向扩张胆管、动脉期均匀高增强的肿物，与胆管壁分界清楚，与病理上的乳头状肿瘤相对应，预后较前两者好。

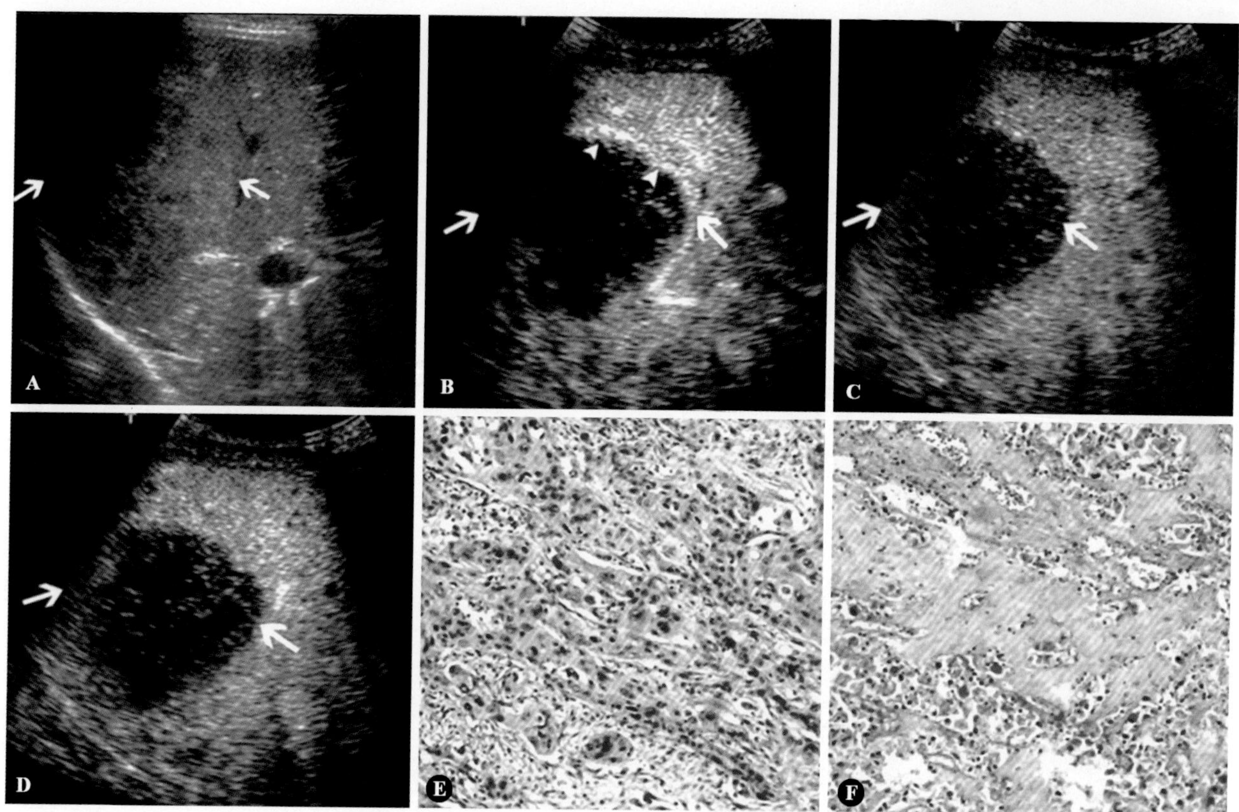


患者男性，70 岁，因腹痛就诊。A. 灰阶超声显示肝右叶等回声病灶，77mm×75mm，形态类圆形，边界不清。B. 超声造影动脉期（18s）病灶周边呈“环形”高增强，中央呈低增强。C. 门脉期（68s）病灶整体呈低增强。D. 延迟期（210s）病灶持续呈低增强。E. 病理证实为胆管细胞癌，病灶周边可见丰富肿瘤细胞。F. 病灶中央可见少量肿瘤细胞，但纤维组织非常明显

**图 38-8-9 肝内胆管细胞癌—环形**

### （三）临床评价

肝内胆管细胞癌的诊断要点有：①肝内实性肿物；②形态不规则；③病灶内或周边合并胆管结石；④病灶周围胆管扩张或扩张的胆管内实性肿物；⑤肝门或腹膜后淋巴结肿大；⑥超声造影动脉期呈周边不规则环状高增强，门脉期及延迟期迅速低增强；⑦血清 CA19-9 阳性。根据我们的一组资料，普通超声诊断该病的敏感性、准确性分别为 28%～44%、64%～71%。

以往肝内胆管细胞癌的术前定性诊断主要依赖增强 CT，动脉期可见周边不完全环形强化而中央轻度强化，全瘤明显低增强或明显高增强。门脉期增强消退不明显，延迟期其特征表现之一为延迟强化，即延迟扫描肿瘤强化逐渐明显。超声造影动脉期与增强 CT 表现类似，门静脉消退更快，延迟期则全部变为低增强。提示 CT 造影剂在肿瘤内存留时间较长。以上差异可能是因为超声造影剂为血池显像剂，不会弥散到血管外和细胞间隙；而 CT 造影剂不同，由于肝内胆管细胞癌纤维组织含量丰富，CT 造影剂后期会渗透进组织和细胞间隙，廓清较慢。对比两者术前诊断与最终手术病理的符合率，超声造影可达到 82%～90%，与增强 CT 相当。因此，超声造影技术的出现明显提高了对此类疾病的诊断能力。

### （四）诊断思维

肝内胆管细胞癌尽管与肝细胞肝癌同属原发性肝癌，但病理组成、生物学特性及预后不同，因此术前正确诊断对治疗方式的选择及预后评估十分重要。

一般认为，肝内胆管细胞癌普通超声表现无特异性，但实际上仍有规律可循；超声造影进一步提高了超声的诊断能力，大部分病例可得到正确诊断。肝内胆管细胞癌主要应和以下疾病鉴别：

（1）肝细胞性肝癌：两者主要鉴别点如下（表 38-8-1）：

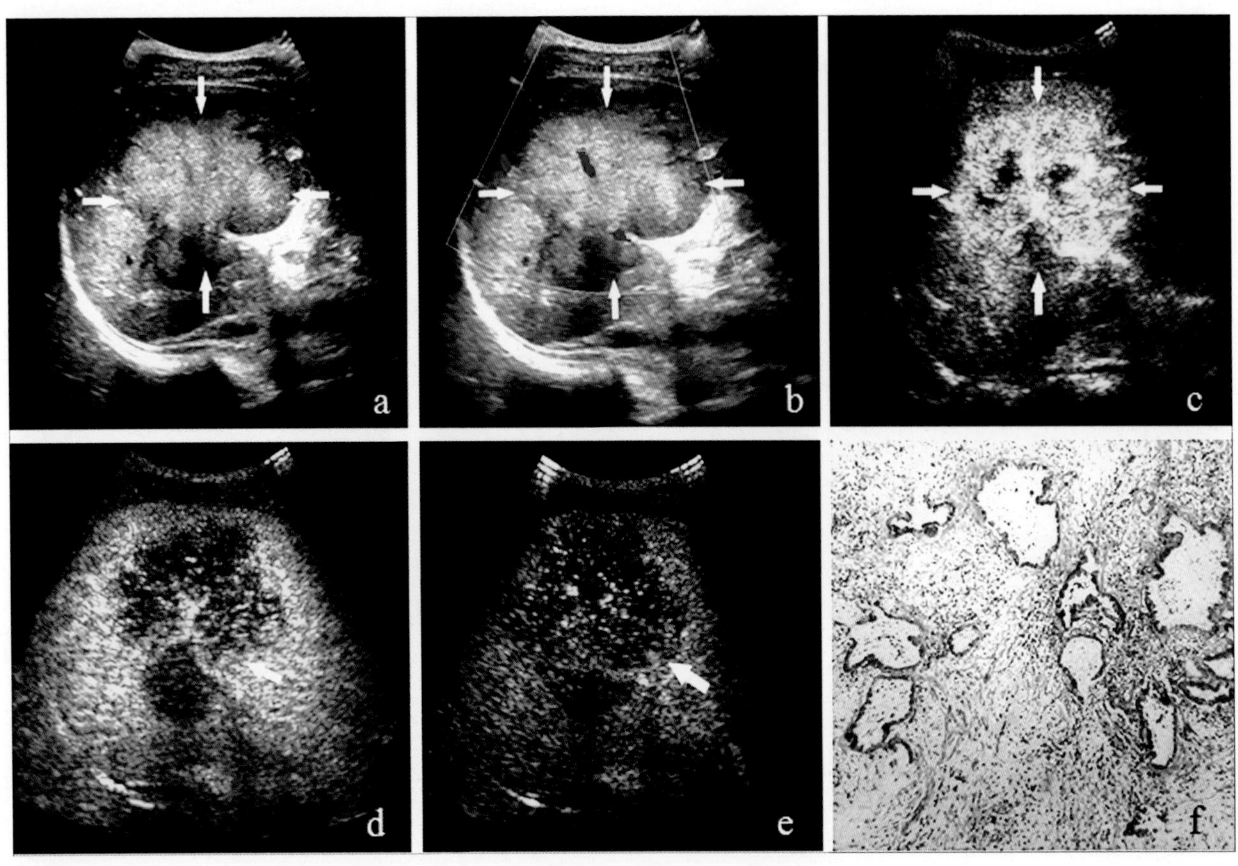

患者男性，29 岁，右上腹疼痛伴食欲不振一周就诊。a. 灰阶超声显示肝右叶不规则稍高回声病灶，98mm×82 mm，形态不规则，边界清晰伴低回声声晕。b. 彩色多普勒超声可见内部少许血流信号。c. 超声造影动脉期（16s）病灶呈不均匀高增强，瘤内血管可显示。d. 门脉期（58s）病灶呈不均匀低增强，仍可见瘤内血管。e. 延迟期（155s）病灶呈不均匀低增强。f. 病理证实为胆管细胞癌

**图 38-8-10　肝内胆管细胞癌—不规则**

**表 38-8-1　肝细胞性肝癌和胆管细胞癌鉴别要点**

| | 肝细胞性肝癌 | 肝胆管细胞癌 |
|---|---|---|
| 背景 | 多合并慢性病毒性肝炎和肝硬化 | 多合并胆道疾病或相关病史，少数合并慢性病毒性肝炎和肝硬化 |
| 血清学 | AFP 阳性多见 | CA19-9 阳性多见 |
| 普通超声 | | |
| 形态 | 多规则，有包膜 | 多不规则，无包膜 |
| 瘤内或瘤周胆管结石 | 少见 | 多见 |
| 周围胆管扩张 | 少见 | 多见 |
| 血管侵犯 | 门脉内癌栓多见 | 门脉浸润多见，多表现为狭窄或闭塞 |
| 肝门及腹膜后淋巴结转移 | 少见 | 多见 |
| 彩色多普勒超声 | | |
| 血供 | 多丰富 | 多稀少 |
| 超声造影 | | |
| 动脉期增强形态 | 均匀或不均匀高增强多见 | 周边不规则环状高增强多见 |
| 瘤内血管 | 约 66%显示 | 约 24%显示 |
| 门脉期 | 多等或稍低增强 | 多显著低增强 |

（2）转移性肝癌：多有原发肿瘤病史；肝内多发病灶；普通超声可见较宽的声晕，典型者有牛眼征、靶环征等改变；超声造影动脉期部分亦可表现为周边环状增强，但一般环厚度较规则。

（3）肝脓肿或炎性肉芽肿：肝脓肿早期或炎性肉芽肿也可出现超声造影动脉期环状高增强，

但内部多可合并液化坏死；患者多见相关症状和体征。

## 五、肝内胆管囊腺癌

### （一）临床概要及病理

少见，可由肝内胆管囊腺瘤的恶变发展而来，也可来源于肝囊肿或扩张的胆管，可分为非侵袭型和侵袭型。一般起病缓慢。病理表现为囊实性肿瘤，囊壁厚薄不均，囊内壁不光滑且可见明显的壁结节或乳头状突起，囊内可含黏稠液体，囊腔可与胆管相通。镜下见囊内壁衬单层或复层柱状上皮，细胞具有异型性，胞核深染，可见核分裂象。

### （二）超声表现

1. 灰阶超声：囊实性肿瘤，囊壁较厚，内壁不光滑，有高回声的乳头状或结节状肿物突向囊腔，并见厚薄不一的纤维间隔。生长迅速，短期多次随访体积明显增大。

2. 彩色多普勒超声

囊壁、囊腔内肿物及分隔内可见血流信号显示，频谱多普勒可检出动脉性血流信号。

3. 超声造影

超声造影囊壁、囊腔内肿物及分隔均有强化，其中腔内肿物动脉期呈均匀高增强，且强化较周围肝实质早，并可见滋养血管从肿物附着的囊壁伸入，门脉期及延迟期造影剂廓清，呈低增强。（图 38-8-12）

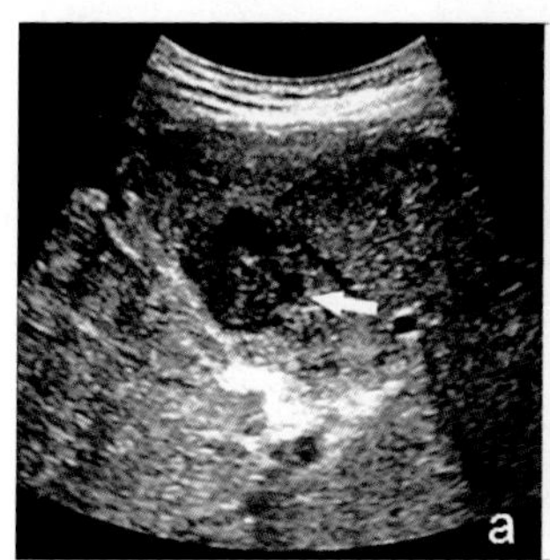

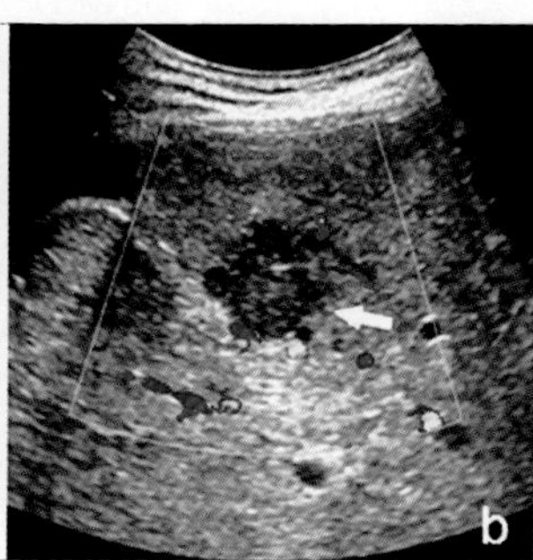

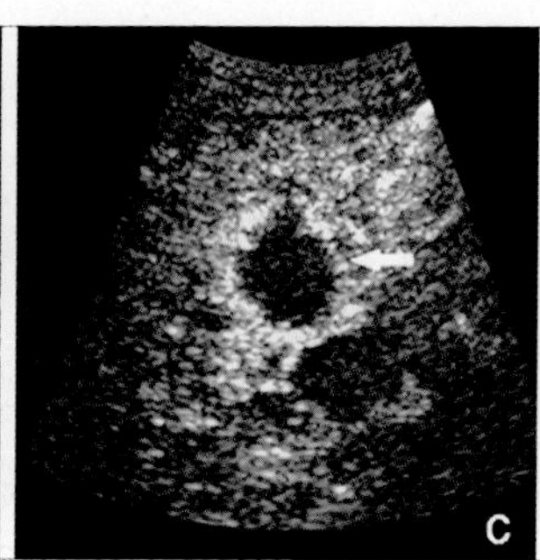

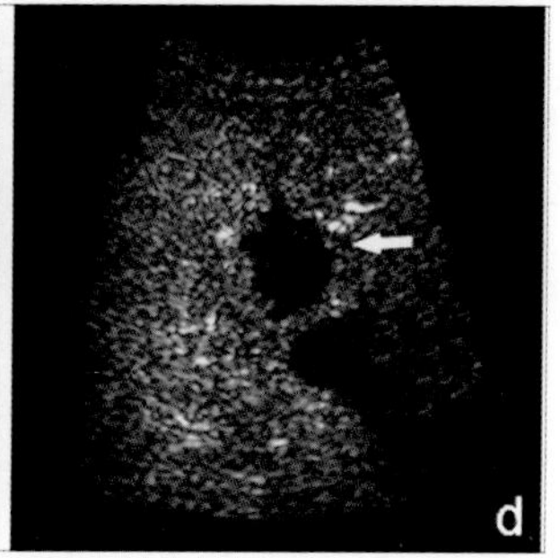


患者男性，50 岁，因体重减轻 3 个月就诊发现肝内占位。a. 灰阶超声显示肝质地粗糙，内见多个低回声病灶（白箭头），形态不规则，较大者 30mm×29 mm，边界清晰。b. 彩色多普勒超声可见周边少许血流信号。c. 超声造影动脉期（14s）周边呈环状增强，中央无增强。d. 延迟期（145s）病灶周边呈低增强，中央始终为无增强。手术切除病理证实为滑膜肉瘤伴坏死

**图 38-8-11 肝滑膜肉瘤**

### （三）临床评价

肝内胆管囊腺癌属罕见病，关于此病的超声诊断价值尚缺乏有关资料。

### （四）诊断思维

本病主要应与肝内胆管囊腺瘤鉴别，鉴别要点主要在囊壁及囊内分隔的厚薄、囊内实性结节的大小、囊实比例，以及短期观察生长速度。虽然分隔或囊壁上出现结节不能用来区分良恶性，但若无壁结节的存在，则更倾向于肝内胆管囊腺瘤。而恶性病例表现为实性或囊实混合且囊/实比例<1，壁上结节多见，形态多不规则，且壁上结节直径多大于 1.0cm。因此，肝内囊实混合性病变如实性成分增多，囊壁或分隔上有实性结节且直径大于 1.0cm 应高度怀疑肝内胆管囊腺癌的可能。

此外，也应与表现为囊实性的转移性肝肿瘤、肝肉瘤等相鉴别。

## 六、混合细胞性肝癌

混合性肝癌在同一病灶内有肝细胞和胆管上皮来源的两种癌细胞同时存在。较少见。

临床及超声表现兼有肝细胞性肝癌和胆管细胞癌的特征。血清学检查可 AFP 或 CA19-9 升高。

## 七、肝脏肉瘤

肉瘤指来自间叶细胞的恶性肿瘤，故亦有称作恶性间叶肿瘤者。包括：血管肉瘤、上皮样血管内皮瘤、胚胎性肉瘤、横纹肌肉瘤、未分化肉

瘤等。

肝上皮样血管内皮瘤是一种发生于成人的血管源性恶性肿瘤，临床过程介于血管瘤和血管肉瘤之间。多见于中年女性。临床表现无特征性，血清学检查肿瘤标记物多在正常范围，但有75%的患者血清碱性磷酸酶升高。预后相对较好。

肝血管肉瘤约占肝原发性肿瘤的0.2%，肿瘤源自血窦内皮细胞。好发年龄50～70岁，男性居多。镜下见海绵状血管腔，内有肿瘤细胞衬覆，相互间由吻合支连通，向周围肝脏浸润性生长。

超声上多表现为圆形或类圆形、边界清晰的实质性占位。多体积较大，内部回声不均，内部液化坏死可见不规则无回声区。肝脏上皮样血管内皮瘤由于肿瘤扩散主要通过门静脉分支进行，病灶多表现为肝周缘区的多发性结节灶，可融合呈巨块样。彩色多普勒超声可显示病灶内丰富血供，频谱多普勒可显示动脉性血流信号。超声造影则具有恶性病变的特征，即动脉期均匀或不均匀高增强，门脉期及延迟期低增强。（图38-8-11）

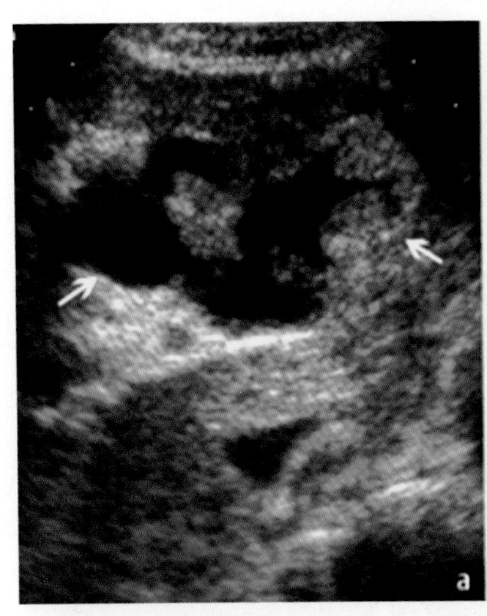

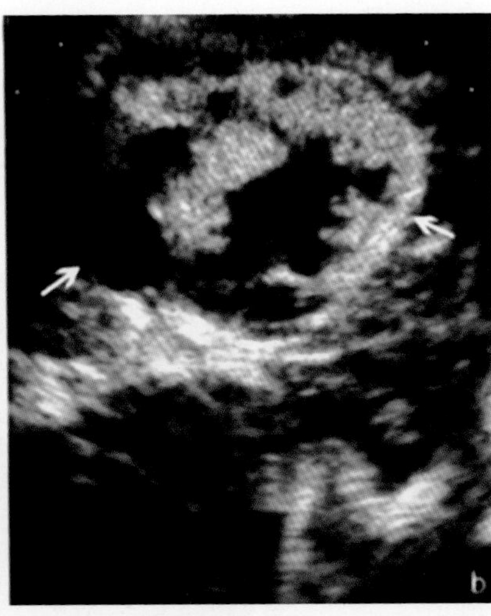

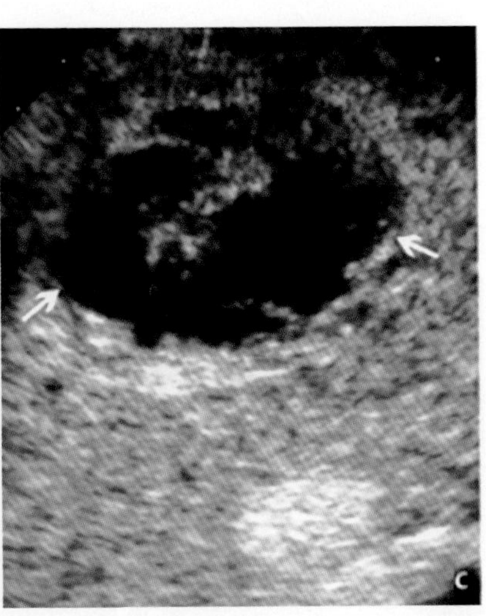


患者女性，52岁。a. 灰阶超声显示S2/3一个直径64mm多房囊性占位，内见多发分隔及囊壁结节。b. 超身造影动脉期（22s），病灶的囊壁、分隔、壁结节均呈高增强。c. 门脉期（66s）以上结构呈低增强。

**图38-8-12 胆管囊腺癌**

## 八、肝脏淋巴瘤

少见，为发生在肝的结外淋巴瘤，均为非霍奇金淋巴瘤。多为肝内孤立病灶，也可为多发，极少数为肝内弥漫性。

超声表现为肝内低回声肿块多见，彩色多普勒超声内部可检出血流信号。超声造影则具有恶性病变的特征，即动脉期均匀或不均匀高增强，门脉期及延迟期低增强。术前诊断往往较困难。

## 九、转移性肝癌

### （一）临床概要及病理

肝脏是全身除淋巴系统外最易发生恶性肿瘤转移的器官，在尸检中，25%～50%的死于癌症的患者存在肝转移。最常见的原发灶包括胆囊、结/直肠、胃、胰腺、乳腺及肺等器官，其中消化道肿瘤来源占35%～50%。转移主要为血行转移。胃、胰腺、卵巢或子宫的肿瘤也可能经淋巴途径转移至肝。周邻脏器肿瘤可通过直接浸润转移到肝脏。肝脏转移瘤常为多发，中心部位瘤组织易坏死、液化。转移瘤多保留着原发肿瘤的某些特征，如癌组织来源的纤维间质丰富；肉瘤组织来源的纤维间质少；绒癌来源的则易出现大片出血坏死。转移瘤多靠近肝脏表面，局部凹陷形成“癌脐”。

与原发性肝癌一样，转移瘤主要接受肝动脉供血，但总体血供相对较少。而对于门静脉是否参与肝转移瘤的血液供应尚存争议。大多数认为肝转移瘤接受双重供血，既接受肝动脉供血也接受门静脉供血，但大部分由肝动脉供血，门静脉主要参与肿瘤边缘的血供，这种假设很好地解释了转移瘤频繁来源于消化道的现象。但也有研究认为门静脉不参与肝转移瘤的血供。

肝转移瘤早期无明显临床症状和体征；一旦出现临床症状，病灶多已巨大或数目众多。当发生广泛转移时，可出现上腹痛、发热、腹水等。少数病例肝转移瘤非常明显而原发灶很小，容易误诊。

### （二）超声表现

1. 灰阶超声

（1）肝转移瘤常见特征

1）多为多发的实性病灶。可分布于肝内任意位置，大小不一。既可以孤立存在，也可以融合成团，少数情况呈弥漫性分布。

2）病灶一般形态规则，圆形或类圆形，边界清楚。内部回声均匀或不均匀。

3）结节周围常出现低回声晕环，又称“牛眼征”，宽一般不超过 3mm（图 38-8-13）。

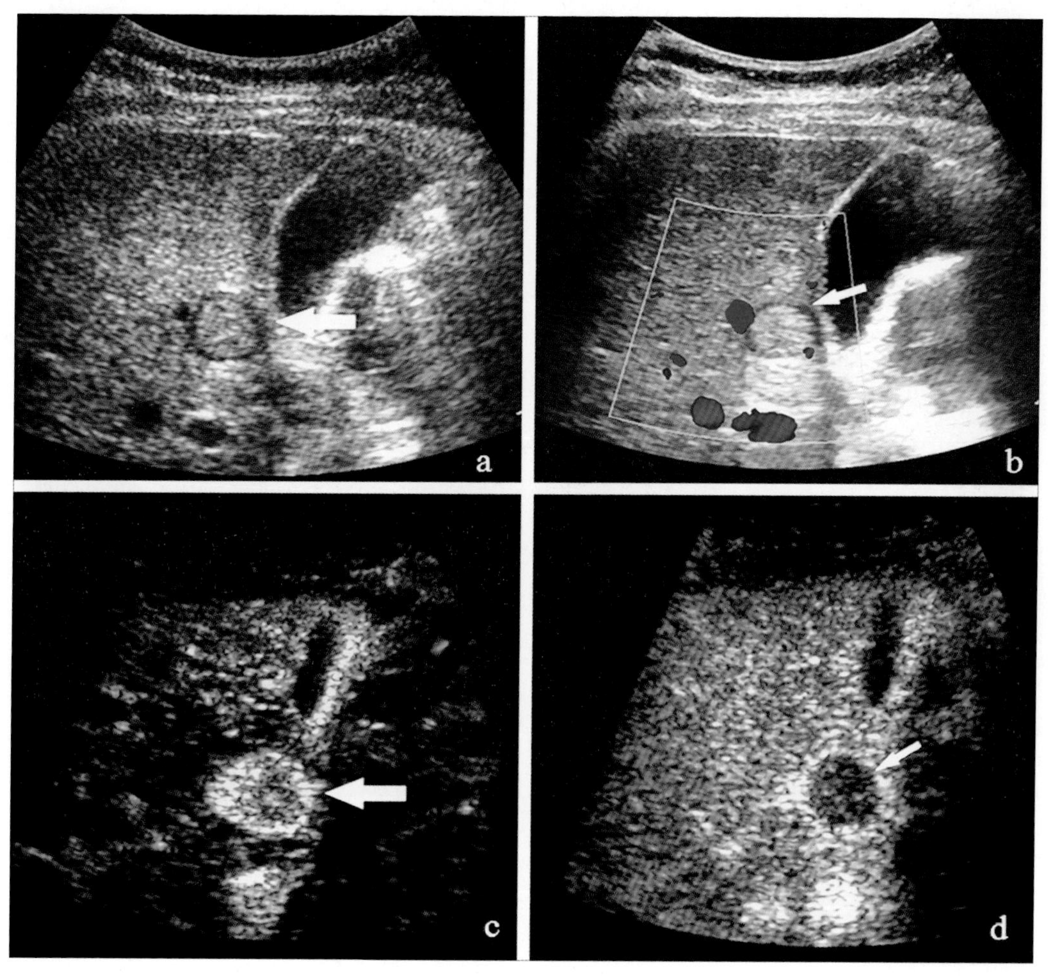


患者女性，62 岁，小肠间质瘤术后 1 年复查发现右肝占位。a. 灰阶超声显示胆囊旁低回声病灶（箭头），25mm×21 mm，边界清晰伴低回声声晕，呈“牛眼”征。b. 彩色多普勒超声可见病灶周边少许血流信号。c. 超声造影动脉早期（9s）即有造影剂进入呈高增强，外周强化明显呈厚环状。d. 门脉期（45s）病灶中心部迅速消退呈低增强，外周厚环状高增强仍存在

**图 38-8-13　肠间质瘤肝转移**

4）肝组织回声多正常，与慢性肝病病史无关。肝脏体积多正常，多发结节或可增大。

5）肝转移瘤罕见有门静脉、肝静脉或下腔静脉癌栓出现，与肝细胞肝癌明显不同。

6）肝门、腹膜后淋巴结肿大，可融合成团。

（2）肝转移瘤依据不同的原发灶类型及不同大小可表现出不同的回声

1）低回声：多见，体积一般较小，形态多规则，回声欠均匀，与周边分界清晰，后方回声可轻度增强。该型转移瘤常见于乳腺、胰腺、胆囊、

肺、黑色素瘤等来源，也见于淋巴瘤的肝内转移。部分低回声病灶回声极低甚至类似于无回声病灶。单发或较小的该型结节较易漏诊。较大者以淋巴瘤或肉瘤多见。

2）高回声：最常见，边缘低回声晕较明显。形态规则或不规则，内部回声多均匀，少数也可见不规则的无回声区，也可见钙化灶并伴声影。最常来自胃肠道特别是结肠癌（图 38-8-14）。肾细胞癌、神经内分泌肿瘤、绒毛膜癌、胰岛细胞癌的肝内转移病灶也往往是高回声。这类转移瘤容易与血管瘤相混淆。

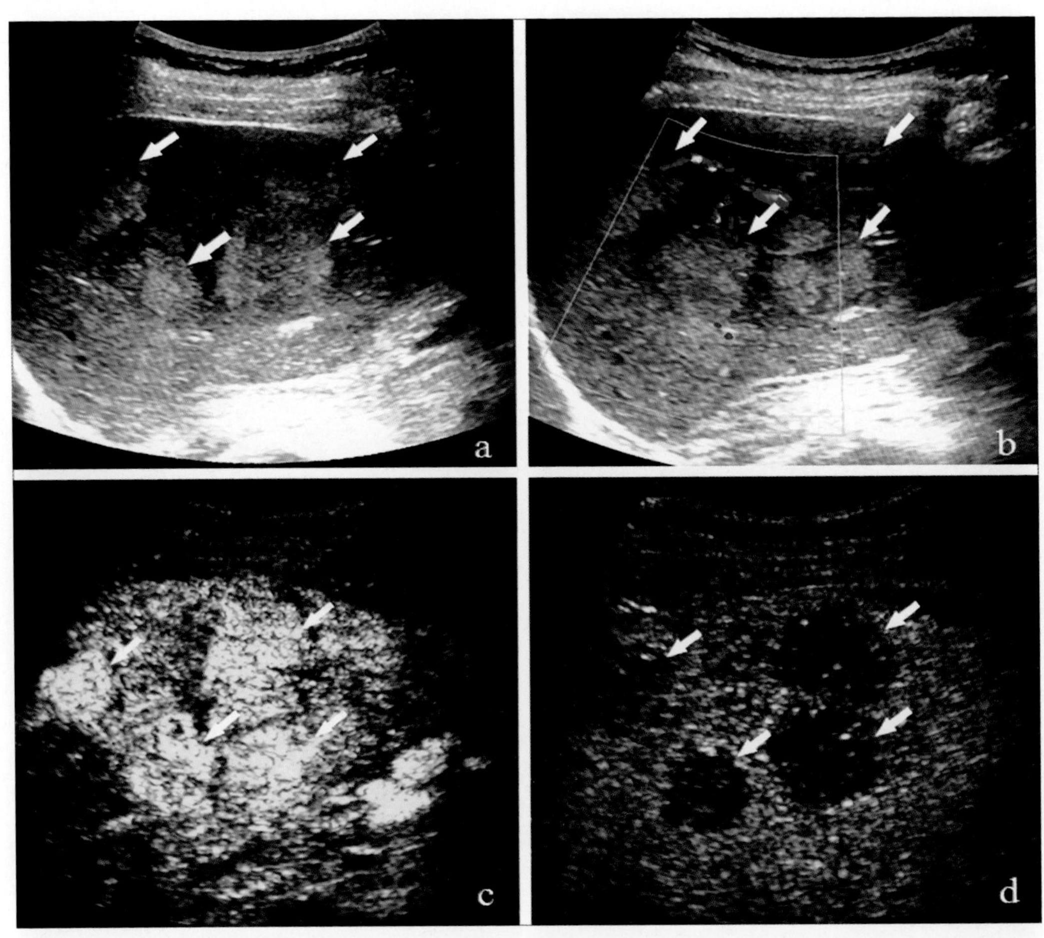

患者女性，62 岁，结肠癌术后半年复查发现右肝占位。a. 灰阶超声显示肝内多发高回声病灶（箭头），长径 20mm～50 mm，形态不规则，边界尚清晰。b. 彩色多普勒超声可见周边少许血流信号。c. 超声造影动脉期（12s）呈高增强。d. 延迟期（145s）病灶为低增强，呈“空洞”征

**图 38-8-14　结肠癌肝转移**

3）无回声：罕见类型，内含大量液体，透声清亮或浑浊，可见絮状悬浮物，后方回声增强程度不一。与良性肝囊肿不同点在于其厚壁特征、存在壁结节及更多的分隔。主要由于肿瘤内部广泛坏死而形成液化区，最常见于神经内分泌肿瘤和类癌（肿瘤）肝转移。

4）混合回声：肿块较大，内部回声高低不均，中心部分可因出血坏死、液化而形成无回声区。内部也可形成分隔，呈多房结构。囊实性混合回声者多见于肉瘤、卵巢囊腺癌、胰腺囊腺癌、肾上腺肿瘤、甲状腺癌的肝转移。

5）强回声：罕见类型，表现为病灶内多发的强回声区，形态可粗大后方伴明显声影，亦可细小后方无声影，胃肠道肿瘤、甲状腺癌及各种肉瘤来源常见。

（3）弥漫型：罕见且诊断困难，最常来源于乳腺癌、肺癌以及恶性黑色素瘤。化疗后的肝脂肪变性进一步加大诊断困难。对于这些患者中，灰阶超声往往无法有效诊断，必须借助超声造影、CT 或 MRI 等对比增强手段。

2. 彩色多普勒超声

肝转移性肿瘤的血流信号依据原发肿瘤的不同有所区别，多数血供不丰富，内部或瘤周可见细线状或短棒状血流信号。脉冲多普勒可检出动脉性血流信号，阻力多较高。但原发病灶血供较丰富者，如黑色素瘤或肾癌肝转移，常见丰富血供。

3. 超声造影

由于肝脏转移瘤主要由肝动脉供血，门静脉血供稀少或无门静脉供血，因此在超声造影检查中不同组织来源的肝脏转移瘤大多有共同的特性。其典型超声造影表现为：动脉期病灶迅速高增强，多为均匀或不均匀高增强，或为周边厚环状高增强；门静脉期及延迟期增强迅速消退至低增强；部分病灶延迟期呈无增强，即"黑洞"征。

原发病灶为乏血供者如胰腺癌肝转移多表现为三期低增强。

### （三）临床评价

肝转移瘤的诊断依据有：①原发肿瘤病史；②肝内多发实性结节；③超声造影表现为动脉期高增强，之后迅速消退至低增强甚至"黑洞"征；④血清学检查部分肿瘤标志物阳性。但部分原发灶不明确者诊断存在困难，必要时可穿刺活检予以明确。

根据徐晓蓉等的一组资料，超声造影比常规超声对于转移灶的检出敏感性增高 20%，与增强 CT 和 MRI 的敏感性相似；其特异性也有约 30%的提高。用 CEUS 并可以检出肝内＜5mm 的转移灶。

### （四）诊断思维

典型肝转移瘤诊断不难，诊断依据中原发肿瘤病史的权重很大。诊断的难点是部分单发的肝转移瘤以及部分隐匿的肝转移瘤，超声造影延迟期显著低增强的特征对肝转移瘤的检出意义较大，可达到与增强 CT 或 MRI 同等水平，临床如有怀疑肝转移时建议广泛应用。

鉴别诊断主要应与肝细胞性肝癌、肝胆管细胞癌、肝血管瘤、肝脓肿、肝 FNH 等鉴别。

特殊类型肿瘤肝转移表现：神经内分泌瘤 70%起源于胃肠道和胰腺，多经超声检查偶然发现肝脏转移灶后再追溯到原发肿瘤。神经内分泌瘤的肝转移灶与常见的腺癌或鳞状上皮癌转移灶相比，更常出现以下特征：均质性回声、少有多囊性结构、分界清晰、边缘光滑；部分出现典型的声晕以及非常丰富的血管。当肝内多发种植时，可同时存在高回声、等回声或低回声，这种组合特征在其他恶性肿瘤肝转移少见。超声造影动脉早期在病灶周边迅速出现动脉增强，并显示分支状肿瘤灶内血管；向心性迅速充盈病灶，呈现出明显高增强的结节；转移小于 2cm 时常均匀强化，＞2cm 的病灶出现无强化中央坏死区；门脉期约 80%的转移灶变得不太分明，延迟期病灶呈现出相对周边组织的低增强改变。少数转移灶在 6 分钟后还存在强化，原因是该类转移灶动脉血供非常丰富，微泡能长久地在病灶内维持相对高浓度，大转移灶常有管腔粗大的供血动脉，动脉期出现窃血现象，使得周围组织增强延迟、减弱，瘤体则增强持续时间更长（图 38-8-15）。

（徐辉雄　郭乐杭）

## 第九节　肝结核

肝结核是由各种肝外结核菌播散到肝脏所致，因此本病常为全身性结核病的肝脏表现，但不多见。患者常有低热、盗汗、食欲不振、消瘦。

超声表现

局灶性干酪样坏死型肝结核多呈回声减低型实性结节或肿物，一个或数个，边界清晰或欠清（图 38-9-1），CDFI 通常显示为少血流信号，单凭声像图不易与肝肿瘤鉴别，确诊有赖于组织学活检（图 38-9-2）；肝内结核脓肿罕见，大部分患者可无临床症状，超声多表现为肝内低回声结节，较大病灶中央可出现不规则无回声区，代表液化坏死，即结核脓肿形成（图 38-9-3），其诊断通常需要结合病史，确诊有赖于针吸抽脓和相关实验室检查；慢性纤维化和陈旧性结核病灶可呈散在点状强回声或孤立性斑块状强回声，分布于肝脾实质内，强回声多代表钙化灶，一般无重要临床意义。在结核流行区，肝脏及脾脏内钙化的结核结节并非少见，特别是脾脏内可形成多发钙化灶；急性粟粒性肝结核往往是全身粟粒性结核包括肺结核的一个组成部分，常累及肝脏。首先表现为肝肿大，最早期肝实质内回声或可大致正常，典型的声像图呈弥漫性非均质性回声异常（图 38-9-4）。当形成肝内粟粒结节时常不易被超声显示。偶尔，肝脏可表现出"满天星"样的超声表现。

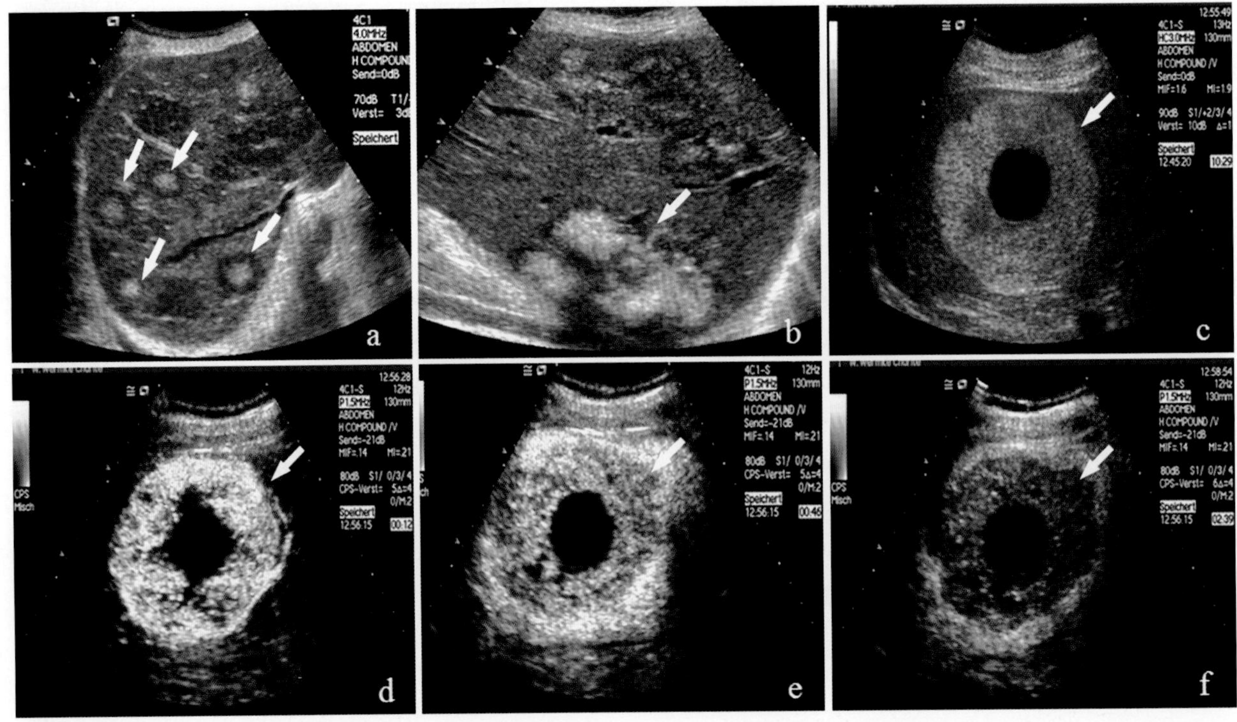


a. 回肠神经内分泌瘤肝脏多发转移灶（箭头），灰阶超声示高回声、低回声、等回声共存。b. 胰腺内分泌瘤肝转移灶伴部分钙化（箭头），周围声晕存在。c. 回肠神经内分泌瘤肝转移灶并存动静脉瘘灰阶超声表现（箭头），中央可见液性坏死区，d、e、f 为 c 的造影动脉期、门脉期、延迟期表现，呈快进快出模式，病灶呈周边环状增强。手术切除病理证实

**图 38-8-15　神经内分泌肿瘤肝转移**

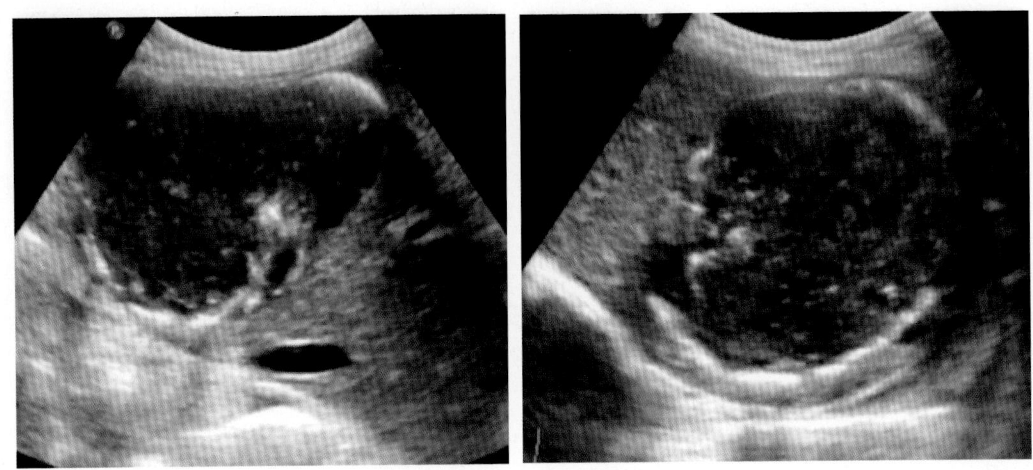

干酪坏死性肝内低回声包块，内部及周边伴多发钙化

**图 38-9-1　肝结核声像图**

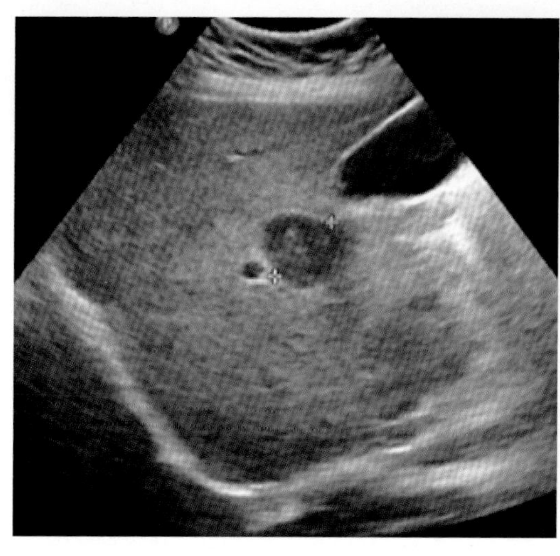
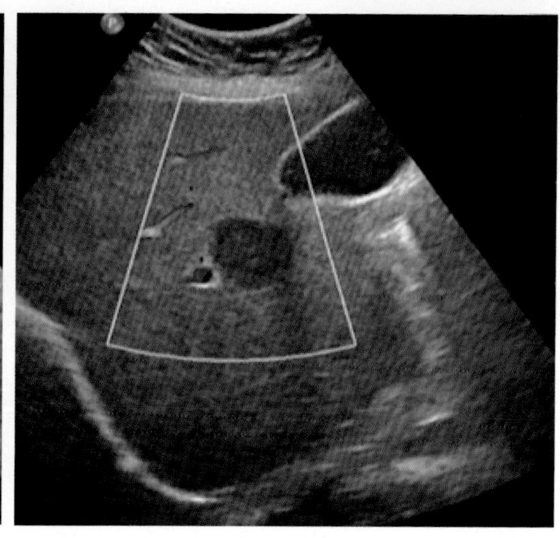

穿刺活检：慢性肉芽肿性炎伴大片凝固坏死，结合临床考虑肝结核瘤可能性大

**图 38-9-2 女，52 岁，超声发现右肝低回声实性小结节，小 HCC**

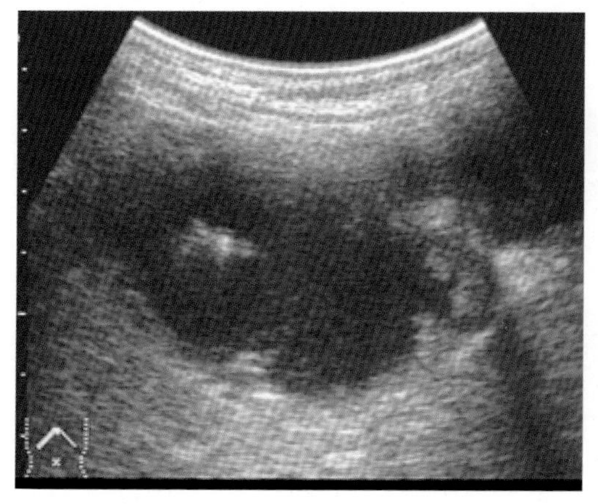

**图 38-9-3 肝结核性脓肿声像图**

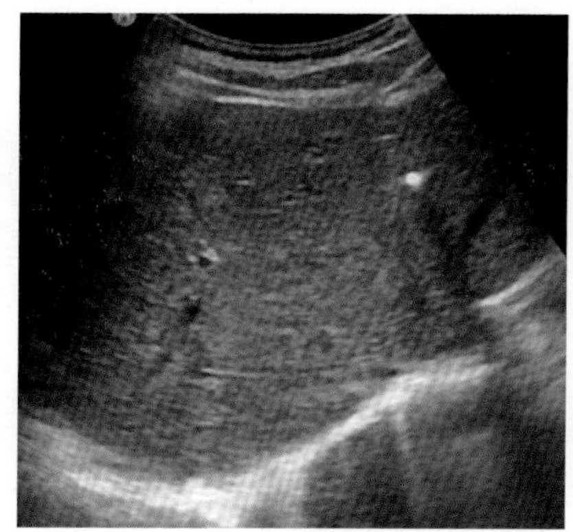
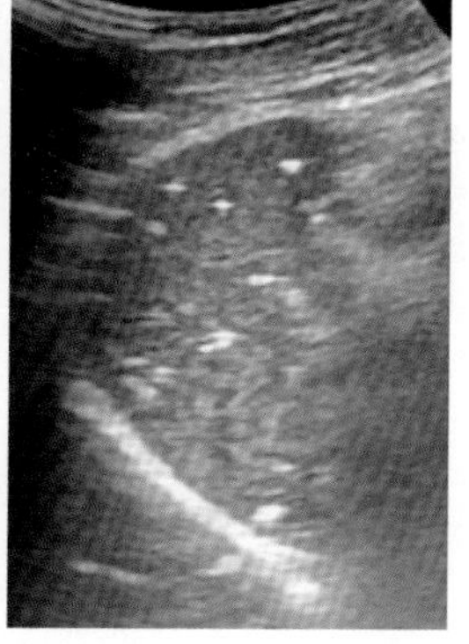

男，59 岁，既往结核病史，超声显示肝、脾多发钙化灶

**图 38-9-4 粟粒性结核声像图**

（葛辉玉）

## 第十节 肝硬化和门静脉高压

### 一、肝硬化

肝硬化是一种以慢性弥漫性肝脏纤维化为特征的病变过程。它使正常肝结构转变成无数的小结节（世卫组织 WHO 定义）。乙肝、丙肝等多种肝炎病毒感染，血吸虫感染，自身免疫、滥用酒精或药物、化学和农药中毒、脂肪代谢障碍等所致的慢性肝病是肝硬化的主要病因，其中最常见的原因是慢性酒精中毒和病毒性肝炎。儿童期肝硬化通常继发于囊性纤维化、慢性肝炎、胆道闭锁、布加综合征和多种代谢性疾病（如肝豆状核变性、糖原沉积症等）。引起肝硬化的病理机制通常是：肝细胞坏死、纤维瘢痕形成及肝组织的结节样再生。这些病理改变可导致肝脏结构的破坏，进而影响肝脏功能，最终导致肝细胞衰竭和门静脉高压。

肝硬化病理表现与声像图密切相关，主要有：①形态学重组（reconstruction）——早期肝肿大，以左肝和肝尾状叶比较显著；晚期肝脏趋于萎缩，以右肝为著。②肝脏实质布满被纤维包绕的小结节或大结节；③肝脏表面粗糙、不平滑；④晚期出现门静脉高压的多种表现，如淤血性脾肿大，门静脉系统侧支循环和静脉曲张形成等。

临床上肝硬化的典型症状是肝大、黄疸和腹水，可伴有门静脉高压、肝细胞肝癌和肝功能衰竭。60%肝硬化患者无症状，故早期临床诊断常有困难，等到出现典型表现时，往往为时已晚。超声是比较常用无创性影像检查方法，超声引导穿刺活检更有助于疑难病例的诊断与鉴别诊断。

【肝硬化的分类】(国际通用)

1. 小结节性肝硬化（结节直径≤3mm），西方国家以酒精性硬化为代表。在我国，更常见的是发展缓慢的乙型肝炎后肝硬化。

2. 大结节性肝硬化（>3mm 结节直径大小不等，最大可达 5cm），以肝炎后肝硬化为代表，也称坏死后性肝硬化。

3. 其他类型肝硬化：包括不全分隔的肝硬化（血吸虫病性肝硬化）、胆汁性硬化（原发性、继发性）等。

【超声表现】

肝硬化声像图取决于病因、病期和相应的病理改变及有无并发症。

## （一）肝脏的形态、大小

1. 小结节性硬化　早期肝脏体积增大，后期体积小，萎缩、变形，以右肝为著，可伴有左叶、尾状叶代偿性增大；增生结节引起肝表面和肝边缘轻度凹凸不平（图 38-10-1A、B、C）。

2. 大结节性硬化　大的增生结节引起肝表面和肝边缘显著凹凸不平（图 38-10-1D）。

3. 血吸虫性肝硬化　往往具有普遍性肝肿大，尤以左叶为著。本病属不全分隔和再生结节不显著性肝硬化，直至很晚期才伴有肝脏轻度的变形与萎缩。

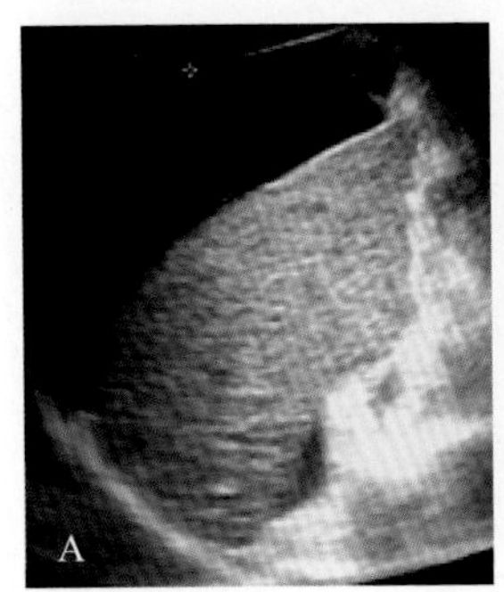

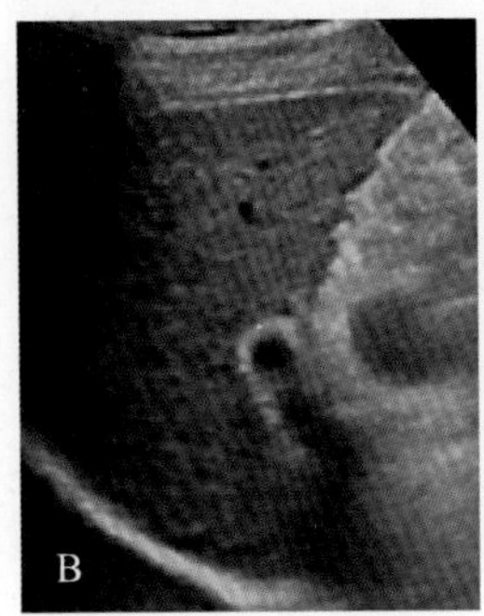

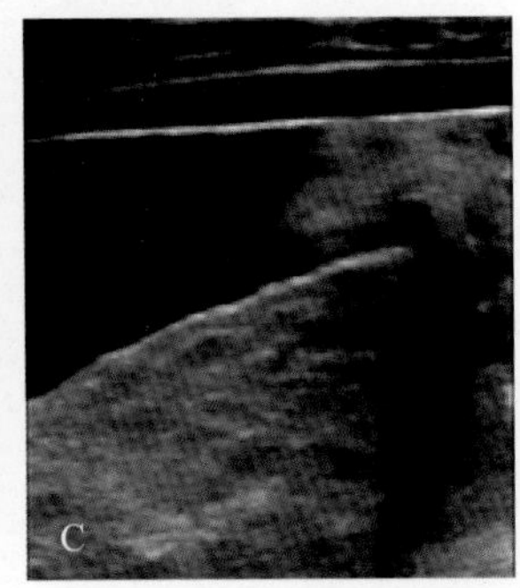

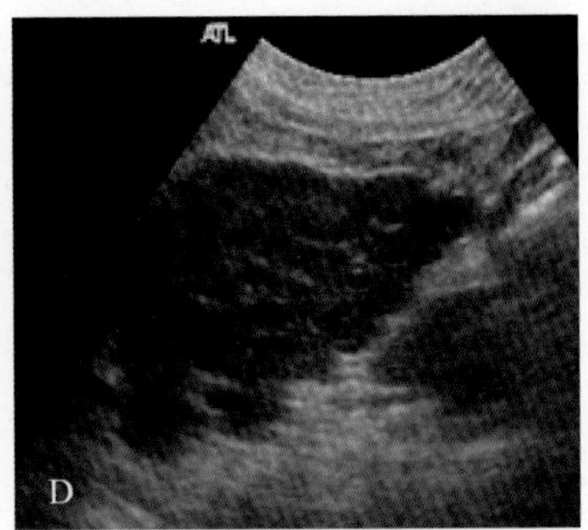


**图 38-10-1　肝硬化声像图**

## （二）肝脏包膜回声

早期改变不明显，需要采用高频探头并充分放大观察，肝表面轻度不规则。中晚期小结节性肝硬化的肝表面呈波纹状或锯齿状不规则；大结节性肝硬化、坏死后肝硬化因粗大结节引起表面显著高低不平。

## （三）内部回声异常

早期肝实质回声改变不显著，中晚期肝内回声弥漫性轻度增强，多见于小结节性肝硬化，进而肝实质回声普遍紊乱和“结节感”，有时可见大小不等的再生结节。再生结节一般由再生肝细胞及其周围纤维组织包绕形成，其基本结构与肝实质一致，因此超声不易发现，多表现为等回声或低回声及高回声结节，少数患者可见明显的、较大的增生结节，增生结节通常直径较再生结节大（大于 10mm），声像图有时类似小肝癌，一般由门静脉供血，与小肝癌的动脉血供不同，超声造影或增强 CT 有助于鉴别诊断。

## （四）肝内血管壁回声减少或显示不清

肝静脉变细或管壁不平（图 38-10-1B），用 CDI/PDI 则显示更加清晰，血流速度可因静脉受压而加快，频谱形态平直，失去正常肝静脉频谱形态。随着门静脉压力的增高，门静脉主干增粗≥13mm，流速减低，甚至呈双向或反向血流。肝动脉管径逐渐增宽，走行迂曲，血流速度代偿性增加，致肝动脉血流量增加。

## 二、门静脉高压

门静脉高压是指多种原因所致门静脉系统内压力增高的临床综合征，最常见于肝硬化所致的门静脉回流受阻。按部位门静脉高压可分为肝前性、肝性及肝后性原因。

窦性原因：血吸虫肝硬化、脾脏动静脉瘘、脾静脉血栓、门静脉血栓。

窦原因：肝细胞性肝硬化、肝结节性再生、结节病。

窦后性原因：下腔静脉回流梗阻、布-加综合征、心脏原因。

【超声表现】

1. 门静脉系统管径以及血流动力学变化

门静脉内径测量时应注意以下几点：患者仰卧位，平静呼吸，禁食至少 4 小时以上，测量点取门静脉跨越下腔静脉处。正常门静脉内径最宽不超过 13mm，深吸气时不超过 16mm。一旦测值超过 13mm，则提示门静脉高压，其特异度为 100%，但灵敏度较低，40%～50%（图 38-10-2）。脾静脉与肠系膜上静脉汇合处增宽往往更为显著，而且张力增高。

正常门静脉血流方向在整个心动周期内均为入肝血流，平均血流速度随心动周期略有变化，约 15～18cm/s。门静脉高压时，门静脉血流速度的轻微变化消失，呈持续性血流。随门静脉压力进一步增加，血流方向呈往返式（双相），直至门静脉血流全部反向为出肝血流，偶尔门静脉血流还可呈脉动血流。多普勒超声可以显示门静脉流速的减低，双向或反向血流（图 38-10-3，图 38-10-4）。轻、中度门静脉高压时，门静脉血流量尚可保持大致正常。当肝硬化进展期，门静脉回流受阻时，门静脉反向血流及广泛的门-体静脉分流提示门静脉血流量减少。其中，淤血指数是指门静脉截面积（$cm^2$）与门静脉平均血流速度（cm/s）之比，正常人小于 0.7，它可以反映门静脉高压时的生理变化，即门静脉高压时门静脉扩张伴随着门静脉血流量下降。

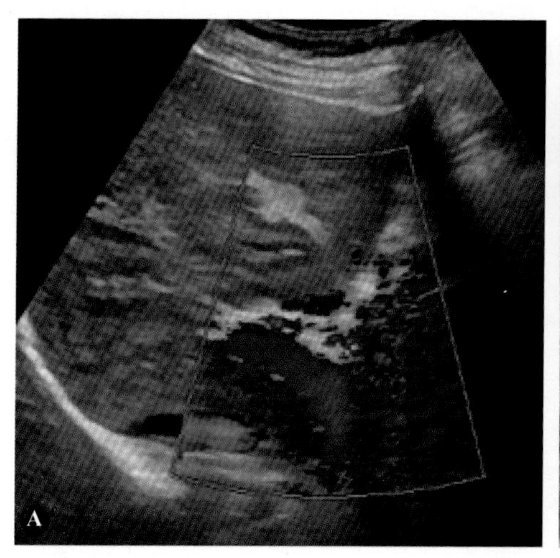


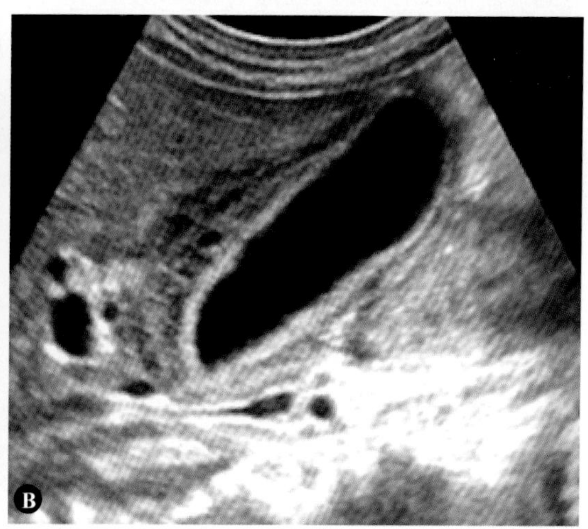


**图 38-10-2 肝硬化门静脉高压，显示门静脉显著增宽和胆囊壁水肿**

2. 脾肿大 脾脏多为中度或重度肿大，往往伴有脾静脉扩张，脾门部静脉超过正常值上限(9mm)。（注：上腹部实时超声加压扫查时，增宽的肠系膜上静脉、脾静脉不易变窄，提示门静脉压力增高。）

3. 侧支循环开放

（1）脐旁静脉开放：门静脉高压时脐旁静脉可开放（占 34%），宽 3～10mm，内为自门静脉沿脐静脉流向脐周的出肝血流信号，此征对于肝硬化合并门静脉高压具有确诊意义（图 38-10-5）。（注：正常婴儿生后脐静脉闭合，以后形成圆韧带即左门脉矢状部至肝边缘存在的静脉索。）

（2）胃冠状静脉或胃左静脉扩张迂曲，可沿腹主动脉在上腹部纵断扫查和高位横断扫查进行观察（图 38-10-6）。纵断时，正常胃左静脉平均宽约 1.6mm±0.5mm，超声不易显示，门静脉高压时>4mm，显著扩张者 7～18mm。

（3）其他侧支循环征象：食道-胃底静脉曲张

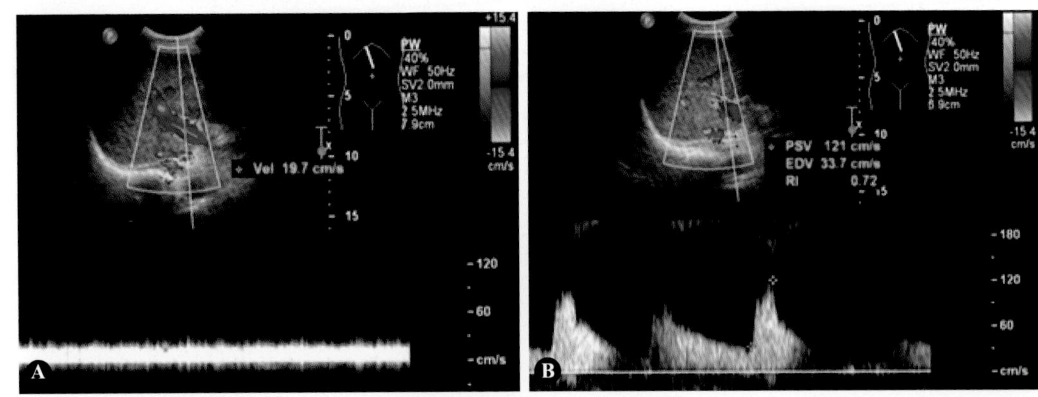


显示门静脉血流速度减低（10cm/s），肝动脉流速代偿性增高（121cm/s）

**图 38-10-3　肝硬化门静脉高压**

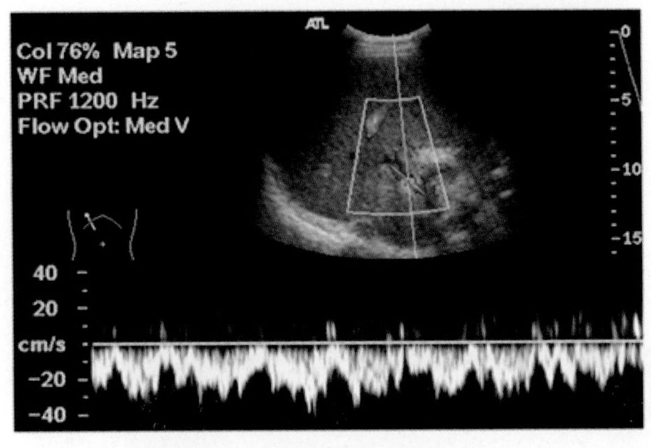


显示门静脉为出肝血流（蓝色）和反向频谱

**图 38-10-4　肝硬化门静脉高压**

（图 38-10-7）、脾-肾静脉曲张等。

4. 游离腹水征象

（1）少量腹水：仰卧位扫查，可在膀胱直肠凹（或子宫直肠凹）及膀胱周围发现很窄的无回声区。有时，在肝肾隐窝、肝周围间隙也能见到无回声区。侧卧位扫查，可在患者腹部的低位发现无回声区。

（2）大量腹水：除上述部位以外，在腹部两侧、盆腔、膈下间隙皆可发现大片无回声区。实时超声可见小肠在腹水中浮动。

利用超声尚难对游离腹腔积液进行准确的估测。根据成人尸体实验性超声扫查经验，经腹超声极为敏感，可以发现少达 40ml、限于右下腹部的液体，注入 80ml 时，膀胱直肠凹内可见明确积液征象，至 200ml 时盆腔及膀胱可见成片无回声区。

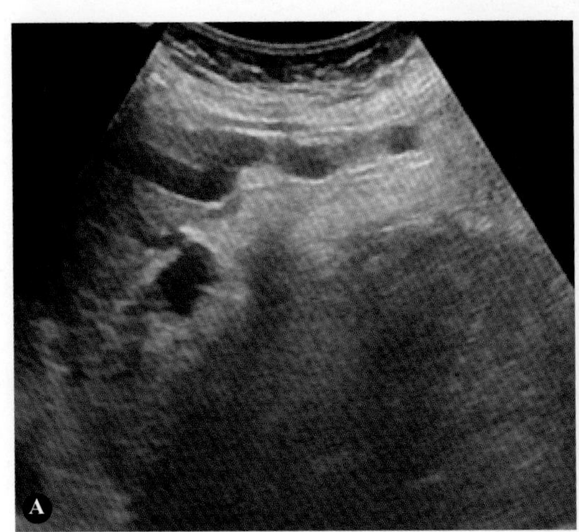


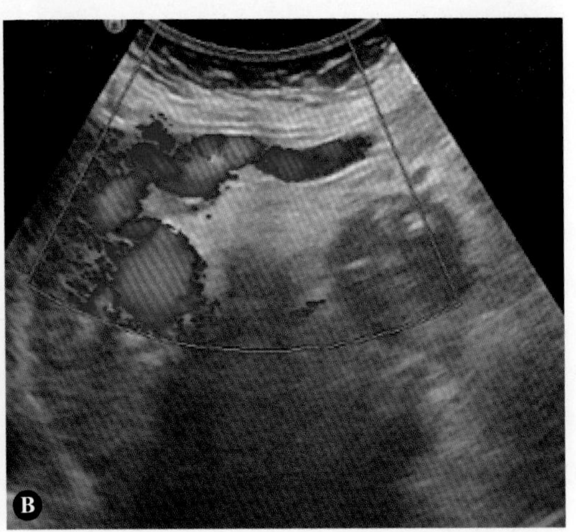


**图 38-10-5　肝硬化脐旁静脉开放超声表现**

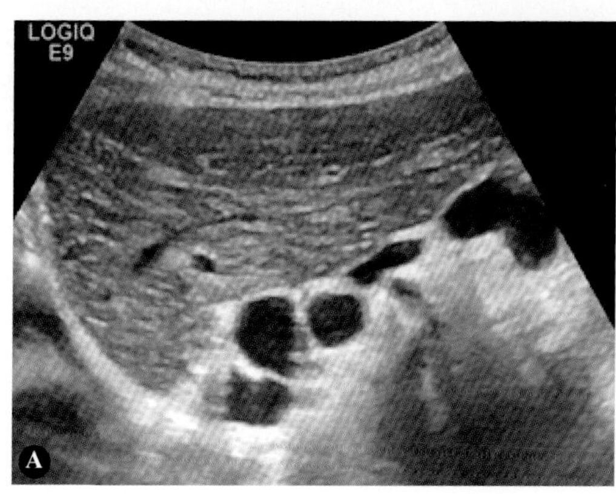


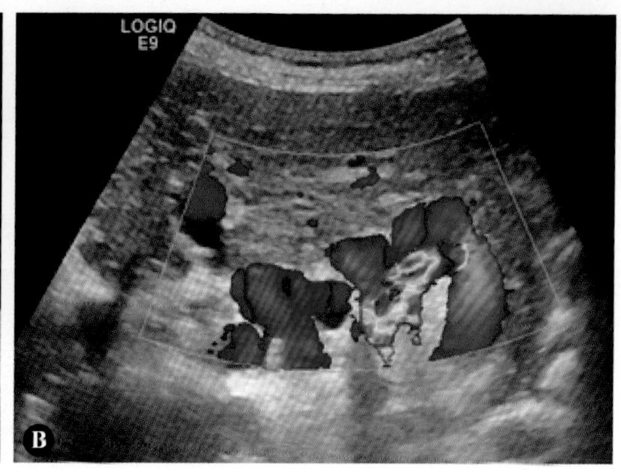


图 38-10-6 胃左静脉扩张迂曲超声表现（上腹部纵断面）

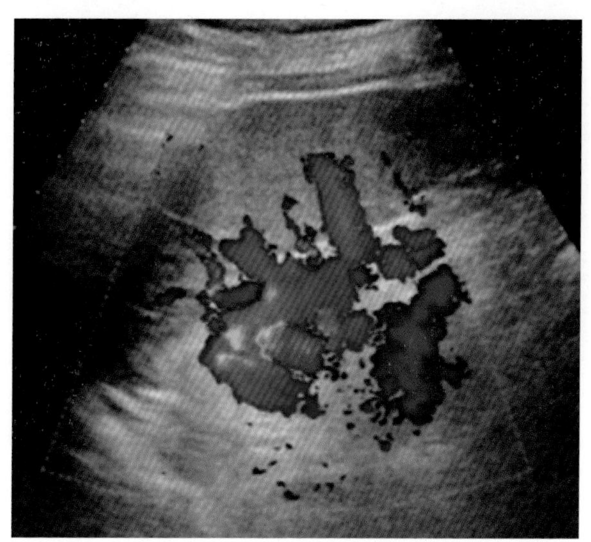

图 38-10-7 脾肿大合并食道-胃底静脉曲张超声表现

## 三、其他

胆囊壁增厚，呈双边征（图 38-10-1）。此系肝硬化患者低蛋白血症所致胆囊壁水肿、胆囊静脉回流障碍（门脉高压）等因素所致，与胆囊炎不同。

中晚期肝硬化的超声诊断一般无困难。诊断主要依据肝脏轮廓、内部回声改变和伴发的门静脉压增高征象。早期肝硬化和不典型肝硬化尚应与以下病变鉴别，鉴别方法主要依靠肝穿刺活体组织学检查。

1. 慢性活动性肝炎、血吸虫病、脂肪肝、慢性酒精中毒性肝病。

2. 肝细胞性肝癌（弥漫型）、肝硬化合并增生结节或合并小肝癌。

3. 先天性肝纤维化：婴幼儿、青少年相对多见，与肝硬化超声表现无太多区别，年龄、病史可供参考。

4. 增生结节良恶性的判断：超声造影或增强CT检查很有帮助。

（罗 燕）

# 第十一节 脂肪肝与非均匀性脂肪肝

## 一、脂肪肝

临床常见弥漫性脂肪肝，也称均匀性脂肪肝。一般当肝脏内脂肪含量超过肝脏重量 5%时即可诊断。多种疾病可引起肝内脂肪堆积，最常见病因为肥胖、酗酒、高脂血症、糖尿病、糖皮质激素、妊娠、全胃肠外营养等，可引起肝细胞内甘油三酯增多，导致脂肪肝。肝内脂肪浸润病程一般较长，但也可迅速发展。一般来说，原发病因纠正后脂肪肝多可逆转。妊娠急性脂肪肝多发生在妊娠 30 周以后，双胎、先兆子痫者较为常见。患者可出现嗜睡、恶心、呕吐、疲乏等非特异性症状，症状加重可发生明显肝衰竭，重者可导致患者死亡。

【超声表现】

1. 肝脏普遍性增大，包膜光滑。

2. 肝实质回声显著增强，呈弥漫性细点状，也称“明亮肝”（bright liver）。肝内回声强度随深度而递减，深部肝组织和横膈回声减弱甚至显示不清（声衰减现象）（图 38-11-1）。

3. 肝内血管壁包括门静脉分支回声减弱或显示不清。

【脂肪肝的声像图分级方法】

脂肪肝超声表现通常取决于脂肪分布范围及多寡，一般将弥漫性脂肪肝分为轻、中、重度。

轻度：肝实质回声弥漫性轻度增强，深方膈肌及肝内血管边界可见。

中度：肝实质回声弥漫性中度增强，深方膈肌及肝内血管边界显示欠满意。

重度：肝实质回声明显增强，后方声衰减明显，以致后方肝段显示不清。肝内血管纹理及深方膈肌显示不清（图 38-11-1）。

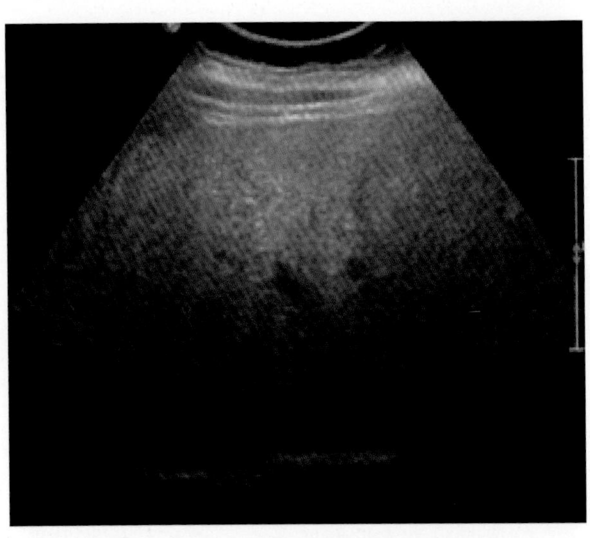

**图 38-11-1　重度弥漫性脂肪肝声像图**

【临床意义】

弥漫性脂肪肝和慢性酒精中毒性肝病超声表现相似，后者有饮酒史。声像图诊断的敏感性 90%，准确率可达 85%～97%。此型结合临床病史和血脂、肝功等实验室检查，容易做出诊断。

【诊断注意事项】弥漫性脂肪肝病变有时不完全遍及整个肝脏，少部分肝脏组织可以保持正常（fatty change spared area），声像图上呈局部孤立的相对“低回声区”，圆形或不规则形似“孤岛状”，实际上此区可能属正常肝回声，容易误诊为肿瘤。灰阶超声造影和增强 CT 均有助于和肝肿瘤或转移癌鉴别。

## 二、非均匀性脂肪肝和局限性脂肪肝

非均匀性脂肪肝和局限性脂肪肝是在正常肝实质回声背景下，脂肪局部或不均匀性浸润，致肝实质回声增强，而相对的低脂区通常表现为广泛回声增强的脂肪肝背景下呈低回声。非均匀性脂肪肝或局限性脂肪肝超声通常表现为：

1. 病变分布多呈叶段型（肝叶、肝段或亚段），肝实质呈现大片或小片状回声增强区，典型者似金字塔形，常以肝静脉为界，或沿门静脉分支长轴分布，边界清楚，无占位效应是本病最大特征（图 38-11-2）。

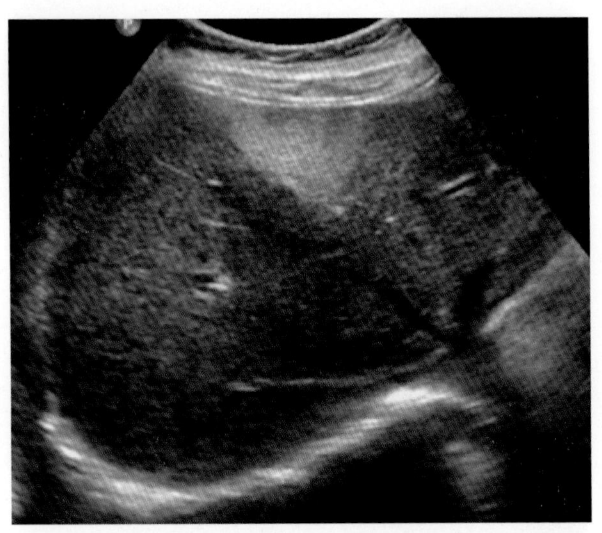

**图 38-11-2　非均匀性脂肪肝声像图**

2. 少数病变呈团块状高水平回声。外形呈圆形、椭圆形，也可不规则形。数目一个或多个。有时酷似转移性肿瘤。本病缺乏占位效应为其重要特征（图 38-11-3）。

3. 相对正常的组织（回声较低）多见于肝脏边缘部分、胆囊周围或以肝静脉为界的正常回声区（sparing area），弥漫性脂肪肝的回声增强区内出现孤立性弱回声结节或小片“弱回声区”，偶尔酷似低回声肿瘤结节。

超声易于诊断典型的叶段型非均匀性脂肪肝。其中团块型等个别类型需与血管瘤和肝癌鉴别。超声与 CT 联合检查对于诊断本病最有帮助。值得注意，CT 检查脂肪肝不及超声敏感。因此，对于增强 CT 未见异常而超声可疑肿瘤结节的患者，结合声像图应考虑肝脂肪变性的可能，灰阶超声造影和增强 CT 均有助于和肝肿瘤性病变鉴别。对于诊断有困难的病例有赖于超声引导组织学活检。以下声像图特点有助于和局限性占位性病变鉴别。（图 38-11-4）

局限性脂肪肝及低脂区好发部位为左内叶门静脉旁、胆囊窝、肝被膜下等区域；病变区无占位效应；血管管径及走行正常，并可穿行于病变区；除圆形、结节状外，病变区多呈几何多边形状，并可与正常肝组织交织分布；动态随访观察，病变形态可改变明显，脂肪浸润最快可在 6 天内消失。

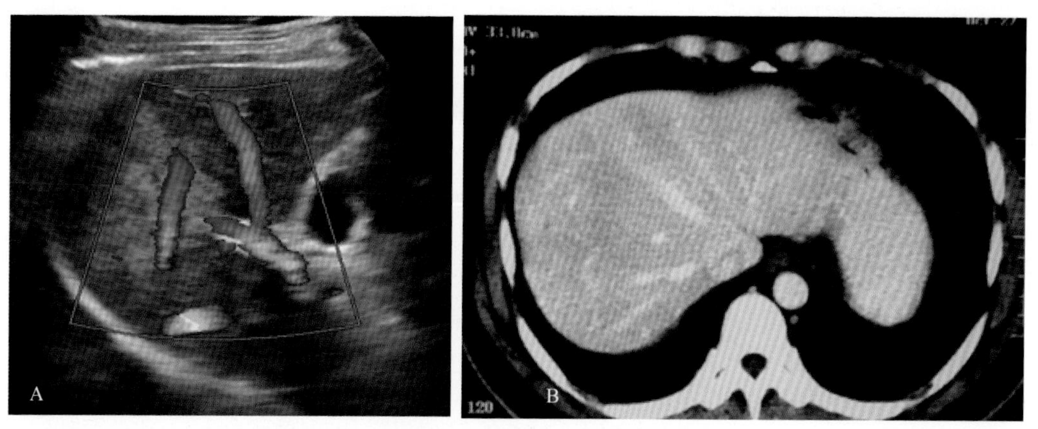

**图 38-11-3　肿瘤样的局限性脂肪肝声像图和 CT 表现**

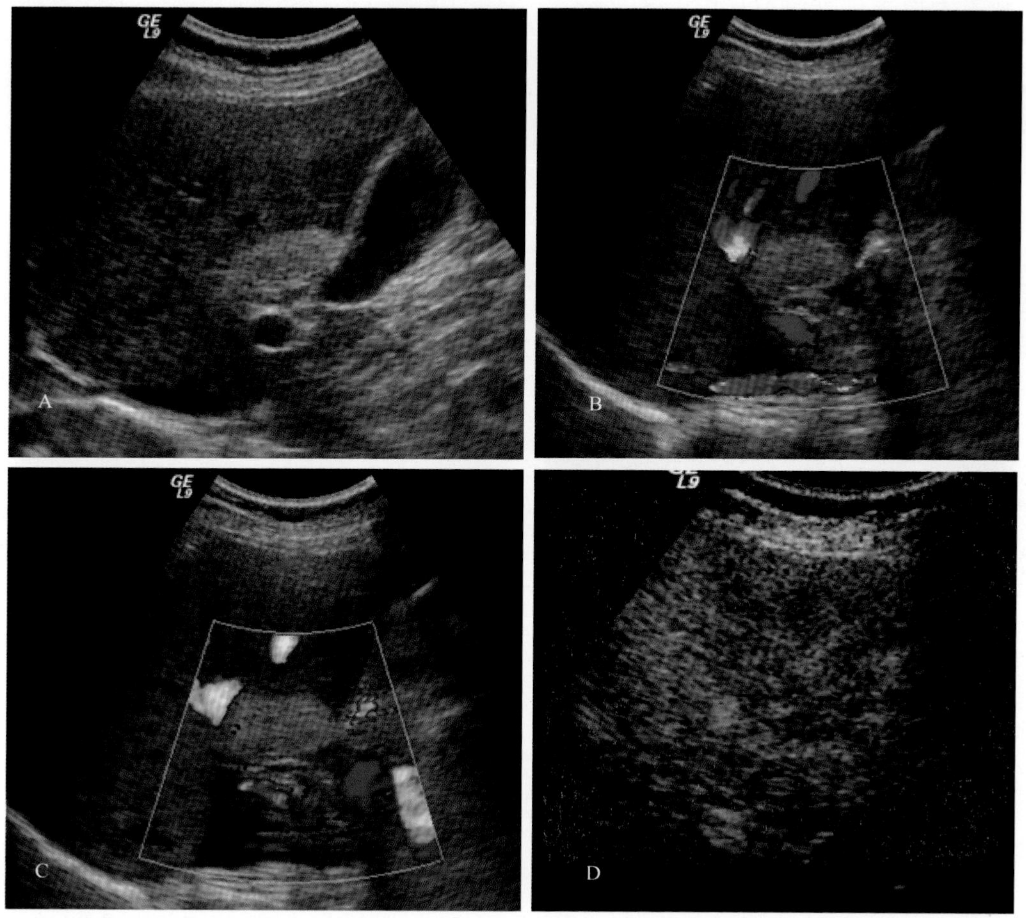

A. 二维超声显示右肝胆囊旁高回声结节，边界清晰，酷似肿瘤；B. 彩色多普勒显示病变内未见明显血流信号；C. 能量多普勒显示病变内亦未见明显血流信号；D. 超声造影显示病变处与周围肝实质同步增强、同步廓清，结合二维超声和彩色多普勒所见符合局限性脂肪肝。

**图 38-11-4　非均匀性脂肪肝（肿瘤样）声像图**

（罗　燕）

## 第十二节　病毒性肝炎

【病因及临床表现】

临床上可分为急性和慢性肝炎。急性肝炎以肝炎病毒引起最为常见，新生儿急性肝炎还可由风疹病毒，巨细胞病毒引起。急性酒精中毒、化学药物等肝毒性物质也可引起急性肝炎。

急性期，患者可出现恶心、呕吐、低热和身体不适等症状。肝脏通常肿大，有触痛。症状出现后 7～10 天，多出现黄疸。慢性者，往往无特殊症状。

【超声表现】

超声通常不用于急、慢性肝炎的诊断。大多数情况下，肝炎的声像图表现正常。但是对于黄疸患者，超声有助于排除胆道梗阻。常见超声表现：

肝脏肿大是急性肝炎最常见的超声表现。

肝实质回声改变：由于细胞水肿及间质内水分增加，部分急性肝炎患者肝实质回声降低，门静脉管壁回声相对增强，形成"满天星"的声像图表现。慢性肝炎患者，肝实质回声可增强并且不均匀。

胆囊改变：尽管禁食后检查，胆囊通常充盈不良，并且伴有胆囊壁水肿增厚（图 38-12-1）。

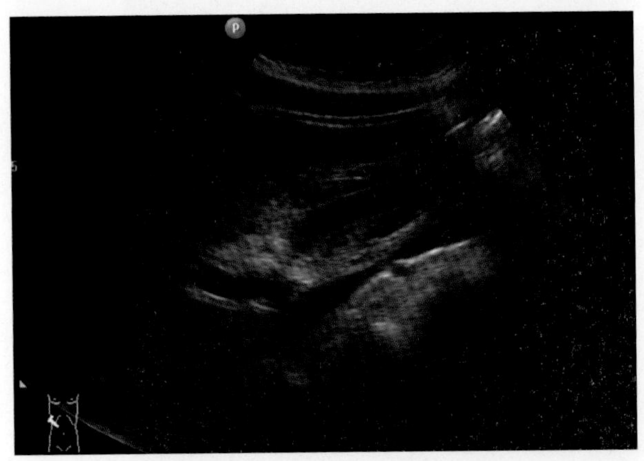

女，27 岁。上腹痛 3 天，声像图显示肝脏回声未见异常，胆囊空腹不充盈，胆囊壁弥漫性肿胀增厚。胆道系统未见梗阻征象。临床化验证实为急性肝炎。

**图 38-12-1　急性病毒性肝炎**

（罗　燕）

## 第十三节　肝破裂

【病因及临床表现】

外伤，特别是交通事故是闭合性损伤肝脏破裂的主要原因。此外，肝肿瘤体积较大时，也可发生。根据肝脏破裂的程度可以分为包膜下破裂、肝实质内出血和真性肝破裂三种类型。肝脏破裂伤以右肝后叶最为多见。如果患者血流动力学稳定，其主要临床表现为局部疼痛及其他部位损伤的相应症状。如果损伤较大，出血过多，则患者以出血性休克为主要临床症状。

【声像图表现】

实质脏器破裂、组织内出血形成血肿，其声像图表现有一定的共同规律：1 天内的新鲜血肿，由于凝血块与破碎组织交织分布，血肿呈不规则分布的回声增强区；7～10 天，血肿回声明显减低，甚至为无回声；2～3 周后，小的血肿液化吸收，难以辨认。较大的血肿肉芽组织填充，机化包裹，甚至出现钙化。

【包膜下血肿】

肝包膜与肝实质之间出现梭形无回声，后方回声增强；周围肝实质受压，表面呈弧形压迹。

【肝实质内破裂出血】

急性肝组织挫伤引起肝实质内血肿和新鲜凝血块形成，呈圆形或不规则形，范围较大时周围组织、血管被挤压，酷似回声增强性肿瘤（图 38-13-1）。也可沿损伤区域呈不规则形分布（图 38-13-2）。对于声像图表现酷似肿瘤的肝外伤，诊断时要有意识询问病史。另外，1～2 周内随访检查，观察病变回声和形态的变化也可避免漏诊。

【真性肝破裂】

肝包膜回声连续性中断、伴有伸向肝实质的无回声或低回声区。肝周及盆腹腔可见游离积液。这些征象提示肝脏真性破裂，超声造影可更准确评估损伤程度和范围。患者往往需急诊手术修复。

肝破裂的超声造影诊断与分级

超声造影的广泛应用，使肝脏破裂的超声诊断更加准确和细化。国内外学者参照肝脏破裂的临床及 CT 诊断标准，制定了相应的肝破裂超声造影诊断分级标准：

Ⅰ级：仅见包膜下血肿，或裂伤深度＜1cm；

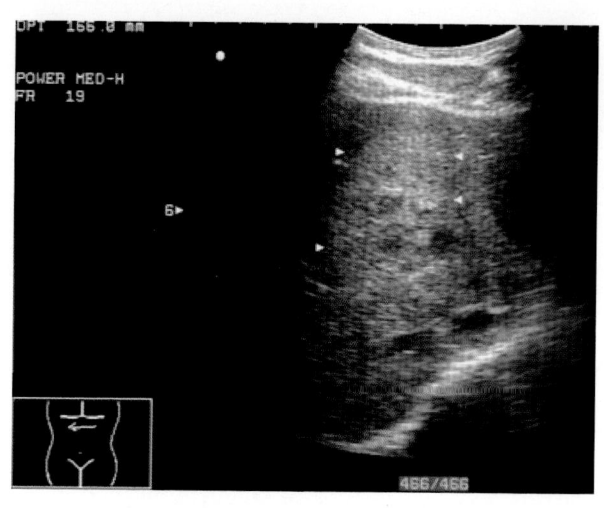


上腹部横断面声像图显示肝内椭圆形高回声区（三角形所指区域），边缘清晰，酷似肿瘤

**图 38-13-1 肝实质内损伤，腹部铁管砸伤患者**

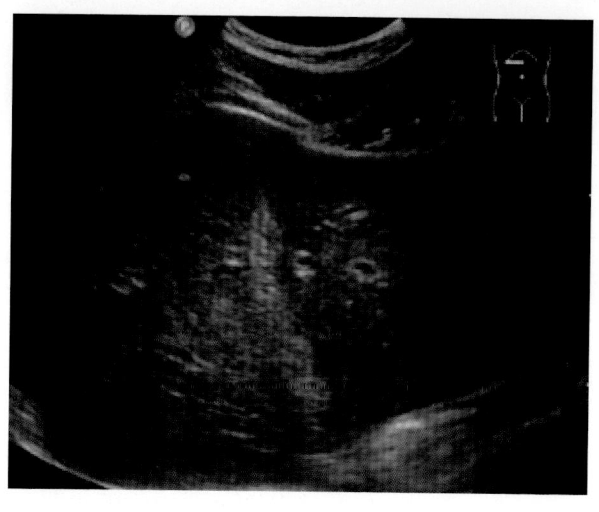

右肝肋下斜切声像图，显示肝内条片形回声增强区，边界尚清晰

**图 38-13-2 肝实质损伤**

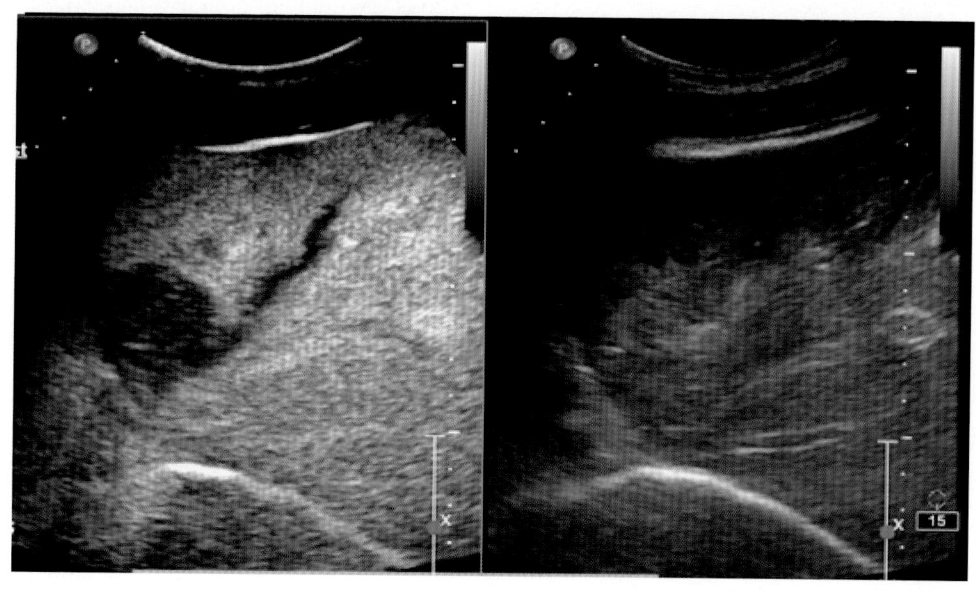

右图灰阶超声显示肝内不规则回声增强区，左图超声造影显示局部肝实质造影剂灌注缺失，肝包膜处形态不规则，肝脏裂伤延伸至肝实质内

**图 38-13-3 肝脏破裂伤超声造影**

无或仅肝周少量积液；

Ⅱ级：超声造影示裂伤深度 1～3cm；或实质内血肿直径＜10cm；肝周及盆腔少量积液（图 38-13-3）；

Ⅲ级：超声造影示裂伤深度＞3cm，或实质内血肿直径＞10cm，腹腔积液少-中量；

Ⅳ级：超声造影示实质裂伤，累及 1～3 个肝段，腹腔积液中-大量；

Ⅴ级：超声造影示实质裂伤，累及＞3 个肝段，较大血管损伤，可见造影剂外溢至腹腔，动态观察腹腔积液量进行性增加。

（罗 燕）

## 第十四节 移植肝

我国 1977 年成功的实施了首例肝移植术，近年来能够实施肝移植手术的医院以及肝移植的数量和成功率不断增加。肝移植的手术方式包括原位全肝移植和部分肝移植。

移植肝长期存活率的提高，除因手术技术改进和新型免疫抑制药物的应用外，还主要归功于术后并发症的早期发现和及时处理。肝脏移植手术切口大、涉及器官多，术后并发症复杂且出现早，如不能及时发现和处理，往往危及移植肝存活甚至受体的生命。超声检查因方便、易于重复应用、能及时有效评价移植肝血流动力学变化和多种术后并发症而成为首要的筛查工具。

【肝移植手术方式】

了解肝移植的手术方法有助于术后有重点的超声评价。本文以全肝移植为例进行介绍，部分肝移植基本原则与全肝移植相同，所不同之处在于部分肝移植术后，除受者外，还应常规评估供者情况。

全肝移植涉及5处吻合：

胆道系统　多采用端-端吻合，供肝胆囊常规切除，仅将胆总管与受体的肝总管直接吻合而尽量避免供肝与受者肠道之间的胆-肠吻合。

肝动脉　肝动脉内径多比较细小且变异较大，为避免术后吻合口狭窄，通常采用“鱼嘴”样吻合。即供肝肝总动脉、脾动脉分叉处或甚至保留腹腔干及其连接的部分腹主动脉壁（Carrel补片）与受体的左右肝动脉分叉处或胃十二指肠动脉—肝固有动脉分叉处吻合，以扩大吻合口。如受体的肝动脉或腹腔干存在狭窄，则采取搭桥的方式使供肝肝动脉与受体主动脉直接吻合。

门静脉　一般采用端-端吻合。如果受体的门静脉主干内血栓形成，则也需搭桥方式与受体的肠系膜上静脉或脾静脉吻合。

下腔静脉　常规肝移植术会将受体肝段下腔静脉切除，而供肝保留肝段下腔静脉与受体分别进行肝上、肝下断端吻合，所以术中共需进行5处吻合。

目前，外科医生多采用“背驮式”方法：保留患者的下腔静脉，将供肝的肝段下腔静脉肝下断端结扎，其上端与受体的下腔静脉行端-侧或侧-侧吻合。

【正常移植肝超声表现】

作为术后早期评价和长期随访观察移植肝的重要影像学手段，第一次超声检查应在术后24小时内进行。此后1周内每日检查，随后每周检查1次，随情况稳定可逐渐增加检查时间间隔。

超声检查内容一般包括肝实质、胆道系统、血管结构包括血流以及肝周围和脾脏情况。正常移植肝实质回声均匀，肝内外胆管无扩张，如留置“T”管，则插管局部胆管壁轻度增厚，回声增强。肝内外血管系统管腔通畅、血流充盈，无血栓或狭窄征象。门静脉及下腔静脉易于显示，检查肝动脉则需耐心及熟练的检查手法。移植肝的动脉频谱与正常肝动脉频谱相似，呈收缩期快速上升，舒张期持续正向的血流信号，加速度时间小于80ms，阻力指数在0.5～0.7。术后早期阶段可能由于肝动脉壁水肿常出现舒张期血流减少，即阻力指数增高的异常表现，甚至可达1.0，但多在1～2周内恢复正常。门静脉及下腔静脉吻合口回声常增强，门静脉频谱呈连续性入肝血流，术后1～3月内速度多明显增加。下腔静脉及肝静脉频谱则为随心动周期变化的三相波血流。

术后肝周、胸腔（右侧多见）常存在少至中量积液，一般7～10天内吸收。

【移植肝并发症的超声诊断】

## （一）血管并发症

通常发生于术后早期阶段，主要表现为血栓形成或狭窄，以及肝动脉假性动脉瘤。

1. 肝动脉血栓形成　发生率可高达8%，占术后全部血管并发症的60%。肝动脉血栓占移植肝早期无功能的第二位因素，致死率20%～60%。早期肝动脉血栓发生在术后15天之内，其危险因素包括肝缺血时间过长、ABO血型不匹配、供-受体肝动脉口径差异过大、急性排异等。迟发肝动脉血栓可能于移植后数年发生，多与慢性排异及感染有关。移植肝的胆道系统单纯依赖肝动脉供血，因此临床上肝动脉血栓除可出现暴发性肝衰竭、菌血症，还会出现延迟性胆漏等，60%患者可能需要再次肝移植。超声检查诊断肝动脉血栓的准确性高达92%，彩色多普勒超声检查示肝固有动脉及肝内分支无血流信号即可疑诊。当侧支循环建立，肝内动脉可探及低速、低阻型血流频谱，加速度时间大于80ms，阻力指数小于0.5。超声检查时应注意避免假阳性出现，如仪器灵敏度设置不当，术后肝动脉由于位置变化未能显示，移植肝严重水肿，低血压，高度肝动脉狭窄等。超声造影可明确诊断。

2. 肝动脉狭窄　较血栓更为常见，发生率约

11%，最好发于吻合口部位。诱因包括术中肝动脉钳夹损伤，动脉内导管直接损伤内膜等。临床上可引起胆道缺血、肝功能损伤甚至衰竭。治疗方法包括动脉腔内球囊成形术或再次移植。二维超声一般难以判断狭窄，CDFI 可发现局部五彩镶嵌血流信号（图 38-14-1），血流速度加快至大于 2～3m/s。肝内动脉频谱圆钝，加速度时间延长，阻力指数下降（图 38-14-2）。值得注意，轻度狭窄 Doppler 可能无阳性发现，如临床高度怀疑肝动脉狭窄而多普勒检查结果正常时，有必要进行动脉造影检查。

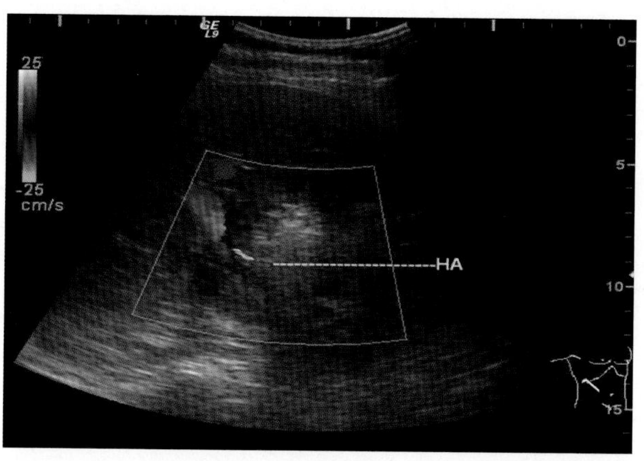


**图 38-14-1　肝移植后 7 个月复查，第一肝门长轴切面声像图，显示肝动脉（HA）吻合口处血流速度增快，呈五彩镶嵌状分布**

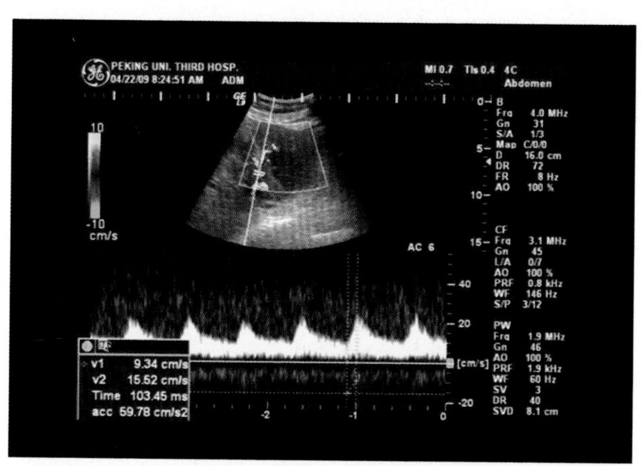


**图 38-14-2　患者肝内动脉频谱呈狭窄后改变，收缩期加速度时间明显延长，为 103ms**

此外，少数患者（3.1%～5.9%）肝动脉主干血流信号弱，流速低甚至无论如何调节仪器设置，始终显示不清，酷似血栓形成。此种情况可见于移植后脾动脉或内脏动脉窃血综合征，相对粗大的脾动脉与肝动脉争夺血液，致使肝动脉血流不足，CDFI 显示不满意，若进行超声造影检查则可清晰显示通畅肝动脉从而有助于除外血栓形成。脾动脉窃血综合征需动脉造影确诊并可同时进行脾动脉栓塞介入治疗。

3. 肝动脉假性动脉瘤　相对少见，发生于吻合口附近，也见于肝内继发感染或穿刺活检后。临床症状一般出现较晚，如动脉瘤破裂可引起急性失血性休克，亦可形成瘘管与附近胆管或门静脉相通。一旦确诊则需外科手术治疗或支架介入治疗。超声表现酷似肝囊肿，多位于肝动脉走行区域，应用彩色及频谱多普勒可见紊乱血流信号，故易于鉴别。假性动脉瘤发生在肝外时，肝内动脉可出现狭窄后的圆钝型频谱表现。

4. 门静脉吻合口血栓及狭窄　较少见，1%～2%。临床表现为门静脉高压，肝功能受损，水肿及大量腹水。门静脉血栓超声表现为管腔内实性团块，偶尔急性血栓呈无回声而不易显示。因此，超声检查时应强调二维与 CDFI 并重。供-受体门静脉口径差异过大，门静脉保留过长迂曲等因素可引起门静脉内局部血流速度增高，但不应认为局部存在狭窄，只有狭窄处血流速度达到狭窄前 3～4 倍以上时，才考虑诊断（图 38-14-3）。

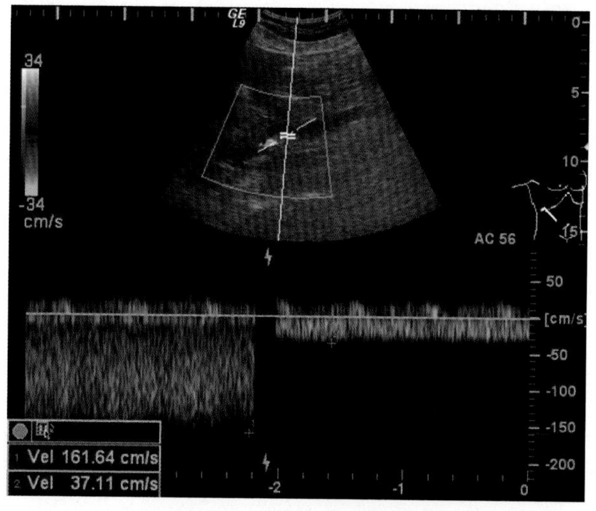


**图 38-14-3　肝移植术后，门静脉吻合口狭窄。CDFI 显示门静脉局部血流呈五彩镶嵌样分布，局部血流速度 161cm/s，其近端流速 37cm/s**

5. 下腔静脉血栓及狭窄　更为少见，在儿童劈裂式肝移植或再次移植患者中相对较多。急性下腔静脉狭窄见于吻合口径差异过大或肝脏位置旋转造成下腔静脉扭曲所致。晚期狭窄可继发于吻合口纤维化，慢性血栓。CDFI 显示狭窄处的血流速度明显加快，为狭窄前流速的 3～4 倍。明显的肝上下腔静脉吻合口狭窄还会引起肝静脉反流或失去三相波特点。

### （二）胆道并发症

移植肝术后胆道并发症较为常见，包括胆漏、胆道狭窄、胆管炎、胆管内泥沙或结石形成等，发生率约 25%，其中 80%发生于移植后 6 个月内。如果术后留置“T”管，则胆漏最易发生在“T”管插管处。非吻合口或“T”管插管处胆漏，多与肝动脉血栓相关。胆汁可流入游离腹腔或形成肝周包裹性积液，胆道造影是诊断的金标准。超声引导穿刺抽液有助于明确诊断。

胆道狭窄包括吻合口狭窄和非吻合口狭窄两种。吻合口狭窄多继发于术后瘢痕形成，典型超声表现为吻合口近端胆总管及肝内胆管扩张，而吻合口远端胆总管内径正常；非吻合口部位的胆道狭窄发生于吻合口以上胆管，包括肝内胆管，通常因肝动脉缺血所致。好发于肝门区并向外周延展，可在肝内多部位散在分布，超声表现为节段性肝内胆管扩张或肝门部胆管扩张，肝外胆管无扩张。也可能肝内外胆管均无扩张。严重者，胆管上皮坏死脱落可形成胆管内碎屑。因此，超声发现上述胆道征象时，应仔细检查肝动脉。一般而言，肝内胆管不规则增宽，管壁回声增强等超声征象更多因急性排异、缺血、胆管炎引起而非胆道梗阻所致。

术后胆道系统结石并不常见，应用免疫抑制药如环孢素 A 能改变胆汁成分，诱发胆汁结晶，形成结石（图 38-14-4）。

偶尔，由于术中支配 Vater 壶腹的神经血管损伤，会导致 Oddi 括约肌功能失常，引起广泛性的肝内外胆管扩张而无明显吻合口狭窄。

### （三）肝实质并发症

肝实质回声异常既可以为局限性病变也可以为全肝回声异常。局限性病变病因很多，如梗死、脓肿、供肝自身病变、胆漏、肿瘤复发、术后淋巴组织异常增殖等。特别注意，肝动脉血栓或狭窄会引起肝内局灶梗死或脓肿形成。超声表现为

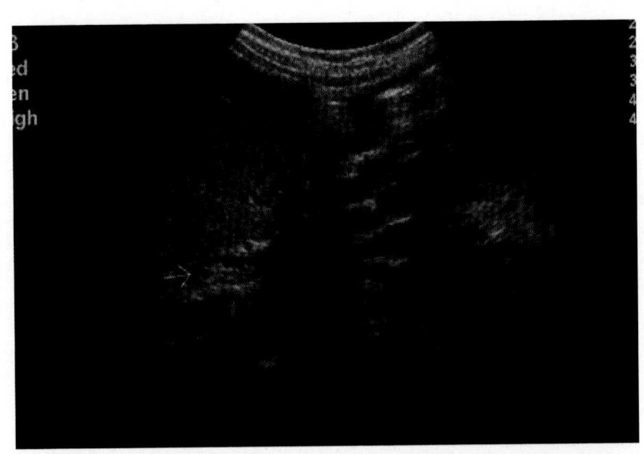

**图 38-14-4　肝移植术后 1 年，常规超声复查，发现肝门部胆管轻度增宽，其内可见结石呈中强回声（↓），后方无明显声影**

圆形或几何形病变，中心低回声代表液化、坏死区，内部可有气体形成点状强回声伴后方混响伪像。脓肿形成时则有不规则厚壁。

术后长期应用免疫抑制药物，会引起淋巴细胞增殖失控，术后 4～12 个月最常见，严重者可引起暴发性淋巴瘤。可累及全身各部位，肝脏侵犯多位于肝门区，表现为软组织肿块并压迫肝门结构。肝内侵犯除表现为局灶低回声结节，也可为广泛性浸润表现。此外，肿瘤复发或肝内转移也是常见病变。

肝实质弥漫性病变表现为肝实质回声不均匀，见于术后排异反应、移植肝缺血、肝炎、胆管炎等。其中，术后排异反应是最常见原因，但临床表现常不典型，而且超声表现缺乏特异性，与肝动脉频谱形态、加速度时间、阻力指数间也无明显关联。因此，排异反应确诊需组织学穿刺活检。

### （四）肝周积液

肝周包裹性积液及腹水最为常见。由于肝移植手术需要剔除供肝的附属韧带组织，破坏了局部腹膜结构，致使肝周积液可出现在肝裂内，肝裸区周围（图 38-14-5）。超声易于发现积液并定位，但对于积液性质则难以判断。术后早期的典型肝周血肿通常位于右肝下间隙并累及肝裸区，超声表现为不规则的无回声区，内部无血流信号，并可见条带样回声。急性血肿形成时可表现为均一回声而类似实性肿物，动态观察可行鉴别。

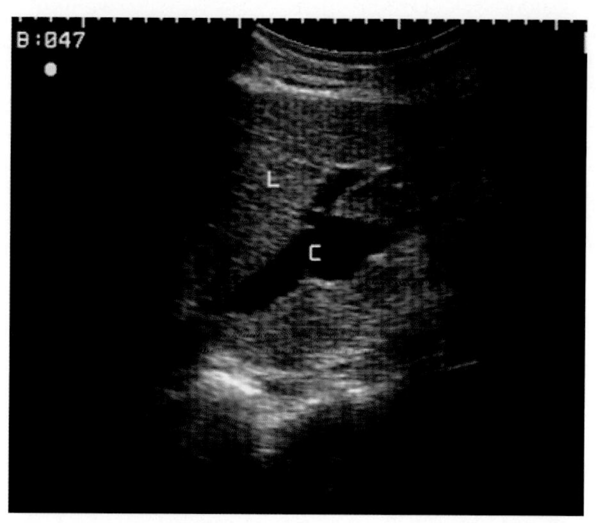


图 38-14-5 肝移植术后3周复查，显示左肝（L）静脉韧带裂隙内积液（C），容易误诊为肝内含液性病变

（五）其他

切除肝段下腔静脉的肝移植手术，由于术中结扎了右肾上腺静脉，术后可引起右肾上腺充血性梗死合并出血。超声表现为右肾上腺体积增大，回声不均匀，动态观察可见血肿由强回声逐渐变为回声减低，直至为无回声。

（罗 燕）

## 第十五节 淤血肝

（一）病理及临床概要

淤血肝是由于慢性充血性心力衰竭，特别是右心衰竭引起的肝脏淤血肿大。肝静脉回流受阻，压力增高，淤血从肝小叶的中心静脉开始，一直扩展到肝窦，肝细胞因压力、营养不良及供氧不足而出现各种变性。肝小叶中央严重淤血呈暗红色，而肝小叶周边肝细胞发生脂肪变性为黄色，肝脏断面呈现红黄相间的斑点，形成所谓豆蔻肝。小叶中央区肝细胞会发生萎缩坏死，最终纤维化。临床症状除心源性疾病的表现外，还会伴有右季肋部不适、胀痛；食欲不振、恶心、呕吐等消化道症状。

（二）检查程序及仪器调节

测量肝脏各径线，包括前后径、上下径和最大斜径。观察肝表面是否光滑，实质回声强度及分布是否均匀。测量肝静脉及下腔静脉内径，多普勒检查肝静脉及下腔静脉血流频谱。

仪器检查无特殊要求，一般腹部条件即可，探头频率3~5MHz。

（三）病变声像图

淤血肝表现为肝脏各径线增大，形态饱满，边缘钝。肝脏实质回声可无改变或略减弱。肝静脉和下腔静脉内径增宽，血流速度减慢，出现自显影现象，呈现“烟雾”状回声。（图 38-15-1）

淤血性肝硬化时肝脏各径线测值相应减少。肝实质回声增粗增强，肝表面可不光滑。肝静脉及下腔静脉管径明显增宽。下腔静脉管径随呼吸周期的变化减弱或消失。多普勒检查示肝静脉及下腔静脉血流减慢或有收缩期反流频谱。大部分患者伴有腹水。（图 38-15-2）

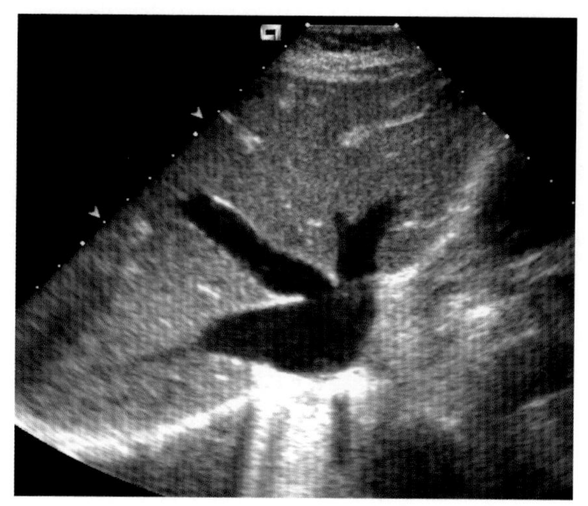

图 38-15-1 淤血肝（三支肝静脉内径增宽）

（四）临床价值

超声检查发现肝脏肿大，肝静脉和下腔静脉内径增宽，可诊断淤血肝，并可动态评估临床治疗效果。当肝脏缩小，实质回声增粗增强，肝静脉和下腔静脉内径明显增宽时，可诊断为淤血性肝硬化。超声易于与其他类型肝硬化相鉴别。

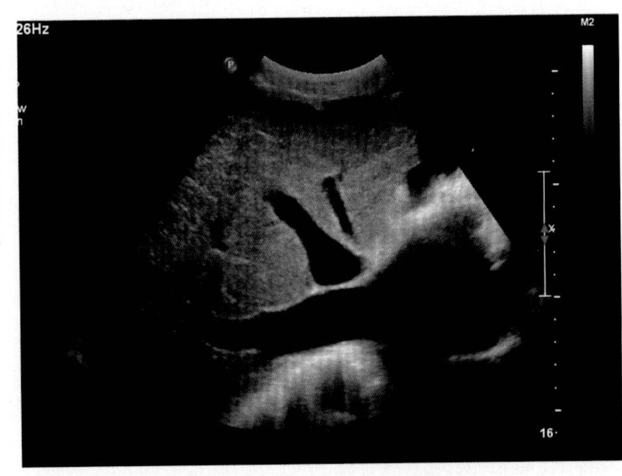

图 38-15-2 淤血性肝硬化

（于 铭）

## 第十六节 谐波超声造影

超声造影（contrast-enhanced ultrasound，CEUS）属于非侵入性超声检查技术，是近几十年超声检查技术的一个重大进展。它借助于静脉注射微泡造影剂和超声造影谐波成像技术，能够清晰显示正常和病变器官组织的微细血管结构，大大增强了深部组织微血管和低速血流的显示，增加了图像的对比分辨率，因此可用于实时评估肝脏局灶性病变的血流灌注特征，大大提高了超声对肝脏局灶性病变诊断的敏感性、特异性和准确性。同时，这项技术还具有实时显示、无放射性、方便、快捷、实用等优点，它不仅提高了常规灰阶/彩色多普勒超声的诊断水平，还可利用微泡携带特殊药物或基因，并在超声作用下对一定的器官组织进行释放，达到靶向治疗的目的，目前这项技术在治疗方面的发展潜力备受关注。

微泡超声造影剂属于血管造影剂（vascular contrast agents）或称血管增强超声造影剂。理想肝脏超声造影剂的条件：①无毒副作用；②可经外周静脉注射，能通过肺血管和心脏且不被破坏；③在血液中稳定地存在较长一段时间；④易被人体自然代谢；⑤可增加感兴趣区（如肿瘤）与周围组织间的声像图对比度。

用于肝脏超声造影剂的种类：

①自由微泡造影剂，如 $CO_2$ 微泡造影剂。

②糖类微粒悬粒造影剂，如：Echovist 和 Levovist。

③蛋白包裹自由微波造影剂，如：Albunex。

④以惰性气体为气相的微泡造影剂，如：Optision 和 SonoVue。

⑤分期变换胶体：如：EchoGen。

⑥组织特异性造影剂：如：Sonovist 和 PFOB。

其中，含有惰性气体的 SonoVue（声诺维）、Optison 等为代表的壳膜型造影剂出现，亦称为第二代新型造影剂。这种造影剂采用低溶解度和低弥散性的高分子量含氟惰性气体如 SF6、C3F8 等，可显著延长微泡造影剂在人体血液中的寿命，增加了微泡的稳定性。这种造影剂平均直径3～5μm，可以顺利通过肺循环，实现左右心室腔、心肌以及全身器官组织和病变的造影增强。

谐波成像技术（harmonic imaging）即非线性超声成像技术，主要是消除基波（$f_0$），利用二次谐波（$f_2$）或多次谐波进行超声成像的技术。有组织谐波成像（THI）和造影谐波成像/造影增强超声（CHI/CEUS）两种。其中，THI 是利用宽频技术接受组织特别是深部组织的非线性效应产生的高频信号和谐波信号，消除基波和旁瓣伪像干扰，提高信噪比，改善图像质量；而 CEUS 则是利用宽频技术接受血管特别是微细血管中微泡造影剂非线性效应产生的大量高频谐波信号，显示人体器官组织微细结构血流供应特征及其改变，从而为临床提供极为重要的诊断和鉴别诊断信息。

随着二次谐波成像技术的进展，如反向脉冲/多次反向脉冲成像成功地用于谐波超声造影，出现了与超声造影剂匹配的灰阶谐波超声造影，并采取低机械指数，将超声波输出声功率调至 MI≤0.1，减少了造影剂微泡的破坏，更适合于第二代新型造影剂如 SonoVue 等的临床应用。总结灰阶谐波超声造影的突出优点：（1）不破坏造影剂微泡，借助于微泡与声波的谐振，高度选择性地获得血流信息，真正做到微血管超声造影增强。（2）可以消除人体自然组织谐波干扰，还能够排除彩色多普勒超声因微气泡带来的彩色外溢、闪烁伪像和微泡破裂引起的许多“开花”伪像。（3）灰阶谐波造影很像数字减影血管造影，适合于长时间实时地观察和记录组织血流变化。（4）对于肝脏血流，可像 CT 造影那样明确区分动脉相、门静脉相和延迟相，故对于诊断和区分肝脏良恶性肿瘤十分有利。(5)灰阶谐波造影使组织分辨率显著提高，图像质量得到极大改善，显著提高了超声检查肿瘤的敏感性和特异性。

目前，这项技术在肝脏临床应用方面最为成功，在肝脏肿瘤方面的应用可与CT造影相媲美，显著提高了小肿瘤的敏感性和特异性，对于检出小于1cm的肿瘤特别有用。主要用于：(1)肝脏局灶性病变良恶性的鉴别，包括肝癌（原发性肝癌、转移瘤）、血管瘤、腺瘤、局灶性结节增生(FNH)、非均匀分布脂肪肝等鉴别（表38-16-1）（图38-16-1、图38-16-2）。(2)肝癌术前常规肝脏超声造影，进一步确定肿瘤的大小和侵犯范围，有无隐蔽的肝内小的转移灶或多灶性肿瘤。(3)肝肿瘤介入性诊断中的应用：超声造影有助于对肝内可疑的微小肿瘤特别是等回声结节的定位穿刺活检；(4)肝肿瘤介入性治疗中的应用：可在肝动脉栓塞化疗后超声造影，还可在射频、微波消融等治疗结束前立即床旁超声造影，判断消融治疗效果和有无残留癌组织，以决定进一步处理，提高疗效。对于无须进一步处理的患者可以进行长期随访。(5)超声造影在肝癌手术中的应用。据报道，术中造影可检出/除外其他更小的肿瘤，及时改变外科处理范围或途径；原发肿瘤病灶切除后，可进行肝内隐匿转移灶的检查，即刻决定再切除或采用消融术；(6)肝外伤性质（包括钝挫伤、肝破裂、有无活动性出血）和实际损伤范围的评价。微泡超声造影的敏感性和准确性高达98%，远远超过常规超声包括彩色多普勒（假阴性率过高）。(7)其他肝脏疾病：如移植肝有无血管狭窄、闭塞，门静脉高压患者TIPS支架是否保持通畅以及布查氏综合征彩色多普勒超声检出有困难者，肝脏超声造影均有一定的应用价值。

**表38-16-1　肝脏局灶性病变超声造影的一般特征**

| | 10～20s开始 | 30～45s | 120～180s |
|---|---|---|---|
| 肝细胞癌 | 快速增强至高回声（坏死区无增强） | 快速消退等回声或低回声 | 持续减退低回声 |
| 转移瘤 | 快速边缘增强或不够显著 | 快速消退低回声 | 持续减退低回声 |
| 血管瘤 | 边缘结节状开始缓慢增强 | 向心性增强 | 持续增强（中心部分可不全增强） |
| FNH | 中央开始快速增强 | 高回声（中央瘢痕低回声） | 等/高回声 |
| 增生结节 | 增至等回声 | 等回声 | 等回声 |
| 局限脂肪浸润或低脂区 | 增至等回声 | 等回声 | 等回声 |
| 肝腺瘤 | 快速增强至高回声（出血坏死无增强） | 等回声 | 低回声等回声 |

【肝脏超声造影的局限性与注意事项】

①腺瘤和炎性假瘤等某些良性病变表现为“快进快出”，与恶性难以区分；②有学者指出，原发性和转移性肝癌中总有少数不典型病例，重视延迟相180秒以后至微泡消失的观察，可能进一步提高检出率。但是，有的仪器显示有困难。③位置过深的肿瘤病变超声造影显示困难。④超声造影对人员操作技术、记录系统等有依赖性。

**（葛辉玉）**

## 第十七节　超声弹性成像在肝脏的应用

众所周知，生物组织的硬度能提供组织的重要信息。临床上，医生通常用肝脏触诊法获取这种信息，但是这种方法并不敏感，触诊的结果往往也依赖于医生的个人经验。

通常我们将能够反映组织弹性特性的成像方式都称为弹性成像。在弹性成像中，对成像组织施加一个机械激励，通过测量组织对激励的相关响应，可以得到组织的弹性相关信息。机械激励可以是外界施加的静态压缩，低频振动，声辐射力，也可以是人体固有的运动如呼吸运动、心脏

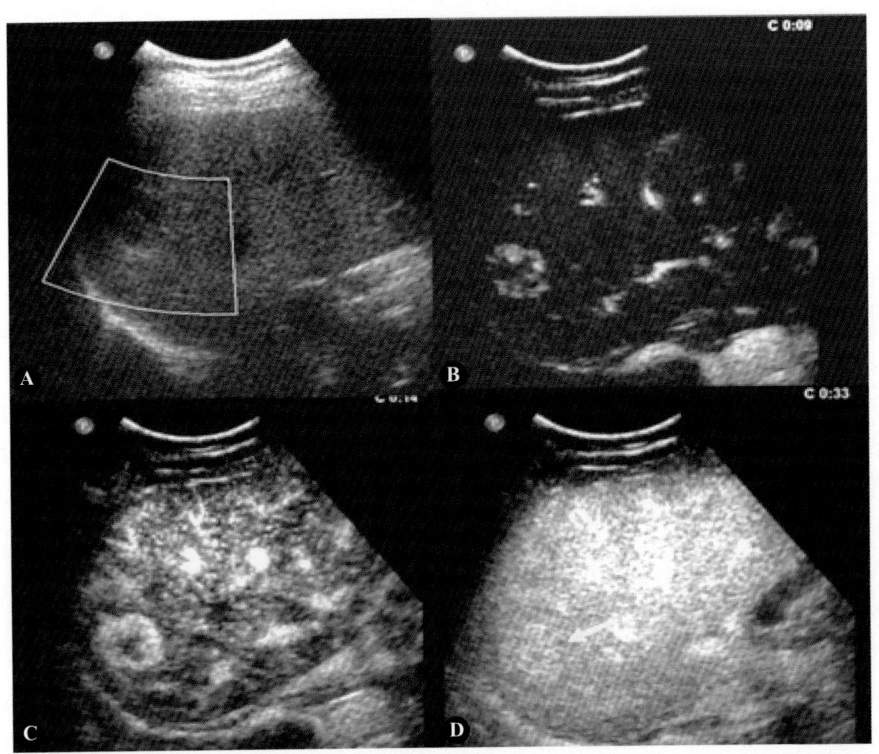


A. 二维超声显示为低回声；B. 动脉期瘤体周边呈环形增强；C. 门脉相呈典型的向心性缓慢增强；D. 实质期显示造影剂缓退，回声强度仍然超过肝脏实质（白色箭头）

**图 38-16-1 肝血管瘤超声造影表现**

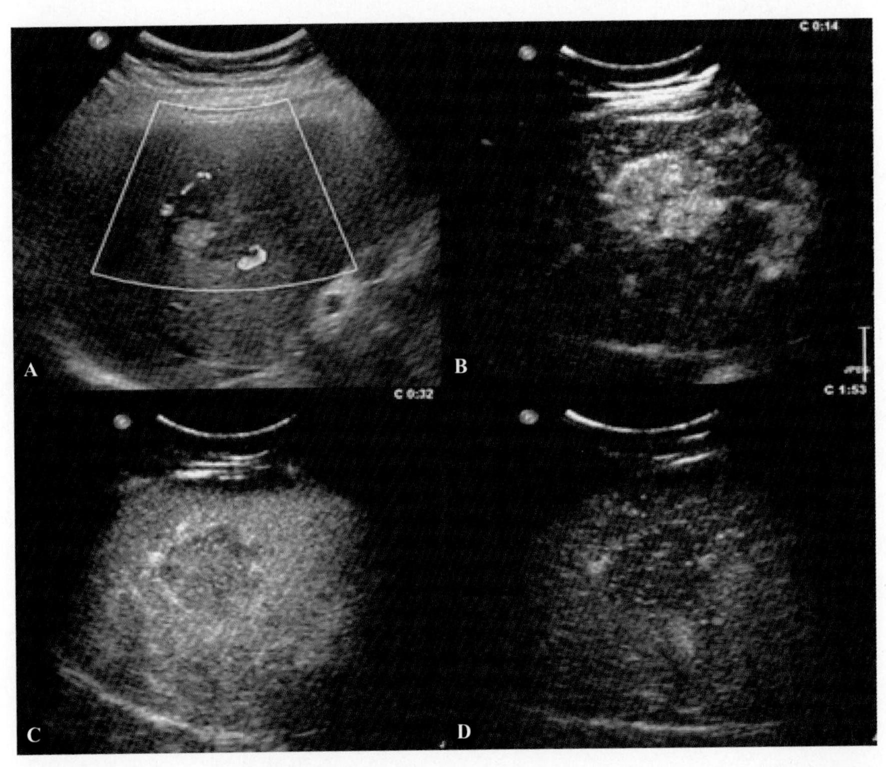


A. 二维超声显示病变大部分为低回声，小部分为高回声；B 动脉期：肿物于 14s 时迅速增强（快进）；C. 门脉期：迅速减退，肿物回声低于肝实质；D. 实质期：回声持续减退（呈不典型“黑洞”表现）

**图 38-16-2 肝细胞癌超声造影表现**

的收缩舒张及血管的搏动。施加机械激励后，组织内部弹性的差异将会导致不同的响应（应变的差异，振动幅度的差异，剪切波传播速度的差异等）。通过测量该响应，根据生物力学，弹性力学等约束条件，就可能进一步估计得到组织定量的机械属性信息。

目前应用比较广泛的是根据成像原理进行分类，即超声弹性成像根据施加机械激励的类型，可以分为静态弹性成像及剪切波弹性成像；根据估计的参数，可以分为应变及速度模量等的弹性成像。

肝脏病变在超声诊断上可分为局灶占位性病变和弥漫性病变，因此超声弹性成像在肝脏的应用也可分为测量弥漫性肝脏硬度和肝脏肿物的硬度。

### （一）弹性成像评价肝脏弥漫性病变

各种不同类型的肝病均会引起肝细胞坏死、残存肝细胞结节性再生、结缔组织增生与纤维隔形成，在出现肝硬化之前的肝纤维化时期，超声检查可以阴性，也可以出现肝脏实质回声不均匀的改变，直到超声成像看到肝硬化的结节样改变二维超声方可诊断。但是，当出现超声可诊断的肝硬化时，肝脏的损伤通常已不可逆，因此肝纤维化的诊断及分期一直是临床研究的热点。目前针对肝脏纤维化的主要辅助诊断方法包括肝组织活检、生化、影像。超声引导下穿刺活检仍然是评价肝脏情况的金标准，但是此有创操作不利于长期对肝脏情况的监控。生化检查的研究表明肝纤维化4项（Ⅲ型前胶原、Ⅳ型胶原、层粘蛋白、透明质酸）等对肝纤维化的诊断价值是肯定的，但对早期肝纤维化及评价分级方面存在争议。在影像学方面，常规二维超声又对早期肝脏弥漫性病变诊断不佳，因此早期评价弥漫型肝病的肝脏情况一直是临床研究的热点。近年来，超声弹性成像体外测定脏器组织硬度超声检查方法，弥补了传统二维超声成像模式的不足，使肝纤维化的诊断及分期成为可能。

目前，评价肝脏硬度值（LSM）的超声成像方式最常用的分为三种：瞬时弹性成像系统（Fibroscan）、声辐射力脉冲成像（ARFI等）、实时组织弹性成像（RTE）。

瞬时弹性成像利用一个探头发出脉冲激励，可以使组织内部产生瞬时剪切波，然后收集组织反射的射频数据，通过计算软件对返回的数据进行分析，评估在压迫过程中组织产生的细微的位移差别，从而得到剪切波在组织内的速度差别，能计算出目标区的弹性模量，进一步利用弹性模量值的组织间差异对肝纤维化进行诊断分析（图38-17-1）。这种测定硬度测量值与肝纤维化分期有显著相关性且不受操作者影响，可重复性好，在21世纪初被认为是一种无创、无痛苦、快速、客观定量检测肝纤维化的方法，甚至有学者认为可以取代肝脏穿刺活检判断肝脏纤维化分期。其缺点在于这种弹性成像仪是一维成像系统，取样范围局限；其测量数值非肝脏组织弹性模量的二维分布情况；测量时不能显示肝脏声像图，无法避开肝内大血管系统对测量的影响，不能发挥超声实时成像的优势。

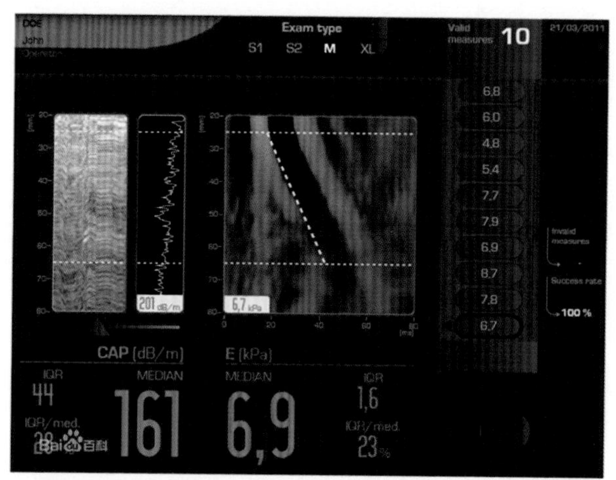


**图38-17-1　肝脏瞬时弹性成像系统（Fibroscan）弹性成像结果图**

ARFI主要原理是利用短周期脉冲声压在组织内部产生局部位移，这种位移可通过基于超声相关性的方法进行追踪。在ARFI为基础的成像技术中，探头既发射射频压力同时又接收射频回波帧数据，实现了利用压力产生组织位移及剪切波变化。近年来，有些不同的医疗公司提供了以ARFI为基础多种超声弹性成像技术，其中比较常见的包括声触诊组织成像技术（VTI）和声触诊组织量化技术（VTQ）（图38-17-2），前者是测量反射回来的位移进行实时直观地显示弹性模量的二维分布。后者是目前临床研究的热点，即测量剪切波的变化进行点式剪切波的弹性成像，即

ARFI定量测量。其在常规实时超声的直视下，无须额外操作，可以根据常规超声图像上肝脏的情况进行进一步分析，这样可以避免瞬时弹性成像系统的取样盲目性，且对肝组织进行弹性硬度检查重复性好，无创伤，可以间接评估肝纤维化的程度，并且克服瞬时成像技术对于肥胖患者诊断效果较差的缺点，其不足之处是易受肥胖、腹腔气体、检查深度、呼吸及大血管搏动等因素影响。

RTE可检测心脏搏动对肝脏组织产生的形变，通过组织弥散定量分析技术对弹性图像进行分析，在实时二维灰阶超声图像基础上叠加实时组织弹性硬度信息以彩色编码的形式反映在声像图上（图 38-17-3），同时可根据图像给出的定量信息进行超声弹性硬度信息的定量计算，自动计算得到一系列参数及肝脏纤维化指数（LF Index），反映肝纤维化程度。RTE可单纯依靠受检者心脏搏动使肝组织产生压缩进行成像，克服了人为主观因素的影响，实现二维图像上实时定量分析，在一定程度上减少误差，提高诊断的准确性，具有无创、快速、廉价及实时等优点。其缺点是肥胖的患者因肝脏位置较深，常常得不到良好的超声弹性图像，并且不适用于严重心律失常及心力衰竭、呼吸衰竭的患者。

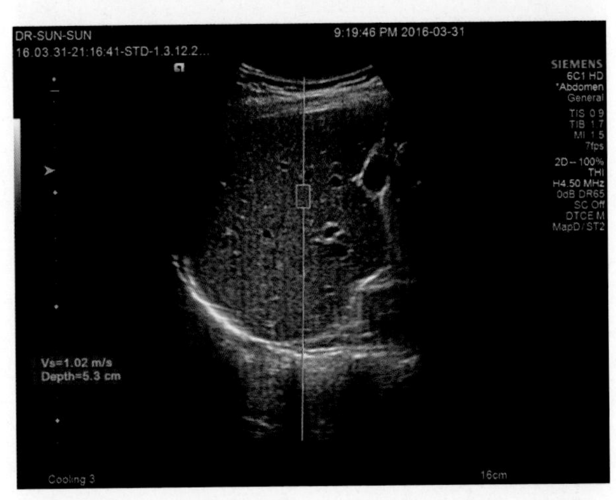


图 38-17-2　肝脏声辐射力脉冲成像的声触诊组织量化技术（VTQ）

### （二）弹性成像评价肝脏局灶占位性病变

目前，对肝脏局灶占位性病变弹性成像的应

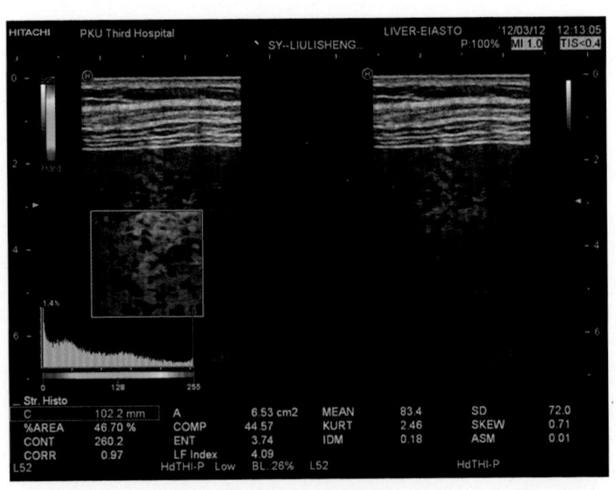


图 38-17-3　肝脏实时组织弹性成像（RTE），下方表格为计算机自动计算参数

用主要是ARFI和RTE两种方式，前者的应用更广泛，且是临床研究及应用的热点。原理同前所述，此处不再赘述。弹性成像对肝脏局灶性病变进行硬度判断，从而评估肝脏肿物的良恶性，但是此方法用于局灶性病变的应用还处于研究阶段，临床尚无统一量化标准判断肝脏肿物的良恶性。其应用更多见于多种肝脏微创治疗后或治疗中的监控，由于肿瘤治疗后内部细胞本身及分布发生变化，硬度也发生变化，因此通过监控其内硬度情况从而判断治疗情况及术后肿物监控。例如，对无水酒精、射频消融、高强度聚焦超声（HIFU）等多种微创治疗手段的实时监控、术后疗效评估及定期随访。

综上所述，弹性成像在肝脏的应用目前还是研究的热点及难点，临床上应用既要掌握弹性成像超声的成像原理从而合理应用不同诊断方式，又要掌握其不同方法的诊断技巧，避免应用偏差，还要结合常规超声和彩色多普勒，提高诊断的准确率。

（孙　彦）

## 第十八节　肝脏超声介入治疗新技术

超声引导肝脏介入技术因其具有实时性、准确性、安全性、操作方便和价格低廉等优势，已广泛应用于肝脏病变的穿刺活检、抽液、置管、注药及消融等方面。目前，常规二维超声引导肝脏介入治疗技术已相对较成熟，并已成为肝脏病变经皮穿刺的首选方法。但仍有部分病变因在灰阶超声上表现为等回声而不易辨别；位于超声固有盲区无法显示；位于肝缘紧靠膈肌、肺、胃肠等重要脏器，消融治疗时易伤及周围重要脏器引起严重并发症的危险等，从而限制了超声介入技术在肝脏病变的应用。近年来，随着超声造影、人工胸腹水技术、超声融合成像磁性导航技术以及双极射频消融技术的发展，极大拓展了超声介入技术在肝脏病变的应用范围。

## 一、超声造影引导穿刺

随着各种肝脏穿刺介入手术的普及，有越来越多的病灶在普通超声上不能得到清晰地显示而无法实施穿刺操作，超声造影技术的出现能解决大部分此类问题。

### （一）适应证

主要适用于某些灰阶和彩色多普勒超声不能分辨的肝脏恶性病变（如肝脏等回声或边界欠清晰的病变、微小癌、消融后或 TACE 术后残留病灶等）引导穿刺活检或治疗。

### （二）方法及步骤

1. 穿刺前先行二维灰阶超声扫查肝脏，可根据先前的对比增强影像学检查（如 CECT、CEMRI），观察病灶的位置、大小、数目及增强表现；若无前期对比增强影像学检查，可先行超声造影观察，并同时选择合适的穿刺路径（图 38-18-1）。

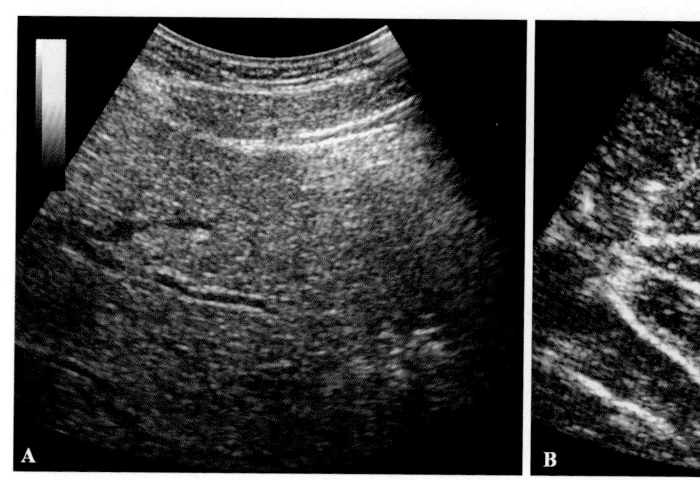


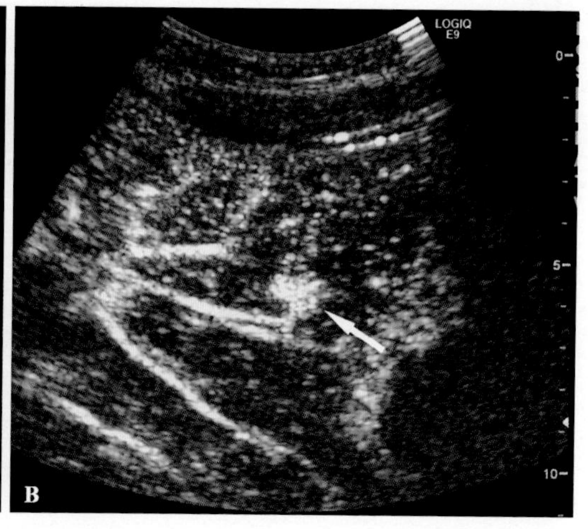


患者男性，59 岁，肝癌消融术后 AFP 升高。MRI 提示左叶复发病灶，经融合导航对可疑部位行超声检查，灰阶超声（A）未能明确显示病灶，超声造影（B）可见动脉期高增强区（白箭头），确定为穿刺目标

**图 38-18-1 超声引导穿刺**

2. 完成穿刺准备工作后，即行超声造影检查。因大部分肝脏恶性肿瘤动脉期高增强持续时间较短，而门脉期及延迟期低增强持续时间较长。因此，常规首先在动脉期（10～25s）确认病灶的确切位置及边界，并调整穿刺引导线角度，于门静脉期及延迟期（>2min）实时准确地引导穿刺进针至病灶内，实施活检或治疗；超声造影引导穿刺过程中，采用灰阶和造影双幅模式显像，既可在造影模式下清晰显示病灶位置又可在灰阶成像模式下实时、精确地观察穿刺针尖位置。

3. 但部分早期 HCC 门脉期及延迟期造影剂廓清不明显，此时需要在动脉期完成穿刺。因动脉期持续时间较短，穿刺操作常不能及时完成。为稳妥起见，可先行一次超声造影确认病灶位置及穿刺路线；准备好穿刺器具，然后在第二次超声造影动脉期完成穿刺（图 38-18-2）。

4. 在超声引导肝癌热消融（射频、微波和激光消融等）时，超声造影动脉期可观察到肝脏恶性肿瘤的供血动脉，并引导穿刺对其供血动脉进行准确消融阻断肝癌血供，随后再进行肝癌肿瘤主体进行消融。肝癌供血动脉阻断消融后不但导致肝癌缺血、坏死，还可在肿瘤主体消融因血流减少，从而降低热消融时的热沉效应，进而增大消融坏死范围而取得更佳的治疗效果。

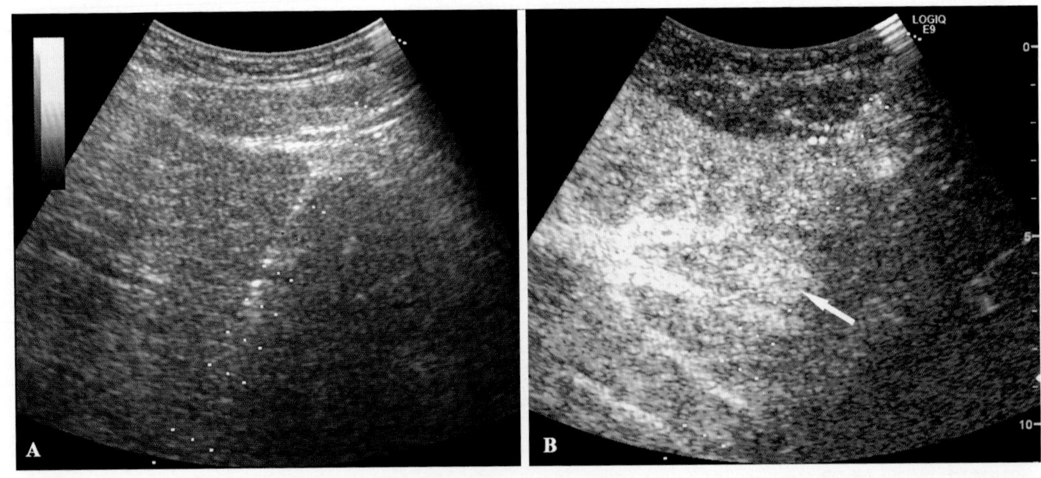


与图 38-18-1 同一患者，超声造影引导下动脉期迅速进针命中靶目标

**图 38-18-2 超声引导穿刺**

### （三）应用优势

与增强 CT 引导穿刺比较，超声造影引导下肝癌穿刺不仅具有实时、灵活、方便及无辐射等优点，还能够清晰显示具有活性的肿瘤病变组织；对于 TACE 后的残留癌组织穿刺时，超声造影显著优于 CT，不受病灶内沉积的碘油干扰的影响；另外，超声造影剂无明显肾毒性，过敏反应更低，可反复多次实施。

## 二、三维超声引导穿刺

实时三维超声成像（three dimensional ultrasound，3DUS）近年来在技术上取得了突出进步，已经进入临床实用阶段。目前最常用的图像采集方式是应用容积探头，行二次元电子机械高速扫描，扫查角度一般为 40°～70°。

### （一）适应证

（1）准确获得肿瘤实际大小及形态结构为方案设定提供依据。（2）模拟安全边缘，为消融方案制定提供帮助。（3）准确显示到达肿瘤区的穿刺路径。（4）清楚显示针尖、针道与癌灶的位置关系，引导准确布针。（5）射频消融中观察展开的电极针与周围重要结构的关系，避免损伤周邻脏器降低并发症。（6）监控消融过程。（7）准确判断消融后局部疗效。

### （二）方法及步骤

1. 充分获取观察目标的二维灰阶及彩色多普勒信息，设定三维成像的最佳位置和角度。

2. 启动三维功能，扫查时探头固定不动，调试各成像参数，经插补和平滑后形成容积数据库，后者包含了病变区及其周围组织的全部回声信息。

3. 经后处理完成三维图像显示，根据成像完成检查和操作（图 38-18-3）。

### （三）应用优势

1. 与二维超声相比，三维超声只需一次扫查即可形成三维图像，解剖结构间的位置关系更明确。

2. 常规二维超声观察方向受限，而三维超声可从任意角度对感兴趣区进行观察。

3. 二维超声不能保证治疗前后多切面扫查为同一切面，而三维超声可得到前后两次的容积数据库资料，提高治疗评估效果。

4. 三维超声提供了多种成像模式，能充分利用采集到的图像信息。

5. 测量脏器的径线或容积（或体积）更准确。

## 三、磁场导航智能定位系统引导穿刺

磁场导航智能定位系统（intelligent positioning system，IP）是一种新的辅助穿刺技术，它基于超声磁导航的基本原理，利用软件虚拟穿刺

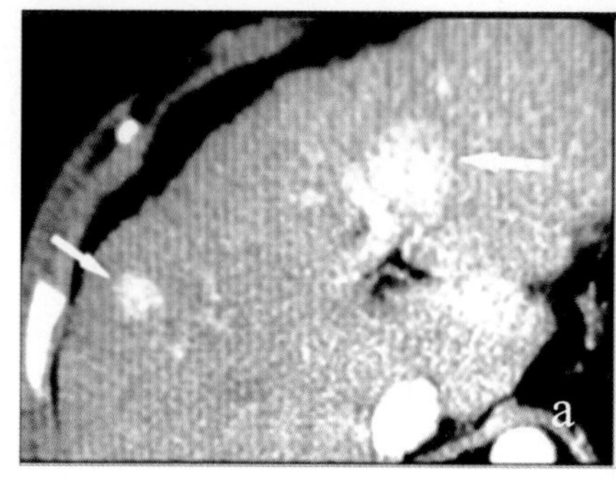

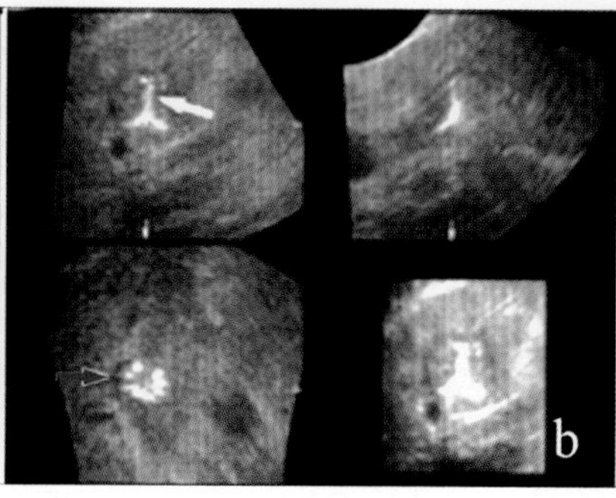

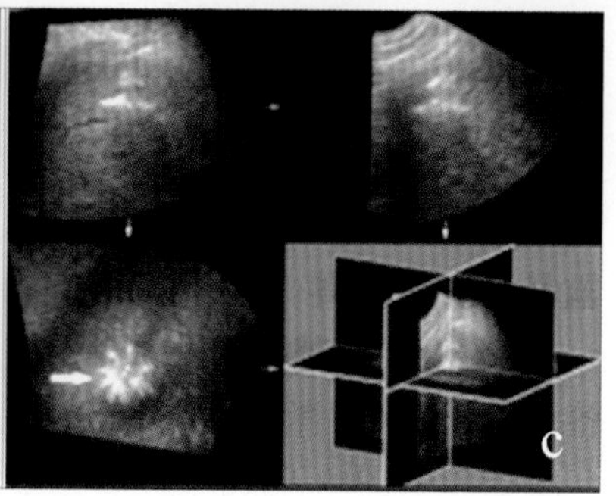

HCC的射频消融过程。a. 术前增强CT动脉相显示S8与S2的两个病灶，长径分别为16mm与30mm。b. 三维超声显示射频电极在S2病灶中空间位置，其中展开的针尖（红箭头）和针杆（白箭头）清晰可见。c. 三维超声显示射频电极在S8病灶中空间位置，其中展开的针尖（白箭头）清晰可见。以上三维超声提供的信息使操作者确认了电极位置及展开情况满意

**图 38-18-3 三维引导穿刺**

针、穿刺路径及穿刺目标，以此辅助引导穿刺。该技术具有以下特点：(1) 全程展现针道、针尖及穿刺目标三者的空间关系，图像更加直观；(2) 提供探头侧方视角及针尾-针尖视角，利于操作者不断修正进针的方向；(3) 设定及调试步骤简单。

### （一）适应证

1. 辅助初学者进行穿刺练习或临床肝穿刺；

2. 灰阶超声下针尖显示不清的情况；

3. 无法于探头旁进针，需脱离穿刺引导架，甚至需要在探头平面外进行操作的情况；

4. 凝血功能异常或体弱患者无法耐受长时间的手术或反复穿刺，需确保一次穿刺成功的情况。

### （二）方法及步骤

1. 连接磁场发生器和各感应器，调整各感应器及患者穿刺目标，保证与磁场发生器的距离小于50cm，检查信号质量处于最佳状态（High）。

2. 于灰阶超声清晰显示穿刺目标，选取穿刺目标的最大面并冻结画面，设定一个直径与穿刺目标相近的虚拟球为新目标，将其球心与穿刺目标球心重叠，反复调试至重合满意

3. 以虚拟球为目标开始穿刺。引导界面可见三个视角，左侧为平行探头视角，可见引导针的实时图像及绿色虚拟图像，交叉处为针尖位置，黄色为预计针道；右上角为针尾-针尖视角，模拟了沿引导针长轴方向，自针尾观察针尖的视角，下方显示针尖距离虚拟球球心距离；右下角为探头侧面视角，在垂直面内其角度可0°～180°自由选择。根据以上视角提供的信息调整进针路径及深度（图38-18-4）。

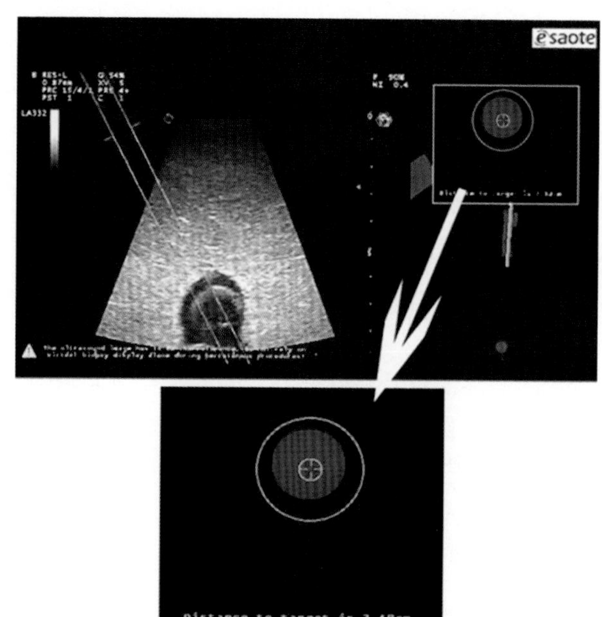


磁场导航智能定位系统工作界面：左侧为平行探头视角，可见引导针的实时图像及虚拟的穿刺针及针道；右上角为针尾—针尖视角，下方显示针尖距离虚拟球球心距离；右下角为探头侧面视角，图示为选择90°垂直视角

**图 38-18-4 IP穿刺**

4. 进针路径位于探头平面之外的情况需提前对穿刺径路进行探查及评估，确保无重要结构。

### （三）应用优势

1. 在一定距离内（<10cm）为穿刺提供高精度的引导；

2. 增加操作者的信心，减少穿刺次数及操作用时，减轻患者痛苦及并发症；

3. 缩短初学者与经验丰富医师的差距，有助于介入技术的推广；

4. 特殊情况下可脱离引导架，在探头平面外进行一些困难的操作。

## 四、融合成像与磁性导航技术

超声融合成像与磁性导航（Fusion imaging and magnetic navigation）技术是一种近年来最新引入的超声诊断及介入治疗的辅助技术。系通过一种专用融合容积成像技术，将 CT、MRI 容积成像与超声影像进行融合，在超声扫查时可实现与 CT 和 MRI 影像实时、同步、同切面显像的成像技术。

### （一）适应证

1. 受肠气、肺气或肋骨遮挡而超声难以显示的病灶；

2. 边缘欠清晰的等回声病灶；

3. CT 或 MRI 可清晰显示，但灰阶超声难以显示的病灶；

4. 消融术后或 TACE 术后，灰阶超声不能鉴别的残留病灶；

5. 需多次布针消融的病灶，因二维灰阶超声易被消融产生的大量气体伪像所干扰而不能清晰显示病灶，从而影响随后的布针消融治疗，融合成像引导模式下 CT 或 MRI 可不受气体干扰影响并能清晰显示病灶者。

### （二）方法和步骤

1. 选用一台具有容积成像与磁性导航功能的超声仪，配备腹部超声探头及专用磁性感应接收装置（即磁场发生器和接收器），接收器通过线缆与磁场发生器相连接，并将接收器安装于超声探头和穿刺针具上，磁场发生器和接收器距离小于 40cm 为宜。

2. 事先获取同一患者，近期 CT 或 MRI 容积成像的数字信息资料，以 DICOM 格式通过数据存储设备将其转载入超声仪器中。利用仪器特有的对位方法及磁性感应装置对位置信息的反馈，以特定的肝脏解剖学标志为参考点，将实时的超声图像与 CT 或 MRI 图像一一对应，达到超声与 CT 或 MRI 图像的高精度融合，从而在同一显示器上实现 CT 或 MRI 可与超声实时地、同步地、对应地多平面虚拟成像。

3. 一般融合成像操作过程需 2～10 分钟完成。进而可于超声及 CT 或 MRI 同步显示引导穿刺进针直达病灶进行治疗。另外，还可在三维超声与 CT 或 MRI 融合成像引导下完成穿刺介入治疗。安装于穿刺针部的接收器可感应针具位置并模拟进针路径，不仅有助于穿刺路径的选择、穿刺角度的调整，还可在超声、CT 或 MRI 多模态显像下多角度监控穿刺进针过程，确保准确穿刺直达靶病灶。

4. 消融方案计划：较大病灶需要多针穿刺多点复合消融，但首次消融后的高回声团会影响病灶的显示，并导致后续布针困难。采用融合影像的计划系统，可事先用不同颜色勾画出病灶的轮廓及安全边缘。根据不同针型设定每一针单点消融范围大小，之后实时融合影像会显示出每一次布针及消融后病灶覆盖范围，为消融布针提供直观依据，最终目标是使叠加后的消融范围覆盖病灶及安全边缘。

### （三）应用优势

融合成像技术有效弥补了传统超声的某些固有缺陷，如易受气体和骨骼的影响、声窗视野相对较小，以及易受超声医师操作水平的限制等（图 38-18-5）；磁性导航技术能更为直观的、更准确的显示穿刺针具位置和穿刺路径，引导其准确直达靶病灶。融合成像磁性导航技术提高了肝脏病变超声引导介入治疗的安全性，使很多不适合超声引导消融治疗的患者重新得到了治疗机会。

## 五、人工胸腹水技术

人工胸腹水技术（Artificial Pleural Fluid and Ascites）是指通过人工方法向胸腔或腹腔内注入生理盐水或等渗的葡萄糖溶液，使肺组织上抬以利于肝内病灶显示或使肝脏肿瘤与腹腔内肠道、胆囊等脏器分隔的一种技术。

### （一）适应证

1. 肝脏肿瘤患者需行超声引导经皮穿刺介入治疗者。

2. 当病灶靠近肝脏脏面肝包膜下时，常与胃肠道相邻，为避免穿刺进针时误穿胃肠道或热消融过程中消融效应伤及胃肠道，可行消融前实施

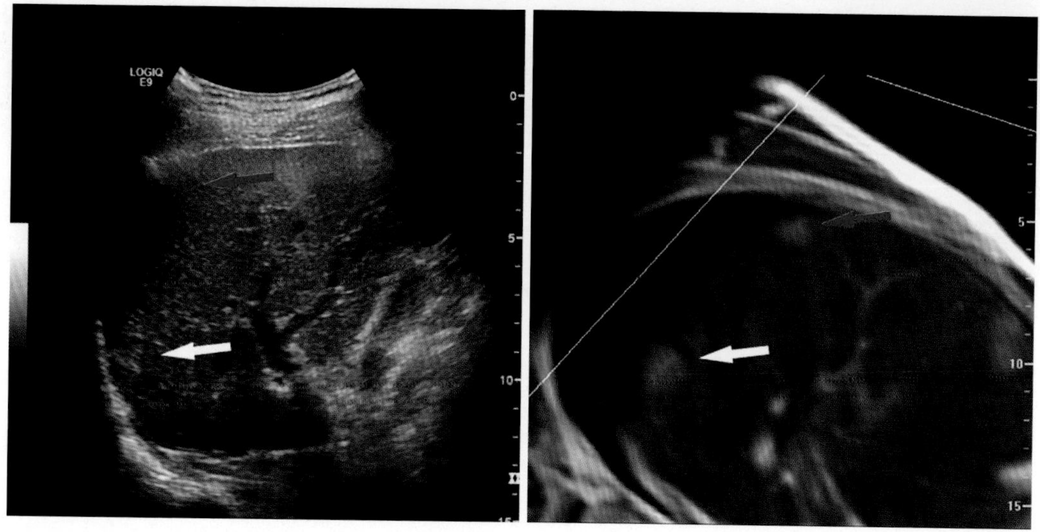

将超声图像与 MRI 图像融合匹配后，通过 MRI 的引导发现了病灶 1（白箭头）。由于肺气遮挡，超声无法显示部分肝脏，但根据 MRI 的提示，此处应存在病灶 2（红箭头）

**图 38-18-5 融合影像**

人工腹水，将肝脏与胃肠道分离后再实施消融术；

3. 当病灶靠近肝脏膈顶时常受肺气干扰导致病灶显示不清，或者穿刺径路需经过胸腔时，可采用人工胸水技术用以清晰显示病灶或提供新的穿刺径路。

### （二）方法和步骤

1. 人工胸水操作规程：患者仰卧位，右上肢置于头侧。室温下将生理盐水置于距患者 1 米高的输液架上，通过输液管与气腹针连接。先行超声预扫查，沿右腋中线探测肋膈角的位置，即吸气时肺下缘与呼气时肺下缘之间的部位通常为右腋中线第 7 或第 8 肋间，以确定进针部位。利多卡因局部麻醉后，嘱患者屏气，气腹针进针0.5～1.0cm 时打开流速调节器至最大，此时输液管中无液滴滴下，继续缓慢进针同时观察输液管滴液情况，当感觉进针阻力突然消失，同时观察输液管内生理盐水滴速明显加快并随呼吸而变化，即表明气腹针进入胸腔。气腹针穿刺胸壁时，圆钝针芯遇阻力回缩针鞘内，针鞘刺入胸腔后阻力消失有落空感，圆钝针芯因弹簧作用再突入胸腔，有助于保护肺、膈肌和肝脏。即便需要调整深度因有保护针芯也很安全。气腹针基本上能一次穿刺成功。固定气腹针让注射液全速滴入胸腔，超声监测直至显示右肺下极被推开。肋膈角、肌及肝内病灶清楚显示，穿刺径路显现（图 38-18-6～图 38-18-8）。

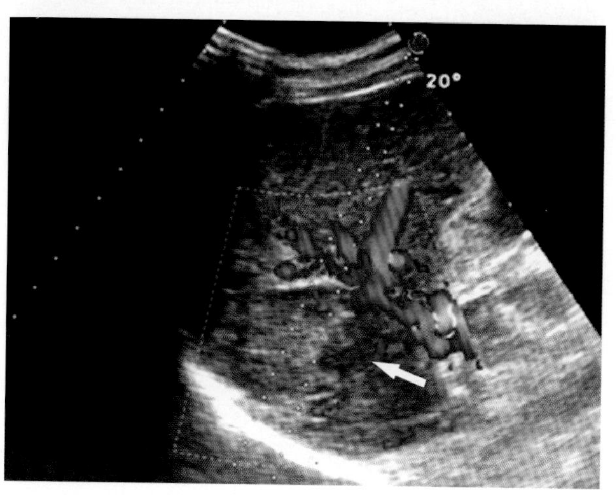


射频消融术中，目标病灶（箭头）的常规穿刺路需经过大血管，穿刺困难，风险较大

**图 38-18-6 人工胸水前**

2. 人工腹水操作规程：与人工胸水基本相似。所不同的是应用 18G PTC 针连接输液管后进行穿刺。穿刺点的选择：病灶位于右肝及镰状韧带右侧者选择右腋前线肝下缘为进针点，病灶位于肝左叶者选择上腹部剑突下肝胃间为进针点。

3. 一般操作过程需 5～10 分钟，注入液体量 500～1000ml（图 38-18-9，图 38-18-10）。

4. 人工胸、腹水实施成功后，应立即行超声引导下经皮肝穿刺介入治疗。

### （三）应用效果

据报道，在 61 例肝脏肿瘤需实施人工腹水后

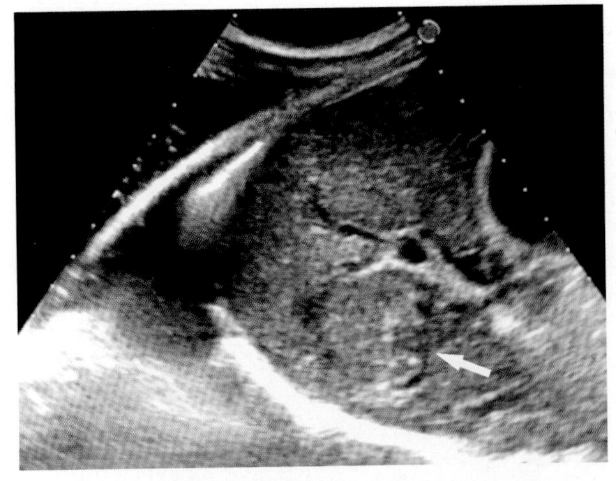

人工胸水操作成功，右肺下极被推开，肋膈角、膈肌及肝内病灶清楚显示，提供了新的穿刺径路

图 38-18-7　人工胸水中

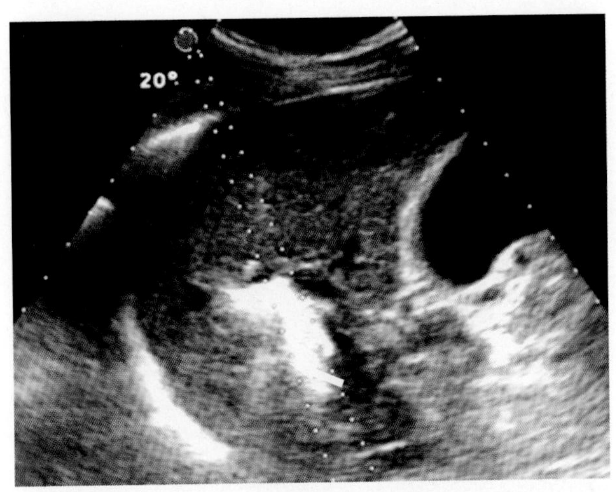


从新开辟的穿刺路径进针完成消融

图 38-18-8　人工胸水后

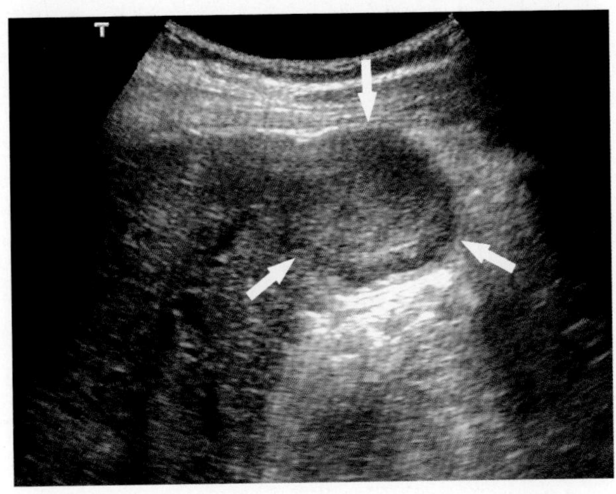


肝下缘病灶突出肝表面，紧邻肠管，消融过程中易受损伤

图 38-18-9　腹水前

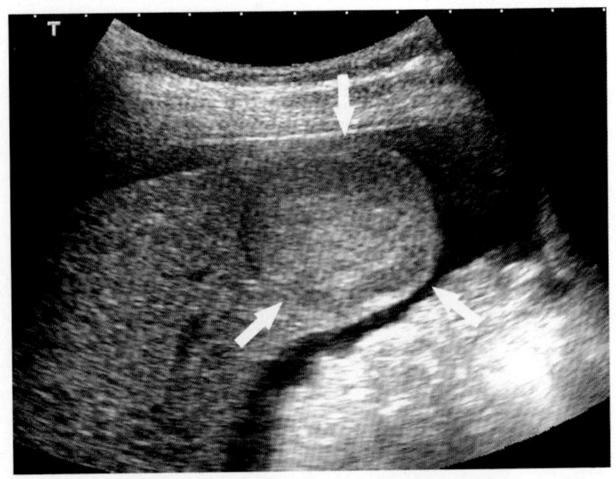


人工腹水操作成功，病灶与肠管被无回声液体带隔离

图 38-18-10　腹水后

行超声引导经皮穿刺热消融的治疗中，人工腹水操作成功率为 100%，首次热消融治疗后肝脏肿瘤完全坏死率达 89.8%。同样，在 25 例肝脏肿瘤需实施人工胸水后行超声引导经皮穿刺热消融的治疗中，人工胸水操作成功率为 96.0%，首次热消融治疗后肝脏肿瘤完全坏死率达 84.0%。

### （四）并发症

患者一般状况良好者，人工胸、腹水注入液体数天内均可吸收。两者比较，人工胸水并发症相对较多，常见有呛咳、皮下积液、气胸等，人工腹水常见并发症有呛咳、反应性胸水形成等。发生如上并发症时，可给予相应治疗。人工胸、腹水技术均有一定的操纵难度，具有一定超声引导经皮穿刺经验的操作者，多次练习后可有效避免并发症的发生。

## 六、双极射频消融

射频消融在国内应用于肝脏肿瘤治疗已 10 余年，由最初的单极单针（COOL-TIP，美国）逐渐发展到伞状和锚状的单极多针尖（RITA 和 TALON，美国）的射频消融针，且消融范围也由 3cm 逐渐增大到 5～7cm。单极电流射频消融在肝脏肿瘤治疗取得巨大成功的同时，也逐渐暴露出较多缺点，例如，电流流经人体引起体温高、出汗和烦躁不安；电流回路需要安装负极板，易引起皮肤灼伤等并发症；体内有金属植入物者禁用，如钢板、支架、起搏器等；另外，多针尖射频消融针消融时高热可致组织碳化，从而易发生滞针。在此基础上，近年来，由国外引进一种新型的射频消融技术-双极电流射频消融（Bipolar Radiofrequency Ablation）技术（OLYMPUS-CELON，德国）。

### （一）原理

双极射频产热消融原理同单极射频，不同点是射频电流不再是消融针与电极板之间构成回路，而是电流回路存在于消融针具的尖端的两个独立电极间，其间隔以绝缘材料，因此在双极射频消融过程中，只在针尖局部的电流回路产热，无须安装电极板，电流不再通过人体大部组织导电，从而可避免上述不适或并发症。

### （二）方法与步骤

1. 双极射频消融超声引导穿刺过程同前，无特殊补充。

2. 双极射频设备对不同大小的病灶进行消融时，只需根据病灶大小选择消融针具和布针方式；

3. 单针模式消融时，可根据病灶大小不同选择不同长度的电极（针尖工作部）的针具。其单段电极长度分布为 1cm（T20 针）、1.5cm（T30 针）和 2cm（T40 针），电极段越长消融灶越长；

4. 多针模式消融时，可显著增大消融灶的宽径，多为双针或三针联合应用模式，其中以三针联合应用模式最为常用。三针联合应用时，其三针六个电极间可形成 15 种不同的电流回路，确保消融病灶更大、形状更规则、消融坏死更彻底均衡（图 38-18-11）。

### （三）应用优势

双极射频消融技术不仅可避免前述的消融致人体产热、电极板灼伤皮肤等并发症，对人体金属植入物无禁忌证，不会产生类似于单极多针尖消融针滞针的危险。另外，双极射频消融技术还具有较大的消融范围，更稳定的消融效果等优势。

## 七、激光消融

激光消融最早由 Bown 提出，是指将激光辐射生物组织，对其加热并通过热损伤、气化、熔融、高温分解等作用，凝固或切割目标组织，实现消融。常用波长为 635～980nm 的二极管发射激光或波长为 1 063nm 的钕：钇铝石榴石激光，

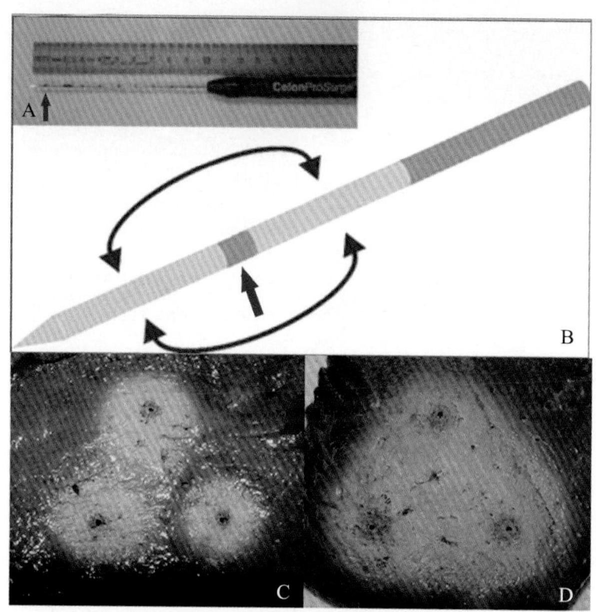


A. 双极射频消融针实体图，红箭头所指为绝缘材料，为消融灶中心。B. 针尖示意图，红箭头所指为绝缘材料，黑箭头所指为电极，彼此形成回路。C. 左侧为单针重复消融形成消融灶。D. 右侧为三针同时消融形成消融灶，后者面积更大、形状更规则。

**图 38-18-11 双极射频消融针尖示意图**

后者穿透力更好。激光通过纤细而柔韧的石英光纤（直径 300～600m）传输到目标，在光纤尖端周围产生高温使组织细胞坏死。热量可穿透组织 12～15mm，形成一个更大的消融范围。单根光纤可产生直径约 15mm 的消融灶，多根光纤（2～4 根）组合以低功率消融可制造更大的消融范围。

传统上认为激光消融范围较小，只适合较小的肿瘤；但近来通过技术的改进，采用多根光纤联合消融的方法，可获得比单根光纤多次消融更大的凝固范围，可用于治疗直径<5cm 的肿瘤。

激光消融最大的优势是创伤小，光纤细至 23G，引导针也仅需 21G，特别适合一些凝血功能或肝功能较差的患者。同时激光因其高能的特性，可使组织迅速坏死甚至碳化，手术时间往往较短，降低麻醉及有创状态的风险。此外，激光消融病灶形态一般为前向，因此在治疗一些靠近危险部位的肿瘤时，穿刺针不用抵近危险部位即可完成消融，安全性相对较高（图 38-18-12）。

## 八、多极无水酒精消融

瘤内无水酒精注射消融作为传统的 HCC 化学

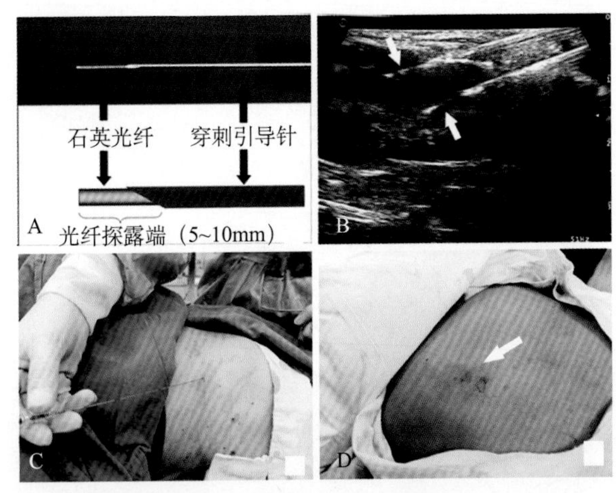


A. 光纤与穿刺引导针的位置关系。B. 灰阶超声显示裸露的光纤与穿刺引导针。光纤前端裸露于引导针外约 5～10mm。C. 使用 21G 引导针进行穿刺。D. 激光消融结束后体表穿刺点无明显创伤

**图 38-18-12 肝癌激光消融**

消融方法用途广泛，但因瘤内纤维分隔的影响，可能存在酒精弥散不均的问题；同时针对较大肿瘤，传统的 PTC 针或 PEIT 专用针均存在需要多点穿刺的问题，可能增加创伤风险及肿瘤残留的可能。

新近出现的一种 Multi-prong 多极无水酒精消融针具，针尖前端在肿瘤内部可展开四个子针（覆盖范围可调节，最大直径约 5cm），每个子针头端分别有数个不同方向的小孔，因此，酒精注入后一方面可通过可展开的子针增大消融范围，另一方面也可通过子针头端的小孔向不同方向弥散，使酒精在瘤内均匀分布，避免肿瘤的残留。

## 九、$^{125}$I 粒子植入

超声引导介入穿刺放射性粒子植入是近年来在肿瘤治疗方面应用越来越多的一项核医学新技术，是中晚期实性肿瘤的姑息治疗的一种有效手段，肝肿瘤的治疗中亦得到一定应用。目前主要采用放射性同位素$^{125}$I 的放射性内照射来实现肿瘤治疗的目的。$^{125}$I 密封籽源是以高纯度钛管包裹的含$^{125}$I 的银棒构成的放射密封源。通过$^{125}$I 物理衰减释放 γ 射线起到对肿瘤的杀伤作用，其主要射线在组织间射程约为 1.7cm，半衰期约 60 天，目前常用的$^{125}$I 密封籽源规格：放射活度为 0.3～1.0mCi/粒，外径 0.8mm，长 4.5mm。

### （一）适应证

1. 直径小于 7cm 的手术无法切除的肿瘤或残留病灶；
2. 术后的孤立性转移灶；
3. 对放射线低、中度敏感的恶性实性肿瘤；
4. 外照射治疗不佳的实性肿瘤；
5. 其他治疗效果不佳的恶性肿瘤姑息性治疗等。

### （二）禁忌证

恶病质、空腔脏器、淋巴引流区及严重糖尿病患者。

### （三）治疗计划及操作规程

1. 治疗前根据影像学检查（超声、CT 或 MRI）观察目标病灶的位置、大小及周围组织器官的毗邻关系，并计算所需植入粒子的数量，剂量并拟选择穿刺路径等要素；

2. 一般需两人配合操作植入粒子，一人实施超声引导肿瘤穿刺，另一人实施粒子植入，操作人员应穿着相应铅当量的防护衣、眼镜、围脖等防护用具后进行操作，经超声引导下应用 18G 的 PTC 针穿刺至肿瘤内，按照事先拟定的粒子植入和布阵模式逐一植入粒子，操作过程中尽可能缩短操作时间，以减少操作者放射暴露时间；

3. 治疗后患者应隔离观察有无并发症发生，并行影像学（超声、CT）检查观察粒子在肿瘤内部的分布情况；

4. 患者在成功植入粒子后在肿瘤部位采取适当铅当量的放射防护隔离措施，如穿防护衣等，并嘱患者尽可能减少与其他人员密切接触，以尽可能减少对周围人员造成放射性危害。

### （四）应用优势

超声引导介入穿刺放射性粒子植入术目前较多应用于肝细胞性肝癌、胆管细胞性肝癌、胰腺癌、肾上腺肿瘤及妇科肿瘤等多种恶性肿瘤的中晚期姑息治疗，具有适用范围广、局控率高、并发症少等优势。

## 十、不可逆电穿孔消融

不可逆电穿孔（irreversible electroporation，

IRE）技术是近年来最新出现的一项新技术，该技术通过高压电场作用，使细胞膜的脂质双分子层重新排列形成了一些不可恢复的亲水性通道，使许多平时不能穿越的亲水性大分子能顺利通过，从而诱导细胞凋亡最终达到消融肿瘤的目的。

与以往直接杀死细胞的机制不同，IRE诱导细胞凋亡及免疫反应，实现消融区域产生完全的细胞死亡，但并不损伤正常组织，因此可以在靠近大血管和重要器官处进行消融。同时由于该技术不是依靠传统热能消融，所以不存在热沉降现象，而且不易损伤含胶原较多的组织和神经，因此更适合传统热消融危险病灶的治疗。IRE治疗时间短，仅需数秒，但由于千伏级的高电压脉冲会诱发肌肉收缩和心律失常，因此需要全身麻醉和肌肉松弛，心血管意外及用药风险加大。且可能需要多次精准布针，故对超声等影像学引导提出更高要求。

目前，IRE治疗肿瘤处于研究阶段，在动物实验及部分肿瘤如乳腺癌、晚期胰腺癌的治疗过程中已经证实该方法的有效性及其广阔的应用前景。因其作用机理处于纳米级别，故又称纳米刀。

## 十一、腹腔镜引导消融

腹腔镜下射频消融（laparoscopic radiofrequency ablation，LRFA）是射频与腹腔镜两项微创技术相结合的治疗肝癌手段，在射频技术开展之初即被迅速应用于临床。国内自1999年开始引进RFA技术后，陆续在少数具有腹腔镜超声设备的医疗中心得到初步应用。

### （一）适应证

1. 对突出肝脏表面肿瘤，腹腔镜下可清晰观察肿瘤形态和大小。

2. 便于观察肝肿瘤与膈肌或心包相邻，并可行隔离保护措施。

3. 对于肝脏脏面肿瘤，便于减少损伤临近的胃、肠、胆囊、肾脏等器官和组织。

4. 对临近肝门肿瘤，便于减少肝门的血管和胆管。

5. 对于多发性肿瘤，便于更准确和更完全地凝固灭活病灶。

6. 血小板降低凝血机制障碍有出血倾向者，在腹腔镜下便于处理。

### （二）操作步骤

1. 术前详细制定手术方案，排除腹腔镜手术禁忌证。

2. 建立气腹，置入腹腔镜，找到并充分暴露病灶，保护周边易受损伤的重要脏器。

3. 在腹腔镜引导下置入射频消融针，开启设备予以消融，术中经腹腔镜予以监护（图38-18-13）。

4. 术后即刻评估，根据情况可补充治疗。

### （三）相对于经皮RFA，LRFA具有以下优势

1. 可利用腹腔镜超声检出肝外转移灶及肝内更多的结节。

2. 将肝脏充分暴露并分离出来进行消融，减少腹腔其他脏器热损伤。

3. 直视操控RFA过程并一次治疗消融多个结节。

4. 降低并发症，拓展RFA治疗肝癌的适应证。

## 十二、术中消融

即使提高术前影像学诊断的水平，不少病例仍难以获得准确的定量诊断，术中探查目测和触诊与仪器探查结果有一定误差，故术中超声（IOUS）是至今最有价值并且可广泛应用于指导手术及RFA的有效手段。早在20世纪70年代后期，东京大学肝胆外科幕内雅敏教授首先报道了术中超声在肝胆手术中的作用，此后IOUS逐渐在日、美等国得以普及应用，目前已经成为肝胆外科术中最为常用的辅助探查手段。

### （一）适应证

对单纯行RFA治疗的患者肝功能的要求较手术肝切除的标准为低，但是仍应重视患者的选择，术中RFA临床主要适应证如下：

1. 特殊部位的肝肿瘤，经皮定位治疗困难并可能造成周围脏器损伤，如临近肝门部、膈肌、胆囊等。

2. 体积较大的肝肿瘤如最大径4～8cm，尤其位于肝脏表面。

3. 对于血小板较低（$<50\times10^9$）或凝血功

能较差，肝储备功能提示不能耐受手术切除病灶的 HCC 患者。

4. 肝脏的多发性肿瘤位于不同肝叶。

5. 拟行开腹肝癌切除者，术中发现肝硬化严重者可改行 ORFA。

6. 肝转移癌且原发病灶可根治性切除的患者。

### （二）操作步骤

1. 术前详细制定手术方案，排除手术禁忌证。

2. 外科开腹，充分暴露肝脏病灶区域，保护周围重要脏器。

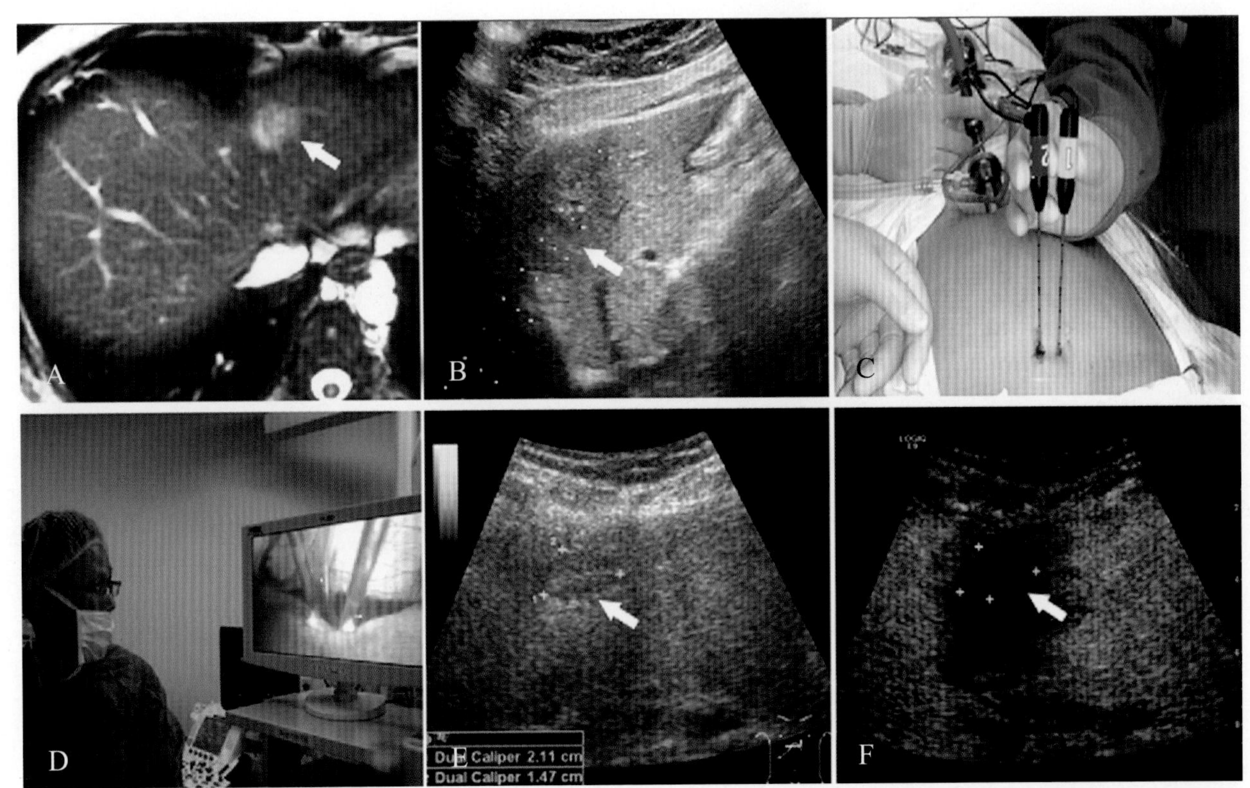


A. 术前 CT 显示肝左叶近膈顶病灶（白箭头）。B. 超声显示病灶（白箭头）位置偏高，超声引导经皮穿刺存在损伤膈肌甚至心脏的风险。C. 建立气腹，于脐上缘做切口置入腹腔镜，在其引导下经皮穿刺。D. 术者在屏幕直视完成操作。E. 消融结束后病灶的二维超声表现。F. 超声造影显示病灶及其周边呈无增强。

**图 38-18-13　腹腔镜下肝肿瘤的射频消融术**

3. 予以术中超声定位，必要时行超声造影，以确认及全肝扫查。

4. 术中超声引导或直视下穿刺进针，开启设备予以消融，通过术中超声或直视进行监护。

5. 术后即刻评估，根据情况可补充治疗。（图 38-18-14）。

### （三）开腹术中 RFA 治疗肝肿瘤（open radiofrequency ablation，ORFA）具有以下优越性：

1. 便于在一定视野下清晰显示，几乎无盲区。

2. 分离三角韧带可移动翻转肝脏显示肝右后叶。

3. 更灵敏显示肿瘤位置及数目、小卫星灶，提高疗效。

4. 可更清晰显示肿瘤与血管关系、有无浸润及癌栓。

5. 确定治疗安全范围，更优化选择治疗模式。

6. 便于保护重要脏器组织如胸膈、胆囊等，提高手术安全性。

7. 能够发现更小的癌栓，改变治疗方案，防止过度治疗。

8. 治疗后即刻超声造影可评价疗效并为后期治疗提供依据。

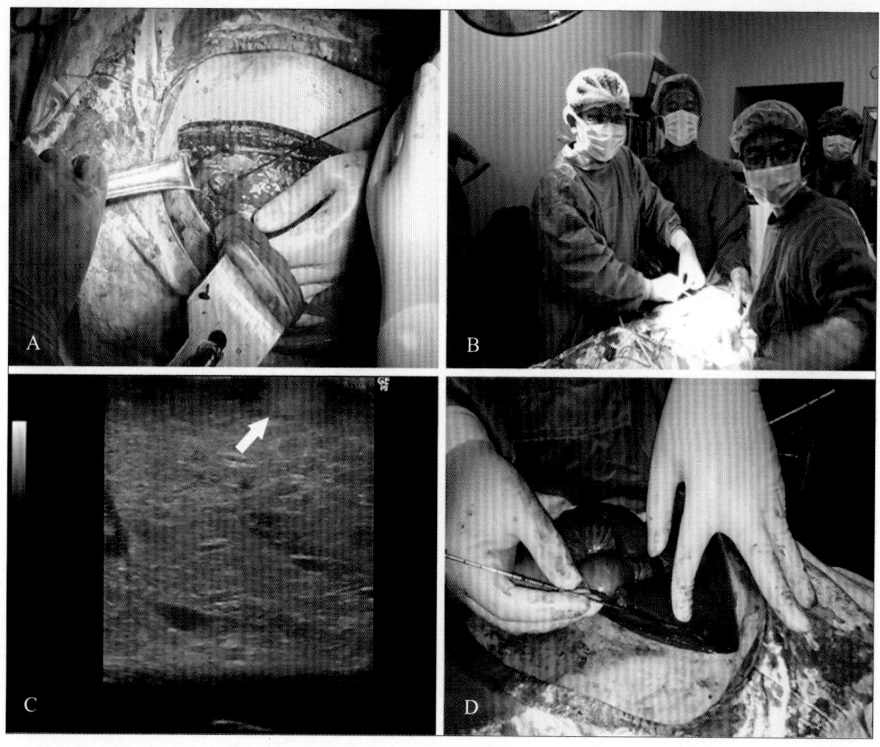

患者右叶块状 HCC 伴左叶 10mm 转移病灶。A. 右叶病灶切除后，充分暴露肝左叶。B. 经术中超声探查左叶病灶。C. 术中超声发现左叶病灶（白箭头），病灶浅表可触及。D. 术者直视下布针予以消融

**图 38-18-14 开腹术中肝肿瘤的射频消融术**

（徐辉雄 郭乐杭）

## 参考文献


[1] 徐晓蓉，Wolfram Wermke，徐辉雄，等．消化系神经内分泌肿瘤超声造影表现特征分析［J/CD］. 中华医学超声杂志：电子版，2012，9（10）：872-877.

[2] 郭乐杭，徐辉雄，王帅，等．磁场导航智能定位系统引导穿刺准确性评估的实验研究［J/CD］. 中华医学超声杂志：电子版，2013，10（6）：64-68.

[3] 郭乐杭，徐辉雄．超声引导激光消融治疗甲状腺结节的进展［J/CD］. 中华医学超声杂志：电子版，2013，10（5）：360-363.

[4] 郭乐杭，徐辉雄，王帅，等．超声引导激光消融实验兔肾的有效性评估［J/CD］. 中华医学超声杂志：电子版，2012，9（11）：1013-1017.

[5] 徐辉雄，吕明德，谢晓燕．肝细胞性肝癌经皮精准消融治疗．新医学，2010，41（12）：771-774.

[6] Zheng SG，Xu HX，Lu MD，et al. The role of contrast-enhanced ultrasound in follow-up assessment after percutaneous ablation therapy for hepatocellular carcinoma. World J Gastroenterol，2013，19（6）：855-865.

[7] Liu LN，Xu HX，Zhang YF，et al. Hepatocellular carcinoma after ablation：the imaging follow-up scheme. World J Gastroenterol，2013，19（6）：797-801.

[8] Xu HX，Wang Y，Liu LN，et al. Parametric imaging with contrast-enhanced ultrasound：usefulness for characterization of dynamic effects of microvascularization for hepatocellular carcinoma and focal nodular hyperplasia. Clin Hemorheol Micro，2012 Dec 27.［Epub ahead of print］.

[9] Xu HX，Lu MD. The current status of contrast-enhanced ultrasound in China. J Med Ultrason，2010，37（3）：97-106.

[10] Wang Z，Xu HX，Xie XY，et al. Imaging features of hepatic angiomyolipomas on real-time contrast-enhanced ultrasound. Br J Radiol，2010，83（989）：411-448.

[11] Chen LD，Xu HX，Xie XY，et al. Intrahepatic cholangiocarcinoma and hepatocellular carcinoma：differential diagnosis with contrast-enhanced ultrasound. Eur Radiol，2010，20（3）：743-753.

[12] Xu HX，Lu MD，Xie XH，et al. Treatment response evaluation with three-dimensional contrast-enhanced ultrasound for liver cancer after local therapies. Eur J Radiol，2010，76（1）：81-88.

[13] Xu HX，Lu MD，Xie XH，et al. Three-dimensional contrast-enhanced ultrasound of the liver：experience of 92 cases. Ultrasonics，2009，49：377-385.

[14] Lin MX, Xu HX, Lu MD, et al. Diagnostic performance of contrast-enhanced ultrasound for complex cystic focal liver lesions: blinded reader study. Eur Radiol, 2009, 19 (2): 358-69.

[15] Chen LD, Xu HX, Xie XY, et al. Enhancement pattern of intrahepatic cholangiocarcinoma: comparison between contrast-enhanced ultrasound and contrast-enhanced computed tomography. Br J Radiol, 2008, 81 (971): 881-889.

[16] Xu HX, Xie XY, Lu MD, et al. Contrast-enhanced sonography in the diagnosis of small hepatocellular carcinoma≤2cm. J Clin Ultrasound, 2008, 36 (5): 257-266.

[17] Xu HX, Xie XY, Lu MD, et al. Unusual benign focal liver lesions: findings on real-time contrast-enhanced sonography. J Ultrasound Med, 2008, 27 (2): 243-254.

[18] Xu HX, Liu GJ, Lu MD, et al. Characterization of small focal liver lesions using real-time contrast-enhanced sonography: diagnostic performance analysis in 200 patients. J Ultrasound Med, 2006, 25 (3): 349-361.

[19] Xu HX, Liu GJ, Lu MD, et al. Characterization of focal liver lesions using contrast-enhanced ultrasound with a low mechanical index mode and a sulfur hexafluoride-filled microbubble contrast agent. J Clin Ultrasound, 2006, 34 (6): 261-272.

[20] Xu HX, Lu MD, Liu GJ, et al. Imaging of peripheral cholangiocarcinoma using low mechanical index contrast-enhanced sonography and SonoVue: initial experience. J Ultrasound Med, 2006, 25 (1): 23-33.

[21] Xu HX, Lu MD, Xie XY, et al. Prognostic factors for long term outcome after percutaneous thermal ablation for hepatocellular carcinoma: a survival analysis of 137 consecutive patients. Clin Radiol, 2005, 60 (9): 1018-1025.

[22] Xu HX, Xie XY, Lu MD, et al. Ultrasound-guided percutaneous thermal ablation of hepatocellular carcinoma using microwave and radiofrequency ablation. Clin Radiol, 2004, 59 (1): 52-60.

[23] Xu HX, Liu L, Lu MD, et al. Three-dimensional power Doppler imaging in depicting vascularity in hepatocellular carcinoma. J Ultrasound Med, 2003, 22 (11): 1147-1154.

[24] Xu HX, Yin XY, Lu MD, et al. Usefulness of three-dimensional sonography in procedures of ablation for liver cancers: initial experience. J Ultrasound Med, 2003, 22 (11): 1239-1247.

[25] Xu HX, Yin XY, Lu MD, et al. Estimation of liver tumor volume using a three-dimensional ultrasound volumetric system. Ultrasound Med Biol, 2003, 29 (6): 839-846.

[26] Xu HX, Lu MD, Zhou YQ, et al. Three-dimensional gray scale volume rendering of the liver: preliminary clinical experience. J Ultrasound Med, 2002, 21 (9): 961-970.

# 第三十九章 胆道系统

## 第一节 概述

胆道系统由各级胆管和胆囊共同组成，二者一起完成胆汁的运转和存储功能。由于胆道系统内，特别是充盈胆囊内充满液性胆汁，液体与囊壁形成良好的声学对比，使之非常适合超声检查。超声检查不但可以评价腔内异常，而且可以判断壁有无增厚，成为胆道系统病变的首选影像学方法。除形态学评价之外，通过脂餐试验前后对比，超声还可对胆道系统功能以及通畅程度做出判断。

胆道系统超声检查的适应证极其广泛，临床上几乎任何可疑的胆道病变均可进行超声检查。超声检查的目的一方面是明确有无胆道疾患，另一方面则依靠超声检查除外胆道病变。胆道系统超声检查的患者涉及临床各科室，主要的超声检查目的包括：胆道结石的有无及位置，是否伴发胆囊炎；黄疸的病因判断；胆道系统的肿瘤及增生性病变，如胆囊息肉样病变等。除进行常规检查外，还可进行超声引导下胆道系统病变的介入性诊断和治疗，术中超声引导结石精准定位等。

总之，胆道系统的超声检查简单、易行，能够在短时间内做出判断，临床应用范围正在不断扩大。

（贾建文 崔立刚）

## 第二节 检查方法

### 一、仪器设备与成像方法

成人一般选用腹部凸阵探头，现代超声仪多配备宽频探头，频率范围 1～5MHz。对小儿也可用 5～7.5MHz 线阵探头。某些情况下对于成人体型适合者，也可选用中高频线阵探头，能够观察到局部胆囊壁，特别是胆囊底部的细微结构。为准确判断胆囊壁厚度，明确囊壁上有无息肉样病变，建议常规使用组织谐波（THI）成像技术。胆囊壁的血流信号显示容易受呼吸和血管搏动、胃肠蠕动的影响，出现伪像。检查时需要随时调节彩色显示范围、灵敏度、滤波频率等。

灰阶超声造影在胆囊疾病的诊断与鉴别中已经得到应用。胆囊超声造影检查的仪器设置与肝脏造影条件相同，采用低机械指数实时观察的方法，如有双幅显示功能则更有利于对病变的准确定位。一般利用超声仪器的硬盘存储功能，连续存储至少 3 分钟以上的动态造影资料，随后进行回顾性分析诊断。

三维容积成像对于胆囊体积和容量的计算更加准确，在需要精确判断胆囊容积时可采用。

## 二、患者准备和检查体位

检查前 8 小时禁食，空腹检查。必要时，可在空腹检查后口服胃肠道超声造影剂或饮水300～500ml，充盈十二指肠后再进行检查。

胆囊超声检查常用的体位有：①仰卧位，为最常采用的体位；②左侧卧位，配合深吸气后屏气，以肝脏为声窗，便于显示胆囊颈部和肝外胆管；③右侧卧位，配合饮水或胃显影剂，便于显示肝外胆管胰腺段；④坐位或站立位，胆囊位置过高时，有助于观察胆囊底部的病变，也有利于通过运动鉴别稠厚胆泥与实性占位病变。⑤胸膝卧位，较少使用。可能使积聚于胆道周围的肠气移开，更清楚地显示胆囊颈部和肝外胆管病变。

## 三、胆囊功能试验

1. 脂餐试验

试验前测量胆囊最大面积和肝外胆管内径，并标记测量位置。然后进食油煎鸡蛋二个。待 45 分钟到一小时后在同一断面和位置重复测量。

结果判断：

（1）胆囊 ①正常：脂餐后面积缩小大于 1/3（图 39-2-1、图 39-2-2）。②异常：脂餐后胆囊面积缩小小于 1/3。

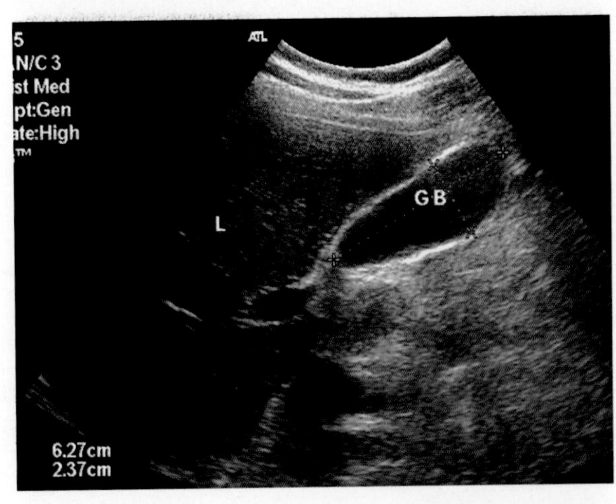


显示胆囊位于肝脏（L）脏面，胆囊（GB）呈长茄形，壁光滑

**图 39-2-1 正常胆囊长轴切面声像图**

（2）胆管 ①正常：脂餐后内径不增加或可疑扩张胆管的内径反而缩小。②异常：胆管内径

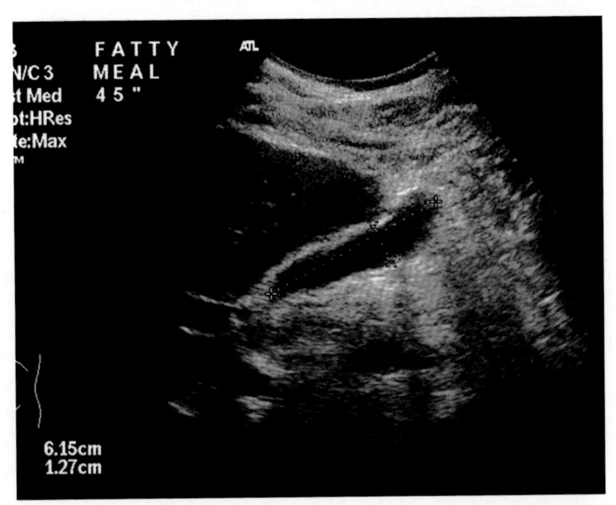


**图 39-2-2 上图同一患者，脂餐 45 分钟后复查超声显示胆囊收缩，测值明显减小。胆囊收缩功能正常**

增加超过 1mm。

2. 胆囊收缩素试验试验前测量同脂餐试验，而后缓慢静脉注射胆囊收缩素 75 单位。注射后 30 分钟重复测量。

结果判断 胆囊面积至少应减少 40％以上。

**（贾建文 崔立刚）**

# 第三节 局部解剖及正常声像图

胆道系统分为胆囊和胆管二部分。胆囊位于肝脏脏面近前缘的胆囊窝内，呈长茄形，分为底部、体部、颈部和胆囊管四部分。颈部形成一个膨大的漏斗状囊，称为哈德曼（Hartman）囊。胆囊大小和形态的个体差异较大，其中以胆囊外形呈折叠状最常见。胆囊壁由黏膜层、肌层和浆膜层三层组织构成。

胆囊底部在腹腔内的位置相对变异较大，但是胆囊颈在胆囊长轴断面上指向门静脉右支并位于肝中裂，位置较恒定。这一解剖关系对超声检查时寻找胆囊颈及胆囊管很重要，是鉴别诊断常用到的标志。

胆囊颈内有螺旋瓣，加之解剖上的扭曲，结石极易在此处停留和嵌顿。这些结构及其周围组织形成复杂的声学界面，常给超声诊断造成困难。

正常充盈胆囊长径约 6～9cm，横径约 2～3.5cm。胆囊管长约 4～5cm，偶尔被声像图显示。

胆管分为肝内胆管和肝外胆管两部分。胆管在格利森（Glisson）鞘内与门静脉、肝动脉伴行。

肝外胆管由肝总管及其与胆囊管汇合后的胆总管组成。胆囊管汇入肝总管的位置变化较大，因而胆总管的起始端和长度差异也较大，其长度约 4～8cm，内径约 5～8mm。

由于声像图并不能总是显示胆囊管与肝总管的汇合处，所以，超声检查通常将肝总管和胆总管统称肝外胆管。

【正常胆道系统声像图】

## 一、常用检查断面和声像图

1. 右肋缘下纵断面　探头置于右肋缘下，嘱被检查者吸气，并适当侧动探头显示胆囊最大长径，胆囊与肝脏、肝门的关系（图 39-3-1）。

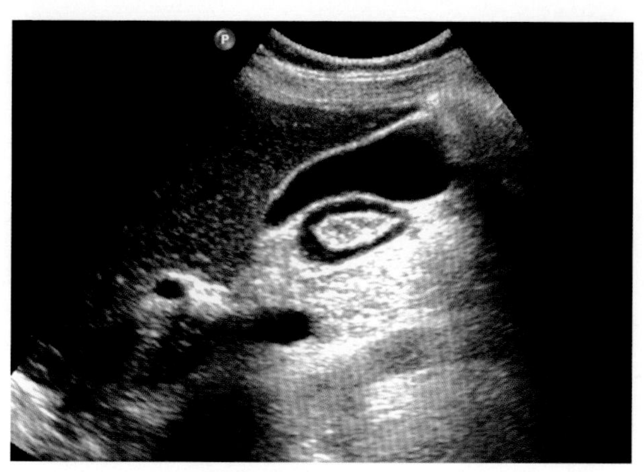

显示胆囊紧贴于肝脏脏面

**图 39-3-1　胆囊纵断面声像图**

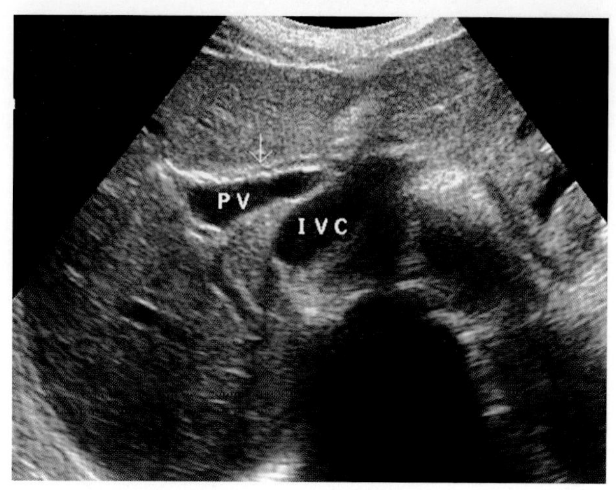


显示位于门静脉（PV）前方的左右肝管（↓），IVC 下腔静脉

**图 39-3-2　右肋缘下斜断面**

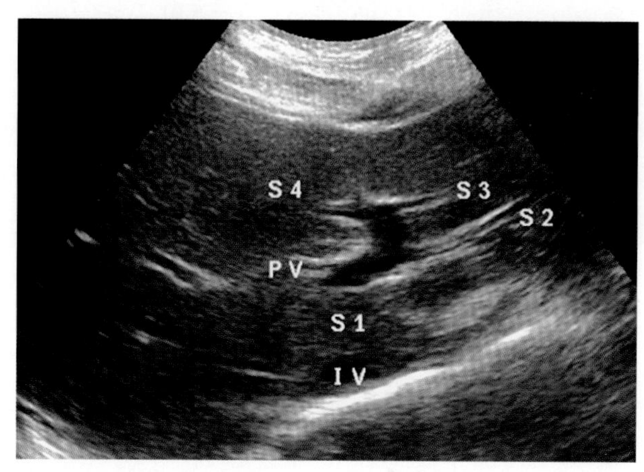


显示门静脉矢状部及其各分支，左肝内胆管与门静脉分支相伴行，正常状态下隐约可见。S1-S4：肝段，PV：门静脉，IV：下腔静脉

**图 39-3-3　剑突下横断面声像图**

2. 右肋缘下斜断面　探头向后上倾斜，显示门静脉左支横部、矢状部、右肝管、左内叶门脉及胆管（图 39-3-2）。

3. 剑突下横断面　探头置于剑突下向上倾斜，显示门静脉矢状部与左内叶静脉、左外叶上下段静脉组成的“工”字形结构，左肝管及与上述门静脉伴行的胆管（图 39-3-3）。

4. 右肋间斜断面　探头置于右肋间，显示胆囊颈部，门静脉右支、右前支（右前上段支和下段支）、右后支和右肝管、右前叶胆管、右后叶胆管（图 39-3-4）。

5. 右上腹斜一纵断面　探头置于右肋弓下，扫查平面大致与肝外胆管平行，显示肝外胆管的上段后，略顺时针方向旋转并向下移动探头，连续显示肝外胆管的下段（图 39-3-5）。

6. 上腹部横断面　探头横置于上腹部，自肝门部向左下扫查，连续显示肝外胆管的横断面，特别是肝外胆管的胰腺段。

## 二、测量方法和正常值

1. 胆囊长径　在胆囊有折叠的时候，应分段测量，长径应为各段的和。正常胆囊长径不超过 9cm。

2. 胆囊横径　为胆囊体的最宽径。正常不超过 3.5cm。

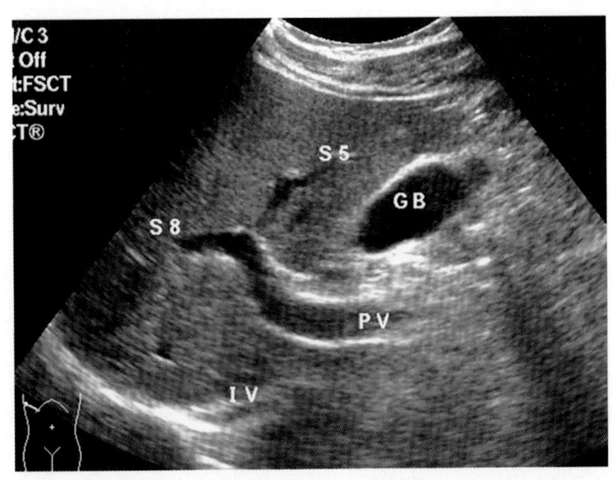


显示门静脉（PV）及其分支（S8 右前叶上段，S5 右前叶下段），右肝内胆管位于门静脉旁，正常难以显示。GB：胆囊，IV：下腔静脉

**图 39-3-4　肝门部斜断面声像图**

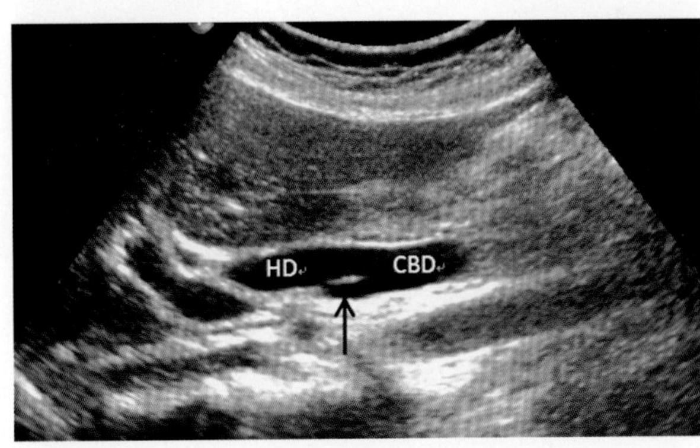


呈管样无回声结构，本例可清晰显示胆囊管（↓）与肝管（HD）汇合成胆总管（CBD）

**图 39-3-5　肝外胆管长轴声像图**

3. 胆囊壁厚　小于 2～3mm。

4. 胆囊管　正常时偶有显示，合并结石嵌顿者显示率较高。能够显示者，其内径小于 2.0mm。

5. 肝外胆管　上段内径平均 3.5±0.7mm，小于同水平门静脉内径的 1/3；下段内径 5.4±1.5mm，小于 8.5mm。正常胆总管内径随年龄增加，老年人可达 10mm，甚至 12mm。

6. 肝内胆管　位于门静脉左右支腹侧，其内径多小于 2mm。

**（贾建文　崔立刚）**

**参考文献**

［1］　张武．现代超声诊断学．北京：科学技术文献出版社，2008.

［2］　曹海根，王金锐．实用腹部超声诊断学．第 2 版．北京：人民卫生出版社，2006.

［3］　刘树伟，王凡，王永贵．胆总管的矢状断层解剖研究．解剖学杂志，1993，16（5）：391-394.

［4］　Mary Ann Turner，Ann S. Fulcher. The cystic duct：normal anatomy and disease processes. Radiographics，2001，21：3-22.

# 第四节　胆道结石

## 一、胆囊结石

### （一）病理及临床概要

1. 病理　胆道感染（细菌或寄生虫感染）、胆红素和胆固醇代谢障碍及各种原因所致胆囊及胆道内胆汁滞留等均可引起胆囊结石。按其化学组成，常见的有三类：胆固醇结石，主要成分为胆固醇，多呈圆形或椭圆形，质坚，色黄，表面见金色闪光，单发者直径较大，为 0.5～5cm；胆色素结石，由少量钙盐和胆色素组成，呈褐色或棕黄色，泥沙样，质松，易碎；混合型结石，由胆固醇、胆色素和钙盐以不同比例混合组成，常为多发，一般直径 1cm，多面形颗粒，其颜色和质地随成分物质比例不同而不同，多呈灰黄色。胆囊结石往往合并胆囊炎并且互为因果关系，最终可导致胆囊缩小、囊壁增厚。

2. 临床概要　胆囊结石是常见的胆系疾病，好发于中年肥胖女性。单纯胆囊结石临床上可无症状，有症状者表现为上腹部饱胀、嗳气、腹胀、厌油等消化不良症状。较小结石更容易发生胆绞痛。结石嵌顿合并细菌感染时可引起急性化脓性胆囊炎，表现为右上腹疼痛，并放射至后背和右肩胛下角，可伴有发热、黄疸、恶心、呕吐等。当结石长期慢性刺激囊壁时，合并胆囊癌的概率增高。

### （二）检查程序及仪器调节

按腹部常规超声检查要求做患者准备及进行仪器调节。

1. 检查程序　检查前禁食 8 小时以上，以保证胆囊内胆汁充盈，同时减少胃肠内容物及气体的干扰。超声检查应安排在胃肠及胆道 X 线造影之前，或钡餐检查 3 天之后，胆管造影 2 天之后，以避免残存钡剂和造影剂影响检查。肠道气体干扰较大时可排便后或灌肠后检查。小儿患者哭闹不合作者需要给予镇静剂后检查。急诊超声检查除外，并可根据检查情况安排复查。

2. 仪器调节 一般选用凸阵探头，频率为3～3.5MHz，肥胖者2.5MHz，儿童宜用5.0MHz。根据所观察的病变深度不同，可选用近、中、远程等不同深度聚焦调节增益。一般采用仰卧位，或左侧卧位，在右肋间或右上腹部连续扫查。

## （三）声像图表现

胆囊结石因其形态的差别，声像图有多种表现。

1. 典型胆囊结石 胆囊腔内可见单个或多个强回声光团；光团后方伴有声影；光团可随体位的改变而移动（图39-4-1、图39-4-2）。

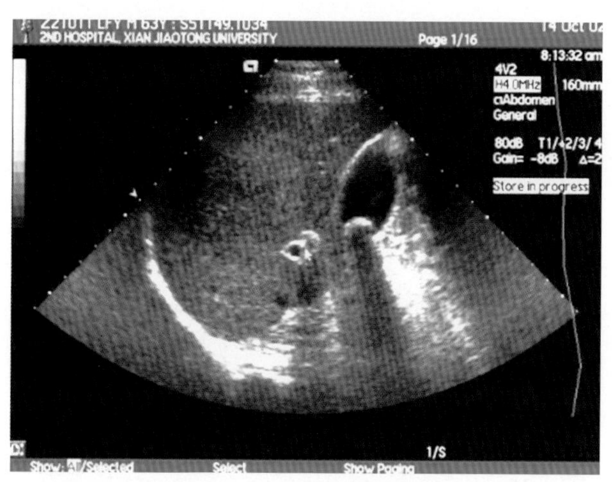

图39-4-1 典型胆结石声像图

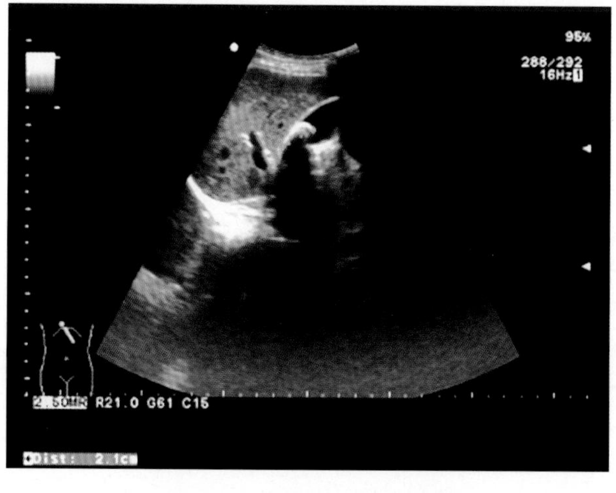

图39-4-2 典型胆结石声像图

2. 充满型胆囊结石 正常胆囊液性暗区消失，内充满大小不等的强回声光团形成囊壁、结石、声影“三合征”（图39-4-3）。

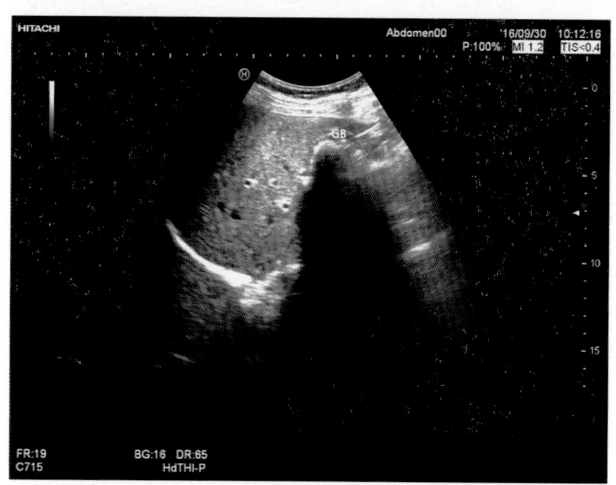

图39-4-3 充满型胆结石声像图

3. 胆囊萎缩并结石 胆囊液性暗区消失，体积减小，呈团块状实体回声，囊壁增厚，内部可见细小光点或强光团。或仅表现为弧形光带后伴声影。

4. 泥沙样结石 胆囊腔内可见泥沙样回声，不成形，沉积于后壁，可随体位变动而移动，后方可有声影（图39-4-4）。

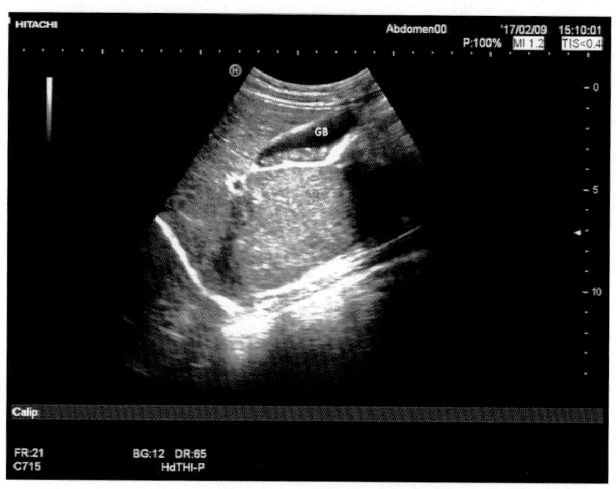

图39-4-4 泥沙样结石声像图

5. 胆囊壁内结石型 胆囊壁增厚，黏膜面粗糙，可见多个强回声光点附着于胆囊壁上，后方呈“彗尾征”，不随体位而移动。

6. 胆囊颈部结石 当结石嵌顿于颈部胆囊体积增大，有时液性暗区内可见散在细小光点（图

39-4-5）。

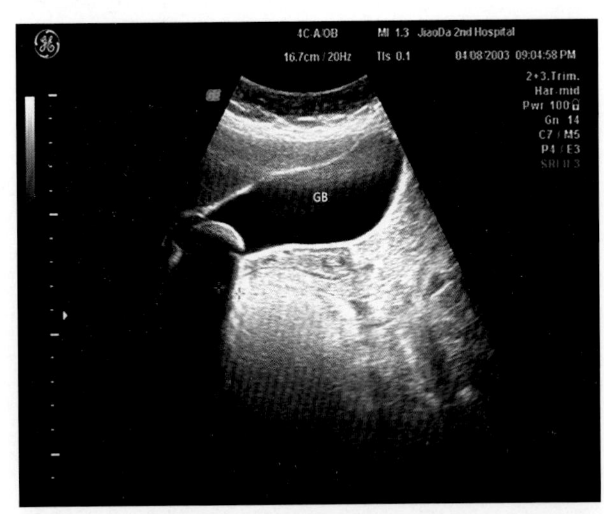


**图 39-4-5　胆囊颈部结石声像图**

### （四）临床价值与鉴别诊断

超声对胆囊结石的诊断有很高的敏感性，国内外资料表明，诊断准确性在95%以上，为胆道疾病的首选检查方法。但在临床工作中需与胃肠道气体、胆囊内其他强回声进行鉴别。

（1）胆囊周围气体回声：变动体位或改变扫查方向可与胆囊分离，后方声影混浊不清晰。

（2）胆囊内其他高回声团块：如肿瘤、息肉、凝血块、胆泥球等，一般后方无声影，肿瘤、息肉之回声与胆囊壁相连，不移动。

（3）胆囊皱褶：与胆囊壁相连，后方无声影。

## 二、肝内胆管结石

### （一）病理及临床概要

1. 病理　肝内胆管结石是以胆红素钙为主的色素性混合结石，常多发，大小及数目不定，棕黑色、质软易碎，形状不一。结石多呈泥沙样。好发于左右肝管汇合部或左肝管。肝内胆管结石形成梗阻致近段胆管不同程度扩张、胆管壁炎性改变及纤维组织增生，继而引起胆管壁增厚、管腔狭窄、胆汁淤滞及胆道感染，可致肝组织坏死、胆源性肝脓肿、胆汁性肝硬化、肝叶萎缩及肝门旋转转位。

2. 临床概要　肝内胆管结石在我国发生率较高，因手术往往难以彻底清除，常有严重并发症发生，使病情复杂及恶化，故应高度重视。

### （二）检查程序及仪器调节

同前，但应注意肝内胆管结石有时回声较低，要随时调节增益，尽可能地显示清晰。

### （三）声像图表现

1. 基本声像图

（1）肝内出现强回声团表现为圆形、斑点状、条索状或不规则簇状。

（2）强回声团后方多伴有声影。

（3）强回声团沿左右肝管走向分布，与肝内门静脉走行平行。

（4）结石近段胆管多扩张，与伴行的门静脉分支形成“平行管征”。

2. 常见并发症声像图

（1）胆源性肝脓肿：当肝内胆汁淤积合并感染时，肝脏可肿大，边缘变钝，肝实质光点粗大不均匀，可出现多个无回声脓肿声像。

（2）胆汁性肝硬化：长期结石梗阻时，梗阻段胆管以上肝实质体积缩小，实质回声增强、增粗，分布欠均匀，其余肝叶可代偿性增大，当发生胆源性门静脉高压时，脾脏可增大。

（3）肝胆管狭窄：因胆管壁慢性炎症，管壁增厚，胆管周围纤维组织增生，导致胆管局限性狭窄，声像图表现为肝内胆管呈节段性增宽或囊状扩张。

（4）肝门旋转移位：由于肝脏某叶段胆道结石梗阻使该肝叶萎缩，邻近肝叶代偿性增大，导致肝脏沿着下腔静脉向患侧旋转移位。临床所见肝门向右旋转移位多于向左旋转移位，声像改变为：右肝缩小，左肝增大。胆囊向右外上方移位。

（5）合并胆管癌：结石、胆盐长期慢性刺激可致胆管上皮增生、恶变，声像表现为肝内胆管壁呈不规则增厚的强回声，沿胆管壁生长及进展。

### （四）临床价值与鉴别诊断

肝脏是良好的“透声窗”，超声检查不仅容易显示肝内胆管结石，而且能提示有无并发症，被认为是临床诊断肝内胆管结石的有效方法。同时，需注意与肝内其他强回声结构或病变的鉴别诊断，如正常肝圆韧带，肝内钙化灶，肝组织局部坏死后的纤维瘢痕组织及肝胆管积气等。

### 三、肝外胆管结石

#### （一）病理及临床概要

1. 病理 肝外胆管结石在我国发病率较高，约占胆石症的55%～86%。肝外胆管结石分为原发性和继发性两大类，原发性结石少见，多为蛔虫残骸或虫卵包裹所致，继发性结石即来源于肝内胆管或胆囊结石。肝外胆管一般呈不同程度扩张，其内可为胆色素性泥沙样结石，也可为单发或数枚球形或铸形混合性结石。胆管壁可因充血、水肿、增生和纤维化而有增厚。根据梗阻程度不同，肝内胆管可不扩张、轻度扩张或重度扩张。

2. 临床概要 多有反复发作的胆系感染病史，临床表现与梗阻部位、程度及感染的轻重有关。静止期或慢性阶段可无明显症状，急性发作或完全梗阻时则出现腹痛、高热、寒战及黄疸，即Charcot综合征，重症者可出现弥漫性血管内凝血、中毒性休克，甚至死亡。

#### （二）检查程序及仪器调节

按腹部常规超声检查要求，但沿肝外胆管走行方向追踪观察非常重要，熟练的技术操作是保证正确诊断的基础。

#### （三）声像图表现

1. 多数于肝外胆管腔内可见形态稳定的强回声团，后方一般伴有声影，如在两个相互垂直的断面证实则诊断更可靠，此为诊断结石的重要依据；少数为松散泥沙样结石，呈中等或较弱回声团。

2. 结石梗阻部位以上肝外胆管扩张较明显，根据梗阻程度不同，肝内胆管可扩张程度亦不同。

3. 胆管壁增厚，回声增强。强回声团与胆管壁界限清楚，典型病例可见细窄的液性暗区包绕强回声团。

4. 光团随体位改变。加压或改变患者体位，光团位置可移动，因此，加压或改变体位可提高肝外胆管结石的检出率。

#### （四）临床价值与鉴别诊断

超声检查可较清楚的显示肝外胆管结石，但胆管不扩张或胆总管下段小结石时容易漏诊。同时需要与胆管内瘢痕组织、胆管癌、壶腹癌、胆管内积气、胆管内脓性胆汁、腔内蛔虫团相鉴别。

（周 琦）

## 第五节 胆道系统炎症

### 一、急性胆囊炎

#### （一）病理及临床概要

1. 病理 急性胆囊炎是常见急腹症之一，是由细菌感染、胆石梗阻致胆汁引流不畅或胰液逆流等因素引起的一种急性炎症。根据病变程度不同，可分为三种病理类型：

（1）急性单纯性胆囊炎：多因化学刺激引起，或见于炎症早期，炎症较轻，胆囊稍肿胀，壁轻度增厚，黏膜充血水肿，显微镜下以淋巴细胞浸润为主，很少见到中性粒细胞，胆汁正常或略浑浊。

（2）急性化脓性胆囊炎：常因继发细菌感染所致，胆囊肿大，囊壁充血水肿、明显增厚，壁间出现积脓腔隙，胆汁混浊呈脓性，胆囊可与周围组织粘连，或形成胆囊周围脓肿。

（3）急性坏疽性胆囊炎 胆囊极度肿大，压力增高，导致胆囊壁血运障碍，造成胆囊壁坏死，甚至穿孔，并发局限性或弥漫性腹膜炎，若合并产气厌氧菌，可出现气性坏疽。如穿入胃肠道，形成胆内瘘。本型较少见，好发于老年或糖尿病患者。

2. 临床概要 右上腹胀痛，恶心、呕吐，发热，可有轻度黄疸，胆囊区触痛，莫菲征阳性，有时可触及明显肿大的胆囊。

#### （二）检查程序及仪器调节

急性胆囊炎多为急诊超声检查，无须禁食等准备，其他同前。

#### （三）声像图表现

1. 急性单纯性胆囊炎 早期仅表现为胆囊轻度增大，壁轻度增厚，内部回声无明显异常而缺乏诊断性特征。超声 Murphy 征阳性具有诊断意义，即探头通过胆囊表面区域时有明显触痛反应，或将探头深压腹壁以接近胆囊底部，此时嘱患者深吸气，患者感觉触痛加剧。（图 39-5-1）

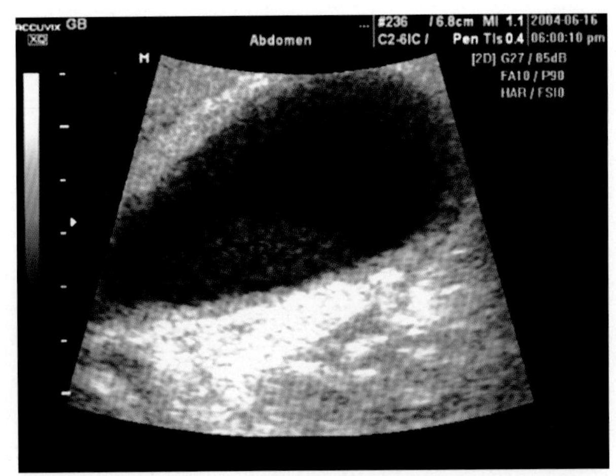


**图 39-5-1　急性胆囊炎声像图**

2. 急性化脓性、坏疽性胆囊炎声像图特征较典型。

（1）胆囊肿大，短轴值增大较长轴值更明显，横径可大于 4cm，张力增高，轮廓模糊，外壁线不规整。

（2）囊壁弥漫性增厚，厚度约 5～10mm，呈“双边影”，系黏膜水肿、出血及炎症细胞浸润所致，炎症重者可出现壁间裂隙暗区。

（3）胆囊腔内透声差，充盈着稀疏或密集的细小或粗大的弱回声光点，无声影，暗区内光点稀疏时可随体位移动，当暗区内光点稠密时，可不随体位改变而移动，为胆囊积脓的声像。探头加压触痛明显（图 39-5-2）。

（4）多伴有胆囊结石或胆囊颈部结石嵌顿（图 39-5-3、图 39-5-4）。

（5）急性胆囊炎发生穿孔时，胆囊缩小，囊壁增厚欠平整，局部胆囊壁连续性中断，合并产气杆菌感染时，胆囊腔内回声粗大或有气体强回声，伴周围脓肿形成时，胆囊周围或肝-胆间可见局限性积液及大网膜聚集或包裹的高回声，如果胆囊穿孔直接进入腹腔内，可引起胆汁性腹膜炎，腹腔内出现大量液性暗区。

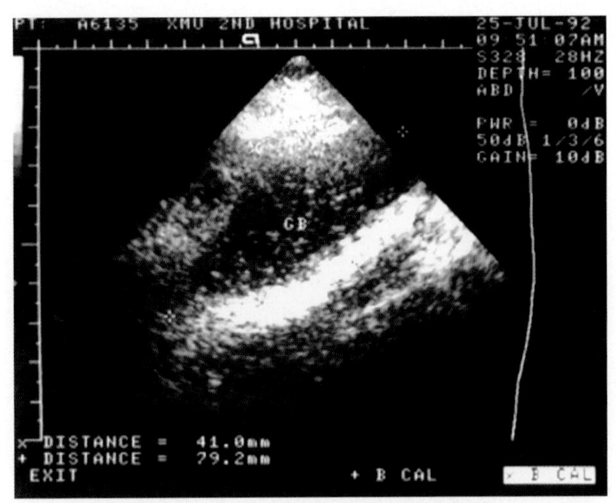


**图 39-5-2　急性化脓性胆囊炎声像图**

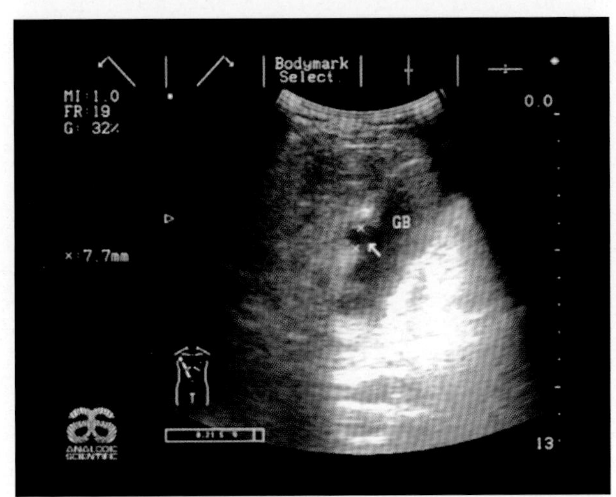


**图 39-5-3　胆囊穿孔声像图**

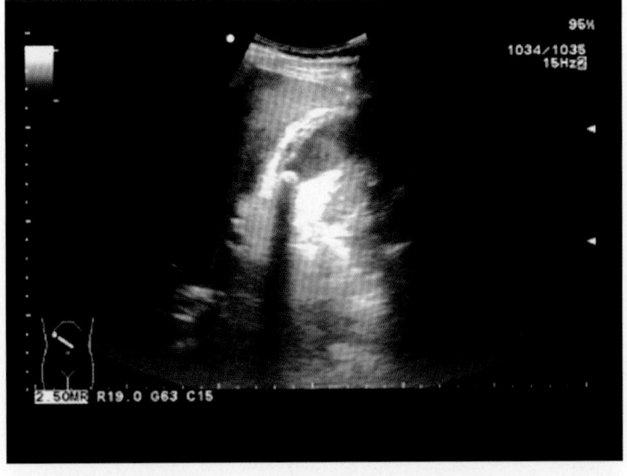


**图 39-5-4　胆囊炎伴胆结石声像图**

## （四）临床价值与鉴别诊断

超声可以迅速、简便、清楚地显示胆囊大小，囊壁及囊内情况，了解病变程度，诊断准确率达 98.1%，是诊断急性胆囊炎的可靠方法。同时在疗效观察及鉴别诊断中意义重大。通过定期复查可了解急性胆囊炎的病情变化，如胆囊壁由厚变薄，双边影消失，囊腔内低回声光点、光斑消失，则提示好转。其主要鉴别诊断如下：

1. 肝硬化或肾病合并低蛋白血症　胆囊大小正常或稍增大，囊壁增厚，但层次尚清晰，超声墨菲征阴性。

2. 急性肝炎和重症肝炎　胆囊壁增厚，可呈双边影，囊腔内出现点状回声，类似急性胆囊炎声像，但胆囊一般不大，囊腔萎陷、充盈较差，超声墨菲征阴性。随着肝功能的好转，胆囊可见充盈，囊壁变薄。

3. 低位胆道梗阻　胆汁排出障碍，胆囊增大，腔内充满点状、絮状沉积性回声，胆囊壁无明显增厚。

4. 长期禁食　胆囊增大，胆汁淤积，腔内充满点状或沉积性回声，胆囊壁不增厚，无压痛，进食后可缩小。

## 二、慢性胆囊炎

### （一）病理及临床概要

1. 病理　不同的病因引起不同的慢性胆囊炎病理改变：（1）感染性因素最常见，为急性胆囊炎反复发作迁延所致。胆囊壁因纤维组织增生而增厚，黏膜面粗糙，胆囊壁增厚，囊腔缩小，导致萎缩性胆囊炎。（2）代谢性因素，胆固醇沉积在胆囊黏膜上而引起的慢性胆囊炎，黏膜面粗糙，囊壁增厚。（3）阻塞性因素，常见的有胆囊颈部或胆囊颈管结石，或胆囊颈部疤痕粘连，结石或疤痕均可造成阻塞或梗阻，胆汁滞留于胆囊，胆囊体积增大，胆囊积液。

2. 临床表现　慢性胆囊炎急性发作时，临床表现与急性胆囊炎相似；静止期无症状或症状不典型，可表现为上腹部隐痛和腹胀、嗳气、厌油腻食物等。

### （二）检查程序及仪器调节

同前，少数萎缩性胆囊炎超声难以显示，需要谨慎应对，同时应注意对胆囊收缩功能进行判断。

### （三）声像图表现

1. 慢性胆囊炎　常有如下几种表现形式，即轻型慢性胆囊炎、萎缩胆囊炎、萎缩胆囊炎合并结石，大胆囊与胆囊积液，胆囊不显示。

2. 超声诊断要点

（1）胆囊壁增厚大于 3mm，内膜面粗糙，回声增强或有胆固醇结晶沉着于壁上呈多发的闪烁的强回声小亮点（图 39-5-5）。

（2）胆囊萎缩，增厚，与肝脏界线模糊不清，严重者胆囊显示不清（图 39-5-6）。

（3）胆囊增大，胆囊前后内径大于 4cm，呈椭圆形或球形，表现为胆囊积液（图 39-5-7）。

（4）胆囊腔内液性暗区不清晰，可见点状或絮状回声，为胆泥或囊内沉积物，可随体位移动（图 39-5-8）。

（5）脂餐试验胆囊收缩功能减低或消失。

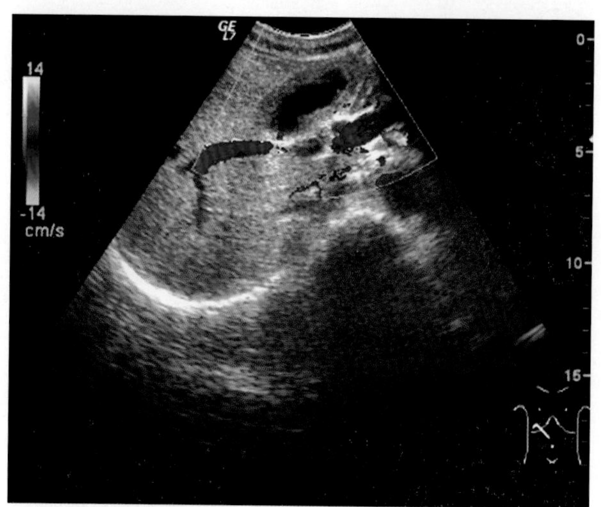


**图 39-5-5　慢性胆囊炎声像图**

3. 临床价值与鉴别诊断

超声可以直接显示胆囊大小、壁厚、腔内结石及胆汁异常等，对慢性胆囊炎的诊断提供重要依据，并可与其他疾病引起的胆囊壁增厚相鉴别。

（1）胆囊壁均匀增厚：需与肝硬化腹水、门脉高压、低蛋白症、右心衰等引起的胆囊继发性水肿增厚鉴别，这些疾病有相应病史，体征和相关声像图改变。

（2）厚壁型胆囊癌：胆囊壁不均匀增厚，向腔内突起，形态欠规则，超声造影有不同的声像图特点。

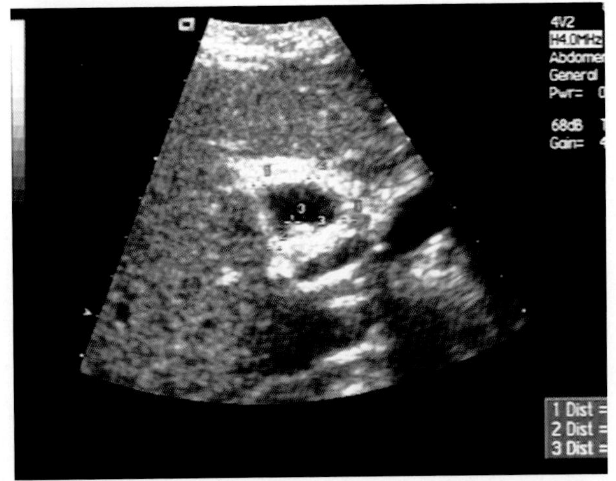

图 39-5-6　慢性胆囊炎胆结石声像图

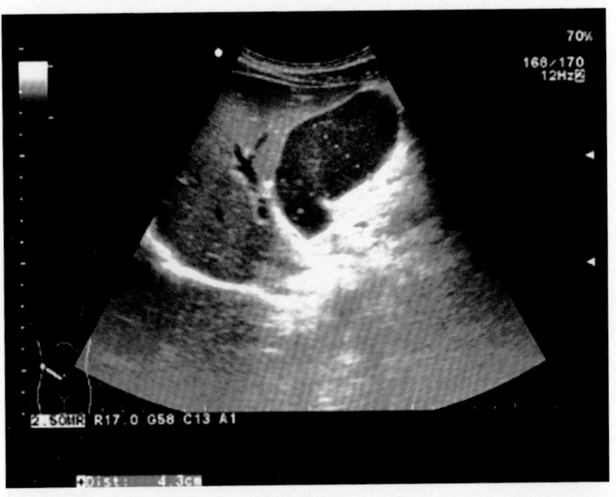

图 39-5-7　胆囊积液声像图

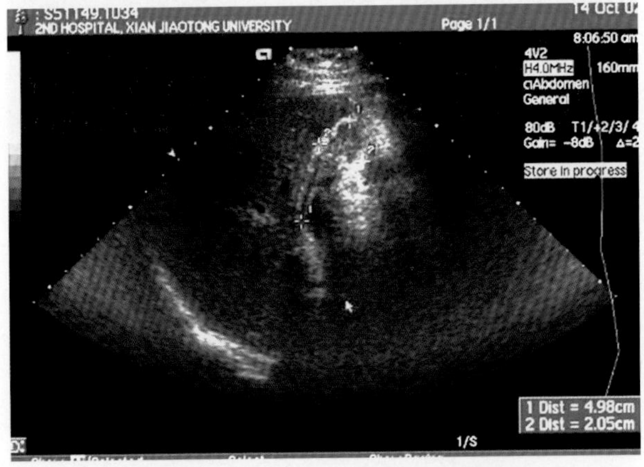

图 39-5-8　慢性胆囊炎胆泥声像图

（3）胆囊萎缩伴有囊壁、结石、声影三合征时，需与十二指肠内气体回声鉴别，后者回声可变化。

## 三、化脓性胆管炎

### （一）病理及临床概要

急性化脓性胆管炎的基本病理改变是胆道梗阻与胆道化脓菌感染。由于胆管梗阻，胆汁淤积，继发细菌感染，胆管黏膜充血水肿，大量炎细胞浸润，黏膜上皮坏死脱落，炎性渗出致胆管腔内充满脓性胆汁，梗阻进一步加重，胆管腔内压力持续增高，炎症向肝内蔓延。肝内胆管扩张，胆管壁炎症反应明显，胆汁滞留，肝脏充血，肝窦扩张，肝细胞肿胀、坏死，肝脏肿大，可形成多发小脓肿。患者可出现严重脓毒症及器官功能障碍。

患者一般起病急，突发性腹痛、高热、寒战、黄疸，当脓性胆汁经肝内血窦进入血循环时，可造成菌血症或感染性休克，血压下降，逐渐意识障碍等，是胆道系统疾病中死亡率较高的一种疾病。

### （二）检查注意事项

急诊超声检查患者，检查过程应密切注意观察患者生命体征，尽可能做到快而准，并及时通知临床，争取救治时间。

### （三）声像图表现

1. 肝内、外胆管扩张，以肝外胆管扩张为主，管壁回声增强、增厚，黏膜面水肿呈低回声带或模糊不清。

2. 胆管腔内透声性差，可见浮动的中等回声光点，或后壁泥沙样沉积物。

3. 扩张胆管下段常可见结石、蛔虫或肿瘤声像。

4. 常合并急性胆囊炎或肝内小脓肿，表现为胆囊肿大，囊壁水肿增厚，腔内可见脓性胆汁呈絮状或浮动光点，肝脏肿大，回声不均匀，或见多发无回声脓肿声像。

### （四）临床价值

化脓性胆管炎病情较重，因此及时明确诊断是治疗的重要前提。超声检查可及时为临床诊断提供重要信息。化脓性胆管炎具有明显的临床特点和典型声像图特征，超声诊断准确性达 90% 以上，如肝内外胆管内出现气体反射声像时，应注意与胆道术后患者的胆道积气相鉴别。

## 四、硬化性胆管炎

### （一）病理及临床概要

硬化性胆管炎是以胆管壁纤维化、硬化为特征的慢性炎症。基本病理改变为胆管壁增厚、纤维化，管腔狭窄、闭塞，胆汁淤积，导致胆汁性肝硬化及门脉高压。硬化性胆管炎可分为原发性硬化性胆管炎与继发性硬化性胆管炎。继发性胆管炎常与胆道结石、感染、先天性或后天性免疫缺陷病、医源性因素、缺血性胆管损伤等相关连。原发性硬化性胆管炎病因尚未明确，多发于青壮年，多合并溃疡性结肠炎、克罗恩病等慢性肠道炎症疾病。

临床表现：起病缓慢，呈持续性、进行性黄疸加重，右上腹部不适或胀痛，可伴有发热、肝功能损害、肝脾肿大等，晚期出现胆汁性肝硬化及门静脉高压。

### （二）检查程序及仪器调节

同腹部常规超声检查要求。

### （三）病变声像图声像图表现

1. 肝外胆管壁明显增厚，回声明显增强，有僵硬感。

2. 肝内胆管壁增厚，回声增强，呈“=”样回声。

3. 胆管腔呈节段性或弥漫性狭窄，胆管壁可呈局限性增厚，并突入管腔内，伴有胆管扩张或囊状扩张者可呈串珠状改变。

4. 肝门部可见肿大淋巴结回声。

5. 胆囊壁增厚，胆囊收缩功能差。

### （四）临床价值与鉴别诊断

继发性硬化性胆管炎一般可问及相关病史，对诊断有很大帮助。肝胆超声检查有典型的声像图特征结合患者进行性黄疸加重，可提示原发性硬化性胆管炎的诊断。原发性硬化性胆管炎患者虽有明显的梗阻性黄疸表现，但不少病例超声与CT检查均不能很好地显示肝内外胆管的扩张情况，临床上常以胆管造影检查作为原发性硬化性胆管炎诊断的金标准。MRI三维重建胆道造影技术（MRCP）是目前胆管造影的最好方法。胆管造影表现为胆管广泛性狭窄，也有呈不规则的多发性狭窄，以肝管分叉处明显，胆管分支僵硬变细或者轻度扩张，约80%的患者肝内和肝外胆管同时受累，20%仅累及肝外胆管，环状狭窄者可呈现串珠状改变，节段性狭窄多伴发囊状扩张，伴有囊状扩张者需警惕胆管癌可能。

在临床超声工作中需要与原发性胆管癌、化脓性胆管炎进行鉴别。

（周 琦）

#### 参考文献

[1] 任卫东，常才．超声诊断学．第3版．北京：人民卫生出版社，2013.

[2] 郭万学．超声医学．第6版．北京：人民军医出版社，2011.

[3] WSES, World Society of Emergency Surgery. 2016 WSES guidelines on acute calculous cholecystitis. 2016.

# 第六节 胆道系增生性病变

## 一、增生性胆囊疾病 (hyperplasitic cholecystoses)

胆囊增生性疾病是Jutras在1960年命名的一组胆囊病变，泛指一组良性非结石性非炎性疾病，包括胆囊壁胆固醇沉积、胆囊腺肌症、胆囊神经瘤病、胆囊壁弹性组织变性、胆囊壁脂肪增多症、胆囊纤维瘤病等。由于这些病变在影像学和临床上很难明确区分，因此本文着重阐述两种常见病变：胆囊壁胆固醇沉着症和胆囊腺肌症。

### （一）胆囊胆固醇沉着症（cholesterosis of gallbladder）

胆固醇沉着症是甘油三酯、胆固醇前体和胆固醇酯在胆囊黏膜固有层内的巨噬细胞内沉积的病变，也可以沉积于胆囊上皮和基质内，形成黏膜表面突出的黄褐色颗粒，表面覆盖单层上皮结构。弥漫性胆固醇沉着较为少见，局限性者更为多见，呈多发或单发的息肉样病变突入胆囊腔内，既非肿瘤性病变也无恶变倾向。患者多数没有临床症状，或者仅有右上腹部不适和隐痛等症状。胆固醇颗粒较大者如发生脱落可引起胆管梗阻。

声像图表现为胆囊壁上斑点状强回声，后方

伴有彗星尾征，可单发或多发，随体位改变不移动。（图 39-6-1）

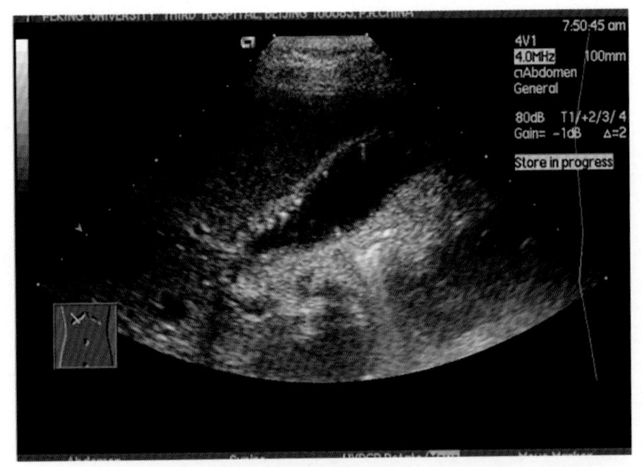

图 39-6-1 胆囊壁多发胆固醇沉着症

鉴别诊断包括胆囊腺肌症、胆囊附壁结石。胆囊壁局限性或弥漫性增厚伴有内部囊性病变及点状强回声伴有彗星尾征是胆囊腺肌症的特征性表现，易于与胆固醇沉着症相鉴别。附壁结石如果体积较小或声影不典型时与胆固醇沉着症不易鉴别。

### （二）胆囊腺肌增生症（adenomyomatosis，adenomatous hyperplasia）

胆囊腺肌症是一种良性增生性病变，由胆囊上皮内陷所形成的罗—阿氏窦（Rokitansky-Aschoff sinuses）增多、囊腔扩张伴有平滑肌增生所导致，窦腔内可形成壁内结石。病变部位表现为胆囊壁增厚，壁内可见囊性区域，是影像学诊断的重要依据。大多数胆囊腺肌症患者没有临床症状。

根据病变范围可以分为三种类型：局限型、节段型和弥漫型。局限型病变多位于胆囊底部，节段型者常常位于胆囊体部和颈部，弥漫型病变比较少见。

声像图表现：（1）病变部位胆囊壁明显增厚，局限型病变以胆囊底部最为多见，表现为底部壁呈梭形增厚；节段型者表现为增厚的胆囊壁向腔内突出，呈环壁对称性增厚，类似沙漏形。（2）胆囊壁内散在分布一个或多个无回声囊腔，内含斑点状强回声伴彗星尾征，此为本病的重要超声征象。彩色多普勒超声检查可以显示快闪伪像。胆囊浆膜层及黏膜层连续性完好。（图 39-6-2～图 39-6-4）

鉴别诊断包括慢性胆囊炎、胆囊息肉样病变、胆囊癌、胆囊壁内结石和附壁结石等。仅表现为

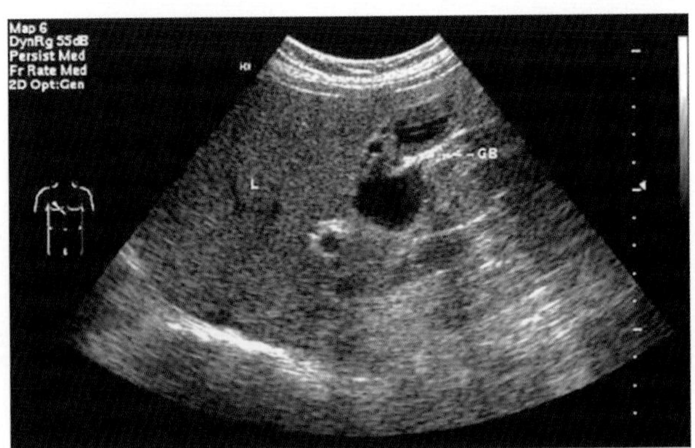

图 39-6-2 胆囊腺肌症—局限型

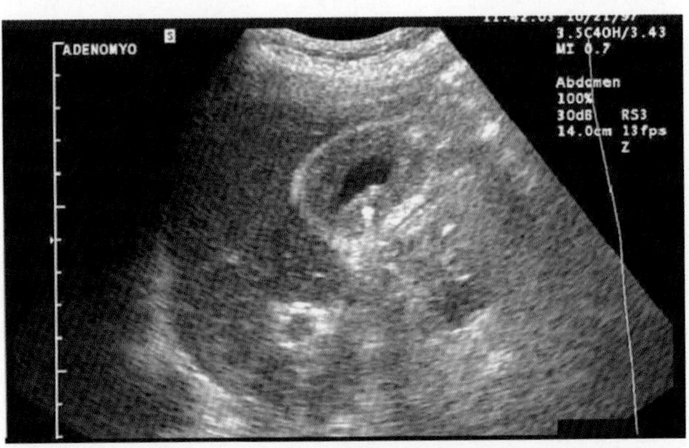

图 39-6-3 胆囊腺肌症—弥漫型

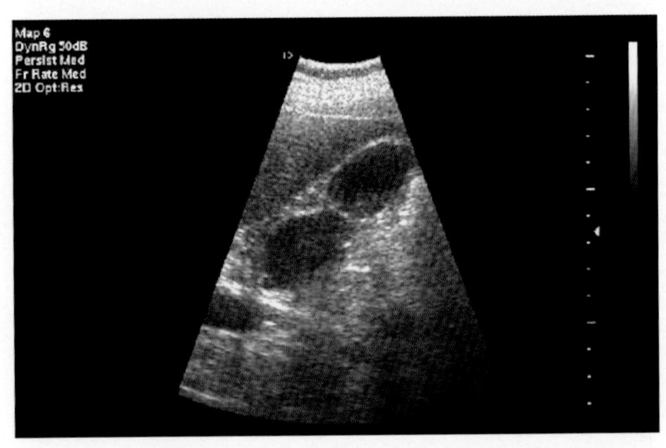

图 39-6-4 胆囊腺肌症—节段型

胆囊壁增厚，缺乏壁内的囊腔和点状强回声，或壁内出现血流信号时，都应进一步检查除外肿瘤性病变。

## 二、胆囊息肉样病变

胆囊息肉样病变是指胆囊壁上的局灶性隆起，直径在 20mm 以下，不是严格意义上的病理学分类。主要包括三类病变：胆固醇性息肉、炎

症性息肉和腺瘤样息肉。超声检查的主要目的是：(1) 明确息肉样病变的大小、数量、形态和回声特点；(2) 鉴别息肉的性质。

多发病变、病变径线小于 1cm，以及随访后病变体积变化不明显是良性病灶的常见特点。而患者年龄大于 60 岁，单发病变，合并胆囊结石，随访过程中病变快速增大，以及宽基底等是恶性病变的特点。彩色多普勒显示病变内血流速度超过 20cm/s，或者阻力指数小于 0.65 更倾向于恶性病变。

声像图表现：(1) 胆囊息肉样病变的共同特点是表现为胆囊壁上局灶性隆起的等回声、高回声及强回声结节，后方不伴声影，不随体位改变而移动。胆固醇性息肉后方可伴有彗星尾征。(2) 病变可单发或多发，基底窄或以细蒂与胆囊壁相连，部分息肉可以在胆囊腔内呈漂浮状。

### （一）胆固醇息肉（cholesterosis polypoid）

大约一半的胆囊息肉样病变是胆固醇息肉。病因不明。弥漫性病变常常被称为“草莓样胆囊”，在影像学上不易显示。局灶性胆固醇息肉的径线常常在 2～10mm，也有接近 20mm 的病例报道。病理学研究发现 1/8 的病变为单发。

超声表现为附着于胆囊壁的单发或多发的粟粒状或桑葚状病变，表面不光整，基底狭窄，后方不伴有声影，内部没有明显血流信号。病变位置固定，可与胆囊内结石相鉴别。生长缓慢，病变脱落则与胆囊结石不易鉴别。(图 39-6-5)

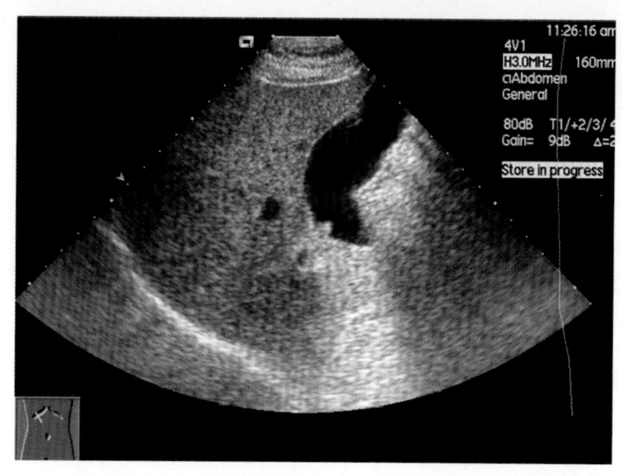


**图 39-6-5 胆固醇性息肉，结节呈桑葚样，无声影**

### （二）炎性息肉、腺瘤、局灶性腺肌症

胆囊腺瘤是良性病变，占胆囊息肉样病变的 3%～5%，常常为单发病变，胆囊颈部和体部多发，生长缓慢。腺瘤常常带蒂，体积大的病变可能会发生癌变。胆囊腺瘤表现为均匀的高回声病变，随着病变体积增大，回声可以变得不均匀，结节表面较平滑，病变内部可探及低速血流信号。病变快速生长或局部胆囊壁增厚均提示恶变可能。

少数情况下，局灶性胆囊腺肌症可以表现为类似宽基底的胆囊息肉样病变，应该注意两者之间的鉴别。(图 39-6-6)

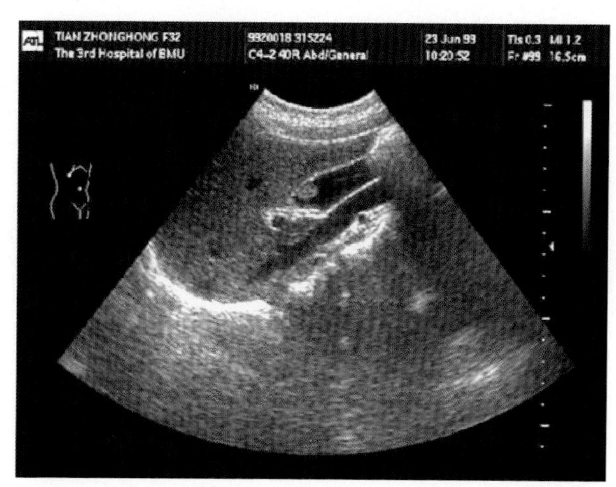


**图 39-6-6 胆囊腺瘤，表面光滑，窄基底，生长缓慢**

炎性息肉占胆囊息肉样病变的 5%～10%，半数以上为多发病变。炎性息肉更常合并于胆囊结石和慢性胆囊炎。

### （三）恶性病变：腺癌（adenocarcinoma）和转移瘤（metastasis）

恶性病变常见的为小结节型胆囊腺癌和转移癌。黑色素瘤占胆囊转移癌的 50%～60%。表现为不均匀回声的乳头状或团块状病变，基底宽，直径常常大于 10mm，局部胆囊壁连续性可有中断，表面不光滑，病变生长迅速，基底部及内部可探及高速血流信号。肝门部淋巴结可肿大，脂餐试验表现为胆囊功能不良。

局限型胆囊腺肌症有时需要与恶性息肉样病变相鉴别，前者胆囊壁连续，增厚的胆囊壁内可以看到单个或多个囊性区域，典型者内部有点状强回声伴彗星尾征，对周围组织无浸润，生长缓慢，脂餐试验表现为胆囊功能亢进，可与胆囊恶性息肉样病变来鉴别。

（蒋　洁）

## 第七节　胆道系良性肿瘤

### 一、胆囊良性肿瘤

胆囊的良性肿瘤有腺瘤、神经纤维瘤、血管瘤、平滑肌瘤等，其中以腺瘤（adenoma）为主，在胆囊手术切除标本中约占 3%～5%。胆囊腺瘤见前序章节："胆囊息肉样病变"。

### 二、胆管良性肿瘤

胆管良性肿瘤比较罕见，病理上分为乳头状瘤、腺瘤、错构瘤、囊腺瘤、脂肪瘤、纤维瘤和神经纤维瘤，其中腺瘤多见，以肝外胆管好发。肿瘤生长阻塞胆管可以引起病变部位以上的胆道系统发生扩张。病变直径一般 2cm 左右，表面光滑，周围胆管壁连续光整，声像图有时难以与胆管癌相鉴别。

胆管错构瘤为先天性疾病，为胚胎期细小胆管发育障碍所致，多位于汇管区，由不规则扩张的胆管形成。患者一般无症状，病变可单发或多发，表现为肝内小囊性病变，为低—无回声或高回声，直径 1～10mm，散在分布，边界清楚，无包膜，后方回声增强。（图 39-7-1）

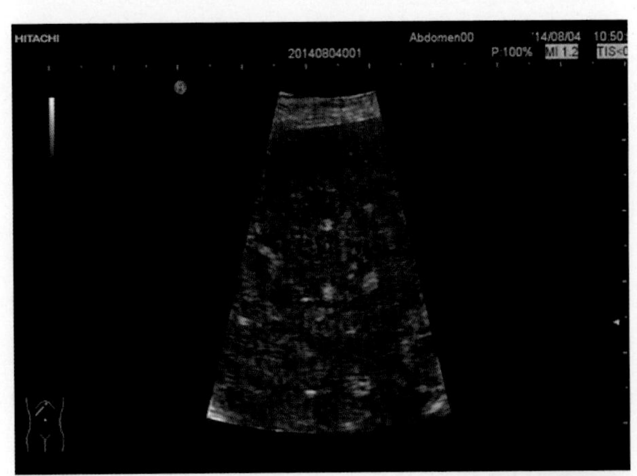


**图 39-7-1　胆管错构瘤，表现为肝内高回声结节，边界清楚**

（蒋　洁）

## 第八节　胆道系恶性肿瘤

### 一、胆囊癌

#### （一）病理及临床概要

胆囊癌是胆道系统中最常见的恶性肿瘤，约占胆道系统恶性肿瘤的 2/3，在消化系统中次于胃癌、食管癌、大肠癌、肝癌及胰腺癌之后居第 6 位。胆囊癌好发于胆囊底部和颈部，体部略少，发生于胆囊管者罕见，其病理组织类型以腺癌为主，约占 80%～90%。根据病变的范围与形态，胆囊癌一般分为息肉型、肿块型、壁增厚型、弥漫型和混合型。胆囊癌常常合并胆囊结石，一般认为结石的慢性刺激是胆囊癌的重要致病因素之一。50 岁以上的女性好发，男女比例约 1∶3，其发病隐匿，主要表现为上腹部疼痛、消化不良、食欲减退或黄疸。胆囊癌生长迅速，易早期扩散。其转移途径有 3 种，包括淋巴转移、血行转移和直接浸润，容易经胆囊床侵犯肝组织，并常波及邻近脏器和组织。

#### （二）检查程序及仪器调节

1. 检查程序

（1）早晨空腹检查，需禁食 8 小时以上。

（2）患者呈平卧位，或左侧卧位，右上腹直肌外缘线纵切面，探头稍向左倾斜，利用肝脏显示充盈胆囊的纵轴断面，横切显示胆囊短轴切面，纵切面摆动探头，横切面滑动探头，显示胆囊整体结构，仔细观察胆囊颈部及底部，避免遗漏及去除胃肠气体影响。

（3）观察内容：胆囊位置、大小、壁厚度、胆汁清亮程度、胆囊颈、体及底部各壁有无增厚，凸起，病变是否浸润胆囊壁各层至肝脏等，使用 CDFI 及 PWD 等观察病变彩色血流情况。

（4）患者深吸气后屏气，可使胆囊下移贴近腹壁并可使积聚于胆囊周围的肠气排开，更清晰的显示胆囊。胆囊萎缩、实变或位置变化较大者，需确认胆囊图像。

（5）胆囊超声检查须在 X 线胃肠造影三天后、胆系造影两天后进行。

2. 仪器调节

胆囊检查时彩超仪器的调节与肝脏检查相似，以能清晰显示胆囊结构为原则。探头一般选择凸阵探头、胆囊表浅者及小儿可使用高频线阵探头效果更好。二维图像主要调整深度及 TGC，观察胆汁情况时需适当提高 TGC。可使用 ZOOM 功能放大图像观察小病变，观察胆囊壁及病变内的血流信号时需要随时调低彩色血流量程（标尺），缩小彩色取样框大小即彩色显示范围，提高彩色信号敏感性，并保持探头稳定，患者可适当屏气，以消除伪像。

### （三）病变声像图

1. 息肉型　胆囊壁上可见乳头状隆起或结节状实性回声，基底宽，蒂较短，内回声均匀或不均匀，回声强度比囊壁稍弱（图 39-8-1）。

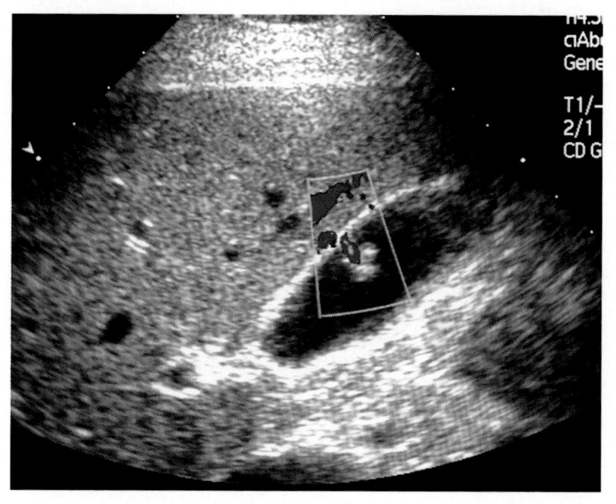

图 39-8-1　胆囊体部前壁息肉型胆囊癌

2. 肿块型　自胆囊壁可见团块状回声突向胆囊腔内，外形不规则，基底部胆囊壁模糊，团块内部回声不均匀，内部可发生坏死、钙化。

3. 壁厚型　胆囊壁不均匀性增厚，回声也不均匀，胆囊腔变小，模糊，胆囊外形不规整（图 39-8-2）。

4. 弥漫型　胆囊呈弥漫性实性增大，外形失常，囊腔消失，可见向肝脏及周围组织浸润转移征象。

5. 混合型　兼具以上各种类型表现。

各型胆囊癌实性回声内血供一般均较丰富，且多为流速较高的小动脉，血流杂乱，异型性明

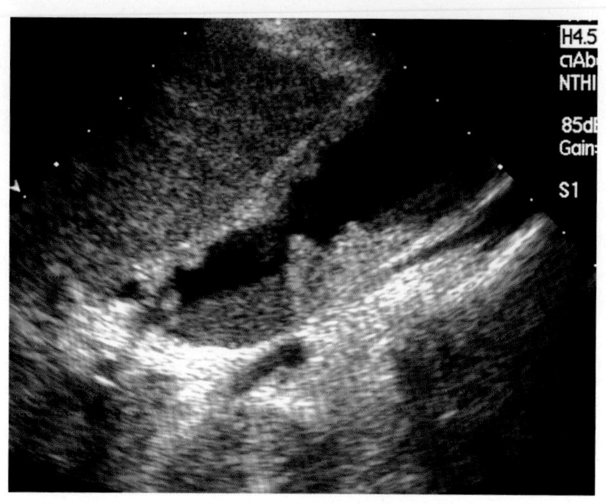

图 39-8-2　壁厚型胆囊癌

显（图 39-8-3）。各型胆囊癌常常合并结石存在，有时结石较多时容易遗漏较小的早期癌肿。胆囊癌浸润或压迫肝门部胆管时也可出现梗阻性黄疸，出现肝内胆管不同程度的扩张。肝内常常可见多发的转移灶，或胆囊癌直接浸润至肝脏，形成边界不清的较大团块样病变，与胆囊交界不清，肝门部经常可见肿大淋巴结。

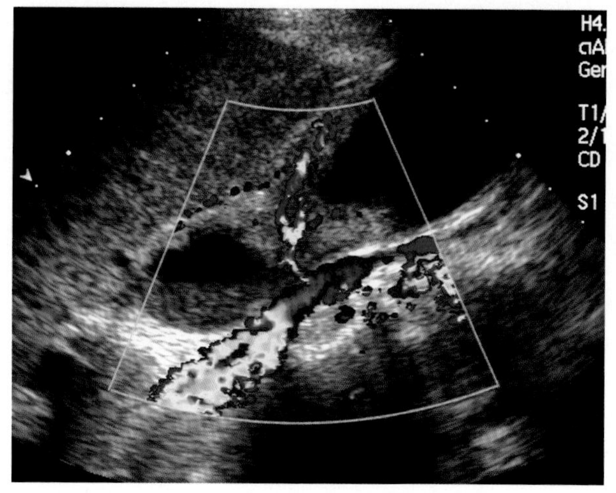

图 39-8-3　壁增厚型胆囊癌的彩色血流

### （四）临床价值

彩超对胆囊癌的诊断正确率可达 85%～90%，是简便而有效的首选辅助检查手段。对考虑胆囊炎或胆囊结石的患者，超声检查是首选的影像学检查手段。高分辨率的超声检查可检测出早期和进展期胆囊癌。早期的胆囊癌在二维超声上的表现可以是突入腔内的胆囊息肉样病变或局

灶性增厚。对于进展期胆囊癌，二维超声可以发现肝内外胆管梗阻、淋巴结的转移情况以及肝脏受浸润或转移的情况。但较小的胆囊癌需与胆囊息肉鉴别，前者一般基底较宽，表面凸凹不平，实体内比较容易显示彩色血流。另外胆囊壁增厚时还需考虑与胆囊肌腺症鉴别。部分化脓性胆囊炎的患者胆囊壁也可增厚较为明显，需要根据病史，症状及囊壁增厚的局部情况仔细分辨。

## 二、胆管癌

### （一）病理及临床概要

胆管癌泛指起源于胆管上皮的恶性肿瘤，是肝脏胆道系统的第二大恶性肿瘤，近年来发病率呈上升趋势，发病年龄多为50～70岁，60岁左右最多，男性略多。胆管癌起病隐匿，早期症状不明显，多为纳差、食欲下降、厌油腻、消化不良以及上腹胀闷不适等非特异症状，部分患者可反复出现胆管感染。随着病变的进展，可出现梗阻性黄疸的症状和体征，进行性巩膜及皮肤黄染、皮肤瘙痒、陶土便和体重下降，此时多已为中晚期，易误诊为黄疸性肝炎、胆道结石或感染等。胆管癌外科手术难度大，切除率低，并发症多，大多数预后不良。

胆管癌的病因目前尚不清楚，下列因素可能有致病作用：(1) 胆管结石和胆道感染；(2) 寄生虫感染，如华支睾吸虫；(3) 胆管囊状扩张症；(4) 原发性硬化性胆管炎；(5) 致癌剂：某些药物及毒物。另外结、直肠切除术后，结肠炎及慢性伤寒带菌者均与胆管癌的发病有关，肝内胆管癌还可能与病毒性肝炎有关。

胆管癌按癌细胞的类型和分化程度可分为：乳头状腺癌、高分化腺癌、中分化腺癌、低分化腺癌、未分化癌、黏液腺癌、腺鳞癌、鳞状细胞癌等类型，其中95%以上为腺癌。按癌肿发生的解剖部位可分为：

1. 肝内胆管癌

约占10%～25%，是指起源于左右肝管汇合部以上的肝内胆管上皮细胞的恶性肿瘤。由于其位于肝内，临床某些方面类似肝细胞癌。根据肿瘤大体表现基本可分为肿块型、胆管周围浸润型和管内型三种，此外还有肿块和胆管周围浸润、胆管周围浸润加胆管内生长等混合型，其中肿块型最多见。在肝实质形成明确的肿块，呈膨胀性生长，通过门静脉系统侵犯肝脏。肝内胆管癌即使进展期也常没有症状，黄疸的发生率较低，因此，肝内胆管癌被认为是“无黄疸的肝内肿瘤”，多通过影像学检查或肝酶的异常而意外发现。

2. 肝门部胆管癌

也称Klatskin瘤，是指原发于胆囊管开口以上肝总管与左、右肝管起始部之间，主要侵犯肝总管、肝总管分叉部位和左、右肝管的胆管癌，占到胆管癌的50%～60%，其引起的黄疸是恶性梗阻性黄疸中最多见的一种。肝门部胆管癌因其特殊的解剖部位，早期侵犯周围血管、神经、淋巴组织及邻近肝组织的特性，出现明显黄疸症状且临床确诊时，病变多已为中晚期。胆管梗阻引起胆道内压力增加，出现胆汁逆流，使肝血窦压力明显增高，并导致门静脉压力增高和肝动脉阻力增高，使入肝的血流量减少，导致肝细胞缺血缺氧，肝脏病理改变加重。由于肝脏胆汁淤积、肿大、肝功能明显受损，可引起胆源性肝硬化，产生腹水和低蛋白血症，并经常并发肝内胆道感染。

3. 远段胆管癌

包括胆总管中、下段的胆管癌，占20%～25%，一般是指胰腺上缘至十二指肠壁之间段胆管发生的癌，不包括壶腹癌及十二指肠乳头癌。根据生长方式，在大体形态上远段胆管癌可分为三型：管壁浸润型、结节型与腔内乳头状型。远段胆管癌梗阻部位低，全系胆管扩张明显，并容易侵犯肠系膜上动静脉以及早期发生淋巴结转移，预后不良。早期远段胆管癌是指临床上尚未发生黄疸时，即黄疸前期，患者有上腹部、右上腹部或腰背部疼痛不适，食欲减退，体重下降等。此期持续时间短者数周，长者可达数月，中晚期远段胆管癌表现为进行性加重的无痛性梗阻性黄疸和肝功能损害。

胆管癌的扩散与转移：肝内胆管癌早期发生远处转移者较少，主要是沿胆管壁向上、向下浸润直接扩散，直接侵及肝，要比肝门部癌及远段胆管癌多见。淋巴结转移最常见的是肝门部淋巴结转移，也可至腹腔其他部位的淋巴结。血路转移，除非是晚期癌者，一般较少。各部位的胆管癌，以肝转移最多见，尤其高位胆管癌，癌组织易侵犯门静脉，形成癌性小栓子，可导致肝转移，也可向邻近器官胰腺、胆囊转移。

## （二）检查程序及仪器调节

1. 检查程序

（1）患者须禁食 8h 以上，早晨空腹检查较为适宜。

（2）对患者进行上腹部横、纵和斜切多方位扫查，重点探测肝内胆管、肝总管、胆囊、胆总管、胰腺及胰腺周围组织和腹主动脉旁。对于因胃肠胀气或肥胖而影响胆管显示者，采取左侧卧位，腹部久压排气检查，也可饮水 500～600ml，待胃十二指肠充盈后取左、右侧卧位、坐位等体位，也可灌肠排便后检查。

（3）声像图分析内容：肿块大小、位置、胆囊大小、肝内外胆管及主胰管是否扩张、肿块和门静脉及胰周大血管的关系（肠系膜上动静脉、门静脉、下腔静脉、腹腔干动脉等）、肝脏回声、肝门部及腹主动脉旁淋巴结、有无腹水。

（4）急诊患者不受以上条件限制，可在密切观察下随时进行检查。

（5）一般胆道超声检查须在胆系造影 2 天后进行。

2. 仪器调节

实时超声诊断仪都可以用于胆道系统检查，调节仪器清晰显示观察部位的胆管结构。探头选择凸阵探头，根据病变部位深度随时调整显示深度，图像不宜过小，可使用 ZOOM 功能放大图像观察胆管的小病变。观察胆管内胆汁情况时需适当提高 TGC，观察肿块内回声时适当调低 TGC。组织谐波技术能明显减少胆管下段的胃肠气体干扰，明显减少病灶周围噪声，增强病灶界面回声，图像更均匀清晰。观察肿块内血流信号时需要随时调节彩色量程（标尺），彩色取样框大小即彩色显示范围，提高彩色血流的敏感性，保持探头稳定，患者可屏气，以消除干扰噪点。

## （三）病变声像图

1. 肝内型胆管癌

（1）肝内肿块：肝内可探及肿块回声，肿块多呈低回声，一般无声晕，与正常肝脏差异明显（图 39-8-4）。少数或呈高回声，边界不清或无明显边界。形态不甚规整，内部回声不均匀，肿块直径较大，大者可达 4～8cm。肝脏增大，有时肿块周围肝内胆管可见扩张。

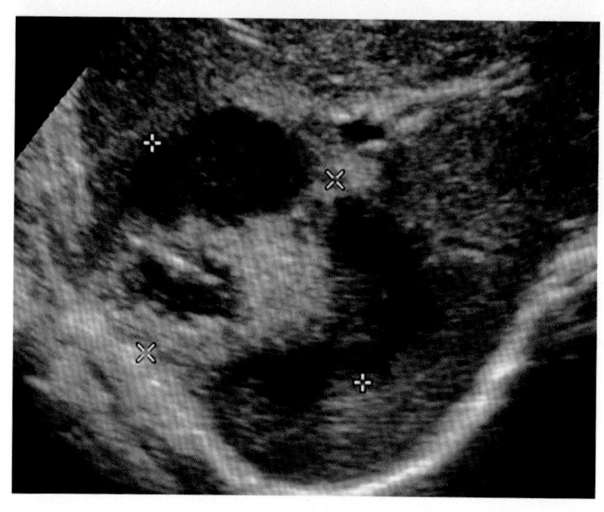

**图 39-8-4　肝内胆管癌**

（2）无肿块型：肝脏内未探及明确肿块，左叶或右叶肝内胆管可见轻度扩张，管壁较厚，不光滑，其周围肝组织回声紊乱，可合并肝内胆管多发结石，扩张胆管周围肝组织无明显异常回声。

（3）肝内卫星病灶，部分肝内胆管癌呈多发生型。

（4）肝外胆管内径正常，胆囊大小正常，胆汁清亮。

（5）腹腔淋巴结肿大，门静脉主干及分支癌栓。

彩色多普勒特征：肝内无肿块型彩色血流无明显改变，肿块型肿块内缺乏彩色血流信号或见少量星点状彩色血流，与原发性肝细胞肝癌不同。

声学造影表现为：动脉期病灶呈不均匀增强，多数为低增强，部分肿块周边见不规整的环状增强（图 39-8-5）。门脉期病灶多呈不均匀低增强，部分病灶低增强范围扩大，至延迟期病灶呈均匀性低增强。肝内胆管癌各时相的增强模式具有一定特征性，对与肝细胞癌鉴别诊断有帮助。

2. 肝门部胆管癌

肝外胆管癌的病变局部一般分为三种图像类型，与其病理生长方式有关：第一种为乳头型，肿块呈乳头样中强回声，自胆管壁突入胆管腔内，边缘不整齐，无声影，位置固定，一般比较小。第二种为团块型，肿块呈圆形或分叶状堵塞于扩张的胆管内，与管壁无界限，胆管壁回声中断，多数肿块回声比较强，较大时回声可减低。第三

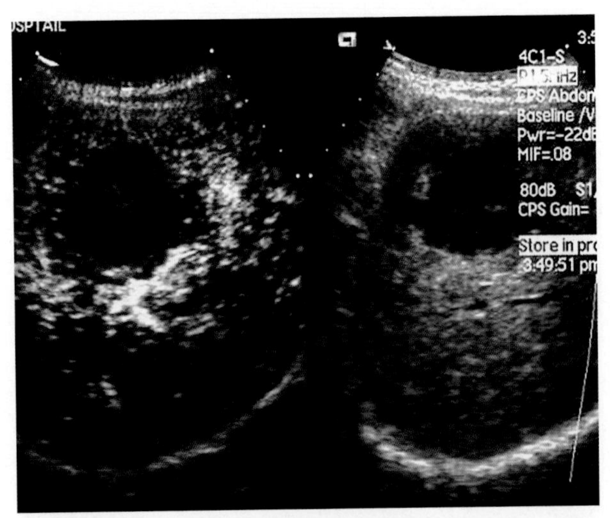


图 39-8-5　肝内胆管癌声学造影环形增强

种为截断型或者狭窄型，扩张的胆管远端突然截断，呈“鼠尾征”或者“萝卜尾征”，该处胆管壁往往增厚，紊乱，界限不清，周围区域呈现致密的强回声，为癌细胞浸润导致。

肝门部胆管癌根据其癌肿的位置主要表现有以下特点：

（1）肝总管、左右肝管内有中强回声团，但无声影，无明显边界，病灶以上肝内胆管扩张，肝脏肿大（图 39-8-6）。

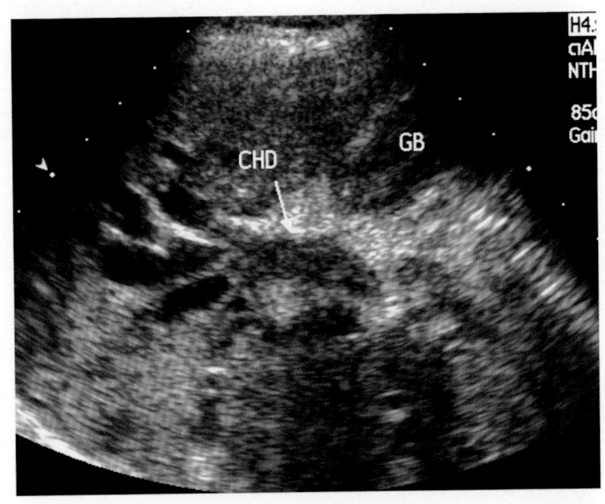


图 39-8-6　肝门部胆管癌

（2）胆总管内径正常，胆囊空虚。

（3）肝内可见转移病灶、腹腔淋巴结肿大、门静脉主干阻塞、腹水等。

彩色多普勒可了解肝门部肿瘤与肝动脉、门静脉关系，可清楚显示门静脉内癌栓图像，为临床选择治疗方法提供依据。

3. 远段胆管癌

（1）胆总管中、下段内部可见中等、暗淡的肿物回声（图 38-8-7），后方无声影，往往无明显界限，边界不清，壁内生性或浸润性癌肿可出现扩张的胆管突然中断，狭窄或闭塞，胆管壁回声中断或残缺不齐。

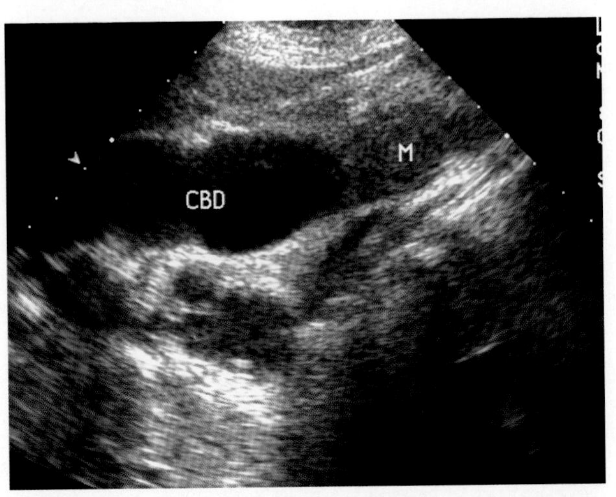


图 39-8-7　远段胆管癌

（2）癌肿以上的胆管，包括胆总管中上段、肝总管、左右肝管及肝内胆管分支呈现不同程度扩张，肝内胆管增宽成树枝样，并见扭曲，增宽的胆管内胆汁一般清亮，伴随感染则可出现黏稠及团块样疏松回声。胆囊肿大，胆汁黏稠或清亮。

（3）胰腺大小正常，主胰管多不增宽，少数肿块较大的远段胆管癌可见主胰管增宽，下腔静脉无受压移位。

（4）肝脏弥漫性肿大，肝门可见淋巴结肿大，肝内出现转移灶。黄疸时间较长时肝脏回声可以异常，肝内管壁回声增强，肝实质回声增粗增强。彩色血流显示：癌肿内部可见扭曲细小的彩色血流，肝内动脉血流显示增加。

### （四）临床价值

超声检查经济方便、实时、无放射线损害，无造影剂过敏风险，在胆管癌诊断方面具有很高的临床实用价值，是梗阻性黄疸患者的首选检查。

胆管癌是腹部超声中较有难度的一个环节。胆道系统是一个复杂的管道系统，尤其是肝外胆管，空间位置变化较大。胆总管远端解剖位置深、管径细而弯曲，加上胃肠气体的干扰，超声显示并不总是那么理想。另外有时肿瘤向肝脏及周围组织浸润明显，形成模糊的团块样结构，不易确定肿块的真实存在及准确来源。部分肝内胆管癌，超声不能显示肝内肿块，只有肝内胆管轻度扩张，或局部肝实质回声紊乱。有时胆管扩张的原因也不易确定。超声医生不仅要熟悉各种类型胆管癌的声像图表现及鉴别要点，还要密切结合临床资料及实验室检查结果综合分析，以减少误诊。只有掌握各种病因，抓住它们的特点，首先明确有无占位，再仔细观察病变的部位和特点，才能提高胆管癌的诊断准确率。

梗阻性黄疸是胆管癌的一大主要表现，可发生在胆管的任何部位，一般发生在肝外较大的胆道时才会出现黄疸，包括左右肝管、肝总管、胆总管。梗阻可以是内部阻塞，也可是外压闭塞。除胆管癌外，其他常见的病因有：胆道系统感染、结石、寄生虫，以及胆囊肿瘤浸润或胰头肿瘤的压迫，少见的原因还有肝门部肿大淋巴结，巨大肝囊肿压迫等。超声可对梗阻的部位做出较准确的诊断，而且对梗阻的性质也能做出具体的判断。除了使用二维超声、彩色多普勒、三维超声、声学造影等手段进行常规超声检查诊断，介入性超声还可进行经皮肝包块穿刺活检鉴别肝内胆管癌与原发性肝癌或转移性肝癌，也可进行超声引导下的胆道或胆囊穿刺置管引流术，起到术前减黄，延长生命的作用。

（韩增辉）

## 第九节 先天性胆道系统疾病

### 一、先天性胆囊异常

#### （一）病理及临床概要

先天性胆囊异常大致可分为：

（1）数目变异，如双胆囊、三胆囊、先天性胆囊缺如。

（2）形态变异，如皱褶胆囊、双房胆囊、胆囊憩室。

（3）位置变异，如左位胆囊、肝内胆囊、游离胆囊等。先天性胆囊异常临床上多无症状、体征，多因其并发症检查时发现，如合并胆囊炎、胆囊结石时出现相应的临床表现。先天性胆囊异常也可促进胆汁淤积、胆囊炎症及结石的发生。

#### （二）声像图表现

1. 皱褶胆囊

皱褶胆囊是先天性胆囊异常中最多见的一种，其声像图表现在胆囊的体-颈部之间或是底-体部之间有高回声皱襞，胆囊被分隔成两个腔，但这两个腔是相通的（图 39-9-1）。测量其长径时应把这两腔的长径相加。扫查时应注意这两腔内有无结石存在，有时易漏诊皱褶胆囊中另一个腔内的结石。

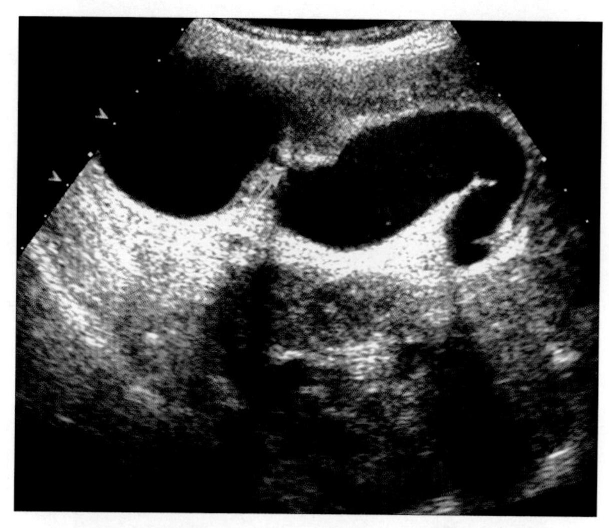

胆囊的底-体部之间有高回声皱襞，胆囊被分隔成上下两个腔，两个腔之间有无回声间隙（→）相通

**图 39-9-1 皱褶胆囊声像图**

2. 胆囊缺如

本病罕见，发生率约 0.09%。首先要排除患者接受过胆囊切除术，特别是腹腔镜胆囊切除术后，少数患者瘢痕不明显，病史询问尤其重要。如在正常胆囊位置附近反复扫查均未显示胆囊的液性暗区，应需注意扫查胆囊是否位于肝内、左上腹或游离于腹腔内其他部位。

3. 双胆囊

双胆囊较少见，其声像图表现在肝下有两个相互独立、各自完整的胆囊是其特征。两个胆囊可以大小相同或大小不一。两个胆囊部分重叠时，其声像图表现为八字形的两个囊腔，中间有完整的高回声囊壁，且多方位、变换体位扫查都能显示两个完整的胆囊轮廓，显示两个独立的胆囊管是重要的诊断依据（图 39-9-2，图 39-9-3）。脂肪餐试验，上述两个囊状无回声结构均收缩、缩小，囊壁稍增厚。如果两腔相通，中间间隔在颈部消失则不是双胆囊而是双房胆囊。

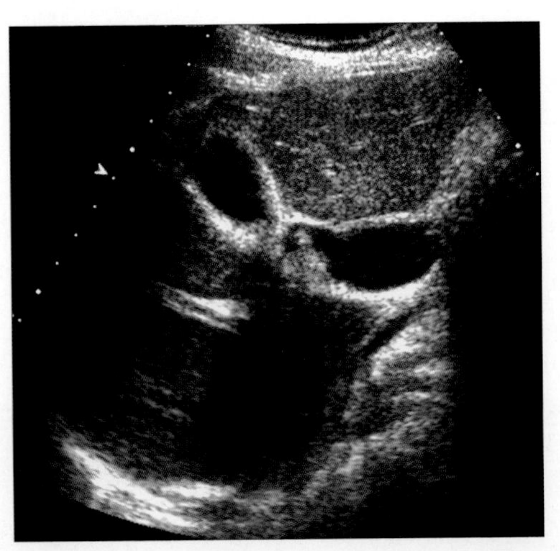

可见八字形的两个胆囊腔及完整的胆囊壁，其中左侧的胆囊显示胆囊管

**图 39-9-2　双胆囊声像图**

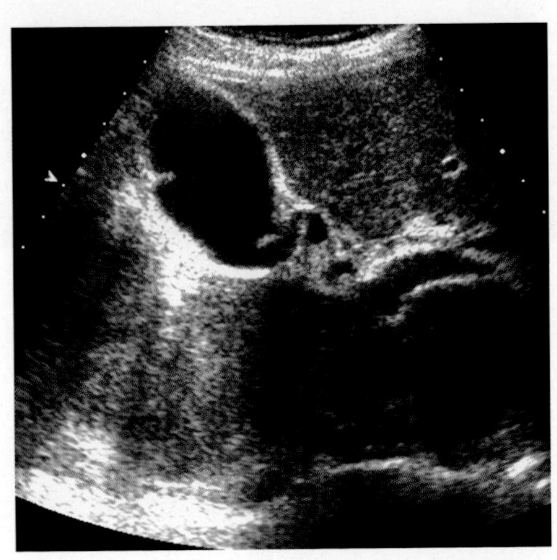

同一患者，变换扫查平面后可见右侧另一胆囊管显示

**图 39-9-3　双胆囊声像图**

4. 胆囊憩室

胆囊憩室其声像图表现为胆囊形态、大小显示正常，但囊壁局部向外突起，形成一个圆形的囊腔，多为 1cm 大小，并与胆囊相通，其内常有小结石或沉积物。

5. 胆囊异位

胆囊异位即胆囊不在肝脏的胆囊窝内，多见于肝左外叶的下方；其次为肝内胆囊，其声像图表现为整个胆囊影像或部分胆囊影像位于肝实质内（图 39-9-4，图 39-9-5）；还有整个胆囊借肝系膜悬吊于肝下面的游离胆囊，在正常的胆囊窝内不能扫查到胆囊，而在肝下面才能扫查到（图 39-9-6）。

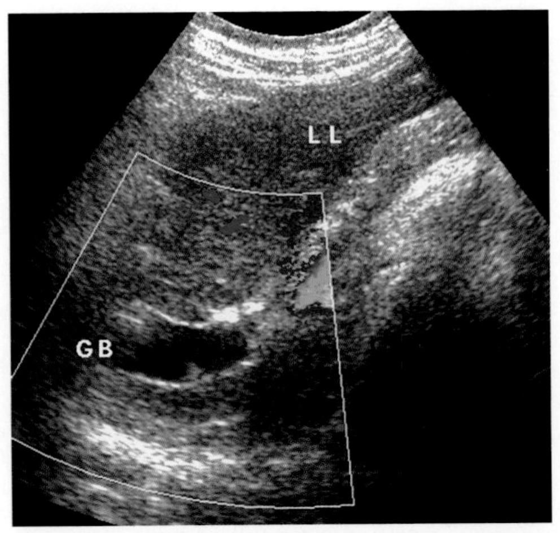


胆囊（GB）发育不良，体积缩小，异位于邻近膈肌的肝实质内

**图 39-9-4　胆囊异位声像图**

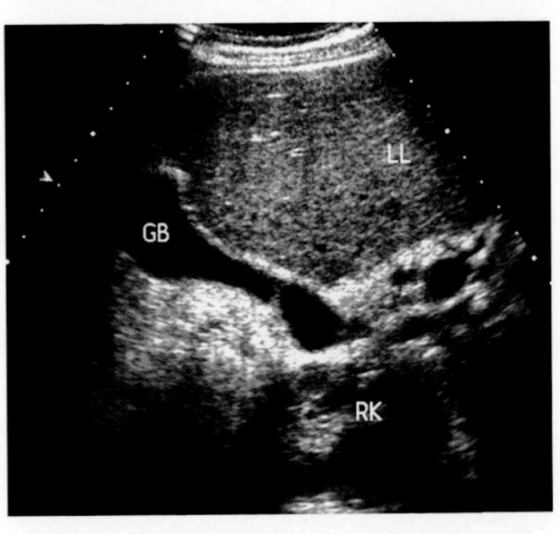


右肝发育不良，左肝增大（LL），右肝实质显示不清，胆囊（GB）异位于右肾（RK）前方

**图 39-9-5　胆囊异位声像图**

## （三）临床价值

超声显像检查能够灵敏地发现各种先天性胆囊异常，并能与胆囊疾病进行鉴别，同时也能发现并发的胆道系统疾病，为临床医师制定治疗方案提供重要依据。

## （四）诊断思维

先天性胆囊异常少见，当超声检查在胆囊区

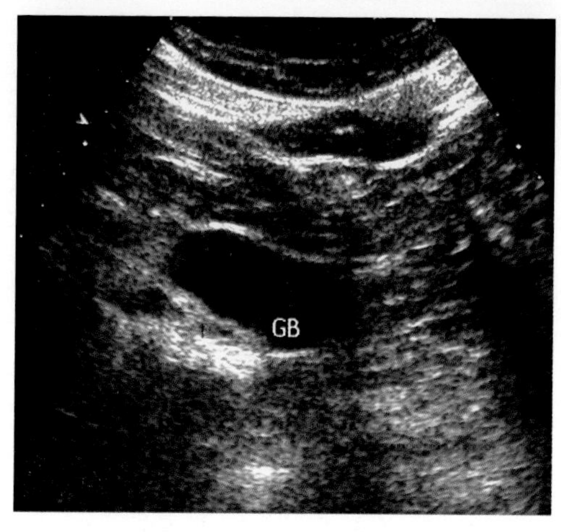


肝下方游离胆囊（GB），周边未见肝实质回声

**图 39-9-6 胆囊异位声像图**

未见正常胆囊显示时，首先应仔细询问病史，如胆囊切除、慢性胆囊炎、胆囊结石、胆囊穿孔等，排除胆囊常见病后，应扩大扫查范围，仔细寻找胆囊，发现胆囊形态异常时要认真鉴别，提出诊断意见时需留有余地。

## 二、先天性胆管异常

先天性胆管异常疾病，主要包括先天性胆管囊状扩张、先天性胆道闭锁和先天性胆管狭窄。

### （一）先天性胆管囊状扩张症

先天性胆管囊状扩张症一般被认为是一种常染色体隐性遗传性疾病。病变可累及整个胆道系统，也可仅局限于局部胆管。依据其发生部位的不同可分为五种类型：Ⅰ型：囊性扩张。临床最常见，约占 90%，胆管呈球型或葫芦型，最宽处可达 25cm，其远端胆管严重狭窄。Ⅱ型：憩室样扩张。Ⅲ型：胆总管开口部囊性脱垂。Ⅳ型：肝内外胆管扩张。Ⅴ型：肝内胆管扩张（Caroli病）。发生在胆总管者，也称先天性胆总管囊状扩张症；发生在肝内胆管者，称先天性肝内胆管囊状扩张症，发生在毛细胆管者，称先天性肝纤维化（congenital hepatic fibrosis，CHF）。后者罕见。

【先天性胆总管囊状扩张症】

1. 病理及临床概要

先天性胆总管囊状扩张症，又称先天性胆总管囊肿。可发生于肝外胆管的任何部位，即Ⅰ～Ⅲ型。但是以中、上段胆总管处的发生率较高，而且发生于此处的囊肿可以巨大，甚至占据整个腹腔，使胆囊被挤压前移。本病多见于女性。由于常在儿童时期即有反复发作的上腹部疼痛、黄疸或腹部包块，所以较早被发现。

2. 声像图表现

典型的先天性胆总管囊状扩张症为肝门部显示囊性的无回声区，边界清楚，后方回声增强，有时会伴有结石强回声，囊性无回声区的两端都与相对正常的胆管延续（图 39-9-7）。近端胆管不扩张或轻度扩张。囊性无回声区的大小和张力常有变化。如果壁增厚则多为管壁慢性炎症所致，伴有癌变者罕见。发生在壶腹部的小囊肿不易显示，稍大者表现为胰头右下方的圆形无回声区。而且这一部位的囊肿虽小，但常会引起胆总管末端梗阻。

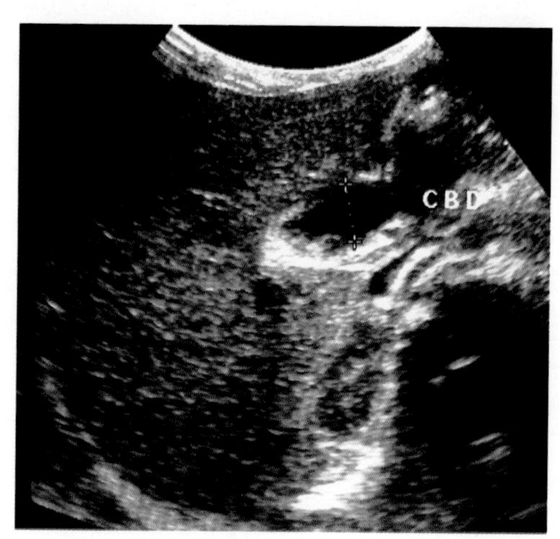


肝门部扫查见胆总管（CBD）明显扩张呈梭型，管壁增厚毛糙。肝内胆管未见扩张

**图 39-9-7 先天性胆总管囊状扩张症声像图**

3. 临床价值

超声显像检查是诊断先天性胆总管囊状扩张症的简便而准确的方法，可对疑似病例迅速做出诊断，并且可以明确囊肿位置、大小和周围毗邻关系等，为制订治疗方案提供重要信息。由于本病有癌变的可能，通过定期监测囊壁的变化，对早期发现癌变有重要价值。

4. 诊断思维

本病常见于儿童，应注意询问有无反复发作的上腹部疼痛、黄疸或腹部包块的病史。超声检查未见正常胆总管显示，可见囊性无回声区，两端都与相对正常的胆管延续，诊断不困难。对于囊肿巨大，与上下端胆管关系显示不清者，需要与其他上腹部囊性包块鉴别，MRI 检查有较大帮助。对于发生在壶腹部的小囊肿，饮水后观察有助于病灶显示。

【先天性肝内胆管囊状扩张症】

1. 病理及临床概要

本病是一种没有梗阻的肝内胆管囊状扩张的综合征，是 Caroli 于 1958 年首先报道。主要的病理改变为肝内胆管呈交通性囊性扩张，病变可为弥漫性或局限于一个肝叶及肝段，其扩张的囊腔内含有胆汁，部分可以合并结石。由于病变范围差别大，所以临床症状也有很大的差别，轻者可不引起症状。症状的出现主要是由囊腔内结石、胆汁淤滞或继发感染引起。表现为右上腹疼痛、发热、黄疸、肝大。严重时，呈现类似急性肝脓肿或急性化脓性胆管炎的临床表现，甚至发生败血症。

2. 声像图表现

本病的声像图表现为与门静脉走行一致的囊状或柱状无回声区，与胆管相通，囊壁回声可增强，不规整（图 39-9-8、图 39-9-9），继发感染后囊腔无回声区内可见密集点状回声，严重时囊腔不能显示，呈现杂乱高回声团块（图 39-9-10）。囊腔的大小和多少差别较大，少则一个，多者大量囊腔形成蜂房状无回声区，与多囊肝相似，但囊腔互相交通，而不像多囊肝一样囊腔互相独立，这也是本病与多囊肝的鉴别要点之一。

3. 临床价值

超声显像对本病不仅可以准确诊断，而且方法简便、无创、无痛苦。同时还可以了解胆管扩张的部位、范围和程度、肝外胆管情况以及有无合并结石或继发感染等，为临床选择合理的治疗方案提供可靠依据。

4. 诊断思维

本病多数因为并发症所致的临床表现就诊，可见于各种年龄。需要注意和肝内胆管结石引起的肝内胆管扩张鉴别，肝内胆管结石继发的肝内胆管扩张一般位于结石的远端，扩张胆管的程度较轻，内径较一致。先天性肝内胆管囊状扩张症的肝内胆管呈明显的节段性扩张，伴有结石或胆泥一般位于囊状扩张的胆管腔内。对于病变较弥漫者应对全肝仔细扫查，避免遗漏病灶，MRI 检查可提供补充的信息。

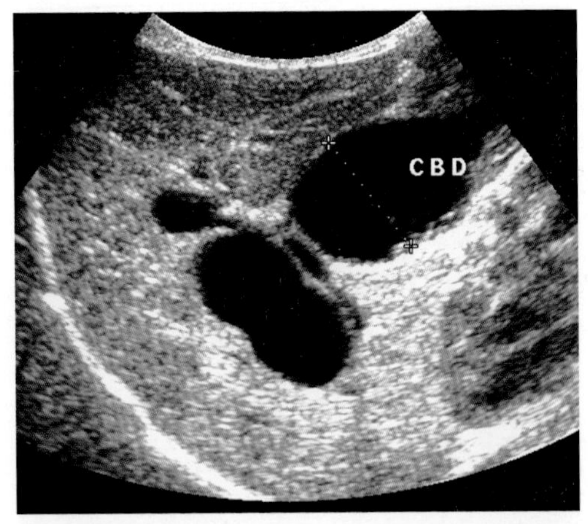


胆总管（CBD）明显扩张，伴肝内胆管扩张，呈囊状或柱状无回声区

**图 39-9-8　先天性肝内胆管囊状扩张症声像图**

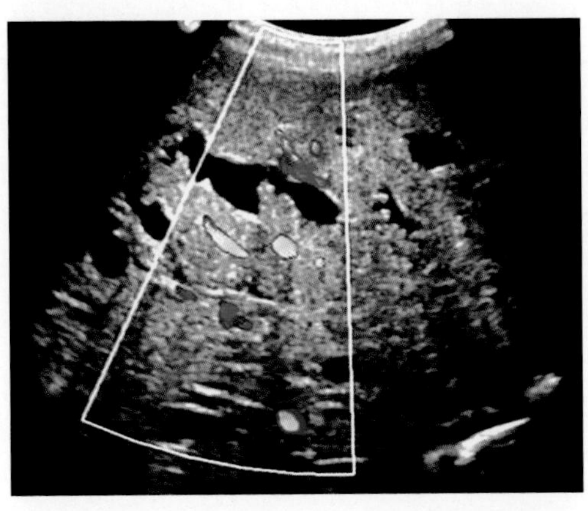

肝内可见多个与门静脉走行一致的囊状或柱状无回声区，CDFI 模式下囊腔内无血流信号显示

**图 39-9-9　先天性肝内胆管囊状扩张症声像图**

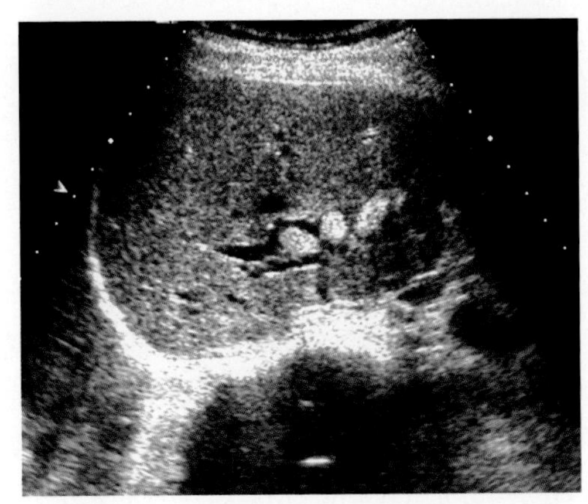

继发感染后扩张的肝内胆管见杂乱高回声团块

**图 39-9-10　先天性肝内胆管囊状扩张症声像图**

### （二）先天性胆道闭锁

1. 病理及临床概要

本病是新生儿持续性黄疸的常见原因，有研究认为可能与胎儿先天性胆道发育畸形有关，也有研究认为可能与宫内病毒感染、肝内胆小管炎症继发梗阻有关。先天性胆道闭锁根据部位不同，大致可分为三型：（1）肝内外胆管弥漫性闭锁、胆囊闭塞型；（2）肝外胆管闭锁，肝内胆管、胆囊扩张型；（3）肝内胆管闭锁，肝外胆管、胆囊不闭锁型。由于先天性胆道闭锁时胆汁不能排泄，长时间於胆可以发生胆汁性肝硬化。临床表现为婴儿出生1～2周后出现进行性加重的黄疸，出现白色陶土样大便。随后患儿出现食欲下降，肝脾肿大，最终发生门静脉高压。

2. 声像图表现

超声显像表现为肝内型和肝外型。肝内型：肝脏肿大，肝脏回声均匀性增强，肝内外胆管、胆囊都不能显示，或仅在肝门部或门静脉主干前方显示条索样或斑块样高回声（图39-9-11，图39-9-12）。肝外型：肝大，肝内胆管扩张。胆囊及肝外胆管显示情况视闭锁部位而定，闭锁部位位于胆囊管汇合处以下，胆囊和近端肝外胆管扩张，闭锁部位位于汇合口以上，胆囊和肝外胆管均不能显示（图39-9-13）。

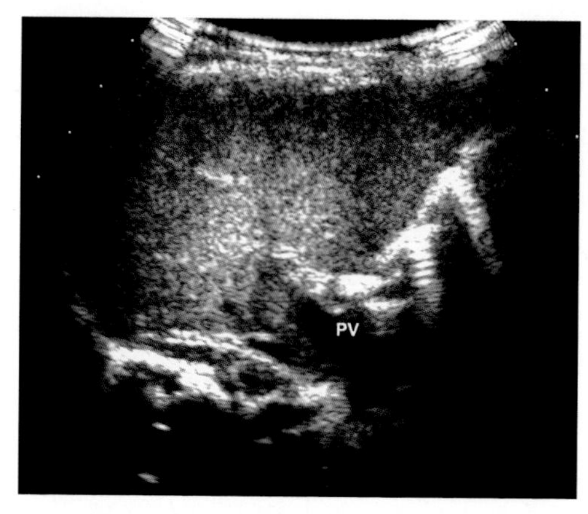


肝内胆管不扩张，胆囊未显示，肝门部门静脉（PV）前方可见斑块样高回声

**图39-9-11 肝内型先天性胆道闭锁声像图**

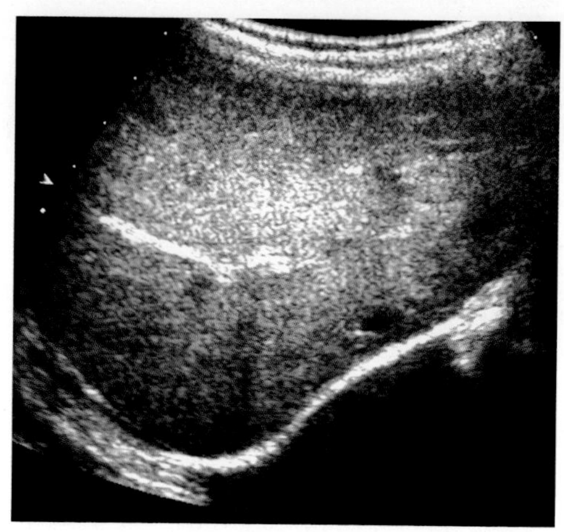

右肝内胆管闭塞，呈条索样高回声

**图39-9-12 肝内型先天性胆道闭锁声像图**

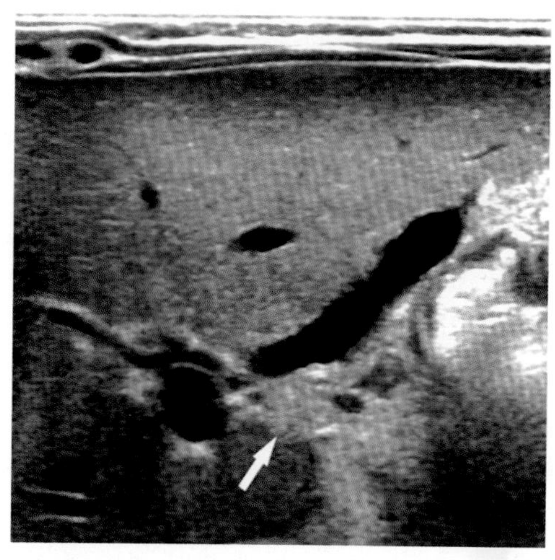

高频超声显示肝内胆管明显扩张，肝门部可见不规则的斑块样高回声（→）。胆囊和肝外胆管均不能显示

**图39-9-13 肝外型先天性胆道闭锁声像图**

3. 临床价值

超声显像是一种对先天性肝外胆管闭锁较为敏感的诊断方法，但对于肝内型由于无法看到扩张的胆管，就容易与新生儿肝炎混淆。应仔细寻找肝内、肝门部或肝外门静脉周围的条索样或斑块样高回声，应充分利用超声显像对先天型肝外型胆道闭锁诊断的优势，早期诊断，早期手术矫正治疗，这对于挽救患儿生命至关重要。

4. 诊断思维

首先应全面了解病史及实验室检查结果，排除溶血性黄疸及肝细胞性黄疸。需要对肝内外胆道进行全面的扫查，仔细寻找梗阻部位。对于肝内型患者应注意肝门部或门静脉主干前方有无条索样或斑块样高回声，必要时结合频率更高的线阵探头扫查，以提高病灶的显示率。

（李 锐）

# 第十节 胆系蛔虫病

## 一、胆囊蛔虫病

1. 临床概要及病理

胆系蛔虫病是由肠道内蛔虫经十二指肠乳头开口钻入胆道所致。蛔虫停留于肝外胆管者约占80%，偶尔可进入胆囊或肝内胆管。妊娠及胆囊管直接开口于乏特壶腹部的解剖变异增加了蛔虫进入胆囊的概率。妊娠增加蛔虫移行可能与激素水平的改变、平滑肌活跃和胆总管扩张有关。钻入的蛔虫多数为一条，也可为多条。蛔虫进入胆囊后可以成活一段时间，但随着时间的延长，虫体崩解，可钙化形成结石。临床表现为突发性上腹部剧烈钻顶样疼痛或绞痛，可向右肩背部放射。疼痛发作时大汗淋漓，可伴有恶心、呕吐。疼痛可突然缓解，间歇期宛如常人。疼痛可反复发作，持续时间不一。

2. 声像图表现

胆囊腔内可见两条平行的高回声带，中间夹一条较宽的低回声带，呈“等号”状，也称“通心面”征（图 39-10-1），前端圆钝，边缘清晰光整，扫查中偶尔可见虫体蠕动。蛔虫进入胆囊腔内多呈弧形或蜷曲状。随着虫体的崩解、萎缩，典型管样回声消失，回声呈断续的条带状（图 39-10-2）或碎片状回声，最终钙化成为强回声，并伴声影。

3. 临床价值

超声诊断胆囊蛔虫病，方法简便、迅速、可靠，不仅可以直观地显示钻入胆囊中的蛔虫，而且可以及时地发现并发症，如急性胆囊炎、胆囊穿孔等，对急腹症的鉴别诊断是一种有效的方法，具有重要临床应用价值。但在胆囊内合并多发结石及陈旧性胆汁或稠厚脓液时易漏诊，此时应充分结合患者的临床表现才能做出准确的诊断。

4. 诊断思维

首先要详细询问病史，胆囊蛔虫病绝大多数都有典型的腹痛表现，检查时应多角度全面地扫查胆囊，避开胆泥或结石的干扰，仔细寻找蛔虫的声图像。当虫体崩解或退出胆囊后，不能观察到典型的蛔虫声图像，但不能排除胆囊蛔虫病诊断。

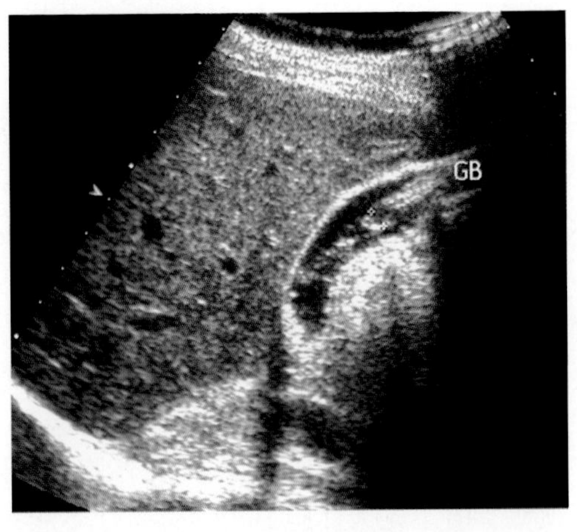


胆囊腔内可见两条平行的高回声带，中间夹一条较宽的低回声带的典型蛔虫声像图

**图 39-10-1 胆囊蛔虫病声像图**

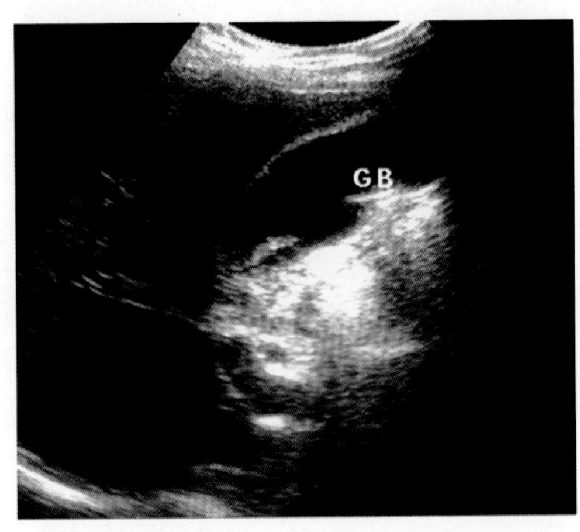


蛔虫虫体崩解、萎缩，典型管样回声消失，回声呈断续的条带状回声

**图 39-10-2 胆囊蛔虫病声像图**

## 二、胆管蛔虫病

1. 临床概要及病理

胆管蛔虫病是由肠道内蛔虫经十二指肠乳头开口钻入胆道所致。蛔虫停留于肝外胆管者约占临床病例的80%左右，少数进入肝内胆管。钻入的蛔虫多数为一条，偶尔可见多条。进入胆道的蛔虫可以导致胆管不全性梗阻和胆道继发性感染。临床表现为与胆囊蛔虫病类似，严重时患者可发生黄疸。如果继发感染，则会出现胆管炎的临床症状，胆总管蛔虫可以引起胰管的梗阻继而诱发胰腺炎。

2. 声像图表现

超声显像显示胆道扩张，扩张的胆道暗区内

可见两条平行的高回声带，中间夹一条低回声带，呈“等号”状，也称“通心面”征，横切面时呈“同心圆”状，与胆管壁分界较清晰（图 39-10-3～图 39-10-5），扫查当中偶尔可见虫体蠕动。随着蛔虫死亡并长期存留于胆道中，虫体会发生崩解、萎缩，则典型管样回声消失，回声呈断续的条带状（图 39-10-6）或碎片状，容易发生漏诊，此时要结合临床资料分析。随着时间的推移，虫体最终钙化成为强回声，并伴声影，与胆管结石类似。

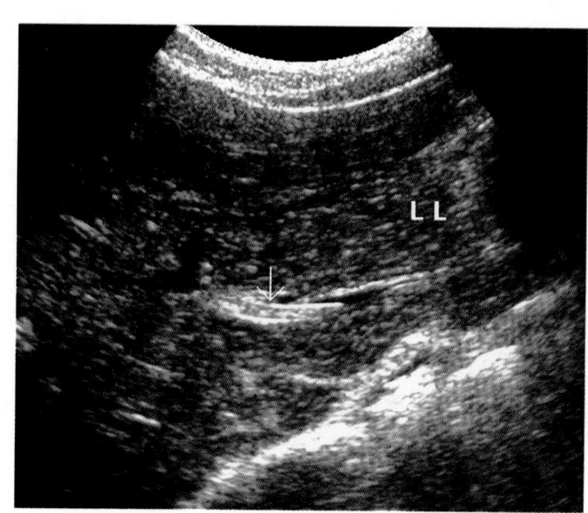


左肝内胆管扩张，胆管的管腔内可见典型蛔虫声像图（→），呈两条纤细的平行高回声带，中间夹一条较宽的低回声带

**图 39-10-3 胆管蛔虫病声像图**

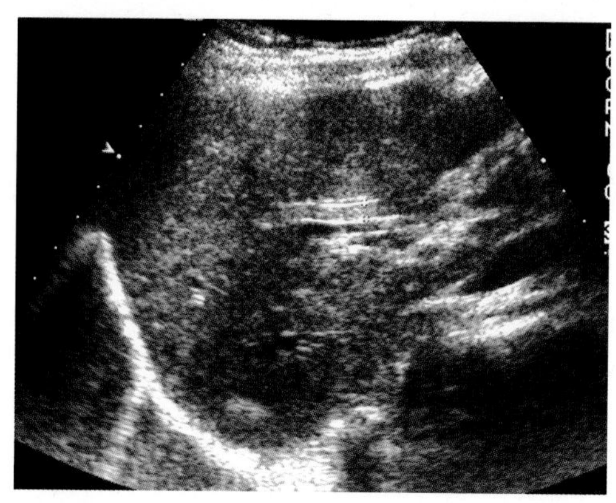

右肝内胆管扩张，胆管的管腔内可见典型蛔虫声像图，呈两条纤细的平行高回声带，中间夹一条较宽的低回声带

**图 39-10-4 胆管蛔虫病声像图**

3. 临床价值

超声显像诊断胆管蛔虫病，方法简便而准确，并可以及时发现并发症，是一种对急腹症鉴别非常有效的诊断方法，具有重要临床应用价值。

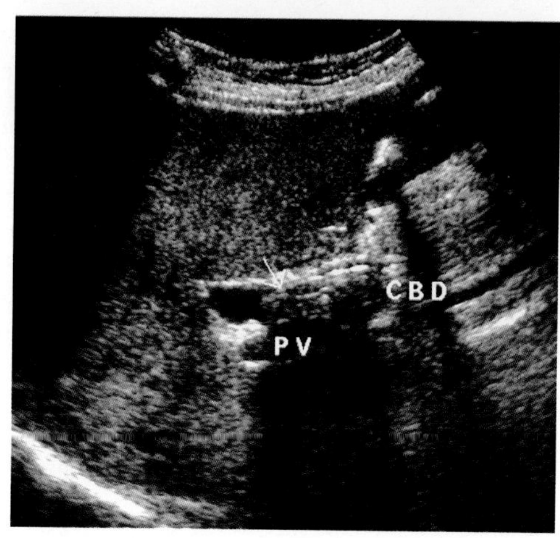


门静脉（PV）前方的胆总管（CBD）扩张，管腔内可见典型蛔虫声像图，呈两条纤细的平行高回声带，中间夹一条较宽的低回声带（→）

**图 39-10-5 胆管蛔虫病声像图**

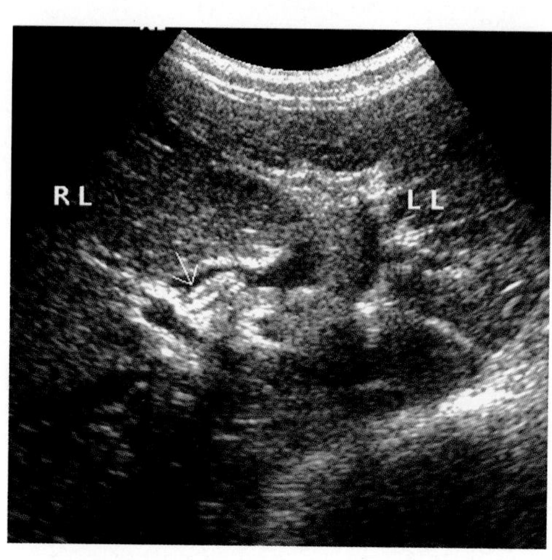


肝门部胆管扩张，管腔内蛔虫虫体崩解，高回声带模糊、不光整，呈锯齿状（→）或中断

**图 39-10-6 胆管蛔虫病声像图**

4. 诊断思维

首先要详细询问病史，胆管蛔虫病绝大多数都有典型的腹痛表现，检查时应全面扫查肝脏，仔细寻找扩张胆管内蛔虫的声图像，对于胆管扩张不明显的病例，观察蛔虫声图像有一定困难，要注意区分胆管壁高回声与蛔虫的线状高回声。当虫体崩解或退出胆管后，不能观察到典型的蛔虫声图像，但不能排除胆管蛔虫病诊断。

（李　锐）

## 第十一节　梗阻性黄疸的鉴别诊断

### 一、病理及临床概要

黄疸是一种临床上较为常见的症状，其形成原因是胆色素代谢障碍，积聚于血液和组织中。当肝内小胆管至十二指肠乳头之间的任何部位胆道发生梗阻，引起胆汁排泄不畅，均可出现梗阻性黄疸。梗阻性黄疸的临床表现除原发病的症状和体征外，常见巩膜及皮肤黄染，严重者可呈黄绿色或绿褐色，皮肤瘙痒，尿色加深似浓茶，大便颜色变浅，呈陶土样便。如合并感染可有寒战、发热、恶心、呕吐、腹泻等症状。

### 二、检查程序及提高肝外胆管下段显示的方法

首先，全面检查肝脏、胆道及胰腺情况，根据胆道扩张情况判断是否有梗阻；其次，根据肝内外胆管扩张情况及胆囊大小判断梗阻部位；最后，于梗阻部位仔细扫查，力争发现梗阻原因的直接征象，对其梗阻原因做出病因诊断。但是超声显像检查对于病因诊断尚有一定的困难，应结合 MRCP 及 CT 等检查方法，提高诊断准确率。

梗阻性黄疸时，肝外胆管下段是病变的高发部位，而胃肠道胀气的患者，胆总管下段病变难以显示。因此，设法减少胃肠道气体的干扰是提高下段胆管显示率的关键。以下几种方法可以提高其显示率：

（1）检查之前做胃肠道准备，减少气体干扰。嘱患者检查前三天禁食易产气的食物，如面食、肉、蛋、奶等，检查当日晨禁食，排空大便。如能在检查前一天睡前予缓泻药行肠道准备更佳。

（2）检查胆总管下段时，除采用肝门部纵断面外，将探头以顺时针方向向右旋转，以显示胆总管下段及壶腹部病变。也可采用自肝门向下做连续横断面扫查，以便追踪病变。还可以利用胰腺头部作为声窗，从左前方向右后方扫查，显示胆总管。

（3）检查前饮用 500ml 温水，然后立即右侧卧位，使水充盈胃窦及十二指肠，将探头位于此部位并向两侧用力推挤，将气体推开，以便胆总管下段及胰头的显示。

（4）嘱患者胸膝位，上身尽量靠近检查床，而臀部抬高，将探头置于胆管部位用力反复挤压腹壁，可使胆管下段结石上移从而得以显示。

### 三、肝内外胆管阻塞的超声表现

肝内胆管阻塞的超声表现：左右肝内胆管内径增宽，大于 3mm。肝内胆管轻度至中度扩张时，二级以上肝内胆管显示清楚，与伴行的门静脉呈“平行管”征；重度扩张时，胆管呈“树枝样”向肝门部汇集，伴行的门静脉分支受压显示不清，扩张的胆管有后方回声增强效应，若阻塞程度较重，且时间较长，分布于肝实质边缘的胆管也可见扩张。

肝外胆管阻塞的超声表现：肝外胆管内径增宽，大于 7mm。一般认为，肝外胆管上段内径为 8～10mm 时为轻度扩张，大于 10mm 时为重度扩张。通常扩张的胆管与伴行的门静脉内径相仿，肝门部纵断面呈两条平行的管道，称“双筒猎枪征”。

肝内外胆管阻塞时胆囊有时也会发生相应的改变，当梗阻部位位于胆囊管以上时，胆囊缩小或不显示；当梗阻部位位于胆总管时，胆囊增大，胆囊腔内出现密集点状等回声或高回声，随体位变动而发生移动。

### 四、关于梗阻部位及病因诊断

对于梗阻部位及病因的诊断，需要结合扩张的胆管、胆囊、胰头、肝门部等声像图综合分析。胆总管扩张或同时有胆囊增大提示胆道下段梗阻（图 39-11-1～图 39-11-4，图 39-11-6）。超声造影对于鉴别梗阻原因有很大帮助（图 39-11-5，图 39-11-7）。

超声检查胆总管正常或不显示，仅肝内胆管扩张或左右肝管一侧扩张提示肝门部梗阻（图 39-11-8～图 39-11-10）。超声造影不仅有助于鉴别梗阻性质，也可以清楚显示占位病变的范围（图 39-11-11）。仅有胆囊增大提示胆囊管梗阻，但要除外胆囊本身病变所致。

部分胰头癌可以不伴有主胰管扩张（图 39-11-12，图 39-11-13），如果胰头癌压迫或侵犯胰管，可以导致主胰管扩张（图 39-11-14，图 39-11-15），与胰头癌的大小及位置有关。壶腹癌则

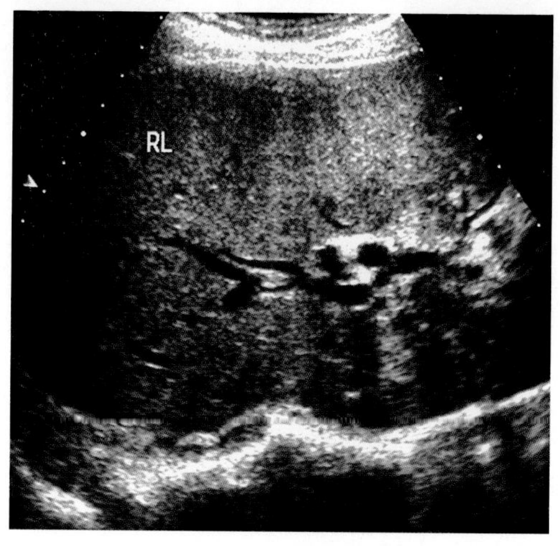


超声显示肝内胆管扩张

**图 39-11-1 胆总管结石患者**

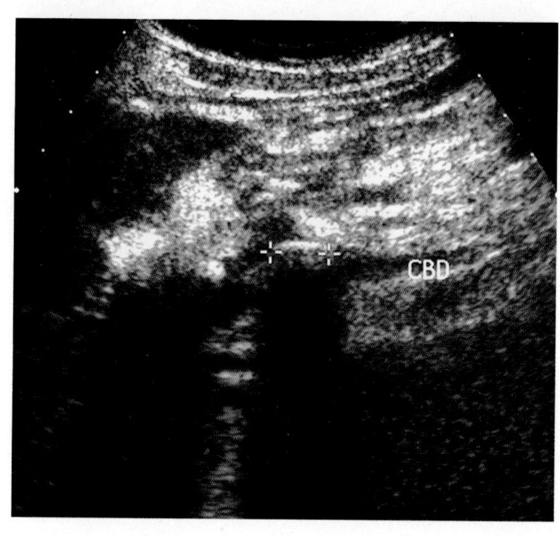


超声显示胆总管扩张，管腔内见结石强回声，后方伴声影

**图 39-11-2 同一患者**

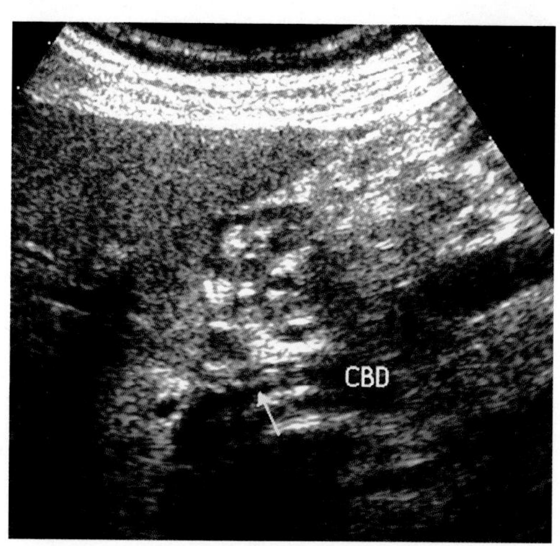


超声显示胆总管及肝内胆管扩张，胆总管腔内可见管腔内蛔虫虫体崩解，高回声带模糊（→）

**图 39-11-3 胆总管蛔虫患者**

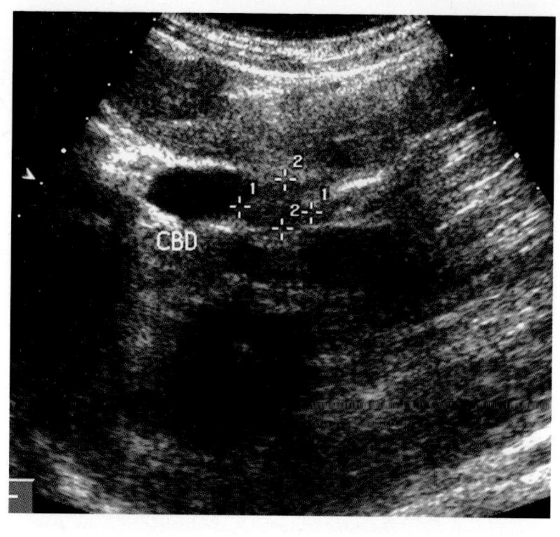


超声显示胆总管扩张，胆总管下段可见实性低回声肿块

**图 39-11-4 胆总管癌患者**

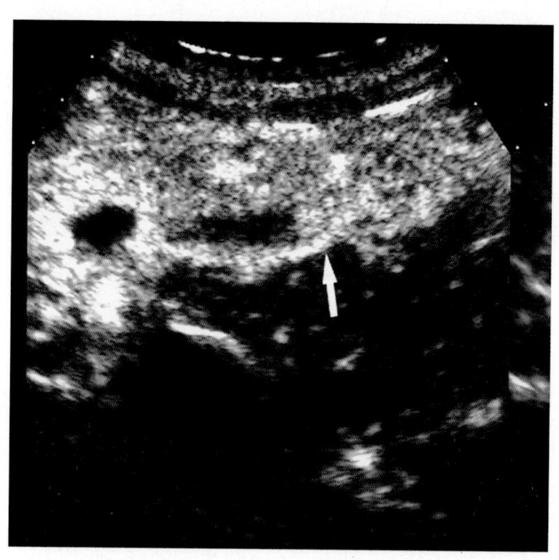

超声造影动脉期见胆总管下段肿瘤明显强化（→）

**图 39-11-5 胆总管癌患者**

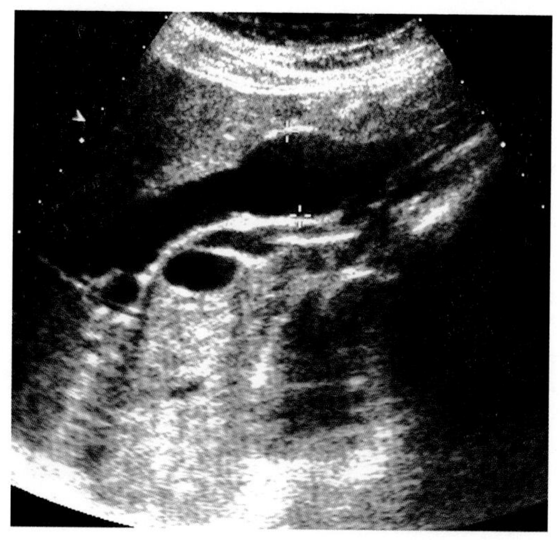

胆总管明显扩张，内径达 23mm

**图 39-11-6 胆总管下端炎性狭窄患者**

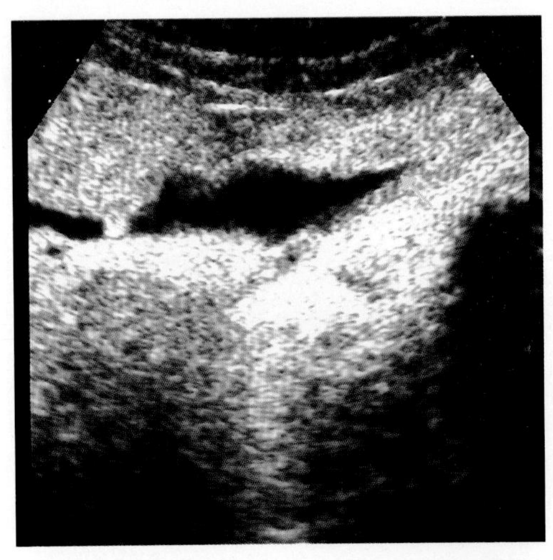

超声造影显示胆总管下端严重狭窄（→），管腔内未见结石及肿瘤

**图 39-11-7　同一患者**

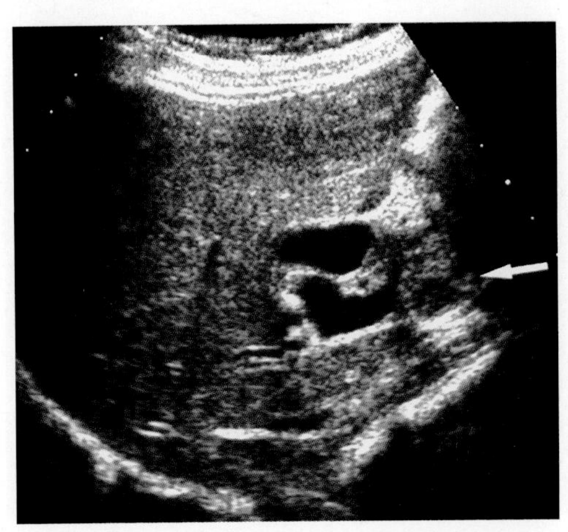

超声显示肝门部低回声肿块（→），右肝内胆管明显扩张

**图 39-11-8　胆囊癌侵犯肝门部胆管**

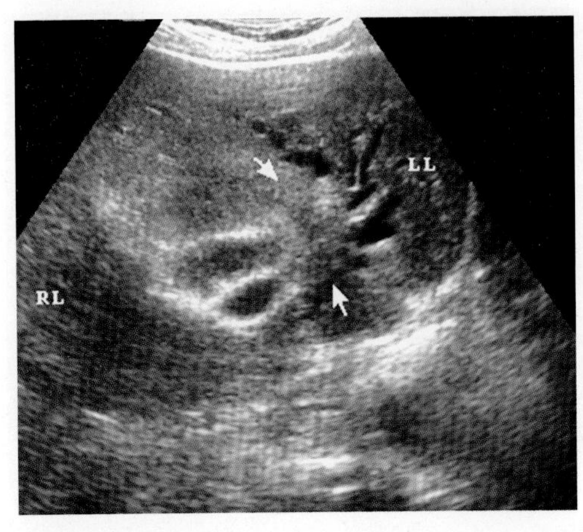


超声显示肝门部不均匀回声肿瘤（→），后方伴声衰减，左右肝内胆管扩张，呈“蝴蝶征”

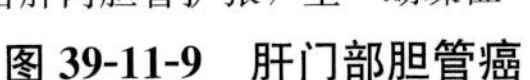

**图 39-11-9　肝门部胆管癌**

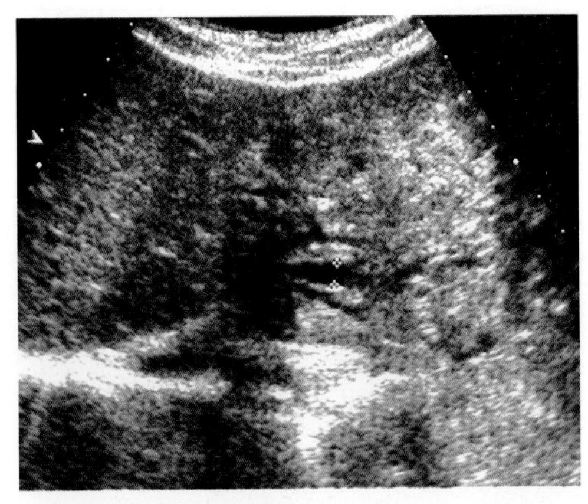

常规超声见左肝内胆管扩张，但肿瘤位置及范围显示不清，仅显示声衰减

**图 39-11-10　肝门部胆管癌**

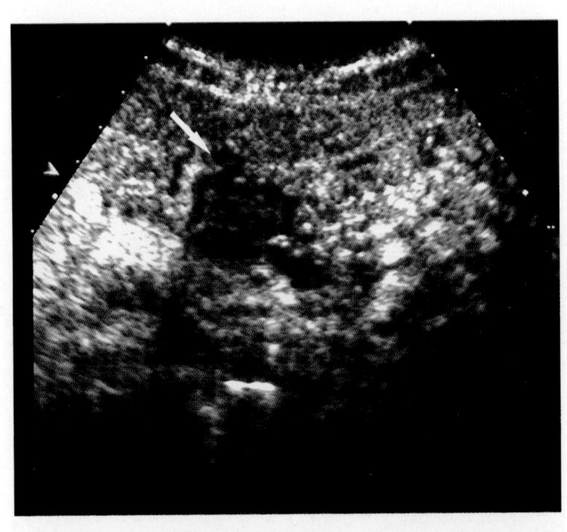

超声造影门脉相清晰显示低增强肿瘤的位置及范围（→）

**图 39-11-11　同一患者**

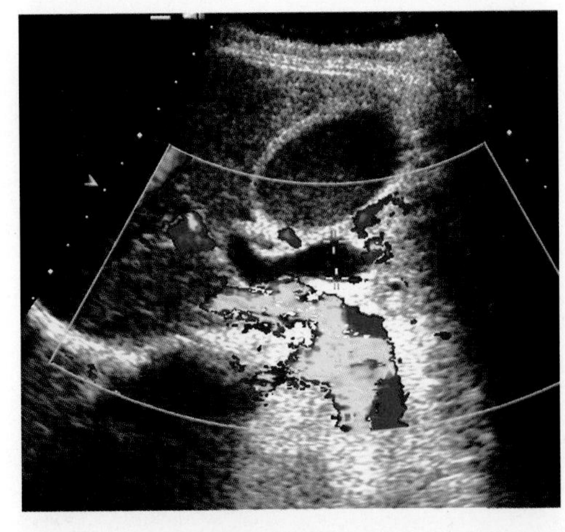

超声显示胆总管扩张，内径 11mm

**图 39-11-12　胰头癌患者**

通常伴有主胰管和胆总管同时扩张（图 39-11-16，图 39-11-17）且肿瘤一般较小。胆总管和胰管同

时扩张，提示壶腹水平梗阻。

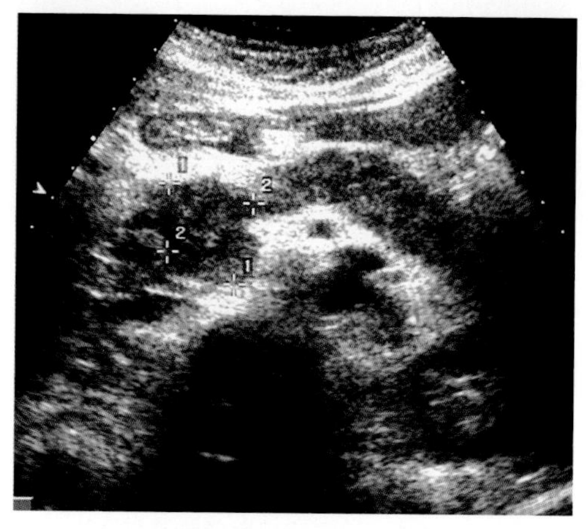

超声显示胰头低回声肿瘤，主胰管不扩张

**图 39-11-13 同一患者**

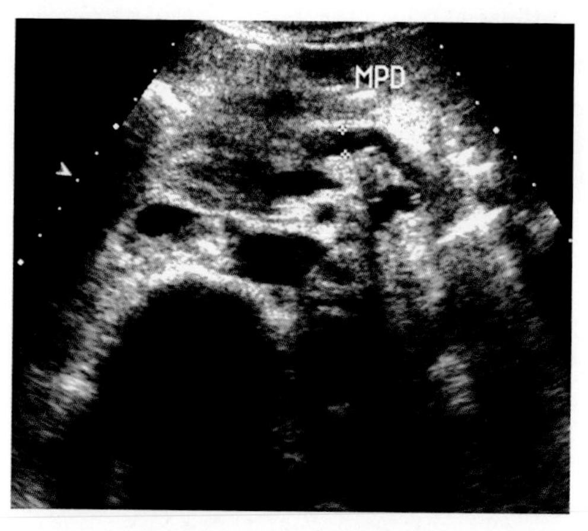


超声显示胰头增大、回声不均匀，伴主胰管（MPD）扩张，但肿瘤位置及边界不清楚

**图 39-11-14 胰头癌患者**

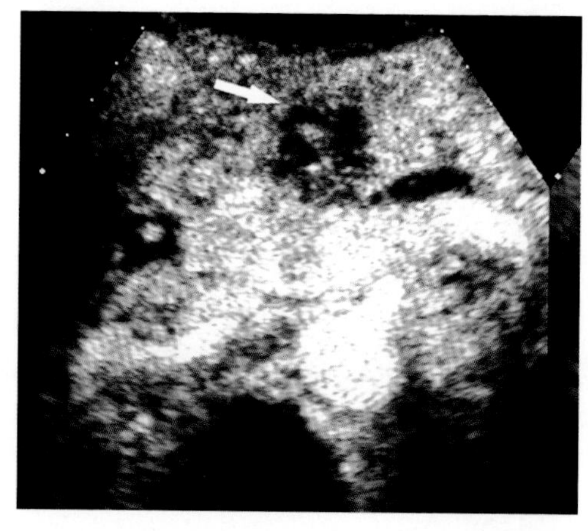

超声造影清晰显示胰头低增强肿瘤的位置和边界（→），内部可见扭曲的肿瘤新生血管及坏死组织的无增强区，肿瘤左侧见扩张的主胰管

**图 39-11-15 同一患者**

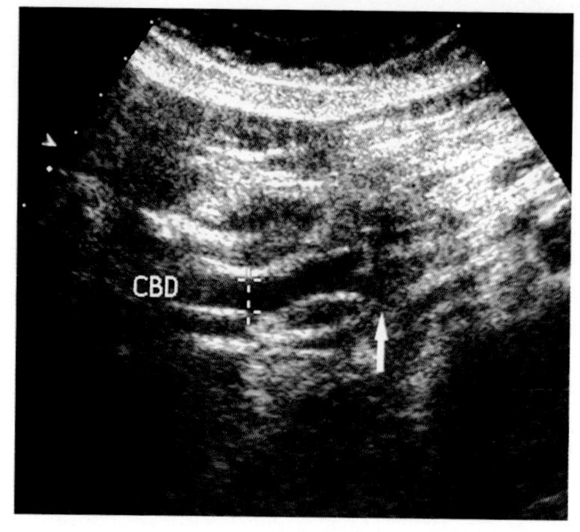


超声显示壶腹部形态不规则的低回声肿瘤（→），胆总管（CBD）轻度扩张，内径 7mm

**图 39-11-16 壶腹癌患者**

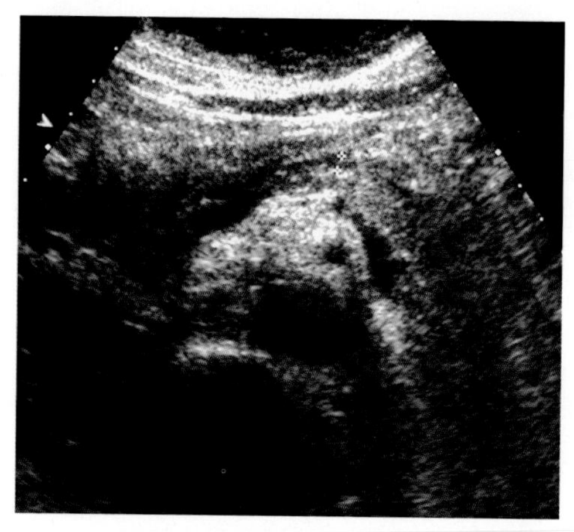

超声显示主胰管轻度扩张，内径 4mm

**图 39-11-17 同一患者**

## 五、临床价值

胆道梗阻时，超声可发现梗阻部位及其周围梗阻的直接征象，根据其声像图特征，可对大部分梗阻病因做出诊断。90%以上的胆道梗阻是由结石或肿瘤所致，最常见的为结石，其次为胰腺癌、壶腹周围癌及胆管癌，超声检查可见相应的声像图改变，超声造影对鉴别肿瘤与无声影的泥沙样结石、蛔虫及炎性狭窄有很大的帮助。

（李 锐）

# 第十二节 胆囊几种异常声像图表现

## 一、胆囊不显示

1. 临床概要及病理

胆囊不显示的常见原因有先天性胆囊缺如、胆囊切除术后、餐后胆囊、肝总管或肝门部梗阻致胆囊未充盈、充满型胆囊结石、实块型胆囊癌、慢性胆囊炎伴胆囊萎缩等。

2. 声像图表现

(1) 先天性胆囊缺如：声像图表现请参阅本章第九节《先天性胆道系统疾病》中的先天性胆囊异常内容。

(2) 胆囊切除术后：声像图表现为正常胆囊位置附近反复扫查无胆囊的液性暗区，再反复扫查左上腹和肝内均未显示胆囊影像，询问患者病史有胆囊切除术史，观察患者右上腹皮肤，看是否有手术疤痕。综合以上几点即可做出诊断（图39-12-1）。少数患者腹腔镜胆囊切除后皮肤疤痕不明显，应特别注意询问病史。部分患者胆囊切除术后残留的胆囊管扩张，在胆囊区可见较小的囊性结构，也可继发结石（图39-12-2）。

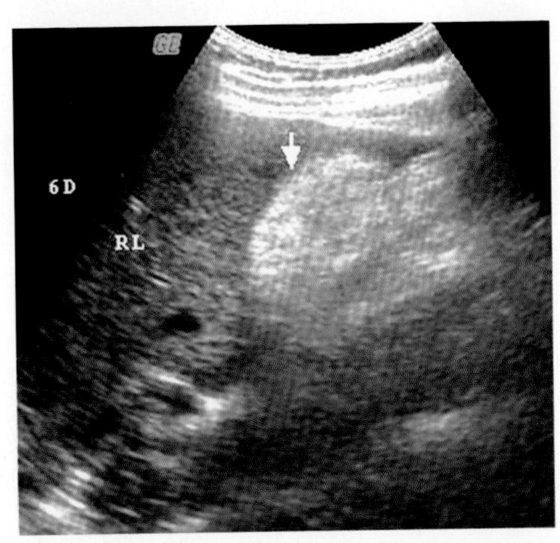


正常胆囊位置未见胆囊结构显示，胆囊床被网膜组织充填，显示为高回声团块（→）

**图 39-12-1 胆囊切除术后 6 天**

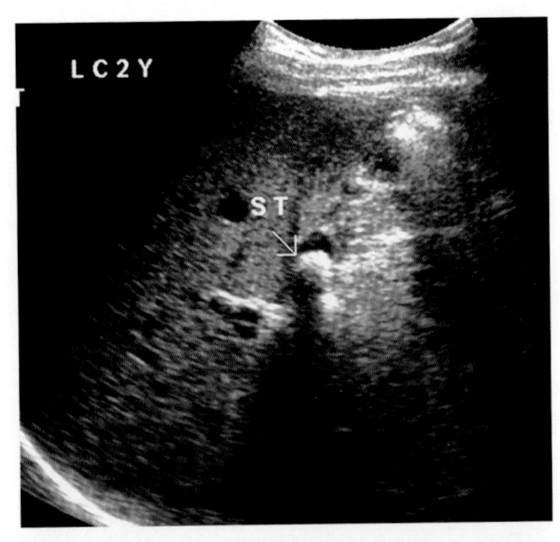


残留胆囊管囊状扩张（→），囊腔内可见继发结石（ST）

**图 39-12-2 腹腔镜胆囊切除术后 2 年**

(3) 餐后胆囊：于正常胆囊位置行常规扫查未发现胆囊液性暗区，或只发现胆囊区有厚壁的小囊性结构回声（图 39-12-3），且反复扫查左上腹和肝内均未显示胆囊影像，询问患者是否检查前进食或饮用过奶制品及饮料等，可以改日禁食后重新检查。

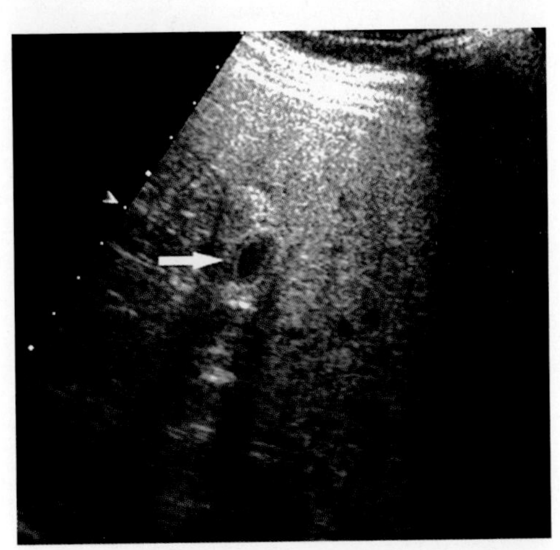

胆囊明显缩小，胆囊壁增厚（→）

**图 39-12-3 餐后 1 小时**

(4) 肝总管或肝门部梗阻致胆囊未充盈：声像图表现为正常胆囊位置附近反复扫查均未发现胆囊影像（图 39-12-4），肝内胆管不同程度的增宽。正常肝左右管内径为 2～3mm，大于 3mm 提示为扩张，如果肝左右管与伴行的门静脉呈“平行管”征，则提示肝内胆管轻度至中度扩张，如果肝内胆管重度扩张时，则表现为扩张的胆管管道多叉、管壁不规则，呈“树枝样”向肝门部汇集，扩张的胆管后方可见局部增强效应，相应的门静脉受压变细。除上述梗阻的间接征象外，还可在梗阻部位发现结石、肿瘤、寄生虫等梗阻的直接征象。

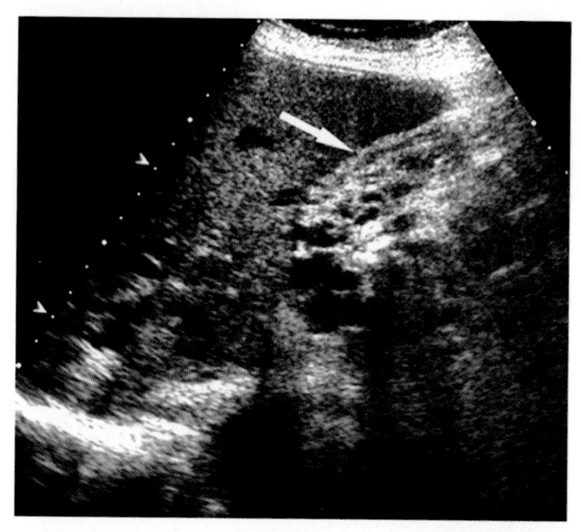

仅可见胆囊壁带状高回声（→），胆囊壁毛糙

**图 39-12-4 肝癌侵犯肝门部胆管致胆囊未充盈**

（5）充满型胆囊结石：由于胆囊内充满了结石，胆囊失去正常的形态与轮廓，胆囊内无法探及胆汁的无回声区，胆囊腔被结石强回声及后方的声影所代替，胆囊前壁与结石及声影形成“WES”（即 Wall-Echo-Shadow）三联征（图 39-12-5）。少数患者仅显示结石强回声及后方的声影，胆囊壁显示不清（图 39-12-6）。

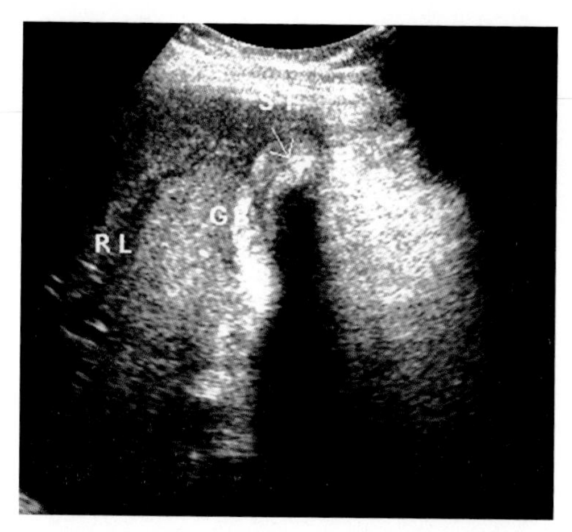


胆囊腔内无回声区消失，胆囊腔被结石强回声（ST）及后方的声影所代替，胆囊前壁（GB）增厚，形成“WES”三联征

**图 39-12-5 充满型胆囊结石声像图**

（6）实块型胆囊癌：胆囊腔大部分或全部消失，取而代之的为杂乱低回声或中等回声的实性肿块（图 39-12-7）。此外，胆囊实性肿块内可伴

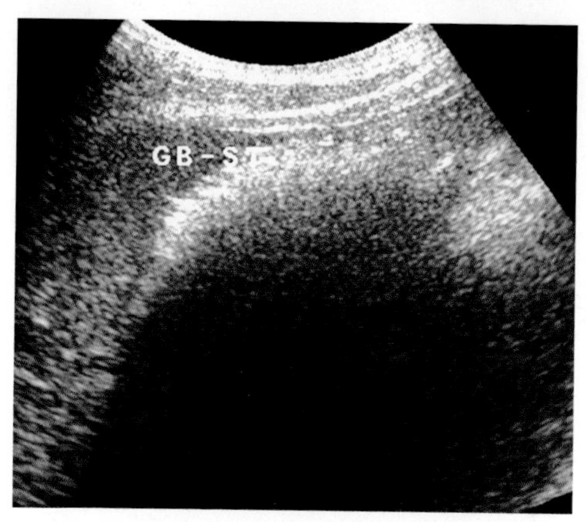


胆囊内无回声区消失，胆囊区仅见弧形结石强回声（ST）及后方的声影，胆囊前壁显示不清

**图 39-12-6 充满型胆囊结石声像图**

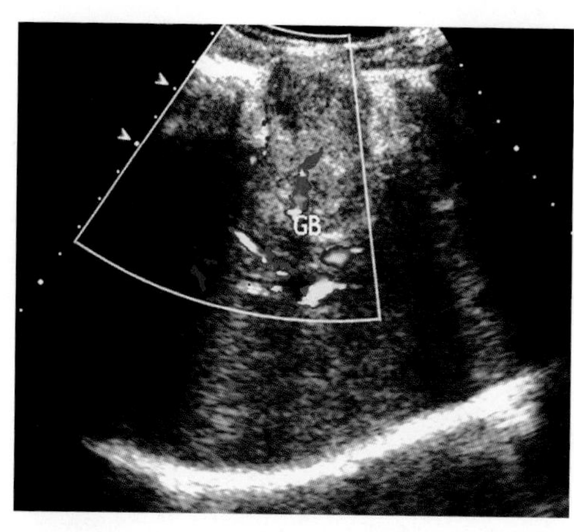


胆囊腔（GB）无回声区消失，代之以不均匀中等回声实性肿块，CDFI 肿块内显示粗大的短棒状血流信号

**图 39-12-7 实块型胆囊癌声像图**

有原来胆囊内的结石强回声，也有助于明确诊断。

（7）慢性胆囊炎伴胆囊萎缩：胆囊外形缩小显著，囊腔显示不清，其内无胆汁回声。如果其内残存有结石，则形成如前所述的“WES”征（图 39-12-8，图 39-12-9）。胆囊萎缩严重者仅余一小块瘢痕组织，与肝门部或肠管粘连，无法辨认。

3. 临床价值

超声显像被认为是诊断胆囊疾病首选的检查方法，超声检查胆囊不显示，通常提示较长期的病变，多数病变的声像图特点可以进行鉴别诊断，为临床医师选择治疗方案提供重要依据。

4. 诊断思维

超声胆囊不显示的原因众多，应首先询问病史，从最常见的原因开始考虑，结合声像图特点

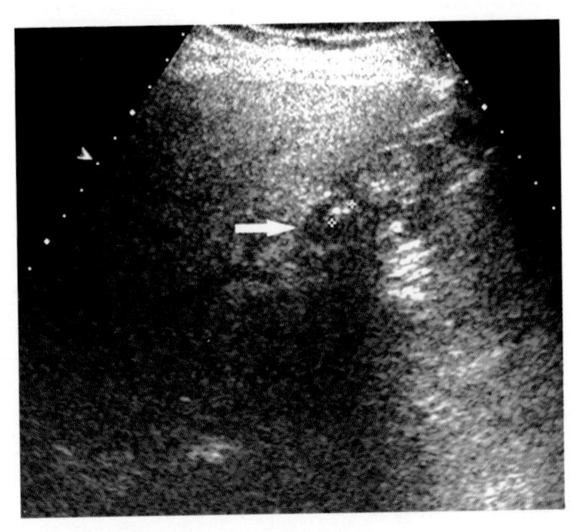

胆囊明显萎缩（→），胆囊轮廓显示不清，胆囊腔内可见小结石强回声

**图 39-12-8　慢性胆囊炎**

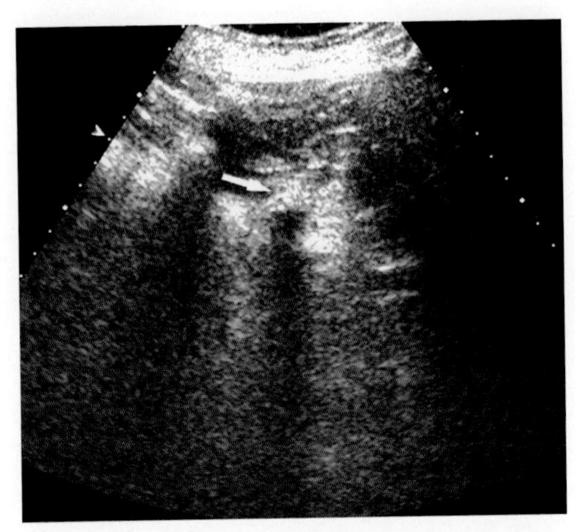

胆囊明显萎缩（→），胆囊轮廓显示不清，胆囊腔内可见结石强回声，后方伴声影

**图 39-12-9　慢性胆囊炎**

逐一寻找线索，一般能够获得合理的解释，有条件者应结合 CT 或 MRI 检查结果综合分析。

## 二、胆囊壁增厚

1. 临床概要及病理

胆囊壁厚度超过 3mm 即可认为是胆囊壁增厚，增厚的原因有多种，常见的原因如下：急慢性胆囊炎、厚壁型胆囊癌、胆囊腺肌增生症、肝炎、肝硬化、慢性心力衰竭、低蛋白血症、肾功能衰竭及腹腔脏器炎症等。胆囊壁增厚的原因见表 39-12-1。急性胆囊炎胆囊壁充血水肿导致胆囊壁增厚，慢性胆囊炎则主要是由于胆囊壁纤维组织增生、大量炎细胞浸润所致。胆囊腺肌增生症是由于胆囊壁局部上皮和平滑肌增生所致。肝硬化门静脉高压腹水时，胆囊壁增厚明显，其原因可能是门静脉高压阻碍胆囊血液和淋巴回流、低蛋白血症所致。根据增厚程度和范围不同可大致分为两种类型：弥漫性增厚和局限性增厚。

2. 声像图表现

（1）急慢性胆囊炎：慢性胆囊炎时，胆囊壁弥漫性增厚、黏膜面毛糙、而浆膜面轮廓清楚，胆囊壁厚多数为 0.3～1.0cm。急性胆囊炎时，可见“双边影”征，内壁间质水肿分层，胆囊腔可增大，可见结石或胆泥。CDFI 可显示增厚胆囊壁充血扩张血管内的血流信号。（图 39-12-10，图 39-12-11）

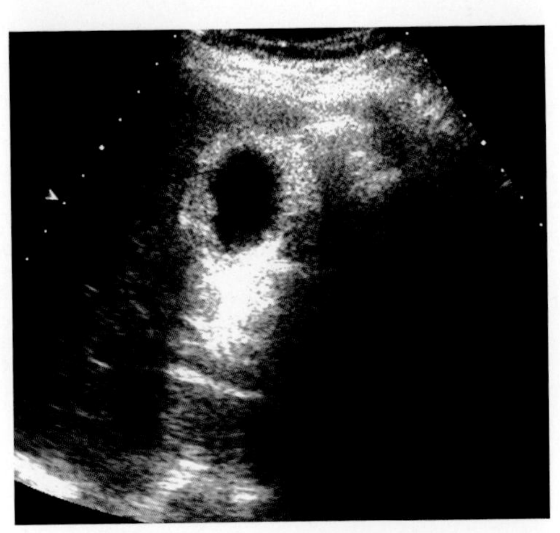

胆囊壁明显增厚，胆囊壁毛糙

**图 39-12-10　急性胆囊炎**

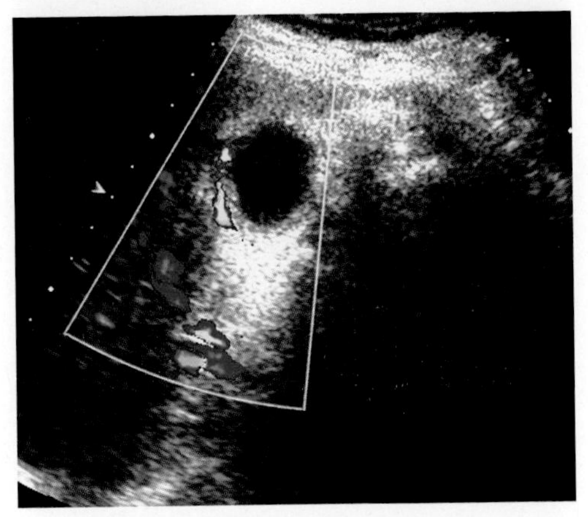

CDFI 在增厚的胆囊壁上显示短棒状血流信号

**图 39-12-11　急性胆囊炎**

（2）厚壁型胆囊癌：胆囊壁不规则、不对称增厚，回声不均匀，以低回声及等回声为主，浆膜面不光整，与肝实质界限模糊。可见浆膜回声

中断，受累胆囊僵硬变形（图 39-12-12），超声造影动脉期可见增厚的胆囊壁强化（图 39-12-13）。合并胆囊结石者，胆囊腔内可见结石强回声，后方伴声影（图 39-12-14）。

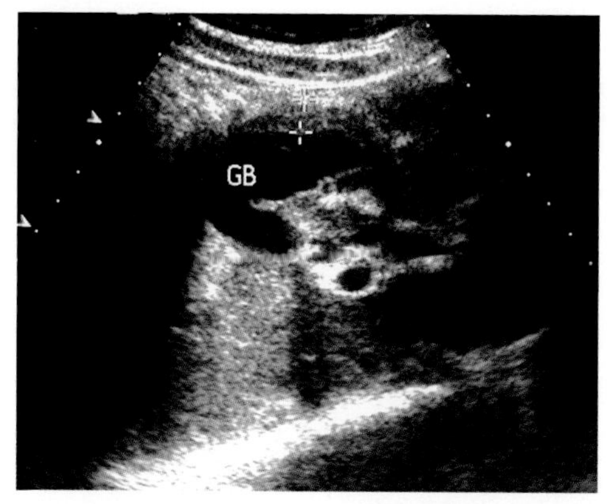


胆囊壁不均匀增厚，较厚处达 9mm

**图 39-12-12 厚壁型胆囊癌**

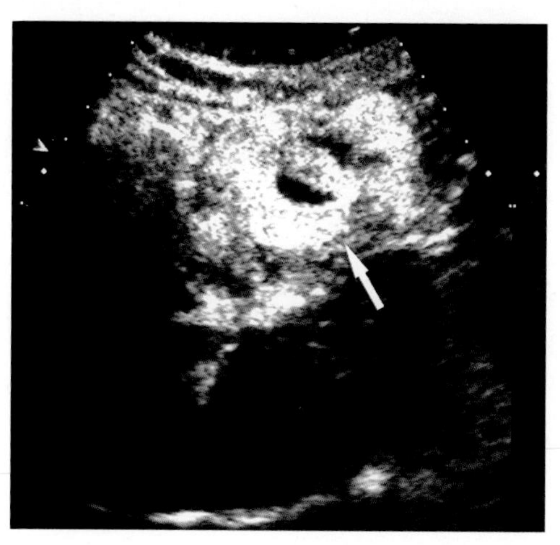

同一患者，超声造影动脉期见增厚的胆囊壁明显强化（→）

**图 39-12-13 厚壁型胆囊癌**

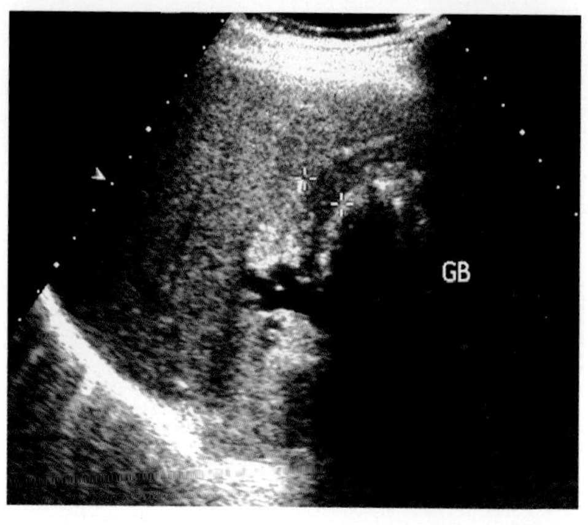


胆囊壁明显增厚，达 14mm，回声不均匀，胆囊腔内可见结石强回声，后方伴声影

**图 39-12-14 胆囊癌合并胆囊结石**

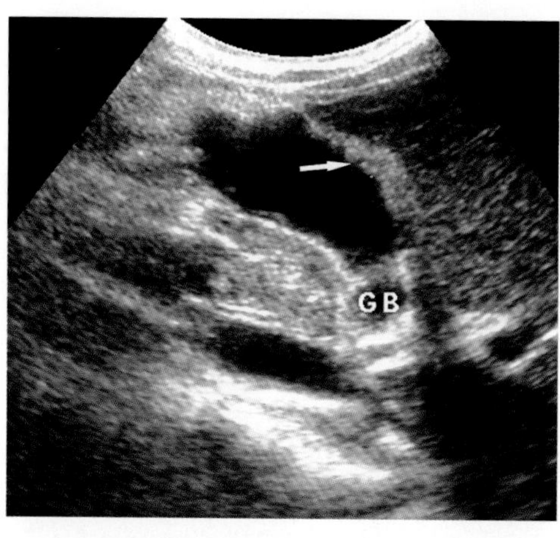


胆囊体部前壁节段性增厚，呈高回声，增厚的胆囊壁内可见小囊腔结构（→）

**图 39-12-15 胆囊腺肌增生症**

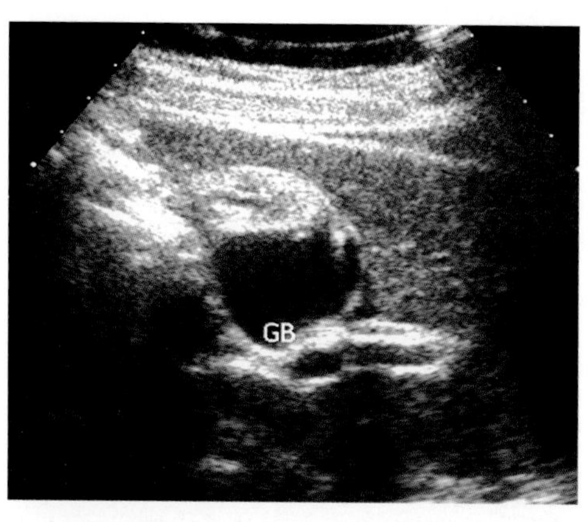


胆囊底部节段性增厚，呈高回声，表面可见斑点状强回声，后方伴声尾

**图 39-12-16 胆囊腺肌增生症**

（3）胆囊腺肌增生症：依照病变范围分为三种类型：①节段型，多发生于胆囊体、颈部，胆囊壁呈节段性增厚，形成环状狭窄。②局限型，常见于胆囊底部，胆囊壁局部增厚，呈等回声或高回声，壁内见罗-阿窦扩大形成的小液性囊区（图 39-12-15），未病变部位胆囊壁正常。③弥漫型，胆囊壁普遍增厚，腔狭小，壁内可见小液性囊区，三种类型的胆囊腺肌增生症病灶内均可见胆固醇结晶沉着所致的斑点状强回声，后方伴声尾（图 39-12-16）。

（4）全身水肿性病变和继发性炎症所致胆囊壁增厚的声像图表现为：胆囊壁弥漫性增厚，内壁间质水肿分层，胆囊腔一般不增大，伴发结石者较少。常见的是肝硬化患者的胆囊壁增厚（图

39-12-17，图 39-12-18），腹部炎症继发的胆囊壁增厚少见（图 39-12-19）。

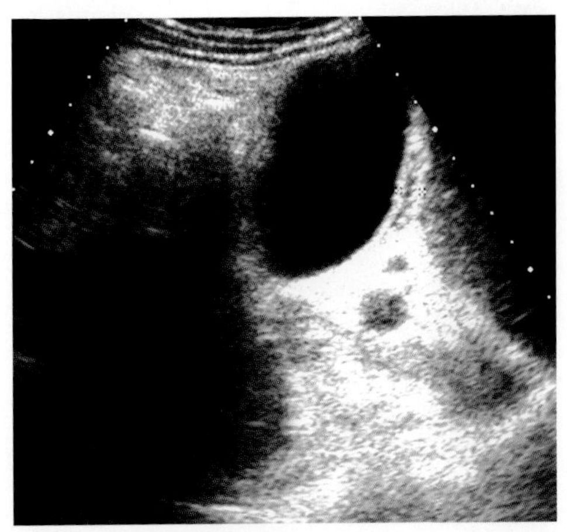

**图39-12-17　肝硬化胆囊壁增厚 7mm，水肿分层**

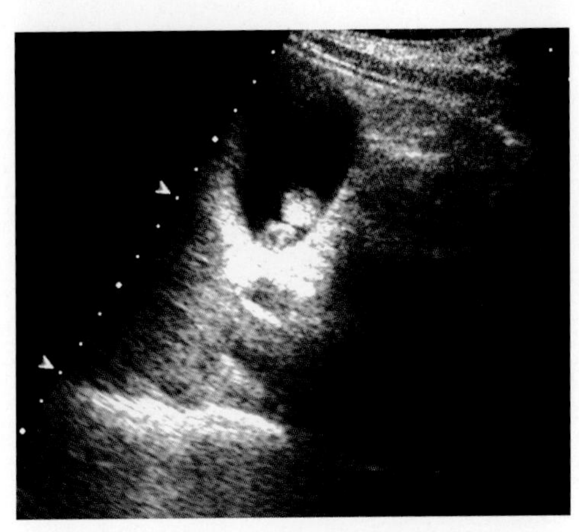

胆囊腔内可见结石强回声

**图 39-12-18　肝硬化胆囊壁增厚**

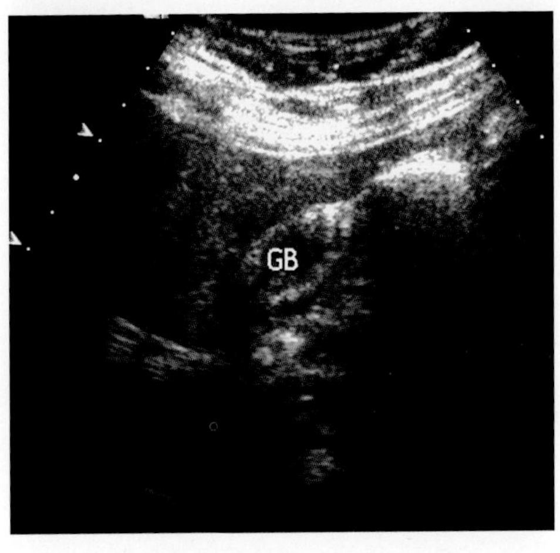


胆囊（GB）壁增厚，毛糙

**图 39-12-19　左右肝多发肝脓肿**

3. 临床价值

超声检查可以发现胆囊壁增厚的部位、范围和程度，可以检出其他胆囊外的异常改变，帮助鉴别各种胆囊壁增厚的原因，为临床诊断提供可靠依据，而且可以评价其严重程度或发现并发症，对于胆囊疾病的诊断在各种影像检查方法中具有独特的优势。

4. 诊断思维

由于胆囊壁增厚的原因众多，声像图改变多无特征性，详细了解病史及实验室检查结果对于鉴别诊断十分重要。此外，胆囊以外的全面扫查也是必要的，可以发现某些重要的信息，如胆囊癌对肝脏的局部侵犯，肝硬化的肝脏结节状改变及包膜增厚，胰腺炎的肿大胰腺，胃十二指肠穿孔的膈下游离气体等，可以帮助鉴别诊断。

## 三、胆囊内沉积物

1. 临床概要及病理

胆囊内沉积物按其成因可分为功能性和病理性两种，正常胆汁中胆固醇溶解于胆盐和卵磷脂组成的复合胶体中，通常其复合胶体与胆固醇比例为 11∶1，当小于这个比值时，胆固醇析出沉淀。早期的胆囊胆汁淤积是由于胆囊收缩障碍，从而影响胆囊管括约肌的功能，使胆汁排出不畅，滞留于胆囊内，形成胆色素钙颗粒结晶。如果合并感染，胆汁变浑浊，更甚者胆汁变为脓液，含有血细胞及炎症细胞。胆囊出血及胆囊蛔虫病也可以形成胆囊内沉积物。

**表 39-12-1　胆囊壁增厚的常见原因**

| | |
|---|---|
| 全身水肿性病变： | 　　肝脓肿 |
| 　充血性心力衰竭 | 　　急性胰腺炎 |
| 　慢性肾功能衰竭 | 　　十二指肠穿孔 |
| 　失代偿性肝硬化 | 　　急性结肠炎 |
| 　低蛋白血症 | 　　急性肾盂肾炎 |
| 炎症性疾病： | 肿瘤 |
| 　原发性： | 　胆囊癌 |
| 　　急性胆囊炎 | 　转移癌 |
| 　　慢性胆囊炎 | 其他 |
| 　继发性： | 　胆囊腺肌增生症 |
| 　　急性肝炎 | |

2. 声像图表现

胆汁淤积的超声显像表现为胆囊腔内近后壁出现等回声或低回声团块，随体位变动而缓慢移动，并改变形态，后方无声影，此为堆积型；隆起型表现为胆囊下部及后壁出现向腔内突起的团块状或带状回声，后方不伴声影；浮游型表现为胆汁呈密集的点状低回声或等回声充满胆囊腔（图 39-12-20），有时分布不均匀，改变体位后，沉积的点状回声缓慢移动，有漂浮感，后方无声影。有时为上述三种类型两两混合表现。

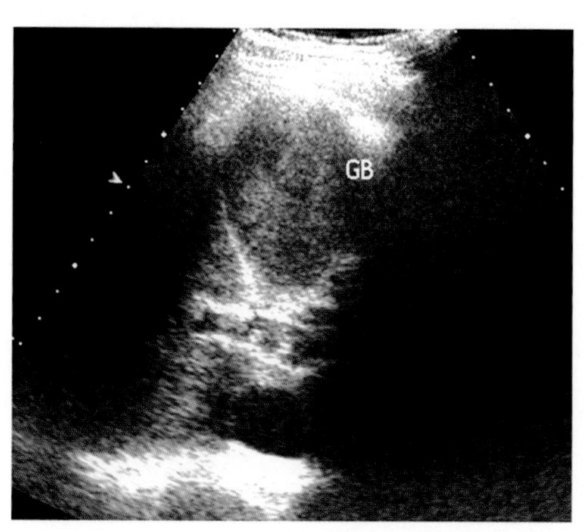


与胆囊壁界限清楚

**图 39-12-20 胆囊内充满密集细小回声**

胆囊出血的超声显像表现为早期胆囊腔内出现与肝脏组织回声水平类似的不均匀性回声，而后，腔内的不均匀性回声变为边界较清晰的低回声团块，可随体位变动而移动。随着时间的推移团块逐渐变小，甚至于破碎，回声较新鲜出血时增强。

胆囊内沉积物彩色多普勒超声检查时无血流信号显示（图 39-12-21）。

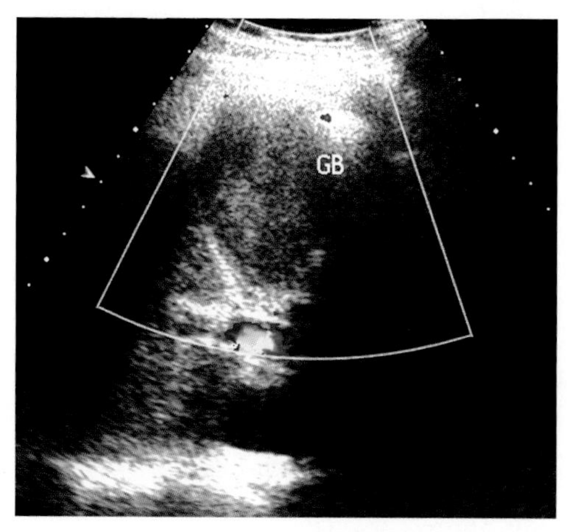


CDFI 在胆泥内未显示血流信号

**图 39-12-21 同一患者**

部分患者胆囊内沉积物细小颗粒在多普勒超声作用下可以发生震动，出现彩色闪烁伪像，应注意鉴别，避免误认为彩色血流信号（图 39-12-22）。胆囊内沉积物超声造影表现为无造影剂灌注的无增强区（图 39-12-23～图 39-12-25），与胆囊癌有明显区别。

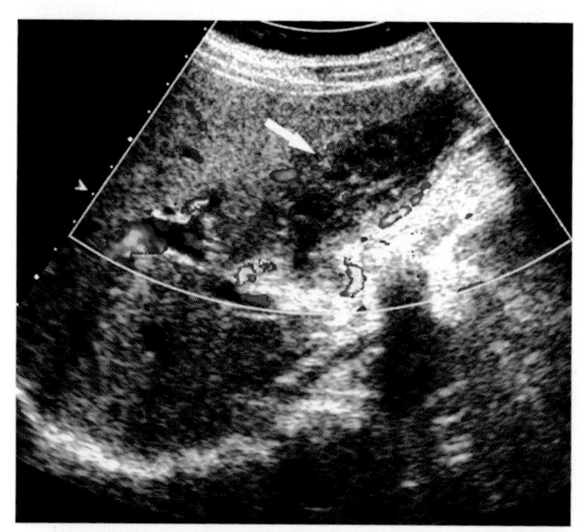

CDFI 显示点状彩色信号，疑似胆囊肿瘤

**图 39-12-22 胆囊内充满不均匀低回声（→）**

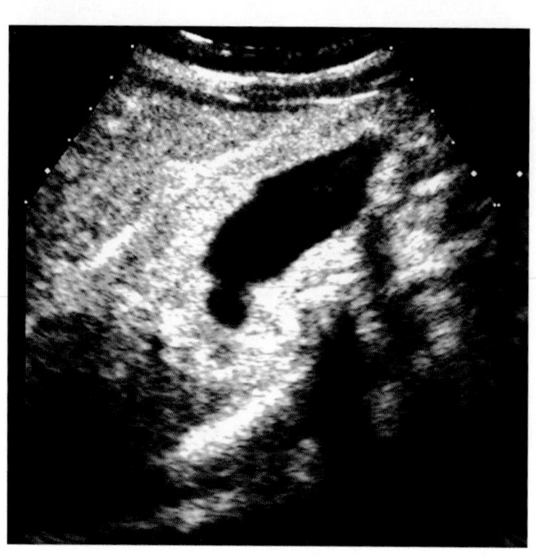

超声造影胆囊内不均匀低回声显示为无增强，支持胆泥诊断

**图 39-12-23 同一患者**

3. 临床价值

超声显像对胆囊内沉积物的诊断及鉴别诊断方法简便、迅速、可靠，并可随访观察，对于疾病的早期发现及治疗效果评价具有重要价值。

4. 诊断思维

胆囊内沉积物通常为禁食、胆囊炎症、胆囊收缩功能障碍或肝外胆道梗阻的继发改变，详细

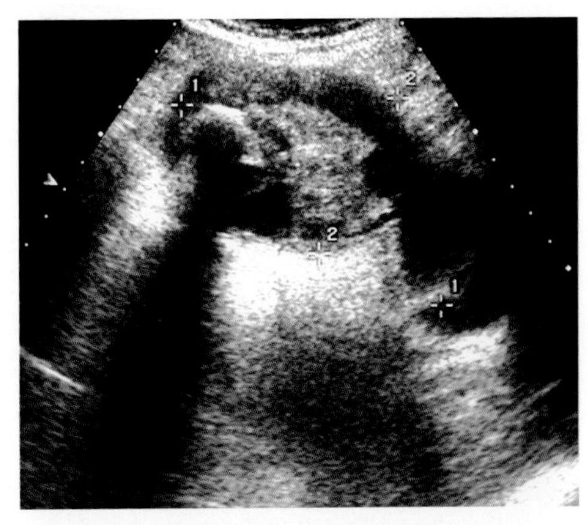

后方伴有声影，结石周围可见形态不规则低回声，不能排除胆囊肿瘤

**图 39-12-24 胆囊内可见结石强回声**

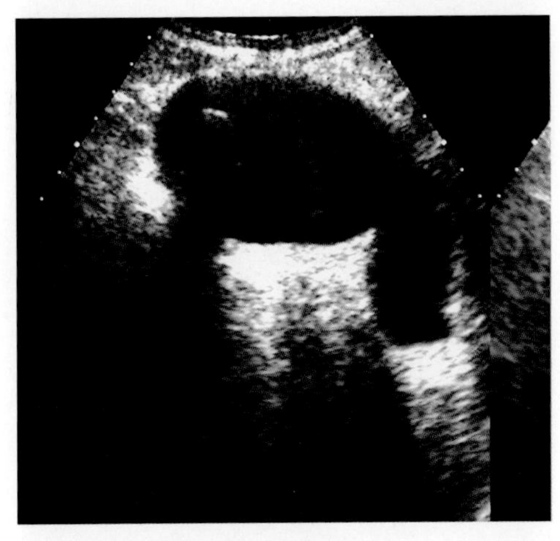

超声造影胆囊内形态不规则低回声显示为无增强，支持胆泥诊断而排除了胆囊癌诊断

**图 39-12-25 同一患者**

了解病史对于鉴别诊断至关重要。当胆囊内沉积物较黏稠并附着于胆囊壁时，彩色多普勒或超声造影对于鉴别诊断有很大帮助，超声造影可以进一步排除多普勒闪烁伪像，对于胆泥与胆囊肿瘤的鉴别具有重要的价值。

（李 锐）

## 第十三节 胆系介入超声

### （一）超声引导下经皮肝穿胆道造影术及置管引流术

经皮肝穿胆道造影术（percutaneous transhepatic cholangiography，PTC）是在超声或X线等影像设备的引导下，把穿刺针刺入胆管并注入造影剂使整个胆道系统显示的诊断方法。经皮肝穿胆道引流术（percutaneous transhepatic bile drainage，PTBD）是经皮肝穿胆道穿刺成功之后，在超声或X线等影像设备的引导下，把引流管或支架置入胆道内行胆道引流，以治疗梗阻性黄疸的方法。

PTC是Huard于1937年首创。20世纪60年代开始应用于临床，但由于当时使用粗针盲穿，成功率低，且并发症较多，未能推广应用。1969年大藤等报道在X线监视下用Chiba细针行PTC，较之前的盲穿能够相对直观地显示胆道系统形态，并为临床提供比较可靠的诊断依据，但成功率仍旧不高，且并发症相对也较多。20世纪70年代，随着超声技术的发展，介入超声在临床中的应用也随之被推动起来。1976年，Makuuchi等首先报道了超声引导下经皮经肝胆管穿刺造影术（ultrasound guided percutaneous transhepatic cholangiography，US-PTC）。1979年，超声引导下经皮经肝胆管置管引流术（ultrasound guided percutaneous transhepatic bile drainage，US-PTBD）开始应用于临床。超声引导显著提高穿刺的准确性和安全性，而且具有操作简便易行、创伤小、并发症少等优点，US-PTC及US-PTBD已经成为诊治胆道疾病的重要方法。

### （二）适应证

（1）US-PTC适应证：临床已确定为梗阻性黄疸，超声检查肝内胆管直径4mm以上，但梗阻部位和梗阻原因不明确者以及肠道手术后无法进行ERCP或ERCP失败者，均为US-PTC的适应证。

（2）US-PTBD适应证：凡胆管梗阻导致胆汁淤积不能手术或不宜立即手术者均是US-PTBD的适应证。如梗阻性黄疸、不能切除的肿瘤、胆石症、胆道梗阻合并化脓性胆管炎等。

### （三）禁忌证

（1）凝血功能障碍，肝功能严重受损者；

（2）超声检查胆管扩张不明显者：肝内胆管直径小于4mm，肝外胆管小于8mm；

（3）对造影剂过敏者；

（4）不能配合穿刺者；

（5）无安全进针路径者；

（6）肝脏周围有大量腹水者。

### （四）穿刺针具和术前准备

（1）穿刺器具 PTC 通常选用 21～23G 细针，以 22G 最为常用。PTBD 通常选用 7～8F 猪尾巴引流套管或专用胆道引流管套装，同时还应准备导丝、扩皮器、18G 的 PTC 穿刺针、穿刺消毒包、局麻药物等。

（2）术前准备 术前常规检查血常规、凝血功能、肝肾功等。术前禁食 8～12 小时，如在 X 线下造影则需要进行碘过敏试验。术前行超声检查详细了解胆管扩张情况，并训练患者屏气以便术中配合。

### （五）操作方法

患者常规取仰卧位，应用 3.5～5.0MHz 凸阵探头检查胆道情况，选择适宜穿刺的目标胆管。选择目标胆管的原则是：超声显示清楚、距离皮肤较近且管径相对较粗的，走行较直、穿刺路径中无大血管及占位性病变，应避免肝门部的肝总管或左右肝管。常规消毒、铺巾后，探头套无菌套、附穿刺架，再次核定穿刺部位及穿刺路径，2%利多卡因局部浸润麻醉穿刺点至肝被膜下，手术刀片做皮肤切口，用扩皮器扩开皮肤、皮下组织。超声引导下将套管针穿刺进入目标胆管内（图 39-13-1），刺入胆管内时有突破感，此时可见针尖位于胆管内（图 39-13-2），缓慢拔出针芯，如果胆道压力过高随即有胆汁流出，如果无胆汁流出可用 5ml 注射器轻柔抽吸，有胆汁抽出即证明穿刺针在胆管内，继续缓慢拔出套管针针芯，边拔针芯的同时向胆管内送入引流管。

抽出的胆汁一部分做细菌培养，一部分做细胞学检查。抽吸胆汁后，胆道压力被充分降低，再换注射器缓慢注入稀释为 20%～30%的造影剂，于 X 线下观察胆道系统及病变情况，并摄片记录。术后引流管需牢固固定于皮肤，用缝扎或固定盘固定均可。

### （六）并发症

US-PTC 及 US-PTBD 虽然较 X 线引导下提高了安全性，但二者仍然会发生并发症，主要为出血和感染，多发生于手术即刻或数天内，其他少见的并发症有肠管穿孔、导管脱出等。

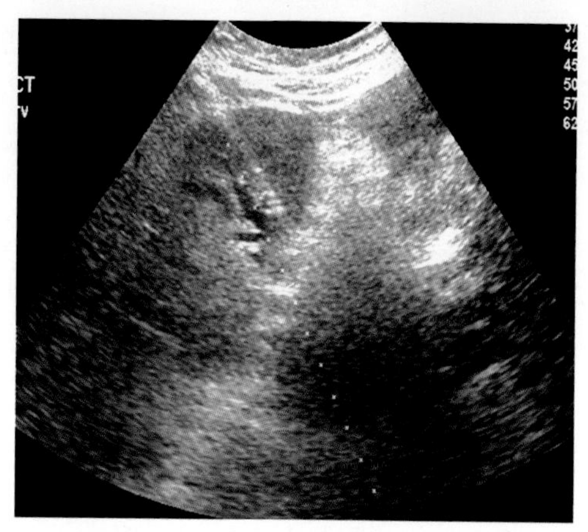

**图 39-13-1 超声引导下将套管针穿刺进入肝脏，但套管针向左侧略有偏移**

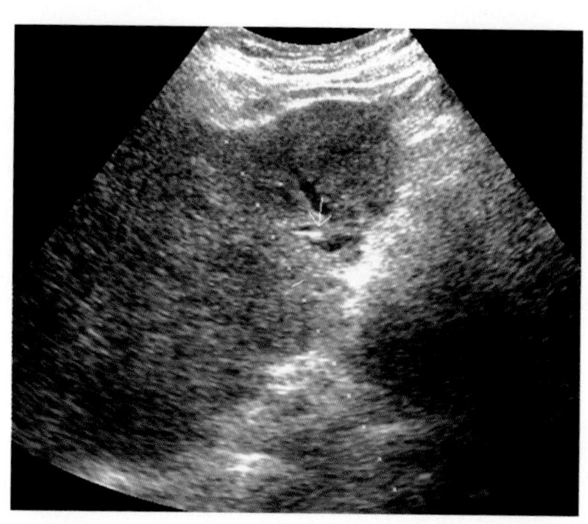

**图 39-13-2 经过调整后，套管针穿刺进入扩张的肝内胆管内，可见针尖的强回声（→）**

（1）胆道内出血 胆道出血的发生率在3%～4.4%。常见原因为术中损伤了血管或胆管壁。少量出血者可不做处理，如涌出大量血液则应立即封管并做局部止血处理。

（2）腹腔出血 少见，常发生于粗针穿刺或置管失败者，出血量多为少量，极少发生需要手术治疗的严重性出血。

（3）胆汁漏 为胆管穿刺较为严重的并发症。常发生在引流管置入失败、术后引流管脱落、反复穿刺损伤胆道壁等。胆道梗阻后高压力的胆汁沿穿刺针道流入腹腔包裹形成，常位于上腹部。胆汁漏的治疗关键是及早发现，防止扩散形成严重腹膜炎。

（4）胆汁性腹膜炎 大量的胆汁漏入腹腔则

发生胆汁性腹膜炎，更甚者可导致肝脓肿、腹腔脓肿。

(5) 感染　多发生在置管后数周，常发生在置管不顺、操作时间长的患者。感染以大肠埃希菌最多见，而且可以发展为菌血症。当引流管长期留置时，应定时更换引流装置，定期冲洗胆管并防止胆汁逆流。如果发生感染，应立即更换引流装置并应用抗生素进行治疗。

### （七）注意事项

行 PTC 时，尽量使用细针而非粗针。应选择内径大于 4mm，直行长度大于 2cm，距肝包膜较近的胆管为穿刺目标。穿刺针与胆管以 60°～70° 刺入为佳。置管时将引流管留置于胆管内 3～4cm 以防脱管。

### （八）临床价值

US-PTC 已成为一种公认的对胆道系统疾病检查的有效方法，可以全面清晰的显示胆道系统的病理改变，评价胆道梗阻部位及程度，并有助于病因学诊断的明确。

US-PTBD 可以使胆管减压，已成为晚期恶性梗阻性黄疸患者重要的姑息性治疗方案和急性重症胆管炎胆道梗阻患者抢救性治疗的重要方式。

（李　锐）

# 第四十章 胰腺疾病

## 第一节 概述

20 世纪 80 年以前，胰腺的影像学检查仅限于评估其周围结构或用血管造影显示血管树。随着超声的出现，胰腺自身显示得以实现。此后，其他影像技术如计算机断层扫描（CT）和磁共振成像（MRI）用于胰腺的检查，获得了较满意的效果。国内学者自 20 世纪 70 年代末，先后开展了对胰腺的超声探测。

B 型超声用于临床以来，对胰腺疾病提供了一种良好的影像学诊断方法。对发现胰腺肿块、胰管扩张、梗阻部位、内部回声的判定等起到了重要作用，具有较高的临床价值。但是，胰腺位于腹膜后，前方受胃肠道气体干扰，后方有脊柱的影响，要获得清晰的超声图像，有一定难度。普遍认为，在腹部脏器的超声检查中，胰腺探测的难度最大。在胰腺疾病中，胰腺炎仍占首位，近年来，胰腺癌的发病率有不断升高的趋势，一旦发现已属晚期。光纤技术的发展允许医生使用内镜下逆行胰胆管造影（ERCP）检查胰管，同时内镜超声（EUS）检查时使用高分辨超声成像，使胰腺癌的早期诊断进一步提高。虽然 CT 发挥了主要作用，超声仍然是检查胰腺最广泛使用和最经济的手段。随着超声引导下经皮细针穿刺（PFNA）活检的发展，显著提高了胰腺炎与胰腺癌鉴别的准确度。超声引导也助进了介入治疗技术的发展，包括术中超声引导的射频消融和冷冻治疗，尤其对晚期胰腺癌不能手术者，高强度聚焦超声和超声引导下经皮冷冻治疗也是可供选择的姑息性治疗方法。

（周晓东）

## 第二节 胰腺解剖

### 一、胚胎学

原始胰腺由背芽和腹芽构成。背芽出现形成十二指肠背侧的憩室，而腹芽起源形成原始胆总管的共同憩室（图 40-2-1a）。大约第 6 周妊娠时，腹芽通过旋转 270°后位于背芽的后下方（图 40-2-1b）。这两个胚芽融合形成最终的胰腺。背芽发育成胰头部、颈部、体部和尾部的头侧部分；而胰头尾侧部分和钩突则起源于腹芽（图 40-2-1c）。最初，每个胚芽都有自己的管道，分别从两种不同的开口排入十二指肠，即大、小乳头。最终两个胚芽融合，即胰头腹侧导管与胰体和胰尾部背侧导管的近侧部分汇合形成主胰管（Wirsung 导管），大部分胰液经此导管引流（图 40-2-1c）。主胰管经大乳头与胆总管共同进入十二指肠。背侧胰管的剩余部分，称为副胰管（Santorini 导管），经小乳头进入十二指肠。背侧胰管末端部分有不同程度的回转可导致胰管的多种解剖变异。

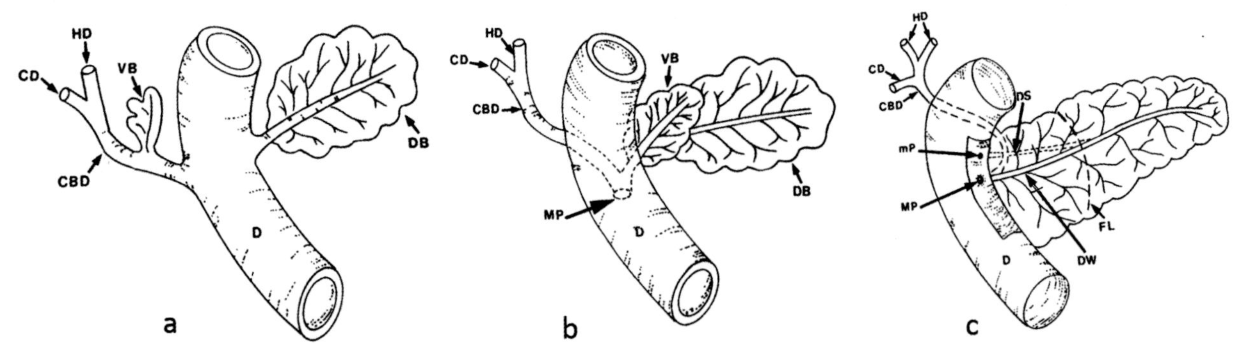


a. 原始胰腺的侧芽：腹芽和背芽；b. 腹芽 270 度旋转；c. 两个侧芽融合形成最终的胰腺。CBD：胆总管；CD：胆囊管；D：十二指肠；VB：腹芽；DB：背芽；DS：Santorini 管；DW：Wirsung 管；FL；融合线；HD：肝总管；MP：大乳头；mP：小乳头

**图 40-2-1　a～c，胰腺发育过程示意图**

## 二、大体解剖

胰腺呈一扁长形或纺锤形，无包膜，表面被覆有少量结缔组织被膜。结缔组织伸入胰实质内，将胰腺分隔成多小叶。成人胰腺全长 10～15cm，宽 3～4cm，厚 1.5～2.5cm，重 50～120g。胰腺位置较深，位于上腹部和左季肋部腹膜后间隙内，胰腺分为头、颈、体及尾部，四部分无明显分界（图 40-2-2）。胰头位于腹正中线右侧，胰体、尾部位于腹正中线左侧。胰腺的体表投影：从右肾门至脾门处横跨第 1～2 腰椎体的前方，一般呈头低尾高的斜形位。胰腺上缘相当于脐上 10cm，胰腺下缘相当于齐上 5cm。

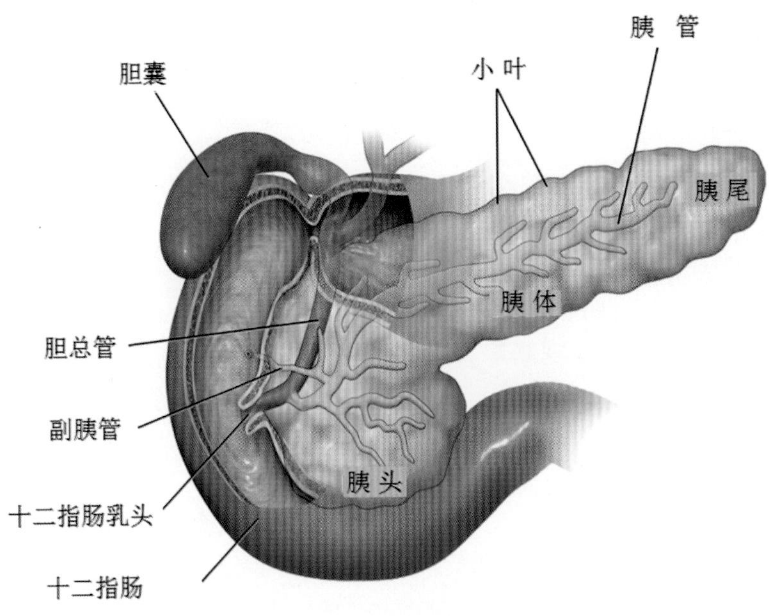


**图 40-2-2　胰腺解剖示意图**

## 三、胰腺的局部解剖与毗邻

### （一）胰头部

胰头位于十二指肠环内，前凸后扁，为胰腺最大部分。其上缘、右侧及下缘分别与十二指肠肠球部、降部及水平部相邻（图 40-2-2，图 40-2-3 a～d）。胰头右前方为胆囊。胰头上方是门静脉及肝动脉。胃十二指肠动脉嵌入胰头上缘，它可作为胰头的定位标志。胆总管的远侧段位于胰头的右后下缘，进入十指肠时有很大的变异。一般

说来，胆总管可部分或完全部被胰腺组织所包绕，有时从胰腺外进入十二指肠乳头。当胰头癌或慢性胰腺炎时，胰头肿大可压迫胆总管而致梗阻性黄疸发生。胰头后方为下腔静脉，左侧为肠系膜上静脉及门静脉起始部。胰头下部向左延伸形成钩突，钩突与胰颈之间为胰切迹，系头颈的分界线，钩突部的小肿瘤常不易被超声发现。

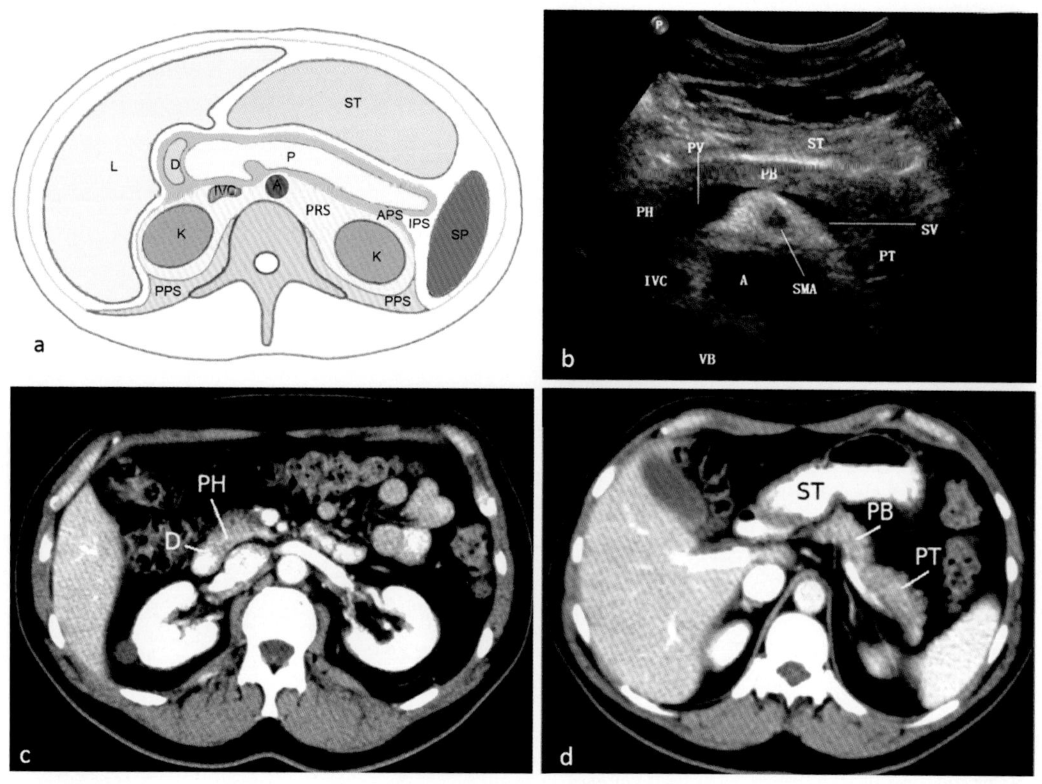


a. 胰腺与周围器官的解剖关系；b. 胰腺超声图像；c，d．胰腺的CT影像：CT经胰头（PH）扫描时，胰体一尾不能显示；经胰体一尾扫描时，胰头不能显示。P：胰腺；PH：胰头；PB：胰体；PT：胰尾；APS：肾旁前空间（绿色）；PPS：肾旁后间隙（深黄）；IPS：腹腔间隙（白色）；PRS：肾周间隙（浅红）；A：主动脉；D：十二指肠；IVC：下腔静脉；K：肾；L：肝；LRV：左肾静脉；PV：门静脉；SMA：肠系膜上动脉；SP：脾；ST：胃；SV：脾静脉；VB：椎体

**图 40-2-3 胰腺解剖与毗邻关系及影像图**

### （二）胰颈部

胰颈短而窄，长约2cm，位于腹正中线右侧，胰头和胰体的连接部分。胰颈前方与胃幽门、十二指肠球部的起始段相邻，肠系膜上静脉位于胰颈后方。胆总管、胰头、颈部癌易压迫或侵及门静脉引起门静脉系统淤血，甚至产生腹水。

### （三）胰体部

胰体较长，自胰颈部向左经腹主动脉和脊柱前方延伸至左后方，位于正中线左侧。其前面隔着网膜囊与胃后壁相邻。正常情况下，网膜囊呈裂隙样不易显示，当胰腺炎或胰腺外伤破裂时，网膜囊内由于胰液、渗液或出血等积聚，形成假性囊肿。在胰体上缘，腹腔动脉分别向左右发出脾动脉和肝动脉，脾动脉向左走行至脾，肝动脉向右上转入行走在肝十二指肠韧带内。而后方的脾静脉穿行于胰体后上缘。在胰头右缘通常主胰管与胆总管汇合形成Vater壶腹部，共同开口于十二指肠降部的乳头，胰管亦可与胆总管并行，分别开口于十二指肠乳头。正常成人主胰管内径约2～3mm，随年龄增长主胰管内径可逐渐增宽。老年期的胰管可变为纡曲、粗细不均，呈结节状或串珠状甚至呈小囊状扩张。副胰管仅局限于胰头部，在主胰管上方横行，主要引流胰头上部和侧腹的胰液，与主胰管交通，单独开口于十二指肠乳头附近的小乳头，因副胰管短而细，超声不易显示。

### （四）胰尾部

胰尾左侧与脾门相邻，前方与胃，下方与结肠脾曲毗邻，后方有脾静脉、左肾上腺及左肾上部。脾动脉由胰体上缘移行至胰尾前上方至脾门。脾静脉起自脾门、由胰体、尾后面自左向右走行，该血管亦可作为胰体、尾的定位标记。

### （五）胰管

胰管位于胰实质内，分主胰管和副胰管，为胰液排出的管道。主胰管起自胰尾，横贯胰腺全长，位于胰实质矢状断面的中后 1/3。

## 四、血管与淋巴管

### （一）胰腺动脉

胰腺的供血动脉繁多，变异较大，且吻合支亦很丰富，动脉以胰头最多，胰体次之，胰尾部较少，胰头的血供来源于腹腔动脉分支的胰十二指上、下动脉的前、后支，两者在胰头的前、后面形成动脉弓。它们走行在胰头与十二指肠之间的沟内。彩色多普勒超声能显示和检测出血流信号。胰颈、胰体接受胰上、下动脉的供血。胰上动脉起源于肝动脉、腹腔动脉或脾动脉，而胰下动脉起源于胰上动脉或肠系膜上动脉。胰尾由脾动脉供血。脾动脉有时可发出多条分支供应胰腺。胰腺动脉在结缔组织中形成中间动脉，再分出叶内动脉供应每个小叶并形成肾小球样的血管丛成为胰岛的血供。

### （二）胰腺静脉

胰腺静脉一般与同名动脉伴行，胰头与胰颈的静脉汇入胰十二指肠上、下静脉，并直接回流于门静脉；胰体、尾的静脉常回流入脾静脉。

### （三）淋巴管

胰腺的淋巴管非常丰富，其淋巴注入胰上、下淋巴，然后注入腹腔，大血管周围的淋巴结。胰腺癌时，常引起这些部位的淋巴结转移，超声可显示肿大的淋巴结。

## 五、生理

胰腺由内分泌部和外分泌部组成。胰腺重量的 98%～99%为外分泌部，主要由腺泡组成，导管系统仅占少部分。腺泡有合成、储存和分泌消化酶的作用。导管的主要功能是分泌水和电解质，并将消化酶送到肠管。消化酶主要是胰酶，内含胰蛋白酶、脂肪酶、淀粉酶等。约一百万个胰岛散在分布于全胰腺内，有胰胃泌素等激素。

在询问病史和体格检查以后，血液化验检查和超声检查是诊断胰腺疾病最重要和最易被接受的检查方法，因此实验室检查在诊断中仍占有很重要的地位。

### （一）淀粉酶的测定

血、尿淀粉酶的正常值因所用方法不同而异。90%以上急性胰腺炎患者有血清淀粉酶的增高，因而血、尿淀粉酶的增高是急性胰腺炎最常用的实验室指标。大多数患者在症状发作后 2～12h 血淀粉酶升高，Somogyi 法，如超过 500～1000 单位则有诊断意义，慢性胰腺炎时，呈轻至中度升高，但无诊断价值。

### （二）淀粉酶同工酶的测定

对急性胰腺炎有诊断价值。

### （三）血清脂肪酶的测定

血清脂肪酶升高常见于急性胰腺炎，可高于正常值 5 倍以上，慢性胰腺炎时，此酶升高幅度不大，胰腺癌时亦升高。

### （四）血清胆碱酯酶同工酶的测定

出血坏死性胰腺炎时，胆碱酯酶（ChE3）显著升高。此酶测定有如下意义：

1. 诊断出血坏死性胰腺炎；
2. 判断胰腺手术的效果；
3. 追踪观察患者术后恢复情况。

### （五）分泌素-促胰酶素试验

通过插入至十二指肠内的导管收集并测定胰腺的分泌物，注射分泌素和促胰酶素后，通过测定胰腺酶分泌量和碳酸氢盐分泌量评估胰腺外分

泌功能，可判断慢性胰腺炎的程度。

（周晓东）

## 第三节 检查方法

### 一、患者检查前准备

患者应禁食8～12h，即前日晚餐吃清淡饮食，当日晨起禁食，于空腹状态下进行检查，以减少胃内食物和气体对超声的干扰。胃内较多气体时，可采用饮水或服用胃快速显像剂500～800ml，使胃充盈作为透声窗来显示胰腺。少数有腹胀或便秘的患者，睡前服用缓泻剂或晨起灌肠排便后再进行检查，超声检查应安排在胃镜或胃肠道钡餐之前，以免干扰胰腺显示。

### 二、仪器与调节

#### （一）仪器与探头

临床上采用实时灰阶超声显像仪常标配线阵、凸阵式或扇形探头，其中以凸阵、扇形扫描显示的图像较好。成人常用频率为3.5MHz的探头，肥胖者可选用2.5MHz探头，体瘦或少年儿童可选用5MHz的探头。

#### （二）仪器调节

选择中聚焦或动态聚焦，使探头的聚焦保持在相应的胰腺水平。同时适当调节增益，增益不宜开得过大，应调节到较低的水平，以清晰的显示正常胰腺图像。

### 三、扫查切面及探测技术

#### （一）扫查切面

1. 上腹部横切扫查

探头在上腹部胰腺体表投影区做横向扫查，获得胰腺长轴切面，该切面及胰头、体、尾部均可显示（图40-3-1a～d）。并可观察胰腺的大小、形态、内部回声，胰管有无扩张，邻近的器官及血管走向。

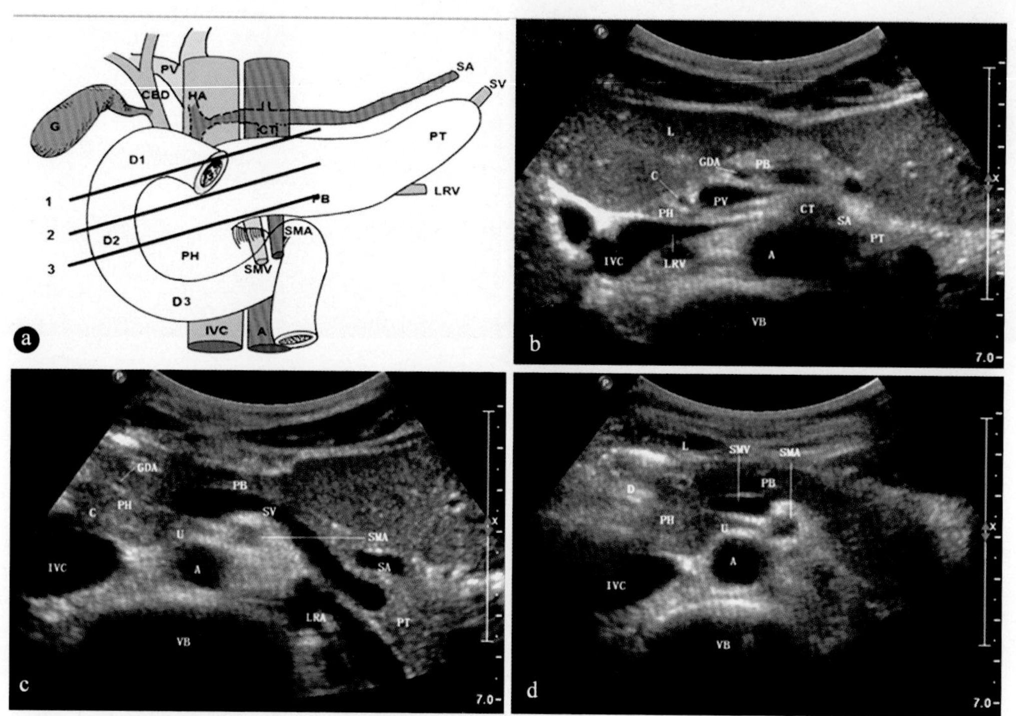


a. 胰头与周围结构的解剖关系；b～d. 超声沿1，2和3平面（图a所示）扫查。A：主动脉；C：胆总管；CT：腹腔干；D：十二指肠（D1，D2和D3分别为第一，第二和第三部分）；G：胆囊；GDA：胃十二指肠动脉；HA：肝动脉；IVC：下腔静脉；L：肝；LRA：左肾动脉；LRV：左肾静脉；PH：胰头；PB：胰体；PT：胰尾；PV：门静脉；MA：肠系膜上动脉；SMV：肠系膜上静脉；ST：胃；SA：脾动脉；SV：脾静脉；U：钩突；VB：椎体；W：维尔松（氏）导管

**图40-3-1 a～d 胰头横切面示意图及声像图**

2. 上腹部斜切扫查

因为胰腺的形态和位置多变，横向扫查仅显示胰腺的某部横断面，难以显示全部胰腺，为了弥补横切扫查的不足，可加用此切面扫查，一般探头可与身体水平断面倾斜成 15°～30°角，亦可显示整个胰腺长轴图像。

3. 上腹部纵切扫查

经正中线右侧 1～2cm 处做下腔静脉纵断面扫查，在肝后缘与下腔静脉之间，显示胰头短轴横断面呈椭圆形，胰头上方还可见到门静脉及胆总管结构（图 40-3-2a～d）。正中线做肠系膜上静脉断面扫查，可在肠系膜上静脉前方分布显示胰颈和勾突部。经正中线左侧做腹主动脉纵断面扫查，可显示肝左叶与后方的腹主动脉及其两个分支，即腹腔动脉和肠系膜上动脉（图 40-3-3a～b）。肠系膜上动脉的前方可见到呈三角形的胰体横断面紧贴在胰腺的后方为脾静脉断面，其上方为脾动脉的横断面。经脊柱左侧缘纵切扫查，可显示部分胰尾横断面，呈三角形，但有时由于气体干扰，不宜显示。

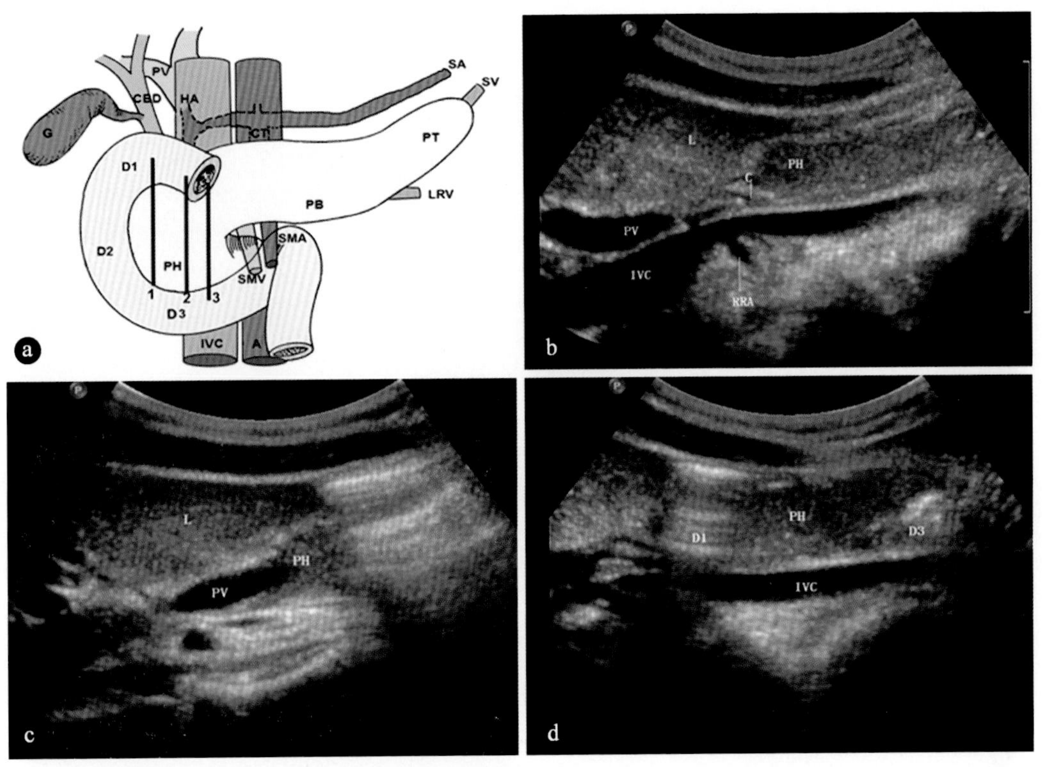


a. 胰头与周围结构的解剖关系；b～d. 超声沿 1，2 和 3 平面（图 a 所示）扫查。PH：胰头；A：主动脉；CBD：胆总管；CT：腹腔干；D：十二指肠（D1，D2 和 D3 分别为第一，第二和第三部分）；G：胆囊；GDA：胃十二指肠动脉；HA：肝动脉；IVC：下腔静脉；L：肝；LRV：左肾静脉；PV：门静脉；RRA：右肾动脉；SMA：肠系膜上动脉；SMV：肠系膜上静脉；SA：脾动脉；SV：脾静脉

**图 40-3-2　a～d 胰头矢状面示意图及声像图**

4. 左侧肋间斜切扫查

患者右侧卧位，可于脾与左肾之间显示胰尾，或与第 7～9 肋间扫查脾门区，显示胰尾图像。

5. 俯卧位

左侧肋间通过左肾纵切扫查，在左肾上极前方可显示胰尾的横断面。

## （二）探测技术

经前方腹部进行探测，于第 1～2 腰椎平面行横切扫查，然后上下移动，必要时可行斜切扫查，显示胰腺长轴的形态及全貌。在横切扫查后，再做胰腺各部的纵切面扫查，加以补充。体位因检查需要而定：一般常采取仰卧位，如胃肠气较多时，可采取半卧位或坐位，使肝左叶位置下移。坐位透声窗，以利于胰腺清晰显示。胰头、胰尾因气体干扰显示不清时还可以左右侧卧位。对于胰腺的显示还可采用俯卧位。

1. 检查要领

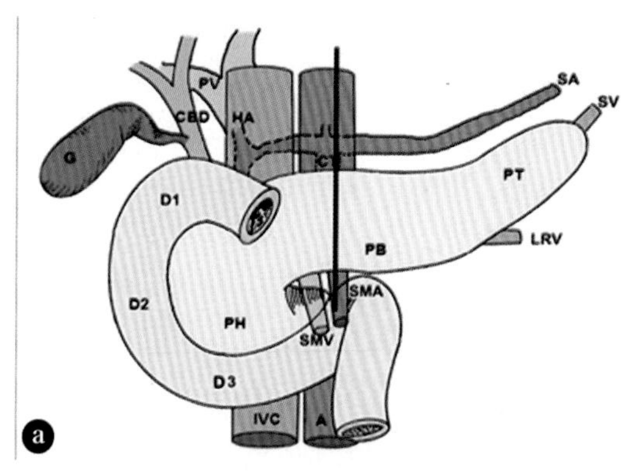


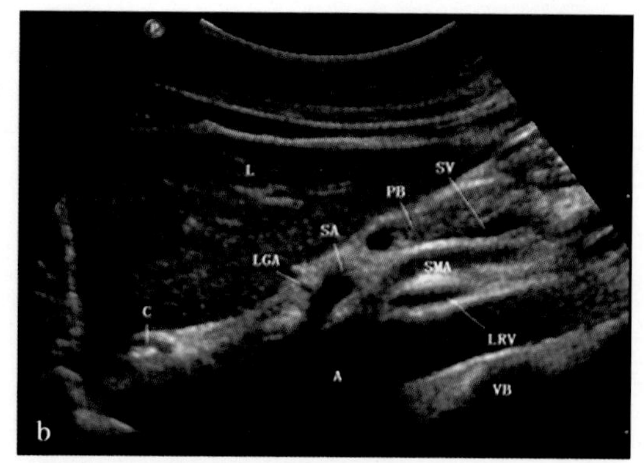


a. 与周围结构的解剖关系；b. 沿主动脉长轴扫查。C：胆总管；CT：腹腔干；D：十二指肠（D1，D2 和 D3 分别为第一，第二和第三部分）；G：胆囊；GDA：胃十二指肠动脉；HA：肝动脉；IVC：下腔静脉；L：肝；LGA：胃左动脉；LRV：左肾静脉；PV：门静脉；SA：脾动脉；SMA：肠系膜上动脉；SMV：肠系膜上静脉；ST：胃；SV：脾静脉；VB：椎体

**图 40-3-3 a～b 胰体矢状切面示意图及声像图**

横切扫查寻找胰腺时，首先找到脊柱，然后用血管作为胰腺的定位标志。从后向前依次为腹主动脉、下腔静脉、左肾静脉、肠系膜上的动脉、脾静脉。脾静脉的前方即为扁长形的胰腺图像。

2. 注意事项

检查胰腺时，一定要熟悉胰腺周邻的血管及脏器的超声解剖关系，由后向前观察，寻找下腔静脉及脾静脉等血管来定位胰腺。胰腺显示欠佳时，可取半卧位或坐位扫查，适当将探头加压，有助于胰腺的显示。如肥胖或有胃肠胀气干扰者，可采用饮水使胃充盈作为透声窗，再行检查胰腺。检查时应根据胰腺的不同形态，采取多个切面扫查，以利观察胰腺全貌。检查胰腺时增益不宜调节过大，以免轮廓分辨不清，与周围脂肪组织回声混淆。

## 四、特殊超声检查方法

### （一）彩色多普勒血流显像检查

由于胰腺位置较深，又无包膜，回声较强，与周围组织界限欠清，有时难以辨认清楚。但胰腺周邻血管较多，胰腺上缘有肝总动脉及脾动脉，胰头部有胃十二指肠动脉，胰腺后方有脾静脉、肠系膜上动脉、下腔静脉和腹主动脉，应用 CDFI 检查时，这些血管均以红蓝彩色血流信号显示，可作为胰腺的定位标志，加速了对胰腺的识别。当胰腺有肿瘤或炎症性病变时，可使上述血管发生推挤移位，受压变窄，使肿瘤更易突出显示出来。同时通过肿瘤内血流分布，血供特点（有搏动型血流显示）可对良、恶性做出鉴别。对胰腺的囊性病变，CDFI 也可做出囊肿或假性动脉瘤的区别，胰腺移植中，可动态观察有无动、静脉系统血栓形成及移植胰腺有无排异反应。

### （二）超声内镜（endoscopic ultrasonography，EUS）

方法是将超声检查与内镜检查联合应用的一种先进诊断工具。早在 20 世纪 80 年代初，美国和日本研制出了超声内镜，90 年代初又研制出了多普勒超声内镜（EUS 2DD）。超声内镜的原理是将微型高频超声探头安置在纤维内镜顶端，随内镜插入胃、十二指肠腔内，通过胃、十二指肠壁对上消化道、胆道系统及胰腺进行实时超声扫查。由于超声探头频率高（7.5～10MHz），在体腔内又克服了胃肠气体的干扰而造成超声能量大幅度衰减的影响，对上消化道、胆道系统及胰腺小的病变能清晰地显示，诊断准确性较高，目前超声内镜已广泛应用于临床，并取得了很好的效果。

1. 检查方法

患者禁食，取左侧卧位，纤维内镜超声探头插入胃内后，继续向前进入十二指肠第二段内，于幽门前超声内镜可清晰地显示胰头部，然后将内镜退回至胃窦部及胃体部，可观察至胰体及胰尾部。

2. 临床意义

EUS 能清晰地显示胰腺的边缘、轮廓、实质回声，胰管及毗邻结构。据报道 EUS 对胰腺癌的显示率达 100%，对胰腺癌诊断正确率超过 94%。

小于2cm的胰腺癌经腹超声检出率很低，而EUS发现率可达100%，对于大小为1cm左右的胰岛素瘤也能检查出。EUS对胰腺癌侵犯周邻组织，大血和及淋巴结转移也可做出准确判断，1cm以上的淋巴结EUS判断准确率达95%以上。对肿瘤良、恶性鉴别具有较高的诊断价值。EUS诊断慢性胰腺炎的符合率高于腹部B超，与内镜下逆行性胰胆管造影（EPCP），诊断符合率相当。它能显示胰腺内较小的结石及小的假性囊肿。彩色多普勒超声内镜除具有EUS功能外，还能观察胰腺肿瘤的血供及检测各种血流参数，有利于肿瘤性质的诊断及鉴别。胰腺周邻的血管通过彩色多普勒显示，有助于胰腺及其病变的定位诊断。

### （三）术中超声

术中超声系在术中将高分辨探头（5～7.5MHz）直接置于胰腺表面扫查，依次扫查胰头和壶腹部、胆总管胰腺段等情况，再经小网膜囊观察胰体、尾或经胃后方扫查。通过胰腺表面可直接观察胰腺实质回声，了解有无胰内多发或隐匿性肿瘤。对肿瘤的部位、大小、有无浸润，与周围重要血管的关系和累及情况可做出较准确的判断，对主胰管有无扩张及扩张的类型，主胰管内有无异常回声显示更为清晰，从而为手术切除肿瘤提供依据，减少盲目手术探查。

### （四）三维超声

三维超声是随计算机图像处理技术的迅速发展而新兴的超声影像学技术。三维图像不仅可显示纵、横或斜切图像，而且还能显示冠状切面，从而拓宽了超声观察病变的视野。通过X、Y、Z三种轴向的旋转及任意切割，可动态连续地多角度并多层次观察病变的立体图像，取得更切合实际、更真实、更详细的图像，从而扩展三维图像的诊断范围，提高了它的诊断价值。有作者通过10例胰管扩张病例 三维胰腺超声和ERCP对比研究，结果发现三维超声不仅可显示主胰管，还能显示二级甚至小胰管的分支。另外，亦可显示出小胰管管腔有无扩张、增厚、管壁有无钙化及管腔内炎性碎屑。与ERCP相比，由于ERCP造影经加压注入造影剂，胰管扩张有医源性的因素参与，测值无三维超声准确。故三维超声对胰管病变的显示较ERCP为优，另外Sackmann证实三维超声对诊断胰管及小胰管内结石具有较高的敏感性，有助于慢性胰腺炎与胰腺癌的鉴别诊断和鉴别良、恶性肿瘤的重要方法，是二维超声的发展补充，丰富了胰腺影像学诊断方法。

### （五）超声造影

1. 目的

评估急性胰腺炎，有无组织坏死，发现和鉴别胰腺囊、实性肿块及良、恶性肿瘤的初步判断。

2. 方法

同腹部脏器造影。

3. 临床意义

胰腺属于腹膜后器官，位置较深，常规超声检查对于肥胖患者胰腺病变的物理性如囊肿诊断受限，超声造影可确定囊性病变，同时对于胰腺肿块良、恶鉴别有一定帮助。

**（周晓东）**

## 第四节　正常胰腺超声图像

### 一、形态

正常胰腺的形态分为蝌蚪型、哑铃型及腊肠三种形态。蝌蚪型：胰头较厚，而体尾部逐渐变细，此型约占44%；哑铃型：胰腺的头、尾部厚而体部细，此型约占33%；腊肠型：胰腺常不在一个平面，根据胰腺不同形态做上下移动进行多个平面横向扫查，以观察胰腺全貌与周邻脏器和血管的关系。纵向扫查，胰头切面形态呈椭圆形，胰体及胰尾切面形态呈三角形，胰腺边缘轮廓光滑、整齐，界限清楚，有时因肥胖或胃肠气体较多，胰腺界限也可不甚清晰。

### 二、大小

超声测量胰腺长轴意义不大，因为胰尾显示率低，主要测量沿胰腺的前后径（及厚度）为正常测量值。目前，多数人所选择的胰腺测量方法是根据Weill提出的切线测量法：即在胰腺的前缘弯曲处划一斜切线，于下腔静脉前方与胰头最厚处前表面的切线垂直进行测量，为胰头的前后径。国外学者报道，胰头部最大前后径为3.0cm，

体尾部最大前后径最大为 2.8cm，而颈部前后径为 2.1cm。当这些前后径超过 3.4cm（尤其是胰颈部超过 3.4cm）时，应考虑胰腺病理性肿大。国内学者对胰腺的大小有诸多统计报道，然而，正常胰腺超声测值尚无统一的标准，这是由于胰腺的形态、大小的个体差异不同所致。协和医院综合国内、外的胰腺测值，提出一种比较实用的胰腺测量方法及正常值。根据胰腺三种形态不同而异，如蝌蚪型，胰头最大的前后径不超过 3.5cm；腊肠型胰体前后径可达 3.0cm，哑铃型胰腺前后径可达 3.5cm。随着年龄增长，胰腺最大前后径的测值亦有不同，0～6 岁胰头＜1.9cm，胰体＜1.0cm，胰尾＜1.6cm；7～12 岁胰头＜2.2cm，胰体＜1.0cm，胰尾＜1.8cm。但是正常老年人可因胰腺渐趋萎缩，纤维组织及脂肪组织增加而变小，胰腺回声增强，不应误认为慢性胰腺炎。主胰管的管壁显示为平滑线状强回声。管腔为无回声区，正常胰腺管内径小于或等于 2mm，偶尔可达 3mm，胰体部胰管内径大于 3mm 为胰管扩张，胰管扩张的类型有 3 种：

### （一）平滑扩张型

管腔内径虽有增宽，但管壁仍呈平滑线状回声；

### （二）不规则扩张型

管壁回声不均匀，边缘不整，管腔呈不规则扩张；

### （三）串珠状扩张型

管壁呈波浪状曲线，扩张的管腔呈有规律的分节，形似串珠状。

## 三、胰腺内部回声

胰腺的内部回声为均质的中等以上细点状强度回声，多数比肝脏回声稍强。正常儿童胰腺回声正常要比成人要低，老年人的胰腺回声强度呈明显高于肝脏（图 40-4-1a～d）。

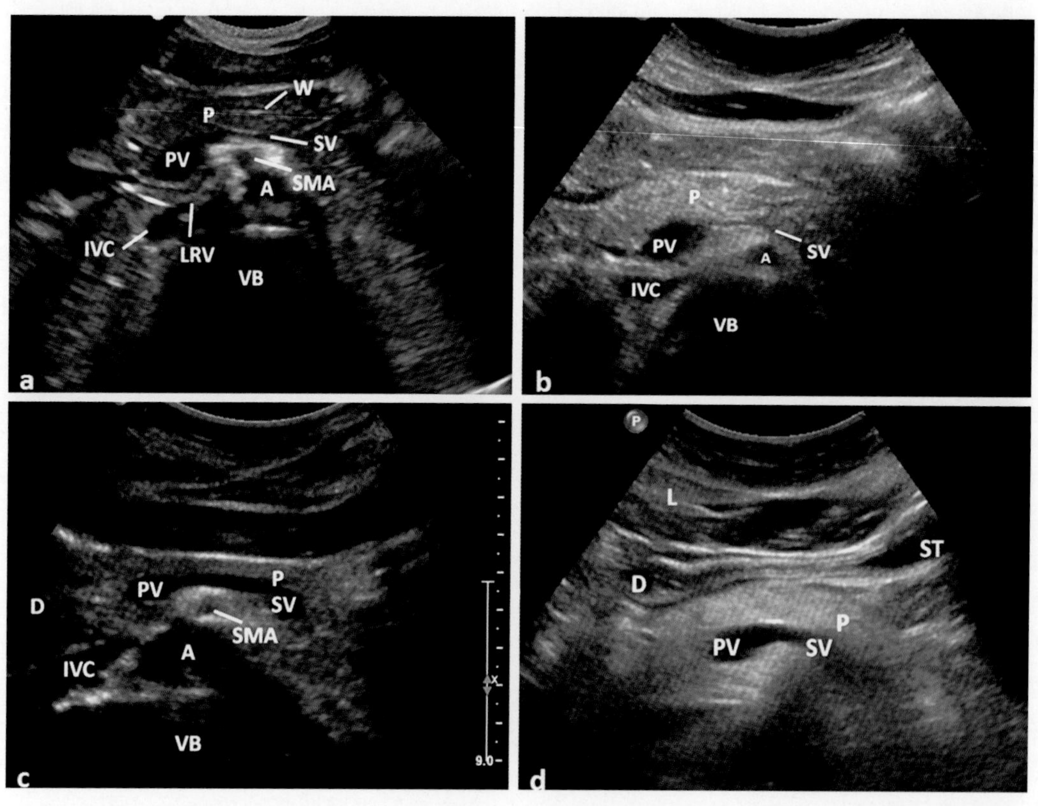


a. 儿童胰腺；b. 正常青年人的胰腺；c. 中老年的胰腺；d. 肥胖年轻人的强回声胰腺。A：主动脉；D：十二指肠；IVC：下腔静脉；LRV：左肾静脉；PV：门静脉；SMA：肠系膜上动脉；ST：胃；SV：脾静脉；VB：椎体；W：维尔松（氏）胰管

**图 40-4-1 a～d 胰腺回声及变异声像图**

（周晓东）

## 第五节 急性胰腺炎

### 一、病因、病理及临床表现

#### （一）病因

急性胰腺炎是临床常见的急腹症之一。胆道系统病变，胆结石是急性胰腺炎的最常见直接病因。酗酒、创伤、ERCP 等医源性因素都是常见的胰腺炎病因。少见的病因还包括某些药物、胰腺肿瘤、解剖异常等。急性胰腺炎的病理过程认为是胰管阻塞并伴有胰腺分泌旺盛，使被激活的消化酶原溢出胰泡和胰管，引起胰腺实质和周围组织发生自身消化、出现组织坏死。

#### （二）病理类型

急性胰腺炎的病理类型可分为急性水肿型和急性坏死型：

1. 水肿型 约占 90%。胰腺肿大，间质发生水肿、充血和炎细胞浸润，周围组织常伴有水肿，腹腔内可有少量渗液。

2. 出血坏死型 发生率虽低，但病情严重。由于胰管和血管被损害，引起胰腺水肿、出血和坏死，严重者形成蜂窝织炎；毗邻组织水肿、脂肪坏死，形成皂化斑块。腹腔可有大量血性渗出液，20%的患者后期由于胰腺组织液化坏死伴随液体聚集形成假性囊肿，约 4%继发感染而形成脓肿。

#### （三）临床表现

急性胰腺炎患者常表现为剧烈的上腹部疼痛。腺体内胰酶的自我消化，引起胰腺的炎性反应和小血管损伤，可导致血管壁破裂出血，引发休克。急性单纯性胰腺炎症状常较轻并有自限性，而重症者多合并胰腺组织坏死。由于胰腺组织没有真正的被膜，所以炎症时的渗液很容易播散至邻近结构。液体可以包裹在小网膜囊内，也可广泛聚集在腹腔。由于十二指肠、升结肠及降结肠与胰腺均处于肾旁前间隙，所以炎症很容易波及上述部位。后期可形成胰腺假性囊肿，囊肿通常为单房结构，多位于胰腺内，也可扩展至腹腔。

### 二、超声表现

急性胰腺炎的发病过程中水肿型与出血坏死型是病理变化的两个阶段，病变的早期和发展的不同阶段，声像图表现亦不同，约 30%的胰腺炎患者早期胰腺超声表现正常。

#### （一）水肿型

1. 胰腺多呈弥漫性肿大，尤以前后径明显，直径≥3.5cm，形态饱满，严重者胰头几乎呈圆球形（图 40-5-1a）。

2. 胰腺回声减低，回声不均匀，水肿严重的胰腺可呈无回声表现，似囊性结构。部分患者胰腺回声可低至脾静脉水平，致使脾静脉与胰腺组织分界不清（图 40-5-1b）。

3. 胰腺透声性好，后方回声较清晰或增强。

#### （二）出血坏死型

1. 胰腺肿大，边缘显示不规则，边界多不清晰。

2. 胰管可轻度扩张，直径 3mm 左右，两条管壁亮线较平整（图 40-5-1c）。如显著扩张或呈不规则、串珠状表现，应考虑可能合并胰腺癌或慢性复发性胰腺炎。

3. 胰腺周围出现一层弱回声带，是重要的间接征象。其病理基础与胰腺组织水肿、坏死、出血有关。液体聚集时，出现胰周、血管周围、肾旁间隙、网膜囊及腹腔积液（图 40-5-1d）。

4. 其他间接征象如局部的积液、血肿、假性囊肿以及腹水、胸水，肠袢扩张，仔细检查可能发现胆囊和胆管内的结石。

### 三、并发症

#### （一）胰腺假性囊肿

1. 超声表现

（1）胰腺的某一部位（以体、尾部多见）探查到圆形或椭圆形液性暗区（图 40-5-2a），边界清楚，少数内部可见散在光点回声，后壁及其后方增强。

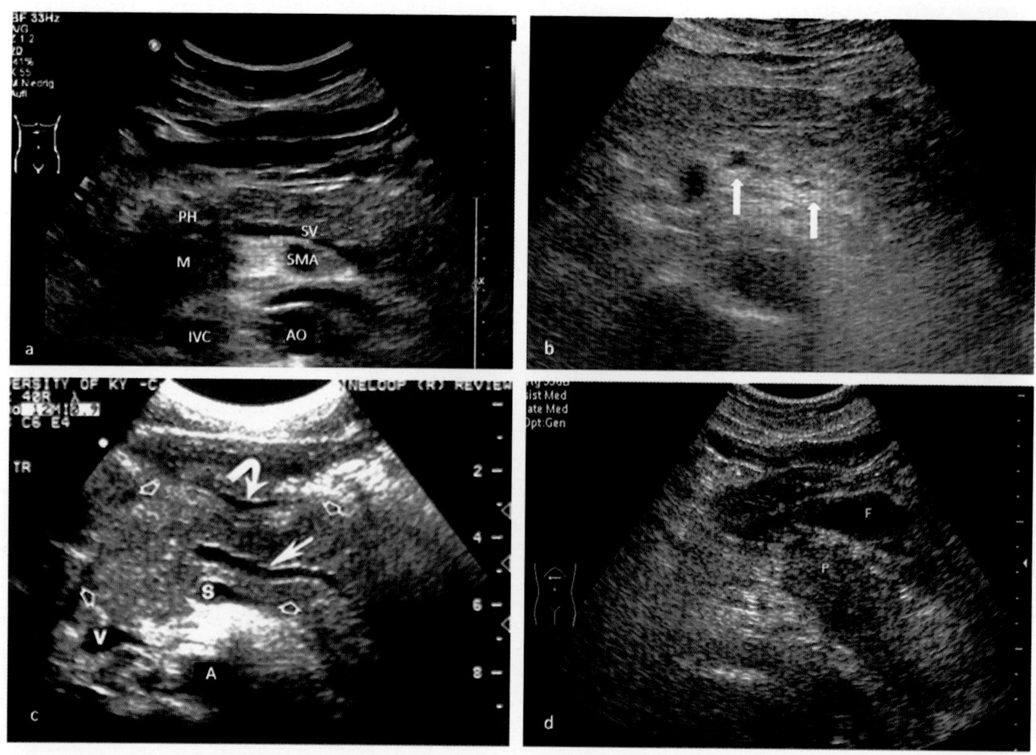


a. 胰腺横切面显示胰头肿大、回声明显减低；b. 上腹部横断面声像图显示胰腺明显肿胀、腺体深方的脾静脉与胰腺分界不清（白箭头所示），胰腺整体回声减低；c. 主胰管扩张（直箭头所示）、胰腺周围积液（弯箭头所示）；d. 上腹部横断面声像图显示胰腺肿胀，回声减低（P），胰腺腹侧可见无回声积液（F）。

PH：胰头；M：肿块；SMA：肠系膜上动脉；IVC：下腔静脉；AO：腹主动脉；SV：脾静脉；粗箭头为肿大胰腺边缘

**图 40-5-1　急性胰腺炎声像图**

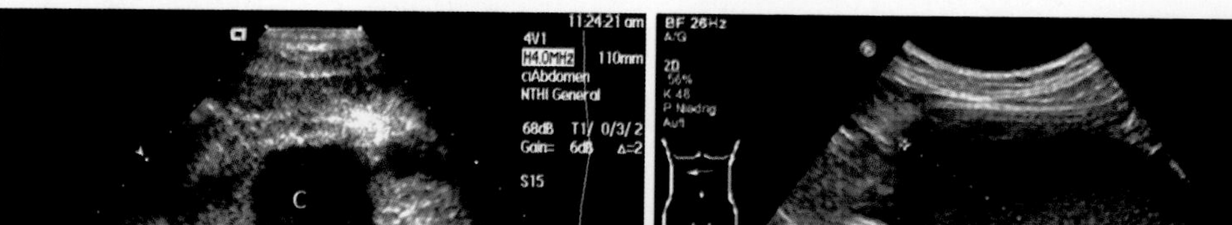

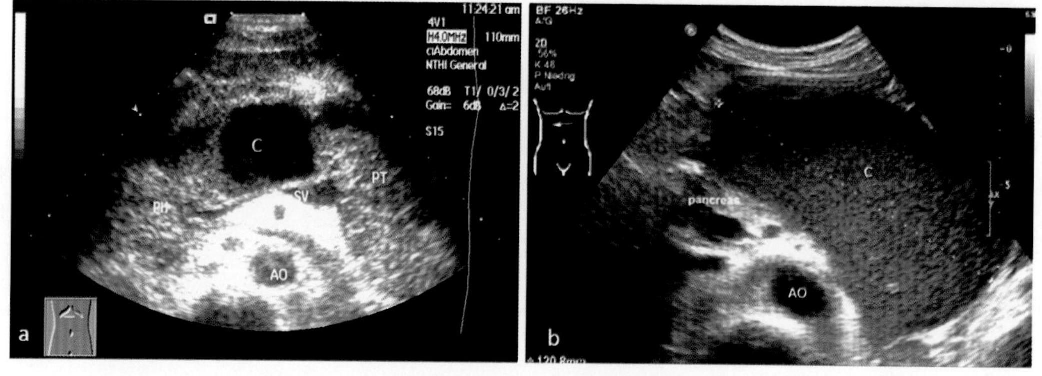


a. 胰体部囊肿；b. 胰尾部巨大囊肿。PH：胰头；PT：胰尾；SV：脾静脉；pancreas：胰腺；c. 囊肿；AO：主动脉

**图 40-5-2　胰腺假性囊肿声像图**

（2）一般该部位正常胰腺结构消失。与液性暗区相连的其余胰腺组织结构形态轮廓、大小、回声均基本正常。有时可见巨大假性胰腺囊肿（图 40-5-2b）。

（3）少数呈多房，内有多条分隔光带。有些囊肿可伴钙化或伴胰管结石，可见强回声光团及声影。

（4）当囊肿合并感染时，无回声囊内常出现有回声结构及液-液分层征。

（5）囊肿较大时可见周围器官、血管、胆道受压、移位等表现。一旦囊肿破裂超声可见腹腔液性暗区。

（6）超声造影时，囊肿液区内无造影剂增强，超声造影对胰腺小囊肿的诊断与鉴别诊断有重要价值。

2. 诊断要点

（1）胰腺组织内见一个或多个液性暗区，边界清楚，内部呈无回声或多房样，后方回声增强。

（2）囊肿较大时可见周围器官、血管、胆道等受压、移位。

（3）超声造影时，囊肿液区内无造影剂增强。

3. 鉴别诊断

胰腺假性囊肿需与相邻的非胰腺部位囊肿鉴别，如肠系膜囊肿，左肾囊肿、肾上腺囊肿以及较大的肝囊肿等。鉴别困难时应当结合临床资料以及CT和X线检查结果综合考虑。还应与偶见胰腺周围的动脉、静脉瘤、腹膜后的淋巴肉瘤、胰腺癌合并坏死的液腔在声像图上可与囊肿相似。与胰腺囊腺瘤的鉴别也尤为重要。

4. 临床价值

成人胰腺假性囊肿多为急性或慢性胰腺炎的并发症。在急性胰腺炎的早期即可出现假性囊肿。由于包膜不成熟，超声显示囊壁不清晰、不规则、不完整、约经过6周纤维包膜逐渐成熟，囊壁呈清晰、完整而致密的强回声，有助于手术切除或内引流时机的选择。约20%的假性囊肿于6周内可无症状地消失，可能为囊肿与胰管相通，囊液经胰管排入肠道的结果。故对急性胰腺炎合并囊肿的病例，应密切地进行超声随访，了解动态变化；对于6周后持续存在的囊肿，建议及时治疗以免继发感染。

### （二）胰腺脓肿

胰腺脓肿主要是由于胰腺组织出血，坏死，胰液外漏以及胰腺外部的坏死组织碎片未能通过引流排出而形成的。超声图像所见：急性期脓肿呈边界欠清晰形态欠规则的团块状较强回声，壁厚毛糙，若合并有产气杆菌感染，脓腔内可见气体样强回声。多普勒显示脓腔壁及周围组织血流信号丰富。

### （三）胰腺感染性坏死

是急性胰腺炎的三大严重并发症之一，因为病变组织血供丰富，所以炎症反应程度较高。如果病变组织缺乏血液供应会导致局部组织缺血坏死。胰腺感染多由细菌引起。一旦感染发生，细菌就会迅速扩散入血（败血症）并引发多器官衰竭。感染经常在急性胰腺炎开始后2～6周发生，症状包括进行性的腹痛，高温等。

### （四）系统性炎症反应综合征（SIRS）

急性胰腺炎的另一个严重并发症。炎症引起胰液扩散至全身，引起一个或多个器官衰竭，常发生在急性胰腺炎症状开始的第一周内。其临床表现有：

1. 体温升高大于38℃，或<小于36℃。
2. 心率频率大于90次/分。
3. 呼吸频率大于20次/分。

### （五）慢性胰腺炎

见慢性胰腺炎章节。

## 四、临床意义

急性胰腺炎症状明显，血清淀粉酶升高，临床诊断一般不困难。但需要与其他急腹症如上消化道溃疡急性穿孔、急性胆囊炎、急性高位绞窄性肠梗阻、急性肠系膜血管栓塞等鉴别，以决定治疗方案。超声可同时显示相应器官的形态学改变，从而能够提出较可靠的鉴别诊断依据。急性胰腺炎可引起麻痹性肠梗阻，肠腔内大量积气干扰胰腺显示，可择时复查，结果仍不满意者建议做CT检查。

（周晓东）

# 第六节　慢性胰腺炎

## 一、病理及临床概要

### （一）主要病因

慢性胰腺炎（chronic pancreatitis，CP）是一种比较少见的胰腺实质受损和广泛的纤维化的渐进性胰腺炎症性疾病，多数是由于急性胰腺炎反复发作和引起胰腺炎的病因长期得不到有效治疗所致。在我国胆道疾病是慢性胰腺炎的主要病因，胰腺炎与胆结石并存率达18%～50%。另外，长期大量饮酒、肠液反流、胰管梗阻、高钙血症和

高脂血症、免疫功能异常等也可引起慢性胰腺炎。

### （二）病理分型

慢性胰腺炎的基本病理改变包括胰腺的腺泡破坏、胰腺间质纤维化、胰岛细胞萎缩或消失、导管扩张、囊肿形成等，并伴有胰腺内外分泌不足。

1. 慢性胰腺炎按照病理变化分为：（1）慢性钙化型：以胰腺硬化、钙化、胰腺体积缩小、胰管扩张和结石形成为主；（2）慢性梗阻型：我国此型多见，系由胆道疾病所致的胆源性胰腺炎，主要为炎性细胞浸润和纤维组织增生，胰腺萎缩不明显；（3）慢性炎症型：较少见，仅有炎症细胞浸润。

2. 慢性胰腺炎按照病因分类可分为：酒精性慢性胰腺炎、胆道疾病相关性慢性胰腺炎、遗传性营养不良性慢性胰腺炎、胰腺外伤或急性出血坏死后引起的慢性胰腺炎、甲状旁腺功能亢进引起的高钙血症所致慢性胰腺炎等。

慢性胰腺炎发病早期胰腺体积可以增大、变硬，呈结节状。病变可局限在胰头、胰尾或整个胰腺，后期胰腺可发生腺体萎缩、胰腺实质细胞纤维化、胰管扩张和胰腺钙化等病理改变。当形成局限性肿块时，与胰腺癌鉴别较为困难。

### （三）临床表现

慢性胰腺炎的主要临床症状为：（1）上腹疼痛是慢性胰腺炎最常见的症状，疼痛多位于上腹部或左上腹，可放射至背部，因进食及饮酒可诱发疼痛或加重；（2）脂肪泻，由于伴有胰腺内外分泌功能障碍而消化吸收不良，导致出现腹泻及脂肪泻，脂肪泻是慢性胰腺炎的特有表现，同时伴有体重减轻；（3）糖尿病；（4）胰腺钙化；（5）胰腺假性囊肿。如以上5个症状同时出现临床称为五联征，但是，临床上常以某一个症状为主要临床表现。慢性胰腺炎诊断的主要依据是影像学检查。

## 二、检查程序及仪器调节

### （一）检查前准备

1. 检查前禁食8～12小时，在空腹状态下检查。

2. 慢性胰腺炎急性发作时可随时检查，当胃肠道积气明显时可辅以胃管抽吸减压，以利于减少胃及十二指肠内气体的干扰。

3. 如因患者肠道积气过多或结肠内大量粪便干扰成像时，可行灌肠或服用适量的通便药。

4. 当胰腺显示困难时，可适当饮水500～1000ml，或选用其他胃显影剂，利用充盈的胃腔作为透声窗来提高胰腺的显示。

5. 胰腺超声检查应选择在胃肠钡餐造影及胃镜、肠镜检查前进行，以免气体及高回声的钡剂干扰胰腺的显示。

### （二）患者体位

1. 仰卧位　仰卧位是胰腺超声检查常用的体位，患者双上肢抬起，充分暴露检查部位，胰腺长轴或短轴断面的常规扫查及测量应采用仰卧位。

2. 右侧卧位　采用此体位在于使胃肠与胰腺分开，有利于胰体尾清晰显示。

3. 左侧卧位　采用此体位使胃和十二指肠充盈，有利于胰头部清晰显示。

4. 半坐位　借助于肝左叶下移或饮水充盈胃腔来作为透声窗，可使胰腺长轴断面清楚显示。

### （三）仪器调节及检查注意事项

1. 扫查胰腺时，可适当降低增益，使胰腺轮廓显示清晰。

2. 为了获得满意的断面图像，应在嘱患者深吸气并屏气时捕捉图像。

3. 对肥胖患者可适当探头加压以缩小近场深度，也可降低探头频率或增大远场增益以提高图像远场分辨率。

4. 胃肠积气较多时，探头边摆动边适当加压以机械性排除胃肠道气体，或嘱患者饮水后采取右侧卧位、半坐位、左侧卧位扫查。

5. 遇有上腹部较大手术切口及瘢痕时，应尽量避开切口瘢痕处，避免手术切口导致探头表面与皮肤接触不良以及瘢痕所致声衰减而使图像显示不清，可适当作倾斜或在瘢痕两侧扫查。

6. 为了提高图像分辨率，可适时采用二次谐波成像技术。

7. 当发现胰腺实质内占位效应病变时，应采用彩色多普勒血流模式加以鉴别，必要时应用超声造影或弹性成像技术进一步检查。

## 三、病变声像图

### （一）慢性胰腺炎声像图特征

1. 胰腺形态的改变：早期可表现为胰腺局限性或弥漫性肿大，其肿大程度较急性胰腺炎为轻，后期显示胰腺萎缩、体积缩小（图 40-6-1，图 40-6-2）。

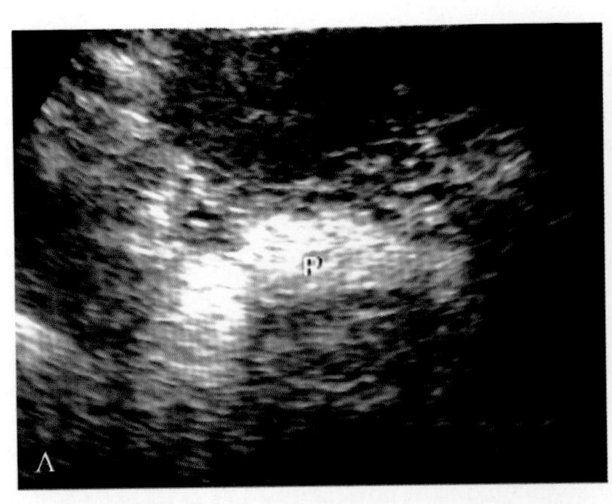


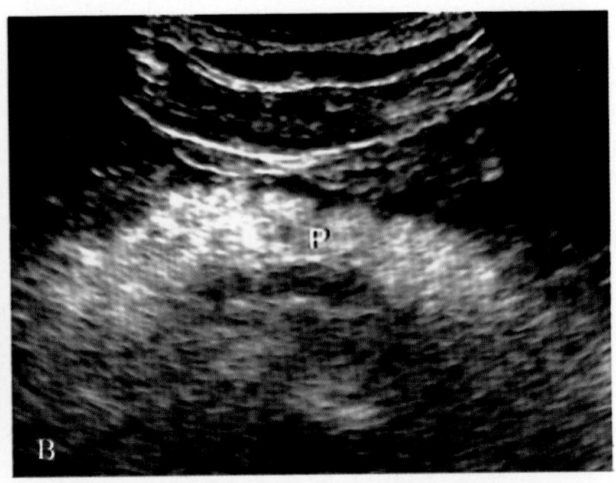


图 40-6-1 慢性胰腺炎，胰腺体积缩小，回声弥漫性增强、不均匀，边缘不规整

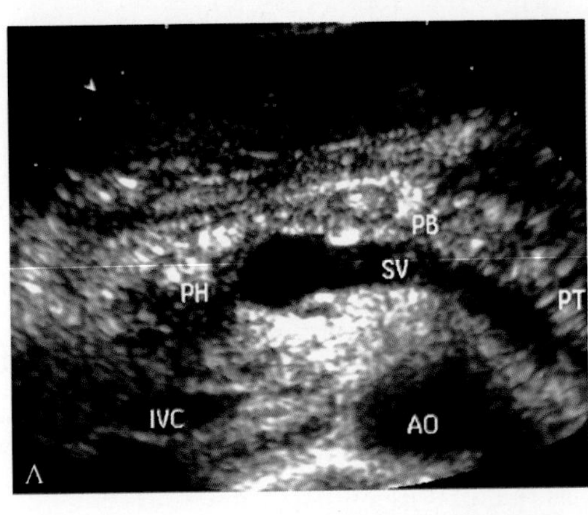


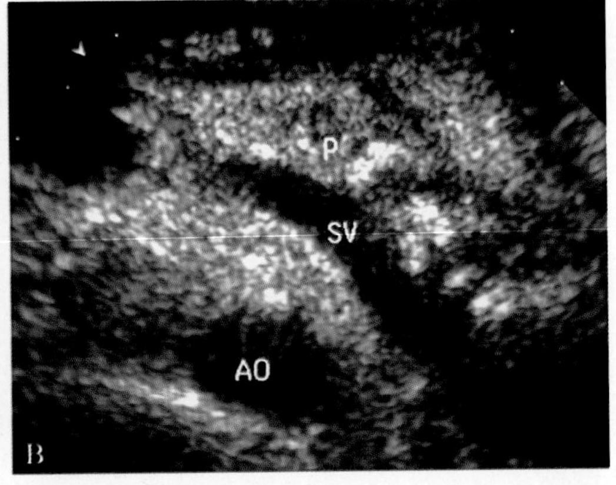


图 40-6-2 慢性胰腺炎，胰腺变薄，实质多发钙化斑

2. 胰腺边缘回声：由于炎症浸润和与周围组织粘连，超声显示胰腺与周围组织分界不清，胰腺轮廓模糊，边缘不规整，局部可有小的突起（图 40-6-3）。

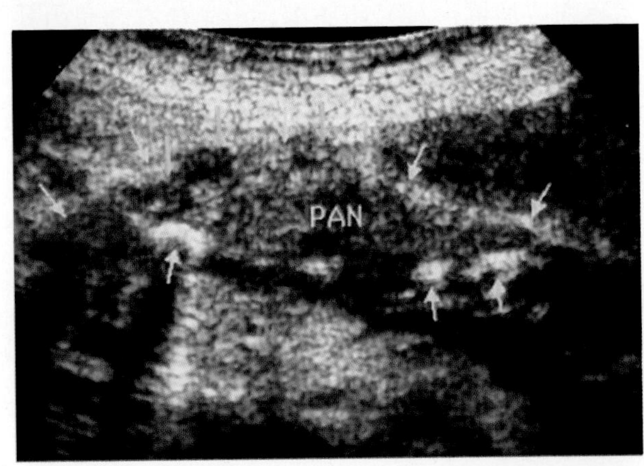


图 40-6-3 慢性胰腺，胰腺实质回声弥漫性增粗、不均匀，黄箭头示边缘小的突起，白箭头示胰腺边缘及实质内钙化斑

3. 胰腺实质回声：胰腺实质回声增强或减低，多数伴有实质回声呈粗斑点状且分布不均匀。当合并钙化时，可在胰腺实质内显示单发或多发的强回声斑，后方可伴有声影，较小的钙化斑有时声影不明显（图 40-6-4～图 40-6-9）。萤火虫技术观察胰腺实质内的细小钙化灶，有助于 CP 的早期诊断。

4. 胰管扩张：由于胰腺实质的纤维化病理改变，扩张的胰管显示粗细不均、迂曲，呈“串珠

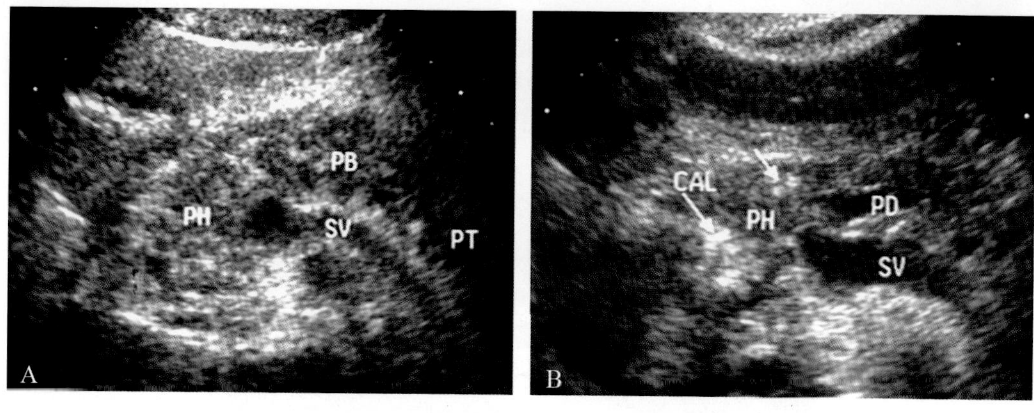


图 40-6-4 慢性胰腺炎，实质回声不均匀，可见多发钙化斑，胰管扩张

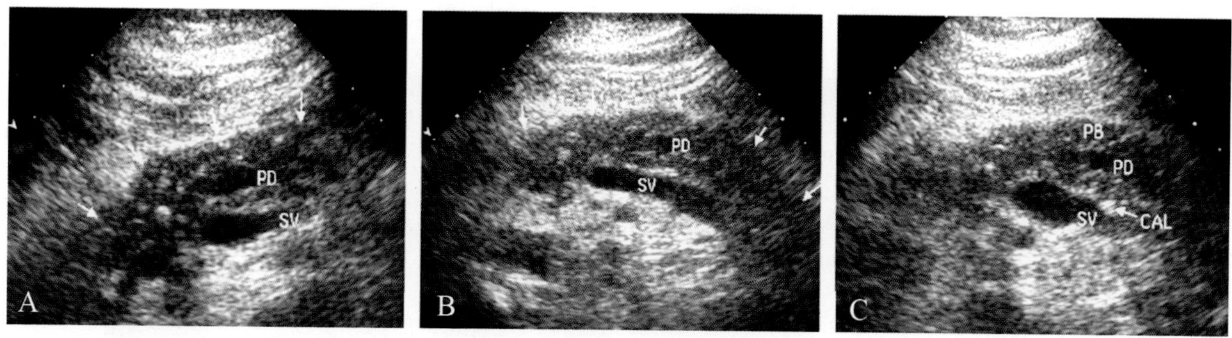


图 40-6-5 慢性胰腺炎，胰腺实质钙化伴胰管扩张

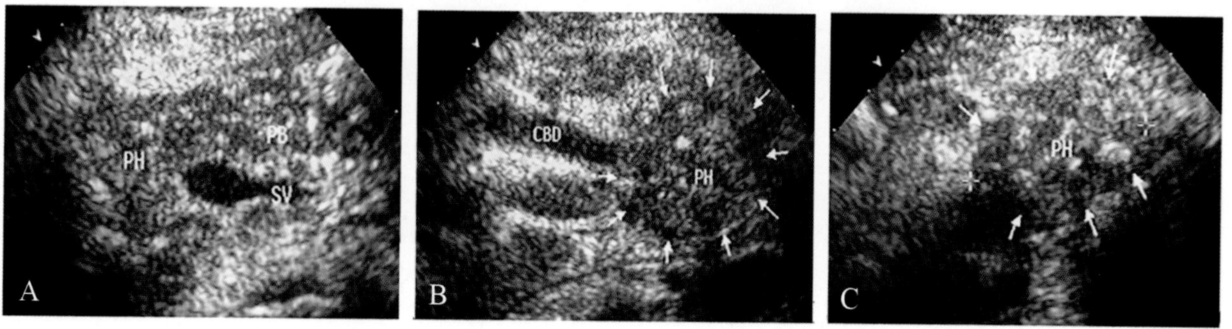


图 40-6-6 慢性胰腺炎，胰腺实质回声增粗、不均匀，可见多发钙化斑，胰头部增大

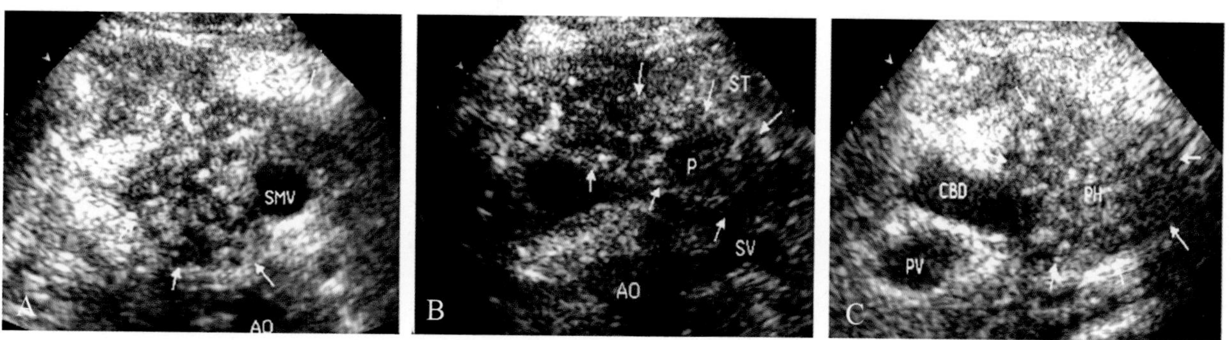


图 40-6-7 慢性胰腺炎，胰腺弥漫性增大，以胰头部为著，胰腺实质回声不均匀，可见多个强回声钙化斑，胰腺边缘不规整，胆总管受压扩张

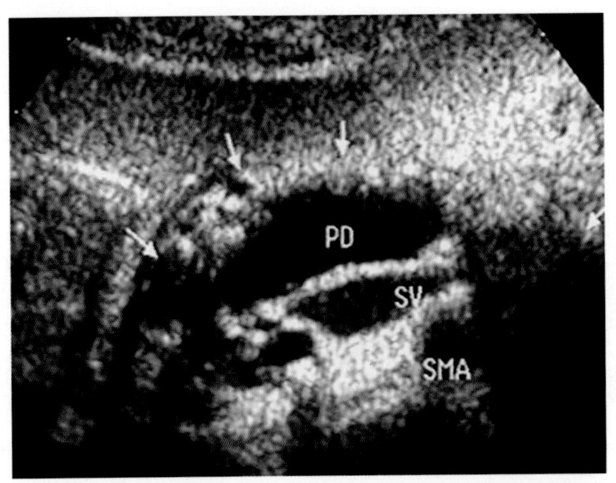


图 40-6-8　慢性胰腺炎，胰腺实质钙化，胰管扩张

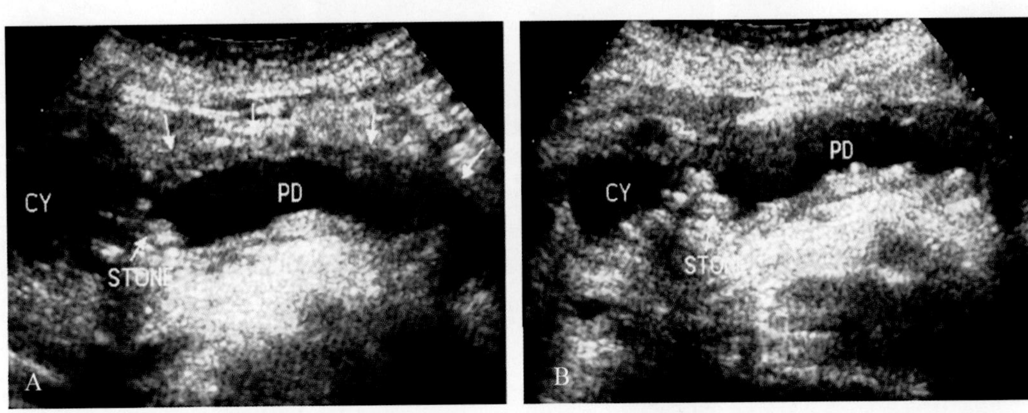


图 40-6-9　慢性胰腺炎，胰管扩张，管壁不光滑，管腔内可见多发结石，合并胰头部潴留性囊肿

样”，有的局部可呈囊样扩张。

5. 胰管结石：超声显示扩张胰管内的强回声团，边界清晰，后方伴有声影，一些较小的结石有时声影不明显。胰管结石应与胰腺实质内的钙化斑相鉴别，钙化斑位于胰腺实质内，而胰管结石则位于扩张的胰管内，两者共同的声像图特征均为强回声团伴后方声影（图 40-6-10～图 40-6-14）。

6. 肿块形成：胰腺炎性肿块多发生在胰头部，超声显示胰腺局部低回声肿块，其内回声不均匀，边界多欠清晰，彩色多普勒血流及超声造影的应用，有助于肿块形成型胰腺炎的诊断及与胰腺癌的鉴别。

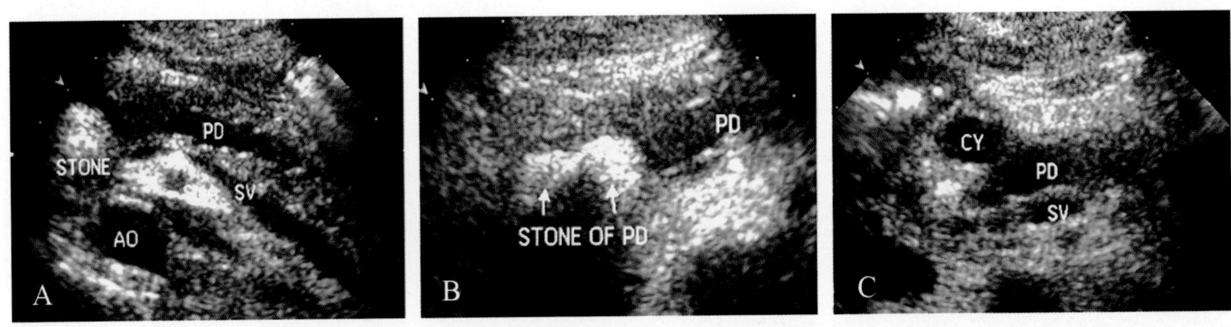


图 40-6-10　慢性胰腺炎，胰管多发结石伴胰管扩张及胰腺潴留性囊肿

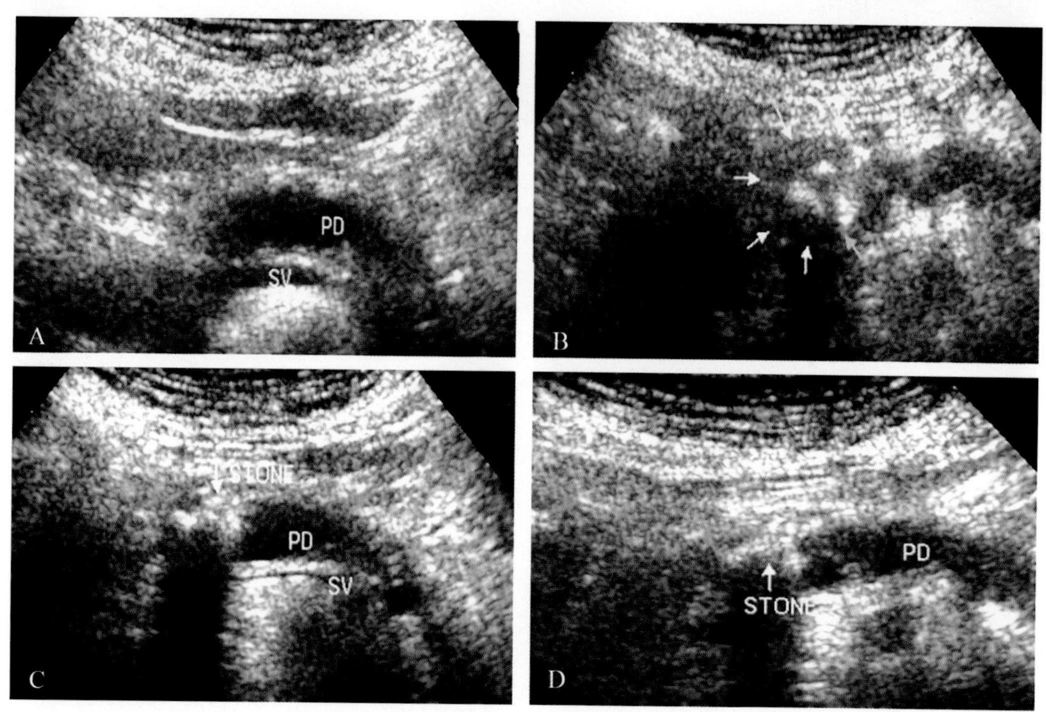


A. 胰体部实质变薄，胰管扩张；B. 胰头部稍增大，伴实质内钙化斑；C、D. 胰管结石伴胰管扩张

图 40-6-11 慢性胰腺炎

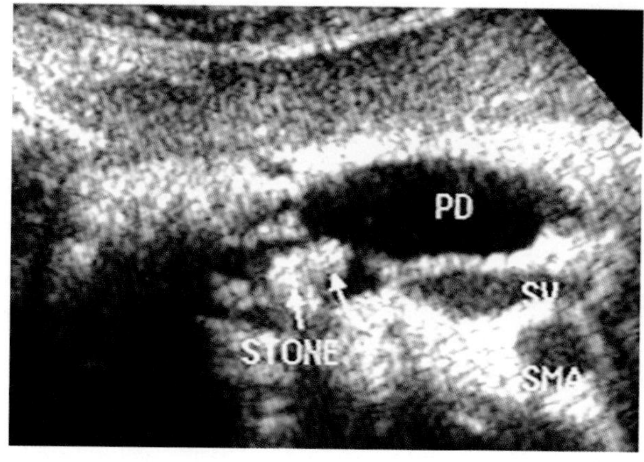


图 40-6-12 慢性胰腺炎伴胰管结石

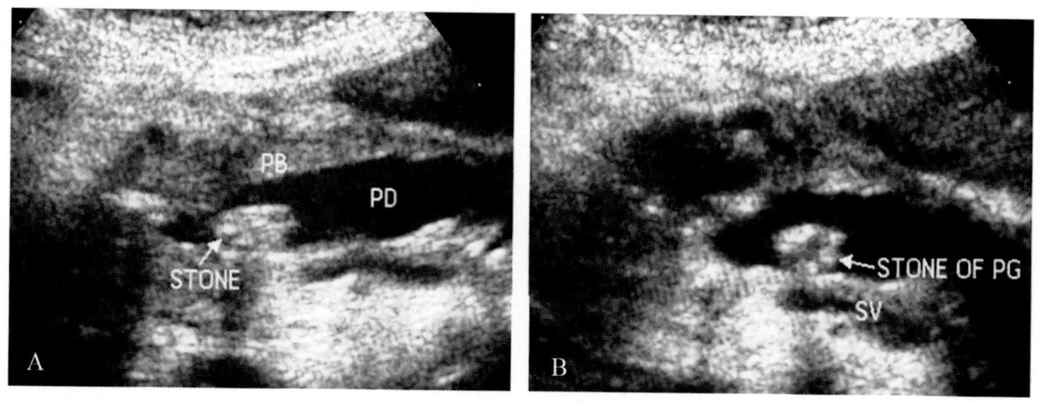


图 40-6-13 慢性胰腺炎，胰管扩张伴结石

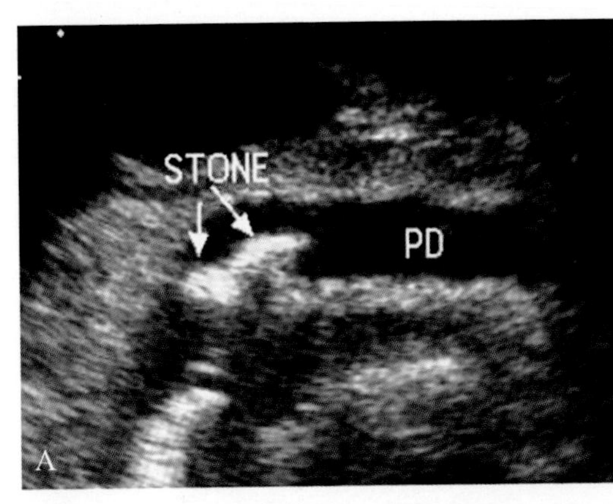


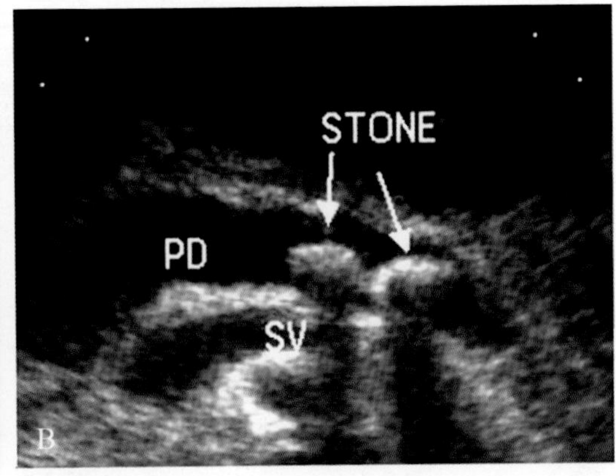


**图 40-6-14　胰管扩张伴结石**

### （二）慢性胰腺炎超声诊断参考标准

日本消化系病学会制定的慢性胰腺炎的超声诊断标准可作为参考。

1. 确诊征象：伴有胰管结石及钙化（表 40-6-1）。

**表 40-6-1　慢性胰腺炎超声确诊征象**

| |
|---|
| 胰管结石 |
| 胰管扩张＞3mm 并伴以下异常回声： |
| 　胰管壁不规整或管壁呈断续状，伴回声增强 |
| 　扩张的胰管可与胰腺囊肿相连 |
| 　胰腺萎缩或局限性肿大并伴有钙化影 |

2. 参考征象　未见明显结石及钙化影像（表 40-6-2）。

**表 40-6-2　慢性胰腺炎诊断参考征象**

| |
|---|
| （1）胰腺萎缩或局限性肿大：胰腺前后径＜1.0cm 可确认为萎缩，＞3.0cm 可判断为肿大 |
| （2）胰腺实质回声颗粒增粗、增强 |
| （3）胰腺边缘和胰管壁不规则 |

### （三）慢性胰腺炎急性发作

慢性胰腺炎常因胆道疾病发作、饮酒或不当饮食而引起急性发作，超声在显示胰腺体积因水肿明显增大外，同时胰腺边缘可因炎性渗出和与周围组织的粘连而导致胰腺边缘呈锯齿样或毛刺样改变（图 40-6-15）。胰腺实质因弥漫性纤维组织增生或钙化，实质回声可弥漫性增强，也可回声不均匀且伴有强回声的钙化斑，胰管内可见结石影像（图 40-6-16～图 40-6-22）。

### （四）超声在慢性胰腺炎诊断中的临床价值

1. 典型的慢性性胰腺炎声像图表现可为临床提供有价值的影像学诊断依据，尤其对慢性胰腺炎急性发作时血清、尿淀粉酶还未增高的，超声检查更有助于及时明确诊断。

2. 超声可敏感地发现胆道结石，可以为及时手术或其他治疗提供影像学诊断依据，以便及时祛除胰腺炎病因，防止胆源性胰腺炎的进一步发展。

3. 超声具有价格低廉、简便易行、无创伤、可重复等优点，在治疗中可随时动态观察胰腺及周围组织、假性囊肿和脓肿、胰腺外积液等情况，对治疗方案的选择无疑是一种可靠的辅助手段。

4. 超声引导下穿刺抽吸及套管针引流腹腔积液或脓肿，其损伤轻、痛苦小，可减少患者内毒素的吸收，促进肠蠕动的恢复，减轻全身症状。因此，超声导向穿刺或套管针引流术在中西医结合非手术治疗胰腺炎中起着至关重要的作用。

5. 诊断慢性胰腺炎时应注意与弥漫型胰腺癌（图 40-6-23）、老年人胰腺及脂肪肝合并胰腺脂肪沉着进行鉴别。

## 四、慢性胰腺炎的超声诊断思维

在慢性胰腺炎的超声诊断思维模式中，最重要的是要熟练掌握胰腺的扫查方法及正常断面的图像特征，才能够做到与异常胰腺回声和其他疾病进行鉴别诊断。

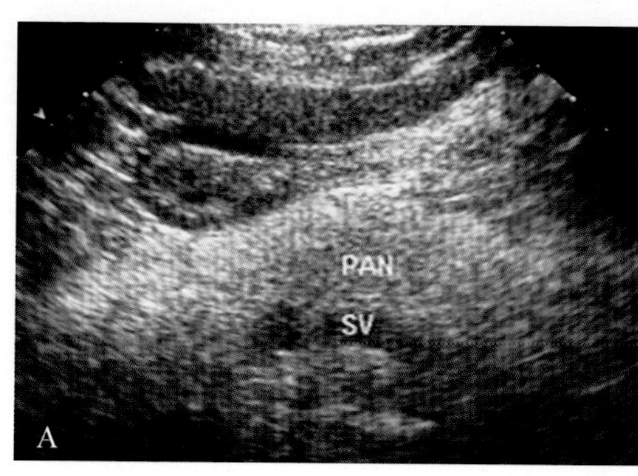


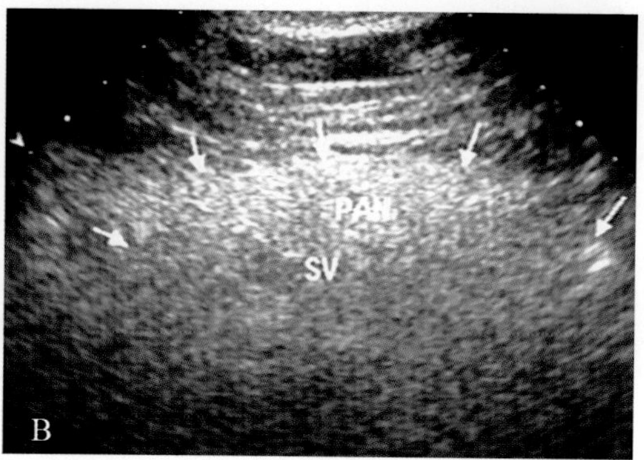


图 40-6-15 慢性胰腺炎急性发作，胰腺肿大，弥漫性回声增强，较均匀，边缘不清

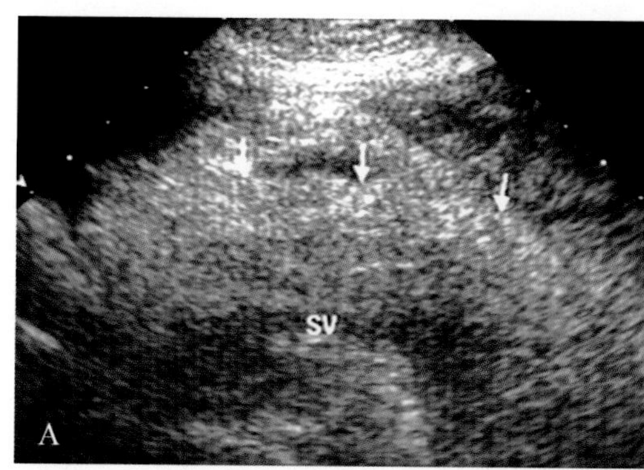


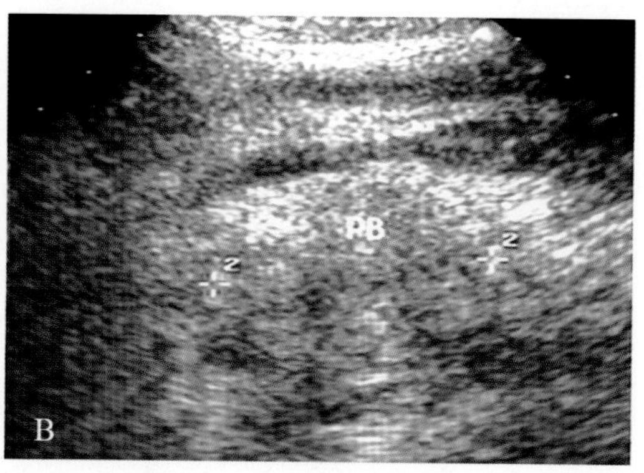


胰腺弥漫性肿大，回声轻度增强，被膜毛糙，A. 示胰腺长轴像，B. 示胰体短轴像

图 40-6-16 慢性胰腺炎急性发作

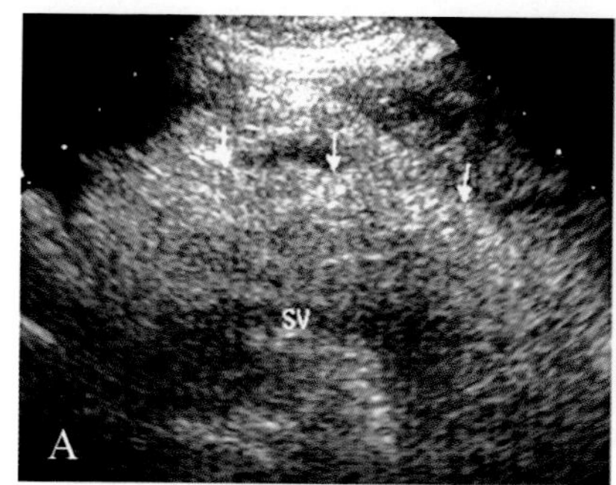


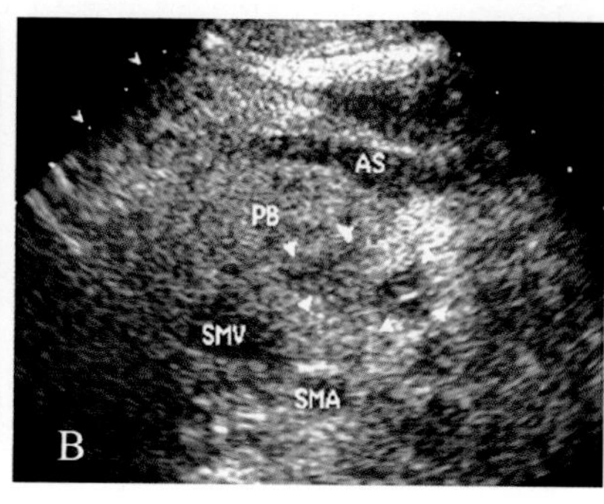


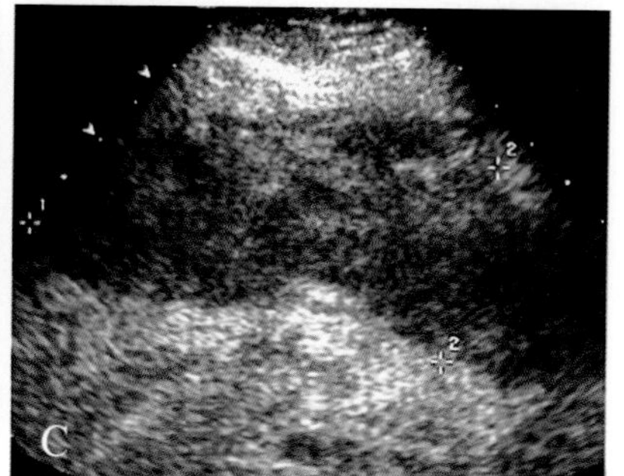


A. 胰腺回声增强，边缘毛糙；B. 箭头示胰腺实质内低回声坏死灶；C. 腹腔混浊性积液

图 40-6-17 慢性胰腺炎急性发作-重型胰腺炎

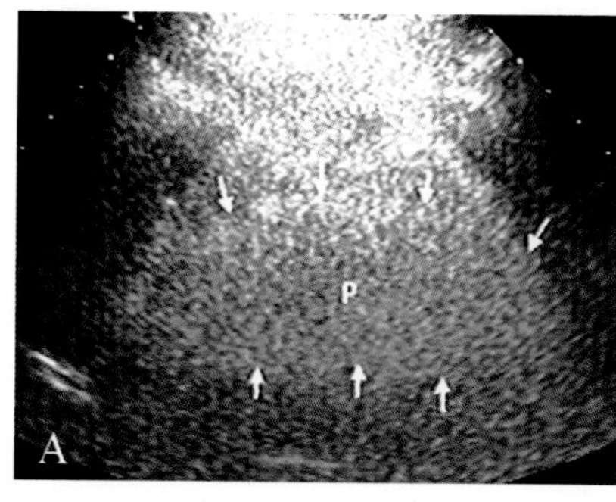


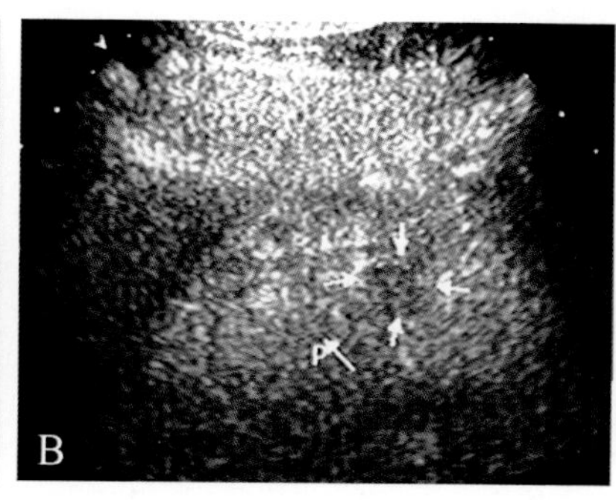


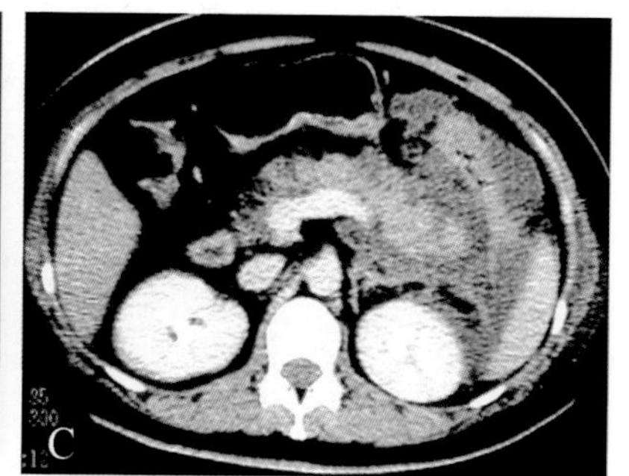


A. 胰腺弥漫性增大，回声弥漫性增强，边界不清；B. 胰腺实质内可见低回声坏死灶；C. 增强 CT 显示胰腺实质不均匀强化

图 40-6-18 慢性胰腺炎急性发作-重型胰腺炎

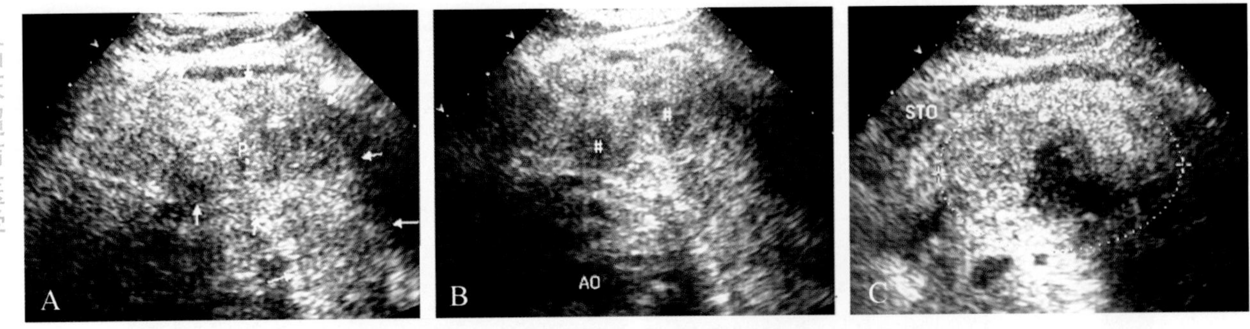


A. 胰腺肿大伴实质回声不均匀，可见低回声坏死灶；B、C. 胰腺周围坏死灶

**图 40-6-19 慢性胰腺炎急性发作-重型胰腺炎**

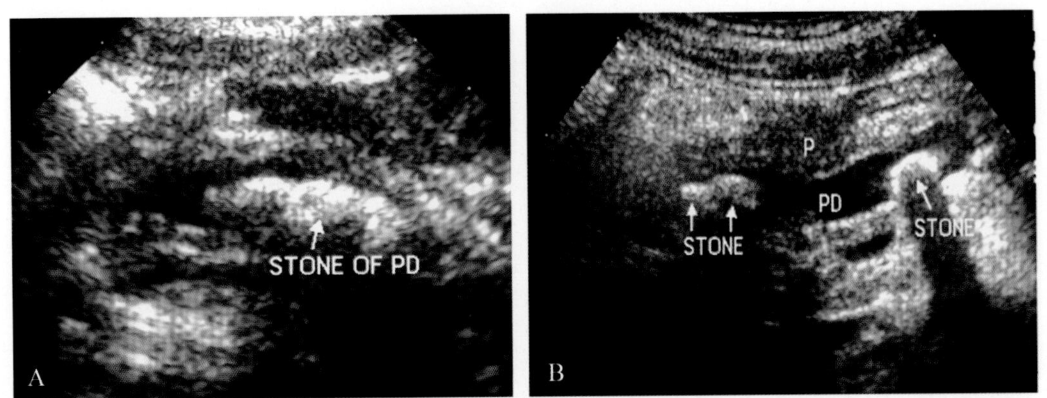


**图 40-6-20 慢性胰腺炎急性发作，胰腺明显肿大，实质回声减低，胰管扩张伴多发结石**

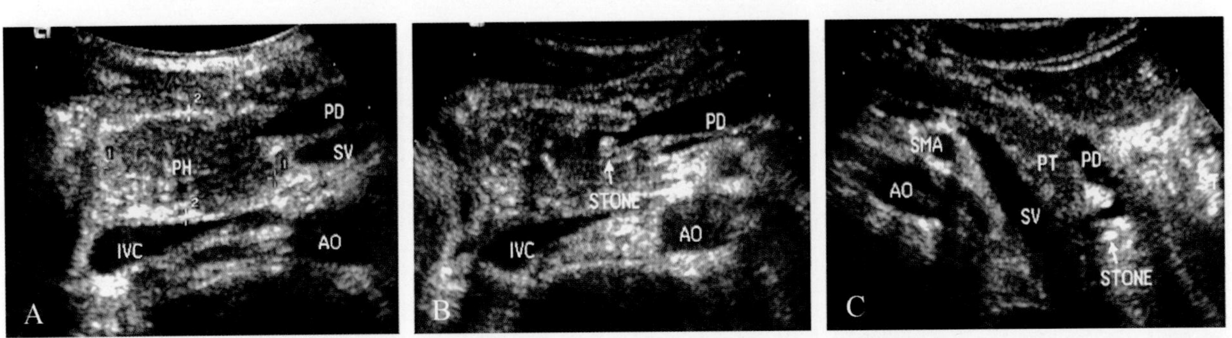


A. 胰头部局限性肿大，实质回声不均匀，部分回声减低；B、C. 胰管扩张伴多发结石

**图 40-6-21 慢性胰腺炎急性发作**

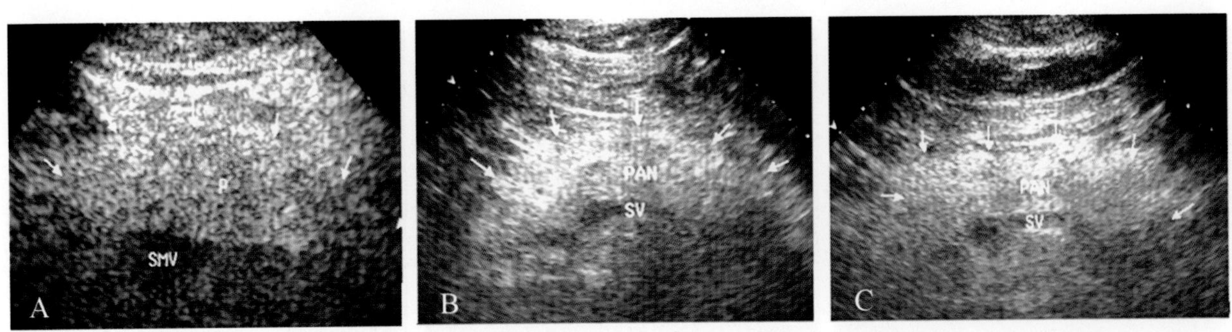


**图 40-6-22 慢性胰腺炎急性发作，胰腺轻度肿大，回声弥漫性增强，边缘不光滑，呈毛刺状改变**

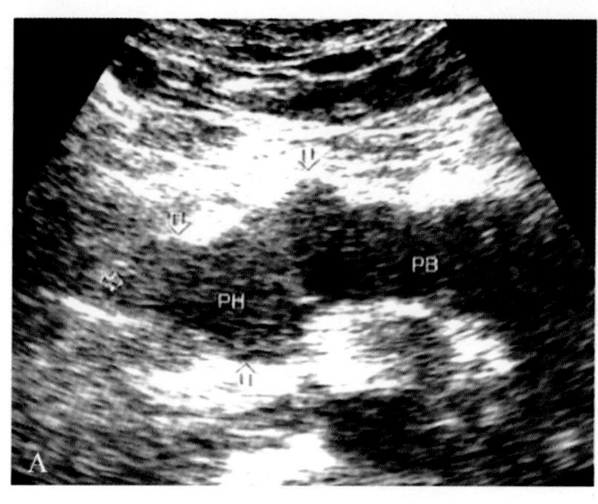


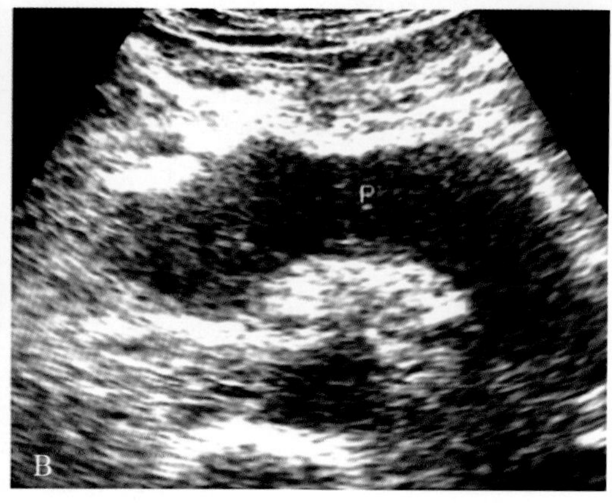


**图 40-6-23 全胰腺癌，胰腺实质回声弥漫性减低，僵硬感，边缘不规则呈多个隆起**

### （一）胰腺的超声扫查方法及断面图像

1. 上腹部横断胰腺长轴像扫查

上腹部横断扫查是胰腺的基本扫查断面。为了充分显示胰腺头体尾全貌，应沿着胰腺的解剖走行，相当于右肾门至脾门连线在体标的投影（剑突下横向扫查将探头左端向头侧转动约 45°），使用凸振探头沿此连线，让患者深吸气使肝脏下移作为声窗，通常可以清晰显示胰腺的长轴图像（图 40-6-24）。

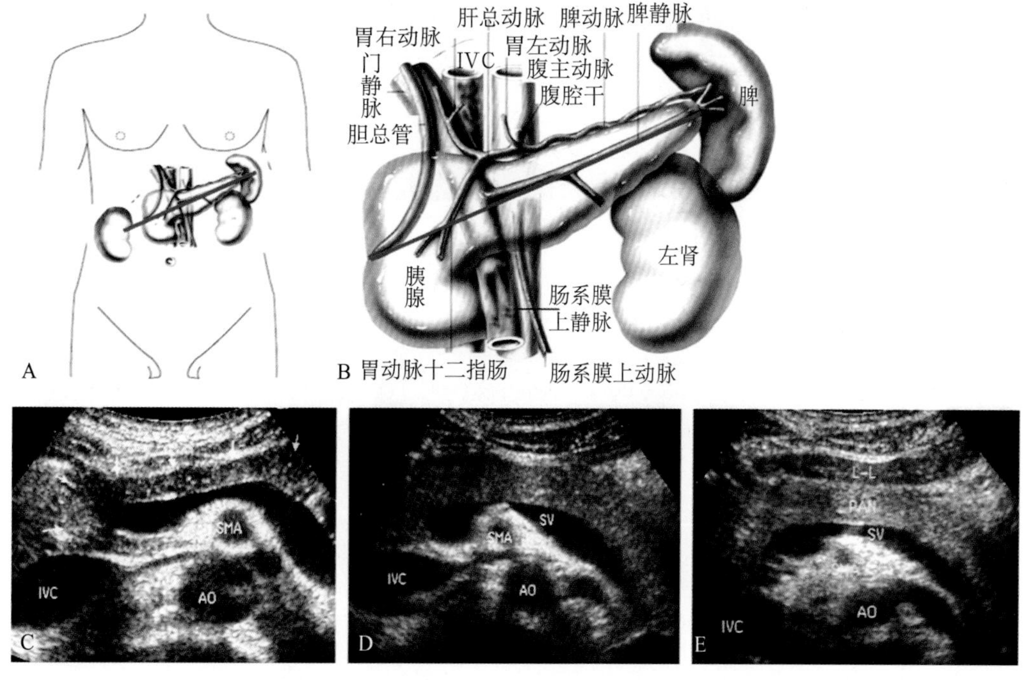


A、B. 胰腺长轴扫查体标示意图，红线示探头走向；C、D、E. 胰腺长轴超声图

**图 40-6-24 胰腺长轴声像图**

2. 沿胆总管及下腔静脉纵断面胰头部短轴像扫查

将探头置于上腹部作约 15°角纵向扫查，沿胆总管走行至胰头部，显示位于胰头实质内或胰头后方的胰腺段胆管，同时也可显示胰头后方的下腔静脉。此断面可以显示胰头短轴断面像（图 40-6-25，图 40-6-26）。

3. 胰颈部短轴像扫查

沿门静脉至肠系膜上静脉纵断面上腹部矢状扫查，肠系膜上静脉前方显示的是胰腺颈部，背侧是钩突部。此断面通常不能显示出胆总管。沿矢状略向右侧倾斜断面，可同时显示胰头部、胰腺段胆管和部分门静脉（图 40-6-27）。

4. 沿腹主动脉纵断面胰体部短轴像扫查

上腹部正中腹主动脉长轴扫查显示胰体的短轴像，在胰体的背侧可见脾静脉的横断面，其后方是肠系膜上动脉和腹主动脉的纵断面（图 40-6-28）。

5. 沿左肋弓下斜断面胰尾部扫查

沿左肋弓下斜向扫查通常可以清楚显示胰尾和与之伴行的弯曲状走行的脾静脉（图 40-6-29）。

6. 左肋间斜断面胰尾部扫查

在左侧肋间通过脾脏作声窗扫查也可显示胰尾部，胰尾部位于脾脏的内侧脾门附近，但通常此断面扫查胰尾的显示率较低（图 40-6-30）。

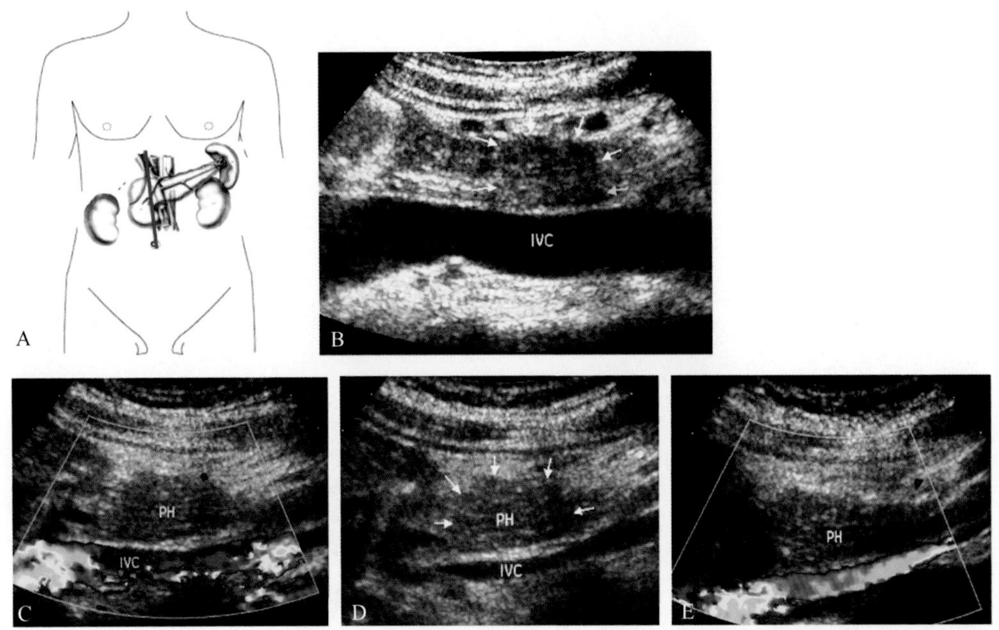


A. 沿下腔静脉走行胰头部体标示意图，红线示探头走向；B、C、D、E. 沿下腔静脉走行胰头部短轴断面像

**图 40-6-25　胰头部短轴声像图**

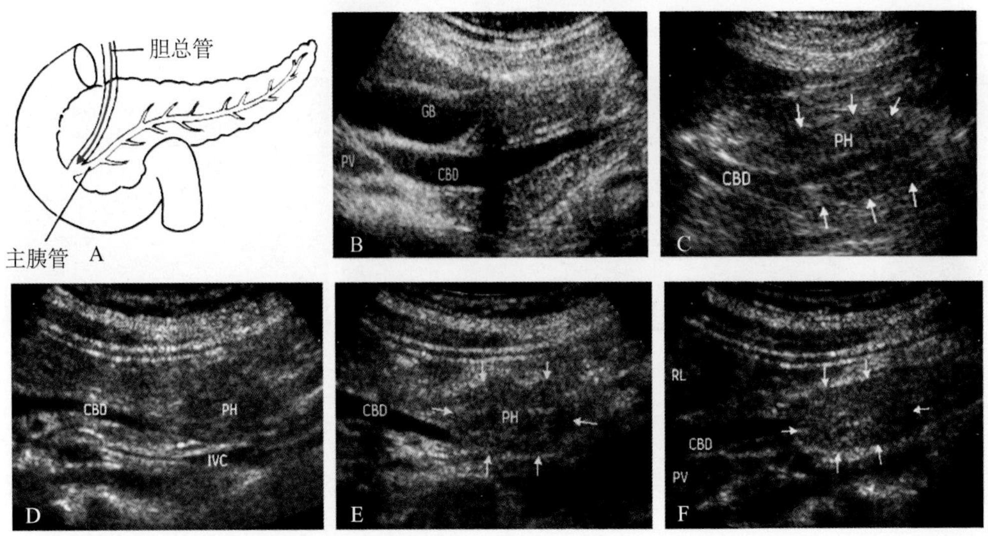


A. 沿胆总管走行胰头部示意图，红线示探头走向；B、C. 箭头示胆总管周围胰头部实质；D、E、F. 箭头示沿胆管走行扫查至胰头部，显示胆管旁胰头部实质

**图 40-6-26　胰头部短轴声像图**

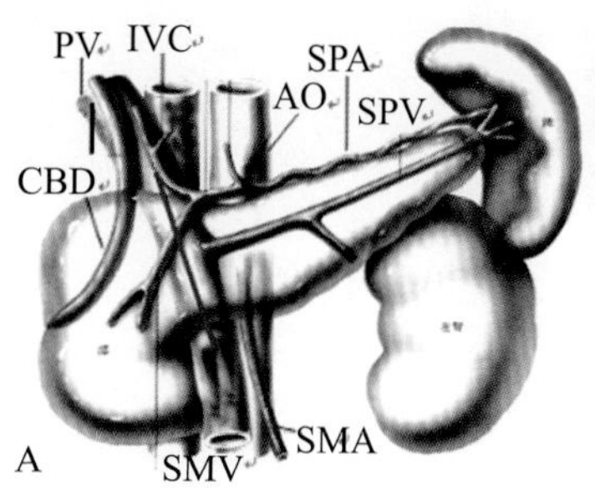


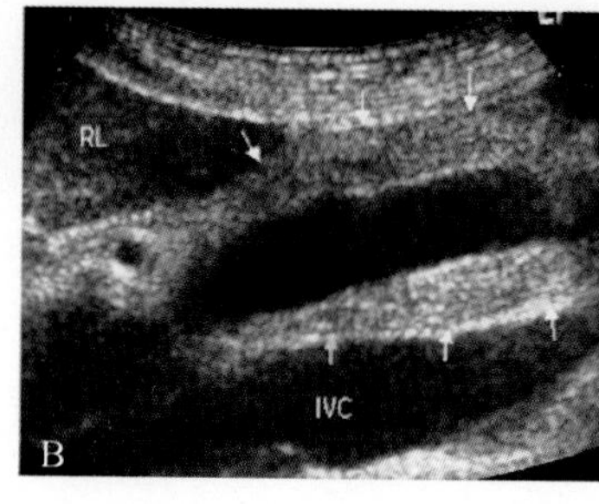


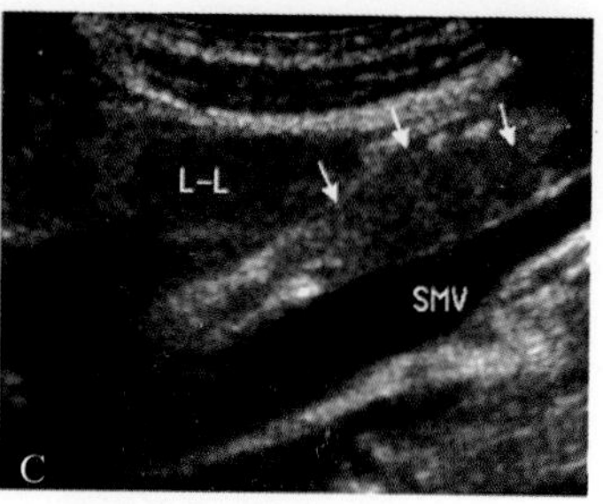


A. 胰颈部解剖示意图，红线示探头走向；B、C. 胰颈部断面像，箭头示胰颈部及钩突部实质

**图 40-6-27 胰颈部声像图**

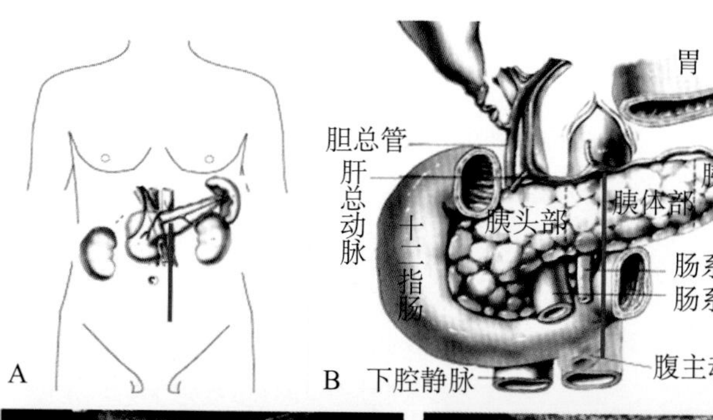


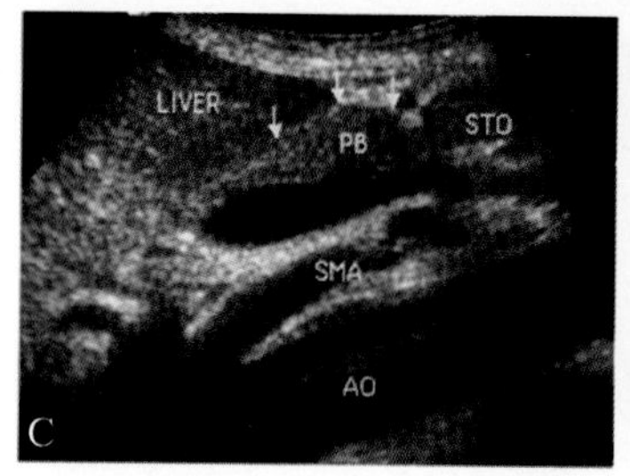


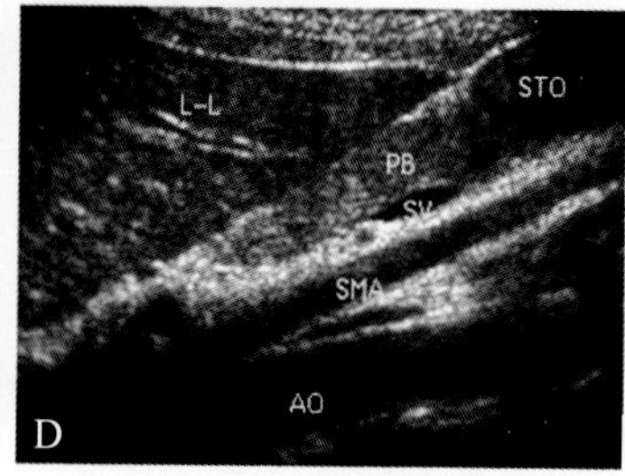


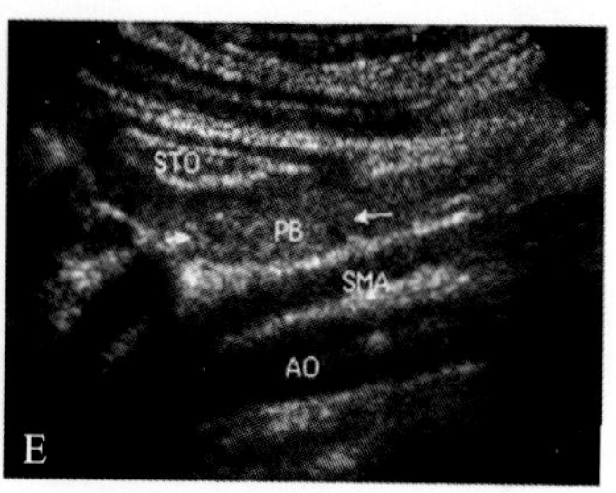


A、B. 胰体部解剖示意图，红线示探头走向；C、D、E. 胰体部短轴断面像

**图 40-6-28 胰体部声像图**

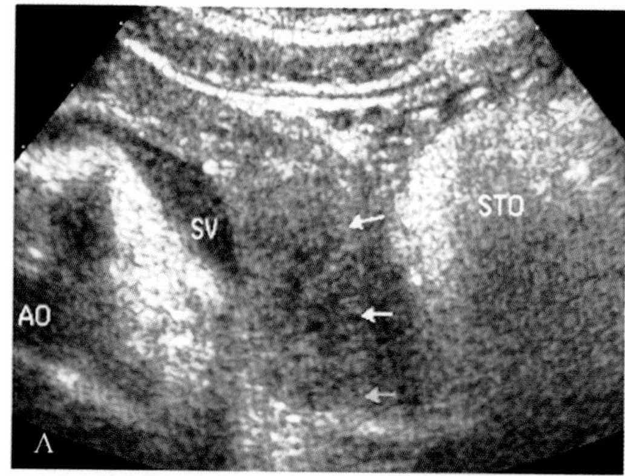


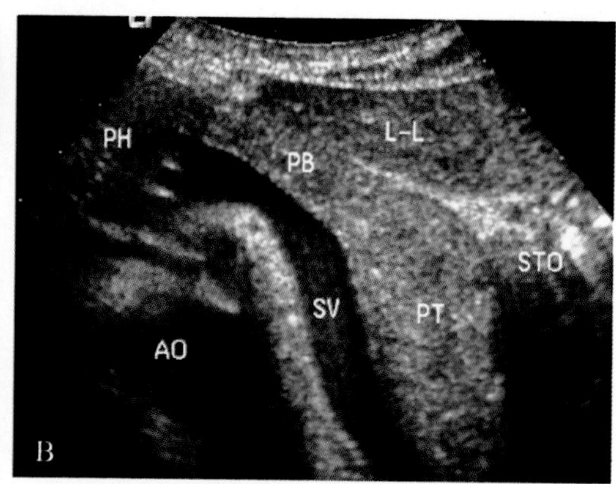


**图 40-6-29 左肋弓下斜断面胰尾部声像图**

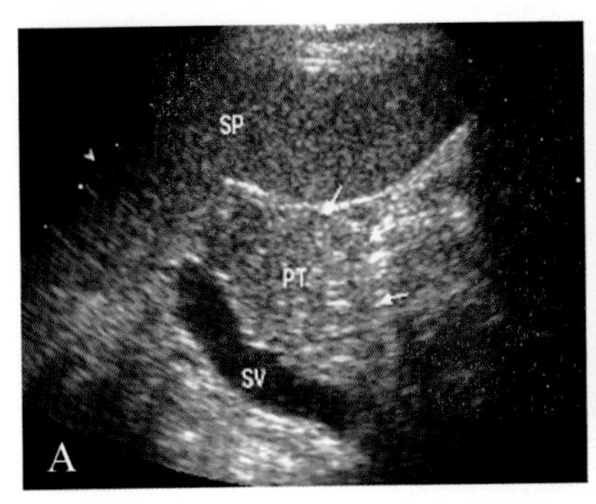


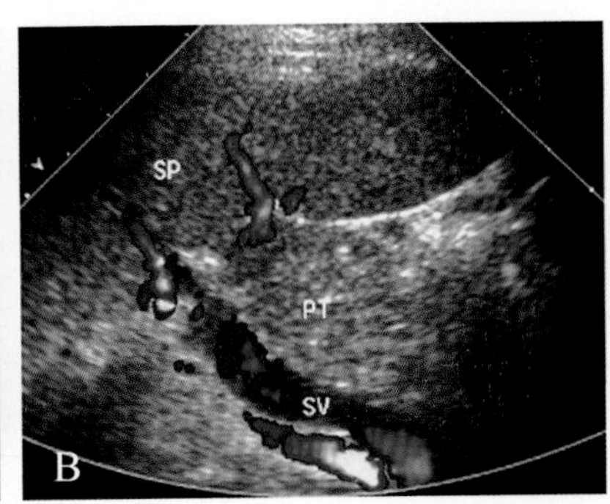


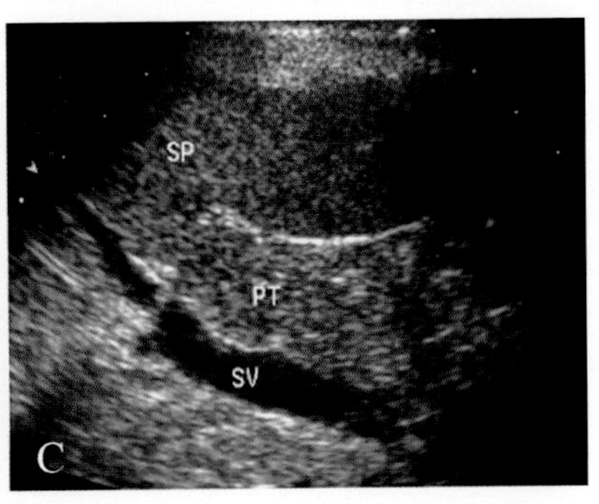


**图 40-6-30　左肋间斜断面经脾脏声窗扫查的胰尾部**

## （二）胰腺异常回声的超声鉴别

1. 胰腺肿大的超声鉴别

（1）胰腺弥漫性肿大的鉴别

急慢性胰腺炎及全胰腺癌均可引起胰腺不同程度的肿大，超声检查除了需要结合患者的症状、体征及相关检查外，还应着重对声像图进行鉴别诊断（表 40-6-3）。

（2）胰腺局限性肿大的鉴别

胰腺的占位性病变包括胰腺癌、胰腺囊肿、胰腺囊腺瘤，多数可导致胰腺局限性肿大，而局限型胰腺炎或肿块形成型胰腺炎也可引起胰腺局部增大，超声影像鉴别病理类型较为困难（表 40-6-4）。

2. 胰腺回声水平的超声鉴别

（1）胰腺回声增强的鉴别（表 40-6-5）

（2）胰腺回声减低的鉴别（表 40-6-6）

（3）胰腺混合回声的鉴别（表 40-6-7）

**表 40-6-3　胰腺弥漫性肿大的鉴别**

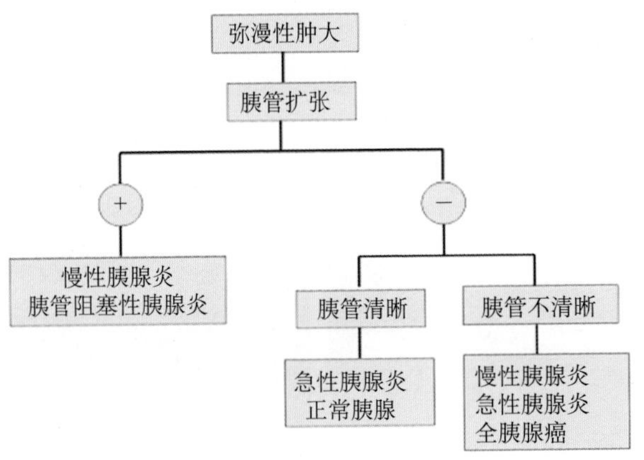


## （三）慢性胰腺炎与胰腺其他病变的超声鉴别

具有典型声像图表现的慢性胰腺炎超声诊断并不难。但是，不是所有的慢性胰腺炎都具有很典型的征象，而且有些非胰腺炎性疾病也可引起相应的声像图改变，或可导致胰腺肿大和胰管扩张。

1. 局限性胰腺癌与局限性胰腺炎的超声鉴别

胰腺癌多发生在胰腺的局部，尤以胰头部局限性病灶多见，也可位于胰腺体、尾部；而胰腺炎也可出现在胰腺局部。此时应注意对二者进行鉴别诊断（表 40-6-8、图 40-6-31、图 40-6-32）。

表 40-6-4 胰腺局限性肿大的鉴别

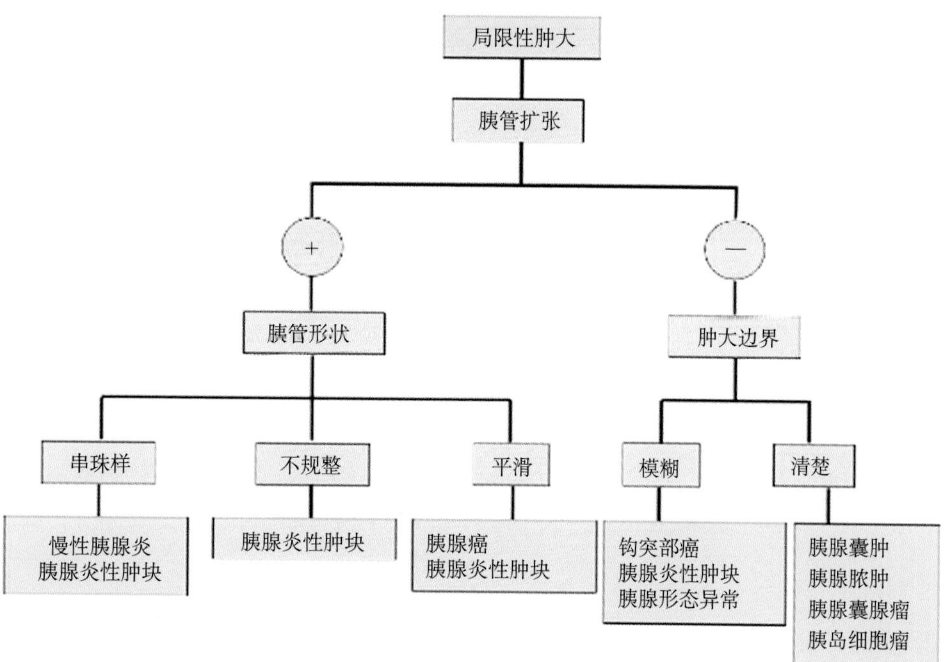


表 40-6-5 胰腺回声增强的鉴别

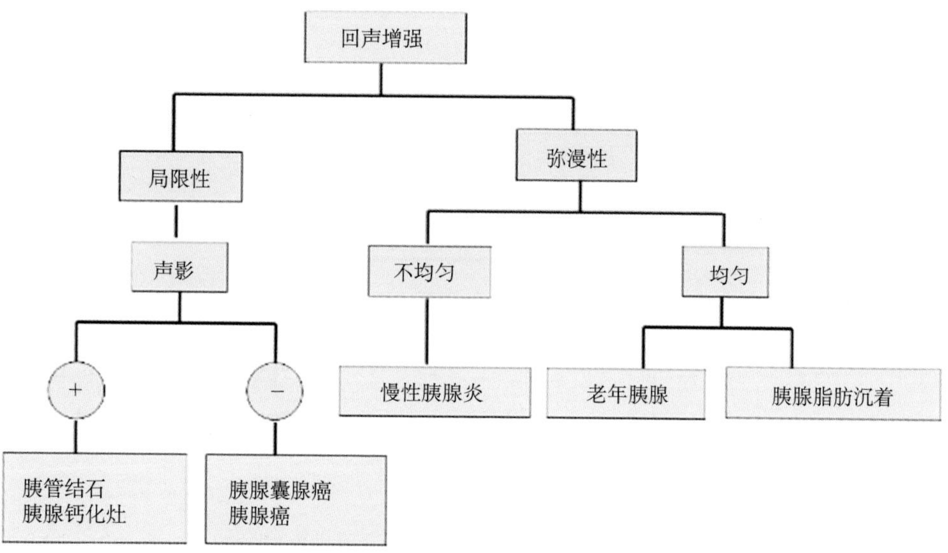

表 40-6-6 胰腺回声减低的鉴别

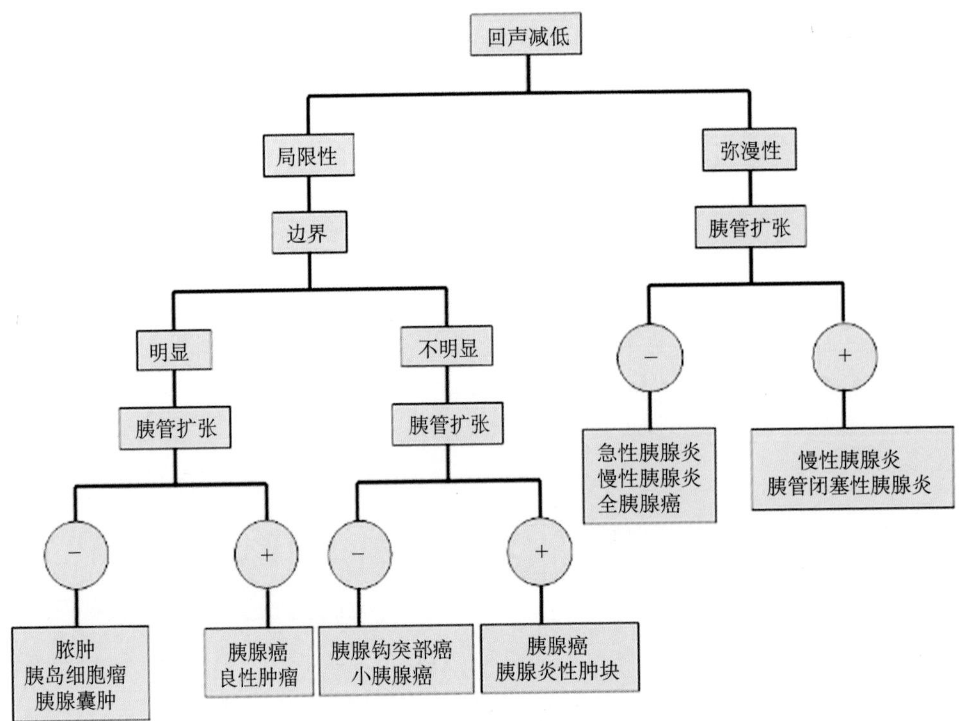


表 40-6-7 胰腺混合回声的鉴别

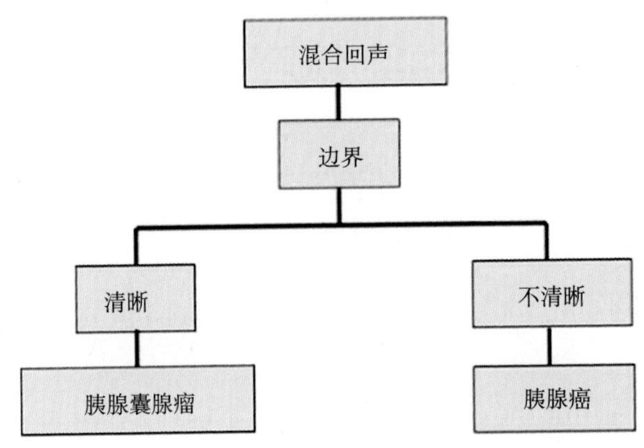


表 40-6-8 局限性胰腺癌与局限性胰腺炎鉴别诊断

| | 局限性胰腺癌 | 局限性胰腺炎 |
|---|---|---|
| 胰腺实质回声 | 低回声，回声不均 | 低回声，回声均匀 |
| 胰腺边缘 | 不整，呈“蟹足状”浸润 | 模糊不清 |
| 胰腺后方回声 | 衰减 | 增强 |
| 实验室检查 | 淀粉酶正常 | 淀粉酶升高 |
| 胆道系统 | 扩张明显 | 无扩张，轻度扩张 |
| 胰管 | 胰头癌明显扩张 | 少数轻度扩张 |
| 病理改变 | 多为腺癌、未分化癌、鳞状细胞癌少见 | 间质充血水肿，嗜中性粒细胞及单核细胞浸润，严重时有胰腺坏死、出血，脂肪坏死灶 |

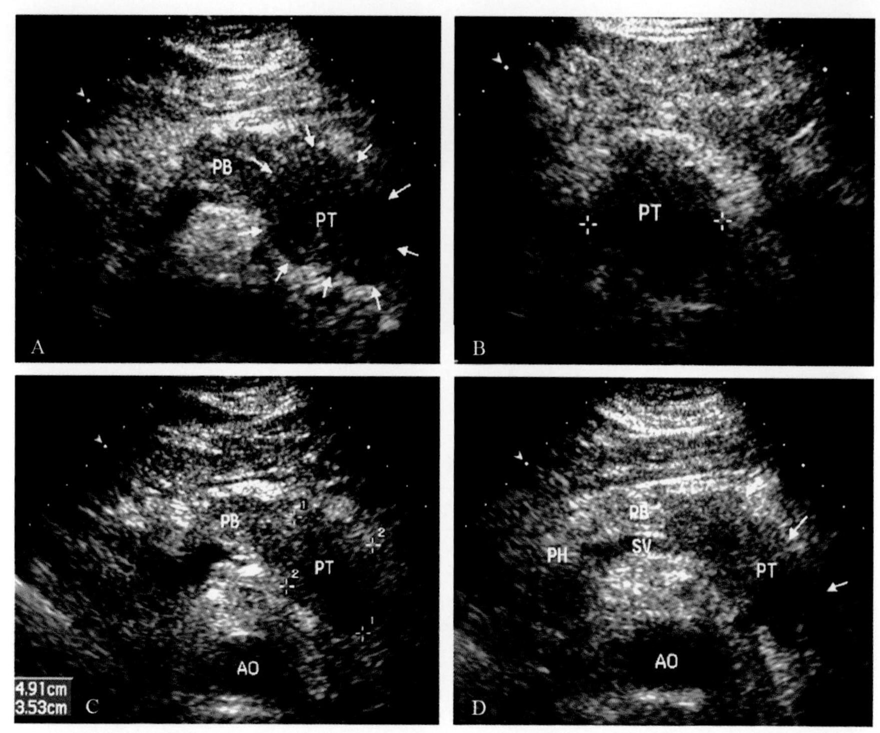


A、B. 初诊，超声显示胰尾部局限性增大伴回声减低，边界清晰呈肿块状，血尿淀粉酶增高；C、D. 治疗1个月后复诊，超声显示胰尾部体积较前缩小，边缘模糊不清

**图 40-6-31 肿块形成型胰腺炎**

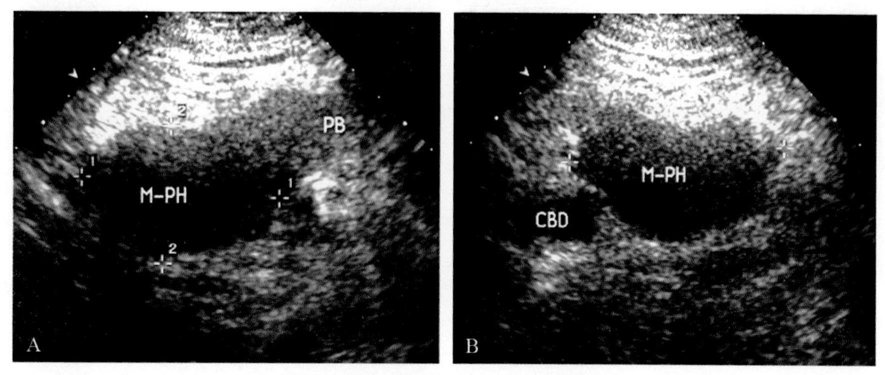


**图 40-6-32 局限型胰腺炎，胰头部局部增大，回声减低，与胰体部无明显分界**

2. 弥漫性胰腺癌与弥漫性胰腺炎的超声鉴别

弥漫性胰腺癌与慢性（弥漫性）胰腺炎的超声鉴别尚有一定的困难，需要结合患者的发病史、临床症状、体征等。声像图上对胰腺形态、回声、边缘等征象可进行鉴别诊断（表 40-6-9），必要时应在超声导向下进行穿刺活检。

**表 40-6-9 弥漫性胰腺癌与弥漫性胰腺炎鉴别诊断**

| | 弥漫性胰腺癌 | 弥漫性胰腺炎 |
|---|---|---|
| 胰腺形态 | 弥漫性肿大，向周围浸润，失去正常形态，僵硬 | 弥漫性肿大，形态饱满，可呈腊肠形或椭圆形 |
| 胰腺边缘 | 边缘不整，由于周围浸润而胰腺轮廓不规则 | 大多数边缘光滑、整齐、清晰，出血坏死型可见边缘不规整 |
| 胰腺内部回声 | 不均匀性低回声 | 弥漫性低回声（伴内部坏死灶时，可有无回声区） |
| 胰腺后方回声 | 可衰减 | 多增强 |
| 其他征象 | 可有肝及腹腔淋巴结转移 | 腹腔积液、脓肿、炎性包块，胸腔积液 |

3. 慢性胰腺炎与急性胰腺炎的鉴别

慢性胰腺炎急性发作期与急性胰腺炎的超声表现相似，此时声像图很难鉴别，需要通过动态观察并结合临床表现进行鉴别。慢性胰腺炎多有胰腺炎反复发作史，超声显示胰腺肿大，同时胰腺呈弥漫性回声增强，多数可同时发现胰管内的结石和胰腺钙化灶；急性胰腺炎则多显示弥漫性回声减低。

4. 胰腺炎性肿块与腹膜后肿瘤的鉴别

一些局限性胰腺炎和胰腺内的炎性肿块应与腹膜后占位性病变加以鉴别，特别是腹膜后淋巴瘤和其他病因引起的淋巴结肿大，这些病变可以是单个的圆形或椭圆形低回声结节，也可以是多个融合在一起的低回声结节样肿块。结节大多位于胰腺周围和腹膜后血管周围，腹膜后血管可因病灶的挤压而抬高移位，并且结节与胰腺往往边界较清晰，在超声图像上是可以鉴别的（表 40-6-10，图 40-6-33）。

**表 40-6-10　胰腺炎性肿块与腹膜后肿瘤的鉴别诊断**

| | 胰腺炎性肿块 | 腹膜后肿瘤 |
|---|---|---|
| 肿块位置 | 位于胰腺实质内 | 上腹部血管周围，胰腺后方 |
| 肿块形态及内部回声 | 肿块欠规则，低回声 | 圆形低回声结节，可融合成分叶状肿块 |
| 胰腺形态大小 | 形态失常，局部增大隆起 | 胰腺形态大小正常，位置前移 |
| 胰腺实质回声 | 多表现为慢性胰腺炎改变 | 胰腺实质回声正常 |
| 门静脉、脾静脉 | 受压后移，管腔变窄 | 向前移位或抬高 |
| 肠系膜上动静脉 | 受压，向后移位 | 向前移位，偏移 |
| 胰腺炎发作史 | 有 | 无 |
| 保守治疗后肿块变化 | 胰腺炎治疗后可逐渐缩小 | 无变化，增多，增大 |

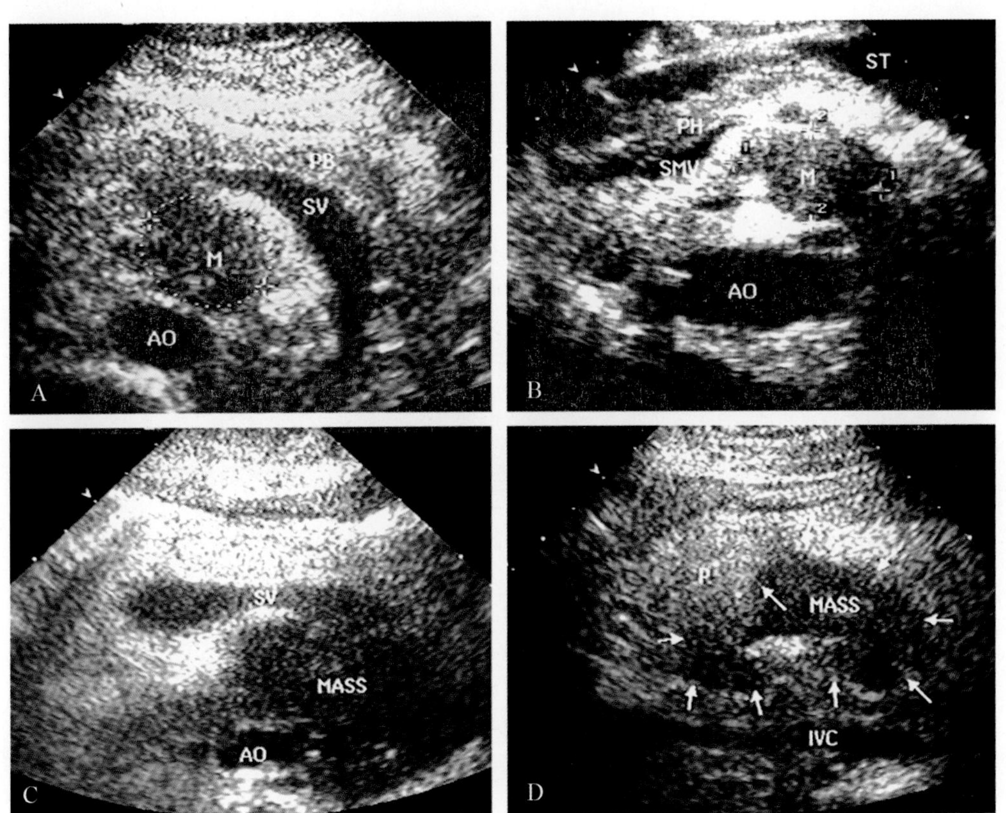


A. 肿瘤位于脾静脉后方、腹主动脉前方；B. 肿瘤位于腹主动脉与肠系膜上动脉之间，脾静脉抬高移位；C. 肿瘤位于脾静脉后方、腹主动脉左前方；D. 肿瘤位于胰腺周围、下腔静脉前方

**图 40-6-33　腹膜后肿瘤**

（王光霞）

# 第七节 胰腺囊肿

## 一、分类及临床表现

胰腺囊肿包括真性和假性胰腺囊肿两类。真性囊肿较少见，可为先天性或后天性（潴留性）囊肿，囊肿多数较小，位于胰腺腺体内，与胰腺导管相通。同时合并其他脏器的多囊病变，如多囊肝、多囊肾。假性胰腺囊肿一般由于胰腺创伤或急、慢性胰腺炎后，有高浓度胰淀粉酶的胰液、血液等积聚于局部，刺激周围组织产生炎性反应，几周后纤维包裹，形成假性囊肿。急性胰腺炎时假性囊肿的形成率为3.8%～11%。真性胰腺囊肿多无临床症状，如为先天性多囊胰腺，胰腺增大明显时，可发现腹部包块。假性胰腺囊肿多有急、慢性胰腺炎或胰腺区创伤史，一般早期可无症状。常因发展较快时，发现腹部包块来诊治，或囊肿较大压迫周围脏器引起症状。假性囊肿破裂时可发生休克、腹膜炎或肠道症状、腹水征，而原腹部包块消失。

## 二、病理及超声图像

### （一）真性囊肿

真性囊肿发生于胰腺组织，由囊壁内层上皮细胞组成。囊肿小时位于胰腺内，逐渐长大囊体也可突出于胰腺外。真性囊肿在临床上较少见，且一般囊体较小，无明显症状，往往在体检时发现。囊肿较大时，可出现上腹痛、不适、腹胀、厌食，部分患者上腹部可触及肿块。

1. 先天性囊肿

先天性囊肿是因胰腺导管、腺泡发育异常所致，

多见于儿童，常为多发性，呈单房或多房性囊肿。有的可同时合并有多囊肝、多囊肾。声像图表现：在胰腺实质中可见单个或多发的圆形或椭圆形无回声区，边界清楚，后方有明显的回声增强（图40-7-1）。

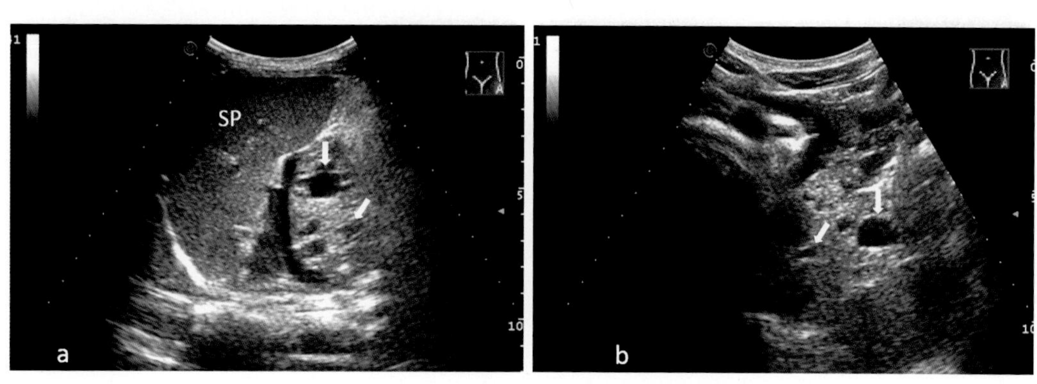


a. 经脾脏斜切，b. 经左上腹横切面均显示胰腺尾部多个大小不等的液性暗区（箭头示）

**图 40-7-1 多囊胰腺声像图**

2. 潴留性囊肿

常由于炎症、结石、外伤、肿瘤等使胰管阻塞，局部扩张，胰液滞留而形成囊肿。声像图表面：在胰腺实质内、胰管附近可见单房性的无回声区，边界清楚，体积小，有时可见囊肿与扩张的胰管相通，胰腺实质呈慢性胰腺炎的改变。

3. 寄生虫性囊肿

主要由于吞食细粒棘球绦虫卵引起，形成包虫囊肿。声像图表现：胰腺内可见圆形的无回声区，囊壁厚且清楚。若有子囊或头节时，可见囊中之囊或囊壁有强回声突起的征象。

### （二）假性囊肿

见急性胰腺炎一节。

## 三、临床意义

超声诊断胰腺囊肿的敏感性及准确性较高。并可见提示囊肿的大小、部位、病变性质，给临床诊治提供重要依据。据资料统计，超声诊断胰腺囊肿病变符合率为97.6%，定性诊断符合率为95.1%，另外超声也可动态地观察假性囊肿的成

熟过程，较小的囊肿不需处理，较大囊肿可在超声引导下抽液或治疗。

（周晓东）

## 第八节 胰腺癌

胰腺癌是一种较常见的消化系统恶性肿瘤，且预后及治疗效果均差。本病早期诊断困难，临床能确诊者，多属晚期，手术后5年生存率仅1%～5%。胰腺癌分原发性和转移性两种，原发性胰腺癌最多见，占人体各种癌瘤的1%～4%，原发性胰腺癌多与吸烟、饮酒及饮食中含有亚硝胺有关。本病多发生于40岁以上的成年人，尤以45～65岁最为多见，男性多于女性；胰头癌约占60%～70%，胰体、尾癌占25%～30%；另有少数病例，为弥漫性胰腺癌，而难以确定其部位。近年来随着诊断技术的应用，胰腺癌的确诊率有明显增高趋势。

### 一、病理及临床表现

#### （一）组织学来源

胰腺癌多起源于导管上皮细胞，占90%以上，其中来自胰腺的一、二级较大的胰管上皮细胞的腺癌占多数。少数可来自胰腺的小胰管上皮细胞，其质地坚硬者称之硬癌。起源于变性细胞的多形性腺癌、纤毛细胞腺癌、黏液表皮样癌、鳞状细胞癌、乳头状囊腺癌和胰岛细胞癌等较为罕见。

#### （二）大体形态

胰腺癌时胰腺的大体形态取决于病程早期及癌肿的大小，早期癌肿小时深藏于胰腺实质内，胰腺形态无改变，当癌肿较大时，测胰腺外形改变，如胰头部或体尾部肿瘤处有局限性肿大。癌肿与周围的胰腺组织分界不清，内部可有出血、坏死。有的胰腺本身常伴有纤维组织增生，胰腺发生萎缩。癌肿也可使胰管梗阻，胰管破裂，胰液外溢，引起胰腺内局部炎症及脂肪坏死。

#### （三）转移

由于胰腺无包膜，血管和淋巴管又丰富，胰腺癌早期即可发生转移或向周围器官及组织浸润，其转移途径有：

1. 直接浸润

早期可穿破胰管弥漫浸润，沿胰管上皮呈乳头状生长。胰头癌可浸润胆总管末端、十二指肠。体、尾癌可浸润胃肠道，腹膜转移可出现腹水；

2. 淋巴转移

出现较早，有作者报道，手术切除胰腺癌，其淋巴结转移率高达75%～88%；

3. 血行转移

胰腺癌可经门静脉转移至肝，再经体循环转移至骨、肾、肾上腺等器官或其他组织；

4. 沿神经鞘转移

胰腺癌可侵犯胰内神经、邻近脏器神经及腹腔神经丛，引起上腹及背痛。

#### （四）临床表现

胰腺癌的临床表现取决于癌瘤的部位、病程早晚及邻近器官受累情况。由于胰腺解剖位置深而隐蔽，胰腺癌早期不易发现，一旦发现多为晚期。临床症状主要为上腹疼痛，约占75%以上；胰体及胰尾癌病例几乎都有腹痛，且出现较早。疼痛的典型位置在中上腹和左季肋部，也可向中背部、胸部及右肩胛部放射。约70%的患者在病程的某一阶段出现黄疸，胰头癌多常见。同时伴有进行性消瘦、食欲不振、体重减轻。胰腺体、尾部癌因癌肿增长较大，可于病变部位扪及到包块。

### 二、声像图表现

#### （一）直接征象

1. 胰腺形态、大小的改变

小的胰腺癌（≤1cm）在胰腺内部可不引起胰腺的形态、大小改变，也不易被超声发现。如小的癌肿长在胰腺边缘部，向外突出，或较大的胰腺癌，胰腺切面形态失常，呈现局部肿块（图40-8-1a～b）。当癌肿广泛浸润时，整个胰腺呈不规则肿大，形态僵硬或呈不规则的结节状。

2. 癌肿边缘轮廓

胰腺癌肿边缘轮廓不整齐或不清晰，呈伪足状或花瓣状突起与周围组织分界不清。

3. 内部回声

肿瘤内部回声多数呈低回声型，少数可为强回声型，肿块内可因出血、坏死，合并炎症或结石等内部回声强弱不均，以及不规则无回声区。癌肿后方回声常有衰减，小胰腺癌后方回声可无衰减。

4. CDFI

胰腺癌肿内可见散在的星点状或短线状彩色血流显示，呈搏动性动脉血流频谱或持续性静脉血流频谱，可因受压引起局部血管狭窄，甚至闭塞，变形、移位形成彩色血流环使肿瘤边界更为清楚。

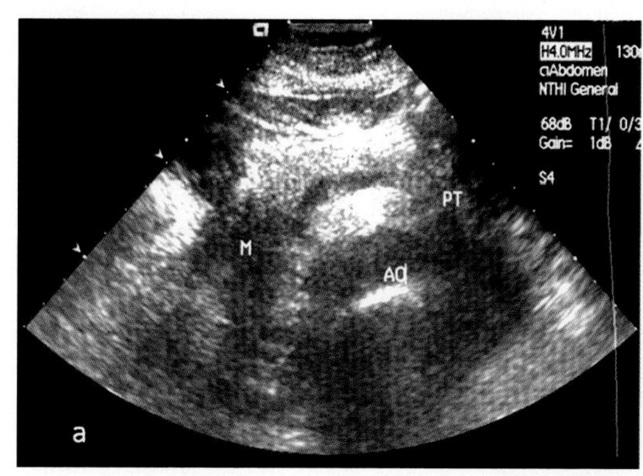


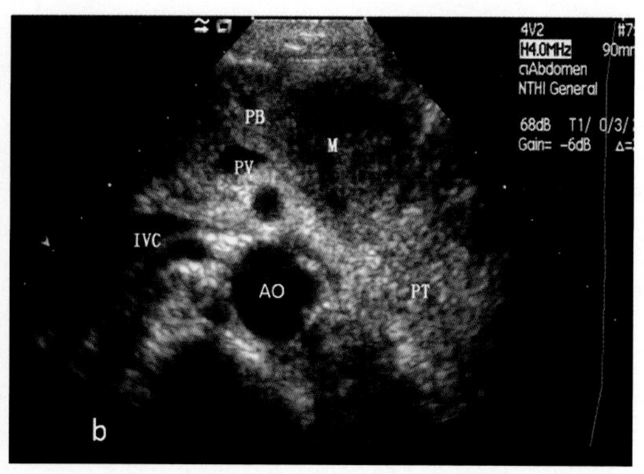


a. 胰头部肿块，为低回声，边界不清；b. 胰体部肿块，胰腺切面轮廓不规则，肿块内部回声减低。AO：腹主动脉；M：肿块；PT：为胰尾；P：胰腺

**图 40-8-1 a～b 胰腺癌声像图**

## （二）间接征象

1. 胆道及胰管扩张 胰头癌可浸润或压迫胆总管，引起梗阻部位以上的肝内、外胆管扩张，胆囊肿大（图 40-8-2a～b），且胆管扩张先于黄疸出现，此征象提高了早期胰腺癌的诊断率。大多数胰头癌（80％～90％）显示胰管呈平滑型或串珠状扩张。较小的胰头癌或胰钩突部癌肿向外生长不压迫胆总管或胰管时，可无胆道及胰管扩张。

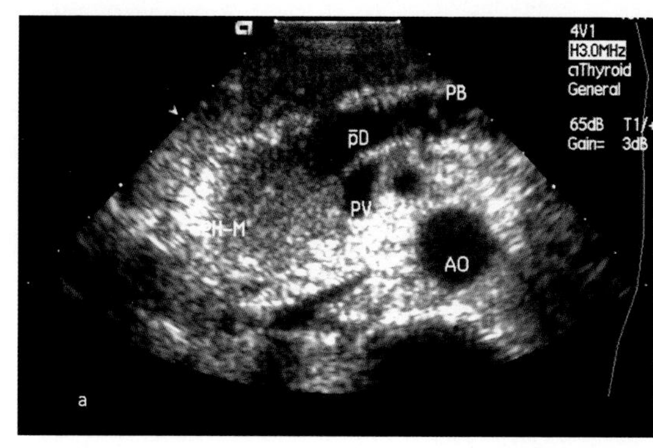


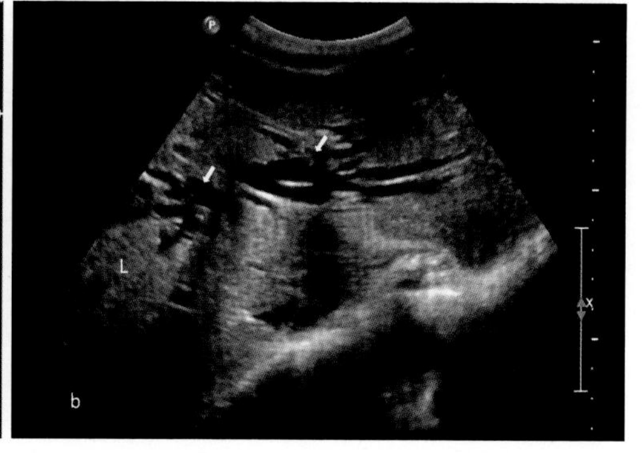


a. 胰头部肿块，为低回声，边界不清，伴胰管扩张；b. 肝内胆管扩张。PB：胰体；PD：胰管扩张；PH-M：胰头部包块；PV：门静脉；AO：腹主动脉；M：肿块；PT：为胰尾；P：胰腺；L：肝脏；箭头所示为肝内扩张的胆管

**图 40-8-2 a～b 胰腺癌间接征象声像图**

2. 受压征象 胰腺癌肿较大时，可使周围脏器受挤压、移位，如胰头癌，使十二指肠曲扩大，肝脏位置推移，下腔静脉移位受压、变窄，甚至闭塞，远端扩张。胰体、尾癌时，使胃、左肾及脾脏被推挤移位。其周围门静脉、肠系膜上动、静脉和脾静脉可受压变形、移位及闭塞。静脉内有时可出现低回声的癌栓。

3. CDFI 显示血管受压、变窄及色彩紊乱。

4. 转移征象 晚期胰腺癌，常有肝脏及周围淋巴结转移，当癌肿直接侵犯肝脏时，两者界限不清晰；血行转移至肝脏时，肝内可见相应的团块状高回声或低回声。淋巴转移发生较早，常于腹膜后腹主动脉和下腔静脉周围，以及肝门、脾门附近，显示圆形或分叶状低回声。有时在侧腹及盆腔可探测到腹水的无回声区。

## 三、鉴别诊断

### （一）全胰癌与急性胰腺炎鉴别

全胰癌时整个胰腺形态异常，边缘不规整，胰腺内部呈多个低回声肿块图像，回声不均匀。急性胰腺炎时全胰腺弥漫性肿大，边缘规则，边界清晰，内部呈均匀低回声。如为胰腺蜂窝炎，胰腺内显示有多个边缘不清的低回声区，后方回声增强，二者应结合临床表现可予鉴别。

### （二）胰腺癌与慢性胰腺炎局限性炎性肿块鉴别

胰腺癌肿块边界较清晰，周边呈伪足状，后方回声衰减。胰头癌有胆管扩张，胰管串珠状扩张。体、尾癌胰管被肿块截断，肿块内无胰管结构，可向肝或腹膜后转移。慢性胰腺炎局限性炎性肿块边界模糊，后方回声无衰减，肿块内可见胰管结构，胰管可出现不规则扩张或节段性扩张，但无转移征象。

### （三）胰腺癌与胰腺囊腺瘤或囊腺癌鉴别

胰腺癌多发生在胰头部，以低回声为主，后方回声衰减，合并胆管胰管扩张；体、尾癌少见，在胰腺体尾部可见实质性肿块图像，形态不规则，如伴有出血或坏死，内有不规则的无回声区，病变发展快时，对周围组织可有浸润。而胰腺囊腺瘤或囊腺癌虽多位于胰体尾部，但肿块内为多房性无回声囊腔，囊壁回声增强，内有规则或不规则的实质性部分，肿瘤后方回声增强，病变发展慢。

### （四）胰腺癌与胰岛细胞瘤鉴别

无功能性胰岛细胞瘤为良性实质性肿瘤多发生于胰体尾部，瘤体可增大，如有出血和囊性变时，呈混合回声图像易与伴有出血坏死的胰腺癌混淆。但前者肿瘤边缘光整，生长较慢，患者一般情况较好，两者可做出鉴别。而功能性胰岛细胞瘤因瘤体小，有包膜边界清楚，且呈均匀低回声，又因有典型的发作性低血糖症状可与胰腺癌鉴别。

### （五）胰头癌与壶腹癌鉴别

胰头癌与壶腹癌二者均可引起肝外胆道梗阻而出现黄疸，且二者肿块相近，鉴别诊断较为困难。但胰头癌位于胰头部，胰头形态失常，癌肿块多呈低回声，后方伴回声衰减。壶腹癌位于胰头及下腔静脉右侧，肿瘤小，多呈等回声或稍强回声，胰头大小正常，如肿瘤较大，向胰头浸润，与胰头极难鉴别，可做其他影像学检查或在超声引导下细针活检进行鉴别。

### （六）胰腺癌与周围肿块鉴别

胰头周围肿大淋巴结如肝癌、胃癌等淋巴结转移及腹膜后淋巴瘤，在胰腺周围可见类圆形、椭圆形或融合成分叶状的低回声团状，有的与胰腺关系密切，易与胰腺肿瘤混淆。此时仔细扫查胰腺的形状、大小、内部回声应为正常。上述各种肿瘤与原发的脏器无明显分界，可结合病史及其他的检查方法，如 CT、胃镜、生化检验等来鉴别。

## 四、临床意义

超声对胰腺癌的诊断有较高的正确率，国内外报道为 90％以上。近年来，胰腺癌发病率有明显上升趋势，可以应用超声对高危人群或对有胰腺病变引起的临床症状者进行首选检查，可提高早期胰腺癌诊断率。尤其对于＜3cm 的小胰腺癌的诊断，超声内镜对病灶的显示率可达 100％，比其他影像检查方法更优。但对于有些腹部气体较多、肥胖患者，胰腺难以显示清晰时可改用其他影像方法如 CT 或 ERCP、PTC，后者不受肠内气体或肥胖因素干扰，可直接显示胰腺，对胰腺癌的诊断有较高的价值。

（周晓东）

## 第九节 壶腹癌

壶腹癌是指发生于总胆管末端、Vater 壶腹胰管末端及十二指肠乳头部的癌肿，呈息肉状或结节状。多见于 40～70 岁患者，男性多于女性。

### 一、病理与临床表现

壶腹癌多为腺癌，其次为乳头状癌、黏液癌。早期易浸润胆总管引起阻塞性黄疸。20％患者伴发胆管炎而出现高热和寒战。其他症状包括食欲不振、体重减轻和腹痛。

### 二、声像图表现

壶腹癌一般肿瘤体积多较小，为 1.2～2.5cm 圆形或结节状肿块图像，多为中等回声或稍强回声。位于胰头的后外方或胰头及下腔静脉的右侧，伴有肝内外胆管扩张、胆囊肿大及主胰管扩张（图 40-9-1）。早期胰腺大小正常，晚期胰头因受侵犯，胰腺形态失常而肿大。有转移时可出现周围淋巴结肿大，可有肝内转移灶。下腔静脉、门静脉受侵、癌栓形成等声像图特征。

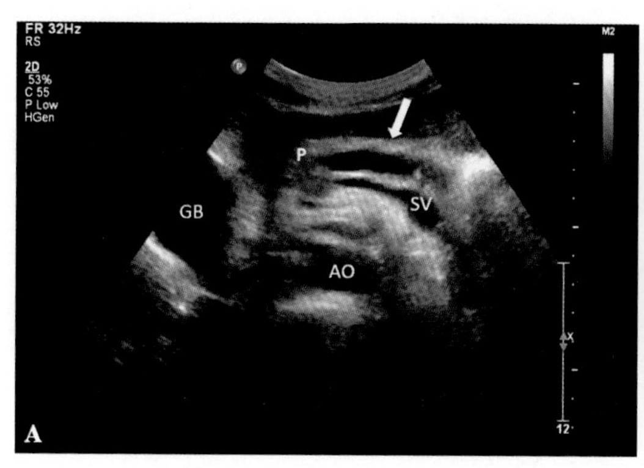


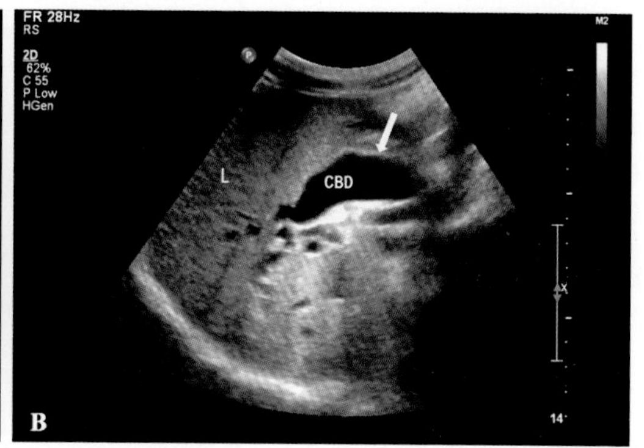


A. 主胰管扩张（箭头所示）；B. 总胆管扩张伴肝内胆管扩张（箭头所示）。

P：胰腺；GB：胆囊；PD：胰管扩张；CBD：总胆管扩张；SV：静脉；AO：腹主动脉；L：肝脏

**图 40-9-1 a～b 壶腹癌声像图**

### 三、鉴别诊断

#### （一）壶腹癌与胰头癌鉴别（表 40-9-1）

**表 40-9-1 壶腹癌与胰头癌鉴别**

| | 壶腹癌 | 胰头癌 |
|---|---|---|
| 肿瘤位置 | 胰头后外方 | 胰头部 |
| 胰头形态、大小 | 正常 | 失常、肿大 |
| 肿瘤回声 | 中等或稍强回声 | 低回声 |
| 肝内、外胆管 | 轻或中度扩张 | 中或重度扩张 |
| 胰管 | 轻度扩张 | 中或重度扩张 |
| 下腔静脉 | 正常 | 受压 |

#### （二）胰腺转移癌

胰腺的转移性肿瘤较少见，多由其他脏器肿瘤转移而来。常见肺癌、恶性黑色素瘤和胃癌的转移。胰腺的转移癌有时可诱发急性胰腺炎，如支气管肺癌，有时急性胰腺炎可为肺癌的首发症状。在声像图上表面为胰腺内有癌肿结节、边界较清楚，应结合有原发病灶的病史做出诊断。

#### （三）胰腺恶性淋巴瘤

本病更为罕见。一般发病年龄较轻，主要症状为上腹不适、上腹部肿块或黄疸。声像图特征：胰腺内肿瘤呈圆形、椭圆形的低回声区，边界尚清楚，内部回声均匀，少数肿瘤边界不清。有时肿块中心发生坏死而出现低回声。本病常伴有胰周、主动脉旁或下腔静脉旁淋巴结肿大。

## 四、临床意义

壶腹癌早期即可出现梗阻型无痛性黄疸，超声可作为首选检查手段，直接显示壶腹部肿瘤，并可做出早期诊断。手术治疗效果及预后较胰头癌好。对高度怀疑本病，但因肿块较小，又伴有胃肠气体干扰不能明确诊断者，可选择超声内镜或逆行性胰胆管造影（**ERCP**）进行检查，以明确诊断。

（周晓东）

# 第十节　胰腺囊腺瘤和囊腺癌

胰腺囊腺瘤与囊腺癌比较少见，好发于中年人，一般年龄在30～60岁，女性多于男性，男女比例为1∶9。

## 一、病理与临床表现

胰腺囊腺瘤是由胰腺导管上皮发生的良性肿瘤，可发生在胰腺各部，以体尾部多见。呈圆形或分叶状，有完整的纤维包膜，囊壁一般较薄，切面为多房性，不与胰管相通。病理学上分为：

### （一）小囊性囊腺瘤

由<2cm小囊组成，切面呈蜂窝状多囊结构。

### （二）大囊性囊腺瘤

囊腔>2cm，呈多房性，房腔大小不一，内壁光滑或有乳头状突起，可有钙化。胰腺囊腺癌更为罕见，一般是由囊腺瘤恶变而来，恶变过程较长，可达数年至数十年。而乳头状囊腺瘤可视为癌前病变。囊腺癌呈多囊腔，囊壁有乳头状物伸入腔内，甚至充满囊腔，囊内有厚薄不均的间隔纤维组织。胰腺囊腺瘤和囊腺癌早期多无症状，当肿块长大时，可出现上腹痛、食欲减退、黄疸及上腹扪及肿块，囊腺癌晚期可出现邻近脏器转移，淋巴结肿大及腹水产生。

## 二、超声表现及诊断要点

1. 胰腺某一部位发现包块图像，以体、尾部多见，一般边界清楚，轮廓圆形、椭圆形或分叶状。

2. 包块常见声像图类型：多房囊性包块及混合性包块。多房囊性包块内为液性暗区，内有多个分隔光带，呈多房、大小不等的腔，壁及分隔光带一般较为光滑、薄。混合性包块较小或早期超声图像可表现为假实性高回声病灶（图40-10-1a），核磁显像（MRI）可显示为典型微囊图像（图40-10-1b）。有时自壁或间隔光带上有乳头状实性回声结构突向腔内。部分可因多数小囊腔而呈蜂窝状小液性暗区。

3. 包块较大者亦可压迫周围器官及血管发生移位、受压等征象。

4. 胰腺囊腺癌与囊腺瘤在声像图上极为相似，二者很难区别，但若肿瘤生长较快，囊壁及间隔厚薄不均，囊内实质性肿块较大，形态不规则，或边界模糊，有周邻浸润的特征，如肝内转移、淋巴结肿大、腹水出现，应考虑为囊腺癌。

5. CDFI：在胰腺囊腺瘤及囊腺癌肿瘤周边及内部实质部分可见搏动性彩色血流信号。囊腺癌血流表现多为丰富，另可见肿瘤周围血管受推压、移位。囊腺癌还有周围血管受侵、变形、色彩紊乱血流等表现。

6. 超声造影可观察囊腺瘤内分隔、乳头及囊壁的血供及灌注情况（图40-10-2A～D），对良、恶性判断有重要意义。

## 三、鉴别诊断

胰腺囊腺瘤应与假性囊肿，包虫囊肿，胰腺癌液化、坏死相鉴别。假性囊肿有胰腺炎或外伤史，包虫囊肿内可见头节或子囊；腺体癌液化、坏死呈不均质回声，囊性部分少，且无包膜，向周围浸润，边缘不整齐，可与其鉴别。

## 四、临床意义

由于胰腺囊腺瘤和囊腺癌早期症状不明显，不易被临床发现。超声和超声造影可清晰显示肿块部位、大小、内部回声及血流供应情况，对于判别肿瘤性质，帮助临床诊断及治疗方案选择有重要参考价值。

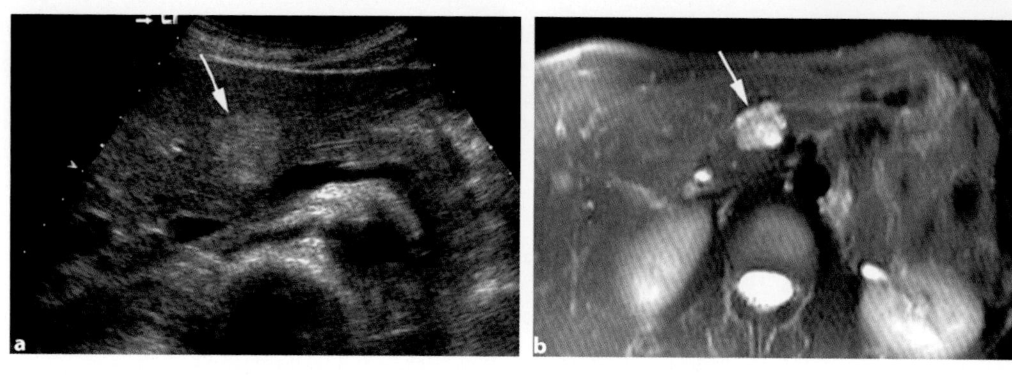

a. 超声图像表现为假实性高回声病灶（箭头）；b. MRI 显示为典型微囊图像（箭头）

**图 40-10-1 a～b 浆液性囊腺瘤影像图**

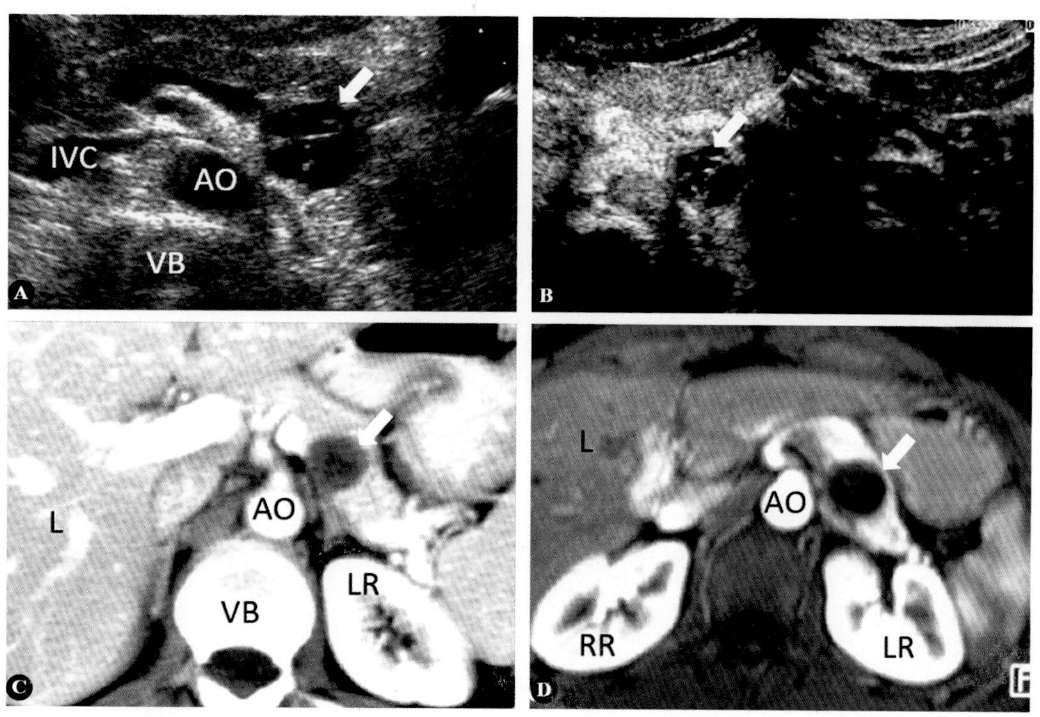


A. 常规超声显示病灶内分隔；B. 超声造影示分隔有血管增强，；C、D. 分别为 CT 和磁共振成像。箭头所示为包块。AO：腹主动脉；L：肝脏；IVC：下腔静脉；VB：椎体，LR：左肾；RR：右肾

**图 40-10-2 A～D 黏液性囊腺瘤超声造影及影像图**

（周晓东）

## 第十一节 胰腺转移癌

### 一、概述

胰腺转移癌（pancreatic metastases，PM）是由其他脏器肿瘤转移而来，临床上不常见，但随着肿瘤发病的增多和影像技术的普及应用。PM 的检出率有增加趋势。已知会发生胰腺转移的原发癌包括肾细胞癌、肺癌、结直肠癌、乳腺癌、胃癌、肉瘤、皮肤黑色素瘤及子宫内膜癌等。原发肿瘤到发生胰腺转移的时间一般较长，3～8 年，而且不同肿瘤的转移时间也不一样。PM 可表现为局限性或弥漫性病变。Minni 等总结报道，PM 中 64.7％为单发肿块，19.1％为多发结节，16.2％为弥漫性病变。常见于乳腺癌、肾癌、肺癌和胃癌的转移，其中肾细胞癌是发生胰腺单发

转移最常见的原发癌。主要转移的原因与胰腺的血液供应及淋巴液回流有关。

## 二、病理、临床表现及实验室检查

### (一) 胰腺转移癌原发肿瘤的分布和病理特点

肺癌常见为腺鳞癌、燕麦细胞癌、鳞癌；胃癌中、低分化腺癌多见；肾透明细胞癌、原发性肝细胞癌、食管癌、胆囊癌、乙状结肠腺癌、卵巢乳头状腺癌等均有报道。有关原发肿瘤中各种类型肿瘤的发病率的报道并不一致，按原发肿瘤发病率的高低依次排列情况，国外报道是肾癌、肺癌、乳癌等；国内等报道则为肺癌、胃癌、食管癌等；也有研究结果显示胃癌、肝癌、肺癌多见。原因分析可能与各个国家、地区肿瘤的流行病学分布特征的差异有关。

### (二) 临床表现及实验室检查

PM 临床表现及实验室检查与原发肿瘤有关，有时可诱发急性胰腺炎。如支气管肺癌、急性胰腺炎可为肺癌的首发症状。黄疸、上腹部疼痛、上腹部包块为消化道肿瘤的临床表现。部分患者无临床症状或仅有原发肿瘤的临床症状，实验室检查血清 CA-199、CA-242 等可升高，多数为复查原发病变时被影像学发现有胰腺包块。

## 三、超声表现

### (一) 二维超声

转移癌超声检查时表现为胰腺区域的圆形或卵圆形结节，多发或单发，边界多清晰规整，内部可呈低或强回声（图 40-11-1）。大部分表现为偏低回声结节，亦有表现为偏强回声结节或囊实混合性回声团块，肿瘤较大时形态可不规则，边界欠清晰。

### (二) 彩色超声

由于胰腺位置较深，彩色血流显示受限，可作为参考（图 40-11-2）。

### (三) 超声造影

超声造影显示约 55 %呈等增强，30%呈低增强，增强晚期病灶多早于胰腺廓清而呈低增强（图 40-11-3）。

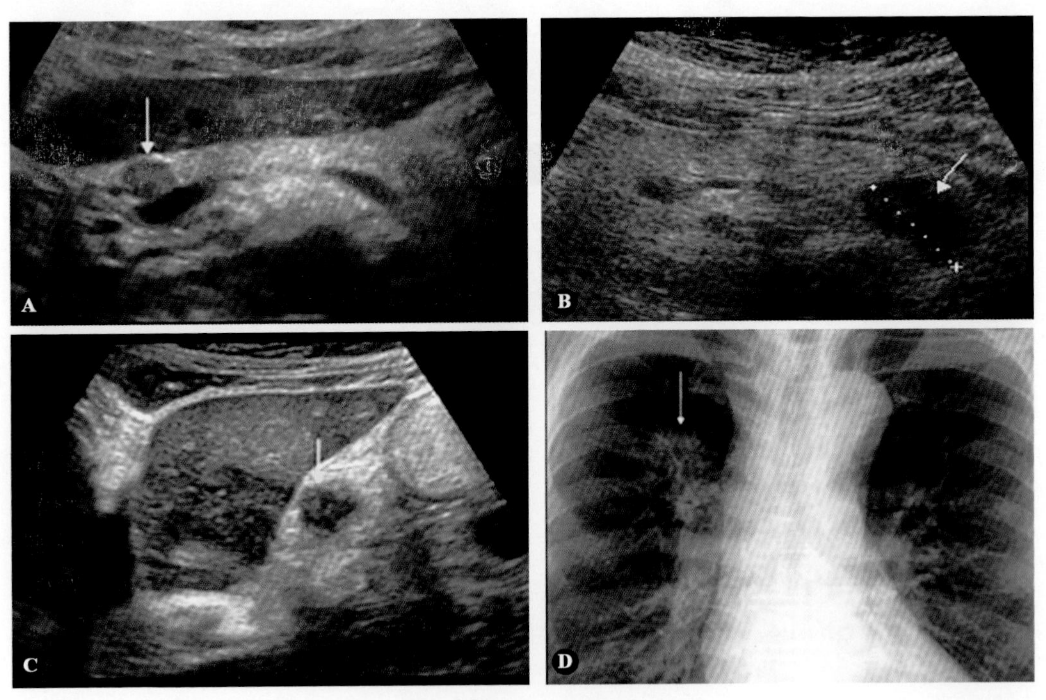


A. 乳腺癌转移到胰腺（箭头所示）；B. 肺癌转移到胰腺癌（箭头所示）；C. 肺癌转移到胰腺和肝脏（箭头所示）；D. 肺癌胸部平片（箭头所示）

**图 40-11-1 胰腺转移癌二维超声表现**

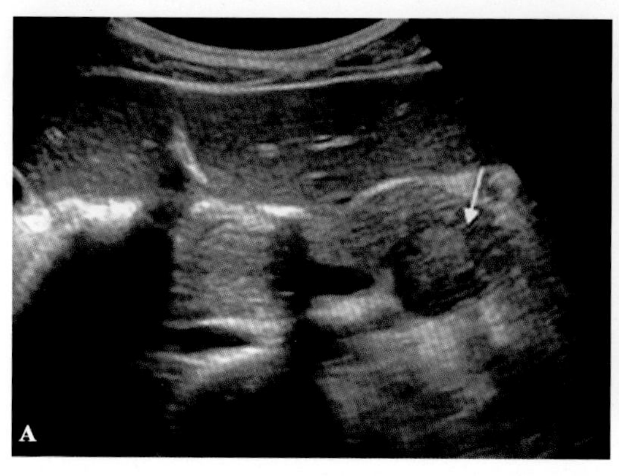

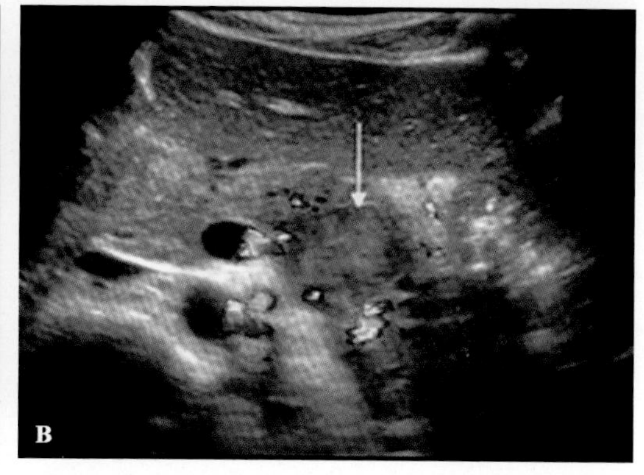


A. 黑色素瘤转移到胰腺二维超声显示低回声（箭头所示）；B. 黑色素瘤转移到胰腺彩色超声显示血流不丰富（箭头所示）

**图 40-11-2 胰腺转移癌二维超声和彩色超声表现**

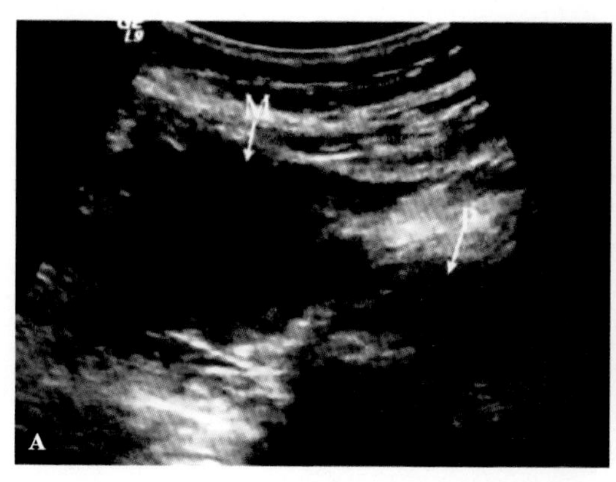

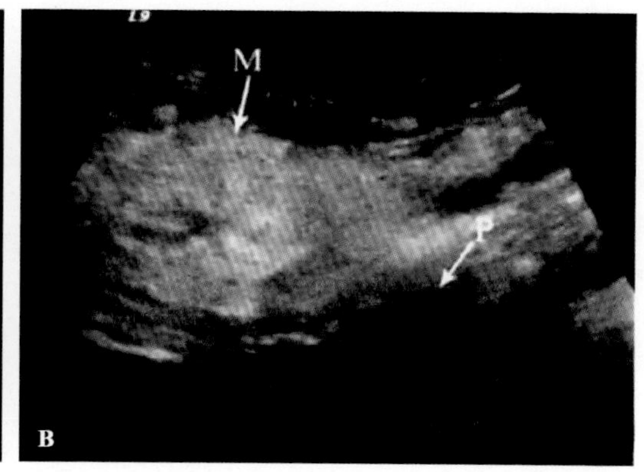


A. 肾癌转移到胰腺二维超声显示胰头部低回声（箭头所示）；B. 肾癌转移到胰腺超声造影呈等增强（箭头所示）。M：病灶；P：胰腺，图片引自中华超声影像杂志，2014，23：949

**图 40-11-3 胰腺转移癌超声造影**

## 四、其他影像学

### （一）CT 检查

多数表现为团块状软组织密度影，少数呈斑片状低密度影，边界欠清，增强扫描后，病灶呈不均匀强化。

### （二）MRI 检查

主要表现为团块状异常信号影，T1W1 呈等信号或稍低信号．T2W1 呈等信号或稍高信号，增强扫描后，病灶呈不均匀强化。

## 五、诊断要点

有癌症病史的患者，在胰腺部位发现异常结节、边界较清楚，应考虑胰腺转移癌的可能性，结合有原发病灶可做出诊断。

## 六、鉴别诊断

超声检查发现胰腺内有肿瘤结节，对于有恶性肿瘤病史者，应排除有胰腺转移，以免漏诊。鉴别困难时，可做超声引导下的细针活检。最可靠的诊断仍是胰腺肿块穿刺活检，包括超声、CT以及超声内镜引导下穿刺活检，但不作为常规方法，因为胰腺肿块穿刺活检有较大风险。一般根据病史、原发肿瘤的病理特征、影像学的典型表现，结合胰腺肿块随时间变化或伴有多器官转移的特点，大多数可以明确诊断。

## 七、临床意义

PM 部位隐匿，无特殊临床表现，相当部分病例无临床症状，血淀粉酶检查也无异常，绝大多数是通过影像学检查才发现。单纯的 PM 少见，大多数情况会伴有其他器官转移。PM 的早期诊断比较困难，主要依靠影像学检查。虽然 PM 不常见，但随着影像学检查增多，也不少见。明确诊断的临床意义是 PM 与胰腺原发癌的治疗与预后不同。

（周晓东）

# 第十二节 胰岛细胞瘤

胰岛细胞肿瘤可分为功能性胰腺内分泌肿瘤和无功能性胰腺内分泌肿瘤。功能性胰腺内分泌肿瘤种类较多，如 β 细胞瘤、胰岛细胞瘤、A 细胞瘤、D 细胞瘤等，其中以胰岛素瘤最多见。

## 一、胰岛细胞瘤 （也称胰岛素瘤）

胰岛细胞瘤是胰腺良性肿瘤中比较常见的疾病。

### （一）病理、临床表现

胰岛细胞瘤主要由分泌胰岛素的 β 细胞组成，常为单发性，良性多见。国外文献报告多发性肿瘤占 5%～15%，恶性率＜10%。肿瘤可发生在胰腺任何部位，但多见于胰体尾部。该处的胰岛组织较胰头部为多，肿瘤体积较小，直径在 1～2cm。胰岛细胞瘤呈圆形或椭圆形，有包膜，与周围组织界限清楚，质地较胰腺组织略硬。切面呈粉红色或暗红色，大的肿瘤可有囊性变或出血，胰岛细胞瘤恶变为胰岛细胞癌时，肿瘤生长较快，体积较大，无包膜，常有局部浸润，肿瘤内有出血、坏死。

胰岛细胞瘤好发年龄多在 30～60 岁，女性发病率略高，典型的临床症状为低血糖发作。在清晨或傍晚空腹时或劳累后出现冷汗、面色苍白、心慌、四肢发凉、手足震颤、饥饿无力等症状，部分病例严重时可发生意识不清和昏迷的神经精神症状。

### （二）声像图表现

肿瘤位于胰腺实质内，胰腺形态正常，如位于胰腺边缘部，胰腺形态出现相应异常。一般肿瘤呈圆形或椭圆形低回声区，边界清楚，内有少许散在的点状强回声，多位于胰体尾部。肿瘤较小，大小约为 1～2cm。较大的肿瘤内部合并出血或囊性变时（图 40-12-1），肿瘤内可见不规则的无回声区。胰岛细胞癌肿瘤内部常呈不规则强回声区。CDFI：肿瘤周边或内部有动脉血流信号。

### （三）鉴别诊断

胰岛细胞瘤应与胰腺癌鉴别（详细见胰腺癌鉴别诊断），胰岛细胞癌与胰腺癌声像图相似，较难鉴别，但结合临床有无低血糖发作的病史，借助鉴别。

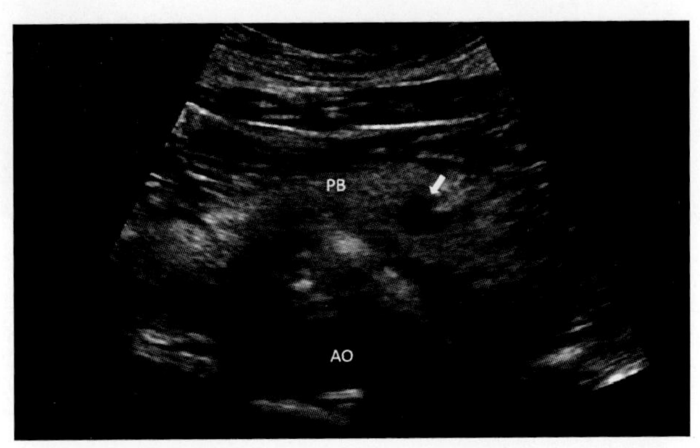


PB：胰体；AO：主动脉；箭头所示为肿瘤

**图 40-12-1　胰岛细胞瘤声像图**

## 二、无功能性胰岛细胞瘤

### （一）病理、临床表现

肿瘤由胰岛细胞组成不产生大量胰岛素。常为单发性，肿瘤一般体积较大，范围 5～10cm，呈圆形、椭圆形或分叶状。有完整包膜，质地为实质性，有坏死、出血时，质地变软。肿瘤组织与正常胰腺组织分界较明显，临床上发病年龄较轻，多在 20 岁以下，一般无明显症状，多属偶然发现左上腹可扪及包块。

### （二）声像图像表现

左上腹胰腺体尾部可见圆形、椭圆形或分叶状的实性肿块图像，边界清楚，轮廓光滑，包膜呈高回声。肿块较大时，内部回声不均匀，出血、坏死区为不规则无回声区或团块状回声，一般无胰管扩张。

### （三）鉴别诊断

无功能性胰岛细胞瘤应与胃、左肾、腹膜后肿瘤及胰腺癌鉴别，饮水后扫查有助于与胃肿瘤鉴别。应用脾静脉走行追踪的方法，可鉴别胰腺，或左肾肿瘤。前者位于脾静脉前方，后者位于脾静脉后方。腹膜后肿瘤可使胰腺推挤移位，但胰腺形态正常，而无功能性胰岛细胞瘤与胰腺关系密切。胰腺癌包块生长快，肿块多无包膜呈浸润性生长，且患者临床症状较重可与本病鉴别。

### （四）临床意义

胰岛细胞瘤因肿瘤体积小，常规检查一般难于发现。但饮水充盈胃作为透声窗，应用高分辨力超声显像仪，将图像放大，可提高其检出率。另外，超声内镜能清楚地显示胰腺小的肿瘤亦可提高胰岛细胞瘤的诊断率。术中超声能显示术前常规检查未发现的小胰岛细胞瘤，对于胰岛细胞瘤的检出有很大价值，为手术治疗提供重要的依据。对于较大的恶性或无功能性胰岛细胞瘤，超声一般根据声像图特征，结合临床资料可做出明确诊断。

（周晓东）

## 第十三节 胰腺先天性变异

### 一、概述

胰腺先天性变异可以分为胰腺融合异常（胰腺分裂，完全或不完全）、迁移异常（环状胰腺和异位胰腺）和复制异常（数量和形状）。

### 二、常见胰腺异常及临床意义

#### （一）胰腺分裂

是最常见的胰腺异常，发生率为4%～10%。这一异常包括腹侧和背侧胚芽的融合缺失，这样，Wirsung导管变得非常薄和短，仅引流胰头下部。相反，Santorini管可保持一定长度，在尺寸上很明显，但与Wirsung管没有交通。尽管Santorini是主导管，但两个导管之间存在不完全形式的交通。这种异常一般无症状，有时伴随反复的腹痛和慢性胰腺炎。可能是因为大部分胰液流经小乳头，而小乳头没有足够大，临床上常常伴随导管扩张，其诊断一般依赖于ERCP或CWMR。

#### （二）环状胰腺

正常情况下，原始胰腺两个侧芽，即腹芽和背芽，腹芽270°旋转至背芽后方，两个侧芽融合形成最终胰腺（图40-13-1a～c）。环状胰腺是一种胰腺发育异常，腺体形成狭窄环，环绕十二指肠第二部分，导致其阻塞（图40-13-2a～d）。一半的病例表现为出生时十二指肠阻塞，常合并其他异常。另一种情况，可能持续到成年，表现为非特异性消化道疾病，急性或慢性胰腺炎。

#### （三）背侧胰腺发育不全

是一种罕见的畸形，包括来自背侧胚芽腺体有部分缺失，这部分本会形成胰头大部、胰体和胰尾。因此，仅有一小部分腺体形成胰头底部并出现钩突。通常伴随其他畸形，如无脾（脾缺如），多脾（多个副脾）和内脏转位，包括胰腺在内的一些脏器的位置异常（图40-13-3a～d）。与其相关的心血管异常更多见。如影像学检查疑似胰腺形态发育异常，应进一步行ERCP或CWMR检查验证。目的是排出系统的解剖变异各种胰腺萎缩或恶性梗阻性疾病引起的继发性病变。

#### （四）异位胰腺

相对常见，发生率为0.6%～14%。诊断一般不通过影像，而是经内镜或术中和病理证实。异位胰腺通常包括位于胃（26%～38%），十二指肠（28%～36%），空肠（16%），回肠或Meckel憩室壁内胰腺之外的腺体样胰岛（0.5～2cm）。很少涉及结肠、食道、胆囊、胆管、肝、胃、肠系膜等。腺体位于黏膜下层，一般无症状，常常因为并发症（狭窄、溃疡、出血、肠套叠等）出现临床表现。

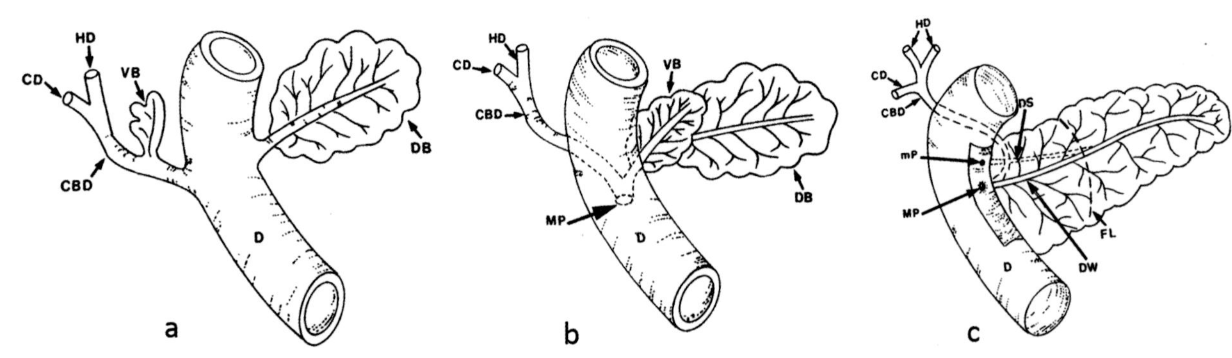


a. 原始胰腺侧芽：腹芽和背芽；b. 腹芽 270°旋转至背芽后方；c. 两个侧芽融合形成最终胰腺及胰管

**图 40-13-1　a～c 正常胰腺发育过程示意图**

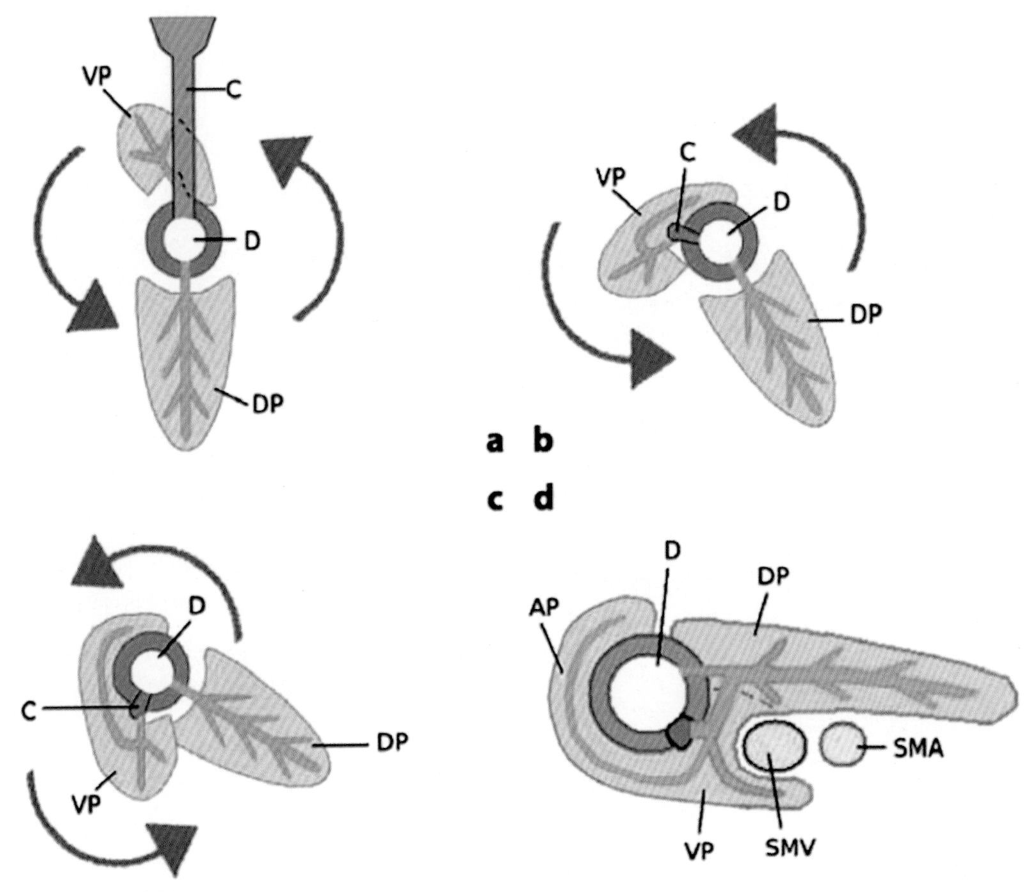


胰腺腹芽（VP），没有从原来的前位（a）旋转 270°到背芽（DP）下和后侧，而被认为是固定在前面，VP 向左后完全或不完全围绕十二指肠 C 环（d）形成胰腺环（AP），这样会在早期引起十二指肠管腔狭窄。b、c 腹芽旋转过程的中间状态；C：胆总管；D：十二指肠；SMA：肠系膜上动脉；SMV：肠系膜上静脉

**图 40-13-2a～d 环状胰腺发生示意图**

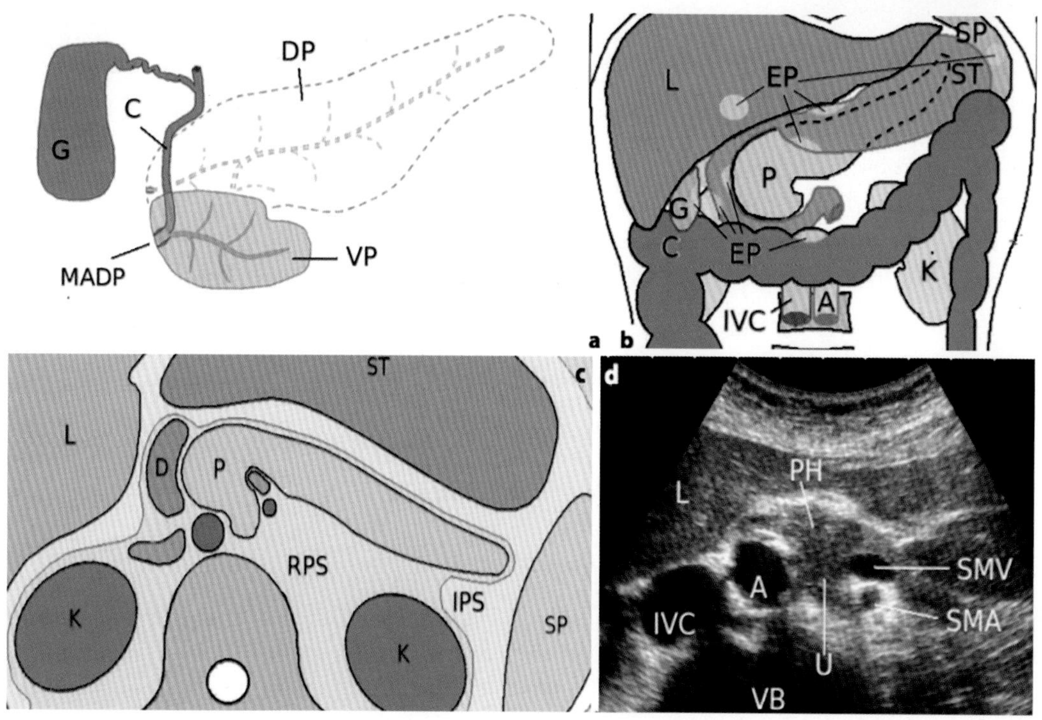


a. 胰腺背芽（DP）发育不全；b. 异位胰腺；c. 左侧位胰腺解剖特征；d. 超声的横向扫查图像。C：胆总管；D：十二指肠；G：胆囊；IPS：腹腔空间；K：肾；L：肝；MADP：十二指肠乳头；RPS：腹膜后间隙；SMA：肠系膜上动脉；SP：脾；ST：胃；VB：椎体

**图 40-13-3 a～d 胰腺的畸形和解剖变异示意图及声像图**

### （五）截断胰腺

常伴有胰体尾发育不全（或仅有尾部），和脾脏发育不全。

### （六）反转胰腺

出现在内脏完全转位，即所有腹部器官都与正常位置呈镜像相反：胰头位于左侧（连同肝，胆道和十二指肠），而胰尾则向右侧（连同脾脏一起）。

### （七）胰腺折叠

是另一种罕见的先天性异常，整个胰腺位于中线左侧，见肠旋转不良相关章节。

### （八）胰腺导管系统异常

从经典的胰腺导管解剖结构分析，胰管分为 Wirsung 和 Santorini 管。异常情况下，Santorini 管可退化或缺如（占 25%～30%），主胰管呈弯曲形状（占 1%），并环绕 Wirsung 管。更多的变异是在尾部水平呈管状分叉，或在 Wirsung 管与 Santorini 管交界处。胰体和胰尾部的导管呈均匀性狭窄。所有这些畸形都可用 CWMR 及 ERCP 检查证实。

### （九）胰胆管出口

是一种轻微解剖位置变异（占 1.5%～3%），其中最严重的是 Wirsung 管和胆总管高度融合，在十二指肠外就汇入胆总管，形成共同管道，长度甚至超过 1.5 厘米，常合并胆管扩张（占 33%～83%）。可能是因为胰液反流与胆道肿瘤发病率增高相关。这些异常的临床诊断仍靠 CWMR 及 ERCP 检查。

（周晓东）

## 第十四节 谐波超声造影的临床应用

### 一、超声造影方法

#### （一）超声仪器的选择

胰腺超声造影仪器的选择与肝脏超声造影相同，应为具备腹部超声造影软件的各种类高端超声诊断仪。

### （二）造影剂使用方法及用量

超声造影检查前准备与常规超声检查一致，胰腺超声造影检查前须禁食 8h 以上。胃肠道气体干扰明显时，嘱患者饮水 400～600ml，充盈的胃腔可作为良好的声窗。超声造影剂与肝脏造影一样，其给药方式也与肝脏造影相同，均为外周静脉团注法，注射计量一般为 2.4ml。

## 二、适应证

1. 常规超声检查发现胰腺占位病变，鉴别其良、恶性，或须观察血流灌注特点。

2. 了解胰腺病灶的大小、边界、与周围血管的关系等。

3. 判断急性胰腺炎有无坏死。

4. 鉴别胰腺假性囊肿和囊性肿瘤。

5. 观察胰腺病灶内有无血供，鉴别其囊、实性。

6. 不明原因的胰管扩张，寻找病因者。

## 三、操作步骤

1. 首先行常规二维超声及彩色多普勒超声检查，通过不同超声切面观察胰腺整体形态、血流、主胰管情况及病变的部位、大小、边界、血流信号等。选择最清晰的病灶及周边有正常胰腺实质的切面进行超声造影检查，以便与胰腺实质比较从而判断与分析不同的增强模式。

2. 经外周静脉团注声诺维（sonoVue）2.4ml，并快速以 5ml 生理盐水冲洗。如为其他造影剂，应按其说明书推荐剂量实施。

3. 进入造影模式后，机械指数（MI）一般设定在 0.1～0.2，从注射开始观察至注射后 2min 左右。大致 10～30s 为动脉相，30～120s 为组织相。如高度怀疑胰腺癌的病例可在 2min 后对肝脏进行扫查，以便发现微小肝脏转移病灶。

## 四、正常胰腺超声造影表现

与肝脏不同，胰腺实质以动脉供血为主，无门静脉相的血流灌注，胰腺腺体实质的灌注几乎与腹主动脉同时增强。通常将胰腺造影时相分为动脉相和组织相。胰腺及后腹膜病变的超声造影图像质量与常规超声检查技巧直接相关，因此，需要充分掌握胰腺解剖结构与其血供分布情况，以便做出准确的定位和定性判断。

正常胰腺超声造影表现为实质呈均匀性增强，主胰管通常不显示，动脉相胰腺实质回声强度接近腹主动脉，组织相回声减低，可低于同期正常左肝实质回声。胰腺轮廓动脉相较清晰，组织相较模糊。

## 五、胰腺病变的超声造影表现和病例诊断分析

### （一）胰腺癌的超声造影表现

胰腺癌增强方式目前尚不统一，文献报道基本可分 3 种：

1. 胰腺病变区全期低增强或无增强，边界光整。

2. 动脉相早期呈低增强，动脉相晚期为等增强，组织相呈低增强（图 40-14-1）。

3. 动脉相呈高增强或等增强，组织相呈等增强或低增强。

由于多数胰腺癌表现为乏血供：即动脉相早期低增强或无增强，后期消退。但少数胰腺癌血供丰富，动脉相表现为等增强，甚至高增强，此时须结合常规超声影像特点或其他影像学检查进行鉴别诊断。

### （二）急性胰腺炎超声造影表现

1. 急性水肿型胰腺炎　胰腺呈均匀增强，后期同步消退。胰腺周围可见线样少量无增强区，提示为渗出性改变。

2. 急性出血坏死型胰腺炎　早期胰腺实质呈不均匀增强，后期消退，如出现坏死时可见无增强区（图 40-14-2a～b ）。胰腺周围见到大片状无增强区，边界清晰，壁薄而光整，可提示为假性囊肿。

### （三）慢性胰腺炎超声造影表现

1. 典型的慢性胰腺炎增强与正常胰腺实质增强方式相似，表现为整体同步等增强改变，有主胰管扩张时可见胰管内无增强，无占位性病变的表现。

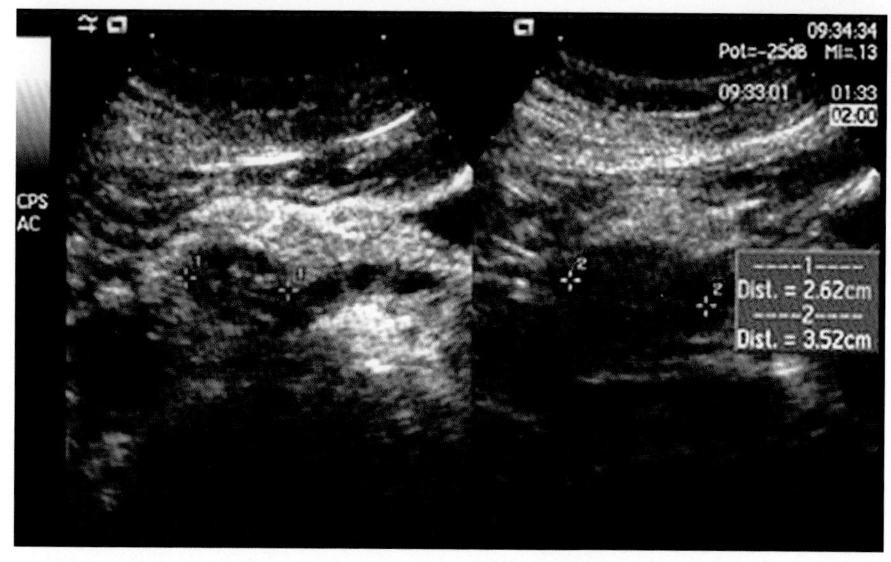


超声显示胰头占位低回声（右）和超声造影（左）显示低增强（十字标所示）。

**图 40-14-1　胰腺癌超声造影图**

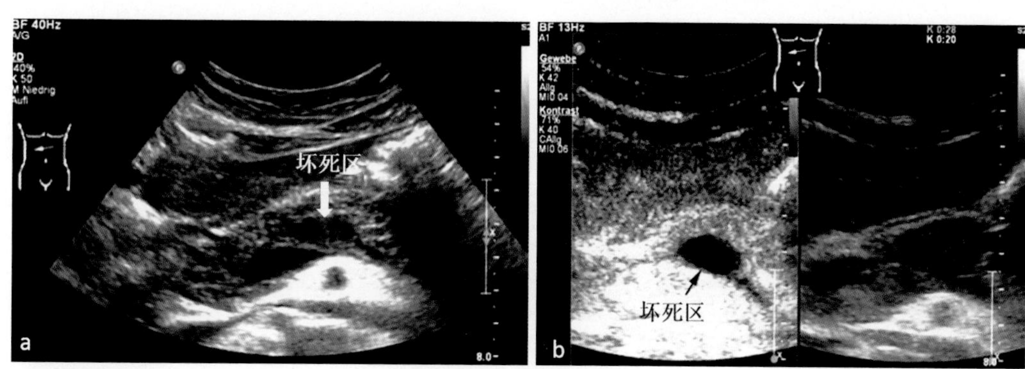


a. 常规超声示坏死区为低回声（箭头示）；b. 超声造影显示坏死区为无增强（箭头示）

**图 40-14-2a～b 坏死型胰腺炎超声造影图**

2. 肿块性胰腺炎时，因肿块非真正的肿瘤，而是增生的胰腺组织，增强方式与周边胰腺实质相同，为全期同步等增强，属等进等出，与胰腺癌动脉期低增强，后期消退不同。

3. 自身免疫性胰腺炎有典型的常规超声表现，即胰腺实质整体的肿胀、回声明显减低、胰管不扩张。超声造影时胰腺无明显异常增强区域，主胰管往往较细，增强时管壁及管腔一般显示欠清，甚至不显示。

### （四）真性胰腺囊肿超声造影表现

常规超声显示胰腺内无回声区，单发或多发，位于胰腺任何部位。超声造影无增强，囊壁光整，无增强的结节，主胰管一般不显示。

### （五）假性胰腺囊肿超声造影表现

超声造影表现与真性囊肿相似，囊腔内全期无增强，且囊壁上无结节增强，是区别囊腺瘤的重要特征。

### （六）胰腺囊腺瘤超声造影表现

胰腺浆液性囊腺瘤超声造影可表现为囊壁及囊内蜂窝状分隔增强；黏液性囊腺瘤囊壁、分隔及附壁乳头结构可表现为不规则的增强、增强程度可接近或稍高于胰腺实质。

（周晓东）

## 第十五节　胰腺创伤

### 一、概述

胰腺位于上腹部腹膜后，背靠脊椎，前面有腹肌、胃及结肠，受到外伤的机会较少，只占腹部创伤的0.2%～1%。近20年来，胰腺外伤有增高的趋势。

### 二、病因、病理及分型

国内大多数胰腺损伤为钝性伤。主要是交通事故所致。医源性损伤则主要见于上腹部手术，如胃大部切除术、十二指肠憩室手术及脾切除术误伤引起。轻度损伤时，胰腺组织水肿或局部出血引起血肿。严重钝挫伤可发生胰腺破裂、断裂。胰腺外伤分型：①挫伤型，胰腺有点状出血、血肿，但被膜完整，腹腔无液体渗出；②裂伤型，为无主胰管受伤的各种类型胰腺损伤；③主胰管损伤型。

### 三、超声表现

#### （一）二维声像图

1. 胰腺轻度损伤，一般因水肿而导致胰腺体积增大，回声减低或局部回声强弱不均，边界较规整。如局部损伤伴出血、血肿形成时，胰腺局部回声强弱不均，或局部有边界不清，周边可伴较强回声区（图 40-15-1a）。

2. 损伤严重者，胰腺破裂、断裂时，胰腺形态不完整，胰腺回声不均匀，胰周及腹腔内可见无回声区。

3. 后期可形成胰腺假性囊肿，胰周及腹腔内可见较大的无回声区（图 40-15-1b）。继发感染可发生胰腺脓肿，脓肿壁厚而不规则，在无回声区内可有点状、片状低回声，为组织碎屑和脓液。

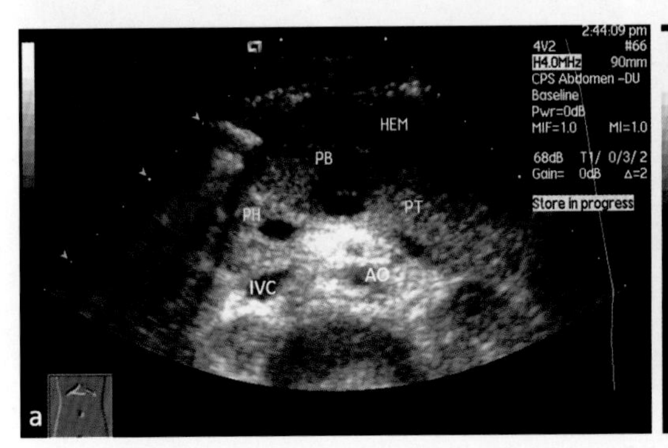


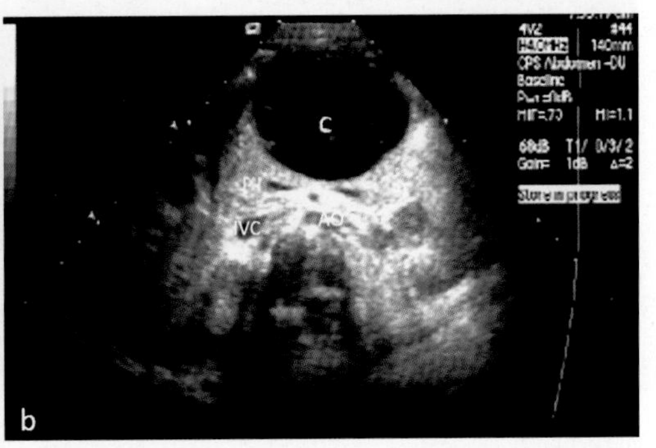


a. 超声显示胰周血肿；b. 超声显示胰周囊肿；PH：胰头；PB：胰体；HEM：血肿；胰体；PT：胰尾；C：囊肿；IVC：下腔静脉；AO：主动脉

**图 40-15-1　a～b 胰腺损伤伴血肿、囊肿声像图**

#### （二）超声造影

轻度胰腺损伤，胰腺呈均匀增强，后期同步消退。胰腺周围可见线样少量无增强区，提示为渗出性改变。严重胰腺损伤时，如出现出血、血肿时胰腺周围可见线样少量或团片状无增强区。胰腺周围如见到大片状无增强区，边界清晰，壁薄而光整，可提示为假性囊肿。

### 四、临床意义

胰腺外伤为急腹症，凡上腹创伤者都应考虑胰腺损伤的可能，应用超声检查可发现胰腺形态大小、回声异常，结合超声造影判断胰周及腹腔内有无积液、血肿及活动性出血，为临床诊断与治疗提供重要的依据。如胰腺正常也可做出排除性诊断。尤其在上腹部手术后，对术后发热、上腹疼痛、上腹肿块的患者进行超声检查，有助于判断有无胰腺水肿、出血及假性囊肿形成。

（周晓东）

## 第十六节　介入性超声在胰腺疾病中的应用

### 一、超声引导下穿刺活检与引流技术

#### （一）胰腺病变性质的诊断

对于不明性质的胰腺实性肿块、囊实性肿块及可疑的弥漫性肿瘤，可在超声引导下对病变区行细针穿刺针抽吸细胞学检查或做组织学活检，以明确病变的病理诊断。行胰腺穿刺细胞学检查时，由于胰腺位置深在，前方有胃及十二指肠，故穿刺应慎重行事。对合并有急性胰腺炎或慢性胰腺炎复发、大量腹水或肠袢扩张的患者要禁忌进行此项检查。

针吸细胞学检查常用22G（PTC）针。患者一般取仰卧位，由超声普通探头扫查上腹部，明确病变位置、测量肿块大小、距体表深度、定好穿刺部位后，在穿刺区域消毒皮肤，铺巾，换上消毒好的穿刺针头。在超声仪的监视和引导下，选择穿刺的最短路径，避开胰腺周围的大血管及扩张的胆道系统或胰管，将穿刺针沿引导线直接刺入腹腔及胰腺肿块内，拔出针芯，接上10ml针管抽吸。在保持针管负压状态下，可将针尖小幅度提插3～4次，后去掉针筒负压拔针，将吸取物均匀涂于玻片上，95%乙醇固定、染色后显微镜下观察。有报道证实行细针穿刺针吸细胞学检查，敏感性为66.7%。其失败主要原因是穿刺标本太小或肿瘤细胞吸取太少，不能做出诊断。若采用超声定位及X线造影联合观察，进行定性诊断，则对胰腺肿瘤的敏感性可提高到77.5%。

如经细胞学检查未能确诊者，或发现的病变必须明确组织病理诊断时，可行超声引导穿刺组织学活检，将细胞学诊断推进到组织学诊断。

目前，常用18G针（外径1.2mm）做经皮穿刺活检仍然是安全的，特别是临床普及应用的弹射式自动活检枪，操作简便，所取得的标本质量更好。超声引导下细针组织活检使80%以上的病例得到准确的组织病理诊断。国内外学者报道应用此法对胰腺癌等恶性肿瘤的确诊率明显提高。应用超声引导穿刺与活检可进行胰腺病变的诊断，同时亦可行治疗。针对胰腺假性囊肿和脓肿，可在超声引导下经皮穿刺抽吸囊内液体，即可明确诊断，又可使症状减轻或消失。

#### （二）胰腺假性囊肿和脓肿的穿刺引流治疗

胰腺假性囊肿系急性和慢性胰腺炎的常见并发症。超声引导下穿刺囊肿抽液具有很高的诊断和治疗价值。尤其是囊内有出血或感染者，即可明确诊断，又可做细菌培养。因大多数囊肿与胰管相通，当胰腺肿胀消退后，囊液可经主胰管排入肠道内，部分囊肿可吸收或自行缩小。长时间未被吸收的假性囊肿易引起各种并发症，如可穿破到胆管或压迫胆管引起梗阻性黄疸；囊肿张力过高，也可导致休克。目前认为，急生和亚急性期的假性囊肿，囊壁尚未机化和坚实，一般在6周以上时间安排手术。凡6周内囊肿有出血、感染或迅速增大时，为减轻症状和并发症发生，应在超声引导下行囊肿穿刺抽液治疗。术前准备及操作方法基本同穿刺诊断，这样可迅速降低囊肿内的压力，解除患者的疼痛，避免剖腹手术。此外，反复穿刺术可使囊壁发生机化，成熟，部分病例可自愈。对不能自行吸收者亦可为手术治疗制造有利的时机，择期手术。慢性胰腺炎假性囊肿多可经穿刺抽液及硬化治疗而痊愈。值得注意的是对囊腔与胰管相通的患者不宜采用无水乙醇硬化治疗。以免乙醇进入胰管，引起化学性胰腺炎或其他并发症。

胰腺脓肿死亡率甚高，手术死亡率约30%，不治疗死亡率更高可达80%以上。在非手术治疗中，经皮穿刺，置管外引流的成功率达50%以上，这对垂危患者的抢救极为有利，可避免急诊手术死亡率高的危险。目前，胰腺脓肿经皮穿刺引流没有假性囊肿开展的那么普遍。脓肿穿刺需用18G或更粗的穿刺针，引流可用猪尾巴导管。

### 二、超声引导胰管造影术

在实时超声引导下，经皮穿刺胰管造影（PPD）是近来发展的一项新的检测技术。主要适用于疑有胰腺癌或十二指肠Vater乳头部癌。在内镜下逆行胰胆管造影（ERCP）胰管不显影的患者，在超声检查胰管有梗阻扩张、内径达4mm以上者或为明确某些胰腺病变的诊断需要采集胰液者，可采用PPD来了

解梗阻胰管的形状，明确病变的诊断和范围判断，为手术方案的选择提供了重要的依据。

在做PPD前，应用普通超声探头清晰地显示扩张的胰管，取近前腹壁的胰体部胰管作为穿刺目标，可经胃或经肝左叶进行穿刺。用超声定位导向，当荧光屏上显示针尖回声到达胰内胰管表面时，应快速进入胰管。在胰管造影时，首先抽吸胰管内胰液，以备进行生物化学、细菌学的检验。后注入造影剂（60% Urographin），造影剂的量不能超过抽出的胰液量。压力及进药速度均严格控制，以免引起逆行感染和胰腺炎。造影后应尽量抽尽胰管内造影剂及胰液。国外此项操作的成功率达89.3%，未见任何并发症。

上述方法简便易行，有助于慢性胰腺炎与胰腺癌的鉴别，也可观察整个主胰管及其分支情况，对胰腺疾病的诊断具有重要价值。

## 三、术中超声的应用

### （一）肿瘤的定位与诊断

胰腺术中超声可避免腹壁、胃肠气体的干扰，探头直接沿胰腺扫查，可清晰地显示肿块图像，并做出准确定位。尤其对小胰腺肿瘤，如胰岛细胞，小胰腺癌更具有诊断价值。如要明确胰腺小病灶性质者，可通过超声引导下针吸或切取标本活检来明确病理诊断，这样对手术方式的选择有指导意义。

### （二）在胰腺囊性病变中的应用

胰腺炎常合并假性囊肿时，术中超声可帮助选择在壁薄、无血管处切开囊壁，这样可缩短手术的时间，提高手术的质量。如为胰囊腺瘤（癌）确定肿瘤的界限，从而可决定手术的方式。慢性胰腺炎伴胰管结石，术中超声引导下还可切开主胰管取石。放置“T”管引流等。

### （三）判断肿瘤与周围血管关系

胰腺癌手术时，了解肿瘤是否侵及周围血管，对肿瘤能否切除做出判断。

### （四）术中超声引导下胰腺癌的微创治疗

手术中不易切除的肿瘤，可在实时超声引导下行肿瘤微创消融治疗。目前，常用的微创消融治疗包括热消融（射频、微波、激光和高强度聚焦超声）和冷消融（冷冻）方法均可用于术中治疗。由于术中手术中可以充分暴露病变、保护胃肠等重要器官，超声引导下直接消融治疗胰腺癌，方法简便、安全、疗效可靠（图40-16-1a～d）。

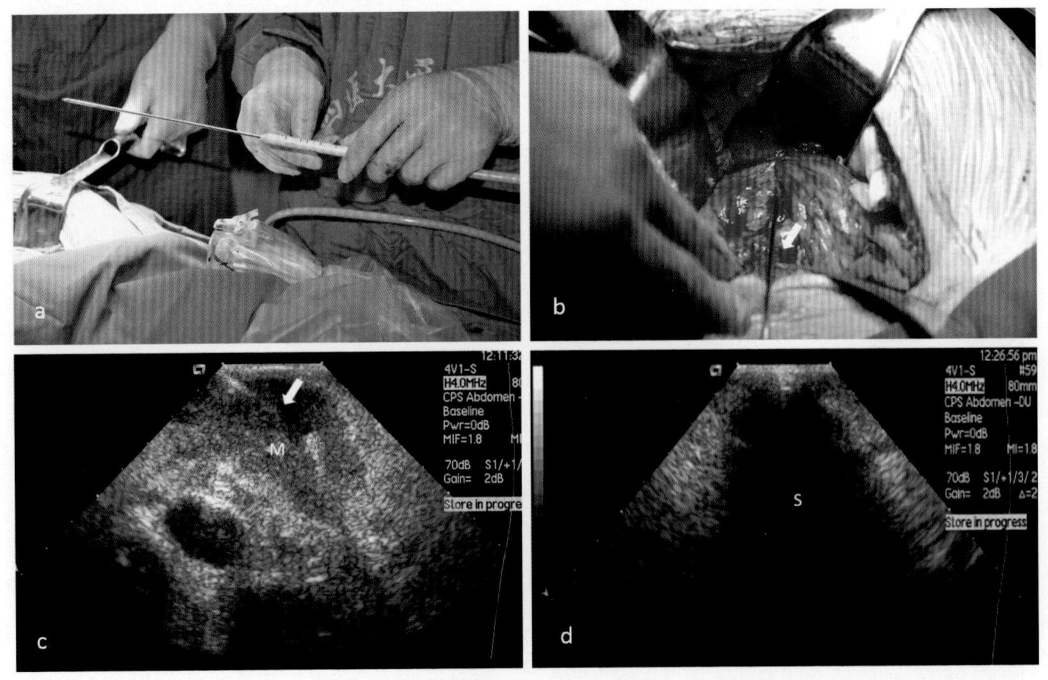


a、b. 术中暴露肿瘤；c. 超声显示进针位置（箭头所示）；d. 超声显示冰球及声影 M：肿块；S：声影

**图40-16-1　a～d 术中冷冻治疗胰腺癌示意及声像图**

## 四、超声引导下经皮经腹冷冻治疗胰腺癌

胰腺癌晚期或不易切除肿瘤，在实时超声引导下经皮经腹行肿瘤冷冻消融治疗（图 40-16-2A～F），条件是有穿刺进针路线，必须避开胃肠等重要器官。超声引导下经皮经腹冷冻治疗胰腺肿瘤是目前较安全、有效的微创方法，与热消融比较相对安全，不需要麻醉，是一种有效、方便、可行的减瘤治疗方法。

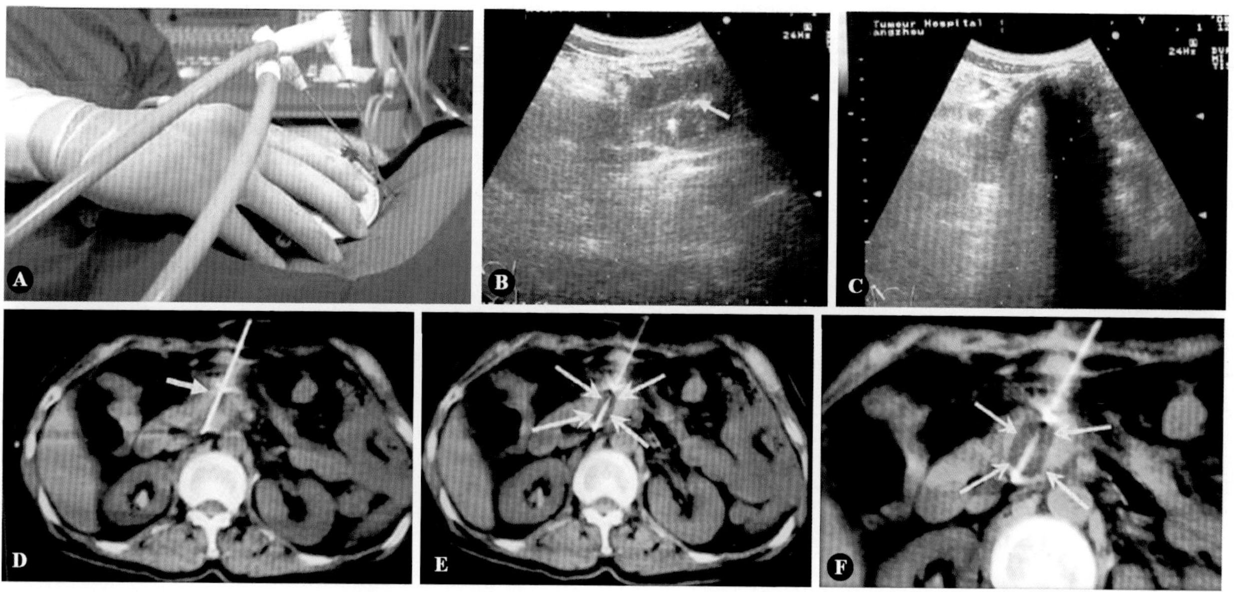


A. 经皮经腹冷冻消融布针图；B. 超声显示进针（箭头示）；C. 超声显示治疗中冰球形成及声影；D、E、F. 分别为 CT 显示治疗中进针（箭头示）及不同时段冰球形成的大小（箭头示）

**图 40-16-2 A～F 经皮经腹冷冻消融治疗胰腺肿瘤示意及声像图**

## 五、小结

超声可作为临床诊断胰腺疾病的首选方法，由于胰腺解剖的关系，体表超声检查要求多体位或饮水后观察，可提高超声诊断阳性率。超声对急性胰腺炎、胰周积液、胰腺假性囊肿、胰腺肿瘤诊断价值较高；对慢胰腺炎的诊断敏感性较低。彩色多普勒超声有助于胰腺区囊性病变的鉴别，可直观胰腺病变所致周围血管压迫、移位征象。胰腺炎性假瘤、胰腺结核、弥漫性肿大的胰腺炎可有类似胰腺癌的超声表现，应行超声引导下活检才能明确诊断。

（周晓东）

### 参考文献

[1] 钱蕴秋．超声诊断学．2 版，西安：第四军医大学出版社，2011：339，344，348.

[2] 施红，蒋天安．实用超声造影诊断学．北京：人民军医出版社，2013：197-201.

[3] 唐少珊，王新华，黄丽萍，等．非常见胰腺肿瘤的超声表现［J］．中华医学超声杂志，（电子版），2011，8（7）：1425-1430.

[4] 李世岩，黄品同，徐海珊，等．超声双重造影评价胰腺癌侵犯胰周血管的初步应用［J］．中华超声影像学杂志，2012，21（3）：209-212.

[5] 王鹏，唐少珊，刘守君，等．胰腺黏液性囊性肿瘤的超声表现［J］．中国医学影像技术，2012，28（2）：315-317.

[6] 梁瑾瑜，谢晓燕，李雯，等．胰腺癌定量超声造影与微血管密度的相关性研究［J］．中华肝胆外科杂志，2012，18（3）：188-191.

[7] 祝毛玲，徐灿，金震东，等．超声图像特征参数分析在胰腺癌鉴别诊断中的应用［J］．中华消化内镜杂志，2012，23（1）：15-18.

[8] 年卫东．超声内镜引导下细针抽吸活检术［J］．中国医刊，2013，48（4）14-15.

[9] 卢颖，黄光亮，谢晓燕，等．自身免疫性胰腺炎超声表现及与胰腺癌的鉴别［J］．中华超声影像学杂志，2014，23（4）：308-311.

[10] 范智慧，严昆，王延杰，等．胰腺转移癌超声造影表现探讨［J］．中华超声影像学杂志，2014，（11）：948-951.

[11] 骆洪浩，彭玉兰，赵海娜，等．胰腺黏液性囊腺瘤和浆液性囊腺瘤的超声诊断与病理对照［J］．重庆医学，2015，(2)：201-203，206.

[12] 端传友（综述），王新波（审校）．胰腺良性肿瘤的术前诊断及外科治疗进展［J］．医学综述，2015，（16）：2941-2943，2950.

[13] 陈凡．胰腺转移癌 40 例临床分析．中华消化杂志，2008，28：714-715.

[14] 许东奎，赵平，邪永孚，等．胰腺转移性肿瘤的诊断和治疗. 中华肿瘤杂志，2006，28：306-308.

[15] 李鹏，孙备．胰腺转移癌的研究进展．中华外科杂志，2012，50：79-81.

[16] 范智慧，严昆，王延杰，等．胰腺转移癌超声造影表现探讨. 中华超声影像学杂志，2014，23：948-951.

[17] Carol M. Rumack，Stephanie R. Wilson，J. William Charboneau，Diagnostic ultrasound（third edition），Elsevier Mosby，2005，ISBN：p213-214.

[18] Bang S，Suh JH，Park BK，et al. The relationship of anatomic variation of pancreatic ductal system and pancreaticobiliary diseases. Yonsei Med J，2006，47：243-248.

[19] Yu J，Turner MA，Fulcher AS，Halvorsen RA. Congenital anomalies and normal variants of the pancreaticobiliary tract and the pancreas in adults：part 2，Pancreatic duct and pancreas. Am J Roentgenol，2006，187：1544-1553.

[20] D' Onofrio M，Zamboni GA，Malagò R，et al. Resectable pancreatic adenocarcinoma：is the enhancement pattern at contrast-enhanced ultrasonography a pre-operative prognostic factor? Ultrasound Med Biol，2009，35：1929-1937.

[21] Kersting S，Konopke R，Kersting F，et al. Quantitative perfusion analysis of transabdominal contrast-enhanced ultrasonography of pancreatic masses and carcinomas. Gastroenterology，2009，137：1903-1911.

[22] Lu，Q.，et al. Can Contrast-Enhanced Ultrasound Evaluate the Severity of Acute Pancreatitis? Digestive Diseases and Sciences，2011，56：1578-1584.

[23] D'Onofrio M，Barbi E，Dietrich CF，et al. Pancreatic multicenter ultrasound study（PAMUS）. European Journal of Radiology，2012，81：630-638.

[24] Mirarchi M，De Raffele E，Lega S，et a1. Synchronous adenocarcinoma of the sigmoid colon and multifocal intraductal-papillary mucinous neoplasm of the pancreas in an elderly patient. Chir Ital，2009，61：357-367.

[25] Fan Z，Li Y，Yan K，et al. Application of contrast-enhanced ultrasound in the diagnosis of solid pancreatic lesions-A comparison of conventional ultrasound and contrast-enhanced CT. European Journal of Radiology，2013，82：1385-1390.

[26] Ardengh JC，Lopes CV，Kemp R，et al. Pancreatic splenosis mimicking neuroendocrine tumors：microhistological diagnosis by endoscopic ultrasound guided fine needle aspiration. Arquivos de gastroenterologia，2013，50：10-14.

[27] Opacic D，Rustemovic N，Kalauz M，et al. Endoscopic ultrasound elastography strain histograms in the evaluation of patients with pancreatic masses. World Journal of Gastroenterology，2015，21：4014-4019.

# 第四十一章 脾脏

## 第一节 概述

脾脏是最大的淋巴器官，具有淋巴细胞和网织内皮细胞系统的功能。脾脏肿瘤包括原发肿瘤和继发肿瘤。脾脏原发肿瘤少见，其原因为脾脏是重要的外周免疫器官，血运丰富，故肿瘤发生率低。

脾脏原发肿瘤以良性肿瘤多见，在良性肿瘤中以血管瘤多见，其次为炎性假瘤、脾囊肿。脾原发恶性肿瘤中以淋巴瘤、血管肉瘤为多见。脾转移瘤的发生率随着各部位肿瘤在不断上升，其转移数量也在不断上升。

## 第二节 检查方法

1. 检查前准备

检查当日禁食，检查前一天应避免做上消化道造影和钡剂灌肠。急诊可随时检查。

2. 体位

一般采取右侧卧位及仰卧位。检查时可瞩患者深吸气，有助于脾脏病变的显示。

3. 仪器

应采用实时动态彩色多普勒超声诊断仪，腹部探头成人常用频率 3～5MHz，儿童选用 5MHz 以上频率。

4. 扫查方法

（1）测量脾脏大小

最大长径：在冠状切面上，测量脾上下端间径，为最大长径（图 41-2-1）。

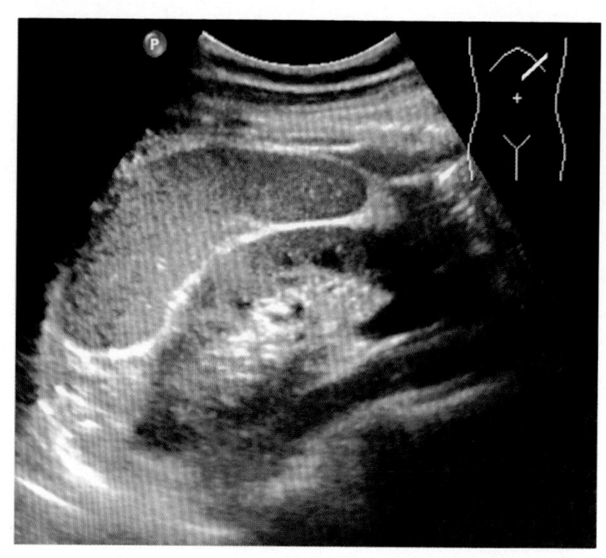

**图 41-2-1　左肋间斜切显示脾脏和左肾**

宽径：在横切面上测量脾两侧缘间径，为宽径。

厚径：在冠状切面上，由脾门处脾静脉中心垂直线与对侧脾膈面相交，为厚径。

（2）CDFI 检查：观察脾脏和脾脏结节及肿物的血流信号的分布和丰富程度，脾门血管内径、血流速度，必要时观察门静脉。测量结节内动脉血流的峰值流速和阻力指数。（图 41-2-2）

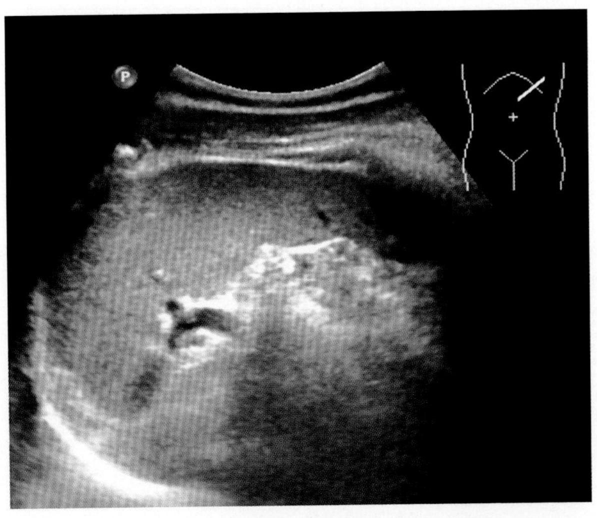

图 41-2-2　左肋间斜切显示脾门血管

## 第三节　局部解剖及正常声像图

脾脏位于左上腹深部，外形似半环状，脾上极在腋中线相当于第 9 肋间高度，下极在腋前线第 11 肋间。脾脏血管主要是脾动脉和脾静脉，脾动脉起自腹腔动脉，脾静脉在脾内与脾动脉伴行，在脾门处汇成脾静脉干。脾脏正常声像图为轮廓清晰，被膜光滑。脾脏被膜为强回声，脾实质回声中等均匀略低于肝脏。脾门血管走形清楚。（图 41-3-1）

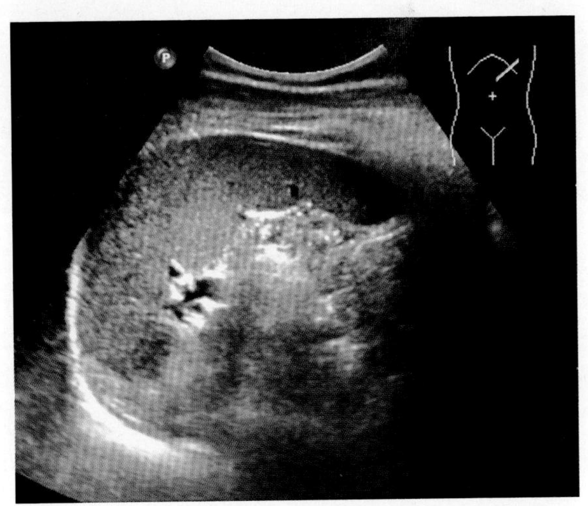

图 41-3-1　正常脾脏声像图

## 第四节　脾肿大

### 一、病理及临床概要

脾脏弥漫性肿大多数是全身性疾病的一部分。脾肿大病因很多，主要有感染性引起的脾肿大，如病毒、寄生虫、螺旋体感染等。非感染性引起的脾肿大常见有肝硬化、门脉高压、慢性右心衰竭引起淤血性脾肿大。恶性肿瘤引起的有白血病、恶性淋巴瘤、脾原发和继发引起的脾肿大。临床多表现左上腹胀痛，甚至可扪及肿块。

1. 脾脏肿大主要表现为超声测值增加。有以下异常声像图之一者，可考虑脾肿大：

（1）成年人脾脏厚径超过 4cm，或传统长径超过 9cm。

（2）在无脾下垂的情况下，脾下极超过肋下，或脾上极达到腹主动脉前缘。

（3）仰卧位时脾容易显示，而且能清楚显示两个以上切迹。

2. 声像图对脾肿大程度的估测

（1）轻度肿大　脾脏测值超过正常值，但仰卧位检查，深吸气时脾脏下极不超过肋弓下缘 3cm。（图 41-4-1）

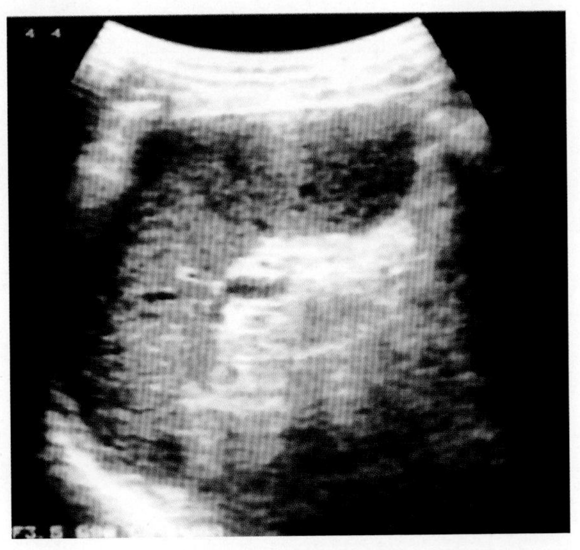

图 41-4-1　脾轻度肿大

（2）中度肿大　脾脏明显增大，但下极不超过脐水平线。（图 41-4-2）

（3）重度肿大 脾下极超过脐水平线以下，并可显示脾脏周围器官受压移位或变形。（图 41-4-3）

3. 脾的内部回声 脾肿大时，脾脏内部回声通常无明显改变，或轻度均匀性增强。CDFI 示脾血管增宽。

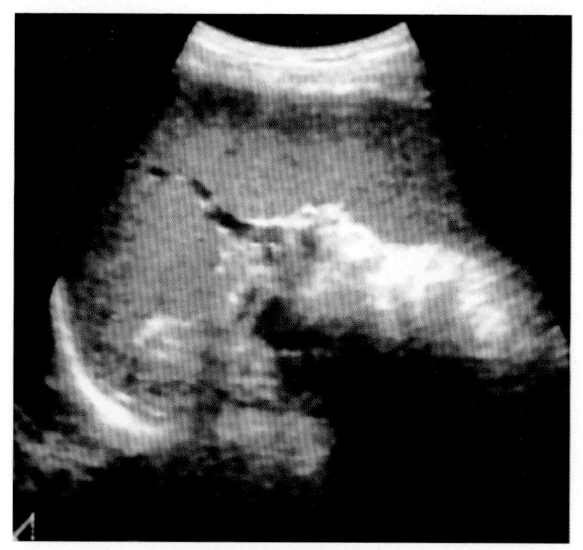

图 41-4-2 脾中度肿大

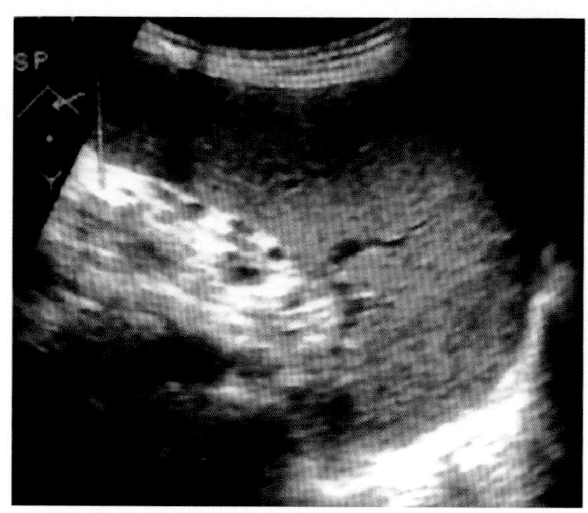


图 41-4-3 脾重度肿大

## 二、检查程序及仪器调节

患者向右侧卧位或仰位，探头放置脾区，多切面扫查有无脾脏，观察脾脏形态、大小。

仪器：二维超声诊断仪均能用于脾脏检查，具有高性能的彩色多普勒超声为更好，能丰富诊断信息。

探头：成人选用 3～3.5MHz 凸阵探头，儿童选用 5.0～7.0MHz 探头。

仪器调节：深度以能够显示脾脏及其毗邻器官的关系、随时调节聚焦点，以清晰显示观察部位。调节彩色应显示范围、灵敏度、滤波频率，以清晰显示脾实质内血管。

# 第五节 脾囊肿

## 一、病理及临床概要

脾囊肿较少见，按有无内衬上皮成分可分为真性囊肿和假性囊肿，假性囊肿无内衬上皮成分，真性囊肿常见单纯囊肿、淋巴管囊肿和表皮样囊肿。

脾囊肿临床无症状，多在体检时发现。

## 二、病变声像图

1. 脾内可见大小不等的圆形无回声区，合并出血、感染时，内部可有弥漫性低、中强度回声。

2. 囊壁锐利清晰，若囊壁钙化，可显示斑块状强回声伴声影。

3. 其后壁及后方组织回声增强。

4. 囊肿巨大时脾外形可不规则或明显畸变，囊种周围的正常脾组织被挤压变形。

5. 彩色多普勒无血流信号。（图 41-5-1～图 41-5-3）

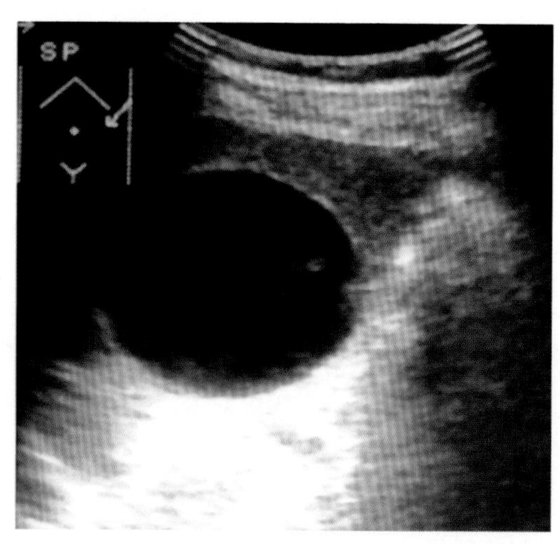


脾内无回声，边界清楚，后方回声增强

图 41-5-1 脾囊肿

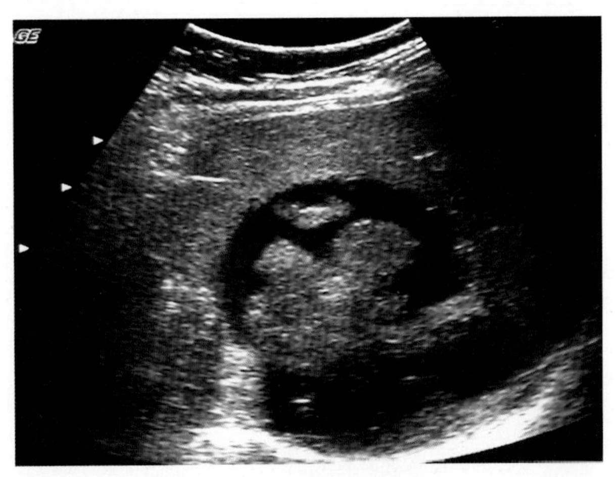

脾内肿物边界清楚，中心见强回声

**图 41-5-2　脾表皮样囊肿**

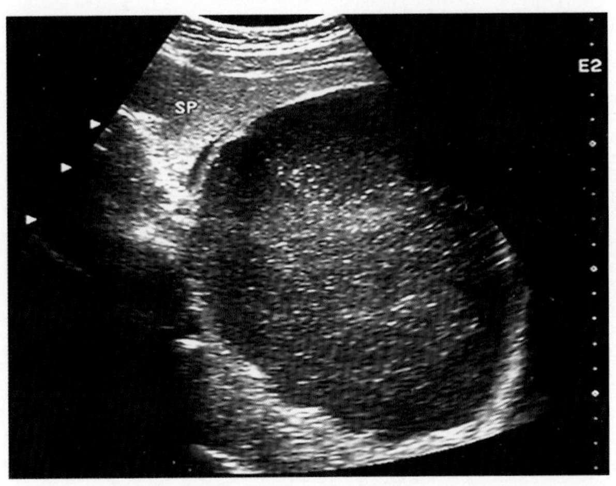


脾肿物边界清楚，无回声区内见细点状光点

**图 41-5-3　脾囊肿**

### 三、临床价值

超声对脾囊肿诊断具有很高的特异性，应是影像诊断中为首选。

## 第六节　脾外伤

### 一、病理及临床概要

脾脏在腹部外伤中最常见。当有病理性脾肿大时质地脆弱更易破裂出血，根据损伤的范围和程度范围脾破裂可分为真性破裂、中央型破裂、包膜下破裂。

### 二、病变声像图

脾实质内可见楔形约 2.1cm×2.3cm 低回声区，边界清楚，盆腔内见有液性暗区。（图 41-6-1）

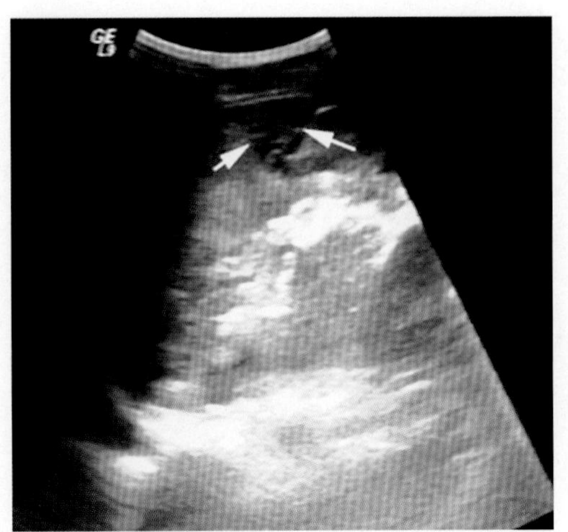

脾实质内见楔形低回声，边界清楚

**图 41-6-1　脾破裂**

### 三、临床价值

超声有助于脾外伤及时而准确诊断，尤其是脾超声造影更易明确诊断，帮助提供给临床外伤的程度和类型。

## 第七节　脾血管瘤

### 一、病理及临床概要

脾血管瘤在脾肿瘤中常见，是脾血管组织的胎生发育异常，出生后先天发育异常的血管组织不断生长所致。可分为：毛细血管瘤、海绵状血管瘤和混合型血管瘤。临床无明显症状，多数在体检时发现。

### 二、病变声像图

1. 脾血管瘤声像图特征与肝血管瘤相似，可表现为单发或多发，大小不等，大部分表现为边界清晰的强回声结节，有时可见周围血管进入病灶，使边缘出现裂隙现象。小部分表现为弱回声或低回声，但边界清楚。

2. CDFI 示病灶内少许或无血流信号。（图 41-7-1～图 41-7-4）

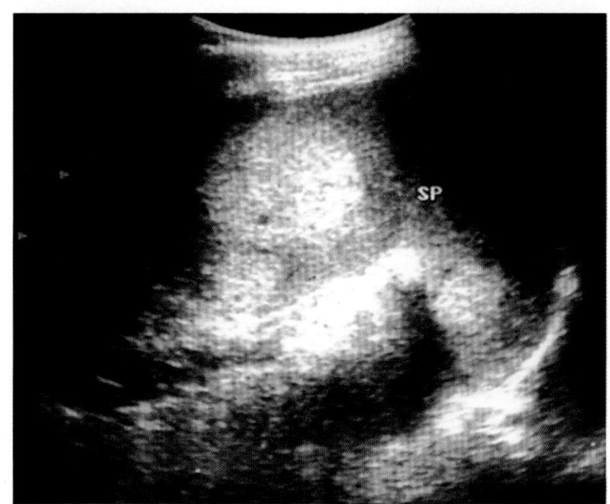


脾内多发强回声结节，边界清楚，回声均匀

**图 41-7-1　血管瘤（多发）**

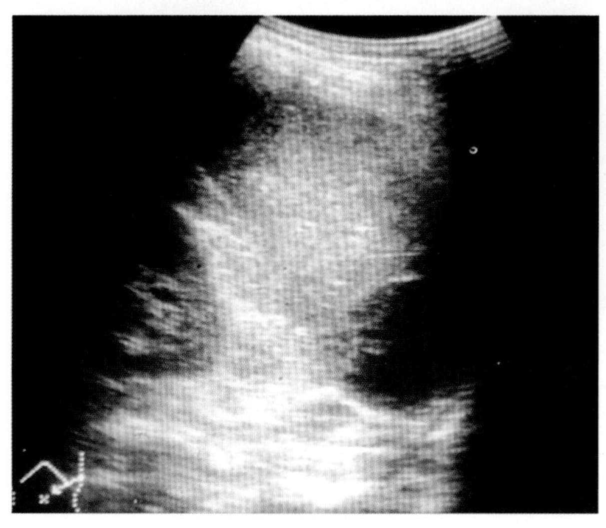

**图 41-7-2　硬化性血管瘤脾内低回声肿物，见完整包膜**

## 三、临床价值

超声能很好的显示脾内血管瘤的形态、大小，可用于健康体检。

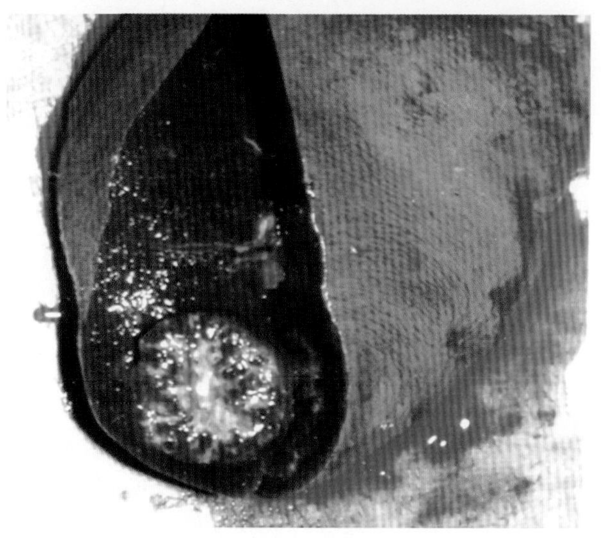

**图 41-7-3　术后标本**

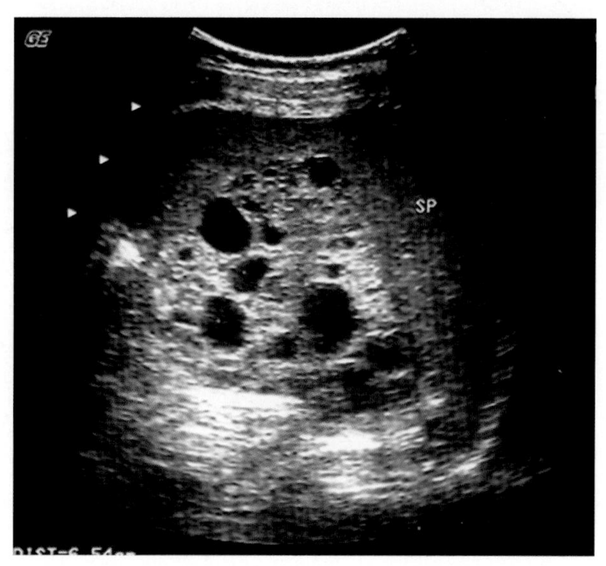


近脾门处混合性肿物，边界清楚

**图 41-7-4　脾海绵状血管瘤**

# 第八节　脾淋巴瘤

## 一、病理及临床概要

淋巴瘤分为霍奇金淋巴瘤和非霍奇金淋巴瘤。脾脏是淋巴瘤最易累及的实质脏器，原发脾淋巴瘤较淋巴瘤脾受侵少见，但仍是最常见的脾原发肿瘤之一。临床表现有乏力、消瘦、低热、颈部淋巴结肿大或腹膜后淋巴结肿大。

CDFI示肿瘤内动脉血流信号。

## 二、病变声像图

大体病理分型将其影像学表现分为四型：

Ⅰ脾正常或增大　内部回声减低，无占位性病变特征。

Ⅱ粟粒样病变　脾实质内可见密布的小弱回声区，间以较厚的高回声分隔，呈筛孔样。（图41-8-1）

Ⅲ多灶病变　脾实质内多发低或极低回声病灶，无包膜，内部回声均匀。当肿瘤融合时，可呈分叶状。最大径＞10cm。CDFI示肿瘤内动脉血流信号。（图41-8-2）

Ⅳ孤立性病变　脾实质内单发低回声肿物，形态不规则，边界清晰，肿瘤内部可发生液化坏死，可见无回声区。（图41-8-3）

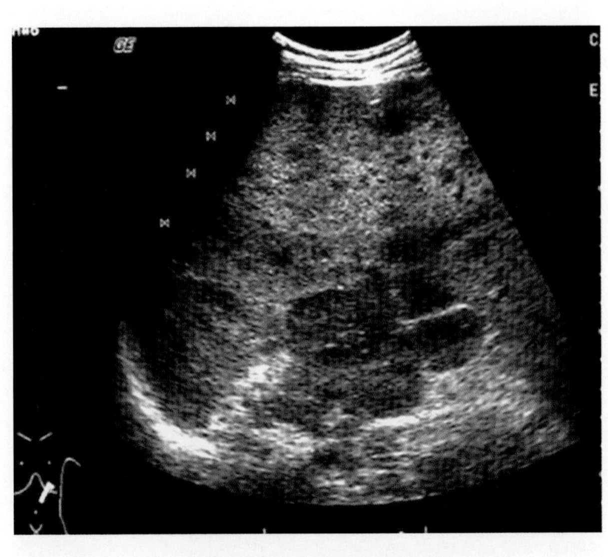


脾内弥漫低回声结节，脾门淋巴结肿大

**图41-8-1　淋巴瘤脾受侵**

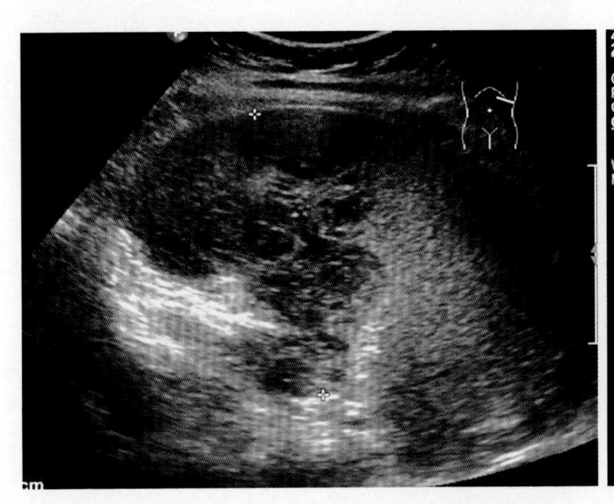

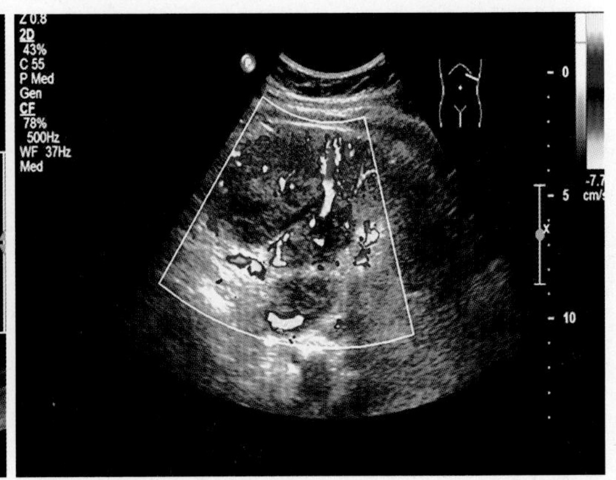


多灶性，脾内多灶融合肿物，形态不规则，血流信号丰富

**图41-8-2　原发淋巴瘤**

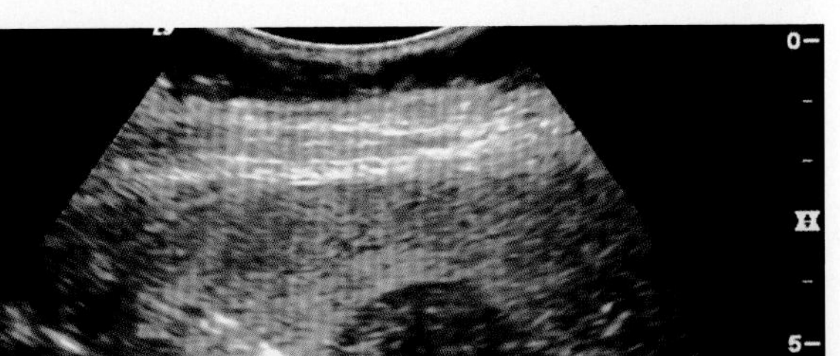


孤立性，脾内低回声肿物，背景清楚，回声欠均

**图41-8-3　原发淋巴瘤**

## 三、临床价值

脾大、脾门淋巴结、双侧颈部淋巴结及腹膜后淋巴结肿大常提示淋巴瘤的可能。

# 第九节　转移性脾肿瘤

## 一、病理及临床概要

出现脾转移瘤是血行转移的表现，恶性肿瘤均能转移到脾脏，常见原发肿瘤有胃癌、肺癌、卵巢癌、乳腺癌等。早期转移灶小可无症状，多在复诊超声时发现。转移灶较大时可有左上腹季肋区胀痛。

## 二、病变声像图

声像图表现较复杂，共同表现为不同程度的脾肿大和脾实质内团块状回声，内部回声水平与肿瘤的病理结构有关。组织界面多的肿瘤呈高回声或混合性回声；组织界面少的肿瘤呈弱回声，甚至无回声；肿瘤内部有坏死、液化者，可类似囊肿表现；肿瘤形态可不规则，周围水肿或有较多血管者，可出现低回声晕环。（图 41-9-1～图 40-9-3）

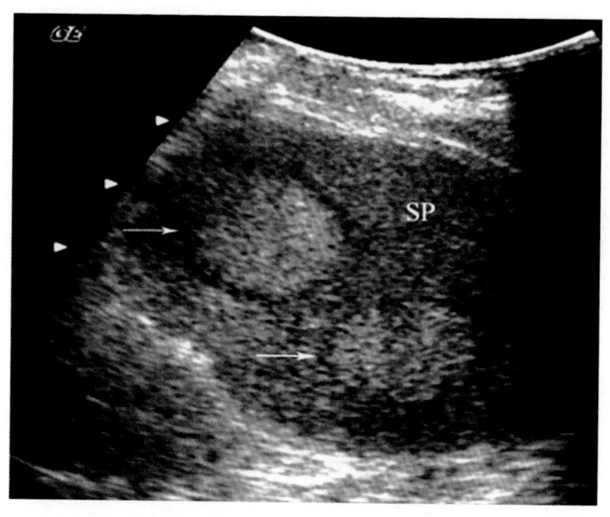


脾内多发肿物，周边晕环明显

**图 41-9-1　多发转移瘤（肺癌）**

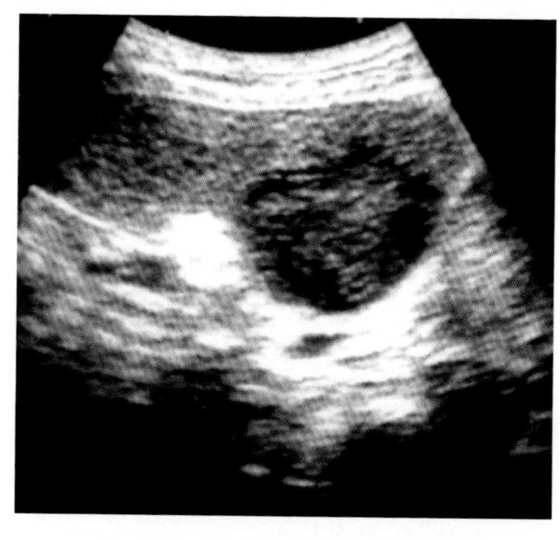

脾内低回声肿物，周边见有晕环

**图 41-9-2　单发转移瘤（胃癌）**

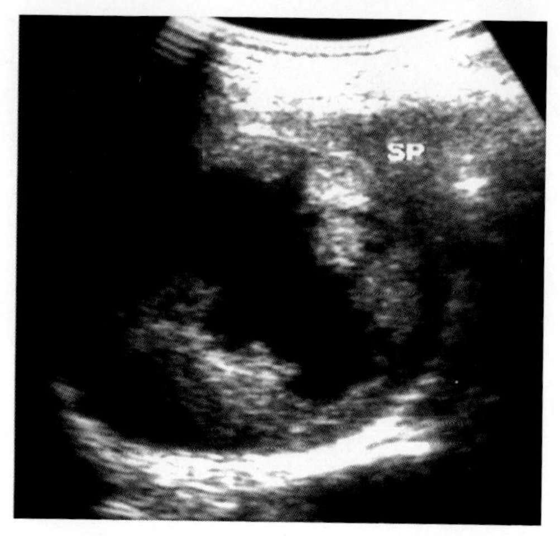


脾脏形态增大，肿物内见不规则无回声

**图 41-9-3　转移瘤伴中心坏死（黑色素瘤）**

## 三、临床价值

对有原发肿瘤的患者，应对脾脏仔细检查以期早发现。

# 第十节　脾梗塞

## 一、病理及临床概要

引起脾梗塞病因很多，由于血管发生阻塞、脾动脉栓塞、血栓形成、血管硬化等导致供血区发生缺血坏死。

## 二、病变声像图

1. 典型表现为尖端朝向脾门部的楔形或不规则形回声异常区，边界清楚。（图 41-10-1）

2. 内部回声因病程长短不同，梗塞早期为均质性低回声或弱回声，与脾分界欠清。随着病程的延长，内部回声逐渐增强而且不均匀，因纤维和瘢痕形成，病变体积趋于缩小。（图 41-10-2）

3. 由脾淤血、白血病等引起的脾实质局部坏死，多数发生液化，形成不规则无回声区，无回声区内可见细点状回声，少数未液化的坏死灶，形成高回声区。

4. 病变区内无血流信号。

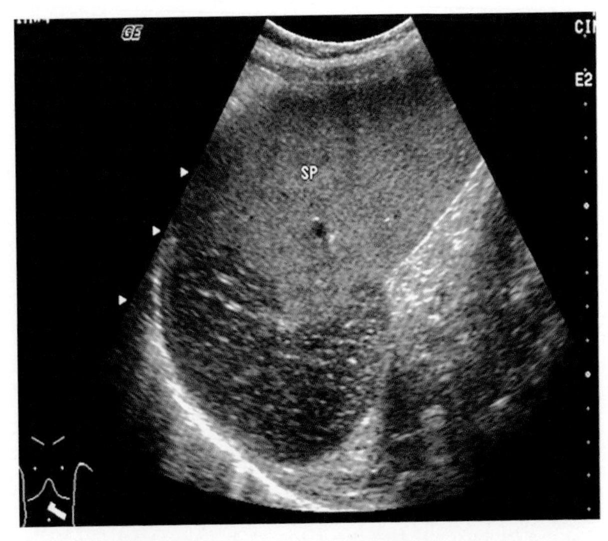


脾脏形态增大，脾上极见边界清楚低回声区

**图 41-10-1 脾梗塞**

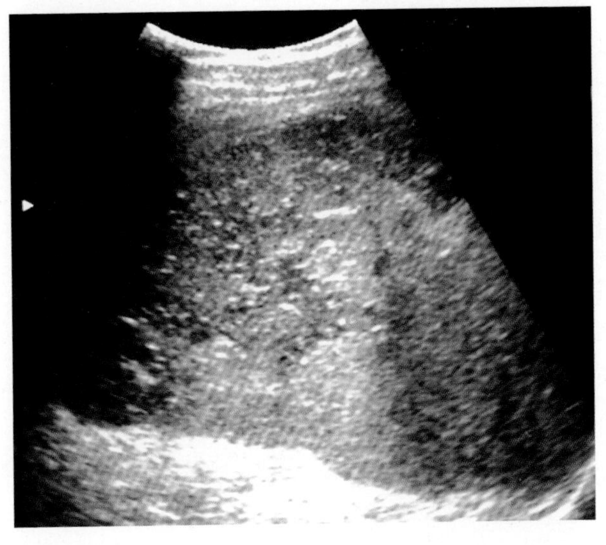

脾梗塞，脾脏形态增大，上极回声欠均，与正常脾分界欠清

**图 41-10-2 脾动脉栓塞后**

## 三、临床价值

脾梗塞声像图有一定的特征性表现，不难诊断，超声应为首选。

# 第十一节 脾脓肿

## 一、病理及临床概要

脾脓肿少见，常为继发性感染，如感染后细菌经血行播散至脾内。临床多有发热、寒战、脾区疼痛。白细胞增高。

## 二、病变声像图

1. 早期超声可无特殊改变，或脾内小散在异常回声。

2. 较大的脓肿早期在脾实质内表现为单个或多个圆形或不定形的回声增强或减低区，边缘不规则，其内回声不均匀。(图 41-11-1)

3. 随着病情的进展，脓肿增大可出现坏死液化，不规则无回声区，其间有小点状及斑片状高回声，随体位改变而浮动，偶尔有气体强回声。无回声区壁厚，不规则，后方回声增强。(图 41-11-2)

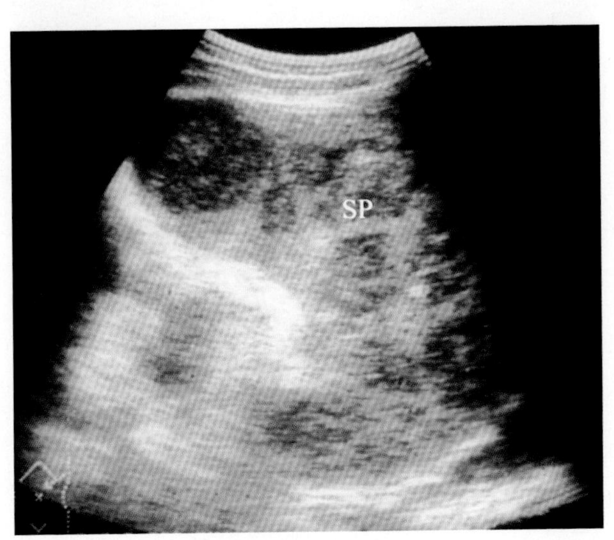


脾内多个低回声结节

**图 41-11-1 脾脓肿**

4. 当病灶回声介于脾被膜与实质之间，并使脾表面局部隆起时，应考虑脾被膜下脓肿。超声引导下穿刺引流可抽出脓液。

5. 病变周边有时可见血流信号。

# 第十二节 先天性脾异常

## 一、病理及临床概要

先天性脾异常多见副脾和分叶状脾。无脾综合征、内脏反位、先天脾缺如临床罕见。临床表

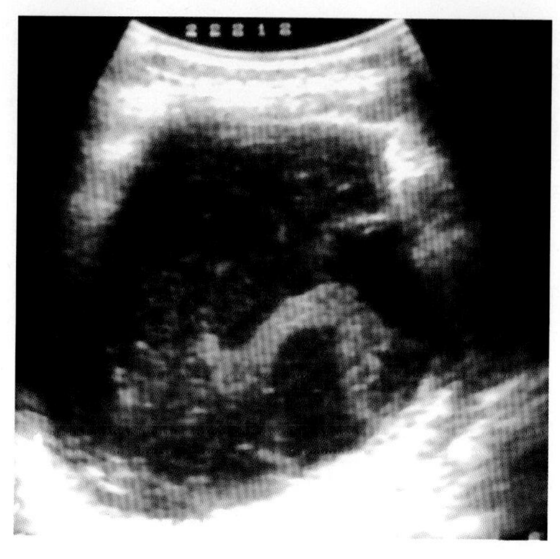

脾内回声不均，见有液性暗区

**图 41-11-2　脾脓肿**

现有发育迟缓表现。

## 二、病变声像图

1. 常见位于脾门，或脾缘内侧。

2. 典型表现为脾门处一个或多个圆形或椭圆形与脾脏回声相似结节，边缘清晰，包膜光整，但与正脾分界清楚。（图 41-12-1）

3. 分叶状脾　脾脏回声均匀，可见脾被膜处一条状与脾回声一致，与脾脏相连。（图 41-12-2）

4. 结节内多无血流信号。

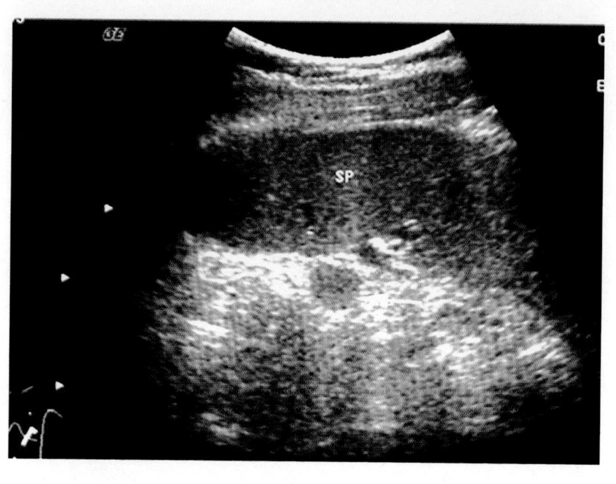


脾门处见圆形低回声结节，与脾脏回声相似

**图 41-12-1　副脾**

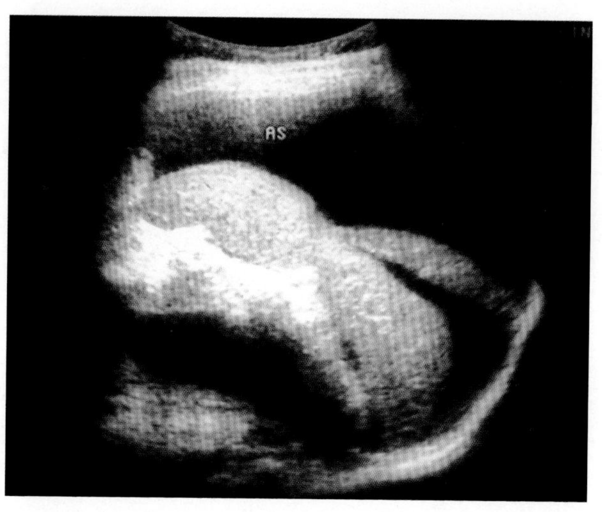


脾脏回声均匀，可见脾被膜处一条状与脾回声一致，与脾脏相连

**图 41-12-2　分叶状脾**

## 三、临床价值

超声应是检查脾有无异常首选，尤其对儿童。

**（郝玉芝）**

# 第八篇

# 胃、肠道、腹腔、腹膜及腹膜后

# 第四十二章　胃、肠道

## 第一节　胃肠超声前言

胃肠是消化系统的重要组成部分，属于空腔脏器，是食物、水和气体的通道。由于每日进食和代谢，超声图像显得复杂多变；另外，胃和大部分肠道位于腹膜腔内，在腹膜腔内所占的总容积达3/4，相互为邻缺乏明显的声学界面，再加之其活动性较大，使超声检查在图像的识别上增加了许多困难。在灰阶静态超声问世的初期，胃肠成为超声检查的盲区。

但是，胃肠疾病属于腹部的常见病和多发病，尤其，胃肠肿瘤造成的肿块或管壁增厚、以梗阻类病变和急性炎症为主的急腹症，由于管腔的异常扩张或急性炎症所致的壁间水肿、充血、液体渗出等使得胃肠区域的声学界面发生了变化，图像开始变得具有独特表现，提高了检查者的辨认能力。

1976年初，Walls和Lutz两位超声先驱，几乎同时在两个国际品牌杂志上发表了相近似的、使用静态超声诊断胃肠肿瘤的文章。从此，又随着实时超声的推出，胃肠超声检查和疾病诊断得到了发展。20世纪80年代初，超声被引入到内窥镜检查，成为现代介入性超声的一个重要分支。内窥镜作为近一个世纪以来消化道的首选检查还要借助超声这种以断面图像为特点的超声检查方法，可见内窥镜对超声检查辅助的迫切需要。近三十余年来，内窥镜超声在日本和欧美成为胃肠疾病检查必不可少的方法。

国内关于胃肠超声的研究文章最早发表于1982年，李松年、郝凤鸣应用澳大利亚产静态复合超声扫描仪诊断胃肠肿瘤的文章是国内第一篇关于胃肠的超声论文。随后几年中，蔡至道、闻郓、李建国、罗福成等的研究论文开始见诸国内主要的专刊，探讨的中心内容围绕胃肠超声检查技术和以肿瘤为主的图像分析、疾病诊断及鉴别诊断展开。近年来，新型的数字化超声、彩色多普勒超声和细径内窥镜超声探头等新技术给胃肠疾病的超声检查技术的研究提供了一个新的平台。

开展胃肠超声检查的一个关键是胃肠充盈的超声检查，初始的胃肠充盈检查主要使用液态饮料，当时，从原则上讲，它并不属于严格的造影范畴，仅是把胃肠管腔从空虚变成充盈，使得图像变得清晰可认，然而，以水为主的饮料受到的干扰很大，效果不很稳定，虽然通过加用包括中药在内的各种辅助食品，其对于胃肠管壁的衬托、对于病变的显示并没有明显改善，直至通过使用一些粉剂食品的研究的不断改进，改变了既往液体无回声为特点的胃超声充盈检查的格局，其中最成功的当属《胃窗》和《天下牌胃肠助显剂》。可以自豪地说，这两种胃肠有回声的充盈剂起到了增强胃肠充盈超声检查的效果，达到了增强超声图像对比的目的，实现了胃肠充盈超声造影的要求。当然，水剂的胃肠充盈方法也有其充盈的特点，比如对于胃内较强回声的黏液的观察有助于对其分泌功能的了解；对于含脂肪组织较多的脂肪瘤及错构瘤、部分息肉呈中等偏强回声时，无回声的液态充盈剂便可彰显其衬托效果。但是绝大多数的胃肠肿瘤实质回声均以低回声为主，故而有回声的新型充盈助显剂受到人们的青睐便是理所当然的了。

应用超声检查胃肠，需要注意发挥超声的如下特长：

1. 实时（real－time）动态扫查：实时动态扫查可获得全面立体的脏器与病变的结构信息及对于运动功能的观察。

2. 断面的图像：是内窥镜和消化道钡餐造影的补充配合，在断面（切面）图上，不仅能获得管腔内容物及造影剂的灌注、充盈和通过的图像信息，更主要的是通过断面才能显示胃肠管壁的蠕动、层次结构，测量管壁厚度；还可以观察胃肠周围脏器结构的比邻关系，有无淋巴结肿大或者胃肠和周围脏器的比邻关系；除此之外，可以分析部分疾病的起因及程度。

3. 胃肠超声检查的最主要重点是对肿瘤以及其他胃肠管壁增厚性疾病的检查，可以提示病变所在部位和范围，测量病变大小和管壁的厚度，了解肿瘤的周围邻界，分析恶性肿瘤的深度浸润和转移。对于腹部外伤等急症、胃肠管腔扩张类急腹症是超声检查的又一特点，不仅可以显示管腔异常充盈及扩张的程度，还能显示部分疾病的病因。

总之，超声检查技术作为内窥镜和消化道 X 线造影的协作与互补，将大大地促进胃肠疾病诊断和研究的发展。

（李建国）

## 第二节　胃肠超声检查方法

### 一、仪器设备

1. 腹部实时超声诊断设备是理想的诊断仪器，图像灰阶一般在 256 级为标准。探头通常可选用凸阵式、矩阵式，以电子凸阵式探头最为灵活方便。探头频率一般为 3.5～5.0MHz，检查阑尾和淋巴结需用高频率探头（7.5MHz 以上），小儿、体瘦或需观察胃肠道局部结构则需上述两种频率的探头交替使用，可使检查更全面，减少漏诊。

2. 彩色多普勒超声在鉴别胃肠包块、肿瘤周围及内部血流灌注与分布等对诊断和鉴别诊断有重要帮助。在一些良性胃肠壁增厚类病变的研究中，研究者还发现急性胃肠炎、“克罗恩”病的增厚管壁有时可见血流丰富的特点。

### 二、胃肠道充盈剂

胃肠道充盈剂也称胃肠超声助显剂、超声造影显像液等。自 20 世纪 70 年代我国腹部实时超声检查开展至今，国内许多专家学者已研制发明了几十种适合胃肠道充盈后超声检查的充盈剂，包括水、甘露醇、多种饮料、各种“胃肠超声快速显像液”、五谷类植物配制加工合成的粉剂、颗粒剂等。根据这些充盈剂在胃肠腔内充盈后产生的超声成像特点，目前可分为均匀无回声型充盈剂、均匀有回声型充盈剂和混合回声型充盈剂三种。

1. 均匀无回声型充盈剂（图 42-2-1）　这类充盈剂充盈胃肠腔后产生均匀的液性无回声界面图。该类充盈剂多为水剂，包括水和生理盐水、甘露醇、中药快速显像液、特制的大肠显像液等，这种充盈剂在 20 世纪因其取材方便、价格低廉、使用方便而在胃肠超声检查中使用最广泛，也取得一定临床诊断效果。

2. 均匀有回声型充盈剂（图 42-2-2）　这类充盈剂充盈胃肠腔后产生均匀的有回声图，类似于实性软组织回声。该类充盈剂主要是一些五谷类植物（豆类和米类植物）经过研磨、烘炒、固化等过程而制成，可分为粉剂型、颗粒剂型。该类胃肠道充盈剂在 20 世纪 80 年代后期逐渐在临床上推广使用，并取得较好的临床诊断效果。进入 21 世纪后已成为主要的胃肠道充盈剂产品，为胃肠超声检查的推广普及奠定了基础。目前该类产品均有专业的企业生产和销售，其中粉剂型产品是以浙江省杭州胡庆馀堂医药技术有限公司生产的胃充盈剂为代表，颗粒剂型产品以浙江省湖州东亚医药有限公司生产的“天下牌”速溶胃肠超声助显剂为代表。尤其颗粒状胃肠充盈显影剂，在加工时，进行的膨化工序，使颗粒内产生了小空腔，内部的气体可以和周围物质结构形成增强的小声学界面，从而实现了超声图上的增强对比作用，衬托的胃肠管壁、病变显得更清晰可认。

3. 混合回声型充盈剂（图 42-2-3） 这类充盈剂胃腔充盈后产生强弱不均质的混合性回声界面声像图。该类造影剂多选用汽水（包括可乐、雪碧等）、5%碳酸氢钠液、海螵蛸混悬液等。但因其显像效果较差，超声伪像及干扰均明显，对胃肠疾病的检出率和诊断率较低，目前已被淘汰。

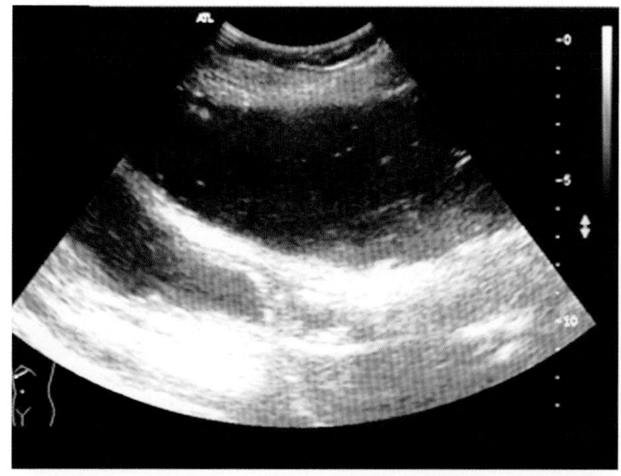

图 42-2-1 均匀无回声型充盈剂

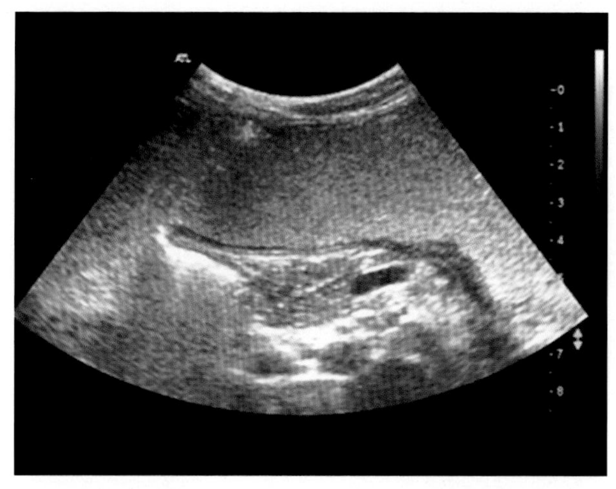

图 42-2-2 均匀有回声型充盈剂

根据胃肠道充盈剂在临床上使用的时间顺序，也可分为第一代胃肠道超声充盈剂，主要以均匀无回声型充盈剂和混合回声型充盈剂为代表，第二代胃肠道超声充盈剂，以均匀有回声型充盈剂为代表。

通过笔者对上述胃肠道充盈剂二十余年使用经验的比较，第二代胃肠道超声充盈剂具有以下特点：①充填胃肠腔和消除胃肠腔内气体干扰效

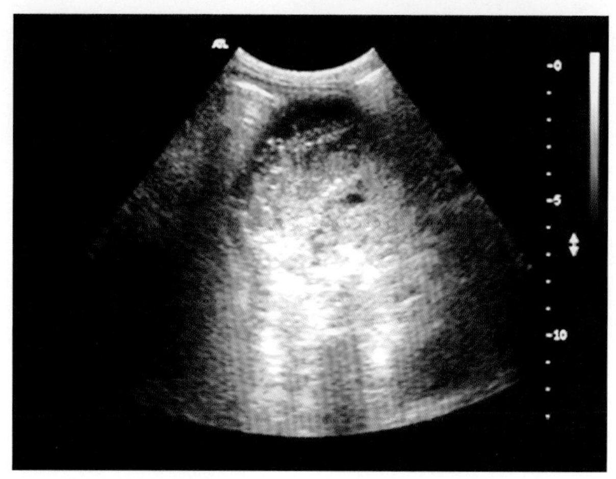

图 42-2-3 混合回声型充盈剂

果好；②在正常胃肠组织和病灶之间产生明显对比界面，明显提高病灶的显示率，尤其对小病灶（如直径 0.3cm 左右的溃疡、0.5cm 以上的肿块等）检出率大大提高，临床诊断准确性不断提高；③在胃肠腔内停留时间较长，操作者有充裕的时间进行检查操作；④通过胃肠道产生的超声窗口对胃肠道毗邻器官（如胰腺、下胆道、脾脏、左肾及肾上腺、大网膜、肠系膜、子宫附件、前列腺、精囊腺、盆底部病变等）、腹膜后血管和淋巴结及其病变显示明显提高。这是第一代胃肠道超声充盈剂不具备的。目前，第二代胃肠道超声充盈剂（均匀有回声型充盈剂）已逐步得到广大超声同仁的认可，并在全国许多基层医院得到推广使用，市场占有率也不断扩大，为胃肠超声检查在全国的开展和普及奠定了良好的基础。

## 三、检查前准备和注意事项

1. 胃小肠超声检查一般安排在上午空腹状态下进行，大肠超声检查一般安排在下午进行。

2. 胃肠超声检查前一日的晚餐应进清淡或流质饮食，不宜食产气多、不易消化的食物；查前一般禁食 8 小时，禁饮 4 小时以上；大肠超声检查当日上午应口服肠道清洁药物（如甘露醇、专用的大肠清洁中药等），以排净大便。对急诊大肠超声检查，可用专用的肥皂水或生理盐水清洁灌肠2～3次，然后再行超声检查。

3. 胃肠超声检查不宜和 X 线胃肠钡剂造影检查同日进行。

4. 胃肠超声检查和胃肠内镜检查同时进行

时，超声检查应在内镜检查后 1 小时进行。

5. 对完全性幽门梗阻患者，应先将胃内潴留物抽尽，否则会影响效果。

6. 第二代充盈剂须按产品说明书要求冲泡搅拌成均匀的稀糊状液体，不要发生沉淀和结块，不要太黏稠，否则会影响检查效果。

7. 大肠超声检查应灌肠和检查同时进行。

8. 应准备好各种物品，包括充盈剂、一次性清洁杯子、开水、灌肠装置、导尿管或肛管、石蜡油、一次性床垫、卫生纸等。

### 四、常用检查体位和操作技巧

通常采用仰卧位、左右侧卧位。尤其右侧卧位在显示胃窦和十二指肠球部上具有良好效果，也可辅于坐位检查；肠道超声检查以仰卧位为主要检查体位；直肠超声可垫高臀部或经会阴部扫查，以利于肠管的显示。

胃肠超声检查时须按胃肠道的分布、走行进行连续追踪扫查技术，如胃须从贲门、胃底、胃体、胃窦部依次顺序扫查，十二指肠须从球部、降部、水平部至升部依次顺序扫查，小肠从左上腹、右上腹、脐周围、左下腹、右下腹的顺序沿空回肠分布依次扫查，大肠从直肠、乙状结肠、降结肠、横结肠、升结肠、回盲部逆时针方向扫查。同时在扫查时须将胃肠各部和其周围毗邻器官同时显示，如贲门和腹主动脉、胃底部和脾脏、胃体后壁和胰腺、十二指肠球部和胆囊胆总管、直肠和前列腺或子宫、乙状结肠和膀胱、结肠脾曲和脾脏、结肠肝曲和肝右叶、回盲部和回盲瓣、阑尾等。另扫查胃小弯、胃角、十二指肠球部须注意声束角度和方向，掌控探头扫查的力度等。

(李建国　陆文明)

## 第三节　胃肠道肿瘤

### 胃癌

胃癌是起源于胃黏膜上皮的恶性肿瘤，是世界范围内最常见的恶性肿瘤之一，其发病率排在肺癌之后位居第二，为消化系癌症之首。胃癌可发生于任何年龄，70%发生在 40～60 岁，男性发病率高于女性，男女之比为 3.6∶1。

#### (一) 病理及临床概要

胃癌病理组织类型 95%为腺癌，其他类型有鳞状细胞癌、腺鳞癌、类癌、小细胞癌等。胃癌的病理大体类型分为早期胃癌和进展期胃癌。早期胃癌是指癌浸润深度只限于黏膜层及黏膜下层者，分为隆起型（息肉型）、浅表型（胃炎型）和凹陷型（溃疡型）。早期胃癌中直径在 5～10mm 者称小胃癌，直径<5mm 的胃癌称微小胃癌。进展期胃癌又称中晚期胃癌，指癌组织已浸润至肌层或全层，常伴转移。根据 Bormann 分型分为：BormannⅠ型（结节或息肉型）、BormannⅡ型（局部溃疡型）、BormannⅢ型（浸润溃疡型）、BormannⅣ型（弥漫浸润型）。

早期胃癌 70%无症状，常见症状多为上腹饱胀不适、隐痛、胃纳欠佳等。进展期胃癌可表现厌食、体重减轻、消瘦、贫血、上腹持续性隐痛伴进食后加重，甚至呕血黑便；晚期出现恶病质、腹部肿块、腹水及锁骨上淋巴结肿大等。少部分可无症状仅在体检中被发现。

#### (二) 病变声像图表现

1. 早期胃癌

基本声像图表现为胃壁局限性低回声增厚或隆起，厚度大多≤5mm，局部层次结构不清，黏膜表面破溃中断，或出现不规则浅凹陷，表面可附有不规则强回声斑点；而黏膜下层连续性完整（图 42-3-1，图 42-3-2）。病变处胃壁蠕动常减弱，局部有僵硬感。

根据其病理分型，声像图可分为：

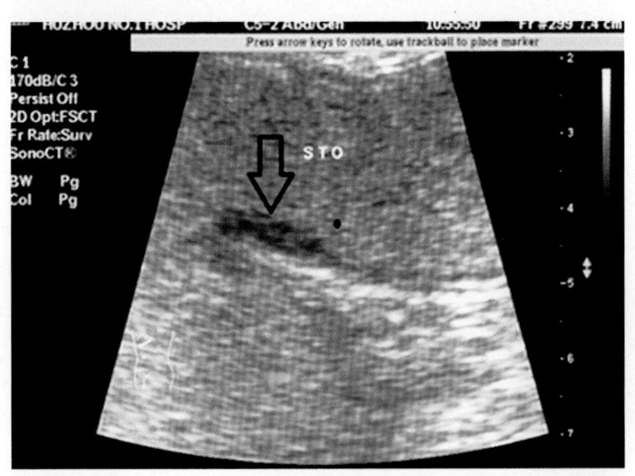


**图 42-3-1　胃角早期胃癌（箭头所示）**

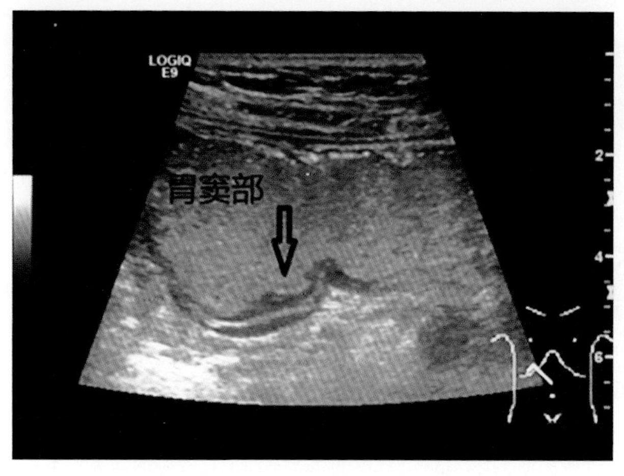


图 42-3-2 胃窦部早期胃癌（箭头所示）

（1）隆起型：病变处胃壁局限性增厚、隆起，呈低回声肿物突向胃腔，厚度常≤10mm 范围常≤20mm；其局部层次结构不清，黏膜表面高低不平或伴溃疡形成；周围胃壁层次清晰（图 42-3-3）。

（2）浅表型：病变处胃壁黏膜层呈局限性、条索状增厚，厚度小于≤5mm，范围常≤20mm；病变处回声明显减低，和周围正常胃壁黏膜界限不清，表面粗糙不平，可伴有浅小溃疡凹陷形成（图 42-3-4）。

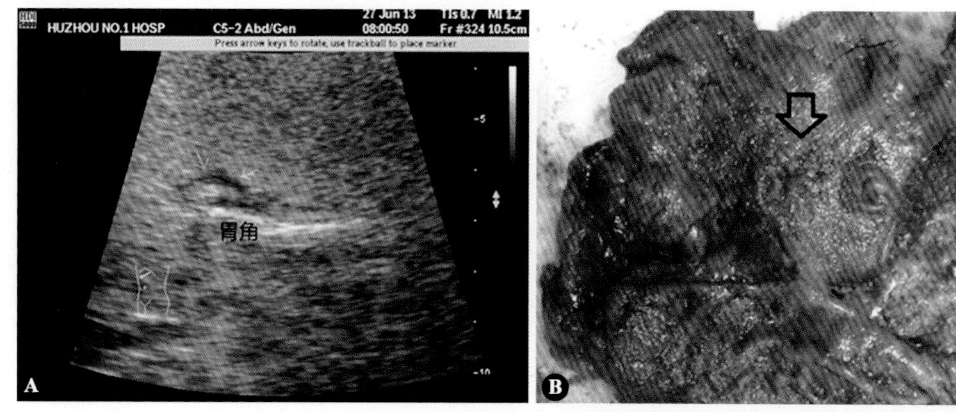


图 42-3-3 A. 隆起型（箭头所示）；B. 术后标本（箭头所示）

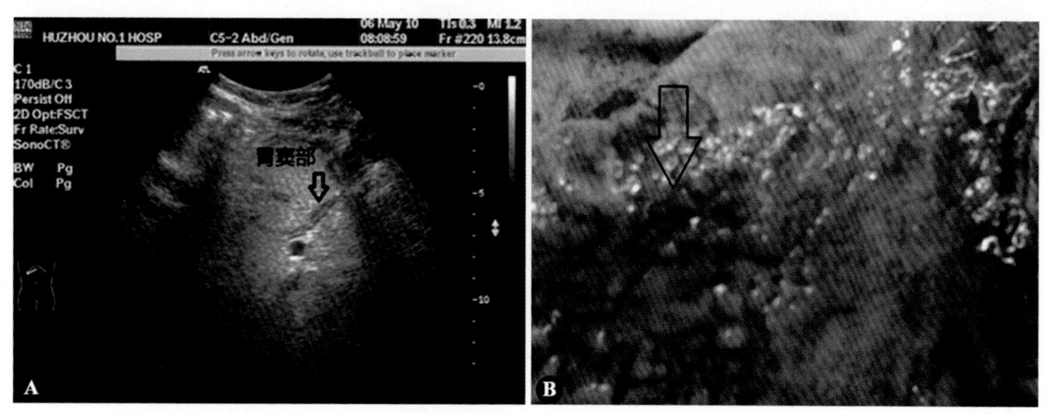


图 42-3-4 A. 浅表型（箭头所示）；B. 术后标本（箭头所示）

（3）凹陷型：病变处胃壁轻度增厚，厚度≤5mm，黏膜面形成大小不一、溃疡凹陷，直径可 5～15mm，深度≤5mm；溃疡凹陷部不平坦，表面附有强回声斑附着，并常向胃腔内突起；其凹陷周缘增厚胃壁回声较周围正常胃壁明显减低（图 42-3-5）。

上述三型中，超声对隆起型和凹陷型有一定敏感性，声像图特征明显；对浅表型敏感性低，如不仔细观察，很容易漏诊。超声虽可发现早期胃癌的异常声像图表现，但因病灶小、定性较困难，确诊须靠胃镜活检。目前随着超声胃镜的应用，早期胃癌的检出率正逐步提高，但远未能普及。

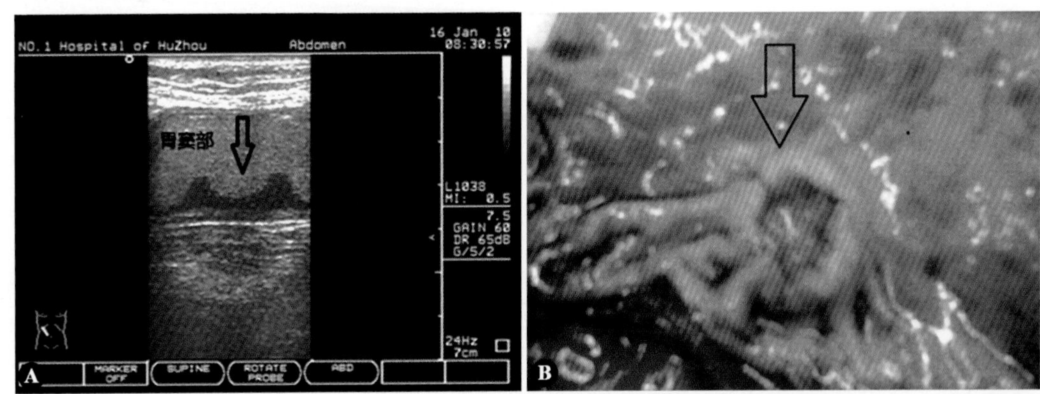


图 42-3-5　A. 凹陷型（箭头所示）；B. 术后标本（箭头所示）

2. 进展期胃癌

基本声像图特征为胃壁的异常增厚、隆起或形成突向胃腔肿块，形态不规则，层次紊乱不清，内部回声明显减低、不均质；病变厚度常≥15mm，范围≥50mm；黏膜破坏，表面高低不平，可形成大小不一、形态不规则的溃疡凹陷，呈现“多峰征”、“多凹”征、“菜花”状、“火山口”状；部分短轴切面呈“靶环”征、“假肾”征、“面包圈”征、“戒指”征或“半月”征等改变；病变胃腔不同程度变窄，胃壁僵硬、蠕动消失（图 42-3-6～图 42-3-8）。

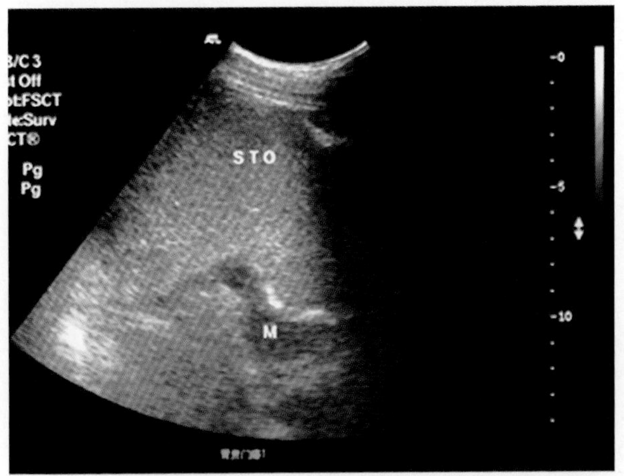


图 42-3-6　“火山口”征

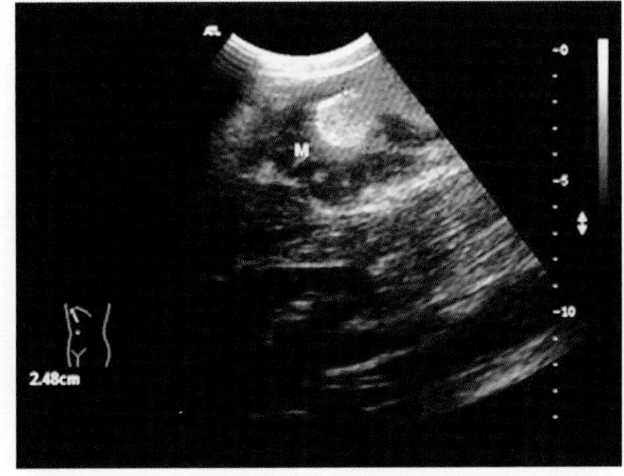


图 42-3-7　“戒指”征

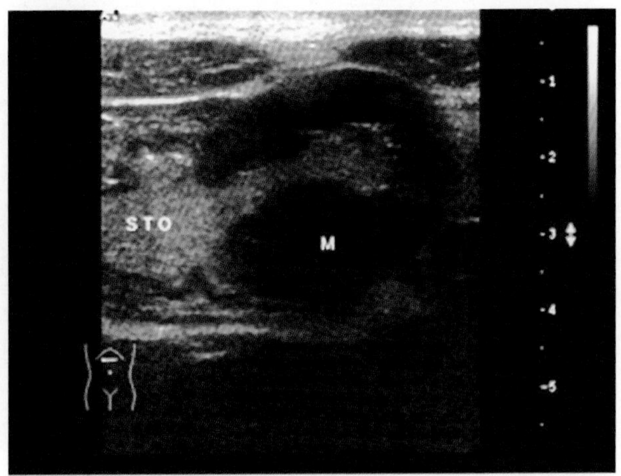


图 42-3-8　“假肾”征

根据其大体病理类型、结合超声表现特征，声像图可分为：

（1）肿块型：病变胃壁局限性增厚隆起，结构不清，呈中、低回声肿物突向胃腔内，形态不规则，直径常≥20mm；内部回声不均质，黏膜表面高低不平，呈菜花状，常有不规则浅小溃疡凹陷形成。其周围胃壁厚度及层次可正常范围（图 42-3-9）。

（2）溃疡型：病变胃壁局限性异常增厚、隆起，厚度≥10mm，范围≥30mm；胃壁层次不清，回声减低；黏膜面显示大小不一的溃疡凹陷，直径常≥15mm，呈腔内型；其溃疡形态不规则，边缘不对称，呈“火山口”状或“弹坑”状，溃疡底部较厚，厚度≥5mm，表面高低不平，常附有不规则强回声斑点；其浆膜和周围大网膜常增厚、包裹，呈强回声包块改变（图 42-3-10）。

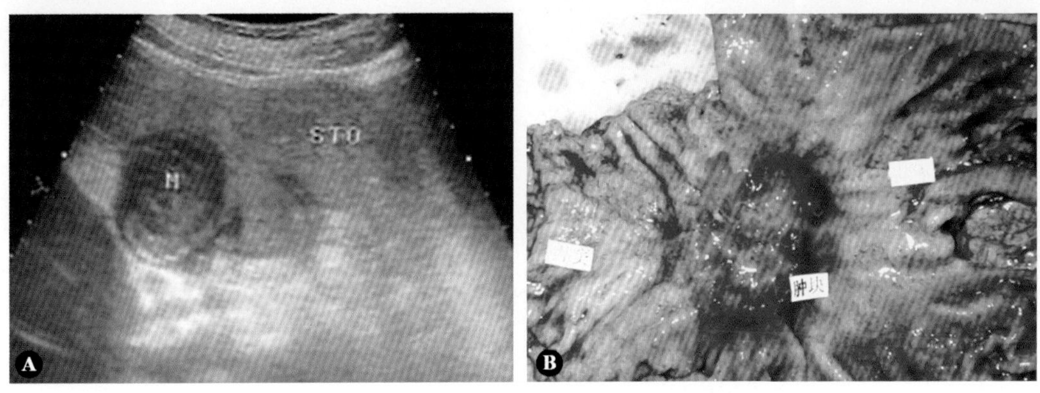


图 42-3-9　A. 肿块型（M-肿块）；B. 术后标本

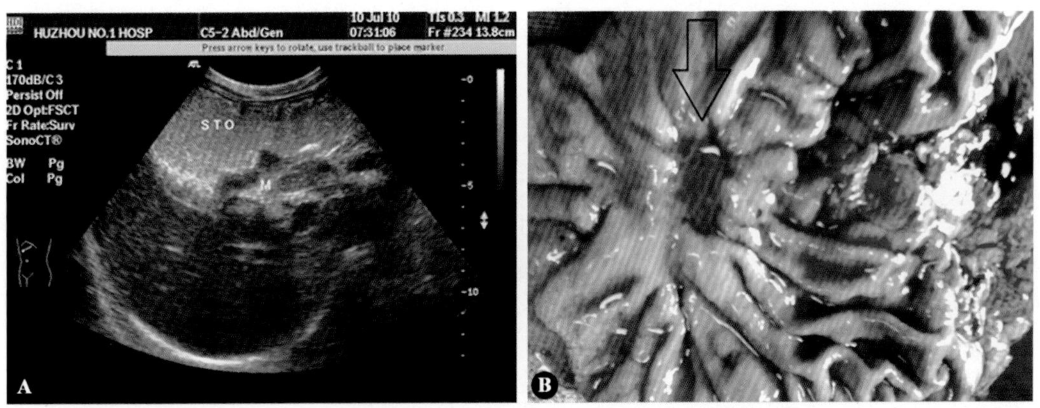


图 42-3-10　A. 溃疡型（M-肿块）；B. 术后标本（箭头所示）

（3）浸润型：病变胃壁呈弥漫性不对称性增厚，厚度≥15mm，范围≥50mm；常累及对侧壁；黏膜面常形成较浅表溃疡凹陷，深度≤5mm，表面可附有不规则的强回声斑点；局部胃壁僵硬，胃腔有不同程度狭窄（图 42-3-11）。

（4）溃疡浸润型：兼有溃疡型和浸润型的声像图表现；在胃壁异常增厚基础上，黏膜面呈现单个或多个不规则溃疡凹陷，直径常≥15mm，深度≥5mm（图 42-3-12）。

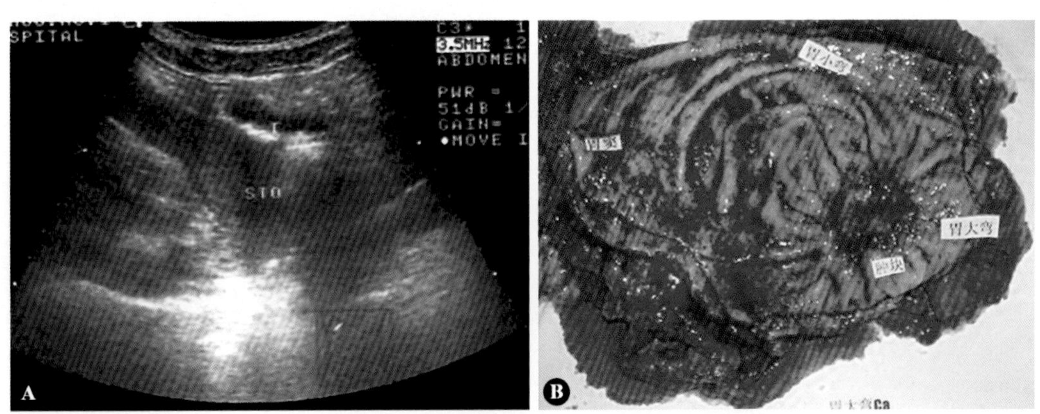


图 42-3-11　A. 浸润型（T-肿块）；B. 术后标本

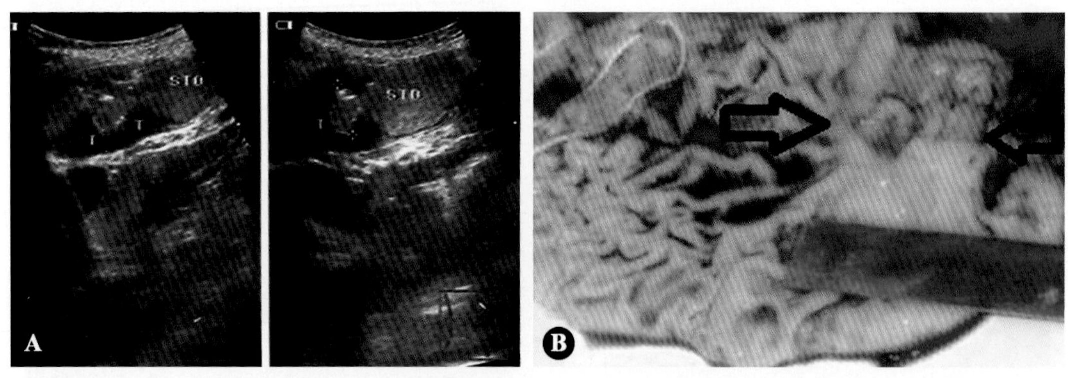


图 42-3-12 A. 溃疡浸润型（T-肿块）；B. 术后标本（箭头所示）

（5）弥漫型：又称“皮革样”胃，是最晚期表现。表现胃壁大部或全部呈弥漫性不对称性增厚隆起，回声减低，层次紊乱不清，黏膜面尚平坦；胃壁明显僵硬，胃腔明显狭窄变形，周围大网膜明显增厚包裹（图 42-3-13）。

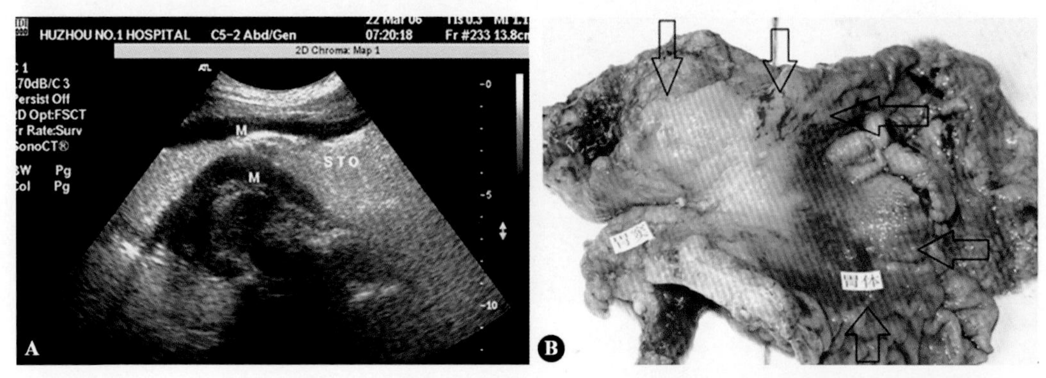


图 42-3-13 A. 弥漫型（T-肿块）；B. 术后标本（箭头所示）

3. 特殊类型胃癌

（1）贲门癌：癌肿位于贲门管时，则空腹扫查见贲门环明显增大，形态不规则，贲门管前后经常大于 20mm；呈明显“假肾”征或“靶环”征改变，其中央强回声区域明显变窄且常偏离中心，呈不规则带状强回声（图 42-3-14）。口服充盈剂时动态观察可见充盈剂通过贲门管缓慢、受阻或呈线状通过，贲门管腔明显变窄，管壁呈弥漫性不匀称性增厚，厚度≥10mm 回声减低；黏膜破溃、表面高低不平，形成大小不一的溃疡凹陷，表面常有大量强回声附着（图42-3-15）。

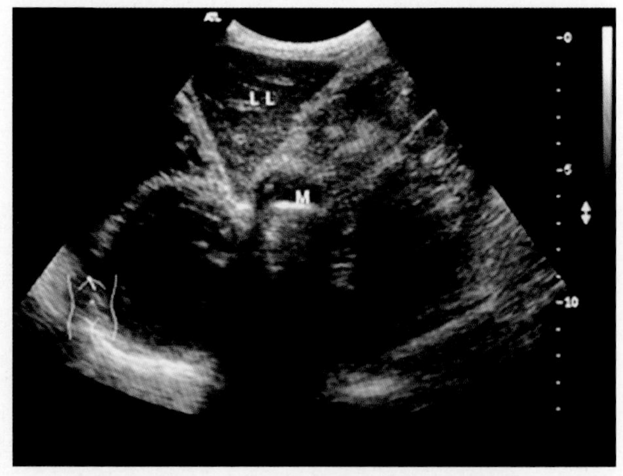


图 42-3-14 贲门癌“假肾”征（M-肿块）

（2）幽门管癌：癌肿位于幽门管，和十二指肠球部相邻，声像图表现以浸润型为主；常合并幽门狭窄和梗阻（图 42-3-16）。

（3）残胃癌：是指胃良性病变行胃切除术后 5 年以上残胃部分发生的癌肿或胃癌术后残胃发生的第二个原发癌肿，好发于吻合口。

残胃癌的声像图表现与进展期胃癌基本相同。因好发于吻合口，常显示吻合口变形，管壁异常增厚隆起，管腔狭窄，造影剂通过缓慢或受阻，残胃腔可扩大（图 42-3-17）。

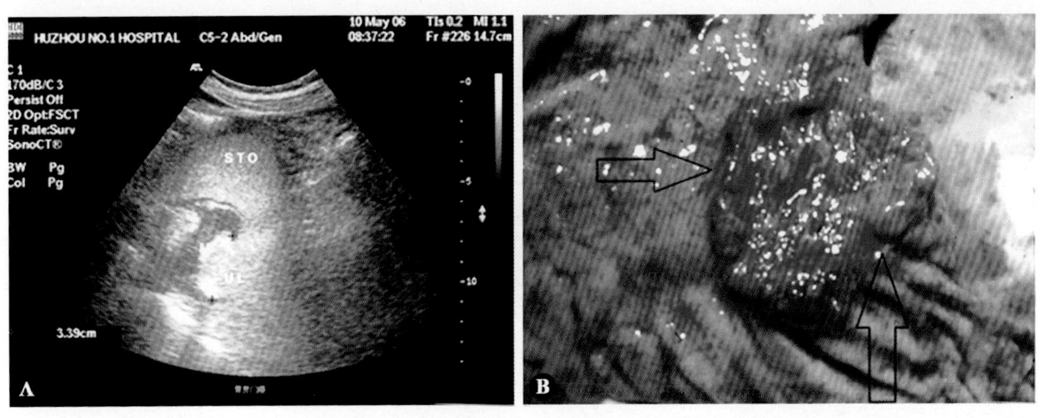

图 42-3-15　A. 贲门癌“火山口”征（M-肿块）；B. 术后标本（箭头所示）

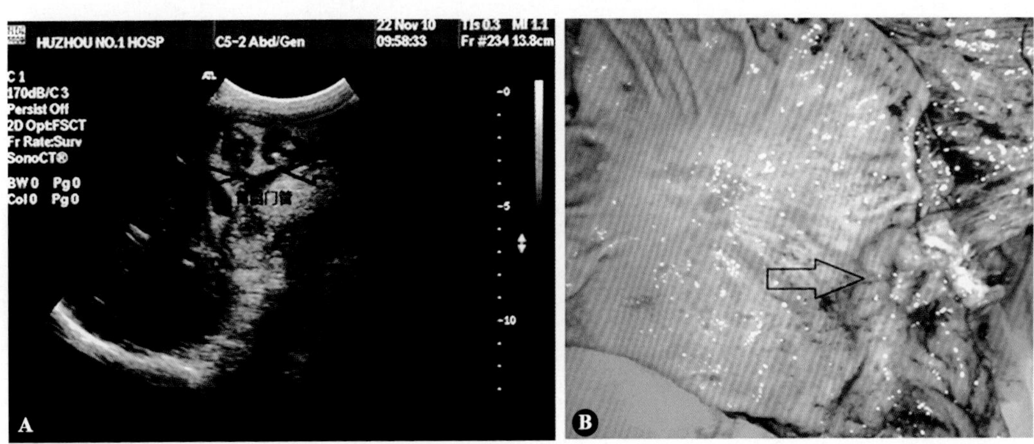

图 42-3-16　A. 幽门管癌（箭头所示）；B. 术后标本（箭头所示）

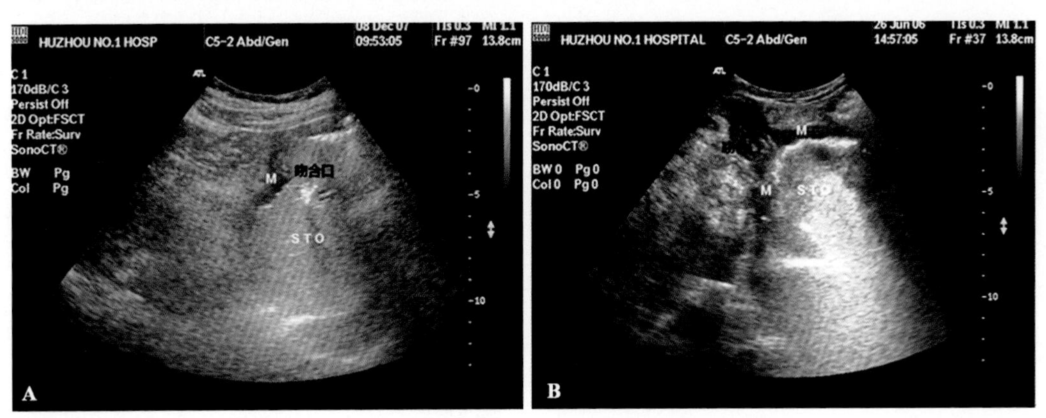

图 42-3-17　A. 残胃癌（M-肿块）；B. 残胃癌（M-肿块）

4. 胃癌转移的声像图表现

（1）直接浸润：表现为病变胃壁浆膜层强回声带中断，和周围组织（主要是大网膜）和脏器（如胰、肝等）粘连浸润，彼此界限不清，活动受限（图 42-3-18）。

（2）淋巴结转移：为胃癌的主要转移途径。声像图表现为胃周围、肝门部、脾门区、胰头旁和腹主动脉周围、左锁骨上区等部位显示圆形或椭圆形、境界清楚、直径≥5mm（用高频探头扫查可显示直径 5mm 左右淋巴结）低回声包块。可分为单结节型、多结节型、融合型（图 42-3-19）。

（3）种植性转移：胃癌细胞特别是黏液癌细

胞侵犯浆膜后，可脱落到腹腔内，种植于腹壁、腹膜、腹腔及盆腔器官上继续生长。声像图可表现为腹壁肿块、腹水、腹腔和盆腔肿块、肠粘连等（图 42-3-20）。而对种植于肠系膜、大网膜及腹膜上的 5mm 以下的小结节超声则多数难以显示。此外，女性胃癌患者可向卵巢转移形成转移性癌，称库肯勃氏瘤（Krukenberg 瘤）（图 42-3-21）。

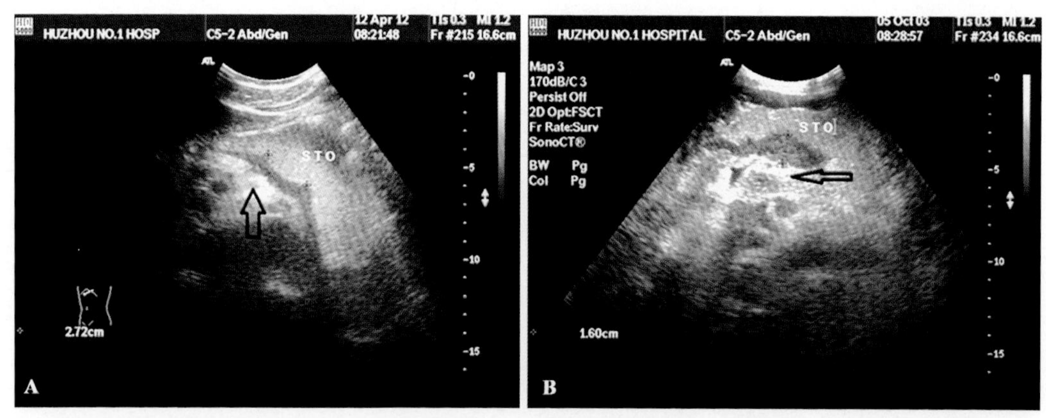


**图 42-3-18　A. 胃小弯癌（浸润大网膜）；B. 胃窦癌（浸润胰腺包膜）**

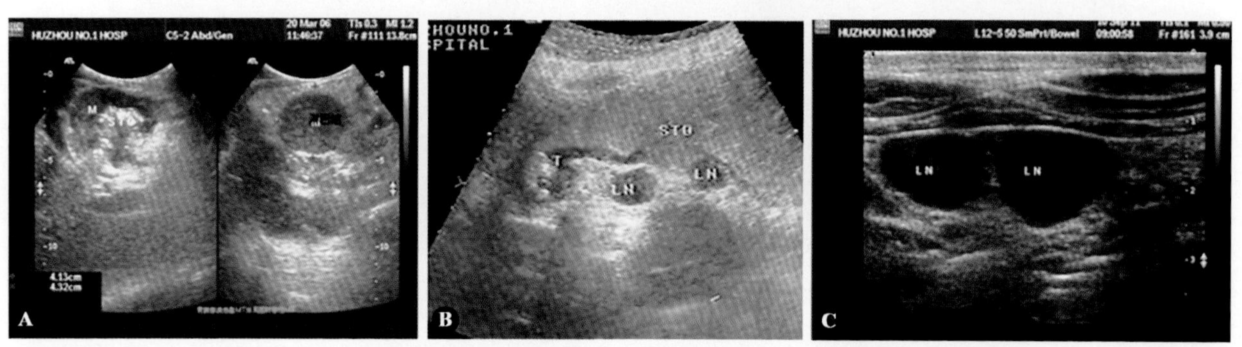


**图 42-3-19　A. 单结节型（左：胃窦癌，右：淋巴结）；B. 多结节型；C. 融合型**

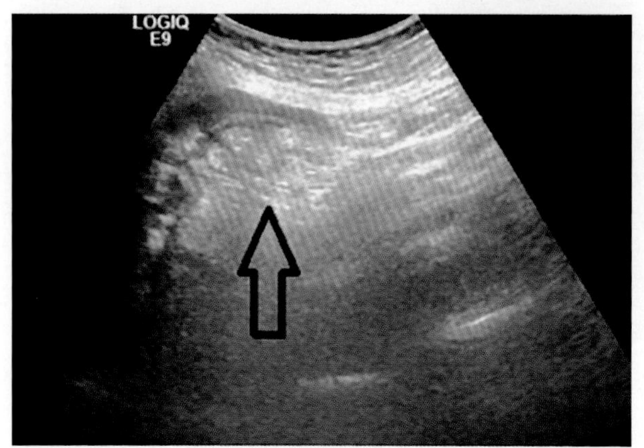


**图 42-3-20　肠系膜种植性转移（箭头所示）**

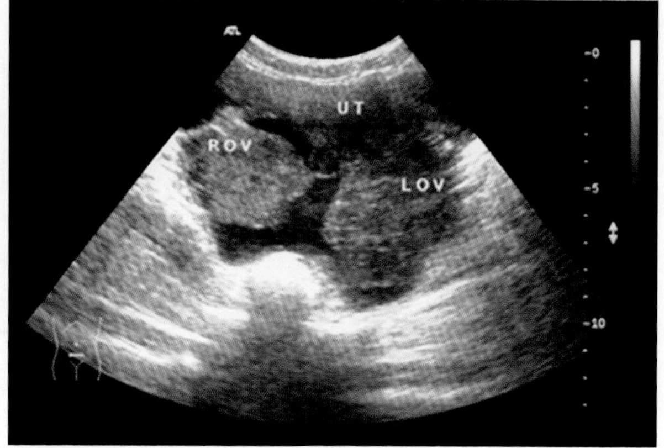


**图 42-3-21　卵巢 Krukenberg 瘤**

（4）血行转移　胃癌转移至远处器官，多由血行转移，主要发生于癌的晚期。转移至肝最多见，声像图表现为肝内多发性肿块，大小不等，境界清晰，回声有强有弱，周围声晕明显；典型病例可呈“靶环”征或“牛眼”征（图 42-3-22）；其次可转移至肺、肾、骨骼、脑和皮下组织等。也可在门静脉、下腔静脉发现癌栓回声（图 42-3-23）。

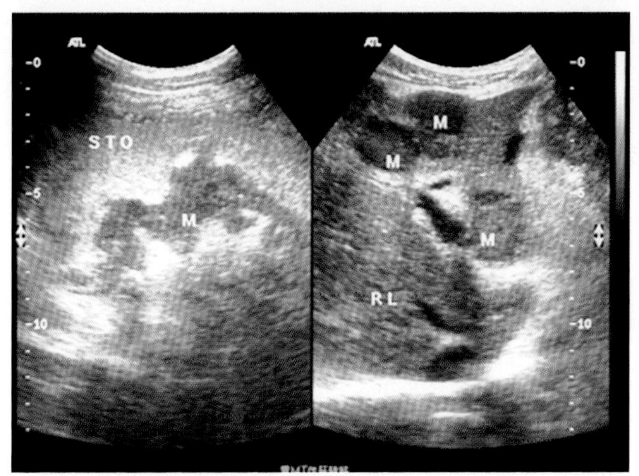


图 42-3-22 胃癌肝转移（M-肿块）

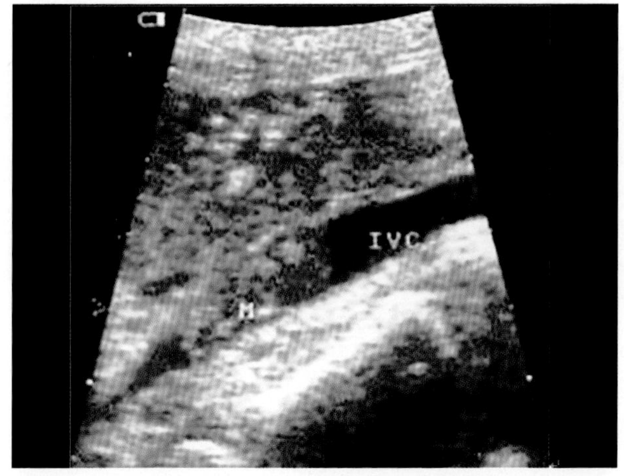


图 42-3-23 下腔静脉癌栓（M-肿块）

### （三）诊断要点及临床思维

早期胃癌的声像图应特别注意胃黏膜局限性低回声不均质增厚隆起或黏膜浅而大的溃疡凹陷的形成，局部胃壁层次破坏等征象。早期胃癌确诊主要靠胃镜活检及手术后的病理学检查，超声检查可发现早期胃癌的多种异常声像图改变，特别是隆起型和凹陷型有一定敏感性，但无特异性，不能定性，故在超声检查发现异常病变信息时可嘱患者及时进行胃镜活检，并提供具体的病变部位，以达到早期确诊；在排除胃癌后，可进行超声定期追踪观察，监视病变的演变。典型的进展期胃癌，超声诊断水平和胃镜无明显差异，特别对浸润型胃癌的敏感性较高，也具有一定特异性，可弥补胃镜只能观察胃黏膜、活检也难以钳取黏膜下组织的缺陷。

采用造影剂充盈胃腔法行胃超声检查和X线钡餐、胃镜检查比较最大的优势：一是超声波能穿透胃壁，可清晰显示胃壁的层次结构及胃壁内外情况；二是无创伤、无痛苦，安全简便，患者容易接受。因此作为一种无创性检查方法能给临床提供胃癌的部位、大小和形态，估计侵犯的范围和程度；能早期发现无症状的进展期胃癌，特别是可检出黏膜下癌肿；同时可了解胃周围淋巴结、邻近和远处器官转移情况，对肿瘤进行TNM分期，更加全面判断病变情况，弥补了胃镜和X线检查的不足，也为临床选择合适的治疗方案提供的参考依据。超声也可发现一部分早期胃癌，虽然定性诊断有一定困难，但可发现早期胃癌的多种异常声像图信息，及时建议胃镜活检可明显提高早期胃癌的检出率，从而达到早期根治的目的。因此，超声检查是一种良好的胃镜前检获胃癌的客观方法，尤其对年老体弱及幼儿等不适宜做胃镜检查的患者，是一种较好的筛选手段；同时也适宜大规模开展胃癌的普查工作。

（李建国　陆文明）

## 第四节 小肠癌

### （一）病理及临床概要

小肠癌以十二指肠癌多见，好发于水平部，其次是降部，很少发生于球部；回肠癌发病率次之，空肠癌发病率最低。小肠癌好发于老年人，以60岁以上多见，男性多于女性。其病理组织类型主要是腺癌；其大体病理肉眼观察可分三种类型：浸润型、息肉型、溃疡型。小肠癌早期临床表现较轻微、不典型，便血（大便潜血阳性）是较早的症状；其他有腹胀、不适、消化不良样症状等。中晚期可表现为腹痛、呕血或血便、腹部包块、肠梗阻、贫血、消瘦等。

### （二）病变声像图

1. 空腹超声常规检查

空腹状态下行常规腹部超声检查对早期小肠癌一般不能发现。对中晚期小肠癌则可显示部分特征性图像。直接征象主要表现为病变小肠呈现“假肾”征或“靶环”征形肿块（图 42-4-1，图 42-4-2）；间接征象有小肠梗阻、胃潴留、胆道梗阻等。

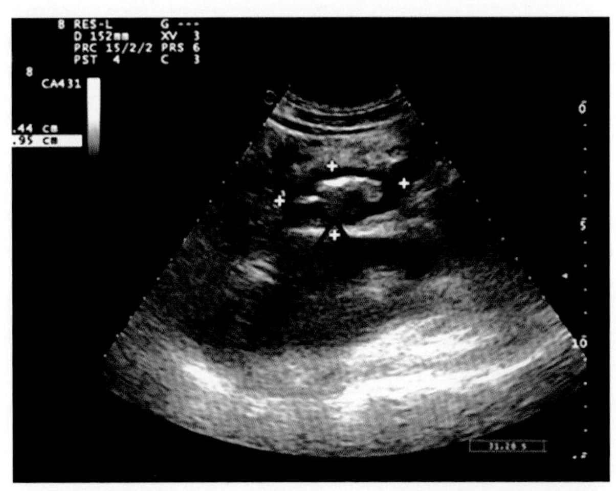

图 42-4-1 “假肾”征（箭头所示）

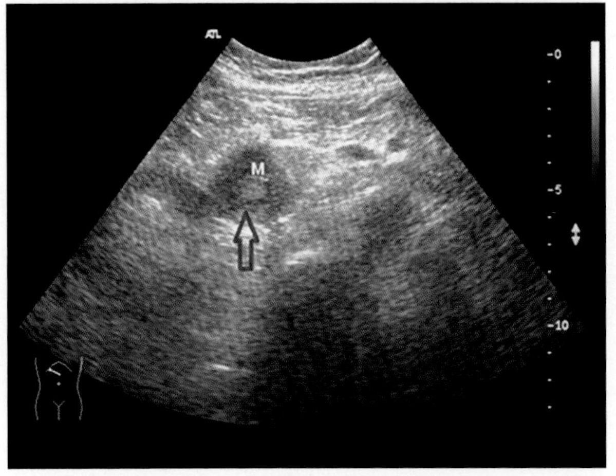

图 42-4-2 “靶环”征（箭头所示）

2. 采用有回声充盈剂超声充盈检查声像图表现

（1）典型声像图特征：①病变处小肠壁呈局限性不规则低回声增厚隆起，厚度≥5mm，范围≥30mm；或呈肿物状向肠腔内突起，直径≥20mm。其肠管形态僵硬，肠壁层次破坏紊乱不清，黏膜面高低不平，呈“菜花”状或“火山口”状，表面常有不规则强回声斑块附着；病变处肠腔变窄变形、肠壁僵硬、蠕动消失，充盈剂通过缓慢或受阻，部分可见充盈剂反流征象。②病变小肠管周围肠系膜常不规则增厚、内常可见肿大淋巴结呈低回声包块，直径 10～20mm。晚期则在肝内可见转移灶，呈多发性低回声结节。③病变部位以上小肠腔常不同程度扩张，内径≥20mm；肠蠕动活跃。

（2）声像图分型：①肿块型：较少见，表现病变肠壁呈低回声肿物向肠腔内突起，直径常≥20mm；肿物表面高低不平或呈菜花状，内回声不均匀，活动度差；病变处肠腔变窄，充盈剂绕行通过（图 42-4-3）。②溃疡型：表现病变肠壁局限性增厚隆起，黏膜破溃，表面形成大小不一的溃疡凹陷，直径 5～15mm，形态不规则、呈“火山口”状，表面常附有大量片状强回声。病变处肠腔变窄，肠壁僵硬、蠕动消失（图 42-4-4）。③浸润型（缩窄型）：多见。表现病变肠壁呈环周性不均匀性增厚，厚度常≥10mm，常累及肠管的大部（2/3 以上）或全部；肠腔常呈环状狭窄，肠管明显缩窄变形，肠壁僵硬、蠕动消失，充盈剂通过时明显受阻或呈线状通过征象，其近端小肠管可代偿性扩张（图 42-4-5）。

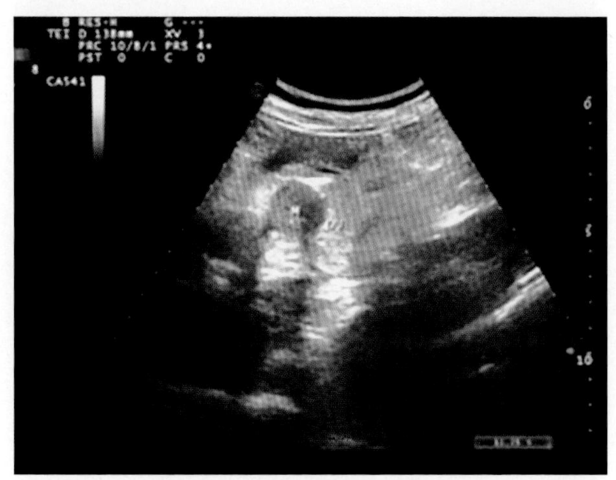

图 42-4-3 肿块型（M-肿块）

## （三）诊断要点及临床思维

空腹检查发现腹腔小肠区域“假肾征”或“靶环征”肿块伴肠梗阻，应考虑小肠癌。但由于小肠分布广泛、位置变化多且无规律、十二指肠位置深易被大肠遮盖等因素，空腹检查对肿瘤直径≤20mm、不伴有肠梗阻者易漏诊；同时不易对肿瘤进行定位、定性；不易判断病变的范围、肠腔狭窄及周围浸润程度等，因而不能全面、客观、准确诊断小肠癌。

超声充盈检查可显示小肠腔内直径≥20mm 肿块，或肠壁异常增厚伴直径≥10mm 溃疡形成，或肠壁环周性增厚伴肠腔狭窄梗阻者，可提示小肠癌。采用有回声型充盈剂超声充盈检查可使充盈剂和小肠管壁形成良好的声学界面，排除了肠腔内气体的干扰，改善了超声在小肠声学界面，

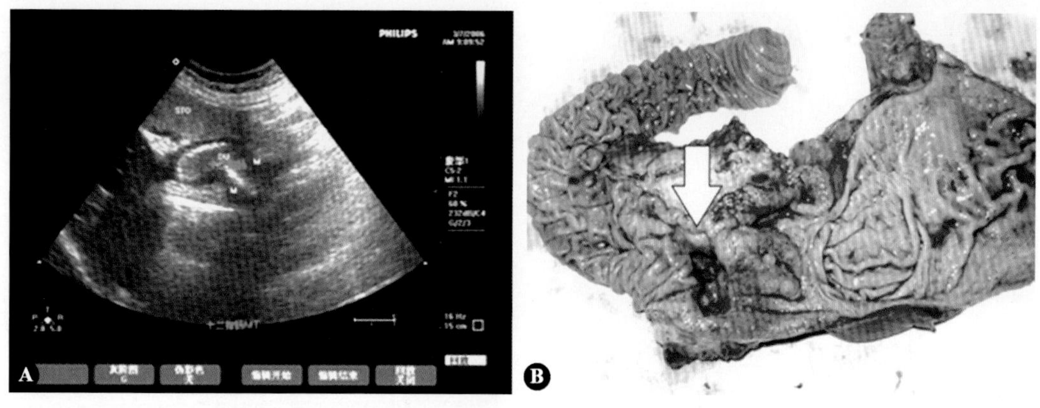


图 42-4-4　A. 溃疡型（M-肿块）；B. 术后标本（箭头所示）

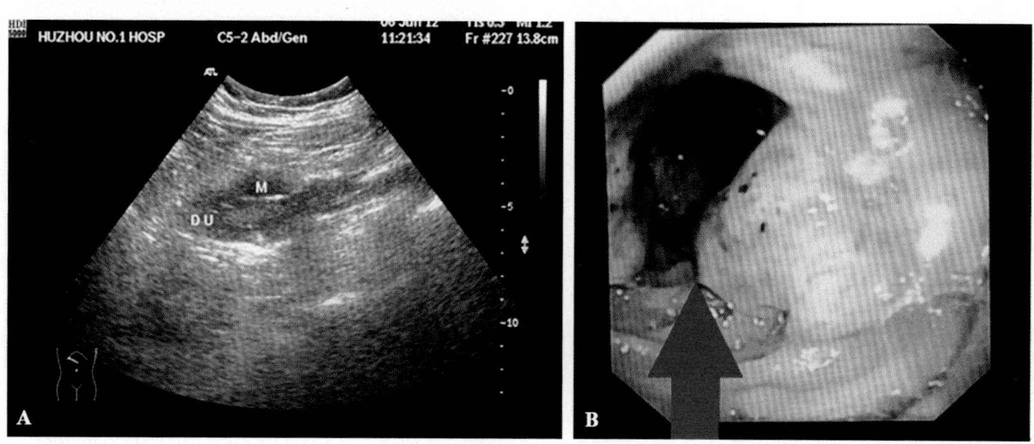


图 42-4-5　A. 浸润型（M-肿块）；B. 胃镜所见（箭头所示）

因而可完整清晰显示癌肿所在的位置、形态、大小及侵犯肠壁的程度和范围，可对肿瘤进行 TNM 分期，尤其对十二指肠癌和近端空肠癌的有较高的检出率。但对远端空肠和回肠因充盈剂充盈肠腔效果不佳，不易产生良好的超声界面，而小肠腔气体又影响超声扫查效果，故对远端空肠和回肠部位的癌肿检出率不高，敏感性不强，易漏诊。

（李建国　陆文明）

## 第五节　大肠癌

### （一）病理及临床概述

由结肠、直肠及肛管黏膜上皮起源的恶性肿瘤称为结肠、直肠癌，统称为大肠癌，是较常见的胃肠道恶性肿瘤，发病率仅次于胃癌而列第二位。在我国发病年龄以 40～50 岁为多，40 岁以下占全部病例的 1/3 左右，比国外提早 10～15 岁，这是我国大肠癌的一个主要特点。可发生于大肠的任何部位，最常见是直肠，其次为乙状结肠、盲肠、升结肠、降结肠和横结肠；直肠及直肠乙状结肠交界部位的癌肿占全部大肠癌的 60%。根据肉眼所见大肠癌的大体形态可分为：肿块型、溃疡型、缩窄型（浸润型）。其病理组织学类型以腺癌为主。

临床表现：右半结肠癌以贫血、便血为主；左半结肠癌以排便习惯的改变、便秘和腹泻交替，便血为主；直肠癌则以为无痛性血便或黏液血便为主。

### （二）声像图表现

1. 空腹常规检查　空腹状态下行常规腹部超声检查对早期大肠癌敏感性很低，绝大多数不能发现。对中晚期大肠癌则可显示一些特征性图像。主要表现为：

（1）“假肾”征或“靶环”征形肿块：大肠相应部位肠壁呈局限性低回声异常增厚，其厚度常≥10mm，呈“外弱内强”包块回声；其中间强回声带明显偏心、变窄；局部肠壁结构破坏，层次紊乱不清；肠腔狭窄变形，呈偏心线条状强回声带改变；其浆膜不完整，周围肠系膜常不同程度增厚、回声增强，并可见肿大淋巴结回声（图 42-5-1、图 42-5-2）。

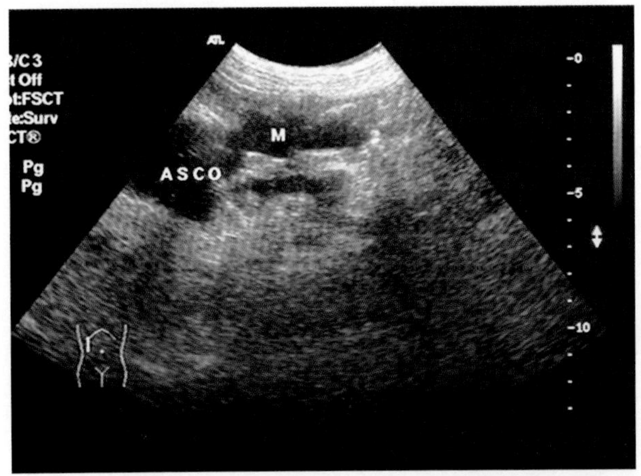


图 42-5-1　升结肠癌纵切面：呈“假肾”征（M-肿块，ASCO-升结肠）

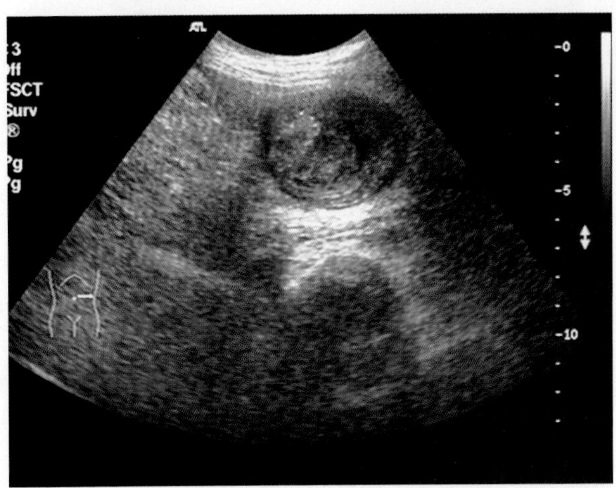

图 42-5-2　横结肠癌横切面：呈“靶环”征

（2）肠梗阻：根据浸润生长方式以及狭窄程度的不同，可出现不全性或完全性肠梗阻表现。以回盲部、乙状结肠、结肠肝曲和脾曲部位癌肿发生率高（图 42-5-3，图 42-5-4）。

（3）肠套迭征象：常见于两侧腹腔内显示大小不一的“同心圆”包块，部分在套叠包块内显示肿块回声。以回盲部癌和升结肠癌多见（图 42-5-5，图 42-5-6）。

（4）肠蠕动情况；癌肿部位肠管壁僵硬，肠蠕动消失。

2. 灌肠充盈下超声检查

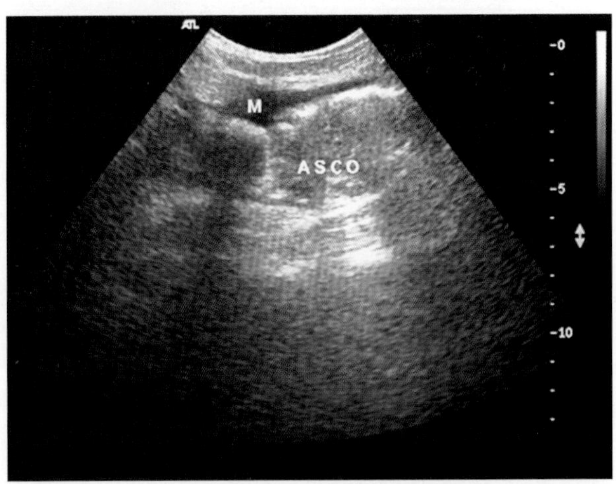


图 42-5-3　升结肠癌伴肠梗阻（M-肿块，ASCO-升结肠）

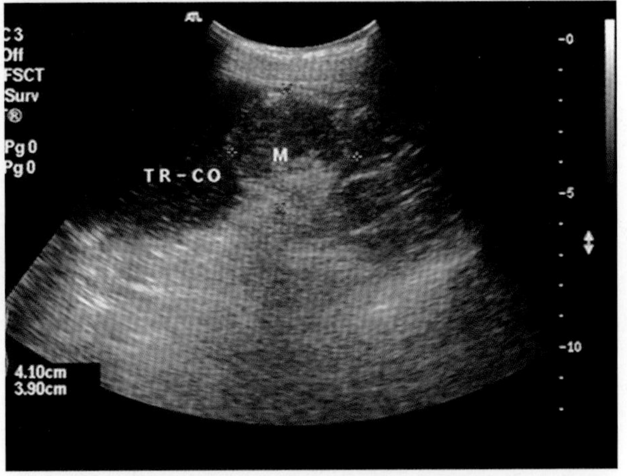


图 42-5-4　结肠脾曲癌伴肠梗阻（M-肿块，TRCO-横结肠）

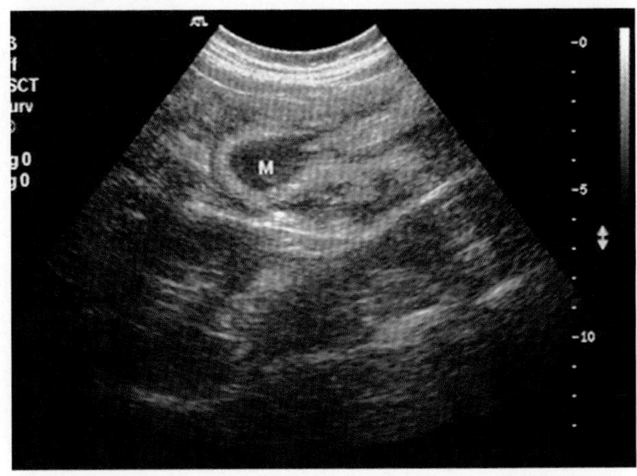


图 42-5-5　盲肠癌伴肠套叠（空腹下，M-肿块）

采用有回声充盈剂灌肠声像图表现：

（1）早期大肠癌声像图表现：表现为病变部

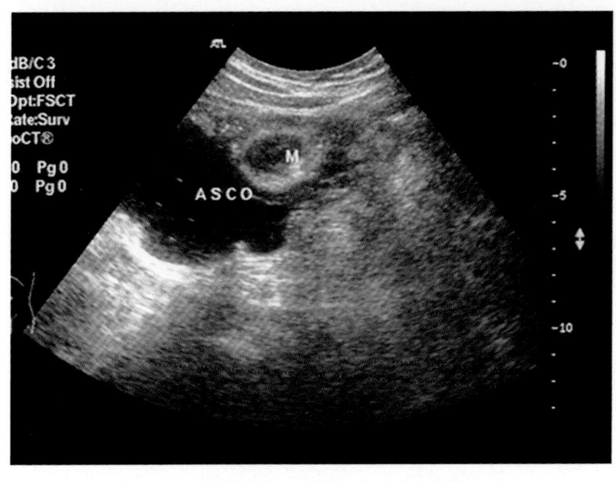


图 42-5-6　盲肠癌伴肠套叠（水灌肠充盈下）（ASCO-升结肠，M-肿块）

位肠壁呈局限性低回声增厚或呈肿物样突起，范围或直径≤30mm，厚度≤5mm；其黏膜粗糙不平，表面可伴有溃疡形成；黏膜下层强回声带连续性存在。肠腔形态尚规则、结肠袋形存在（图 42-5-7、图 42-5-8）。

（2）中晚期大肠癌声像图表现，可分为：

①肿块型（蕈伞型）：表现病变肠壁上大小不一的肿物向肠腔内突起，其表面高低不平或呈菜花状，并有不规则强回声斑块附着；肿块内部多呈不均质低回声或中等回声，基底较宽，和肠壁相连，活动度差；其周围肠壁结构清晰完整；病变处肠腔变窄，造影剂绕行通过。好发于回盲部、直肠、降结肠等（图 42-5-9、图 42-5-10）。

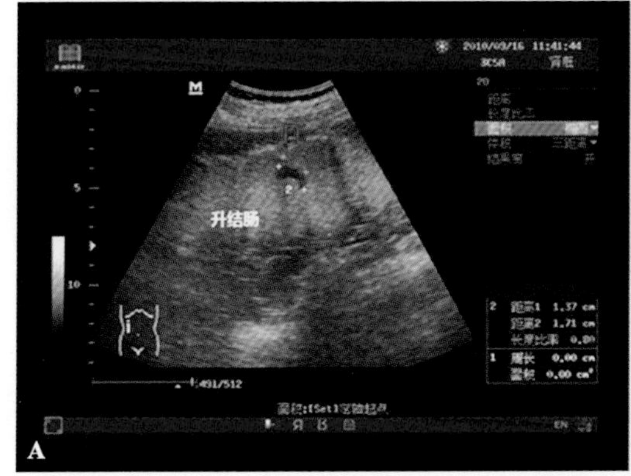


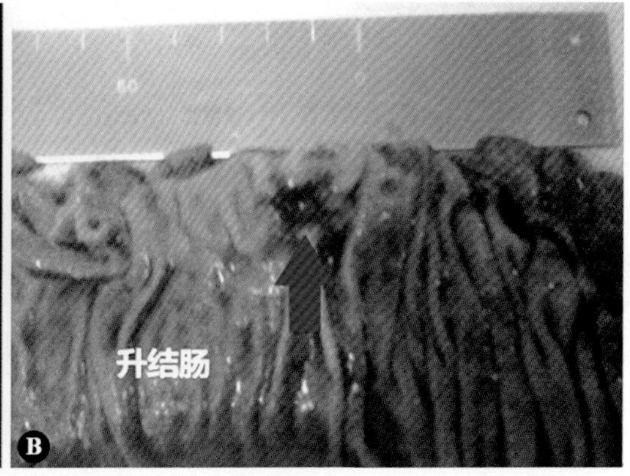


图 42-5-7　A. 升结肠早期结肠癌；B. A 术后标本

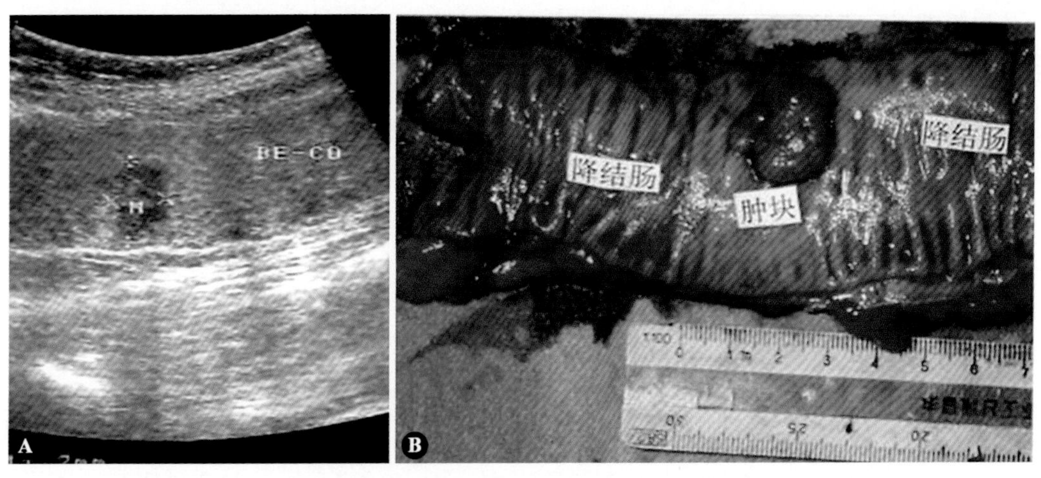


图 42-5-8　A. 降结肠早期结肠癌；B. A 术后标本（M-肿块，DECO-降结肠）

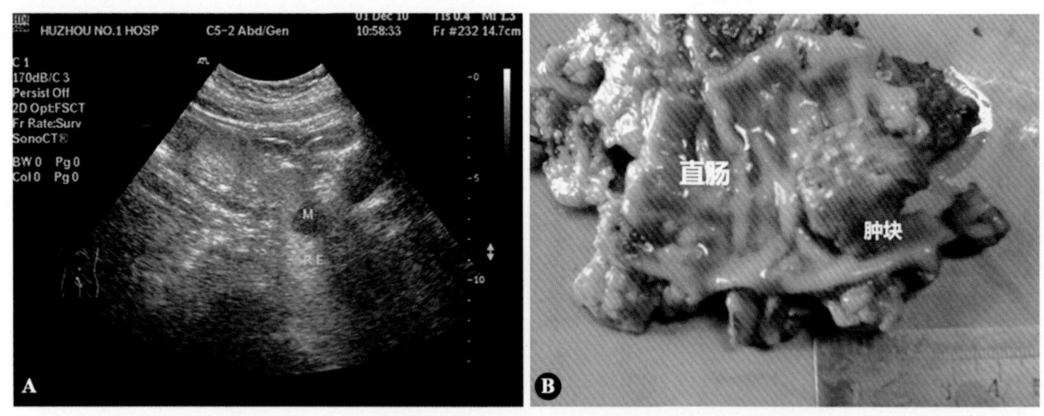


图 42-5-9　A. 直肠癌（M-肿块，RE-直肠）；B. A 术后标本

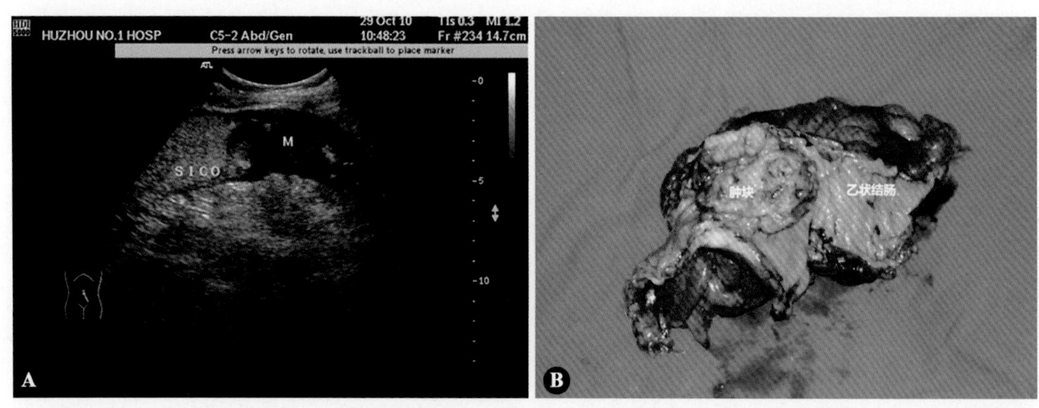


图 42-5-10　A. 乙状结肠癌（M-肿块，SICO-直肠）；B. A 术后标本

②溃疡型：表现病变肠壁局限性不规则增厚隆起，厚度≥10mm，范围≥30mm，肠壁层次结构不清，其黏膜破溃，表面形成大小不一的溃疡凹陷，直径常≥10mm，深度常≥5mm，形态不规则、呈“火山口”状，表面常附有大量强回声斑块。病变处结肠袋形消失、肠腔变窄，肠壁僵硬、蠕动消失（图 42-5-11）。

③缩窄型（浸润型）：表现病变肠壁呈弥漫性或环周性不均匀性增厚，厚度常≥15mm 回声较低，层次紊乱不清，常累及肠管的大部（2/3 以上）或全部；其黏膜破溃，表面高低不平；肠腔常呈环状狭窄，肠管明显缩窄变形，肠壁僵硬、蠕动消失，造影剂通过时受阻或呈线状通过征象，其近端肠管可代偿性扩张。病变处肠系膜常异常增厚，包裹于肠管周围，内常见呈低回声肿大淋巴结分布（图 42-5-12，图 42-5-13）。

## （三）诊断要点及临床思维

空腹检查发现腹腔大肠区域“假肾”征或“靶环”征肿块伴肠腔狭窄；或伴肠梗阻、肠套叠者，首先应考虑大肠癌的可能。但空腹检查有较大局限性，对肿瘤直径≤20mm、位于结肠肝曲、结肠脾曲、乙状结肠和直肠部位的肿瘤易漏诊；不易对肿瘤进行定位、定性；不易判断病变的范围、肠腔狭窄程度及周围浸润程度等，因而不能全面、准确诊断大肠癌。

采用有回声充盈剂灌肠超声检查显示肠腔内直径≥30mm 肿块，或肠壁异常增厚伴直径≥15mm 溃疡形成，或肠壁环周性增厚伴肠腔狭窄梗阻者，可提示大肠癌。采用有回声型充盈剂灌肠超声检查可使充盈剂和肠管壁形成良好的声学界面，排除了肠腔内气体的干扰，改善了超声在大肠成像的内环境，因而可完整清晰显示从直肠至盲肠整个形态、走行、分布和肠壁结构，尤其在肿瘤病灶和充盈剂间产生明显的对比界面，可清晰显示癌肿所在的位置、形态、大小及侵犯肠壁的程度和范围，可对肿瘤进行 TNM 分期，明显提高了大肠癌的检出率。本法特别适用年老体

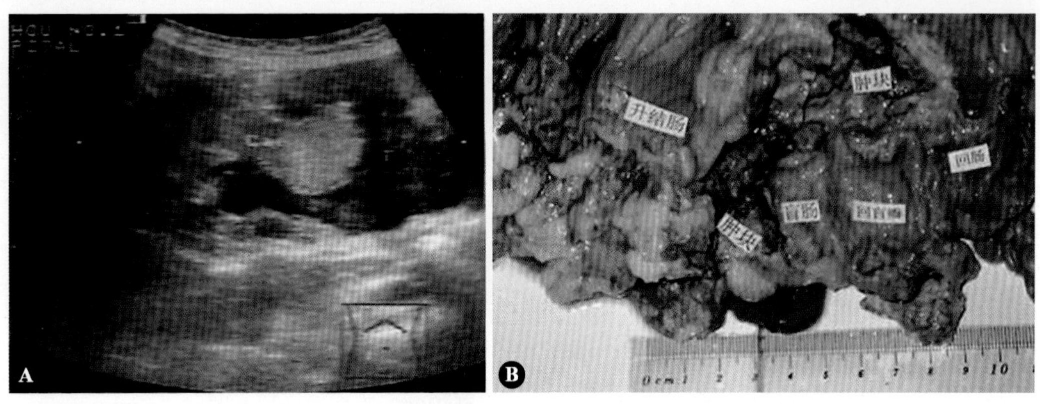

图 42-5-11　A. 盲肠癌（T-肿块，Cae-盲肠）；B. A 术后标本

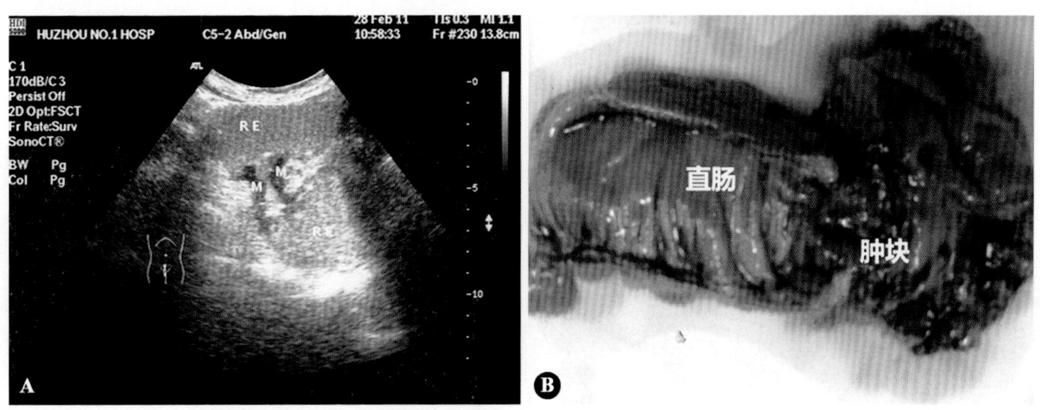

图 42-5-12　A. 直肠癌（M-肿块，RE-直肠）；B. A 术后标本

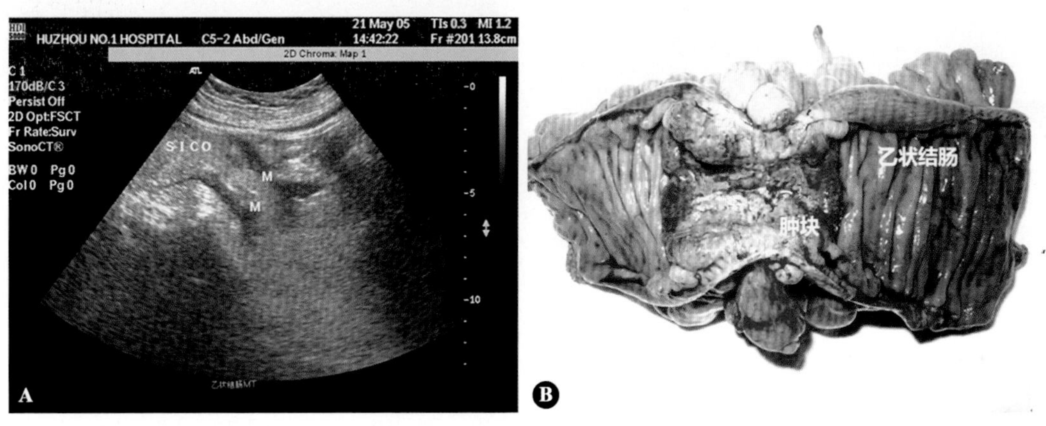

图 42-5-13　A. 乙状结肠癌（M-肿块，SICO-乙状结肠）；B. A 术后标本

弱以及耐受不了结肠镜检查的患者，可作为一种大肠癌初步筛选的良好方法；同时，和结肠镜相结合，取长补短，可明显提高大肠癌的检出率和诊断准确性。另外，超声检查在发现大肠癌的同时，又在观察肠系膜、腹腔或后腹膜淋巴结、肝、脾、卵巢等脏器有无转移方面具有一定价值，可综合全面判断大肠癌的病情，估测其预后，为临床综合治疗提供客观而又可靠的依据。

（李建国　陆文明）

## 第六节　胃肠息肉

### （一）胃息肉

1. 病理及临床概要

胃息肉是胃黏膜上的良性病变，是由胃黏膜

异常增生而来的，是比较常见的胃良性肿瘤。一般可分为炎性息肉（增生性息肉）和腺瘤性息肉（化生性息肉）。炎性息肉约占胃息肉的80%，直径多在1cm以下，癌变率低，约占1%。腺瘤样息肉占胃息肉的1%～25%，直径可超过2cm，癌变率较高，占20%～40%，属于癌前期病变。

大多数患者无明显症状或体征，常在胃镜、超声体检中被偶然发现。当息肉表面发生腐烂、溃疡时，可有腹痛、恶性呕吐、消化道出血等症状；胃窦较大息肉堵塞幽门时可出现间歇性幽门梗阻症状。

2. 病变声像图

（1）胃壁自黏膜层向胃腔内突起的局限性小肿物，形态各异，可呈圆球形、椭圆形、桑葚状、乳头状或分叶状，常有细蒂和胃壁相连，可随胃蠕动而移动，但不消失；肿物呈相对低回声或中等回声，直径在5～30mm，以10～15mm多见。多为单发，好发于胃窦部（图42-6-1～图42-6-4）。

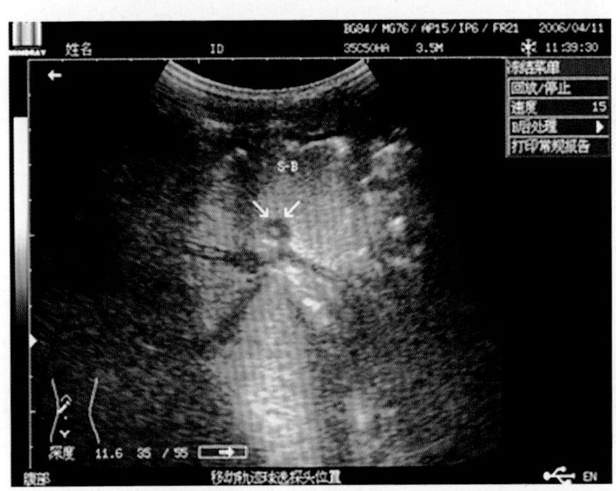


**图42-6-1 胃窦部息肉**

（2）当肿物表面发生糜烂或溃疡时，可见肿瘤表面粗糙不平或出现溃疡小凹陷，并有强回声斑点附着。

（3）当肿物直径≥20mm、活动度差；或肿物表面伴有溃疡形成者，应考虑发生癌变（图42-6-5）。

3. 诊断要点及临床思维

超声扫查显示自胃壁黏膜层带蒂肿物呈乳头状突向胃腔内，直径5～20mm，随胃蠕动而移动，胃壁层次结构清晰者，应考虑胃息肉。但超声对于10mm以下息肉，不易和胃黏膜皱襞鉴别，常易漏诊。因胃息肉均较小，超声检查敏感性不

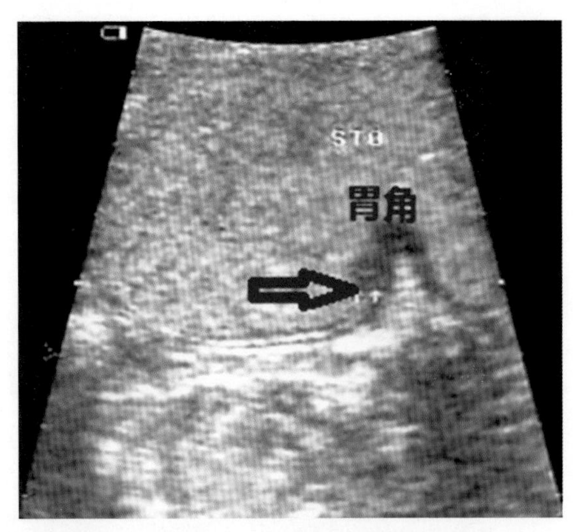


**图42-6-2 胃角小息肉**

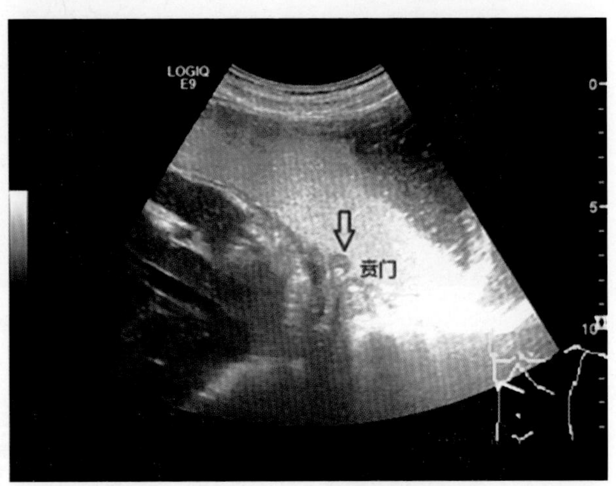


**图42-6-3 贲门部息肉**

如胃镜，检出率远没有胃镜的比例高。

## （二）小肠息肉

1. 十二指肠息肉

十二指肠息肉和胃息肉一样，是肠黏膜上皮的一种良性的、局限性增生性病变。较胃息肉少见。

（1）病理及临床概要

十二指肠息肉分为炎性息肉（假性息肉）和腺瘤（真性息肉）两种。前者较少见，直径多在5mm以下；后者较多见，好发于球部，常单发，直径5～20mm不等，可发生恶变。临床绝大多数无症状；有症状者主要为上腹隐痛不适、饱胀、返酸等，严重者有上消化道出血、十二指肠梗阻等表现。

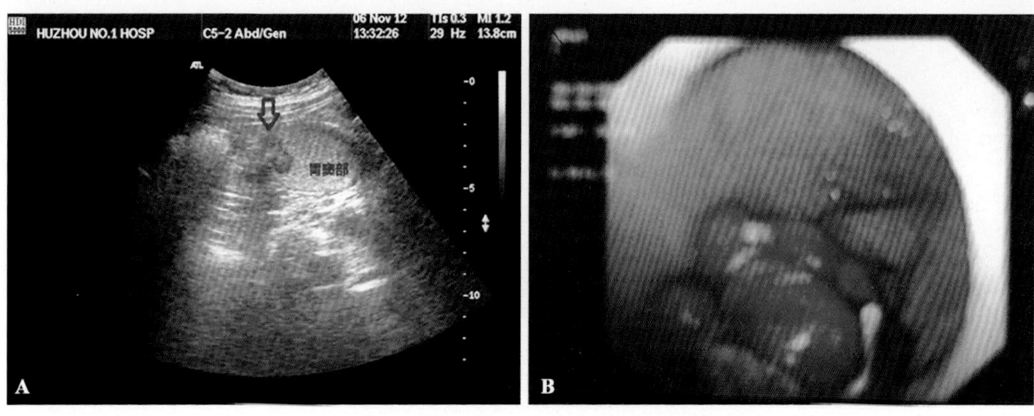


图 42-6-4 A. 胃窦部息肉；B. A 胃镜所见

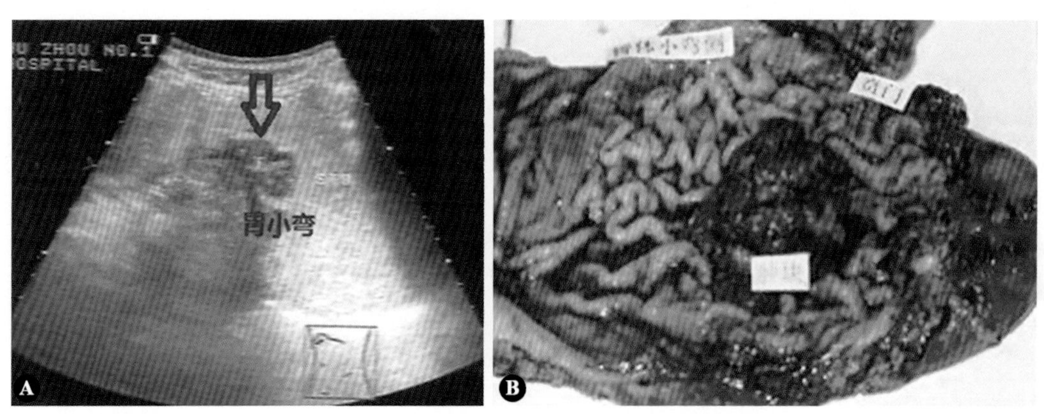


图 42-6-5 A：胃小弯息肉癌变；B. A 术后标本

（2）病变声像图

表现十二指肠各部肠壁自黏膜面突向肠腔的实质性肿物，形态类似桑葚、草莓状；呈中等或稍低回声，表面光滑；基底较宽，附着于肠壁上，部分有蒂；多为单发，以球部多见（图 42-6-6～图 42-6-8）。肿物可随着肠壁蠕动而来回移动。当肿物直径大于 20mm 时，充盈剂通过该处肠腔时可见充盈剂沿肿物绕行周围通过；当肿物直径大于 30mm 时，可引起局部肠腔扩张，出现不全性肠梗阻征象。当肿物表面发生溃疡时，肿物表面可显示溃疡凹陷，呈“火山口”状，表面常有强回声斑点附着，应警惕有恶变可能。

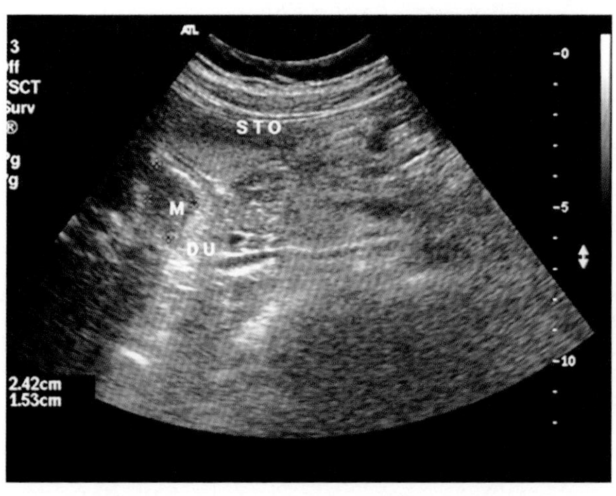


图 42-6-6 十二指肠球部息肉（M-肿块）

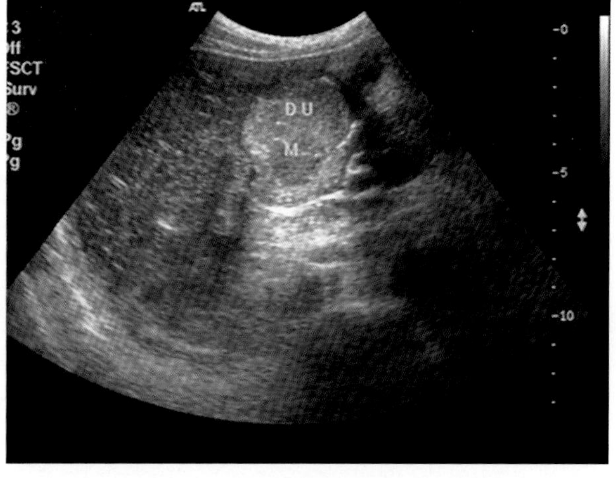


图 42-6-7 十二指肠降部息肉（M-肿块）

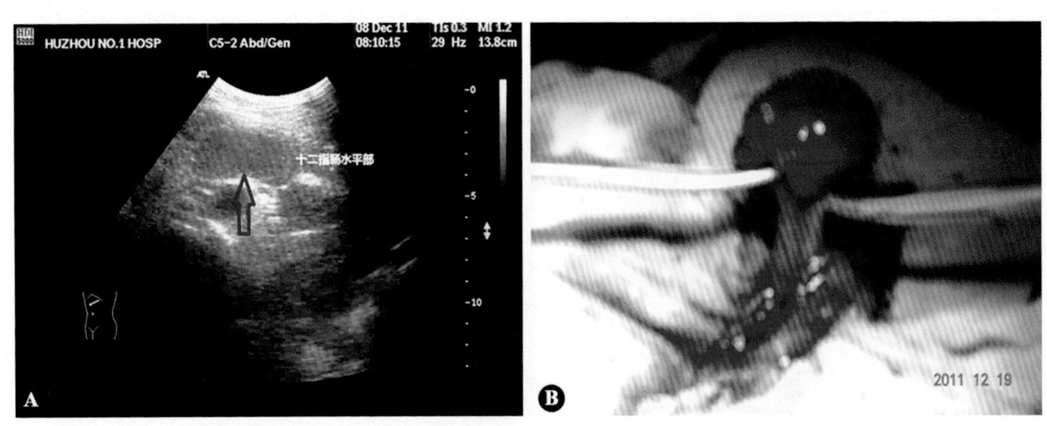


图 42-6-8　A. 十二指肠水平部息肉（箭头所示）；B. A 术中标本

（3）诊断要点及临床思维

超声检查显示十二指肠腔内有带蒂的实质性肿物突起，随肠蠕动活动度好，可诊断本病。对直径大于 30mm 的肿物或肿物表面出现溃疡凹陷者，活动度差，应考虑有恶变倾向。

超声检查对十二指肠球部、直径≥10mm 的息肉较易显示，但对于直径＜10mm 和位于降部以下的息肉易漏诊，敏感性和检出率明显不如十二指肠镜。

2. 空回肠息肉

是发生于小肠黏膜上皮或肠腺体上皮的最常见的良性肿瘤，好发于回肠。

（1）病理及临床概要

包括腺瘤及其他原因引起的上皮增生，可单发也可多发，往往有带，表面光整，直径数毫米至数厘米不等，可发生恶变。多发息肉伴有口唇、口腔黏膜及指、趾皮肤色素沉着者，称黏膜皮肤色素沉着综合征（Peutz-Jegher 综合征）。

临床大多无明显症状，部分伴腹痛、大便隐血或黑便。多数继发肠套叠和肠梗阻。

（2）病变声像图

和十二指肠息肉声像图相似，常合并肠套叠存在（图 42-6-9）。

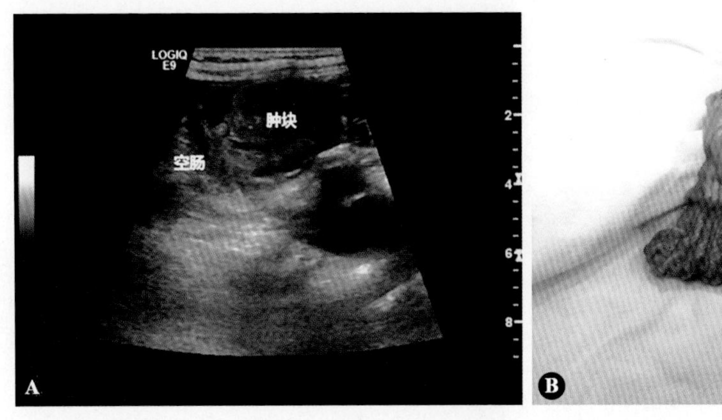


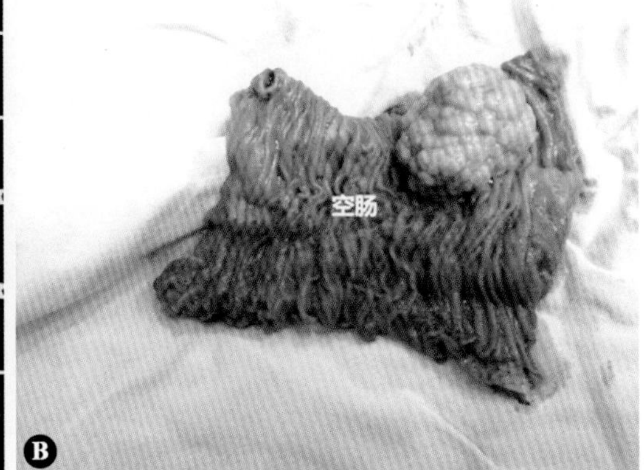


图 42-6-9　A. 空肠息肉；B. A 术后标本

超声检查显示空回肠腔内有带蒂的实质性肿物突起，活动度大；或伴肠套叠者，可提示空回肠息肉。对直径大于 30mm 的肿物或肿物表面出现溃疡凹陷者，活动度差，应考虑癌变倾向。

因小肠分布范围广泛而无规律、超声充盈剂充盈难以形成良好的声学界面，超声检查对空回肠息肉检出率很低，直径在 10mm 以下肿块几乎全部漏诊，只对直径≥20mm 以上肿块或合并继发性肠套叠时有一定敏感性。因此，超声检查不能作为诊断小肠息肉常规方法。

## （三）大肠息肉

1. 病理及临床概要

大肠息肉是指所有由肠上皮来源向肠腔突出的赘生物的统称，包括肿瘤性和非肿瘤性。前者与癌发生关系密切，是癌前期病变，后者与癌发生关系较少。大肠息肉大多数是单个的，约有20%是多发，一般数目在10个以内。家族性息肉病可见肠腔满布息肉，数目在100个以上。按Morgan的组织学分类，可把大肠息肉分为肿瘤性（腺瘤）、错构瘤性、炎症性和化生性四类；其中腺瘤具有恶变倾向，属癌前病变。大肠息肉多数没有临床症状，大多数是在常规的结肠镜检查中发现的。临床常见症状是：便血（隐性血便为主）、排便习惯改变等。

2. 病变声像图

（1）常规超声检查声像图：一般空腹状态下腹部超声检查难以发现大肠息肉，少部分直径在20mm以上大肠息肉可在腹腔内发现，但常误认为腹腔肿块，难以定位和定性。而小儿大肠息肉常合并肠套叠而显示肠套叠声像图表现（图42-6-10）。

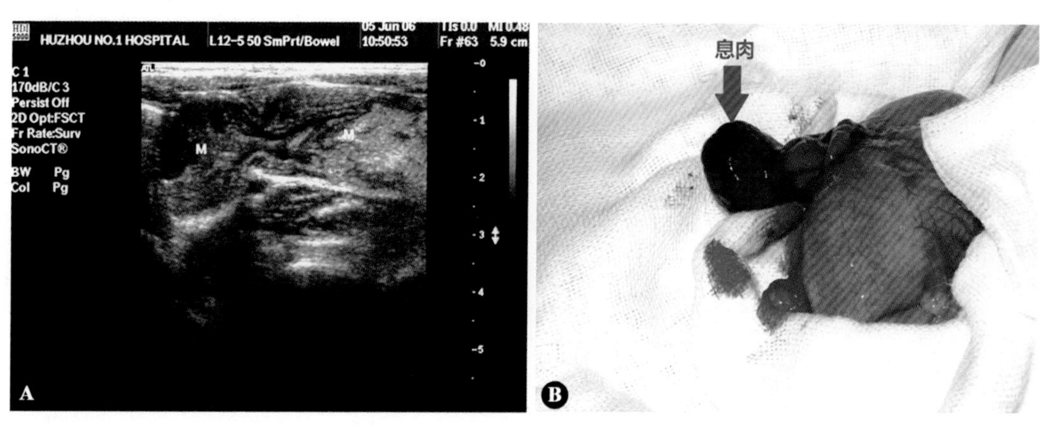


图 42-6-10 A. 横结肠息肉伴肠套叠（M-肿块）；B. A术中所见标本

（2）超声灌肠充盈检查声像图表现

①表现相应大肠部位肠壁起自黏膜层向肠腔内突起的肿块，呈圆椭圆形、乳头状或分叶状，回声中等偏低，表面光滑，有蒂和肠壁相连；其周围肠壁层次清晰（图42-6-11，图42-6-12）。一般窄蒂的息肉在肠腔内随着充盈剂流动或肠蠕动而来回漂动；而广基的息肉则活动度较小。

②如息肉直径≥3.0cm，活动度差；或肿块表面伴有溃疡形成者，则应考虑癌变倾向（图42-6-13）。

③大肠多发息肉者则显示大肠某段或数段肠壁黏膜上有≥2个呈低回声或中等回声小肿物突起，以降结肠、乙状结肠和直肠多见，而升结肠和盲肠则少见（图42-6-14）。

④大肠息肉病者则显示大肠壁上数目≥10个的息肉肿块存在，以左半结肠和直肠分布较密集，右半结肠和盲肠分布则相对稀疏。

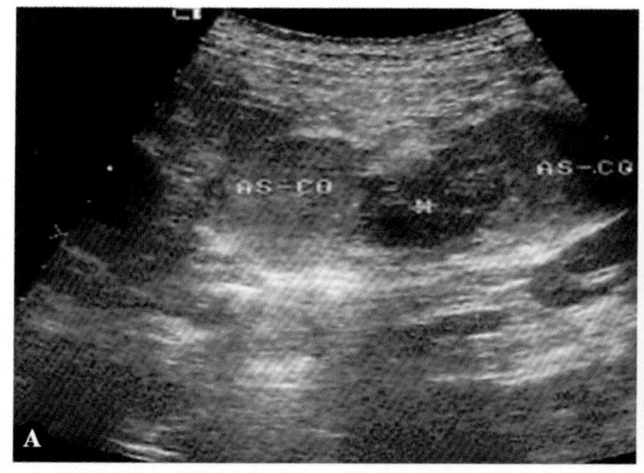


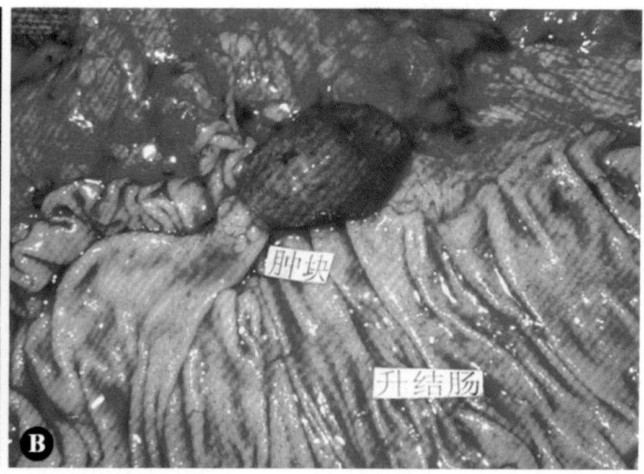


图 42-6-11 A. 升结肠息肉（M-肿块，ASCO-升结肠）；B. A术后标本

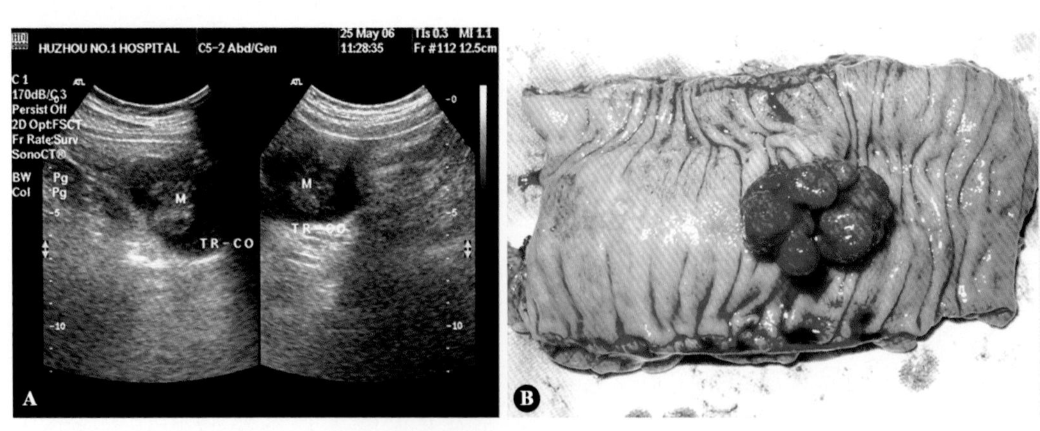


图 42-6-12 A. 横结肠息肉（M-肿块，TRCO-横结肠）；B. A 术后标本

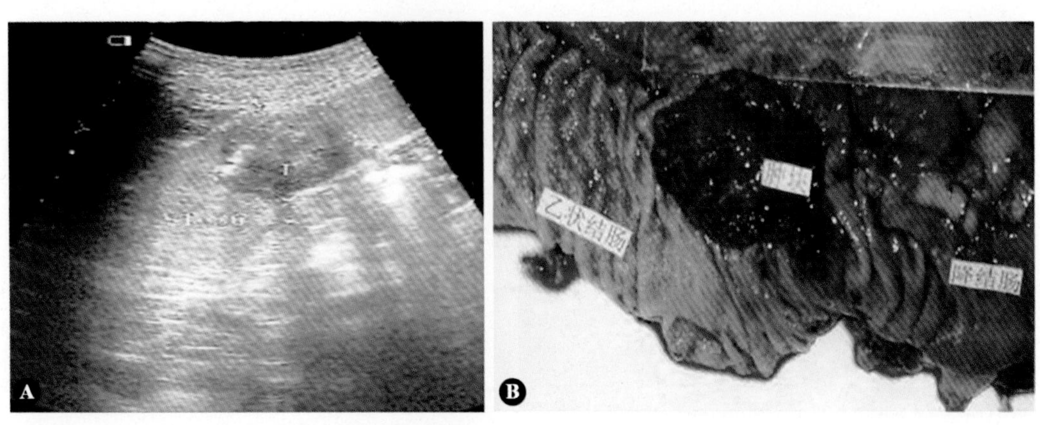


图 42-6-13 A. 乙状结肠息肉伴癌变（T-肿块，SICO-横结肠）；B. A 术后标本

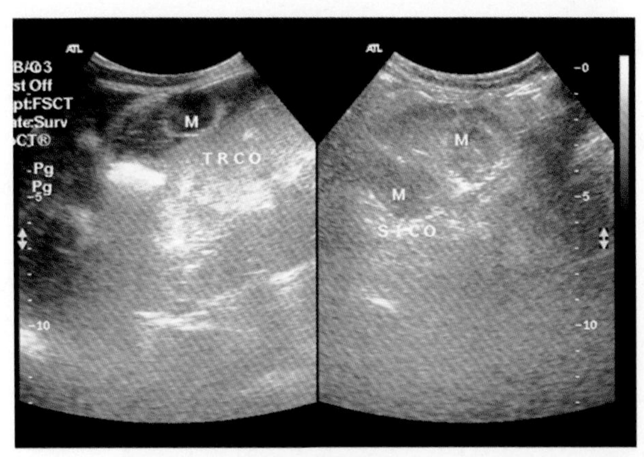


M. 肿块，TRCO. 横结肠，SICO. 乙状结肠

图 42-6-14 结肠多发性息肉（左：横结肠息肉；右：乙状结肠息肉）

3. 诊断要点及临床思维

超声灌肠充盈检查发现大肠壁上带蒂肿物突向肠腔内，表面光滑，活动度大者，应考虑大肠息肉。超声灌肠充盈检查诊断大肠息肉，要肠道准备好，超声扫查时仔细、耐心，一般可以发现直径≥10mm 以上的息肉，并可以根据其形态、大小、活动情况，提示其有无恶变倾向。同时超声检查具有简便、安全、无创伤、无痛苦，可适用于不能耐受结肠镜检查的患者初步筛查。但对直径 5～10mm 间息肉，少部分可以发现，多数易漏诊，且不易和肥大的结肠皱襞鉴别；而直径＜5mm 的息肉，仅有极少部分能显示，大部分漏诊，必须依靠结肠镜检查才能发现，超声检查对大肠息肉检出率远没有结肠镜高。因此，超声检查不能作为诊断本病首选检查方法。

（李建国　陆文明）

## 第七节　胃肠黏膜下肿瘤

### （一）恶性淋巴瘤

1. 胃恶性淋巴瘤

胃是除淋巴结和脾脏外淋巴瘤最好发、最多见的部位，胃恶性淋巴瘤是仅次于胃癌的常见胃恶性肿瘤，占胃部恶性肿瘤的3%～5%，好发于青壮年。

（1）病理及临床概要：胃恶性淋巴瘤起源于黏膜下层或黏膜固有层中淋巴样组织，呈浸润性生长。好发于胃窦部，其次是胃底部。病理大体形态可分溃疡型、息肉型和弥漫浸润型三种。病理组织类型绝大多数为非霍奇金病。

临床表现上常缺乏特征性表现，各种临床表现与胃癌相似，有时可在上腹部扪及易活动的肿块。

（2）病变声像图：胃恶性淋巴瘤声像图表现和进展期胃癌基本类似，两者单纯从声像图上很难鉴别。早期无特征性声像图改变，仅表现为胃壁呈轻度弥漫性增厚，胃壁层次清晰，回声减低，黏膜面可见多个黏膜浅小凹陷，直径在5mm以下（图42-7-1，图42-7-2），和糜烂性胃炎、早期胃癌声像图很相似。

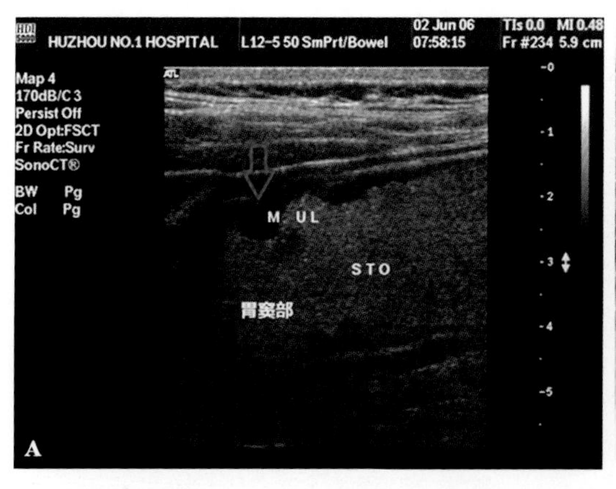


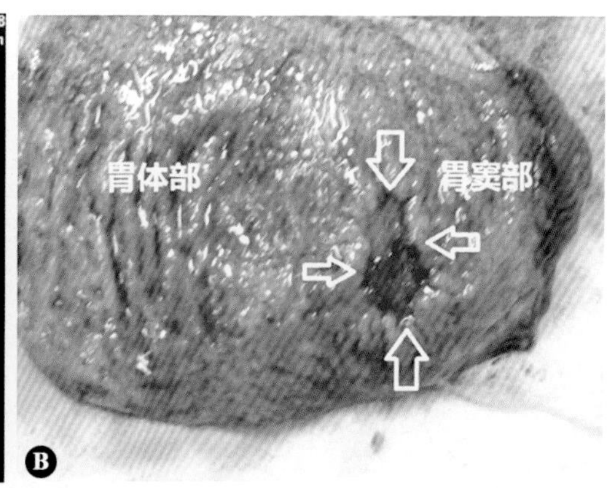


图42-7-1 A. 胃窦部早期恶性淋巴瘤（箭头所示）；B. A术后标本（箭头所示）

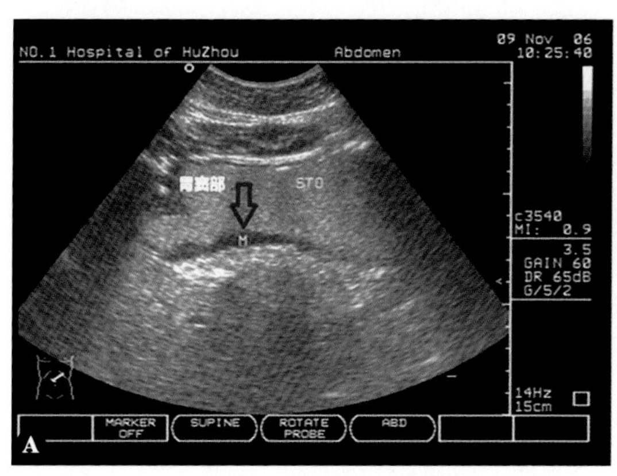


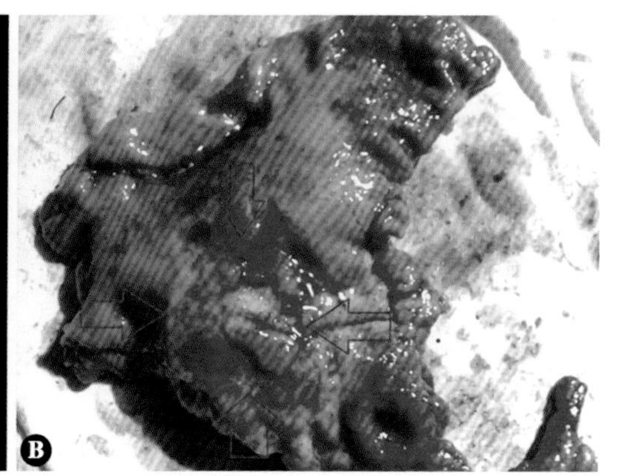


图42-7-2 A：胃窦部早期恶性淋巴瘤（箭头所示）；B. A术后标本（箭头所示）

进展期胃恶性淋巴瘤主要声像图表现：

①胃壁呈局限性或弥漫性增厚隆起或局部肿物形成，回声较低，部分呈实质无回声改变；胃壁层次破坏；黏膜面常出现大小不等的溃疡凹陷，大者直径大于30mm，小者约10mm以下，表面常附着不规则强回声斑点。增厚胃壁范围较广，常累及胃一部及对侧壁，范围多在50mm以上，大者可达100mm以上，以胃窦部多见，病变处胃蠕动消失。

②增厚的胃壁或肿物内部呈明显低回声或近似无回声，透声性极好；采用高频探头扫查可见肿物内呈结节状改变。

③病变处胃腔狭窄及梗阻程度不严重，胃壁僵硬挛缩感不明显，较少发生幽门梗阻。

④病变部胃周围或后腹膜常可见肿大淋巴结回声。

依据声像图表现可分为溃疡型、肿块型、弥漫浸润型，以弥漫浸润型最多见（图42-7-3～图42-7-5）。

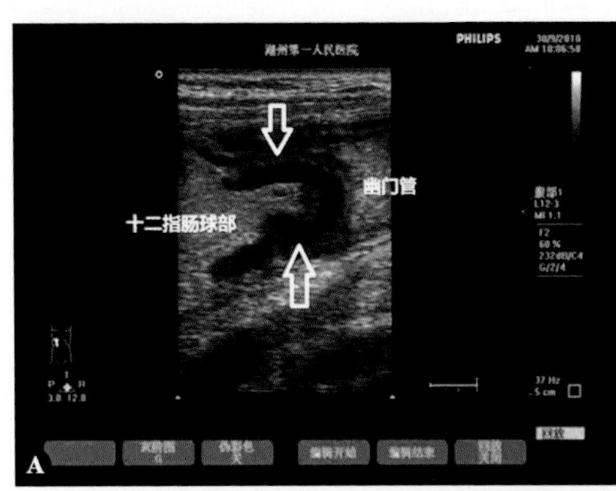


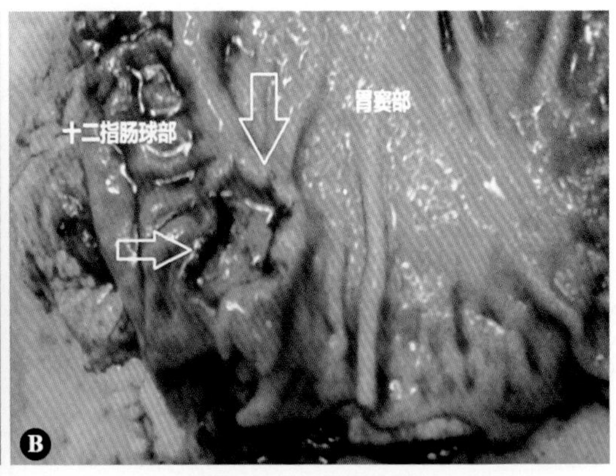


图 42-7-3　A. 胃幽门管恶性淋巴瘤（溃疡型）；B. A 术后标本（箭头所示）

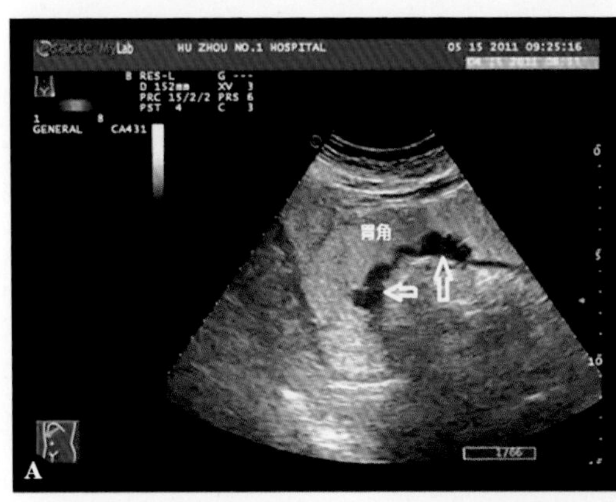


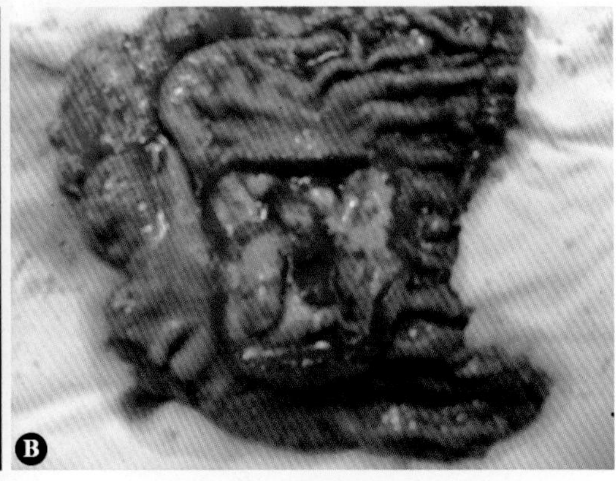


图 42-7-4　A. 胃角恶性淋巴瘤（肿块型）；B. A 术后标本（箭头所示）

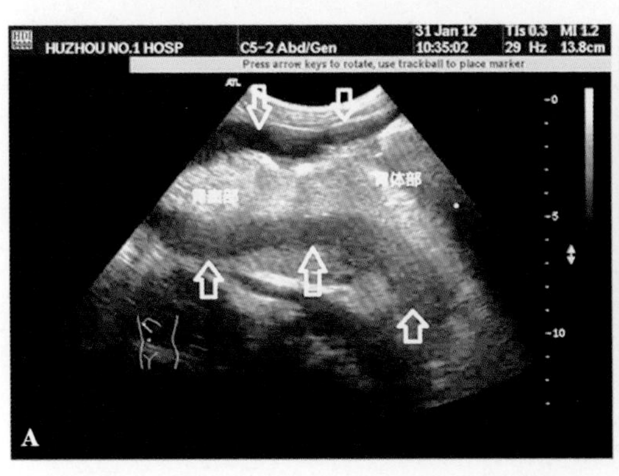


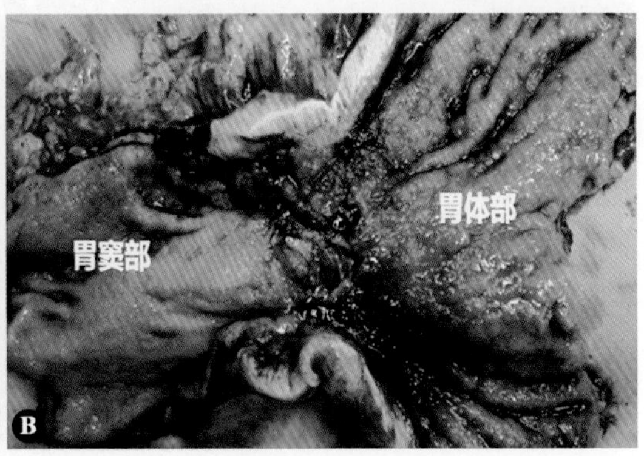


图 42-7-5　A. 胃体窦部恶性淋巴瘤（弥漫型）；B. A 术后标本（箭头所示）

（3）诊断要点及临床思维：超声检查发现胃壁明显异常增厚或形成肿物，内部呈结节状低回声，黏膜面呈现深大溃疡，而胃腔并无严重狭窄或梗阻；结合胃镜活检未找到癌细胞者，应怀疑胃恶性淋巴瘤。但是单纯从声像图上很难和胃癌鉴别，确诊须依靠病理学检查。因此超声和胃镜活检结合可明显提高术前胃恶性淋巴瘤的诊断率。

2. 肠道恶性淋巴瘤

起源于肠黏膜下的淋巴滤泡，沿肠壁呈浸润型生长。大多数肠道恶性是全身性淋巴瘤的一种局部表现。

（1）病理及临床概要：好发于小肠，其次是十二指肠，而大肠较少见。小肠恶性淋巴瘤占小肠恶性肿瘤的第一位，好发于回肠。病理分为两大类：霍奇金病和非霍奇金淋巴瘤，以后者多见。

临床上常可触及腹部肿块等。较多数病例因

穿孔、梗阻、肠套叠而急症入院。

（2）病变声像图：超声充盈检查表现为病变肠壁呈环周性不均匀增厚，厚度常≥10mm，层次不清，内部回声较低，近似无回声；其黏膜面高低不平，可见多个深大溃疡凹陷形成，直径常≥15mm，深度常≥10mm，表面附着大量强回声斑块；该段肠腔明显变窄，肠壁蠕动僵硬或消失，充盈剂通过缓慢或呈线状通过，其近端肠腔常轻度扩张，伴有不全性梗阻征象。其周围肠系膜常增厚、回声增强，大多数可见肿大淋巴结回声，部分合并后腹膜或全身淋巴结肿大。晚期可在肝、脾内出现转移灶。

依据声像图表现可分为动脉瘤型、溃疡型、息肉型、浸润缩窄型。其中以动脉瘤型最多见（图 42-7-6～图 42-7-9）。

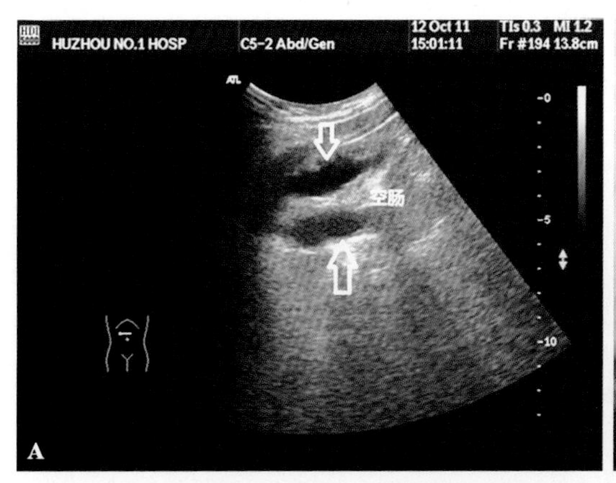


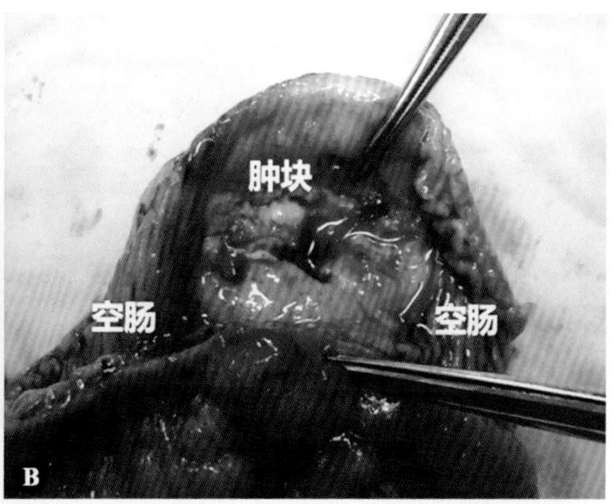


图 42-7-6 A. 空肠恶性淋巴瘤（动脉瘤型，箭头所示）；B. A 术后标本

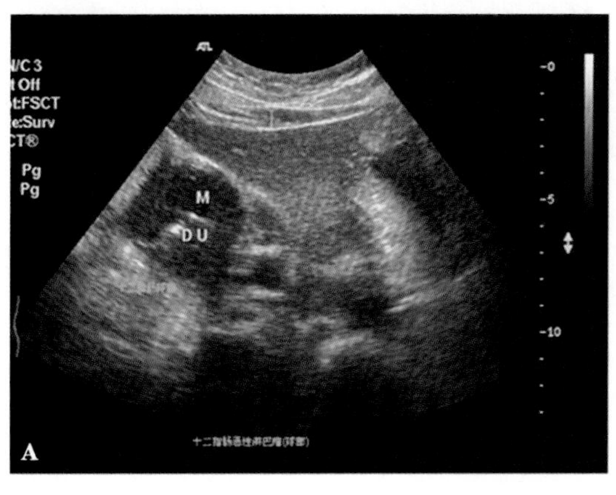


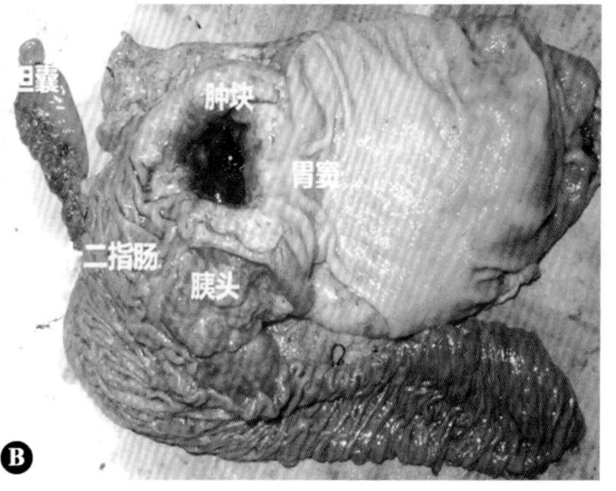


图 42-7-7 A. 十二指肠球部恶性淋巴瘤（溃疡型）；B. A 术后标本

（3）诊断要点及临床思维

超声充盈检查发现肠壁明显异常增厚伴黏膜面深大溃疡、肠腔狭窄伴不全性梗阻、肠系膜淋巴结肿大者，应考虑肠道恶性淋巴瘤，尤其是小肠。但是单纯从声像图上很难和肠癌鉴别，确诊须术后依靠病理学检查；而超声下行肿块活检可明显提高术前肠道恶性淋巴瘤的诊断率，为临床选择合适的治疗方案提供客观的参考依据。

## （二）胃肠道间质瘤

胃肠道间质瘤（GIST）是胃肠道间叶源性肿瘤（GIMT）最常见的一种具有潜在恶性倾向的侵袭性肿瘤，是具有 c-kit 基因突变和 KIT 蛋白（CD117）表达为生物学特征的独立的肿瘤，临床并非少见。其恶性程度根据肿瘤大小以及有丝分裂指数（MI）评估。

1. 病理及临床概要

胃肠道间质瘤起源于胃肠道原始非定向多潜

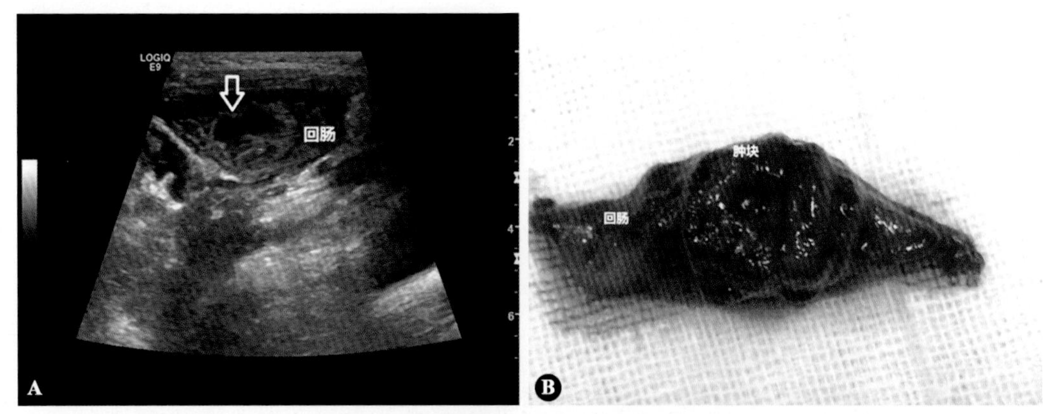


图 42-7-8 A. 回肠恶性淋巴瘤（息肉型，箭头所示）；B. A 术后标本

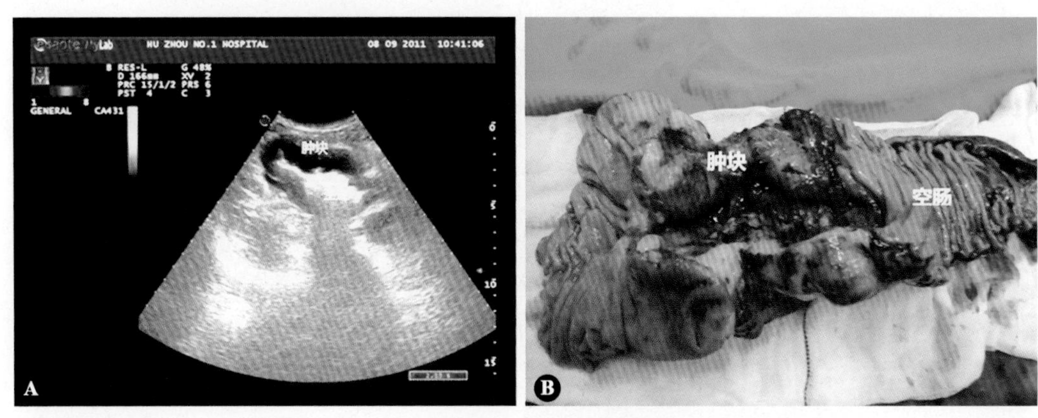


图 42-7-9 A. 空肠恶性淋巴瘤（浸润缩窄型）；B. A 术后标本

能间质干细胞。组织学形态有两种细胞类型即：多数（70%）由梭形细胞，少数（15%）由上皮样细胞组成，免疫组化表达 KIT 蛋白（CD117）阳性。肿瘤大小不等，直径 5～300mm；可单发或多发，肿瘤位黏膜下层、浆膜下层和肌壁层，境界清楚，无包膜；向胃肠腔内生长呈息肉样肿块常伴发溃疡形成。肿瘤大体形态呈结节状或分叶状，切面呈灰白色、红色，均匀一致，质地硬韧，黏膜面可见溃疡形成。较大肿块瘤体内可见出血、坏死、钙化、黏液变及囊性变等。

临床上大多数无临床症状，往往在体检中意外发现。消化道出血、腹部肿块是常见症状。

2. 病变声像图

（1）胃间质瘤

①胃壁内表现局限性肿物，起自黏膜下，形态规则，呈圆球状、椭圆形或分叶状；其境界清楚，周缘规整，内部呈低回声。肿物大小不一，直径大多在 10～50mm，最大的浆膜下肿瘤可达 500mm 以上。肿物不随胃蠕动而移动，其周围胃壁层次结构正常，胃壁蠕动正常。

②肿物好发于胃底和胃体部，以单发多见。肿物直径<50mm 者内部结构大多数呈均匀分布低回声，其表面胃黏膜光滑完整；肿物内出血、液化、钙化及黏膜面形成溃疡均较少见。当肿物直径≥50mm 时，其多数内部结构呈不均匀分布的低回声区，常可见出血（呈不规则片状低回声区）、液化及囊性变（呈不规则液性腔）、钙化灶（呈不规则后方伴声影的强回声斑点）或伴黏膜面溃疡形成（呈口小底大、表面附着强回声斑块的黏膜凹陷，部分溃疡深入瘤体中央而至瘤体内假腔形成），以浆膜下间质瘤多见。

③晚期邻近脏器（主要是肝脏）可出现转移灶，一般呈中等或低回声实质性肿块，周边伴声晕。

④声像图分型：黏膜下型（腔内型）、壁间型（哑铃型）、浆膜下型（腔外型）。以黏膜下型最多见，壁间型最少见（图 42-7-10～图 42-7-14）。

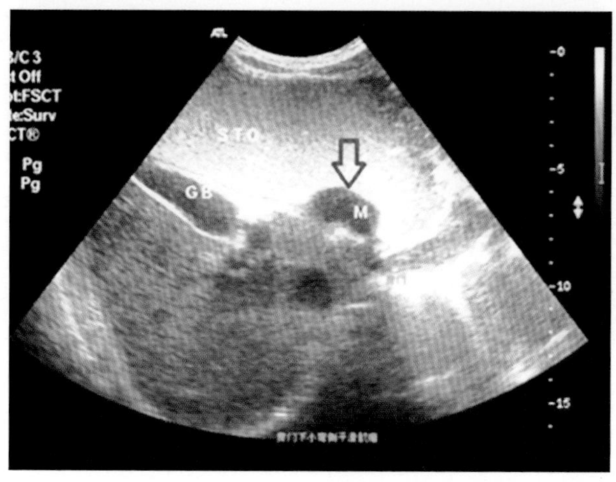


图 42-7-10 胃底部间质瘤（黏膜下型）

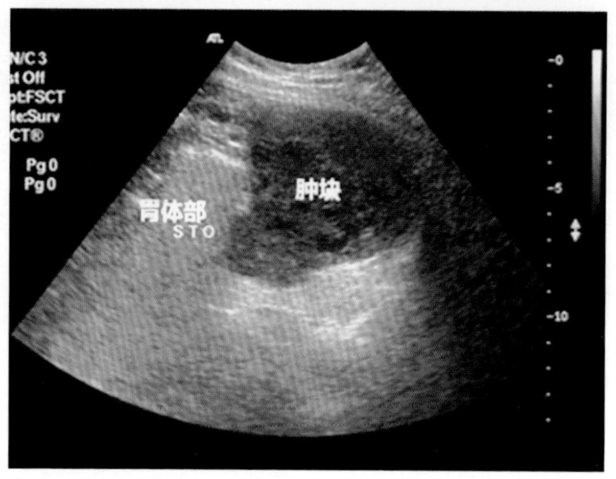


图 42-7-11 胃体部间质瘤（壁间型）

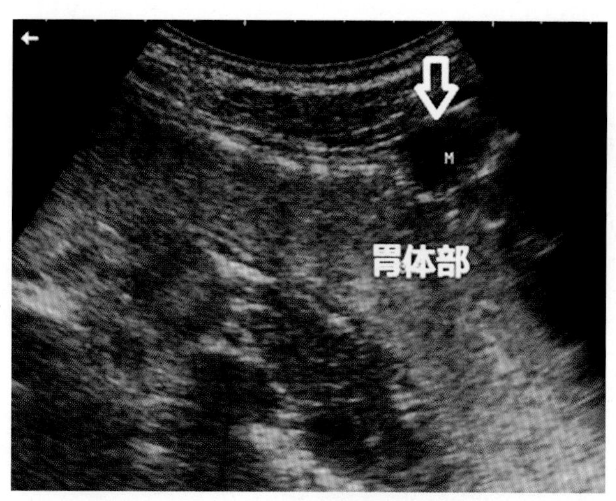


图 42-7-12 胃大弯间质瘤（浆膜下型）

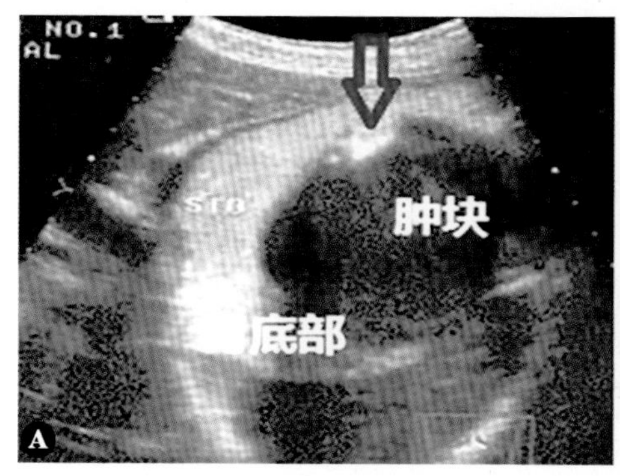


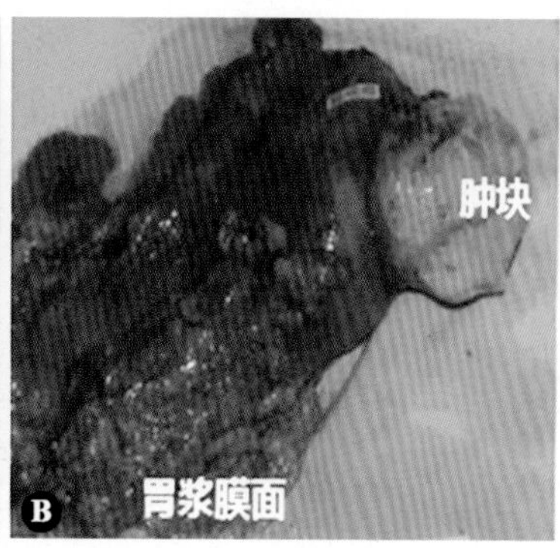


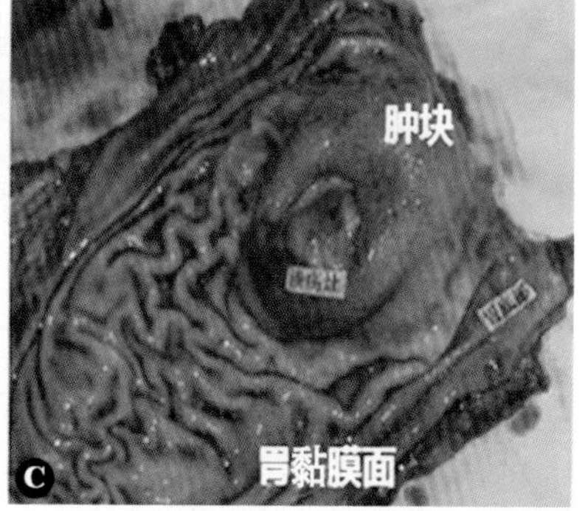


图 42-7-13 A. 胃底部间质瘤伴瘤体表面溃疡形成（箭头所示）；B、C. A 术后标本

（2）肠道间质瘤

其声像图特征基本和胃间质瘤相似。以空肠多发，结肠罕见。主要表现为肠壁上圆形或扁圆形肿块、内部呈低回声实质性肿块，境界清晰，直径在 20～50mm，活动度较大，以浆膜下型多见；病变处肠腔相对变窄，充盈剂沿肿物周围绕行通过，一般较少引起肠梗阻或肠套叠。当肿物直径≥50mm 者形态常呈分叶状或不规则形，内部以低回声为主，分布不均匀，中央常可见坏死液化所致的无回声区；黏膜面伴溃疡形成，并和

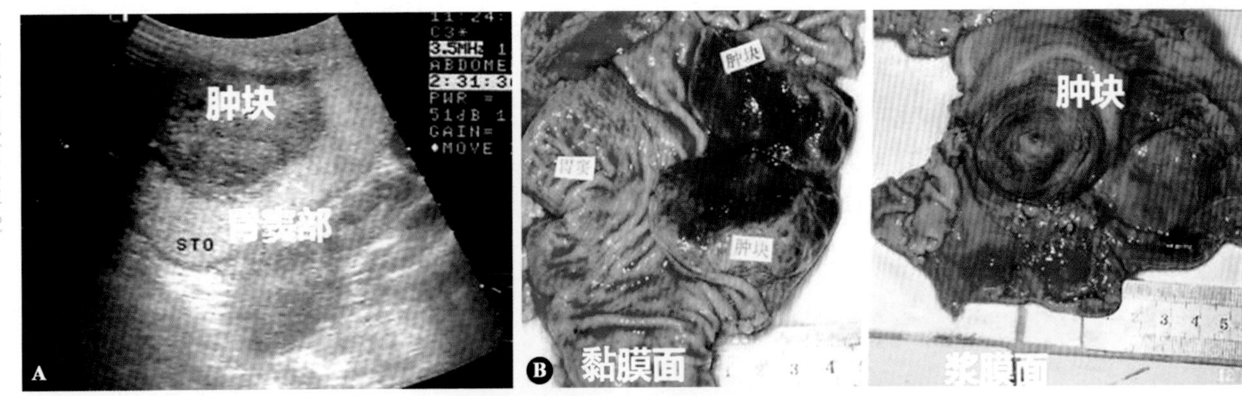


图 42-7-14 A. 胃底部间质瘤伴瘤内出血坏死；B. A 术后标本

瘤体内坏死液化腔相沟通，而引起消化道出血。部分浆膜下型可发生瘤体破裂穿孔而引起腹腔大出血及急性腹膜炎等表现。一般不引起肠梗阻或肠穿孔。晚期在邻近脏器和肝内出现转移灶（图 42-7-15～图 42-7-17）。

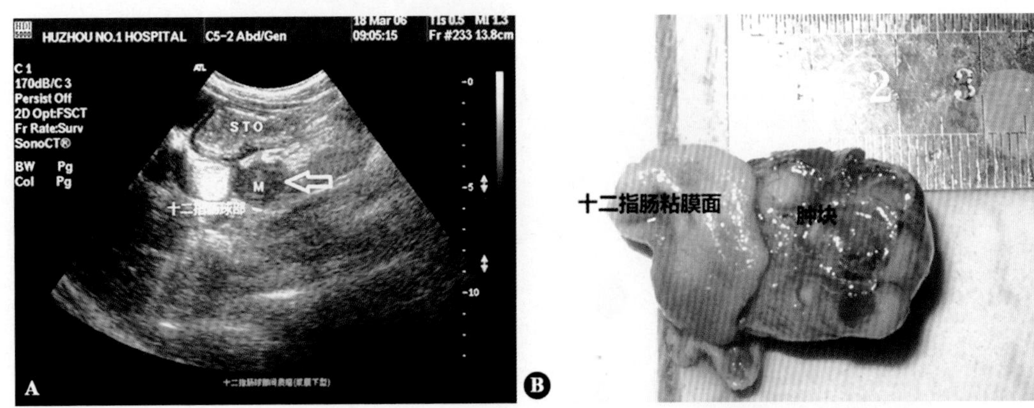


图 42-7-15 A. 十二指肠球部间质瘤；B. A 术后标本

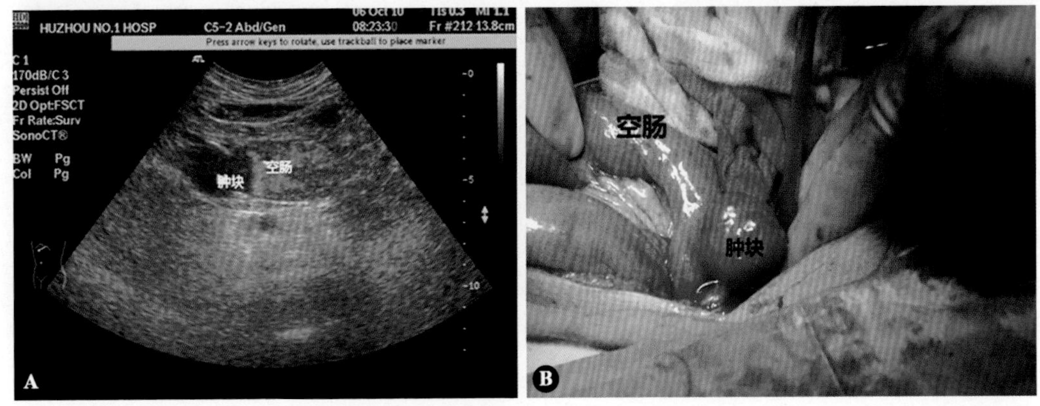


图 42-7-16 A. 空肠间质瘤；B. A 术后标本

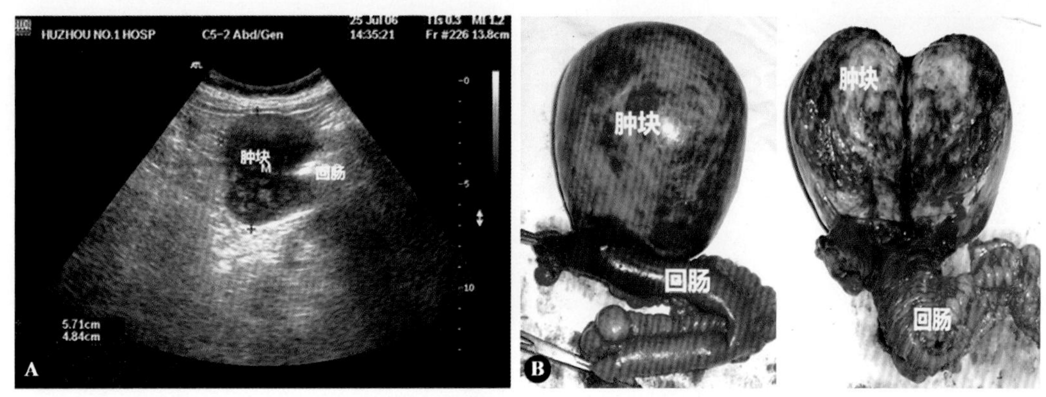


图 42-7-17 A. 回肠间质瘤；B. A 术后标本

3. 诊断要点及临床思维

超声检查显示胃肠壁内局限性肿物向胃肠腔内或外突起，起自胃肠黏膜下，形态规则，境界清楚，内部呈低回声者，可考虑胃肠间质瘤。根据肿物的大小、内部回声特征可提高其恶性倾向。当肿物直径<30mm、内部回声均匀、无出血或液化等大多为潜在恶性；当肿物直径在 30～50mm 间、内部回声均匀或不均匀、伴钙化或出血者大多为交界性；当肿物直径≥50mm、内部回声不均匀、伴出血、液化、钙化、黏膜面溃疡形成等则大多为恶性。

内镜和 X 线钡餐检查不能发现直径<10mm、胃肠黏膜完整的小间质瘤，尤其是浆膜下肌瘤，且内镜活检难以钳取黏膜下组织，常导致漏诊或误诊。而超声充盈检查，只要仔细、全面、熟练地扫查，可发现 5mm 左右的小肿瘤，更对浆膜下生长肿瘤清楚显示，弥补了胃镜和 X 线检查的不足；并能根据肿瘤的形态大小、内部回声特征判断肿瘤的良恶性，为临床早期发现、早期诊断、及时治疗提供有价值的客观依据，也可明显提高无症状胃肠间质瘤的检出率。

## （三）胃肠道脂肪瘤

胃肠道脂肪瘤临床少见，可以发生于消化道任何部位。多见于中老年人，男性多于女性，好发于 40～75 岁。

1. 病理及临床概要

胃肠道脂肪瘤病理组织学由分化良好的脂肪组织构成，周围有纤维性包膜；大体形态切面呈黄色，有小分叶，90%～95%位于黏膜下，5%～10%位于浆膜下。

大多无特异性临床表现，其临床症状取决于脂肪瘤的部位、形态和大小。胃肠道的脂肪瘤半数以上发生于小肠，其次为结肠，胃最少见。发生于胃者，多见于胃窦部，患者可有出血，上腹疼痛，恶心呕吐等症状。发生于小肠者，以空肠为多，其次为回肠和十二指肠，可产生肠套叠，患者出现梗阻症状和体征，少数病例有间断性肠出血。发生于结肠者，多见于盲肠，其次为升结肠和乙状结肠，患者可有腹部不适或疼痛，甚至肠出血和肠套叠等。上述症状和体征无明显特异性，易同胃肠道良恶性病变相混淆。

2. 病变声像图

（1）胃脂肪瘤：表现为胃壁内向胃腔内突起中等或稍强实质性肿物，呈扁圆形或椭圆形，内回声均匀，起自胃黏膜下，基底较宽，随胃蠕动而来回移动；肿物表面胃黏膜光滑完整，周围胃壁层次清晰（图 42-7-18）。

（2）肠道脂肪瘤：表现为突向肠腔内呈圆形或椭圆形中等或稍强回声肿物，表面光滑，基底较宽，随肠蠕动而移动；挤压肿物可发生变形。充盈剂充盈肠腔后显示局部肠腔变窄，充盈剂从肿物周围绕行通过，一般不引起肠梗阻。位于回盲瓣的肿物在超声灌肠充盈检查可表现肿物随充盈剂流动及肠蠕动而来在回肠和升结肠间呈钟摆样运动，常伴有不同程度肠套叠征象（图 42-7-19，图 42-7-20）。

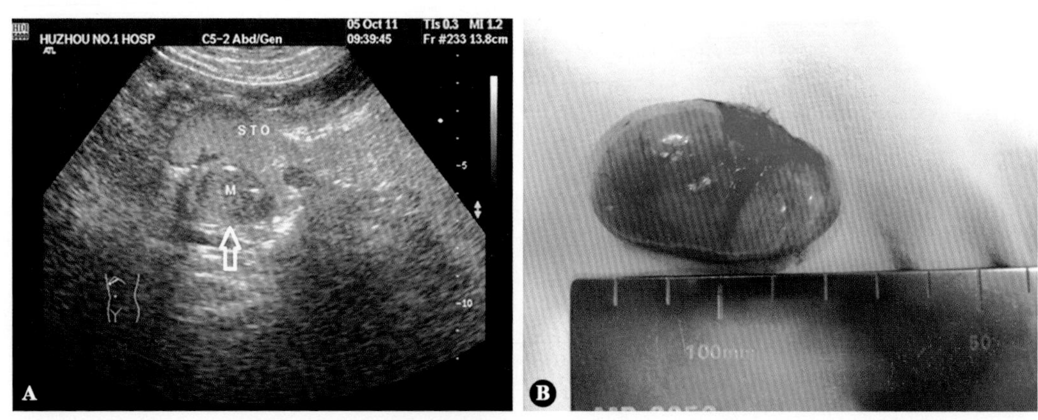


图 42-7-18　A. 胃窦部脂肪瘤（箭头所示）；B. A 术后标本

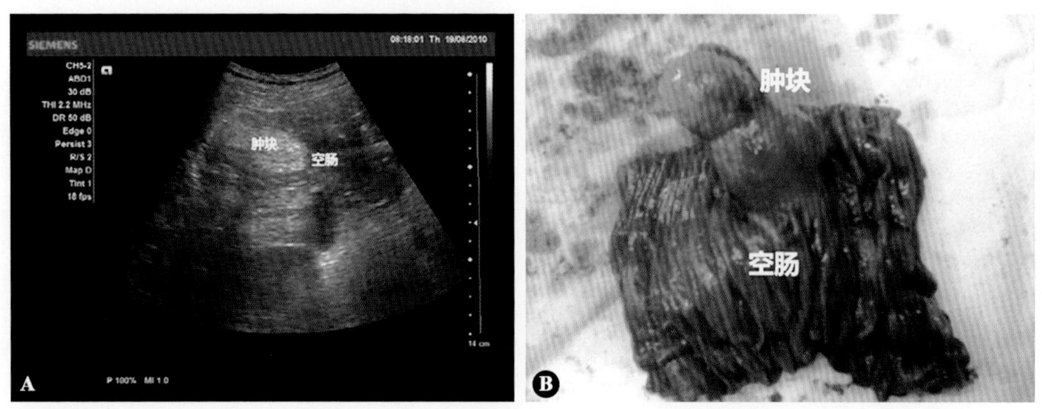


图 42-7-19　A. 小肠脂肪瘤；B. A 术后标本

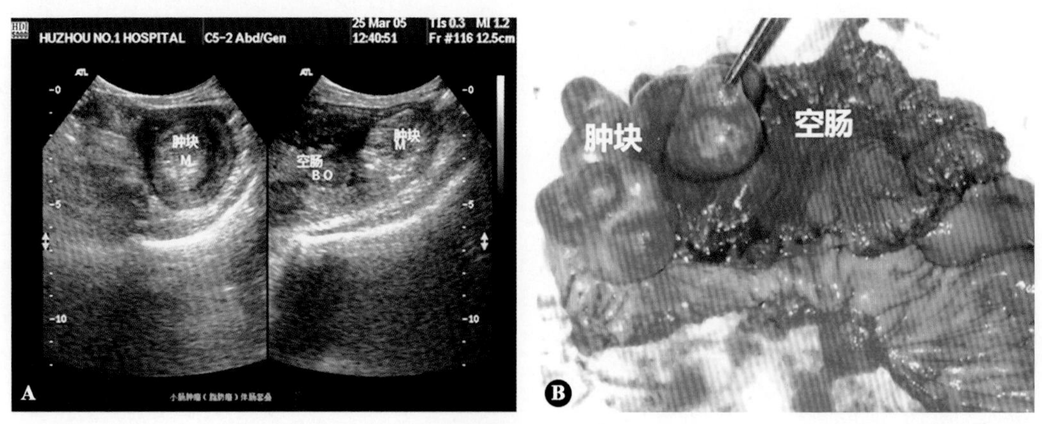


图 42-7-20　A. 小肠脂肪瘤伴肠套叠；B. A 术后标本

3. 诊断要点及临床思维

超声充盈检查显示向胃肠腔突起的中等或稍强实质性肿物，起自胃肠黏膜下，随胃肠蠕动活动度大者应考虑胃肠道脂肪瘤。尤其是成人合并继发性肠套叠者，则肠道脂肪瘤可能性较大，但确诊须经手术后病理学诊断。

超声检查可发现胃肠道脂肪瘤的位置、大小、内部回声特点，弥补了内镜检查对胃肠黏膜下肿物显示不足，尤其对小肠道脂肪瘤检查的不足；同时超声检查可清晰显示是否伴肠套叠、肠梗阻，在急腹症病因诊断中具有重要价值，是其他检查无法替代的。

## （四）胃肠道囊肿、血肿和脓肿

1. 病理及临床概要

胃肠道囊肿系指胃肠壁出现单个或多个囊性肿物，较罕见，可分为先天性、机械性、潴留性、棘球虫性、肿瘤性等，以先天性和潴留性多见。小的胃囊肿无任何症状；当囊肿增大后可引起压迫和机械性梗阻等相应症状。

胃肠道血肿主要指由腹部外伤导致胃肠道损伤引起胃肠壁及周围系膜血肿（损伤未胃肠壁贯穿）。以锐器刺伤和交通事故多见，常合并腹腔其他脏器损伤。

胃肠道脓肿（或炎性包块）较少见，是由多种不同原因引起的由胃肠壁至胃肠壁外化脓性炎症导致炎性包块形成，其病因有：溃疡病慢性穿孔、胃肠内异物（如鱼刺、缝针及其他硬质异物等）刺穿胃肠壁、胃肠手术后局部感染等。以十二指肠、回盲部和乙状结肠多见。

2. 病变声像图

（1）胃肠道囊肿

①表现胃肠壁内出现局限性囊性肿物，可向胃肠腔内外突起；起自黏膜层或浆膜层，囊壁较薄且光滑完整，囊内呈均匀无回声区（图 42-7-21，图 42-7-22），后方有增强效应，随胃肠壁蠕动活动度大。其表面胃肠黏膜光滑，周围胃肠壁层次清晰。探头加压于肿物上可发生肿物变形征象。

②胃囊肿好发于胃体及胃窦部，以单发多见，直径 10～30mm。肠道囊肿好发于结肠，右半结肠多于左半结肠，小肠少见。

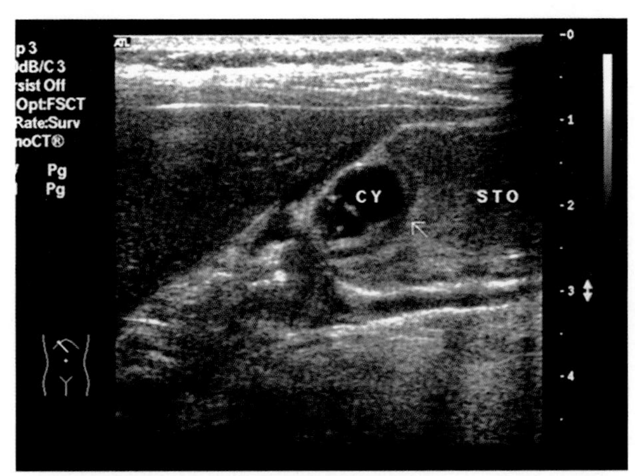


图 42-7-21 胃窦部黏膜下囊肿（CY-囊肿）

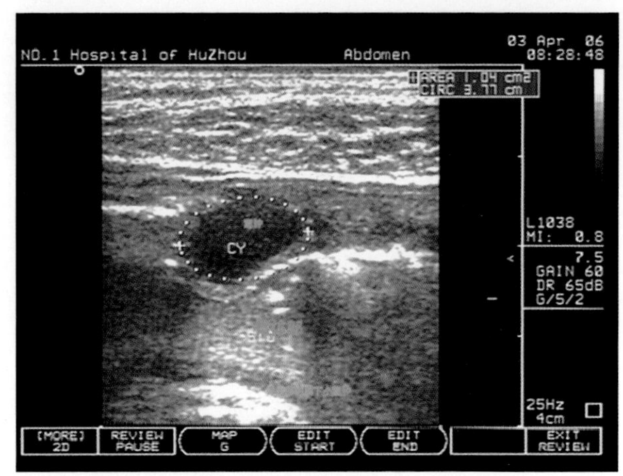


图 42-7-22 胃体部浆膜下囊肿（CY-囊肿）

（2）胃肠道血肿

表现为相应胃肠壁及周围显示大小不一的含液性包块，内部可见细小点状回声漂浮；伴或不伴有腹腔游离积液。患者有相应的腹部外伤史（图 42-7-23）。

（3）胃肠道脓肿（图 42-7-24～图 42-7-27）

①胃肠壁周围（浆膜外）显示境界不清、边缘不规则、大小不一、回声强弱不均的包块，中央可见不规则液性区分布；以胃窦部、十二指肠后壁、回盲部和乙状结肠多见。

②包块处胃肠壁及周围大网膜、肠系膜常不同度增厚水肿，和包块相互粘连，胃肠壁常有受压、管腔变窄征象。

③部分包块可和胃肠腔相沟通，可见胃肠内容物流入包块征象。

④当异物（如鱼刺、缝针等）刺穿胃肠壁时，可显示胃肠壁内强回声带贯穿，其后方有声尾征。

3. 诊断要点及临床思维

超声检查显示胃肠壁的囊性包块或以囊性为主包块，在排除胃肿瘤后，需参考临床表现做出提示性诊断。对于是胃肠浆膜下囊肿、胃肠内异物损伤（如鱼刺、金属锐器等）和胃肠道溃疡慢性穿孔引起的脓肿，超声具有较高的敏感性。

超声检查能显示胃肠道囊肿、血肿和脓肿的部位、大小及数目、内部回声特征和胃肠壁的关系等，弥补了 X 线和胃镜不能检出黏膜下及其内部结构的不足。同时超声引导下行胃肠道囊肿、血肿、脓肿穿刺引流等微创治疗，为临床治疗提供了简便、安全、有效方法。

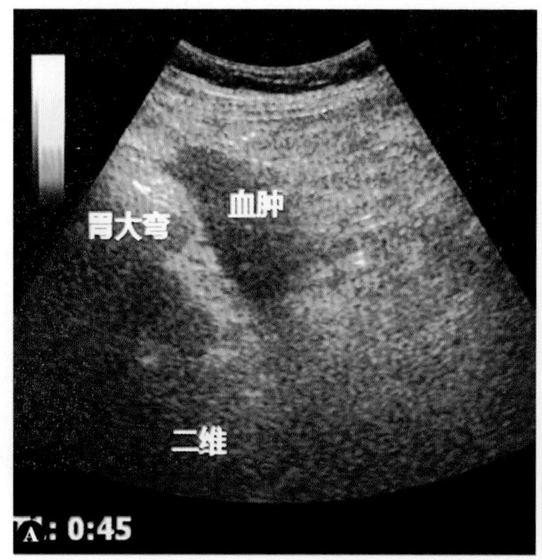


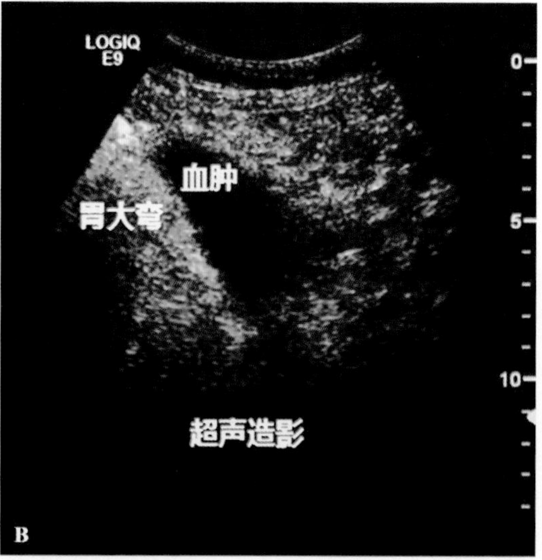


图 42-7-23　胃大弯周围血肿（超声造影）

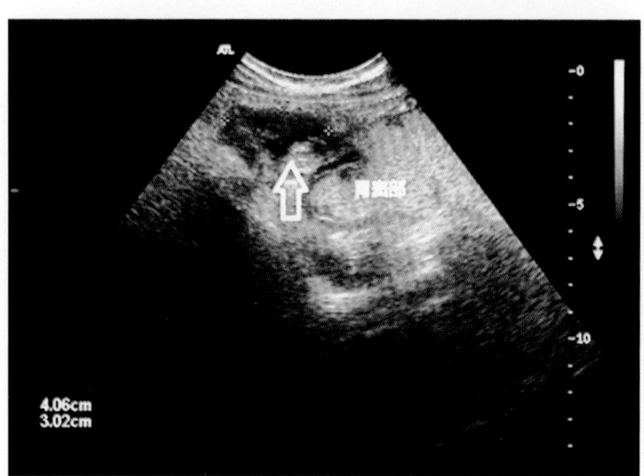


图 42-7-24　胃窦周围脓肿（箭头所示）

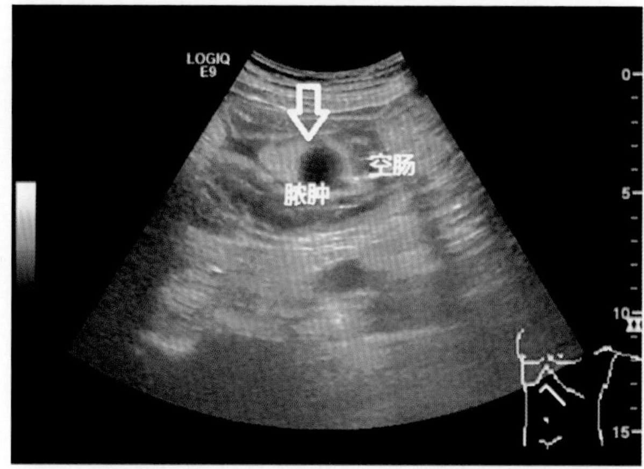


图 42-7-25　空肠周围脓肿（箭头所示）

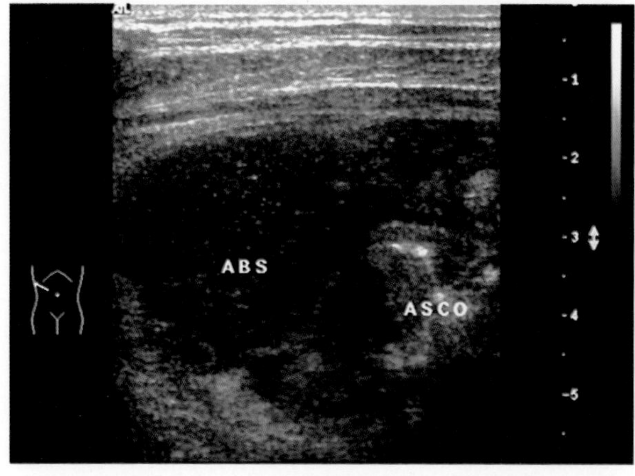


图 42-7-26　结肠肝曲周围脓肿（ABS-脓肿）

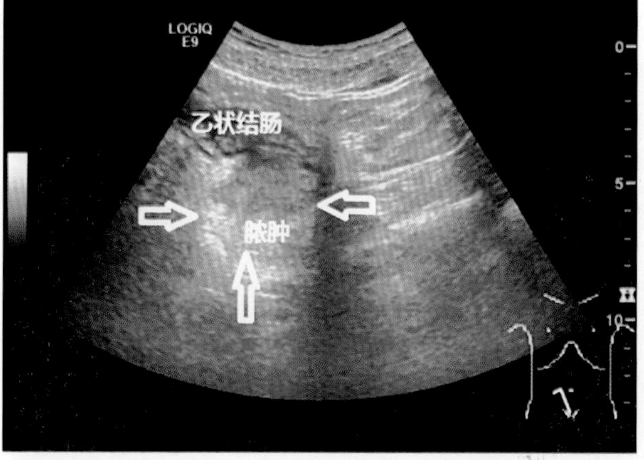


图 42-7-27　乙状结肠周围脓肿（箭头所示）

### （五）胃迷走胰腺

迷走胰腺又称异位胰腺，临床并不少见，发生在胃、十二指肠尤为多见，是一种先天性发育异常。

1. 病理及临床概要

胃迷走胰腺好发于胃远端，以胃幽门区、胃后壁及胃大弯多见；病变多位于黏膜下层，局部形成边界不清的盘状物，从黏膜面向胃腔内突出，呈息肉状，一般直径小于20mm。

临床常无症状。有症状者表现为溃疡出血及幽门梗阻等。部分也可发生癌变。

2. 病变声像图

根据声像图特征可分为息肉型和局限增厚型（图42-7-28～图42-7-30）。

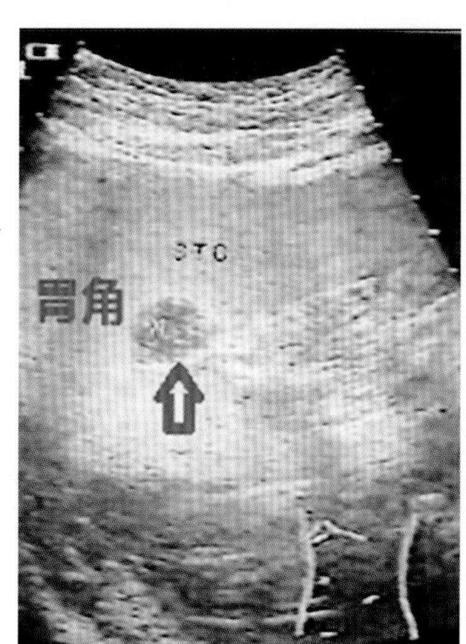


图42-7-28 胃角迷走胰腺（息肉型）

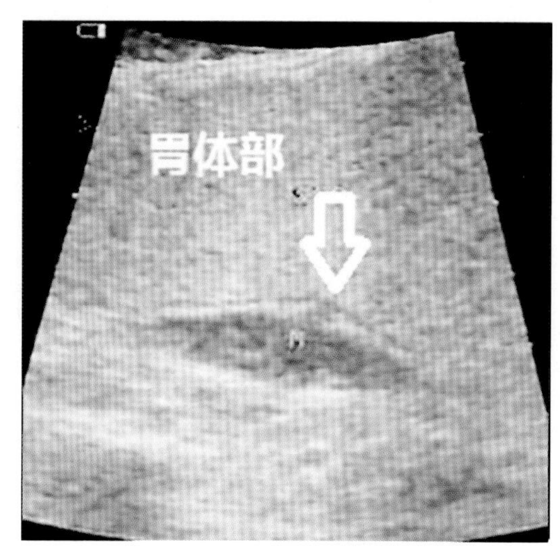


图42-7-29 胃体后壁迷走胰腺（局限增厚型）

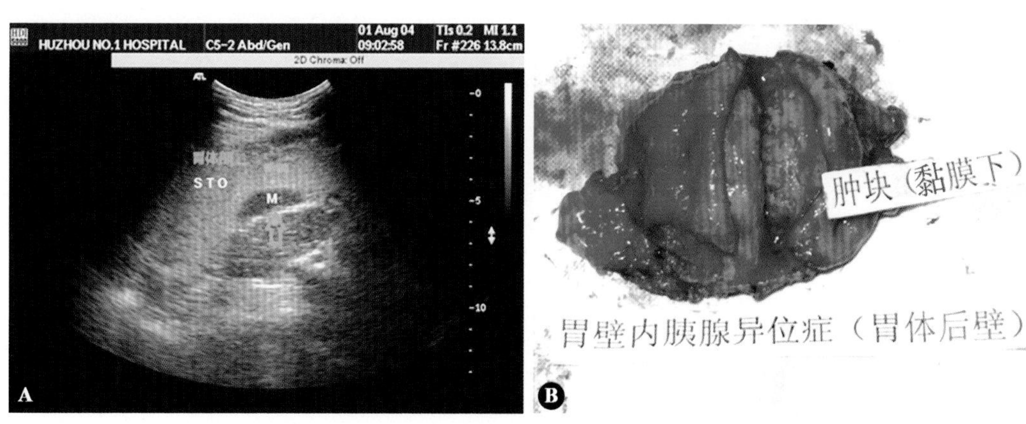


图42-7-30 A. 胃体后壁迷走胰腺（箭头所示）；B. A术后标本

（1）息肉型：表现胃壁内低回声实质性肿物呈圆形或椭圆形突向胃腔内，形态规则，直径常≤20mm；肿物起自黏膜下层，其表面胃黏膜光滑完整，其周围胃壁层次清晰；当肿物表面溃疡形成时则出现黏膜凹陷。用高频探头检查可见肿块内有纤细带状强回声分布或微小囊性区。

（2）局限增厚型：病变处胃黏膜下胃壁呈局限性低回声增厚，呈梭形或扁圆形，稍向胃腔内隆起；其境界清楚，边缘欠规则；其厚度常≤10mm，范围≤30mm。用高频探头检查可见肿块内有纤细带状强回声分布或微小囊性区。该型多见。

（3）有正常的胰腺声像图表现，仔细观察可见部分胃壁内肿物内部结构回声与胰腺组织回声相类似。

3. 诊断要点及临床思维

超声显示起自胃壁黏膜下层局限性低回声肿物，直径≤20mm，其内部有纤细带状强回声分布或微小囊性区分布，应怀疑本病。但确诊须靠手术后的病理学检查。

超声检查显示异位胰腺在胃壁内的部位、形态大小、内部回声特征，弥补了胃镜和X线不能发生黏膜下小肿物的缺陷。同时能判断有无并发幽门梗阻。

（李建国　陆文明）

## 第八节　肠套叠

肠套叠是指一段肠管及其肠系膜套入与其相连的肠腔内，继而导致肠内容物通过障碍。肠套叠约占肠梗阻的15%～20%。分原发性和继发性两类。前者多发生于婴幼儿，后者则多见于成人。绝大多数肠套叠是近端肠管向远端肠管内套入，逆行套叠极罕见，不及总数的10%。

### 一、原发性肠套叠

原发性肠套叠是指肠管无器质性病变，主要由肠管蠕动功能紊乱所引起。好发于婴幼儿，远较继发性多见，是婴儿时期的一种特有的、最常见的急腹症，好发于1岁以内，2岁以下发病率占80%；肥胖儿多见。

#### （一）病理及临床概要

原发性肠套叠的病因尚不明确，目前认为其发病的基本条件与肠痉挛及肠管蠕动紊乱有关。大多数是单发的，一般由鞘部、套入部组成。套入部又分头部和颈部。一般一个肠套叠由三层肠壁组成称单套：外壁称鞘部；套入部由反折壁和最内壁组成，鞘部开口处为颈部；套入部前端为头部。单套全部套入相连的远端肠管则形成复套，其壁由五层组成。肠套叠的类型较多见，按套入部位不同可分为：（1）回盲型：回盲瓣是肠套叠头部，带领回肠末端进入升结肠，盲肠、阑尾也随着翻入结肠内，此型最常见，占总数的50%～60%；（2）回结型：回肠从距回盲瓣几厘米处起，套入回肠最末端，穿过回盲瓣进入结肠，约占30%；（3）回回结型：回肠先套入远端回肠内，然后整个再套入结肠内，约占10%；（4）小肠型：小肠套入小肠，少见；（5）结肠型：结肠套入结肠，少见；（6）多发型：回结肠套叠和小肠套叠合并存在，罕见。肠套叠的基本病理变化是被套入的肠段进入鞘部后，其顶点可继续沿肠管推进，肠系膜也被牵入，肠系膜血管受压迫，造成局部循环障碍，逐渐发生肠管水肿，肠腔阻塞，套入的肠段被绞窄而坏死，鞘部则扩张呈缺血性坏死，甚至穿孔而导致腹膜炎，因此是属于绞窄性肠梗阻范畴。

腹痛（婴儿表现为阵发性哭吵）、呕吐、果酱样血便和腹部包块为婴儿原发性急性回盲型肠套叠的典型四大临床表现。

#### （二）病变声像图

1. 典型声像图表现　单套型显示腹腔内在肠套叠部位呈现一个境界清晰、边缘规则、大小不一的低回声为主的包块。其横断面呈现大圆套小圆的征象，即“同心圆”征和“靶环”征（图42-8-1，图42-8-2）。外圆呈均匀的低回声环带，系鞘部肠壁回声，中间低回声带系水肿增厚的反折壁及其与鞘部之间的少量肠内液体形成；在外圆内又有一个小低回声环节，形成内圆，系套入的肠壁回声；内、外圆间为强回声带，为肠腔和肠系膜回声；部分可见内有肿大肠系膜淋巴结回声（图42-8-3）；中心部为强回声区，为肠腔黏膜及肠内容物回声。其纵断面为多条纵形低回声带平行排列，呈“套筒征”，在套叠的颈部明显缩窄（图42-8-4）。复套型显示腹腔内包块较大，内肠管壁达五层，可呈“假肾征”图像；当套迭时间较长，肠壁发生严重水肿或缺血坏死时则声像图呈现套叠包块内肠管壁明显增厚水肿，回声减低，呈现多重回声改变（图42-8-5）；周围肠腔内及腹腔内常有较多游离液体。极少部分因肠腔严重胀气而不显示肿块。

回盲部肠套叠包块一般位于右侧腹腔内，位置固定，不会自行消失，以结肠肝曲处多见；少部分可达结肠脾曲、左侧腹降结肠或乙状结肠部位。小肠肠套叠包块一般位于脐周围，活动度大，可随肠蠕动消失，并又可肠蠕动而出现。结肠肠套叠包块一般位于左侧腹腔内，降结肠和乙状结肠相套叠多见。

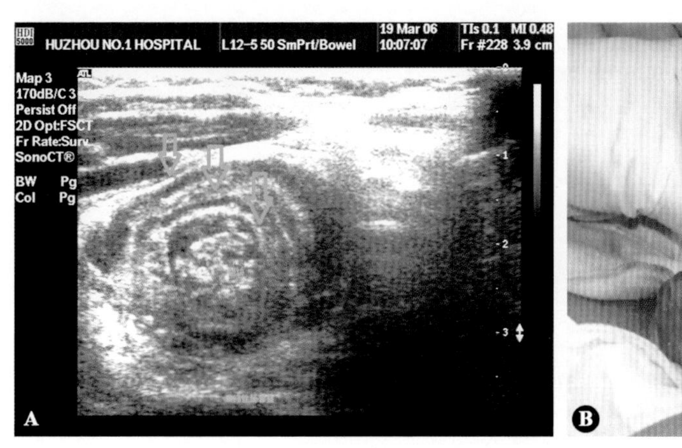

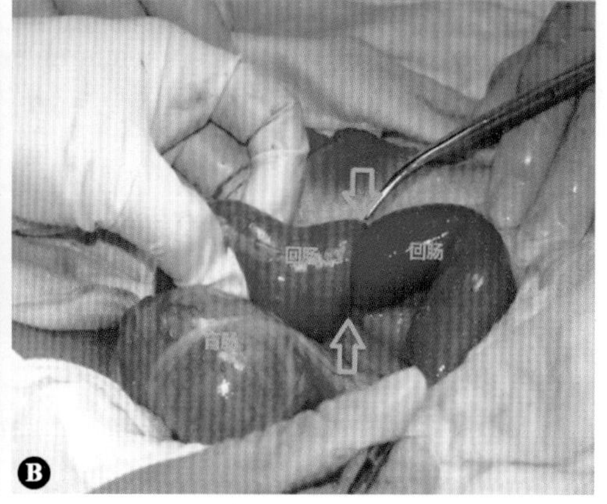


图 42-8-1 A. 肠套叠包块呈“同心圆”征；B. A 术中所见（箭头示套叠）

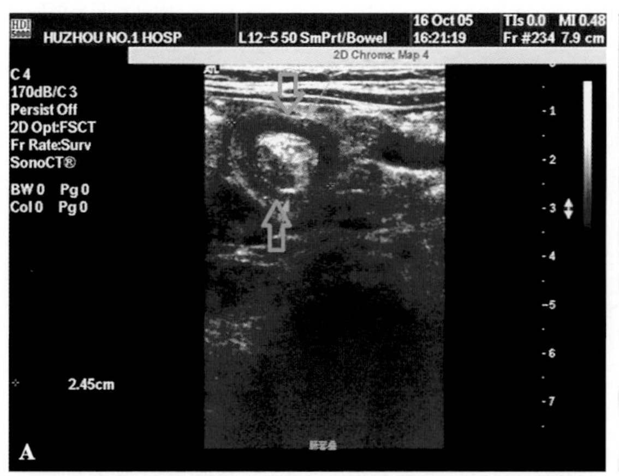

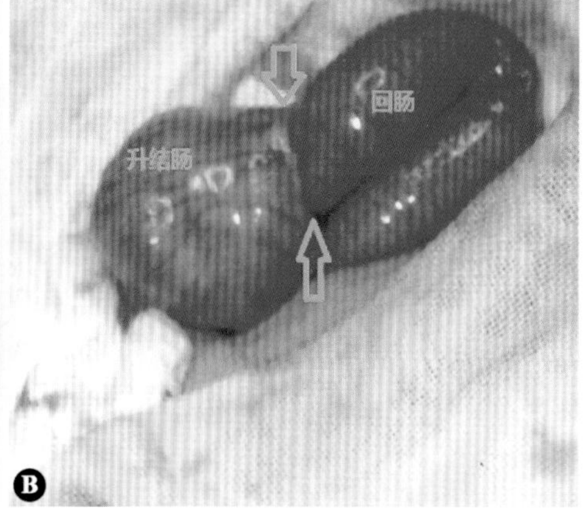


图 42-8-2 A. 肠套叠包块呈“靶环”征；B. A 术中所见（箭头示套叠）

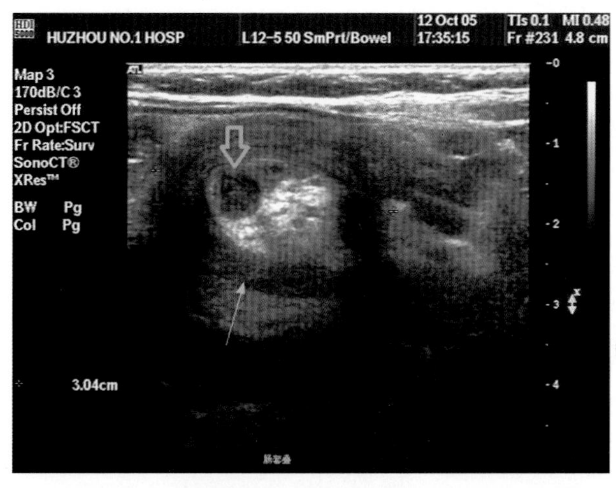


图 42-8-3 肠套叠包块内肿大淋巴结（箭头所示）

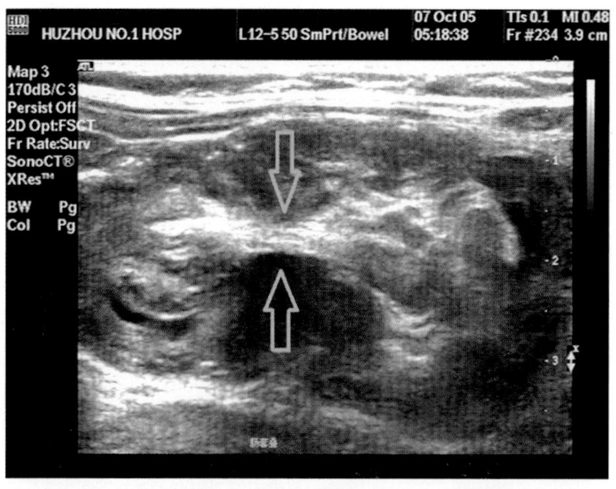


图 42-8-4 肠套叠包块呈“套筒”征（箭头示套叠颈部）

2. 肠梗阻表现 表现肠套叠部位的近端肠管不同程度扩张，肠腔积液、积气，肠蠕动亢进或减弱。腹腔可见游离液体分布。

### （三）诊断要点及临床思维

超声检查显示腹部包块呈现“同心圆”征或

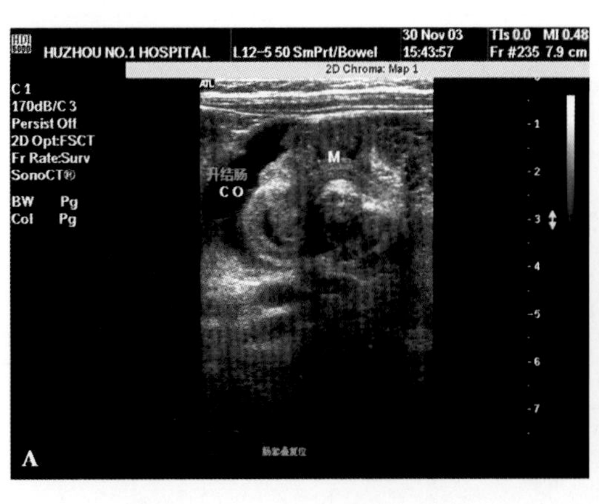


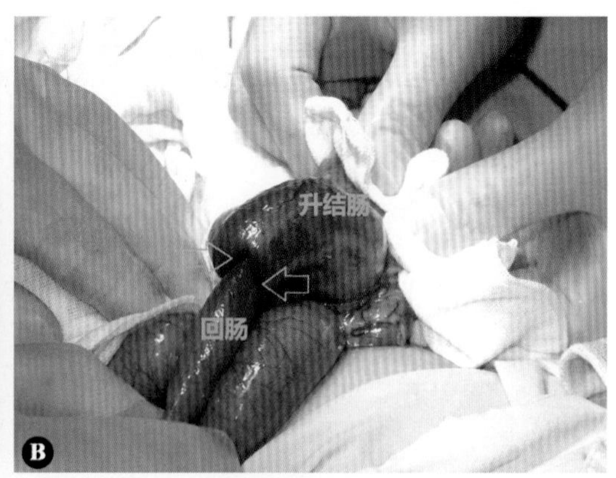


图 42-8-5　A. 复杂性肠套叠（M 示套叠肠管包块）；B. A 术中所见（箭头示套叠）

“套筒”征声像图，再参考患儿相应的临床表现，即可确诊为肠套叠。

实时超声检查诊断肠套叠具有特征性声像图表现，其准确率可达 95%以上，是诊断婴幼儿原发性肠套叠首选的、简便安全的影像学检查方法。同时又可判断肠套叠的类型、套入肠管有无发生缺血坏死、有无合并肠道肿瘤或其他肠道病变的存在。另外，在超声监视下利用温生理盐水灌肠复位治疗小儿肠套叠（见下述），临床效果较 X 线下空气灌肠复位的成功率高，且无 X 线空气复位的缺点，为非手术治疗小儿肠套叠开辟了新途径。

## 二、继发性肠套叠

继发性肠套叠是指肠管本身具有器质性病变而引起，较少见。多见成人和大龄儿童（5 岁以上）。

### （一）病理及临床概要

继发性肠套叠是由于肠壁内肿块被肠蠕动推动，成为肠套叠的起点，连同所附肠管套入相连肠管腔内所致。病因多见于肠息肉（以小儿结肠幼年性息内、P-J 综合征多见）、肠肿瘤（以小肠脂肪瘤、回盲部癌为主）、梅克尔憩室、肠壁血肿（如过敏性紫癜）等。肠套叠类型以小肠型和结肠型多见。病程呈慢性或亚急性经过，以间歇性反复发作腹痛为主要临床表现，少部分患者可扪及腹部包块，位置常不固定。

### （二）病变声像图

和原发性肠套叠声像图表现相同，在腹腔肠套叠部位显示大小不一的“同心圆”征或“靶环”征包块。部分患者观察一段时间后套叠包块可自动消失，尔后又可出现，呈现周而复始现象。但在套叠包块头部肠腔内常可见大小不一、呈强或弱回声肿块存在（图 42-8-6～图 42-8-8），并随肠蠕动而移动，且不随套叠包块消失而消失。

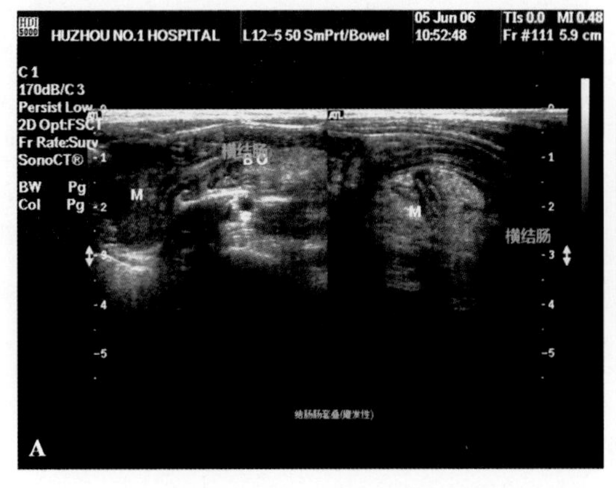


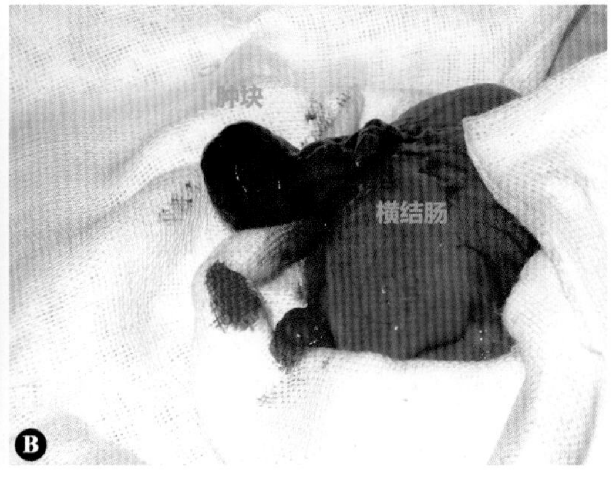


图 42-8-6　A. 横结肠息肉伴继发性肠套叠（M 示肠腔内包块）；B. A 术中所

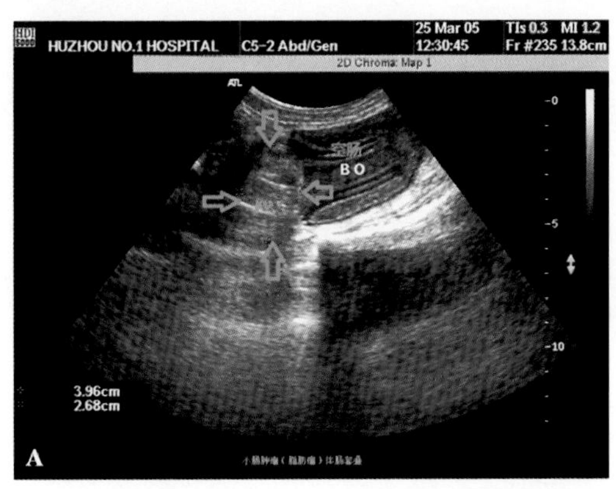

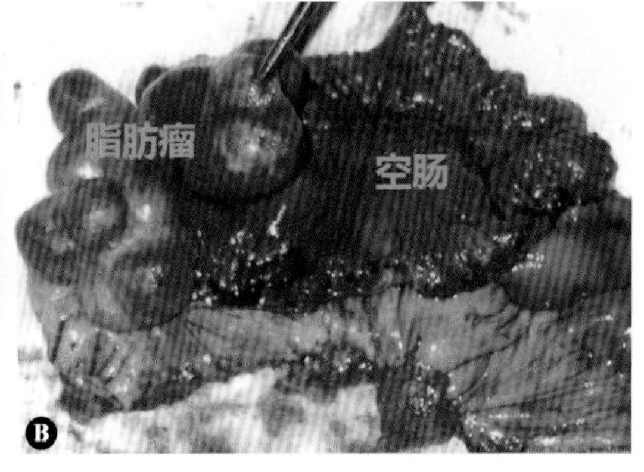


图 42-8-7 A. 空肠脂肪瘤伴继发性肠套叠（箭头示肠腔内包块）；B. A 术中所见

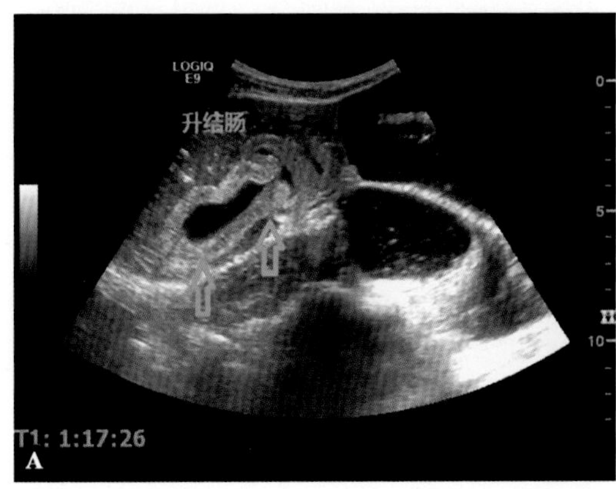

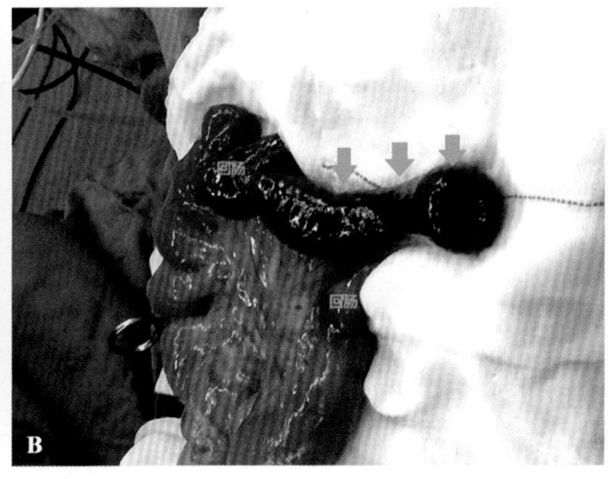


图 42-8-8 A. 回肠美克尔憩室内翻伴继发性肠套叠（箭头示升结肠内翻的憩室）；B. A 术中所见（箭头示梅克尔憩室）

### （三）诊断要点及临床思维

超声检查显示腹部“同心圆”征包块，呈现周而复始现象，并在包块起点肠腔内发现肿块，即可确诊为继发性肠套叠。病因判断（据笔者总结 20 余年资料分析）：小肠型套叠以成人小肠脂肪瘤为主；回盲型套叠以回盲瓣肿瘤、盲肠癌、回肠末端肿瘤为主；结肠型套叠以小儿结肠幼年性息肉为主。

实时超声检查不仅可以清晰显示有无肠套叠，且对大多数继发性肠套叠可显示肠腔肿块存在，以鉴别是原发性或继发性。因此对大龄儿童及成人肠套叠、小肠肠套叠，要特别注意是否合并肠道肿瘤或其他肠道病变的存在。对一时不能判断是原发或继发的肠套叠，可采用超声下行温生理盐水灌充盈套叠部位肠腔显示有无肿块来鉴别。

## 三、实时超声监视下行温生理盐水自然水压灌肠复位法治疗原发性肠套叠

### （一）原理及特点

本法采用临床输液的原理（即利用一定高度产生一个自然压力）将生理盐水经直肠灌入大肠内，在一定自然压力（12～15kPa）下使套叠包块逐渐回纳并消失、肠管恢复至原来正常位置，以达到非手术治疗原发性肠套叠的方法。

与 X 线下空气灌肠复位相比，本法具有以下特点：（1）所需灌肠器械取材简便，操作简单、安全无创伤。一经超声诊断明确，即可在超声下行水压灌肠复位治疗。（2）复位过程清晰直观，复位成功率高：对于发病时间在 48h 内肠套叠一般均能成功复位。超声所显示的肠套叠影像较 X 线空气下复位更清晰直观，反映复位成功的标准更准确，尤其对复杂性肠套叠（回回结型、回结

结型）复位成功的判断更为准确；对一次复位不成功者，可进行重复多次复位。复位成功率高，同时避免了X线对患儿的损伤，也大大减少了手术给患儿带来创伤和痛苦。（3）复位方式方法多样、复位场所灵活机动：除了在超声室进行复位外，也可到手术室麻醉下复位。（4）适应证范围广；本法不仅适用于初次发病者，也可治疗反复多次的复发性患儿，对X线下空气复位失败者，仍可复位成功。（5）无严重并发症：本法复位原理采用临床输液的原理，利用灌肠器的高度产生的自然压力（按1 kPa相当9.8cm$H_2O$设置灌肠器放置的高度）达到灌肠复位的目的，通过高度可灵活调控水压大小，无须人为注水加压，所需水量在200～300ml间，使复位过程更加安全，不易发生肠穿孔。同时在复位中也能清晰显示套叠肠管有无发生缺血坏死，可合理掌握复位适应证，可避免肠穿孔等严重并发症的发生。另本法也可避免空气灌肠复位后发生的肠胀气、肠麻痹；（6）可进一步明确肠套叠的诊断和帮助判断其病因。超声下灌肠复位可明确有无肠套叠、发生的部位、肠套叠的类型，鉴别是原发性还是继发性，提高了继发性肠套叠的诊断率，并使之得到及时治疗。

### （二）适应证

主要是婴幼儿原发性肠套叠，不仅适用于初次发病者；也可用反复多次发生的复发性肠套叠患儿；而对行X线空气复位失败者，仍可复位。也适用成人原发性肠套叠。另对继发性肠套叠采用本法可达到鉴别诊断作用。

### （三）器材

仪器为实时超声显像仪，探头频率为3.5～7.5mHz。灌肠材料自制的灌肠器（一般采用容量1000或3000ml无菌生理盐水液袋）、标有压力刻度和固定装置的灌肠支架，进口双腔气囊导尿管（18～20G）及直径0.8～1.0cm连接导管，血管钳、石蜡油、50ml注射器及一次性辅料（清洁卫生纸、一次性床垫、婴儿尿不湿尿片等）。

### （四）复位过程

（1）患儿经药物镇静（一般使用水合氯醛或安定保留灌肠）后取仰卧位，暴露会阴部，经肛门插入气囊导尿管，并注水20～30ml固定，在导尿管上连接已装有温生理盐水（水温约40℃）的灌肠器。（2）在腹部超声实时扫查监视下，打开压力控制器，将压力控制在9～10kpa（相当于100cm$H_2O$高度），使盐水快速到达套叠部位。（3）在显示套头和套鞘后，再将压力升至12～13kpa（相当于130cm$H_2O$高度），可见套叠包块逐渐向回盲部回纳，到达回盲瓣处常有停顿；而后该包块常迅速通过回盲瓣并消失，回盲瓣开放，生理盐水流入小肠内使之充盈扩张，表示复位成功，遂关闭压力控制器，观察1分钟后放水、拔管，将患儿送入病房，6～8小时复查超声有无复发。（4）对套叠包块停顿于回盲瓣而一时难以复位的患儿，可同时在超声监视下用手指在腹部套叠包块上方轻揉挤压腹壁予以手法复位，并将水压升至15kPa（相当于150cmH2O高度），一般可成功复位。（5）对上述方法无效、一次难以复位的患儿，可先放水休息5～10分钟，再重复上述灌肠2～3次，（压力不超过15kPa），一般也能复位成功。（6）对经上述方法仍不能复位、发病时间较长（大于48h），或患儿吵闹明显影响复位进行的，则可转入手术室行麻醉下进行上述步骤灌肠复位，多数患儿可成功复位。（7）对麻醉下复位仍不成功者则应放弃灌肠复位而立即手术，以免发生肠穿孔危险。

### （五）肠套叠复位声像图表现

当生理盐水灌肠复位到达套叠部位时，声像图显示套叠肠管在结肠腔内呈现半弧形的低回声包块，呈“半岛”征（图42-8-9）；当套叠包块退纳至回盲瓣处停顿时，声像显示为肠腔内低回声球状包块，呈“蘑菇”征（图42-8-10）；当套叠包块通过回盲瓣而消失，回盲瓣开放，小肠扩张，内见液体流入，此为复位成功的标志；声像图显示套叠包块消失，回盲瓣开放呈“八字”征、“蟹钳”征或“圆环”征（图42-8-11、图42-8-12）；大多数复位成功者回盲瓣及末端回肠管壁常不同程度增厚、水肿（图42-8-13）。

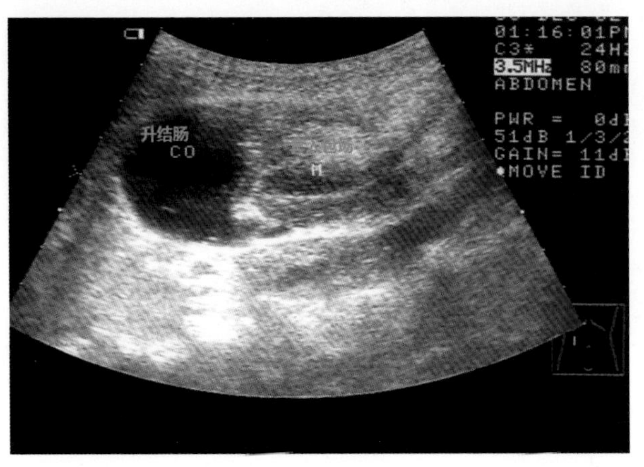


图 42-8-9　肠套套复位套叠包块呈“半岛”征

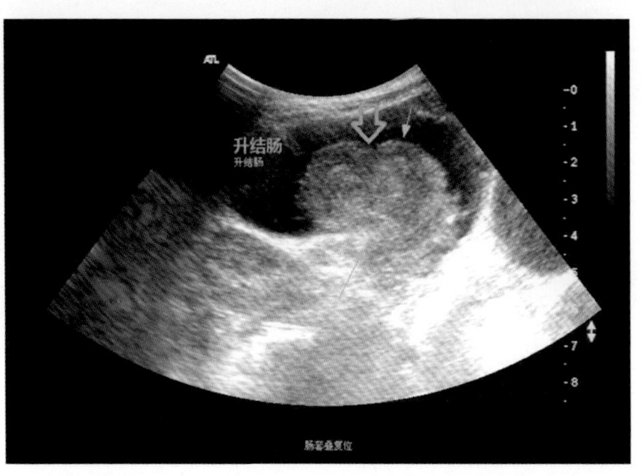


图 42-8-10　肠套套复位套叠包块呈“蘑菇”征

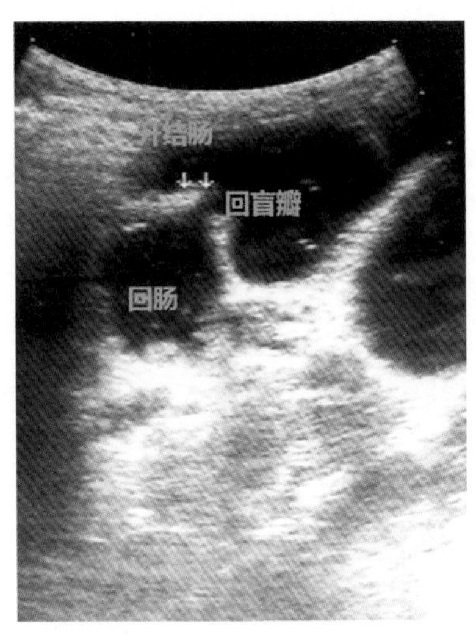


图 42-8-11　肠套套复位成功（回盲瓣开放呈“八字”征）

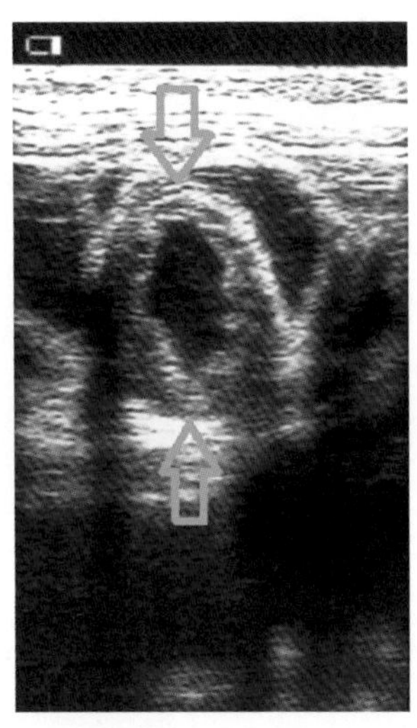

图42-8-12　肠套套复位成功（回盲瓣开放呈“圆环”征）

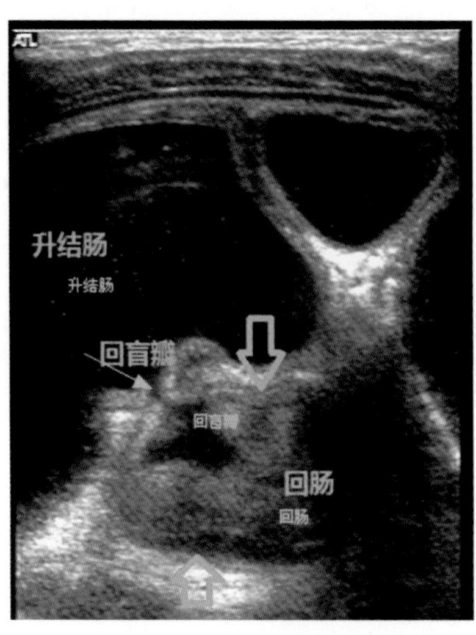


图 42-8-13　肠套套复位成功（回肠末端肠壁增厚水肿）

## （六）肠套叠复位成功标准

回盲部套叠包块通过回盲瓣消失，升结肠内液体急速通过回盲瓣流入回肠，水肿的回盲瓣呈“蟹足样”运动，末端回肠水肿，纵断面呈“沟壑样变”。但回回结型套叠包块通过回盲瓣后变小但不消失，需继续在小肠内移动一段距离后消失，液体快速流入近端小肠使其扩张充盈。因此回盲瓣显示并开放、套叠包块消失和近端小肠生理盐水充盈为复位成功的标志。

## （七）注意事项

（1）对婴幼儿肠套叠患儿有以下情况的，复位中最高压力不能超过 12kPa（120mm$H_2O$）：病程在 48h 以上；肿块在脾曲以下；患儿一般状况较差，有脱水征象；3 个月以下患儿。有上述情况者复位中最高压力达 12kPa 经 2～3 次复位仍不成功者，应手术治疗。（2）除上述 4 种情况外的病例，复位中最高压力达 15kPa（150mm$H_2O$）后多次复位仍不成功者可行麻醉下继续复位，如不成功，应及时手术治疗。（3）复位过程中探头压力适当，移动平缓，以让患儿保持平静利于配合；辅以手法复位动作时要轻揉，压力适度、均匀，逆时针方向自上而下进行。（4）复位成功者，6～8 小时复查超声有无复发。复位成功当天禁食 6h，后以清淡、流质饮食逐渐恢复为正常饮食。根据病情，给予抗炎、补液、对症等综合处理。观察期间，一旦发现患儿异常情况，如阵发性哭吵、呕吐、精神不振等，及时超声复查以防复发。（5）本法不适用于治疗继发性肠套叠，但可用本法对继发性肠套叠病因、类型进行鉴别，为临床明确继发性肠套叠提高重要参考资料。

实时超声监测下行温生理盐水自然水压灌肠复位法治疗原发性肠套叠具有简便易行、复位过程比X线下空气灌肠更清晰直观、复位成功率更高、适应证范围更广、可重复多次进行、可避免了X线对婴幼儿的影响。由于整个复位过程均在直视下进行，水压可灵活控制，操作医师能及时观察掌握患儿的呼吸、腹胀变化及全身情况，对患儿来说更具安全性。因此，作者认为本法可作为治疗小儿原发性肠套叠首选的非手术方法来替代X线下空气灌肠复位术。

（李建国　陆文明）

## 第九节　急性阑尾炎和阑尾周围脓肿

急性阑尾炎是腹部外科最常见的疾病之一，占急腹症的首位。病因是阑尾腔梗阻和感染；好发于青壮年，男性多于女性；起病急，进展快；易发生穿孔、腹膜炎、粘连性肠梗阻等并发症。

阑尾周围脓肿是因急性阑尾炎未及时治疗，阑尾有化脓渗出、坏死、穿孔时，被大网膜与附近肠管肠系膜包裹而形成的炎性包块，可分为含有脓腔形成的阑尾周围脓肿和不含有脓腔形成的阑尾炎性包块。

### 一、病理及临床概要

阑尾是位于盲肠内侧的一条细长的管状结构，一端连于盲肠，称根部，位置固定；另一端是盲端，称尖部，位置游离，变异较大。当发生梗阻时，其远侧的死腔很容易发生感染。急性阑尾炎在病理解剖上可分为单纯性、化脓性、坏疽性阑尾炎和阑尾周围脓肿四种类型。依其炎症不同的发展过程，阑尾呈现不同的病理变化，且临床表现也不同。典型临床表现为转移性右下腹痛、右下腹压痛、肌紧张和反跳痛，血白细胞计数明显升高；部分可伴有发热。

### 二、病变声像图

#### （一）正常阑尾

表现为右下腹腔于盲肠内后侧下方显示一条呈长条状、或呈"≈"的蚯蚓状、或呈盘曲状中低回声管状结构，直径3～6mm，长40～100mm，儿童可达200mm以上。阑尾管壁结构在声像图上可分三层：从内向外第一层呈强回声为黏膜层；第二层呈弱回声为肌层；第三层呈强回声为浆膜层。其管壁连续性完整，一端连于盲肠末端内后上方，连接处稍膨大，回声稍强；另一端为游离盲端，位置变化较大；管腔内可分别显示为条状强回声带、条状液性带分布、气体强回声带、含有肠内容物或小粪石（直径5mm以下）强回声斑点回声（图42-9-1～图42-9-3）。阑尾随周围肠蠕动及呼吸运动移动度较大；部分用探头挤压正常阑尾时可观察到阑尾腔液体或气体流动征象，但很少见到阑尾壁有蠕动征象。

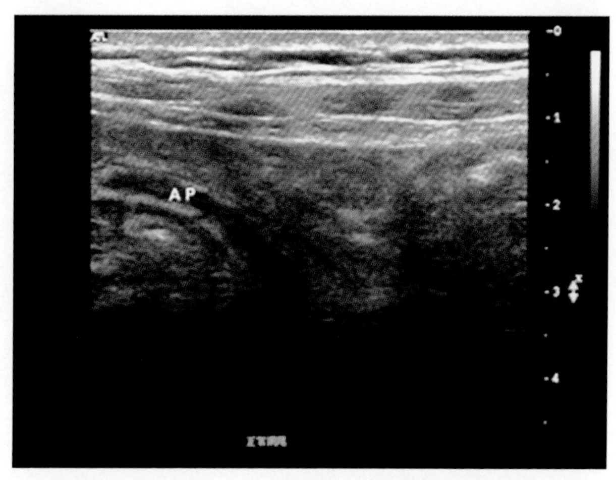


图42-9-1　正常阑尾（AP示阑尾）

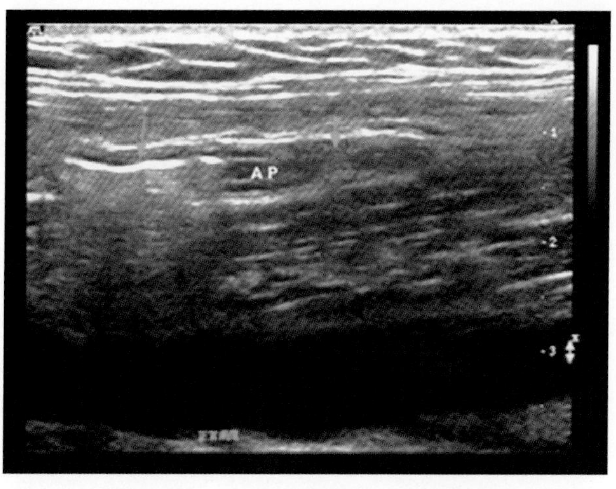


图42-9-2　正常阑尾（AP示阑尾）

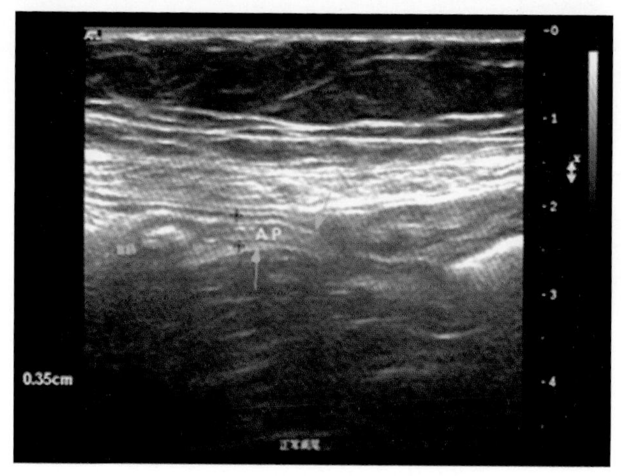


图 42-9-3 正常阑尾（AP 示阑尾）

## （二）急性阑尾炎

1. 急性单纯性阑尾炎　阑尾呈长条状或蚯蚓状管状结构，形态略肿胀，直径大多≤8mm，管壁水肿呈低回声，厚度≤3mm，腔内回声欠均匀，内径在≤4mm；其周围积液较少或不明显（图 42-9-4，图 42-9-5）。

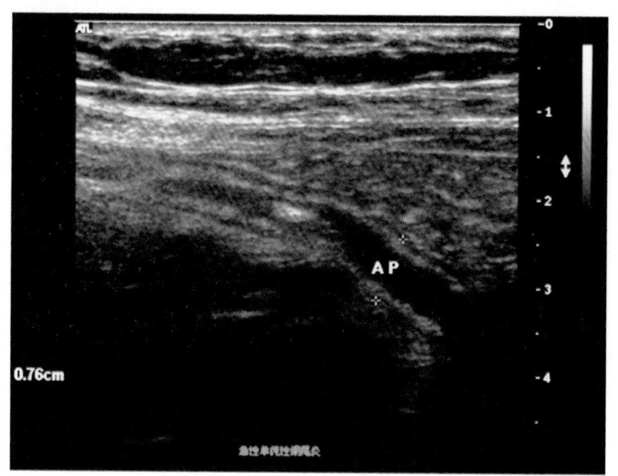


图 42-9-4 急性单纯性阑尾炎（AP 示阑尾）

2. 急性化脓性阑尾炎　阑尾形态呈明显肿胀、部分扭曲，直径大多≥8mm，管壁可呈“双层”壁，厚度≥3mm；阑尾管腔内径≥4mm，腔内充满液性无回声区；也可混有强回声气体或内容物；其横断面呈典型的“双圆环”征。如伴有粪石，则显示阑尾腔后方伴声影强回声斑块，尤其在阑尾根部粪石嵌顿时声像图更为典型（图 42-9-6～图 42-9-8）。阑尾周围和右下腹腔内常伴较多游离液性区。其他征象有：阑尾周围系膜及回盲部肠管常水肿、增厚；阑尾位置固定，不随呼吸运动而移动；周围肠蠕动减弱；回盲部肠系膜淋巴结可肿大等。

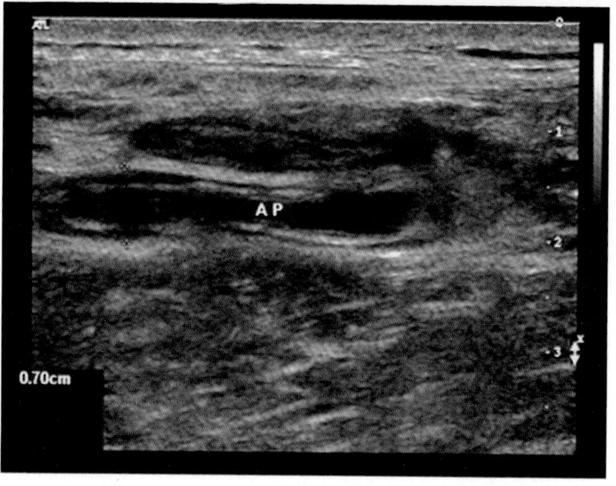


图 42-9-5 急性单纯性阑尾炎（AP 示阑尾）

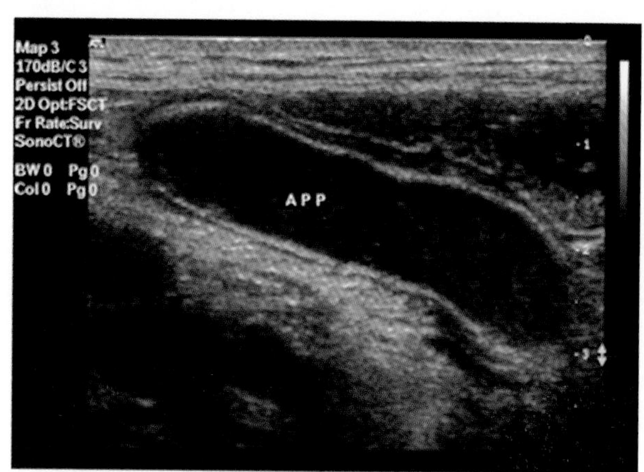


图 42-9-6 急性化脓性阑尾炎（APP 示阑尾）

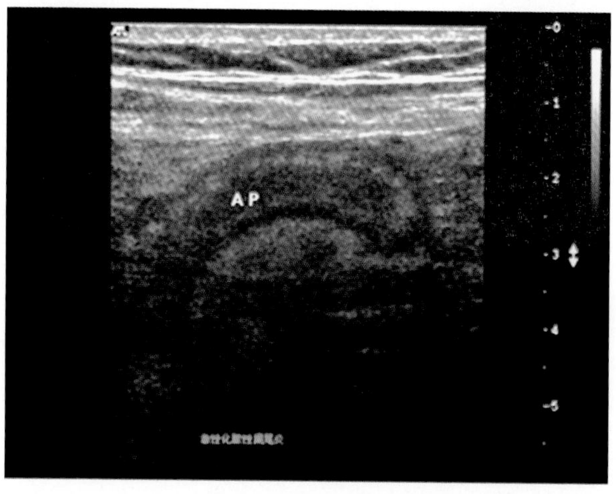


图 42-9-7 急性化脓性阑尾炎（AP 示阑尾）

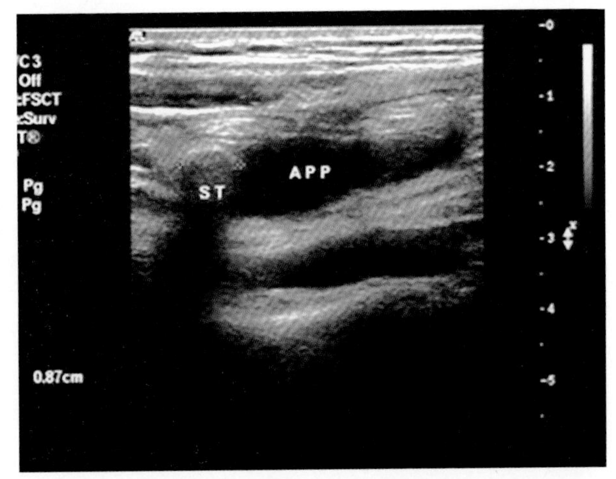


图 42-9-8　急性化脓阑尾炎（APP 示阑尾，ST 示结石）

3. 急性坏疽性阑尾炎　阑尾外形明显肿胀失常，直径大多≥10mm，管壁厚度≥5mm，其结构、层次不清，腔内回声强弱不均，呈蜂窝状包块回声；和周围肠系膜、大网膜组织相互粘连，界限不清（图 42-9-9，图 42-9-10）。回盲部肠管常明显水肿增厚，相互粘连；肠系膜淋巴结常肿大。如声像图上显示阑尾管壁连续性中断、破溃，其周围见腹腔有较多的游离液性区，则多提示阑尾已穿孔。阑尾穿孔并发腹膜炎时，还可见肠麻痹引起的肠管扩张，蠕动减弱或消失。

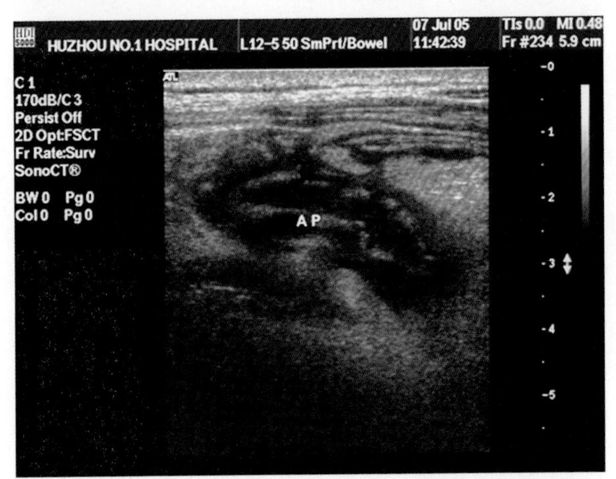


图 42-9-9　急性坏疽性阑尾炎（AP 示阑尾）

## （三）阑尾周围脓肿

阑尾正常形态消失，于右下腹回盲部周围形成境界不清、大小不一、回声强弱不均的包块，阑尾被包裹于其中。包块内多数有不规则液性腔

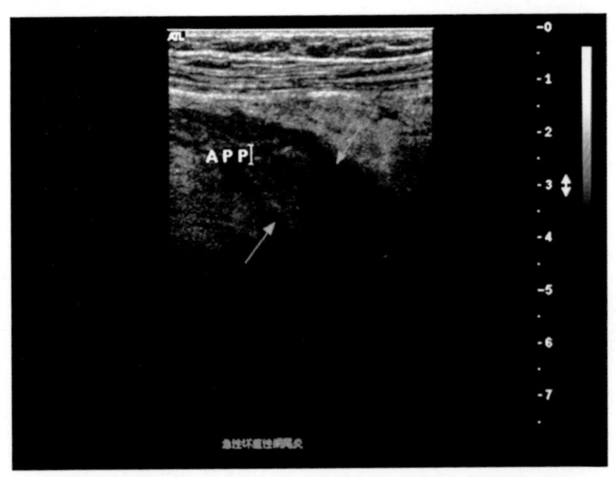


图 42-9-10　急性坏疽性阑尾炎（APP 示阑尾）

形成（图 42-9-11）；少数呈回声杂乱、强弱不均实质性包块（图 42-9-12）。包块周围常有肠管相互粘连、包裹，回盲部肠管壁常水肿、增厚，肠蠕动减弱；肠系膜淋巴结常肿大。

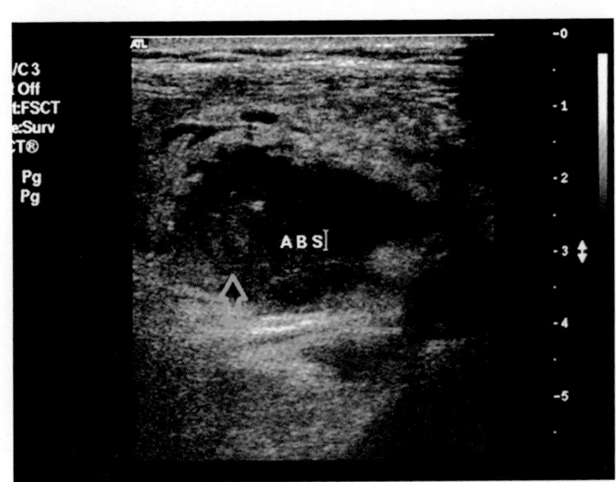


图 42-9-11　阑尾周围脓肿（箭头示阑尾，ABS 示脓肿）

## （四）异位急性阑尾炎

比较少见，患者常伴有先天性内脏反位、肠转位不良、移动性盲肠等，阑尾不在常见的部位，可造成阑尾炎的诊断困难，甚至手术失误。

1. 盲肠后位或腹膜外位阑尾炎　早期的转移性腹痛与一般阑尾炎相同，定位痛常在右腰及右侧腹部，屈髋伸直活动时疼痛加重，腰大肌试验阳性，临床易误诊为泌尿系疾病。超声检查显示阑尾位于盲肠深面或右侧后腹膜间隙（右肾下极附近），尖端朝上，呈现上述急性阑尾炎声像图表现（图 42-9-13）。

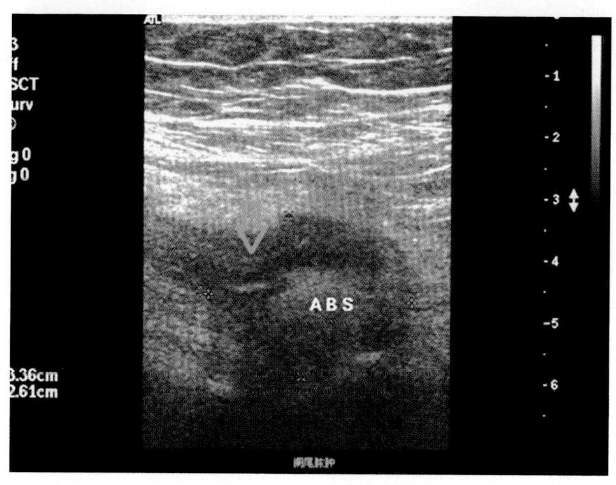


图 42-9-12　阑尾周围炎性包块
（箭头示阑尾，ABS 示包块）

2. 高位（肝下）阑尾炎　因盲肠位置较高，其临床表现和急性胆囊炎相似，腹痛和压痛均在右上腹，临床极易误诊。超声检查可在肝右叶下方、右肾前方显示肿胀炎症的阑尾（图 42-9-14）

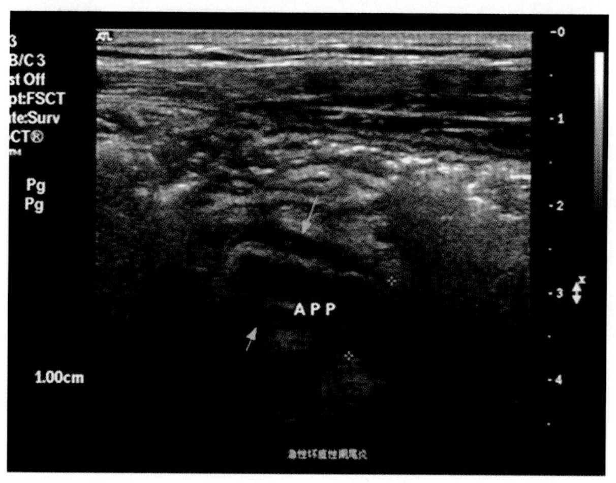


图 42-9-13　急性阑尾炎（盲肠后位）（AP 示阑尾）

3. 盆位阑尾炎　因盲肠位置较低，阑尾位于盆腔内，常见于瘦长者或儿童，其临床表现和急性盆腔炎相似。超声检查在右侧盆腔内显示肿胀炎症的阑尾（图 42-9-15）。

4. 左位急性阑尾炎　全内脏反位或移动性盲肠活动度过大至脊柱左缘时，阑尾炎的转移性腹痛和压痛等位于左下腹或中下部，临床明确诊断有一定困难，超声检查可在左侧腹压痛部位显示肿胀炎症的阑尾（图 42-9-16），同时可观察有内脏反位，也可通过大肠灌注液体充盈盲肠以显示阑尾位置，为临床明确诊断提供帮助。

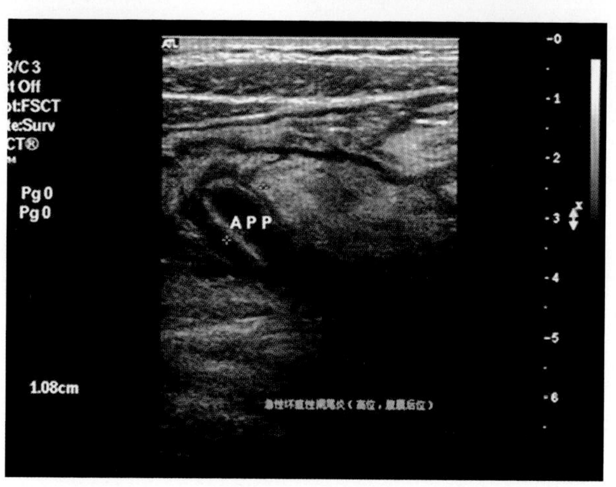


图 42-9-14　急性阑尾炎（高位）（AP 示阑尾）

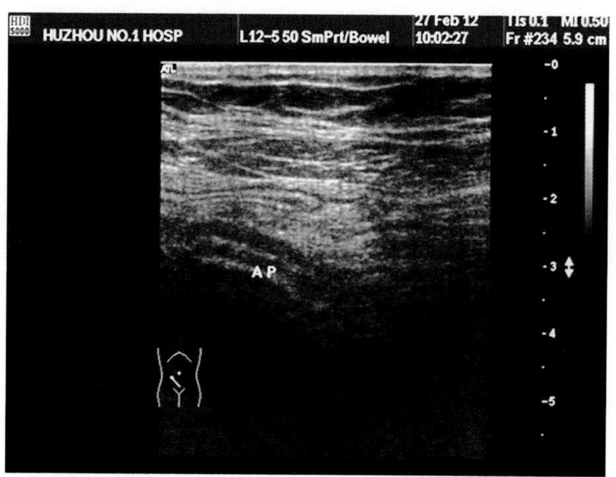


图 42-9-15　急性阑尾炎（盆位）（AP 示阑尾）

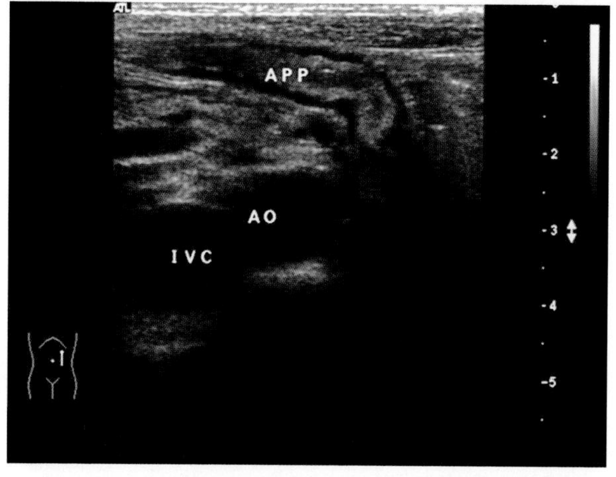


图 42-9-16　急性阑尾炎（左位）（AP 示阑尾，AO 示腹主动脉，IVC 示下腔静脉）

### 三、诊断要点及临床思维

超声检查（高频率探头）显示阑尾直径≥6mm，管壁厚度≥3mm，或管腔内径≥4mm，结合相应临床表现，即可诊断急性阑尾炎。超声诊断急性阑尾炎的关键是找到病变的阑尾（见下述“阑尾扫查技巧要点”）。

目前，临床诊断急性阑尾炎以临床表现标准，对应用超声诊断急性阑尾炎存在认识上的误区，信任度不高。主要是大多数超声工作者没有经过规范、准确的扫查阑尾技术培训，在操作技术水平不够成熟、操作技巧不够规范，对正常阑尾的显示、认识不足，尤其在基层医院，导致许多假阳性和假阴性结果。但是总结笔者20多年临床实践经验认为：随着高频率探头技术的不断改进和全面使用，超声检查对正常阑尾的显示率明显提高，尤其是广大超声工作者操作技术的不断提高，超声对急性阑尾炎的诊断准确性也越来越高，已成为协助临床诊断急性阑尾炎首选的影像学检查方法。超声诊断急性阑尾炎有以下优点：

1. 超声对急性阑尾炎检出率高：不仅对临床表现不典型的阑尾炎提供客观影像学依据，而且可显示病变阑尾的位置（如高位、盲肠后位腹膜外、左位、盆位等变异），对手术切口的位置选择有一定的帮助。

2. 超声能实时、准确提示阑尾炎症严重程度、周围渗液及粘连情况，有无穿孔及周围脓肿形成等，有利于临床选择合理治疗方法。另外对保守治疗的急性阑尾炎，超声可重复多次定时检查，以观察治疗效果。

3. 超声检查简单、安全、无创性、重复性好，适用于所有疑似阑尾炎的患者，尤其适用于老年人及儿童及临床表现不典型的阑尾炎患者检查。

但是由于阑尾位置的多变、周围肠腔气体干扰、部分肥胖患者，如没有良好操作技术作为后盾，则会产生假阳性和假阴性结果。

### 四、阑尾扫查技巧要点

阑尾炎检出率的高低，主要取决于对正常阑尾的认识和显示，因此良好的操作技巧和细致的辨别能力是超声诊断急性阑尾炎的必备前提。如何找寻阑尾？首先要用高频率（7.5MHz以上）探头扫查阑尾，以提高回盲部结构的清晰度。其次必须对回盲部解剖结构非常熟悉：阑尾一端开口于盲肠（即阑尾根部），位置相对固定；另一端（阑尾尖部）游离，位置多变。因此寻找阑尾的标准是寻找盲肠和阑尾的连接部（阑尾根部在盲肠的开口处）。笔者的经验是：扫查阑尾须按“升结肠—回盲瓣—盲肠—阑尾开口”顺序的方法，然后沿着阑尾根部把整条阑尾完整清晰显示。再次扫查时要掌握一定的技巧：探头先在右侧腹外侧垂直纵切向下扫查：依次显示升结肠（标志是显示呈弧状结肠袋）、回盲瓣（回肠汇入升结肠处）、盲肠（回盲瓣的下方或结肠袋消失呈盲端处），固定盲肠盲端，将探头沿盲肠内上侧倾斜15°～45°扫查，以显示阑尾在盲肠的开口位置，最后移动探头从阑尾开口沿阑尾走行追踪扫查，把阑尾的长轴显示清晰。扫查时尽量通过挤压探头把阑尾周围的肠管推开，使阑尾暴露在前、后腹壁之间；要注意长、短轴多切面结合，注意肠管和阑尾区别，这样才能提高对正常阑尾的检出率。另笔者在实践中和相关文献资料中均有把回盲部肿瘤、乙状结肠肿瘤、回盲部憩室炎和回盲部肠脂垂炎等误诊为急性阑尾炎或阑尾脓肿，尤其回盲部憩室炎其临床表现和急性阑尾炎很相似，超声图像上也有相同之处，很易误诊。因此对不能清晰显示阑尾结构的，诊断急性阑尾炎应慎重，必要时可行超声下大肠灌注液体充盈盲肠以显示阑尾结构，达到明确诊断。

（李建国　陆文明）

## 第十节　消化性溃疡和消化道穿孔

### 一、消化性溃疡

消化性溃疡是胃溃疡和十二指肠溃疡合称，是消化系统最常见的疾病之一，尤其是十二指肠溃疡是常见病、多发病，发病率较胃溃疡高，两者之比为3∶1；好发于青壮年，近年来16岁以下青少年的发病率有增多趋势。

#### （一）病理及临床概要

胃溃疡好发于胃体小弯侧或胃窦部，特别是

胃角处，而发生在胃底及大弯侧者十分少见。溃疡可单发或多发，直径多在5～15mm。病理示溃疡常较深，边缘平整，四周黏膜皱襞呈放射状排列，底部常破坏黏膜下层，深达肌层，甚至浆膜层；浆膜面常有脂肪粘连。典型的慢性溃疡有四层结构：渗出层、坏死层、肉芽层、纤维疤痕层。同时在溃疡边缘常有不同程度的黏膜慢性炎症、上皮化生或不典型增生。十二指肠球部溃疡好发于前壁，其次是后壁，形态常呈圆形或椭圆形，直径和深度一般均在10mm以内，大于15mm者少见。十二指肠球部溃疡周围和胃溃疡相似。因十二指肠球壁较薄，前壁溃疡易发生腹腔穿孔，后壁溃疡可穿透至胰腺、小网膜囊，形成炎性包块。同时合并胃溃疡时称复合性溃疡。十二指肠球部溃疡治愈后还易复发。

胃溃疡临床表现为进食后上腹疼痛、返酸、上腹胀满等，病程呈慢性经过，可并发呕血、黑便、急性穿孔、幽门梗阻和恶变等。十二指肠球部溃疡主要表现为上腹部周期性、节律性疼痛。其疼痛规律为空腹疼痛—进食后缓解—空腹再疼痛。疼痛也可于睡前或午夜出现，称夜间痛，是其特征性表现。发病季节以秋冬或冬春之交多见。也可并发呕血、黑便、幽门梗阻、穿孔等。

### （二）病变声像图

1. 胃溃疡声像图表现（图42-10-1～图42-10-3）

（1）病变处胃壁呈局限性增厚，回声偏低，其厚度常小于15mm，范围小于50mm。其中央黏膜面完整性破坏，呈现大小不一、深浅不等的缺陷性黏膜凹陷，其矢状切面呈月牙形、陷坑状；冠状切面呈圆环形或靶环形。病变处黏膜凹陷口形态规整、光滑柔软；一般口大底小，底部平坦；表面可附有强回声斑点、斑块回声，不随胃蠕动而消失。

（2）病变处黏膜凹陷周缘胃壁呈对称性、均匀性增厚，以近黏膜凹陷处最厚，向远处逐渐变薄；胃壁五层结构（尤其是第三层强回声带清晰显示）均可辨认。

（3）溃疡直径大于10mm者局部胃壁蠕动减弱；溃疡直径小于10mm者，一般胃蠕动不受影响。部分患者胃周围可显示肿大淋巴结回声。

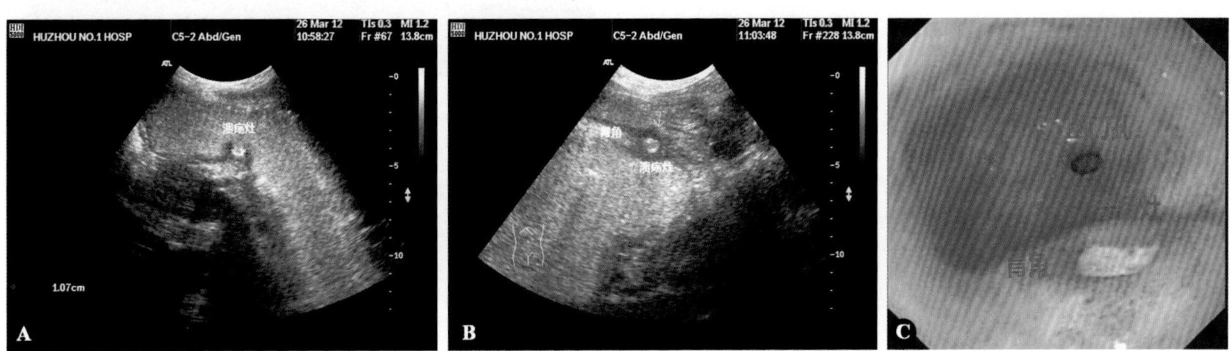


图42-10-1 A. 胃角溃疡（纵断面）；B. 胃角溃疡（横断面）；C. A、B胃镜图

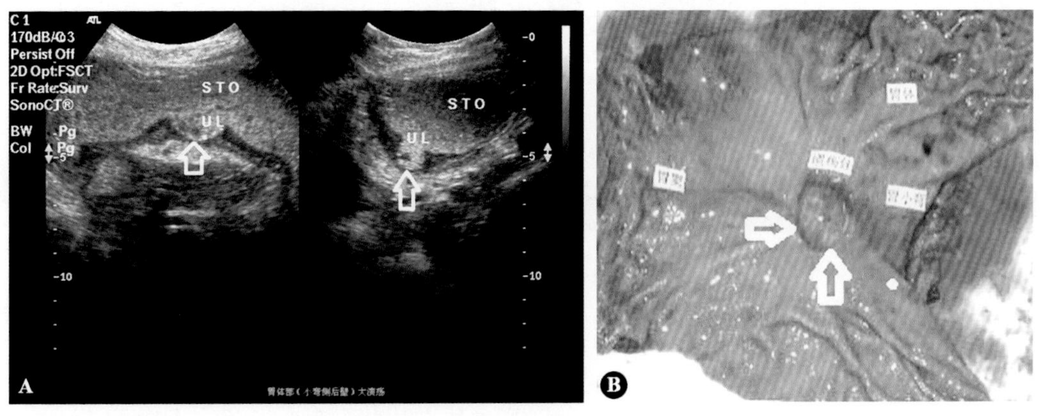


图42-10-2 A. 胃体后壁溃疡（UL示溃疡灶）；B. A术后标本（箭头示溃疡灶）

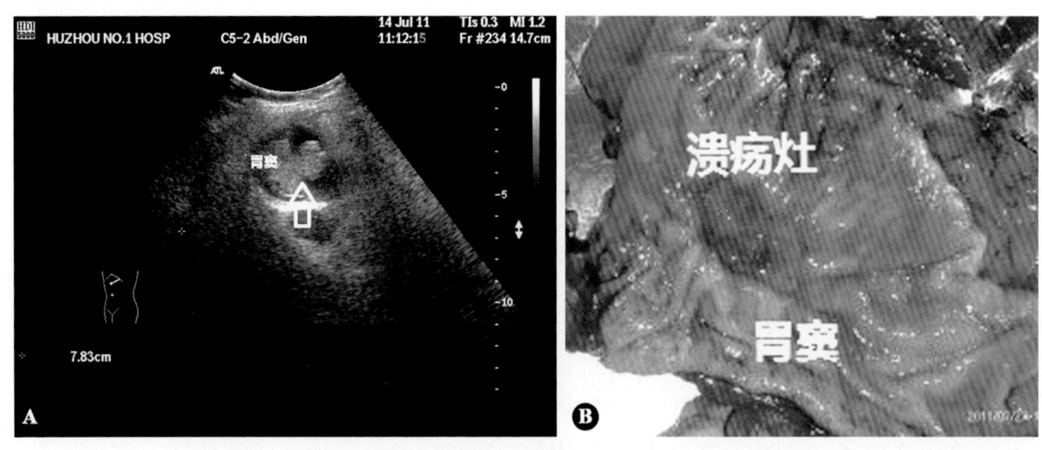


图 42-10-3 A. 胃体后壁溃疡（箭头示溃疡灶）；B. A 术后标本

（4）根据其病变程度及声像图不同表现可分为：

①活动期：溃疡深度大于 5mm，周缘胃壁厚度大于 5mm（图 42-10-4）；②愈合期：溃疡深度小于 3mm，周缘胃壁厚度小于 3mm（图 42-10-5）；③浅表型：溃疡直径和深度均小于 5mm 者（图 42-10-6）；④巨大型：溃疡直径大于 25mm 者（图 42-10-7）；⑤穿透型：溃疡深度大于 10mm，穿透浆膜层（图 42-10-8）；⑥胼胝型：溃疡底部和周围组织形成大小不一的包块（图 42-10-9）；⑦多发型：胃壁黏膜上有 2 处或以上的溃疡（图 42-10-10）；⑧复合型：胃溃疡合并十二指肠球部溃疡（图 42-10-11）等。

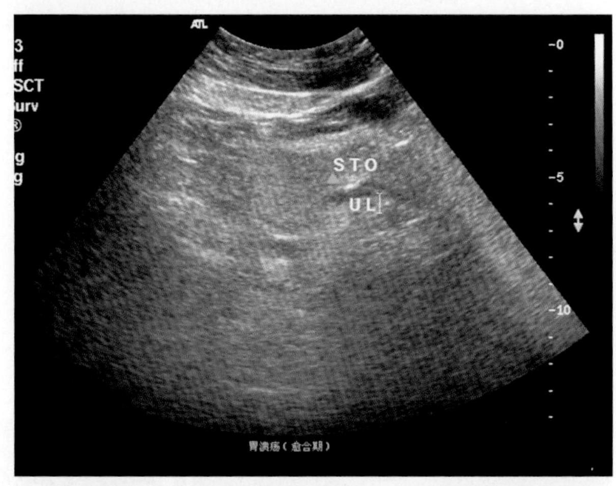


图 42-10-5 胃小弯溃疡（愈合期）（箭头示溃疡灶）

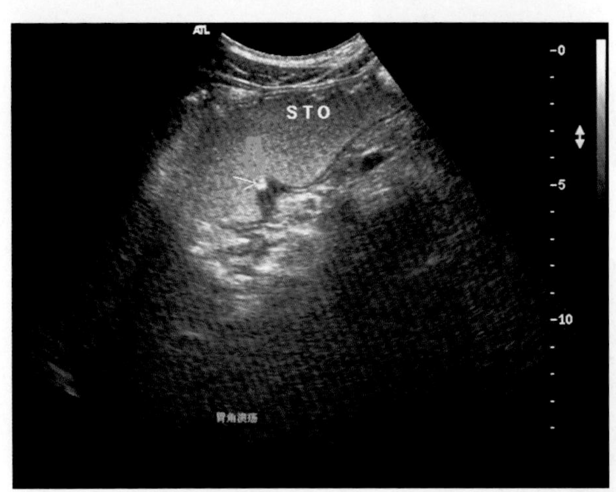


图 42-10-4 胃角溃疡（活动期）（箭头示溃疡灶）

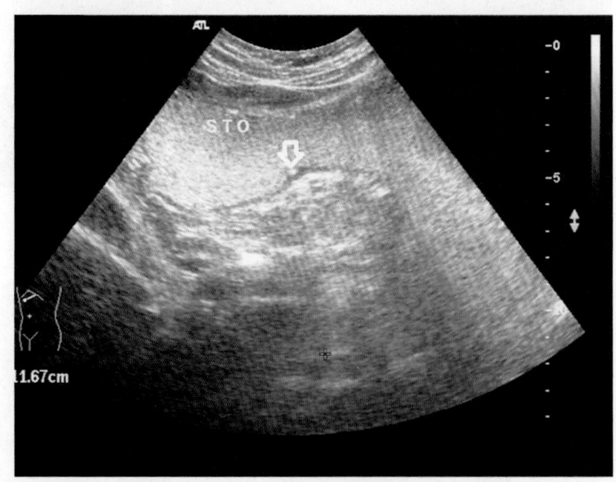


图 42-10-6 胃小弯浅表型溃疡（箭头示溃疡）

2. 十二指肠球部溃疡声像图表现（图 42-10-12～图 42-10-14）

（1）病变处肠壁呈局限性低回声增厚，黏膜完整性破坏，黏膜面显示大小不一的溃疡黏膜凹陷，形态呈口大底小，边缘规整、对称，直径大多在 10mm 以内；少部分直径可大于 15mm；其黏膜凹陷表面常有不规则强回声斑点附着；其冠

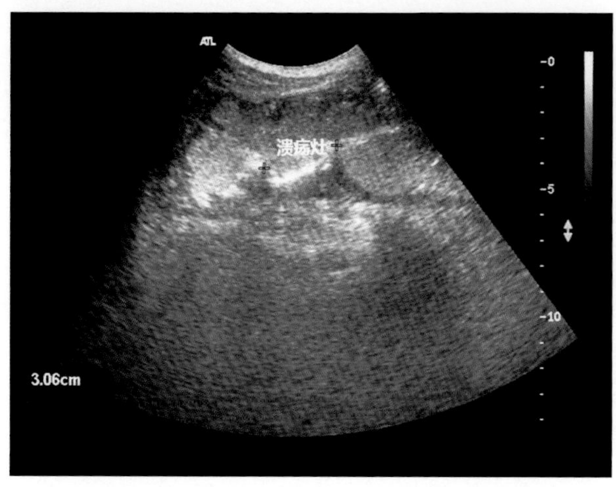


图 42-10-7 胃角巨大溃疡（直径大于 30mm）

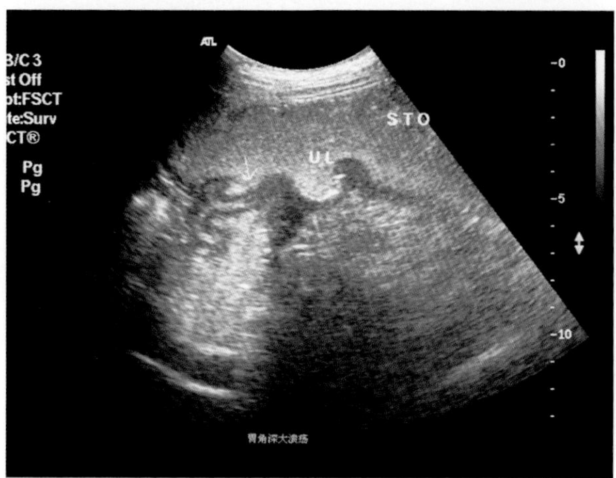


图 42-10-8 胃角穿透型溃疡（UL 示溃疡灶）

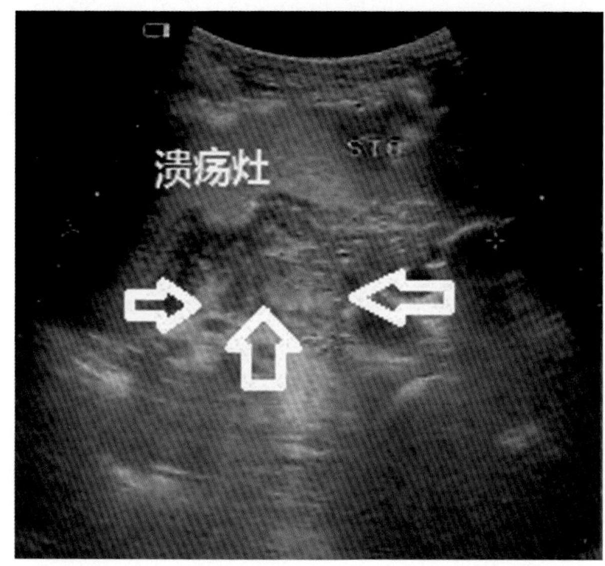


图 42-10-9 胃窦部胼胝型溃疡（箭头示周围包块）

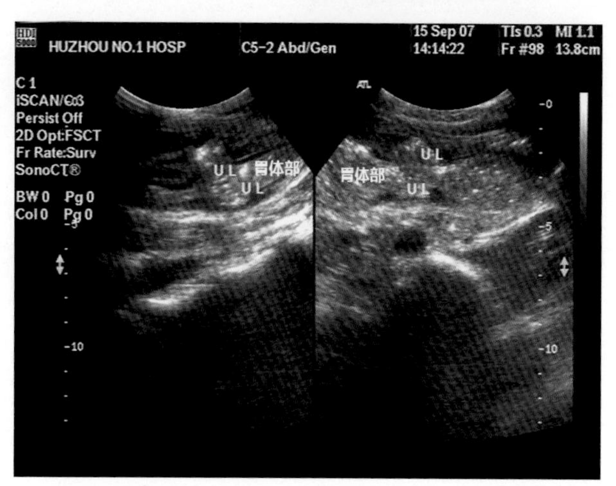


图 42-10-10 胃体部多发型溃疡（UL 示溃疡灶）

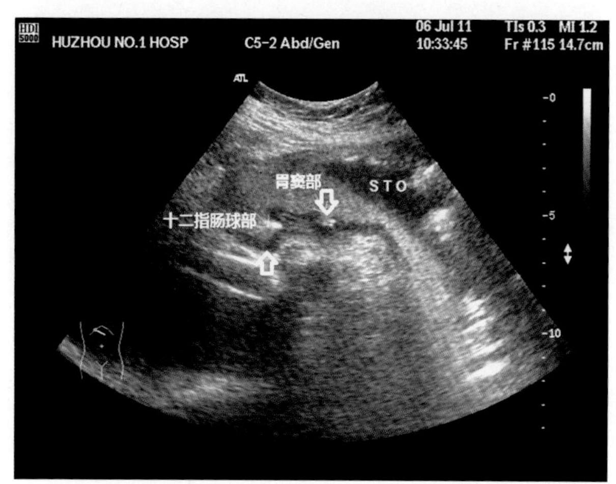


图 42-10-11 复合型溃疡（箭头示溃疡灶）

状切面显示溃疡呈圆形或椭圆形强回声环，周围被低回声增厚的球壁环绕，类似“靶环”征；好发部位在球部的前壁和小弯侧。

（2）溃疡凹陷处球壁层次欠清晰，其周围球壁呈局限性低回声增厚隆起，厚度 5～10mm；范围约 20～30mm，少数可达 50mm。

（3）十二指肠球部常变形（“倒三角”形态消失），面积变小，多数小于 3 0mm$^2$；球腔相对变窄，腔内造影剂充盈不良，常见激惹征象；部分伴有幽门管水肿增厚，幽门孔关闭不良。部分患者在十二指肠球部和胃窦周围可见肿大淋巴结回声。

（4）根据其病变程度及声像图表现可分为：

①活动期：溃疡深度大于 3mm，周缘胃壁厚度大于 5mm（图 42-10-15）；②愈合期：溃疡凹陷不明显，周缘胃壁厚度小于 3mm（图 42-10-16）；③浅表型：溃疡直径和深度均小于 2mm 者（图 42-10-17）；④巨大型：溃疡直径大于 15mm

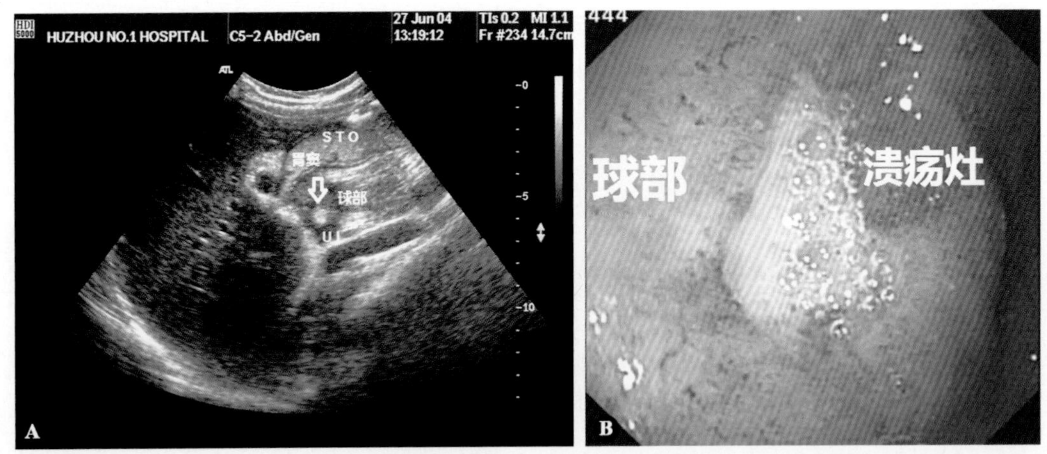


图 42-10-12　A. 十二指肠球部后壁溃疡（箭头示溃疡）；B. 胃镜图

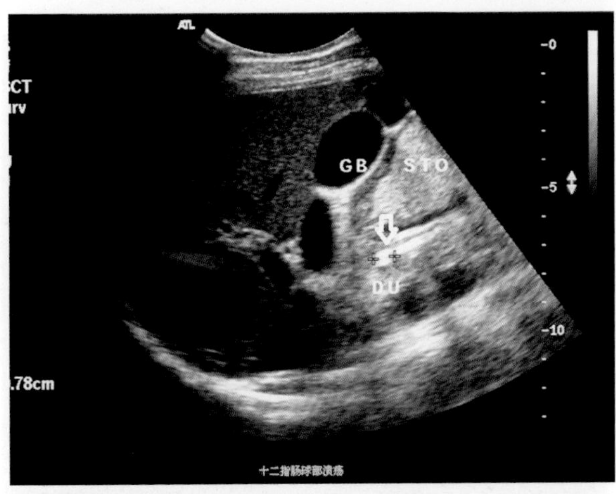


图 42-10-13　十二指肠球部前壁溃疡（箭头示溃疡）

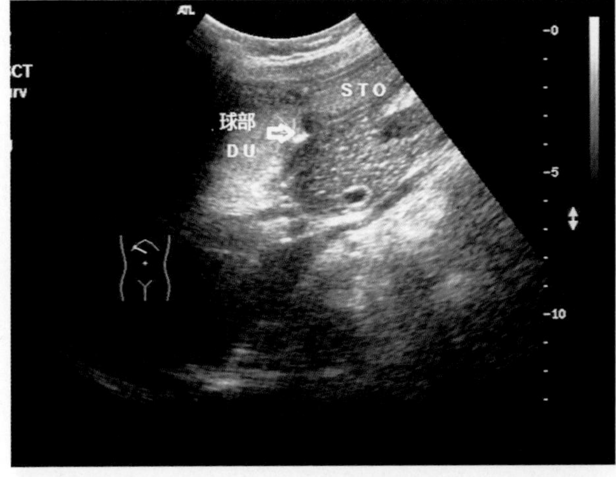


图 42-10-14　十二指肠球部小弯侧壁溃疡（箭头示溃疡）

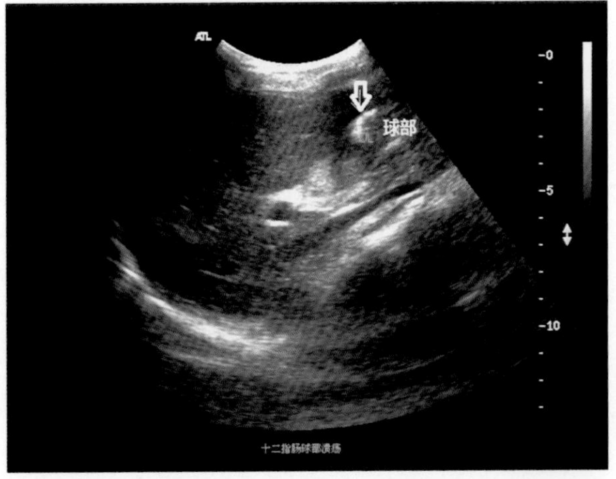


图 42-10-15　十二指肠球部溃疡（活动期）（箭头示溃疡）

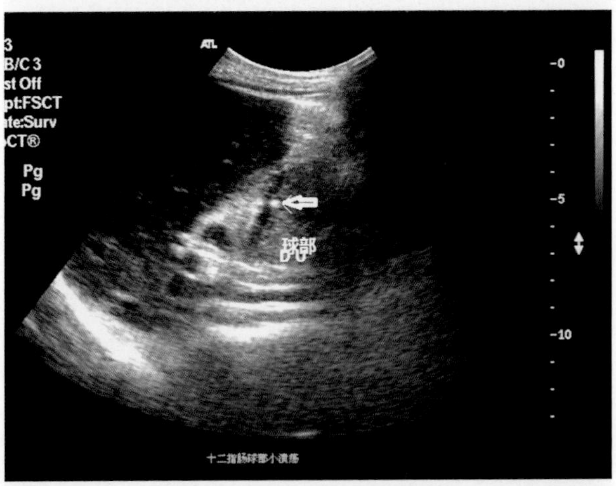


图 42-10-16　十二指肠球部溃疡（愈合期）（箭头示溃疡）

者（图 42-10-18）；⑤穿透型：溃疡深度深度达浆膜层（图 42-10-19）；⑥多发型：十二指肠球部壁黏膜上有 2 处或以上的溃疡（图 42-10-20）；⑦复合型：十二指肠球部溃疡合并胃溃疡等。

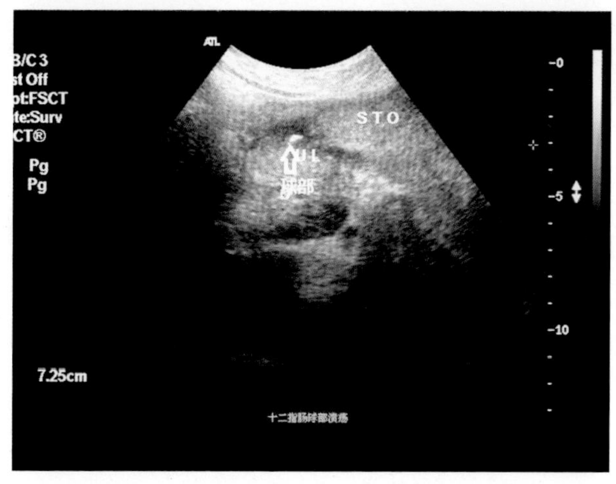


图 42-10-17 十二指肠球部溃疡（浅表型）（箭头示溃疡）

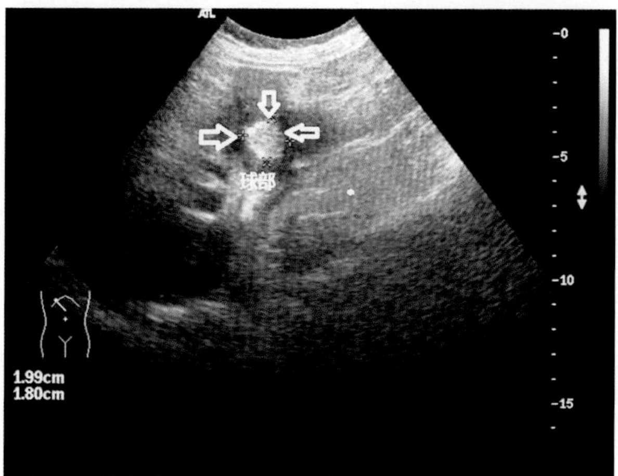


图 42-10-18 十二指肠球部溃疡（巨大型）（箭头示溃疡）

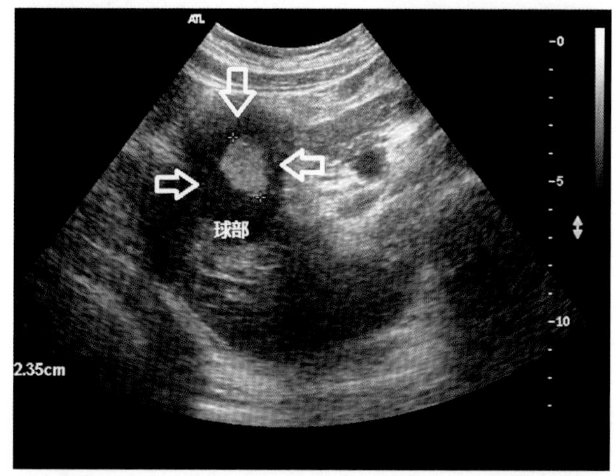


图 42-10-19 十二指肠球部溃疡（穿透型）（箭头示溃疡）

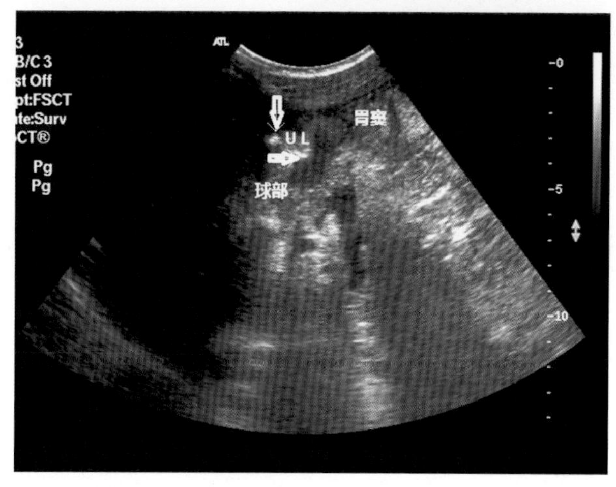


图 42-10-20 十二指肠球部溃疡（多发型）（箭头示溃疡）

### （三）诊断要点及临床思维

胃溃疡的声像图显示为病变部位胃壁呈低回声局限性增厚隆起，伴黏膜凹陷形成，其表面附有强回声斑点，周围增厚胃壁层次清晰等。十二指肠球部溃疡超声诊断要点声像图显示病变部位球壁呈低回声局限性增厚，伴黏膜面溃疡凹陷，表面强回声斑点附着；球部变形、面积变小、造影剂充盈不佳。但超声对直径 3mm 以下消化性溃疡敏感较低，易产生漏诊。另因十二指肠球部面积小、位置较高、易受周围脏器的干扰等，球部溃疡的检出率不如胃溃疡高。鉴别诊断中主要和溃疡型胃癌的鉴别（表 42-10-1）。

超声检查能清晰显示胃十二指肠球部的组织结构，因而能清晰显示溃疡的部位、形态大小、深度、范围、周围组织的炎症反应程度，可较全面观察为临床提供消化性溃疡的病变程度，为临床选择合适的治疗方案提供客观依据，并可追踪复查以监测临床药物治疗的效果，是继 X 线钡餐造影、胃镜检查后又一种简便、无创、准确性较高的诊断消化性溃疡的客观影像学检查方法，尤其更适宜于老弱幼小、不宜行胃镜检查的患者。但在实际工作中，慢性穿透型、胼胝型溃疡与溃疡型胃癌、胃溃疡癌变单纯从声像图上很难鉴别，须依靠胃镜活检才能确诊。因此，超声检查不宜作为鉴别良恶性溃疡的常规手段，可作为一种筛选手段而应用于临床。

表 42-10-1 胃溃疡与溃疡型胃癌的声像图鉴别

| | 胃溃疡 | 溃疡型胃癌 |
|---|---|---|
| 溃疡形状 | 陷坑状，月牙形，形态柔软 | 火山口状、弹坑状、多峰状，形态僵硬 |
| 溃疡直径 | ≤15mm | ≥20mm |
| 溃疡特征 | 腔外型，规则 | 腔内型，不规则 |
| 溃疡口 | 光滑，口大底小 | 粗糙不平，口小底大 |
| 溃疡底 | 浅，平坦，均匀 | 深，高低不平，不均匀 |
| 周缘胃壁厚度 | ≤15mm | ≥15mm |
| 壁厚范围 | ≤50mm，不累及对侧壁 | ≥50mm，常累及对侧壁 |
| 周缘壁形态 | 城墙状，均匀对称 | 堤坡或尖峰状，高低不对称 |
| 回声及层次 | 中等偏低，均匀，层次清晰（黏膜下第三层强回声带显示） | 明显减低，不均匀，层次紊乱不清晰（黏膜下第三层强回声带不显示） |
| 黏膜纠集征 | 有 | 无 |
| 浆膜 | 浆膜层连续性完整 | 浆膜层连续可中断 |
| 浆膜下组织回声 | 回声稍增厚、均匀 | 回声明显增厚、呈不均匀包块 |
| 胃蠕动 | 存在或减弱 | 消失或僵硬 |
| 幽门梗阻 | 较少 | 多见 |
| 周围淋巴结肿大 | 少见 | 多见 |
| 邻近或远处转移 | 无 | 有 |
| 腹水 | 无 | 可有 |

## 二、消化道穿孔

消化道穿孔是严重的急腹症疾病之一，其病因众多。按其部位可分上消化道穿孔（胃、十二指肠穿孔）、下消化道穿孔（肠穿孔）。

### （一）胃、十二指肠穿孔

胃、十二指肠穿孔是在上消化道穿孔中最多见，是临床上最常见的急腹症之一。最常见的病因是消化性溃疡，尤以十二指肠球部溃疡多见；其他少见的病因有胃肿瘤破裂、上腹部穿透伤或严重的闭合性挤压伤、吞服锐利异物（如鱼刺）、急性胃扩张等。

1. 病理及临床概要

胃、十二指肠穿孔好发于青壮年，男性占大多数；穿孔部位多位于十二指肠球部前壁、胃窦小弯侧、胃体后壁等。由于穿孔使胃腔或十二指肠腔与腹膜腔相沟通，导致胃液或肠液、胆汁等流入腹腔内而引起急性化学性腹膜炎，随即细菌繁殖转变为感染性腹膜炎。慢性穿孔则常由胃、十二指肠球部溃疡慢性穿透或异物（如鱼刺）缓慢损伤所致。由于其穿孔过程缓慢，胃肠内容物极少流入腹腔内，常在胃、十二指肠周围或小网膜囊内形成炎性包块。临床表现主要以骤起的上腹剧烈疼痛，如刀割样，很快扩散至全腹。腹部触诊腹肌呈“板样”紧张，全腹压痛、反跳痛。外伤引起者有外伤史，上腹部有创口。

2. 病变声像图表现

（1）腹腔内游离积液：少量积液时常在胆囊和胃十二指肠周围、肝肾间隙和右肝前下间隙等部位显示局限性的液性无回声区。对疑为上消化道穿孔患者，经口服 5%碳酸氢钠液 100～200ml 后，可发现胆囊和胃、十二指肠球部周围间隙游离积液有增多征象。积液较多时则除上述部位外，可在右下腹腔、盆腔内显示游离的液性区，透声性稍差，内可见细小点状、带状回声漂浮（图 42-10-21）。

（2）腹腔内游离气体：采用左侧卧位或坐位，在肝左叶前方可见随体位改变而移动的气体强回声带，其后方常伴有多重反射。坐位检查，通过肝或脾声窗在膈肌顶部和肝或脾间隙显示游离气体强回声带（图 42-10-22）。

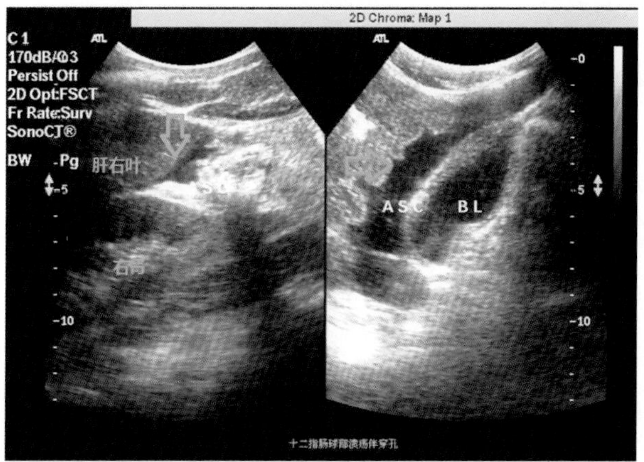


图 42-10-21 腹腔游离积液（ASC 示积液）

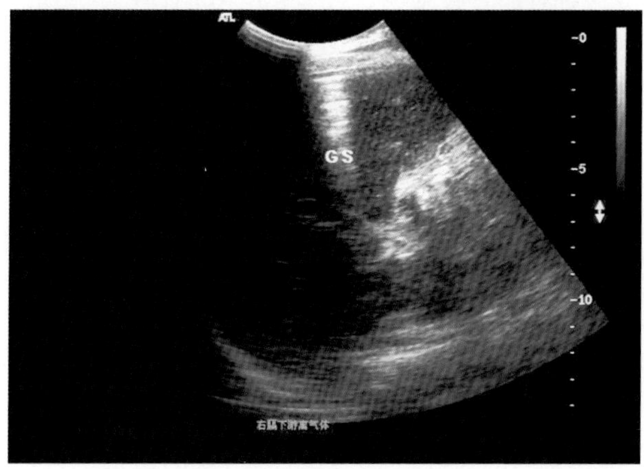


图 42-10-22 右膈下游离气体（GS 示气体）

（3）穿孔部位直接征象：大部分十二指肠球部前壁溃疡、少部分胃窦部前壁溃疡穿孔者可直接显示穿孔部位和大小，表现为十二指肠球壁或胃窦部前壁明显增厚水肿，其管壁连续性中断，呈现大小不一回声失落区和腹腔相沟通，并可见腔内液体或气体溢入腹腔内的征象；或表现为增厚的管壁间见一条不规则条状强回带贯穿，和腹腔相沟通（图 42-10-23，图 42-10-24）。少部分胃肿瘤穿孔者可显示胃壁低回声肿块，伴肿块连续性中断，使胃腔和腹腔沟通，也可见腔内液体或气体溢入腹腔内的征象。部分因锐利异物（如鱼刺）引起胃穿孔的则可显示异物呈带状强回声贯穿胃壁声像图表现（图 42-10-25）。

（4）其他伴随征象：①胃肠蠕动减弱或消失；②小肠腔可轻度扩张，内径不大于 2.0cm，可伴胃肠腔胀气。

（5）慢性穿孔或穿孔被局限者，在胃和十二指肠周围、胆囊旁可见境界不清、边缘不规则、内部回声强弱不均的和周围组织或脏器粘连的包块形成（图 42-10-26）。

（6）在超声引导下行腹腔穿刺常可抽出混浊的或含有胆汁的液体。

3. 诊断要点及临床思维

超声检查显示腹腔两侧膈下有游离气体伴胃、十二指肠周围间隙局限性积液或腹腔内游离积液，结合相关的临床表现，可明确诊断上消化道穿孔。对直接显示穿孔部位的消化性溃疡穿孔或胃肿瘤患者提示穿孔的病因诊断。

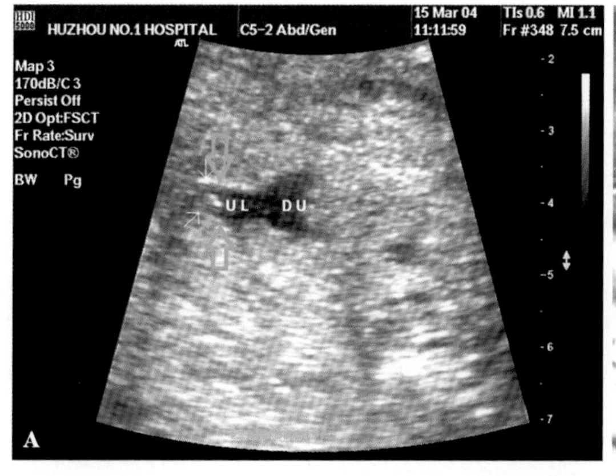


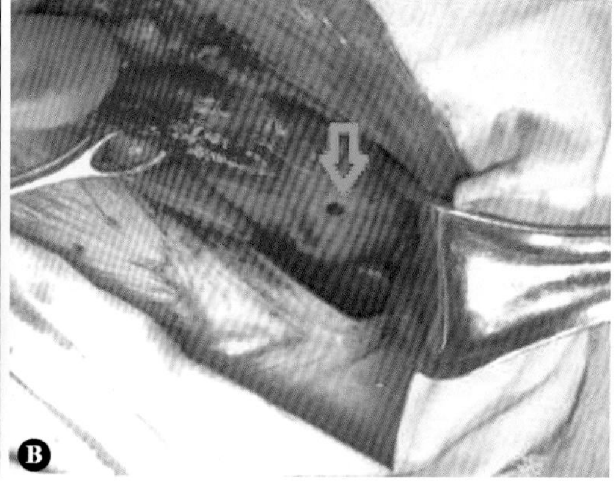


图 42-10-23 A. 十二指肠球部溃疡穿孔（箭头示穿孔处）；B. A 术中所见（箭头示球部穿孔）

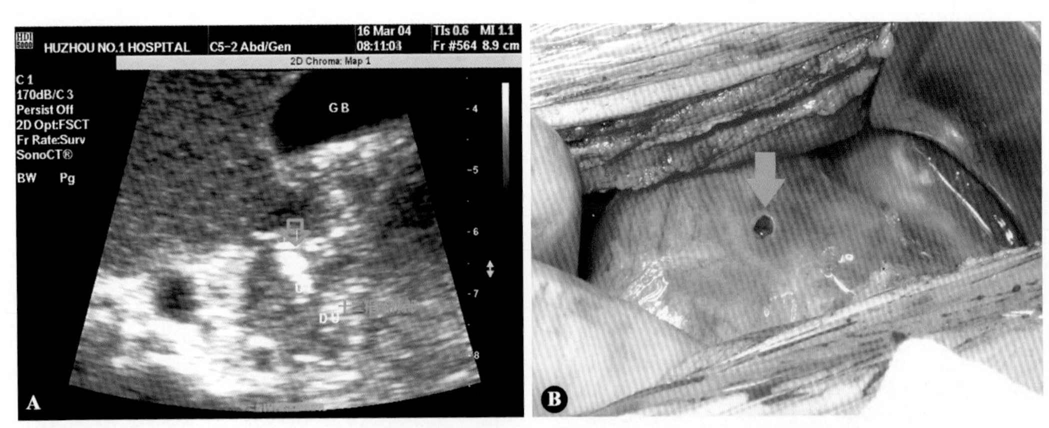


图 42-10-24 A. 十二指肠球部溃疡穿孔（箭头示穿孔处）；B. A 术中所见（箭头示球部穿孔）

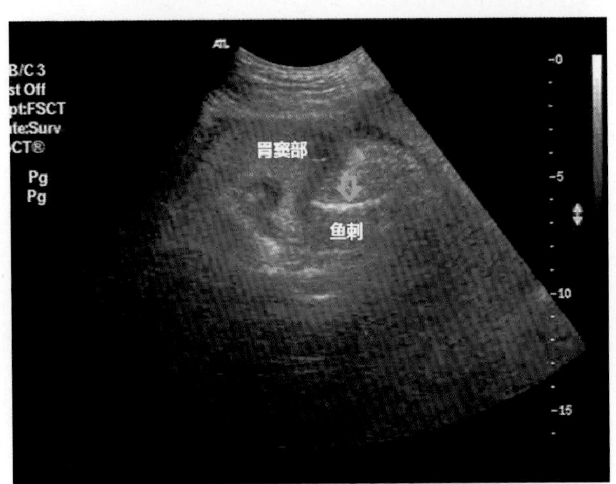


图 42-10-25 胃窦部鱼刺（贯穿胃壁）（箭头示鱼刺）

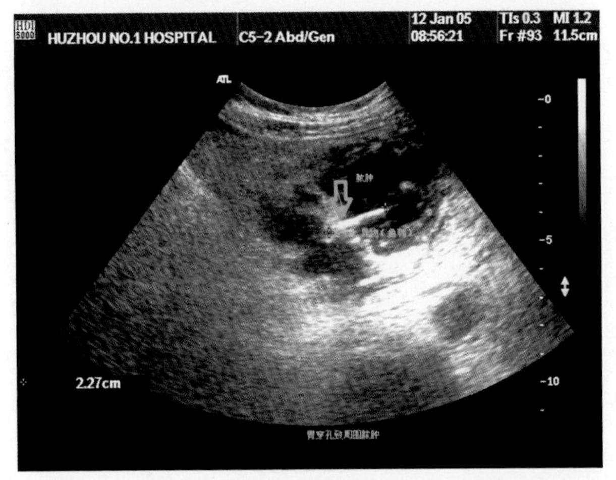


图 42-10-26 胃窦部周围炎性包块（箭头示包块内鱼刺）

目前，临床诊断上消化道穿孔主要根据临床表现，并结合腹部 X 线下的膈下游离气体，超声检查一般不作首选的检查方法。但据文献资料和笔者的临床实践体会，超声检查对发现腹腔内游离气体具有较高的敏感性，几乎和 X 线检查无显著差异；有时还能显示 X 线不能发现的局限于肝上间隙的游离气体。而对腹腔游离积液和局限性腹腔包块的显示远比 X 线敏感和准确，可同时排除其他脏器的病变，弥补了 X 线检查阴性时的不足。另对部分患者可直接显示穿孔的部位、大小，达到病因诊断。因此笔者认为超声诊断胃、十二指肠穿孔具有独到的优势，尤其是对诊断十二指肠球部溃疡穿孔。只要超声医师熟练掌握操作技术，认真细致扫查、分析和鉴别，超声诊断胃、十二指肠穿孔具有很重要的临床价值。如果需要排除其他急腹症如胆系、胰腺、阑尾及妇产科等疾病，则超声检查应作为首选的检查方法。

### （二）肠穿孔（或肠破裂）

肠穿孔（或破裂）临床上以腹部创伤引起多见，其中开放性创伤较闭合性创伤引起多见；而肠道本身疾病引起较少见，主要是肠道肿瘤、某些肠道特异性疾病（如肠结核、溃疡性结肠炎、克鲁恩病等）；另肠腔内异物也可引起，主要有鱼刺、动物骨骼、锐利金属等。

1. 病理及临床概要

肠穿孔中以小肠穿孔发生率较大肠明显高，在开放伤和闭合伤中均可发生，可发生在任何部位且常为多发性。而大肠穿孔大多由开放伤引起，闭合伤极少；以位置表浅的横结肠和乙状结肠发生居多，大多伴有其他脏器损伤。肠道肿瘤和炎症引起大肠穿孔较小肠多见；肠道异物引起的小肠穿孔较大肠多见。由于破裂使小肠或大肠腔与腹膜腔相沟通，导致肠液、肠内容物或粪便等流入腹腔内而引起急性化学性、细菌性腹膜炎；同时可伴有大量气体进入腹腔形成气腹，引起严重的感染性腹膜炎。

主要表现为腹痛、腹肌紧张、压痛和反跳痛等腹膜炎体征，但较胃、十二指肠穿孔症状出现稍晚，呈渐进性，程度也较轻，但常伴较明显腹胀，肠鸣音一般消失，可伴发热。

2. 病变声像图表现（图 42-10-27～图 42-10-29）

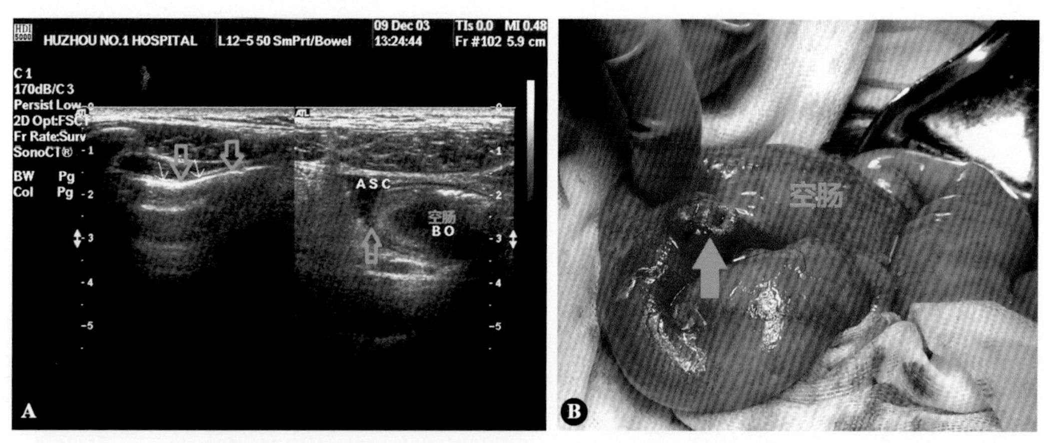


图 42-10-27　A. 空肠穿孔示腹腔游离气体和游离液体（图左箭头示游离气体，图右箭头示游离液体）；B. A 术中所见（箭头示穿孔部位）

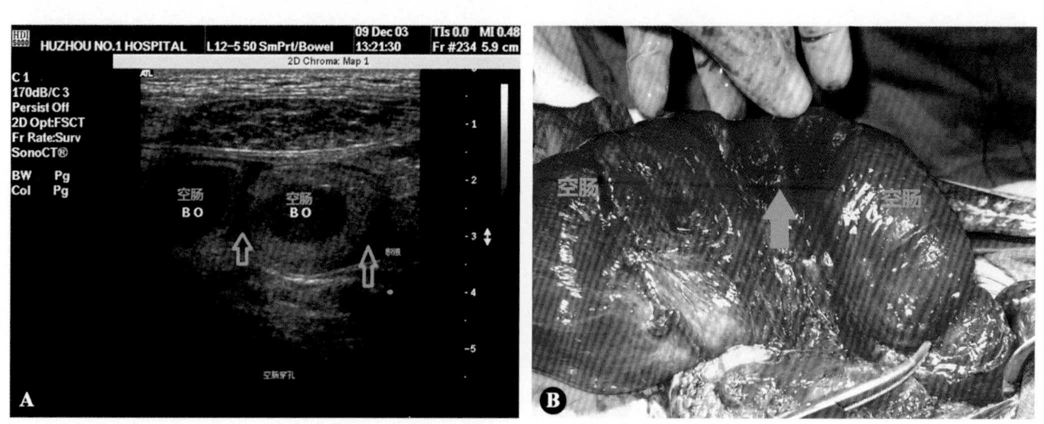


图 42-10-28　A. 空肠破裂示肿胀肠管及肠间隙游离液体（箭头示肠间隙游离液体）；B. A 术中所见（箭头示破裂部位）

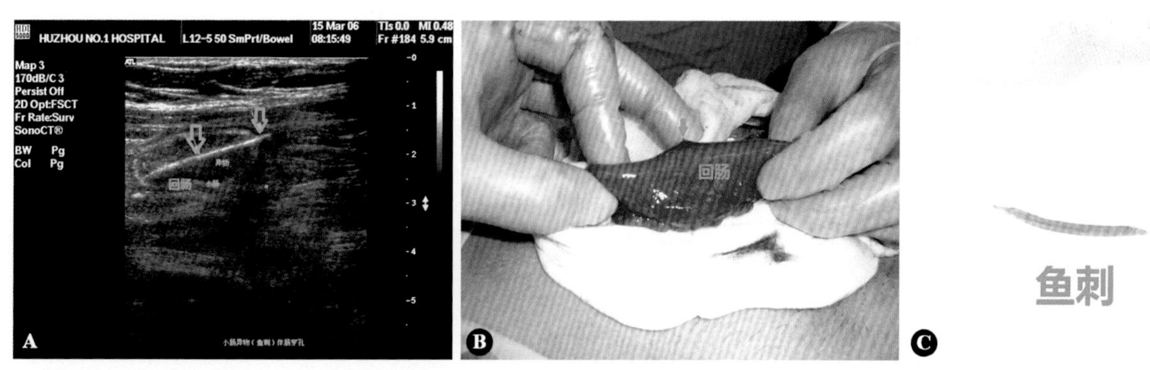


图 42-10-29　A. 回肠鱼刺穿孔（箭头示鱼刺）；B. A 术中所见（箭头示鱼刺）；C. A 术后鱼刺标本

（1）腹腔内游离积液：少量积液时常在肠曲间周围、盆腔等部位，显示局限性的液性无回声区。积液较多时可在下腹腔、盆腔内显示较多游离的液性区，透声性稍差，内可见细小点状、带状回声漂浮。其中小肠穿孔的腹腔内游离积液明显较大肠穿孔要多。

（2）腹腔内游离气体：平卧位时，在肝左叶前方、前腹壁腹膜下方（用高频率探头扫查明显）可见随体位改变而移动的气体强回声带，其后方常伴有多重反射；坐位检查，通过肝或脾声窗在膈肌顶部和肝或脾间隙显示游离气体强回声带。其中大肠穿孔的腹腔内游离气体较小肠穿孔明显。

（3）穿孔部位肠管声像图表现：①大部分闭合性创伤引起肠破裂可见损伤部位肠管壁常不同程度增厚水肿，回声较低，肠腔可轻度扩张，肠蠕动消失；肠间隙可形成不规则包块。用探头局部加压有明显压痛。一般较难直接显示破裂口、大小。②由肠道肿瘤引起的肠破裂者常可显示肠道“假肾”征肿块，伴其包膜破溃中断和腹腔沟通征象；肿块周围常伴有游离液体无回声。③部分因锐利异物（如鱼刺）引起的肠穿孔则可显示异物呈带状强回声贯穿肠壁和腹腔沟通的声像图。

（4）其他伴随征象：①肠蠕动减弱或消失；②不全性肠梗阻征象：肠腔可不同程度扩张，内径一般不大于 3.0cm，肠腔内积液积气等。

（5）超声引导下行腹腔穿刺常可抽出混浊的或血性的液体。

3. 诊断要点及临床思维

超声检查显示肠曲间周围局限性积液或腹腔内游离积液，腹腔内有游离气体，局部肠管壁不同程度增厚水肿等，结合相关的病史和临床表现，可明确诊断肠穿孔。

虽然目前临床上诊断肠穿孔的主要依据是临床表现结合 X 线腹部透视诊断，超声检查尚未作为常规的检查方法。但超声检查在临床实践中具有较高的参考价值，它不但对显示腹腔内游离气体和游离液体具有较高的敏感性，同时可显示病损肠管的一些异常改变，判断是小肠或大肠穿孔，并可同步排除其他脏器的病变，弥补了 X 线检查阴性时的不足。另对由肠道肿瘤、肠腔异物引起肠穿孔诊断具有独到之处，不但能显示穿孔部位，并可显示穿孔的病因，弥补了其他检查的不足。因此，超声检查是临床诊断和鉴别诊断肠穿孔一种客观实用、简便安全、准确性高的方法。

**（李建国　陆文明）**

# 第四十三章 肛门、直肠

## 第一节 概述

经直肠超声属于腔内超声检查技术的一种，近年来，随着超声仪器和超声医学的发展，经直肠超声已经成为直肠肛管疾病的首选检查方法之一。经直肠超声具有良好的软组织分辨力，能清晰地显示肛管和直肠壁的各层次结构、直肠肛管周围间隙，以及周围邻近脏器情况，对于直肠占位性病变，它可以明确病变所在的肠壁层次、囊实性、血供情况，准确判断肿瘤浸润深度和淋巴结转移情况；对于肛周脓肿和肛瘘，它可以明确脓肿的位置和范围，瘘管走行及与括约肌的关系，内口的位置，为临床医生提供准确而丰富的影像学信息，指导治疗方案的制定和手术术式的选择。经直肠超声的禁忌证包括：(1) 肛管和直肠狭窄。(2) 无法耐受或无法配合检查者，如肛周病变导致的剧烈疼痛、严重的心肺疾病和精神疾病患者。(3) 直肠异物未取出者。(4) 急腹症与严重的腹腔感染。经直肠超声的不足主要表现在受到直肠生理曲度的影响，部分位置较高的病变位可能无法正常显示。另外直肠内径较宽，探头容易受到气体干扰，需要操作者具备一定的技巧。

X线钡剂灌肠或气钡双重造影检查对直肠内的肿瘤、憩室、直肠黏膜脱垂等病变有重要的诊断价值，但无法显示肠壁层次，不能观察病变对肠壁的累及程度。CT检查对判断直肠肿瘤有无邻近和远处脏器侵犯和转移有较大优势，但软组织分辨力不及超声和MRI，同样无法显示肠壁层次。直肠MRI的软组织分辨力与超声接近甚至更好，但直肠MRI需要特殊的直肠腔内线圈，价格昂贵，目前尚未普及。

（吴长君）

## 第二节 局部解剖

### 一、直肠和肛管的发生

在胚胎发育早期，后肠尾段的腹侧形成尿囊（或称脐尿囊），此囊与后肠相连的部分出现一个膨大，称为泄殖腔，末端细长为暂时性的尾肠。泄殖腔初为一膨大的腔，人胚发育至第7周时，后肠和尿囊交界处的中胚层皱襞形成，并向尾侧方向生长称为Tourneux皱襞，同时其间质从两侧壁向腔内生长称为Rathke皱襞。两者于腔中央部融合成尿直肠隔，使肠管与尿生殖道完全分开，将泄殖腔分隔成前后两腔，前者称为尿生殖窦，后者即为直肠和肛管上部。在泄殖腔分隔过程中，泄殖腔膜亦被分为前部的尿生殖膜和后部的肛膜两部分，两膜之间的部分成为将来的会阴。在人胚第8周时，原肛部出现凹陷并不断向头侧发展，逐渐接近直肠后肛膜破裂，原肛遂与直肠相通，原肛的开口为肛门。随会阴体发育增长，至胚胎第16周时，肛门即后移至正常位置。会阴部肌肉发育起源于局部间质组织，至胚胎第12周时分化为肛门内括约肌、提肛肌和尿生殖窦括约肌。肛门外括约肌则在正常会阴肛门结节处独自发育而成。以齿线为标志，齿线以下肛管上皮属于外胚层来源，而齿线以上直肠末端部分的上皮属于内胚层来源。若胚胎发育过程中发生障碍，则形成肛门、直肠畸形。

## 二、直肠形态

消化管的下段是大肠，全长约 1.5m，分为盲肠、阑尾、结肠、直肠和肛管（图 43-2-1）。其中直肠、肛管位于盆腔内。直肠为结肠延续，为结直肠的终末部分，长 12～15cm，直肠在第 3 骶椎前方，起自乙状结肠，沿骶、尾骨前方下行，上端在第 3 骶椎平面与乙状结肠相接，下端在齿线处与肛管相连。直肠无结肠带、肠脂垂、结肠袋和完整肠系膜，在矢状位有骶曲和会阴曲。

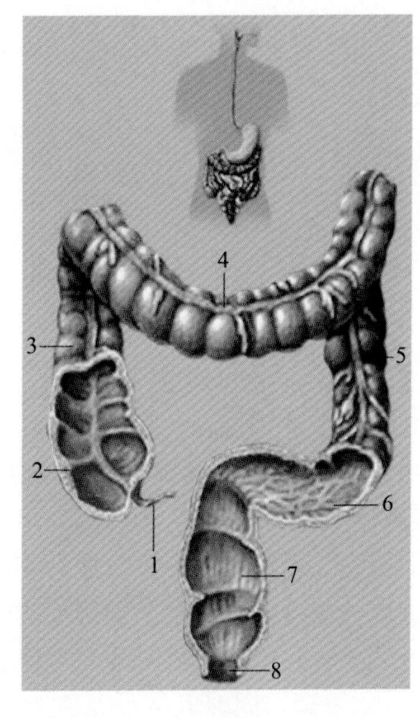


1. 阑尾；2：盲肠；3. 升结肠；4. 横结肠；5. 降结肠；6. 乙状结肠；7. 直肠；8. 肛管

**图 43-2-1　下段消化道示意图**

### （一）直肠壶腹部

为乙状结肠向下移行逐渐扩大形成。直肠壶腹部有上、中、下三个半月形皱襞，内含环形肌纤维，称直肠瓣（又称 Houston 瓣）。其位置排列大致为左－右－左。中瓣多与腹膜反折平面对应，男性的前腹膜反折距离肛外缘 7～9cm，女性的前腹膜反折距离肛外缘 5.0～7.5cm。直肠扩张时直肠瓣可消失。直肠瓣有阻止粪便排出的作用，直肠壶腹的最下端变细与肛管相接（图 43-2-2）。

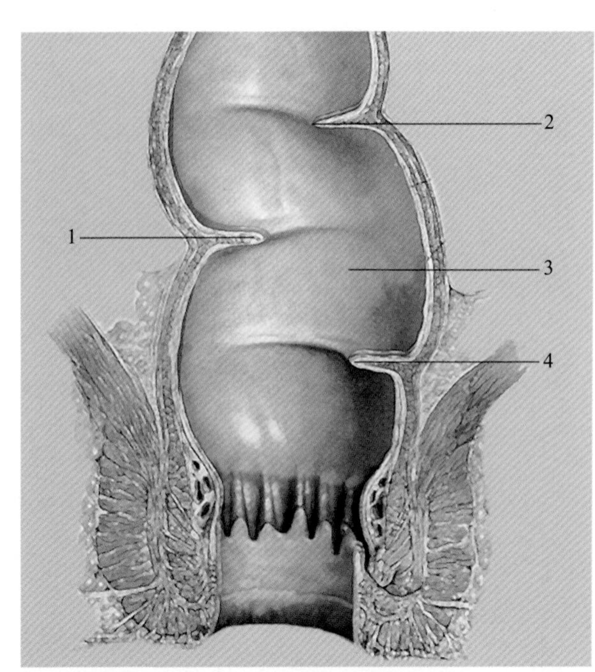


1. 中直肠横襞；2. 上直肠横襞；3. 直肠腔；4. 下直肠横襞

**图 43-2-2　直肠壶腹部示意图**

### （二）肛直角（anorectal angle）

直肠末段绕过尾骨尖转向后下方，形成一个向前的弓形弯曲，称会阴曲，形成肛直角，其在静息状态下为 90°～100°，在控便中起重要作用。

### （三）肛管

肛管的划分有两种说法，一是解剖学肛管，较常用，长 3～4cm，上自齿线，下至肛缘；另一种是外科肛管，较少用，长（4.20±0.04）cm，上自肛管直肠环上缘（齿线上方约 1.5cm），下至肛缘。解剖学肛管是根据组织的来源（来自外胚层）和形态学来定的，即肛管上段的表层是柱状上皮和移行上皮，下段为移行上皮和鳞状上皮。解剖学肛管外只有部分括约肌包绕。外科肛管是从临床角度提出来的，其范围较大，包括了直肠末端，肛门括约肌环绕着外科肛管，故外科肛管分法对临床外科手术有利，便于术中保留括约肌。但一个肛管两种说法势必引起混乱，故仍用解剖学肛管为好。男性肛管前面与尿道、前列腺毗邻；女性肛管与阴道毗邻。肛管的长轴指向脐，它和直肠壶腹之间形成向后开放的夹角即为肛直角。

### （四）齿线（dentate line）

是直肠与肛管的交界线，又称梳状线（pectinate line），由肛瓣和肛柱下端组成，呈锯齿状。由齿线向下延伸约 1.5cm，围绕肛管表面形成一环形隆起，称肛梳或痔环。此区由未角化的复层扁平上皮覆盖，其深部含有痔外静脉丛，故在活体，痔环表面呈微蓝色，光滑而有光泽，此部皮肤借致密结缔组织与肌层紧密附着，有时在齿状线以下，沿着肛门内括约肌内面遗留一层灰白色环形的肛直带，为导致低位直肠颈狭窄和痔发生的解剖学基础。由于齿线上下的组织胚胎来源不同，故齿线上下的血供、神经支配的来源、淋巴引流的方向均不同。

### （五）肛白线

在肛梳的下缘有一环状的白线，又称 Hilton 线，为肛门内、外括约肌的分界处。直肠指检时，沿着白线可触知一条环形浅沟。白线以下移行于肛门，是后肠与原肛相连接的标志线，为内、外胚层的交界处。

### （六）肛柱

又称直肠柱。为齿线以上直肠黏膜纵行的条状皱襞，长 1～2cm，有 6～14 个，是肛门括约肌收缩的结果，当直肠扩张时肛柱可消失。肛柱内有直肠上动脉的终末支和齿线上静脉丛汇集成的同名静脉，内痔即由此静脉丛曲张、扩大而成。各肛柱下端之间借半月形的膜皱襞相连，这些半月形的膜皱襞称肛瓣（anal valve）。

### （七）肛窦（Anal sinuses）

为两直肠柱下端与肛瓣相连形成的许多袋状小隐窝，有 6～8 个。肛窦开口向上，深 0.3～0.5cm，其底部有肛腺的开口。肛窦有储存黏液润滑大便的作用。肛窦发育畸形是婴儿肛旁感染和肛瘘的原因之一。

### （八）肛腺

开口于肛窦底部，有 4～8 个，多集中在肛管后壁。肛腺在黏膜下有一管状部分，称肛腺管。肛腺管多数呈葡萄状，少数呈单腺管，2/3 的肛腺向下、向外伸展至内括约肌层，少数可伸展至联合纵肌，极少数可至外括约肌或肛旁间隙，肛腺感染是肛旁感染和肛瘘形成的重要原因（图 43-2-3）。

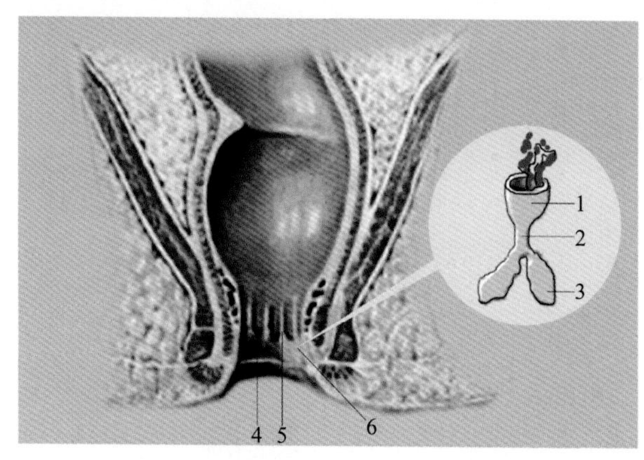


1. 肛隐窝；2. 肛腺导管；3. 肛腺；4. 肛瓣；5. 肛柱；6. 肛窦

**图 43-2-3 肛腺示意图**

### （九）肛乳头

为三角形的上皮突起，在直肠柱下端，沿齿线排列，约 2～6 个。肛乳头基底呈淡红色，尖端呈灰白色，直径 0.1～0.3cm。肛乳头在感染、外伤等因素的影响下可发生肥大。

### （十）肛垫

1975，年 Thomoson 在解剖学和放射学研究的基础上首次提出肛垫概念。位于直肠下端，由上皮、黏膜下层的血管、平滑肌（Treitz 肌）和弹力纤维组成的结构，称为肛管血管垫，简称肛垫。三个主要的肛垫分别位于肛管左侧、右前和右后三个位置，是人人均有的正常结构，类似于人体的勃起组织，可以根据需要收缩和扩张。肛垫上皮含有丰富的神经感受器，可维持肛管压力及其黏膜分泌功能，与人类的精细控便有密切关系。当黏膜下层的血管因调节障碍发生淤血或肛垫的支撑组织 Parks 韧带和 Treitz 肌发生变性断裂时，肛垫下移即形成痔（图 43-2-4）。

## 三、肛管直肠的毗邻

### （一）肠系膜及直肠周围结构

1. 直肠系膜　直肠为腹膜间位器官，没有传统意义的系膜。盆筋膜脏层所包裹的直肠背侧脂

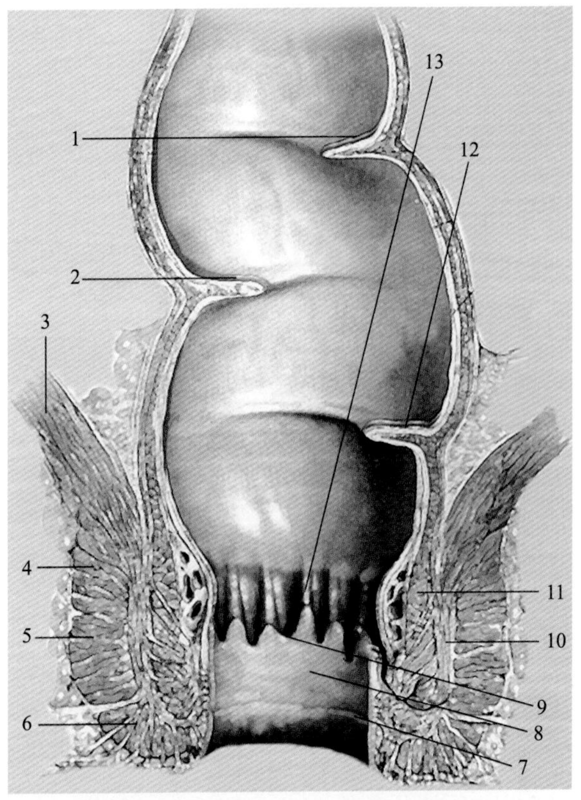


1. 上直肠横襞；2. 中直肠横襞；3. 肛提肌；4. 肛门外括约肌深部；5. 肛门外括约肌浅部；6. 肛门外括约肌皮下部；7. 白线；8. 肛管；9. 齿状线；10. 联合纵肌；11. 肛门内括约肌；12. 下直肠横襞；13. 肛柱

**图 43-2-4　肛管直肠肌层示意图**

肪及其结缔组织、血管和淋巴组织，由于骨盆的特殊形状，只在直肠的上 1/3 形成膜状结构，而中下 1/3 是从直肠的后方及两侧包裹着直肠，形成半圈 1.5～2.0cm 厚的结缔组织，肛肠外科称之为直肠系膜。后方与骶前间隙有明显的分界，侧方由于侧韧带与盆腔侧壁相连，无明显分界，上自第 3 骶椎前方，下达盆隔，所以直肠癌的全直肠系膜切除，是指切除从第 3 骶椎前方至盆隔直肠后方及双侧联系直肠的疏松结缔组织。

2. 直肠侧韧带　由直肠侧方直肠中动静脉、骶神经、脂肪和结缔组织构成，为基底位于盆腔侧壁、顶端进入直肠的三角结构，当直肠被牵拉时可显出。近年研究表明，骨盆内脏神经在直肠侧韧带内有许多细小分支，手术时应注意保护。

3. 直肠筋膜　直肠前方为直肠膀胱隔或直肠阴道隔，又称为 de Nonveiller 筋膜。这层筋膜是腹膜反折的延伸，是直肠与男性精囊腺、前列腺以及女性阴道之间的间隙，与盆隔上筋膜融合，是直肠腹膜反折以下的前间隙。行直肠癌手术时，直肠前方分离必须通过此间隙。直肠后面无 de Nonveiller 筋膜，其脏层筋膜即直肠固有筋膜，系结肠带延伸形成的结缔组织，包绕直肠中段。壁层盆筋膜覆盖骶尾骨腹侧面，正中变厚，形成 Waldeyer 筋膜，向下延伸至肛管直肠连接部，形成直肠悬韧带。

### （二）肛管直肠周围的间隙

在直肠和肛管周围有数个充满脂肪的间隙，又称为外科解剖间隙。分肛提肌上下两组。

1. 肛提肌上方的间隙

（1）骨盆直肠间隙：位于肛提肌上盆腔腹膜下方，在直肠两侧，左右各一，因位置深，顶部和两侧为软组织，发生感染后会大量积脓，不易发现。

（2）直肠后间隙：位于直肠和骶骨之间，与两侧骨盆直肠间隙相通。直肠后间隙脓肿易穿破直肠或向下穿破肛提肌。

2. 肛提肌下方的间隙

（1）坐骨直肠间隙：位于肛管两侧，左右各一，于肛管后相通。

（2）肛门周围间隙：位于坐骨肛管横隔及肛门周围的皮肤之间，于肛管后相通。该间隙脓肿局部症状明显，易于发现。

直肠肛管周围间隙相互交通，因此当一个间隙的感染不能有效控制常引起其他间隙的感染。

## 四、肛管直肠和盆底肌肉

直肠和肛管肌肉分为随意肌和非随意肌。随意肌位于肛管之外即肛管外括约肌和肛提肌，非随意肌位于肛门壁内，即肛管内括约肌，中间肌为联合纵肌，既有随意肌纤维也有非随意肌纤维，上述肌肉能保持肛管的闭合和开放（图 43-2-5）。

### （一）肛管内括约肌

是直肠环肌层在直肠下端延续增厚形成，属平滑肌，齿线下约 0.7cm，齿线上约 1.5cm，上界在肛直环平面，下界达肛管内外括约肌间沟，其下缘与肛管外括约肌隔以联合纵肌形成肌间隔。肛管内括约肌与排便自制关系密切。未排便时，内括约肌呈持续性不自主的收缩状态，闭合肛管。排便时充分松弛，保证肛管足够扩张。

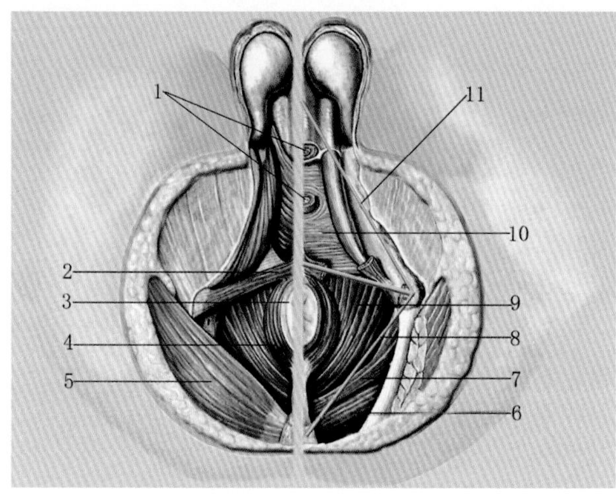


1. 尿道；2. 会阴浅横肌；3. 肛管；4. 外括约肌；5. 臀大肌；6. 尾骨肌；7. 髂骨尾骨肌；8. 肛门三角；9. 髂骨尾骨肌；10. 会阴深横肌；11. 尿生殖三角

**图 43-2-5a 男性盆底解剖**

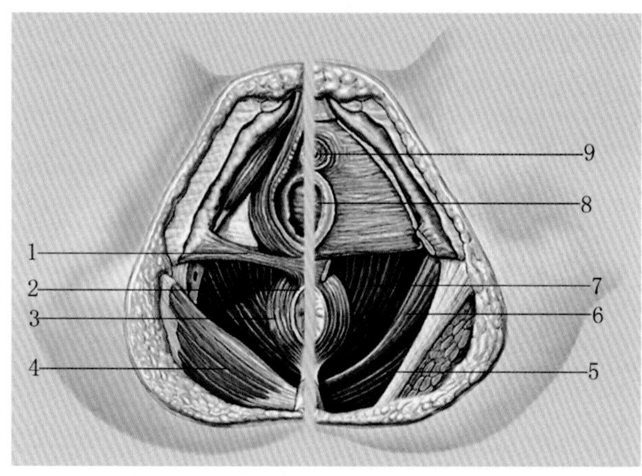


1. 会阴浅横肌；2. 肛管；3. 外括约肌；4. 臀大肌；5. 尾骨肌；6. 髂骨尾骨肌；7. 耻骨尾骨肌；8. 阴道；9. 尿道

**图 43-2-5b 女性盆底解剖**

### （二）肛管外括约肌

MRI 三维成像显示其不是以往认为的皮下部、浅部和深部三部分，而是呈上、下（或浅、深）两部的复合体。肛管外括约肌下部呈环状，在该平面组织学证实为内外括约肌纤维、联合纵肌纤维交织混合的肌肉复合体。肛管外括约肌上部为耻骨直肠肌向下延续而成，在此平面肛管外括约肌不是一个完整的肌环，其前正中线常缺如，此种形态学模式不能起到环状括约肌的作用，仅能改变肛直角和实现肛内闭合。平时肛管外括约肌收缩使肛管闭合，排便时舒张，帮助排便，排便后又立即使肛管闭合。

### （三）联合纵肌

由三层肌纤维组成，内层是直肠纵肌的延伸，中层是肛提肌悬带，外层是外括约肌深部纤维的延伸。三层在括约肌下方形成很多纤维隔，其功能主要有：

1. 固定肛管　联合纵肌层属肛管各部的中轴，似肛管的骨架，借其丰富的放射状纤维，将肛管各部包括内、外括约肌联系在一起，形成一个功能整体。这些纵肌纤维不仅固定括约肌，还通过肛周脂肪，附着于骨盆壁和皮肤，穿过内括约肌止于齿线附近的黏膜，因而对预防直肠黏膜脱垂及内痔脱出起一定作用。

2. 协助括约功能　联合纵肌在括约肌内部呈网状，与肌纤维相粘着。肛管括约的功能是联合纵肌形成的弹性网与括约肌共同活动的结果。联合纵肌层组织疏松，也为肛周感染的蔓延提供了有利条件。

### （四）肛提肌

是直肠周围形成盆底的一层肌肉，由耻骨直肠肌、耻骨尾骨肌及髂骨尾骨肌三部分组成，起自骨盆两侧壁，斜行向下止于直肠壁下部两侧。MRI 动态观察活体状态下的肛提肌为穹窿状，不像尸体解剖所见的漏斗形。对于承托盆腔内脏、帮助排便及括约肛管有重要作用。

### （五）肛管直肠环

在肛管直肠连接部，肛管内括约肌、联合纵肌纤维、肛管外括约肌深部和耻骨直肠肌形成一个肌环，直肠指诊时可触到。此环有重要括约功能，如手术时不慎完全切除，可致肛门失禁。

### （六）括约肌复合体（sphincter complex）

随 MRI 和超声等影像技术的应用，Fritsch 于 2002 年提出此概念。是指肛管内、外括约肌、耻骨直肠肌和联合纵肌共同组成的形态-功能统一体。正确认识此概念对于肛门部重建手术具有重要意义。

### （七）会阴体

为尿生殖隔后缘肛门与阴道或阴囊根部之间

的区域，其中心点附着有肛管外括约肌、球海绵体肌和会阴浅肌。此处入路可修补会阴撕裂、陈旧性会阴缺损和直肠阴道瘘等（图 43-2-6）。

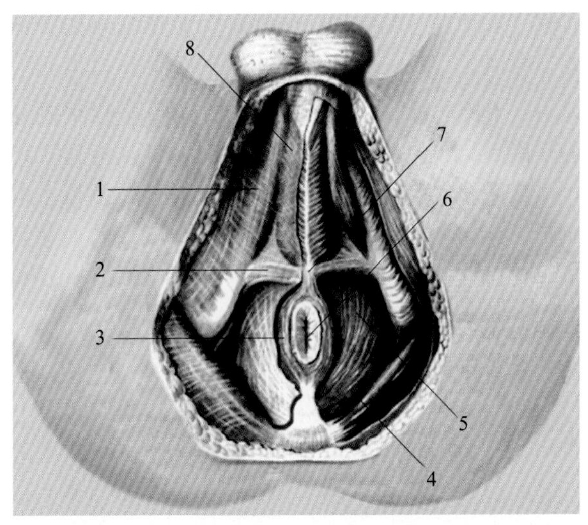


1. 坐骨海绵体；2. 会阴横隔；3. 外括约肌；4. 髂骨尾骨肌；5. 耻骨尾骨肌；6. 肛管；7. 会阴体；8. 球海绵体

**图 43-2-6　会阴体示意图**

## 五、肛管直肠神经支配

直肠由交感神经和副交感神经支配。交感神经主要来自腹下神经丛。该丛位于腹主动脉分叉下方，在直肠固有筋膜之外分成左右两支，各向下与骶部副交感神经会合，在直肠侧韧带两旁组成坐骨神经丛。

肛管周围主要由阴部神经的分支痔下神经、前括约肌神经、肛尾神经和第 1 骶神经会阴支所支配。故肛门周围局部浸润麻醉，应注射一圈，特别是两侧及后方要浸润完全。

盆腔自主神经损伤可使精囊、前列腺失去收缩能力而不能射精。骶部副交感神经由第 2～4 骶神经分出，为支配排尿和阴茎勃起的主要神经，在直肠癌手术时保留盆腔自主神经可减少术后男性性功能障碍和排尿功能障碍。

## 六、肛管直肠血供和淋巴回流

### （一）动脉

肛管直肠动脉来自直肠上动脉、直肠下动脉、肛门动脉和骶正中动脉 4 支。

1. 直肠上动脉　是肠系膜下动脉的末支。

2. 直肠下动脉　由髂内动脉前干或阴部内动脉分出，左右各一支，通过直肠侧韧带进入直肠，与直肠上动脉在齿线上下相吻合。

3. 肛门动脉　由两侧阴部内动脉分出，通过坐骨直肠间隙，供应肛管和括约肌，并与直肠上、下动脉相吻合。

4. 骶正中动脉　由腹主动脉分叉处的后壁分出，紧靠骶骨前面下行，供应直肠下端的后壁。

### （二）静脉

肛管直肠周围静脉有两个静脉丛。

1. 痔内静脉丛　位于齿线上方的黏膜下层，汇集成数支小静脉，穿过直肠肌层成为直肠上静脉，经肠系膜下静脉回流入门静脉。

2. 痔外静脉丛　位于齿线下方，汇集肛管及其周围的静脉。经肛管直肠外方形成肛门静脉和直肠下静脉，它们分别通过阴部内静脉和髂内静脉回流到下腔静脉。

### （三）淋巴引流

肛管直肠的淋巴引流以齿线为界，分上、下两组。

1. 上组　在齿线以上，引流途径向上、向两侧和向下。向上沿直肠上血管到肠系膜下血管根部淋巴结，这是直肠最主要的淋巴引流途径；向两侧者先引流至直肠侧韧带的直肠下血管淋巴结，再到盆腔侧壁的髂内淋巴结；向下穿透肛提肌至坐骨直肠间隙，伴随肛管血管到达髂内淋巴结。

2. 下组　在齿线以下，向外经会阴部到达腹股沟淋巴结，然后到髂外淋巴结，也可经坐骨直肠间隙汇入髂内淋巴结。

上下两组淋巴结有时有吻合支互相交通，因此，直肠癌有时也可转移到腹股沟淋巴结。

## 七、肛门控便功能的维持

控制排便是肛门最重要的生理功能，对于肛门自制的了解有助于理解在手术时如何尽量保持肛门的控便功能。肛门的控制排便的是一个非常复杂过程，且由许多相互影响的因素相互制约。肛门控便与粪便的性状、直肠容积和顺应性、直肠感觉、括约肌和盆底肌以及神经等诸多因素有关，这些环节既相互影响又互相补充。

### （一）结肠的吸收

结肠具有吸收水分、无机盐的功能，每日结肠将 1 000～1 500ml 的内容物浓缩至 100～150ml 进入直肠，通过进一步的吸收后形成成形粪便排出体外。水样粪便迅速形成后，可造成括约肌的压力感或排便急迫感，甚至在正常人水样便可以造成肛门失禁。

### （二）直乙交界在肛门自制中的机制

尽管直乙交界在肛门自制中起何种作用尚存争议，但一些迹象表明直乙交界在肛门自制中起一定的作用。首先直肠在平常状态下处于空虚和受损状态，而粪便积存于乙状结肠之中，排便时，粪便从乙状结肠进入直肠，然后再排出；而且在排粪造影检查中发现直肠内的造影剂在力排状态时可以反流到直肠，种种迹象表明乙状结肠既有储存粪便的功能，同时似乎有一定的括约肌功能。尽管有一些研究试图说明直乙交界处存在括约肌，但目前尚无被广泛接受的理论。直乙交界存在一定的“括约功能”，在对正常人进行结肠压力检测时发现约 50%的正常人在直乙交界存在高压带。

### （三）直肠容积和顺应性

直肠的容积在肛门控便中非常重要，当有便意但是又不能排便时就需要直肠有足够的容积以容纳粪便。直肠容积根据粪便的多少可以进行调节，这种调节的方式称为直肠的顺应性。直肠的顺应性使直肠即使充满粪便也保持相对适中的腔内压力，从而达到控便的目的。研究表明，肛门失禁的患者其直肠容积和顺应性均明显低于正常人，但肛门失禁时容积下降是原因抑或结果目前尚存许多争议。有研究者认为原发性和创伤性肛门失禁时，患者的直肠顺应性都会明显下降，因此提示直肠顺应性下降是括约肌损伤的结果，但亦有研究认为顺应性下降可能是肛门失禁的原因，因为直肠顺应性下降后，即使少量粪便亦可导致直肠压力明显增高，导致患者出现排便急迫感或肛门失禁，这个现象在溃疡性结肠炎和放射性肠炎患者中表现更为明显。笔者认为，顺应性或容积的下降是一个事情的两个方面，互为原因亦相互影响。

### （四）直肠和肛管的运动

直肠仅有 5mmHg 的静息压，且有 5～10 次/min 的低频收缩。肛管收缩状态下仍有较小的收缩压波动，15 次/min 左右，振幅在 10cm$H_2O$ 压力，肛管压力高于直肠压力 10～14 倍，而且在直肠肛管交界处压力差最小，向远端逐渐增加，这种压力梯度在肛门控便中也有一定作用，可以使肛门内粪便反流到直肠使肛管保持空虚。

### （五）直肠感觉

直肠内应该没有感觉的受体，这些感觉受体可能存在于肛提肌、耻骨直肠肌和肛门括约肌之间。在 28%的原发性肛门失禁的患者其病因为直肠感觉敏感。

### （六）直肠肛管抑制反射和肛管感觉

当直肠受到牵张的时候，首先出现外括约肌的收缩，然手出现内括约肌的明显的舒张。直肠肛门抑制反射使直肠内容物进入感觉非常敏感的肛管上端，肛管上端的皮肤能精确地分辨是气体还是粪便，这种反应与人的精细控便有重要的关系。肛管感觉的下降和肛管抑制反射的损害均可能导致肛门失禁的发生。肛管感觉可能在生育、会阴下降综合征及直肠黏膜切除手术中受到损害，而直肠肛管抑制反射在先天性巨结肠和 Chagas 病中会受到损害。

### （七）肛管内括约肌（IAS）

肛管内括约肌是直肠平滑肌的延续，一直处于持续的收缩状态，内括约肌持续收缩主要因为肌间神经丛和丛外自主神经支配的结果。内括约肌持续收缩阻止直肠内容物流出，在肛门控便中起非常重要的作用，而且内括约肌是肛门静息压的主要因素。正常成人肛管静息压为 50～70mmHg，而在老人和妇女中有下降的趋势，内括约肌的持续收缩产生的压力占直肠静息压的 50%～85%，外括约肌占 25%～50%，其余静息压是由肛垫产生的。从肛门到直肠肛管的压力呈逐渐上升的趋势，距肛缘 1～2cm 处压力最大，肛管高压带或功能性的肛管长度由内括约肌收缩形成，平均为 2.5～3.5cm，女性短于男性。在 25%的原发性肛门失禁的患者中可以发现明显的内括约肌的损伤。

### （八）联合纵肌

其可能的功能是将肛管直肠固定在骨盆，作为框架支撑将括约肌和外括约肌结合在一起。Shafik等认为联合纵肌在肛门自制中发挥非常小的作用，主要的作用是排便时导致缩短和加宽肛管。

### （九）骨骼肌的作用

一般认为在肛门自制中，横纹肌在肛门自制中发挥三种类型的作用：侧方压力的肌肉（耻骨尾骨肌）、外括约肌特别是外括约肌的深部以及使直肠形成角度。外括约肌和骨盆肌与其他的骨骼肌不同，可在静息状态下在骶尾水平通过神经反射产生持续的张力。在大力收缩的时候，肛管内的压力较静息状态下可提高 2～3 倍（100～180mmHg），但是，由于横纹肌容易产生疲劳，因此最大收缩压仅能维持 40～60s，组织学研究表明外括约肌、耻骨直肠肌和提肛肌以Ⅰ型肌纤维为主。在腹内压增加或直肠受到牵张的状态下，外括约肌和耻骨直肠肌会发生反射性的收缩，防止粪便溢出。

### （十）耻骨直肠肌和肛直角

肛直角从解剖学上来看是由于 U 形的耻骨直肠肌牵拉肛管形成的，肛管括约肌闭合肛管，使气体和液体粪便不能排出，而耻骨直肠肌和肛直角则阻止大部分的成形粪便溢出。

**（吴长君）**

## 第三节　超声检查

超声检查肛管及肛门周围疾病的方法有很多，如经体表超声检查、经阴道超声检查、经直肠腔内超声检查，在二维基础上发展的三维超声检查、超声微泡造影以及超声弹性成像等，目前最为常用的是经直肠腔内超声检查肛管。

### 一、灰阶超声

灰阶超声可见显示肛周脓肿的解剖位置、数目、形态范围、内部回声，肛瘘瘘管走行、有无支管、瘘管与括约肌及肛提肌的关系和内口数目、位置等。

#### 探头选择

直肠肛管超声检查最常用的探头有三种：包括经体表线阵探头，腔内端扫式凸阵探头和线阵凸阵直肠双平面探头。

1. 经体表线阵超声检查　高频线阵超声探头频率一般为 5～12MHZ，对近场组织显示清晰度较高，可以明确诊断皮下型肛瘘。主要用于肛门周围皮肤皮下组织和括约肌等组织病变的检查，尤其适合外瘘及窦道的检查。但对深部病变显示差，尤其是对内口分辨率较低，容易遗漏瘘管。

2. 经直肠或经阴道端式腔内超声检查　体腔探头以其小巧、频率高、扫描角大，便于肛周、直肠及周围疾病的诊断，对于直径＞0.5cm 的脓腔，超声能准确地确定脓腔的个数、所在位置和脓肿与肛管直肠、肛门括约肌之间的关系，并可测量其大小、距皮肤的深度，瘘管性脓肿也因脓肿存在而容易找到瘘管及内口，尤其适合位置较高的直肠及周围病变检查。

3. 经直肠腔内双平面超声检查　既可应用高频模式（探头频率为 4～13MHz），提高图像分辨率，使局部组织结构显示得更加清楚；又可应用凸阵模式（探头频率 3～9MHz），增加软组织穿透力，观察肛门周围深部组织。应用经直肠双平面超声可以清晰地显示肛门内、外括约肌、联合纵肌及肛提肌。尤其适合肿瘤病变的分期和肛周脓肿或肛瘘的分型、定位等。

上述几种探头都有其明显的优点和不足，对于不同部位的病变要选择最合适的探头，才能获得最佳的图像和准确的病变信息，必要时可选择使用多个探头互相配合进行全面扫查，才能做出明确的诊断。

### 二、彩色多普勒超声

应用彩色多普勒血流显像或彩色超声能量图显像技术，适当调整血流增益和壁滤波能捕捉异常回声区的血流信号，间接判断异常回声区的物理性质，评估脓腔和瘘管的范围或炎症蔓延的途径、肉芽组织增生的存在与否。

## 三、超声造影

随着超声仪器的改进及超声造影剂的应用，近年来，国内外应用超声造影这一新技术检查肛瘘，使超声更直观地显示瘘管的走行。肛瘘的超声造影原理是沿肛瘘外口注入过氧化氢，过氧化氢进入瘘管后释放的氧气产生气泡并形成一定压力，气泡借此压力穿过狭窄的瘘管进入肛管，使瘘管声像图回声增强，并形成动态化的过程，因此较常规超声更能清楚地分辨内口及显示瘘管走行。肛瘘超声造影的缺点是对于管壁纤维化严重、无明显外口或外口瘢痕增生明显者，应用超声造影显示瘘管有一定的局限性，会造成对部分瘘管的漏诊。

## 四、三维超声成像

在二维超声的基础上发展起来的三维超声，可同时从6个不同角度获取病变部位三维立体模块，它可以从冠状面的前面或后面，以及矢状面的左、右角度，或者联合任何其他斜面自由旋转、分割、倾斜或分解进行观察测量。得到二维超声不能显示的第三平面，空间关系明确，能够完整直观显示脓腔大小、容积、瘘管走行以及与括约肌的关系，尤其内口诊断准确性较二维超声高，随着三维超声诊断技术日益成熟，经直肠腔内三维超声也日益广泛地应用于肛瘘的诊断，并对手术治疗有很大的参考价值。由于三维超声诊断仪的价格较高，难以在短期内推广。

## 五、弹性成像

实时超声弹性成像是研究组织生物力学的新技术，它可使组织的应变率分布情况通过超声显像显示。超声弹性成像已被成功的用于鉴别乳腺、甲状腺及前列腺等部位的肿瘤病变，目前国内外对直肠肿瘤病变研究较少，亦鲜有报道。

（吴长君）

# 第四节 正常声像图表现

## 一、肛管直肠及内外括约肌、肛提肌的腔内超声图像

### （一）直肠壁

直肠壁厚为2～3mm，一般不超5mm。声像图上显示为“三明两暗”相互交错的五层结构，由内向外依次排列。目前多数学者认为，第一层较弱的高回声，为腔内液体与肠黏膜表面构成的界面回声；第二层低回声为肠黏膜层；第三层高回声为黏膜下层，是五层中回声最明显的一层；第四层低回声为固有肌层；第五层高回声，为浆膜层或肠壁外纤维脂肪组织（图43-4-1～图43-4-3）。

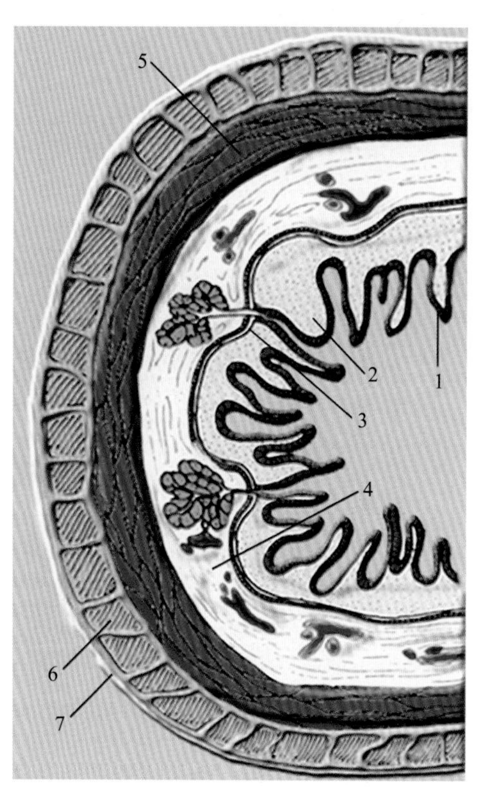


1. 上皮层；2. 固有层；3. 黏膜肌层；4. 黏膜下层；5. 内环肌层；6. 外纵肌层；7. 浆膜层

**图43-4-1 直肠壁组织学解剖层次**

### （二）肛管

正常人肛管由上皮组织及周围包绕的括约肌组成，呈五层结构（图43-4-4），声像图自内至外

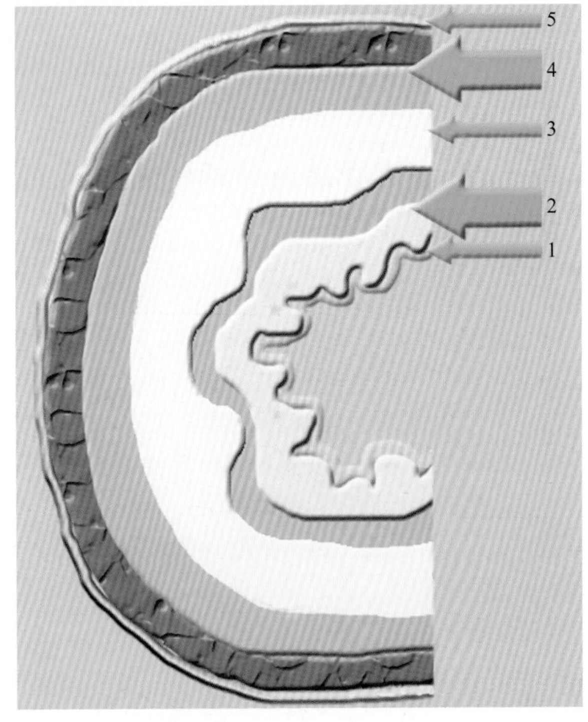


1. 高回声（界面）；2. 低回声；3. 高回声；4. 低回声；5. 高回声

**图 43-4-2　直肠壁超声图像层次示意图**

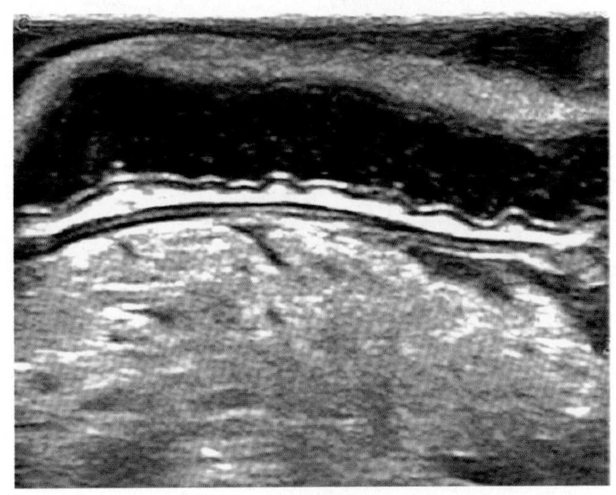

**图 43-4-3a　正常人直肠壁腔内超声图像（离体标本图像）**

分别为：①皮肤层，呈弱回声；②内括约肌层，呈低回声层；③纵行肌层与内括约肌之间的高回声层；④联合纵肌层，呈低回声层；⑤外括约肌层，呈较高回声层（图 43-4-5～图 43-4-7）。

## （三）内括约肌

内括约肌属平滑肌，是直肠环肌层的延续，超声图像呈均质低回声带。

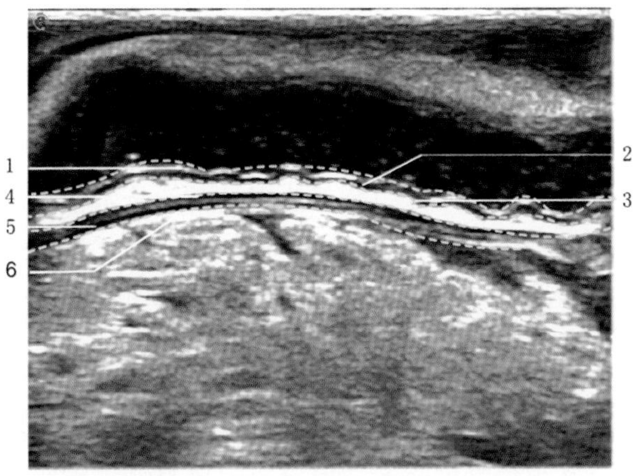


1. 液体与黏膜界面；2. 黏膜层；3. 黏膜下层；4. 内环肌；5. 外纵肌；6. 浆膜层

**图 43-4-3b　正常人直肠壁腔内超声图像（离体标本图像）**

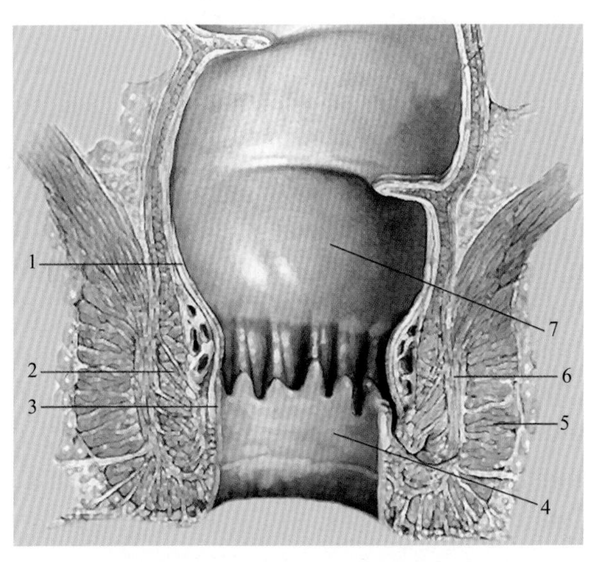


1. 直肠黏膜；2. 肛管内括约肌；3. 肛管皮肤；4. 肛管；5. 肛管外括约肌；6. 联合纵肌；7. 直肠下段肠腔

**图 43-4-4　正常直肠下段及肛管解剖层次**

## （四）联合纵肌

可与相对高回声的肛管外括约肌相区分，呈带状低回声。

## （五）外括约肌

外括约肌属横纹肌，它由两种肌纤维组成，呈略高回声带，从超声图像上难以区分其皮下、浅、深三层之间的界限。

## （六）肛提肌

肛提肌呈低回声，在胸膝卧位 5 点或 7 点方向扫查时显示清晰，并可见上下分层重叠样肌纤维样回声。

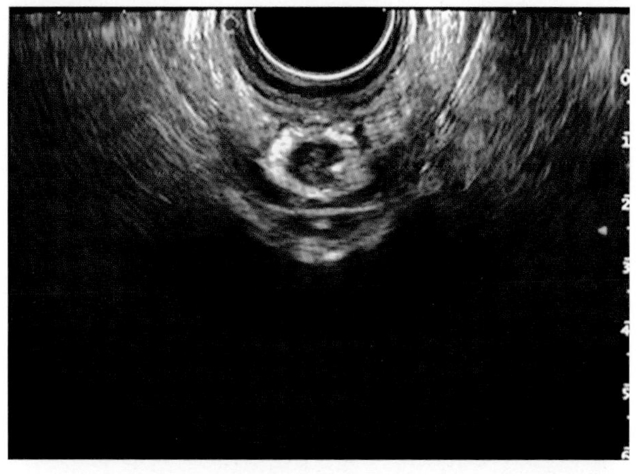

图 43-4-5a 正常人肛管腔内超声图像横断

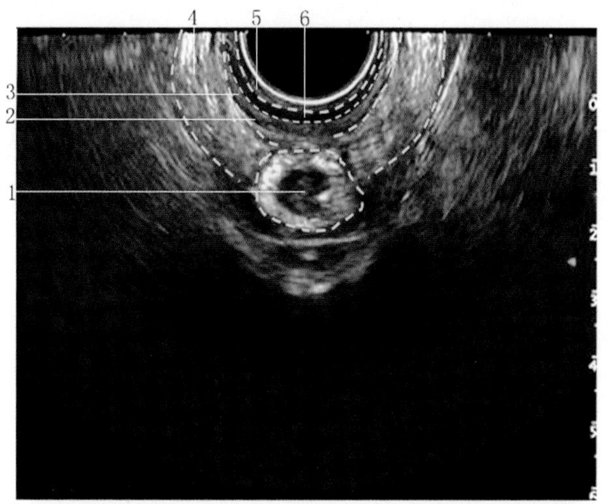


1. 尿道；2. 联合纵肌；3. 内括约肌与联合纵肌之间的组织；4. 肛管外括约肌；5. 皮肤；6. 肛管内括约肌

图 43-4-5b 正常人肛管腔内超声图像横断

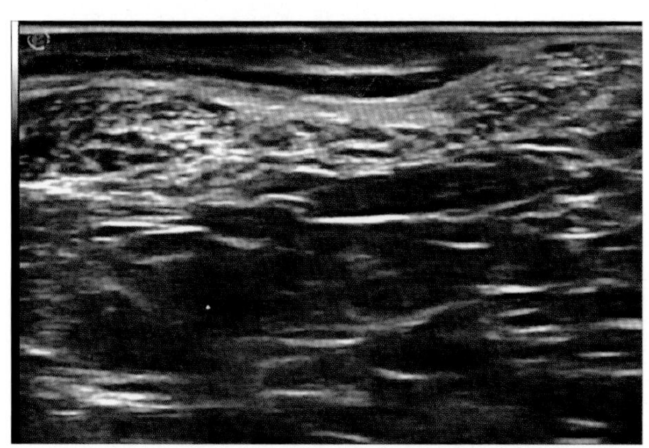

图 43-4-6a 正常人肛管腔内超声图像纵切面

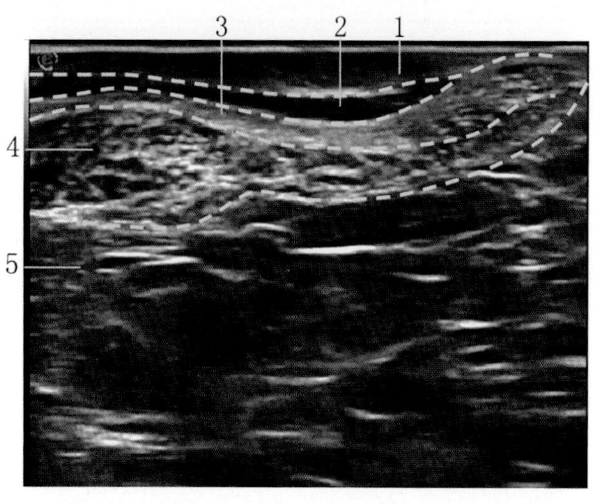


1. 皮肤；2. 肛管内括约肌；3. 联合纵肌；4. 肛管外括约肌；5. 肛周间隙

图 43-4-6b 正常人肛管腔内超声图像纵切面

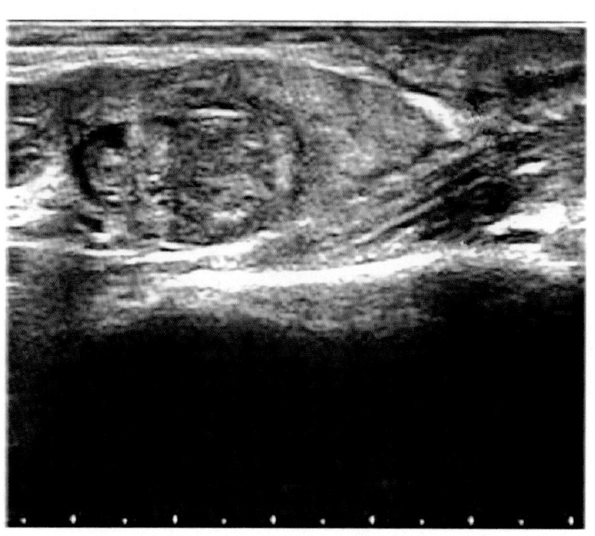

图 43-4-7a 正常人肛提肌腔内超声图像

## 二、肛管及直肠周围间隙的腔内超声图像

肛管及直肠周围间隙包括骨盆直肠间隙、直肠后间隙、坐骨肛管间隙、肛管周围间隙、肛管后间隙。这些间隙内均含较多脂肪组织，呈略高回声，但略低于肛管外括约肌的回声。

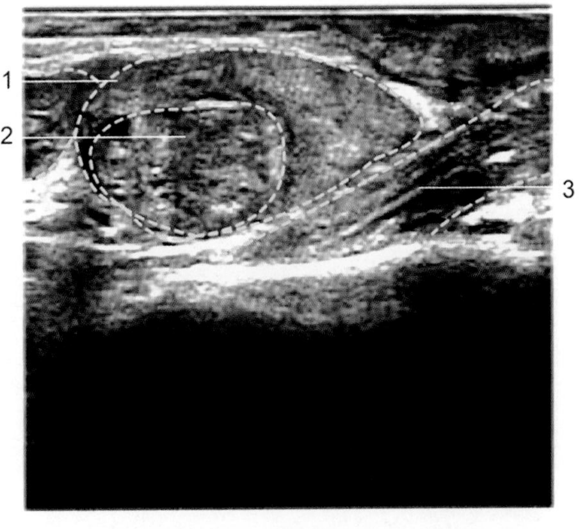


1. 前列腺；2. 前列腺内结节；3. 肛提肌

**图 43-4-7b　正常人肛提肌腔内超声图像**

## 三、精囊、射精管、尿道球腺的腔内超声图像

### （一）精囊声像图

精囊内部结构呈低回声，并隐约可见纤细、弯曲的线状回声，呈分隔、卷曲的网状管道（图 43-4-8）。正常精液呈无回声，后方增强效应明显，黏稠的精液可见细弱的光点或细柔光带，探头轻压可见精液内光点晃动。精囊的大小存在个体差异，并与性活动有关。

### （二）射精管声像图

由精囊与输精管壶腹末端汇合的射精管，自前列腺基底部后上侧左右斜插入前列腺，开口于后尿道精阜两侧，可于中线矢状面显示，呈一条低回声带（图 43-4-9）。

### （三）尿道球腺声像图

成年男性尿道球腺纵切面上呈椭圆形，横切面上呈类圆形，为中等回声，包膜完整（图 43-4-10，图 43-4-11）。

## 四、膀胱、前列腺、尿道（男性）和阴道（女性）腔内超声图像

### （一）膀胱声像图

膀胱呈囊袋样结构，随充盈状态不同而有不

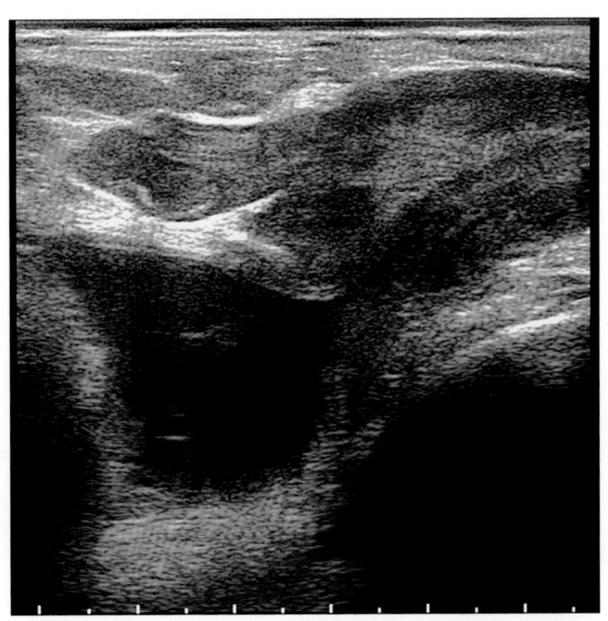

**图 43-4-8a　正常人精囊腔内超声图像**

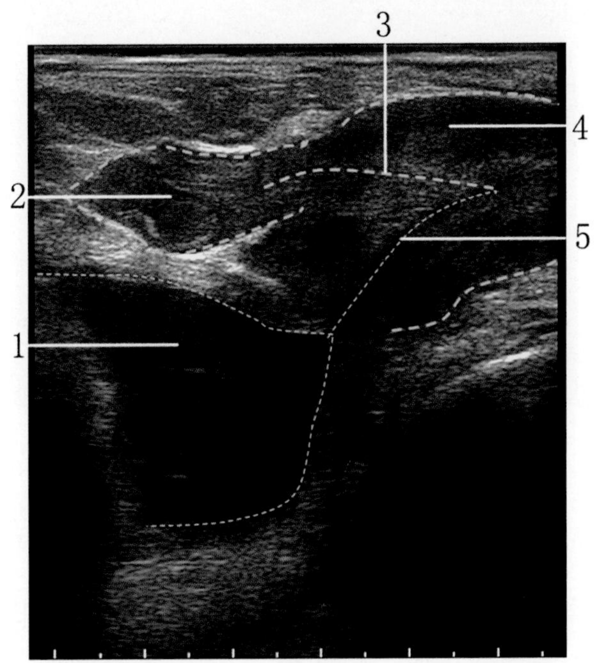


1. 膀胱；2. 精囊；3. 射精管；4. 前列腺；5. 尿道

**图 43-4-8b　正常人精囊腔内超声图像**

同表现。膀胱壁呈三层回声，高回声黏膜层与外膜之间为低回声的肌层（图 43-4-12）。

### （二）前列腺声像图

前列腺呈中等或稍高回声（图 43-4-13），其中线矢状面图像中部可见一条低回声带贯穿前列

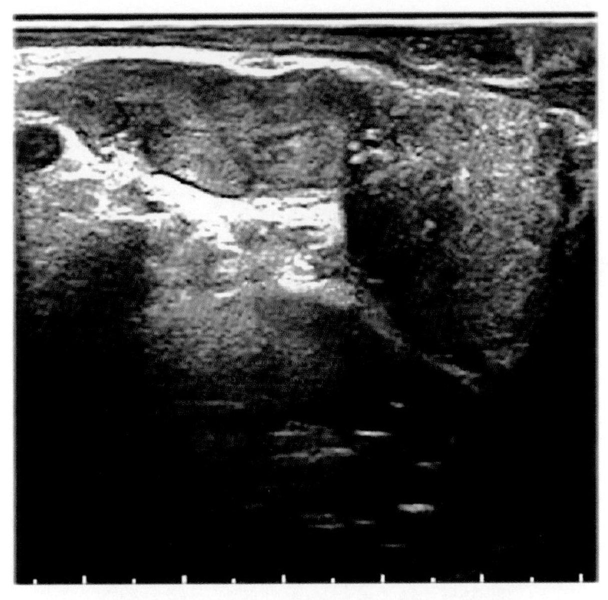

图 43-4-9a 正常人射精管的腔内超声图像

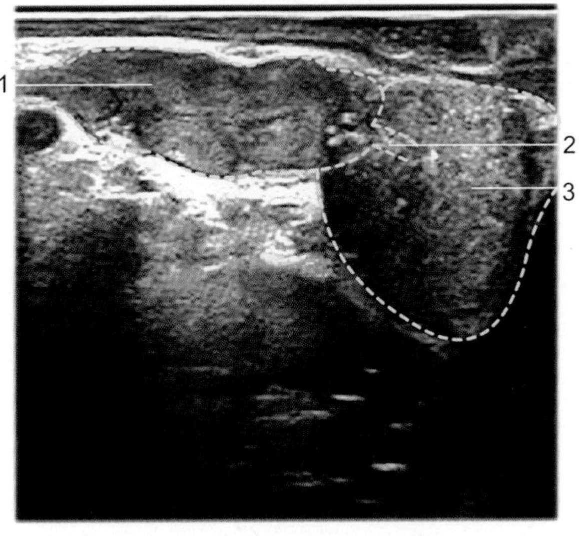


1. 精囊；2. 射精管；3. 前列腺

图 43-4-9b 正常人射精管的腔内超声图像

腺，此为尿道前列腺部。

## （三）尿道声像图

表现为起自膀胱三角区，向下方走行于前列腺内或阴道前方的管道样回声，在非排尿状态下呈低回声（图 43-4-14，图 43-4-15）。

## （四）阴道声像图

表现为在膀胱和尿道后方的肌性管道样低回声（图 43-4-16）。

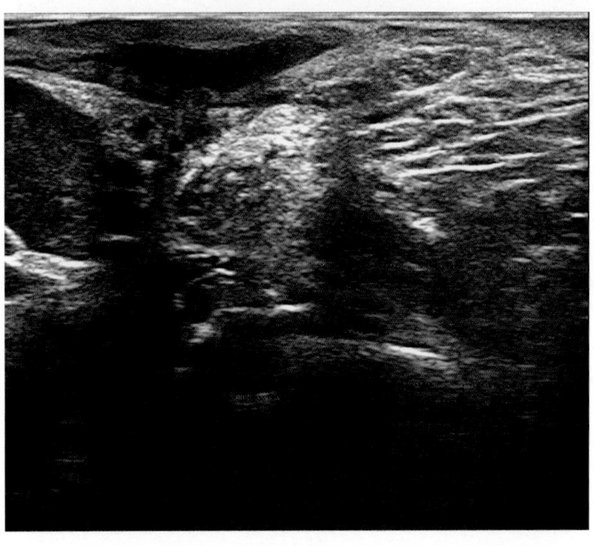

图 43-4-10a 正常人尿道球腺的腔内超声图像的纵断面

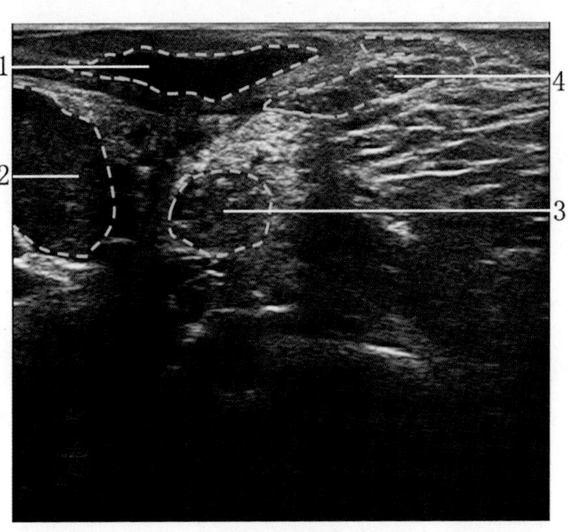


1. 肛管内括约肌；2. 前列腺；3. 尿道球腺；4. 肛管外括约肌

图 43-4-10b 正常人尿道球腺的腔内超声图像的纵断面

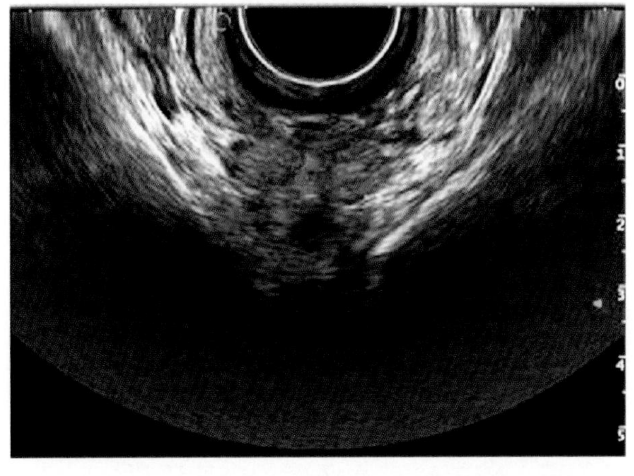

图 43-4-11a 正常人尿道球腺的腔内超声横断面图像

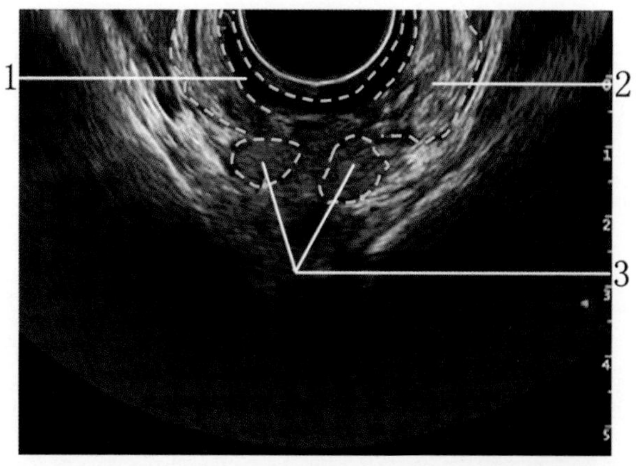


1. 肛管内括约肌；2. 肛管外括约肌；3. 尿道球腺

**图 43-4-11b　正常人尿道球腺的腔内超声横断面图像**

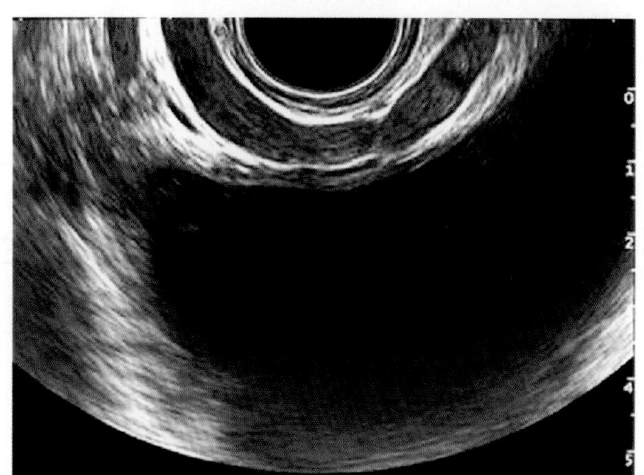

**图 43-4-12a　正常人膀胱腔内超声图像**

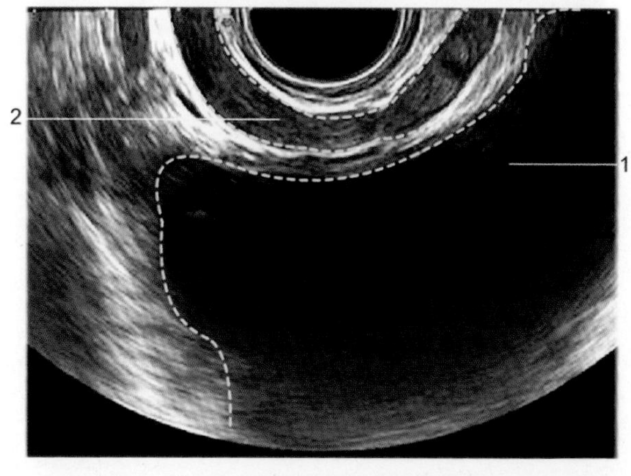


1. 膀胱；2. 精囊

**图 43-4-12b　正常人膀胱腔内超声图像**

## 五、腔内超声各切面探查声像图

在人体正中矢状面上，腔内线阵探头向腹侧扫查，探头进入较浅时由内向外依次可见肛管内括约肌、联合纵肌、肛管外括约肌、肛门周围间隙。探头进入较深时可探及精囊、射精管、前列腺、膀胱、尿道，女性探及阴道。由正中切面向左右两侧旋转约 5°～25°，在肛管外括约肌的外侧可见尿道球腺回声。在显示尿道球腺后继续旋转探头，在前列腺尖部与肛管外括约肌之间可见肛提肌回声。探头继续旋转，在旋转达 90°之前，于肛提肌肛门侧与外侧骨质强回声之间可见坐骨直肠间隙。在肛提肌、前列腺与直肠壁之间可见骨盆直肠间隙，再向

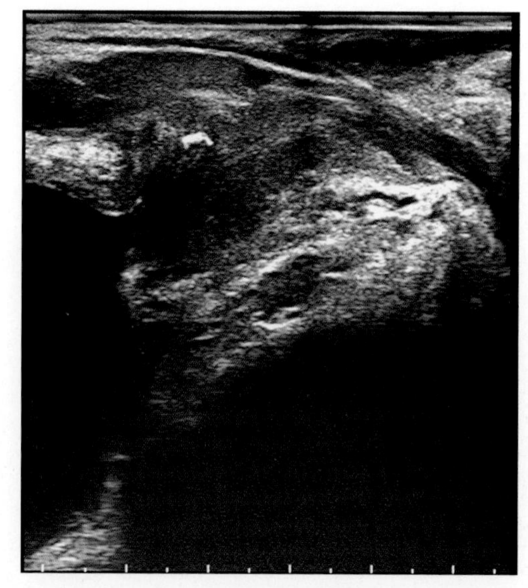

**图 43-4-13a　正常人前列腺腔内超声图像**

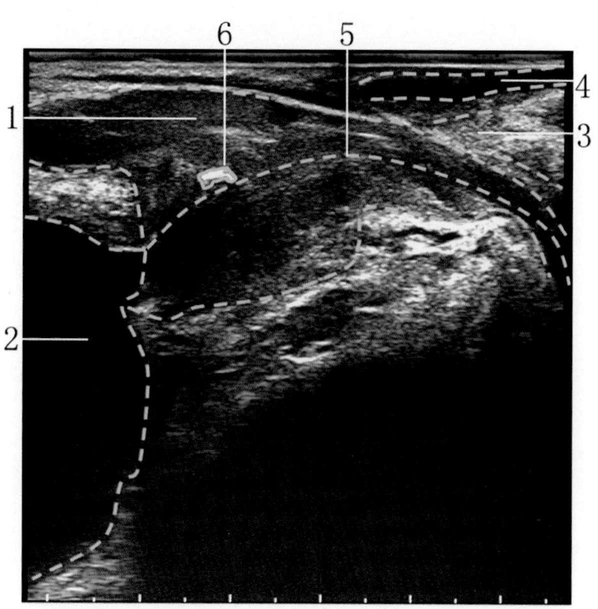


1. 前列腺；2. 膀胱；3. 肛管外括约肌；4. 肛管内括约肌；5. 尿道；6. 钙化斑

**图 43-4-13b　正常人前列腺腔内超声图像**

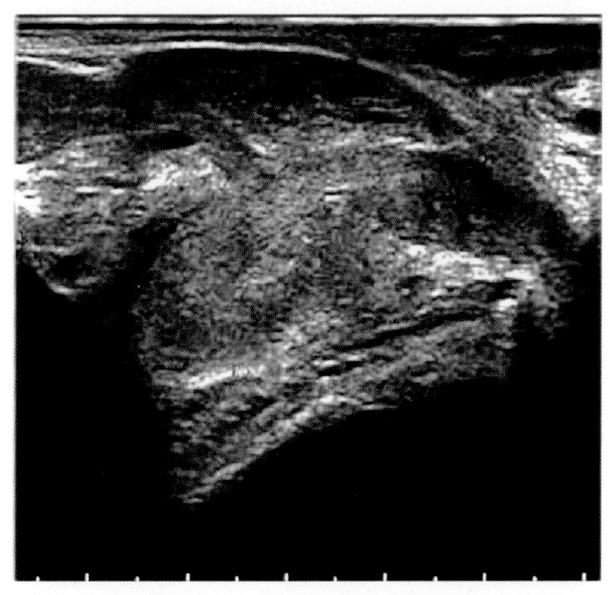

图 43-4-14a　正常尿道腔内超声图像

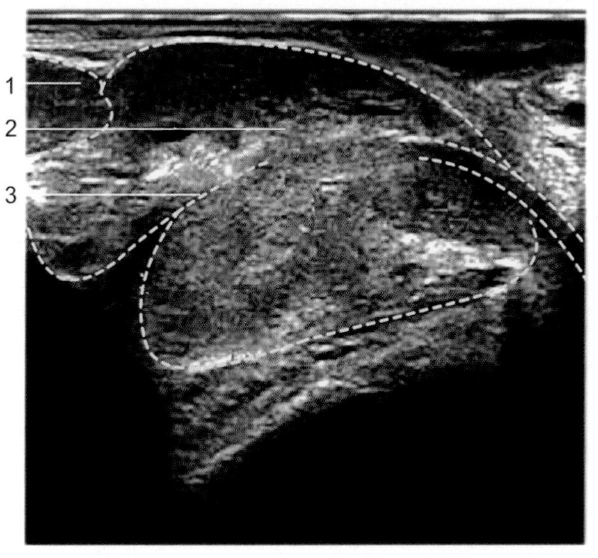


男性尿道向下走行于前列腺内。1. 精囊；2. 前列腺；3. 尿道

图 43-4-14b　正常男性尿道腔内超声图像

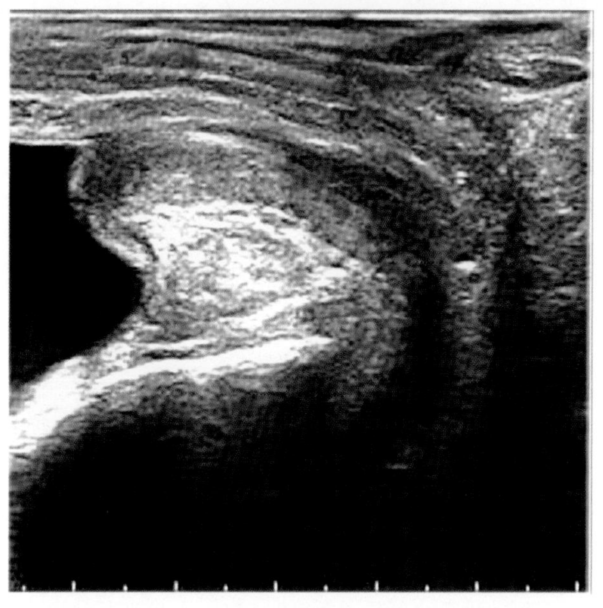

图 43-4-15a　正常女性尿道经直肠腔内超声图像

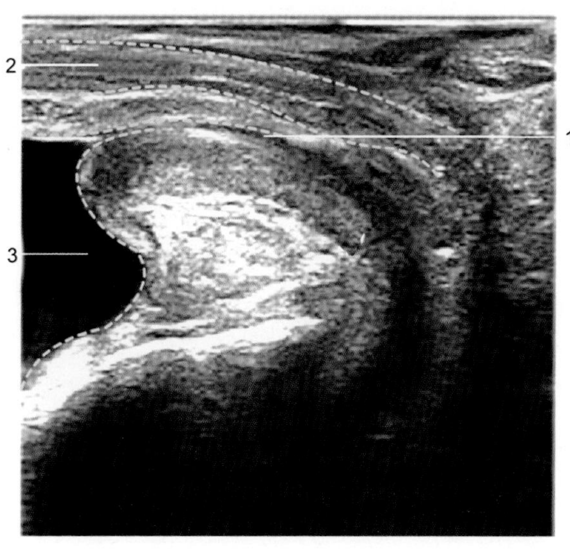


女性尿道向下走行于阴道前方。1. 尿道；2. 阴道；3. 膀胱

图 43-4-15b　正常尿道经直肠腔内超声图像

后方旋转，可见直肠后间隙、肛管后间隙。

### 六、各脏器组织经腹壁、体表或会阴的声像图

上述各脏器组织经腹壁、体表或会阴的二维图像与腔内超声图像特点相似，在直肠壁的层次和联合纵肌的显示方面，二者有少许差别，经腹壁、体表或会阴的声像图没有腔内超声显示的清晰具体。上述各脏器组织的多普勒超声图像无明显特殊差别。

（吴长君）

## 第五节　检查前准备的探测技术

### 一、检查前准备

1. 将双平面或端扫式直肠腔内超声探头用薄乳胶套或避孕套套上，排空乳胶套和探头之间的空气，底部用橡皮筋扎紧。

2. 患者准备

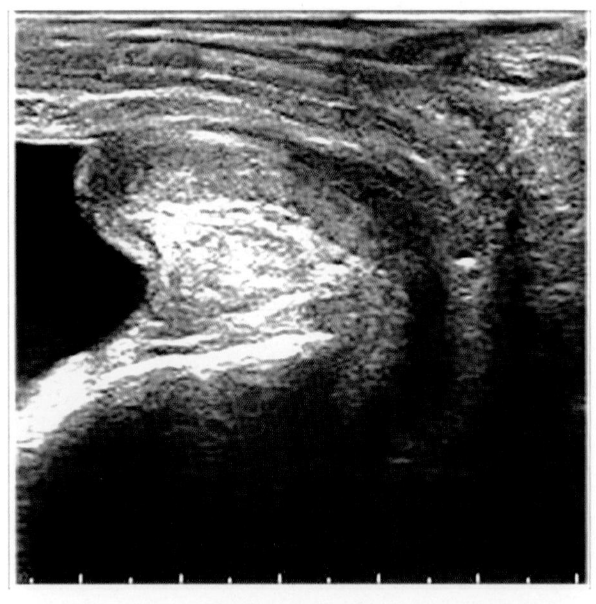

图 43-4-16a　正常人阴道经直肠腔内超声图像

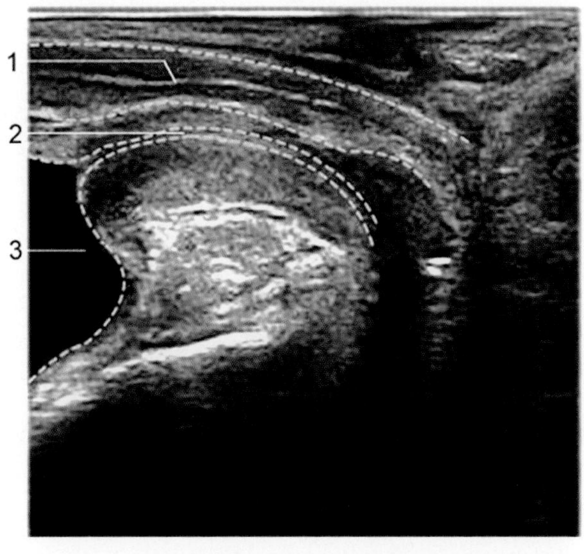


1. 阴道；2. 尿道；3. 膀胱

图 43-4-16b　正常人阴道经直肠腔内超声图像

（1）了解病情和病史，以及相关的检查资料。

（2）检查前向患者做好解释工作，说明检查目的，消除患者紧张情绪。

（3）行直肠疾病检查者，于检查前一天进流质食物，可口服蓖麻油 30ml 或其他缓泻剂。检查前 2h 温水灌肠 1～2 次，以清除直肠壁上的残渣，再保留 200～300ml 生理盐水于直肠内。

（4）行前列腺、膀胱、精囊腺、子宫、附件检查，于检查前灌肠以排空直肠内容物。

3. 体位

（1）左侧卧位，两腿屈起弯曲身体，使两膝尽量靠近脐部，这是最常用的直肠腔内超声检查的患者体位。

（2）膝胸位，患者俯卧，双膝屈起跪伏在床上，臀部抬高，脊柱与床呈进 45°。身体短小与肥胖者可采用此体位检查。

（3）截石位，需使用专用检查台，患者仰卧，两腿放在腿架上，将臀部移至检查台。过度肥胖者，因侧卧位不易暴露肛门，可采用此体位，目前少用。

## 二、探测技术

患者取舒适的体位后，暴露臀部与肛门，检查者手戴手套先行肛门指诊检查，初步了解病变部位与范围，再将涂有耦合剂的直肠腔内超声探头插入肛门，插入时嘱患者张口深呼吸，并放松腹部与肛门。开始先将探头方向指向脐部，进入肛门并通过肛管后，再将探头方向指向骶骨岬，顺利到达直肠壶腹部后再略指向脐部，插入时可边旋转探头，边观察边向前推进，直到直肠上段，此时探头伸入 12～15cm，如使用双平面探头应依检查需要交替使用线阵平面与扇形平面。

（吴长君）

### 参考文献


[1] 喻德洪．现代肛肠外科学．北京：人民卫生出版社，2001.

[2] 孟荣贵．现代肛肠外科手术图谱．郑州：河南科技出版社，2003.

[3] Beets-Tan RG，Beets GL，van der Hoop AG，et al. Preoperative MR imaging of anal fistulas：does it really help the surgeon? Radiology，2001，218（1）：75-84.

[4] Bennett AE. Correlative anatomy of the anus and rectum. Semin Ultrasound CT MR，2008，29（6）：400-408.

[5] D'Hoore A，Penninckx F. The pathology of complex fistula in ano. Acta Chir Belg，2000，100（3）：111-114.

[6] Holschneider AM，Freeman NV. Anatomy and function of the normal rectum and anus. Birth Defects Orig Artic Ser，1988，24（4）：125-154.

[7] Henry MM，Thomson JP. Scand J Gastroenterol Suppl，1984，93：53-57.

[8] Killingsworth CR，Walshaw R，Dunstan RW，et al. Bacterial population and histologic changes in dogs with perianal fistula. Am J Vet Res，1988，49（10）：1736-1741.

[9] Raizada V，Mittal RK. Pelvic floor anatomy and applied physiology. Gastroenterol Clin North Am，2008，37（3）：493-509.

[10] Sabir N, Sungurtekin U, Erdem E, et al. Magnetic resonance imaging with rectal Gd-DTPA: new tool for the diagnosis of perianal fistula. Int J Colorectal Dis, 2000, 15 (5-6): 317-322.

[11] Stephens FD. Embryology of the cloaca and embryogenesis of anorectal malformations. Birth Defects Orig Artic Ser, 1988, 24 (4): 177-209.

[12] Shafik A. Pelvic double-sphincter control complex. Theory of pelvic organ continence with clinical application. Urology, 1984, 23 (6): 611-618.

[13] Ross ST. Fistula in ano. Surg Clin North Am, 1988, 68 (6): 1417-1426.

[14] Shafer AD, McGlone TP, Flanagan RA. Abnormal crypts of Morgagni: the cause of perianal abscess and fistula-in-ano. J Pediatr Surg, 1987, 22 (3): 203-204.

[15] 黄乃健，主编．中国肛肠病学．济南：山东科学技术出版社，1996：708-728.

[16] 吴阶平，裘法祖．黄家驷外科学．第6版．北京：人民卫生出版社，2000：1157-1160.

[17] 吴长君，吴国柱．肛瘘的超声诊断进展．中华医学超声杂志（电子版），2012，9（4）：287-289.

[18] 杜联芳，杨梦玲，王泽．高频超声诊断肛周脓肿的价值．中华超声影像学杂志，2003，12（1）：56.

[19] 赵跃华，祝小璐，杨光，等．经直肠腔内超声检测正常人肛管直肠声像图．上海医学影像杂志，2002，11（4）：263-264.

[20] 张玉国，陈文卫，郭瑞强，等．彩色多普勒超声在直肠周围脓肿中的诊断价值．临床超声医学杂志，2008，11（10）：770-771.

[21] 林湘涛，郑笑娟，王洪梅．经会阴高频超声与经直肠腔内超声联合应用在诊断肛门直肠周围脓肿中的价值．医学影像学杂志，2008，18（8）：920-922.

[22] 吕艳锋，王建新，贝绍生，等．三维腔内超声对肛周脓肿的诊断价值．中华超声影像学杂志，2010，19（6）：548-549.

[23] 粟晖，张家庭，田平，李泉水．肛周感染性疾病的超声分型和声像图特征．中国超声医学杂志，2004，20（8）：609-611.

[24] 盛光，白新华，郑凯，等．高频彩超在肛周脓肿与肛瘘的临床应用．结直肠肛门外科，2008，14（4）：259-261.

[25] 徐道明，李升明．经直肠腔内超声过氧化氢增强造影诊断肛瘘的价值．中国超声医学杂志，2001，17（9）：705-707.

[26] 张大俊，傅传刚，王培军，等．螺旋CT三维重建技术在肛瘘诊断中的应用．中国实用外科杂志，2001，21（11）：673.

[27] Lori K. Stewart, Joan McGee, Stephanie R. Wilson. Transperineal and Transvaginal Sonography of Perianal Inflammatory Disease. AJR, 2001, 177 (9): 627-632.

[28] Ophir J, Cespedes I, Ponnekanti H, et al. Elastography: a quantitative method for imaging the elasticity of biological tissues. Ultrason Imaging, 1991, 13: 111-134.

[29] 张艳，唐杰，李岩密，等．经直肠实时组织弹性成像在前列腺癌诊断中的作用．中国医学科学院学报，2011，33（2）：175-179.


# 第六节 肛门直肠周围脓肿

## 一、病理及临床概要

肛门直肠周围软组织及周围间隙发生急性化脓性感染并形成脓肿，为肛门直肠周围脓肿，简称肛周脓肿。肛周脓肿可发生于任何年龄，多见于青壮年，男性多于女性。脓肿破溃或切开引流不畅，常会形成肛瘘。肛周脓肿约95%以上起源于肛窦炎，多由于肛窦管阻塞导致肛腺感染而引发。肛窦向上开口于直肠，呈漏斗形，易存留细菌等，肛腺位于其底端，由于肛裂、大便干燥等引起肛管直肠黏膜损伤，细菌经肛腺导管进入肛腺体，引起肛腺导管及肛腺感染，肛腺管因炎症、水肿导致阻塞，使肛窦部位引流不畅，肠道内细菌可经过损伤处的肛腺浸入到肛管直肠周围间隙而形成感染病灶，进而形成脓肿。肛管直肠周围感染大部分是由大肠杆菌、金黄色葡萄球菌、链球菌等混合感染引起，也可由结核杆菌引起特异性感染，可分为3个阶段：肛腺感染阶段、肛管直肠周围脓肿阶段和肛瘘形成阶段。肛腺感染阶段病程长，患者常以肛门坠胀不适、排便不尽感等主诉就诊，临床无明显体征，容易忽视。出现肛管直肠周围急性炎症后，症状体征逐渐明显，因其周围组织疏松，一旦发生感染，极易向周围扩散，从而形成各种肛管直肠周围脓肿。

脓液可向肛门肛管周围间隙扩散，从皮下蔓延到坐骨直肠窝、从患侧经组织间隙蔓延到对侧、向上穿破肛提肌形成骨盆直肠脓肿、进入盆腔形成腹膜炎，或向邻近组织器官如直肠、膀胱、阴道、尿道等蔓延。感染向上扩散即可达到直肠周围间隙，形成高位肌间脓肿和骨盆直肠窝脓肿；向下扩散到达肛管周围间隙以及肛周皮下，即形成肛周脓肿；向外扩散可穿过外括约肌，形成坐骨直肠窝脓肿；向后扩散形成肛管后间隙脓肿和直肠后间隙脓肿。临床常用的是按脓肿部位分类，即以肛提肌为界分为肛提肌下脓肿和肛提肌上脓肿，脓肿与肛提肌的关系可通过其与肛缘的距离、与肛直角的关系以及肛管内括约肌是否已移行为直肠环肌层来判断。

肛管直肠周围脓肿的临床表现依发病部位及病程进展程度而不同。病灶距肛周皮肤及肛管近则疼痛明显，病灶较大者疼痛较剧；距皮肤黏膜较远者疼痛不明显，病灶较深者局部反应轻，而寒战、发热、周身不适、乏力等全身症状较重，可出现血白细胞及中性粒细胞计数增多。急性期脓肿未破溃，病变局部疼痛较剧，可触及炎性肿块，压痛明显。炎症向周围组织蔓延，脓肿形成后，肛提肌以下的脓肿经皮肤、肛提肌以上的脓肿经直肠穿刺可抽出脓液，切开引流或自然破溃。因盆底部组织疏松，间隙较多，脓肿易向周围软组织及间隙扩散蔓延形成新脓肿。由于直肠内压力的变化，肠腔内容物不断地从肛隐窝、肛窦或乳头开口进入，使脓腔持续感染不能愈合，易形成瘘管。

肛周皮下脓肿局部症状明显，患者的主诉通常为肛周疼痛，距肛缘近、张力较大者疼痛明显，烧灼痛或跳痛，患者不能正常行走，坐位或排便时疼痛加剧，破溃后疼痛减轻。检查时可见肛周病变局部皮肤红肿，触之皮温较高，即可呈较为明显的红、肿、热、痛炎性病变特点，皮肤表面可见破溃口，脓肿可沿皮下组织蔓延至较远部位。距肛管较远、病变较小者疼痛不明显，主诉多仅为肛周不适或肛门坠胀感，一般体检可无明显异常发现。一般无全身症状，或仅有体温轻度升高。坐骨直肠窝脓肿多表现为胀痛，呈持续性并逐渐加重，部分患者可有膀胱及直肠刺激症状，出现排尿困难或尿频、里急后重等。常有发热，全身症状较肛周皮下脓肿为重。骨盆直肠窝脓肿肛门指诊多无阳性发现，局部症状亦不明显，通常仅为肛门坠胀不适，排便时加重。可有排尿困难和排便不尽感，全身症状较重，可出现发热、乏力、周身不适等，严重者可能造成脓毒血症。直肠指诊时触及直肠壁饱满隆起，可有压痛及波动感。黏膜下脓肿一般局部症状仅表现为排便不适或肛管直肠局部疼痛，不伴有全身感染症状。直肠指诊时可触及直肠壁上卵圆形隆起，触痛，有波动感。肌间脓肿全身症状较轻，局部疼痛显著，可有搏动性疼痛，指诊可以有波动感。

根据患者症状和体征，临床通常可做出肛管直肠周围脓肿的诊断，但部分患者的症状和体征并不明确，故仍需借助辅助诊断方法，如影像学检查对脓肿进行分类，有助于临床制定手术方案。CT 检查脓肿表现为局部不均匀密度肿块，壁厚，中央密度低，多数脓肿内有气体回声；MRI 检查表现为不规则长 T1 长 T2 信号，压脂序列呈高信号，周边脂肪间隙信号不均匀。经直肠超声可清晰显示肛周皮下组织、肛管直肠壁及其周围组织，与常规的触诊、肛门镜检查、肠镜检查及 CT 相比，经直肠超声对诊断肛周脓肿有其独特优势。

## 二、超声检查所见

患者取左侧卧位，嘱其尽量放松肛门。观察臀部两侧是否对称，轻触有无疼痛，有无张力改变，及皮色、皮温改变。常规进行直肠指诊，食指轻缓伸入肛管，左右旋转全面了解肛管、直肠黏膜情况，针对患者主诉了解局部黏膜下有无隆起，是否有波动感及张力，确定脓肿大致位置。

肛管直肠周围脓肿是急性化脓性病变，随病程进展，病变的大小、形态、回声均会出现较大变化，形态可为类圆形或不规则，内回声以中低回声为主，依据病情进展，可分为局部炎症期、脓肿形成期、吸收消散期。

局部炎症期为脓肿尚未形成，病变累及范围较广，声像图显示为中低回声，大小差别很大，形态不规则。病变内部及周边均可探及丰富的血流信号（图 43-6-1）。

脓肿形成期病变形态不规则，大小不等，内部回声杂乱，中心部位出现大小不等的低回声区，其内见斑点状强回声。随无回声区域增大，边界回声逐渐清晰，壁厚薄不均。彩色多普勒显示包块周围及脓肿壁血流信号较为丰富，脓肿内部无血流信号（图 43-6-2）。

吸收消散期：脓肿自行破溃或切开引流后，脓腔减小或消失，形态更加不规则，囊壁可见脓苔强回声斑及强回声气体影（图 43-6-3）。

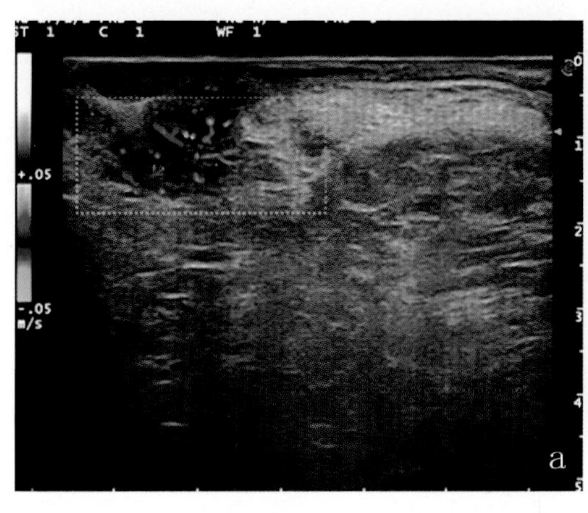
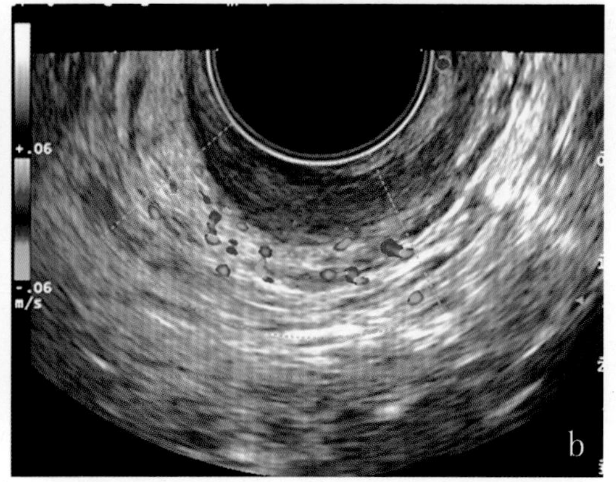

图 43-6-1 a. 内外括约肌间不规则低回声团块，累及外括约肌，其内部分回声紊乱，边界不清晰，血流信号丰富 b. 腔内探头凸阵模式内外括约肌间中低回声，周边血流信号丰富

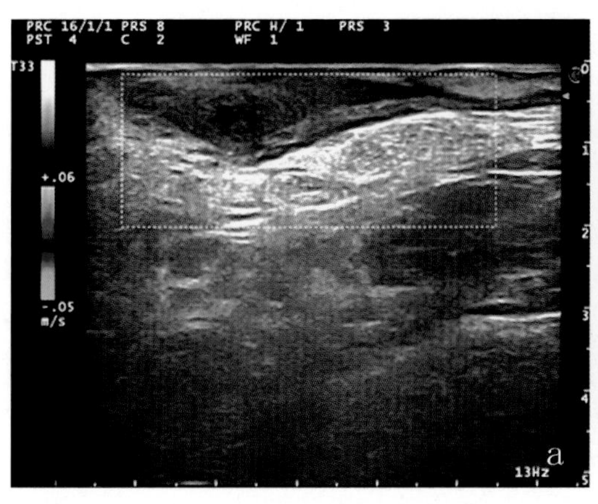
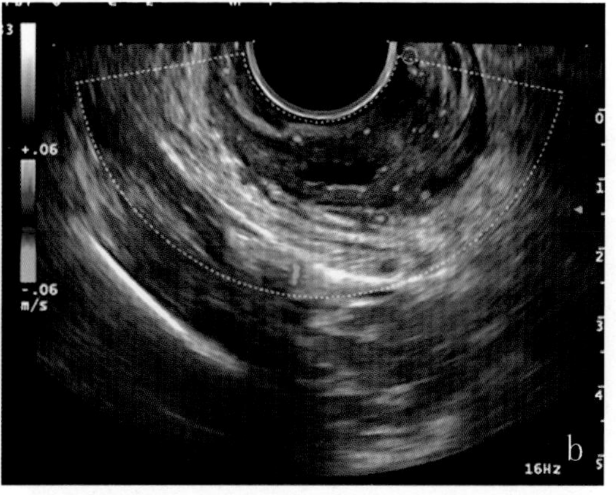

图 43-6-2 a. 括约肌间低回声团块，中心部少许无回声区；b. 凸阵模式下不规则中低回声团块，中心部位可见条状无回声区，无血流信号，无回声区周边可见丰富血流信号

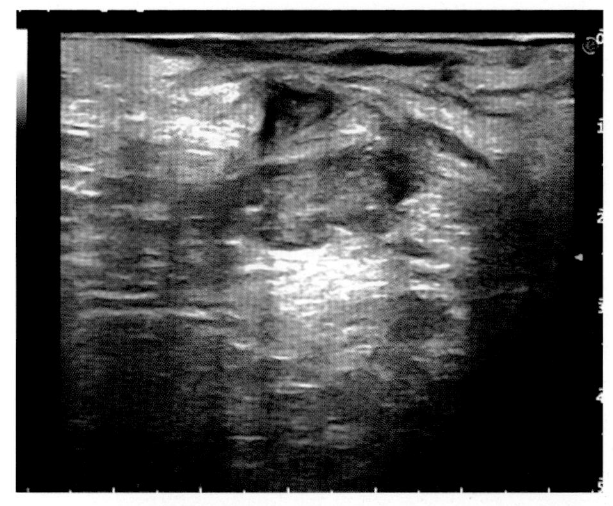

图 43-6-3 内外括约肌间低回声区，回声不均匀，形态不规则，其内见强回声斑

【肛周皮下脓肿】

肛周皮下脓肿可由肛腺感染经外括约肌皮下部向下扩散造成，亦可由于外伤感染造成。病变多位于肛门周围皮下脂肪层内，可沿皮下组织蔓延至较远部位。

（1）二维超声：肛周皮下组织内混合回声团块，形态不规则，边界不清，内部可有无回声液化区及点片状强回声，液化区形态不规则。脓肿扩散蔓延时可探及混合回声区向肛管周围延续（图 43-6-4）。

（2）多普勒超声：混合回声团块周边实性低回声区域可探及点状血流信号（图 43-6-5）。

【坐骨直肠窝脓肿】

坐骨直肠窝脓肿位于肛提肌下方、外括约肌外侧的左、右坐骨直肠间隙和皮下间隙，属于低位脓肿，多由肛腺感染向外扩散形成，脓肿较易蔓延，可向括约肌间隙、肛提肌上间隙或从一侧呈环形向对侧坐骨直肠窝发展，形成复杂的蹄铁形脓肿（图 43-6-6）。

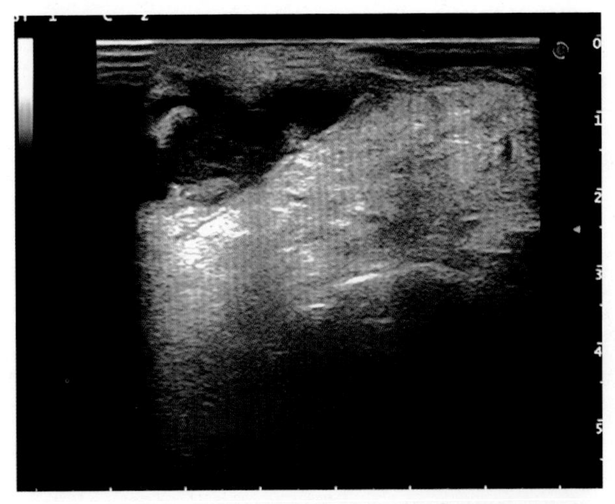

图 43-6-4　肛周皮下混合回声包块，边界不清晰，回声不均匀，其内可见大部分液化

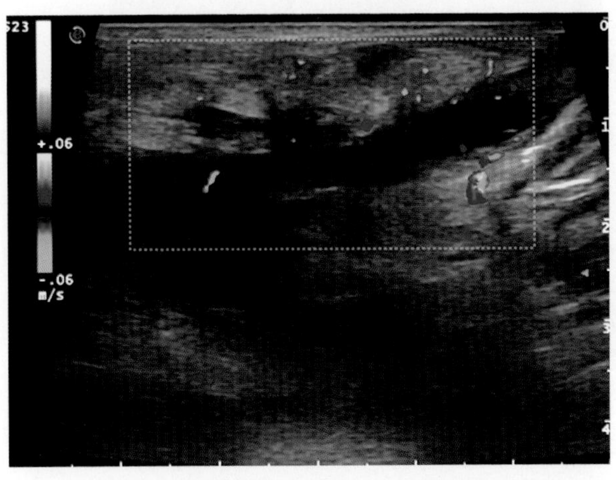

图 43-6-5　体表线阵模式病变皮下回声增强，部分液化，血流信号丰富

（1）二维超声：外括约肌外侧不规则混合回声区，部分呈蹄铁形，范围较大时可见外括约肌部分回声紊乱，高回声区内可见不规则低回声或无回声区，内部可见点状强回声，肠壁各层结构清晰，多可见完整内括约肌。

（2）多普勒超声：混合回声团块周边实性低回声区域可探及点状血流信号。

【低位肌间脓肿】

肌间脓肿位于内外括约肌间或直肠内环肌与外纵肌之间，后者属于高位肌间脓肿（图 43-6-7）。

（1）二维超声：内括约肌清晰完整，内外括约肌间隙增宽，可见低回声为主的混合回声团块，范围较大时可将外括约肌移位，外括约肌形态不规整。

（2）多普勒超声：混合回声团块周边实性低回声区域可探及点状血流信号。

【骨盆直肠窝脓肿】

骨盆直肠窝脓肿位于肛提肌上方的深部骨盆左、右间隙，属肛提肌上脓肿，可由肛窦感染沿纵行肌上行或坐骨直肠间隙脓肿向上波及，穿破肛提肌进入骨盆直肠窝（图 43-6-8）。

二维超声：直肠壁外及肛提肌上方低回声团块，形态多不规则，部分患者可见肛提肌回声紊乱，脓肿下缘位于肛提肌上方，直肠壁光滑完整。

多普勒超声：混合回声团块周边实性低回声区域可探及点状血流信号。

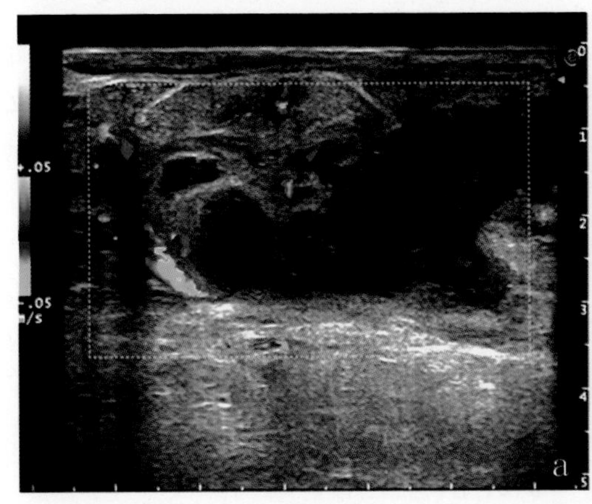

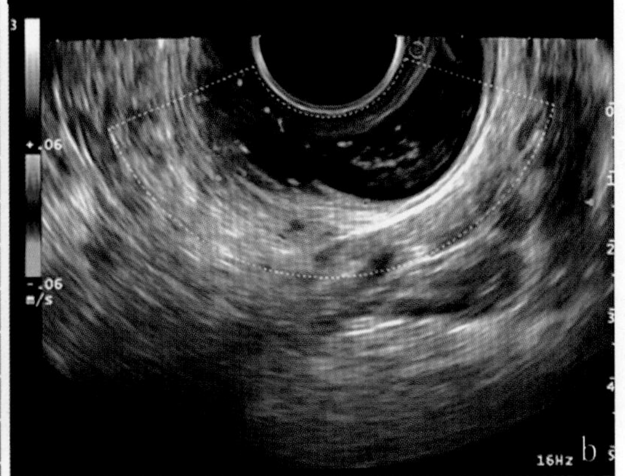

图 43-6-6　a. 位于外括约肌外侧混合回声团块，形态不规则，肠壁各层组织清晰可见　b. 脓肿从背侧环绕肛管走行，范围占据肛周 1/2

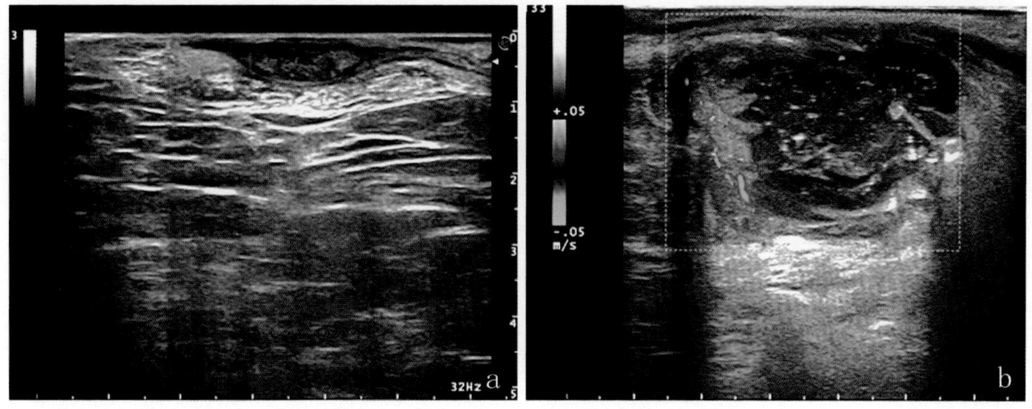

图 43-6-7 a. 内外括约肌间中等回声团块，呈梭形，内外括约肌完整清晰；b. 脓肿内散在点状强回声，周边点状血流信号

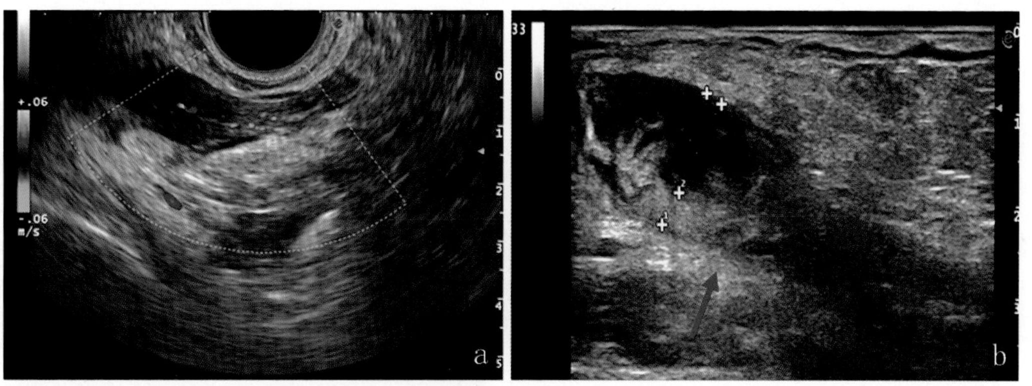

图 43-6-8 a. 腔内探头凸阵模式直肠壁外低回声团块，直肠壁诸层结构清晰完整；b. 肛提肌上方混合回声区，伴部分无回声液化区（箭标所示为肛提肌）

【黏膜下脓肿】

脓肿位于直肠黏膜与肌层之间的黏膜下层，多见于齿线附近，可由于肛管手术感染引起（图 43-6-9）。

二维超声：脓肿位于肛管直肠皮下或黏膜下，可见直肠或肛管黏膜下不规则混合回声区，范围多较小，部分可见少量无回声区；凸阵模式下可见低回声区环绕延伸，呈新月状。

多普勒超声　混合回声团块周边实性低回声区域可探及点状血流信号。

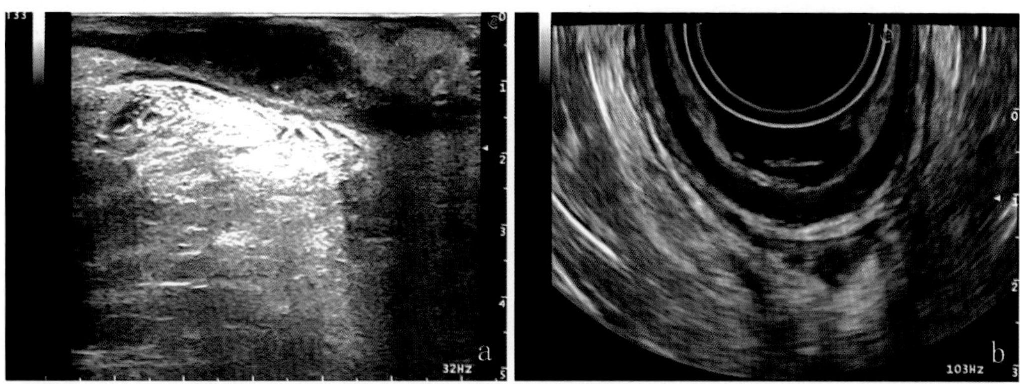

图 43-6-9 a. 肛管黏膜与内括约肌之间混合回声区，其外侧可见外括约肌浅部及深部 b. 腔内探头凸阵模式，肛管黏膜与内括约肌间低回声团块

（焦　彤）

# 第七节 肛管直肠瘘

## 一、病理及临床概要

肛管直肠瘘是肛管与肛门周围皮肤或直肠与肛门周围皮肤之间的慢性感染性通道，大多数是肛周脓肿破溃或切开引流后形成的瘘管，主要累及肛管，故称为肛瘘，可发生于任何年龄，但多见于20～40岁的青壮年男性。

肛瘘多为一般化脓性感染所致，少数为特异性感染，如结核等，一般认为，肛窦是病菌侵入的门户，肛腺是引起肛周脓肿和肛瘘的感染灶。肛腺管阻塞、肛腺排泄不畅而易感染，男性青壮年肛腺分泌旺盛，肛腺导管比较弯曲，容易导致肛腺炎，老年人在皮脂腺萎缩的同时，肛腺也随之萎缩，故老年人肛瘘少见。

肛瘘形成经过3个阶段：第一个阶段：肛窦炎阶段。肛窦炎若未能及时治疗或机体抵抗力较低，炎症即可向深部蔓延并形成肛腺炎。第二个阶段：肛周脓肿阶段。炎症通过腺体的管状分支或联合纵肌纤维向不同方向扩展，致病菌在肛管直肠周围组织间隙积聚，形成肛管直肠周围脓肿。若脓肿得到及时治疗，切开引流彻底清创，炎症消退而痊愈；若延误治疗或处理不当使病情迁延，进入第三阶段，肛瘘形成阶段。肛周脓肿自行破溃或经切开引流后，脓液流出，脓腔缩小，张力减低，症状得以缓解，但内口感染持续存在，脓性分泌物不断产生，并由外口排出。持续性的刺激，经久不愈，形成坚韧的增生结缔组织管壁，形成瘘管。

肛瘘由3部分组成：内口、外口、瘘管。内口是肛腺感染形成肛周脓肿的入口，外伤性肛瘘可以不存在内口。外口位于皮肤表面，可以是肛周脓肿自行破溃形成，也可以是术后引流后未愈的切口，多位于肛门周围，也可位于臀部、会阴部，或更远的位置。继发于切口处的外口多位于切口内，并常可暂时封闭形成假性愈合，造成脓液引流不畅，脓肿形成压力较大的脓腔时，可在其他部位形成新的外口。如此反复发作，可使病变范围扩大，形成多个外口。瘘管是连接内口与外口的管道，可有一个，也可分为多个分支，即有主管和支管之分。内口与原发外口之间的瘘管称主瘘管，多为迂曲走行，管腔内充满肉芽组织、坏死组织和脓苔。主瘘管引流不畅，则可形成多个支管。

肛瘘的分类方法很多，可以外括约肌深部为界限，瘘管在此界限以下为低位肛瘘，此界限以上为高位肛瘘。可以外口数目分类，一个外口为简单瘘（图43-7-1），两个或以上外口为复杂瘘（图43-7-2）。内口位于齿线附近，仅有一个瘘管为低位单纯性肛瘘，有2个或以上瘘管及外口为低位复杂性肛瘘。仅有一个瘘管，内口位于外括约肌深部以上为高位单纯性肛瘘；有2个或以上外口，瘘管有分支，主管经过外括约肌深部以上为高位复杂性肛瘘。

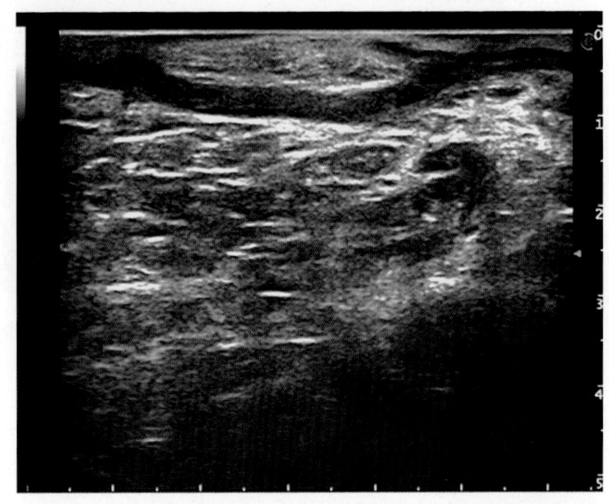

**图43-7-1　简单瘘，腔内探头线阵模式，条索样低回声连结内外口**

按瘘管的形状可分为直瘘、弯瘘及蹄铁形肛瘘，直瘘多为低位肛瘘，弯瘘可以是低位，也可以是高位。蹄铁形肛瘘多为高位肛瘘，呈不规则半环形，为特殊类型的高位肛瘘，瘘管围绕肛管由一侧坐骨直肠窝通到对侧。前位蹄铁形瘘外口在肛门前方两侧；后位蹄铁形瘘较常见，瘘管向肛门后两侧，可有多个外口（图43-7-3）。

患者常有肛周脓肿自行破溃或切开排脓的病史，以肛周皮肤破溃流脓及肛周皮疹为主要症状就诊。肛周皮肤破溃处多有间歇性排脓，脓液刺激肛周皮肤可致潮湿瘙痒。

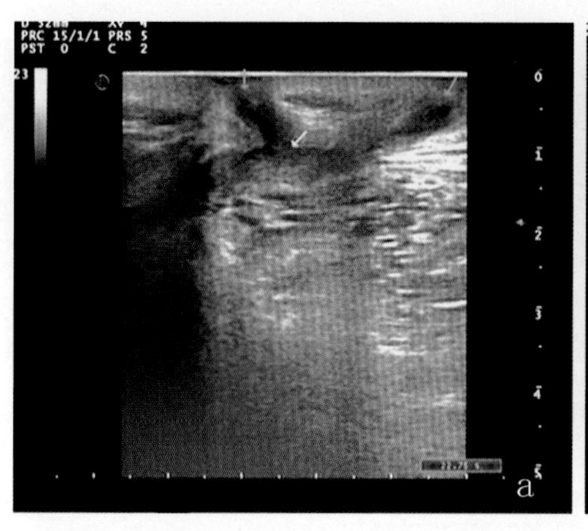
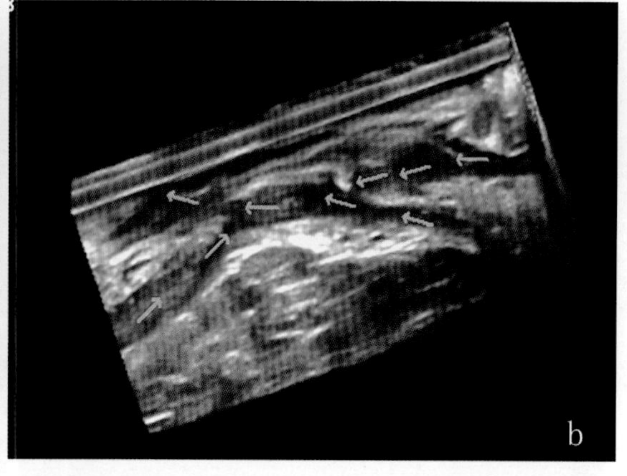

图 43-7-2 复杂瘘 a. “Y”字走行窦道；b. 三维模式肛管及直肠内可见数个内口，瘘管交叉走行

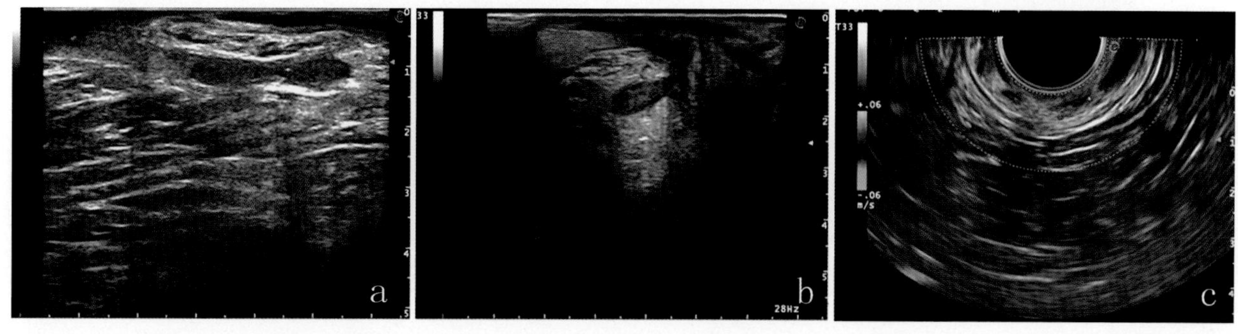

图 43-7-3 a. 直瘘 窦道走行平直；b. 弯瘘 窦道迂曲走行，线阵模式显示部分窦道断面；c. 蹄铁瘘 凸阵模式显示窦道呈不规则半圆形

根据患者主诉不难找到外口，外口为一个或多个，大多数位于肛门周围，部分伴有红肿等炎症反应表现，中央可见破溃和小孔，压之可有脓液溢出。触诊时其下方多可扪及质硬的条索向肛管直肠方向走行。

## 二、超声检查所见

此症常应用线阵探头及经直肠探头结合检查，探头频率高，可清晰显示肛周、肛管及直肠各层组织，层次清晰，可动态观察肛瘘内外口的位置，瘘管主管及支管的数目、走行，及其相互关系，诊断准确率高，对肛瘘的分类及手术方法的确定起重要作用。线阵探头体表扫查：首先应用体表线阵探头或腔内探头线阵模式对各外口分别行瘘管探查，有多个外口时，应首先探明各外口间的关系，观察各外口有无窦道及各外口间是否有瘘管将其相互连接。经直肠线阵模式扫查：将探头阵元面近端紧贴体表外口，清晰显示瘘管走行，探头逐渐向肛管方向推进，探查瘘管在肛管及直肠周围的走行并寻找内口，随探头向前推进始终保持连续显示瘘管。经直肠凸阵模式扫查：探头切换为凸阵模式，观察瘘管位置、走行，当瘘管逐渐贴近探头阵元面时，即为内口位置所在。

### （一）线阵模式显示

1. 外口下方可见不均匀低回声影像，周边可见星点状血流信号（图 43-7-4a）。

2. 与外口连接的瘘管呈条索样低回声自皮下组织内向肛管直肠平直或迂曲走行，并可在走行中分支（图 43-7-4b、c）。

3. 瘘管宽窄不一，宽者可达 1cm 以上，窄者可<0.2cm，可在走行中宽窄变换及分支。

4. 部分瘘管周边显示为大量中低回声炎性组织充填，血流信号丰富（图 43-7-5）。

5. 瘘管走行逐渐靠近直至终止于黏膜，形成内口，表现为黏膜及黏膜下层组织回声中断，仅存留探头界面反射的线状强回声（图 43-7-6）。

6. 特殊类型的肛瘘：体表无外口，可见两个或以上内口均位于肛管及直肠壁（图 43-7-7）。

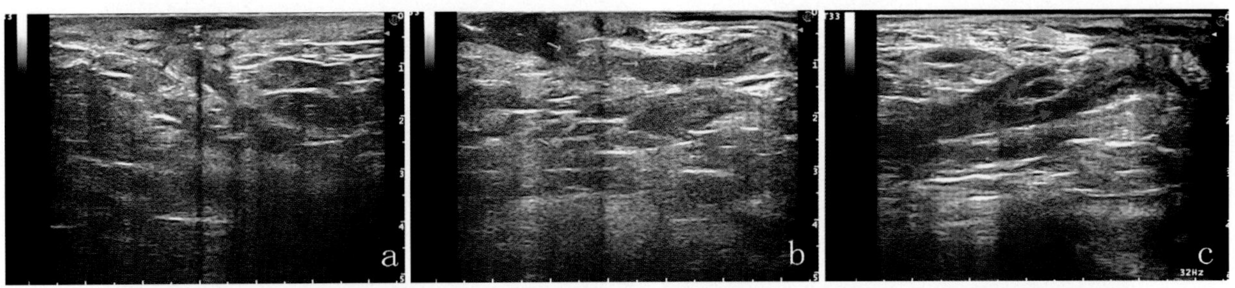

图 43-7-4 a. 外口下方不均匀低回声影像；b. 瘘管样低回声连结外口与内口，走行平直；c. 窦道分支走行（箭头所示）

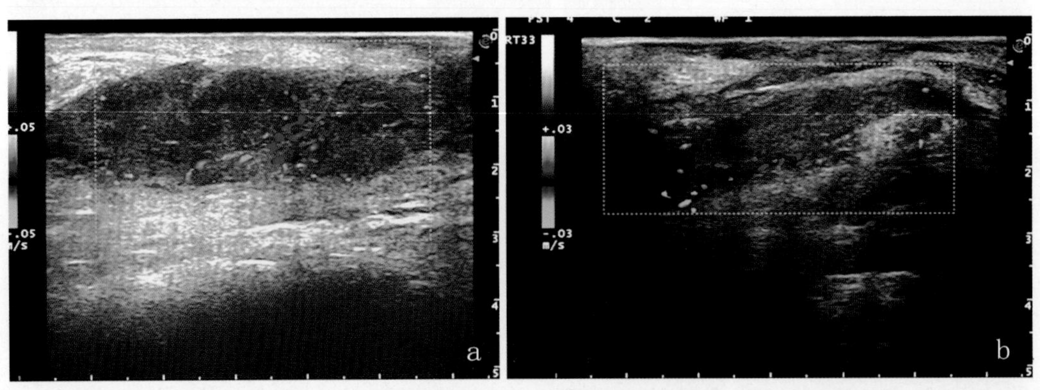

图 43-7-5 a. 较宽瘘管，周边显示为大量中低回声炎性组织，血流丰富；b. 瘘管在走行中由宽变窄

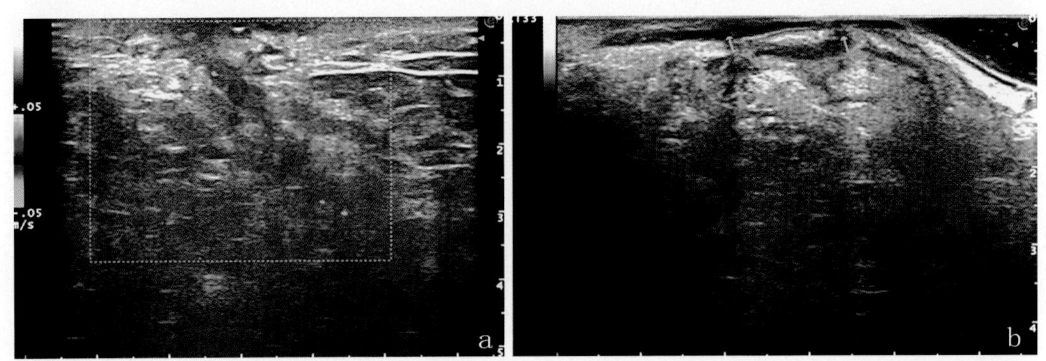

图 43-7-6 a. 内口部位显示为类圆形低回声内见点状强回声；b. 瘘管走行逐渐终止于黏膜，形成内口

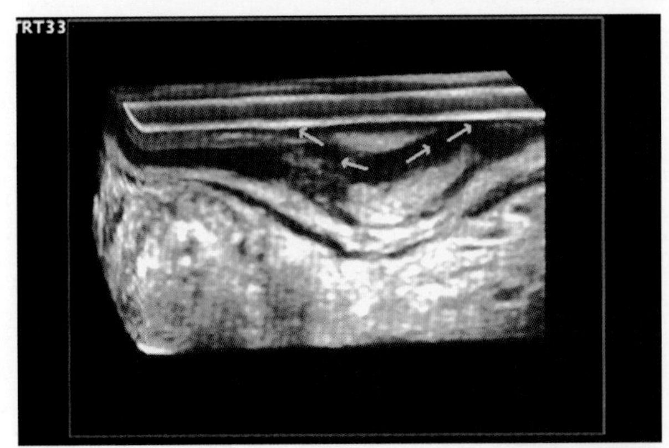

图 43-7-7 内口瘘：图中←及→分别指示该瘘管的两个内口

### （二）凸阵模式显示

1. 瘘管的横切面为类圆形低回声影像，直径大小不一；

2. 随探头缓缓推进，低回声团距探头越来越近，通过瘘管低回声团的点位判断其走行，通过低回声团距探头距离判断内口形成（图 43-7-8）；

3. 若瘘管走行平直，则可观察到紧贴探头阵元面的低回声团内出现点状强回声，为内口；

4. 若瘘管走行迂曲紧贴阵元面的内口显示为“逗点”征（图 43-7-9）；

5. 蹄铁形瘘表现绕探头的弧形暗区。

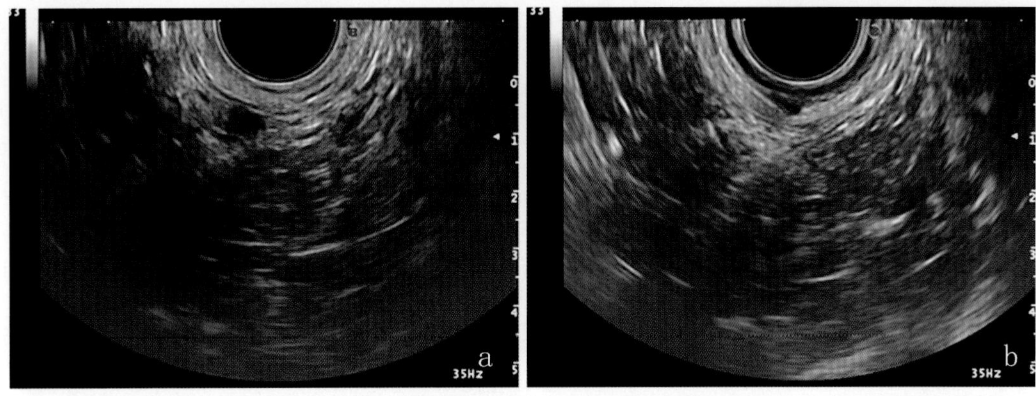

图 43-7-8 a. 腔内探头凸阵模式追踪瘘管走行；b. 瘘管低回声团逐渐贴近肛管直肠壁

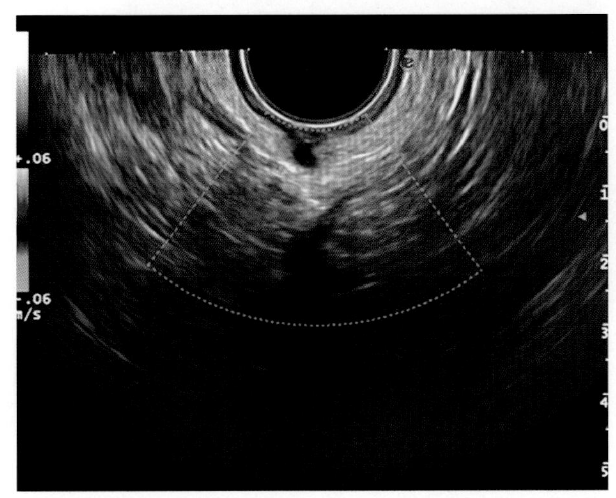

图 43-7-9 瘘管内口显示呈逗点征

（焦 彤）

# 第八节 肛管直肠良性肿瘤

## 一、腺瘤

1. 病理及临床概要

腺瘤是发生于腺上皮的良性肿瘤，大小差别很大，小为数毫米，大至几厘米，初期为黏膜上一小隆起，基底广，无蒂或带有很小的蒂，逐渐长大成球状，大多数为单发。大于 1.0cm 的腺瘤多有蒂，血管丰富，腺瘤的表面可有规则的分叶，较大的呈多分叶状。腺瘤质地软，富有弹性，瘤体的形状不规则，生长迅速、增大较快，或表面有凹陷者，应考虑有癌变可能。腺瘤包括管状腺瘤、管状绒毛状腺瘤和绒毛状腺瘤，其中以管状腺瘤最常见。

管状腺瘤体积通常较小，圆形、椭圆形或不规则形，表面光滑呈分叶状。较大者多有蒂，也可无蒂而呈半球形隆起。腺瘤表面色泽较周围黏膜深或呈红色。切面呈灰白色，中央有条索状间质。管状腺瘤是由增生的肠黏膜腺体组成，主要有不同程度异型增生的黏液分泌上皮构成，可呈假复层，排列呈大小形态不一的腺管状结构，上皮细胞一般分化良好，增生的腺上皮细胞不侵入黏膜肌层。绒毛状腺瘤表面是由一层或多层柱状上皮被覆，可有不同程度的异型性。此种腺瘤比较少见，发生率仅为腺瘤的 1/5，但恶变的发生率高于其他腺瘤 5～10 倍。

瘤体通常体积较大，表面粗糙不平，分有小叶，呈菜花状或绒毛状外观，质较软，大多数的绒毛状腺瘤广基无蒂。镜下：上皮有不同程度的异型增生，增生的上皮向黏膜表面垂直生长，绒毛中央为中心索，由纤维血管间质构成，表面被覆上皮与管状腺瘤相同。管状绒毛腺瘤又称混合型腺瘤，是上述两种腺瘤的混合。外观类似于管状腺瘤。镜下观察肿瘤组织由腺管状、乳头状或绒毛状结构混合而成，绒毛状成分占 25%～50%，其余为腺管状结构。上皮有异型增生，则可发生恶变。

临床表现因肿瘤大小、数目、病变部位、受累范围及有无并发症而不同，主要表现为出血、便秘、排便不畅、下坠感、里急后重、排便习惯改变或大便性状的改变等，有时便后瘤体脱出肛门外。出血量一般不多，位置高的小腺瘤一般无症状和体征，多在常规查体或行结肠镜、钡灌肠等检查时偶然发现。位置低的较大腺瘤常发生便秘、排便不畅、下坠感和里急后重等症状。绒毛状腺瘤分泌黏液较多，常出现黏液便或腹泻，合并感染时，为黏液脓血便。

对大便隐血试验阳性或有上述临床症状者，应考虑有直肠腺瘤的可能，需行系统检查。

2. 超声检查所见

采取经直肠探头线阵模式，阵元面指向截石位 12 点，常规扫查探头能及深度范围的肛管直肠一周，对肛管及直肠中下段行全面检查；观察病灶大小、位置、形态、回声、测量其下缘距肛缘距离、血流灌注情况及病灶与周围组织的关系，测量其长径及蒂的长度及宽度（图 43-8-1）；探头切换为凸阵模式，观察病灶形态、确定蒂的方位，确定基底所在肠壁的层次，在病灶最大横截面测量肿物横径及蒂的宽度（图 43-8-2）。应用彩色多普勒模式，观察肿瘤周边及内部血流情况，测量其搏动指数及阻力指数。切换为三维模式，三维图像重建，观察瘤体与周边组织关系。

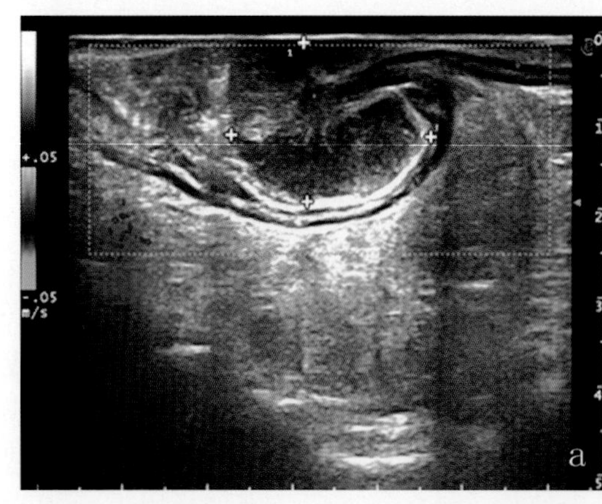

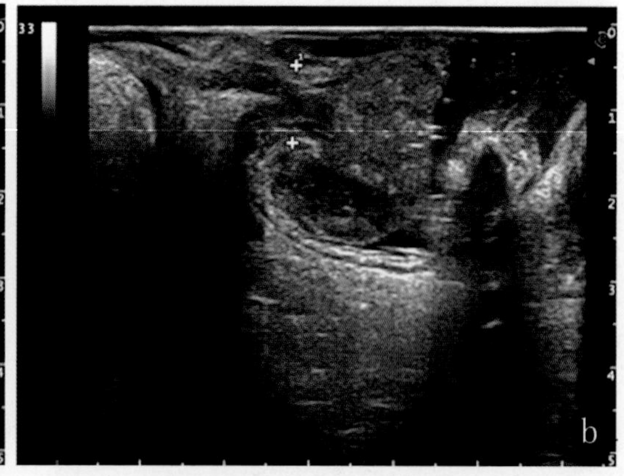

**图 43-8-1　a. 线阵模式观察肿物测量其长径　b. 线阵模式测量肿物蒂的宽度**

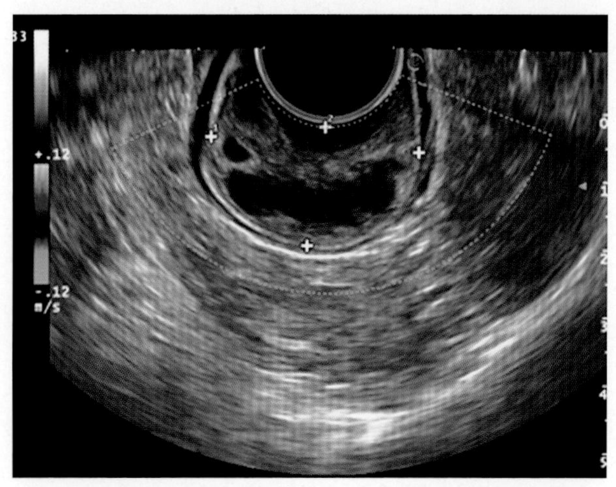

**图 43-8-2　腔内探头凸阵模式测量肿物大小**

（1）二维超声所见

位于直肠腔内实性占位，大小不定，多 1～2cm，大于 3cm 者多造成肠腔狭窄。（图 43-8-3）

瘤体圆形、卵圆形或分叶状，也可因瘤体较小，较软，受探头挤压而呈扁平状。（图 43-8-4）

回声不均匀，以中等回声为主，呈中等或中强回声，可见不规则低回声区。（图 43-8-5）

肿瘤下极多可见蒂状结构，长度不等，多在 1.5cm 以下，蒂宽多不超过 1.0cm。（图 43-8-6）

（2）彩色多普勒超声所见

观察腺瘤的血管走行分支似叶脉状，即自蒂的基底部延伸至瘤体远端并逐渐分支样血流，有明显的主干血管自蒂至瘤体远端走行；有些瘤体较大，在其分叶中也可分别观察到分叶的主干血管（图 43-8-7）。

瘤体较大、形态欠规则、回声不均匀、瘤体内见多处低回声区，且血流信号丰富杂乱者，应考虑腺瘤恶变可能（图 43-8-8）。

（3）介入性超声

腺瘤的血管走形较为特异，超声造影观察其血流形态及灌注特点，直肠腺瘤的超声造影显示为造影剂的“快进快出”，类似恶性肿瘤造影曲线，多诊断提供可靠信息。病灶于注射造影剂后 13～24 秒开始增强，于 17～29 秒达到峰值增强，呈不均匀增强，于 25～48 秒开始退出，表现为“快进快出”现象。（图 43-8-9）。

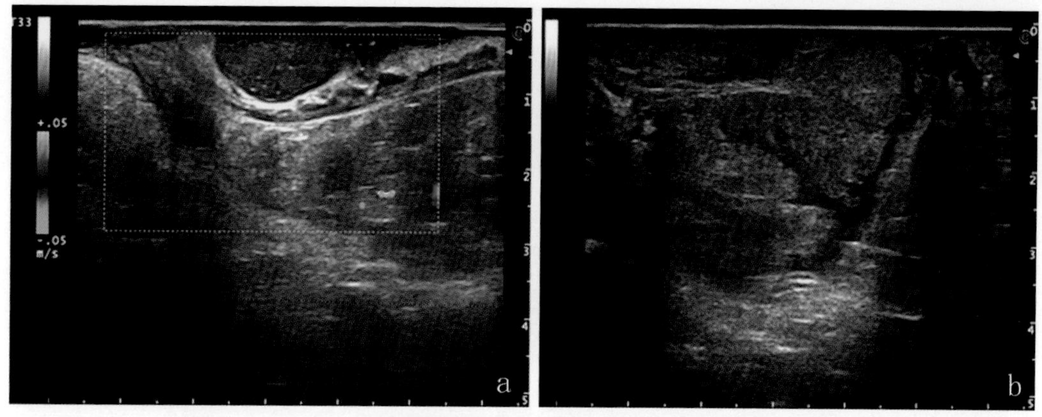

图 43-8-3　a. 1～2cm 的腺瘤，临床较多见；b. 大于 6cm 的腺瘤较少见

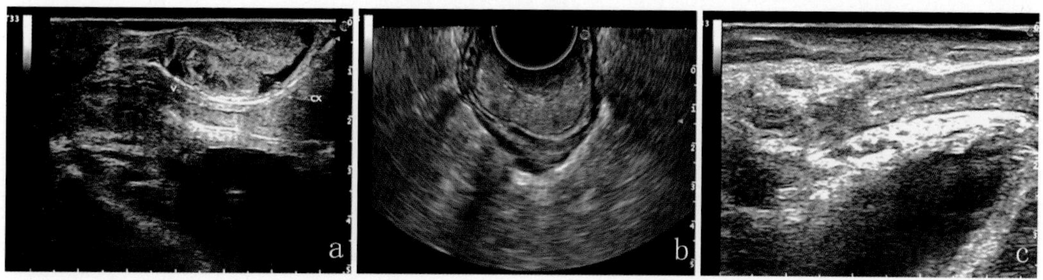

图 43-8-4　a. 直肠腔内一中等回声肿物，呈分叶状，肿物与肠壁间可见高回声黏膜层；b. 腔内探头凸阵模式　直肠腔内中等回声肿物，形态规则呈圆形；c. 扁平状瘤体

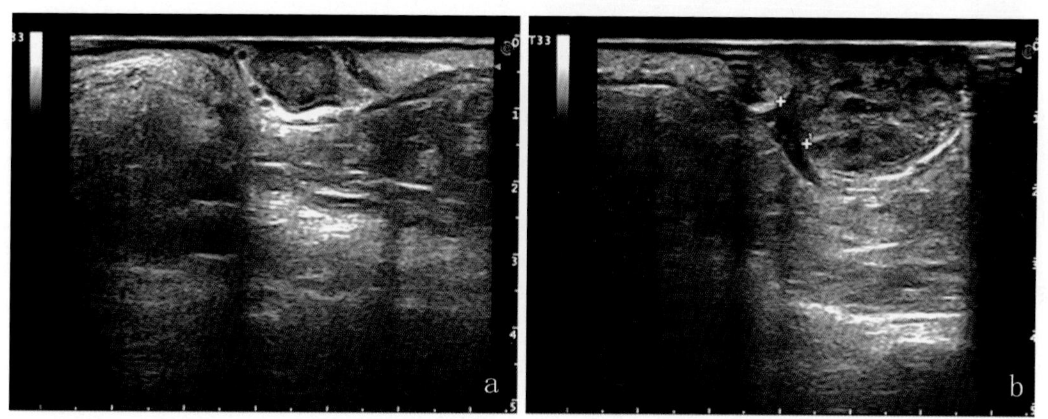

图 43-8-5　a. 回声以中等回声为主　b. 回声不均匀，部分区域回声较低

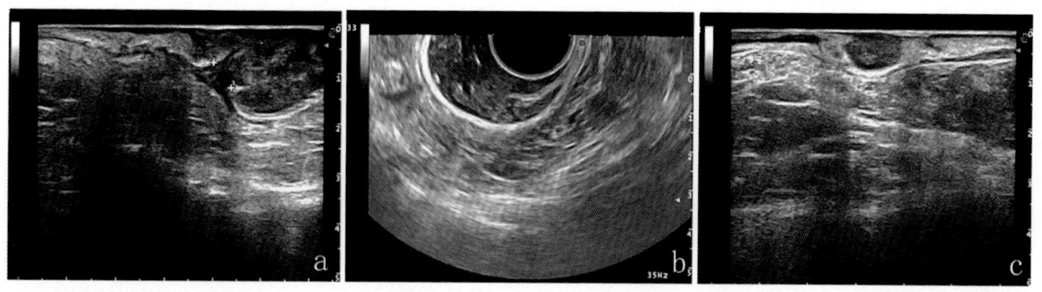

图 43-8-6　a. 较宽的蒂部　b. 腔内探头凸阵模式较细长的蒂（箭头所指）　c. 较短的蒂部

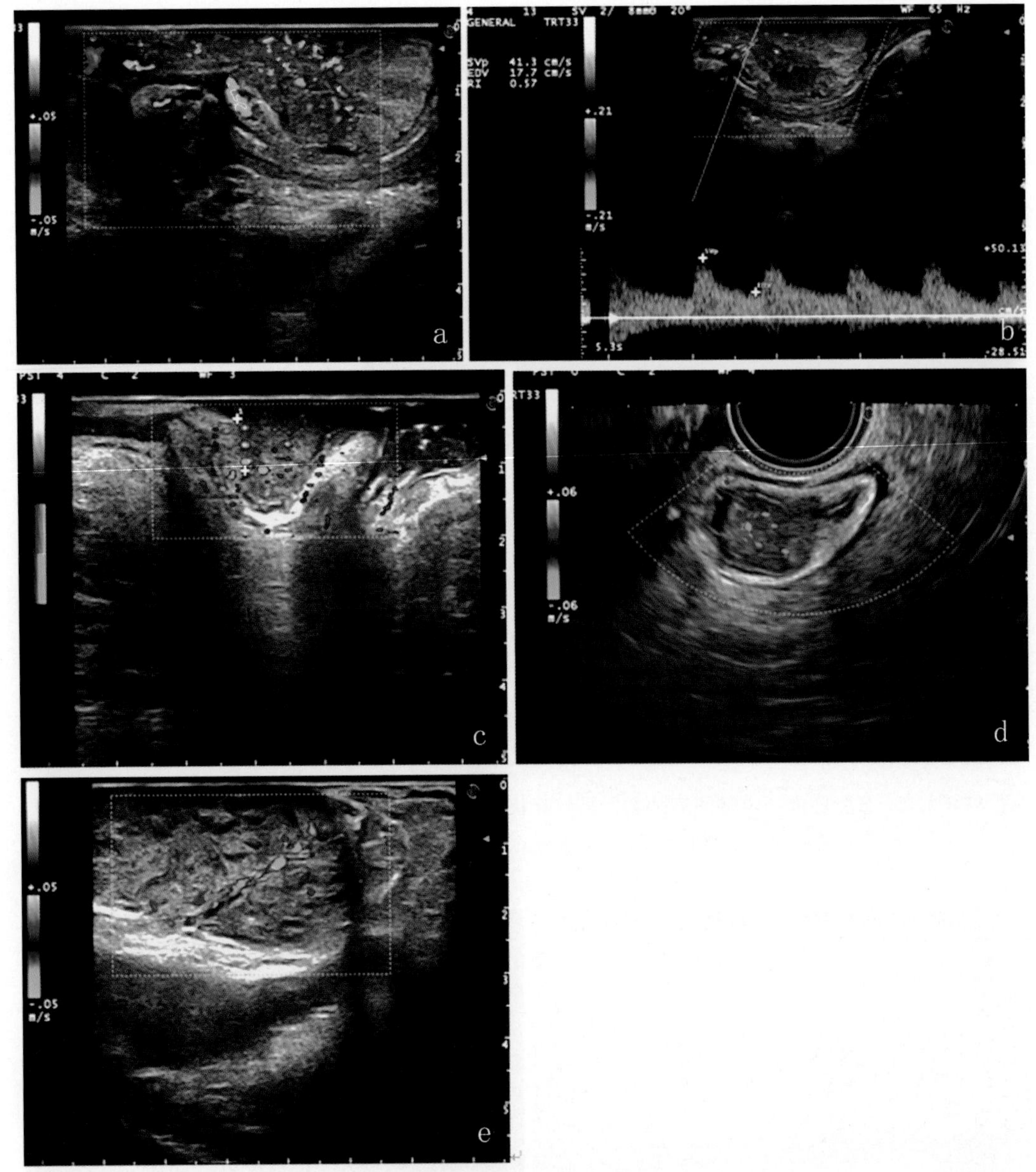

图 43-8-7　a. 血流自蒂的基底部延伸至瘤体远端的叶脉样血流，有明显的主干血管自蒂至瘤体远端走行；b. 腺瘤内探及动脉血流频谱；c. 能量多普勒显示蒂部血流丰富；d. 经阴道探查腺瘤内部丰富的腺瘤；e. 主干血管由基底向瘤体走行

## 二、间质瘤

1. 病理及临床概要

间质瘤是起源于胃肠道壁的间叶性肿瘤，好发于胃和小肠，结直肠间质瘤占 5%～10%。直肠间质瘤多为类圆形或分叶状，有完整包膜，质硬坚实，灰白色，肿瘤多较小或中等大小，直径大于 5cm 者中心可有出血、囊变等继发性改变。局部区域质地细腻、质软、有液化坏死者应考虑潜在恶性及恶性可能，切面鱼肉状，灰红色，可与周围组织粘连，间质可有出血及囊性变等。显微镜下为梭形细胞及上皮样细胞为主，有不同程度的核分裂象，CD117 及 CD34 是其特殊标记物。

直肠间质瘤好发于直肠中下段，与直肠其他肿瘤相比，具有病程长、发病隐匿的特点，临床表现无特异性，症状与肿瘤大小、部位和生长方式相关。肿瘤向肠壁外生长者，因周围组织较疏松而其症状出现相对较晚，发现时肿瘤多已较大，感肛门坠胀，肛周不适。向腔内突出者，临床表现为排便不畅、便次增多、大便习惯改变，黏膜溃疡者可出现血便，少数可表现为肛周疼痛不适，

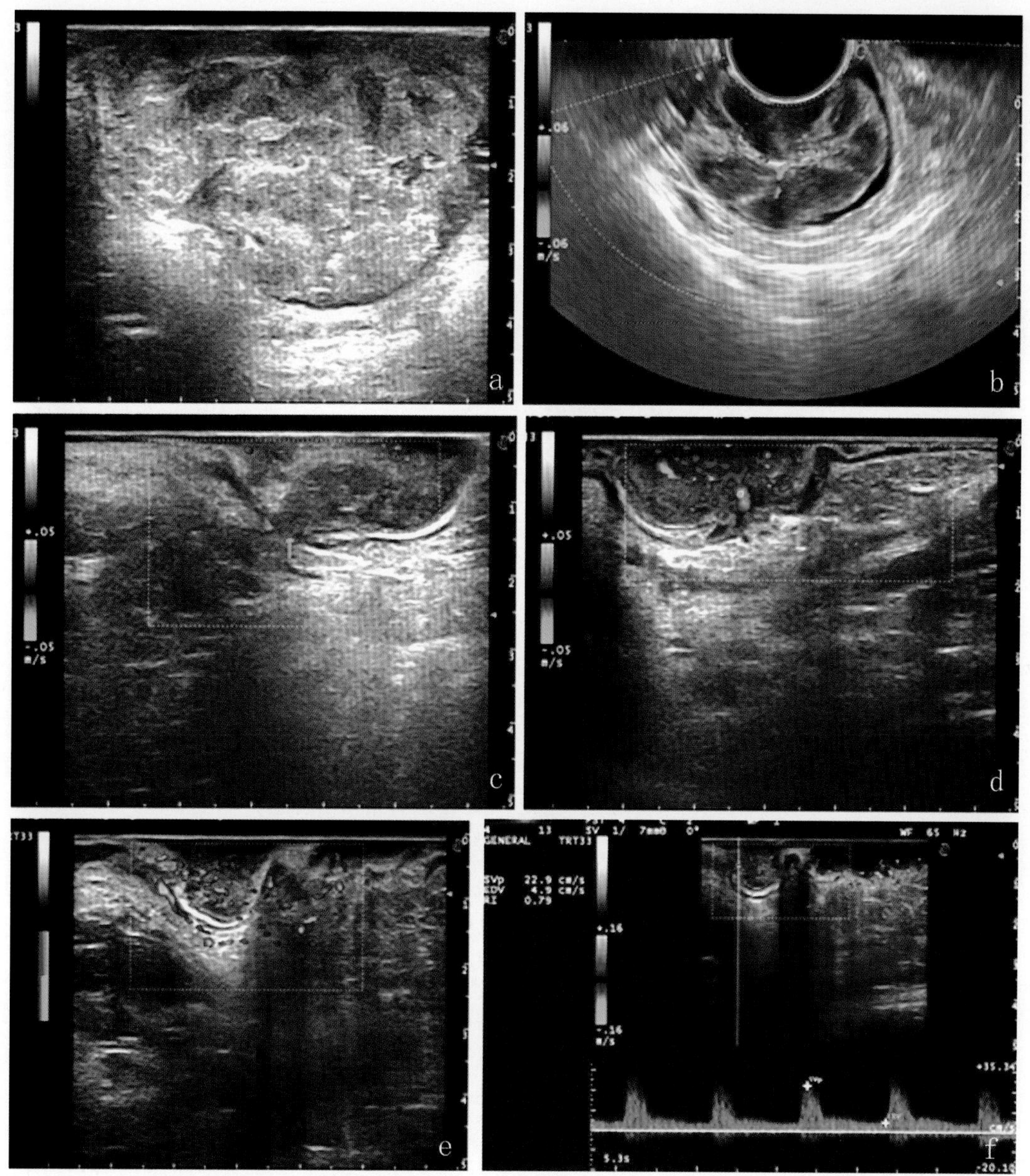

图 43-8-8 a. 腺瘤体积较大，回声不均匀 b. 瘤体内可见多处低回声区 c. 基底部回声减低、边界不清，与固有肌层界限不清 d. 瘤体血流丰富，基底向肠壁浸润 e. 能量图多普勒显示恶变腺瘤内丰富的血流信号 f. 探及高阻力频谱

肿瘤较大时可导致肠梗阻。部分患者可无任何表现，在常规体检或检查盆腔器官时偶然发现。

直肠指诊对于低位直肠间质瘤的诊断简单有效，指诊可触及肠壁黏膜下实性占位，表面光滑，质韧，活动度差，边界及大小多触及不清，指套可血染。患者可有不适感而无压痛；自黏膜下向肠腔内生长者，可触及较硬结节突入肠腔，少数表现为赘生物脱入肠腔。内镜检查可见肠腔局部隆起，瘤体位于肠壁外者突入肠腔不明显，或仅可见肠壁黏膜皱襞变浅消失，少见蕈伞样突出于肠腔内，部分可致肠腔狭窄，影像学检查对其诊断意义较大，主要包括 X 线检查（钡灌肠）、超声、超声内镜、CT、MRI 等。气钡灌肠双重造影检查可发现肿块突向肠腔，钡剂充盈缺损。CT 能基本反映病灶的形态、范围、内部结构及与邻近器官的关系；肿瘤呈等密度或低密度影，均匀或不均匀，增强后呈不规则强化。MRI 显示病灶 T1W1 呈低信号，T2W1 高信号，病灶边界清晰，直观反映病变与周围脏器的关系，对病灶内部成分的检出及显示病灶浸润优于 CT。经直肠超声可显示直肠间质瘤的大小、范围、生长部位、有无侵犯邻近器官组织，可引导针吸组织活检、行免

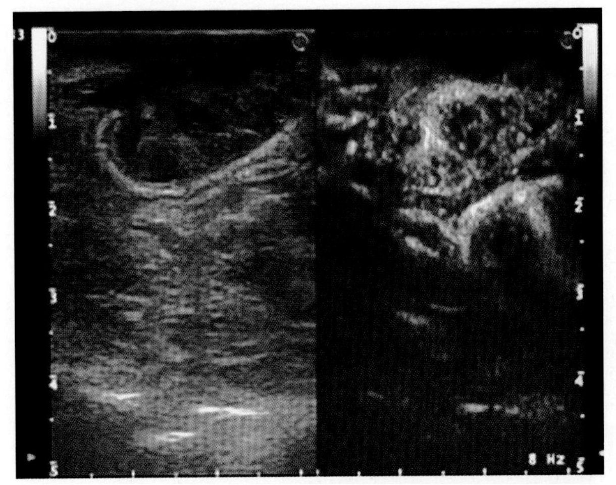

图 43-8-9 腺瘤造影图片

疫组化测定及基因检测，达到术前诊断的目的。

2. 超声检查所见

直肠间质瘤为直肠壁向腔内或者向腔外突起的低回声团块，瘤体呈膨胀性生长，按肿瘤主体位置可分为腔内型、壁内型及腔外型。

（1）壁内型间质瘤

1）二维超声

肿物局部肠壁增厚，周边黏膜下层及肌层完整；对直肠壁外脂肪无明显挤压，与周围组织界限清晰，肿物直径多小于 1cm，呈较规则圆形低回声结节，回声较均匀，边界清晰。

2）多普勒超声

病变内可见星点状血流信号。（图 43-8-10）

（2）腔内型间质瘤

1）二维超声

肿物形态为类圆形或不规则分叶状，与周围组织界限清晰，周边黏膜下层及肌层完整。

呈低回声实性结节，回声较均匀，边界清晰光滑；病灶向肠腔内突出，在探头的压迫下黏膜及黏膜下层变薄，肌层变薄或显示不清，与直肠周围脂肪组织的强回声形成清晰界面，病变侧壁组织结构无改变，肠壁层次清晰；环阵模式检查时可同时观察肠壁全周及周边组织形态，肿瘤起自肌层，形态不规整。

2）多普勒超声

病变内血流信号较丰富。（图 43-8-11）

（3）腔外型间质瘤

1）二维超声

肿物直径多大于 3cm，呈类圆形或不规则低回声实性占位，回声多不均匀，边界清晰；病变较大者后方组织移位，与直肠周围脂肪组织的强回声形成清晰界面，肠壁层次清晰。

环阵探头观察肠壁全周及周边组织形态，可见低回声占位位于骶尾部，边界清晰。

2）多普勒超声

病变内血流信号丰富，可测得动脉频谱。（图 43-8-12）

## 三、肛乳头瘤

1. 病理及临床概要

肛乳头瘤系肛乳头因慢性刺激所致纤维结缔组织增生。肛管部感染、外伤或不良刺激后，直肠末端肛柱下端纤维结缔组织增生，导致肛乳头增大，可呈乳头状、圆锥状或柱状，多有细蒂样结构，表面光滑，乳白色或淡红色，反复脱出者，表面皮肤发生角化。镜下观察可见不同程度充血、水肿、炎性细胞浸润，纤维组织增生，被覆复层扁平上皮可伴不同程度不典型增生。肛乳头瘤是常见的肛门疾病，多见于青壮年，女性较男性多见，可单发也可多发，大小不等。一般将不突出肛门外者称为肛乳头肥大，突出肛门外者为肛乳头瘤。临床上一般症状轻微，患者可有肛门部湿痒、里急后重，刺激肛管可使局部分泌物增多，肛乳头逐渐增大，可随排便脱出肛外，反复脱出，可出现疼痛不适，排便不净感及里急后重，发生溃疡会出现便后带血。

2. 超声检查所见

（1）小型肛乳头瘤

二维超声：位于肛管内的赘生物样结构，大小多为 0.5～1cm，形态规则，有蒂，为低回声或中等回声实性结节，回声较均匀，边界清晰光滑。（图 43-8-13）蒂部黏膜层及黏膜下层完整，瘤体与周围组织界限清晰，周边黏膜下层及肌层无增厚。（图 43-8-14）由于探头的推压使蒂部拉长，瘤体位置上移而贴附于肠黏膜，其表面可见光滑界面回声，所处肠壁各层回声连续、完整。

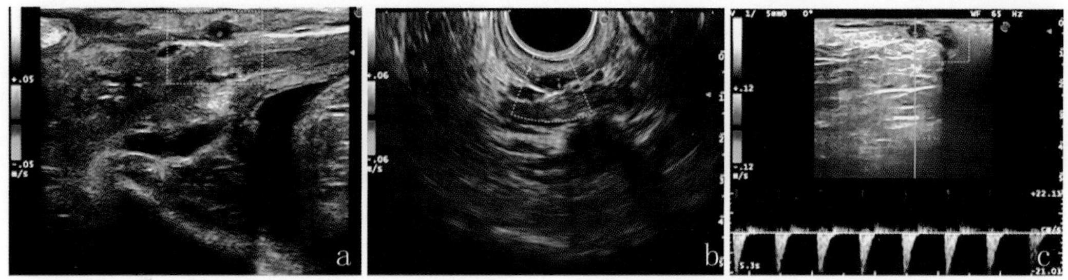

图 43-8-10 a. 腔内探头线阵模式　直肠肌层内低回声结节，呈规则的圆形，其内可见点状血流信号　b. 腔内探头凸阵模式　肌层内低回声小结节，周边黏膜下层及肌层完整，与周围组织界限清晰　c. 频谱多普勒模式瘤体内可测得动脉频谱

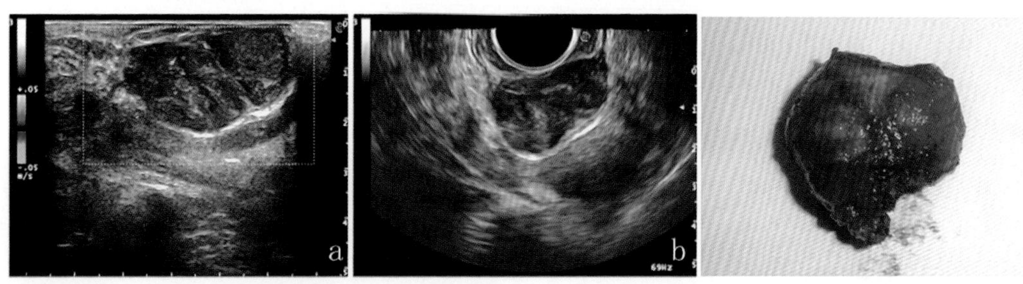

图 43-8-11 a. 腔内探头线阵模式　形态不规则的低回声实性肿物，边界清晰，内部回声不均匀，可见分叶，由于其占位效应导致黏膜层及黏膜下层变薄，显示欠清晰，彩色多普勒模式显示其内血流信号丰富　b. 腔内探头凸阵模式观察　瘤体两端与肌层延续，由此判断该肿物位于直肠肌层　c. 标本实物图，可见其表面光滑，呈分叶状

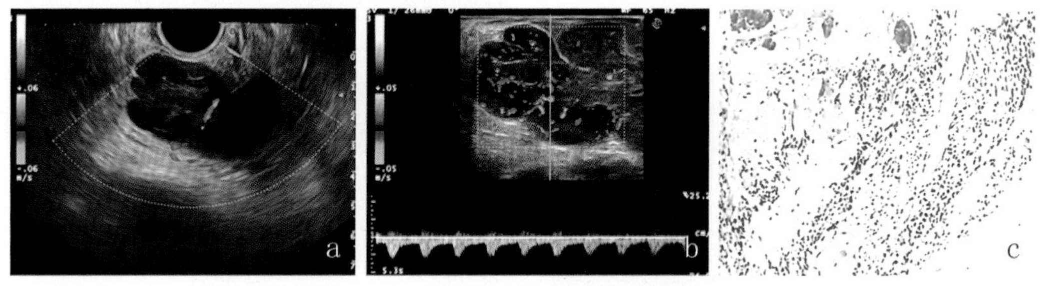

图 43-8-12 a. 腔内探头凸阵模式　位于直肠壁外低回声实性肿物，呈分叶状，诸层结构光滑完整　b. 腔内探头线阵模式　瘤体呈分叶状，形态不规则，血流信号丰富，频谱多普勒测得动脉频谱　c. 病理提示为胃肠道间质瘤伴坏死

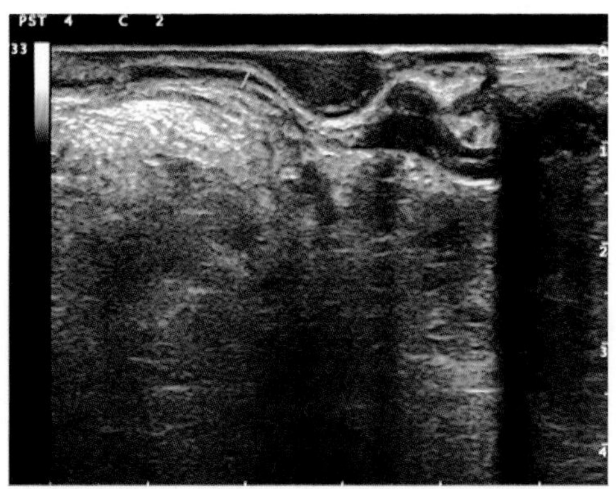

图 43-8-13 肛管内低回声占位，形态规则，回声均匀，可见蒂的结构

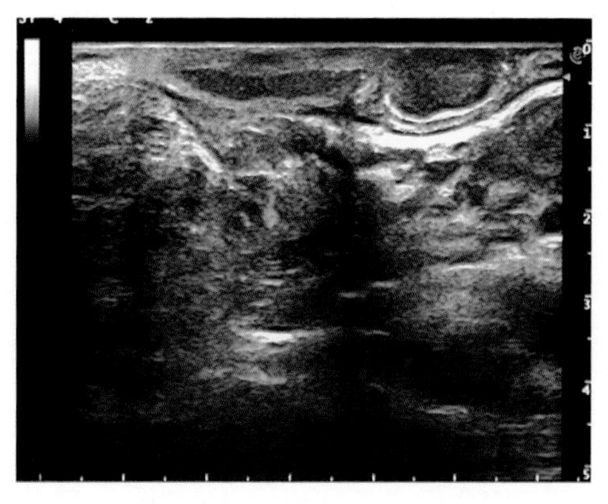

图 43-8-14 肛管内低回声占位，所处肠壁各层回声连续完整，与周边组织界限清晰

多普勒超声：彩色多普勒显示血流信号不丰富。(图 43-8-15)

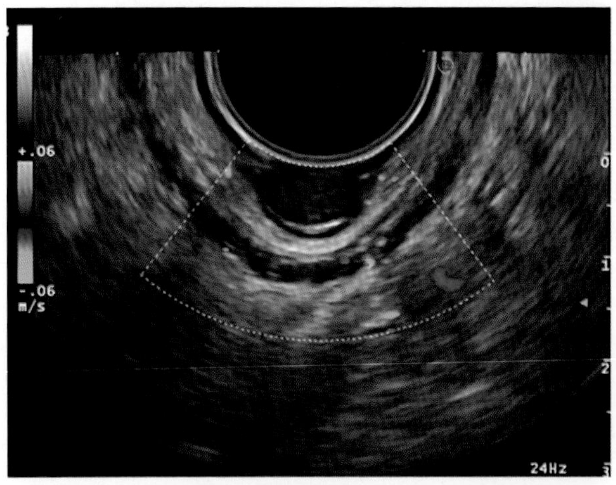

图 43-8-15 腔内探头凸阵模式 肛管内低回声占位，血流信号不丰富

(2) 大型肛乳头瘤

二维超声：黏膜层及黏膜下层完整，与周围组织界限清晰，周边黏膜下层及肌层无增厚。由于探头的推压而贴附于肠壁上，其表面可见光滑完整的薄膜，其下方诸层结构光滑完整（图 43-8-16)。体积多大于 1cm，低回声为主，回声欠均匀，边界清晰光滑，形态较规则，部分可见分叶。(图 43-8-17)

病变内可见星点状血流信号（图 43-8-18)。

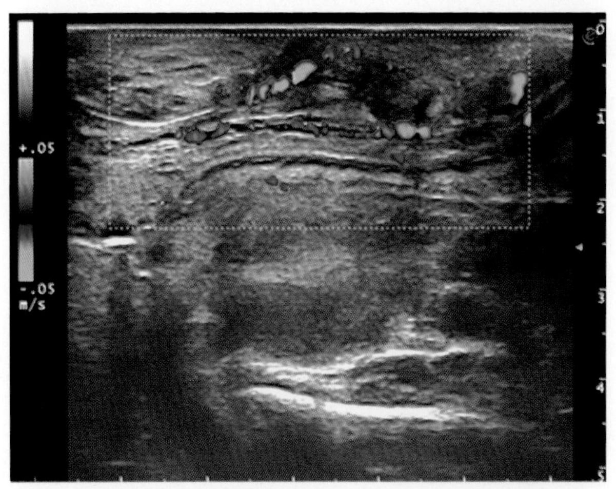

图 43-8-16 肛管内低回声占位，其表面可见光滑完整的包膜，回声欠均匀，血流较丰富

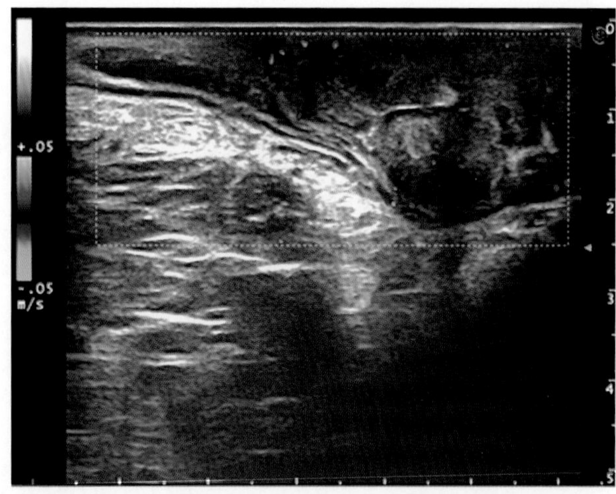

图 43-8-17 肛管内低回声占位，回声不均匀，呈分叶状

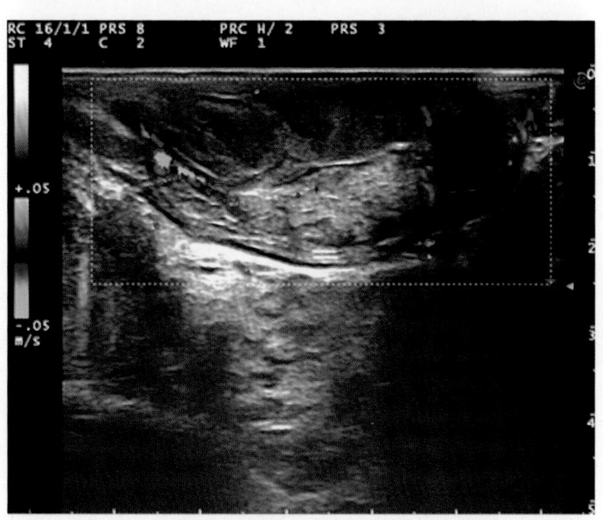

图 43-8-18 肛管内低回声占位，形态尚规则，表面回声减低，探及星点状血流信号

(焦 彤)

## 第九节 肛门直肠恶性肿瘤

### 一、直肠癌

#### (一) 病理及临床概要

直肠癌发病率为消化道恶性肿瘤的第二位，仅次于胃癌，约占大肠癌的 60%，近年有逐渐上升的趋势。发病年龄大多在 31～60 岁，男性多于女性，男女比例约为 1.65 ∶ 1。发病原因不甚明确，大多认为与直肠慢性炎症、腺瘤、生活方式、遗传等因素有关。

大体病理形态可分为 3 型：溃疡型占 50%以

上，又称局限溃疡型。形状不规则，边缘隆起，肿瘤组织向肠壁深部生长，易出血，细胞分化程度较低，转移早；肿块型特点为肿瘤向肠腔内生长，状似菜花或息肉样，边界清楚，肿块增大时表面可产生溃疡，多数分化较高，生长较慢，向周围浸润少，预后较好；浸润型亦称硬癌，呈浸润生长，临床分成浸润溃疡型和弥漫浸润型，前者肿瘤向肠壁深层浸润，与周围分界不清；后者主要在肠壁内浸润生长，有明显的纤维组织反应，质地较硬，易引起肠管环状狭窄和梗阻。本型分化程度较低，恶性程度高，较早出现淋巴结转移，预后较差。

直肠癌组织学分型可分为腺癌、腺鳞癌和未分化癌。腺癌细胞主要是柱状细胞、黏液分泌细胞和未分化细胞，其中癌细胞呈腺管或腺泡状排列为管状腺癌，癌细胞排列成粗细不等的乳头状结构为乳头状腺癌，由分泌黏液的癌细胞组成黏液腺癌，恶性度较高。腺鳞癌亦称腺棘细胞癌，肿瘤由腺癌细胞和鳞癌细胞构成，多为中至低分化，主要发生于直肠下段和肛管。未分化癌：癌细胞小，排列无规律，弥漫成片或团状，分化低，预后最差。

直肠癌临床病理分期多采用国际抗癌联盟和美国肿瘤联合会制定的 TNM 分期及改良的 Dukes 分期。

TNM 分期：

原发肿瘤（T）分期，按直肠癌的浸润深度分为四期：

Tis：原位癌：肿瘤局限于黏膜层内；

T1 期：肿瘤侵及黏膜下层；

T2 期：肿瘤侵及固有肌层；

T3 期：肿瘤侵及整个肠壁，达浆膜层及其周围脂肪组织；

T4 期：肿瘤突破肠壁侵及邻近脏器组织。

淋巴结转移（N）分期：

N0：无淋巴结转移；

N1：1～3 个区域淋巴结转移；

N2：≥4 个区域淋巴结转移；

远处转移（M）分期：

M0：无远处转移；

M1：有远处转移。

Dukes 分期：

A 期：癌仅限于肠壁内；

B 期：癌已穿透肠壁侵入肠壁外，但无淋巴结转移；

C 期：有淋巴结转移者，其中淋巴结转移仅限于癌肿附近为 C1 期，转移至系膜或系膜根部淋巴结者为 C2 期；

D 期：已有远处转移或广泛侵及邻近脏器无法切除者。

改良的 Dukes 分期：

A 期：癌局限于黏膜内；

B 期：B1：癌侵入固有肌层，但未穿透；B2：癌穿透固有肌层；

C 期：C1：癌局限于直肠壁内，伴有淋巴结转移；C2：癌穿透肠壁，伴有淋巴结转移。

便血、排便习惯与大便性状改变是直肠癌主要症状。癌肿局限于直肠黏膜时便血作为唯一的早期症状占 85%，呈鲜血或暗红色，并可出现排便次数增多、排便不尽、里急后重等局部刺激症状。大便常变细、不成形，有黏液。部分患者出现下腹隐痛，中晚期患者可因肿瘤侵犯骶前神经丛而出现骶尾部疼痛。癌肿侵犯尿道、膀胱、前列腺等可致排尿困难、尿频、血尿等症状；若浸润穿透膀胱可致直肠膀胱瘘。女性患者癌肿穿透阴道壁可形成直肠阴道瘘。中、晚期肠腔狭窄可出现肠梗阻。转移至肝脏时，引起肝肿大、腹水、恶病质等。直肠癌的早期诊断、早期治疗是很重要的。目前常用的检查方法包括：直肠指诊、大便潜血检查及影像学检查。癌胚抗原（CEA）对中晚期直肠癌有一定的诊断价值。

### （二）超声检查所见

直肠癌声像图表现为直肠壁呈不规则增厚，肠壁层次结构受到破坏。肿瘤浸润肠壁可使肠壁增厚、僵直，正常肠壁层次结构回声连续性中断，呈不规则“丘陵状”起伏。肿物为形态不规则的低回声占位，内部回声不均匀，血流丰富，血管走行不规则，基底部血管多较粗大，可测得动脉频谱。按病理大体形态分型，不同类型的直肠癌的超声表现有所不同：

1. 肿块型

二维超声：肿瘤向直肠腔内突出呈“菜花样”或呈分叶状隆起，形态不规则，以不均匀低回声为主，表面多欠光滑，部分顶端可见回声减低、凹凸不平的溃疡表现，凸阵模式显示，肿物基底部多较宽，向肠壁深层浸润，基底周边肠壁层次清晰，回声正常，肿物较大时易致肠腔狭窄，探头通过有阻力；

多普勒超声：肿瘤内部血流信号丰富，可测得高速动脉血流频谱，周边可见弥漫点状血流信号；（图 43-9-1）

2. 溃疡型

二维超声：肠壁内较扁平的低回声实性占位，表面不光滑，形态不规则；肿物周边隆突，中心部凹陷，表面溃疡凹陷处可见肠内容物及气体反射回声；基底宽，凸凹不平，向肠壁深部浸润。

多普勒超声：肿瘤内部血流信号丰富，向直肠壁内深入，并可测得高速动脉血流频谱。（图 43-9-2）

3. 浸润型

二维超声：肿物呈低回声实性占位，围绕肠壁生长，肠壁呈不规则环形增厚，略凸于肠壁，表面不光滑，回声不均匀，基底部凸凹不平，向肠壁深层浸润。

多普勒超声：肿瘤内部及周边血流信号丰富，可测得高速动脉血流频谱。（图 43-9-3）

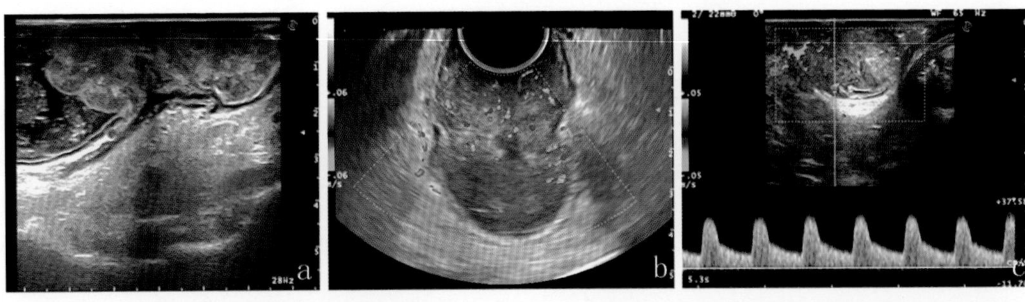

**图 43-9-1** a. 肿瘤向直肠腔内突出呈菜花样，形态不规则；b. 表面欠光滑，瘤体顶端回声减低，血流信号丰富；c. 血流信号丰富，探及动脉频谱

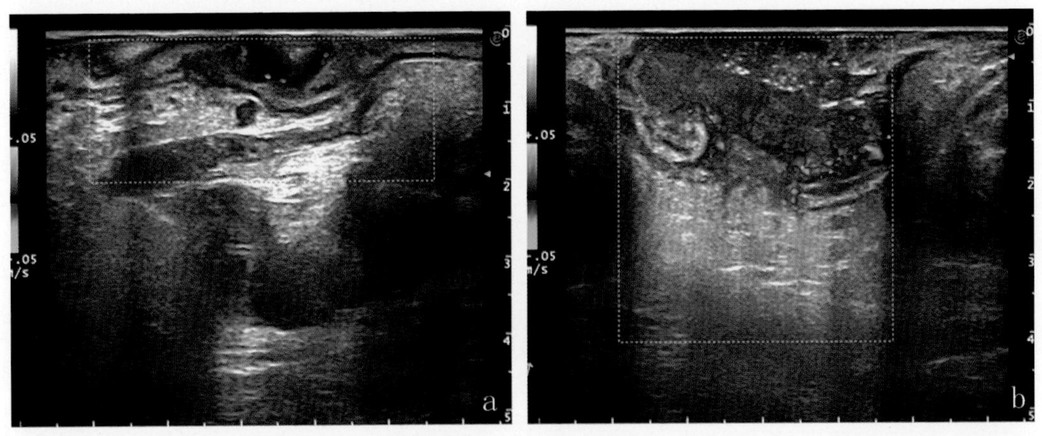

**图 43-9-2** a. 直肠壁低回声占位，形态不规则，表面不光滑，中心部凹陷；b. 肿物形态不规则肿物侵及直肠全层，血流信号丰富

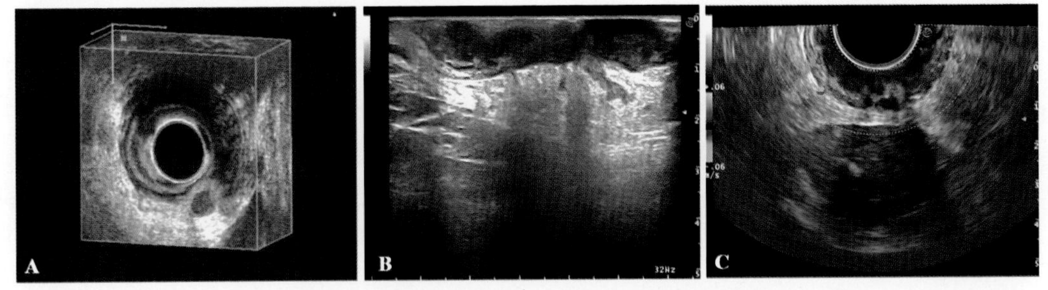

**图 43-9-3** A. 环阵模式 肠壁呈不规则环形增厚；B. 不规则低回声占位，回声不均匀，基底部凹凸不平，肿物侵及直肠全层；C. 三维模式 直肠腔内低回声肿物，向肠壁深部浸润

参照国际抗癌联盟及美国肿瘤联合会制定的TNM分期，以直肠解剖结构的超声改变为基础，以病变部肠壁线性回声的连续性中断表示肿瘤穿透深层，根据浸润深度分为四期；当肿瘤局部肠壁结构层次消失或显示不清时，可通过观察病灶与正常肠壁移行处来判断肿瘤浸润肠壁的层次。

### （三）直肠癌的超声分期

1. uT0期：直肠绒毛状腺瘤或病变仅限于黏膜表层。超声显示低回声黏膜层局限性增厚，其下方高回声的黏膜下层回声均匀，厚度一致。（图43-9-4）

2. uT1期：病变局限于黏膜下层，低回声黏膜层增厚、不完整，黏膜下层出现不均匀低回声，肌层尚完整。（图43-9-5）

3. uT2期：肿瘤侵至固有肌层。超声显示黏膜下层高回声带中断、消失，低回声肌层局限性增厚，回声不均匀，浆膜层完整。（图43-9-6）

4. uT3期：肿瘤侵蚀浆膜层或肠周脂肪组织，即侵及肠壁全层；超声显示肠壁外高回声带连续性中断。（图43-9-7）

5. uT4期：肿瘤侵犯邻近器官。肿瘤组织与周边器官或组织分界不清，前列腺或阴道、宫颈浆膜面不光滑，内见低回声影像。（图43-9-8，图43-9-9）

### （四）介入性超声

超声造影可了解直肠肿瘤的微循环情况，对肿物边界不清晰，浸润深度不明确的患者，应用超声造影对诊断有较大帮助，也可用于病灶与肠腔内容物的鉴别及瘤体内部坏死灶的鉴别，在直肠癌的放化疗疗效评估中也起到一定作用。病灶于注射造影剂后11～20秒开始增强，于16～28秒达到峰值增强，呈不均匀增强，多为等增强，于33～55秒开始退出，表现为“快进快退”现象（图43-9-10）。

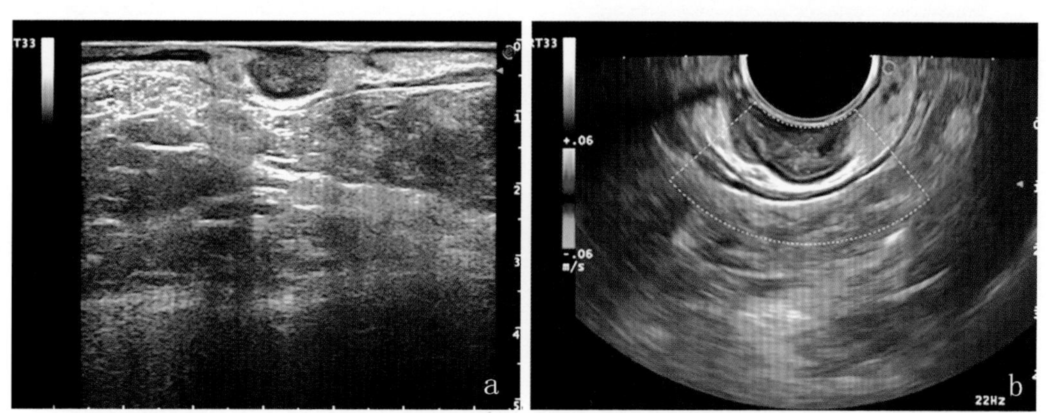

**图43-9-4 uT0期** a. 肿物局限于黏膜层；b. 黏膜下层连续完整，受压变薄

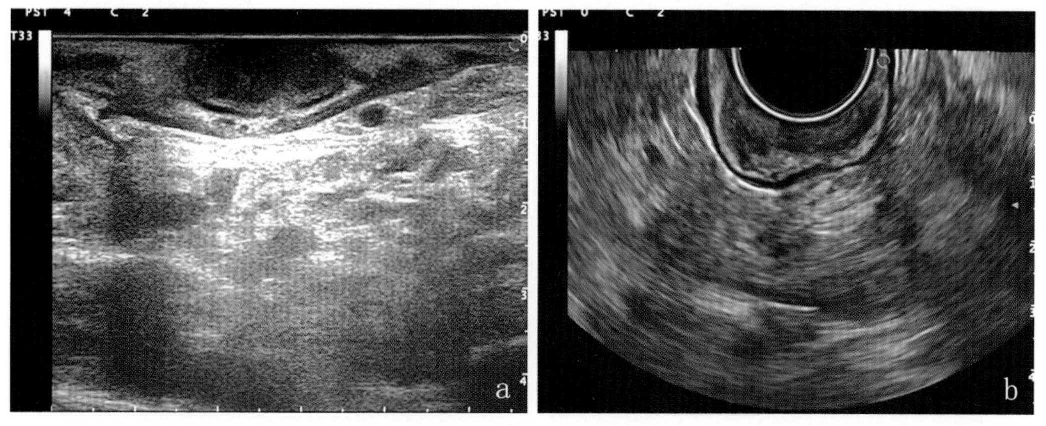

**图43-9-5 uT1期** a. 直肠壁低回声占位，边界清晰，回声均匀；b. 肿物侵及黏膜下层，肌层光滑完整

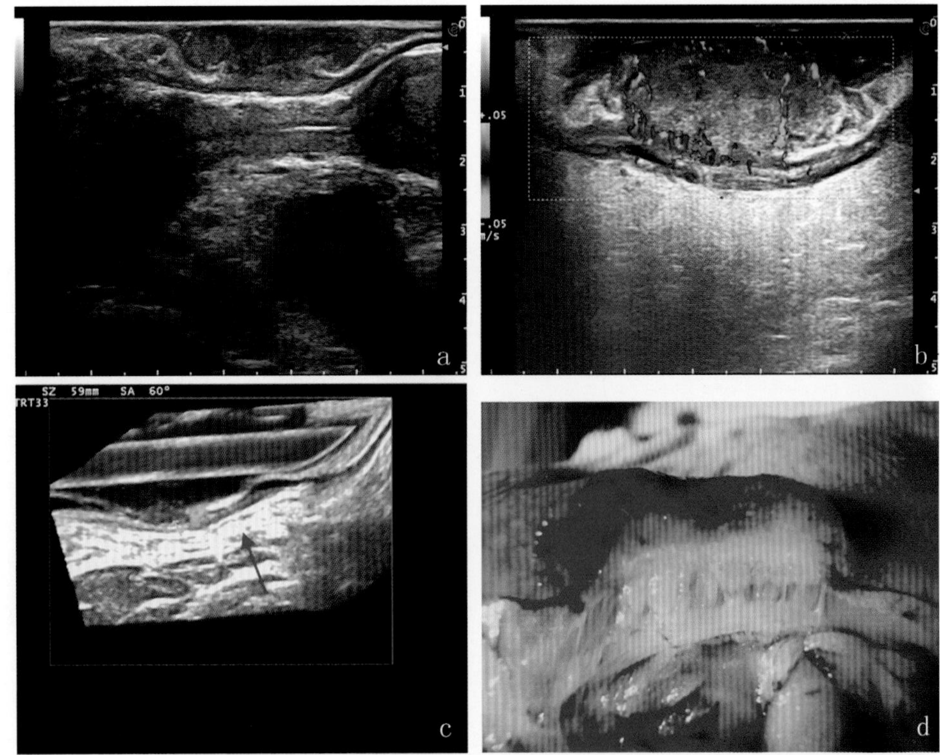

图 43-9-6 uT2 期 a. 直肠壁低回声占位，形态欠规则，回声欠均匀，肿物侵及直肠壁肌层，未突破纤维膜；b. 肿物侵及直肠肌层，其内血流信号丰富；c. 肿物侵及直肠肌层，未突破纤维膜（箭头所指）；d. 标本剖面图，肿物侵及直肠肌层

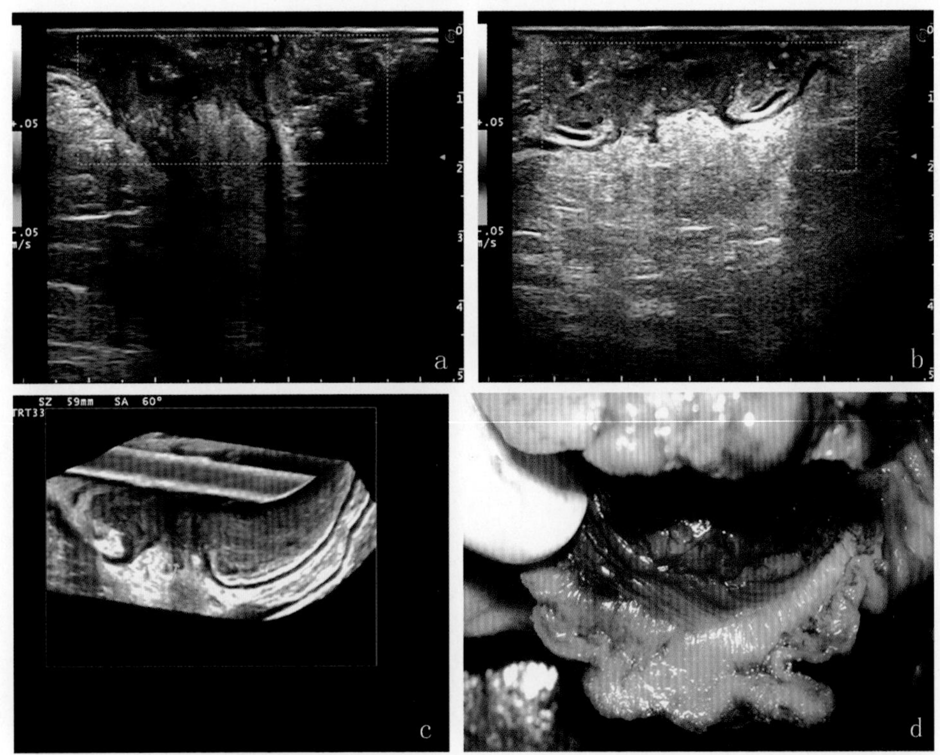

图 43-9-7 uT3 期 a. 直肠壁低回声占位，形态不规则，回声不均匀；b. 直肠壁肌层不延续，肿物突破直肠壁侵及肠壁外，其内可见丰富的血流信号；c. 三维模式显示直肠壁低回声占位，肿物突破肠壁；d. 标本剖面图，癌组织突破肠壁，侵及肠壁外脂肪组织

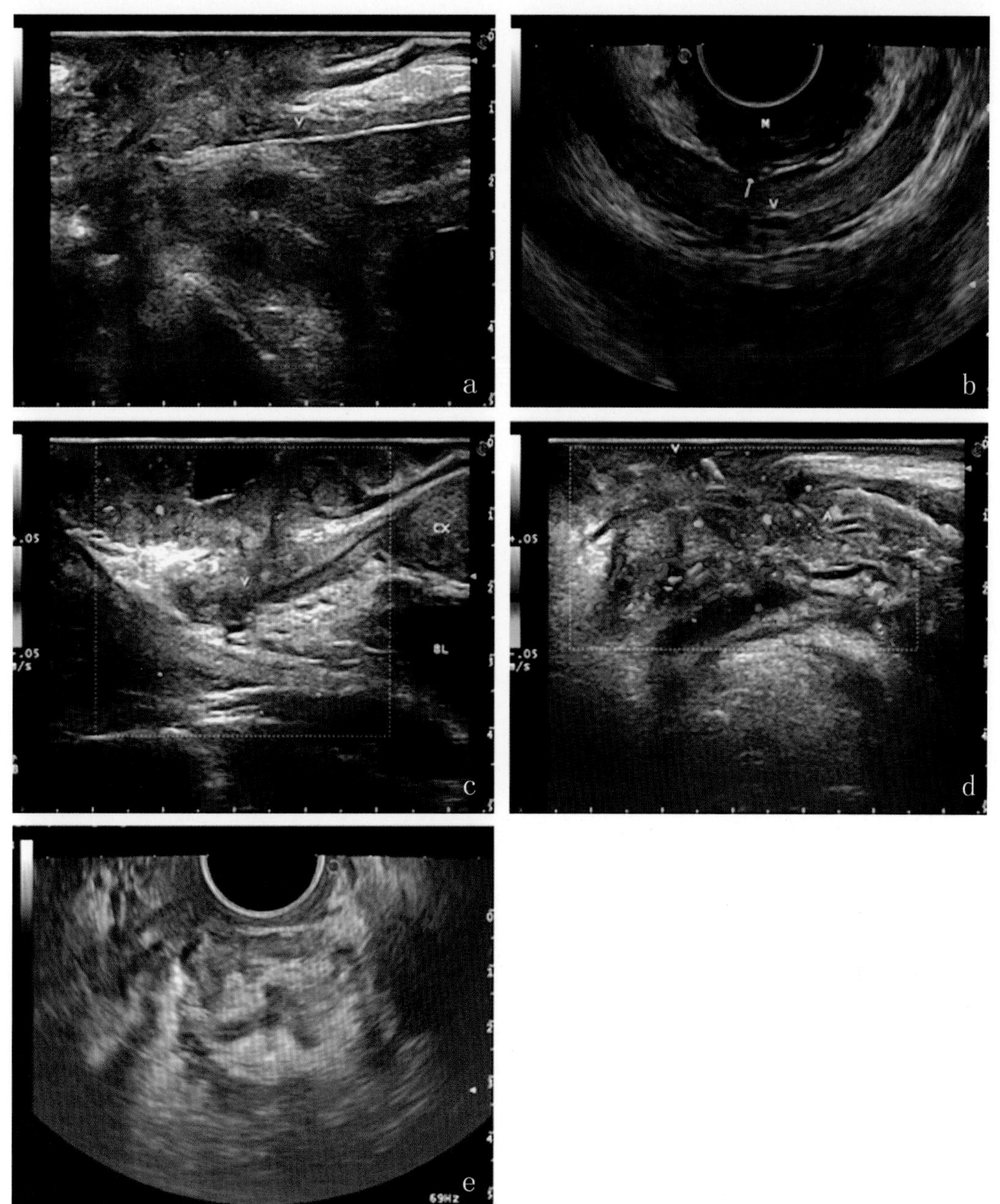

图 43-9-8 uT4 期 a、b. 线阵及凸阵模式观察，可见直肠前壁低回声肿物，形态不规则，与阴道壁关系密切；c. 突破肠壁浸润到阴道后壁，血流信号丰富；d、e. 线阵及凸阵模式经阴道探查，直肠阴道隔消失，阴道后壁增厚，回声不均匀，可见星点状血流信号

超声引导下经直肠活检是一种安全、有效、可靠的确诊方法，应用腔内探头装上相应的定位装置，可用于经直肠取材及经会阴取材，前者穿刺路径近，方向性强，取材准确，后者不经直肠腔，易消毒，较安全。由于手术后纤维化改变和肿瘤复发的声像图相似，手术或放疗后软组织炎症改变使得直肠壁的组织层次模糊。仅靠超声图像很难判断。此时，超声引导下细针穿刺活检可以予以帮助。

## 二、肛管癌

### （一）病理及临床概要

肛管癌是一种少见的肠道肿瘤，为发生在肛直线至肛缘的恶性肿瘤，发病率较直肠癌低，肿瘤的发生可见于各个年龄层次，以中老年患者多见。肛管癌真正病因尚不明确，研究表明：肛管癌及肛周癌的发生因素包括始动因子和促进因子。

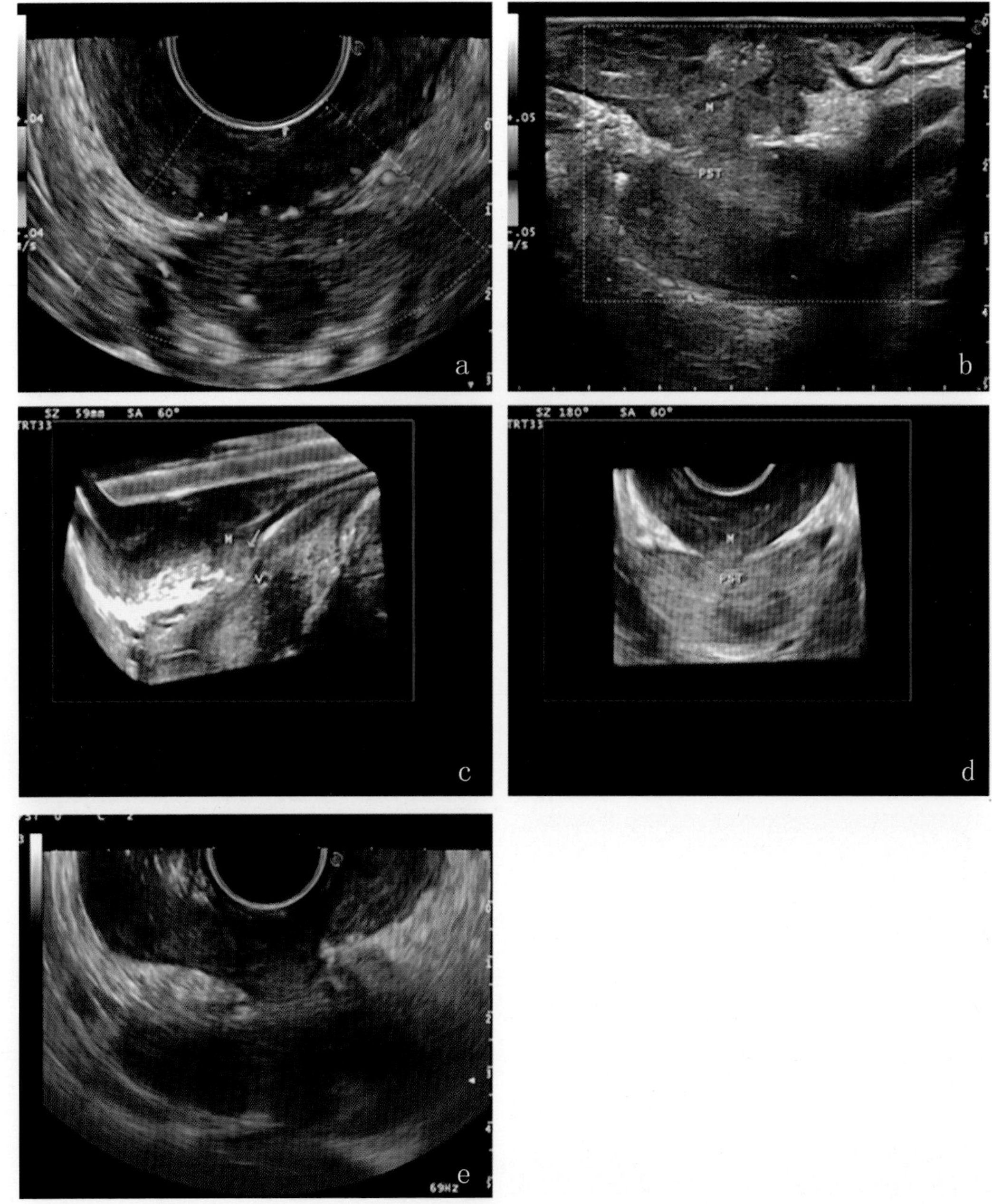

图 43-9-9　uT4 期　a、b. 线阵及凸阵模式可见直肠癌侵及前列腺，肠壁与前列腺间脂肪组织回声减低，前列腺包膜不完整　c、d. 线阵及凸阵三维模式直肠低回声占位，肿物侵及前列腺　e. 直肠癌侵及精囊腺，肠壁与精囊腺间脂肪组织回声减低，精囊包膜不完整

人类乳头状瘤病毒、单纯疱疹病毒等被认为始动因子，可改变细胞基因或使细胞基因突变。肛管及肛周的慢性疾病如肛瘘、肛周脓肿、肛裂、慢性肠炎等是癌发生的促进因子。肛管是内、外胚层交界处，组织类型较多，故肿瘤的组织学类型也较为复杂。常见的主要有：鳞状细胞癌、腺癌、基底细胞癌、移行细胞癌、恶性黑色素瘤等。大部分肛管癌为鳞状细胞癌，腺癌占少数。

肛管癌一般较小，呈半环状生长，可向深部肌层组织浸润，局部扩散可侵入肛门括约肌、阴道后壁、会阴、前列腺和膀胱，造成肛管阴道瘘或肛管膀胱瘘，肛管癌主要扩散途径是淋巴转移，最常见的是腹股沟淋巴结转移，其次可经血行转移至肝、肺、骨等。

肛管癌早期症状不明显，进展期的临床表现与直肠下段癌相似，主要表现为：肛门部持续疼痛，便后疼痛加重，病变早期即可出现便血，随病程进展可出现排便次数增加、排便困难、排便不尽感，伴有黏液血便。直肠指诊可触及肛管内肿块，晚期患者出现肛管狭窄，肿物位置较低者可突出至肛门外。晚期肛管癌患者于一侧或双侧腹股沟区可触及肿大淋巴结。肠镜可见肛管内肿块呈息肉样、蕈状或有溃疡，肛管缩窄。依据症状体征可初步诊断。肿物组织活检可以确诊。超声、CT、MRI 对肿瘤的分期有很大的帮助。

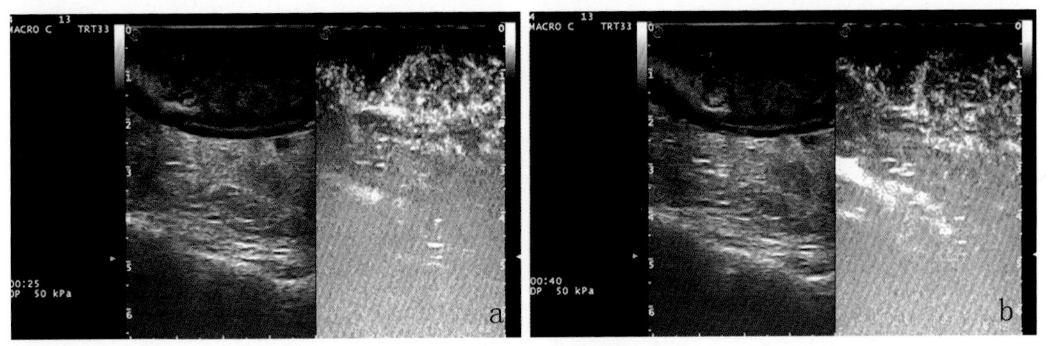

图 43-9-10 a、b. 直肠癌造影

## （二）超声检查所见

患者于检查前行肛门指诊，了解肿物的位置、大小、形状、质地、活动度，估计距肛缘深度，有无出血、狭窄，判断可否行经直肠超声检查。对于肠腔狭窄严重、探头不能通过时，可采用高频线阵探头置于会阴处进行检查，已婚女性可改为经阴道进行检查。

二维超声：

（1）经直肠超声探查

肛管壁形态不规则的低回声占位，内部回声不均匀，管壁不规则增厚，层次结构不清晰，呈不规则“丘陵状”起伏。肿物可侵及内括约肌、联合纵肌及外括约肌。（图 43-9-11）

（2）经会阴检查

腔内超声探查困难者可选择应用体表凸阵探头或高频线阵探头经会阴部探查。

超声检查可见肛管部黏膜、黏膜下层正常结构层次消失，低回声团块充填于肛管腔，肿物穿透内括约肌侵及外括约肌，高回声外括约肌内见不规则低回声影像。（图 43-9-12）。

（3）经阴道检查

肛管肿物较大腔内超声探查困难的已婚女性患者，可应用腔内探头经阴道检查，探头阵元面朝向膀胱截石位 6 点，可探及阴道后壁、肛管前壁及肛管后壁。肛管腔内可见低回声占位，可显示肿物侵及肛管壁的深度、肿物最大长径，并可观察肿物是否侵及阴道壁，凸阵模式下可显示肿物占据肛管的范围、肛管周围有无肿大淋巴结（图 43-9-13）。

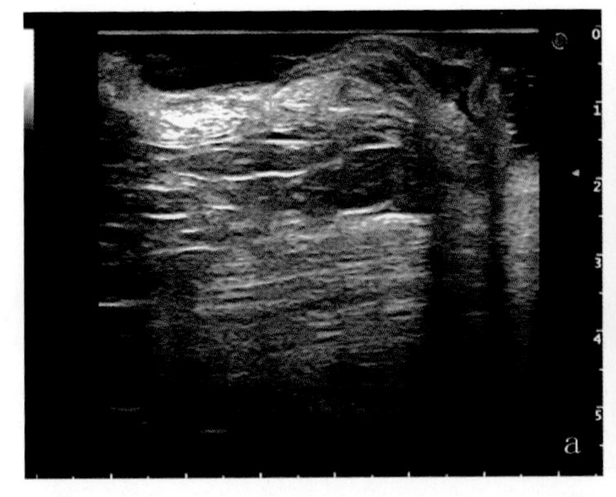

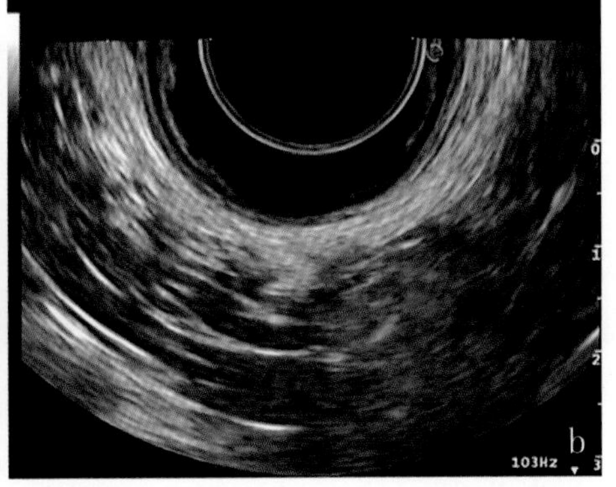

图 43-9-11 a. 腔内探头线阵模式，肛管壁低回声占位，肛管壁呈不均匀增厚，肿物侵及内括约肌；b. 腔内探头凸阵模式，肛管壁低回声占位，约占肛管 1/2 周，内部回声欠均匀，肿物侵及内括约肌

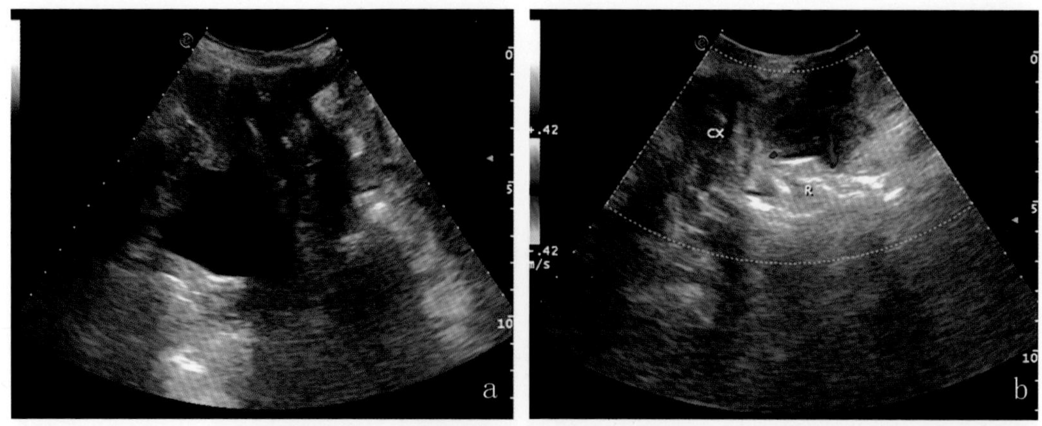


图 43-9-12　a. 肛管内低回声团占位；b. 低回声占位导致肛管腔狭窄，其内血流信号丰富

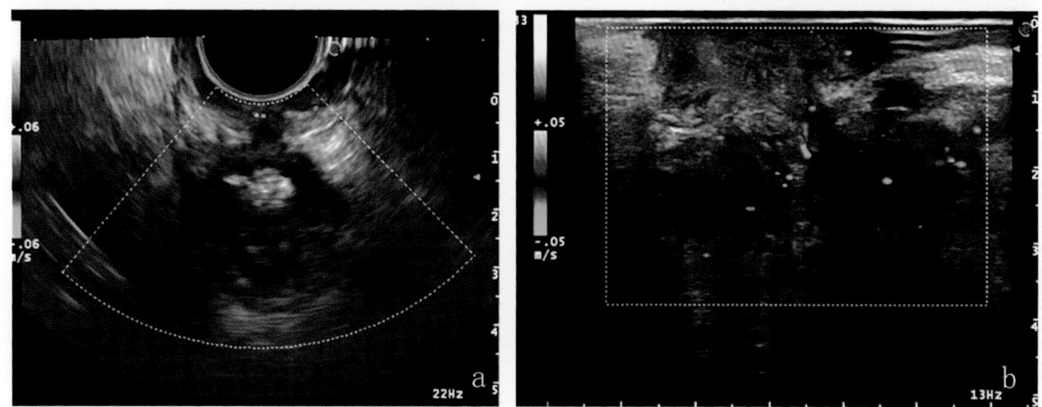


图 43-9-13　a. 经阴道凸阵模式探查，可见肛管低回声占位侵及阴道壁；b. 线阵模式可见肛管低回声占位，肛管层次消失，回声不均匀，侵及阴道，阴道壁中强回声结构连续性中断，血流信号丰富

多普勒超声：病变内及周边可探及血流信号丰富，血管走行不规则，基底部血管多较粗大，可测得动脉频谱，阻力指数较高。（图 43-9-14）

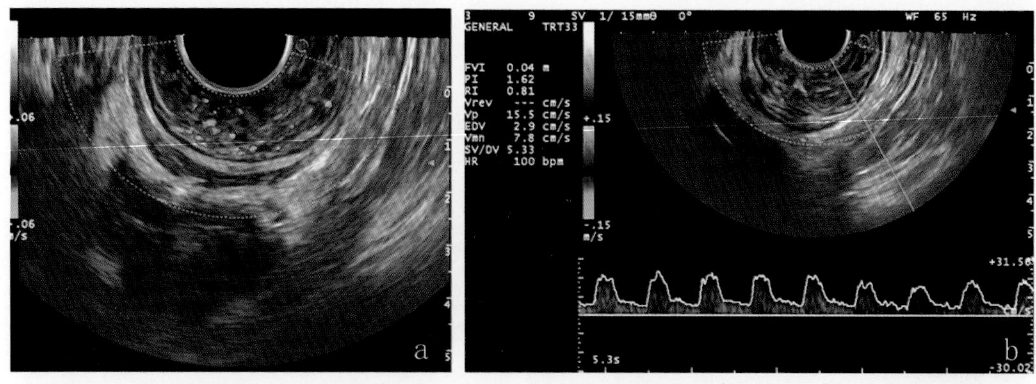


图 43-9-14　a. 肛管壁低回声占位，边界清晰，内部回声不均匀，血流信号丰富；b. 肿瘤内血流丰富，可测得高阻力动脉频谱

## 三、恶性黑色素瘤

### （一）病理及临床概要

肛管直肠恶性黑色素瘤是位于肛管直肠的恶性肿瘤，占全身黑色素瘤的1%以下，在直肠恶性肿瘤中占1.66%，约70%～90%发生于齿线附近，以老年人多见，男女发病率无明显差异。有研究认为，肛管直肠恶性黑色素瘤可起源于肛管非皮肤性鳞状上皮的色素细胞，或直肠黏膜腺体的鳞状化生、移位的神经脊细胞或残余的泄殖腔上皮内的色素细胞。大体标本可呈息肉状、溃疡状、菜花状，表面粗糙，其质地较脆，呈浸润性生长。镜下所见瘤细胞似痣细胞，显著间变，内部可见表皮样细胞、梭形细胞和多核巨细胞，细胞呈多角形、棱形或多边形，核大、畸形、泡状、核仁明显，常有粗大的嗜酸性核仁，胞浆内多数可找到多少不等的黑色素颗粒，呈巢状、条索状或腺泡样排列。

恶性黑色素瘤最常见的症状是便血，因肿瘤位置较低，多为鲜血，可伴有溢液。多有肛管直肠刺激症状，如肛门坠胀不适、里急后重或排便困难，侵及括约肌时可出现剧痛。肛门部可有黑色或褐色肿块脱垂，多数可自行回纳，形态类似血栓痔或嵌顿痔。

肠镜检查可见齿状线附近有暗红色突起型肿块，外形似蕈伞，有短而宽的蒂，或呈结节状，似菜花，质地较柔软，接触出血，较小时表面光滑，肿物增大时表面结节状或粗糙不平，半数以上肿物有黑色素沉着。

### （二）超声检查所见

1. 二维超声

肿物位于肛管皮肤或黏膜层，中等大小多见，少数体积较大，结节状或呈分叶状；肿物内部为中低回声，细腻均匀；瘤体形态欠规则，与周边组织界限清晰，瘤体较大者可致肛管狭窄。（图43-9-15）

2. 多普勒超声　彩色多普勒观察时，可见肿物内血流信号异常丰富，集中于瘤体中心部，频谱多普勒可测得动脉频谱。（图43-9-16）

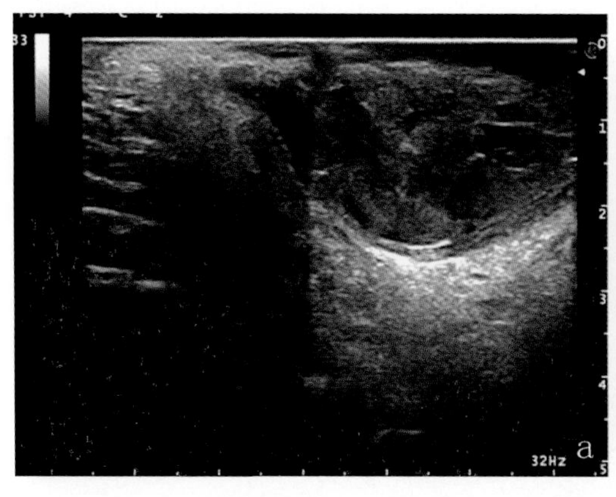

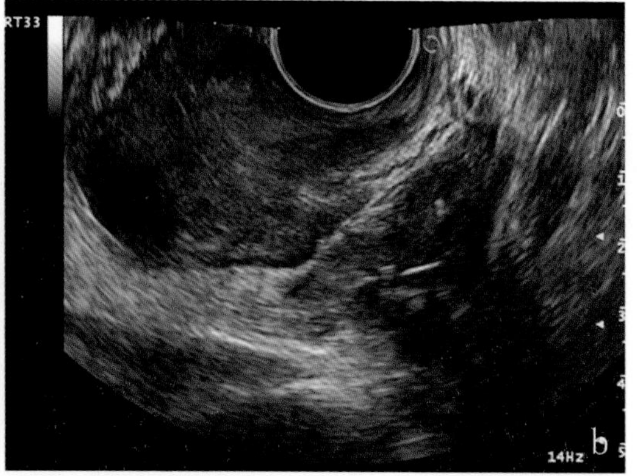

图43-9-15　a. 线阵　b. 凸阵　肛管内中等回声肿物，回声细腻均匀

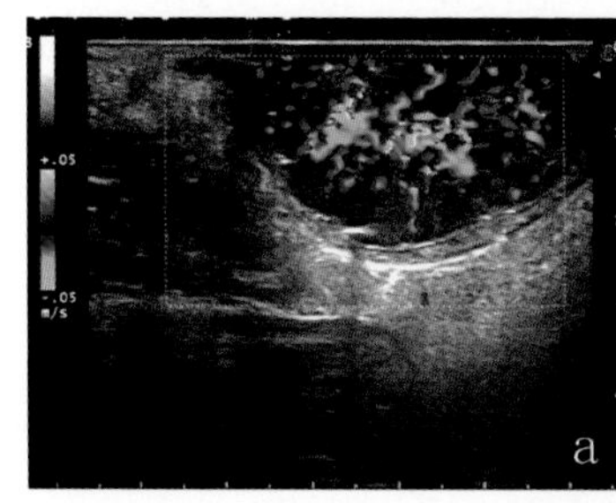

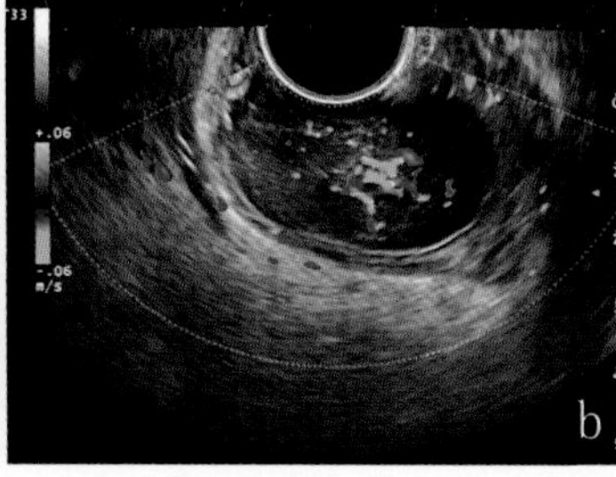

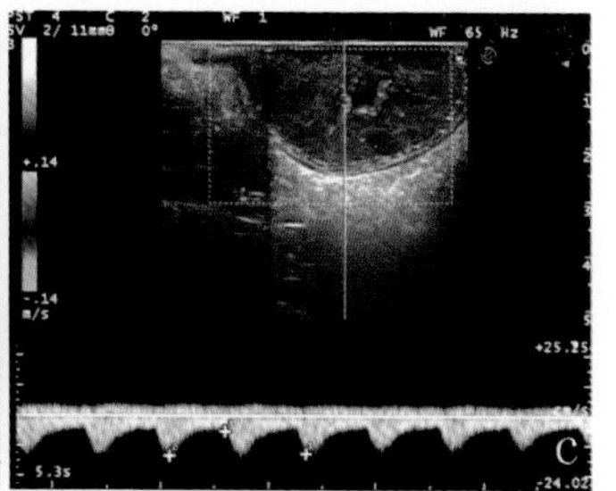

图43-9-16　a. 腔内探头线阵模式　瘤体内血流信号异常丰富、紊乱，呈火海样；b. 腔内探头凸阵模式　肿瘤突入肛管腔，瘤体紧贴探头，血流信号紊乱、丰富；c. 瘤体内探及丰富的动脉血流频谱

## 四、肛周癌

### （一）病理及临床概要

肛周癌为发生在肛缘以下，以肛管为中心半径6cm以内的恶性肿瘤，其发病率较低，以男性及老年多见。肛周癌病因不甚清楚，多认为与肛瘘炎性刺激及瘢痕组织恶变有关。病理类型以鳞癌多见，镜下可见肿瘤由鳞状上皮细胞组成，其异型性表现为细胞形态大小不一，核染色质增多，细胞间桥消失，部分细胞角化不良及不典型核丝分裂等。

肛周癌患者早期症状不明显，患者发现时瘤体多生长较大，部分由于肛周皮肤溃疡长期迁延不愈就诊，或因肛门肿块、便血和肛门持续疼痛就诊。初起时肛门周围皮肤增厚或小结节样隆起，皮肤干燥，结节较硬，甚至出现破溃糜烂，肛周疼痛，瘤体较大时可阻塞肛门。直肠指诊：肿块浸润肛管直肠部时可触及溃疡型隆起肿块、质硬、触痛、指套血染。MRI检查可清晰显示肿块大小、形态及与周围组织的关系。

### （二）超声检查所见

超声检查可经直肠扫查，经直肠扫查困难者可行经会阴超声探查，肿物体积较大时，可行经腹超声探查。

1. 二维超声　瘤体多位于骶尾部，内部以低回声为主，不均匀，瘤体内可见液性暗区及点状高回声，部分瘤体周边可见强回声包膜。肛管直肠壁光滑完整。（图43-9-17）

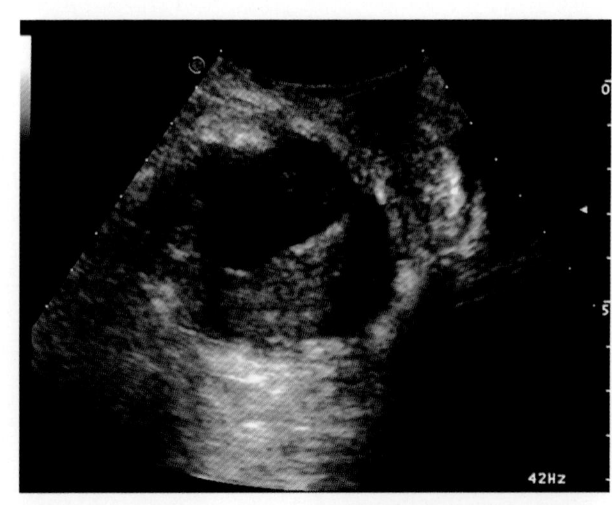


图43-9-17　直肠肠壁外一中等回声实性占位，边界不清晰，回声不均匀，内见局限性液性暗区

2. 多普勒超声　肿物内部可见点状血流信号；频谱多普勒探及高阻力动脉血流频谱。（图43-9-18）

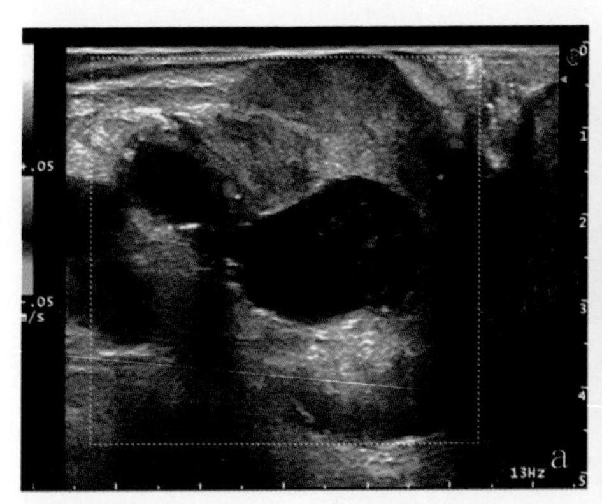


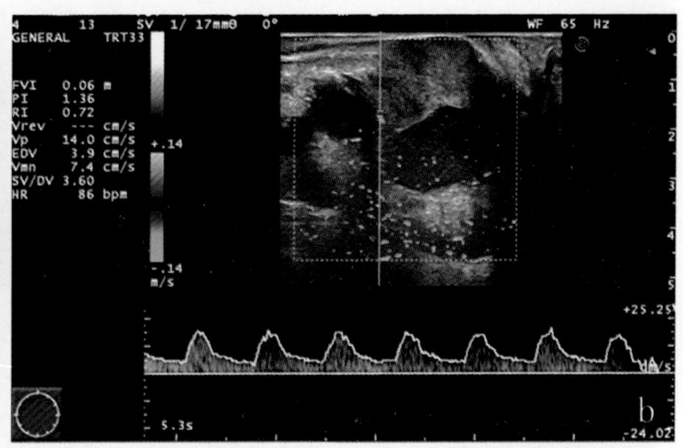


图43-9-18　a. 肿物内部可见点状血流信号；b. 频谱多普勒提示为高阻力型血流频谱

（焦　彤）

# 第四十四章 腹腔、腹膜后间隙及大血管

## 第一节 概述

腹腔及腹膜后间隙疾病重点包括脂肪组织、结缔组织、血管、淋巴管、淋巴结、肌肉及神经组织等疾病。不包括腹腔及腹膜后间隙各种实质性器官支持组织的疾病。然而，腹腔及腹膜后间隙疾病可引起这些各种实质性器官及支持组织继发性改变，而这些各种实质性器官及支持组织疾病亦可影响腹腔及腹膜后间隙，故腹腔及腹膜后间隙疾病与这些各种实质性器官及支持组织疾病密切相关。因此，如何及早诊治腹腔及腹膜后间隙疾病具有极其重要的临床意义。本章从超声检查角度来讨论对腹腔及腹膜后间隙疾病诊断的可行性及优越性，不仅是腹腔及腹膜后间隙对于生命的存在有其重要性，而且是因为腹腔及腹膜后间隙均由软组织构成，具有良好的声学传导界面，可形成清晰的超声图像。另在某些方面，超声对腹腔及腹膜后间隙疾病的诊断仍优于其他医学影像诊断，且应用日益普及，在临床上深受医患之间的欢迎。

### 一、适应证

1. 对腹腔及腹膜后间隙肿块做物理定性诊断（囊性、实性或囊实性），并应用彩色多普勒以及超声造影观察肿块内部及周边的血流情况，进而对肿块性质做出明确诊断或推断性诊断。

2. 寻找和发现腹腔及腹膜后间隙隐匿性占位病变，如小肿瘤、肿大淋巴结、较小的脓肿、血肿、积液。

3. 判断占位病变的大小、范围以及与相邻脏器或腹部大血管（如腹主动脉、下腔静脉）之间的关系，进行定位诊断分析。

4. 常见的腹腔及腹膜后间隙占位性病变；腹膜后原发性肿瘤（良性、恶性），转移性肿瘤，血肿，脓肿。

5. 对腹腔及腹膜后间隙占位病变进行穿刺定位或实时引导穿刺。

6. 腹主动脉瘤（真性、假性）诊断与鉴别诊断。

7. 对腹主动脉夹层、多发性大动脉炎以及肾动脉狭窄的诊断。

8. 检测腹主动脉粥样斑块与血栓。

9. 腹主动脉旁肿物的诊断与鉴别诊断。

10. 检测下腔静脉血栓或瘤栓。

11. 了解下腔静脉外压性狭窄。

12. 对布-加综合征诊断。

13. 评价右心动能不全。

### 二、相对不利因素

因腹膜后间隙位置深，在其前方有胃肠管气

体干扰，后方为脊柱、髂骨和肥厚肌肉的阻挡，尤其肥胖者超声相对较难清楚显示。检查前禁食8～12小时。必要时于检查前排净大便，减少胃肠气体干扰。检查中可适量饮水或口服声学造影剂以充盈胃腔。对于下腹部的病变，必要时充盈膀胱或结肠灌水后再作检查。钡剂X线检查应安排在超声检查之后进行。按照上述准备，完全可避免相对不利因素。

（李国杰　李建国）

## 第二节　局部解剖

### 一、腹腔解剖

腹腔是腹膜壁层和脏层之间腔隙。上起膈肌，下达盆膈，前面为前腹壁，后方为腹后壁，主要为腹大肌、腰方肌及脊柱，两侧面为腹内斜肌、腹外斜肌和腹横肌。一些脏器大部分或全部突入腔内，为脏腹膜所包裹，如肝、十二指肠上1/3段、横结肠、小肠、乙状结肠和直肠上部。一些脏器仅为脏腹膜部分包绕或被脏腹膜覆盖，如胰腺、十二指肠下2/3段、升结肠、降结肠、直肠2/3部、内生殖器、肾、输尿管、腹主动脉及其分支、腔静脉及其属支、交感神经干、腰丛神经分支等。腹膜壁层与脏层之间就这样形成潜在性腔隙称为腹膜腔（外科称为腹腔）。在男性则完全闭锁，在女性则借输卵管腹腔口、输卵管、子宫及阴道而与外界相通。腹膜腔又可分为大、小两个腔。小腹膜腔称网膜囊，在胃的后面，借网膜孔与大腹膜腔相连通。

### 二、腹部分区

临床用体表标志将腹部划分为若干区，借以大致标志腹部各脏器的正常位置及境界，或病变体征的部位及范围。常用的有九区法和四区法。本文介绍四区法：

通过脐划一水平线与一垂直线，两线相交，将腹部分为四个区，即右上腹、右下腹、左上腹和左下腹。各区所包含的主要脏器如下。

1. 右上腹 肝、胆囊、幽门、十二指肠、小肠、胰头、右肾上腺、右肾、结肠肝曲、部分横结肠、下腔静脉。

2. 右下腹 盲肠、阑尾、部分升结肠、小肠、充盈的膀胱、增大的子宫、女性的右侧输卵管、男性的右侧精索、右侧输尿管。

3. 左上腹 肝左叶、脾、胃、小肠、胰体、胰尾、左肾上腺、左肾、结肠脾曲、部分横结肠、腹主动脉。

4. 左下腹 乙状结肠、部分降结肠、小肠、充盈的膀胱、增大的子宫、女性的左侧卵巢和输卵管、男性的左侧精索、左侧输尿管。

### 三、腹膜后间隙解剖

腹膜后间隙位于腹膜腔之后，指腹膜壁层后方与腹后壁之间的间隙，上以膈肌为界，下达真骨盆上缘，两侧以腰方肌外缘为界。间隙的前面除壁腹膜外，尚有肝右叶后面的裸区、十二指肠、升结肠、降结肠及直肠的一部分；间隙的后面为腰大肌、腰方肌和腹横肌腱。除了腹膜后脏器（如肾、肾上腺、胰腺等）和大血管外，尚有大量的脂肪组织、结缔组织、淋巴组织和神经组织等。腹膜后大血管主要涉及下腔静脉、腹主动脉及髂动脉。和上述血管伴行的淋巴系统；尚有交感神经干、神经节、内脏神经丛、脊神经分支和大量的疏松结缔组织；此外，间隙内可有部分原始泌尿生殖嵴和胚胎组织残存。

腹主动脉位于脊柱的左前方，上方经膈脚围成的主动脉裂孔与胸主动脉相续，在平十二胸椎处分出腹腔动脉，其下方1cm处分出肠系膜上动脉，与腹主动脉约成15°夹角向下走行，然后几乎与主动脉平行，在第四、五腰椎间盘高度分为左、右髂总动脉。下腔静脉由左、右髂总静脉在第四、五腰椎之间汇合而成，沿腹主动脉右侧上行，经肝脏的腔静脉窝，穿过膈肌进入胸腔，开口于右心房。

在腹膜后间隙内的大血管周围聚集着许多淋巴结。这些淋巴结可分三组。

1. 位于腹腔动脉周围的腹腔淋巴结。

2. 位于腹主动脉和下腔静脉两旁的腰淋巴结。

3. 位于髂总动、静脉周围的髂淋巴结。

以上这些淋巴结，正常情况下很小，超声不易显示。

### 四、腹膜后间隙分区

腹膜后间隙由前向后可分为三个解剖区。

1. 肾旁前间隙　位于后腹膜与肾前筋膜之间及升结肠和降结肠的后方。胰腺及十二指肠的降部和横部在此间隙内，此间隙向上延伸至肝脏的裸区，向下经髂窝与盆腔腹膜后间隙相通。

2. 肾周围间隙　由肾前筋膜和肾后筋膜围成，两层筋膜间可充满脂肪组织包裹肾脏，故又称肾脂肪囊。肾后筋膜向内附着于腰椎体，肾前筋膜则越过腹主动脉和下腔静脉的前方与对侧肾前筋膜相延续，左-右肾周围间隙在肾前筋膜下方相通。此间隙内有肾、输尿管及肾上腺。

3. 肾旁后间隙　位于肾后筋膜与覆盖腰大肌和腰方肌前面的髂腰筋膜之间，其中有腰交感神经干，乳糜池和淋巴结等。

## 第三节　检查方法

### 一、腹腔检查方法

1. 查前准备　腹腔范围大，脏器多。腹腔内脏器官检查最好作胃肠准备。检查前 3 天内禁食牛奶、豆制品、糖类等易于发酵产气之食物或加服排气之药物。检查当天应空腹、排空大小便后检查为宜。必要时灌肠排气、盆腔内脏器官检查留小便使膀胱充盈。

2. 体位　腹腔超声检查最常用的体位为平仰卧位、俯卧位、左侧或右侧卧位。观察肿块移动度及与邻近脏器的关系。坐位或立位也较常用，适于对高位肝脏、胆、胃、胰的检查以及观察内脏下垂程度。腹腔胀气明显时，饮水后采取坐位或立位可得到最佳效果。直肠内超声探测一般采用侧卧位较多。

3. 检查操作

（1）原则上是从左到右，从上至下，从前至后，左、右对比，纵、横对比。

（2）观察可疑肿块时，探头置于被查体部位声束要尽量垂直，对肿块进行追踪“目标”定位，适当时加压探头，观察回声有无变化，以鉴别真假性肿块。

（3）若观察肿块全貌，要以探头为支点，作上下（横切）、左右（纵切）方向的扇形扫查，尽可能扩大视野范围包容肿块轮廓。

（4）同时两侧或前后对称性扫查以对比性观察。

### 二、腹膜后间隙检查方法

1. 患者准备

（1）一般与腹腔超声检查相同，所不同处重点在于观察腹腔深层（腹膜后间隙）处。

（2）检查前禁食 8～12 小时。必要时于检查前排净大便，减少胃肠气体干扰。检查中可适量饮水或口服声学造影剂以充盈胃腔。

（3）对于下腹部的病变，必要时充盈膀胱后再作检查。钡剂 X 线检查应安排在超声检查之后进行。

2. 仪器条件　常规选用 3.5～5.0MHz 的凸阵探头。

3. 检查体位　通常采用仰卧位，可根据需要变换体位。左右侧卧位、俯卧位及立位等，也可采用边改变体位，边探测的方法。

4. 扫查方法

（1）多个平面的纵切和横切扫查法：自剑突至耻骨联合上缘作多个平面的纵切和横切，探头可作自上而下，自左向右和自右向左平行滑动，结合患者的深呼吸和屏气进行。

（2）按腹部分区扫查法：将腹部分为四个区或九个区探测。逐个区进行，将每个区内的脏器一一显示。

（3）排除法：腹部结构复杂，脏器较多，在探测腹膜后肿块时，首先要逐一排除来源于肝、胆、胰、脾、肾、胃肠、肠系膜及膀胱等脏器的肿块，女性还应包括子宫、卵巢等脏器疾病。

（4）追踪法：正常腹腔内各脏器之间以及脏器本身有血管和其他管道正常分布，而且相互之间有一定关系，有病变存在时，这些管道就显示推挤、受压、消失、牵拉等。探查时可根据这些管道追踪不放，找出病变原发部位，来鉴别与腹膜后间隙的关系。

（5）呼吸移动法：在检查时令患者取仰卧位，做连续腹式慢呼吸，探头适当加压，观察腹腔肿块与周围器官及腹膜后间隙的关系。

（6）水充盈法：利用饮水后充盈胃及十二指肠可观察胆总管下段及胰头后面的腹膜后病变；膀胱充盈和直肠灌水法可排除来自泌尿生殖系及直肠病变。对因肥胖、肠气过多干扰常规超声检查致肿块显示不清楚者，可采用腹腔注水成像技术，来获得更多的诊断信息。

（7）腰大肌收缩法：在检查时令患者仰卧位，利用双下肢交替的弯曲引起腰大肌的收缩，来判断肿块与腹膜后腰大肌的关系。

（8）观察肿块的活动度、与周围脏器或血管的关系，对肿块进行定位。

（9）结合呼吸运动和体位改变，对检出的或可疑的病变区进行多切面超声检查，观察肿块内部回声、边界和血供情况。

（10）声像图观察内容：除了具有一般性腹部包块声像图特点外，还应观察有无具备以下图像特征之存在：①“高炮”征；②抬高或偏移性“羊角”征；③大血管“包绕”征；④肝肾或脾肾分离征；⑤“越峰”征；⑥器官远离脊柱征；⑦腹主动脉下腔静脉分离挤压征；⑧肾静脉扩张征；⑨肿块固定征及⑩肾背分离征。

（11）最后用彩色多普勒超声显示腹膜后血管，进行流速的测定，以及观察肿块与周围血管的关系、肿块内血供情况进行观察。

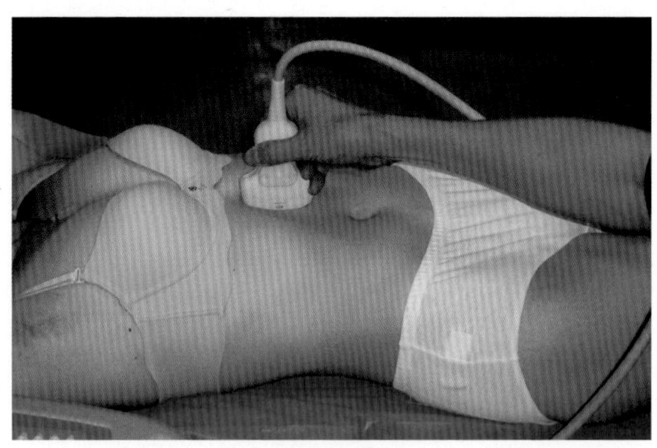

图 44-4-1　上腹部正中（旁）纵向切面

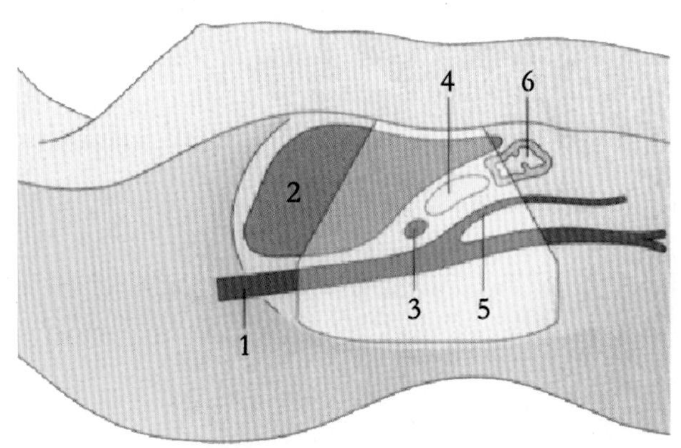


图 44-4-2　1. 腹主动脉；2. 肝左叶；3. 脾动脉；4. 胰体；5. 肠系膜上动脉；6. 胃窦部（引自 Thieme，2004）

## 第四节　正常声像图

### 一、正常腹腔声像图

1. 上腹部正中（旁）纵切面（图 44-4-1，图 44-4-2）

上腹部正中线（旁）纵切为肝左叶纵断面，可见肝左叶下面之胰体、腹主动脉、腹腔动脉及其脾动脉、肝总动脉分支、肠系膜上动脉，以及胃窦部横切面。

2. 下腹部正中线纵切面（图 44-4-3，图 44-4-4）

下腹部正中线纵切为膀胱、子宫及直肠纵面图像。

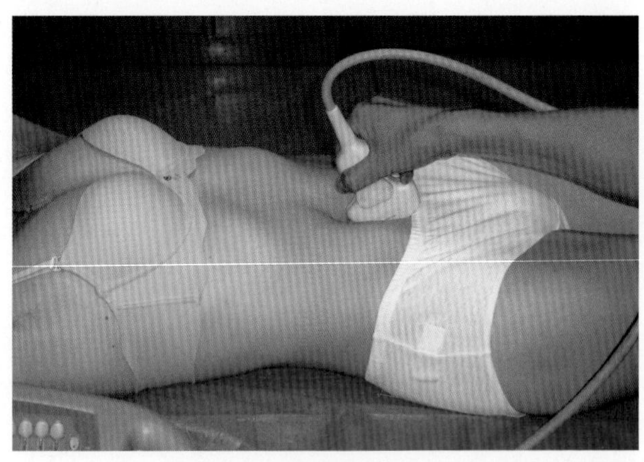

图 44-4-3 下腹部正中纵向切面

3. 右锁骨中线纵切面（图 44-4-5，图 44-4-6）

沿右锁骨中线纵切，右上腹或见肝右叶纵断面，可见到胆囊长轴、十二指肠横切面及右肾纵断面，其余断面皆为肠腔中空器官图像。

4. 左锁骨中线纵切面（图 44-4-7，图 44-4-8）

沿左锁骨中线纵切，左上腹可见到部分脾

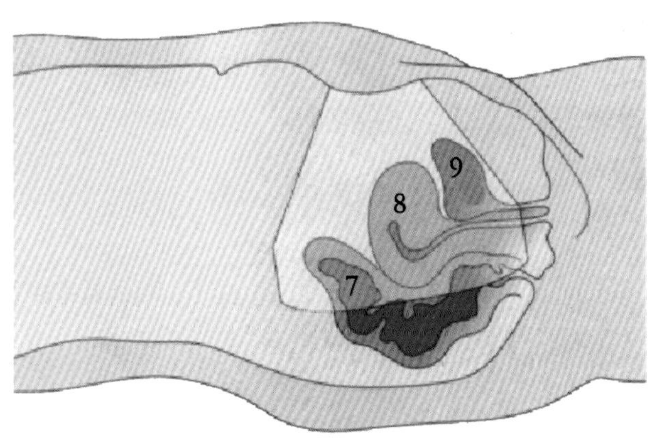


图 44-4-4 7. 直肠；8. 子宫；9. 膀胱（引自 Thieme，2004）

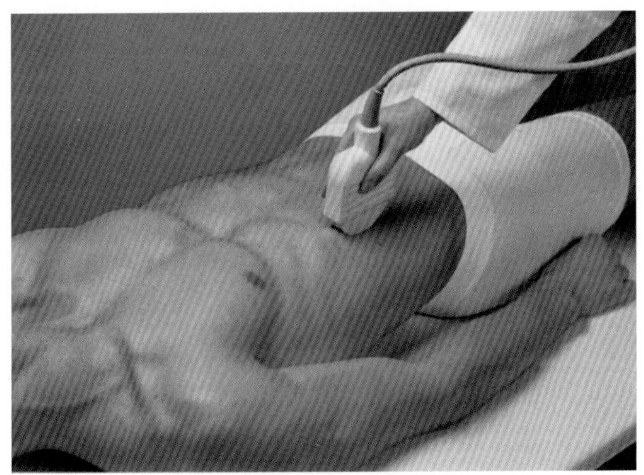

图 44-4-5 右锁骨中线纵向切面

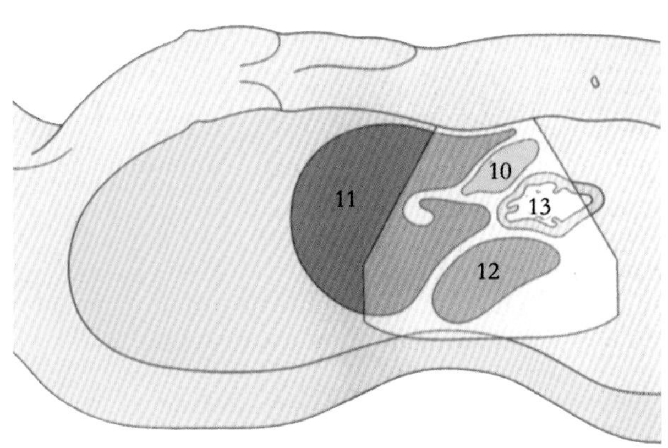


图 44-4-6 10. 胆囊；11. 肝右叶；12. 右肾；13. 十二指肠（引自 Thieme，2004）

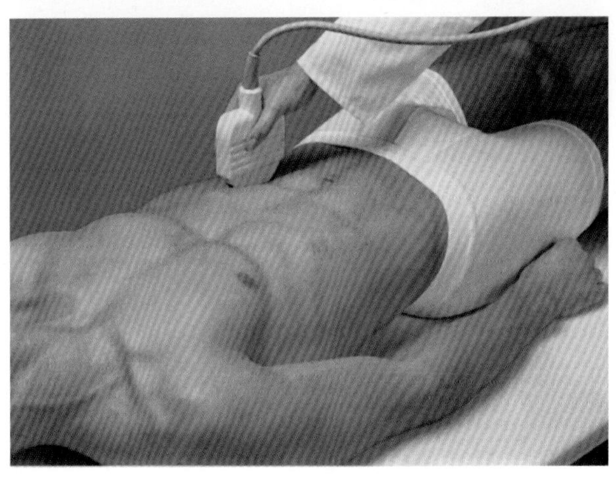

图 44-4-7 左锁骨中线纵切面

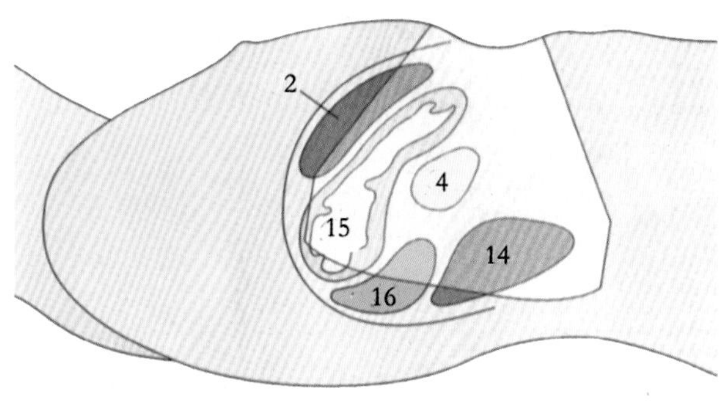


图 44-4-8 2. 肝左叶；4. 胰腺；14. 左肾；15. 胃；16. 脾脏（引自 Thieme，2004）

脏、部分肝左叶纵断面，可见到胃体长轴、胰腺横切面，其余断面皆为肠腔中空器官图像。

5. 右上腹部横切面（图 44-4-9，图 44-4-10）

右上腹沿肝脏最大横径切面，可见到大部分肝脏横断面、胆囊短轴、胰腺断面、肠系膜上动脉横断面、肠系膜下静脉横断面、下腔静脉横断面、腹主动脉横断面及右肾横切面。

6. 左上腹部横切面（图 44-4-11，图 44-4-12）

左上腹部胰腺平面横切，可显示部分肝左叶或胃。当用液体充盈胃腔时，胃后壁后方是胰腺前的腹膜，较清晰而平整，胰头深面是下腔静脉，胰体深面是腹主动脉，胰颈深面是门静脉或肠系膜上静脉，后者是肠系膜上动脉，它始于腹主动脉，在其与腹主动脉夹角间有左肾静脉横穿，脾

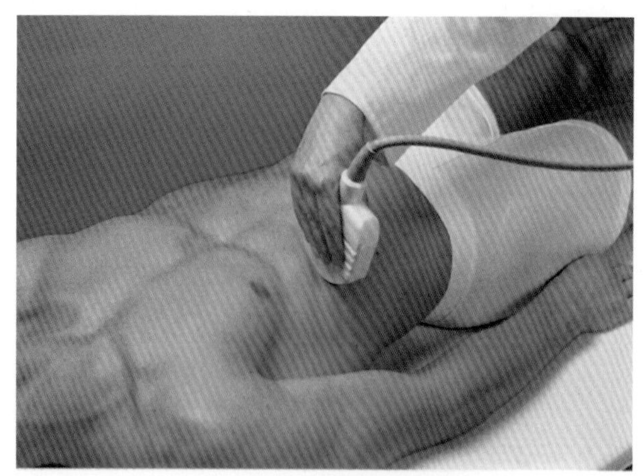

图 44-4-9　右上腹部横向切面

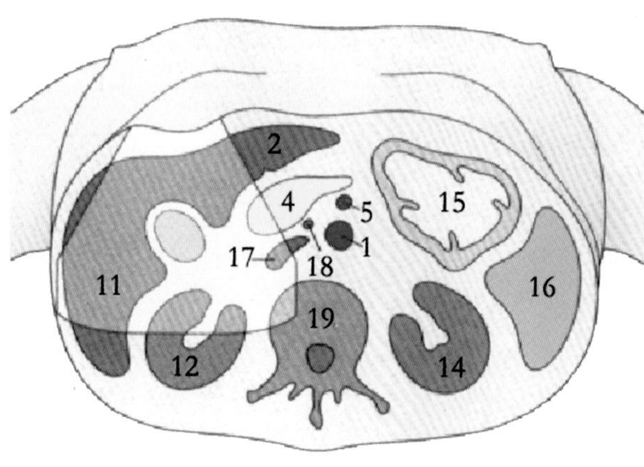


图 44-4-10　1. 腹主动脉；2. 肝左叶；4. 胰腺；5. 肠系膜上动脉；11. 肝右叶；12. 右肾；14. 左肾；15. 胃；16. 脾脏；17. 下腔静脉；18. 肠系膜上静脉；19. 脊柱（引自 Thieme，2004）

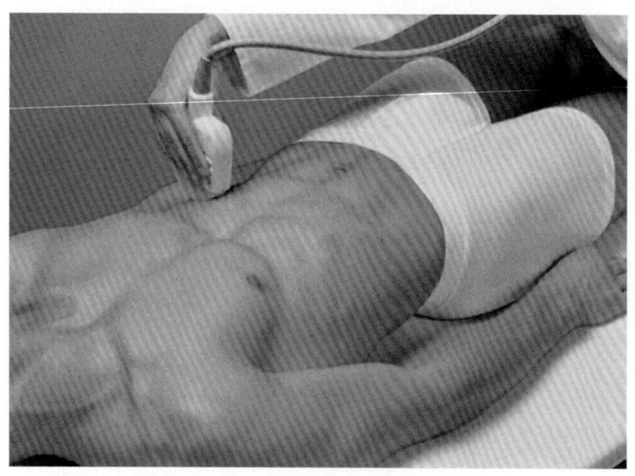

图 44-4-11　左上腹部横向切面

静脉在胰后方与胰腺长轴平行，并在胰颈后与肠

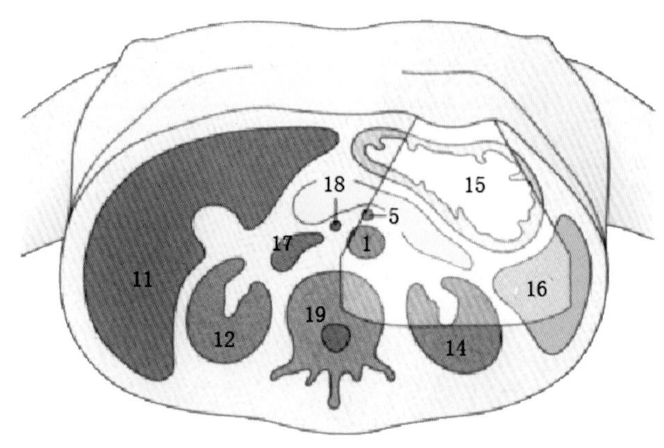


图 44-4-12　1. 腹主动脉；5. 肠系膜上动脉；11. 肝右叶；12. 右肾；14. 左肾；15. 胃；16. 脾；17. 下腔静脉；18. 肠系膜上静脉；19. 脊柱（引自 Thieme，2004）

系膜上静脉汇合成门静脉。再往深部为腹主动脉、下腔静脉及脊柱横断面。

7. 下腹部横切面（图 44-4-13，图 44-4-14）

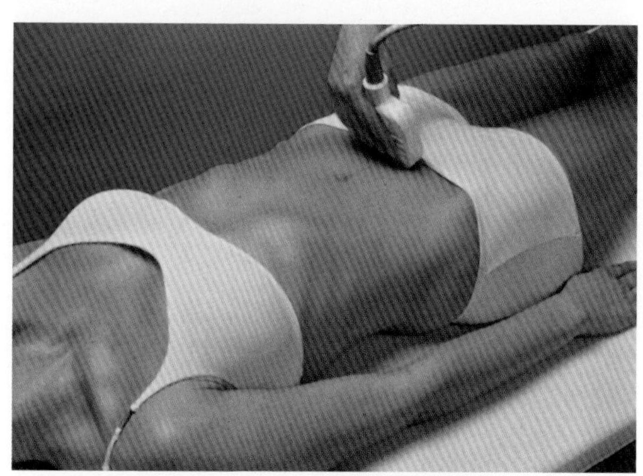

图 44-4-13　下腹部正中横切面

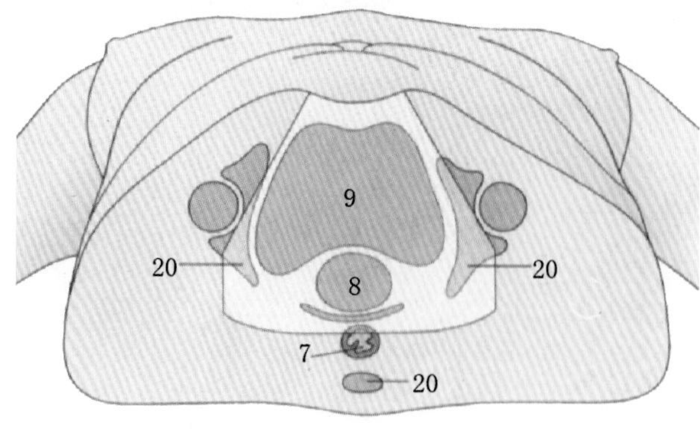


图 44-4-14　9. 膀胱；8. 子宫；7. 直肠；20. 盆骨（引自 Thieme，2004）

多在耻骨联合上方，探头斜向或垂直于盆腔，可显示膀胱、前列腺、子宫、附件及盆腔各脏器位置毗邻关系。

## 二、正常腹膜后间隙声像图

1. 腹主动脉及其主要分支

腹主动脉纵切显示在肝左叶后方可见一条管状无回声结构，管壁光滑规则，随心脏节律一致跳动。腹主动脉上段近膈肌处位置最深，内径最大，逐渐下降其位置沿脊柱前方逐渐变浅，内径略减小（图 44-4-15）。横切面显示在脊柱强弧形回声前方偏左侧，呈现圆形无回声区（图 44-4-16）。随年龄增大而增宽，男性明显大于女性。正常腹主动脉近段（近膈肌处）内径 2～3cm，中段（胰腺水平）1.5～2.5cm，远段（近分叉处）1～2cm。CDFI：血流为层流，流向足侧。腹主动脉主要有以下分支。

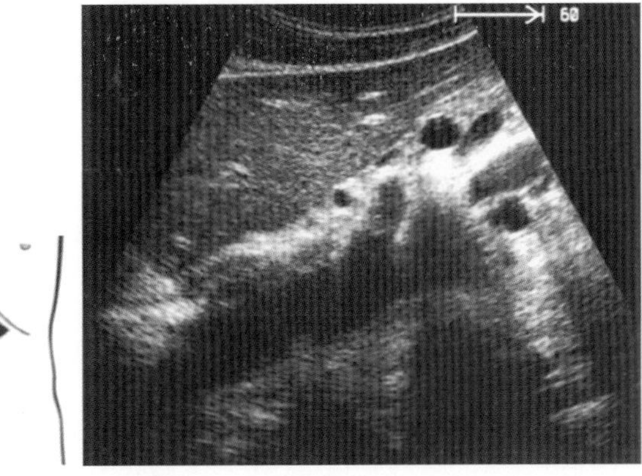


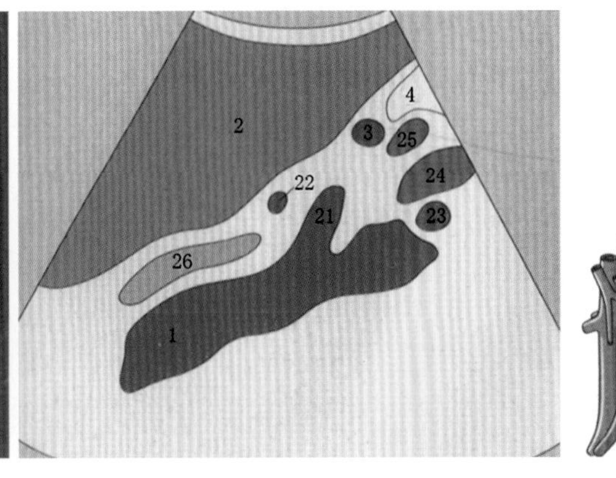


1. 腹主动脉；2. 肝左叶；3. 脾动脉；4. 胰腺；21. 腹腔干；22. 胃左动脉；23. 左肾动脉；24. 左肾静脉；25. 脾静脉；26. 膈肌（引自 Thieme，2004）

**图 44-4-15　脾动脉—脾静脉—腹腔动脉干切面**

（1）腹腔动脉：在正中线左侧约 1cm 处纵切面，胰腺上缘水平处可见腹腔动脉开口于腹主动脉前壁，在肠系膜上动脉的上方约 1cm 处，呈粗短状突起，长 1～2cm。横切面时可见腹腔动脉分支呈“Y”形，向右上方向走行的为肝动脉，向左上走行的为脾动脉（图 44-4-16）。正常腹腔动脉内径在 0.6～0.7cm。空腹时腹腔动脉血流为低阻的二相波形，进食后流速可轻微升高。

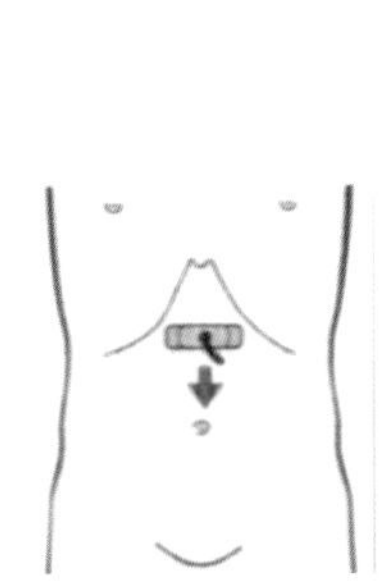

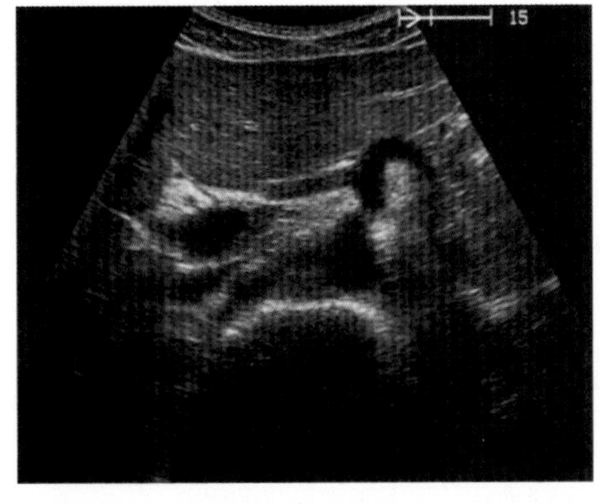


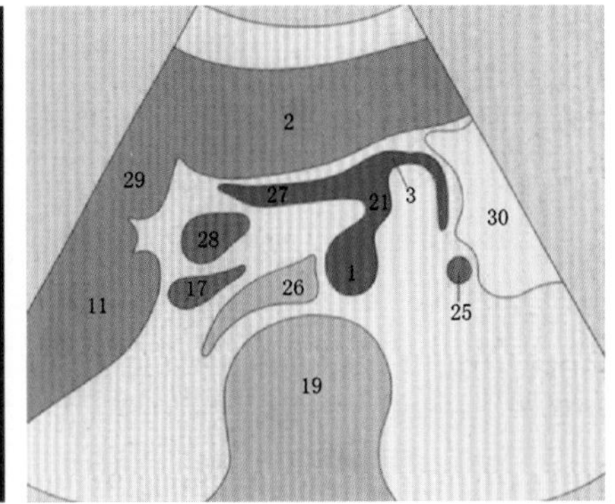


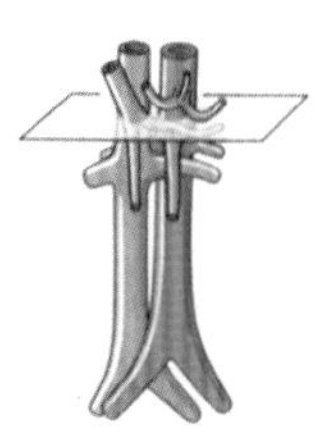

1. 腹主动脉；2. 肝左叶；3. 脾动脉；11. 肝右叶；17. 下腔静脉；19. 脊柱；21. 腹腔动脉干；25. 脾静脉；26. 膈肌；27. 肝动脉；28. 门静脉；29. 尾状叶；30. 胰尾（引自 Thieme，2004）

**图 44-4-16　脾动脉—肝动脉长轴切面**

（2）肠系膜上动脉：纵切面显示在腹腔动脉起点下方约 1cm 处起自腹主动脉前壁，先以锐角下行，然后大致与腹主动脉平行，下行在胰腺及脾静脉后方，经左肾静脉前方，于胰腺钩突及十二指肠第三段前面进入肠系膜，正常肠系膜上动脉内径 0.6cm 左右。空腹时，肠系膜上动脉血流循环阻力较高，为三相波形，由收缩期前向波、舒张早期反向波和舒张中晚期的低速前向血流组成；进食后，内径明显增宽，整个心动周期流速明显升高，反向血流消失。

（3）肾动脉：于腹主动脉横切面，在肠系膜上动脉起始点稍下方，自腹主动脉两侧壁分出左右肾动脉。右肾动脉由腹主动脉发出后，向右经下腔静脉、胰头、十二指肠和右肾静脉的后方到达右侧肾门，故较左肾动脉长；左肾动脉从腹主动脉分出后直接进入左肾门。正常肾动脉峰值流速 < 150cm/s，收缩早期加速时间 < 0.07 秒，收缩早期加速度 > 3m/s$^2$，阻力指数 0.5～0.7。

2. 下腔静脉及其主要属支

（1）二维超声：下腔静脉及其主要属支如肝静脉、肾静脉壁呈薄而平整的细线状回声，有时不易辨认，管腔内为无回声。下腔静脉位于正中线右侧约 2cm 处，纵切时表现为两条规则、光滑的平行线状回声，随心脏舒缩有波浪式的活动。横切面可见在脊柱弧形回声右前方，腹主动脉右侧，呈椭圆形或较扁平的无回声区，其管腔随呼吸运动有变化。正常下腔静脉管腔前后径近心段为 1.0～1.3cm，中段 0.9～1.2cm，远心段 0.9～1.1cm。

（2）多普勒超声：彩色多普勒清晰显示者，管腔内充满血流信号，但肠气干扰和肥胖等影响因素可使静脉管腔内血流信号充盈不满意。下腔静脉近心段和肝静脉随心腔舒缩血流颜色发生变化，但无湍流出现。房室舒缩致血流频谱多普勒呈多相型，每一心动周期依次由 S 波、V 波、D 波和 A 波组成，偶尔在 A 波之后还有一个 C 波。S 波和 D 波为前向波，S 波波峰常大于 D 波波峰；V 波、A 波及 C 波为反向波（图 44-4-17）。这种多相型频谱常见于下腔静脉近心段和三支肝静脉，很少见于右肾静脉，而下腔静脉远心段、左肾静脉和髂静脉血流受心脏舒缩的影响很小，常表现为连续的前向血流。血流频谱也受呼吸的影响，通常吸气时 S 波流速减低，D 波流速升高，而呼气时波形流速改变则正好相反。

3. 门静脉及其分支

（1）脾静脉：上腹横切面在腹主动脉和下腔静脉横切面前方及胰颈体部后方可见到一段数厘米长的管状无回声区，右侧近胰头处内径较宽，

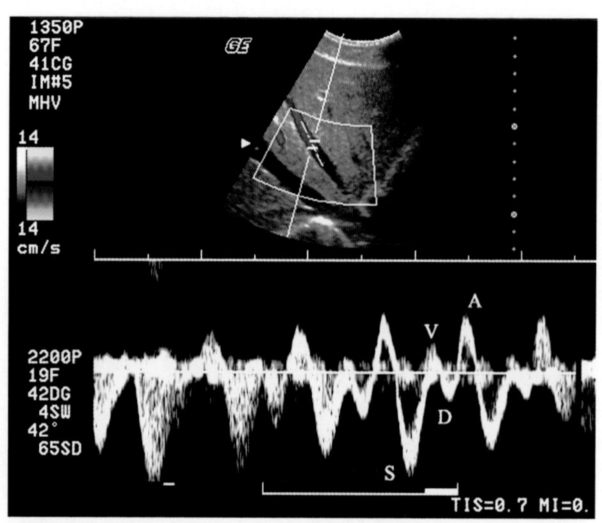


波形依次由 S 波、V 波、D 波和 A 波组成（引自李建初. 医学超声影像学，2010）

**图 44-4-17 正常肝静脉血流的多普勒频谱**

左侧较细，此即为脾静脉的胰后段。右侧较宽处为门静脉的起始端。正常脾静脉内径 0.5～0.7cm。

（2）肠系膜上静脉：于腹中线偏右纵切，下腔静脉略偏左前方，可见肠系膜上静脉纵切面，呈一条较为细小的管状无回声区，经十二指肠第三段后方及胰腺钩突前方，于胰颈后方与脾静脉汇合，管腔增粗为门静脉主干起始部，位于肠系膜上动脉之右侧。

（3）门静脉：门静脉由脾静脉及肠系膜上静脉在胰颈后方汇合而成。向外上经下腔静脉前方，于胰头后方斜向外上至第一肝门。门静脉主干内径 10～12mm，不随呼吸运动变化，易与肝静脉区别。

4. 腹膜后间隙 4 个基本断面

腹膜后间隙可通过以下 4 个腹部超声扫查断面，以显示间隙与脏器结构的毗邻关系，推断取得腹膜后间隙所处立体空间位置。

（1）经腹主动脉长轴纵断面 显示肝左叶及其浅部的腹主动脉长轴。在其腹侧有腹腔动脉、肠系膜上动脉发出。十二指肠横部、胰体和肠系膜上动脉位于肾旁前间隙（图 44-4-18）。

（2）胰腺长轴的腹部横切面 此断面的胰腺及其浅部图像，包括胰腺、十二指肠降部、胆总管下段、门静脉和脾静脉和肠系膜上动脉所占据的区域，相当于腹膜后肾旁前间隙；腹主动脉和下腔静脉位于肾周围间隙（图 44-4-19）。

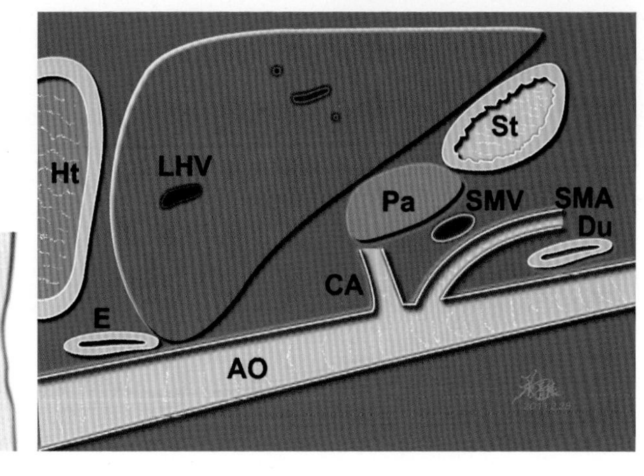


图 44-4-18 Ht. 心脏；E. 食管；LHV. 肝左静脉；AO. 主动脉；CA. 腹腔动脉；Pa. 胰体；St. 胃；SMV. 肠系膜上静脉：SMA. 肠系膜上动脉；Du. 十二指肠横部

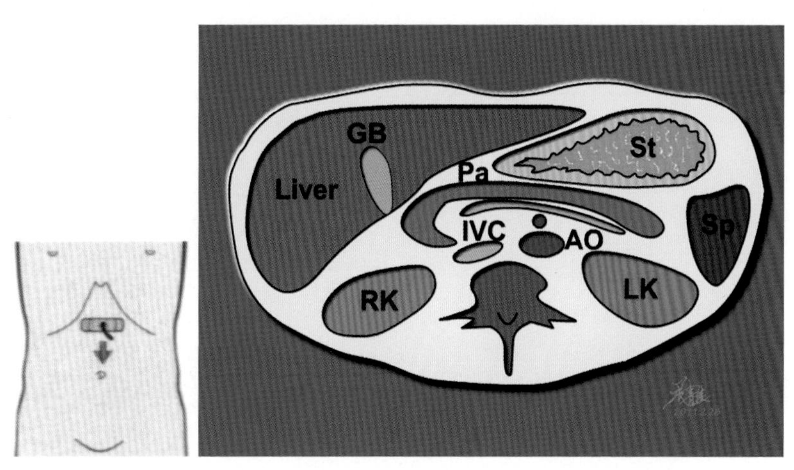


图 44-4-19 Liver. 肝脏；GB. 胆囊；RK. 右肾；Pa. 胰腺；IVC. 下腔静脉；AO. 主动脉；St. 胃；LK. 左肾；Sp. 脾脏

（3）经肾内横切面 显示肾门部肾动、静脉。肾和肾血管所处空间是肾周围间隙；肠系膜上动、静脉在肾旁前间隙内走行（图 44-4-20）。

（4）经髂腰肌和髂血管的下腹横断面 显示脊柱前缘呈强回声带，脊柱两侧腰大肌和腰方肌呈宽带状弱回声。髂外动脉、静脉、输尿管均位于后腹膜与髂腰筋膜间的间隙（图 44-4-21）。

## 三、腹膜后肿块声像图特征

腹膜后肿块主要来源于间叶组织、神经组织、胚胎残留组织、淋巴组织、转移性及炎性等肿块。因其位置深，及腹膜后间隙范围大，组织多，这就构成了超声图像多样性、复杂性，乃至难以识别性。如何早发现、及时诊断是现代超声诊断中产生的一项新课题，目前对其诊断的主要方法有超声、ECT、CT、MRI 等。而在当前国情下超声检查仍是首选，它可以从不同的断面观察，不但能准确地显示肿块部位、数目、形态、大小，还可显示与周围器官及组织的关系。声像图特征如下。

1．“高炮”征

正常上腹部探头正中偏左纵切时，腹主动脉与肠系膜上动脉在纵切面时两者走向平行，肠系膜上动脉一般与腹主动脉前壁间呈一微小角度，正常不应超过 30°。当腹膜后肿瘤向胰头侵犯，或胰头（尤其钩突）本身有占位性病变时，腹主动脉与肠系膜上动脉两者夹角增大（>30°），呈“高炮征”改变（图 44-4-22 ，图 44-4-23）。

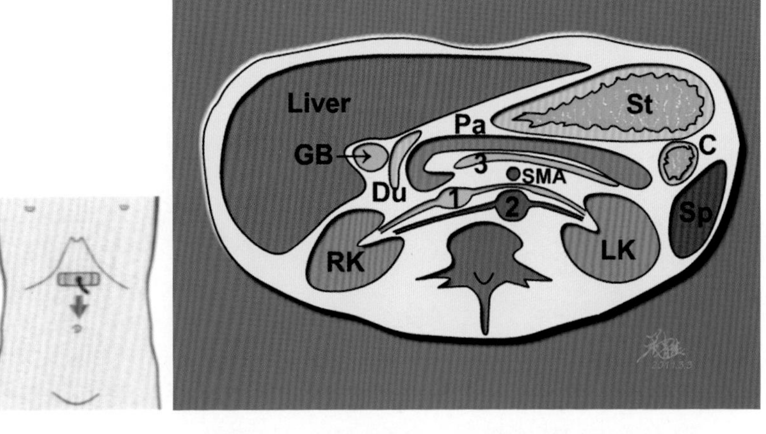


图 44-4-20　Liver. 肝脏；GB. 胆囊；Du. 十二指肠降部；RK. 右肾；Pa. 胰腺；1. 下腔静脉；2. 主动脉；3. 肠系膜上静脉和脾静脉；SMA. 肠系膜上动脉；St. 胃；C. 结肠；LK. 左肾；Sp. 脾脏

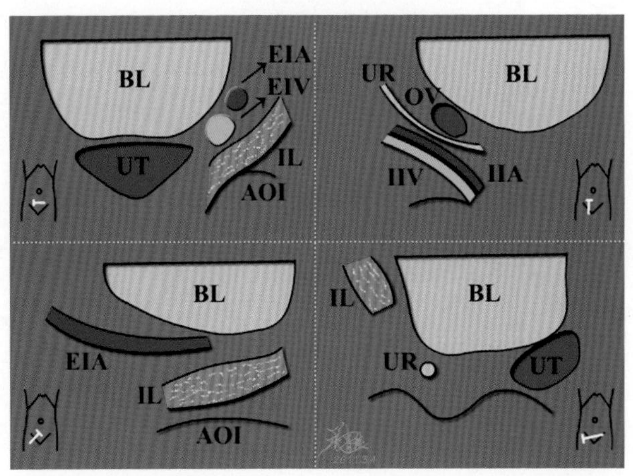


图 44-4-21　BL. 膀胱；UT. 子宫；EIA. 髂外动脉；EIV. 髂外静脉；IL. 髂腰肌；AOI. 髂翼；UR. 输尿管；OV. 卵巢；IIA. 髂内动脉；IIV. 髂内静脉

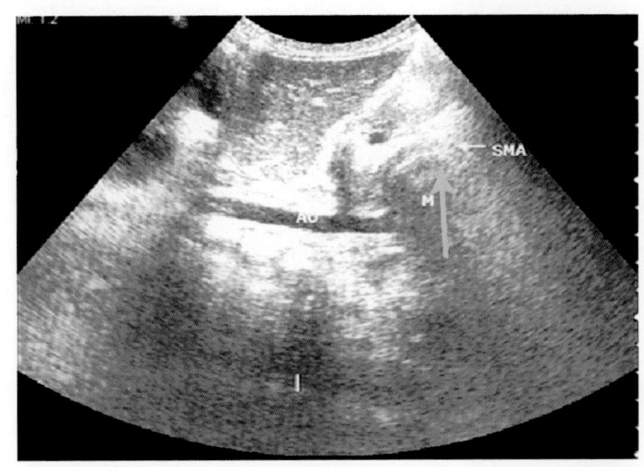


“↑”所示高炮征；AO：腹主动脉；SMA：肠系膜上动脉；M：肿瘤

图 44-4-22　腹膜后肿瘤侵犯胰腺钩头部呈“高炮”征二维超声

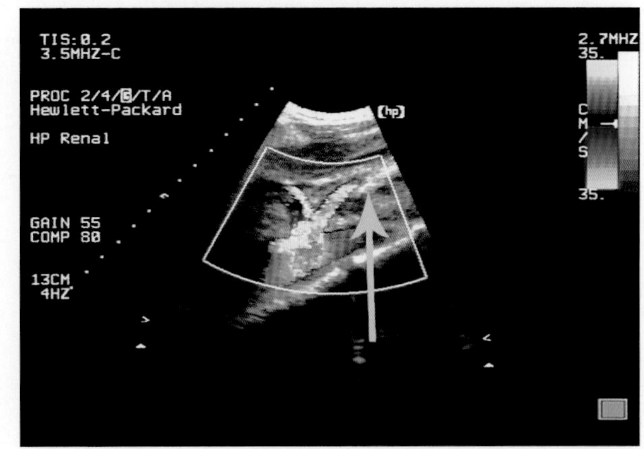


“↑”所示高炮征

图 44-4-23　腹膜后肿瘤侵犯胰腺钩头部呈“高炮”征彩色多普勒血流显像

2. 抬高或偏移性“羊角”征

正常上腹部探头横切时肝动脉与脾动脉自腹主动脉发出呈低平的“Y”形，当腹膜后大血管及腹腔动脉周围有占位性病变灶时，可致使肝动脉与脾动脉走向异常，角度改变，声像图上出现肝动脉、脾动脉抬高或偏移，就称之为抬高或偏移性“羊角”征（图 44-4-24 ，图 44-4-25）。

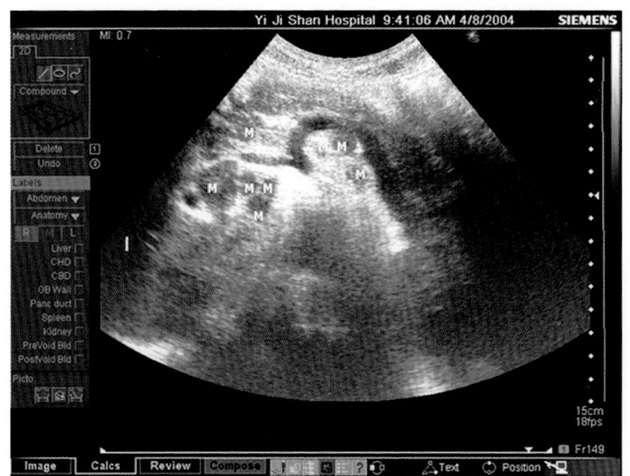


M：腹膜后肿块

**图 44-4-24　腹膜后肿块致肝动脉、脾动脉抬高呈偏移性“羊角”征二维超声**

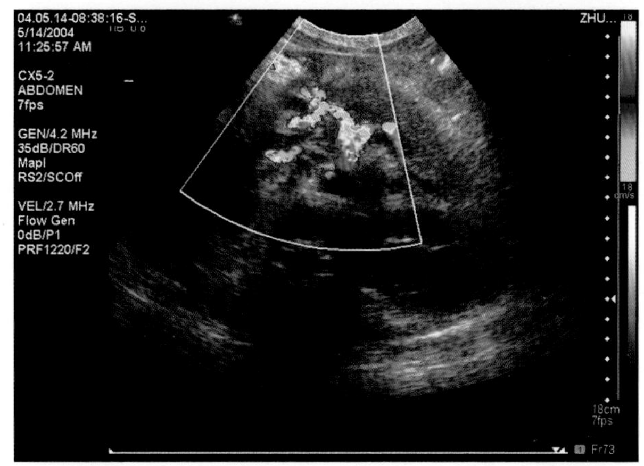


**图 44-4-25　腹膜后肿块致肝动脉、脾动脉抬高呈“羊角”征彩色多普勒血流显像**

3. 大血管“包绕征”

正常腹腔大血管沿脊柱前缘行走自然，动脉离心越来越细，静脉向心越来越粗，当腹膜后有肿块时或大血管周围有融合性淋巴结包绕着大血管，说明这些融合性淋巴结或肿块来自腹膜后，此声像图特征称之为大血管“包绕征”（图 44-4-26，图 44-4-27）。

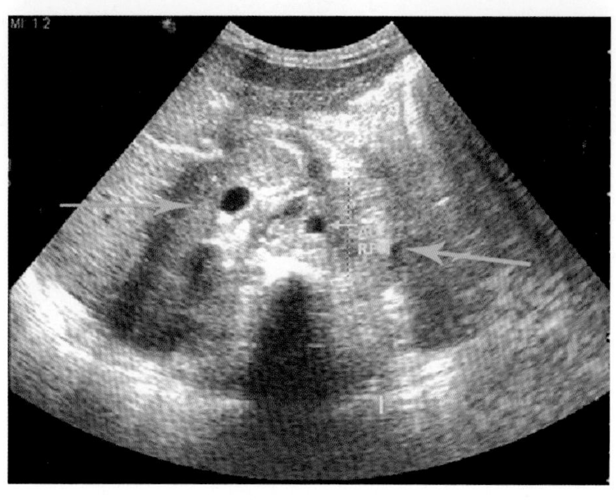


“→←”所示大血管被包绕

**图 44-4-26　腹膜后肿块包绕着大血管二维超声**

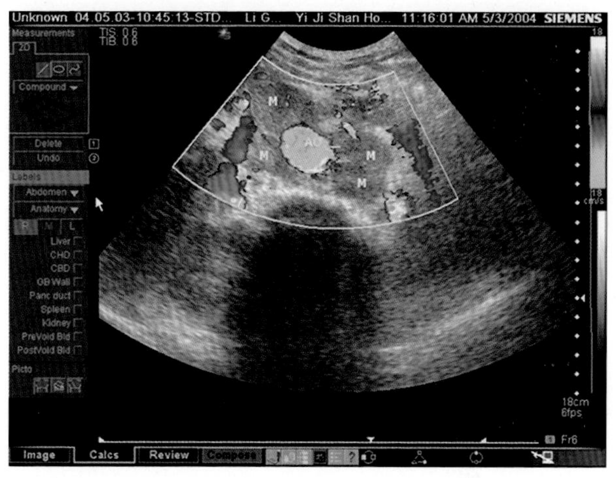


M：腹膜后肿块

**图 44-4-27　腹膜后肿块包绕着大血管彩色多普勒血流显像**

4. 肝肾或脾肾分离征

正常情况下，肝与右肾、脾与左肾有密切的相邻关系。位于肝脾后方的腹膜后肿块逐渐生长，可使肾脏向下（足侧）或向前（腹侧）显著移位，形成肿块介于肝肾之间或脾肾之间的关系，即肝肾分离或脾肾分离征（图 44-4-28 ～图 44-4-31）。

5. “越峰”征

巨大腹膜后肿块可能从后腹壁向前伸展甚至抵达前腹壁，致使前腹膜和后腹膜互相贴近，肠管被挤开，从前腹壁探测时可见腹壁下的巨大肿瘤图形（图 44-4-32）。嘱患者深吸气并将腹部用力鼓起，此时肿块很少移动，含气肠管常被推往前腹壁和肿块之间，呈现形似一片白云飞越山顶的“越峰”现象，称为“越峰”征（图 44-4-33）。

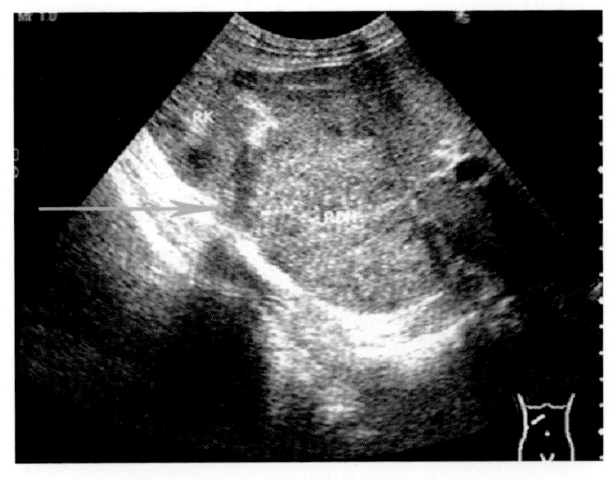


"→"所示腹膜后肿块；RPM. 腹膜后肿块；RK. 右肾

**图 44-4-28　右肾上腺区肿块致肝肾分离征二维超声**

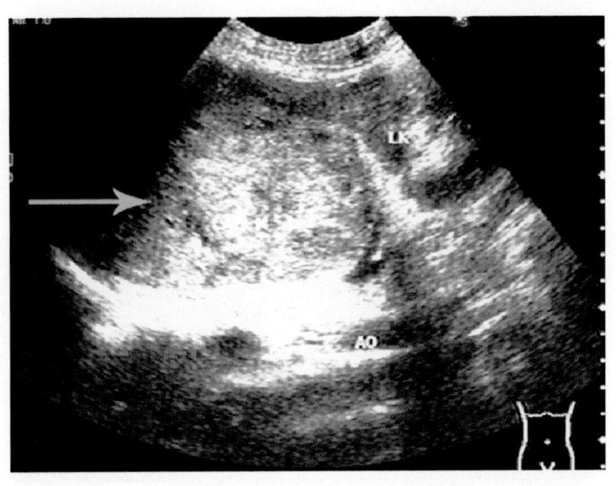


LK：左肾；"→"所示左肾上腺肿块；LAD M：左肾上腺肿块；AO：腹主动脉

**图 44-4-29　左肾上腺区肿块致脾肾分离征二维超声**

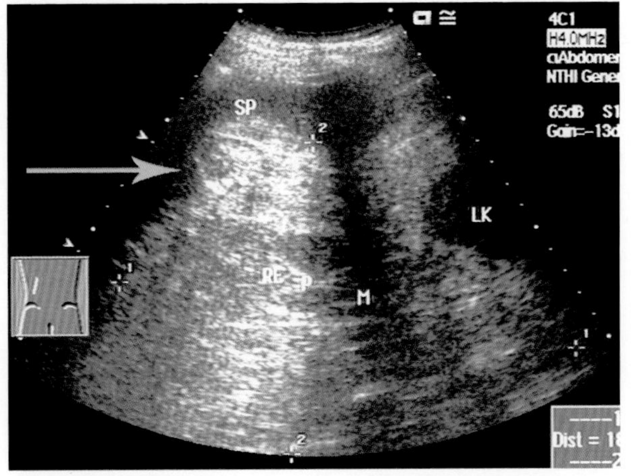


SP：脾脏；LK：左肾；"→"所示腹膜后肿块；RE、P、M：腹膜后肿块

**图 44-4-30　左上腹腹膜后巨大肿块致脾肾分离征二维超声**

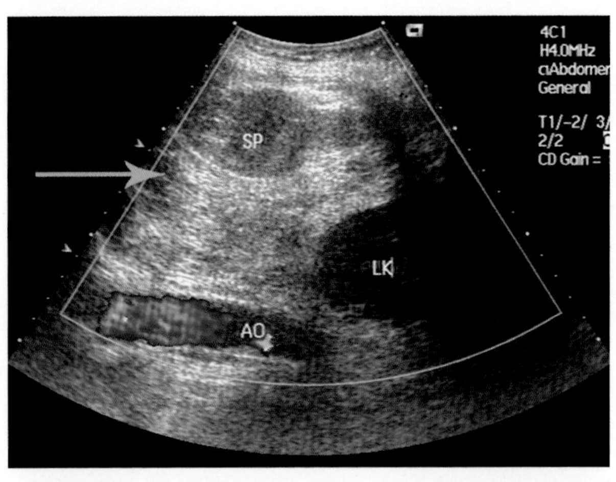


SP：脾脏；LK：左肾；AO：主动脉；"→"所示腹膜后肿块

**图 44-4-31　上图同一病例彩色多普勒血流显像**

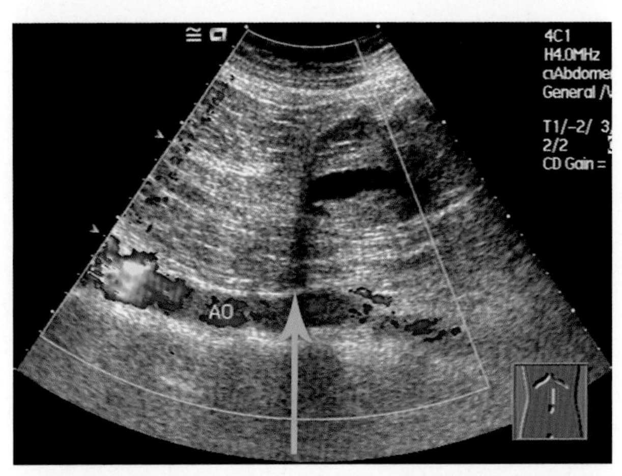


"↑"所示巨大腹膜后肿块；AO：腹主动脉

**图 44-4-32　巨大腹膜后肿块把肠管挤开彩色多普勒血流显像**

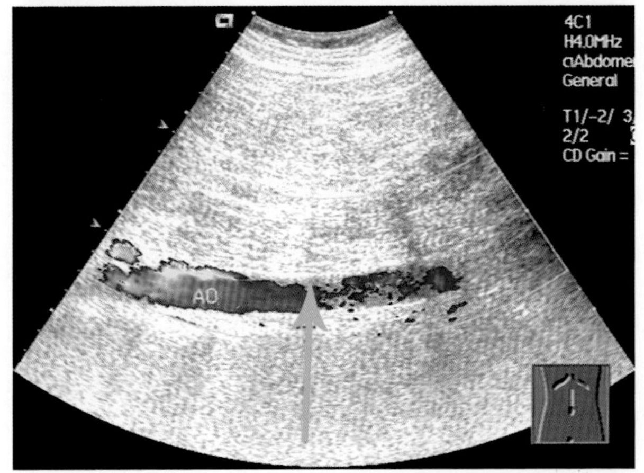


"↑"所示巨大腹膜后肿块；AO：腹主动脉

**图 44-4-33　当深吸气时肠管在腹壁与肿块之间滑过时，呈白云"越峰"征**

6. 器官远离脊柱征

与脊柱相邻的器官有双肾、输尿管、胰腺、十二指肠水平部和大血管，若它们和脊柱之间有腹膜后肿瘤包括淋巴结肿大、脓肿及出血等，常产生这些器官远离脊柱的异常现象，称为器官远离脊柱征（图 44-4-34，图 44-4-35）。

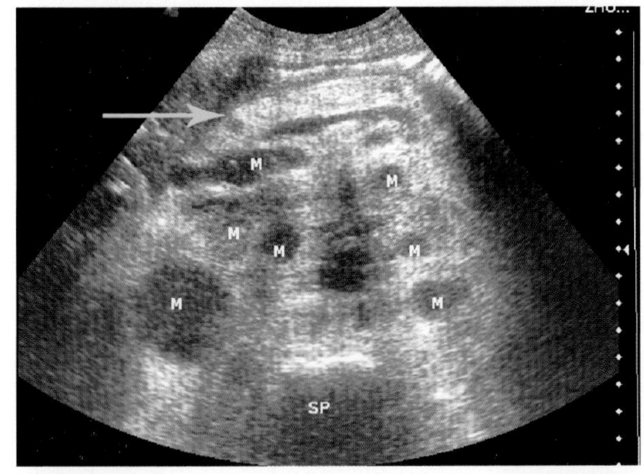


"↑"所示胰腺；M：腹膜后肿块；SP：脊柱

**图 44-4-34 腹膜后肿块致胰腺远离脊柱征二维超声**

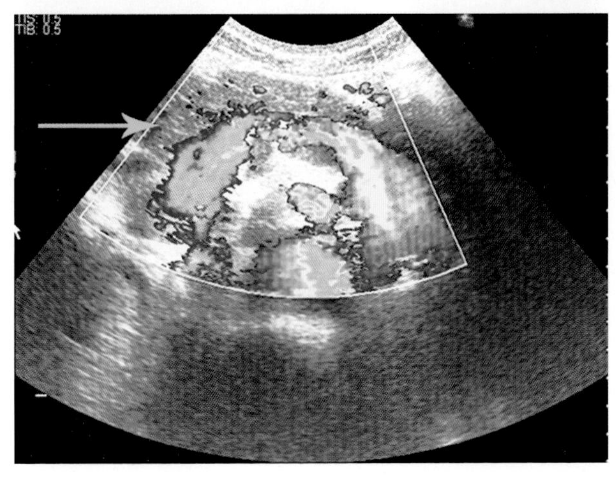

"↑"所示胰腺

**图 44-4-35 腹膜后肿块致胰腺远离脊柱征彩色多普勒血流显像**

7. 腹主动脉下腔静脉分离挤压征

正常腹动脉和下腔静脉走向自然呈伴随关系，一旦它们之间被肿块分离、移位，或挤压征象，表明腹膜后有占位性病变，称之为腹主动脉下腔静脉分离挤压征（图 44-4-36，图 44-4-37）。

8. 肾静脉扩张征

在腹膜后肿瘤、恶性肾肿瘤或肾门脓肿时，由于癌肿向肾静脉转移及填塞或肾门淋巴结肿大，可致肾静脉扭曲畸形和回流障碍而形成肾静脉扩张征（图 44-4-38，图 44-4-39）。

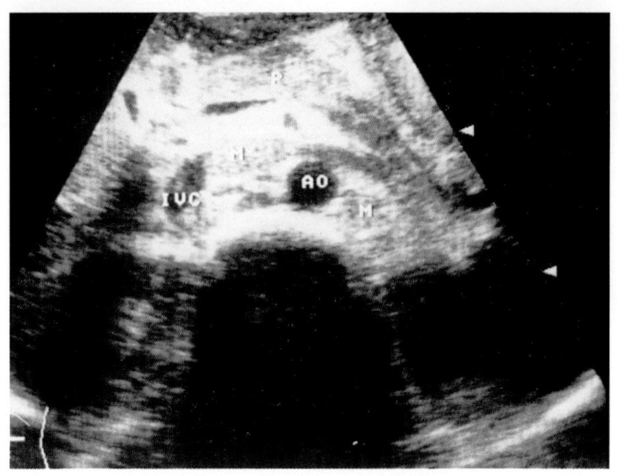


M：腹膜后肿块；IVC：下腔静脉；AO：腹主动脉

**图 44-4-36 腹主动脉下腔静脉分离征二维超声**

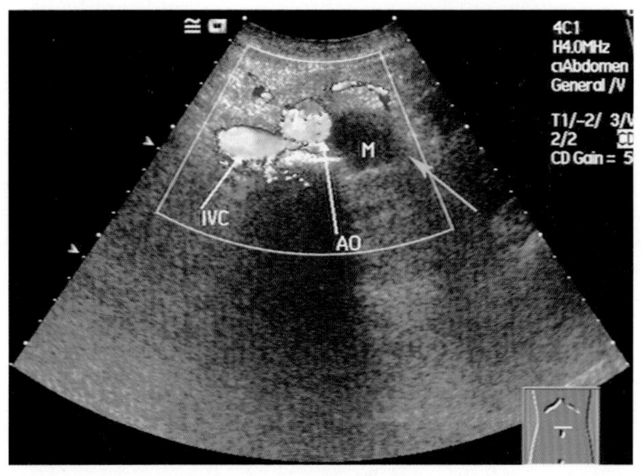


"↖"所示腹膜后肿块；M：腹膜后肿块；IVC：下腔静脉；AO：腹主动脉

**图 44-4-37 腹主动脉下腔静脉挤压征彩色多普勒血流显像**

9. 肿块固定征

具有一般腹部肿块的声像图特征，但肿块位置深，藏在肝脏后下方，或周围及前方有腹腔胃肠道气体存在，肿块不随呼吸、肠管蠕动、手推移、体位移动而发生变动，胃肠道只在肿块四周及前方显示而不在肿块后方显示或肿块周围有血管固定，称为肿块固定征（图 44-4-40，图 44-4-41）。

10. 肾背分离征

正常肾脏与背紧贴，当它们之间有新生物生长或脓肿、血肿存在时，就形成肾背分离征（图 44-4-42，图 44-4-43）。

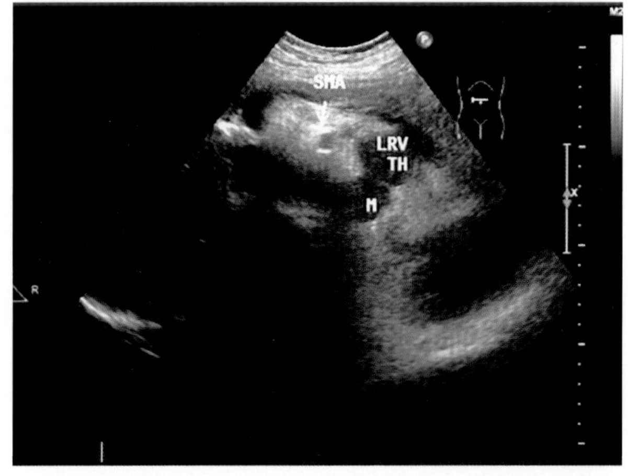


"↓"所示为 SMA；LRV：左肾静脉；TH：癌栓；M：左肾癌腹膜后转移

图 44-4-38　左肾静脉内癌栓并扩张征二维超声

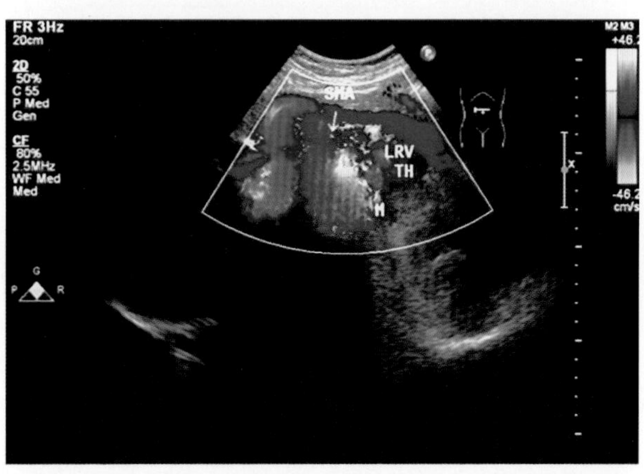


"↓"所示为 SMA；LRV：左肾静脉；TH：癌栓；M：左肾癌腹膜后转移

图 44-4-39　左肾静脉内癌栓并扩张征彩色多普勒血流显像

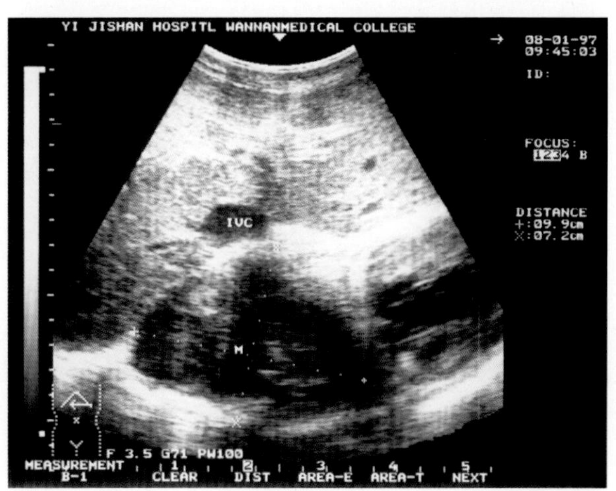


IVC：下腔静脉；M：腹膜后肿块

图 44-4-40　肿块在肝脏后下方固定征二维超声

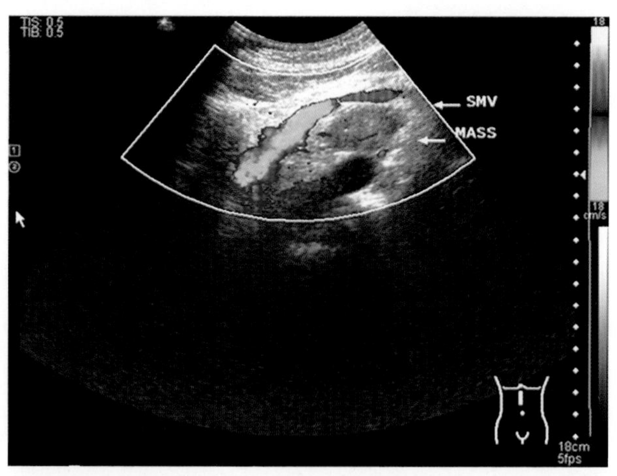


上"←"所示 SMV；SMV：肠系膜上静脉；下"←"所示 MASS；MASS：腹膜后肿块

图 44-4-41　肿块周围有血管固定征彩色多普勒血流显像

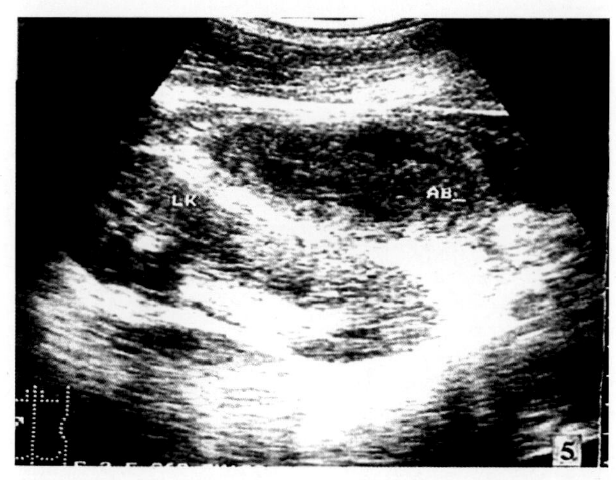


AB：脓肿；LK：左肾

图 44-4-42　左肾与左侧背部分离征二维超声

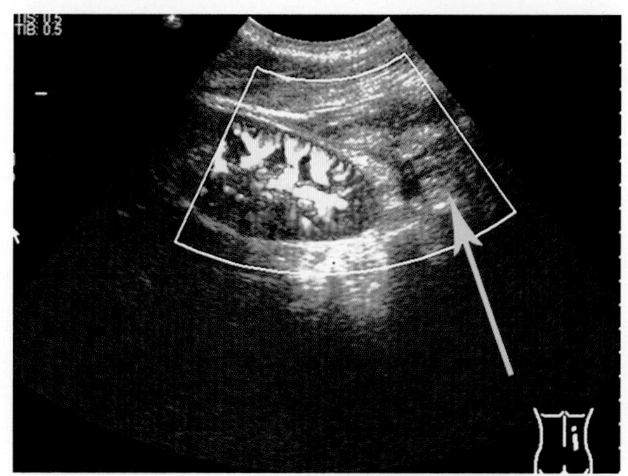

"↑"所示脓肿

图 44-4-43　右肾与右侧背部分离征彩色能量图显像

# 第五节 腹腔和腹膜后间隙液性占位病变

## 一、腹腔脓肿与腹膜后脓肿

1. 病理及临床概要 腹腔脓肿常见可分为膈下脓肿、盆腔脓肿、阑尾周围脓肿、肠间隙脓肿等。腹膜后脓肿以肾周脓肿为常见。

（1）膈下脓肿 脓液积聚在一侧或两侧的膈肌下，横结肠及其系膜以上的间隙内，通称膈下脓肿。

（2）盆腔脓肿 是腹腔脓肿中最常见的一种，可以一开始就局限于盆腔，也可以是弥漫性腹膜炎的一种后续表现，脓液多积聚在盆腔内。

（3）阑尾周围脓肿 急性阑尾炎于其病变发展过程中炎症逐渐扩散，细菌透过阑尾壁或其穿孔侵及阑尾组织，被大网膜包裹而形成炎性肿块或脓肿。

（4）肠间隙脓肿 是脓液被包围在肠管、肠系膜与网膜之间，可形成单个或多个大小不等的脓肿。

（5）肾周脓肿 多为逆行感染或血源性金黄色葡萄球菌引起。

以上脓肿临床症状主要依据脓肿所在部位、严重程度、病灶大小而不同。一般都有胸腹部疼痛、腰背部疼痛或发热等临床表现。

2. 超声检查所见

【膈下脓肿】

（1）二维超声：①在横膈与肝、右肾上之间或横膈与脾、左肾及胃之间出现“梭形”或“月牙形”无回声区，无回声区不随体位变化而移动（图 44-5-1，图 44-5-3）；②膈肌光带抬高，活动度减低；③肝脏或脾脏可有局限性压迹；④产气杆菌感染时，脓肿无回声内可见气体强回声。

（2）多普勒超声：“梭形”或“月牙形”病变区彩色多普勒血流显像无血流信号（图 44-5-2，图 44-5-4）。

（3）超声造影：“梭形”或“月牙形”病变区无增强微泡表现。

【盆腔脓肿】

（1）二维超声：①在膀胱后方或子宫两侧或后方出现不规则性无回声区，排尿后脓肿无回声区仍存在。②无回声区边缘可有较厚的壁，不光

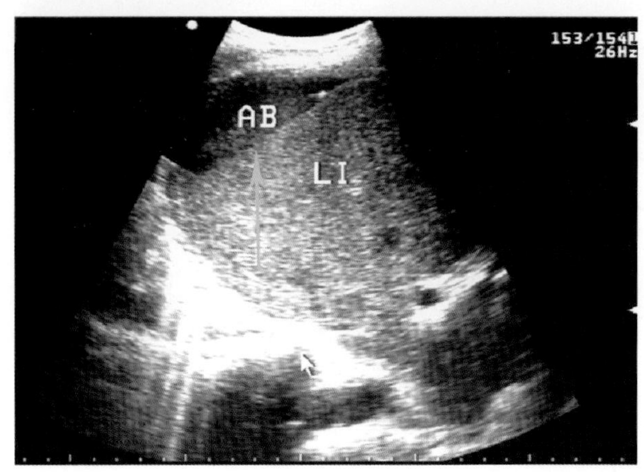


“↑”所示 AB；AB：脓肿；LI：肝脏

图 44-5-1 膈下脓肿二维超声

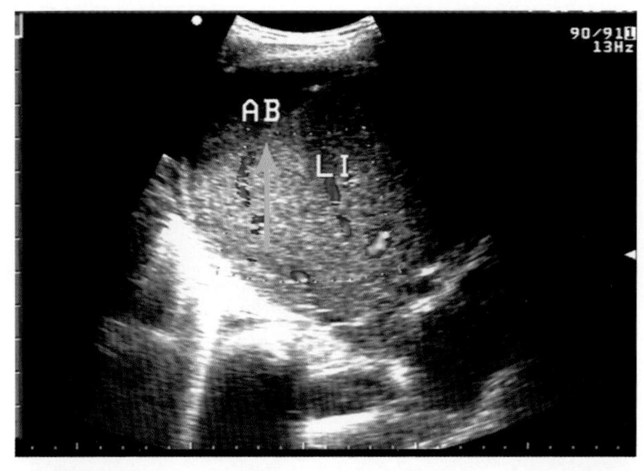


“↑”所示 AB；AB：脓肿；LI：肝脏

图 44-5-2 上图同一病例 膈下脓肿彩色多普勒血流显像

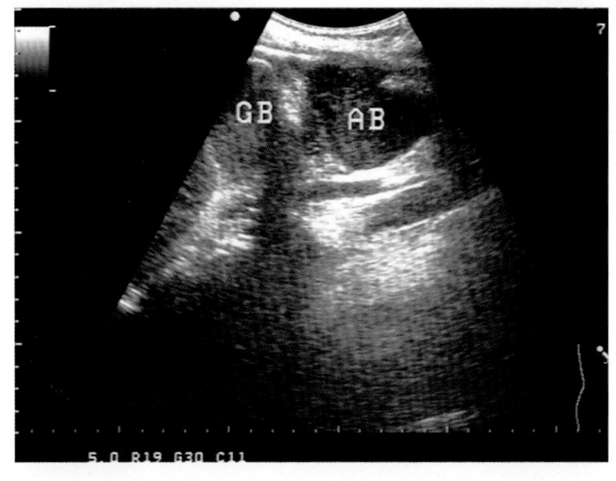


AB：脓肿；GB：胆囊

图 44-5-3 上图同一病例 胆囊下方脓肿二维超声

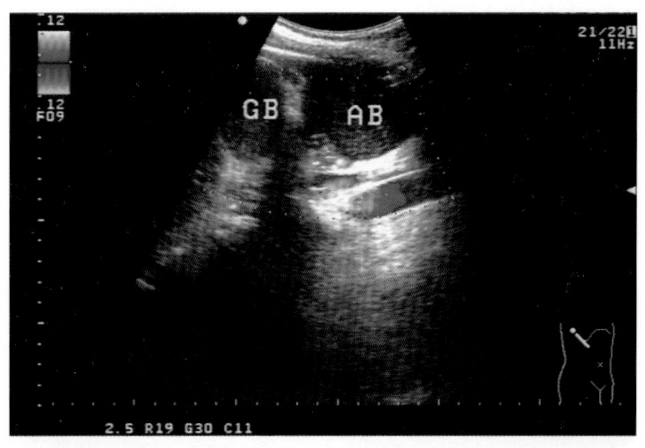


AB：脓肿；GB：胆囊

**图 44-5-4　上图同一病例　胆囊下方脓肿彩色多普勒血流显像**

整，内有散在的点片状回声（图 44-5-5）。③需注意与卵巢囊肿、输卵管积水（脓肿）、宫外孕或其他盆腔囊性肿块相鉴别（图 44-5-6）。

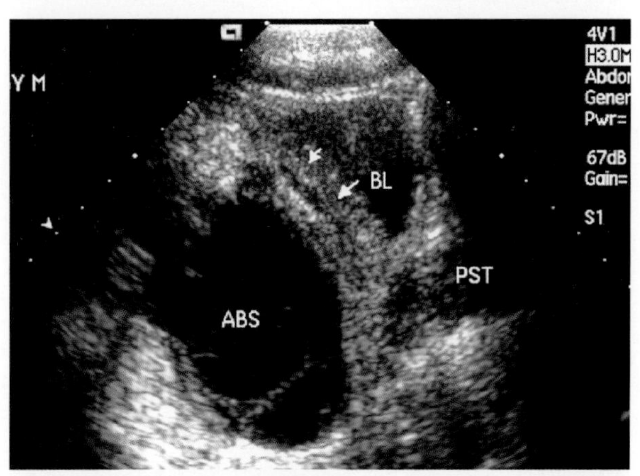


“←”所示膀胱壁；ABS：脓肿；BL：膀胱；PST：前列腺

**图 44-5-5　盆腔脓肿二维超声表现**

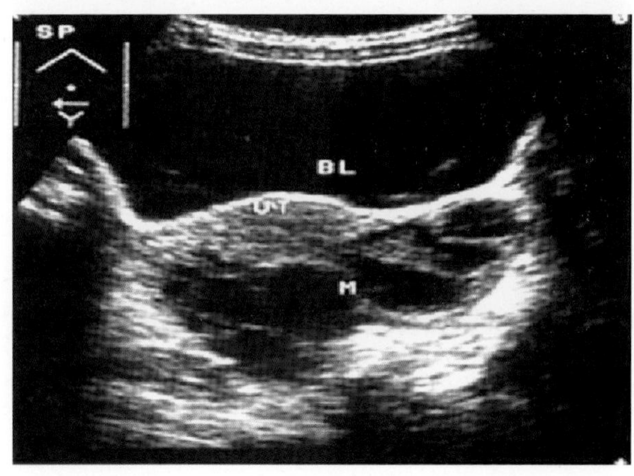


M：脓肿；BL：膀胱；UT：子宫

**图 44-5-6　左侧输卵管脓肿二维超声表现**

（2）多普勒超声：彩色多普勒血流显像在增厚的壁内及其周围有时可见少许血流信号。

（3）超声造影：无回声区内无微泡进入，增厚的壁及其周围有增强微泡表现。

【阑尾周围脓肿】

（1）二维超声：①多于右下腹或耻骨联合右上方出现脓肿无回声区，边界欠清晰，肿块内回声较杂乱，内见阑尾腔增大并夹有粪石强回声伴声影，或阑尾腔显示不清，外周由网膜包围形成一团或一片高回声（图 44-5-7，图 44-5-8）。②由于腹肌紧张收缩，肿块的超声测值往往小于能触诊的肿块大小，仔细观察有时可见周边肠系膜淋巴结肿大。

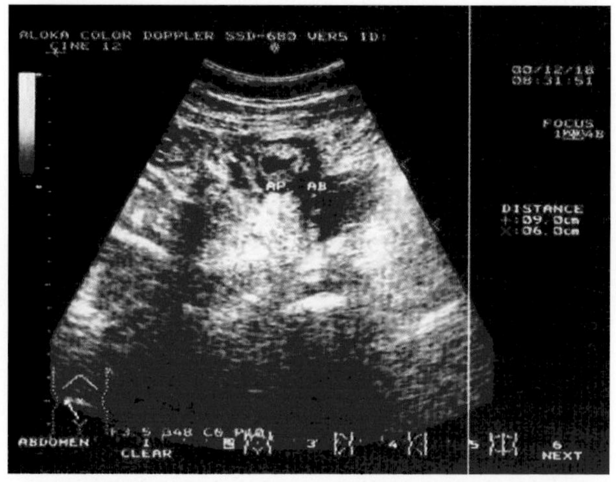


AP：阑尾；AB：脓肿

**图 44-5-7　阑尾周围脓肿二维超声表现**

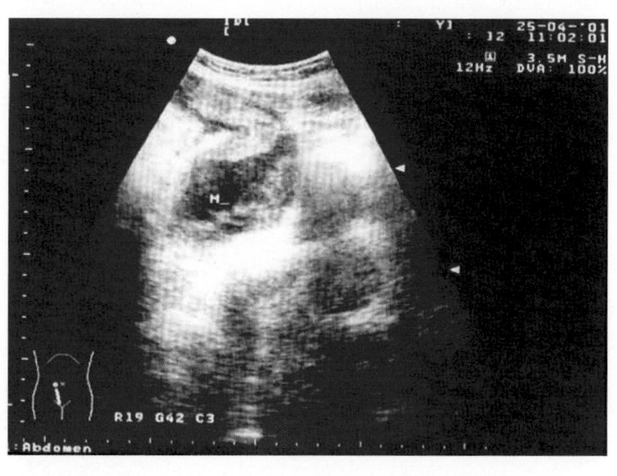


M：脓肿

**图 44-5-8　阑尾周围脓肿二维超声表现**

（2）多普勒超声：位于浅表的阑尾周围脓

肿，彩色多普勒血流显像早期周边血流信号增加，张力过高或深部的脓肿可无血流信号出现。

(3) 超声造影：无回声区内无微泡进入。

【肠间隙脓肿】

(1) 二维超声：①在腹中部或两侧腹出现不规则单个或多个大小不等的无回声暗区，或混合性包块；②形态不规则，边界模糊，脓液可被肠襻包裹，其周围肠蠕动明显增强（图 44-5-9）。

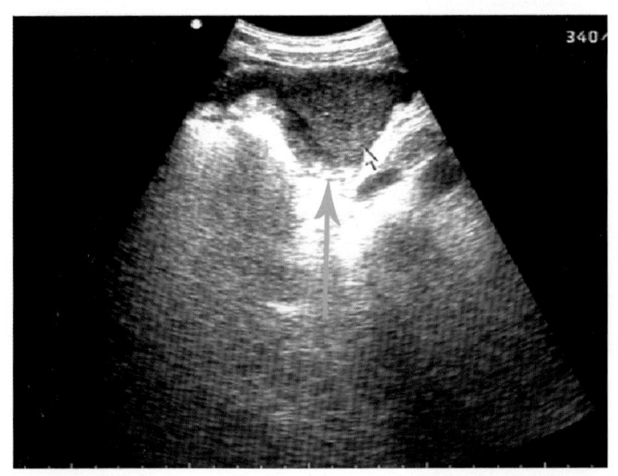

图 44-5-9 肠间隙脓肿二维超声"↑"所示

(2) 多普勒超声：彩色多普勒血流显像在无回声区域无血流信号存在，混合性包块及肠襻可有血流信号显示。

(3) 超声造影：所见无回声区域无微泡进入，混合性包块及肠襻有微泡信号可增强表现。

【肾周脓肿】

(1) 二维超声：①肾脏周围见"新月"状、"条带"状或椭圆形无回声区或低回声区。②无回声区或低回声区的宽度和形态依积脓的量而不同，在脓肿量较多时引起背肾分离征。③患侧肾脏移动度明显减低或减弱，甚至固定（图 44-5-10）。

(2) 多普勒超声：彩色多普勒血流显像在无回声区或低回声区无彩色血流信号。

(3) 超声造影：典型表现无回声区或低回声区中无增强微泡进入。

3. 诊断思维与评价

在诊断膈下脓肿时，要与上腹部常见病相鉴别。在诊断盆腔脓肿、阑尾周围脓肿及肠间隙脓肿时，要与急性盆腔炎、卵巢囊肿破裂、卵巢肿物扭转、宫外孕、肠系膜淋巴结炎、小肠憩室炎及克罗恩病等相鉴别。对超声诊断的局限性是体

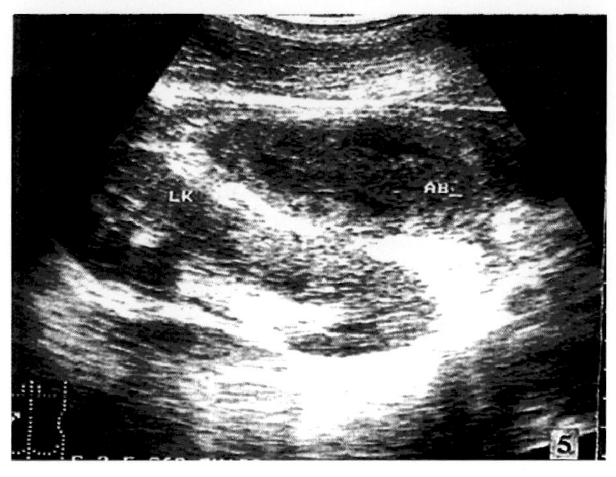


LK：左肾；AB：脓肿

图 44-5-10 肾周脓肿二维超声表现

形肥胖、腹部胀气患者。由于超声仪器和技术条件限制，有必要进一步做 CT 和 MRI 检查。

在诊断肾周脓肿时，要与急性肾盂肾炎、肾脓肿、脓肾、肾外伤出血、肾肿瘤等相鉴别，由于此时 X 线检查的作用有限，超声检查比较实用，必要时在超声引导穿刺术对于肾周脓肿的病因诊断和进一步治疗可以提供较大的帮助。

总之，现代超声在评价膈下脓肿、盆腔脓肿、阑尾周围脓肿、肠间隙脓肿以及肾周脓肿方面具有重要的临床价值。尤其在与其他急腹症的鉴别诊断方面，已成为有价值的影像学诊断方法。

## 二、腹腔内各脏器的肿块

1. 病理及临床概要

腹腔内各脏器有腹膜内位器官及腹膜间位器官，腹膜内位器官大多数有系膜，活动性大，为胃、空肠、回肠、盲肠、阑尾、横结肠、乙状结肠、脾脏等。腹膜间位器官，有肝、升结肠、降结肠、膀胱、子宫等。

在临床上常见腹腔内各脏器肿块有源于：胃肠道肿块、肝脏肿块、胆道肿块、胰腺肿块、脾脏肿块、肾源性肿块、腹膜肿块、腹壁肿块等。临床表现与肿块病理性质、生长部位、生长速度、大小，以及有无并发症有关。

2. 超声检查所见

【胃肠道肿块】

多见于胃肿瘤、胃潴留、肠道肿瘤、肠套叠等。临床症状出现的早晚和轻重取决于肿瘤生长

部位、大小、生长速度、有无溃疡及出血等，常扪及肿块。有腹痛或不适、呕吐、贫血等症状。

（1）二维超声：①腹腔内可探及实、气混合性包块，呈“假肾征”。肿块前后径大于4cm，周边低回声区厚度大于1cm。②胃肠壁增厚及结构紊乱，病变区回声异常减弱或增强或分布不均匀。③可见液体绕肿块或穿越肿块而行或肿块内可见活跃气体强回声（图44-5-11，图44-5-13）。

（2）多普勒超声：肿块较大者彩色多普勒血流显像可出现少许血流信号。采用高档超声仪用经腹常规5～6MHz超声探头，或线阵高频探头可以大大显示病变区血流信号（图44-5-12，图44-5-14）。

（3）超声造影：肿块较大者可出现强回声微泡信号显示。

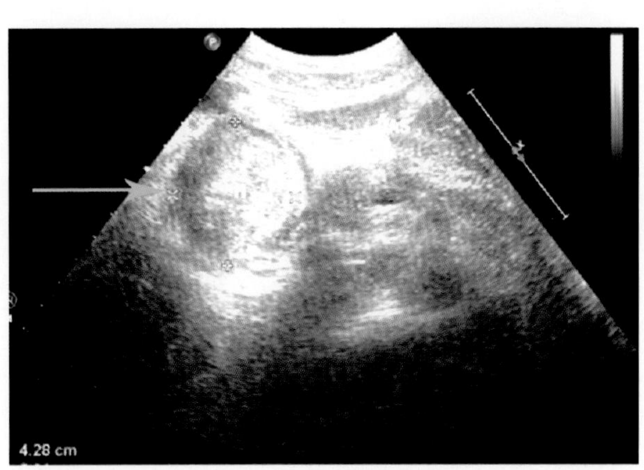


GAS：胃体；“→”所示M为胃窦癌肿

**图44-5-11　进展期胃癌二维超声**

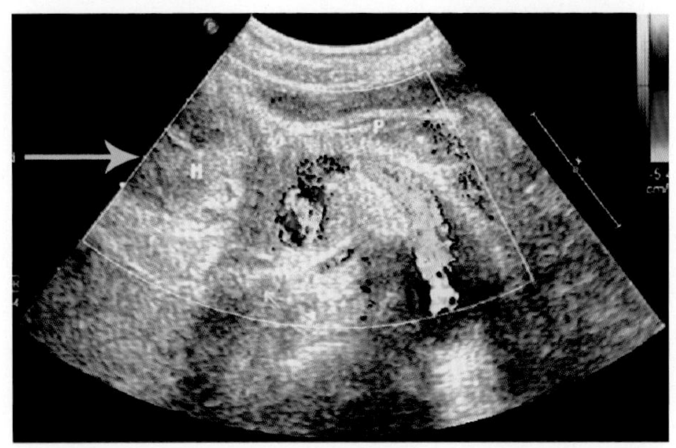

P：胰腺；“→”所示M为胃窦癌肿

**图44-5-12　进展期胃癌彩色多普勒血流显像**

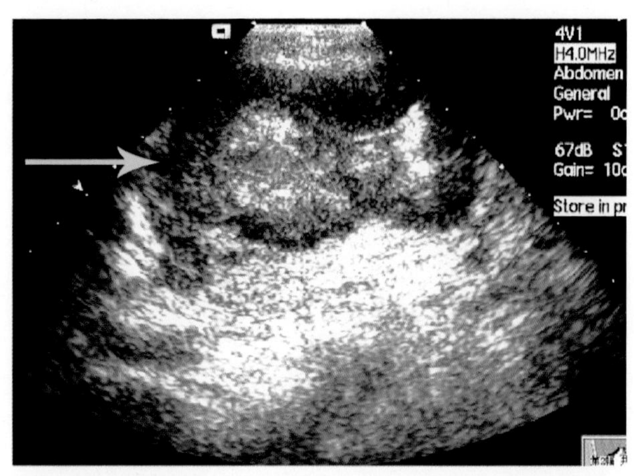


“→”所示结肠癌

**图44-5-13　结肠癌二维超声**

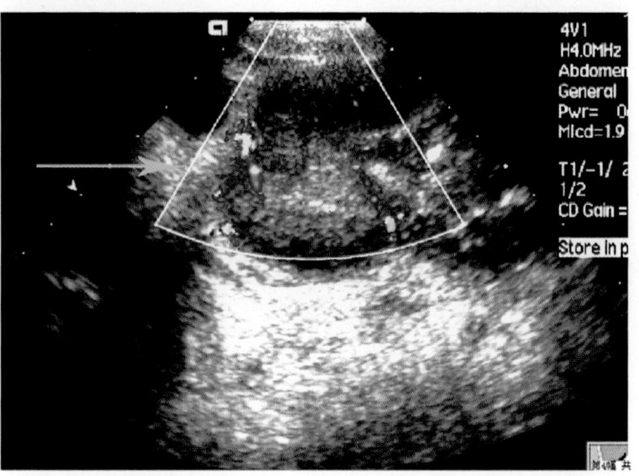


“→”所示结肠癌

**图44-5-14　结肠癌彩色多普勒血流显像**

【肝脏肿块】

多见于肝癌、肝脓肿、肝囊肿、肝血管瘤、肝硬化等。临床症状取决于肿块性质。

（1）二维超声：①肿块回声位于肝脏断面内或与肝脏不能分开；②实质性肿块多为低回声或强回声，肝囊肿或脓肿者一般为无回声；③肝切面形态失常，切面内径不均匀性增大；④肝实质或肝内外管道及周邻脏器可出现受压征（图44-5-15）。

（2）多普勒超声：彩色多普勒血流显像可见多数有彩色血流集聚，或在结节外暗环内显示彩色环绕（图44-5-16）。

（3）超声造影：肿块表现为快进快退，即造影剂在动脉期为快速充盈，静脉期快速消退。

【胆道肿块】

多见于胆囊肿大，如急性胆囊炎、胆囊管或胆囊颈部结石嵌顿、胰头癌或壶腹周围癌所致胆囊肿大等。胆管肿块也可见于先天性胆总管良性

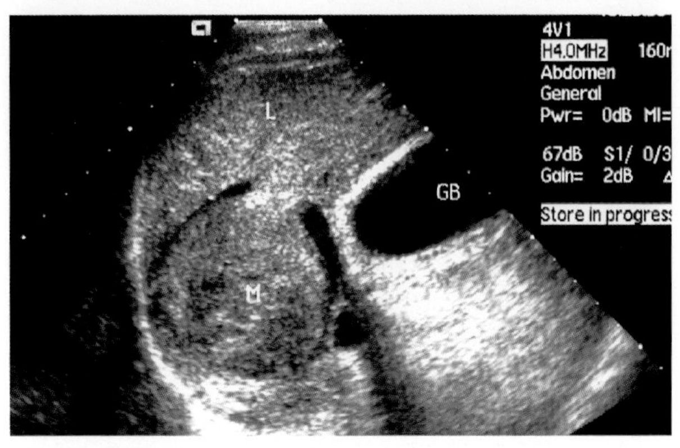


L：肝脏；GB：胆囊；M：癌肿

**图 44-5-15 原发性肝癌二维超声**

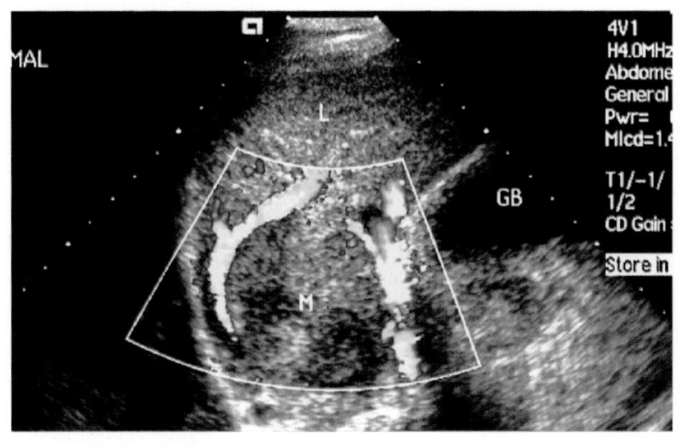


L. 肝脏；GB. 胆囊；M. 癌肿

**图 44-5-16 原发性肝癌彩色多普勒血流显像**

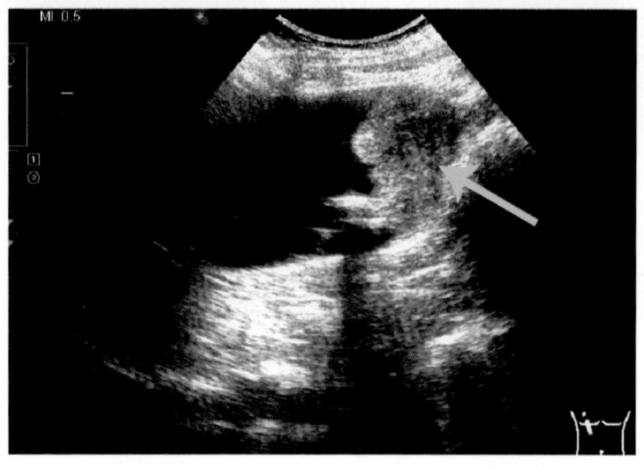

"↖"所示癌肿部位

**图 44-5-17 原发性胆囊癌二维超声**

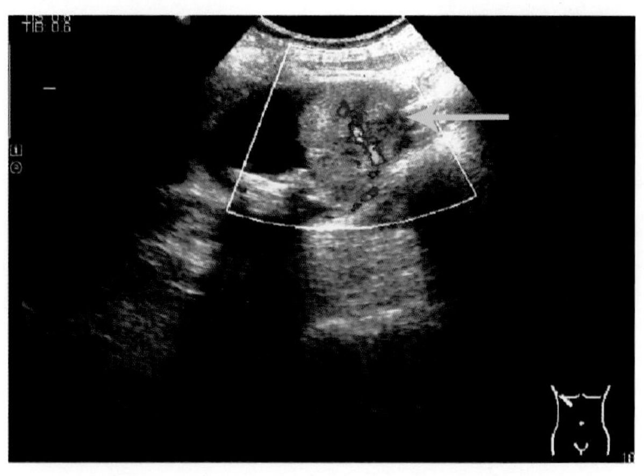

"←"所示癌肿部位

**图 44-5-18 原发性胆囊癌彩色多普勒血流显像**

扩张症。临床表现多有上腹胀痛及黄疸等。

（1）二维超声：①胆囊切面前后径大于 4cm，纵径大于 9cm；②胆囊壁光滑、菲薄，或胆囊壁不规则增厚（图 44-5-17）；③与胆总管相连的囊性肿块，呈圆形或梭形等；④在胆囊颈部或胆囊管可见结石强回声，无移动性，后方伴有声影；⑤部分患者在胰头部可见低回声肿块（与胰源有关）。

（2）多普勒超声：CDFI 可在胆囊壁和肿块内显示丰富的动静脉血流信号（图 44-5-18）。

（3）超声造影：肿块若为癌肿，则表现为快进快退征象。

【胰腺肿块】

多见于胰腺炎、胰腺囊肿、胰腺囊腺瘤及胰腺癌等。临床表现多有上腹部不适，食欲减退、体重减轻及黄疸。

（1）二维超声：①肿块回声位于胰腺切面内，胰腺增大，形态失常。②肿块呈低回声或无回声。③胰头部肿块可压迫胆管致肿块以上胆道系统胆管扩张（图 44-5-19，图 44-5-21）。

（2）多普勒超声：肿块本身有多血流和少血流信号两种类型，但可见周围血管受压征象，如脾动脉、肝动脉、腹腔动脉、肠系膜上动脉，均可被肿瘤呈厚鞘状包绕、浸润，造成管腔狭窄、走行异常等超声征象（图 44-5-20，图 44-5-22）。

（3）超声造影：肿块若为癌肿，则表现为快进快退征象。

【脾脏肿块】

多见于慢性血吸虫病、肝硬化、血液病、结缔组织疾病及脾囊肿等所致脾肿大，脾肿瘤所致脾脏肿块亦渐趋增多。临床表现多有左上腹胀痛、不适等。

（1）二维超声：①左上腹肿块为变形的脾脏图像，可见脾切迹及脾蒂等。②脾脏多增大，其前后径大于 4cm，纵径大于 11cm。③脾脏内或可见局部异常回声区，多呈低回声或无回声、等回

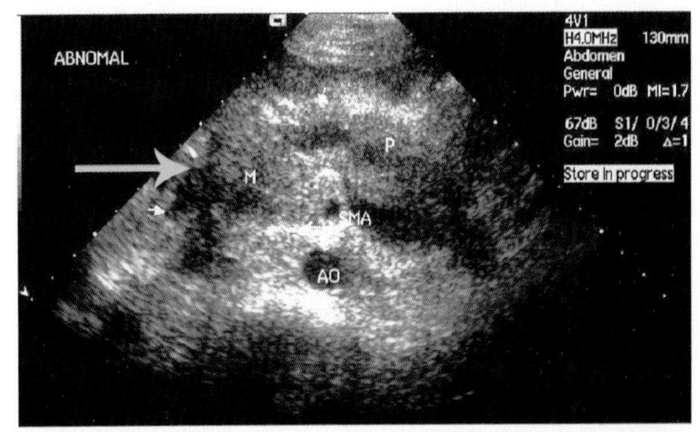


"→"所示癌肿部位；M：癌肿；P：胰腺；SMA：肠系膜上动脉；AO：腹主动脉

**图 44-5-19 胰头癌二维超声**

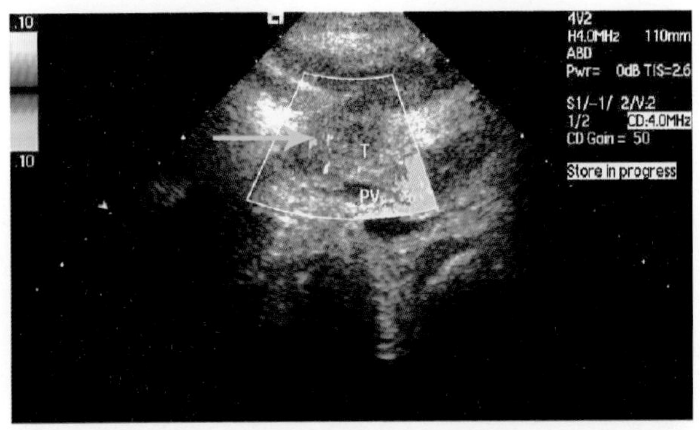


"→"所示癌肿部位；T：癌肿；PV：门静脉

**图 44-5-20 原发性胰头癌彩色多普勒血流显像**

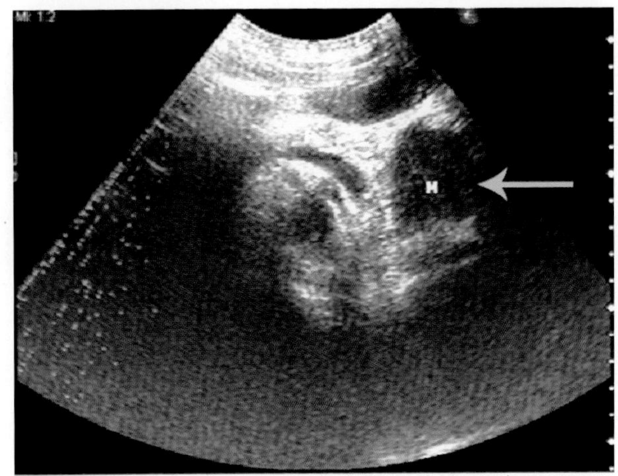


"←"所示癌肿部位；M：癌肿

**图 44-5-21 胰腺尾部癌肿二维超声**

声等（图 44-5-23）。④均匀性脾肿大者，多伴有门脉高压声像图的一系列表现。

（2）多普勒超声：CDFI 依不同的病理性质表现而不同，如脾脏弥漫性肿大往往血流较丰富。脾囊肿无血流。淋巴瘤可显示周边及瘤体内血流信

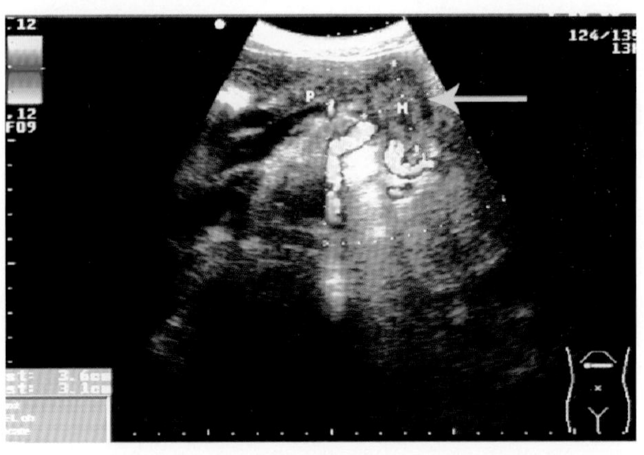


P：胰腺；"←"所示肿瘤部位；M：肿瘤

**图 44-5-22 胰腺尾部癌肿彩色多普勒血流显像**

号，甚至有高速动脉血流存在。血管瘤可显示内部乏血流，周边有丰富血流环抱征象（图 44-5-24）。

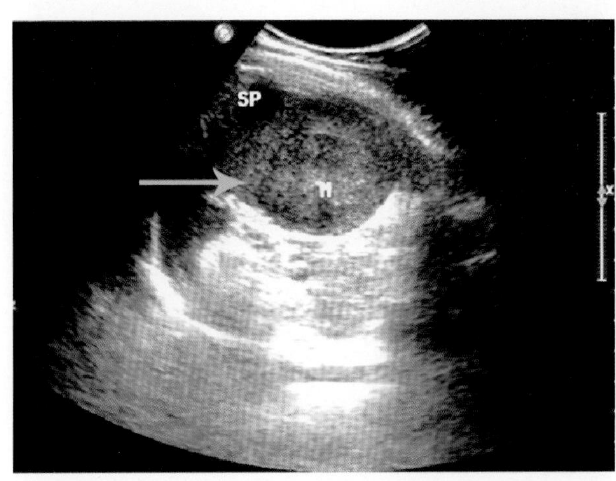


SP：脾脏；"→"所示肿瘤部位；M：血管瘤

**图 44-5-23 脾血管瘤二维超声**

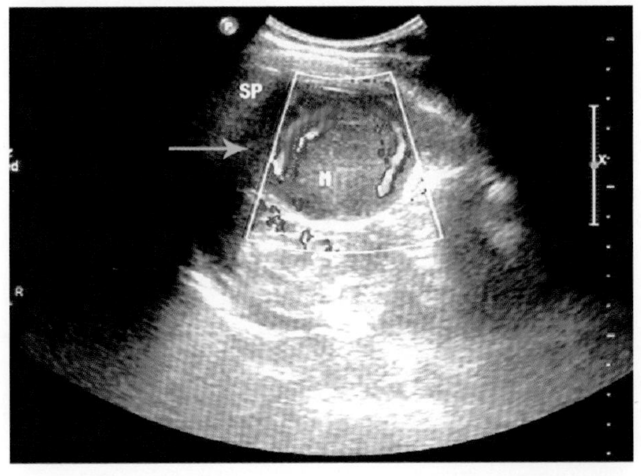


SP：脾脏；"→"所示肿瘤部位；M：血管瘤

**图 44-5-24 脾血管瘤彩色多普勒血流显像**

（3）超声造影：血管瘤超声造影表现为“缓进缓退”，有利于和淋巴瘤的“快进快退”鉴别。

【肾源性肿块】

多见于肾积水、多囊肾、肾细胞癌、肾胚胎瘤及肾肿瘤等。临床表现依不同的病因而表现不同，如晚期肾细胞癌出现血尿、疼痛和腹部包块三大症状等。

（1）二维超声：①肿块回声位于肾轮廓范围内。②肾形态失常、体积增大。③肾集合系统出现变形、移位、中断、积水、消失等，或其间出现异常肿块（图 44-5-25）。

（2）多普勒超声：CDFI 依不同的病理性质表现而不同，如肾细胞癌多数肿瘤血供丰富，瘤体周边和瘤体内部可见斑点状或短条状彩色血流（图 44-5-26），血流峰速增快，阻力指数增高（RI＞0.7）；瘤内形成动静脉瘘则呈低阻性频谱；肾静脉和腔静脉瘤栓形成时，彩色血流见管腔内有充盈缺损。

（3）超声造影：肾细胞癌超声造影敏感性和准确性较高，表现为动脉期快速增强和轮廓清晰。

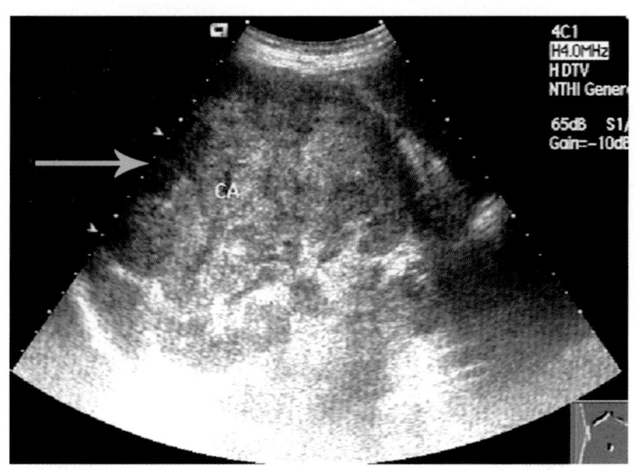


“→”所示癌肿部位；CA：癌肿

图 44-5-25　肾细胞癌二维超声

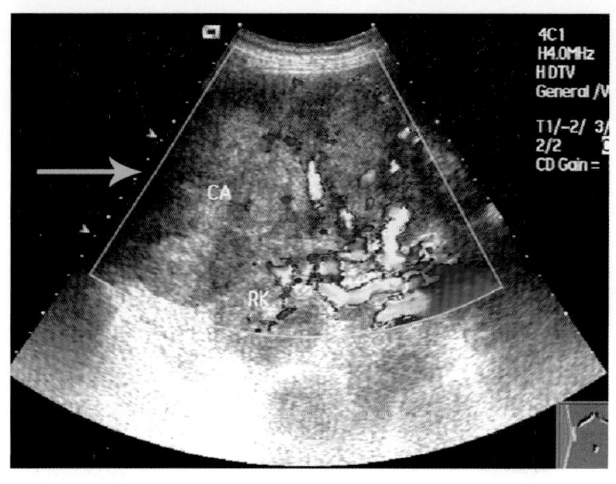


“→”所示癌肿部位；CA：癌肿

图 44-5-26　肾细胞癌彩色多普勒血流显像

【腹壁肿块】

多见于炎性肿块、血肿、脐尿管囊肿、子宫内膜异位、肿瘤及腹壁疝等。临床表现有红、肿、热、痛及浅表隆起等。

（1）二维超声：①肿块位于腹壁范围内，多为扁平状，内部张力高者可呈圆形，与呼吸及肠蠕动无关。②肿块多为低回声、无回声或回声不均质（图 44-5-27，图 44-5-28，图 44-5-31）。腹壁疝者可见疝的内容物，如肠管及大网膜等，立位探测肿块显示更为清晰（图 44-5-29）。

（2）多普勒超声：CDFI 显示血肿、脐尿管囊肿无血流表现，而炎性、子宫内膜异位、肿瘤及腹壁疝可有不同程度的彩色血流信号（图 44-5-30，图 44-5-32）。

（3）超声造影：炎性、肿瘤、腹壁疝内可有不同程度的增强微泡进入；血肿、脐尿管囊肿均无增强微泡进入。

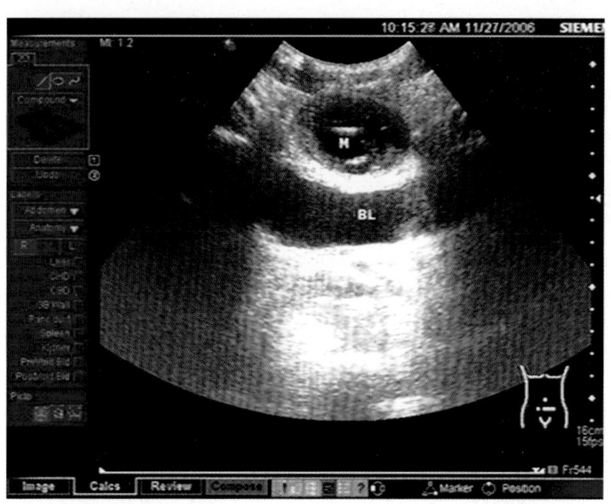


M：囊肿；BL：膀胱

图 44-5-27　下腹壁脐尿管囊肿二维超声（横切面）

【腹腔液性占位病变】

腹腔液性占位病变有：皮样囊肿、黏液性囊肿、寄生虫性囊肿及包虫性囊肿，肠系膜囊肿及淋巴管瘤，以及盆腔术后形成的腹膜假性囊肿等。临床表现除具有原发性病的临床表现外，腹部触诊大多有包块。

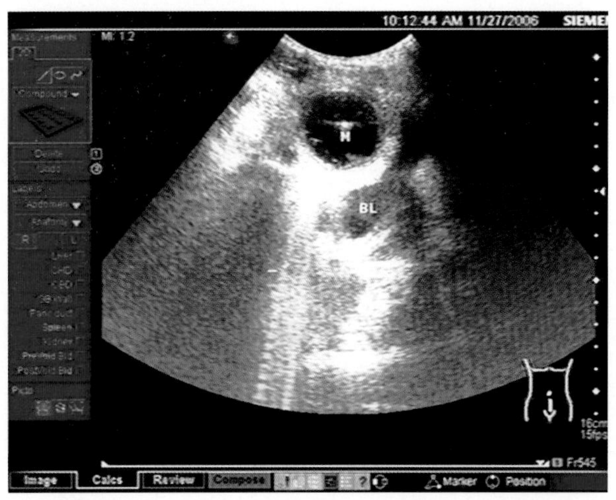


M：囊肿；BL：膀胱

图 44-5-28　下腹壁脐尿管囊肿二维超声（纵切面）

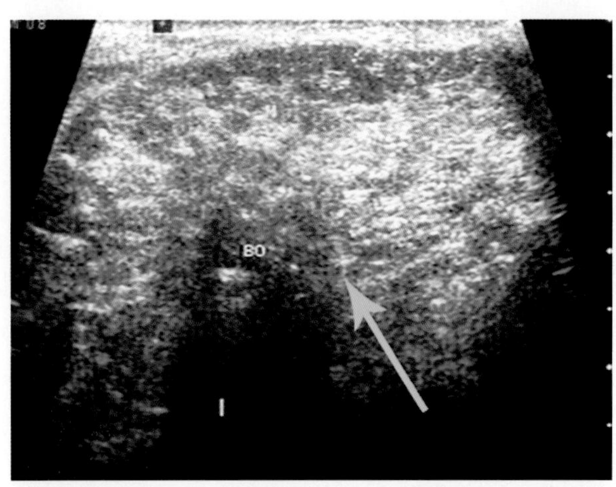


BO：肠管；"↖"所示疝囊口

图 44-5-29　下腹壁疝二维超声

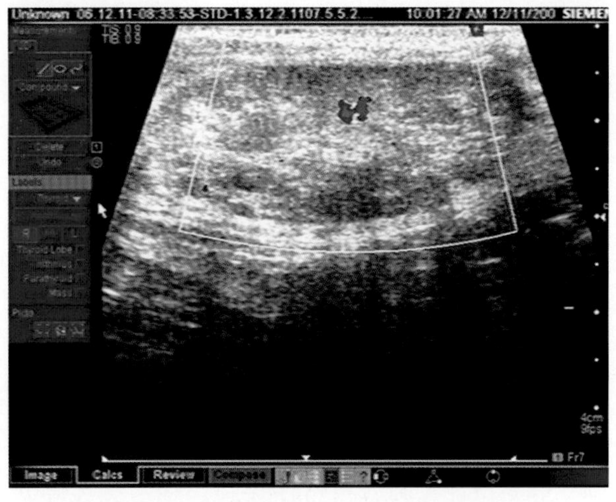

图 44-5-30　下腹壁疝彩色多普勒血流显像

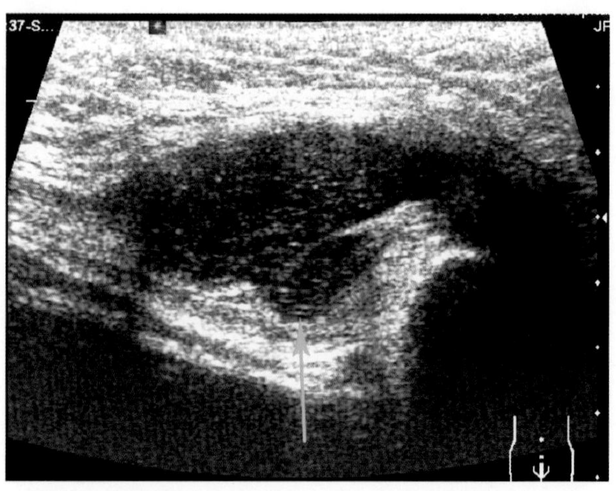

"↑"所示病灶

图 44-5-31　腹壁子宫内膜异位症二维超声

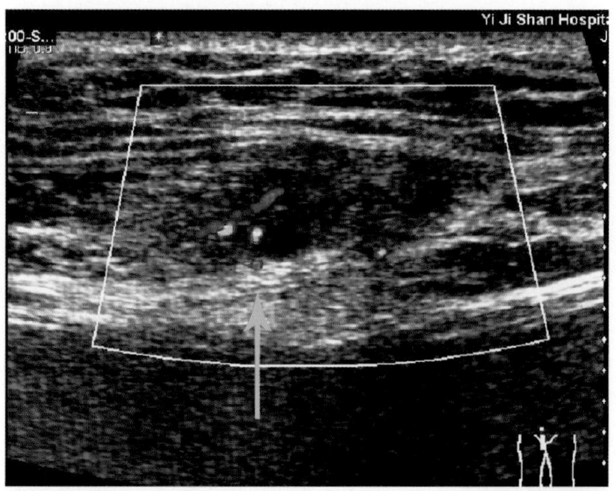


"↑"所示病灶

图 44-5-32　腹壁子宫内膜异位症彩色多普勒血流显像

（1）二维超声：①囊肿壁薄、整齐，内无回声区，多呈圆形，包块不固定，位置变动明显。②上腹部囊肿有时不易与较大的胰腺囊肿区分。③盆腔术后形成的腹膜假性囊肿多位于盆后壁，膀胱充盈时呈不规则形或"哑铃"形，膀胱不充盈时呈圆形或椭圆形（图 44-5-33、图 44-5-34）。

（2）多普勒超声：CDFI 显示单纯囊肿内无彩色血流信号，而囊肿壁、淋巴管瘤其分隔可见条状彩色血流。

（3）超声造影：囊肿内无增强微泡表现。囊肿壁、淋巴管瘤其分隔可见有不同程度增强微泡表现。

## 三、腹腔其他肿块

1. 病理及临床概要

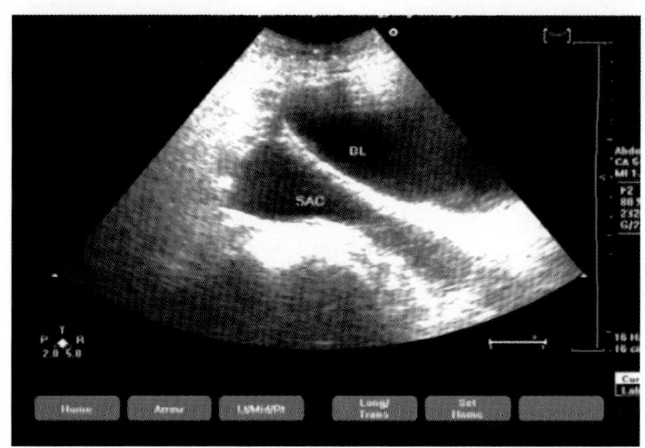


BL：膀胱；SAC：囊肿

**图 44-5-33 盆腔腹膜假性囊肿二维超声（纵切面）**

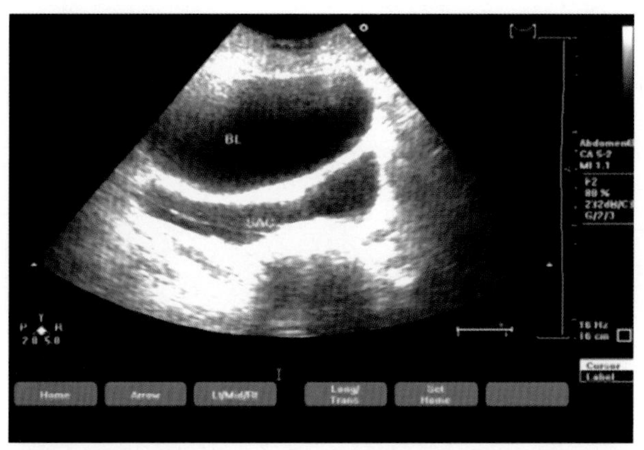


BL：膀胱；SAC：囊肿

**图 44-5-34 盆腔腹膜假性囊肿二维超声（横切面）**

腹膜的良性肿瘤，如脂肪瘤、纤维瘤、囊肿（皮样、黏液性、寄生虫性及包虫性等）。腹膜感染性疾病，如结核性腹膜炎等。腹膜的恶性肿瘤，如原发性间皮细胞瘤、腹膜转移性癌等。实质性肿瘤常见有平滑肌肉瘤、恶性淋巴瘤、神经纤维肉瘤等。临床表现除具有原发性病的临床表现外，大多患者有包块或腹水表现。

2. 超声检查所见

【阑尾黏液性囊肿】

（1）二维超声：囊肿壁薄、整齐，内无回声区，多呈圆形或椭圆形，包块固定，位置变动不明显（图 44-5-35）。

（2）多普勒超声：单纯囊肿内无彩色血流信号显示。

（3）超声造影：单纯囊肿内无增强微泡表现，其周边可有不同程度增强微泡表现。

3. 诊断思维与评价

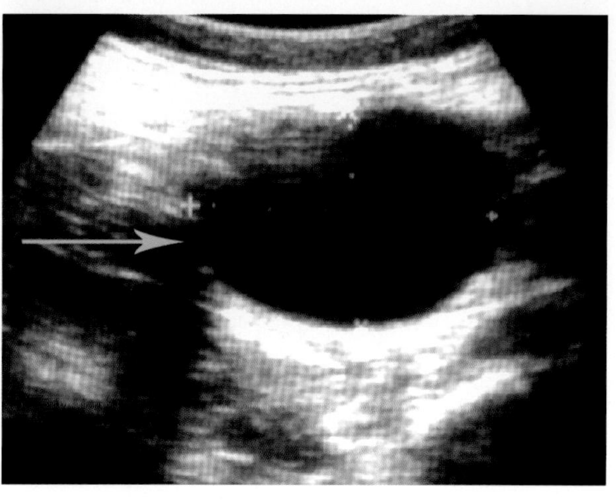

"→"所示

**图 44-5-35 阑尾黏液性囊肿二维超声**

在查找腹部肿块时，诊断思维若掌握有如下规律，可提高超声对腹部包块定位定性诊断。

（1）判断有无肿块 ①寻找肿块：原则上是从左至右、从上至下、从前至后；左右对比，纵横对比，寻找有无肿块。②观察可疑肿块：若疑有肿块，对肿块进行目标追踪和捕捉，行探头加压，观察回声有无变化或是否消失，以鉴别真假肿块。③显示肿块立体感：用十字交叉法或两侧对比性扫查显示真正的肿块。

（2）判断肿块来源 ①首先判断肿块是来源于腹壁、腹盆腔及腹膜后。②其次判断肿块是来源于空腔器，还是来源于实质性脏器。③判断肿块与脏器的关系：若肿块与脏器之间有清晰的边界回声相间隔，或肿块与脏器间有一定距离，或有腹水及气体回声相隔等，均说明肿块与此脏器无关。④要注意肿块与呼吸、脉搏、患者体位的关系，要借助于空腹饮水观察肿块与胃之关系，要借助于脂餐试验观察肿块与胆囊之关系，要借助于膀胱充盈和直肠灌水与排空观察肿块与膀胱、直肠的关系。

（3）判断肿块性质 ①观察肿块形态大小：形态规则清晰而光滑的圆形或椭圆的中等大小囊性肿块，多为良性肿块；形态不规则边界不清的分叶状、有伪足状、大小不一致的实质肿块，多为恶性肿块。②观察肿块活动度及生长速度：良性肿块活动度大或移动，生长缓慢、病程较长，包膜完整，不向毗邻组织浸润；恶性肿块活动度小或固定，生长迅速，病程较短，包膜不完整，向周围组织浸润。③观察肿块内部回声：良性肿块多为囊性或实质较为均质的回声；恶性肿块多为实质性强弱不等不均质的回声。④CDFI 表现：显示肿块周围血管受压、移位而改变血管走行，其血流内紊乱，在瘤体周围可见绕行血流。血管受压变窄时，血流加速；血管受侵犯管腔闭塞时，邻近部位无血流显示。一般认为，转移性癌和良性肿瘤血流少，囊肿内部无血流分布；而肿块内部血流丰富，呈动脉频谱，阻力指数高（RI>0.65）可提示恶性肿瘤可能。

（4）结合临床表现判断腹部肿块 ①腹部肿块伴有腹痛、呕吐、腹胀、腹泻或便秘症状：多见于肠梗阻、慢性肠道肉芽肿、肠道恶性肿瘤。②腹部肿块伴有黄疸：多提示为肝脏、胆道与胰腺疾病。③腹部肿块伴有腹水：多见于结核性腹膜炎、原发性或继发性肝癌、腹膜转移癌及卵巢肿瘤等。④腹部肿块伴有黑便：可见于胃或小肠肿瘤，伴有血便多见于结肠肿瘤、慢性肠炎肉芽肿以及肠套叠。⑤腹部肿块伴有膀胱刺激征、血尿、脓尿或尿潴留者：多为泌尿系统疾病，如膀胱肿瘤、多囊肾、肾肿瘤、肾积水、肾积脓等。⑥腹部肿块伴有闭经或阴道出血者：多为卵巢与子宫肿瘤，以及妊娠等。⑦腹部肿块伴有阵发性高血压、多汗：应考虑嗜铬细胞瘤之可能。

## 四、腹膜后液性占位病变与混合性占位病变

1. 病理及临床概要

腹膜后液性占位病变常见有来自生殖泌尿道的囊肿、淋巴囊肿、寄生虫性囊肿，肿瘤性囊肿等。一般无明显症状，较大的可引起腹部不适和挤压周围器官而引起相应的临床表现。也可由全身感染或邻近脏器感染、外伤及脊柱化脓性病变所致，常见有腹膜后脓肿、腹膜后结核脓肿、腹膜后血肿等。该组疾病可有不同程度腹部、腰背部及髂窝疼痛或发热等全身感染中毒临床症状。当病变压迫或累及胃肠道、尿道、脊神经及下腔静脉时，可出现压迫症状。

腹膜后混合性占位病变常见有来源于胚胎残留组织、神经组织、血管组织、淋巴组织及脂肪组织等，常见有良性囊性畸胎瘤、神经鞘瘤、海绵状血管瘤等。该类肿瘤多为混合性表现。临床表现取决于肿瘤大小、部位，以及良恶性程度。

2. 超声检查所见

【腹膜后囊肿】

腹膜后囊肿（retroperitoneal cyst）在此包括生殖泌尿道的囊肿、淋巴囊肿、皮样囊肿、寄生虫性囊肿等。

（1）二维超声：①显示囊肿可呈圆形、椭圆形或不规则形状。包膜回声明显，整齐。②内部呈无回声或低回声，后方回声增强或不增强（图 44-5-36）。③肿块不随体位的变换或呼吸而移动，与周围脏器无关。

（2）多普勒超声：CDFI 显示囊肿内部无明显血流信号，部分囊肿由于挤压或紧贴大血管或腹膜后周围细小血管，有时可显示其周围有少许血流存在，但并非真正源于囊肿壁血管。

（3）超声造影：显示囊肿内部无增强信号，与信号增强的周围组织形成明显反差（图 44-5-37）。

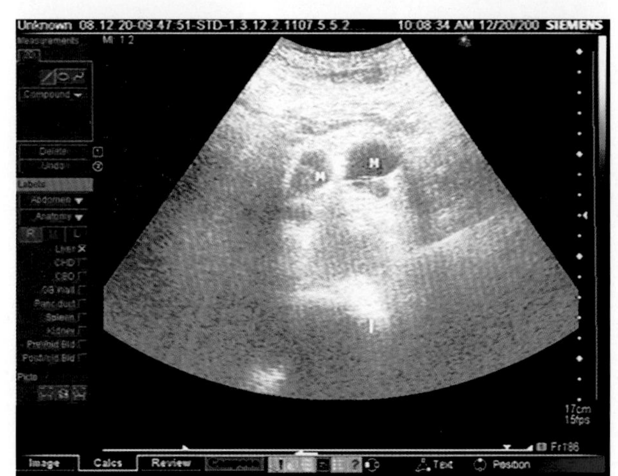


M. 腹膜后肿块

**图 44-5-36 腹膜后淋巴囊肿二维超声**

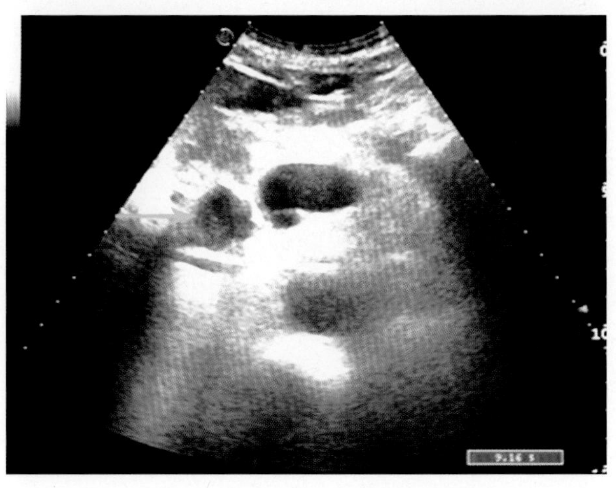

**图 44-5-37 腹膜后淋巴囊肿超声造影**

【腹膜后动脉瘤】

腹膜后动脉瘤（retroperitoneal aneurysm）主要腹膜后动脉分支先天性发育异常或后天性动脉硬化所致。

（1）二维超声：①横断面显示呈圆形，纵切面呈椭圆形或梭形状，酷似囊肿样改变。管壁回声明显，整齐。②内部呈无回声。③肿块不随体位的变换或呼吸而移动（图 44-5-38）。

（2）多普勒超声：CDFI 显示动脉血流信号。追踪其与腹膜后动脉分支相连（图 44-5-39）

（3）超声造影：显示信号增强，并与周围组织形成明显反差。

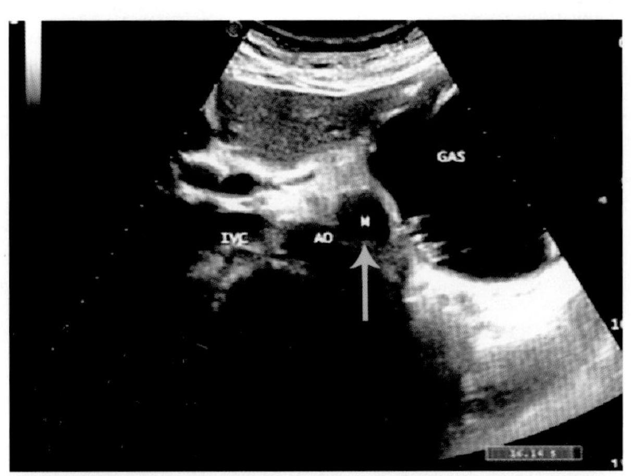


GAS：胃腔；M：动脉瘤；IVC：下腔静脉；AO：腹主动脉

**图 44-5-38　左上腹腹膜后动脉瘤二维超声**

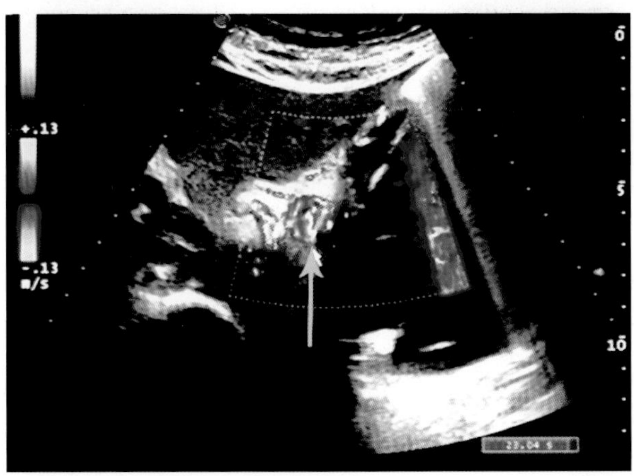

“↑”所示动脉瘤

**图 44-5-39　上图同一患者，左上腹腹膜后动脉瘤彩色多普勒血流显像**

【囊状淋巴管瘤】

囊状淋巴管瘤（cystic lymphangioma）在囊性肿瘤中较常见，90％发生在婴幼儿，除好发于颈部外，还可发见于腹膜后。囊肿可为单个或多个大囊腔，内容为浆液或乳糜液。

（1）二维超声：显示椭圆形，内部呈单房或多房无回声区，其余均类似一般囊肿的声像图特征，有时并有腹水（图 44-5-40）。

（2）多普勒超声：CDFI 显示囊肿内部无明显血流信号。

（3）超声造影：显示囊肿内部无增强信号，与信号增强的周围组织形成明显反差。

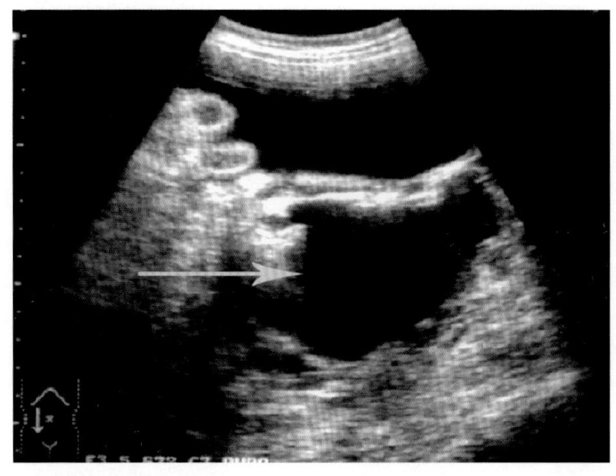

**图 44-5-40　右上腹腹膜后囊状淋巴管瘤并腹水二维超声**

【皮样囊肿】

皮样囊肿（dermoid cyst）是畸胎瘤的一种，较为常见。多见于婴儿和儿童，肿瘤来源于胚胎残留组织，囊腔内充满皮脂。

（1）二维超声：①显示椭圆形，常位于腹膜后间隙的上部，靠近脊柱。可为单房性或多房性，有完整的包膜，囊壁光滑较薄。②内部为无回声区，腔内可显示细小光点回声，推动或挤压肿块时，内部光点回声可有漂浮移动征象。③囊壁可有突向囊腔的结节状强回声，或毛发等线状强回声。

（2）多普勒超声：CDFI 显示囊肿内部无明显血流信号，部分囊肿由于挤压或紧贴大血管或腹膜后周围细小血管，有时可显示其周围有少许血流存在。

（3）超声造影：显示囊肿内部无增强信号，与信号增强的周围组织形成明显反差。

【腹膜后脓肿】

腹膜后脓肿（retroperitoneal abscess）大多

由邻近脏器感染、外伤及脊柱化脓性病变所致。临床症状可有腹部、腰背部及髂窝疼痛或发热等全身感染中毒症状。并有腰大肌刺激征，髂窝脓肿可使髋关节屈曲挛缩不能伸直。

（1）二维超声：①显示腹膜后间隙出现含液性包块，多为圆形、椭圆形或不规则形，可向同侧髂窝部延伸。②无回声区内可有坏死组织形成的细小光点或片状回声，并可随体位改变而移动（图 44-5-41）。

（2）多普勒超声：显示液化区无明显血流信号，部分脓肿由于挤压或紧贴大血管或腹膜后周围细小血管，有时可显示其周围有丰富血流存在及包绕征象（图 44-5-42）。

（3）超声造影：显示液化区内部无增强信号，其他区域信号明显增强。

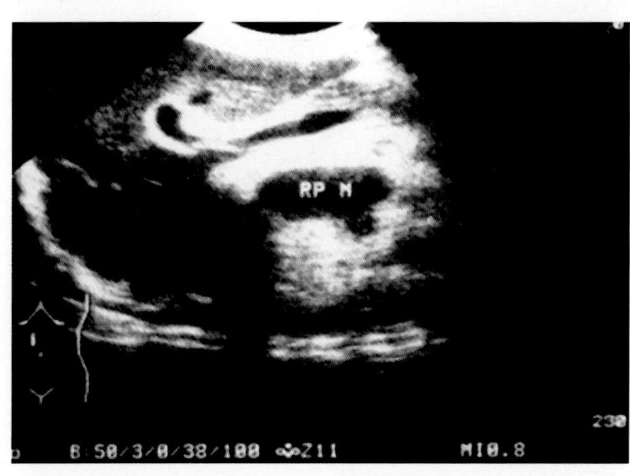


RP：腹膜后；M：脓肿

**图 44-5-41　上腹部腹膜后脓肿二维超声**

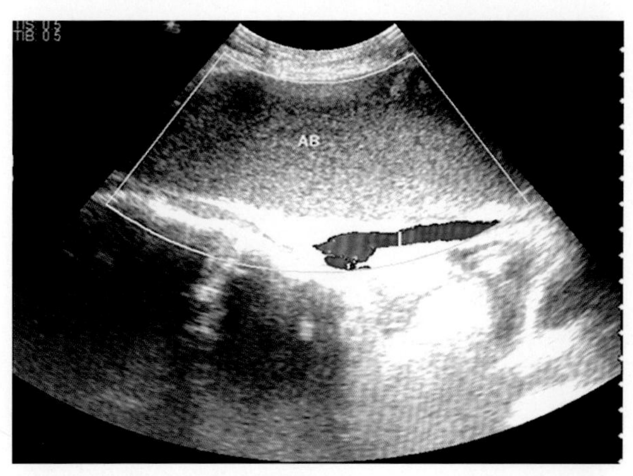


AB：脓肿

**图 44-5-42　中下腹部腹膜后脓肿彩色多普勒血流显像**

【腹膜后结核脓肿】

腹膜后结核脓肿（retroperitoneal tuberculosis abscess）病变大多来自下胸椎或腰椎结核，当病变破坏椎体时，则进入腹腔后间隙而形成腹膜后脓肿，并沿腰大肌鞘膜扩散至髂腰和腹股沟部。发病缓慢，多见于儿童和青壮年，患者常有低热、脉快、消瘦、盗汗、乏力等全身反应，受累部位的脊柱畸形及活动受限。

（1）二维超声：①在腰大肌后方显示长条形、轮廓欠整齐的以囊性为主的混合性包块，内部回声可因坏死液化而表现为无回声区（图 44-5-43），或因肉芽组织增生表现为不均匀低回声或强回声。②患侧大腿作屈伸动作时，可判断腰大肌的纵断面与脓肿的关系。

（2）多普勒超声：显示液化区无明显血流信号，肉芽组织增生区域可显示有丰富的血流存在（图 44-5-44）。

（3）超声造影：显示液化区内部无增强信号，肉芽组织增生区域可显示明显增强信号。

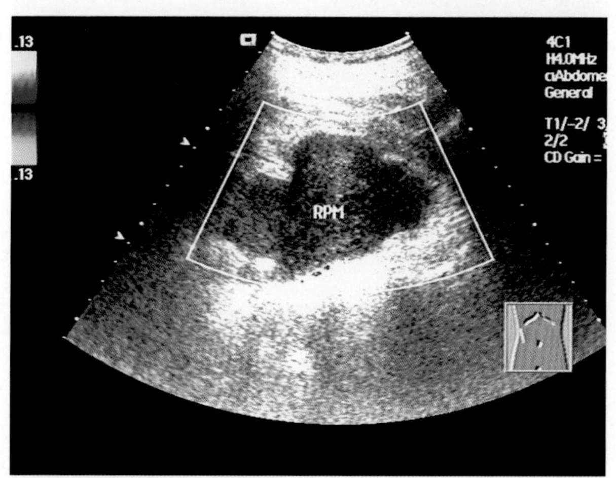


RPM：结核脓肿

**图 44-5-43　右上腹腹膜后结核脓肿二维超声**

【腹膜后血肿】

腹膜后血肿（retroperitoneal hematoma）多有外伤史或腹部、脊柱手术史。临床症状因损伤部位、严重程度及出血量的多少而异。

（1）二维超声：①腹膜后间隙出现无回声或低回声包块。形态不规则、圆形或椭圆形，轮廓欠清晰，通常前后径较短而上下径较长，后方回声有不同程度增强。②新鲜血肿高回声或低回声，1 周后呈无回声。③腹膜后脏器可被推挤移位

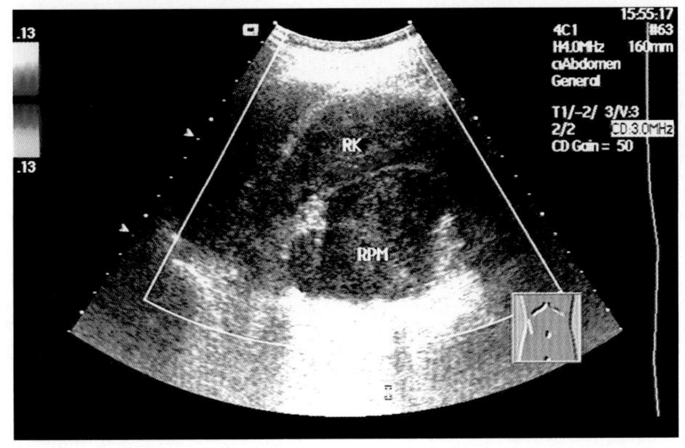


RK：右肾；RPM：结核脓肿

**图 44-5-44　右上腹腹膜后结核脓肿彩色多普勒血流显像**

（图 44-5-45）。

（2）多普勒超声：CDFI 显示出血区无血流信号，其周围区域可显示大血管挤压，或有丰富的血流存在（图 44-5-46）。

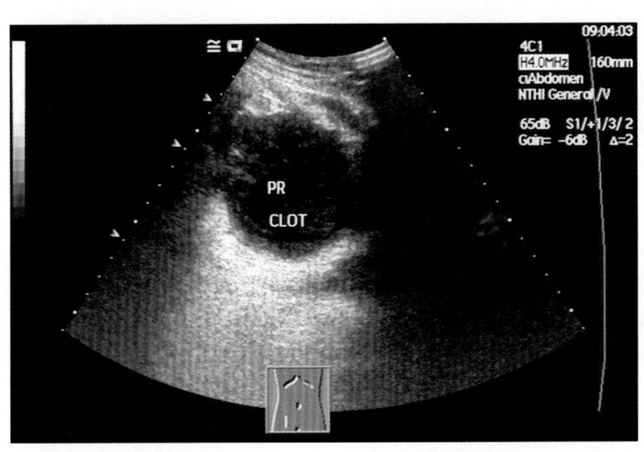


PR：腹膜后；CLOT：血肿

**图 44-5-45　腹膜后血肿二维超声**

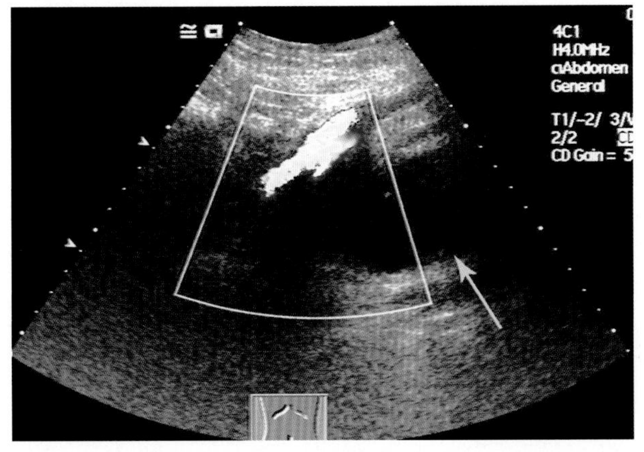


**图 44-5-46　上图同一病例，腹膜后血肿彩色多普勒血流显像**

（3）超声造影：显示液化区内部无增强信号，其周围区域可显示明显增强信号。

【良性囊性畸胎瘤】

良性囊性畸胎瘤（benign cystic teratoma）不包括皮样囊肿。本病较常见。来源于胚胎残留组织，常含有三个胚层组织。囊肿呈球形，壁较厚，该肿瘤既有皮脂、毛发外，还含有牙齿、骨骼和软骨等。

（1）二维超声：①肿块呈不规则圆形或椭圆形，多数为单房性，少数为多房性。囊壁较厚，回声较强。外壁光滑整齐，内壁粗糙不平，有时可见形态不规则的较强回声光团由囊壁突向囊腔。②肿瘤内部呈低弱回声，可布满颗粒状漂浮光点回声或出现分层现象。有时肿瘤内部除见低弱回声外，还可见强回声伴声影，则提示骨骼或牙齿等结构的存在（图 44-5-47）。

（2）多普勒超声：示肿瘤内部无血流信号，其周围区域可显示有少许的血流存在。

（3）超声造影：显示肿瘤内部无增强信号，其周围区域可显示明显增强信号。

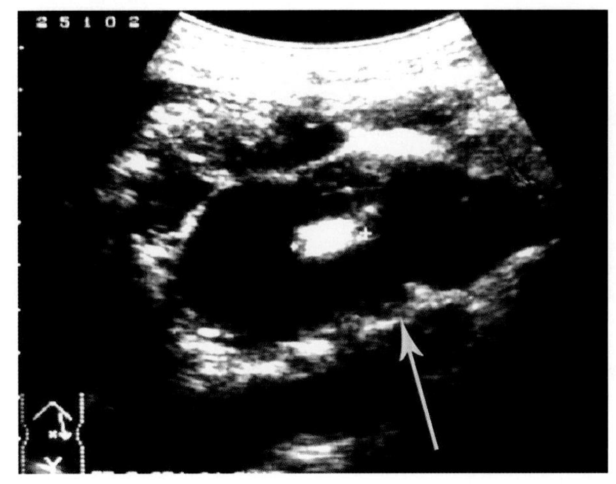


**图 44-5-47　左上腹腹膜后畸胎瘤二维超声**

【神经鞘瘤】

神经鞘瘤（neurinoma）一般有完整包膜，均质，常有小囊形成，囊内有水样液体。生长缓慢，初期无症状。肿块较大时可压迫神经引起感觉异常和疼痛。

（1）二维超声：肿瘤呈圆形或椭圆形，轮廓光滑，包膜清晰且回声较强。内部呈均匀性低回声，内可见单个或多个大小不等的无回声区。多房性者其间隔较细而规则。肿块后方回声可稍增强（图 44-5-48）。

（2）多普勒超声：CDFI 显示肿瘤内部及其周围区域可显示有少许的血流信号存在，尤其以间隔上为明显。

（3）超声造影：显示肿瘤内部有增强信号存在，但以周边区域更为明显。

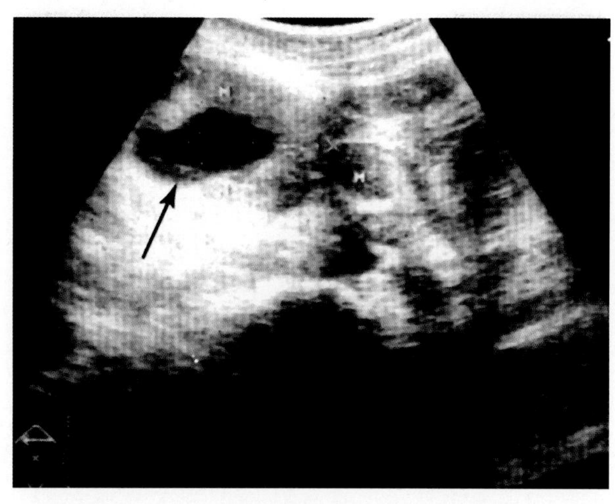

M：肿瘤

**图 44-5-48　右上腹腹膜后神经鞘瘤声像图**

【海绵状血管瘤】

海绵状血管瘤（cavernous hemangioma）是由畸形增生的血管和扩张的血窦构成，内部充满血液，如海绵状。位于腹膜后者也偶尔遇到。较大者有腰酸、腹胀临床表现。

（1）二维超声：肿块形态多呈不规则形，境界较模糊，与周围组织分界不清。内部回声较强，分布不均匀。内见散在分布的大小不一的无回声。

（2）多普勒超声：CDFI 显示肿瘤内部及其周围区域可显示有少许的血流信号存在，不能与周围组织形成反差勾画出肿瘤的轮廓。

（3）超声造影：显示肿瘤内部及其周边区有增强信号存在，无一定规律表现

3. 诊断思维与评价

在诊断腹膜后液性占位病变与混合性占位病变时，诊断思维要掌握有如下规律：囊性肿瘤常见有囊性淋巴瘤、囊性畸胎瘤；感染性疾病常见有腹膜后脓肿、结核性冷脓肿；损伤所致有血肿、尿囊肿等；混合性病变常见有良性囊性畸胎瘤、神经鞘瘤、海绵状血管瘤等。超声检查价值在于：

（1）可以了解病变所在位置、病变形态大小、病变内部回声、病变周邻关系，腹膜后血管有无移位、绕行或被病变包绕等征象，病变与呼吸、肠蠕动、手推动或体位改变有无关系。

（2）应用彩色多普勒血流显像可观察腹膜后病变内部及周边的血流是否丰富，了解病变与周围大血管的关系，如周围主要供应血管是否受压、推移、血管壁浸润、血管是否被包绕于病变组织内等，对于指导手术治疗或手术方式具有重要的临床价值。

## 第六节　腹腔和腹膜后间隙实性占位病变

### 一、腹腔实性占位病变

（参见本章第五节有关部分）

### 二、原发性腹膜后肿瘤

1. 病理及临床概要

原发性腹膜后肿瘤的来源有脂肪组织、结缔组织、筋膜、肌肉、血管、淋巴、神经以及胚胎残余组织等。腹膜后肿瘤可分为良性和恶性两类。良性包括脂肪瘤、节细胞神经瘤、纤维瘤和畸胎瘤等。恶性肿瘤较多见，包括原发性和继发性两类，其中原发有纤维肉瘤、脂肪肉瘤、神经母细胞瘤、恶性淋巴瘤和恶性畸胎瘤等。常见原发性腹膜后肿瘤组织来源、病理性质分类见表 44-6-1。临床上多见于男性，约 70%为恶性肿瘤。临床表现初起一般多无症状，随着肿瘤的生长增大可出现腹胀等，肿瘤压迫或累及胃肠道、尿道、脊神经及下腔静脉时，可产生相应的临床症状，以及全身症状，如消瘦、发热等。

2. 超声检查所见

【恶性淋巴瘤】

恶性淋巴瘤（malignant lymphoma）是原发于淋巴结及单核巨噬系统的肿瘤。根据肿瘤细胞的特点和肿瘤组织的结构成分可分为霍奇金病和非霍奇金淋巴瘤。有半数以上发生在腹膜后腹主动脉旁淋巴结。受累淋巴结切面呈鱼肉样，质地均匀而脆，有时可见小坏死灶。临床上以无痛性淋巴结肿大为常见，脾肿大也多见。随着病情发展，会出现发热、盗汗、疲乏及消瘦等全身性症状。有的还可出现腹部包块和肠道受压迫症状。

表 44-6-1 常见原发性腹膜后肿瘤组织来源、病理性质分类

| 组织来源 | 良性肿瘤 | 恶性肿瘤 |
|---|---|---|
| 间叶组织 | | |
| 脂肪组织 | 脂肪瘤 | 脂肪肉瘤 |
| 纤维组织 | 纤维瘤 | 纤维肉瘤 |
| 平滑肌 | 平滑肌瘤 | 平滑肌肉瘤 |
| 横纹肌 | 横纹肌瘤 | 横纹肌肉瘤 |
| 血管 | 血管瘤、血管外皮瘤 | 血管内皮肉瘤、血管外皮肉瘤 |
| 淋巴管 | 淋巴管瘤 | 淋巴管肉瘤 |
| 多成分间叶组织 | 间叶瘤 | 间叶肉瘤 |
| 淋巴网状组织 | 假性淋巴瘤 | 淋巴细胞肉瘤、网状细胞肉瘤 |
| | | 霍奇金病 |
| 神经组织 | | |
| 神经鞘及神经 | 神经鞘瘤 | 恶性神经鞘瘤 |
| 囊衣 | 神经纤维瘤 | 神经纤维肉瘤 |
| 交感神经节 | 节细胞神经瘤 | 神经母细胞瘤、神经节母细胞瘤 |
| 副神经节 | 嗜铬细胞瘤 | 恶性嗜铬细胞瘤 |
| （化感器） | 非嗜铬性副神经节瘤（化感器） | 恶性非嗜铬性副神经节瘤 |
| 泌尿生殖嵴残余 | 囊肿 | 癌 |
| 胚胎残留组织 | 囊肿 | 恶性畸胎瘤、精原细胞瘤 |
| | 畸胎瘤 | 滋养叶细胞癌、胚胎性癌 |
| | 脊索瘤 | 恶性脊索瘤 |
| 来源不明或不能分类 | 囊肿 | 未分化癌、未分化肉瘤 |

（注：引自医学超声影像学，2010：205，经过修改）

（1）二维超声：①在脊柱及腹主动脉前方两侧可见大小不等的类圆形低回声区，边缘光滑、整齐、轮廓清晰，后方回声可明显增强或衰减。部分病例呈均匀分布的细小光点。②较大肿瘤边缘不规则，中心部缺血坏死时出现不规则无回声区。③中等大小的单发淋巴肉瘤可有类包膜的光滑回声，内部呈低回声或无回声，易误诊为囊肿。④当数个淋巴结融合成团块时，可呈分叶状，内部有线状分隔回声。⑤晚期时整个腹腔及腹膜后可布满大小不等的类圆形低回声或无回声区。⑥腹后壁大血管移位、受压及肠系膜上动脉与腹主动脉所成夹角过大等间接征象（图 44-6-1）。

（2）多普勒超声：CDFI 显示大部分恶性淋巴瘤内彩色血流较丰富，分布走向紊乱（图 44-6-2，图 44-6-3），频谱多普勒可测到流速较高的动脉血流，收缩期峰值流速常 > 35cm/s，RI 可 > 0.65（图 44-6-4）。

（3）超声造影：显示肿瘤内部及其周边区有增强信号存在，无一定规律表现，有待进一步探讨。

【间叶肉瘤】

间叶肉瘤（malignant mesenchymoma）特点是同一个肿瘤内可含有多种间叶组织成分，如脂肪、血管、软骨、骨等。复发后再次手术病理形态可不同。肿块圆形或不规则、边界不清晰、肿块巨大，与周围组织分界不易区别。临床出现腹部包块，体重减轻和腹痛症状，生长迅速，手术后易复发，可发生转移。

（1）二维超声：在腹膜后、脊柱前方或两侧出现不规则形肿块，境界不清晰，内部肿瘤回声

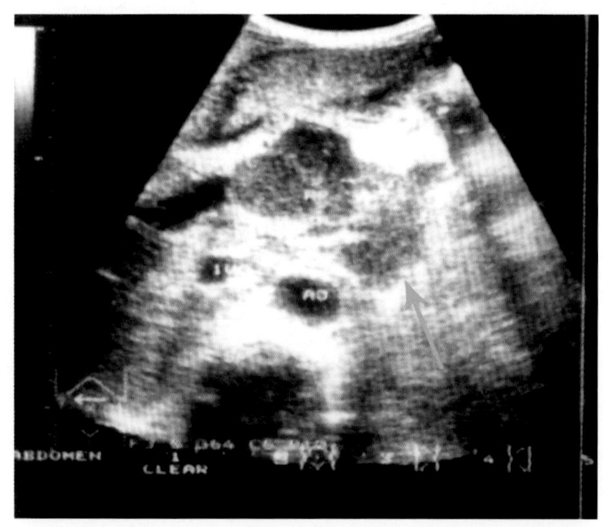


IVC：下腔静脉；AO：腹主动脉

**图 44-6-1　上腹腹膜后恶性淋巴瘤声像图**

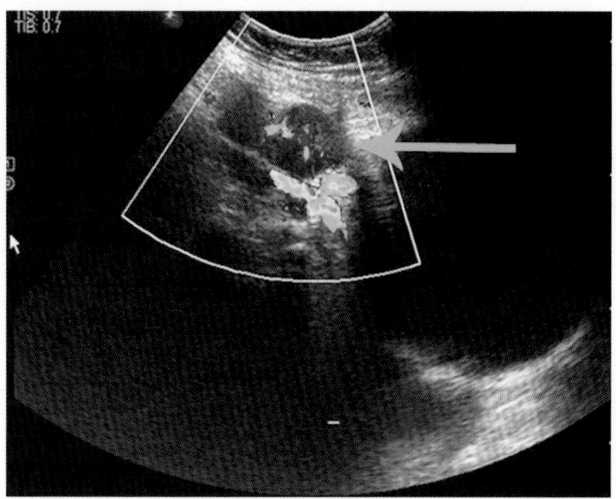

**图 44-6-2　中腹部腹膜后恶性淋巴瘤 CDFI 表现**

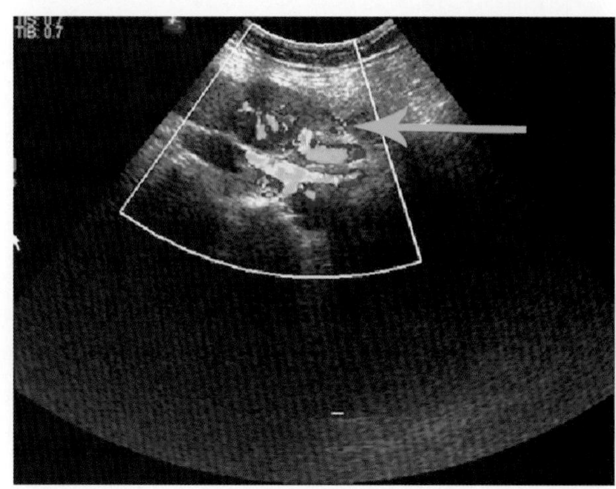

**图 44-6-3　下腹部腹膜后恶性淋巴瘤 CDFI 表现**

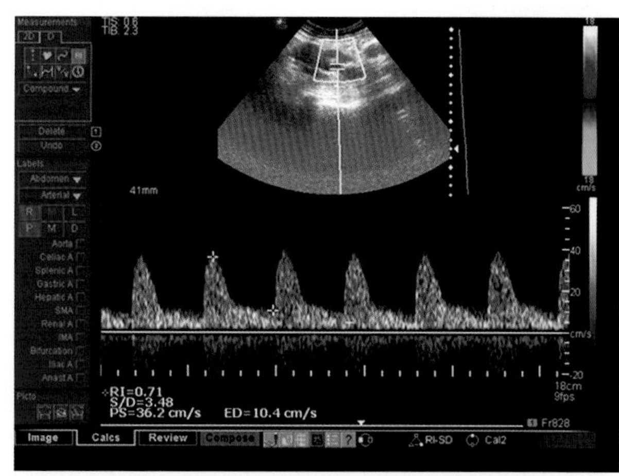


**图 44-6-4　恶性淋巴瘤频谱多普勒表现**

分布不均匀，强弱不一。常常体积较大，致使腹主动脉与肠系膜上动脉夹角增大，呈“高炮”征（图 44-6-5）。

（2）多普勒超声：CDFI 可显示肿瘤把腹膜后大血管包绕，肿瘤本身血流不明显。可判断肿瘤与腹膜后大血管及其分支的位置关系（图 44-6-6）。

（3）超声造影：显示肿瘤内部及其周边区有增强信号存在，无一定规律表现（类似恶性淋巴瘤）。

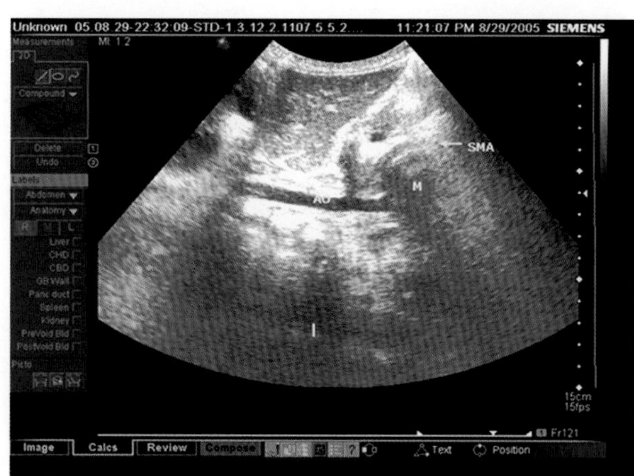


AO：主动脉；SMA：肠系膜上动脉；M：肿块

**图 44-6-5　间叶肉瘤二维超声表现**

【平滑肌瘤和平滑肌肉瘤】

平滑肌瘤和平滑肌肉瘤（leiomyoma，leiomyosarcoma）发生在腹膜后者较为多见。切面呈鱼肉样，常向周围组织浸润，伴有出血和坏死灶，并有较大囊腔出现。发病年龄多在 40～50 岁，常有腹痛。肿瘤常较大，多呈球形或椭圆形，无包膜。

（1）二维超声：①瘤体多较完整，可呈椭圆

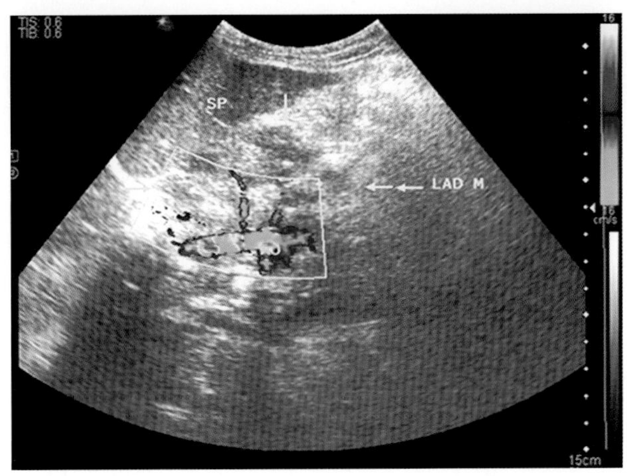


AO：主动脉；LAD M：左肾上腺受累；SP：脾脏

**图 44-6-6 上图同一病例，间叶肉瘤彩色多普勒表现**

形，分叶状或不规则结节状。境界清楚，有类似包膜的回声。②内部呈低回声，分布一般较均匀。较大的肿瘤内因出血坏死而呈现大片无回声区。有钙化灶形成时出现局灶性强回声，伴有声影（图 44-6-7）。

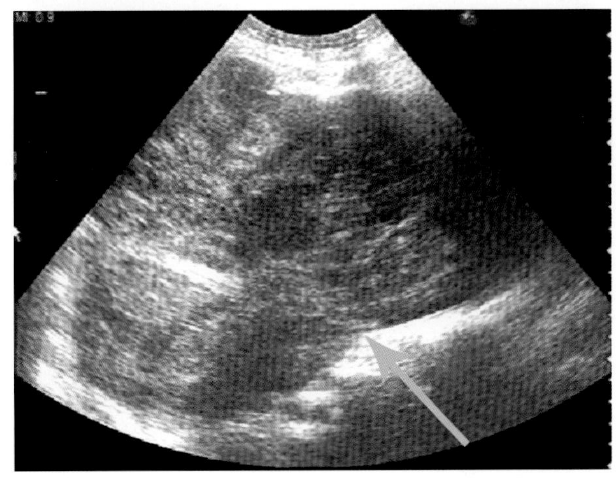

**图 44-6-7 中腹部腹膜后平滑肌肉瘤二维超声表现**

（2）多普勒超声：显示肿瘤内部有血流存在，呈线条状、树枝状、短棒状以及粗点状（图 44-6-8～图 44-6-10）。

（3）超声造影：显示肿瘤内部及其周边区有增强信号存在，坏死出血区无微泡显示。

【纤维瘤和纤维肉瘤】

纤维瘤和纤维肉瘤（fibroma，fibrosarcoma）是腹膜后间叶性肿瘤中常见的一种软组织肿瘤。肿瘤质实或硬，有假包膜，切面呈编织样结构，分化低者呈鱼肉样，可有出血、坏死，黏液样变

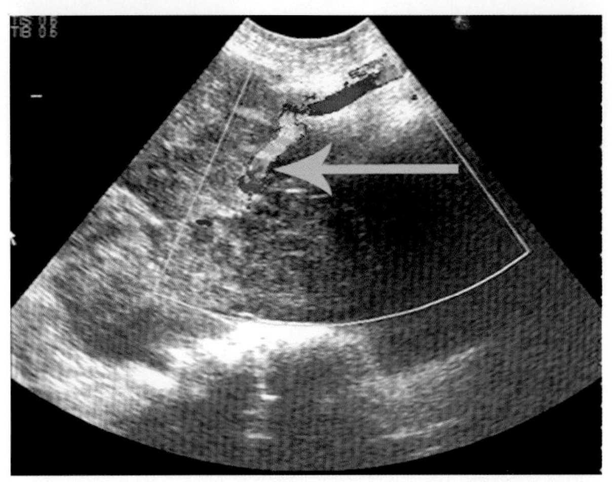

**图 44-6-8 中腹部腹膜后平滑肌肉瘤彩色多普勒血流显像（纵切面一线条状）**

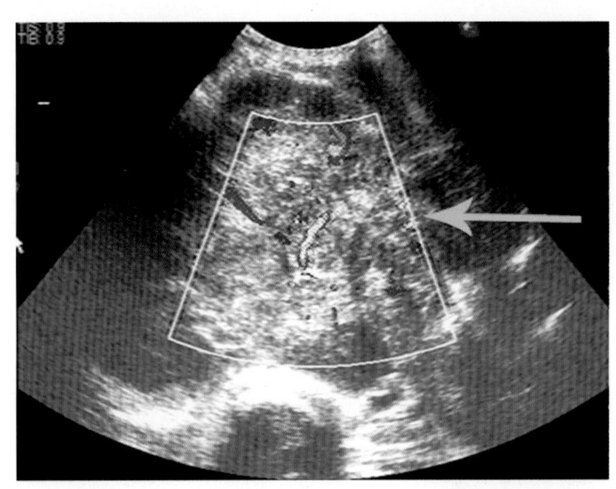

**图 44-6-9 中腹部腹膜后平滑肌肉瘤彩色多普勒血流显像（横切面一树枝状）**

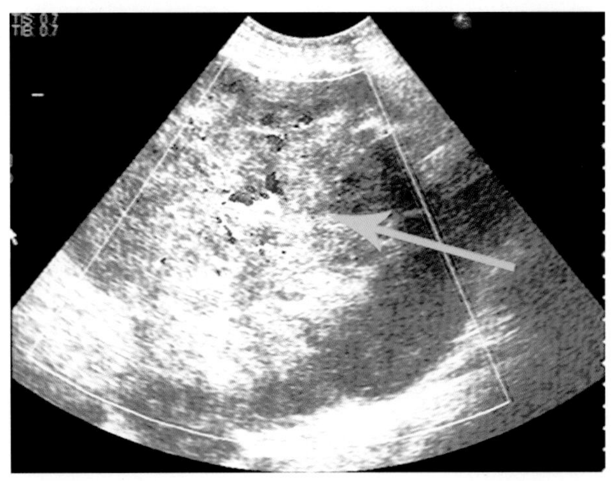

**图 44-6-10 中腹部腹膜后平滑肌肉瘤彩色多普勒血流显像（斜切面一粗点状）**

及囊腔形成。多发生在 20～50 岁男性，生长一般较慢，无疼痛，发现时常如拳头大小或更大。

（1）二维超声：声像图肿块大于 10.0cm，呈地图形或不规则，边界清晰，可见包膜回声，内部中等以上致密点状回声，肿块绕着腹膜后脏器生长，部分可出现无回声改变（图 44-6-11，图 44-6-12）。

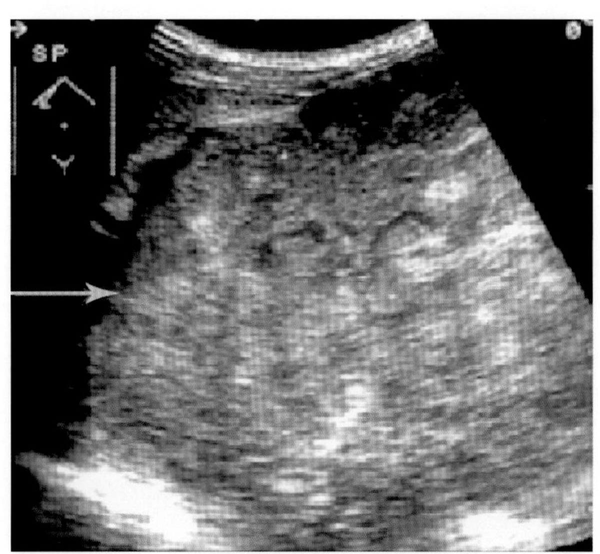

图 44-6-11　右上腹腹膜后纤维肉瘤二维超声

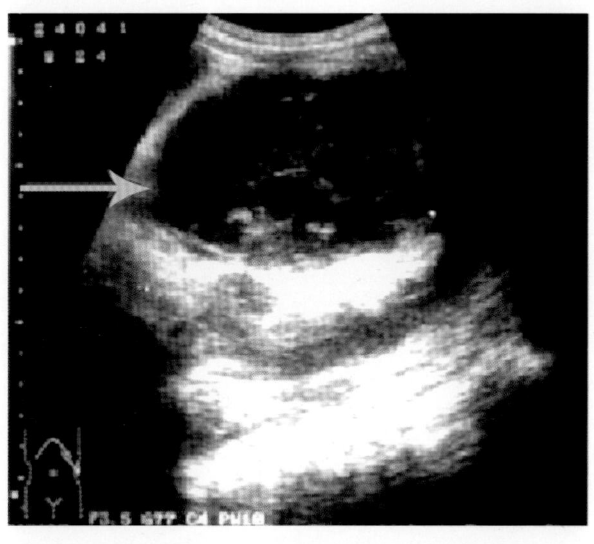

图 44-6-12　左上腹腹膜后纤维肉瘤二维超声

（2）多普勒超声：①显示肿瘤内部有血流存在，大多血流较稀少，偶见中等丰富血流信号，收缩期峰值流速常＞40cm/s，而 RI 常＞0.65。②可判断肿瘤与腹膜后大血管及其分支的位置关系。

（3）超声造影：显示肿瘤内部及其周边区有增强信号存在，坏死出血区无微泡显示。

【脂肪肉瘤】

脂肪肉瘤（liposarcoma）为最常见的腹膜后肿瘤，多来自肾周脂肪组织。切面呈油脂状，大多有包膜，常有出血、坏死及黏液样变。多发生在 50 岁以上的患者。生长缓慢无痛。质软，有时有囊性感，较大者可有压迫症状。

（1）二维超声：病变范围常较大，肿块可为圆形、椭圆形或分叶状，肿瘤界限清晰。内部为稍不均匀的弱回声或中等强度回声。当中心部有出血或囊性时，可出现不规则的无回声或低回声区（图 44-6-13，图 44-6-14）。

（2）多普勒超声：显示肿瘤内部无血流或有少许血流存在，可判断肿瘤与腹膜后大血管及其分支的位置关系（图 44-6-15，图 44-6-16）。

（3）超声造影：显示肿瘤内部及其周边区有增强信号存在，出血区或囊变区无微泡显示。

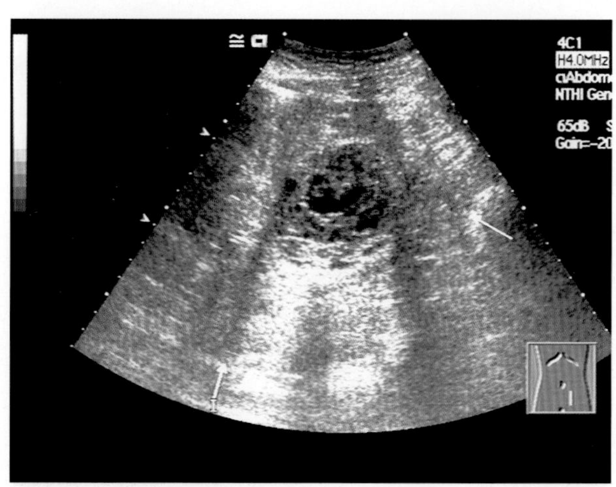


图 44-6-13　腹膜后巨大脂肪肉瘤二维超声（“↑”所示）

【横纹肌肉瘤】

横纹肌肉瘤（rhadomyosarcoma）为中度到高度恶性肿瘤，发生在腹膜后较少。切面呈肉样或鱼肉样。可有出血、坏死及囊性变。患者常有腹痛，疼痛可向下肢放射。

（1）二维超声：病变区呈不规则圆形或分叶状，境界尚清楚，但无明显包膜回声。内部回声强弱不均，常有不规则团块状较强回声，出血、坏死或囊性变时，可见形状不规则的低回声区或无回声区（图 44-6-17）。

（2）多普勒超声：显示肿瘤内部有少许血流

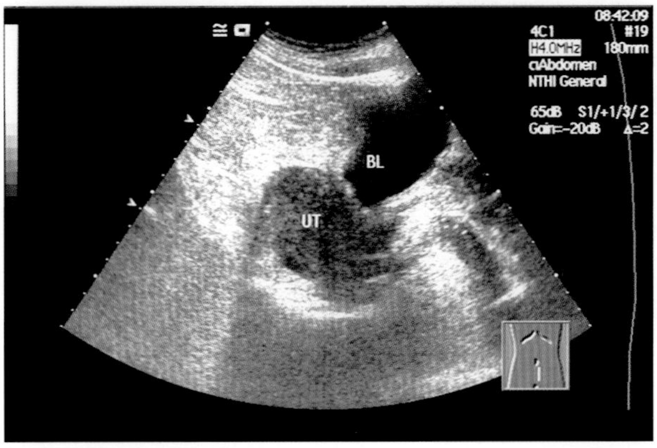

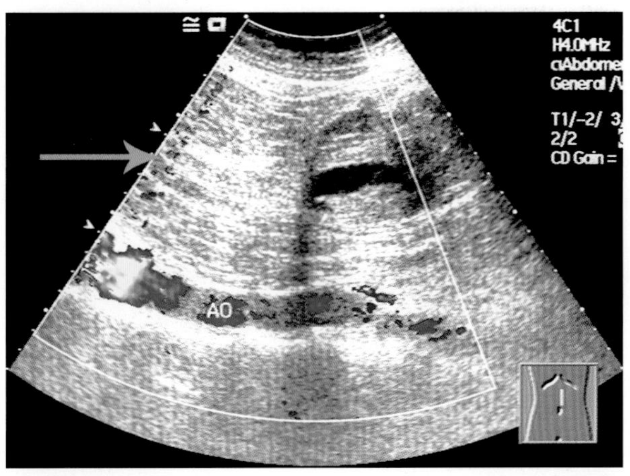


M：腹膜后巨大肿瘤；BL：膀胱；UT：子宫

**图 44-6-14　腹膜后巨大脂肪肉瘤二维超声**

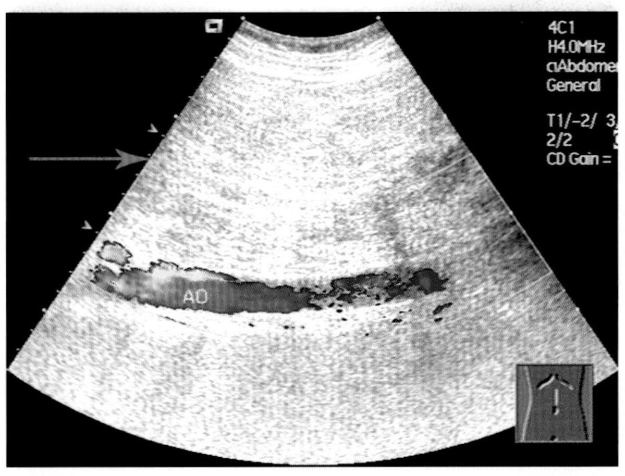


AO：腹主动脉

**图 44-6-15　腹膜后巨大脂肪肉瘤彩色多普勒血流显像**

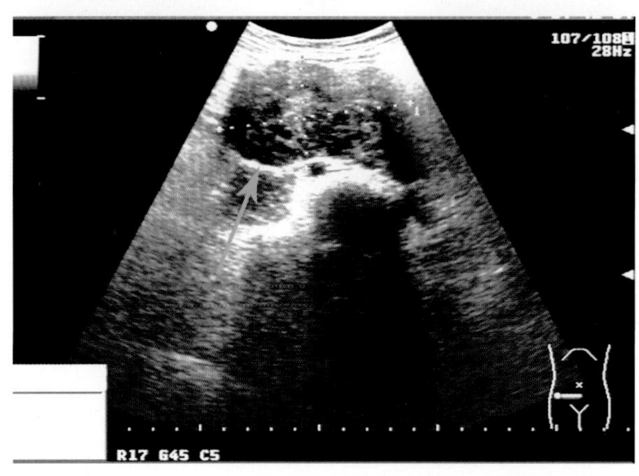


AO：腹主动脉

**图 44-6-16　腹膜后巨大脂肪肉瘤彩色多普勒血流显像（越峰征）**

或乏血流存在，可判断肿瘤与腹膜后大血管及其分支的位置关系（图 44-6-18）。

（3）超声造影：显示肿瘤内部及其周边区有增强信号存在，出血区或囊变区无微泡显示。

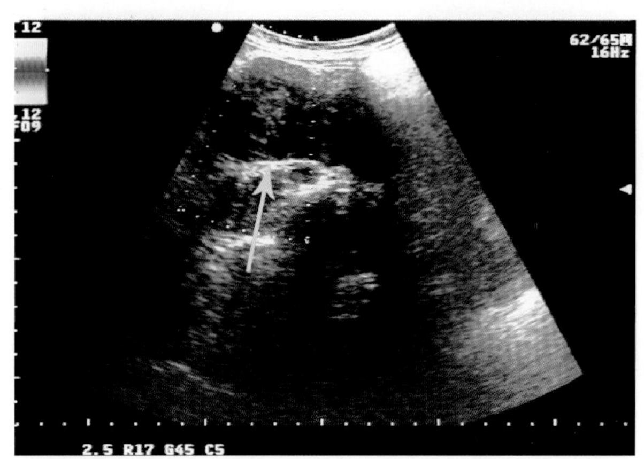

**图 44-6-17　右下腹腹膜后横纹肌肉瘤二维超声**

**图 44-6-18　上图同一病例，右下腹腹膜后横纹肌肉瘤彩色多普勒血流显像**

【神经纤维瘤】

神经纤维瘤（neurofibroma）常呈多发性，大小不一，质韧坚硬，无包膜，切面呈旋涡状或半透明状。

（1）二维超声：①病变区略呈圆形或椭圆形，后缘所处位置较深，常在肾脏附近、两侧髂静脉汇合处及腰骶联合的前方探及。②境界常较明显清晰，也有类似假包膜的较强回声。内部呈稍不均匀的低回声，后壁及远侧回声不增强或轻度增强（图 44-6-19）。

（2）多普勒超声：显示肿瘤内部有少许血流或乏血流存在，可判断肿瘤与腹膜后大血管及其分支的位置关系（图 44-6-20）。

（3）超声造影：显示肿瘤内部及其周边区有

中等强度信号存在。

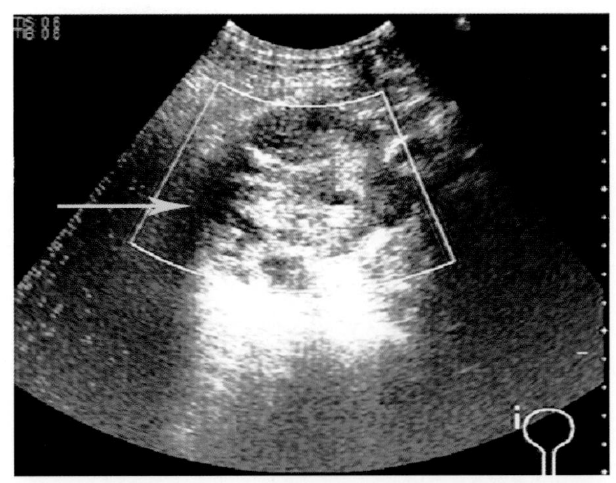

图 44-6-19 右下腹腹膜后神经纤维瘤二维超声

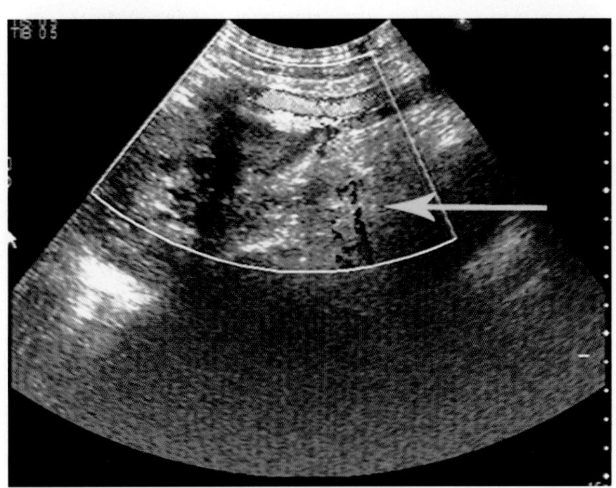

图 44-6-20 上图同一病例，右下腹腹膜后神经纤维瘤彩色多普勒血流显像

【神经母细胞瘤】

神经母细胞瘤（neuroblastoma）生长迅速，质较软，包膜多不完整。切面可见较多纤维性小梁，并可见出血、坏死、囊性变和钙化。多发生于婴儿及5～6岁以下的儿童，大多数在出生时即已存在。

（1）二维超声：①病变区常呈圆形、分叶状或不规则形，境界一般较清晰，如肿瘤向周围组织浸润，则境界常较模糊和不规则。②内部可为透声良好的低回声区，后方回声可有轻度增强。当有出血、坏死或囊性变时，可出现无回声区或低回声区。③如有局限性钙化灶时，可出现强回声伴声影（图 44-6-21）。

（2）彩色多普勒：显示肿瘤内部有少许乃至丰富的血流存在，可判断肿瘤与腹膜后大血管及其分支的位置关系（图 44-6-22）。

（3）超声造影：显示肿瘤内部及其周边区有中等强度乃至丰富的信号存在。

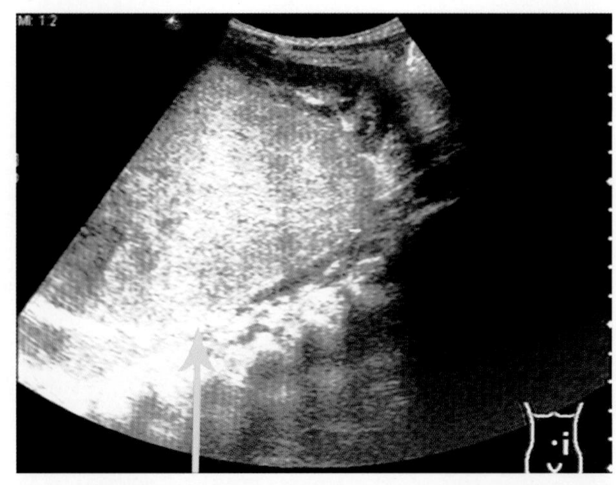

图 44-6-21 腹膜后神经母细胞瘤二维超声

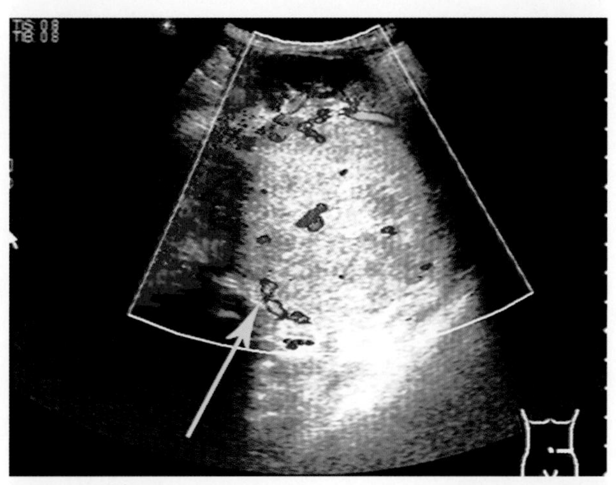

图 44-6-22 腹膜后神经母细胞瘤彩色多普勒血流显像

【恶性畸胎瘤】

恶性畸胎瘤（malignant teratoma）是由三个胚胎层中的一种或多种分化不良的胚胎组织所构成的恶性肿瘤。肿瘤质实，可有包膜。切面呈灰白色实性肿块，间有小的出血、坏死或囊性变。小者一般无明显临床症状，大者可有腰痛、腹胀及单侧下肢水肿等。

（1）二维超声：①病变区略呈圆形或椭圆形，轮廓大多不规则，与周围组织间分界多不清晰。内部回声粗大，强弱不一，分布不均匀。②其内可有较强回声，有时可伴有声影。也可有小的散在无回声区。后壁及远侧回声有时可稍有增强（图 44-6-23）。

（2）彩色多普勒：显示肿瘤内部有少许点状、棒状、枝状血流存在，可判断肿瘤与腹膜后大血管及其分支的位置关系。

（3）超声造影：显示肿瘤内部及其周边区有中等强度乃至丰富的信号存在。

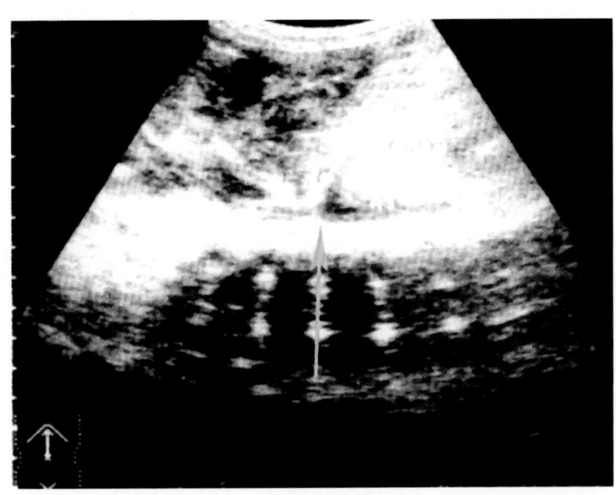

AO：腹主动脉；SMA：肠系膜上动脉

**图 44-6-23　恶性畸胎瘤二维超声**

3. 诊断思维与评价

在诊断腹膜后实性占位病变时，诊断思维要掌握有如下规律：腹膜后实性占位病变不外乎是原发性肿瘤和继发性肿瘤。在此仅探讨腹膜后原发性肿瘤。超声检查价值在于：

（1）通过实时超声各断面的连续扫查，能提供肿块的大小、形态及内部回声情况，同时可显示肿块与周围组织器官及大血管的关系，以明确肿块定位诊断。

（2）通过应用彩色多普勒血流显像及超声造影可观察腹膜后病变内部及周边的血流是否丰富，了解病变与周围大血管的关系，如周围主要供应血管是否受压、推移、血管壁侵犯范围、血管是否被包绕于病变组织内等，对于指导手术治疗或手术方式具有重要的临床价值。

（3）超声对大多数腹膜后肿瘤不能提供特异性的组织学诊断，但通过应用彩色多普勒及超声造影观察肿瘤内情况，结合肿瘤的形态，可对部分肿瘤的良、恶性做出提示性诊断。

（4）腹膜后肿瘤组织学种类繁多，超声检查声像图表现大多缺乏特异性，除典型者外，对其良、恶性鉴别应结合细胞学或活检做出诊断。对于病变体积较大定位困难者应结合其他影像学检查。

## 三、继发性腹膜后肿瘤

1. 病理及临床概要

继发性肿瘤主要是转移性肿瘤，即腹膜后组织和器官的肿瘤可直接侵犯或通过淋巴转移至腹膜后。子宫和卵巢的恶性肿瘤亦可经淋巴转移至腹膜后。睾丸肿瘤可经淋巴转移至同侧腹膜后淋巴结，继而扩散至对侧。大都有原发性疾病的临床表现。

2. 超声检查所见

（1）二维超声：①腹膜后转移性淋巴结肿大绝大多数是低回声肿块，分布均匀，无明显声衰减，多分布在腹主动脉及下腔静脉周围。②孤立性淋巴结肿大呈圆形或卵圆形结节，边界清晰；多个肿大的淋巴结丛，则呈蜂窝状低回声肿块，位于脊柱和大血管的前方，或围绕血管；更多的肿大的淋巴结聚集成团，则淋巴结之间的分界可以消失，低回声区连成一片，形成分叶状的轮廓（图 44-6-24）。

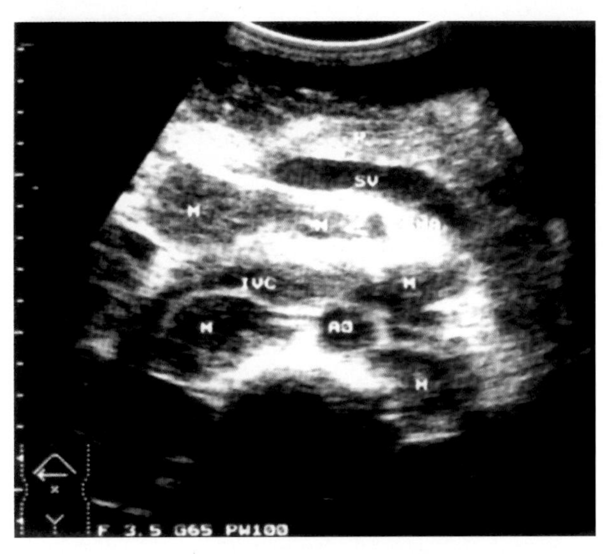


SV：脾静脉；IVC：下腔静脉；AO：腹主动脉；M：转移灶

**图 44-6-24　胃癌腹膜后转移灶二维超声**

（2）多普勒超声：CDFI 显示肿大淋巴结内有血流或无血流，并可判断肿大淋巴结与腹膜后大血管及其分支的位置关系（图 44-6-25）。

（3）超声造影：显示肿瘤内部及其周边区有中等强度乃至丰富的信号存在。

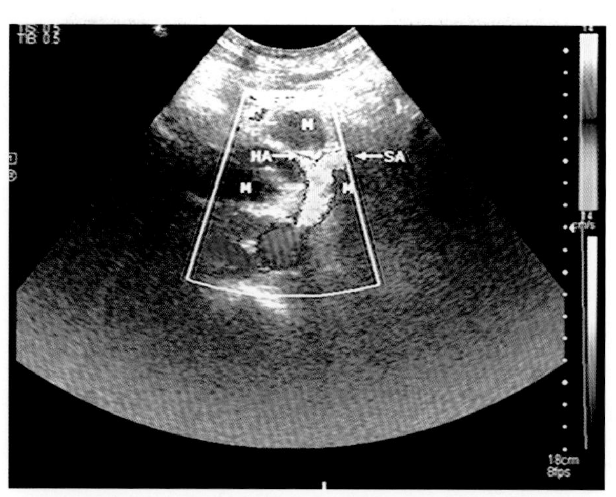


HA：肝动脉；SA：脾动脉；M：转移灶

**图 44-6-25　胃癌腹膜后转移灶彩色多普勒血流显像**

3. 诊断思维与评价

在诊断继发性腹膜后肿瘤时，诊断思维要掌握有如下规律：常见继发性腹膜后肿瘤的患者多有原发性肿瘤的病史，超声检查除发现腹膜后淋巴结肿大外，有时还能发现原发病灶声像图特征，一般不难做出诊断。但必须注意，若无原发性肿瘤病史，或无原发病灶声像图特征者，超声检查只见淋巴结肿大时，应与原发性腹膜后淋巴瘤相鉴别，后者系全身性淋巴瘤的一部分，临床上常合并无痛性浅表淋巴结肿大，以及脾肿大等。随着病情发展，会出现发热、盗汗、疲乏及消瘦等全身性症状，有的还可出现腹部包块和肠道受压迫症状，结合临床完全可以帮助鉴别。

腹膜后肿块在临床上并不少见，既往由于对腹膜后肿块没有满意的直观检查方法，因此对腹膜后肿块的诊断和鉴别诊断较为困难，往往不能及时做出准确的诊断。采用 X 线和同位素检查，虽有助于诊断，但由于技术复杂，有一定的禁忌证，患者难以接受。CT 及 MRI 虽然帮助较大，但代价昂贵、难普及。笔者从事 30 余年临床体会现代超声则为诊断腹膜后肿块提供了一项简便无损伤的探测方法。为减少误诊漏诊及早期作出诊断，应该注意如下几个方面。

（1）掌握腹膜后解剖是基础：腹膜后间隙位于腹膜与横筋膜之间，上以膈肌为界，下达真骨盆上缘，两侧以腰肌为界。腹膜后间隙的器官组织大多来自中胚层，包含有胰腺、十二指肠、肾上腺、肾脏及输尿管，大血管及其分支，交感神经干、淋巴管及淋巴结等，包围这些器官组织和充满各种间隙的为脂肪及疏松结缔组织。因此腹膜后肿瘤的种类是繁多的，一旦超声诊断为肿块，作为影像诊断医生要根据解剖基础从不同角度所得的不同的影像来认识疾病，这就要求影像诊断不但要有感知、储存和识别影像的能力，而且还要有综合、概括影像的能力，思路要广，考虑问题要全面，同时结合病史，以及各种腹膜后疾病的临床特点，最后得出结论。如诊断嗜铬细胞瘤，除了具有嗜铬细胞瘤声像图特征外，临床上还有阵发性或持续性高血压，发作时伴有腹痛、出汗、头痛、脸红等表现。

（2）采取五种方法是鉴别肿块的重要环节：欲得最佳的画面，除仪器本身质量外，与检查前严格准备、耦合剂配制，以及根据声学原理，正确使用仪器是密切相关的。笔者所报道的腹膜后肿块的病例均在上述前提下，诊断每例均采取如下方法：①排除法：腹部结构复杂，脏器较多，在探测腹块时，首先要逐一排除肝、胆、胰、脾、肾、胃肠、肠系膜及膀胱等，女性还应包括子宫、卵巢等脏器疾病，如该肿块来源于腹膜后，那么以上脏器图像正常。②追踪法：正常腹腔内各脏器之间以及脏器本身有血管和其他管道正常分布，而且相互之间有一定的关系，有病变存在时，这些管道就显示推挤、受压、消失、牵拉等，探查时可根据这些特征追踪不放，就可找出病变原发部位，这对鉴别腹膜后肿块也是一种有效方法。③呼吸移动法：就是在检查时令患者仰卧位，做连续腹式慢呼吸，探头适当加压，观察腹腔肿块与周围器官的关系，腹膜后肿块就较固定不随呼吸移动。④用水充盈法（包括胃、十二指肠、膀胱及直肠）：利用饮水后充盈胃及十二指肠可观察胆总管下段及胰头后面的腹膜后病变；膀胱充盈和直肠灌水法可排除来自泌尿生殖系及直肠病变，此种做法也是进一步明确腹膜后肿块可行方法。⑤腰大肌收缩法：在检查时令患者仰卧位，利用双下肢交替的弯曲引起腰大肌的收缩，来判断肿块与腰大肌的周围关系，以此来证实肿块来自腹腔还是来自腹膜后。

（3）把握腹膜后肿块图像特征是关键：检查患者获得图像经过手术及病理证实后反过来对图

像回顾分析，这样反复地临床随访和核对，我们体会是把握住腹膜后肿块图像特征的关键：除了具有一般性腹部包块声像图特征外，具备以下 10 个特点：①“高炮”征：正常腹主动脉与肠系膜上动脉在纵切面时两者走向平行，当腹膜后肿瘤向胰头侵犯，或胰头本身有占位性病变时，腹主动脉与肠系膜上动脉两者夹角增大，呈现像大炮，因而称为“高炮”征。②抬高或偏移性“羊角”征：正常探头横切时肝动脉与脾动脉自腹主动脉发出形成典型“羊角”征，腹膜后大血管及腹腔动脉周围有占位性病变灶时，可致使肝、脾动脉走向异常，角度改变，声像图上出现肝动脉、脾动脉抬高或偏移，就称为抬高或偏移性“羊角”征。③大血管“包绕”征：正常腹腔大血管沿脊柱前缘行走自然，动脉离心越来越细，静脉向心越来越粗，当腹膜后有肿块时或大血管周围有融合性淋巴结包绕着大血管，说明这些融合性淋巴结或肿块来自腹膜后，此声像图特征称之为大血管“包绕”征。④肝肾或脾肾分离征：正常情况下，肝与右肾、脾与左肾有密切的相邻关系。位于肝脾后方的腹膜后肿块逐渐生长，可使肾脏向下（足侧）或向前（腹侧）显著移位，形成肿块介于肝肾之间或脾肾之间的关系，即肝肾分离或脾肾分离征。⑤“越峰”征：巨大腹膜后肿瘤可能从后腹壁向前伸展甚至抵达前腹壁，致使前腹膜和后腹膜互相贴近，肠管被挤开，从前腹壁探测时可见腹壁下的巨大肿瘤图形。嘱患者深吸气并将腹部用力鼓起，此时肿块很少移动，含气肠管常被推往前腹壁和肿块之间，呈乌云飞越山顶的“越峰”征。⑥器官远离脊柱征：与脊柱相近的器官有双肾、输尿管、胰腺、十二指肠水平部和大血管，若它们和脊柱之间有腹膜后肿瘤包括淋巴结肿大、脓肿及出血等，常产生这些器官远离脊柱的异常现象，称为器官远离脊柱征。⑦腹主动脉下腔静脉分离挤压征：正常腹动脉和下腔静脉走向自然呈伴随关系，一旦它们之间被肿块分离、移位，或挤压征象，表明腹膜后有占位性病变，称为腹主动脉下腔静脉分离挤压征。⑧肾静脉扩张征：肾门淋巴结肿大或肾门脓肿时，可致肾静脉扭曲畸形和回流障碍而形成肾静脉扩张征。⑨肿块固定征：肿块位置深，周围及前方有腹腔胃肠道气体存在，肿块不随呼吸、肠管蠕动、手推移、体位移动而发生变动，胃肠道只在肿块四周及前方显示而不在肿块后方显示，称为肿块固定征。⑩肾背分离征：正常肾脏与背紧贴，当它们之间有新生物生长或脓肿、血肿存在时，就形成肾背分离征。

（4）腹膜后肿块超声图像共有表现：①肿块固定，不随手推、呼吸及体位改变而明显移动；②肿块位置深、周围及前方有腹腔胃肠道气体存在；③有时俯卧位探测比其他体位探测更易显示；④原发性肿瘤一般体积较大（大多超过 7.0cm）；⑤肿块回声程度越低病理性质恶性度越高（炎性除外）；⑥恶性肿瘤呈膨胀性生长，易于造成大血管及其分支压迫、移位征象及有关脏器分离现象，而炎性或良性肿块则不然，多呈扁平状，前后径小；⑦原发性恶性肿瘤彩色血流丰富；⑧腹水少见。

（5）腹膜后肿块彩色多普勒超声诊断：目前就腹膜后肿块彩色多普勒超声诊断尚在不断探索和提高，其应用还未成熟。现将笔者在临床应用体会介绍如下：①膜后肿块大于 7.0cm 以上者，其周边易获得彩色血流，且以原发性腹腔后肿块较为突出，转移癌、脓肿、囊肿的周边也显示彩色血流。就看被肿块推挤、压迫而包绕边缘是动脉还是静脉，如是动脉型，就显示动脉血流频谱，与心搏一致，若是静脉型就显示静脉血流频谱。②原发性大于 7.0cm 以上恶性腹膜后肿块，血流丰富，其内可检出动脉血流频谱，高灵敏度仪器还可测定流速、流量、PI、RI 等，而其他类型腹膜后肿块血流就不太丰富或稀少，囊肿内部则无血流分布，因而目前多数学者认为高速低阻动脉血流频谱是诊断腹膜后恶性肿瘤的重要佐证。③可了解腹膜后肿块与周围大血管的关系，如腹主动脉及其分支以及下腔静脉及其属支，被肿块挤压、推移、包绕，以及血管壁浸润，彩色多普勒超声均能显示，为临床制定治疗计划有重要帮助。④对鉴别腹膜后淋巴结聚集成团肿大与腹膜后静脉曲张或淤血症，有独特的价值。前者无血流或少血流；后者可显示多条扭曲静脉彩色血流。另对腹膜后海绵状血管瘤，彩色多普勒检查也呈现较多静脉血流或血窦彩色图像并能测到静脉频谱。

（6）腹膜后肿块内部特征超声鉴别诊断：腹膜后肿块尽管病理结构得杂，声像图表现缺乏一定的特异性，但在临床研究中发现内部回声特征与肿块内细胞形态、排列状况、细胞成分与间质成分的比例、纤维化与血管的多寡以及肿块内坏死成分的多少有关。可归纳以下几点：①若肿块呈中强度回声，多为结构紊乱的实质性肿块，各界面声阻抗差不一致所致，如平滑肌肉瘤、纤维肉瘤及部分畸胎瘤等。②若肿块呈低度回声改变，多为结构彼此间声阻差小的比较均匀的实质性肿块，如淋巴肉瘤、腹膜后转移性肿瘤以及神经鞘瘤等。③若肿块从无回声至强回声都可出现，多为结构紊乱参差不齐的混合性肿块，如囊性淋巴瘤、畸胎瘤，或脓肿液化、坏死、出血及钙化等。然而正如 Sknolnik 指出，腹膜后肿块内存在回声不意味总是实质肿块，如血肿、脓肿可以存在内部回声。肿块后方有增强效应不意味着总是含液性肿块，而含液性肿块不一定后方有增强效应，如脓肿后方可存在不增强效应。无回声肿块不意味着是含液性肿块，如肿大的淋巴结或机化的血肿可以呈无回声改变。

（7）腹膜后肿块好发部位对肿块进行鉴别诊断 通过长期临床超声检查与手术及病理证实，还发现腹膜后肿块好发部位与病理性质有一定的相关性：①位于肾前旁间隙的肿块多见于腹膜后炎性肿块、十二指肠旁血肿、结肠肿瘤、胰腺肿瘤、纤维肉瘤及肺部肿瘤转移灶。②位于肾周间隙的肿块多见于肾上腺肿瘤、肾本身肿瘤、腹膜后脂肪肉瘤、肾周炎性肿块及血肿等。③位于肾后旁间隙多见于脓肿、血肿等；沿腹膜后大血管走向分布的肿块多为淋巴肉瘤或异位嗜铬细胞瘤等；④位于上腹部腹膜后肿块可见于神经母细胞瘤等。位于左上腹腹膜后肿块多来自胃部肿瘤、胰腺肿瘤转移灶。⑤位于右上腹腹膜后肿块多见于胆系、肠道及妇科肿瘤转移灶。⑥位于中腹部及侧腰部腹膜后肿块可见于神经鞘瘤等。⑦位于两侧下腹部腹膜后肿块多见于脓肿、回盲部肿瘤、直肠肿瘤及卵巢肿瘤转移灶。⑧位于下腹部腹膜后多见于平滑肌肉瘤、畸胎瘤及黄色肉芽肿等。⑨位于同侧肾门及腹膜后肿块多见于睾丸肿瘤及前腺肿瘤转移灶等。以上肿块好发部位与病理性质相关性均在临床病例中得到证实。

# 第七节　腹主动脉疾病

## 一、适应证

1. 腹主动脉瘤（真性、假性）诊断与鉴别诊断。
2. 腹主动脉夹层。
3. 检测腹主动脉粥样斑块与血栓。
4. 多发性大动脉炎。
5. 腹主动脉旁肿物的诊断与鉴别诊断。

## 二、检查方法

1. 患者准备　除患者病情危急需立即行超声检查外，应常规嘱患者禁食 8 小时以上。

2. 仪器条件　对于成年人，选择 2.5～3.5MHz 探头为宜；而对于儿童或体瘦的成年人，可采用 5MHz 探头。

3. 检查体位　患者常规取仰卧位、侧卧位或俯卧位。

4. 扫查方法　常规沿腹正中线偏左 1～2cm 处横切和纵切扫查，观察腹主动脉全程及其分支。纵切时于肝左叶后方显示的腹主动脉呈一条管状无回声结构，从上至下管腔径逐渐变细，并可见明显的动脉性搏动。横切时可见其位于脊椎中线偏左，呈圆形无回声。体瘦者腹主动脉能清晰显示，肥胖、腹胀及大量腹水的患者部分腹主动脉可显示不满意。深吸气后屏气利用下移的肝脏作透声窗有助于腹主动脉上段的检查。探头加压可消除部分肠道气体的干扰，也有助于对下段的观察。此外，还可采用冠状面扫查显示腹主动脉。右侧卧位通过脾肾作透声窗，左侧卧位通过肝肾作透声窗来显示腹主动脉及其分支，并可同时显示下腔静脉与腹主动脉的特殊伴行关系。

## 三、检查内容

1. 二维超声显像

（1）腹主动脉管径及走行情况，有无局限性膨大、狭窄和局部受压等，并进行测量。

（2）腹主动脉管壁情况，如有可能测量内-中膜厚度，观察内壁回声等。

(3) 腹主动脉管腔内有无异常回声（如斑块、钙化、血栓形成等）。

2. 彩色多普勒　腹主动脉彩色血流充盈情况，有无湍流，观察频谱形态和测量流速等。腹主动脉周围有无异常侧支血管。

## 四、注意事项

1. 检查腹主动脉上段时，应嘱患者深吸气后屏气，尽可能利用下移的肝脏作为透声窗。

2. 检查腹主动脉中、下段时，探头适当施压以驱赶胃肠气体。但腹主动脉瘤患者应避免加压。

3. 对经前腹壁观察腹主动脉不满意的患者，还可采用侧卧位经脾肾或经肝肾声窗作冠状面扫查。

## 五、常见疾病

【腹主动脉瘤】

1. 病理及临床概要

腹主动脉瘤约95%由腹主动脉粥样硬化引起，极少数见于创伤、感染或Marfan综合征所致。病理上由于动脉中层退化性病变或中层坏死，使动脉壁结构受损，受血流冲击使血管扩张形成动脉瘤。瘤体多呈梭形，突出腹主动脉管壁，多向前和左侧发展。腔内常有血栓形成，瘤壁多有钙化。绝大多数患者有脂质代谢异常或并原发性高血压、糖尿病等。好发于肾动脉水平以下的腹主动脉。本病多见于老年男性，多数患者无临床症状，消瘦者可发现腹部出现搏动性肿物，多位于脐周及中下腹部。少数患者有腹痛、背痛及下肢疼痛。

2. 超声检查所见

(1) 二维超声　①病变段腹主动脉局限性扩张，纵切面多呈梭形或纺锤形，横切面为圆形或椭圆形无回声区，并与心率搏动一致，前后径测值大于3cm，不超过3.5cm，可疑本病；超过3.5cm者，累及的腹主动脉范围常在4～6cm，可确诊为腹主动脉瘤。②瘤体血管壁变薄，内壁有时可探及不规则附壁血栓形成，在管腔内壁一侧或两侧见低或中强回声区，向管腔内突起，与管壁相连，并随管壁搏动。管壁可伴有强回声伴声影，提示有钙化存在。

(2) 多普勒超声 ①明显扩张处腹主动脉内常出现涡流，表现为杂色血流信号。②扩张处可探及明显的收缩期湍流信号，为明显的正负双向血流信号（图44-7-1）。③瘤体血栓形成处血流信号充盈缺损（图44-7-2）。

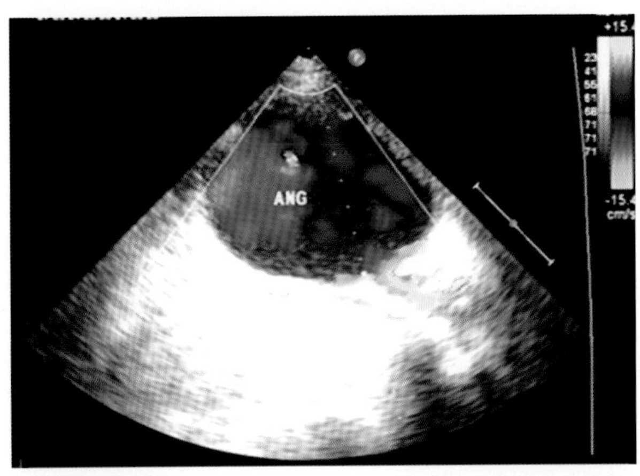


ANG：动脉瘤

**图44-7-1　腹主动脉真性动脉瘤彩色多普勒血流显像**

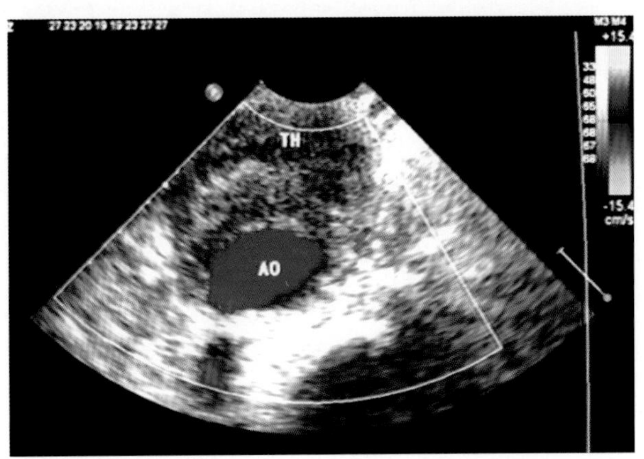


TH：血栓

**图44-7-2　腹主动脉真性动脉瘤彩色多普勒血流显像**

3. 诊断思维与评价

腹主动脉瘤主要见于老年人，偶尔见于小儿。患者多合并高血压和动脉粥样硬化。肾动脉水平以下腹主动脉最易发生腹主动脉瘤，且常发生在粥样硬化病变比较严重的部位，管腔内常见血栓形成，瘤壁外层常有钙化斑等。在诊断此病时要与以下疾病鉴别：

(1) 与假性腹主动脉瘤的鉴别。真性腹主动脉瘤大多因动脉粥样硬化引起，局限性管腔扩张，多呈梭形，而无动脉管壁内膜撕裂，亦无管壁中层的假腔。而后者多因动脉粥样硬化、外伤、感染或老年便秘、剧烈咳嗽等原因，使血流从受损的动脉壁外流，在动脉周围形成血肿。

（2）与夹层动脉瘤的鉴别。后者也多在动脉硬化的基础上主动脉的内膜和中层断裂，外加血流冲击形成真假两个腔，大多数腹主动脉的夹层动脉瘤由胸主动脉的夹层动脉瘤向下延伸所致，少数原发于腹主动脉。血管内膜撕裂后，血液由内膜破裂口进入假腔内，分离的内膜随心脏舒缩而有规律地摆动，假腔内最容易形成血栓。

超声检查对于腹主动脉瘤诊断具有操作简便，费用低廉，可重复性强的特点，在临床检查方法中可作为首选，可动态显示病变的范围、大小、瘤内血栓的回声，以及帮助与假性腹主动脉瘤、夹层动脉瘤等疾病的鉴别。缺点是有时受肠腔气体干扰，影响检查结果。

【腹主动脉粥样硬化】

1. 病理及临床概要　主要是动脉内膜类脂质的沉积、内膜面粗糙、局部增厚、进一步发展粥样硬化斑块，导致管腔狭窄。轻者无明显症状，病变较严重者可引起腹主动脉及其分支动脉狭窄而出现相应的临床表现。最早出现的症状为间歇性跛行，足背动脉或踝部胫后动脉搏动减弱或消失。后期股、腘动脉搏动也不能扪及，肢端皮肤苍白，静脉充盈时间和皮肤色泽恢复时间都延迟。最终出现组织营养障碍性病变，如足趾冰冷、发绀、趾甲增厚、溃疡、坏疽。

2. 超声检查所见

（1）二维超声　①病变区动脉内膜毛糙、增厚，管壁一侧或两侧可见强回声向管腔内突起伴声影，此时多是硬斑块，若是低回声向腔内突起，不伴声影，多是软斑块，是一种不稳定可以脱落的斑块（图 44-7-3）。②病变区可存在不同程度的狭窄存在（限性或弥漫性）。

（2）多普勒超声　①若动脉明显狭窄，则狭窄处动脉管腔内血流束变细（图 44-7-4），流速明显升高，反向波消失。②若血栓形成伴管腔闭塞，则管腔内充满低回声，不能引出血流信号。

3. 诊断思维与评价

腹主动脉粥样硬化主要见于男性 50 岁以上的老年人，患者多合并高血压、高脂血症或糖尿病史。在诊断此病时要与多发性大动脉炎受累腹主动脉及其分支相鉴别。多发性大动脉炎以女性中青年多见，声像图表现为局限性或普遍性管壁增

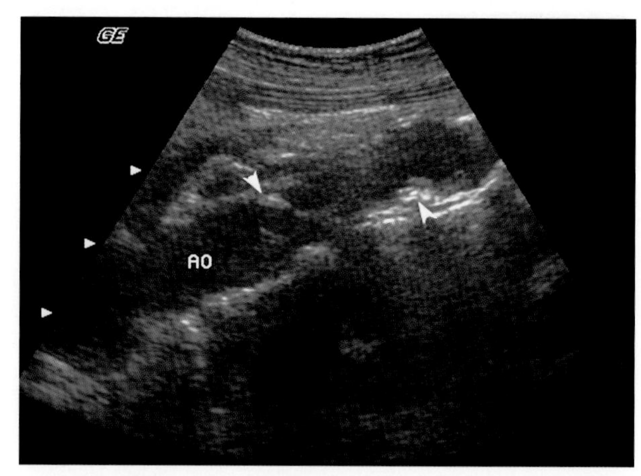


AO：腹主动脉；箭头所示斑块

**图 44-7-3　腹主动脉粥样硬化二维超声**

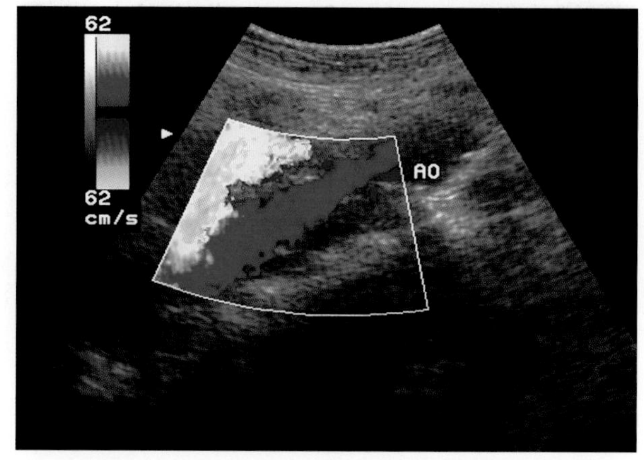


AO：腹主动脉

**图 44-7-4　腹主动脉粥样硬化彩色多普勒血流显像**

厚、狭窄，搏动减弱、僵硬，但无斑块形成，常有多支血管受累可做出鉴别。

超声检查对腹主动脉粥样硬化有无形态学改变（斑块形成、狭窄、阻塞）及血流状态异常、判断狭窄程度的诊断，确定治疗方案，估计预后均有重要意义。

【多发性大动脉炎】

1. 病理及临床概要

本病是一种主要累及主动脉及其主要分支的慢性非特异性炎症，导致管腔节段性狭窄以致闭塞。病变部位大多局限在动脉的起始部，也可呈弥漫性。病变的血管呈灰白色，管壁僵硬、钙化、萎缩，与周围组织有粘连、管腔狭窄或闭塞。在少数情况下，病变血管壁破坏广泛，而结缔组织修复不足，引起动脉扩张，甚至动脉瘤形成。按受累血管部位不同分为五型：头臂型、胸腹主动脉型、肾动

脉型、混合型、肺动脉型。以青年女性多见。早期可有乏力、消瘦、低热、食欲不振、关节肌肉酸痛、多汗等非特异性症状，临床易误诊。后期发生动脉狭窄时，才出现特异性临床表现。

2. 超声检查所见

（1）二维超声：①受累动脉管壁增厚，呈梭形或不规则，正常结构消失，回声偏低或不均匀。外膜与周围组织分界不清（图 44-7-5）。主要以狭窄或闭塞为主，偶可并发动脉扩张、动脉瘤。②偶尔管腔内可继发血栓，呈低回声或中强回声。动脉狭窄可呈弥漫性或局限性。在多节段动脉发病时，正常与病变动脉交替出现。

（2）多普勒超声：①显示病变段血流形态不规则，可有充盈缺损。若病变较局限，则其内彩色亮度增高，呈"镶嵌"样。若病变弥漫性，则血流颜色暗淡，在管腔重度狭窄时，则表现为颜色变暗的纤细状血流。能较精确地反映出管腔的狭窄程度和病变的范围。彩色血流显像及脉冲多普勒频谱显示受累动脉呈现狭窄或闭塞表现。②脉冲多普勒在局限性狭窄段可以获得流速增高的血流频谱。狭窄开口处则可见频带增宽的高速血流频谱（图 44-7-6）。若为弥漫性病变，其内所探及到血流为低速单相频谱。

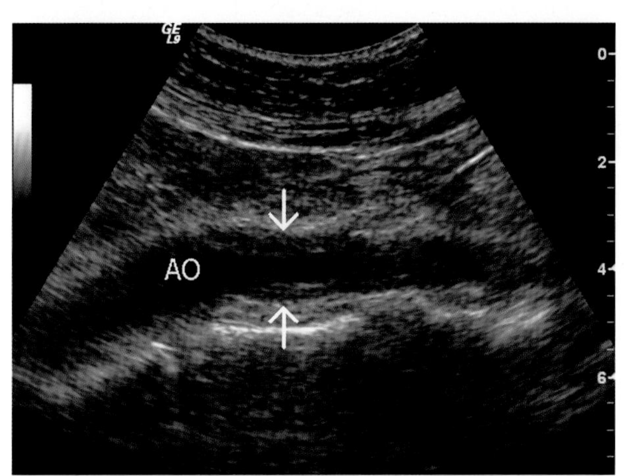


AO—腹主动脉；"↑"所示节段性管壁弥漫性增厚

**图 44-7-5　大动脉炎性腹主动脉狭窄二维超声**

3. 诊断思维与评价

多发性大动脉炎是主动脉及其主要分支的多发性、非化脓性炎症疾病。多发于年轻女性，病因至今不明。综合受累不同部位的血管，可分为五型：头臂型、胸腹主动脉型、肾动脉型、混合

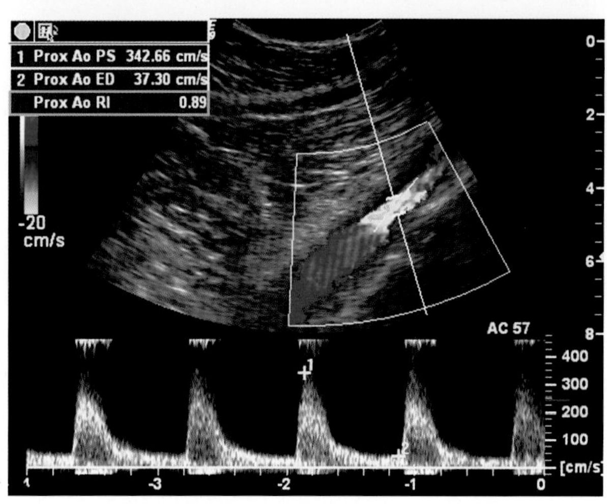


AO：腹主动脉

**图 44-7-6　腹主动脉炎性狭窄多普勒超声**

**（引自李建初，医学超声影像学，2010）**

型、肺动脉型。在其病程中对机体危害最大的是脑缺血及持续性高血压，这二者也是导致病情恶化甚至死亡的重要原因。在诊断此病时要与以下疾病鉴别：

（1）多发性大动脉炎与动脉粥样硬化的鉴别。后者主要见于男性 50 岁以上的老年人，患者多合并高血压、高脂血症或糖尿病史（参见本节有关部分）。

（2）多发性大动脉炎与先天性动脉狭窄的鉴别。后者以男性多见，多发生于胸主动脉，狭窄部位较高，在动脉导管韧带附近，而且呈局限性环状狭窄，以肌肉增生导致的管壁增厚为主；而前者以青年女性多见，胸、腹主动脉狭窄部位相对较低，受累动脉范围较长，可同时合并肾动脉及其他部位的动脉病变。

超声检查能较精确地反映出管腔的狭窄程度和病变的范围。对于多发性大动脉炎分型，血流状态异常以及预后的估计均具有重要的临床价值。

【肾动脉狭窄】

1. 病理及临床概要　肾动脉狭窄或闭塞的常见病因为：动脉粥样硬化、维肌肉增生、多发性大动脉炎。当肾动脉狭窄导致肾供血减少时就可以并发肾血管性高血压。常见临床症状为高血压，尤其为舒张压升高。部分患者腹背部可闻及血管杂音。严重者患肾萎缩，肾功能不全。

2. 超声检查所见

（1）二维超声＋CDFI：①狭窄处血流亮度增加，流速加快，靠近狭窄下游呈杂色血流信号

（图 44-7-7）。②肾动脉闭塞则常常表现为肾动脉肾外段全程管腔内无血流信号。③对于重度肾动脉狭窄或闭塞，患侧肾内血流信号可明显减少或几乎无血流信号。

（2）CDFI＋频谱多普勒超声：①狭窄处血流亮度增加，流速加快，靠近狭窄下游呈杂色血流信号。肾动脉闭塞则常常表现为肾动脉肾外段全程管腔内无血流信号，也不能引出多普勒频谱。对于重度肾动脉狭窄或闭塞，患侧肾内血流信号可明显减少或几乎无血流信号。②肾动脉狭窄（≥60%）的诊断标准为：湍流处峰值流速≥180cm/s（图 44-7-8），肾动脉与邻近腹主动脉峰值流速之比（RAR≥3.5）；当肾动脉狭窄所致射流成分消失后，其肾内动脉分支血流频谱显示收缩早期切迹消失，收缩期加速时间延长（≥0.07s），加速度减小（＜3m/s²）。

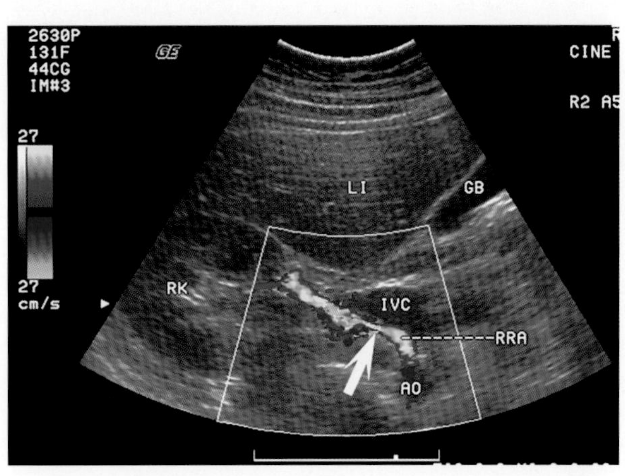


"↑"所示动脉狭窄部位；LI：肝脏；GB：胆囊；IVC：下腔静脉；RK：右肾；AO：主动脉

**图 44-7-7　右肾动脉狭窄二维超声＋CDFI**

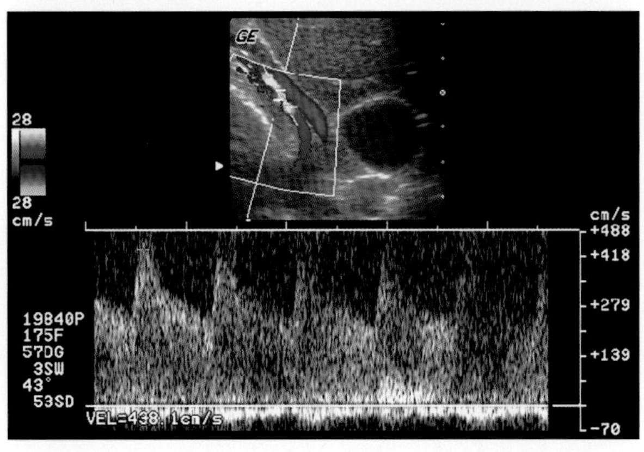

**图 44-7-8　右肾动脉狭窄 CDFI＋频谱多普勒超声**
**（引自李建初，医学超声影像学，2010）**

3. 诊断思维与评价

肾动脉狭窄临床表现为血压持续性增高，舒张压增高明显，一般降压药物很难控制，患侧脊肋角处压痛，可于此处闻及收缩期杂音。超声检查患侧肾脏体积变小，肾动脉变细，或伴有狭窄后扩张，于局限性狭窄处出现五彩相嵌色高速血流，或表现为弥漫性变细，色彩暗淡的低速血流。在诊断此病时要与以下疾病鉴别：

（1）肾动脉狭窄与肾动脉先天发育细小的鉴别。后者表现为一侧肾动脉主干全程细小，且伴有同侧肾脏缩小，但肾动脉主干和肾内动脉分支多普勒频谱形态无明显异常。

（2）肾动脉狭窄与肾动-静脉瘘的鉴别。后者瘘口近端的肾动脉血流阻力减低，流速可以加快，同侧肾静脉内探及动脉样血流频谱。

（3）肾动脉狭窄与肾静脉血栓形成的鉴别。后者肾静脉内探及血栓回声，其内无明显血流信号，同侧肾动脉血流阻力明显升高甚至出现反向波，但收缩期加速时间不延长，也无高速射流。

（4）肾动脉狭窄与主动脉闭塞性疾病的鉴别。肾动脉上游的主动脉狭窄可导致肾脏缺血从而引起高血压，且双肾内动脉血流频谱呈现收缩期加速时间延长和加速度减小，易与肾动脉狭窄混淆。但可发现主动脉狭窄处呈现杂色血流信号，流速加快，其下游失去正常的三相波。需注意的是，肾动脉主干血流可因其上游主动脉狭窄所致射流的影响，而引起流速加快。

（5）肾动脉狭窄与肾性高血压、原发性高血压和内分泌性高血压的鉴别。后者无肾动脉狭窄的彩色多普勒超声表现，肾性高血压和内分泌性高血压还可找到病因。

（6）肾动脉狭窄与肾动脉闭塞的鉴别。后者主要是患肾体积明显缩小（长径＜9cm），多普勒超声征象是肾动脉缺乏血流信号。

超声检查对于部分肾动脉狭窄的诊断具有一定的临床价值，但很多因素取决于多普勒仪器性能、特异性及其准确性、受被扫查的患者声学背景、扫查技术以及操作者的临床实践经验影响有关。因此，多普勒超声诊断肾血管性高血压具有一定的复杂性，这是因为其征象依赖于狭窄的程度、范围和位置，所以试图用单一的多普勒标准诊断肾动脉狭窄具有一定的局限性。多普勒超声的各种参数仅作为参考指标，而不是唯一的标准，须综合使用，同时只有将其与相关临床资料相结合时才具有一定的实用价值。

## 第八节 下腔静脉疾病

### 一、适应证

1. 检测下腔静脉血栓或瘤栓。

2. 布-加综合征（Budd-Chiari syndrome）的诊断与鉴别诊断。

3. 了解腹部肿块、腹膜后淋巴结等是否对下腔静脉形成压迫。

4. 评价右心功能不全。

### 二、检查方法

1. 患者准备 患者禁食 8 小时以上。

2. 仪器条件 探头选择与腹主动脉基本相同，但在观察血流时应选择静脉检测条件。

3. 检查体位 取仰卧位或左侧卧位，站立位时肝脏位置下移有助于下腔静脉近心段的检查。

4. 扫查方法

(1) 前腹纵切和横切扫查：开始将探头置于剑突下腹正中线偏右约 2cm 处，自上往下追踪观察下腔静脉。纵切扫查时，下腔静脉呈现一条内径上宽下窄的管状结构，管壁随心脏舒缩而有明显波动；横切扫查时，可显示不同水平下腔静脉的断面图像，位于腹主动脉右侧，管腔左右径宽而前后径窄，呈椭圆形或扁平状。

(2) 冠状面扫查：患者取左侧卧位，将探头置于右前腹肋间或右侧腰部，呈冠状面扫查，可利用肝脏和右肾作透声窗，能够显示呈平行排列的下腔静脉和腹主动脉的长轴图像。

(3) 采用相应的切面探测下腔静脉的属支，如肝静脉、肾静脉。

### 三、检查内容

1. 二维超声

(1) 下腔静脉及其属支的走行、管径变化，有无狭窄或局部受压、扩张改变等。

(2) 下腔静脉及其属支的管壁及腔内回声情况。

(3) 下腔静脉搏动特点及其管径变化与呼吸动作、心动周期之间的关系。

2. 多普勒超声

(1) 下腔静脉及其属支的彩色血流充盈情况及血流特点。

(2) 下腔静脉及其属支的血流频谱与呼吸动作、心动周期之间的关系。

(3) 下腔静脉及其属支的流速变化。

### 四、注意事项

1. 检查下腔静脉时，由于肝段以下的下腔静脉位置较深，前面有肠气的干扰，一部分患者（特别是肥胖患者）可能显示不清，从而影响检查结果，在检查前应 12 小时禁食，进行清洁灌肠。

2. 在双下肢同时出现肿胀时，经彩色多普勒检查，除有双下肢同时出现血管内径增宽，血流速度减慢外，未发现其他异常者，应尽可能地向上追查，检查下腔静脉是否正常，以除外由下腔静脉综合征引起的双下肢肿胀。

### 五、常见疾病

【布一加综合征】

1. 病理及临床概要 布-加综合征（Budd-Chiari syndrome，BCS）是指由于肝与右心房之间的肝静脉或下腔静脉发生阻塞而引起肝静脉回流受阻，由此产生的一系列综合征。发病大多缓慢，偶有急性发病者。自觉腹胀、腹痛、恶心、食欲不振、全身乏力等。双下肢肿胀并有静脉曲张、检查可发现肝脾肿大、腹水，偶有轻度黄疸、侧胸腹壁甚至腰背部可见纵行扩张静脉、血流方向是由下向上，小腿色素沉着及溃疡等。

2. 超声检查所见

(1) 二维超声：①肝静脉开口处，常可见为一膜样回声（图 44-8-1）。②若为血栓所致，则可显示肝静脉内的血栓呈低回声或中强回声（图 44-8-2）。③梗阻远心端的肝静脉扩张。④或下腔静脉（肝脏段）见隔膜、血栓、癌栓以及外压变窄等。⑤急性或亚急性期，呈淤血性肝肿大；晚期呈肝硬化表现。

(2) 多普勒超声：①隔膜近心端血流紊乱，

常探及高速射流（图 44-8-3）。不受呼吸影响，最大流速 > 1.5m/s（图 44-8-4）。梗阻远心端静脉血流缓慢、方向逆流或频谱平坦。②若为血栓或癌栓者，血流充盈缺损。③侧支循环形成：1）肝静脉之间形成交通支；2）阻塞的肝静脉血流通过包膜下静脉与体静脉与体循环静脉相交通；3）肝尾状叶内肝小静脉扩张，进而与下腔静脉形成交通支引流入下腔静脉；4）以门静脉分支作为侧支循环，可表现为门静脉血液逆流和脐旁静脉开放等。

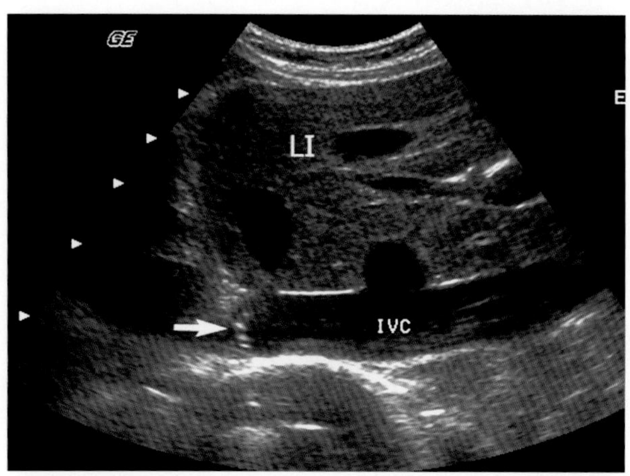


"→" 所示隔膜；LI：肝脏；IVC：下腔静脉

**图 44-8-1　布一加综合征二维超声（引自李建初，2010）**

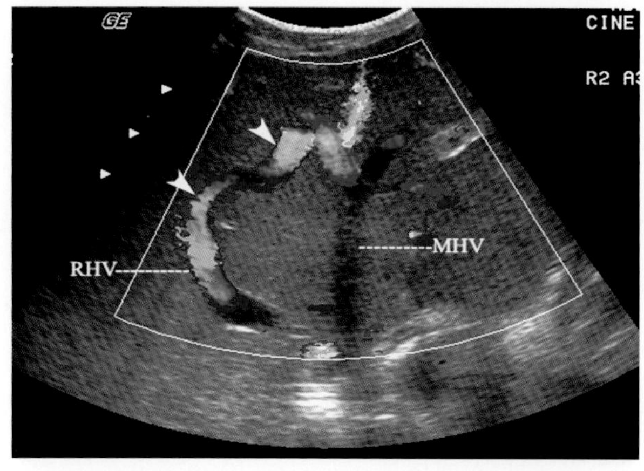


"↘" 所示交通支；RHV：右肝静脉；MHV：中肝静脉

**图 44-8-2　布一加综合征彩色多普勒血流显像（引自李建初，2010）**

3. 诊断思维与评价

布-加综合征是指肝静脉流出道和（或）下腔静脉上段部分或完全性梗阻所引起的一组综合征。主要表现肝脾肿大、门静脉高压症和腹水。1845

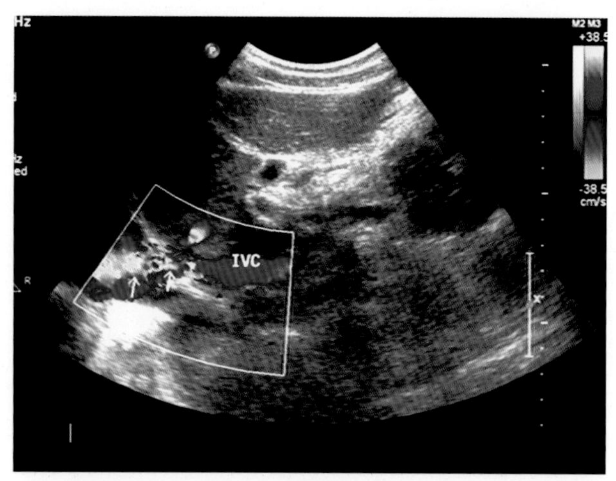


"↑" 所示高速射流；IVC：腔静脉

**图 44-8-3　布一加综合征彩色多普勒血流显像**

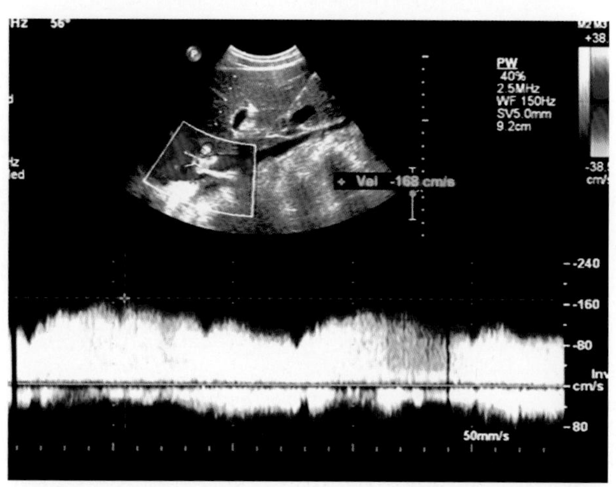


**图 44-8-4　布一加综合征下腔静脉血流的多普勒频谱**

年和 1899 年，Budd，Chiari 分别对本病作了报道，故称 Budd-Chiari（布-加）综合征。在诊断此病时要与以下疾病鉴别：

（1）布-加综合征与正常下腔静脉和肝静脉的鉴别：为了防止将正常下腔静脉和肝静脉误认为布-加综合征，应注意以下几个方面：①正常下腔静脉近右心房处有一明显的生理性狭窄，但内膜光滑，前后径大于 1.0cm，下腔静脉和肝静脉的多普勒频谱形态正常；②由于扫查切面的关系，可将下腔静脉壁误认为肝静脉的隔膜，或将肝静脉壁误认为下腔静脉的隔膜，从而造成误诊。但是，改变扫查部位或扫查方向，则可正确辨认下腔静脉和肝静脉的结构；③正常人深呼吸可导致肝静脉频谱的波动性减弱甚至变为门静脉样频谱，从而误诊为布-加综合征。通常应在正常呼吸状态下观察肝静脉的多普勒频谱，尤其在呼气末获取的肝静脉波型较为可靠。

（2）布-加综合征与肝硬化的鉴别：布-加综合征常可发现明显的下腔静脉或（和）肝静脉阻塞，肝静脉扩张，肝内静脉侧支循环形成，以及肝尾状叶增大等；而肝硬化患者以肝硬化的声像图表现最为突出，如肝萎缩，肝实质回声不均，肝静脉外压性变窄、走行弯曲，无下腔静脉和肝静脉阻塞，无肝静脉扩张和肝内静脉侧支循环。

（3）布-加综合征与充血性心力衰竭所致淤血肝的鉴别：前者可见下腔静脉和肝静脉阻塞，肝内静脉侧支循环等；而后者是由于慢性肝静脉压力升高导致肝静脉与门静脉交通，多普勒频谱显示肝静脉和门静脉逆向血流成分增多，但从肝静脉至右心房之间无梗阻。

超声检查可以准确地提供布-加综合征血管病变的部位、范围、类型和梗阻的部分病因，能准确地反映下腔静脉、肝静脉和门静脉的血流动力学状态，并可显示肝内和一些肝外侧支血管，对于临床的病情分析、诊断和治疗的选择有着重要的意义。

【下腔静脉癌栓】

1. 病理及临床概要　下腔静脉受肝癌和肾癌浸润发生癌栓的机会较多见。另外，肾上腺癌和其它部位的恶性肿瘤也可导致下腔静脉癌栓。

2. 超声检查所见

（1）二维超声：①下腔静脉内见单个或数个椭圆形或不规则形低或中强回声区，癌栓与静脉壁分界清晰，有时可破坏静脉壁而使管壁的强回声线中断或模糊不清。癌栓处的下腔静脉局限性扩张，部分癌栓可延伸至右心房。②癌栓的部位与病因有一定关系。若为肝癌所致，则一般发生在下腔静脉肝后段；若为肾癌所致，则一般发生于下腔静脉中断。下腔静脉癌栓可由肝静脉和肾静脉癌栓延伸而来，故与这些静脉的癌栓相连接（图 44-8-5）。

（2）彩色多普勒：①往往癌栓与静脉壁间可见少量血流信号，癌灶远心段下腔静脉血流受心房压力和呼吸影响减弱或消失。②当癌栓完全阻塞下腔静脉时，常使较长段下腔静脉内无明显血流信号（图 44-8-6）。

3. 诊断思维与评价

下腔静脉癌栓主要是肝癌、肾癌随静脉的转移所致，极少数也可是肾上腺癌和其他部位的恶性肿瘤所致。在诊断此病时要与下腔静脉血栓相鉴别。①下腔静脉血栓多由盆腔静脉血栓扩展而来，故可同时发现髂静脉或下肢静脉血栓，而下腔静脉癌栓多为肝静脉或肾静脉癌栓延伸或转移而至，同时能够发现肝静脉或肾静脉的癌栓以及相应的肝脏或肾脏的原发恶性病灶。②下腔静脉癌栓呈椭圆形，边界规则，而血栓则呈管状，慢性血栓的边界不规则。③癌栓内可有滋养的动脉血流信号，而血栓内则无。

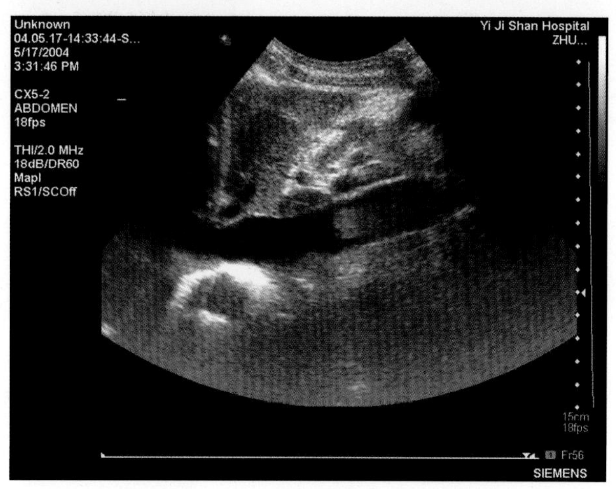


**图 44-8-5　下腔静脉癌栓二维超声**

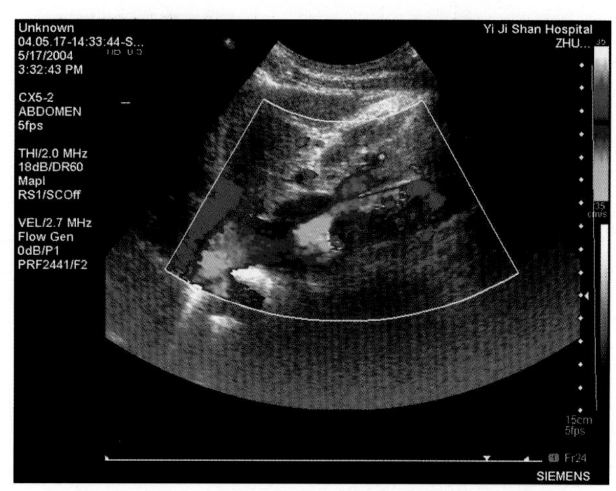


**图 44-8-6　下腔静脉癌栓彩色多普勒血流显像**

超声对下腔静脉癌栓的诊断有重要的参考价值，具有实时、简便、快捷的特点，可对病变部位做多种角度的动态扫查。彩色多普勒可清楚显示血管内的病变和血流。但诊断准确率不如 MRI 和血管造影。

【肾静脉血栓形成】

1. 病理及临床概要 肾静脉血栓形成系指肾静脉内形成血栓后所引起的一系列病理改变和临床

表现。急性者临床表现为突发性血尿、蛋白尿、腹痛，脊肋角触痛及肾脏肿大。慢性多见于成年人，大多数为无症状性肾静脉血栓形成。

2. 超声检查所见

（1）二维超声：①肾静脉血栓急性期，可见受累侧肾脏增大，皮质回声减低，皮质、髓质分界不清，肾窦变小。如果肾静脉阻塞程度严重，病程较长，皮质回声增强，皮质和随质混为一体，肾脏可萎缩。②肾静脉扩张，其内充满低或中强回声。肾静脉血栓可延伸入下腔静脉。

（2）彩色多普勒：①彩色多普勒血流显示血栓段肾静脉内无血流信号或由于血栓再通后而呈网状血流信号。②由于患肾静脉回流受阻，导致肾动脉阻力增大，舒张期流速减低，甚至出现反向波。

3. 诊断思维与评价

肾静脉血栓的原因有原发性肾脏疾病、下腔静脉或卵巢静脉血栓的蔓延、后腹膜疾病，如急性胰腺炎、肾上腺肿瘤、后腹膜纤维化等引起的肾静脉外源性压迫而造成血栓及腹部手术、外伤或脱水等。在诊断此病时要与肾静脉瘤栓相鉴别。肾静脉瘤栓声像图具有以下特点：①肾静脉或下腔静脉扩张；②管腔内见实性回声；③梗阻的静脉内血流充盈缺损或血流信号完全消失；④患者有原发肿瘤征象，如肾细胞癌、肾淋巴瘤、移行细胞癌和肾母细胞瘤等。

超声检查对于典型肾静脉血栓的诊断并不困难。诊断的基础是肾静脉管腔内直接显示血栓，且血栓部位和其远侧段静脉扩张。肾静脉或肾门缺乏静脉血流可以提示肾静脉完全性血栓。然而，多普勒超声诊断或除外肾静脉血栓很大程度上依赖于肾静脉直接显示和多普勒在肾静脉内不同位置取样检查，它不能作为诊断血栓的唯一标准。原因是，肾静脉不完全梗阻或并发于肾静脉闭塞的侧支静脉的血流频谱呈连续性和非期相性存在干扰。还必须强调，肾窦内探及静脉血流不能除外肾静脉血栓，因为侧支静脉内的多普勒血流信号可以被误认为是正常静脉血流。只有在整个肾静脉显示清晰、血流充盈好时，方可除外肾静脉血栓。

【下腔静脉综合征】

1. 病理及临床概要 下腔静脉综合征是指肝段以下的下腔静脉梗阻，肝静脉回流不受障碍。常见病因有血栓、瘤栓和下腔静脉周围组织的炎症及肿瘤浸润或压迫引起的狭窄或闭塞。主要引起双侧下肢静脉、性腺静脉、盆腔静脉回流受阻，出现下肢和会阴部坠胀、疼痛及水肿，活动后加重，平卧休息后减轻。临床症状的严重程度与侧支静脉开放程度有关。如果有良好的侧支静脉则症状轻；相反，则症状明显。

2. 超声检查所见

（1）二维超声：①病变部位的下腔静脉内见实性低或中等回声，可以附着于管壁的一侧或呈环形附着，管腔呈部分性梗阻。②当管腔内完全被实性回声充填时，则管腔闭塞。急性梗阻时，下腔静脉内径增宽。③若是下腔静脉周围肿瘤压迫所致的狭窄或闭塞，其周围可见肿瘤回声（图44-8-7，图44-8-8）。

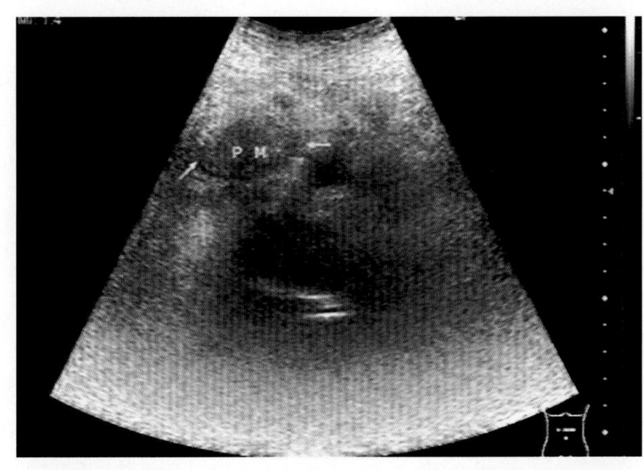


PM：腹膜后肿瘤

**图 44-8-7　上腹部腹膜后肿瘤二维超声**

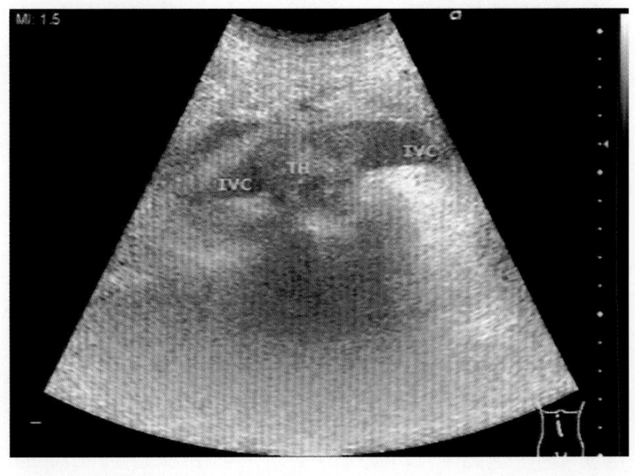


IVC：下腔静脉；TH：癌栓

**图 44-8-8　上图同一病例，下腔静脉内见癌栓二维超声**

（2）多普勒超声：①部分梗阻的下腔静脉彩

色多普勒显示血流充盈缺损。在病变段能获得连续性频谱，不受呼吸周期的影响。②若是下腔静脉外压性变窄，则血流变细，流速增高，可出现花色血流，且血流速度增高。而弥漫性狭窄血流彩色暗淡，速度则无明显增高。③若下腔静脉完全性梗阻，血流信号则消失（图 44-8-9，图 44-8-10）。

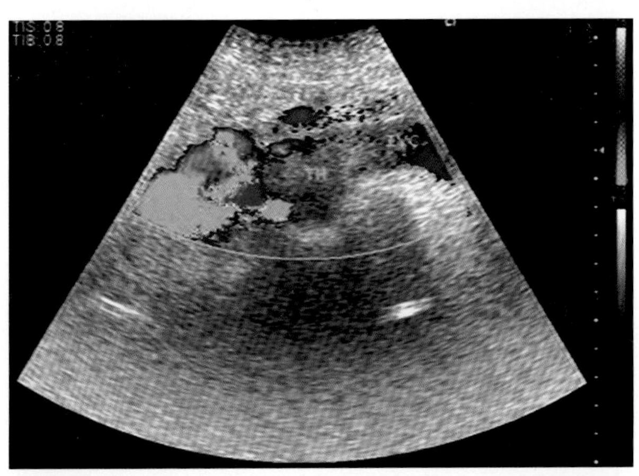


IVC：下腔静脉；TH：癌栓

**图 44-8-9 下腔静脉内见癌栓彩色多普勒血流显像（纵切面）**

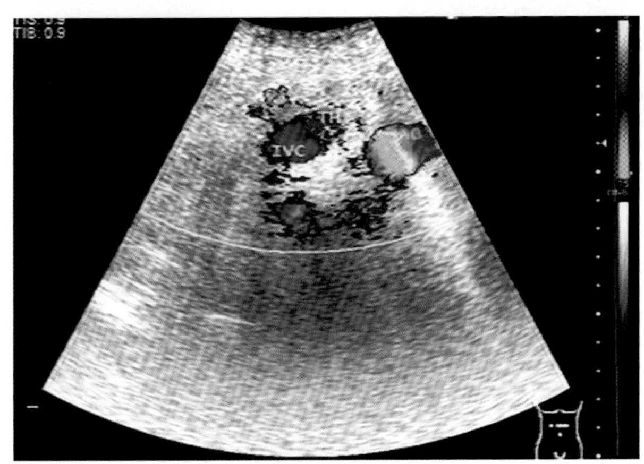


IVC：下腔静脉；TH：癌栓

**图 44-8-10 下腔静脉内见癌栓彩色多普勒血流显像（横切面）**

3. 诊断思维与评价

当行超声检查时发现有双下肢和会阴部水肿时，要想到诊断本病之可能。要注意与布-加综合征相鉴别。后者是指肝静脉流出道和（或）下腔静脉上段部分或完全性梗阻所引起的一组综合征。主要表现肝脾肿大、门静脉高压症和腹水。而前者是指肝段以下的下腔静脉梗阻，肝静脉回流不受障碍。

超声检查目前已成为临床疑诊下腔静脉综合征时的首选方法，可为及时诊断提供重要信息。但最好要与 MRI 和血管造影一起协诊。

## 第九节 腹膜疾病

### 一、结核性腹膜炎

1. 病理及临床概要 结核性腹膜炎是腹膜受结核菌慢性、弥漫性感染所致。多数是继结核性输卵管炎、结核性肠系膜淋巴结炎、结核性回肠溃疡或继腰肌脓肿及泌尿系结核等引起，偶尔由肺结核引起。根据病理特点分为：渗出型、粘连型和干酪型。多见于 20～40 岁女性患者。可有结核病的一般症状，如发热、盗汗、无力、食欲不振或体重减轻等。较多的患者缺乏自觉症状，甚至无明显体征。

2. 超声检查所见

（1）二维超声：①渗出型：腹水可有多发性纤细状分隔光带，不光整，可摆动。腹水无回声区弥漫分布全腹（图 44-9-1，图 44-9-2）。②粘连型：多个肠襻粘连，肿块为粘连性含气性强回声肿块，边缘不规则无清晰边界，浮游于腹水中，活动度差。③干酪型：腹膜明显增厚，卷缩成团，可呈不规则结节状改变，以干酪样坏死病变为主，腹腔内有局限性积液或积脓，呈多房性，也可侵蚀肠道形成内瘘。

（2）多普勒超声：肿块周围以及增厚腹膜可见少许点状、棒状血流信号存在，一般无规律可循。

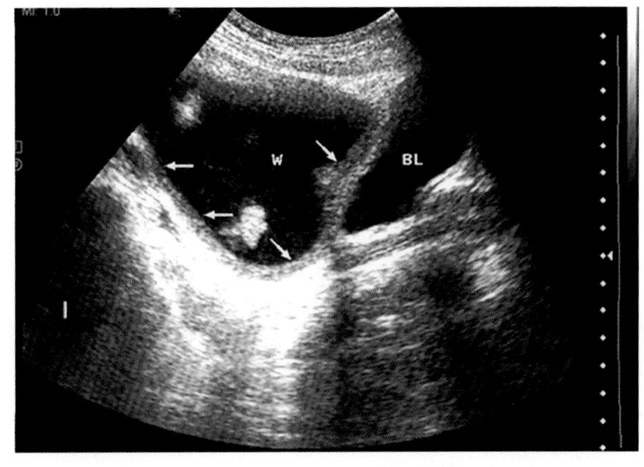


“↑”所示腹膜增厚；W：腹水；BL：膀胱

**图 44-9-1 结核性腹膜炎（渗出型）二维超声**

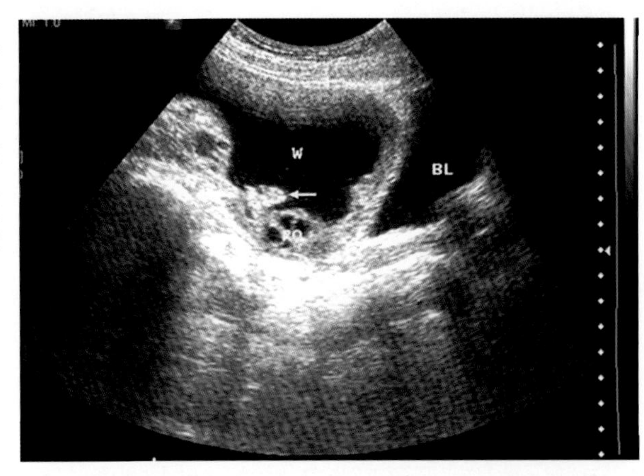


“↑”所示腹膜增厚呈结节状；W：腹水；BL：膀胱

**图 44-9-2 结核性腹膜炎（渗出型）二维超声**

3. 诊断思维与评价

当行超声检查发现腹腔有腹水伴有多发性纤细状分隔光带及腹膜回声增厚时，要想到诊断本病之可能。要注意结核性腹膜炎没有特异性的超声表现，但超声发现结合临床表现多能提示诊断。

## 二、腹膜转移癌

1. 病理及临床概要 系指腹腔内脏器癌肿的腹膜转移。其主要病理特征是肿瘤和癌性腹水。多由原发于胃、肝、胰腺、卵巢等脏器的恶性肿瘤播散引起。癌肿的种植多见于盆腔，其次是小肠系膜的附着缘，形成转移性结节。临床上大量腹水及导致腹腔内脏器互相粘连。患者感腹胀、腹痛明显，呈恶病质体型。

2. 超声检查所见

（1）二维超声：①在腹腔壁层、脏层表面上可见到无数个乳头状结节突向腹腔，尤以肝右叶表面及盆腔子宫结肠陷凹表面最为晴晰。②腹膜不规则增厚、僵直，形成无回声多房性包块（图 44-9-3），或形成大小不等的低回声结节。③腹水混浊明显，改变体位时液体光点群移动，粘连的肠襻强回声团块浮游在其中，肠管粘连多位于腹水后方呈肠管束缚征。④部分患者可发现原发肿瘤的相应声像图。

（2）多普勒超声：CDFI 可显示肿瘤结节以及增厚腹膜可见少许点状、棒状血流信号存在，一部分还可显示条状、分支状血流信号（图 44-9-4）。部分患者还可发现原发肿瘤的相应彩色多普勒及脉冲多普勒声像图表现。

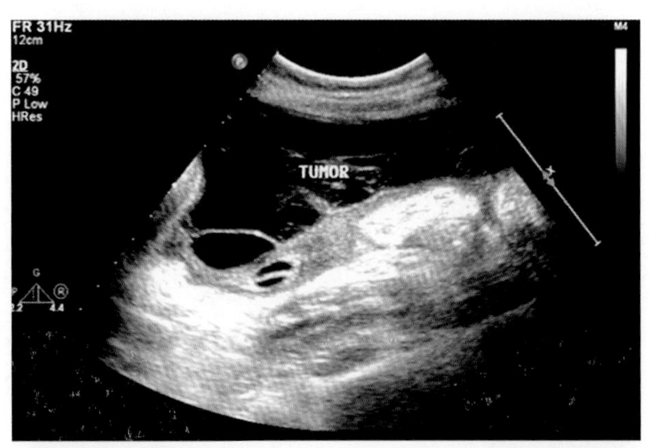


TUMOR：来自右侧卵巢肿瘤

**图 44-9-3 腹膜转移癌二维超声**

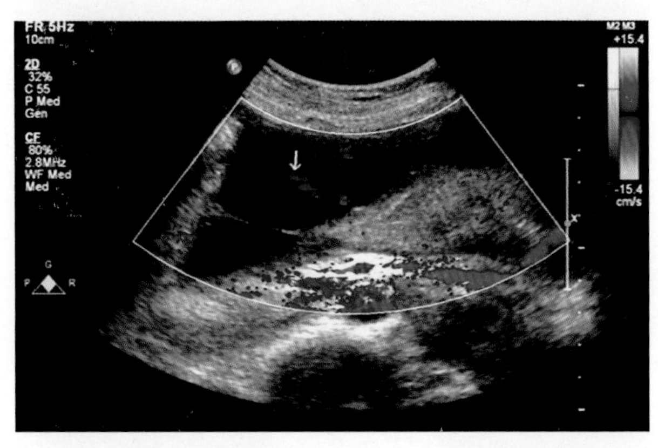


“↓”所示分隔上有彩色血流

**图 44-9-4 腹膜转移癌彩色多普勒血流显像**

3. 诊断思维与评价

当行超声检查时发现在腹腔壁层、脏层表面上可见到无数个乳头状结节突向腹腔，同时合并腹膜不规则增厚及腹水时，要想到诊断本病之可能。

## 三、腹膜假性黏液瘤

1. 病理及临床概要：腹膜假性黏液瘤由卵巢黏液性囊腺瘤或阑尾黏液囊肿破裂引起。其主要病理特征是腹膜腔多发性胶冻样肿瘤种植及合并大量黏液性腹水。腹膜瘤多为表面性生长，很少浸润脏器实质，但分布广泛，粘连紧密，不断产生黏液性物质。患者腹部进行膨隆、高度腹水、体重下降，随病程进展，腹腔几乎被黏液样物质充填。

2. 超声检查所见

（1）二维超声：①在腹腔壁层、脏层之间可探及形态极不规则的巨大的类似于“锅巴样”实性肿块。②腹腔内还可见弥漫大小不等的结节状光团，内呈蜂窝状回声结构贴敷于肝脏表面，或贴敷于腹膜、网膜及肠壁表面（图 44-9-5）。③腹盆腔内大片无回声区，无明显界限，并见光点光带回声，改变体位时有漂动。

（2）多普勒超声：CDFI 于“锅巴样”实性肿块及大小不等的结节状光团内可显示条状、分支状血流信号（图 44-9-6）。

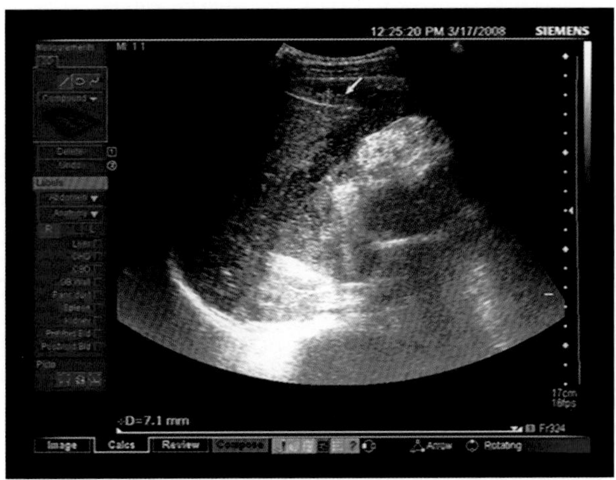


“↓”所示肝右叶与假性黏液瘤融为一体

**图 44-9-5　腹膜假性黏液瘤二维超声**

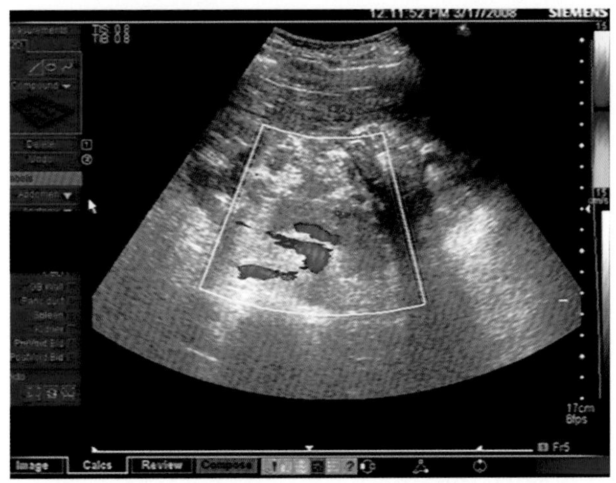


**图 44-9-6　腹膜假性黏液瘤彩色多普勒血流显像**

3. 诊断思维与评价

当行超声检查时发现在腹腔壁层、脏层之间可探及形态极不规则的巨大的类似于“锅巴样”实性肿块，同时并有大量腹水时，要想到诊断本病之可能。

## 四、腹膜间皮瘤

1. 病理及临床概要　腹膜间皮瘤为原发性腹膜肿瘤。其主要病理特征是发生于体腔上皮，大致分为良性局限性间皮瘤和恶性弥漫性间皮瘤两类。良性腹膜间皮瘤罕见，恶性弥漫性间皮瘤沿腹膜浸润生长，形成厚度不等的大小不一的肿块。患者腹部有大小不等的肿块、腹水，以及脏器粘连的临床表现。

2. 超声检查所见

（1）二维超声：腹膜增厚及不规则低回声肿块，也可表现为均匀的无回声，但后方回声无增强。有时表现为腹膜局部较大的不规则形肿块，很少表现为腹膜孤立结节。腹水量多者可见肠管粘连团块。

（2）彩色多普勒：在增厚的腹膜区及大小不等的肿块内可显示条状、分支状血流信号。

3. 诊断思维与评价

腹膜间皮瘤通常引起壁层及脏腹膜弥漫性增厚，布满肿瘤斑块或结节。肿瘤结节相互聚集成层状、斑片状，有时也可形成明显的肿块。腹腔脏器通常被肿瘤包裹或侵犯。多合并腹水。由于腹膜间皮瘤少见，故超声诊断困难，超声引导下组织活检有助于确定诊断。

# 第十节　介入超声

## 一、腹膜腔积液超声导向穿刺抽吸

### （一）适应证和禁忌证

1. 适应证

（1）急性腹部创伤疑有腹内脏器破裂、伤后休克、昏迷原因，需查明有无腹腔积液及其性质者。

（2）原因不明的急性弥漫性腹膜炎和急腹痛，如急性胰腺炎、宫外孕破裂等。

（3）急性肠梗阻，怀疑合并肠绞窄伴有腹腔内液体渗出者。

（4）腹水性质不明，须穿刺抽液送检，查找病因。

（5）结核性腹膜炎需积极抽液，配合全身性治疗。

(6) 大量腹水引起严重腹胀、呼吸困难，需缓解症状者。

(7) 腹腔和盆腔脓肿的穿刺抽液、置管引流。

2. 禁忌证

(1) 严重胃肠扩张、肠麻痹。

(2) 腹膜腔广泛粘连，疑有肠管广泛粘连者。

(3) 有肝昏迷先兆者。

### (二) 器具和术前准备

1. 穿刺针　以下多种穿刺针管可供选用：9～16 号 (20～16G) 普通穿刺针，外径 1.5mm、2.0mm、长 20mm。针长一般 7～10cm。有条件者，对于腹腔大量积液或脓液需要充分抽除。

2. 穿刺包和备用品的准备　放腹水时，外接引流导管宜较长，以便利用虹吸作用。

嘱患者排空尿液，以免刺破膀胱。

3. 穿刺部位的选择　一般腹腔积液选择下腹部脐与髂前上棘连线的中、外 1/3 交界处，左右侧皆可。在超声引导下亦可选择上腹部，特别注意不得误伤胆囊、肝脏和未经空腹准备的胃。少量腹腔积液临床诊断难以肯定者和包裹性积液 (积血、脓肿)，宜先作超声定位或在超声引导下穿刺。

### (三) 操作方法

1. 患者取半卧位，稍向一侧倾斜。如果积液量少、可采用左侧卧位或右侧卧位。

2. 在穿刺点用龙胆紫或色笔作标记。局部皮肤按常规用碘酒、酒精消毒，盖上消毒孔巾。

3. 用 5ml 注射器抽吸 1%普鲁卡因溶液 4ml，做局部浸润麻醉，深达腹膜壁层。

4. 穿刺针应逐层刺入皮下，肌层和腹膜，直至感到针尖阻力消失。

### (四) 注意事项和并发症

1. 避免在腹壁瘢痕、腹壁血肿、腹内粘连和腹部搏动包块上穿刺。

2. 一般宜避免在上腹部穿刺。倘若决定在该处穿刺，必须事先查明无肝脾肿大，勿靠近胆囊区。最好进行超声定位，或在超声引导下穿刺。

3. 孕妇穿刺时应远离子宫。

4. 穿刺进针时切忌用力过猛以免损伤内脏。穿刺针较粗 (外径>0.9mm) 时，皮肤阻力较大，宜先用尖头手术刀将皮肤表层和真皮戳穿呈一小切口，使穿刺针顺利进入皮下和肌层，然而在穿透腹壁进入腹膜腔。

5. 肝硬化腹水不宜放液过多，以免加重电解质紊乱和血浆蛋白丢失，甚至诱发肝昏迷。抽液一般不超过 3000ml，术后用腹带包扎腹部。

6. 盆腔积液、脓肿尽可能作超声引导下阴道穹窿穿刺。如果积液量较多、也可不必超声引导。

7. 普通穿刺针抽吸过程中易发生阻塞致使液流中断，常由大网膜、肠管壁和积液腔内纤维性渗出物引起，换粗针往往无效。改用改良多孔针、导管针或导入塑料管是有效的方法。

8. 并发症：如偶尔误伤肠管、腹膜炎、穿刺针伤及血管、腹壁血肿、肠系膜血肿、网膜血肿等。

### (五) 临床意义

1. 实时超声有助于少量积液的诊断，从而可以避免盲目腹腔穿刺。

2. 实时超声有助于包裹性腹腔积液 (包括积血、积脓) 的定位诊断和指导穿刺。

3. 多孔穿刺针管的应用与超声定位相结合，可以预期取得满意的抽吸效果，使腹腔积液穿刺引流技术趋于完善。

## 二、腹部脓肿的穿刺与治疗

### (一) 适应证和禁忌证

1. 适应证

(1) 超声检查能够显示的脓肿，抗生素治疗效果较差者。

(2) 有安全穿刺路径。

2. 禁忌证

(1) 有严重出血倾向者。

(2) 有大量腹水者。

(3) 穿刺针道无法避开大血管及重要脏器者。

(4) 超声图像显示脓肿不清晰者。

(5) 疑诊腹腔包囊虫合并感染者。

(6) 脓肿早期，毒血症症状严重，脓腔尚未液化，以实性炎症为主者。

(7) 恶性肿瘤合并感染或血管瘤感染者。

(8) 不能除外动脉瘤或血管瘤合并感染。

### （二）患者治疗前准备

1. 检查血常规、血小板和出凝血时间。

2. 患者禁食 8～12 小时。腹胀明显者，应事先服用消胀药或清洁灌肠。

3. 术前常规用普通探头确定脓肿所在位置、大小、数量及与周围脏器和血管的关系，根据脓肿部位选择安全性大、损伤小、并发症少和直接的穿刺径路。

4. 术前签署知情同意书。

### （三）器具与治疗仪

1. 细针　22G 和 20G（长 15～20cm），做脓肿抽吸诊断、注射造影剂作脓腔造影或注入药物用。

2. 粗针　18～14G（长 15～20cm），根据脓肿大小、部位可选择不同外径的粗针用于穿刺抽吸或置管用。

3. 导丝　直径 0.9mm 或 1.2mm，前端柔软呈 J 形。

4. 导管　选用直径 8～12F，长 15～30cm，前端带有侧孔的直形或猪尾形导管为宜。

5. 导管针　常用外径 0.9mm，1.2mm 或 1.4mm，长 10～20cm。

6. 其他引流管　根据脓肿大小、位置及脓液黏稠度选用。

### （四）治疗操作

1. 抽吸法。

2. 置管法：可分为套管法、导丝法、导管固定、引流和灌注冲洗及拔管时间的选择等。

### （五）疗效评价

1. 超声引导经皮穿刺对局限性液性病变提高了准确性，其成功率接近 100%。

2. 为积液及时作常规检查，细菌学、生化学和细胞学检查赢得了时间，有助于脓肿的病因诊断以及采取相应的药物治疗。

3. 有助于疗效的观察，为进一步诊治提供信息。

4. 超声引导经皮穿刺抽脓和置管治疗创伤小，可达到与手术引流相媲美的治疗效果。对年老体弱危重患者具有特殊的临床价值，不仅减轻了患者的痛苦，而且减少了因再次手术而带来的危险性。

5. 不足之处在少数情况下，脓肿太小，位置太深，受肺部或胃肠气体干扰，患者过度肥胖，脓肿显示不清，则本方法的应用受到限制。此外，弥散性、多发小脓肿或脓肿有多个分隔的小房或合并有窦道、瘘管等复杂情况，采用单纯经皮置管引流方法效果不佳，仍应作手术治疗。

### （六）并发症及其处理

主要有以下几种：

1. 菌血症　穿刺插管有可能使感染扩散，病原菌大量进入血循环引起菌血症。患者出现寒战、高热等症状。此时要增加抗生素治疗，且要在有足够量的抗生素控制的情况下进行治疗。

2. 出血　穿刺脓肿偶尔误伤血管会引起腹腔内出血，少量出血，观察几天可愈，大量出血极为罕见，一旦遇见请外科会诊。

3. 气胸或脓胸、肠瘘、腹膜炎以及针道周围感染等均为罕见。

### （七）治疗后的护理和随访

1. 应注意营养和补液，纠正酸中毒和电解质紊乱。半坐卧位，注意生命体征变化。高热者可物理降温。

2. 选用抗生素，原则为快速、广谱、足量给药。但最好根据细菌培养及药敏实验选择适当的抗生素。

3. 局部治疗应注意换药引流等。定期随访。

## 三、腹膜后肿块穿刺活检

### （一）适应证和禁忌证

1. 适应证

（1）腹膜后实性肿块，需明确良恶性以及肿块系原发性或继发性者。

（2）腹膜后囊性肿块，需要作性质确诊或针吸引流者。

（3）肾上腺肿瘤有待于了解组织或细胞学性质者。

（4）腹膜后（或腹腔）淋巴结肿大，需鉴别其为原性、继发性肿瘤或感染炎性者。

（5）腹膜后晚期肿瘤已失去手术机会，为确诊或是为放疗和化疗提供病理依据者。

2. 禁忌证

（1）有严重出血倾向者。

（2）腹主动脉瘤。

（3）穿刺针入路无法避开大血管或胰腺者。

（4）临床症状典型的嗜铬细胞瘤。

（5）必须经腹腔穿刺腹膜后肿块，但伴有大量腹水或是胃肠胀气者。

### （二）器具和术前准备

1. 器具

（1）穿刺针 ①细胞学检查：常规选用 22、21、20 G 细长针，针长以 15～ 20cm 为宜。②组织学检查：组织活检细针可选用 21、20G 针，也可用 19 或 18G 组织活检针，针长 17cm 左右。

（2）穿刺引导针 一般选用 17 或 18G，针身长 7.0cm。细针经引导针穿刺可顺利通过皮肤，保证进针方向，并且能减少对腹壁的污染。

2. 术前准备

（1）查血常规、出凝血时间，有条件者还应查血小板计数和凝血酶原时间。

（2）禁食 8～12 小时，禁水 4 小时。

（3）穿刺前排净大便，必要时清洁灌肠。

（4）肠管胀气明显者可于穿刺前一日服缓泻剂或消气除胀药。

（5）签署知情同意书。

### （三）操作方法

1. 术前超声复查 用普通探头对穿刺肿块及其周围探查，确定穿刺部位，根据肿块位置决定采用仰卧位、俯卧位或侧卧位。肾上腺肿块穿刺以侧卧位或俯卧位为宜。俯卧或侧卧时可在腹、腰下方加垫，以固定体位，利于暴露穿刺区域。

2. 穿刺前操作 穿刺区域皮肤常规消毒，铺无菌巾。换无菌穿刺探头探查，选择进针点，确定进针方向，测量腹壁厚度和皮肤至肿块取材区距离。穿刺点皮肤及腹壁局麻。

3. 穿刺取材 分细针组织活检和细针细胞学抽吸两种方法。

（1）细胞学活检：稳持探头，使荧光屏上显示穿刺引导线准确位于肿块活检区，将引导针沿穿刺引导槽刺入皮肤抵达腹膜，但不穿过腹膜。在肿块图像最清晰时，将穿刺活检针沿引导针刺入直抵肿块内，拔去针芯，接上注射器抽吸，同时小幅度上下提插 3～4 次，以便吸取更多细胞。抽吸完毕放负压后出针。将针内抽吸物推置于玻片上涂片，并立即放入 95％乙醇液中固定，最后染色、镜检。

（2）组织学活检：超声实时监测下在肿块图像最清晰状态时，将活检细针经引导针刺入，直至肿块边缘停针；开动活检机关，可见活检针快速进入肿块深部 2～3cm，然后拔针及退下活检针，用针芯将抽吸组织条推出，置于消毒滤纸片上，然后放入 10％福尔马林液体中固定。

### （四）注意事项和并发症

1. 注意事项

（1）肾上腺区及肾后间隙肿块尽可能在腰部穿刺，力求避免穿刺通过腹膜腔。

（2）上腹部较高位置肿块可适当加大穿刺针倾斜角度，从下向上进针，避免伤及横膈和肺组织。

（3）经前腹壁过胃肠穿刺腹膜后肿块要避开重要的大血管，并尽可能避开胰腺、肾脏和脾脏。

（4）穿刺时可用探头加压以缩短肿块与腹壁间距，并使该区胃肠管腔处于压闭的空虚状态。

（5）经膀胱穿刺时应注意膀胱勿过度充盈。

（6）经肝或脾穿刺腹膜后肿块，务必使用细针，并要求在患者完全屏气状态下操作。

（7）穿刺取材重点在肿块周缘较均匀的实质处，避开坏死液化及出血区，同时注意对回声不同区域做多点分别取材。

（8）操作应熟练、准确，注意进针及针吸时手感。

（9）对距离体表近、质地硬韧或怀疑原发淋巴性或纤维性肿瘤，在细针活检取材不满意时，可换粗针活检。

（10）每例常规穿刺 2～4 次，对于出现可疑假阴性病例应争取重新穿刺，以保证穿刺诊断准确率。

（11）穿刺后无须特殊处理，门诊患者留观 1～2 小时，注意血压、脉搏和腹部一般情况。

2. 并发症

（1）超声引导细针穿刺腹膜后肿块的并发症极为罕见，即使穿刺针通过胃肠道也很少发生出血、胃肠穿孔、窦道形成或腹膜炎等。国内李建国教授收集自 1977 年（Zornoza）至 1988 年（Tudway）等 16 位作者计 20 篇腹膜后肿瘤、淋巴结及肾上腺细针穿刺资料共计 1039 例报道中未见有严重并发症发生，部分穿刺后手术病例观察，偶见有穿刺针通过处肠壁或肿物表面有小血肿。

（2）国内李建国教授自 1981 年开展腹膜后肿块穿刺至 1990 年积累病例已达 85 例，仅 1 例因用 18G 针穿刺淋巴结肿块（恶性淋巴瘤）发生瘤内小血肿，但患者无明显不适，无须应急处理。

## （五）临床意义

1. 超声引导下腹膜后肿块穿刺活检适应范围广，如腹膜后实性肿块、囊性肿块、肾上腺肿块及腹膜后淋巴结肿大等，方法简单，取材准确、安全、无严重并发症。一般不会出现假阳性。此方法已成为腹膜后肿块迅速确诊的重要手段。

2. 超声引导下细针穿刺腹膜后肿块取材成功率高，对明确肿瘤良恶性有重要帮助。据有关文献报道可达 85%～95%，细胞学诊断准确率在 80%～90%左右。北京市肿瘤防治研究所超声波室曾报道（1990）用细针吸取细胞学检查腹膜后肿块共计 85 例，诊断准确率为 87.1%（74/85）；恶性肿瘤的敏感性为 83.1%（49/59）。

3. 超声引导下细针组织活检可弥补细针细胞学检查之不足，对肿瘤的组织类型做出诊断。国内李建国教授自 1987 年以来在超声引导下用 21G 组织活检针对 52 例腹膜后肿块活检结果为：诊断准确率 80.8%（42/52），恶性肿瘤诊断敏感性 76.5%（26/34）。64%（22 例）可明确组织来源，其中小细胞肺癌等转移性肿块及神经源性肉瘤共计 11 例，诊断完全符合。在 18 例良性包块中 8 例能明确肿瘤组织来源。

**（李国杰　李建国）**

### 参考文献


［1］ 李国杰，朱向明，胡党成，等．B 型超声诊断腹膜后肿块的初步体会．皖南医学院学报，1987，6（1）：34-35.

［2］ 李国杰，周洸，夏祥厚，等．腹膜后肿块的超声鉴别与图像特征．中华超声影像学杂志，1996，5（6）：265-267.

［3］ 李国杰，周永昌，李玉兰．腹膜后肿块超声诊断研究及临床意义．中国超声医学杂志，2000，17（1）：38-42.

［4］ 李国杰，周永昌，武健，等．腹腔注水成像技术在女性盆腔的初步应用．中国超声医学杂志，2000，16（7）：536-539.

［5］ 李国杰，周永昌，赵国海，等．超声组合拳法诊断腹膜后肿块技术研究及其实用价值．中国超声医学杂志，2006，22（4）：297-300.

［6］ 李国杰．腹部肿块的超声诊断．见：余永强主编．影像诊断与放射技术，2001：271-274.

［7］ 李国杰．腹膜后肿块彩色多普勒超声诊断与鉴别诊断．见：余永强主编．影像诊断与放射技术，2001：334-337.

［8］ 张武．腹膜腔积液穿刺抽吸．见：董宝玮主编．临床介入性超声学，1990：194-197.

［9］ 董宝玮，罗福成．腹部脓肿的穿刺与治疗．见：董宝玮主编．临床介入性超声学，1990：197-204.

［10］ 李建国，董宝玮．腹膜后肿块穿刺活检．见：董宝玮主编. 临床介入性超声学，1990：215-221.

［11］ 招小丽．B 型超声诊断腹膜后肿瘤的价值．中华超声影像学杂志，1997，6（2）：83-84.

［12］ 曹霞，苗志杰，任淑先，等．31 例腹膜后肿瘤的 B 超诊断报告．佳木斯医学院学报，1994，17（3）：66.

［13］ 张爱宏．超声诊断腹膜后肿瘤．临床医学影像杂志，1998，9（1）：2-3.

［14］ 陈武，康春松，杨永生，等．腹膜后肿瘤的超声诊断及临床价值．中国超声诊断杂志，2002，3（11）：837-839.

［15］ 钱蕴秋，简文豪，赵玉华，等．常见病超声诊断参考标准. 北京：人民军医出版社，2007.

［16］ 李娜．B 型超声对腹膜后肿瘤的诊断价值．辽宁医学杂志，2001，15（6）：334-335.

［17］ 康冰飞，李美光．B 超对腹膜后肿瘤的诊断及鉴别诊断价值．中国临床保健杂志，2004，7（1）：27-28.

［18］ 何婉媛，毛枫，徐斌，等．原发性腹膜后肿瘤的超声诊断价值．中华超声影像学杂志，1996，5（6）：265-267.

［19］ Halpern H，Sabag S G. Periportal and retroperitoneal sarcoidosis. J Clin Ultrasound，1993，21（4）：282-284.

［20］ Kuo C，Changchien C. Sonographic features of retroperitoneal neurilemoma. J Clin Ultrasound，1993，21（5）：309-312.

［21］ Do-Dai D，Ho V B，Rovira MJ，et al. Retroperitoneal melanotic schwannoma：Ultrasonographic features. J Clin Ultrasound，1995，23（1）：42-48.

［22］ Jackson FI，Lalani Z. Ultrasound in the diagnosis of lymphoma：A Review. J Clin Ultrasound，1989，17（3）：145-171.

［23］ Block K. Color Atlas of Ultrasound Anatomy. Thieme Stuttgart New York，2004.

［24］ Trojan J，Schwarz W，Sarrazin C，et al. Role of ultrasonography in the detection of small adrenal masses. Ultraschall Med，2002Apr，23（2）：96-100.

［25］ Konno K，Ishida H，Naganuma H，et al. Retroperitoneal cyst：sonographic findings. Abdom Imaging，2002 Nov-Dec，27（6）：680-684.

［26］ Kishi Y，Kajiwara S，Seta S，et al. Retroperitoneal schwannoma misdiagnosed as a psoas abscess：report of a case. Surg Today，2002，32（9）：849-852.

［27］ Benissa N，Soualy K，Alouta N，et al. Primary retroperitoneal tumors in adults：report of 11 cases. Ann Urol（Paris), 2003 Oct, 37 (5): 252-257.

[28] Korkontzelos I, Tsimoyiannis E, Zagaliki A, et al. Pelvic retroperitoneal schwannoma presenting as a gynecologic mass: case report. Eur J Gynaecol Oncol, 2005, 26 (1): 117-119.

[29] Straub W H. Manual of diagnostic imaging. Second Edition, 1989: 187-194.

[30] Jackson F I, Lalani Z. Ultrasound in the diagnosis of lymphoma: A Review. J Clin Ultrasound, 1989, 17 (3): 145-171.

[31] 陈建荣．大网膜病变的超声表现．中国超声医学杂志，2007，23 (5)：378.

[32] 孙建新，曹晔，安晓杰．肾后间隙脓肿超声表现．中国超声医学杂志，2007，23 (7)：551.

[33] 郑长虹．超声诊断肠系膜海绵状淋巴管瘤 1 例．中国超声医学杂志，2007，23 (8)：628.

[34] 姚秀芬，骆会婷．腹膜后巨大囊性畸胎瘤超声表现 1 例．中国超声医学杂志，2007，23 (11)：875.

[35] 朱夏蓓，陈方红，陈理进．腹膜后纤维化的超声诊断．中国超声医学杂志，2008，24 (8)：761.

[36] 曹晓林，韩治宇，范谨，等．超声检查在特发性腹膜后纤维化诊断治疗中的应用价值．中国超声医学杂志，2008，24 (4)：376.

[37] 伍世花，李森，贾鹏．腹膜后神经鞘瘤超声所见 1 例．中国超声医学杂志，2008，24 (10)：934.

[38] 牛海燕．原发性巨大腹腔脓肿超声表现 1 例．中国超声医学杂志，2009，25 (2)：209.

[39] 莎仁高娃，姜颖．超声检查肾上腺皮质腺癌并下腔静脉、肾静脉癌栓 1 例．中国超声医学杂志，2009，25 (5)：526.

[40] 王晋云．巨大腹部低度恶性纤维黏液样肉瘤 1 例的彩超表现．中国超声医学杂志，2010，26 (1)：38.

[41] 史忠阳，黄刚，于德平．彩超诊断腹腔干动脉瘤 1 例．中国超声医学杂志，2010，26 (4)：351.

[42] 张彦，陈翠京，范雪．腹膜后副神经瘤超声表现 1 例．中国超声医学杂志，2010，26 (8)：768.

[43] 杨益虎，周正国，张玫玫．腹腔脏器恶性淋巴瘤的超声表现．临床超声医学杂志，2011，13 (10)：713.

[44] 刘海螺，牛乐君．超声诊断腹膜后副神经节瘤 1 例．临床超声医学杂志，2011，13 (5)：316.

[45] 吴乃森．腹部超声诊断与鉴别诊断学．第 2 版．北京：科学技术文献出版社，2001.

[46] 董宝玮．临床介入性超声学．北京：中国科学技术文献出版社，1990.

[47] 张武．现代超声诊断学．北京：科学技术文献出版社，2008.

[48] 周永昌，郭万学．超声医学．第 5 版．北京：科学技术文献出版社，2006.

[49] 姜玉新，王志刚．医学超声影像学．北京：人民卫生出版社，2010.

[50] 唐杰，董宝玮．腹部和外周血管彩色多普勒诊断学．第 2 版．北京：人民卫生出版社，1999.

# 第九篇

# 泌尿、男性生殖系及肾上腺

# 第四十五章 泌尿系统

## 第一节 肾脏

### 一、概述

肾脏是人体的最重要的实质性脏器之一，它对维持人体生命和健康具有极其重要的作用。肾脏一旦受到伤害便可导致全身及其相关脏器功能的损伤。因此，早期发现肾脏疾病，早期采取有效措施，对改善和提高肾脏病变的病理转归，具有重要的临床意义。由于肾脏解剖结构学和病理生理学特点，使诸多医学影像检查方法均可用于肾脏，如同位素扫描、X线平片、静脉排泄性尿路造影、逆行尿路造影、超声、CT、MRI和PET-CT等，超声检查适应证广，操作简便，成像迅速，诊断准确，重复性强，安全可靠，无明显禁忌证，无辐射性，患者无痛苦，是目前泌尿生殖系统疾病检查中最常用的首选的检查方法。因此，该法在肾脏疾病诊断中具有特殊的地位，是其他影像检查法所不能比拟的。

超声最早用于肾脏检查是在20世纪50年代末和60年代初，由于当时的技术和设备的局限性，超声仅能提供一维及质量较差的二维图像，使其在肾脏疾病诊断方面受到极大的限制。从70年代开始，超声检查技术发生了飞跃式的提高，实时灰阶超声的问世，使超声在肾脏疾病诊断方面产生了划时代的变革。随着电子技术的飞速发展，超声仪器不断改进，新的技术不断产生，如彩色及脉冲多普勒技术、能量多普勒技术、超声造影技术、组织谐波技术、三维成像技术、超声弹性成像等，加之肾脏解剖学研究的进展，使超声在获取和识别肾脏切面图像方面更加精确，信息更加准确，拓展了超声检查肾脏疾病的领域，弥补了超声在肾脏检查中的不足与缺陷，充分显示了超声在肾脏疾病检查和治疗中所具有的强大的功能及特殊的地位。目前，肾脏疾病超声检查适应证是：（1）无痛性镜下或肉眼血尿、蛋白尿等。（2）腹部疼痛。（3）右侧或左侧上腹部或腹部其他位置肿块。（4）CT或MRI示肾内低密度灶，难以明确其性质者。（5）肾内囊性与实性占位病变的诊断与鉴别诊断。（6）X线静脉上尿路造影显影不佳及不显影者。（7）肾积水和病因诊断与鉴别诊断。（8）肾结石。（9）急性、慢性肾实质损害和肾功能不全。（10）先天性肾发育异常，如异位肾、重复肾与重复输尿管、肾发育不全、融合肾等。（11）肾下垂与游走肾等。（12）腰腹部创伤，拟诊肾创伤或观察肾创伤的程度。（13）肾周围炎和肾周围脓肿。（14）感染性肾脏疾病，如肾盂肾炎、肾脓肿、脓肾和肾结核等。（15）移植肾术后观察，移植肾排异反应和有关并发症的诊断与鉴别诊断。（16）肾脏介入超声诊断与治疗。

（王正滨）

## 二、局部解剖

### （一）肾脏解剖学概要

1. 肾脏的解剖学定位与形态　肾脏是成对的实质性脏器，位于腹膜后脊柱两侧的肾床内。右肾因肝脏占据而向下推移，其位置较左肾略低1.5cm左右，肾上极缘平第12胸椎，下极缘平第3腰椎，可随呼吸而上下移动，其移动度为2～4cm。两肾上极距脊柱较近，下极稍远，其轴向呈“八”字形。肾长约10～12cm，宽约5～6cm，厚约4～5cm。肾外缘为凸面，内缘为凹面，其外形似“蚕豆”。凹面中部切迹为肾门，由出入肾门的管状结构组成肾蒂。肾蒂由前向后依次为肾静脉、肾动脉和肾盂输尿管连接部。从肾门深入肾内，由肾实质围成的腔隙为肾窦。肾窦内有肾动脉与肾静脉、神经、淋巴管、肾小盏、肾大盏、肾盂和脂肪组织等（图45-1-1）。

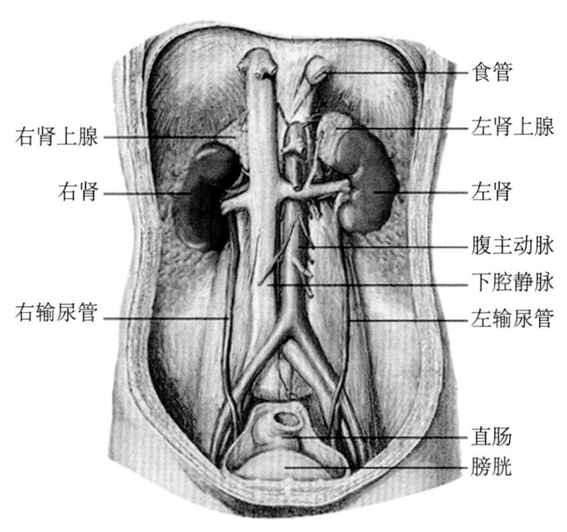


**图 45-1-1　肾脏的解剖学定位与形态**

2. 肾脏的解剖学结构　由肾脏的冠状剖面所见，肾实质厚1.5～2cm，分为皮质和髓质。外层为肾皮质，厚0.5～0.7cm，由肾小体和肾小管等构成。肾皮质伸展到各髓质锥体之间的部分为肾柱。肾髓质为包在皮质内的部分，由10～15个圆锥形肾锥体组成，底部连接皮质，尖段呈乳头状凸向肾窦，称为肾乳头。每个肾乳头由多个乳头管开口汇集于肾小盏（图45-1-2）。

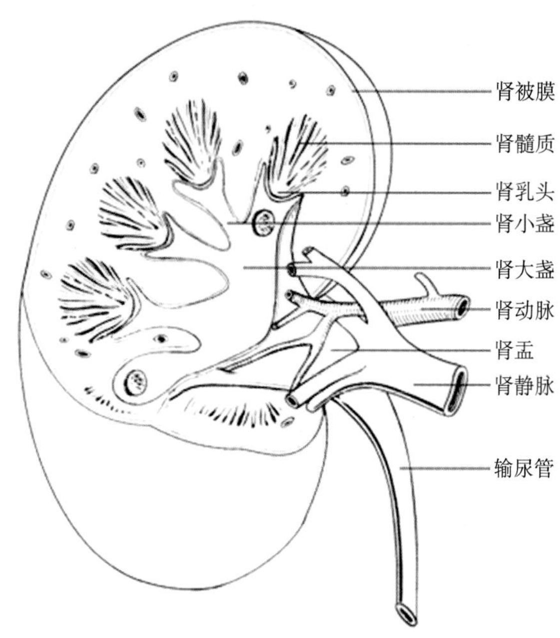


**图 45-1-2　肾脏内部结构示意图**

肾盏、肾盂为尿液分泌后的收集与引流系统。其中肾盏分大盏和小盏，肾小盏是肾排泄管的始段，每个小盏收集一个或多个肾乳头排出的尿液，再由8～12个肾小盏向下汇集成2～3个肾大盏，最后集合成一个漏斗状的肾盂。正常成人肾盂内的存尿的量为5～10ml。

3. 肾盂的解剖学形态　肾盂的解剖学形态虽有颇多变异，但最主要有3种类型，在超声检查时应注意分辨，以免误诊。

（1）肾内型肾盂：由几个肾大盏汇入较细小的肾盂，肾盂大部分位于肾门以内，其外形似树枝状，称为肾内型肾盂。

（2）肾外型肾盂：由肾小盏直接与肾盂连接汇入肾盂或肾大盏甚短而难以分辨，肾盂大部分或全部位于肾门以外，称为肾外型肾盂，又称壶腹型肾盂。在临床上膀胱高度充盈时，此型的肾盂在声像图上易被误为肾盂少量积水。

（3）分支型肾盂：肾盂呈分支状，被两个粗长的肾大盏所取代。此型肾盂若上下两组大盏在肾外汇合，声像图可显示肾内上下两组肾窦，互不相连。对此应注意与肾实质内占位性病变鉴别。

4. 肾脏包膜的组织解剖学　在肾脏的表面有一层由平滑肌纤维与结缔组织构成的肾被膜，包绕整个肾脏，肾实质表面包以肌织膜，不易与肾实质剥离，肌织膜经肾门被覆于肾窦壁。肌织膜外面包有肾纤维膜，为肾脏的固有膜，也称肾脏包膜或肾脏真性包膜。该包膜薄而坚韧，由致密纤维结缔组织和弹力纤维构成，较容易与肌织膜剥离。肾外伤后，所见肾包膜下血肿，即在此包膜下。

5. 肾脏脂肪囊的组织解剖学　在肾脏的纤维膜以外包有囊状脂肪层，称为脂肪囊。脂肪囊在肾脏边缘最厚，并经肾门延伸至肾窦内，填充于肾窦的空隙。在肾包膜之外，包有自腹膜外组织移行而来的肾筋膜，覆盖于肾和肾上腺周围，以结缔组织小梁穿过脂肪囊与肾包膜连接，与脂肪囊共同起着固定和保护肾脏作用。临床上所见肾周围炎或肾周围脓肿，多发生在肾筋膜内和脂肪囊区域。

6. 肾脏的解剖学分段　系根据肾动脉在肾内分布的分支以及在肾内走行与血供区域划分。由每一支肾段动脉分布到一定区域的肾实质称为肾段。共分为 5 个段，即尖段、上段、中段、下段和后段。肾动脉移行至肾门时，分为前支和后支，又分为 5 个分支。前支较粗，可分出 3～4 个小分支，分别对肾尖段、上段、中段和下段的血液供给；后支较细，主要供应肾后段。肾尖段的血供亦可由后支的分支供给。

7. 肾脏的毗邻解剖学　左肾内上前方有左侧肾上腺所遮盖。左肾前上方为胃底后壁，中上方与胰腺尾部和脾血管相邻，中下方与结肠脾曲相依。脾脏位于左肾前外侧。左肾位于网膜囊后壁腹膜的后面，腹侧前方脏器由腹膜分隔。右肾上方前内侧有右侧肾上腺所覆盖，右肾中上部前方为肝脏，前方偏内侧为胆囊，前下部与结肠肝曲相邻，内侧缘邻近十二指肠降部（图 45-1-3）。右肾腹侧与肝脏和其他脏器相邻的部分，除上端之外，其间均由腹膜分隔。两侧肾的背侧上方与膈相贴，肾的下方自内向外依次为腰大肌、腰方肌和腹横肌。临床上常见肾脏的病变可累及毗邻脏器，邻近器官的病变又可累及到肾脏。两肾背侧仅有肾上极的小部分被肋膈隐窝和肺下段遮盖，而剩余部分均被背部肌肉和肾周筋膜覆盖，是一个相对结构单一的少血管区，是介入超声诊断与治疗的最佳的局部解剖学区域。因此，临床在行经皮肾穿刺活检或介入治疗时常选择在该区域进行。

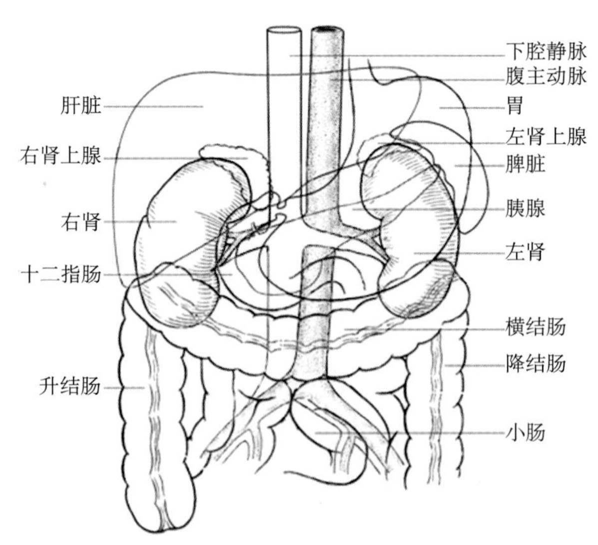


**图 45-1-3　肾脏的毗邻**

## （二）肾脏生理学概要

1. 尿液的排泌功能　人体血液经肾脏的流量达 600ml/min，即每 5 分钟就可将全身的血液过滤一遍。肾小球滤过液体的量约 120ml/min，其中 99％被肾小管吸收，剩余部分由远曲小管、集合小管和集合管吸收和排泄。重吸收的物质包括葡萄糖、氨基酸、维生素、微量蛋白和电解质等，肌酐、尿素、非蛋白氮及许多毒物和药物等，经肾脏分泌并随尿液排出体外。

2. 血压的调节功能　当失血、缺血、失水等因素导致血容量减少，血压下降时，或因受儿茶酚胺、交感神经刺激等，可促使肾脏分泌肾素的量增多，并直接作用于小动脉平滑肌，使其发生收缩，导致血压上升；同时可刺激其分泌醛固酮，通过回吸收钠和扩张血容量而使血压上升。

3. 其他主要功能　正常肾脏的主要生理功能还包括：对体内水分和渗透压的调节、酸碱平衡的调节、电解质浓度及总量的调节，同时还具有分泌促红细胞生成素、血管舒缓素、肾素等重要生理功能。

（王正滨）

# 三、检查方法

## （一）仪器选择

1. 仪器的选择　应用凸阵式实时超声仪器检查肾脏为最理想的选择。既可减少肋骨的遮挡，又可减少肺下界遮盖肾上极的影响，从而可清晰地显示肾脏轮廓；对肺气肿患者可选用扇形相控阵探头可最大限度减少肺内气体干扰；受仪器条件限制时，也可采用线阵式超声。凸阵、扇形和实时三维容积探头是输尿管检查时常用的探头，便于加压检查，可推移肠管，有利于显示扩张的输尿管及其病变。

2. 探头的选择　成年人肾脏检查，可选择频率为3.5MHz的探头；检查小儿与婴幼儿时，常采用5～8MHz。对体形瘦弱的成年人或探测小病灶，也可选用5MHz的探头。

3. 灵敏度的调节　按常规调节仪器灵敏度，以能较清晰地显示肾轮廓和内部结构，正常肾实质呈较均匀的低回声，略低于同深度的肝回声为宜。

### （二）检查前准备

1. 肾脏超声检查一般不需要做特殊准备。根据需要或同时检查输尿管和膀胱时，嘱受检者空腹，检查前1.5～2h，饮用温开水800～1000mL，待膀胱处于充盈状态后再进行检查。

2. 超声检查输尿管宜在空腹状态下进行。检查前饮用温开水1500～2000mL，待膀胱处于高度充盈状态后再进行检查。因肠腔内胀气较重而影响输尿管显示时，可在检查前晚口服缓泻剂或消胀药物。急症患者例外。

### （三）检查体位

1. 仰卧位　可充分显露上腹部和侧腰部，对于行肾的冠状切面、肾长轴与短轴切面检查非常有利。同时还可采用右侧及左侧上腹部作横向与纵向切面检查，分别显示双侧肾动脉与肾静脉入出肾门和出入腹主动脉和下腔静脉的长轴与短轴切面。

2. 侧卧位　取左侧或右侧卧位，可行肾冠状切面、纵切面及斜向切面检查。既可经背部检查，又可经腹部和侧腰部检查，便于显示肾上极与肾下极，同时有利于观察肾门、肾脏病变以及与毗邻脏器的关系等，可弥补仰卧位与俯卧位检查的不足。

3. 俯卧位　俯卧于检查床上，面部侧向一边，腹部置厚10cm的棉垫，以便行自然加压。此体位适宜经背部行肾长轴与短轴切面检查。但有时可受肋骨或肺下叶气体遮盖的影响，而不能充分显示肾上极。对此，经侧腰部行冠状切面或斜向切面检查，可以弥补其不足（图45-1-4）。

4. 坐位与立位　经背部或侧腰部检查肾脏。采取仰卧位或俯卧位并结合坐位或立位检查，适合观察肾脏或病变的上下动度情况。

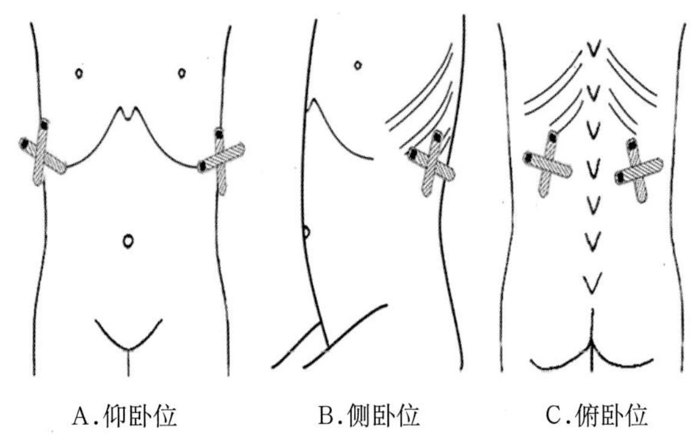


**图45-1-4　肾脏检查体位**

### （四）灰阶超声检查法

1. 经侧腰部检查　取仰卧位或左、右侧卧位，探头置于侧腰部第8～11肋间，行肾冠状切面。鉴于肾门位于内前方，肾上极偏后方，肾下极偏前方。因此，在做此切面检查时，声束应指向内侧，探头上缘指向偏后侧，下缘指向偏腹侧，分别以肝脏和脾脏作为透声窗。行此切面时，应嘱受检者深呼吸，使肾脏上下移动，以减少肋骨遮挡的影响，可较完整地显示冠状切面的肾脏轮廓、肾实质和肾窦回声，并在肾内侧显示肾门之凹陷处。肾斜向切面嘱受检者深吸气，右侧以肝脏、左侧以脾脏作为透声窗，在肋缘下行向外后上方的斜向切面加压检查，可通过肝或脾脏显示右肾门与左肾门的肾蒂结构。在行肾冠状切面时，当显示肾门后，由前向后或由后向前作扇形扫查，可显示肾冠状切面的一系列图像。在完整显示肾冠状切面的基础上，将探头做十字交叉，由肾脏的中部向上和向下滑行扫查，可显示肾的一系列横切面声像图。

2. 经腰背部检查　取俯卧位或侧卧位。探头置于腰背部脊肋角下方，显示肾脏后，调整探头方向，使探头上下缘的方向与肾长轴保持平行。即探头上缘靠近内侧，探头下缘向外侧偏移。然后由内向外，结合由外向内扫查，可获得肾脏的一系列纵切面图像。在此基础上将探头沿肾脏长轴逆时钟转动90°，自肾上极经肾门向下极检查，可观察到一系列肾脏横切面图像。经背部检查时，由于肾上极受肺和肋骨的遮盖，难以较完整的显示肾长轴轮廓。

3. 经腹部检查　在上腹部行横切面检查，不断侧动探头角度，可分别显示左肾静脉、左肾动脉和右肾静脉、右肾动脉出入肾门的声像图。横向追踪检查，可显示肾动脉与肾静脉分别自腹主动脉分出和汇入下腔静脉的声像图。

4. 复合性扫查　取仰卧位时，对于肾积水的患者，经侧腰部检查，在肾短轴切面显示肾门的基础上，不断侧动探头角度，沿肾盂与输尿管的走行方向，向下追踪检查直至显示输尿管中断的位置为止。取俯卧位时，在左侧或右侧肾脏短轴切面基础上，顺肾盂与输尿管的走行方向，向下移行追踪扫查。

### （五）测量方法

1. 肾脏的长径线测量　在经侧腰部肾冠状切面图上，显示清晰的肾轮廓后，自肾上极的上缘测至肾下极的下缘（图 45-1-5）。经背部检查，在肾长轴切面图上，亦可测得肾长径，但因肾上极被肺下缘遮挡，所测结果有时不甚精确。

2. 肾脏的宽径线测量　在经肾门的肾冠状切面图上，自肾门上缘肾轮廓线之外缘测至肾外侧的外缘。测量时应注意与肾长径相垂直。还可在经背部途径，在测得肾长径的基础上，探头逆时钟转动 180°，在肾横切面图上测得肾宽径，此途径所测的肾宽径较为准确。

3. 肾脏的厚径线测量　经背部途径肾横切面上，在肾门上缘肾轮廓线的前缘测至肾轮廓线的后缘。也可在经侧腰部检查横切面图上测量肾脏的厚径。

4. 肾窦的径线测量　肾窦的宽径在肾冠状切面图上，自肾窦高回声的外侧缘测至内侧缘（图 45-1-6）。肾窦厚径经背部或经侧腰部途径的肾横切面图上，自肾窦回声的前缘测至后缘。

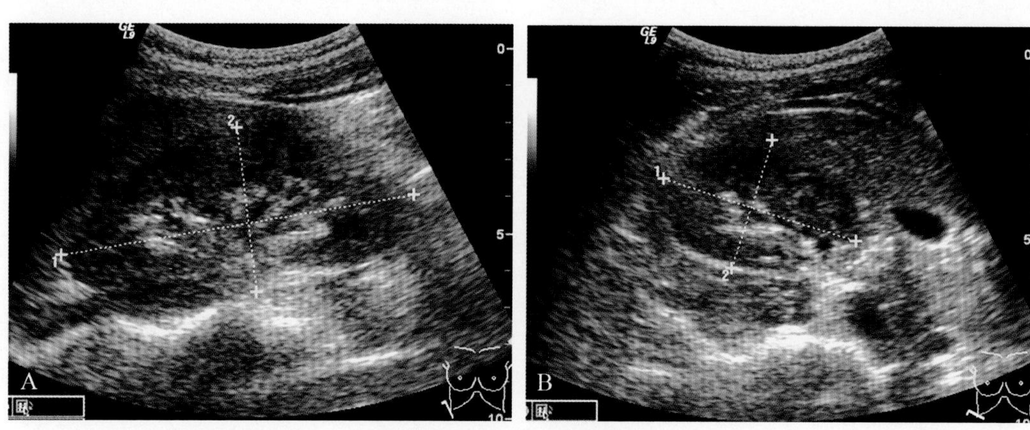

A. 经侧腰部冠状断面图上测量肾长径和宽径；B. 经侧腰部斜横断面测量肾宽径与厚径

**图 45-1-5　肾脏径线测量**

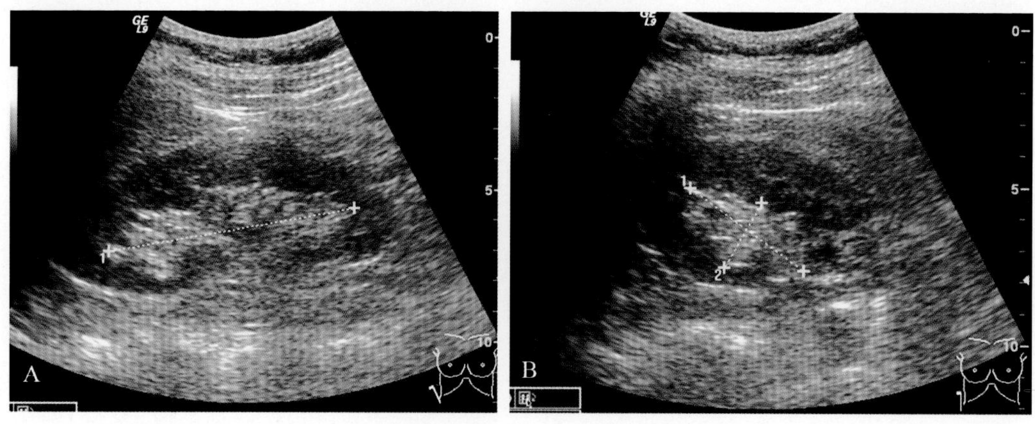

A. 经侧腰部冠状断面图上测量肾窦长径和宽径；B. 经侧腰部斜横断面测量肾窦宽径与厚径

**图 45-1-6　肾窦径线测量**

### （六）观察内容

在进行超声检查之前应仔细阅读申请单，特别是临床要求的检查目的和检查部位，并详细询问病史、家族史、临床表现（如有无血尿、腰腹部疼痛、腹部肿块）、特殊检查结果等。要有目的进行细致全面的肾脏检查，主要观察内容有以下几个方面。

1. 首先观察肾脏位置、轮廓、形态、大小和动度。仔细观察肾脏的位置是否处于正常解剖学定位；肾脏轮廓线是否完整，有无局限性隆起；肾脏的形态是否正常，有无形态失常；肾脏的大小是否正常，有无增大或缩小；肾脏的上下移动范围是否正常，是否随呼吸上下移动等。

2. 观察肾脏实质的厚度，特别是皮质、髓质的回声强度和均匀性，皮髓质的比例，髓质的形态和大小；肾窦回声的厚径与宽径，实质与肾窦厚度比值，肾窦有无分离扩张等。

3. 当肾内显示异常回声时，应仔细观察其大小、形态、结构；有无包膜，是否完整，内部回声强度与均匀性，其侧边与后方回声情况等。

4. 应用彩色多普勒血流成像观察肾脏内的血管分布与走行。若发现占位性病变时，注意观察肾内血管有无绕行，血流信号的多少、形态和分布范围及其有无植入病变内部等。

5. 鉴别囊性良恶性占位病变。当肾内显示无回声区时，则应注意观察病变大小、位置和形态。若为囊性病变则应观察囊壁的厚度和光滑程度，是否有分隔带，其内是否有血流信号，并与肾囊肿、肾积水或积脓等进行鉴别。

6. 当显示肾内强回声团时，除应观察其大小、形态、结构外，还应仔细观察该病灶后方有无声影，应注意鉴别是结石或是钙化等。

7. 对于肾积水者，应注意观察其形态、范围和程度，仔细寻找肾内、肾门、肾盂输尿管连接部有无梗阻性病变，如结石、肿瘤、狭窄、先天性反常等。

8. 当显示肾脏内有占位性病变时，还应注意观察病变与毗邻脏器和血管走行的关系，肾周围有无肿大的淋巴结等异常回声。

### （七）注意事项与方法改进

1. 经背部检查肾脏时，由于肾上极被肺下界所遮挡，尤其肺气肿的患者，在显示肾上极包膜乃至肾尖段时较为困难。对此，可经侧腰部作肾冠状切面扫查，以肝或脾脏作透声窗，嘱患者呼气后，屏住呼吸的瞬间快速扫查，可最大限度地观察到肾上极轮廓和病变。

2. 正常人肾窦内可有内径 0.5～0.8cm 的无回声区。但在膀胱高度充盈时，肾窦内无回声内径可达 1～1.5cm，且呈水平线改变，若呈弧线形改变，应考虑轻度肾积水。因此，在判断有无轻度肾积水时，应在排尿后 10～15min 再进行检查。

3. 经侧腰部肾冠状切面图上，少数肾包膜可有变异呈分叶状。对此，应结合肾脏横切面或经背部横切面由上向下作连续性扫查，并仔细观察肾包膜下实质内有无异常回声，以便进行鉴别。

4. 肾脏各径线的大小与身高、体型及体重均有一定关系。尤其对于肾位置较高者，应嘱受检者深呼吸后屏气，使图像较为稳定后再冻结图像，进行测量。因此，在判断肾脏大小时，应首先了解受检者的身高与体重等情况，以免导致判断错误。

5. 检查肾脏时，除应选择必要的肾脏检查条件之外，还应灵活调节聚焦与补偿、增益及局部抑制等，以提高所需关注区域的声像图分辨力。

6. 肾脏包膜下病变较为多见。如肾包膜下囊肿、钙化、肿瘤等，超声检查较易于漏诊。因此超声检查肾脏时，不仅要作肾横切面由上向下、由下向上连续性扫查，仔细观察肾前、后包膜下和肾外侧与内侧包膜下有无局限性隆凸，同时还应作肾冠状切面与纵切面的连续性扫查，重点观察肾上极与下极包膜，有无突出肾外的包膜下较为隐蔽的囊性或实性占位病变。

7. 对于肾区未见肾脏回声者，应沿输尿管走行区域向下扫查，以免漏诊异位肾、游走肾或其他先天性肾反常疾病，同时注意观察对侧肾脏的大小、形态和结构。

8. 超声检查过程中，当显示肾内有异常回声时，要形成立体概念，从不同角度和不同体位进行检查，并结合彩色多普勒血流显像，观察其回声的异同点和血管走行有无异常等，以便做出正确的超声诊断与鉴别诊断。

9. 超声诊断时，应密切结合临床病史、体征、有关实验室检查结果。除此之外，对于其他影像学为阳性而超声为阴性结果的患者，应注意与其密切对比，仔细观察鉴别，不能盲目做出阴性结果的结论。

（王正滨）

## 四、正常声像图

### （一）肾脏的声像图表现

1. 肾轮廓与形态

（1）经侧腰部肾冠状切面与横切面：标准的肾冠状切面，肾外形呈“蚕豆”状，肾门位于肾轮廓的中部向内凹陷，肾动脉、肾静脉和肾盂的管状结构由此入出。肾门部横切面图像所见肾外形似“马蹄”状，肾蒂位于指向脊柱侧；肾门部上方与下方的横切面肾脏呈“卵圆”形。

（2）经腰背部肾纵切面与横切面：纵切面肾轮廓呈椭圆形。此体位肾门部横切面图像与侧腰部肾横切面所见的肾外形类似，肾上极和下极横切面则呈横向的卵圆形。

各种体位与不同切面均可见较清晰的肾脏的轮廓线。包绕肾皮质外的带状强回声为肾包膜，表面较光滑，连续性好。围绕肾包膜外的一层较肾皮质回声略高、较肾包膜低的回声分别为肾周围脂肪和肾筋膜。该层脂肪组织的厚度，视受检者体型与肥胖程度差别较大，如身体极度消瘦者，肾周围脂肪组织缺乏；极度肥胖者，肾周围脂肪组织厚度可达 2cm 左右。随呼吸实时观察可见到肾周围脂肪同肾脏一起上下移动。正常人肾脏和肾周围脂肪组织的上下移动度较毗邻的腹腔内脏器，如肝脏、脾脏等移动度明显减小。当超声在肾脏与肝脏或肾脏与脾脏之间显示占位性病变，难以判断其归属时，可观察各脏器与病变的“滑动”征象的变化，协助鉴别。

2. 肾实质回声　包绕在肾窦外围的肾皮质和髓质，同称为肾实质回声。

（1）肾皮质回声：肾皮质回声的强度略低于肝脏和脾脏的内部回声，呈均匀分布的点状低回声。正常人肾皮质厚度约 1cm 左右。

（2）肾髓质回声：肾髓质回声的强度较肾皮质更低，呈弱回声。肾髓质近似边缘圆钝的三角形，围绕肾窦呈放射状排列。在肾冠状断面图上，可显示数量较多的髓质回声。

（3）肾柱回声：由肾皮质伸展到各髓质之间的柱状体为肾柱，其回声强度与皮质回声相同。声像图所见每个肾柱的宽度和形态因人而异。有时可见肾中上极的肥大肾柱，对此应注意与较小的肾肿瘤鉴别（图 45-1-7）。

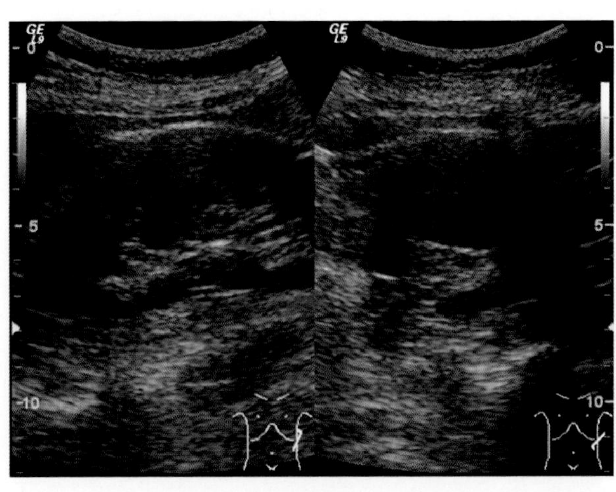

左肾肾柱肥大，右图为纵断面，左图为横断面

**图 45-1-7　肾柱肥大声像图**

3. 肾窦回声　肾窦位于肾的中央部，其回声是由肾盂、肾盏、肾内血管、神经及脂肪等综合构成。肾窦回声强度明显高于人体内实质脏器回声，而与肠袢中心部回声近似。由于肾小盏和肾内血管向肾窦边缘伸展，或肾柱与肾乳头的深入，形成了边缘不规则的肾窦边界。肾中部横切面图上，可见肾窦回声伸入到肾门部，并在此有肾盂、肾静脉和肾动脉血管等管道出入。正常人肾窦宽度占肾的 1/2～1/3。肾窦回声的宽度和在肾切面结构中所占的比例，与肾盂类型有关。肾内型肾盂，肾盂大部分位于肾内，肾窦轮廓较大；肾外型肾盂则相反，此型肾盂的肾窦轮廓较小，在肾的切面结构中所占的比例也较小。

在临床上，检测肾窦的宽度和判断肾窦在肾切面结构中所占比例时，需要考虑肾窦类型的因素，然后再结合肾脏其他声像图表现，进行综合判断。此外，尚应注意肾盂是否有分离扩张的征象。正常肾窦内可有直径 0.5～0.8cm 的无回声区。膀胱高度充盈时，肾窦内无回声内径可达 1.5cm 左右，因此判断有无轻度肾积水时，应以排尿后 10～15min 复查结果作为判断有无轻度肾积水的标准（图 45-1-8）。

### （二）肾脏的超声测值

超声检测正常肾脏各径线的数值，除右肾与左肾有一定差别外，同时与年龄、性别、身高、

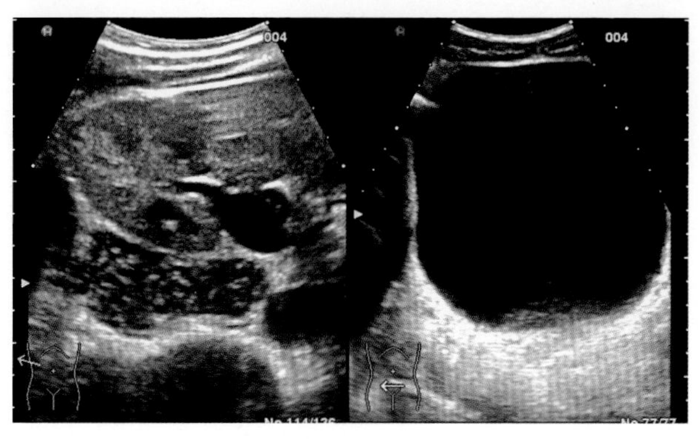

图 45-1-8 膀胱高度充盈后肾盂轻度分离扩张

体重乃至体型等因素均有较大关系。因此，文献所报道的正常肾脏超声测值也存有一定差异。在判断正常肾脏的大小时除需考虑上述因素外，应将实际测量肾脏的大小与正常肾脏解剖学比较，并作为肾脏大小的参考标准。青岛大学医学院附属医院曾对 524 例正常人，共计 1048 只肾脏进行了超声检测，其中男 304 例，女 220 例。年龄 17～68 岁。肾脏各径的超声平均测值如下：

肾脏的长径 男性：10.8±1.4cm；女性：10.2±1.2cm。

肾脏的宽径 男性：5.6±0.8cm；女性：5.2±0.9cm。

肾脏的厚径 男性：4.6±0.7cm；女性：4.2±0.7cm。

肾窦的宽径 男性：3.8±0.6cm；女性：3.6±0.5cm。

肾实质的厚径 男性：1.6±0.8cm；女性：1.4±0.7cm。

（王正滨）

## 五、肾脏先天性反常

肾脏先天性反常（nature abnormality of the renal，NAR）是泌尿系统比较常见的疾病，占全身所有先天性畸形的 35%～40%，占泌尿系统疾病的 10%，其中肾脏畸形约占泌尿系统畸形的 60%，同时可伴有泌尿生殖系统及其他系统脏器的先天性反常。肾先天性反常的种类繁多，包括肾脏的大小、数目、轮廓、形态、结构、位置、肾盂、轴向及其血管等均可发生反常。

### （一）先天性肾缺如

1. 病理及临床概要 先天性肾缺如（nature minus renal，NMR）若为双侧多在胎儿期或出生后死亡。临床所指的 NMR 多为一侧肾脏发育基本正常，而另一侧则为肾脏完全缺如，即无肾组织痕迹，故亦称先天性孤立肾或先天性单侧肾不发育。NMR 约占单侧肾脏先天性畸形的 0.1%，男性多于女性，右侧多于左侧，可合并同侧输尿管缺如及膀胱三角区发育不良，或仅有极少部分输尿管的盲端。约 30%的患者伴有生殖器和其他脏器畸形。对侧肾脏代偿性增大，肾功能明显增强。NMR 若孤立肾功能正常时，多无明显的临床症状，而多在超声和 CT 检查时被偶然发现并确诊。

2. 超声检查所见 一侧肾脏区无肾脏回声，同侧输尿管走行沿途包括异位肾常见的区域内皆无肾脏回声。肾脏缺如区则被毗邻脏器所占据，如右肾区为肝脏回声；若为左侧肾脏缺如，则被脾脏和胃肠道回声占据。实时观察膀胱三角区输尿管开口处无喷尿征象，对侧输尿管开口处则喷尿频率和射程明显高于正常人。对侧肾脏代偿性增大。肾脏的长径可达 12～13cm，宽径 6～7cm，厚径 5～6cm，实质增厚、肾窦轮廓增大，肾脏内部整体结构正常（图 45-1-9）。

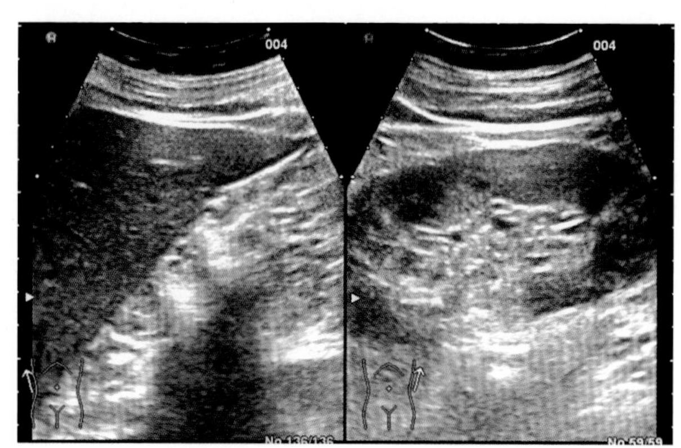

图 45-1-9 右肾缺如，左肾代偿性增大

3. 诊断思维与评价 超声检查一侧肾脏区无肾脏回声，原肾床被毗邻脏器所占据，对侧肾脏代偿性增大，但必须除外异位肾后，方可诊断为肾缺如。NMR 需与以下疾病鉴别。

（1）异位肾：正常肾区无肾脏回声，若异位肾伴有肾发育不全并被肠管内气体所遮盖时，易误诊为 NMR。做膀胱检查若显示两个输尿管开口，并有喷尿征象，则为异位肾；若仅有一个输尿管开口，则应考虑肾缺如的可能；异位肾患者在膀胱充盈后检查，仔细观察输尿管走行沿途区域或对侧肾下方周围，便可显示小肾脏回声。

（2）融合肾：一侧肾区无肾脏回声，另一侧肾脏轮廓增大，肾内可见两组肾窦、两个肾门和两个输尿管，并可寻找到两个输尿管开口之乳头时，则为融合肾；若一侧肾脏轮廓增大，经仔细而又全面检查均未见异位肾和融合肾迹象时，则应考虑NMR，必要时可结合其他影像学检查，进行综合分析。

（3）肾切除术后：患者有明确的肾脏原发病史和手术史，患侧腰腹部有手术切开愈合的瘢痕，超声检查该区域无肾脏回声，易于鉴别。

先天性肾缺如临床并非少见。超声诊断NMR的准确率与CT和MRI相似。静脉尿路造影、肾动脉造影、SPECT和膀胱镜检查，对NMR的诊断价值较大，但缺乏特异性，如静脉尿路造影，当一侧肾功能丧失时，可呈现同样的结果。因此，超声检查可作为诊断NMR的首选方法，CT和MRI检查可作为超声的补充或佐证，必要时可肾动脉造影检查，对NMR的诊断具有肯定价值。

## （二）肾发育不全

1. 病理及临床概要　肾发育不全（renal hypolasia，RH）是指在胚胎期，由于血液供应障碍或其他原因导致生肾组织未能完全发育，虽然肾单位的分化发育基本正常，但其数量则少于正常的50%以上。因此，肾脏的外形可以是完全正常的，而肾盏的数目减少，且无胚胎性结构，形成了一个较小的原始幼稚型肾脏，故又称为先天性肾发育不良或小肾畸形。双侧RH多在出生后短时间内死亡。单侧RH多发生于青少年，发病率在2‰左右，可同时伴有输尿管发育不良。患侧肾功能减退，排尿量极少，健侧肾脏代偿性增大。RH常伴有泌尿生殖系统的其他先天性反常，如输尿管开口异位、异位肾、肾血管和输尿管畸形等。也可伴有肾上腺、精索、睾丸缺如等。RH主要是其并发症所引起的症状和体征。单侧RH多无症状。当出现并发症时，则可有持续性高血压，降压药物治疗对高血压并不敏感，切除病肾后，血压即可恢复正常。伴发结石及感染时，可出现腰痛、血尿及发热等。

2. 超声检查所见

（1）灰阶超声：在一侧肾脏区域或略低位置或髂窝处显示一个小的类似肾脏样回声，肾脏外形正常，轮廓较小，肾包膜不光滑，少数可呈分叶状。通常肾脏长径5～7cm，宽3～4cm，厚2～3cm（图45-1-10）；皮质较薄，髓质较小或显示不满意；由于肾盏短粗、肾盂窄小，其肾窦回声也相应缩小。

（2）彩色多普勒超声：患侧肾脏内血流信号明显减少，血流速度减慢，但RI与PI无明显增大。健侧肾脏代偿性增大，实质增厚，肾窦增宽，肾脏形态和内部结构的比例亦相应增大。肾血流动力学检测的各项指标均可在正常范围。

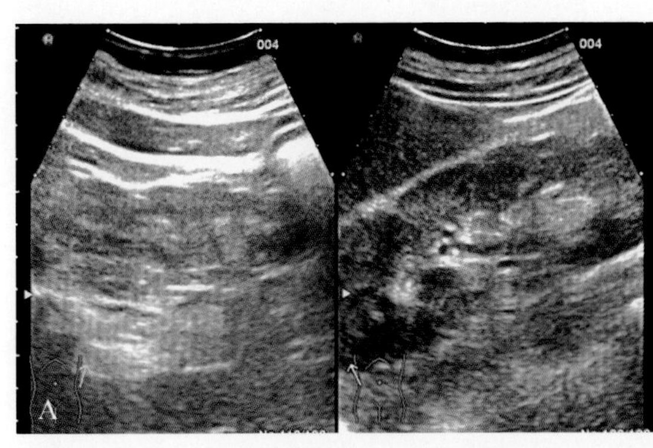


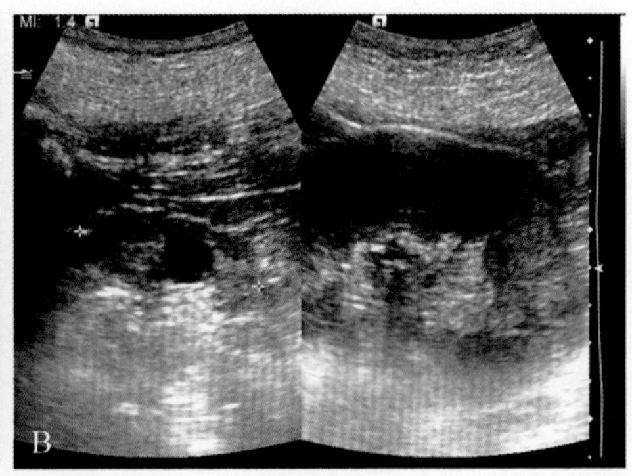


**图45-1-10　A. 左肾发育不全，右肾代偿大；B. 右肾发育不全并囊肿，左肾代偿性增大**

3. 诊断思维与评价　当超声显示一侧肾轮廓较小，排除曾患有后天性肾疾病引起的肾萎缩之后，即可诊断为RH。患肾可甚小或有异位，若经仔细检查肾区未见肾回声，可在膀胱充盈后沿输尿管走行方向寻找，以免漏诊异位肾，误诊为肾缺如。超声诊断RH时，需要与以下疾病鉴别。

（1）肾动脉狭窄：声像图显示肾脏轮廓缩小，但程度不显著，肾窦回声基本正常。彩色多普勒可显示狭窄段肾动脉血流速加快，近端肾动脉血流速减慢，RH 则无此种改变。

（2）异位肾：异位肾多伴有 RH，但患侧肾脏多位于盆腔内或对侧肾之下方；单纯性肾发育不全肾位置略低，肾上极仍位于肾窝范围内，也有位于髂窝内者，但少见。

（3）肾萎缩：慢性肾功能衰竭尿毒症期时，双侧肾脏均明显萎缩。前者早期肾实质增厚，回声增高，肾窦比值较小，尿毒症期肾实质较肾窦萎缩更为明显。彩色多普勒检测肾小动脉 RI 与 PI 明显增大。而 RH 时，肾实质回声较低，肾窦比值近似正常，肾小动脉 RI 与 PI 正常或轻度增大。

（4）肾与输尿管术后肾萎缩：上尿路梗阻或肾结石术后，因此前有患肾功能受损，术后不能完全复原，可发生不同程度肾萎缩，健侧肾代偿性增大。患侧肾窦比值相对略大或肾窦轻度分离，结合患侧肾脏或输尿管手术史，鉴别多不困难。

临床所见的 RH 多为单侧肾，由于 RH 缺乏特征性临床症状和体征，仅凭 X 线检查是不能完全区别先天性肾发育不全或后天性肾萎缩的。超声在肾脏区显示肾脏缩小，并根据其特征性改变，结合病史和临床，对肾发育不全的诊断准确性较大。但对肾区和其他部位未显示较小肾脏者，也不能盲目做出肾发育不全的诊断，应借助于 CT 和 SPECT 等影像学检查综合分析判断。

## （三）异位肾

1. 病理及临床概要　异位肾（renal ectopia）是由于在胚胎发育过程中，肾血管发育不良而致肾脏位置发生异常。肾血管发育不良仍停留于原位时，可阻碍肾脏的上升；反常血管将肾脏牵拉在不正常位置或输尿管位置反常等也是导致异位肾的因素。鉴于异位肾最多见于盆腔内和髂窝处，故又称为盆腔异位肾。极少数见于对侧腰腹部或盆腔内者，称横过异位肾。异位肾多伴有肾发育不良和不同程度的旋转不良。胸腔异位肾临床罕见，肾脏发育可正常。异位肾多无明显临床症状，常因腹盆部触及肿块而就诊。并发尿路感染、结石及肾积水时，可出现腰腹部疼痛、尿频、尿急、血尿等症状。

2. 超声检查所见　超声检查一侧肾区无肾脏回声，因异位肾（胸内肾除外）多伴有不同程度的发育不良，健侧肾脏则呈代偿性增大。

（1）灰阶超声：

①盆腔异位肾：多见于膀胱顶部偏向一侧，少数可在髂腰部或膀胱的侧方；输尿管发育较短，输尿管入口多见于同侧膀胱三角区上方；动脉血供是由来自髂总动脉或腹主动脉下部的动脉分支供给。异位肾体积一般相对较小，但形态基本正常，肾包膜可有分叶征象。声像图所见肾窦和髓质轮廓发育较小，肾实质厚度基本正常（图 45-1-11）。

②横过异位肾：对侧肾大小、形态和位置正常，在其下方另有一肾脏回声，少数在对侧肾脏的内侧显示。横过异位肾与横过融合肾不同，两肾无融合征象。

③胸腔异位肾：临床罕见。肾脏在横膈上方的胸腔内，其中上极位于胸内，其余部分则位于横膈下方的原肾所在的位置。肾脏的大小、形态及内部结构回声，均与正常肾脏类似。

（2）彩色多普勒超声：彩色多普勒血流可追踪显示其血管走行的位置与方向。常伴有轻度肾积水和肾结石，呈现相应的声像图表现。

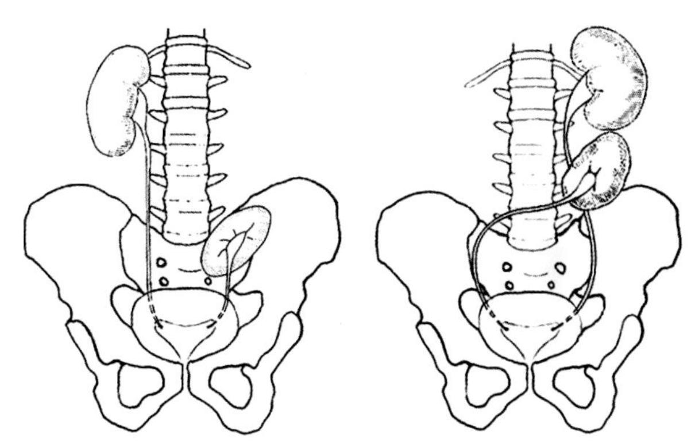

A. 盆腔异位肾　B. 横过异位肾

**图 45-1-11　盆腔异位肾示意图**

3. 诊断思维与评价　一侧肾区无肾脏回声，在腹盆部或其他部位显示肾脏回声，而且不能还纳到正常位置时，即可诊断为异位肾。异位肾轮廓较小，可因肠腔内气体干扰而显示不清。对此空腹饮水膀胱充盈后检查，可提高或改善显示效果。检查胸内异位肾以取俯卧位显示效果最佳，其他异位肾在仰卧位时检查更为清晰。超声诊断本病时，应注意与以下疾病鉴别。

（1）游走肾和肾下垂：游走肾多位于盆腔或横过腹直线的对侧腹部，若将异位肾脏还纳回原肾床内或可推移至对侧腹部，则为游走肾；若该肾位置较低，可沿肾脏轨迹向上移动并归入肾区，则为典型的肾下垂的征象。异位肾的位置较固定，难以向其他位置推移，与游走肾和肾下垂较易鉴别。

（2）结肠肿瘤：超声可显示结肠壁增厚和肠内容物构成的类似肾脏的“假肾征”切面结构。结肠壁厚薄不均，回声较弱，肿瘤中心部的不规则高回声有偏移现象，实时观察随肠蠕动肠内容物和气体回声有移动，并见气体形成的声尾伪像回声。彩色多普勒检测肠道肿块内无树枝状血流信号，可以资鉴别。

超声诊断异位肾的准确率很高，在影像学检查中可作为首选。静脉尿路造影诊断肾功能正常的异位肾意义较大，若异位肾功能受损，尿路造影则显影不佳或不显影；CT 与 MRI 诊断异位肾准确而又可靠，但若确保诊断准确无误，尚需进行多个部位的断层与增强扫描；SPECT 仅可显示异位肾的存在，而不能观察异位肾的内部结构变化。超声检查不仅可显示异位肾的位置、形态和内部结构，同时还可检测异位肾的血流动力学改变及其有无积水、结石等并发症。

### （四）重复肾与重复输尿管

1. 病理及临床概要　重复肾与重复输尿管（repeat renal and ureter，RRU）是指有共同被膜，但表面有一条浅沟，各自有肾盂、输尿管及血管的先天性畸形。胚胎第 4 周时，在中肾管下端发育出一个输尿管芽，其近端形成输尿管，远端被原始肾组织块所覆盖而发育为肾盂、肾盏和集合管。高位肾体积一般较小，发育不全，功能较差，引流不畅，易并发感染、积水和结石。重复输尿管开口一般都在膀胱内，下输尿管开口靠外侧，而上输尿管开口靠内侧，称为 Meyer-Weigert 定律，主要见于高位肾的输尿管。少数男性可异位开口于后尿道、精囊、输精管和前列腺等处，因开口在尿道外括约肌之内，故临床无任何症状。女性则可开口于阴道、外阴前庭、子宫和尿道等处的括约肌之外，故伴有尿失禁现象。由于重复输尿管之间可有交叉，绕向后方的重复输尿管因受压或异位，输尿管开口多有狭窄，因此多伴有输尿管积水或继发感染等。若输尿管下段扩张向上传递可导致高位肾不同程度的积水。重复肾与重复输尿管女性多见，多为单侧。男性或重复输尿管异位开口在后尿道以上者，多无明显临床症状；女性重复输尿管伴有异位开口时，除正常排尿外，可伴有尿失禁。因此，较易于早期发现和早期诊断。当患者继发泌尿系感染、结石和肾积水时，可有镜下或肉眼血尿、腰部持续性隐痛、发热等症状。

2. 超声检查所见

（1）肾脏改变：在肾脏长轴切面声像图上可见肾长径略大于正常，短轴切面高位肾因发育不良，其前后径和宽径较正常小，低位肾测值正常。肾长轴切面可显示上下两组肾窦，其中高位肾窦回声轮廓明显较小，低位肾窦轮廓正常。若无合并肾积水，高位与低位肾窦比例为 1∶2～1∶3。高位肾窦的肾小盏发育较差，肾窦形态欠规则，多有轻度分离扩张（图 45-1-12）。若肾积水程度较重时，则肾窦扩张的形态可呈圆形或椭圆形，内膜较光滑，类似肾囊肿；高位肾积水较重时，可压迫低位肾窦并使其变形或向下内侧移位（图 45-1-13）。在上下两组肾窦中部作横切面扫查时，可显示上下两个肾门，而且高位肾与低位肾均有一组管状结构分别出入各自的肾门。

（2）输尿管改变：重复肾患者高位肾积水时，作肾门部斜向切面沿扩张输尿管向下扫查可追寻到输尿管腹段乃至盆段。在适当充盈膀胱的情况下，沿扩张输尿管向下扫查可于膀胱后方显示输尿管无回声区移行至异位开口处。

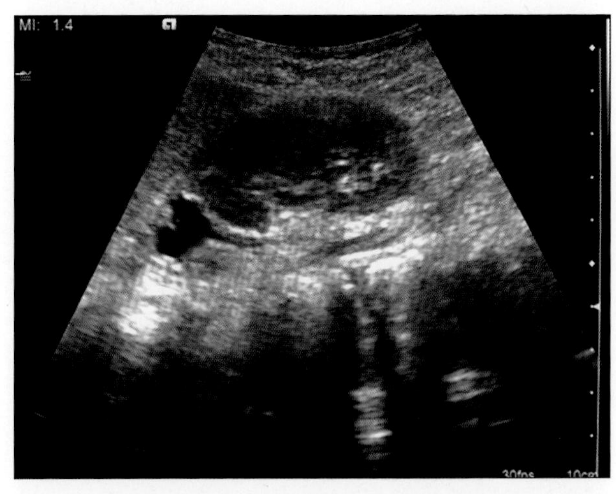


上极肾窦轮廓较小并肾积水，下极肾窦发育较好

**图 45-1-12　重复肾声像图**

3. 诊断思维与评价　肾内显示上下两组分开的肾窦回声，高位肾窦发育较差且常伴有轻度或中度肾积水，低位肾窦结构回声正常，若横切面

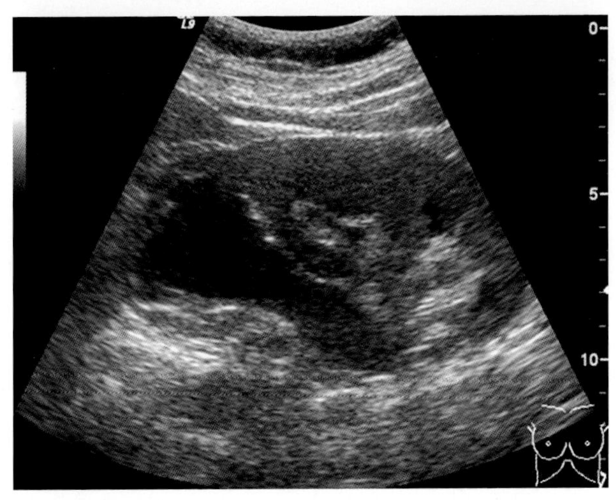

高位肾窦发育不良，肾窦分离扩张积水，低位肾窦发育正常，受推压向前下方移位

**图 45-1-13 重复肾与重复输尿管声像图**

可显示上下两个肾门，便可诊断为重复肾。如果同时显示高位肾和输尿管全程扩张，患者有明显的尿失禁、顽固性尿路感染等症状，即可确定诊断为重复肾和重复输尿管。超声诊断本病应与以下疾病鉴别。

（1）分叉肾盂：属肾变异的一种类型，患者无任何不适，可考虑划归于正常肾的范畴。分叉肾盂也有上下两组相互不连接的肾窦，但无重复输尿管，也无输尿管扩张和肾积水，肾冠状切面可见肾盏过早汇合两个肾盂后，又在肾门外汇合在一起，最终汇入一个输尿管。

（2）单纯性肾囊肿：由于重复肾的高位肾盏发育不全，高位肾伴有积水时，纵切面显示肾大小盏的形态可呈椭圆形，内膜较光滑，很难与肾囊肿鉴别。对此应作肾的横斜向切面扫查便可见无回声区与输尿管相连接，呈漏斗状，具有特征改变。

（3）乙状肾：肾脏呈不规则性增大伴有肾旋转不良，一般无输尿管异位开口，超声可以资鉴别。

（4）肾肿瘤：肾上极肾盂的高回声肿瘤，有时易与重复肾相混淆。彩色多普勒可见肿瘤内较丰富的血流信号。仔细辨认并结合病史，一般不难鉴别。

静脉尿路造影或逆行肾盂造影是检查和诊断RRU的重要方法，然而也有一定的局限性。当重复肾伴有肾功能不全时，静脉尿路造影不显影或显影不满意；而逆行肾盂造影只有发现异位输尿管开口时，才能插管造影，且成功率不高。SPECT同样受重复肾功能不良的影响。超声可弥补上述检查方法的不足，当显示肾脏增长，可见肾窦分为上下两个单元和输尿管，并可见高位肾窦发育不良或伴有不同程度肾积水，其输尿管扩张、迂曲改变，即可明确诊断。

### （五）分叶肾与肾叶发育异常

1. 病理及临床概要　在胎儿期，肾实质呈分叶状，其外形酷似“树叶”状而获此名。一般在出生后5岁之前分肾叶消失。若到成人仍存在，即为分叶肾或“花瓣样肾”。肾叶发育异常则系肾皮质和髓质发育不良或过度发育；肾叶发育不良，可出现局部肾叶缺如，局部肾包膜可贴近肾窦。肾叶增大时肾实质局限性增厚并向外突出，类似假肿瘤结节；局部隆突的始末部形成一个或多个切迹；当肾叶突向肾窦内时，导致邻近肾盂分为两部分，即“双肾盂样”或“肾中肾”等结构异常改变。分叶肾与肾叶发育不良均无明显临床症状，多因其他疾病或健康体检时，被超声或CT检查发现。

2. 超声检查所见

（1）灰阶超声：分叶肾大小正常，肾包膜局部隆起呈分叶状，并可见深浅不一的肾叶切迹，呈“花瓣样”改变，隆起处与切迹下方的肾实质回声正常，肾窦轮廓回声正常或有少数肾窦回声向实质区轻度延伸。隆起处局部肾髓质外形饱满或相对较大（图45-1-14）。

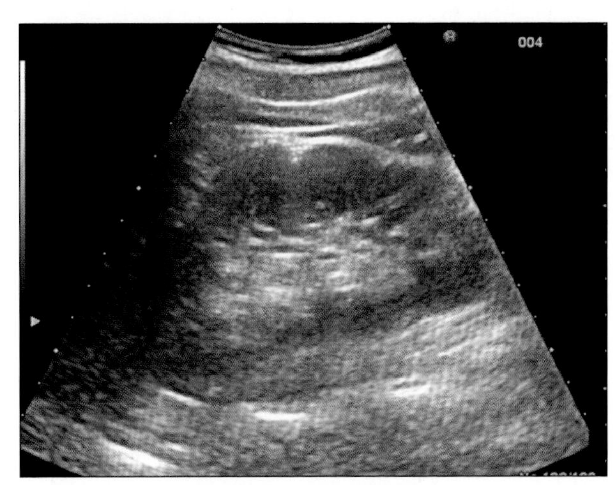

肾表面隆凸不平，呈分叶状

**图 45-1-14 分叶肾声像图**

重度肾叶发育不良表现局部肾叶缺如，肾包膜可贴近肾窦，两者间无明显肾实质和髓质回声；轻度肾叶发育不良肾大小基本正常，肾包膜局部

有不同程度内陷，局部髓质轮廓较小或显示不满意（图 45-1-15）。肾叶增大时，则表现为肾实质局限性增厚并向外突出，似肿瘤结节；当肾叶突向肾窦内时，可使邻近肾盂分为两部分，即“双肾盂样”改变。

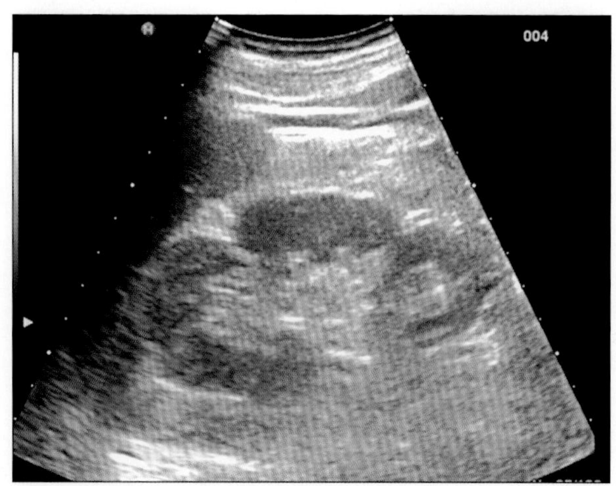

肾中上部及中下部肾叶发育不良，肾包膜贴近肾窦，局部髓质显示不满意

**图 45-1-15 肾叶发育不良声像图**

（2）彩色多普勒超声：显示分叶肾局部肾内血管走行无明显异常改变；肾发育不良局部肾内血管变细，血流信号减少或缺如；增大的肾叶内可见叶间动脉和弓状动脉血流。

3. 诊断思维与评价 肾脏大小正常，表面可见一个或多个隆起，起始部有低于肾包膜连线的切迹，皮质与髓质回声无明显异常改变，为分叶肾的典型声像图特征。彩色多普勒检查该部肾实质内血流信号走行无异常变化，则应诊断为分叶肾。若显示局部肾实质和髓质缺如，该部血流信号短缺或增大的肾叶内见叶间动脉血流信号，应考虑肾叶发育异常。应与以下疾病鉴别。

（1）肾肿瘤：超声显示肾包膜局部隆起，实质增厚，需与肾实质小肿瘤鉴别。肿瘤呈现与肾实质有分界的结节样回声，有球形感，肾实质被挤压呈占位性病变征象。彩色多普勒血流检测该部血管走行呈树枝样分布则为分叶肾，若该部有细小血管绕行，应考虑肾肿瘤。

（2）肾肿瘤剜除术后：局部肾实质残缺，声像图表现与肾叶缺如类似。仔细观察可见肾包膜局部欠光滑，回声较高，实质回声残缺。肾叶缺如则无肾手术病史，声像图表现也与肾肿瘤剜除术后有明显不同，两者鉴别较为容易。

（3）肾柱肥大：肥大的肾柱回声与肾皮质相同，且均匀一致，使相邻锥体回声分离，内部无锥体回声。肥大的肾柱一般不突出肾表面，也无明显切迹；伸入肾窦的部分也较少，故不难与本病鉴别。

虽然在临床中分叶肾与肾叶发育异常，对人体健康并无明显影响，但若在超声检查中不能准确地识别声像图特征，易误诊为肾肿瘤，可能给患者和家属带来不必要的痛苦和心理负担。因此，应引起重视。分叶肾和肾叶发育异常均具有明显的声像图特征，超声检查显而易见。关键是提高对本病临床病理和声像图改变的认识，熟练掌握超声诊断技巧和鉴别诊断方法，必要时可进行 CT 检查作为超声检查的旁证，即可避免误诊的发生。

### （六）肾旋转反常

1. 病理及临床概要 正常情况下胎儿随着发育期的进程，肾脏开始逐渐上升，肾盂向内侧旋转约 90°。若由于某些原因，致使肾脏未沿肾长轴归位解剖位时，即发生先天性肾旋转反常。主要有三种类型：①肾旋转不良，肾脏旋转不足 90°；②肾旋转过度，肾脏旋转超过 90°，肾盂指向后方；③肾反向旋转，肾脏向相反方向旋转，肾盂指向外侧。临床最常见的是肾旋转不良，由于旋转反常的肾脏多伴有输尿管高位、受压迫或角度异常，肾盂引流不畅，易并发感染、结石或积水，患者可出现腰腹部疼痛、尿急、尿频、血尿及腹部肿块等症状。

2. 超声检查所见

（1）灰阶超声：肾旋转反常在无并发症时，声像图显示肾大小和形态及轮廓多无明显异常改变。在肾短轴断面图上，观察肾门与脊柱之间的关系，肾门指向并接近脊柱水平，系正常位或基本正常。肾门指向前腹壁，为肾旋转不良；若肾门指向外侧，则系肾反向旋转；若显示肾门指向后方，即为旋转过度。观察肾门位置与指向有无异常改变时，应注意超声扫查的位置、角度与肾轴向的关系，即注意肾窦厚度、宽度、肾外侧包膜与肾轴向的声像图变化。

（2）彩色多普勒超声：在判断肾轴向的位置与肾门指向时，结合彩色多普勒检测肾门血管的流向，对正确判断肾旋转反常的类型十分重要。

3. 诊断思维与评价 超声诊断先天性肾旋转

反常，主要根据肾门部横切面观察肾门的指向与脊柱的关系。正常人肾横切面肾门朝向内侧，呈“C”形，缺口处指向脊柱前侧方。如果显示肾门偏离脊柱或指向前方或后方，或外侧等声像图改变，依次为超声诊断肾旋转不良、肾旋转过度和肾反向旋转等。超声在诊断先天性肾旋转反常时，还应注意与发生在肾周围的腹膜后肿瘤压迫或推移肾脏，而导致的肾门指向发生改变相鉴别。

静脉尿路造影能直观地显示肾盂旋转反常与输尿管的内径、走行、有无并发症等，曾被誉为诊断本病的“金标准”。但对合并肾积水和肾功能损害者，肾盂和输尿管显影不佳或不显影，可使诊断陷入困惑；CT 和 MRI 对诊断肾旋转反常具有重要价值，但由于操作相对复杂，且检查费用较高等，一般不作为首选方法。超声在肾门水平进行横切面扫查，观察肾门与脊柱的关系，可判断肾门位置与肾轴向有无异常，对肾旋转反常的声像图分类及诊断，均有较高的临床实用价值，同时还可显示有无肾积水、结石、囊肿等并发症，是目前诊断本病首选而重要的方法之一。必要时可行静脉尿路造影或 CT 检查予以验证。

### （七）融合肾

1. 病理及临床概要　融合肾（renal fused，RF）是在胎儿胚胎发育初期，两侧肾胚基被两侧脐动脉紧挤并相互融合而形成融合肾。融合部位 90%发生在两肾下极，融合处称为峡部，由肾实质和结缔组织构成，位于腹主动脉和下腔静脉前方、腹主动脉分叉之上方；少数为一侧肾下极和另一侧的肾上极融合及两侧肾上极和肾下极均融合在一起。

临床将 RF 分为 5 种类型：①同侧融合肾或横过融合肾，两侧肾脏在同一侧融合；②对侧融合肾或蹄铁形肾或马蹄肾，两侧肾下极或上极在中线附近融合。是最常见的融合肾，发病率约为 1%，男性多见，年龄多在 30～40 岁；③“S”形肾或乙状肾，一侧肾上极与对侧肾下极融合在一起；④团块肾，两侧肾相互融合在一起形成一团；⑤锅饼肾或盘状肾，两侧肾同时有异位并融合在一起。融合肾可伴有重复输尿管、输尿管开口异常、输尿管膨出、隐睾、多囊肾、肾上腺缺如或肾上腺异位等先天性畸形。

RF 的主要临床症状为腹腰部或脐周围持续性钝痛、腹胀、便秘、腹部肿块和下肢水肿等，并发肾积水、结石，肾盂肾炎时，可出现相应的临床表现与体征。

2. 超声检查所见

（1）灰阶超声

①马蹄肾：双侧肾的位置均低于正常，肾脏长径较小，肾脏轴向发生改变，多在双肾下极朝向脊柱前方，少数双肾上极靠向脊柱，另下极远离脊柱。横切面扫查可于腹主动脉与下腔静脉前方显示双肾连接的峡部和融合的肾实质回声。双侧肾窦、肾脏轴向均向内融合部位靠拢（图 45-1-16）。

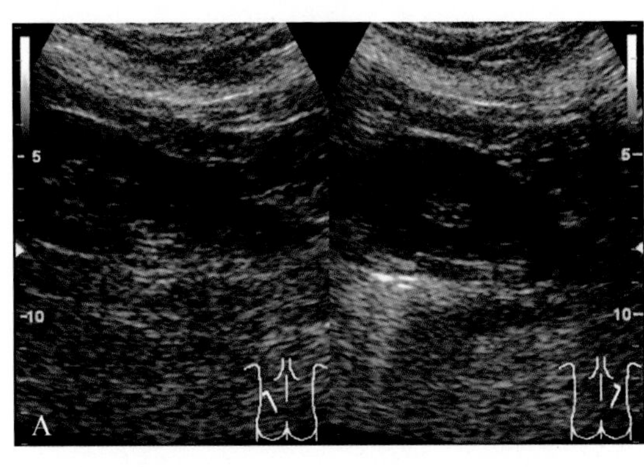


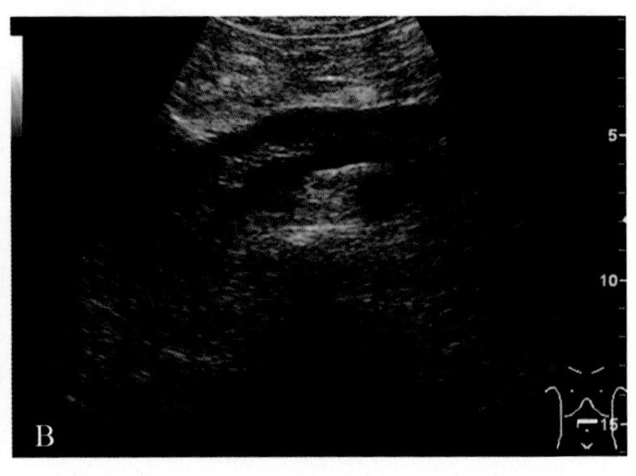


A. 经背部纵断面显示左肾和右肾的轴向均偏移至脊柱；B. 上腹部横断面，显示两侧肾下极于脊柱和腹主动脉前方相互融合

**图 45-1-16　马蹄肾**

②横过融合肾：声像图在一侧肾区未显示肾脏回声，另一侧肾区则显示肾长径较大的肾脏轮廓，其表面可见多个较大的切迹。肾内显示上下两组相互独立的肾窦回声，颇似重复肾。由上向下连续性扫查可见肾内有上下两个肾门，并分别有肾盂和肾血管出入肾门部，但肾门的位置与朝

向不同，通常所见上极肾门位置无明显异常，下极肾窦和肾门朝向有旋转不良的声像图改变。

③乙状肾：两侧肾脏的高低位置差异较大。一侧肾脏位置较高，另一侧肾脏位置较低，甚至见于盆腔内。对高位肾脏作横切面沿其轴向，向下连续性扫查，可见肾下极与较低位置肾的上极融合在一起，融合部位的声像图表现与蹄铁形肾相似。如果对两侧肾作体表投影可发现上下两肾相连接，其外形呈“乙”形或“S”形。尽管两侧肾的位置不一，但两侧肾门均位于内侧。

④团块肾：经前腹部超声检查，在腹中线横切面从上向下、由下向上连续性扫查，声像图显示两侧肾上极和下极均靠向脊柱，并可见两侧肾上极和下极同时融合成团块状。该“团块”上下径相对较小，左右径较大，两侧肾门均位于该“团块”的中部。

⑤锅饼肾：经侧腰部冠状切面和背部纵切面检查，两侧肾区均无肾脏回声。经前腹部扫查可在下腹部盆腔内、脊柱或骶骨前方显示“扁平状”或“盘状”肾脏回声。若同时伴有肾旋转不良，即两个肾门均位于肾的前方。

两肾融合处称为峡部，峡部厚度取决于融合的程度。通常所见峡部厚度为 1.5cm 左右。马蹄肾和乙状肾的峡部可在腹主动脉和下腔静脉前方寻找。横切面峡部呈横条状或哑铃形。

（2）彩色多普勒超声：应用高分辨率彩色多普勒超声检查，可见两肾融合处有少许纤细的血流信号交通。融合肾可合并肾积水、结石、囊肿等，超声检查注意避免漏诊。

3. 诊断思维与评价　所谓 RF 是指两个肾的接触融合点或部位不同，而分为若干类型。无论哪种类型的 RF，除不同点外，还具有以下相同的声像图特征：①各有各自的肾窦回声；②各有各自的输尿管；③双侧肾在同侧或对侧连接融合。对于不同类型的 RF，均需结合从腹部脊柱前方由下向上或由上向下连续性扫查，仔细寻找两侧肾脏融合的具体位置，以判断其类型。虽然不同类型的 RF 各有其声像图特征，但并非具有特异性。因此，应注意与具有和 RF 相似的重复肾、胃肠道肿瘤、孤立肾等疾病进行鉴别。

RF 的种类颇多，X 线静脉尿路造影依据肾盂和输尿管的形态、方位、距脊柱的位置等，对绝大多数 RF 可做出明确诊断；CT 和 MRI 可显示肾脏内部结构和形态学改变，图像较为直观，可为诊断提供较大帮助。超声检查简便易行，无禁忌证，结合灵活多变的超声检查技巧，对绝大多数不同类型的 RF 能做出准确诊断与分类。少部分患者因肾功能不全，可使静脉尿路造影的结果受到影响，超声检查则可弥补其不足，同时可显示有无肾结石、积水和囊肿等疾病并存。尽管如此，超声检查对肾和输尿管复杂畸形的诊断仍存有一定的局限性和不足，对此应结合静脉尿路造影和 CT 检查，以提高诊断正确率。

（王正滨）

## 六、肾脏囊性疾病

### （一）肾脏囊性疾病的病理分类

肾脏囊性疾病（kidney cystic disease，KCD）是泌尿外科最常见的一大类疾病。由于其病因复杂多样，病理类型繁多，部分肾脏囊性疾病最终可引发慢性肾功能衰竭，其病例至少在 5%～10%。因此，KCD 成为目前许多医学领域中研究较多，且具有重要临床意义的一类疾病。根据病因可分为先天性或遗传性、进展性或获得性。绝大多数肾脏囊性疾病可通过超声检查而得到明确的诊断。根据病理改变可分为孤立性、多发性和多囊性 3 大类。表 45-1-1 概括了 KCD 的主要病理特征与分类。

**表 45-1-1　肾脏囊性疾病的病理分类**

| 诊　断 | 病理类型 |
|---|---|
| 肾皮质囊肿 | 单纯性肾囊肿 |
| 肾髓质囊肿 | 肾髓质囊肿病、肾髓质海绵肾 |
| 肾实质旁肾囊肿 | 盏状憩室、肾盂旁淋巴管扩张、肾周囊肿 |
| 肾囊性发育缺陷 | 多房性肾囊肿、肾囊性发育异常（肾-肝-胰发育缺陷） |
| 多囊肾 | 常染色体隐性遗传多囊肾（Potter Ⅰ 型囊性肾病） |
|  | 常染色体隐性遗传多囊肾伴有肝脏改变（PotterⅡ型囊性肾病） |
|  | 常染色体显性遗传多囊肾（Potter Ⅲ 型囊性肾病） |
|  | 肾小球囊性疾病继发于输尿管梗阻（PotterⅣ型囊性肾病） |
| 获得性肾囊肿 | 慢性肾功能不全 |

## （二）单纯性肾囊肿

单纯性肾囊肿（simple cyst of renal，SCR）是一种临床成年人最常见的KCD。囊肿多起源于肾小管，发病原因迄今尚不十分清楚。可能与某些肾脏疾病导致肾小管阻塞或连接不良或肾脏退行性变，以及常染色体显性遗传等因素有关。肾囊肿可发生在任何年龄，但以成年人更为多见。男性多于女性，男女之比约2∶1左右。1993年Ravine等统计50岁以后约有50%的人患有一个或多个肾囊肿；50～70岁的人中有4%患有双侧肾囊肿；70岁以上的人有高达90%以上的人患有肾囊肿。国内报道经超声体检发现肾囊肿的发病率在10%～20%，本病在儿童时期少见。但随着年龄的增长，其发病率随之逐渐上升，其发病率与年龄呈正相关。

1. 病理及临床概要　SCR可发生在一侧肾脏或两侧肾脏同时发病，囊肿多位于双肾上极的肾实质内，以右肾上极多见。也可发生在肾实质内包括肾窦旁或肾包膜下等处。囊肿大小不一，从肉眼可见至10cm以上，囊壁薄而光滑，囊内为淡黄色澄清液体，其内富含蛋白质，囊壁内衬单层扁平或立方上皮细胞。未受累的肾实质仍为正常。囊肿一般不与肾盏和肾盂相通。大囊肿可向内生长压迫肾窦并使其变形或移位，向外生长可突出肾包膜推压周围组织与脏器，如右肾大囊肿可压迫或突入肝脏或右肾上腺等，左肾大囊肿可压迫或突向脾脏、左肾上腺等，并使其移位或变形。

（1）孤立性肾囊肿：肾脏仅发生一个囊肿者，称为孤立性肾囊肿，如果无出血或感染等并发症，又称单纯性肾囊肿。发生在青少年患者的孤立性肾囊肿，多为先天性肾囊肿；发生在老年患者中的较小肾囊肿，则多为后天性肾脏退行性变。囊肿直径达5cm以上孤立性肾囊肿，最多见于60岁以上老年患者，囊壁相对稍厚；在青少年患者中多见于直径1～2cm肾囊肿，囊肿直径>3cm较为少见。较小的单纯性肾囊肿，很少见有压迫肾窦并使其变形者，而发生在肾包膜下并向外突出者较为多见。肾囊肿囊壁局限性发生钙化时，称为囊壁钙化型肾囊肿。

（2）多发性肾囊肿：在一侧肾或双侧肾内散在分布两个以上大小不等的囊肿，称为多发性肾囊肿。若囊肿内有分隔，形成互不相通的多个小房者，称多房性肾囊肿。囊肿可分布在肾实质内、包膜下和肾窦旁等处。多发性肾囊肿隶属单纯性肾囊肿范畴，只是发生囊肿的数量不同而已。囊肿的大小可存在较大悬殊，较小的囊肿仅为0.3cm左右，较大的囊肿可达10cm以上。

（3）感染性肾囊肿：单纯性肾囊肿因某种原因引起肾囊肿感染时，称为感染性肾囊肿。囊内液体浑浊，稠稀不一，其内可有脓栓和组织碎屑沉淀或漂浮，囊壁水肿增厚，临床并非少见。感染性肾囊肿也可见于其他类型的肾囊肿，发生感染后形成同类的病理改变。如多囊肾、肾盂源性囊肿等。

（4）出血性肾囊肿：由于某种因素导致单纯性肾囊肿内出血时，称为出血性肾囊肿。囊肿轮廓在短时间内可有不同程度增大。囊内形成血性液体而由此得名。囊内的新鲜出血，液体呈鲜红色，随着出血时间的延迟，囊内液体可逐渐演变成暗红色、咖啡色乃至深褐色等。出血量较多时，囊内血液中会有纤维素析出，并出现机化形成血块存留至囊肿内。

患者一般无临床症状，多数是在健康体检或患有其他疾病，经超声、CT和MRI等影像学检查时被发现。囊肿较大时，可引起相应的压迫症状，如患侧腰腹部不适、胀痛，活动与劳累后加重，或可于患侧腰腹部触及肿块，也可继发肾性高血压等。若肾囊肿出血较多或继发感染时，除上述症状加剧之外，尚可有肾区疼痛、发热、全身乏力等，少数可产生镜下血尿。

2. 超声检查所见

（1）灰阶超声：SCR的典型声像图表现为：肾实质内显示的囊肿大小不一，直径多在1～3cm，也可在5cm以上；囊壁薄而光滑，其内为透声较好的无回声区，后壁有回声增强效应，囊肿两侧深部有侧边声影。

（2）彩色多普勒超声：在彩色多普勒超声检查时，SCR囊内及囊壁均无彩色血流信号显示，若囊内有出血或感染，囊内可出现沉积或云絮状回声时，应特别注意观察囊内物质是否有彩色血流信号，以便与囊壁或囊内实性病变相区别。若囊肿呈分隔状，应仔细观察分隔中是否有血流信号，以利与囊性肾细胞癌相鉴别。

（3）超声造影：SCR表现为囊肿内侧边缘有不同程度的造影剂回声环抱或增强，囊肿内部无造影剂回声等。

(4) SCR的共性与不同点：无论囊肿是孤立性或多发性，还是出血性或感染性，其声像图共性均为肾实质内圆形或类圆形无回声区，囊壁薄而光滑，后壁回声增强；若合并出血感染时，无回声区内可出现浑浊或云絮状改变。不同的是囊肿发生的部位和大小。较小的肾囊肿，肾轮廓无明显增大，位于肾实质接近包膜下的囊肿向外突出时，仅表现局部肾表面不光滑或向外突出；较大的肾囊肿，声像图上除可见肾轮廓不同程度增大外，同时伴有肾表面凸隆不平，甚至可压迫或突入肾脏周围组织与脏器，如较大的右肾包膜下囊肿可压迫或突入肝脏或右肾上腺等，左肾囊肿可压迫或突入脾脏或左肾上腺区等；位于肾窦周围的较大囊肿，可压迫或推移肾窦并使其形态发生改变，如肾窦回声局部受压变平、变形或移位等；发生在肾门部的囊肿，可压迫肾盂输尿管连接部，并引起肾窦分离扩张，其内为透声较好的无回声区等。

(5) 各类SCR的声像图特点

①孤立性肾囊肿：单侧或双侧肾实质内局部显示单个圆形或椭圆形无回声区，囊壁薄而光滑，其内透声较好，后壁回声增强。囊肿直径从0.5cm到10cm不等。通常所指孤立性肾囊肿多为单一轮廓较大的囊肿，多数可压迫肾窦并使其变形，或囊肿向外突出并不同程度的压迫毗邻脏器，如肝脏、脾脏、胰腺、肾上腺等（图45-1-17）。

②多发性肾囊肿：单侧或双侧肾内可见囊肿数多于2个，且大小不等、透声较好的无回声区，囊壁光滑，囊肿较多时可互相重叠、挤压或变形。其中较小的囊肿直径1cm左右，较大的囊肿从直径5cm至10cm以上不等。囊肿之间残存的肾实质回声仍为正常。向内生长的囊肿，可压迫肾窦使其移位或变形，但与肾盂肾盏不相通，同时可伴有向外生长的肾包膜下囊肿（图45-1-18）。

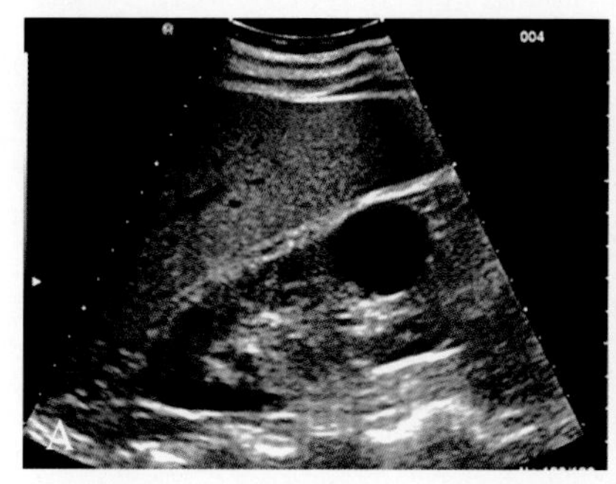

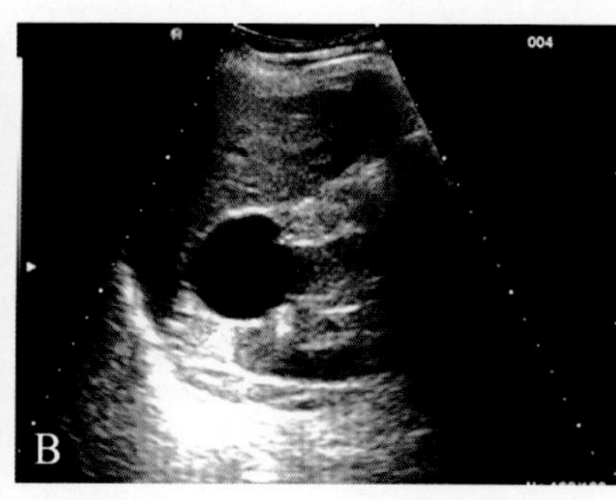

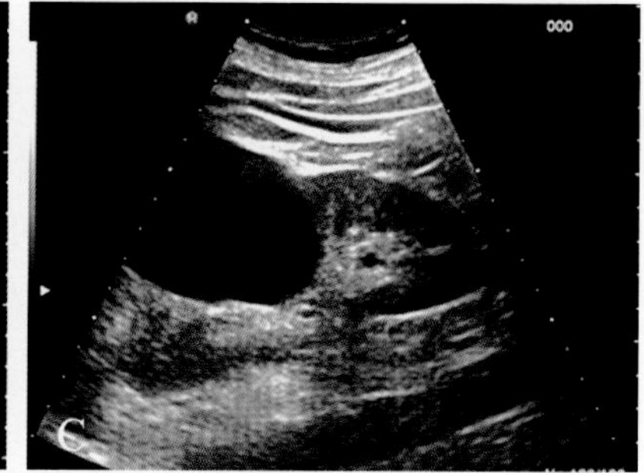

A. 右肾中下部囊肿，壁薄光滑，囊内透声好；B. 右肾上部囊肿，向外突出，压迫肝脏；C. 左肾中部囊肿，内侧压迫肾窦，并形成弧形压迹，向外突出，压迫肾周围组织

**图45-1-17　孤立性肾囊肿**

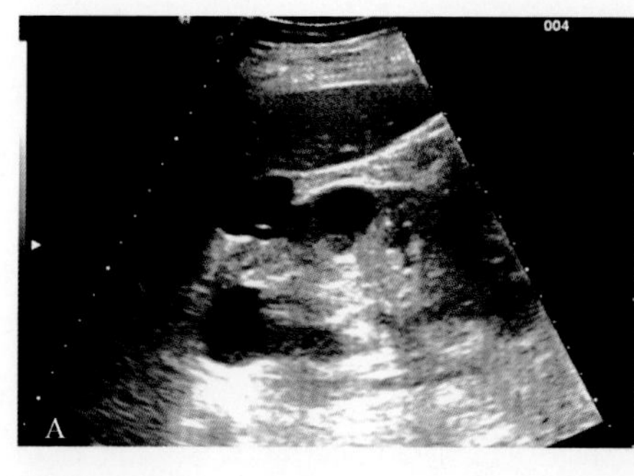

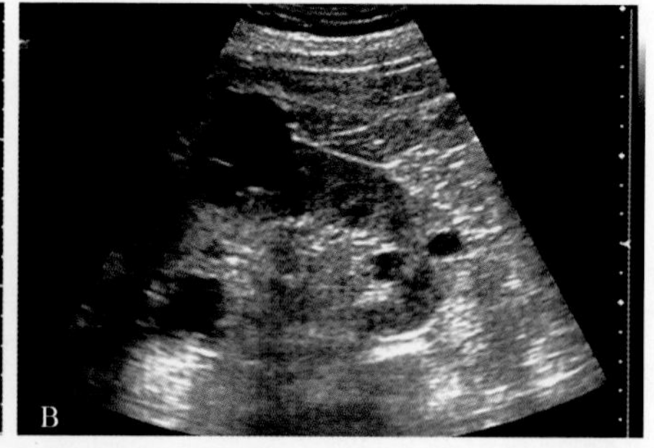

A. 肾脏外形不规则，局部凸隆不平，内散在分布多个囊肿；B. 左肾内散在分布多个大小不等的囊肿

**图45-1-18　多发性肾囊肿**

③感染性肾囊肿：因囊肿感染程度和囊肿内所含感染性内容物的形状不同，其声像图表现可有较大差异。通常凡是囊肿合并感染时，囊壁可出现不同程度的水肿和增厚。若轻度感染时，声像图与单纯肾囊肿相似，不易区分。但若为重度感染时，其内常有脓栓或脱落组织碎片，故声像

图可见片状或块状高回声沉淀或漂浮，并随体位改变向重力方向移动，若内容物所含成分较多，液体稠厚，可呈高、中、低、弱混合性回声，类似囊实性肿块回声。当声像图鉴别诊断困难时，可采用超声造影观察其内有无造影剂回声，为超声诊断提供重要依据。

④出血性肾囊肿：声像图改变可因肾囊肿出血的多少和时间的长短，其内部回声可有所不同。囊内未形成凝血块时，无回声区内可见散在或密集的点状低回声或弱回声，改变体位检查可见其内有回声浮动；当囊内出血量较多，且已有凝血块形成时，可显示无回声区内出现不规则高回声团；若囊内反复多次出血且出血量较多，血凝块机化后，可呈现类实质性回声，易与肾肿瘤相混淆。

3. 诊断思维与评价 一侧或双侧肾实质内显示圆形或椭圆形无回声区，壁薄而且光滑，后有回声增强效应是典型 SCR 的声像图特征。借此，可对绝大多数肾囊肿做出正确诊断。肾囊肿可发生于肾实质的任何部位，数量不一，大小不等，根据其部位、形态和声像图特征，再结合临床病史与体征，进行综合分析判断，不仅可对肾囊肿做出准确的诊断，而且，还可根据声像图特征对其进行分类和分型。超声诊断 SCR 时应注意与以下疾病鉴别。

（1）多囊肾：囊肿数量较少的早期多囊肾应与数量较多的多发性肾囊肿相鉴别。前者肾脏呈普遍性增大，无回声区多而密集，不能数清囊肿的数目，呈弥漫性分布，多为双侧肾，而且常合并多囊肝；而后者多为局限性肿大，无回声区呈散在分布，肉眼观察囊肿可计数，而且多为单侧肾。晚期多囊肾常难以显示囊肿以外的正常肾实质结构，囊肿周围可伴有多发性结石回声；而多发性肾囊肿可显示囊肿以外的正常肾实质结构。

（2）肝囊肿：右肾囊肿较大时，可向外突出，并使肝脏受压形成弧形压迹，易误诊为肝囊肿。此时，应嘱患者做深呼吸，动态观察肝脏与肾脏和囊肿的相对移动情况，若囊肿与肝（或肾）无相对移动，说明为肝（或肾）囊肿。此外，肾窦受压并贴近肾窦是诊断肾囊肿的佐证。应用彩色多普勒超声检查，若囊肿紧贴肝内血管或有绕行征象，则为肝囊肿，反之为肾囊肿。

（3）肾包虫囊肿：有少数囊肿型肾包虫病与肾囊肿的鉴别存在一定困难。若患者同时合并肝包虫囊肿，或囊肿无回声区内透声较差并可见子囊回声，囊壁较厚，回声较高，结合患者来自或曾经在高发流行病区居住等病史，应考虑肾包虫囊肿的诊断。当鉴别诊断困难时，可结合 Casoni 试验或血清学检查协助诊断。

（4）肾盂源性囊肿：发生在肾窦旁直径 1～2cm 的单纯性肾囊肿，声像图表现与肾盂源性囊肿相似。仔细观察可见前者囊肿多向肾窦外侧突出，囊壁很光滑，囊内透声性较好，同时尚可在其他肾实质区域显示囊肿回声；后者囊肿轮廓较小，囊壁相对稍厚，内膜欠光滑，囊内无回声区透声性稍差，囊肿紧贴或不同程度的伸入肾窦，膀胱高度充盈并结合排尿前后仔细观察，可见排尿后囊肿有一定程度的缩小。鉴别诊断困难时，可借助静脉肾盂造影检查，若造影剂进入囊内，囊肿显影，则可确定肾盂源性囊肿的诊断。

（5）囊性肾肿瘤：虽然出血性或感染性肾囊肿的声像图表现有所不同，但结合患者的临床表现和有关实验室检查结果综合分析，超声鉴别诊断一般不难；但此类声像图表现有时与囊性肾肿瘤鉴别，并非容易。囊性肾肿瘤囊壁较薄，囊内有多个分隔，各囊腔无回声区透声较好，其内无沉积样、血凝块或脓块状回声；且无合并感染或出血时，无明显临床症状。应用彩色多普勒检测囊性肿块边缘及其内部分隔无血流信号，超声造影肿块内部无造影剂回声，则应诊断为出血性或感染性肾囊肿，反之则应考虑囊性肾肿瘤的可能。

（6）肾上腺囊肿：左侧或右侧肾上极包膜下囊肿突向肾上腺区域时，从声像图表现上与肾上腺囊肿的鉴别有一定困难。

单纯性肾囊肿是泌尿系统最多见的肾脏囊性疾病。虽然 CT 和 MRI 显示 SCR 的敏感性很高，尤其采用薄层扫描，可显示直径 0.5cm 的病灶。但对于体积较小的肾囊肿，若拟作出确切的诊断，常需进行增强扫描，不仅费用昂贵，而且操作较为复杂。因此，经其他影像学检查初诊为肾囊肿者，常需再经超声检查予以印证。超声检查不仅可显示肾脏占位性病变大小、形态和位置，明确其病变的囊性或实质性，同时还可与其他病理类型的肾囊肿做出准确的鉴别诊断。据统计，超声诊断 SCR 的准确率达 95%以上，而且多数患者是在健康体检时被发现，并确诊为本病。应用超声检查肾囊肿的操作方法简便易行，诊断迅速，结果可靠，可免除具有放射性和价格昂贵的 CT 或 MRI 检查。对极少数超声检查不能确定诊断者，可在超声引导下经皮肾穿刺行细胞学或组织学检查。对已经确诊的较大 SCR，可在超声介导下抽吸囊液，然后注入硬化剂进行治疗。由此可见，超声诊断肾囊肿是临床惯用和准确率较高的首选的影像学检查方法。尽管如此，若超声检查不够仔细全面，容易漏诊位置较隐蔽的肾囊肿，如肾包膜下囊肿和肾上极被肺下缘遮盖的囊肿。因此，对 CT 或 MRI 影像中显示的微小病变，应进行多切面和多角度的超声扫查，以免漏诊。

## （三）肾盂源性囊肿与肾窦旁囊肿

1. 病理及临床概要

（1）肾盂源性囊肿（pyelogenic cyst）：本病为胚胎期输尿管发育反常而形成与肾盂或肾盏交通的囊肿。即囊肿与肾盏之间形成一窄小通道，囊肿壁的组织来源与肾盏相同，镜下囊壁有移行上皮细胞覆盖为本病的特点。故囊肿的内容物主要为尿液成分，其大小在多数情况下受尿液多少的影响，而发生相应变化。因此，有学者认为，将肾盂源性囊肿称为肾盏憩室更为确切。该类型的囊肿轮廓多较小，一般所见囊肿直径多为 1～1.5cm，直径在 3cm 以上的肾盂源性囊肿较为少见。

（2）肾窦旁囊肿（parapelvic cyst）：是由肾窦内淋巴液积聚或其周围实质性组织发生的囊肿，且与肾盏和肾盂之间无任何交通，有别于肾盂源性囊肿。该囊肿多位于肾窦内或肾窦旁，囊肿较大时可压迫肾盏或肾盂，并导致肾盂或局部肾盏积水。

肾盂源性囊肿和肾窦旁囊肿多无任何临床症状或不适，当囊肿较大或合并尿路感染、结石等并发症时，临床则可出现相应的症状和体征。

2. 超声检查所见

（1）肾盂源性囊肿：肾窦内或肾窦周围显示轮廓较小的圆形或椭圆形无回声区，囊壁较为清楚，但不甚光滑。应在膀胱高度充盈状态下检查，并选择囊肿最大截面，进行测量记录，然后嘱患者排尿后再次进行检查并取相同部位的扫查最大截面测量，可发现囊肿面积有不同程度的缩小（图 45-1-19），此为该类囊肿的声像图特点。肾盂源性囊肿直径多为 1～2cm，囊肿距肾包膜有一定距离，一般不引起肾包膜的外凸改变。若显示囊肿内点状高回声或强回声时，应考虑为囊肿内形成的结石。若囊肿合并感染时，囊肿轮廓相对较大，其内可有雾点状回声。

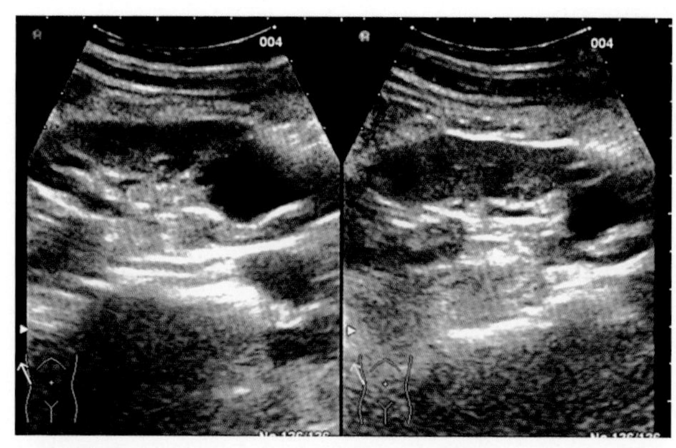

左图为膀胱充盈后右肾下极囊肿，右图为排尿后肾囊肿缩小，张力减低

**图 45-1-19　肾盂源性囊肿**

（2）肾窦旁囊肿：也称为肾盂旁囊肿。肾窦内或肾窦旁显示圆形或椭圆形无回声区，大小不一，直径 2～5cm 不等，囊壁较光滑，囊内透声较好，后有回声增强效应。囊肿增大时可压迫肾盏或肾盂，并使其变形或移位，甚至可引起局部肾盏和肾盂扩张，其内呈肾积水的声像图表现，但囊肿与肾盂或肾盏并不相通（图 45-1-20）。此改变有别于单纯性肾囊肿和肾盂源性囊肿。因此，应将此囊肿单独列为一类。

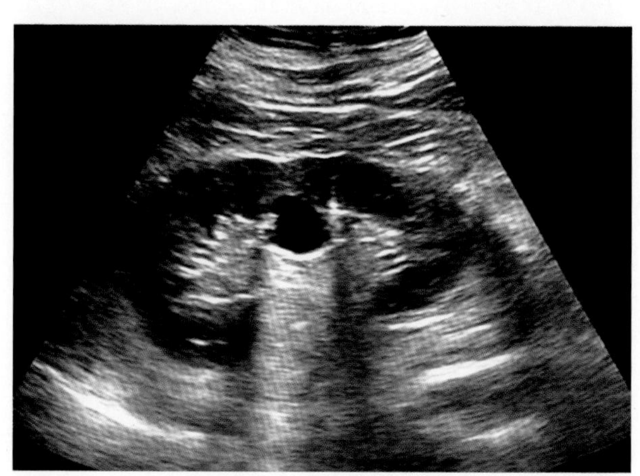

**图 45-1-20　肾窦旁囊肿**

3. 诊断思维与评价　肾盂源性囊肿和肾窦旁囊肿与单纯性肾囊肿比较，具有较为明显的声像图特征。前者主要见于肾窦周围或略突入肾窦内，轮廓较小，囊壁欠光滑，排尿前后仔细观察可见

囊肿大小有一定变化。此外，部分囊肿合并结石，在囊内显示高回声或强回声；后者则位于肾窦内或位于肾窦旁突入肾窦，囊肿轮廓相对较大，囊壁光滑，其内透声较差，后有明显回声增强效应。对肾盂旁肾囊肿进行诊断性穿刺造影术，在囊肿内注入少量超声造影剂后，若造影剂仅局限于囊肿内，说明囊肿与肾盂不相通，若肾盂内有微气泡弥散，说明囊肿与肾盂相通，或不是肾盂源性囊肿而是局部肾盏积水。超声诊断本病时尚应注意与钙化性肾囊肿鉴别。钙化性肾囊肿由于某种原因引起的囊肿壁所形成的钙化之强回声与肾盂源性囊肿内的结石强回声类同，应加以鉴别。前者钙化之强回声可环绕分布于囊壁内，而后者则分布于囊壁后方之前；前者变换体位时可不随体位而移动，后者则有明显改变。

无论是肾盂源性囊肿，还是肾窦旁囊肿，两者均有其声像图特征。因此，应用超声诊断这两种类型的囊肿准确率较高，且较其他影像检查技术操作简便，节省时间，节约费用，而且更为快捷准确。若超声诊断本病有困难时，可考虑结合CT、MRI和其他影像学检查结果，进行综合分析后，再做出更为准确的超声诊断与鉴别诊断结论。

### （四）钙乳性肾囊肿

1. 病理及临床概要　钙乳性肾囊肿（nephrocalcinosis cyst，NCC）又称肾钙乳症，是一种发生在肾盂源性囊肿基础上，在囊内形成多个小砂粒状结石，约在 0.2～0.5cm 左右，并附着于囊肿后壁之前方的囊腔内，变换体位时，可见囊内小砂粒状结石随体位改变而移动。对此，X 线平片检查可发现囊肿内有较大的结石，但仔细观察可发现结石之间有许多细微的缝隙。NCC 在无并发尿路感染等并发症时，临床可无任何症状和体征。但当合并尿路感染时，则可出现尿急、尿频和尿痛等膀胱刺激症状，同时可伴有发热、腰背部酸痛等症状。

2. 超声检查所见　NCC 的声像图表现与肾盂源性囊肿基本相同，所不同的是囊肿后壁之前方有小砂粒状结石，呈高回声或强回声，改变体位检查时可见囊内小砂粒状结石，随之而动（图 45-1-21）。囊内的小砂粒状结石常为多发，大小基本相仿，若发现囊内有较大结石时，应让患者变换体位，仔细观察，常可发现较大的结石随之散开的征象。其他声像图表现，参见“肾盂源性囊肿”。

3. 诊断思维与评价　NCC 具有较明显的声像图表现，如：围绕肾窦周围的较小囊肿内有沉淀的结石回声，而且改变体位囊内结石可随之移动为 NCC 的主要特点；其次，膀胱高度充盈与排尿前后囊肿的大小可发生一定变化。若经仔细观察具有上述声像图特征性改变时，超声检查即可快捷地做出诊断结果。尽管如此，需与囊壁钙化性肾囊肿、出血性肾囊肿及其感染性肾囊肿等鉴别。

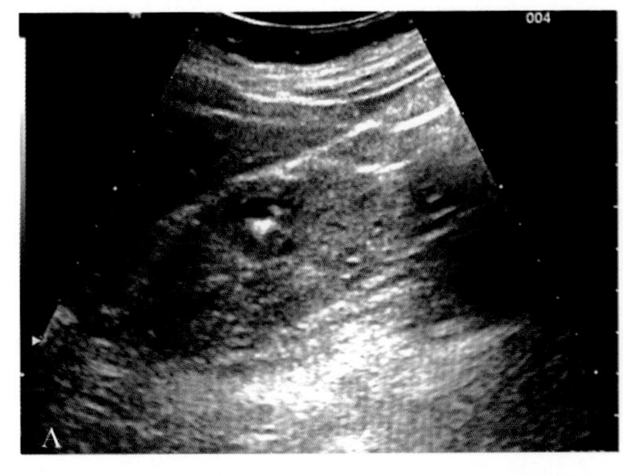


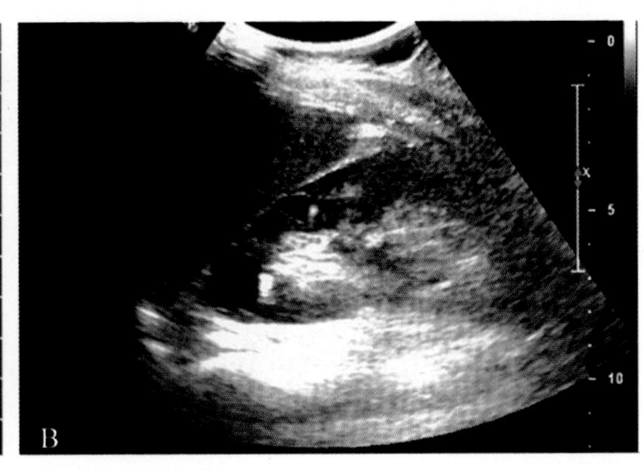


A. 右肾微小囊肿内可见多个小结石回声；B. 右肾内 2 个囊肿，内均见点状强回声

**图 45-1-21　钙乳性肾囊肿**

应用超声检查 NCC，不仅可显示囊肿的大小、形态与位置，还可与类似本病的不同病理类型的肾囊肿做出较为准确的诊断与鉴别诊断。此外，超声检查具有操作简便，无创伤性，可重复性，而且可避免其他影像学检查（如 CT 检查）射线对人体的损害等优点。因此，超声检查不失为诊断 NCC 最简便、最实用的方法。

### （五）肾包虫囊肿

1. 病理及临床概要　包虫囊肿几乎可发生于全身的各个脏器。然而在泌尿与生殖系统中，包虫囊肿主要见于肾脏。肾包虫囊肿（echinococcus cyst of the renal，ECR）的发病率占全身包虫病的2.5%。ECR既可发生在肾脏，同时也可发生在肝脏和肺脏。原发性ECR主要来自肺的六钩蚴，到达肾皮质内后逐渐生长，死后形成包虫囊肿。一般ECR多为单发性，起于肾皮质后逐渐扩大，若在此期间得不到及时而有效的治疗，ECR可逐渐增长至10cm以上，此时，因肾皮质和髓质重度受压而萎缩，肾功能严重受损，最终ECR破入肾盏或肾盂，形成所谓“开放性包虫囊肿”，可因继发感染形成肾积脓。肾包虫囊肿较为隐蔽，早期可无任何症状，可在宿主体内数年乃至十数年之久。ECR未发生破裂之前，患者常以腹部肿块而就诊，或以肺或肝包虫囊肿就诊，经影像学检查而发现ECR。

2. 超声检查所见　肾脏轮廓不同程度增大，外形饱满，肾内显示体积较大的囊性肿块，肿块内部回声不均匀，可显示多个分隔，也可类似花瓣状或有囊中囊，可称其为子囊、孙囊等。当形成子囊和孙囊后，囊内多有囊沙沉积在肿块后壁的前方，声像图上呈高回声，改变体位检查，高回声沉积物可因重力而向下方移动。若无子囊形成，囊肿轮廓相对较小，囊内透声较好，但囊壁相对较厚，呈较高回声。

3. 诊断思维与评价　肾脏轮廓增大，肾内显示囊性不均质性肿块，其内有花瓣样分隔、囊中囊为超声诊断ECR的佐证。如果再结合囊肿内有较高回声沉积物，改变体位观察，有向重力方向移动征象，超声诊断更加准确。一般肾内囊性肿块愈大，囊中囊的声像图表现愈典型。较小的肾包虫囊肿，囊内无子囊和孙囊时，囊内无回声区透声较好，对此需与单纯性肾囊肿鉴别。鉴别诊断方法，参见“单纯性肾囊肿”。

肾包虫囊肿的声像图表现与其他类型肾囊肿相比，更具有特征性，故超声诊断并不困难。关键应提高对本病的流行病学、病因、病理和声像图改变的认识，若声像图显示肾内较大的囊性肿块，其内有花瓣样或囊中囊回声时，应首先考虑ECR的可能。若患者来自牧区或有牧区居住史，超声诊断更加可靠。必要时可结合Casoni试验或CT检查结果进行综合判断。

### （六）获得性肾囊肿

1. 病理及临床概要　获得性肾囊肿（acquired renal cystic，ARC）是一种因在慢性肾功能不全长期反复进行血液透析所发生的肾囊性疾病。据资料统计，约40%～50%因长期进行血液透析的患者伴有ARC。肉眼所见肾轮廓明显缩小，表面不光滑，冠状切面观囊肿多位于肾窦周围的肾皮质和髓质交界区。囊肿轮廓多较小，直径1cm左右，囊内液体为淡黄色，可伴有出血和钙盐结晶等。镜下所见肾小球、肾小管和肾间质均呈典型的终末期肾病的病理学改变。囊肿内衬有立方或扁平上皮细胞。

2. 超声检查所见　双肾的大小、形态、肾窦和囊肿以外的肾皮质及髓质回声与慢性肾实质损害的声像图基本相仿，故在此不作过多赘述。超声所见囊肿多位于肾窦周围、肾皮质和髓质之间，囊肿直径0.5～1.0cm，仅有极少数囊肿直径超过2cm者。通常囊肿的数量为1～2个，偶可见多发性ARC者（图45-1-22）。

3. 诊断思维与评价　声像图显示肾脏的轮廓为不同程度的缩小，包括皮质、髓质和肾窦均有不同程度的萎缩、变薄等慢性肾实质损害的声像图改变。若在此基础上同时在肾窦周围显示直径1.0cm左右的圆形或椭圆形无回声区，便可考虑ARC的诊断。若以往影像学检查无肾囊性病变，此时出现囊性改变，即可诊断为ARC。ARC应与肾盂源性囊肿和肾窦旁囊肿相鉴别，请参见本章节有关疾病中的鉴别诊断方法。

ARC的临床表现较为隐匿，通常多因慢性肾实质损害而做超声或CT检查时发现ARC。虽然CT检出肾内微小占位性病变的敏感性很高，并可与多发性单纯性肾囊肿作出鉴别诊断。然而，CT平扫显示肾内微小低密度灶，有时很难与小肾癌和肾血管平滑肌脂肪瘤相鉴别，对此需依赖于价格昂贵、操作较复杂的增强CT扫描，增强CT扫描需要静脉注入造影剂，有加重肾实质损害的倾向。因此，临床多将肾囊性疾病诊断准确率很高的超声检查，作为首选的诊断方法。

### （七）多囊肾

多囊肾（polycystic kidney，PK）是在胚胎

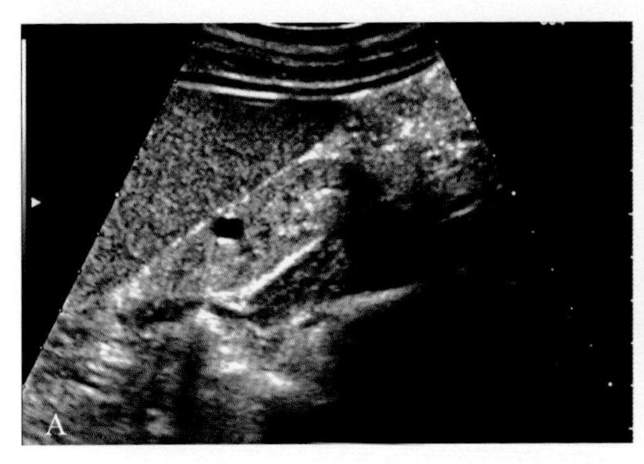
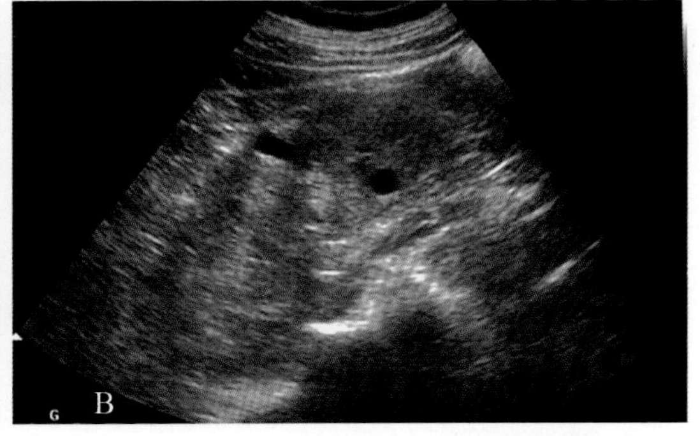

A. 慢性肾功能衰竭患者肾轮廓缩小，皮质回声增强，右肾中部显示直径＜1cm 囊肿；B. 左肾皮质回声增强，中部显示 2 个直径＜1cm 囊肿

**图 45-1-22　获得性肾囊肿声像图**

发育过程中，由于肾小管与集合管之间的连接发生障碍，导致尿液生成后自肾小管排出受阻，并形成无数个大小不等的尿液潴留性囊肿。临床上主要分为婴儿型和成人型两大类。

1. 病理及临床概要

（1）婴儿型多囊肾：本病为常染色体隐性遗传性疾病，患儿父母双亲均可无同类病史，但是两者之一可携有相关的遗传基因。婴儿型多囊肾又分为围产期型、新生儿型、婴儿型和少年型四种类型。前两类是由于双肾集合管的多囊性病变，而呈弥漫性分布，受累范围分别 90%与 60%以上，常因同时伴有其他脏器的先天性反常，而在分娩前或出生后短时间内，因肾功能或其他脏器功能衰竭而死亡；婴儿型多囊肾病变累及肾小管的范围占 25%左右，临床症状出现较晚，一般至儿童期因肾功能衰竭而死亡；少年型多囊肾病变累及肾小管的范围仅占 10%左右，肾损害的程度较轻，发展缓慢。婴儿型多囊肾临床较为少见。多为双肾病变，其内布满大小不等的囊腔，但总体的囊腔相对较小。少数病情较重的病例，用肉眼不能清楚分辨肾实质与髓质，肾窦结构受推压变形或为弥散分布。

（2）成人型多囊肾：此型为常染色体显性遗传，有明显的家族遗传倾向。每个子代均可有 50%左右由遗传获取的病理基因。无明显家族史者，可能与基因突变有一定的关系。本病 90%以上为双肾病变，肾体积明显增大，肾包膜呈多囊状隆起，肾实质内被布满无数个大小不等的囊腔所取代。囊肿的大小悬殊较大，小到由肉眼难以分辨，大至十数厘米不等，说明多囊肾在婴幼儿期即存在，此后又随着年龄的增长而逐渐增大。囊肿与肾盂肾盏不相通，囊内为淡黄色液体。因受囊肿压迫肾实质有不同程度萎缩和肾功能损害，集合管可因囊肿长期压迫，而使尿液排流不畅，甚至受阻而形成肾结石。多囊肾常与多囊肝或肝囊肿并存，同时尚可伴有脾脏、胰腺、甲状腺等脏器的多囊性疾病。

虽然婴儿型多囊肾囊肿较小，但出现症状较早，尤其新生儿型和婴儿型多囊肾发病早，病情进展迅速，预后较差，多在短期内死亡。主要表现与肾功能和肝功能衰竭有关的临床表现与体征。成人型多囊肾临床较为常见，且发展缓慢，早期可无明显症状。主要临床表现有腰腹部胀痛、间歇性血尿、蛋白尿、腹部肿块、贫血、高血压和肾功能不全。随着病情的发展，肾功能衰退逐渐加重，后期可进展为尿毒症。

2. 超声检查所见

（1）婴儿型多囊肾：双肾弥漫性增大，多为正常肾的 2 倍以上，甚至可占据整个中上腹部。肾表面呈结节样隆起，肾实质内呈弥漫分布的直径 0.3～2cm 的无回声区，少数囊肿可达 3cm 左右。病情较轻囊肿较小的患儿，声像图中不易分辨出明确的囊肿，仅表现为肾实质弥漫性回声增高，肾实质与髓质界限不清。

（2）成人型多囊肾：双肾呈弥漫性显著增大，包膜呈结节样或凸隆不平，肾内可见弥漫分布大小不等的圆形或椭圆形无回声区，肉眼难以对囊肿计数，部分囊肿可因相互挤压而呈多角形或不规则形。多数囊肿直径为 0.5～2.5cm（图 45-1-23），也可见于囊肿直径达 6cm 以上者。囊内无回声区透声较好，多囊肾合并感染或囊内出血时，囊肿无回声区内透声较差（图 45-1-24）。

病情较轻的多囊肾，声像图中可见部分肾实质，尚可分辨出受压变形的肾窦轮廓。病程较长、病情较重的中老年患者，整个肾可被弥漫分布大小不等的囊肿所占据，此时，往往难以明确分辨肾实质和肾窦回声。由于囊肿后方回声增强效应和无数个小囊肿的界面反射，肾实质回声明显增高。

通常所见成人型多囊肾，肾内散在或弥漫分布直径 0.2～0.3cm 的结石强回声，后伴声尾或声影（图 45-1-25）。

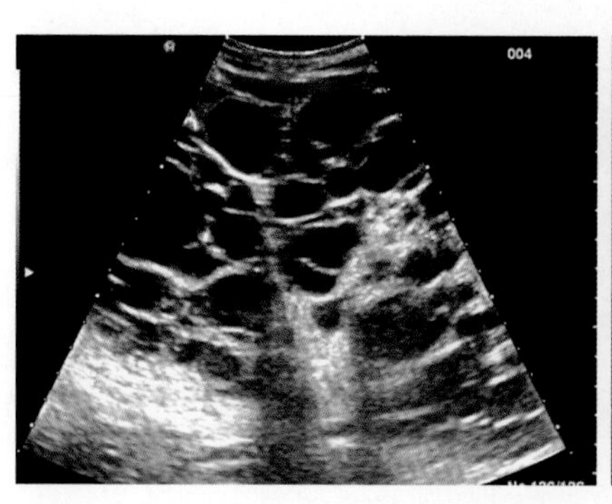

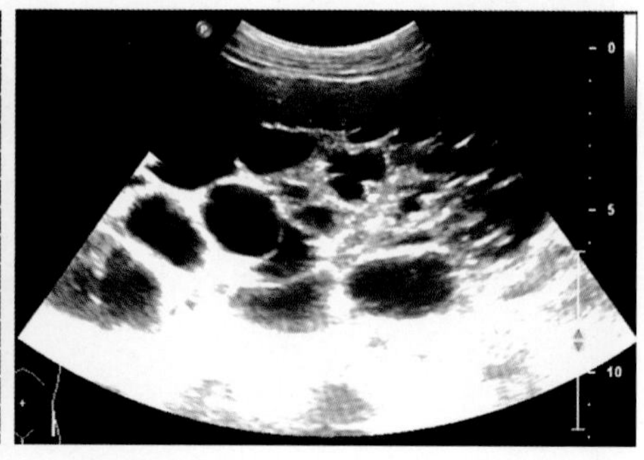

肾内弥漫分布大小不等的无回声区

**图 45-1-23　成人型多囊肾**

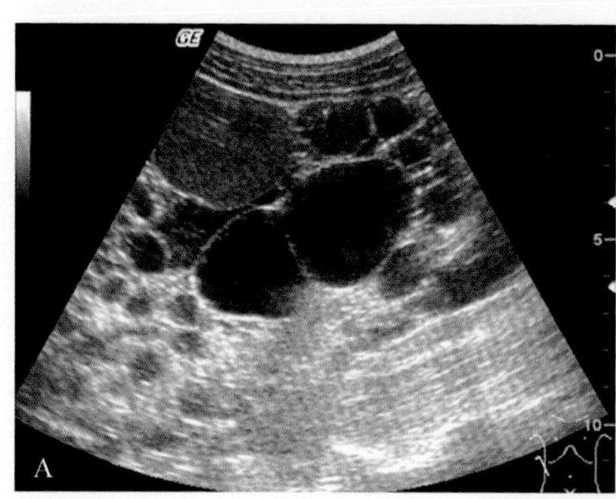

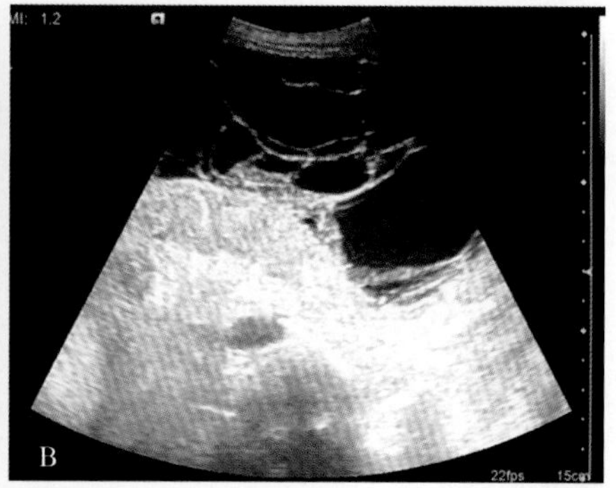

A. 其中较大的囊肿透声较差，内为云雾状回声（囊肿感染所致）

**图 45-1-24　成人型多囊肾合并感染**

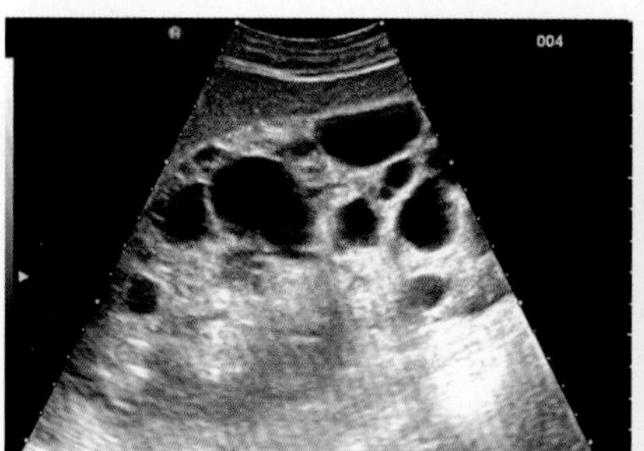

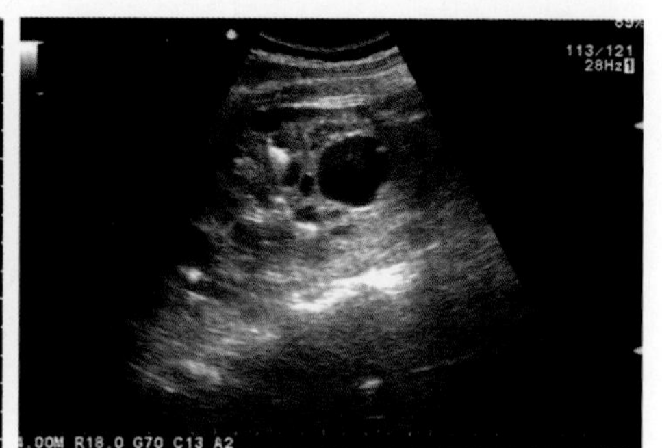

肾内散在分布大小不等的结石强回声

**图 45-1-25　多囊肾合并结石**

3. 诊断思维与评价　双肾弥漫性增大，肾内弥漫分布直径 1cm 左右的无回声区，难以明确显示肾窦和髓质回声，为超声诊断婴儿型多囊肾的主要特征。成人型多囊肾临床较多见。超声诊断本病的敏感性和特异性均较高。双肾显著增大，肾内布满无数个大小不等的无回声区，难以显示正常肾实质和肾窦回声是为超声诊断多囊肾的佐证。若同时伴有多囊肝或其他脏器的多囊性病变，超声诊断结果更为可靠。婴幼儿多囊肾年龄幼小，成年人多囊肾多见于中老年人；前者囊肿直径较小，而且囊肿大小差别不大，后者囊肿大小相差悬殊；前者很少见于合并有多发肾结石或囊肿内出血、感染者，而后者则较为常见。此外，婴儿型多囊肾为隐性遗传，无家族遗传性，而成年型多囊肾为显性遗传，两者有明显不同。需与以下疾病鉴别。

(1) 多发性肾囊肿：多囊肾为双肾弥漫性增大，而多发性肾囊肿为局限性增大；前者囊肿呈弥漫性分布，而后者呈散在分布；前者难以显示囊肿以外的正常结构的肾实质回声，而后者在囊肿周围清晰可见正常肾实质回声；用肉眼观察可对囊肿多少计数为多发性肾囊肿，多囊肾则难以数清囊肿的数量。

(2) 重度肾积水：肾内型肾盂重度肾积水患者的肾冠状断面图与多囊肾有类似之处。但通过多视角观察前者各无回声区间的分隔不完整，无回声区呈向心性排列，而后者囊与囊之间有完整的分隔；前者无回声区大小相仿，后者无回声区则大小不一，呈弥漫性分布；前者可显示上尿路梗阻性病变，后者肾内可见散在分布的结石强回声，鉴别诊断多无困难。

超声诊断多囊肾的敏感性和特异性很高。通常多囊肾患者在未出现临床症状时或健康体检时，就被超声检查所发现，并确诊为本病。虽然CT和MRI诊断多囊肾的价值较大，若合并有囊内出血或感染时，需进行增强扫描方可明确诊断。对此，超声检查即可方便快捷的做出正确诊断。若二维超声鉴别诊断有困难时，可采用彩色多普勒超声检测囊性病变内有无血流信号；超声造影观察病变内有无造影剂增强回声，可弥补二维超声的不足，对诊断很有帮助。据统计超声诊断多囊肾的准确率达95%～100%。应用超声检查对多囊肾家族进行遗传学研究，较其他影像学检查更为简便和实用。并可动态观察病情的演变过程与转归，为临床采取相应的治疗措施提供依据。若囊肿数量较多、较大，且囊肿压迫肾实质而导致肾功能严重损害时，可在超声引导下经皮肾囊肿穿刺，进行囊液抽吸减压或注入硬化剂等药物治疗，以起到减轻压迫，缓解病情的作用。

## （八）肾髓质囊肿

1. 病理及临床概要　肾髓质囊肿（kidney medullary cystic，KMC）又分为肾髓质囊肿病（kidney medullary cystic disease，KMCD）和肾髓质海绵肾（medullary sponge kidney，MSK），均属具有一定的常染色体显性遗传倾向的先天性肾脏囊性异常。本病以髓质集合管呈弥漫型囊状扩张为主要特征。无数个扩张的集合管腔隙甚小，多见于1～3mm，似“海绵”状。偶可见直径3～5mm的囊腔，内有与其类似大小的结石所填充。囊肿近端的集合管发育正常，远端与肾小盏连接区有一定程度的相对狭窄区。由于囊腔内长期有尿液滞留，因此，较容易发生感染并形成无数个微小结石。肾髓质囊肿缺乏特有的临床表现，多数因其他疾病或在健康体检时，经超声检查而发现。肾髓质囊肿合并感染并形成较多结石时，可出现发热、腰痛、尿急、尿频等急性尿路感染的症状。

2. 超声检查所见　声像图主要表现为双肾髓质轮廓增大，内部回声明显增强，并围绕肾窦呈放射状排列。虽然声像图不能显示出绝大多数的囊腔，但无数个微小囊肿，形成大量的声学界面，为声像图显示本病的特征和识别提供了必要的条件。通常半数以上的肾髓质微小囊肿内可见无数个直径1～2mm的微小结石，回声较高，但其后方多缺少明显的声影。若结石逐渐增大，且直径达3mm以上时，强回声后方可伴有声影。一般肾髓质囊肿患者的双肾大小、形态、肾皮质及肾窦回声多无明显异常改变（图45-1-26）。

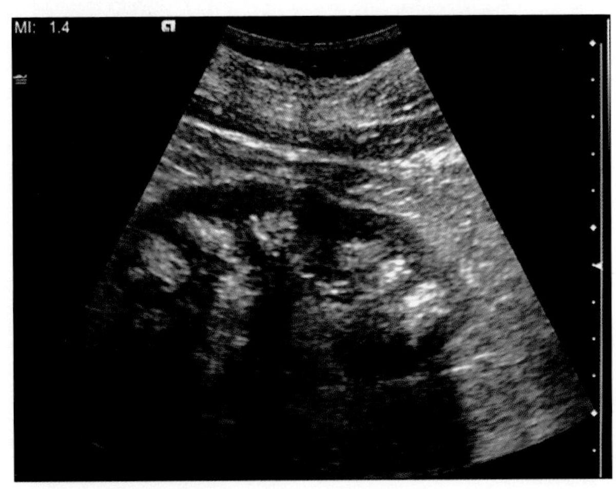


肾髓质囊肿，髓质轮廓增大，内部回声较高，并可见无数个大小不等的强回声

**图45-1-26　肾髓质囊肿**

3. 诊断思维与评价　肾髓质囊肿具有较为典型的声像图特征。由于髓质内囊肿的腔隙甚小，声像图上不能明确地显示每个囊腔，但可显示无数个囊肿的界面积聚在一起，形成的髓质轮廓增大，回声明显增强，围绕肾窦呈放射状排列。超声诊断肾髓质囊肿的准确率，取决于对本病声像图表现的识别能力和诊断与鉴别诊断的水平。常见需与以下疾病鉴别。

（1）肾钙质沉积：可因肾小管坏死、肾小管酸中毒、甲状旁腺机能亢进症等疾病，引起肾内弥散状钙盐沉积。但钙盐沉积仅为散在分布于某个或几个肾椎体内，同时肾实质或肾窦内也可见于钙盐沉积的高回声，其大小与形态也与髓质囊肿内结石有明显区别。

（2）痛风性肾结石：声像图所见也可围绕肾窦周边分布。但以散在分布于肾小盏为主，且结石的数量少，体积相对较大，肾髓质囊肿为积聚在每一髓质内的无数个微小结石，围绕肾窦呈放射状排列，两者鉴别多无困难。

由于本病多无明显临床症状，多数患者是在健康体检或拟诊其他上尿路疾病而被超声检查所发现。虽然其他影像学检查方法，如静脉尿路造影、CT、MRI、SPECT，均有相应的图像改变，但相比较而言，肾髓质囊肿的声像图较其他影像学更具有特征性，而且超声检查的敏感性也高于上述其他影像学方法。因此，目前多数学者认为，应将超声检查作为诊断肾髓质囊肿的首选方法。

## （九）多房性肾囊肿

1. 病理及临床概要　多房性肾囊肿（multilocular cystic kidney，MCK）是一种临床少见的肾脏良性囊性增生性疾病。多发生在 4 岁以前的男性儿童和成人的女性。所谓多房性肾囊肿即轮廓相对较大肾囊肿内有多个分隔，将囊肿分隔成多个小的房腔，各房腔之间大小不一，数毫米至数厘米不等。房隔膜薄而光滑，其厚度＜1mm，部分房隔膜不完整，即各房之间可有相通。大多数为单侧肾脏发病，少有双侧肾脏同时发生者。儿童多表现为腹部肿块，成人多无明显症状，而是在查体或因其他疾病进行超声检查时被发现。

2. 超声检查所见

（1）灰阶超声：肾脏内局部显示囊性无回声区，呈圆形或椭圆形，其内可见一条或多条线状分隔，将囊肿分隔成多个大小不等的囊房，囊壁和分隔膜均较薄，振动局部时可实时显示有抖动或飘浮感。各个囊房的大小，与纵横交错的囊房隔膜的多寡密切相关。一般各个囊房内的无回声区透声较好。行不同角度和连续性扫查可发现部分囊房之间相互连通（图 45-1-27）。

（2）彩色多普勒超声：检测囊壁和各囊房分隔膜上均无血流信号。

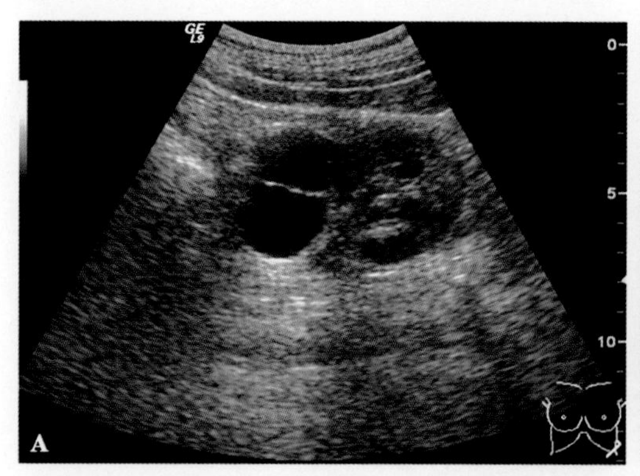


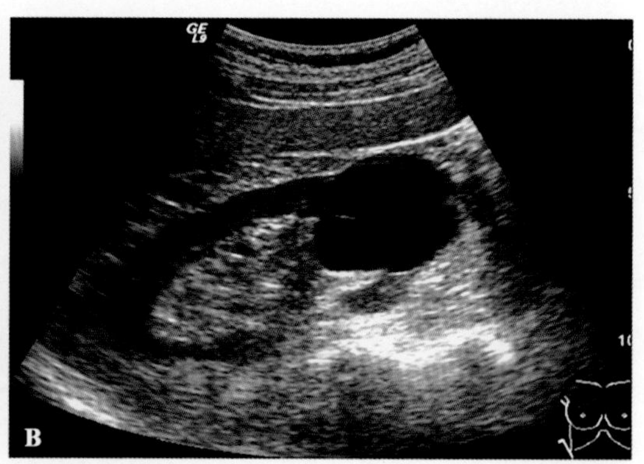


肾囊肿轮廓较大，内有线状分隔

**图 45-1-27　多房性肾囊肿**

3. 诊断思维与评价　根据肾脏轮廓增大，其内局部显示轮廓相对较大的囊性肿块，壁薄，肿块内有多条线状光滑的分隔带将相对较大的囊肿分隔成多个大小不一的囊房，个别囊房与囊房之间可相通，构成多房性肾囊肿的典型声像图表现，超声诊断较为容易。但检查时应注意观察囊壁和囊内分隔带是否光滑，有无增厚，囊内局部有无乳头状回声，以便与囊性肾瘤和囊性肾癌鉴别。

二维声像图鉴别诊断困难时，可借助彩色多普勒超声和声学造影协助诊断。若肿块内出现较丰富的彩色多普勒血流信号，且血管走行不规则，应高度怀疑囊性肾癌的可能；声学造影显示增厚的房隔膜内有明显造影剂回声增强，或囊内异常回声内部有增强的造影剂回声，均应考虑为囊性肾癌的诊断。

在现代医学影像学检查方法中，超声、CT 与 MRI 被公认是诊断多房性肾囊肿的最佳方法。但从操作方便、检查快捷、费用低廉和实用性等诸方面考虑，超声检查均应作为首选的诊断方法，且借助于彩色多普勒超声和声学造影可与囊性肾癌进行鉴别，具有较高的临床价值。

（王正滨）

## 七、肾实质损害与肾功能衰竭

### （一）肾实质损害

肾实质损害（renal parenchyma injury，RPI）主要见于肾小球疾病。其病因复杂，如感染、自身免疫、遗传、药物和环境等因素。其中免疫损伤是多数肾小球疾病发生过程中的共同环节。几乎所有肾小球疾病的发病过程均有免疫机制参与，肾脏对免疫介导的损伤有高度敏感性。机体对病原微生物种植于肾小球的外来抗原或正常的自身组织成分后，产生过度或不恰当的免疫应答，导致肾组织的免疫损伤。

1. 病理及临床概要　本病是由于免疫复合物在肾小球基底膜内皮下、系膜区和上皮侧沉积、活化补体，导致免疫损伤，如狼疮性肾炎、IgA 肾病等；也有可能是一些种植在肾组织的抗原，在原位与抗体形成免疫复合物，如膜性肾病；或者由于抗自身组织的抗体直接攻击自身成分，例如抗肾小球基底膜性肾炎，这些患者在循环中会存在，如抗体、自身抗体、细胞因子或血清补体成分的免疫指标异常；在肾组织内亦可检测到免疫损伤的证据，如免疫球蛋白、补体成分的沉积、细胞因子表达的异常以及炎性细胞的浸润等。肾组织免疫应答效应导致 T 细胞、单核细胞等炎性细胞在肾组织内浸润，细胞本身能分泌很多细胞因子，亦可介导肾组织的损伤；炎性细胞因子及其分泌的细胞因子，又可刺激和激活肾的固有细胞，使其表达各种趋化因子、细胞因子和生长因子、黏附分子和细胞外基质成分，直接或间接加重肾组织的损伤。

肾小球疾病的病理分类，目前尚未统一。有学者根据肾脏疾病的发病时间，将肾小球肾炎分为急性、亚急性、慢性迁延性和慢性肾小球肾炎。还有学者根据肾小球的病变范围和部位（局部还是弥漫，肾间质还是肾小球）、临床表现（肾炎和肾病）、形态学改变特点（毛细血管内增生和毛细血管外增生）进行分类。目前虽已习惯上述分类方法，但无论从哪个角度分析，都存在一定的局限性。

1982 年，WHO 制订和 1995 年修订的肾小球疾病的分类，是以组织学的改变作为病理分类的基础。现今已认识到组织形态学改变是由多种病因造成的结果，并非所有病因与病变都存在对应的关系。1995 年 WHO 修订的肾小球疾病的病理分类如下：

（1）原发性肾小球疾病（肾小球肾炎及其相关的状况）：①肾小球轻微病变；②局灶/节段性肾小球病变；③弥漫性肾小球肾炎：膜性肾小球肾炎、增生性肾小球肾炎、硬化性肾小球肾炎；④未分类的肾小球肾炎。

（2）系统性疾病所致的肾小球肾炎：①狼疮性肾炎；②IgA 肾病；③过敏性紫癜性肾炎；④抗肾小球基底膜肾炎和 Goodpasture 综合征；⑤全身感染相关的肾小球病变；⑥寄生虫相关的肾脏病变。

（3）血管病变相关的肾小球病变：①系统性血管炎；②血栓性微血管病和血栓性血小板减少性紫癜；③肾小球血栓病（血管内凝血）；④良性肾硬化；⑤恶性肾硬化；⑥硬皮病。

（4）代谢性疾病所致的肾小球病变：①糖尿病肾病；②致密物沉积病；③淀粉样变性；④单克隆免疫球蛋白沉积病；⑤触须样免疫性肾小球病（免疫管状肾小球病）；⑥华氏巨球蛋白血症；⑦冷球蛋白血症；⑧肝病性肾病；⑨先天性发绀型心脏病及肺动脉高压症所致肾病；⑩肥胖相关肾病。

（5）遗传性肾病：①Alport 综合征；②薄基底膜综合征（良性反复发作性血尿）；③甲-髌综合征；④先天性肾病综合征；⑤婴儿型肾病综合征；⑥Fabry 病及其他脂类沉积症。

（6）其他原因的肾小球疾病：①妊娠中毒性肾病（先兆子痫性肾病）；②放射性肾病。

诊断应包括：①临床特征；②功能特点；③发病机制；④病理生理学基础；⑤病因学诊断；⑥组织学诊断。水肿、高血压、镜下血尿、蛋白尿等为本病的主要症状。严重者可发生低蛋白血症、急性和慢性肾功能不全。

2. 超声检查所见

（1）灰阶超声

①肾轮廓改变：早期肾病综合征和隐匿性肾炎，声像图所见肾轮廓多无明显异常改变。随着病情的加重，如急性肾小球肾炎和急性肾病综合征等，肾轮廓增大，主要以肾宽径和厚径增大为主（图 45-1-28）。若病情得不到有效控制或转为慢性肾实质损害，随着病史的延长，肾轮廓逐渐缩小乃至萎缩至正常肾体积的 1/3 左右（图 45-1-29）。

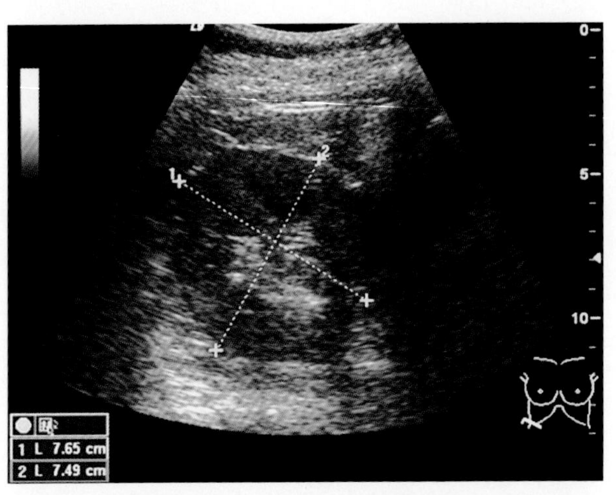


图 45-1-28　肾宽径和厚径增大

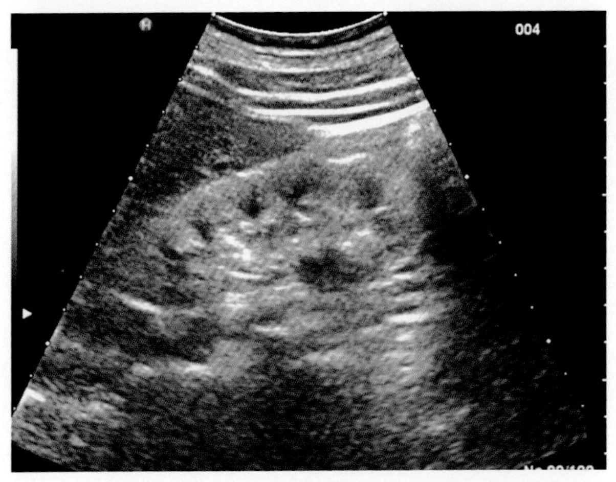


图 45-1-29　肾轮廓缩小至正常肾的 1/3

②肾实质改变：患病早期实质厚度可为正常，随着病情的加重，肾实质随之可发生如下变化：肾实质轻度增厚—中度增厚—轻度增厚—萎缩变薄—明显萎缩等；与此同时，肾实质回声强度可随之发生变化。肾实质回声正常呈低回声-轻度增高-明显增高等。肾皮质由低回声逐渐转向高回声的过程，意味着病情在逐渐加重，肾实质回声愈高，说明患病时间也愈长，病情愈重。

③肾髓质改变：患病早期肾髓质轮廓大小正常，回声略低。急性间质性肾炎和肾病综合征伴有间质水肿时，肾髓质轮廓明显增大，回声较弱类似无回声区（图 45-1-30）。慢性肾实质损害随着病情加重，肾轮廓逐渐缩小的同时，髓质轮廓也随之逐渐缩小，但其内部回声较弱或与肾实质回声分界不清。

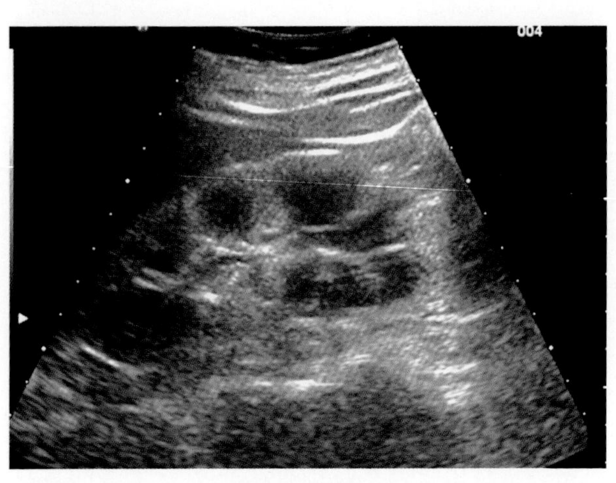


图 45-1-30　肾髓质轮廓增大似无回声区

④肾窦改变：在急性和慢性肾实质损害病情演变过程中，肾轮廓轻度增大或轻度缩小时，肾窦回声多无明显异常改变。但在肾轮廓增大时，肾实质不同程度的增厚，肾窦宽度却无明显增加，肾窦的比值轻度缩小；在肾实质轻度萎缩变薄时，肾窦宽度却无明显变化，肾窦与肾实质的比值轻度增大；患病晚期，随着肾轮廓的进一步缩小，肾实质显著萎缩，肾窦轮廓也随之不同程度的缩小，回声减弱，并可与肾实质的分界显示不清。

（2）彩色多普勒超声：早期肾实质损害肾内动脉分支的（段动脉、叶间动脉和弓形动脉）血流动力学检测多无明显异常改变。一般在急性肾实质损害时，肾内动脉分支的血流轻度加速，阻力指数（RI）和搏动指数（PI）轻度增大；当慢性肾实质损害并肾功能不全，肾轮廓明显缩小时，肾内动脉分支的血流动力学可出现明显改变，表现为肾内分支动脉的血流速度降低，尤以舒张期血流速降低更为明显，即肾内分支动脉 RI≥0.70，PI>1.0（图 45-1-31）。彩色多普勒显示肾内各分支动脉充盈较差，主要表现在小叶间动脉和弓形动脉血流信号明显减少乃至显示不清，病情较重者肾内的树枝状血流信号消失，段动脉充盈也较差或仅呈纤细的血流信号。

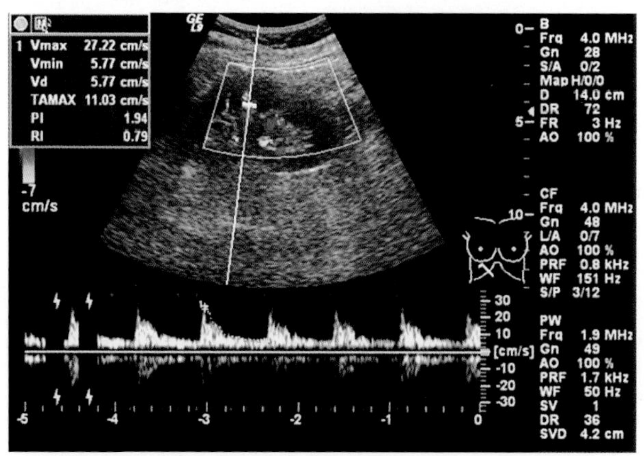

图 45-1-31 肾内分支动脉 RI≥0.70，PI>1.0

（3）超声造影：超声造影不作为诊断肾病的常规方法，偶尔可应用于评价肾皮质灌注情况，应用时间-强度曲线来观察灌注时间、回声强度和其他参数，以便综合评价肾脏灌注情况。

（4）弹性成像：深部组织弹性成像，应用剪切波速度（Vs）计算肾的弹性，目前已有报道正常肾 Vs 为 4.0m/s 左右（图 45-1-32）。早期肾实质损害 Vs 多为 2.0～3.0m/s，病情较重者仅为 1.0m/s 左右（图 45-1-33）。正常肾组织弹性不增加不减少，通常为（3.45±0.26）m/s，而慢性肾实质损害由于肾小球动脉硬化、肾间质炎症，故 Vs 为（2.13±0.41）m/s，比正常肾实质明显降低。

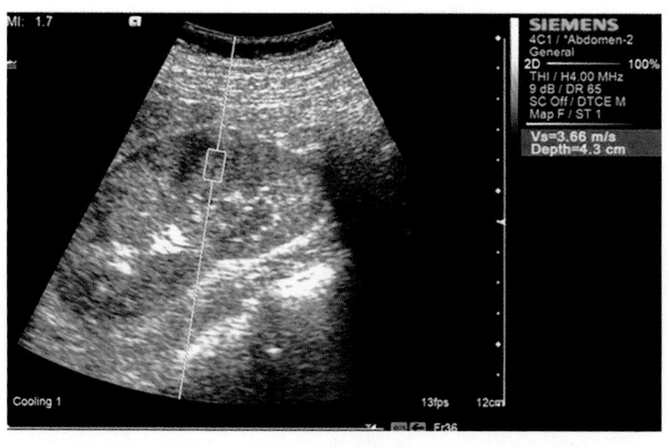

图 45-1-32 正常肾皮质区 Vs 为 3.66m/s

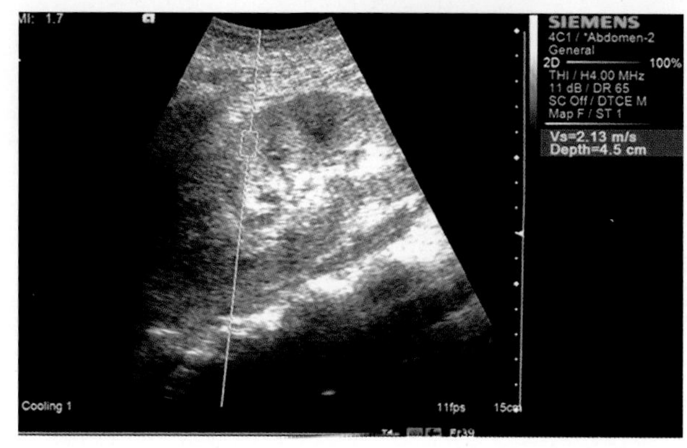

图 45-1-33 肾实质损害肾皮质区 Vs 为 2.13m/s

（5）介入性超声：超声引导下肾组织活检是诊断肾实质损害和临床分型的重要方法。采用超声引导准确选取肾下极作为活检区域，并可尽量避开肾内较大的血管，以免穿刺活检所致严重的并发症。肾穿刺活检并非适合所有的肾脏疾病，禁忌证为：患者不能配合、伴多囊肾或巨大囊肿、有出血倾向、合伴急性肾盂肾炎或肾周脓肿、伴肾盂积水、孤立肾、肾下极肾动脉瘤、高血压未得到控制、终末期肾功能衰竭和固缩肾等。

3. 诊断思维与评价　早期肾实质损害的声像图表现缺乏特征性，与正常肾脏类似。当病程发展到一定程度时，即肾实质明显充血、水肿或中晚期肾实质明显增生和纤维化，足以导致肾声学结构发生改变，此时可充分显示出超声诊断的重要性。鉴于不同病程肾实质损害的病理组织学改变不同，声像图所见也可有明显的区别（表 45-1-2）。由表中可见，轻度肾实质损害的声像图表现与正常肾脏的声像图互有交叉，但是只要超声诊断时密切结合临床表现与体征，尤其结合有无蛋白尿及血清肌酐、尿素氮有无升高等实验室检测结果进行综合分析，对于多数患者能够做出较为确切的诊断。超声诊断本病应注意与以下疾病鉴别。

（1）淤血性肾肿大：可由右心功能不全、心包炎、下腔静脉回流受阻（肝段下腔静脉、肾静脉血栓形成或受压）等疾病。对此，虽然声像图也可显示肾轮廓增大，但仔细观察可发现肾实质回声正常或减弱；彩色多普勒检测可见肾小动脉流速减慢，RI 和 PI 轻度增大，若显示肾静脉和下腔静脉增宽时，便可考虑为淤血性肾脏肿大，结合尿液常规检查无明显蛋白尿和血尿，则可明确诊断。

表 45-1-2　不同病理组织学类型的肾实质损害声像图表现

| 病理类型 | 常见疾病 | 肾轮廓 | 肾实质 | 肾窦 | 多普勒检测 | 实验室检查 |
|---|---|---|---|---|---|---|
| 实质充血水肿 | 急性和急进性肾炎、急性间质性肾炎、肾病综合征和/或并急性肾功能损害、狼疮肾、糖尿病肾病等 | 双肾增大，外形饱满，尤以肾宽径和厚径增大较为明显；肾包膜光滑 | 实质增厚，回声略增高；髓质增大，回声明显减弱，可类似无回声区 | 无明显异常改变，边缘较模糊，与肾实质厚度比值相对缩小 | 肾动脉分支易于显示，血流信号相对增多；频谱多普勒收缩期峰值增高 | 蛋白尿和血尿，部分有白细胞尿或管型尿；血清肌酐和尿素氮升高 |
| 结缔组织增生 | 慢性肾炎、间质性肾病、肾盂肾炎；肾病综合征、肾小动脉硬化、狼疮性肾炎、镇痛药肾病、肾淀粉样变等 | 双肾大小正常或轻度缩小，少数患者肾包膜不光滑或局部呈分叶状 | 厚度正常或有轻度萎缩变薄，回声增高并略增粗，髓质回声略增高 | 肾实质轻度萎缩使得肾窦较实质厚度比值轻度增大或无明显异常改变 | 肾动脉分支血流速正常，PI 与 RI 轻度增大或为正常高值 | 蛋白尿，可有血尿，肾病综合征可有低蛋白血症；肌酐和尿素氮升高 |
| 纤维化、硬化、萎缩和玻璃样变 | 慢性肾炎、肾动脉硬化症、糖尿病、肾间质疾病等慢性肾实质损害的晚期，同时发生慢性肾功能衰竭 | 双肾明显缩小，包膜不光滑，表面粗糙不平，少数可与周围组织分界欠清 | 肾皮质和髓质明显萎缩变薄，回声明显增高，皮质与髓质分界不清楚 | 肾窦轮廓明显萎缩，回声相对减低，与肾实质分界不清楚 | 大多难以显示弓形和小叶间动脉，树枝状血流消失，RI、PI 增大，流速减慢 | 蛋白尿、低蛋白血症，血清肌酐、尿素氮明显升高等 |

（2）肾发育不全：虽也显示肾轮廓较小，但主要见于单侧肾，另一侧肾代偿性增大，而且患侧肾和代偿增大之肾脏皮质回声无增高，甚至可见于小肾脏回声较低。对此不难与慢性肾实质损害尿毒症期的肾萎缩鉴别。

（3）单侧肾：一侧肾脏因某种疾病，如肾癌、重度肾积水和结核性肾自截等，曾行患肾手术切除术，对侧肾代偿性增大。但肾皮质和肾窦等结构回声正常，若该肾皮质回声增高或肾轮廓无明显代偿性增大，则需注意有无并存慢性肾实质损害。对此，除应仔细检测肾小动脉的血流动力学有无异常改变之外，尚应结合尿常规和肾功能检测结果，作综合分析。

肾实质损害可由多种有关因素和多种疾病引起，无论超声、CT 和 MRI 检查，对于轻度肾实质损害或患病初期，均无特征性表现，甚至与正常肾无明显区别。对此只有根据患者的临床症状和依靠有关实验室检查做出诊断。当肾实质损害患者肾功能发生改变时，SPECT 检查可提供较大的帮助。但 SPECT 对肾功能异常的病因诊断，如肾前性或肾后性的鉴别诊断价值不大。肾实质损害超声最早可显示肾皮质回声增高、肾轮廓轻度增大或外形较饱满，若拟判断上述声像图改变的缘由，需结合有关实验室检查结果。当病情进展到一定程度，如急性肾小球肾炎患者肾轮廓增大、皮质增厚、肾髓质增大，或慢性肾炎患者肾轮廓不同程度缩小、皮质萎缩变薄等足以引起声学差别时，可显示出超声检查的优越性。尤其在超声引导下肾组织穿刺活检，现已成为诊断肾实质疾病的常规方法。肾组织活检不仅可为绝大多数肾实质疾病的诊断、判断预后和指导临床治疗提供客观的依据，还是研究肾疾病的发病机制、判断疗效和探讨疗效机制的重要手段。

## （二）急性肾功能衰竭

急性肾功能衰竭（acute renal failure，ARF）根据其病变部位和病理类型，可分为肾前性、肾性和肾后性三大类。各类型的肾功能衰竭均有不同的病因和发病机制。狭义急性肾功能衰竭是指由缺血或中毒所致的急性肾小管坏死。

1. 病理及临床概要

（1）肾前性急性肾功能衰竭：又称为肾前性氮质血症，是指有效循环血容量下降所致的功能性肾小球灌注压降低。病因：低血容量、心排血量下降、全身血管扩张或肾动脉收缩等，引起“有效”循环血容量减少时，即可导致肾前性急性肾功能衰竭。临床表现为：①肾脏水、钠重吸收增多，尿量少；②尿沉渣检查无上皮细胞、白细胞、红细胞、管型和无蛋白尿；③高钠血症；④肾小管重吸收尿素增加，导致血清尿素氮（BUN）明显升高，甚者可达 37.5mmol/L 以上，而肌酐（SCr）仅轻度升高，因而出现 BUN 与 SCr 不成比例增高的现象。

（2）肾性急性肾功能衰竭：即可由各种肾脏疾病引起，也可因肾前性因素持续存在而使病情进展所致，占急性肾功能衰竭的 40%。按病变部位及性质不同分为：①肾血管疾病；②肾微血管和肾小球疾病；③急性间质性肾炎；④缺血和中毒性急性肾小管坏死。主要表现为尿量减少，氮质血症，水-电解质紊乱和代谢性酸中毒。

(3) 肾后性急性肾功能衰竭：自肾脏至尿道的任何部位的尿路发生梗阻，因尿流突然受阻而引起肾小球滤过率降低，其发生率约为急性肾功能衰竭的5%～7%。通常所见尿路梗阻大多数为双侧性或为下尿路梗阻，因单侧正常肾足以胜任清除代谢废物的功能。临床上最多见于前列腺增生或肿瘤、神经源性膀胱和慢性膀胱炎等下尿路梗阻性疾病；其次，上尿路梗阻主要见于双侧输尿管结石、凝血块阻塞和输尿管周围病变压迫等。肾后性急性肾功能衰竭多为双侧尿路突然发生梗阻，因而多见于双肾轻度积水，中度以上肾积水极少见。为肾后性疾病所致，尿路梗阻的病因不同而有不同的临床表现。如继发于前列腺增生或肿瘤、神经源性膀胱、双侧输尿管结石或肿瘤、血块堵塞或外在病变压迫等，可呈现不同的临床表现与体征。

2. 超声检查所见

(1) 灰阶超声：肾前性和肾性急性肾功能衰竭共同的声像图特征是：双肾轮廓轻度增大，皮质增厚，回声轻度增强，皮质与髓质界限清晰，髓质轮廓明显增大，锥体形态变成圆形或椭圆形。

肾后性急性肾功能衰竭表现为双肾轮廓轻度或明显增大，肾窦分离扩张积水。若为下尿路梗阻所致，多见于双肾轻度或中度积水；若为两侧上尿路梗阻，双肾积水的程度可有较大差别，如一侧肾为中度或重度积水，另一侧上尿路多为突然发生梗阻，因而肾积水的程度多较轻。同时可见梗阻上端的输尿管不同程度的扩张。此外，追踪扫查多可显示出肾后性急性肾功能衰竭的病因，如膀胱、前列腺、双侧输尿管或肾盂等有关梗阻性病变。有关引起尿路梗阻的各种疾病的声像图表现，请参见本书输尿管梗阻疾病的超声诊断与鉴别诊断。

(2) 彩色多普勒超声：肾前性和肾性急性肾功能衰竭，由于缺血和肾毒性，会出现急性肾小管坏死（ATN），典型的急性肾小管坏死一般经过为少尿期、移行期、多尿期和恢复期。少尿期（1～2周）：肾血流信号明显减少，血流速降低，RI和PI升高（图45-1-34）；移行期（尿量>400ml/d）：肾功能开始好转，肾血流信号逐渐增多，肾内动脉血流速增快，RI开始下降，如果RI持续不降，反而有增大的倾向，预示肾功能没有好转，并有可能转为永久性肾损害；多尿期：肾内血流信号增多，RI接近正常范围。

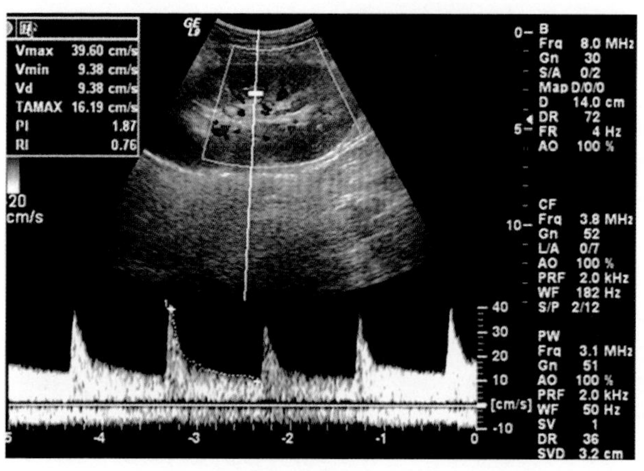


肾小动脉流速加快，RI和PI明显增大

**图45-1-34 急性肾功能衰竭肾内动脉多普勒频谱**

3. 诊断思维与评价　急性肾功能衰竭是一组临床综合征。若存在急性肾功能衰竭的诱因，临床表现出下列征象时，应考虑为急性肾功能衰竭：①突发性少尿或无尿；②原因不明的充血性心力衰竭、急性肺水肿；③电解质紊乱和代谢性酸中毒；④全身水肿或水肿加重。

监测尿量和血清BUN、SCr的变化是早期诊断急性肾功能衰竭的重要手段。按照急性肾实质损害的诊断标准，当血SCr绝对值增加到≥26.5μmol/L（0.3mg/dl）时，或SCr上升至基础值150%～200%时，或尿量<0.5ml/（kg·h）持续时间>6h即为急性肾实质损害。既往无肾脏病史的患者，内生肌酐清除率（Ccr）<60ml/min和（或）SCr、BUN明显升高（SCr>133μmol/L，BUN>20mmol/L）时，超声显示双肾轮廓增大，皮质回声增高，髓质增大，RI增大时，应考虑急性肾功能衰竭。超声鉴别诊断应注意以下几个方面。

(1) 急性与慢性肾功能衰竭　后者通常有慢性肾脏病史，双肾轮廓缩小，BUN/SCr≤10，并伴严重贫血，钙磷代谢紊乱和肾性骨病等。

(2) 肾前性、肾后性急性肾功能衰竭或肾血管病　①肾前性：循环血容量不足和（或）肾脏灌流量不足的诱因；②肾后性：超声显示双侧肾积水和（或）双侧输尿管扩张，则表明存在肾后性梗阻；③肾血管疾病：患者有心房纤颤或心肌梗死、动脉粥样硬化病史者，应考虑肾动脉栓塞。而肾病综合征和有高凝倾向长期卧床不起，突然出现腰腹部疼痛并伴有恶心、呕吐时，要考虑肾静脉栓塞。彩色多普勒血流检测、CT 和 MRI 血管成像，可为诊断和鉴别诊断提供较大帮助。

超声检查根据急性肾功能衰竭的肾脏大小、形态、内部结构和血流动力学参数的不同，在一定程度上可帮助区分肾前性、肾性和肾后性急性肾功能衰竭，而且动态超声检查还能协助临床观察疗效和肾功能的恢复情况，因此可作为影像学诊断急性肾功能衰竭的首选方法。但应指出，虽然不同类型急性肾功能衰竭具有不同的声像图表现，但缺乏特异性，故仅凭声像图所见并非能做出正确的诊断，应结合临床表现，实验室检查，综合分析，才能做出准确诊断。

### （三）慢性肾衰竭

慢性肾衰褐（chronic renal failure，CRF）是指各种肾脏疾病导致肾功能渐进性不可逆性减退，直至导致肾功能丧失所出现的一系列症状和代谢紊乱所组成的临床综合征。原发性肾小球肾炎是导致终末期肾病（end-stage renal disease，ESRD）的主要原因，并且以 IgA 肾病最为常见，约占 38.2%。绝大多数慢性肾功能衰竭双肾体积缩小。肾脏体积缩小与肾小球滤过率（glomerular filtration rate，GFR）下降成正比，这是判断患者是否患有慢性肾功能衰竭的重要指标，也是区别于急性肾功能衰竭的重要标志。但少数情况下，即使到达终末期肾病，患者的肾脏体积并不缩小，甚至增大，如常染色体显性遗传性多囊肾病、糖尿病肾病、肾淀粉样变性等。

1. 病理及临床概要

（1）肾小球硬化：起始于肾小球内皮细胞损伤与炎症，继而肾小球系膜细胞增生和（或）活化，最后出现肾小球硬化与纤维化。

（2）肾小管间质纤维化：间质病变的程度与肾功能之间的关系，较肾小球硬化更为密切，肾小管间质纤维化涉及炎症、成纤维细胞增生、大量细胞外基质成分积聚，最终导致肾间质纤维化。

（3）血管硬化：与慢性肾功能衰竭的进展相平行，但是血管改变与全身高血压并不成正比。慢性肾功能衰竭早期并没有严重的高血压，但却存在肾小动脉的玻璃样变性。

CFR 对机体各系统均可产生不同程度的影响，临床表现多种多样，与基础疾病种类和肾功能不全的程度相关。

（1）轻度肾功能损害：GFR≥30ml/min 时，大多数患者无明显症状，少数可有夜尿增多、乏力和腰痛等。辅助检查可发现继发性甲状旁腺功能亢进等。肾小球疾病导致的慢性肾功能衰竭，多有高血压，蛋白尿与镜下血尿。肾小管间质疾病导致的慢性肾功能衰竭，表现为贫血、代谢性酸中毒和夜尿增多，高血压发生率较低，除非合并泌尿道梗阻或反流。

（2）中度与重度肾功能损害：可有消化道溃疡、动脉粥样硬化、贫血和出血倾向、肾性骨病、代谢性酸中毒、营养不良、钠和水失衡、钾平衡紊乱、内分泌异常等相关的临床症状。

2. 超声检查所见

（1）灰阶超声：二维声像图不具特征性改变，可显示双肾体积缩小，肾皮质变薄，皮质与髓质界限欠清（图 45-1-35）。

（2）彩色多普勒超声：肾实质内彩色血流信号减少，肾内动脉血流速度下降，RI 增高，一般 RI 越高，肾损害和肾功能衰竭的程度也越重。重要的检查方法是超声引导下肾组织活检，可明确肾功能不全的病因诊断。

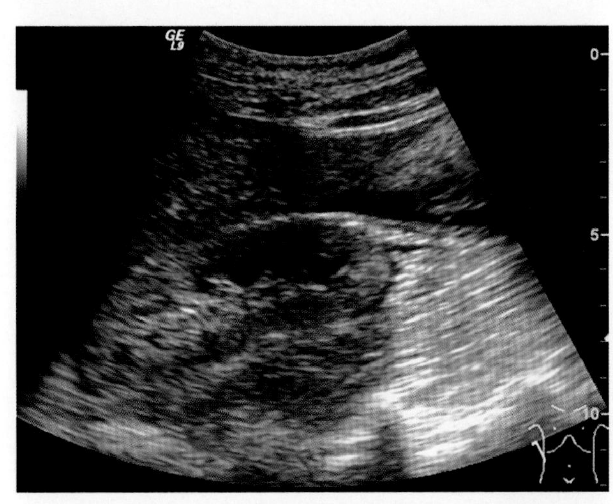

右肾体积小缩小，肾皮质变薄，皮质与髓界限欠清楚

**图 45-1-35 慢性肾衰褐**

3. 诊断思维与评价　超声引导下肾组织活检是诊断本病的“金标准”。通常的检测项目包括尿

常规、肾功能、血糖、血脂和血尿酸等。此外，还包括尿红细胞形态、尿微量白蛋白测定、24h尿蛋白定量等。

应用超声检测双肾大小、肾实质厚度、皮质与髓质回声强度，肾窦所占肾轮廓的比例及其肾小动脉的血流动力学改变，可对慢性肾功能衰竭的病情程度和预后判断提供重要帮助。然而，应该指出的是慢性肾功能衰竭的不同时期，可有一定的声像图改变，但是仅凭声像图变化和肾小动脉的血流动力学改变诊断不同病因所致慢性肾功能衰竭是不可能的，只有在超声引导下作肾穿刺活检方为明确诊断的唯一标准。另外，肾内血流充盈情况及RI测值，均可用以判断肾衰的严重程度等。根据超声检查有关肾脏测值，再结合相关的实验室检查，对于临床上选择何种治疗方法甚为重要。

**（杨　斌　王正滨）**

## 八、肾感染性疾病

### （一）肾盂肾炎

肾盂肾炎（pyelonephritis）分为急性、慢性和黄色肉芽肿性肾盂肾炎三种类型，是临床常见的肾脏疾病之一。感染途径包括：上行性感染为细菌经尿道进入膀胱、输尿管和肾盂肾盏，最终侵入肾实质。尿路感染所致肾盂肾炎约占90%以上；其次为血行感染，约占5.0%左右；其他较罕见的感染途径有淋巴管感染和直接感染所致。发病率女性多于男性。

1. 病理及临床概要

（1）急性肾盂肾炎：主要来自尿路上行感染，尿路感染是指细菌经尿道进入下尿路，由于患者的机体抵抗力下降，细菌异常繁殖所致的尿路急性炎症。最常见的病原体为革兰阴性杆菌，如大肠杆菌，约占70%以上，其次为变形杆菌、克雷白杆菌和产气杆菌等。革兰阳性杆菌，如链球菌和葡萄球菌等约占20%左右。血行感染仅占急性肾盂肾炎的20%左右，病原体见于金黄色葡萄球菌、沙门菌和念珠菌等。多为单侧也可见于双侧病变，肾盂肾盏黏膜充血水肿，其表面可有脓性分泌物或黏膜下形成微小脓肿。肾乳头大小不一，其内有炎性病灶，肾小管腔内有脓性分泌物等。

（2）慢性肾盂肾炎：主要由于急性感染时期临床治疗不及时或治疗不够彻底而转为慢性阶段。也有少数为急性肾盂肾炎治愈后因经尿道器械检查而又继发感染引起。本病的肾脏大小可为正常低值或有不同程度缩小。肾脏表面和肾实质有瘢痕形成，肾盏呈钝行扩张，实质萎缩，皮质与髓质分界不清楚，肾小球有不同程度的纤维化或硬化等改变。

（3）黄色肉芽肿性肾盂肾炎：本病的典型特征为肾实质破坏较重，并形成肉芽肿和脓肿等。黄色肉芽肿性肾盂肾炎的病因迄今尚未完全明了。多数学者认为是由于长时间慢性炎症引起肾实质的严重破坏，脂质被组织细胞吞噬而形成黄色瘤样细胞；此外，还与患者尿路梗阻合并感染、脂质代谢异常及免疫功能紊乱等因素有关。主要病理改变为肾内局部可见黄色瘤样病灶；其次还可见患肾明显增大，肾实质明显破坏并形成脓肾，肾盂肾盏表面或实质内可见多个大小不等的黄色瘤样病灶。

2. 超声检查所见

（1）急性肾盂肾炎：患病早期二维声像图和彩色多普勒超声可无明显异常改变。随着病情的不断加重，患侧肾脏轻度肿大，外形饱满，肾实质回声减弱并逐渐增高，皮质与髓质分界不清楚，少数可有肾盏和肾盂黏膜增厚，回声增高，甚至可见肾盂和肾盏壁增厚形成类似双层结构，并伴有肾盂或肾盏轻度分离扩张等（图45-1-36）。彩色多普勒超声可见肾窦内血流信号不同程度的增多。

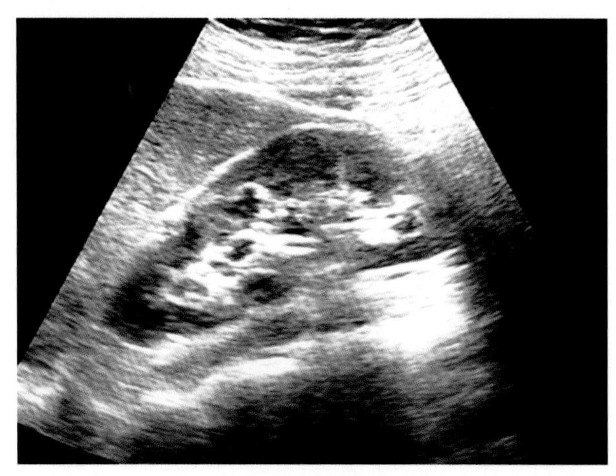

肾盂、肾盏黏膜增厚，回声增高

**图45-1-36　急性肾盂肾炎**

（2）慢性肾盂肾炎：由于病情和病程的不同，可表现肾轮廓增大、正常大小或肾轮廓有不同程度的缩小。病情较重的晚期患者，肾轮廓明显缩小，表面不光滑，肾实质萎缩变薄，髓质明显缩小，肾窦结构变形，边缘模糊不清（图 45-1-37）。彩色多普勒超声检查肾内血流信号明显减少甚至显示不满意。

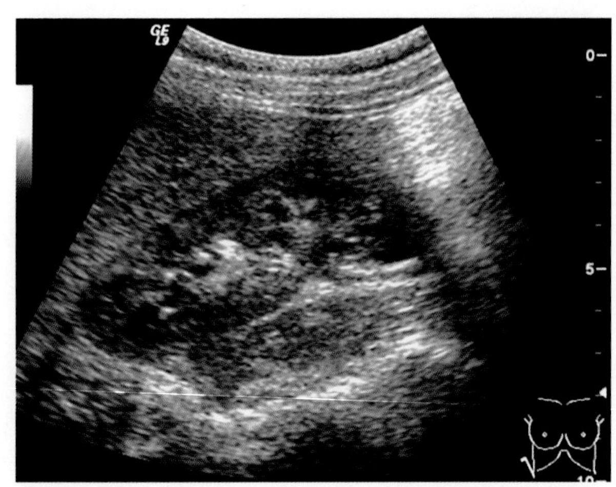

局部肾实质萎缩，肾窦靠近肾包膜

**图 45-1-37　慢性肾盂肾炎**

（3）黄色肉芽肿性肾盂肾炎：声像图表现与本病的类型有密切关系。如弥漫性黄色肉芽肿性肾盂肾炎表现为双肾轮廓呈弥漫性增大，外形饱满，肾髓质与实质分界不清，或肾内结构紊乱，实质内显示边缘不规则的低回声或弱回声结节，呈高回声结节者主要与病灶内纤维化或钙化有关（图 45-1-38）。此外病肾局部、肾盂或肾盂输尿管连接部常可见结石强回声团，后伴明显声影，因结石梗阻可引起肾盏或肾盂分离扩张。

局灶型黄色肉芽肿性肾盂肾炎表现为肾脏局限性增大和外形饱满，其内部回声极不均匀，局部可见低回声或高回声结节，同时还可见肾局部有结石强回声而引起的肾盏积水。晚期患肾破坏较重，即慢性肾功能不全时期，患肾明显缩小，肾内局部可见边缘不规则，境界较清楚的较高回声结节或团块。

3. 诊断思维与评价

（1）急性肾盂肾炎：声像图表现缺乏特异性，尤其在发病早期，声像图所见肾脏可无明显异常改变。仅有病情较重、病程较长的急性肾盂肾炎，可有肾轮廓增大，外形饱满，内部回声增高或减低，肾髓质与皮质回声分界较为模糊等声像图变化。尽管如此，超声诊断本病必须密切结合临床表现和体征，同时还应结合有关实验室检查结果，方能够做出较为准确的诊断结果。

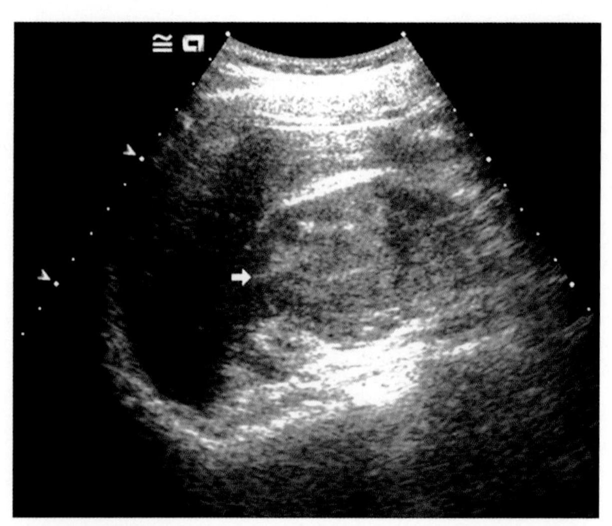

左肾外形饱满，肾内结构紊乱，髓质与实质分界不清

**图 45-1-38　黄色肉芽肿性肾盂肾炎声像图**

（2）慢性肾盂肾炎：本病较急性肾盂肾炎声像图改变明显，尤其患病晚期肾轮廓均有不同程度缩小，肾内结构的变化较大，声像图所见肾窦、髓质和皮质回声均有不同程度的改变，此时超声诊断较为容易。若再结合患者有反复尿路感染病史，肾内有梗阻性病因（结石）导致的肾积水，甚至有尿液反流的超声造影表现时，便可考虑慢性肾盂肾炎的诊断。但有必要密切结合尿液和其他实验室检查结果综合分析。

（3）黄色肉芽肿性肾盂肾炎：声像图表现多种多样，声像图表现无特征性。如患肾局限性增大，局部肾盏或肾盂分离扩张或肾内有结石强回声团后伴声影，肾内见低回声或较高回声肿块，其内彩色血流信号稀少，结合患者有慢性肾盂肾炎的病史和有关实验室检查结果异常时，可考虑患有本病的可能。

虽然不同类型肾盂肾炎的声像图表现缺乏特异性，尤其是急性肾盂肾炎的早期，声像图上仅可见肾轮廓轻度增大，其他可无明显变化。然而，随着肾盂肾炎病程的延长和病情的加重，肾脏的大小、形态和内部结构可发生明显的变化，此时根据超声检查所见，结合临床症状和有关实验室检查结果，便可为临床诊断本病提供重要依据。超声检查的优点还在于：可发现诱发肾盂肾炎的病因，如肾脏和输尿管的畸形、结石及肿瘤等病变，同时还能检出肾盂肾炎的某些并发症，如肾盂梗阻、输尿管梗阻、输尿管积脓及肾脓肿等。当肾盂肾炎形成脓肿时，超声检查可较敏感的显示脓肿的位置、数量、大小和形态等。此外，根据超声检查所见并结合膀胱超声造影，可实时观察有无膀胱内造影剂反流进入输尿管之征象，这是其他影像学检查难以比拟的。应用超声在临床治疗前后多次检查，可动态观察肾盂肾炎的治疗效果。

## （二）肾皮质脓肿

1. 病理及临床概要　肾皮质脓肿（cortical abscess of the kidney，CAK）是由其他部位的化脓性感染，经血行进入肾皮质并引起严重感染而形成脓肿。引起肾皮质化脓性感染的致病菌最多见于金黄色葡萄球菌，若细菌经血运到达肾皮质仅形成局灶性炎性肿块而没有液化，称为急性局灶性细菌性肾炎。多个肾皮质脓肿可相互融合形成肾痈，又可穿破肾包膜累及肾周围脂肪囊，形成肾周围脓肿。CAK起病急，主要表现为腰腹部疼痛，伴有高热、寒战、食欲不振等症状。患侧腰腹部肌肉紧张，叩击痛，可触及肿大肾脏。

2. 超声检查所见

（1）灰阶超声：急性局限性细菌性肾炎表现肾轮廓增大，外形饱满，肾实质回声不均匀，局部实质明显增厚，可见边缘不规则的高、低回声区域，若疾病未能得到有效控制形成化脓性感染时，声像图表现为肾轮廓明显增大，局部膨隆，肾内结构紊乱，实质内显示单个或多个透声较差的无回声区，边界模糊不清，其后方回声增强。若多个脓肿相互融合可形成较大的无回声区，脓肿壁稍厚，内缘不光滑，毛糙，仔细观察无回声区内有云雾点状回声漂浮或有沉积样回声（图45-1-39）。

（2）彩色多普勒超声：急性局限性细菌性肾炎彩色多普勒显示肾内尤其低回声区域内彩色血流信号明显增多；若多个脓肿相互融合可形成较大的无回声区，彩色多普勒检测脓肿内部无彩色血流信号。脓肿破入肾盏肾盂或突破肾包膜时，显示脓肿内侧壁或外侧壁不连续，其周围可见透声较差的无回声区，并与脓肿无回声区相连续。CAK常与肾结石或肾积水并存，呈现相应的声像图表现。

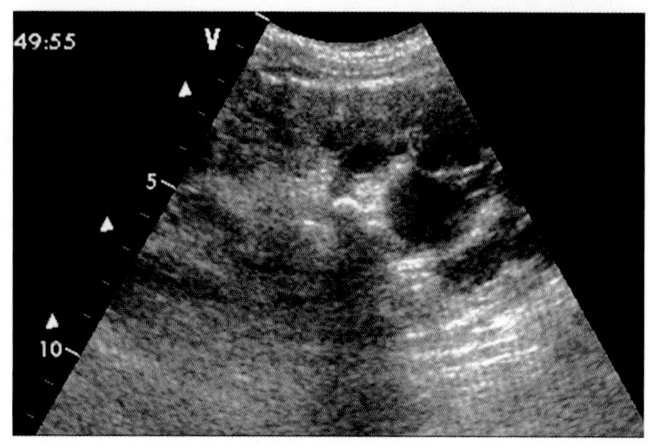


肾实质和肾窦结构紊乱，见多个弱回声和无回声区，肾窦内见强回声结石，后伴声影

**图 45-1-39　肾皮质化脓性感染声像图**

3. 诊断思维与评价　CAK声像图表现较有特征性，当超声显示肾轮廓增大，肾内结构紊乱，局部显示单个或多个边缘不清楚的透声较差无回声区时，结合患者有相应临床表现与体征，诊断即可确立。但在局限性急性细菌性肾炎时期，仅可表现为局部肾实质明显增厚，呈现边缘不清、内部回声高低不均匀的肿块，同时肾窦因受压而有移位，易与肾肿瘤相混淆。对此，可利用彩色多普勒超声检测肿块内血流情况，若其内血流彩色信号丰富，血管走行较为规则时，应诊断为局灶性急性细菌性肾炎。反之，则应高度提示为肾肿瘤的可能。超声诊断本病尚应与结核性肾积脓鉴别，参见“肾结核”。

CAK的影像学检查方法较多，各均有一定的特征性，尤其CT和MRI的诊断准确率较高，但CT、MRI检查对CAK的诊断敏感性与超声检查相比，也存在一定限度。超声检查对肾内含液性病变的诊断敏感性和特异性均高于上述影像学检查方法。因此，临床诊断CAK时，多将超声检查作为首选。超声不仅可准确观察肾脏的大小、形态和肾内的切面结构改变，还能清晰显示肾内炎性肿块有无液化形成脓肿，其中包括CAK的大小、位置、形态、数目及其有无肾脓肿突破肾包膜侵入肾周围或向内突破肾盂或肾盏壁形成脓肾等。此外，应用超声检查动态观察CAK治疗前后的转轨情况，更为简便和实用。

### （三）肾周围炎与肾周围脓肿

1. 病理及临床概要　肾周围炎（perinephritis）是由肾皮质早期感染时，直接蔓延和来自其他部位的感染，经血行到达肾周围松弛的脂肪结缔组织内扩散而形成的；若得不到有效治疗即可形成肾周围脓肿（perinephric abscess，PS）。本病以单侧多见，双侧甚为少见，而且右侧多于左侧，男性多于女性。发病年龄为30～40岁。肾周围炎多为大肠杆菌和变形杆菌、金黄色葡萄球菌、革兰氏阴性杆菌等。脓肿形成后，向上蔓延可至膈下，并可引发膈下脓肿、脓胸、胸膜支气管瘘，也可累及腰大肌并形成腰大肌脓肿。患者常有皮下软组织化脓性感染，尿路感染或消化道感染等病史。若本病继发于肾感染，则以反复发作尿路感染为主要症状；如为金黄色葡萄球菌感染，则其他部位感染在先；肾周围炎病情进展缓慢，数十天之后逐渐形成脓肿后，患者可有发热、寒战和肾区疼痛，尤其在叩击时疼痛更为明显。此外，尚伴有脊柱旁有明显触压痛和叩击痛，腰部肿胀或可触及肿块等。

2. 超声检查所见

（1）肾周围炎：肾周围脂肪囊局限性增厚或膨大，形态不规则，内部回声减低。病变累及腰大肌时，局部腰大肌肿大，该部有明显探头触压痛。嘱患者深呼吸时，可见肾脏上下活动度减低。

（2）肾周围脓肿：肾脂肪囊明显扩大或局限性膨大，其内显示范围较为局限的低回声或无回声区，并紧贴肾脏。脓肿外形可呈椭圆形或带状，壁较厚，而且内侧壁较粗糙。脓肿张力较高时，可呈椭圆形或蝌蚪形。改变体位或缓慢加压检查，实时观察可见低回声区或无回声区内有点状回声漂浮。肾内回声多为正常，若肾脏受脓肿压迫，可出现肾脏移位或局部变形。通常在肾周围脓肿形成后，临床上触及肿块较大，而声像图所见脓肿轮廓较小（图45-1-40）。

3. 诊断思维与评价　声像图显示肾周围脂肪囊局限性增厚或膨胀，内部回声减低或呈无回声区，肾的上下移动度减低或消失等改变，结合临床有感染症状、肾区肿胀和触压痛等，便可诊断为本病。然而，肾周围炎较轻，尚未形成肾周围炎性肿块时，超声诊断较为困难。对此，需仔细检查并与对侧肾周围脂肪囊回声对比观察，并寻

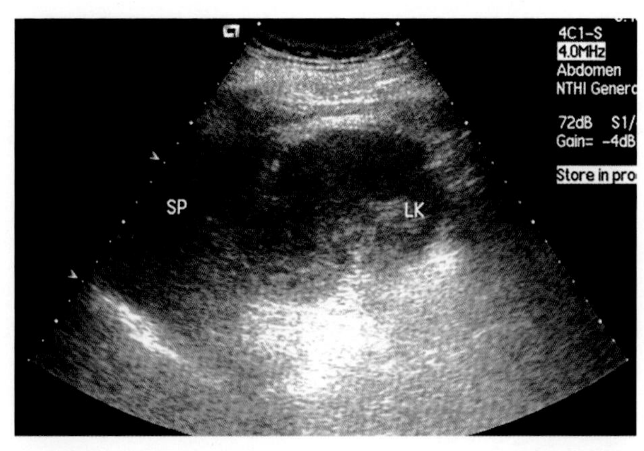


左肾包膜与肾脂肪囊之间见局部膨大的低回声区，其内见细小点状回声，后有回声增强效应

**图45-1-40　肾周围脓肿声像图**

找与患肾与肾周围组织回声的异同点，才可避免漏诊和误诊。超声诊断过程中需与以下疾病鉴别。

（1）腰大肌脓肿：肾周围脓肿与腰大肌脓肿的声像图表现类似。前者无回声区虽与腰大肌回声界限不清，但是作腰大肌纵向断面可见肌纤维连续性好，回声较均匀；后者则可见腰大肌肌束回声的连续性破坏，鉴别诊断多无困难。

（2）肾周围囊肿：又称肾周围假性囊肿，如肾周尿囊肿等。前者多为创伤后，导致尿液向肾周外渗形成的包裹性积液，囊壁为脂肪纤维组织，仔细观察可见囊内透声较好，无回声区以围绕肾脏周围分布为主，肾周围脓肿则与其相反。鉴别诊断存在困难时，可结合患者曾有外伤或肾脏手术史，再进行复检，便可明确诊断。

（3）肾周围血肿：本病与肾周围囊肿鉴别诊断方法相似。所不同的是患者多发生在肾创伤之后，并伴有患侧肾包膜有不同程度的裂伤。此外，肾周围血肿无回声区透声较差，其内可见云絮状回声漂浮或沉淀物体，改变体位检查可发现云絮状回声有向重力方向移动的声像图征象，鉴别诊断较为容易。若在超声引导下穿刺抽吸液体，可迅速做出明确的诊断结果。

目前肾周围炎与肾周围脓肿临床较为少见。仅凭临床表现与体征诊断本病，难免与腰大肌脓肿、肾周围囊肿及其血肿混淆。X线肾区平片和尿路造影检查仅可见一些间接征象，难以定性诊断。应用CT和MRI诊断本病敏感性较高，但特异性较差，不少患者还需进行增强扫描方可确诊。灰阶和彩色多普勒超声检查用于临床以来，绝大

多数首次检查便可做出准确的诊断结果。同时超声检查尚能明确诊断是肾周围炎还是肾周围脓肿，对于后者能准确地显示脓肿的大小、位置及深度，为临床选择最佳置管引流的部位提供可靠的依据。对于保守治疗的患者，应用超声检查动态观察本病治疗效果，既简便又实用，是其他影像学检查方法不可比拟的。

## （四）肾结核

肾结核（renal tubercle，RTB）是泌尿系统结核病中最为多见的一种疾病。多起源于肺结核，结核杆菌可经由血行、淋巴管、直接蔓延等多种途径传播。若经血行播散时，通常肾脏首先遭受结核杆菌感染，并可由肾向输尿管、膀胱及尿道蔓延。RTB的血行感染多数见于双侧肾脏，首先引起肾皮质感染，此时并不引起临床症状，被称为病理RTB。若结核病灶累及范围逐渐扩大而出现临床症状时，称为临床RTB。临床肾结核多见于一侧肾脏，由于结核病灶在肾内蔓延和对肾的破坏程度不同，肾的病理改变可有较大的变化。

1. 病理及临床概要　结核病灶累及肾乳头并引起感染时，可形成干酪样溃疡，进而可形成髓质空洞和肾盏积脓；病情较重者，整个肾可成为有无数个空洞的囊状结构；肾盂和输尿管受累时，可引起肾积水或结核性肾积脓；结核性肾钙化则为结核病灶区域内有大量钙盐沉着，既可局限于肾的一部分，亦可见于全肾弥漫性钙化，若肾功能完全丧失，被称为肾“自截”，此时输尿管腔闭合。膀胱继发感染可经抗结核药物治愈或自行愈合。此外，结核杆菌经血行播散可引起附睾结核，顺行或逆行感染尚可引起输尿管、尿道、精囊和前列腺结核等。

病理RTB即肾结核早期多无明显临床症状。病灶累及范围扩大或合并感染时，可出现尿频、尿急、尿痛、血尿、脓尿等。病情较重引起结核性肾积脓或有肾周围炎时，可出现腰痛或局部肿胀，并有明显压痛；引起肾积水时，可触及肾区肿块。病情较重或合并其他脏器感染时，可出现消瘦、发热、贫血等症状。尿常规检查常呈酸性，可有脓尿、蛋白尿或镜下血尿，尿培养可找到抗酸杆菌。

2. 超声检查所见　RTB的声像图表现多种多样，但与结核病灶累及肾的范围和病理演变过程不同密切相关。笔者等根据RTB声像图表现的演变过程，结合其病理改变不同。将RTB声像图归纳为5种类型。

Ⅰ型（肾结核空洞型）：患侧肾轻度异常改变。肾轮廓稍大，外形饱满，但肾轮廓线较光滑。肾髓质、实质或肾小盏部显示边缘不规则直径1.5～2cm的弱回声或透声较差的无回声区，其周围可有斑点或斑片状强回声。肾窦局部可因受结核病灶累及或病变压迫，回声增强或排列紊乱。此型见于结核病灶侵及肾实质或进一步破坏，形成髓质、实质空洞或肾盏积脓（图45-1-41）。

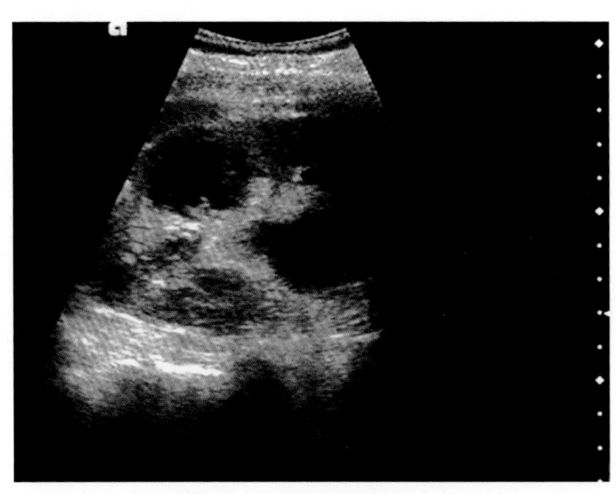

右肾上部显示数个无回声区，壁厚，不光滑

**图45-1-41　肾结核空洞声像图**

Ⅱ型（肾结核性积水型）：肾轮廓增大，包膜不光滑，肾盂、肾盏扩张，其内为透声较差的无回声区。肾内局部可见不规则斑点或斑片状强回声，伴弱声影。此型见于结核病灶累及肾盂输尿管连接部或累及输尿管，导致肾积水的征象（图45-1-42）。

Ⅲ型（肾寒性脓肿型）：肾轮廓明显增大，包膜不光滑或局部凸隆不平，肾盂、肾盏均明显扩张，两者分界不清，肾内无回声区透声差，改变体位观察有云雾样回声漂浮或有沉积样点状回声向重力方向移动，盂管连接部或/和输尿管周围黏膜水肿增厚，表面不光滑，管口部狭窄。此型为肾脏重度破坏，病灶累及输尿管并导致尿路梗阻，肾内淤滞有大量脓液（图45-1-43）。

Ⅳ型（肾结核混合型）：此型既可为肾重度破坏，尚可见于肾中度损害者。根据此型肾结核的声像图表现和病理改变不同，又可将其分为以下两型：

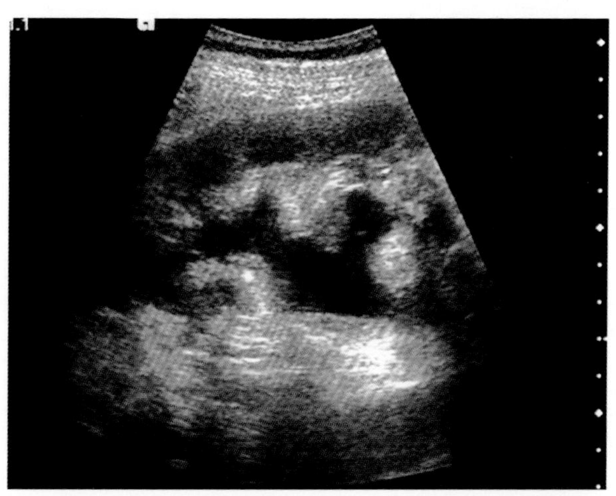

右肾窦分离扩张，内透声差，肾盂肾盏略增厚，毛糙

**图 45-1-42 结核性肾积水**

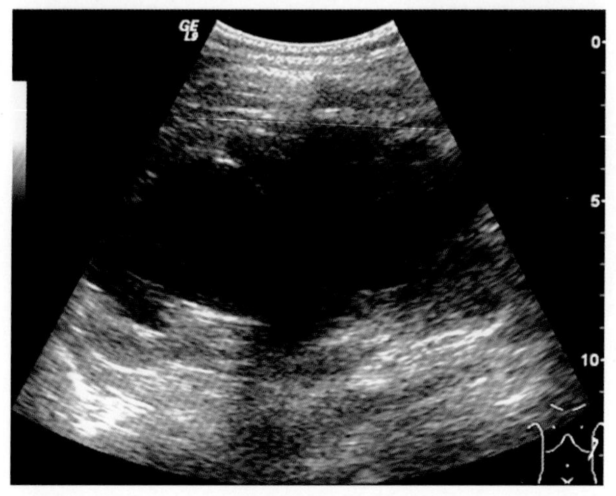

肾盂和肾盏明显分离扩张，内显示为透声较差的无回声区，并可见较多沉积

**图 45-1-43 结核性肾积脓声像图**

Ⅳa 型（肾呈中度或重度损害）：肾轮廓增大，表面不光滑，肾实质或肾盏内有多个透声较差的无回声区，此为肾结核空洞和局部肾盏积脓的声像图表现。同时尚可在肾内显示多个斑点或斑片状强回声，后伴明显声影（图 45-1-44）。肾窦局部可因受病灶压迫变形或可伴有轻度肾积水。此型临床较为多见。

Ⅳb 型（肾呈重度破坏）：肾轮廓多有不同程度萎缩或有肾局限性增大，肾包膜不光滑或局部膨隆，膨隆区域主要为肾盏积脓声像图改变。肾内部回声杂乱，肾窦受压、受侵变形或肾窦回声紊乱。肾内有斑点、斑片或团块状强回声，后伴明显声影。此型见于结核病灶累及肾实质和肾窦，形成较多干酪样坏死空洞和肾盏积脓，同时有纤维化和钙化的发生。

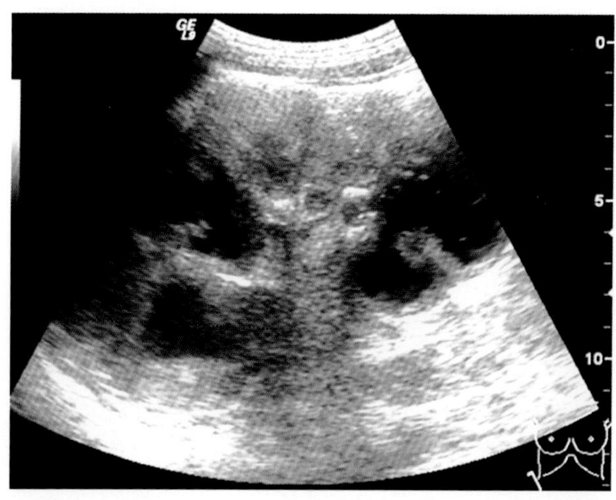

髓质和肾盏区域显示多个透声较差的无回声区，并见多个斑点与斑片状强回声

**图 45-1-44 混合型肾结核声像图**

Ⅴ型（肾结核钙化型）：肾轮廓不同程度的缩小，外形不规则，包膜隆突不平或呈结节状，难以显示肾盂和肾盏回声，代之以形态不规则的团块状或斑片状强回声，后有明显声影。见于结核病灶内大量钙盐沉着，致整个肾病变广泛钙化，肾实质因纤维化或硬化而萎缩。当肾功能完全丧失时，临床称为“肾自截”或“油灰肾”（图 45-1-45）。

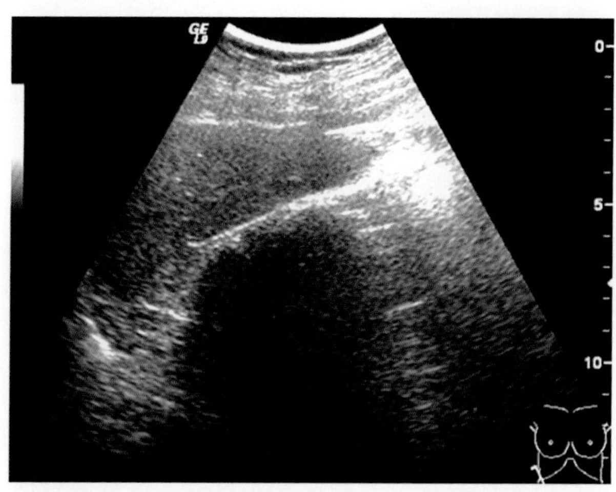

右肾冠状断面示右肾区无正常肾回声，取而代之为轮廓较小的强回声团，后伴明显声影

**图 45-1-45 肾结核重度钙化型（肾自截）声像图**

鉴于 RTB 的病理演变过程不同，声像图表现复杂而又多样化，以上只是基本的分型，往往有少数 RTB 的声像图表现与多种病理改变混合存

在，而难以进行确切的分型。

3. 诊断思维与评价　肾轮廓增大，包膜隆突不平，肾实质或肾盏内显示边缘不规则、透声较差的无回声区，肾内可见斑点、斑片或团块状强回声后伴声影，当除外其他肾疾病后，便可诊断为 RTB。若结合患者有其他脏器的结核病史、尿中找到抗酸杆菌或结核菌实验呈阳性时，诊断结果更为可靠。然而，上述肾结核往往累及肾的范围较大，病情较重，临床多已失去药物治愈的机会。因此，超声检查应着重探讨早期 RTB 的诊断问题。应注意与以下疾病鉴别。

（1）复杂性肾囊肿：结核性肾空洞与感染性、出血性及多发性肾囊肿，声像图表现有相似之处。前者多位于肾髓质或肾乳头以上区域，边缘不规则，壁较毛糙或稍厚，无回声区内透声较差，其周围可有斑点状或斑片状强回声；后者多见于肾包膜下或肾皮质部，多发性肾囊肿的囊壁光滑，无回声区内透声好，尿液检查多无改变；出血性或感染性肾囊肿，张力较高，多为圆形，虽囊壁可稍毛糙，但其内透声性较肾结核空洞或肾盏积脓更差，病情较重者常可见血凝块或脓栓样回声。鉴别诊断存在困难时，可结合临床症状、实验室及其他影像学检查综合判断。

（2）肾肿瘤：呈弱回声的结核性肾空洞与弱回声肾细胞癌，两者鉴别可有一定难度。前者病灶后方有回声增强效应。而肾癌团块内回声较多，分布不均匀，其后无回声增强改变，较大的肿瘤可有回声衰减征象。应用彩色多普勒和声学造影，观察病灶内有无血流信号或造影剂增强，对两者的诊断与鉴别意义较大。

（3）肾积水：结核性肾积脓与肾积水合并出血或感染的声像图，均为肾盂、肾盏扩张，内为透声较差的无回声区。但前者肾盂与肾盏壁略增厚，且不光滑，常可在肾实质部显示孤立的无回声区，并多可在病灶周围显示斑片状强回声，后伴声影或呈彗星尾状。后者则呈典型肾积水的声像图表现，虽无回声区透声较差，但追寻检查可显示尿路梗阻的位置和梗阻病变。

由于 RTB 早期缺乏典型临床症状而诊断困难。既往应用尿抗酸杆菌检验和 X 线静脉尿路造影，诊断 RTB 可提供较大帮助。但前者阳性率仅占 52.9%，静脉尿路造影阳性率较高，有时不易与肾盂肾炎和肾盂源性囊肿鉴别。逆行尿路造影能明确病变的部位和范围，但因患者痛苦较大，且有不少因膀胱挛缩或严重的结核性膀胱炎而难以实施检查。超声检查的临床应用为诊断 RTB 增加了一种简便易行、安全、无损的好方法，并且超声可弥补上述检查的某些不足。超声检查可观察肾内有无结核性病灶，对有异常回声改变者，尚可与肾脏的其他疾病做出鉴别诊断，同时根据病变的部位和累及范围，还可做出声像图分型，从而为临床制定相应的治疗方案提供较为可靠的依据。王正滨等报道 53 例 RTB 的超声诊断结果，符合率为 86.8%。由此可见，超声诊断 RTB 具有重要的临床意义。但由于 RTB 初期的声像图表现缺乏特征性，敏感性较低，若超声能与尿抗酸杆菌检验和静脉尿路造影检查联合应用，对 RTB 的诊断价值更大。

（王正滨）

## 九、肾脏损伤

肾脏损伤（injury of the kidney，IK）以交通事故最为多见，约占 50%；其次，外力击打伤、刀刺伤、高空坠落伤、医源性肾损伤（输尿管插管、肾脏穿刺等）和自发性肾损伤等（肾积水与肾肿瘤破裂等）。其中闭合性肾损伤约占 80%，开放性肾损伤约占 20%。约有 60%的肾损伤并存其他脏器的创伤，如脾脏、肝脏、胰腺、胃肠道创伤等。男性多于女性，青少年多于中老年人。

### （一）病理及临床概要

Nunn 根据临床和放射学检查所见与病理改变的关系，将肾损伤分为 4 种类型（图 45-1-46）。

Ⅰ型（肾挫伤）：有外伤史，肾实质内有挫裂伤，但被膜和集合系统完整，被膜下可有小血肿。

Ⅱ型（肾实质裂伤）：肾实质和被膜破裂，肾内有血肿，并常伴有明显肾外血肿。

Ⅲ型（肾盏撕裂伤）：肾盏和肾盂撕裂，内有血凝块，同时有肾实质损伤，但肾被膜完整。

Ⅳ型（肾广泛性撕裂或断裂伤）：肾被膜、实质和集合系统均有广泛的损伤，甚至肾蒂完全断裂。

肾周围血肿既可由肾脏损伤引起，也可因医源性或自发性出血所致。所谓自发性肾周围血肿为无外伤病史或仅有不足以引起注意的微弱外力

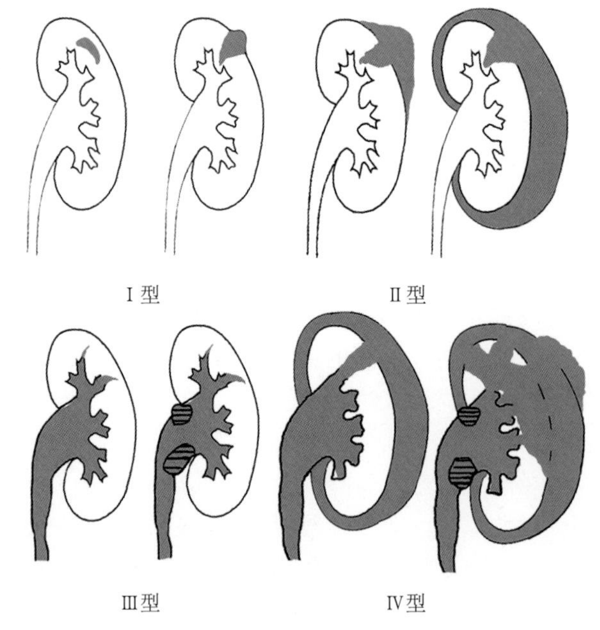


图 45-1-46 肾损伤分型示意图

作用而发生的肾破裂。医源性肾包膜下和肾周围血肿，主要见于经皮肾穿刺活检或囊性病变硬化治疗、肾盂造口、碎石术后等；自发性肾包膜下血肿，则可见于肾肿瘤破裂、机体凝血机制不良、肾血管反常、其他不明原因引起的血管破裂形成的肾周围血肿。肾周围血肿是指肾包膜与肾周筋膜之间血管破裂形成的血肿，肾周围血肿大小不一，主要见于医源性创伤周围，其他因素所致的肾周围血肿可见于肾周的任何部位，少数可见于整个肾包膜与肾周筋膜之间的较大范围内。肾损伤的主要临床表现为伤侧腰腹部肿胀，疼痛或强直，多数患者有不同程度的镜下或肉眼血尿。损伤程度较重者，可出现血压下降、休克乃至死亡。

### （二）超声检查所见

1. 灰阶超声

（1）肾损伤：由于肾损伤的程度不同，病理改变各异，根据肾损伤声像图所见，并结合 Nunn 肾损伤分类法，可将肾损伤的声像图表现分为以下四种类型。

Ⅰ型（肾挫伤）：声像图表现肾轮廓轻度肿大，肾实质内显示局限性范围较小的弱回声或无回声区。肾包膜完整，但肾包膜下可有范围较小弱回声或透声较差的无回声区，少数肾窦轻度分离，内有云雾状低回声。超声造影能清晰显示出肾包膜下出血的位置和范围，还可判断是否存在活动性出血，造影声像图肾回声明显增强，而肾包膜下血肿内无造影剂回声，二者形成鲜明对比。

Ⅱ型（肾实质裂伤）：肾弥漫性或局限性肿大，肾包膜局部向外膨出，内为透声稍差的无回声区。实质内显示边缘不规则的弱回声或无回声区，肾周围可有类似回声，因受肾实质内或肾周围血肿压迫，肾窦可有变形，彩色多普勒检测血肿内无血流信号。若存在活动性出血时，超声造影可在肾包膜下出血区内显示有增强的微气泡弥散进入血肿区内。

Ⅲ型（肾盏撕裂伤）：多数患者肾外形明显增大，但肾包膜连续性较好。肾实质内可见边缘不规则的无回声区。肾窦范围扩大，外形不规整或回声散乱，与肾皮质分界不清。肾盏和肾盂不同程度的分离扩张，其内有较多积血，呈透声较差的无回声区。若有血块堵塞肾盂输尿管连接部或远端输尿管时，肾盂积血量较多，无回声区内可见云雾或云絮状低回声漂浮。血凝块回声多比较高，可沉积在积血无回声的较低位置，改变体位实时观察血凝块有向重力方向浮动的声像图改变。超声造影可判断是否存在活动性出血，如果血肿区域内出现了微气泡强回声，则说明仍有出血，依据微气泡积聚的量和积聚的速度，可间接判定损伤血管的程度和大小。

Ⅳ型（肾广泛性撕裂或断裂伤）：除有Ⅱ型和Ⅲ型肾创伤的声像图表现之外，肾创伤较重者，肾脏可完全性断裂或断裂成数块，肾周脂肪囊内可见范围较大的弱回声和无回声区，血凝块机化后可形成高低不均匀的混合回声。

（2）肾周围血肿：肾脏周围可见透声较差的无回声区，其内有雾点状低回声。无回声区的形态与出血量的多寡、时间和病因有密切的关系。一般出血量较少，出血时间较长的患者，肾周围无回声区多呈残月形；若在较短时间内有大量出血时，可呈现椭圆形透声较差的无回声区；随着时间的推移血肿内血凝块机化时，无回声区内可见类实质样低回声或高回声沉积，改变体位观察可向重力方向移动。一般通过改变超声检查者的体位或改变超声扫查角度，将肾包膜下血肿在声像图中最浅表区域内显示，以便最大限度的显示出血肿的深度和范围。

2. 彩色多普勒超声

出血量较多时，患侧肾脏受血肿的压迫可向

后方移位，局部肾实质不同程度的变薄，随着血肿逐渐得以吸收轮廓缩小乃至消失，肾实质仍可恢复到正常状态；血肿较小的患者肾实质多无明显异常改变。无论较小的肾包膜下血肿，还是较大的血肿压迫肾实质较重时，若无肾功能损害，彩色多普勒检测肾内细小动脉和静脉，仍可呈树枝状彩色血流。肾肿瘤局部微小血管破裂所致的肾周围血肿，声像图表现更有特征性，即血肿内显示凸隆不平的实质性肿瘤回声，并可向内追寻到肾实质内，完整的显示肿瘤轮廓。

3. 超声造影

不仅能清晰显示出肾包膜下出血的位置、范围，还可判断是否存在活动性出血。超声造影时肾脏回声明显增强，而肾包膜下血肿内呈无增强的无回声区，二者形成鲜明对比。若仍存在活动性出血时，可在肾包膜下和肾周围血肿内显示有增强的微气泡弥散进入血肿内部。

### （三）诊断思维与评价

超声检查应首先观察肾脏的大小、形态，包膜线是否光滑连续，然后再仔细观察肾皮质、髓质回声是否均匀，肾窦结构的完整性、有无变形和分离扩张，其内无回声区的透声情况等。若上述声像图出现异常改变时，结合患者创伤后的临床表现，对于绝大多数患者能够做出正确诊断。明确诊断后，再次仔细观察肾创伤的位置、大小、形态和创伤的范围，根据肾损伤的程度进行声像图分类。在轻度肾挫伤者，初次超声检查可能无异常发现。因此，若患者有镜下尤其肉眼血尿时，应在短时间内进行复查，以免漏诊Ⅰ型肾创伤；对Ⅱ型和Ⅲ型肾创伤，则应在观察上述内容的基础上仔细检查肾内血肿和包膜下血肿的位置、大小和范围，并采取灵活多变的检查手法，仔细寻觅肾裂伤与撕裂口的位置与大小。同时还应注意检查其他脏器，如肝脏，脾脏及胰腺等脏器有无并存的损伤和程度，腹腔和腹膜后有无游离的无回声区等，综合评估创伤所致失血的数量，以便为临床采取相应的治疗方案，提供更为可靠而又全面的依据。

此外，有少数患者此前曾有其他肾脏疾病，如肾囊肿、肾肿瘤或肾结核等，肾局部组织较脆弱，所以有时受到未引起患者注意的较轻外伤，甚至某种因素即可引起自发性出血。因此，超声检查时应注意原有肾脏病变。应用超声造影观察肾内病变和肾周围血肿的关系，同时超声造影尚可观察肾损伤后出血量的多寡和有无活动性出血等。

多数肾损伤经保守治疗便可治愈。若重度肾损伤或合并有其他脏器的损伤，则应尽早施行手术治疗。目前，应用各种影像学检查肾损伤，均可发现不同程度的影像学改变，尤其是超声、CT和MRI检查所见更具有特征性。超声不仅能迅速而准确地判断有无肾损伤和损伤的程度、动态观察肾损伤后的出血情况，尚可根据不同程度肾损伤的声像图征象进行分型，若再结合彩色多普勒和超声造影检查，可进一步了解有无肾血管损伤及其肾内的血供情况等。

（唐　杰　刘荣桂）

## 十、肾结石

肾结石（nephrolithiasis）是泌尿系统最常见疾病之一。根据结石所含的成分不同，将其分为若干类，其中草酸钙和磷酸钙结石约占80%；磷酸钙结石或与磷酸镁胺混合结石占6%～9%；尿酸结石约占8%，氨基酸结石占1%～2%，黄嘌呤结石、磺胺结石和粘蛋白结石等占1%。肾结石的大小、形态和硬度与结石的化学成分有较密切的关系。如草酸钙结石质硬，表面光滑多呈桑葚状；磷酸钙结石既可为单一化学成分，也可由磷酸钙、磷酸氢钙和磷酸镁胺等混合而成，该结石轮廓较大，表面粗糙不平，X线肾区平片上所见的鹿角形结石多为此类，结石硬度较草酸钙结石低；氨基酸结石含钙少，韧性较大；胱氨酸、碳酸钙、黄嘌呤结石的硬度相对较大，X线平片上显示率较高。

### （一）病理及临床概要

肾结石可单发，也可多发性，可发生在一侧肾脏，也可在双肾同时发生。肾结石大小不一，甚小的结石可呈粟粒或泥沙样，较大的鹿角状结石可充满整个肾盂和肾盏。较小的结石可嵌顿在肾盏柄部，引起局部肾盏扩张积水。若结石嵌顿在肾盂输尿管连接部并导致尿路梗阻时，可引起肾盂乃至肾盏积水。肾结石可引起上尿路梗阻、感染和局部损伤，并可导致急性或慢性肾功能损害。

结石较小且无尿路梗阻时，临床上可无明显症状。若结石嵌顿在肾盏柄部或嵌入肾盂输尿管连接部时，可引发腰痛和血尿，腰痛多为钝痛和绞痛，并沿患侧输尿管向下放射。合并感染时，可有尿痛、尿急、尿频、血尿乃至脓尿。

## （二）超声检查所见

肾内显示点状或团块状强回声，后伴明显声影是肾结石的典型声像图表现。声像图所见肾结石的形态、回声强度与结石的成分、密度、大小及位置等有密切的关系。

1. 高密度结石　如草酸钙、磷酸钙或与其他成分混合的结石，较为坚硬，透声性极差，声像图仅能显示结石的表面或前部轮廓，因而呈“残月（新月）”形或弧形带状强回声团，后伴明显声影（图 45-1-47）。

2. 低密度结石　如以尿酸、胱氨酸和黄嘌呤成分为主的结石，体积较小，密度较低，透声性较好，可呈点状或团状高回声或强回声，声像图可显示结石的全貌，后方无明显声影或声影较弱（图 45-1-48）。

3. 鹿角型结石　以磷酸钙成分为主，由多种成分形成的结石，其密度与体积均较大。结石可充满整个肾盂，并可向肾盏的空间延伸增大，当结石充满肾盂和肾盏时，其外形轮廓酷似“鹿角”状而得此名。X 线平片上可清晰显示结石的整个外形，但在声像图上不能显示结石的整体轮廓，仅可显示结石的表面，呈现肾盂和肾盏内有多个大小不等的强回声团，后伴明显声影。结石后方与肾盏间隙的肾脏断面解剖结构显示不清（图 45-1-49）。

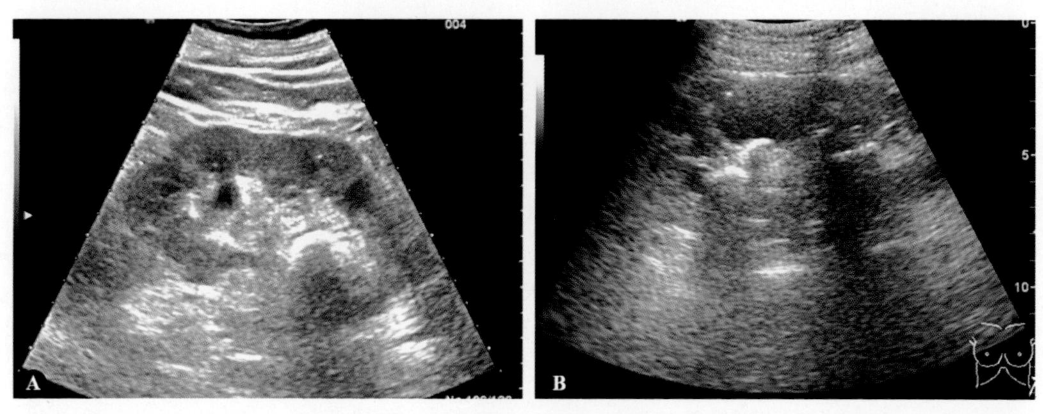

A. 左肾下盏内见一高密度肾结石呈弧形强回声团，后伴明显声影；B. 左肾上盏内见 2 枚高密度肾结石呈弧形强回声团，后伴明显声影

**图 45-1-47　高密度肾结石声像图**

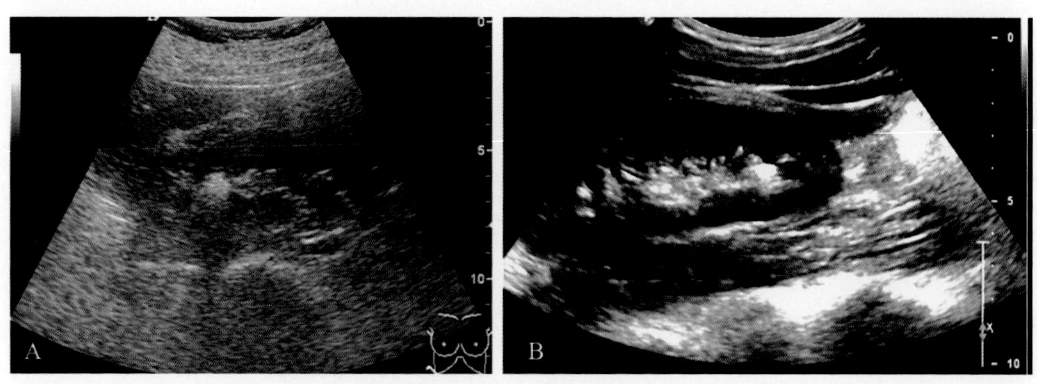

A. 右肾上部肾盏内较低密度结石，可显示结石的全貌，其后方无明显声影；B. 左肾下部肾盏内较低密度结石，可显示结石的全貌，其后方无明显声影

**图 45-1-48　低密度肾结石声像图**

4. 肾内小结石　体积较小的结石多见于肾下盏的后部，显示该部有直径 3～5mm 的强回声，后伴弱声影或无明显声影（图 45-1-50）。

5. 中、上肾盏或肾盂内结石　结石往往在肾

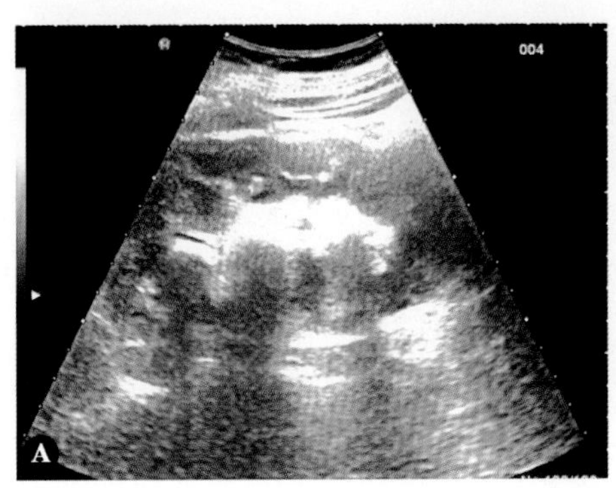
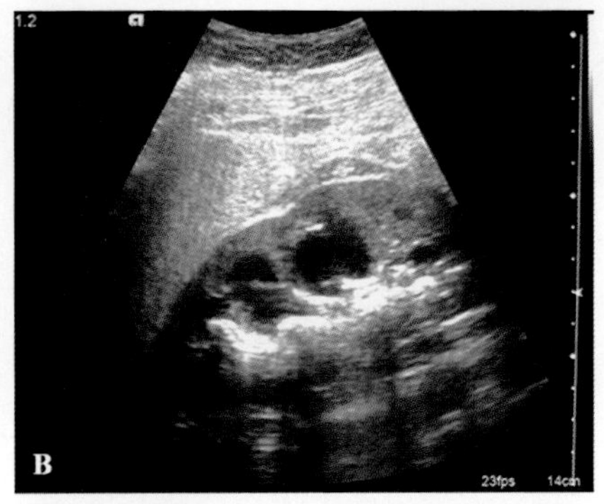

图 45-1-49 鹿角型肾结石声像图

下盏内形成并逐渐增大，但也有在肾中部或上盏内形成的结石。若结石存留在肾上盏或肾盂内无嵌顿发生，便形成中、上肾盏或肾盂内结石，多见于肾盏内较小结石或肾盂内稍大的结石（图 45-1-51）。

6. 散发性肾结石 分布在肾窦边缘或接近肾窦边缘处的结石，体积多较小，直径 2～3mm，多无明显声影。此类结石位于肾髓质与肾小盏交界处，主要见于痛风患者，常为多发并见于双侧肾脏（图 45-1-52）。

7. 髓质结石 主要见于肾髓质囊肿内结石，其声像图表现参见本章“第九节中肾髓质囊肿”。

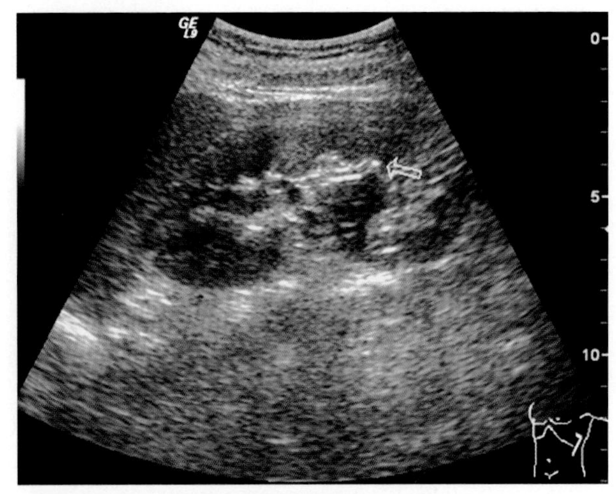

图 45-1-50 肾内小结石声像图

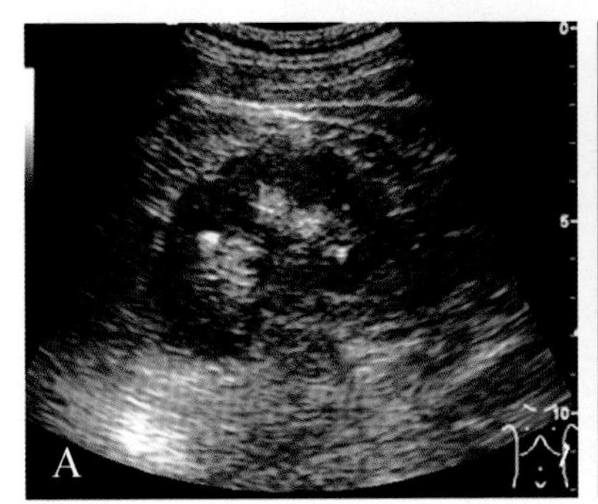
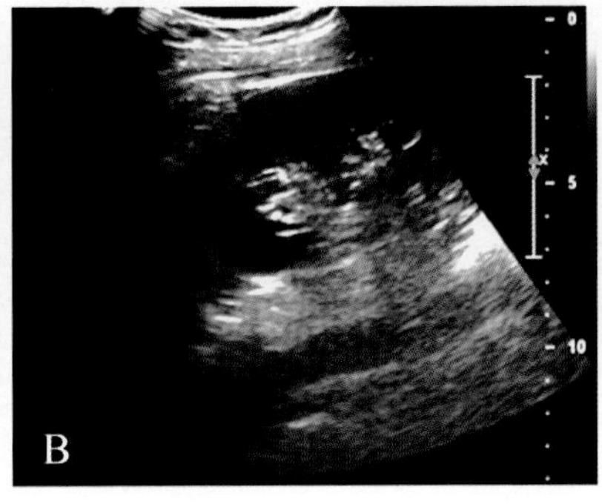
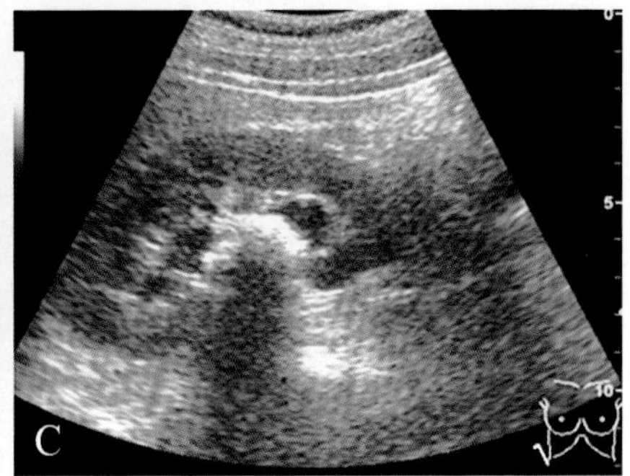

A、B. 左肾上极肾盏内结石；C. 肾盂内结石

图 45-1-51 中、上肾盏或肾盂内结石

8. 梗阻性肾结石 若肾结石嵌顿引起梗阻时，结石的近端可见无回声区。如嵌入肾小盏或大盏柄部的结石，可引起局部肾小盏或大盏扩张积水；若肾结石移动至肾盂输尿管连接部并造成梗阻时，则表现肾盂乃至肾盏扩张积水（图 45-1-53）。

## （三）诊断思维与评价

肾结石声像图表现可因结石的成分、大小、形态、位置不同，而复杂多变。但有非常好的变化规律性，如肾内显示单个或多个大小不等的强回声团，后伴明显声影，即为肾结石的典型声像图特征。然后再根据结石的位置、大小、形态，结合肾内结构的变化，进行具体的分析。通常所见结石多位于肾窦内的下部，肾中上部的强回声团为存留在肾盏或肾盂内的结石；体积较大、密度较高的结石多呈新月形强回声团，后伴明显声

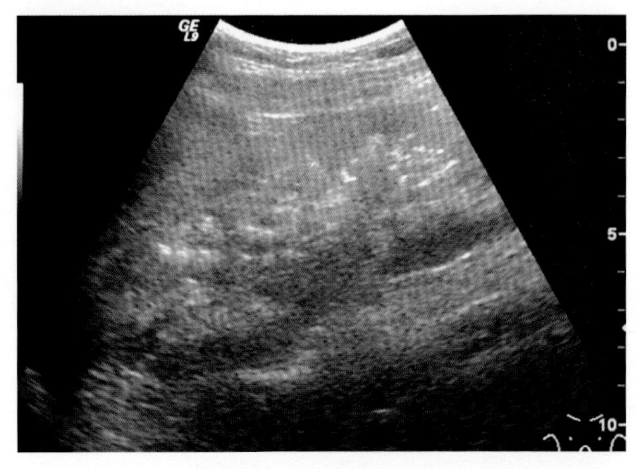

肾内散在分布多发性小结石

**图 45-1-52 散发性肾结石声像图**

影；较小的结石声影较弱或无明显声影；若显示肾盂或局部肾盏积水，则应在无回声的远端寻找嵌顿的结石；鹿角状结石仅能显示距肾实质较近的多个犄角，呈“互不相连”的新月形强回声团，后伴声影。根据声像图征象，95%以上的肾结石能做出明确诊断。需与类似肾结石声像图表现鉴别的疾病有以下几种。

1. 钙乳性肾囊肿　该囊肿多与肾集合管或小盏连通，囊内尿液存留形成的结石或囊壁钙盐附着的声像图表现与肾盏结石相似。前者改变体位观察囊内结石随体位改变向重力方向移动，有时可见附于囊壁的钙盐沉积，其后方伴声影或呈彗星尾征。肾盏结石位于肾盏颈部并可导致该肾盏扩张积水，改变体位结石位置无变化，后方可伴声影，两者鉴别诊断多无困难。

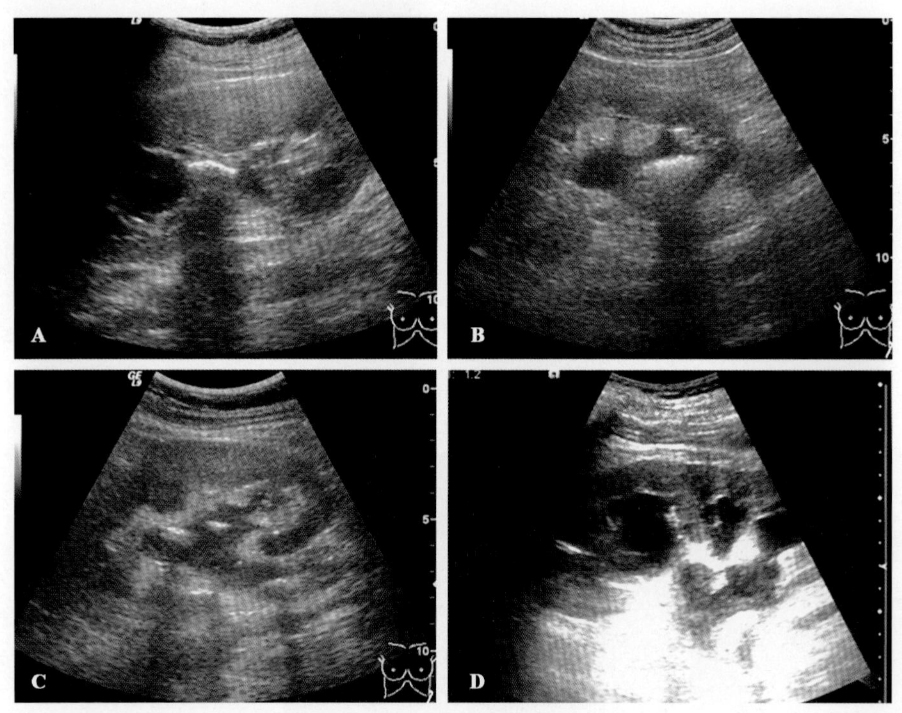

A. 左肾上盏漏斗柄部结石并肾盏积水；B. 肾盂内结石并肾积水；C. 左肾盂输尿管连接部结石并左肾积水

**图 45-1-53 梗阻性肾结石**

2. 肾结核性钙化　钙化强回声外形不规则，主要见于实质内和实质内透声较差无回声或弱回声区的边缘区域，较小的钙化灶后方多有声尾。肾结石强回声则见于肾窦内或其边缘处，后伴声影。结合有无肾结核或其他脏器的结核病史、有关实验室检查等，多能做出明确的诊断结果。

3. 肾内钙化灶　位于肾皮质或肾包膜下的强回声，多为钙化灶。结石多见于肾窦内或肾窦边缘区。

4. 肾窦灶性纤维化　直径<3mm 的肾结石多无声影，有时与肾窦灶性纤维化的点状强回声不易区别。变换体位和角度扫查，若强回声变为短棒或等号样，则为肾窦内灶性纤维化，若点状强回声固定不变，则为结石回声。

X 线肾区平片和静脉尿路造影可对大多数肾结石做出诊断。有时结石与骨骼重叠或为 X 线不显影的阴性结石，不易被发现。肾结石在X线平片上为致密阴影，但有时与肾结核钙化、胆结石、淋巴结钙化的鉴别存在一定困难。CT和MRI虽可明确肾结石的位置、大小与形态，但诊断阴性结石也有一定难度。此外考虑检查费用等因素，一般不将CT和MRI作为诊断肾结石的常规方法。SPECT仅适合评价肾功能有无受损。超声检查不仅能清晰显示结石的大小、数目和空间位置，同时尚可观察有无结石嵌顿或梗阻导致肾积水的情况。较小的结石，X线肾区平片、CT常不能显示或显示不清，X线不显影的阴性结石和结石与骨骼重叠而难以明确诊断者，超声检查均可做出明确的诊断。超声也存在不足，如体积较大的鹿角形结石，超声仅能显示结石的表面或将此误认为多发结石，而不如肾区平片可显示完整的结石轮廓。

（王正滨　张　毅）

## 十一、肾积水

肾积水（hydronephrosis）是尿路发生梗阻后，尿液的分泌、排泄和重吸收三者之间不平衡的结果。通常正常肾盂内压力为10mmHg（1.33kPa）左右，尿路梗阻导致肾积水时，尿液自肾排出受阻，肾盂内压力不同程度的增高，病情较重者肾盂内压力可高达50～70mmHg（6.67～9.33kPa）以上，从而引起肾脏一系列生理与病理学改变。肾盂内压力增高首先引起肾盂扩张，而后引起肾盏扩张。尿路梗阻可发生在上、下尿路的任何部位。通常超声所见上尿路从肾小管至输尿管膀胱入口，下尿路从膀胱至尿道外口均可引起梗阻并导致肾积水。

### （一）病理与临床概要

肾积水分为原发性和继发性两大类。原发性肾积水又称先天性肾积水，多见于小儿。病因有尿路的神经和肌纤维发育不全、输尿管瓣膜或皱襞、肾盂高位出口和异位血管压迫等。继发性肾积水在上尿路梗阻性疾病中，按发病率排序，可见于肾或输尿管结石、炎症、肿瘤、损伤、憩室和息肉等。上尿路的外在压迫，如腹部和腹膜后肿块、特发性腹膜后纤维化，妊娠和月经期充血的卵巢静脉压迫。下尿路常见有前列腺、膀胱和尿道的肿瘤、结石、炎症等疾病，导致的下尿路梗阻。一侧肾积水见于单侧上尿路梗阻，双侧肾积水多为下尿路梗阻所致。双侧上尿路同时发生梗阻者，临床较为少见。肾积水较重时，可因肾实质受压而逐渐萎缩，并导致肾功能损害。

上述某种病因所致尿路发生梗阻后，梗阻近端输尿管扩张和肾积水为尿路梗阻的共同特点。但由于尿路梗阻位置、梗阻病因、病变大小、梗阻程度和梗阻时间不同，超声所见梗阻近段输尿管扩张和肾积水的程度亦各异。王正滨等曾对253例不同病理性质的输尿管梗阻病变进行超声检查，并且将超声检查结果与其他影像学检查、手术和病理诊断结果进行了对比性研究，发现输尿管扩张和肾积水的程度与以下几种因素有较大的关系。

1. 与肾盂的解剖学类型有关　肾内型肾盂对尿流无缓冲作用，因此在尿路梗阻早期或轻度梗阻时，便可导致较明显的肾积水。输尿管严重梗阻者，由于肾积水的压迫，更加重了肾实质的损害；肾外型肾盂由于肾盂大部分突出肾外，对尿流有较好的缓冲作用，因此，肾盏积水的程度较肾内型肾盂明显减少，肾功能的损害程度也比较轻。

2. 与输尿管梗阻的位置有关　输尿管梗阻位置愈高，肾积水程度愈重；输尿管梗阻位置较低者，肾积水的程度多较轻。主要与输尿管对尿流的缓冲和输尿管淋巴组织的吸收作用有关。因此当遇见轻度肾积水并伴有输尿管扩张时，应观察输尿管下端或下尿路有无梗阻病变。

3. 与输尿管梗阻的程度有关　输尿管扩张和肾积水的程度与输尿管梗阻的程度成正比。如发生尿路梗阻病变后，因诊断不及时或延误了治疗时间，可导致输尿管显著扩张和重度肾积水。笔者所见到的输尿管明显扩张和中度以上肾积水的肾盂和输尿管肿瘤，均与此有关。

4. 与输尿管梗阻的病因有关　通常所见重度肾积水患者，多为先天性肾盂输尿管连接部狭窄，后天性输尿管疾病主要见于体积较大的肾盂输尿管连接部结石和输尿管肿瘤。

肾积水主要临床表现是肾区胀痛，肾积水程度较重者可于患侧腹部触及肿块，尤其小儿常以腹部肿块而就诊。尿路不同病理性质的梗阻病因，可产生相应的临床症状。并发感染时，可有发热、尿频、尿痛和血尿等。

### （二）超声检查所见

1. 肾窦分离扩张　肾积水表现为肾窦回声分离扩张，其内呈清晰无回声区，后有回声增强效应。肾窦分离扩张的程度与肾积水量的多少和梗阻时间的长短密切相关。轻度肾积水无回声区仅局限在肾盂内，随着尿路梗阻的加重和梗阻时间的延长，肾盂内无回声区可逐渐拓展到肾大盏乃至肾小盏（图 45-1-54）。

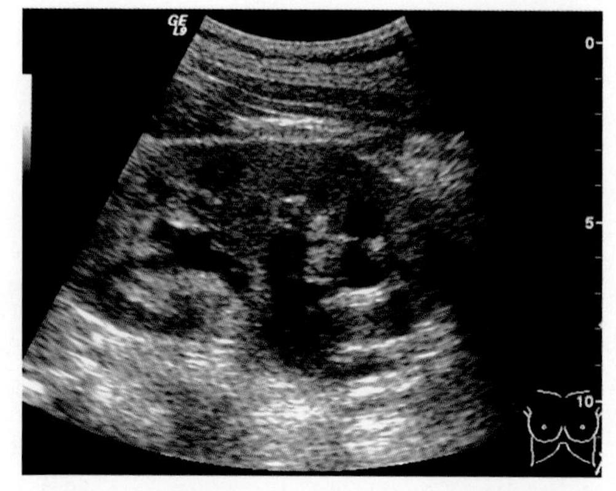

图 45-1-54　肾积水声像图

2. 肾体积增大和外形改变　轻度肾积水，肾窦分离扩张宽径小于 2cm 时，肾外形无明显异常；中度以上肾积水，肾体积明显增大，肾外形改变除与积水的程度和肾盂解剖类型（肾内型或肾外型肾盂）变异有关外，尚与尿路梗阻的病因与梗阻的位置有一定关系。

（1）肾外型肾盂：盂管口轻度狭窄者，肾积水外形似“棒槌”状；输尿管中部以下梗阻所致中度肾积水时，肾门部斜向断面可见肾盂大部分突出肾门并与扩张的输尿管相通，其外形近似“烟斗”形或肾外“囊肿”样改变（图 45-1-55）。

（2）分支型肾盂：轻度肾积水冠状断面图上两个大盏轻度扩张，近似“菱角”形；中度以上积水肾实质受压变薄肾柱回缩，可近似肾“囊肿”样改变，但内膜不光滑（图 45-1-56）。

（3）肾内型肾盂：轻度至中度肾积水时，肾冠状断面显示肾盏与肾盂相通，可呈“湖泊汇流”或“花朵”形（图 45-1-57）；重度积水冠状断面上多个大、小盏与中心部肾盂组合在一起，呈“调色碟”状（图 45-1-58）。

以上肾盂的分类不能概括所有肾盂形态，不少肾盂形态可介于上述两者肾盂之间。应用超声

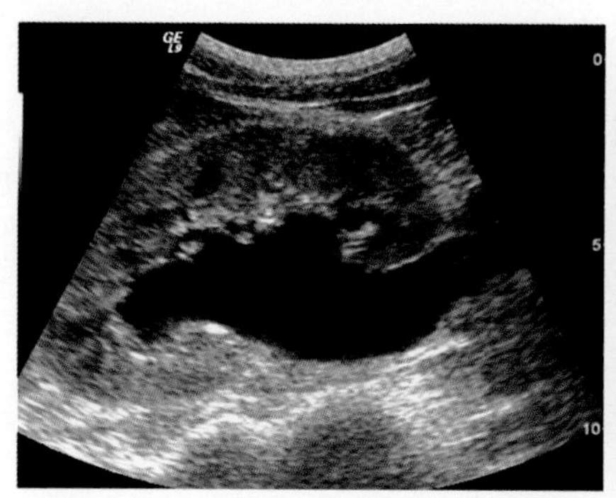

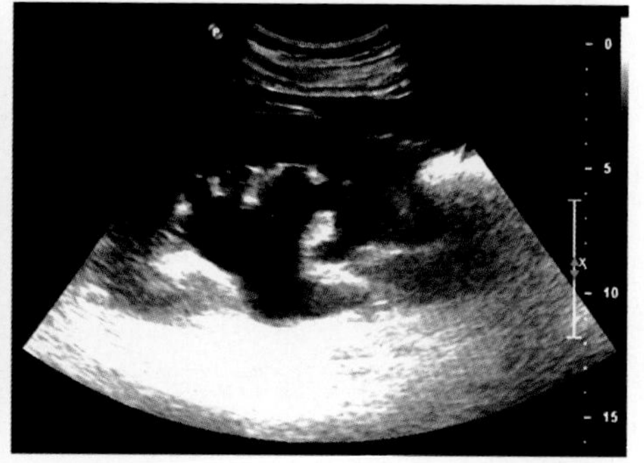

图 45-1-55　肾积水形似“烟斗”

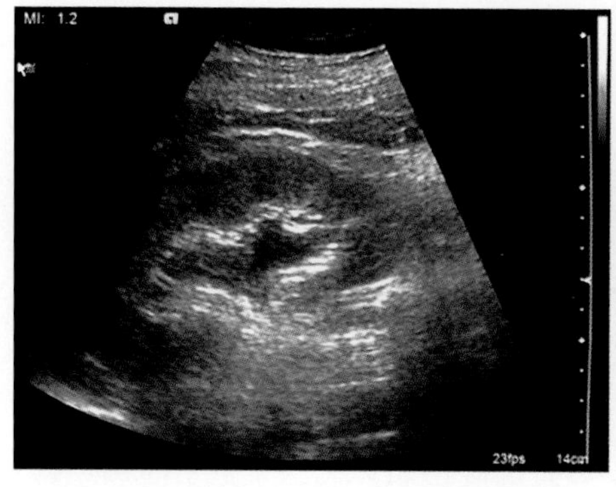

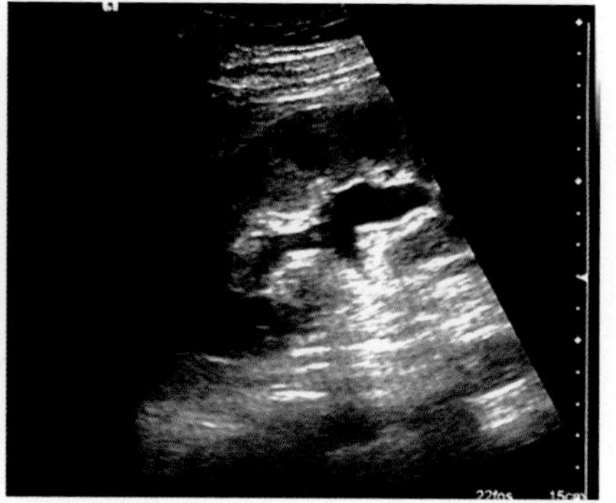

图 45-1-56　肾积水形似“菱角”

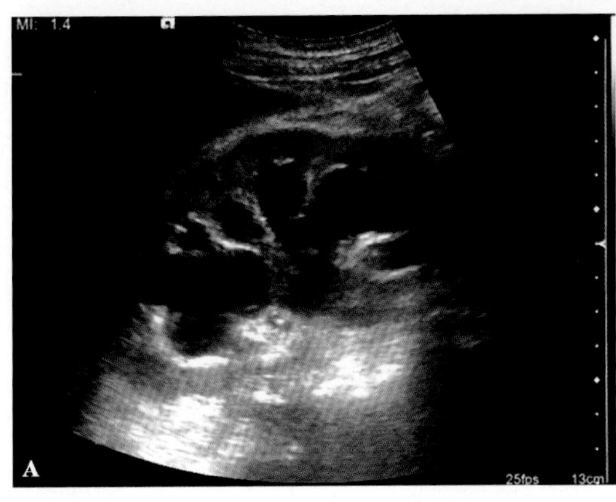

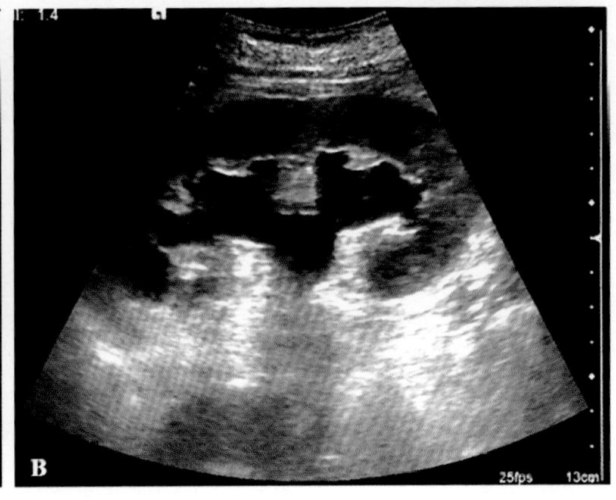


图 45-1-57 肾积水形似“花朵”

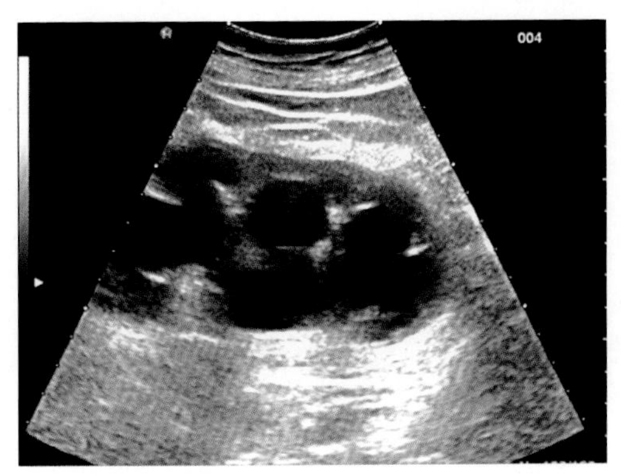

图 45-1-58 肾积水形似“调色碟”

观察肾积水的肾盂形态，目的在于如何根据肾盂形态分类判断梗阻位置、病变性质和梗阻的程度。

3. 肾实质的改变 轻度肾积水或肾外型肾盂中度积水时，肾实质可无明显改变；肾内型肾盂扩张的肾盏压迫肾实质较重，尤其重度肾积水可因肾实质明显受压而萎缩变薄，肾实质与肾包膜组合呈现菲薄之条带状高回声。声像图所见肾实质萎缩变薄的程度，可间接反映肾功能损害情况。

4. 输尿管梗阻病因的声像图表现，参见“输尿管疾病”。

少量肾积水时，肾窦内仅可滞留 10ml 左右尿液，重度肾积水可达数百乃至数千毫升。根据肾窦分离扩张的程度和肾积水量的多少，可分为轻度、中度和重度肾积水。周永昌将肾积水量超过 2000ml 称为巨大肾积水。共将肾积水分为四度，不同程度肾积水的声像图表现参阅表45-1-3。

表 45-1-3 肾积水的程度及声像图分度

| 肾脏改变 | 轻度积水 | 中度积水 | 重度积水 |
|---|---|---|---|
| 肾轮廓 | 正常 | 轻度增大，外形饱满 | 各径线显著增大，变形 |
| 肾窦 | 排尿后肾窦分离≥1.5cm，肾大盏扩张，肾小盏无分离扩张；肾锥体顶端穹窿部不显示或呈“杯状” | 肾盂、肾大盏明显扩张，肾小盏轻度扩张；肾锥体顶端穹窿部变浅，呈圆弧状 | 肾盂、肾大、小盏均显著扩张，甚至难以分辨 |
| 肾实质 | 厚度正常，肾柱回声清晰 | 轻度变薄。肾柱回声变短、变细 | 显著变薄，肾柱变短、变细似线状不完全分隔 |
| 肾盂类型 | 冠状断面呈“菱角”形、“鹿角”形，横断面呈“C”形或“O”形，纵断面呈“一”字形 | 冠状断面呈“手套”形，“烟斗”形、“莲头”形，纵断面呈“8”字形或“花朵”形，横断面可呈“棒槌”形或“烟斗”形 | 冠状断面呈调色碟形，多“囊”状，纵、横断面呈巨大“囊肿”形 |

## （三）诊断思维与评价

肾窦分离扩张，内部为透声较好的无回声区，后方回声增强，为肾积水的声像图特征。典型肾积水为肾内多个无回声区相互连通，并可与扩张的输尿管连续。肾积水周边有向内伸入的不完全分隔（受压萎缩变薄的肾柱）。由于肾盂类型、积水程度、梗阻位置、梗阻性病变性质及超声断面的不同，声像图所见肾积水的形态可有很大的变化。因此有时需与下列疾病作必要的鉴别诊断：

1. 肾囊肿 肾外型肾盂，扩张的肾盂大部分突出肾外，声像图上可与肾门部包膜下囊肿相似。

前者为尿路梗阻引起，当梗阻位于输尿管中部以下时，肾盂扩张无回声区的形态近似“烟斗”形；肾盂输尿管连接部梗阻，肾盂外形可类似椭圆形或“倒梨”形，同时肾盏可有不同程度的扩张。而后者外形呈圆形或椭圆形，肾包膜局部外突，内膜光滑，局部肾窦受压变形，鉴别诊断多无困难。

2. 结核性肾积脓　肾积水合并感染与结核性肾积脓的鉴别较为困难。尽管前者肾内无回声区透声较差，但其他回声与肾积水相同，而后者无回声区内有较多沉积，改变体位可显示向重力方向移动。此外，实质部多可见钙化强回声，后伴声影或呈彗星尾状，有时可在肾髓质与实质交界区见到独立的透声较差无回声区。

3. 多发性肾囊肿　肾内型肾盂积水声像图可似“调色碟”状，需与多发性肾囊肿鉴别。扩张的肾盏与肾盂大小相仿，并围绕肾盂似放射状排列，相互间分隔不完整，变换角度扫查可见各无回声区间相通。多发性肾囊肿无回声区大小悬殊、排列散乱、互不相通，并可以见到被挤压变形的肾窦回声，较容易鉴别。

4. 其他因素所致肾窦扩张　(1) 膀胱高度充盈后，其内压力增高向上传递到输尿管和肾盂，此时因肾盂内尿液不能及时排出，可导致肾窦分离。但肾窦宽度多＜1.5cm，排尿后便可恢复到正常；(2) 大量饮水或应用利尿和解痉药后，肾脏分泌尿液速度加快，因肾盂内尿液不能及时排出会出现短时间的肾窦分离；(3) 月经期或妊娠期扩张迂曲的卵巢静脉压迫输尿管，可导致不完全性梗阻；(4) 妊娠早期因孕激素分泌增多，输尿管蠕动减弱，肾盂内尿液不能及时排空；(5) 晚期妊娠子宫与胎头可压迫输尿管。上述原因所致的肾盂积水与病理性肾盂积水不同，当去除外在因素后，便可逐渐消失。也有极少数上述因素与病理因素同时存在，对此需仔细检查，以免漏诊。

临床上用于诊断肾积水的影像学方法较多，若肾功能无明显受损，静脉尿路造影可显示肾积水的程度和梗阻病变。但多因肾功能损害肾盂显影不佳或不显影；逆行尿路造影虽有较大诊断价值，但操作复杂，受检者有一定痛苦，或可引起上行感染，而不宜常规采用；CT 与 MRI 观察轻度肾积水不够敏感，对于中度以上肾积水，既可显示肾内结构的变化，又可寻找到引起肾积水的病因，但因费用较高，操作较为复杂，一般不作为诊断肾积水的首选方法。应用超声诊断肾积水较其他影像学方法敏感性更高，超声既可准确判断有无肾积水和积水的程度，又可追踪显示肾积水的病因。超声检查不受肾功能的影响，尤其对碘过敏或静脉尿路造影不显影的无功能肾，更可显示出超声检查的优越性。作者曾报道 78 例输尿管梗阻疾病的超声诊断结果，超声均可见不同程度的肾积水，根据声像图所见输尿管扩张程度与范围，超声诊断输尿管梗阻位置符合率为 94.9%，诊断梗阻病因符合率为 91%。

超声检查的优点还在于：(1) 多次超声检查可动态观察肾积水的情况。如孕妇肾积水分娩前后的观察；肾或输尿管结石采用体外震波碎石前后观察肾积水的消长情况；不同病理性质输尿管梗阻疾病手术前后，观察肾积水的转归等。(2) 肾积水手术前后，应用二维超声观察肾内结构、结合彩色多普勒检测肾小动脉血流动力学的变化，可了解肾实质萎缩和损害的程度，大致估测术后患侧肾功能的转归情况。(3) 急性尿路梗阻或双侧尿路梗阻并肾积水者，在超声导向下施行肾造口术，对解除患者急性肾功能衰竭，争取接受进一步治疗的时机有重要意义。(4) 在超声导向下行肾盂穿刺抽吸和顺行尿路造影，能减少并发症的发生，并可提高穿刺成功率和造影效果，从而为临床提供具有重要价值的诊断依据。

（王正滨）

## 十二、肾下垂与游走肾

### （一）病理及临床概要

正常肾脏的位置是相对固定的，主要是依靠肾蒂血管、肾周筋膜、肾毗邻脏器和腹压的支持，稳定在一定范围内。当作呼吸运动或采取站立位时，肾脏的位置可上下移动，但最多不超过一个锥体的范围，即 3～4cm，若站立时肾脏向下移动超过此范围，即为肾下垂（nephroptosis）。本病多见身体瘦长型或体弱型，男女均可发病，以女性多见，常由于发育期肾窝较浅或妊娠分娩后腹肌松软及肾周筋膜松弛所致。多伴有胃和其他内脏下垂。

游走肾（wandering renal）在临床上较为少

见。本病属肾蒂血管过长而引起，较肾下垂的动度范围更为广泛，同时尚可越过腹中线移动至对侧腹部或可在腹内向各方向移动（图 45-1-59）。游走肾过度移动可导致肾蒂扭转，此时可因血流不畅而出现肾充血和水肿，由于输尿管弯曲尿流受阻，尚可引起轻度肾积水。

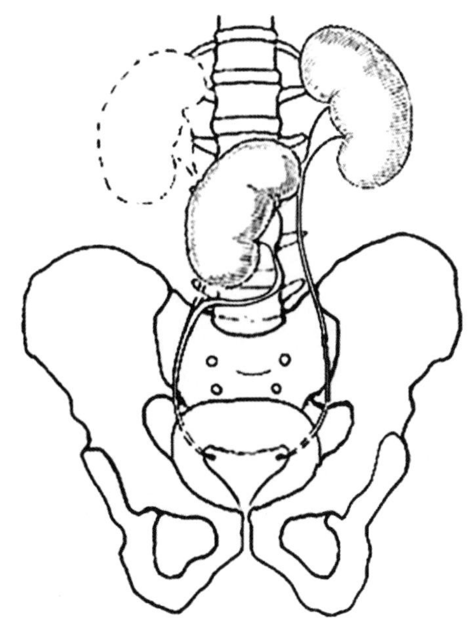

图 45-1-59　游走肾

肾下垂可出现腰痛，多为牵拉痛或钝痛，劳累或行走时间过久后症状加重。尚可伴有食欲不振、恶心、腹胀等症状。坐位与立位时，患侧腹部可触及肿块。若腹部肿块可向各方向移动，则为游走肾的主要特征。肾下垂与游走肾发生肾蒂扭转时，可引起肾缺血性绞痛、肾淤血和肾积水等，但临床罕见。

## （二）超声检查所见

1. 肾下垂　俯卧位或仰卧位时，以肾下极为界定点，然后取立位，若肾下极向下移动＞3cm或超过一个锥体，则为肾下垂。若以肾下极水平判断，正常肾下极相当于第二腰椎水平，左肾位置较右肾高出 1～1.5cm。站立位若超声显示肾下极降至第三腰椎水平，为轻度（Ⅰ度）肾下垂；低于第四腰椎水平为中度（Ⅱ度）肾下垂；低于第五腰椎水平，则为重度（Ⅲ度）肾下垂。

肾下垂较重者，取立位经前腹部超声检查，以两侧髂嵴上缘连线水平为准，若肾下极位置低于此连线，可诊断为轻度肾下垂；以该连线为界，肾下极每低于 3～4cm（因个人身高差异，椎体长径可有差别），则可判断为中度或重度肾下垂。一般肾下垂患者的肾大小、形态和内部回声结构多无明显异常。

2. 游走肾　肾区无肾脏回声，可在对侧腹部、脐周围或盆腔内显示肾回声。改变体位或推动该肾时，可有较大范围的移动，甚至可回纳至肾区。游走肾常伴轻度发育不良，肾轮廓较小，并发肾积水时，肾窦分离扩张，内为无回声区。

## （三）诊断思维与评价

对于体形消瘦的青年女性实施超声检查时，当显示肾位置较低或肾区无肾回声时，便应考虑有无肾下垂或游走肾的可能。因此，应在仰卧位或俯卧位超声检查的基础上，结合立位时观察肾向下移动的范围判断有无肾下垂，并根据立位时肾下极的位置，进一步判断肾下垂的程度。超声诊断肾下垂或游走肾时，应充分显示肾的全部轮廓，并除外毗邻脏器占位病变压迫所致的肾下移；其次还应与异位肾、肠道肿瘤和腹腔其他肿瘤鉴别。

1. 游走肾与肾下垂　两者鉴别较为容易，前者活动范围较大，改变体位可移动至对侧腹部，肾下垂则仅限于可在同侧腹部上下移动。

2. 异位肾　异位肾体积较小，位置较固定，改变体位或推移不能回复肾窝，与肾下垂和游走肾不同。

3. 肠道肿瘤　可类似肾回声，被称为“假肾征”，但肾区检查可见肾回声。此外，肠道肿瘤边缘不规则，肠壁厚度不均，肠腔间隙内可见肠内容物及气体回声，与肾内结构回声有明显区别。

4. 腹腔肿瘤　肠系膜或大网膜肿瘤在腹腔内的活动范围较大，肿瘤多呈圆形或椭圆形，肿瘤内部回声较低，更无高回声的肾窦结构，彩色多普勒检测肿瘤内无肾内血管回声。

固然 CT、MRI、SPECT 检查均可显示肾脏位置、大小和形态的变化，然而不便随改变体位观察，有时难以判定是肾下垂、游走肾或异位肾。应用超声诊断与鉴别诊断是肾下垂或游走肾，可弥补其他影像学检查的不足，并且方法简便易行，结果准确可靠。

（王正滨　闫志梅）

## 参考文献


[1] 王正滨，唐杰，杨斌，等．泌尿生殖系统疾病超声诊断与鉴别诊断学．北京：人民卫生出版社，2010.

[2] 吴阶平．吴阶平泌尿外科学．济南：山东科学技术出版社，2009.

[3] 周永昌，郭万学．超声医学．第5版．北京：科学技术文献出版社，2004.

[4] 周永昌，陈亚青．泌尿系疾病超声诊断与介入治疗．北京：科学技术文献出版社，2008.

[5] 李吉昌．泌尿男生殖系统影像诊断学．济南：山东科学技术出版社，2000.

[6] 王正滨．肾脏疾病．见王金锐，曹海根主编．实用腹部超声诊断学．北京：人民卫生出版社，1994.

[7] 王正滨．输尿管．见：曹海根，王金锐主编．实用腹部超声诊断学．北京：人民卫生出版社，1994.

[8] 吴乃森．腹部超声诊断与鉴别诊断学．北京：科学技术文献出版社，2009.

[9] 张武．现代超声诊断学．北京：科学技术文献出版社，2008.

[10] 宋树良，王正滨．超声诊断学．北京：中国医药科技出版社，1994.

[11] 徐文坚主译．泌尿系统影像诊断学．北京：人民卫生出版社，2003.

[12] 王正滨，袁梅，范玉英，等．肾结核超声显像诊断与分型的进一步探讨．中华超声影像学杂志，1997，6（4）：220-222.

[13] 杨斌．超声检查在肾脏疾病诊断中的应用和体会．肾脏病与透析肾移植杂志，2008，17（5）：446-447.

[14] Milovanceva PM，Dzikova S. Doppler ultrasonography：a tool for nephrologists - single centre experience. Prilozi，2008，29（1）：107-128.

[15] Barozzi L，Valentino M，Santoro A，et al. Renal ultrasonography in critically ill patients. Crit Care Med，2007，35（5）：198-205.

[16] Kalantarinia K，Belcik JT，Patrie J，et al. Real-time measurement of renal blood flow in healthy subjects using contrast-enhanced ultrasound. Am J Physiol Renal Physiol，2009，297（4）：1129-1134.

[17] Tuma J，Heynemann H. Ultrasound differential diagnosis in renal parenchymal disease. Schweiz-Rundsch-Med-Prax，2006，95（18）：721-727.

[18] Davran R. The usefulness of color Doppler twinkling artifact in the diagnosis of urinary calculi. Eur J Radiol，2009，71（2）：378.

[19] Wimpissinger F，Türk C，Kheyfets O，et al. The silence of the stones：asymptomatic ureteral calculi. J Urol，2007，178（4 Pt 1）：1341-1344.

[20] Passerotti C，Chow JS，Silva A，et al. Ultrasound versus computerized tomography for evaluating urolithiasis. J Urol，2009，182（4 Suppl）：1829-1834.

[21] Choi JM，Wang J，Guarnaccia MM，et al. Bilateral megaureters may masquerade as hydrosalpinges on ultrasound. Reprod Biomed Online，2009，18（6）：821-823.

[22] Snow A，Buckley O，Torreggiani WC. Sonographic appearance of metallic ureteric stents. J Ultrasound Med，2009，28（2）：273-274.


## 十三、移植肾

肾移植是把正常肾脏移植到人体的髂窝内，是治疗终末期肾功能衰竭的最有效办法。肾移植分为自体肾移植、同质肾移植及同种异体肾移植，目前，绝大部分为同种异体肾移植。肾移植手术是将供肾动脉与髂内（或髂外）动脉吻合，供肾静脉与髂外静脉吻合，供肾输尿管经过一段膀胱肌层形成的短隧道与受者膀胱顶部黏膜吻合。由于移植肾紧贴腹壁，位置表浅，具有极好的超声检查窗，有利于超声探查及动态监测移植肾的变化，因此超声检查是监测移植肾变化的重要手段。

### （一）检查方法

患者仰卧位，暴露左或右侧髂窝移植肾区域，采用高频线阵探头，中心频率最好大于5MHz探头，对较深位置的移植肾血管或肾脏整体观察可选用低频腹部探头。首先观察肾脏结构是否完整，包膜是否光滑，肾周有无积液等情况，然后分别进行移植肾纵切、横切及冠状切扫查，充分显示肾实质及集合系统，注意观察其回声改变，并测量其长、宽、厚径，按公式（$V=L\times W\times T\times 0.5$）估算体积。使用彩色多普勒超声进行血管检查，观察各级肾动脉血流灌注情况，并测量其频谱。一般在术后即刻或24h内进行首次超声检查，每隔1～3天复查。

### （二）正常移植肾声像图

正常移植肾上极靠外，下极靠内，结构特征与正常肾相同，体积略大于正常肾脏，肾皮髓质及集合系统回声界限分明，肾锥体呈楔形低回声。CDFI可清晰的显示肾内血管树，动脉阻力指数（RI）0.6～0.8（图45-1-60）。

### （三）移植肾排异反应

最常用的诊断排异反应的分类是集排异反应

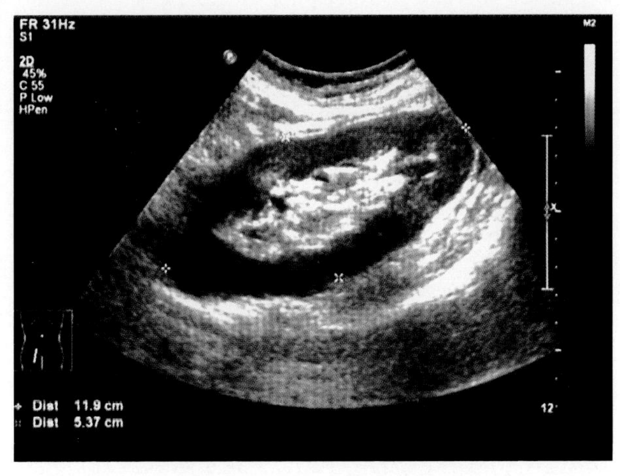


图 45-1-60　正常移植肾声像图

的发病机制、形态学变化特点及临床资料为一体的经典分类法，包括：①超急性排异反应；②加速性排异反应；③急性小管-间质（细胞）排异反应；④急性血管性（体液性）排异反应；⑤慢性排异反应。

1. 超急性排斥反应　是指手术时移植肾重建血液供应即刻或数分钟至数小时内出现的严重排异反应，一般在移植后 3 天内发生，多为不可逆。肾内部结构欠清晰，皮质呈广泛的斑片状回声减低，肾周可有渗出液形成的无回声区。CDFI 显示广泛的肾内动脉狭窄、肾血流阻力指数异常增高。由于超急性排异反应多发生在术中，超声很难检测到。

2. 加速型及急性（细胞及体液性）排异反应：一般发生在术后 1～4 周，常为可逆性，病理改变为肾内小血管广泛闭塞、间质损害，超声表现主要为：①移植肾体积迅速肿大，短时间内体积增加 25%，厚径增加明显；②肾锥体明显肿大，这是因为由淋巴细胞介导的免疫反应主要发生在皮-髓交界处，肾锥体由三角形变类圆形甚至球形，回声减低，由清晰到模糊或消失，肾窦回声出现明显压迹，提示肾锥体间质水肿，判断指标为肾椎体的高度大于其相对的皮质厚度；③肾窦回声减低，分布不均匀，肾窦宽度相对变小，肾窦与肾实质的宽度比例小于 1/2；④肾皮质回声增加，可同时伴肾皮质厚度增加，多与皮质缺血和间质单核细胞浸润有关，在严重的病例，肾实质可出现出血和梗死，表现为皮质回声不均一，出现散在的片状低回声区及高回声区，低回声区代表梗死灶，高回声区代表最近的出血；⑤肾动脉血流阻力的变化，早期的报告结果显示 RI 可明显升高，1987 年，Rifikin 等报告 RI＞0.8 可以发现 70%的急性排异反应，RI＞0.9 对于诊断急性排异反应的阳性预测值为 100%，但敏感性仅为 13%。但目前的研究多倾向于单纯的 RI 值不能诊断排异反应，RI＜0.6 时也可发生排异反应，RI＞0.7 时不一定就是排异反应，单个个体前后数次检查 RI 值的变化比 RI 的数值更具有意义。

3. 慢性排异反应　又称为慢性移植肾肾病（chronic allograft ncphropathy，CAN），指在没有急性排异反应，没有明显药物中毒，没有复发或新发特征性肾病的情况下，同种异体移植肾 3 个月以后所发生的具有特征性病理改变的移植肾功能减退。其 10 年发生率可达 50%～80%，而术后 10 年有 86%移植肾衰竭是源于慢性移植肾肾病。因此越来越多地受到临床工作者的重视。其临床特征是肾功能进行性下降，常伴有高血压和蛋白尿。组织学特征是肾间质纤维化，肾小管萎缩和血管的改变，包括血管壁纤维内膜增厚和管腔消失。超声表现肾脏体积由开始增大，逐渐转为缩小，长径常小于 9cm，肾实质变薄，回声增强，实质与肾窦回声分界不清楚。晚期肾结构分辨不清，CDFI 可见血管数量减少，晚期严重者叶间及弓形动脉血流信号消失，肾血管收缩期峰值流速下降，舒张末期流速亦下降，RI 可升高，但无明确诊断意义。

## （四）移植肾并发症

1. 肾动脉狭窄（transplant renal artery stenosis，TRAS）　以往报道发生率为 1%～23%，最近大样本的国外文献报道 TRAS 发生率为 4.17%。分 4 种类型：Ⅰ型为吻合口狭窄；Ⅱ型为移植肾动脉主干狭窄；Ⅲ型为移植肾动脉分支狭窄；Ⅳ型为宿主动脉狭窄，即吻合口基底段髂内或髂外动脉狭窄。CDFI 在狭窄口处可测得五彩镶嵌的血流。多普勒超声在狭窄口处测得高速血流，峰值流速大于 1.5m/s，远端流速降低，频带增宽（图 45-1-61）。肾动脉狭窄远期引发移植肾萎缩。

2. 肾动静脉栓塞　栓塞发生在某个段或叶间动脉，CDFI 检查无彩色血流信号显示。若肾静脉栓塞时，肾静脉腔内可见血栓回声，CDFI 检查无血流信号，静脉腔内无血流充盈，较大的肾静脉

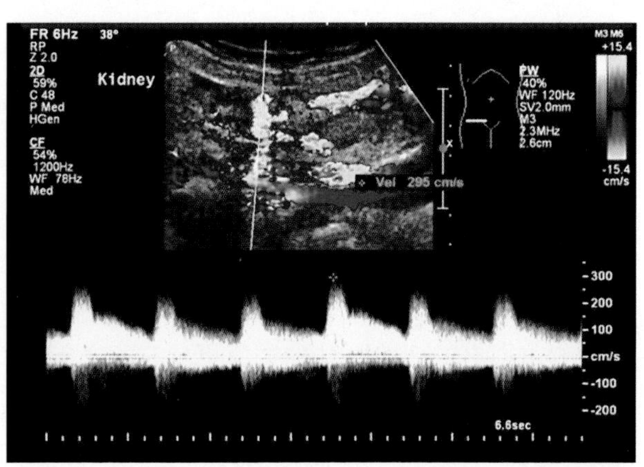

图 45-1-61 肾外段动脉狭窄，呈五彩血流，高速频谱

栓塞时，肾脏常常肿大。

3. 肾积水 可由于输尿管受压、扭曲、吻合口狭窄或结石等多种肾内原因引起，也可因肾周积液、血肿压迫引起。声像图表现为肾盂、肾盏分离扩张，与一般肾积水表现相似（图 45-1-62）。

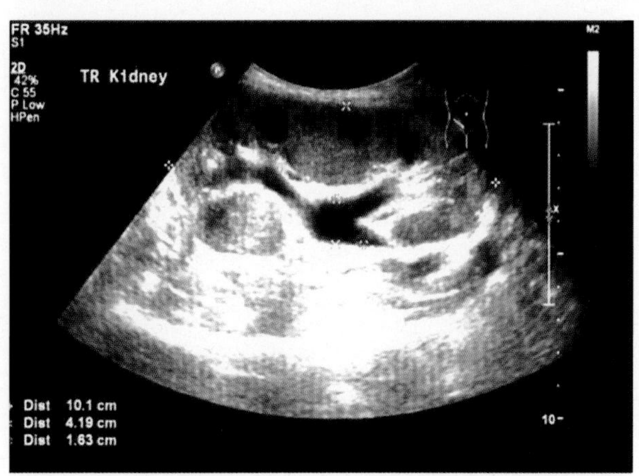

图 45-1-62 移植肾肾盂积水

4. 肾周积液 肾脏周围可见低回声或无回声区，液性暗区可由肾周血肿、感染性血肿、脓肿，尿液囊肿、淋巴囊肿等所致。单纯性尿液积聚及淋巴囊肿一般为无回声区，血肿及脓肿可为弥漫性弱回声。移植肾周常可见薄层积液，不应诊断为病理性积液（图 45-1-63）。

5. 感染 多为继发性，可继发于肾周血肿、尿瘘、梗阻等。

6. 环孢素毒性反应 环孢素为抑制肾排异的药物，肾移植患者常需长期服用。其肾毒性可导致肾血流灌注减少，肾小球滤过降低并出现肾小管功能不全，临床很难与排异反应鉴别。声像图表现为肾体积增大、皮质增厚，回声减低，肾锥体增大呈球形，回声明显降低，有时在肾周可见纤细的低回声区或无回声区。

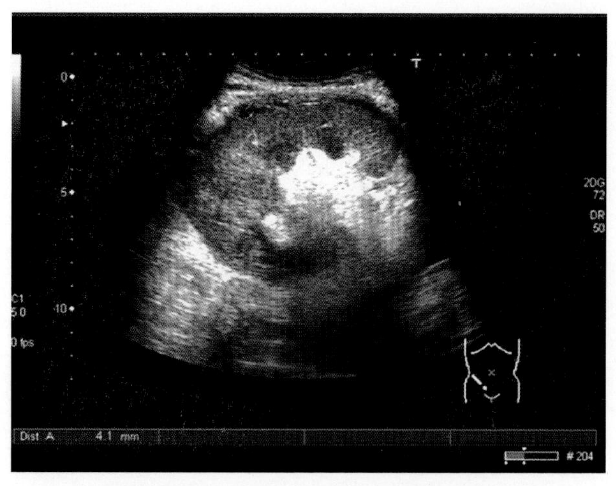

图 45-1-63 移植肾肾周可见薄层积液

## （五）移植肾复发及新发疾病

移植肾复发疾病是指导致原先肾脏衰竭的病因在新的移植肾出现，包括肾小球性肾病及非肾小球性肾病，其产生的机制尚不明确，推测可能与体内长期存在致肾炎因素有关。而所有肾脏可能出现的疾病都可以在有功能的移植肾中产生，即为移植肾新发性疾病。其超声表现均与原肾同样的疾病表现相同。

## （六）介入性超声在移植肾诊断治疗中的作用

随着介入性超声的开展，其在许多疾病的诊断治疗中均发挥着重大的作用。例如，超声定位引导可对肾周积液进行穿刺引流；肾盂扩张时可行超声引导下经皮肾穿刺造瘘术，这些治疗手段在肾移植早期以较小的创伤达到及时引流，改善肾功能的作用。当出现急性排异反应或肾小管坏死等肾实质改变时，普通超声不能取得确诊依据，则需要行超声引导下定位穿刺活检，取得病理结果。

**（钱林学 谭小蕖）**

### 参考文献

[1] 徐智章，张爱宏，王金锐．2008，现代腹部超声诊断学．第 2 版．北京：人民卫生出版社，394-399.

[2] Simona B，Giuseppe R，Piero R，et al. Transplant renal artery stenosis. J Am Soc Nephrol，2004，15（1）：134-141.

[3] Henning BF, Kuchlbauer S, BL ger CA, et al. Percutaneous transluminal angioplasty as first-line treatment of transplant renal artery stenosis. Clin Nephrol, 2009, 71 (5): 543-549.

[4] Baxter GM. Imaging in renal transplantation. Ultrasound Q, 2003, 19 (3): 123-138.

## 十四、肾动脉狭窄

肾动脉狭窄（renal artery stenosis，RAS）的患者往往是因顽固性高血压就诊检查而被发现，RAS引起的高血压属于继发性高血压，约占全部高血压患者的5%～10%。RAS除了可引起顽固性高血压外，还会导致缺血性肾病，进而发生肾功能衰竭。如果RAS能够早期发现，并给予积极治疗，不仅能改善肾缺血，根治肾血管性高血压，更重要的是能够保护肾脏，避免肾功能不全的发生。

### （一）临床概要及病理

1. 病因

（1）动脉粥样硬化　多发生于50岁以上老年人，男性多于女性。肾动脉狭窄部位多位于起始段。

（2）肾动脉纤维肌肉增生　常见于青年人，女性多于男性。狭窄部位主要发生于肾动脉中段或远段，常延及分支，单侧者以右侧多见。

（3）多发性大动脉炎　多见于青年女性，肾动脉起始段受累较常见，往往为腹主动脉病变所累及，发病原因不十分清楚，可能与自身免疫有关。过去有报道此病约占肾动脉狭窄病因的半数，是我国年轻人肾动脉狭窄的主要原因，但随着我国进入老龄化社会，粥样硬化性血管疾病的发病率也相应势必上升增加，动脉硬化性肾动脉狭窄是占RAS发病率的主要病因的半数以上。

（4）其他少见病因有肿瘤压迫或侵犯肾动脉、肾移植吻合口狭窄、肾动脉血栓等。

2. 发病机理

单侧肾动脉狭窄者多由于一侧肾动脉狭窄致使肾灌注压下降和肾动脉缺血，近球细胞反应性释放肾素，肾素与$\alpha^2$-球蛋白结合生成血管紧张素Ⅰ，其在血浆和组织中血管紧张素降解酶的作用下降解为血管紧张素II，血管紧张素II具有强烈的收缩血管作用，还能刺激肾上腺球状带分泌醛固酮。醛固酮促进钠和水潴留，细胞外液的容量增加，体内升压物质积聚，导致肾性高血压，由于患者肾素高于正常，又称为高肾素型高血压。双侧肾动脉狭窄者多由于血压升高引起的利尿反应消失，肾脏钠排泄降低，导致水钠潴留和血容量扩张，从而产生高血压。由于患者肾素分泌并不增加，在血容量增加的条件下，血浆肾素活性甚至低于正常，又称为低肾素型高血压。以上两种机制还可能混合存在。

3. 临床表现

肾血管性高血压临床上表现头昏、头疼，眼底视网膜病变，如血压控制不好可引起急性左心衰竭。长期肾血流灌注不佳还可出现肾脏萎缩和肾功能不全。

肾血管性高血压的临床特点为：（1）青年发病常小于30岁，老年发病常大于50岁。（2）血压升高为持续性，以舒张压升高更明显。（3）突发高血压，病程短发展迅速。（4）长期高血压突然加重（舒张压＞120mmHg）。（5）高血压伴有腰背或腹肋部疼痛。（6）腹背部可听到血管杂音。（7）无高血压家族史（8）高血压药物治疗无效。

### （二）检查方法

1. 体位

根据不同部位血管和不同扫查径路患者选取仰卧位、侧卧位和俯卧位。

2. 仪器选择

常规使用中高档彩色多普勒超声仪，探头频率2～5MHz。

3. 探测方法

右肾动脉行程中位于下腔静脉（IVC）后方，双肾动脉均位于肾静脉后方。（图45-1-64）

（1）肾主动脉干　多采用腹正中横切扫查法，患者仰卧，先纵切显示肠系膜上动脉根部，然后转横切探头向足侧滑行，在肠系膜上动脉起始部下方1～2cm处的腹主动脉二侧显示左、右肾主动脉的开口。也可先显示肾静脉长轴和下腔静脉横断面图，然后在其后方寻找肾动脉主干。（图45-1-65，图45-1-66）

此扫查法易受肥胖、腹内气体多、仪器条件及肾动脉近段血流和声束方向的夹角过大的影响。因此可采用以下方法减少影响，探头适当加压可驱走气体，缩短探头和肾动脉之间的距离；气多、肥胖者还可采用侧方检查法，而从左、右侧腹部分别向对侧肾动脉交叉扫查法可减少声束和肾动

脉血流方向之间的夹角。（图 45-1-67，图 45-1-68）

（2）肾动脉主干中远段及肾内动脉　多采用侧方检查法，检查右肾动脉（right renal artery，RRA）时取左侧卧位，检查左肾动脉（left renal artery，LRA）时取右侧卧位。探头长轴与身体中轴平行，显示 RRA 须先显示下腔静脉，看到 RRA 从下腔静脉后方通过时，探头向下旋转，即可看到腹主动脉及其两侧发出的肾动脉。显示 LRA 时，不能通过下腔静脉来定位。（图 45-1-69～图 45-1-71）

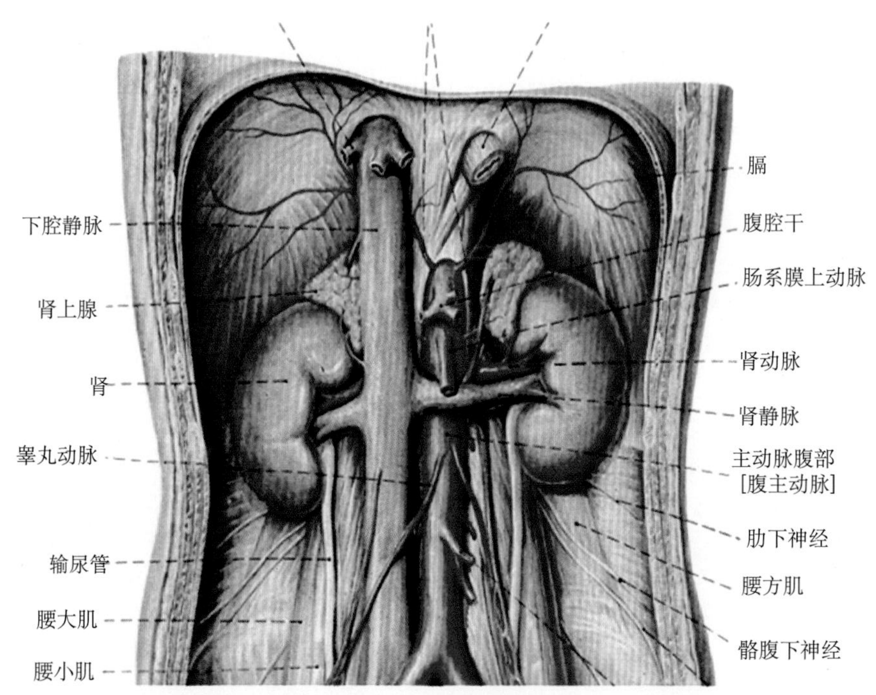


图 45-1-64　肾血管解剖图

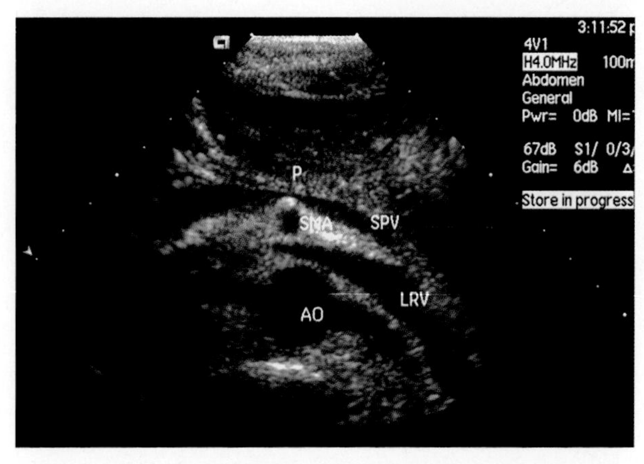


位于主动脉二侧，肾静脉后方

图 45-1-65　腹正中横切肾动脉声像图

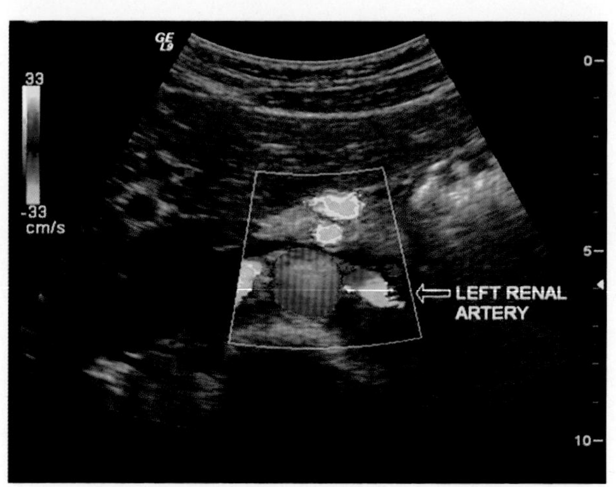


图 45-1-66　腹正中横切肾动脉 CDFI 图

探头与身体垂直，在这个切面上，肾动脉往往能显示全程，就算肾动脉较弯曲，也能分段显示。此方法有时对右肾动脉的近段显示不佳。（图 45-1-72）

## （三）肾动脉狭窄声像图

1. 二维声像图

（1）患侧肾脏体积缩小，长径小于 9cm，或

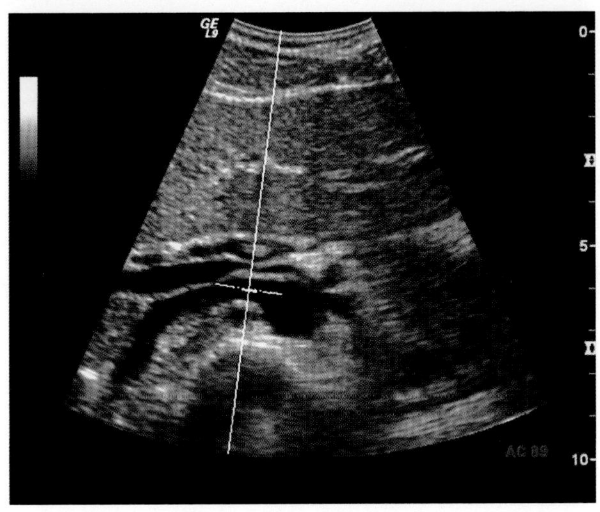


图 45-1-67 腹正中横切肾动脉血流和声束之间的夹角接近 90°

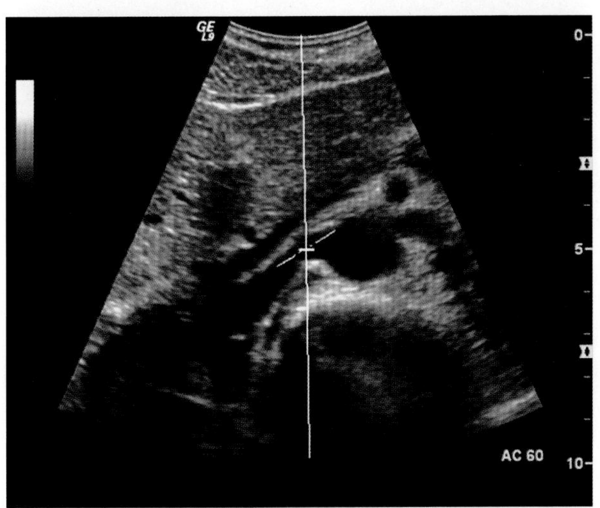


图 45-1-68 使用交叉扫查法改变肾动脉血流和声束之间夹角 60°

较健侧肾脏小 1.5～2cm 以上。但要排除先天性肾发育不良、先天性肾动脉发育不良、慢性肾炎引起的肾脏缩小。

（2）大多数成人二维图像难以显示肾动脉狭窄处的管壁结构，故不能准确测量残留管内径。但有时可观测到狭窄处肾动脉管壁增厚，狭窄远端动脉扩张。

2. 彩色多普勒

直接指标：

（1）狭窄段及靠近狭窄处的远端血管呈现明显的杂色血流信号，此为高速射流和管壁震颤所致，杂色血流信号常常超出管腔范围且离开狭窄段仍将持续一段距离，故根据典型的杂色血流信号可以诊断肾动脉狭窄（图 45-1-73，图 45-1-74）。

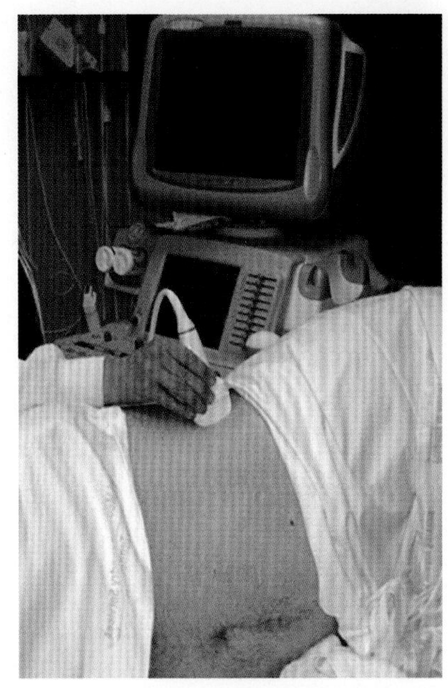

图 45-1-69 从侧方检查法双肾动脉

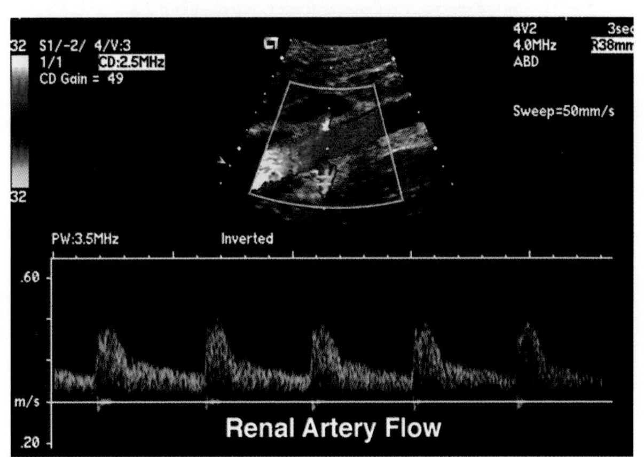


图 45-1-70 从侧方检查法双肾动脉 CDFI

（2）狭窄段及靠近狭窄处的远端血管流速加快。多数文献推荐肾动脉收缩期峰值流速（PSV）≥180cm/s、≥150cm/s 用于分别诊断内径减少≥60%、≥50%的肾动脉狭窄。理论上狭窄处 PSV 与狭窄程度成正比，狭窄处血流指标的诊断敏感性较高。（图 45-1-75）

（3）狭窄段及靠近狭窄处的远端血管频谱呈毛刺状，尤其是靠近狭窄处的下游容易引出毛刺状频谱（图 45-1-76）。明显的毛刺状频谱对肾动脉狭窄的诊断很有帮助。

（4）肾动脉与腹主动脉 PSV 比值≥3（图 45-1-77A、B），肾动脉与肾内动脉 PSV 比值增大。

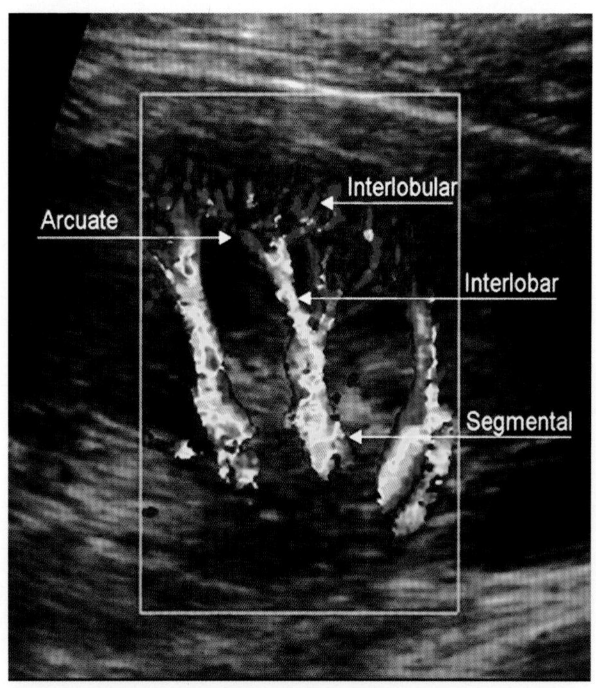


图 45-1-71　侧方检查法肾内动脉 CDFI

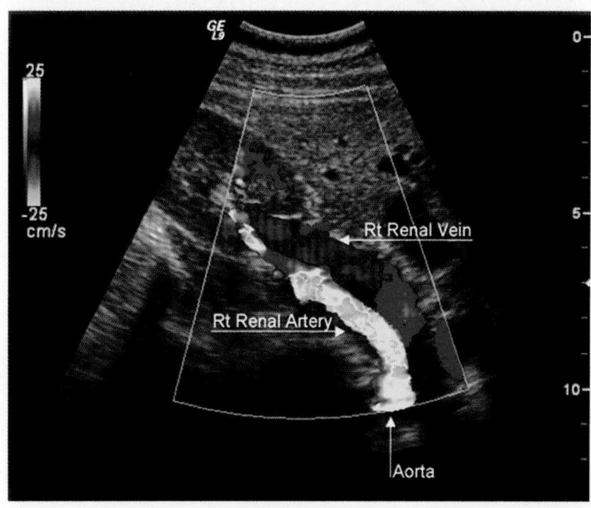


图 45-1-72 侧方检查法肾主动脉 CDFI，探头和身体垂直

肾动脉与腹主动脉 PSV 比值、肾动脉与肾内动脉 PSV 比值均反映狭窄所致的流速相对变化，不受上、下游动脉狭窄的影响。

间接指标：

（1）频谱形态的改变：当肾动脉狭窄所致射流成分消失后，其肾内动脉分支血流频谱可呈现收缩早期波峰消失和收缩早期频谱上升倾斜，频谱形态变为三角形、圆顶形或平坦形等。（图 45-1-78）

（2）收缩早期加速度时间延长、加速度减小：收缩早期加速时间≥0.07s（图 45-1-79A、B），加速度＜$3m/s^2$ 对肾动脉狭窄率大于 70％的诊断

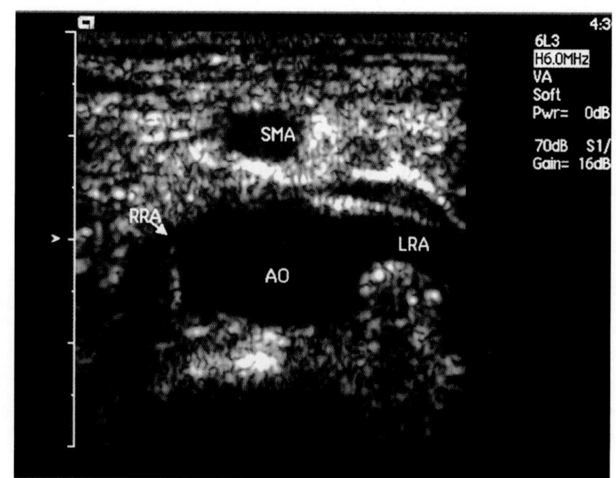


图 45-1-73　二维声像图显示右肾动脉起始段狭窄

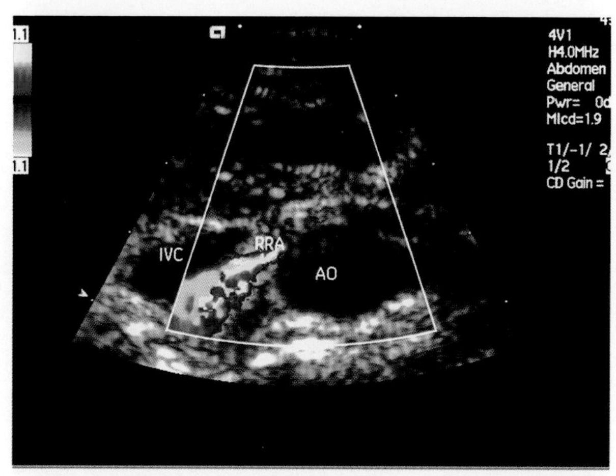


图 45-1-74　CDFI 右肾动脉狭窄段杂色血流信号

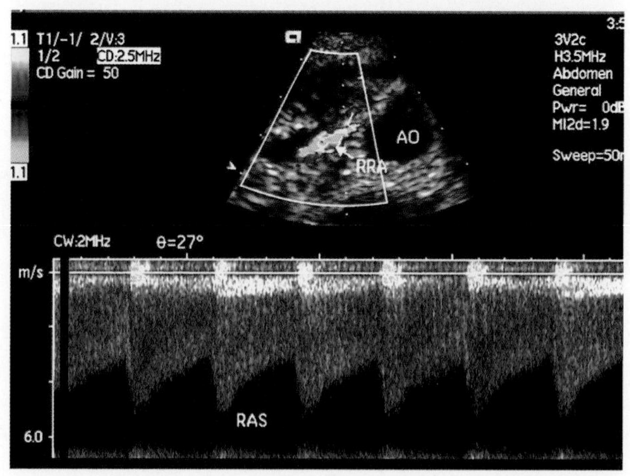


图 45-1-75　狭窄段流速加快高达 5.5m/s

帮助较大。

（3）阻力减低：阻力指数具有明显的个体差异，阻力指数＜0.45 对肾动脉狭窄的诊断特异性较高，但敏感性较低；也有报道使用阻力指数

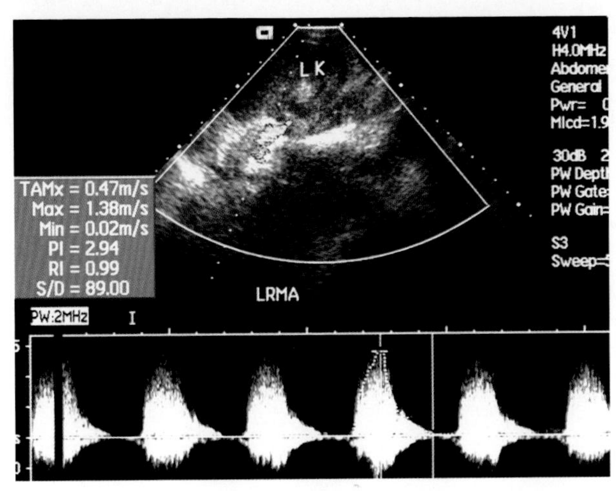


图 45-1-76 狭窄段及靠近其下游频谱呈毛刺状

<0.5 来诊断肾动脉狭窄。有作者报道双侧阻力指数差值>0.05 或 0.08 用于肾动脉狭窄的诊断。

【超声诊断标准】

有关肾动脉狭窄的超声诊断标准，目前国内外尚未达成广泛一致的意见，以下为推荐的诊断标准：

1. 内径减少≥60%的肾动脉狭窄诊断标准

（1）肾动脉湍流处 PSV≥180cm/s；

（2）肾动脉与腹主动脉 PSV 比值≥3.5（腹主动脉 PSV<50cm/s，不宜使用肾动脉与腹主动脉 PSV 比值指标，此时，肾动脉 PSV≥200cm/s 可提示≥60%的肾动脉狭窄；严重肾动脉狭窄时肾动脉 PSV 可在正常范围内）。

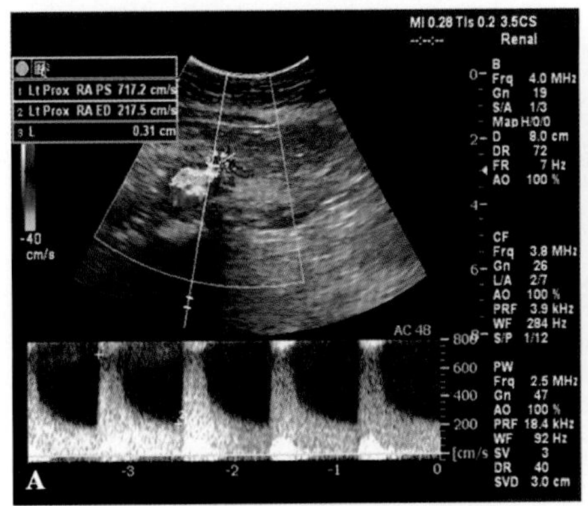


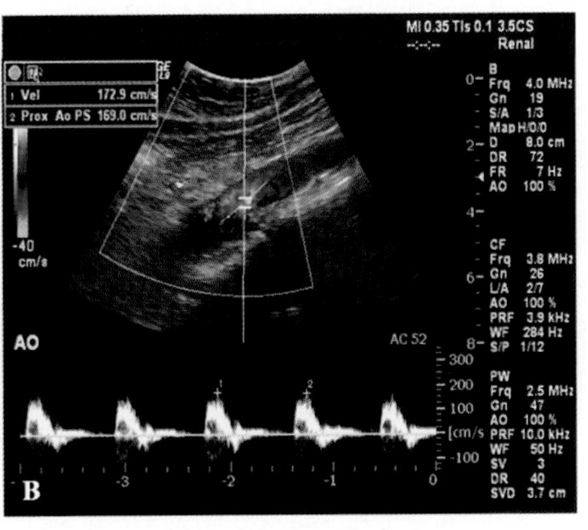


肾主动脉 PSV/腹主动脉 PSV=717cm/s/169cm/s=4. 24>3$_{肾主动脉}$/PSV$_{主动脉}$=4. 24)

图 45-1-77 A、B 肾主动脉与腹主动脉 PSV 比值增大

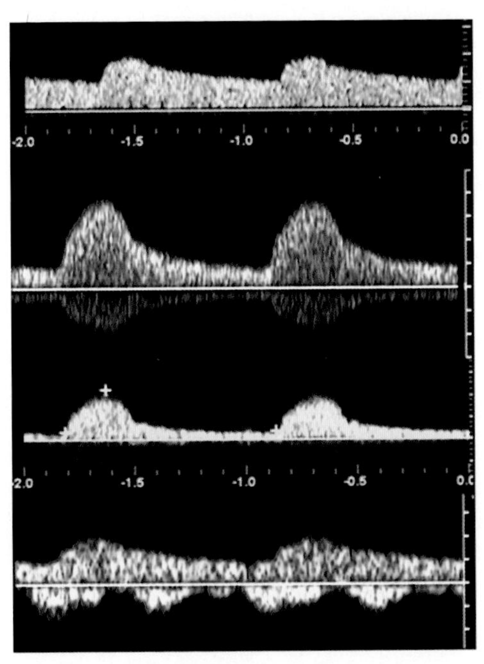

图 45-1-78 肾内动脉分支频谱形态变为三角形、圆形或平坦形

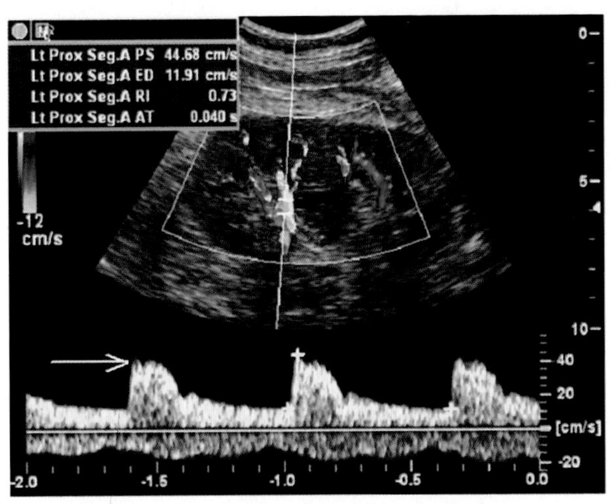


图 45-1-79A 正常收缩早期加速度时间 0. 04s

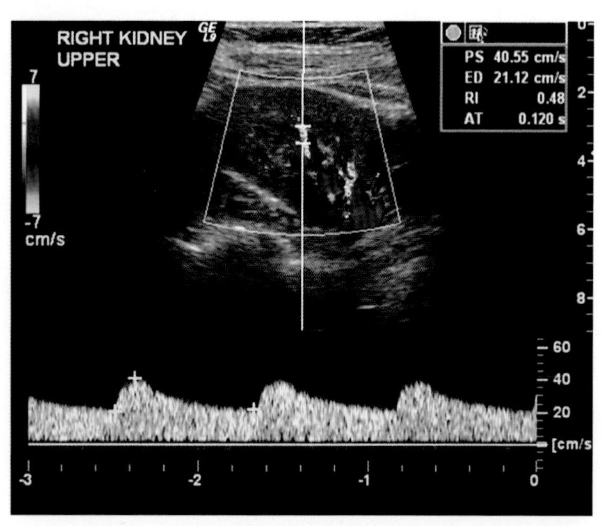


图 45-1-79B　收缩早期加速时间延长 0. 12s

2. 重度肾动脉狭窄（内径减少≥70%或80%）的诊断标准

（1）肾内动脉小慢波改变，表现为收缩早期波消失、频谱低平，收缩早期频谱倾斜；

（2）收缩早期加速时间≥0. 07s。

3. 肾动脉闭塞的诊断标准

（1）闭塞段管腔内既无血流信号也未能测及血流频谱。

（2）肾内动脉小慢波改变。

肾动脉狭窄多普勒诊断的程度和效率见表 45-1-4。

表 45-1-4　肾动脉狭窄多普勒诊断的程度和效率

| 作者（年份） | 内径减少（%） | 动脉造影病例数 | 诊断标准 | 敏感性（%） | 特异性（%） |
|---|---|---|---|---|---|
| Stavtos（1992） | ≥60 | 56 | AT≥0. 07/s | 78 | 94 |
| | | | AC<3. 0m/s | 89 | 83 |
| | | | ESP 缺乏 | 95 | 97 |
| Kliewer（1993） | >50 | 57 | AT≥0. 07/s | 82 | 20 |
| | | | AC<3. 0m/s | 71 | 48 |
| | | | ESP 缺乏 | 57 | 67 |
| | | | AT≥0. 07/s | 100 | 23 |
| | >80 | | AC<3. 0m/s | 87 | 48 |
| | | | ESP 缺乏 | 66 | 67 |
| Krumme（1996） | >50 | 135 | RE-PSV>2m/s | 71 | 96 |
| Miralles | ≥60 | 78 | RE-PSV>198cm/s | 87 | 91 |
| | | | RAR>3. 3 | 76 | 92 |
| House（1999） | ≥60 | 63 | RE-PSV>180cm/s | 80 | 77 |
| | | | RAR>3 | 70 | 80 |
| | | | AT>0. 07s | 41 | 85 |
| Oliveira（2000） | ≥50 | 50 | RE-PSV>1. 7m/s | 83 | 89 |
| Cardoso（2006） | ≥60 | 62 | RE-PSV>189cm/s | 100 | 87 |
| | | | RAR>2. 6 | 96 | 87 |
| Li（2008） | ≥50 | 77 | RE-PSV>1. 5m/s | 90 | 90 |
| | | | RAR>2. 3 | 76 | 89 |

注：RE-PSV：肾动脉峰值流速；RAR：肾动脉与主动脉峰值流速之比值；AT：加速时间；AC：收缩期加速度；ESP：收缩早期波峰

## （四）诊断思维

1. 肾动脉狭窄的诊断思维

年龄在 30～50 岁的临床持续性顽固性高血压患者，依据狭窄处杂色血流信号，不仅易于显示和辨认肾动脉，而且可以缩短探测时间得出肾动脉狭窄的诊断。但是，严重的肾动脉狭窄、较长段重度肾动脉狭窄或侧支循环建立充分时，狭窄处杂色血流信号可不明显。尚有以下情况可引起或误认为肾动脉杂色血流信号：（1）彩色速度范围调节过低；（2）肾动脉走行弯曲；（3）腹主动脉狭窄所致射流射入肾动脉。

正常肾动脉与腹主动脉 PSV 比较接近，当肾动脉发生狭窄时狭窄处流速升高，而腹主动脉流速一般无明显变化。因此狭窄的肾动脉与腹主动脉 PSV 比值高。但是，腹主动脉血流除了供应双侧肾脏之外，主要供应盆腔和下肢。另外，腹主动脉 PSV 也存在个体差异并易受其他因素（如年龄、心脏和下肢动脉疾患）的影响。所以，影响腹主动脉流速的因素都可能影响肾动脉与腹主动脉 PSV 比值。

下游血流指标须排除副肾动脉、侧支血管的影响。如将副肾动脉的肾内分支误认为主肾动脉狭窄下游血流指标的测量部位，则将可能遗漏主肾动脉狭窄。（图 45-1-80）

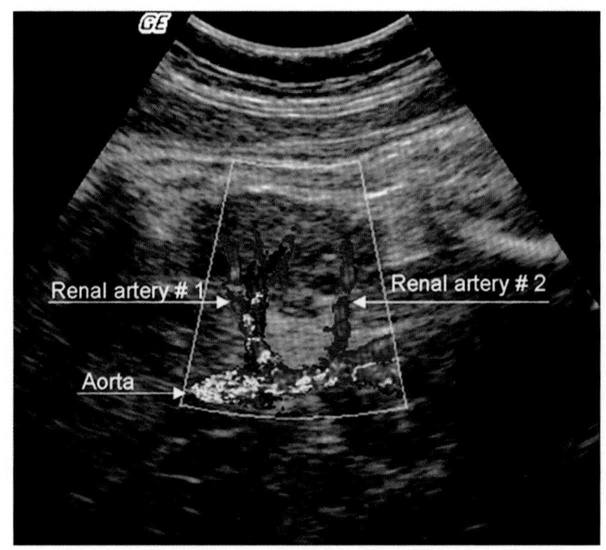


**图 45-1-80 右肾脏主、副肾动脉**

2. 肾动脉狭窄与其他非肾动脉狭窄所致的肾血管性高血压的鉴别。

（1）肾动脉先天发育不良：常表现为一侧肾动脉主干普遍细小，且常伴有同侧肾脏较正常小，但肾脏结构正常，肾动脉主干流速无明显升高和肾内动脉频谱形态无明显异常。

（2）肾动静脉瘘：瘘口近端的肾动脉血流阻力减低，流速可以加快，同侧肾静脉内探及动脉样血流频谱。

（3）主动脉闭塞性疾病：肾动脉上游的主动脉狭窄可导致肾脏缺血从而引起高血压，且双肾内动脉血流频谱呈现收缩早期加速时间延长和加速度减小，易与肾动脉狭窄混淆。但可发现主动脉狭窄处呈现杂色血流信号，流速加快，其下游失去正常的三相波。肾动脉主干血流亦可因其上游主动脉狭窄所致射流的影响，而引起流速加快。

（4）肾静脉血栓形成：肾静脉内探及血栓回声，其内无明显血流信号，同侧肾动脉血流阻力明显升高甚至出现反向波，但收缩早期加速时间不延长，也无高速射流。

3. 肾动脉狭窄与非肾血管性疾病引起的高血压（原发性高血压、肾实质疾病引起的高血压、内分泌性高血压）的鉴别。后者无肾动脉狭窄的彩色多普勒超声表现。

4. 彩色多普勒超声和其他影像检查方法的比较：

CTA 是经静脉注射高密度的碘造影剂后连续快速容积扫描，而后将原始扫描图像在计算机内重建血管影像的一种检查方法。CTA 对 RAS 患者检查的优势在于：无创伤；可同时显示肾动脉管腔、管壁和肾实质的改变，有较高的特异性和准确性，其不足是：（1）有高估狭窄的现象；（2）对副肾动脉和肾动脉分支的显示不如 DSA；（3）需要使用较大剂量的碘对比剂，不利于肾衰竭和碘过敏患者的检查；（4）会受到运动伪影的干扰。

MRI 是目前最新颖的诊断方法，其空间分辨力仍不够高，不能显示肾动脉的小分支，有一定假阳性，对狭窄程度的判断有高估现象。

DSA 检查仍然是诊断 RAS 的“金标准”，尤其检查的同时可进行介入治疗是其优势，但是检查时需要动脉插管。DSA 的有创性，术后并发症多、费用昂贵和造影剂潜在的肾毒性损害，尤其对高龄、合并多脏器病变的患者无法实施，限制了其临床应用。（图 45-1-81）

彩色多普勒超声检查是一种不同于其他方法的影像学检查手段，根据动脉狭窄的血流动力学改变来判断是否存在狭窄以及狭窄程度，能够获得较高的诊断正确率，且具有无创、价廉、方便和无辐射的优点，被认为是诊断肾动脉狭窄的良好筛选工具，也是本病球囊扩张术和支架植入术后疗效评价和随访的重要手段，已逐渐被临床医师所接受。但是，该项检查比较费时，受到肥胖、仪器及操作技术等影响，诊断 RAS 的成功率受到一定的影响。

（胡建群）

## 参考文献

［1］ 周永昌，郭万学．超声医学．第 5 版．北京：科学技术文献出版社，2006.

［2］ 王正滨，唐杰，杨斌，等．泌尿生殖系统疾病超声诊断和鉴别诊断学．北京：人民卫生出版社，2010：5.

［3］ 李建初，袁光华，柳文仪．血管和浅表器官彩色多普勒超

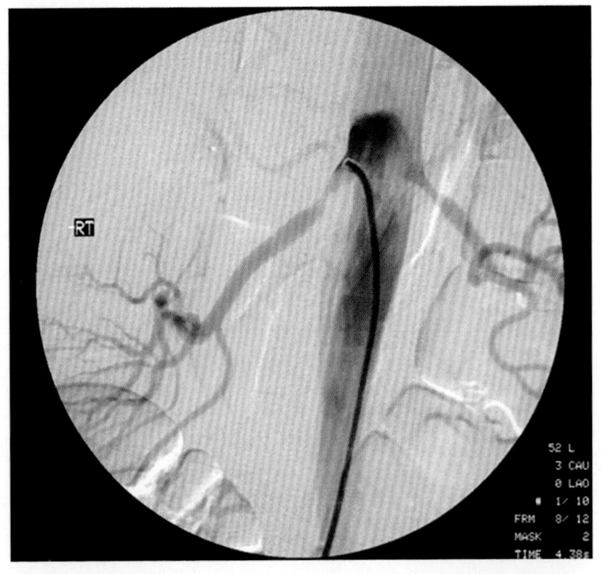


图 45-1-81A　DSA 显示双侧肾主动脉起始部狭窄

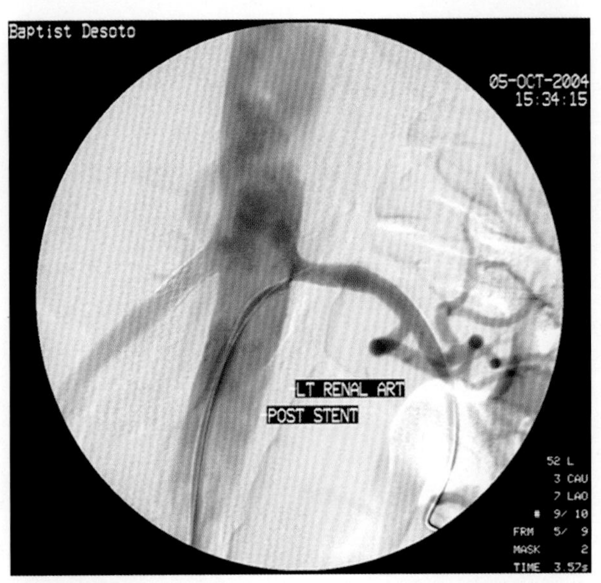


图 45-1-81B　双肾主动脉起始部支架植入术后 DSA 片

声诊断学．北京：北京医科大学中国协和医科大学联合出版社，1999.

[4]　姜玉新，李建初．血管和浅表器官彩色多普勒超声诊断图谱．南昌：江西科学技术出版社，2007：159-161.

[5]　李建初，姜玉新．肾动脉狭窄的彩色多普勒超声诊断．医学影像技术，2001，17（3）：280.

[6]　李建初．肾动脉狭窄的超声诊断．中国超声诊断杂志，2004，5（11）：892-894.

[7]　李建初，姜玉新，秦卫，等．Tardus-Parvus 波形在肾动脉狭窄诊断中的应用研究，中华超声影像学杂志，2006，15（9）：677-680.

[8]　李建初，韩杰吉，姜玉新．移植肾动脉狭窄的超声诊断．中华超声影像学杂志，2004，13（10）：790-792.

[9]　李建初．小慢波频谱诊断肾动脉狭窄的现状和进展（述评）．中华医学超声杂志，2007，4（6）：321-324.

[10]　李建初．肾动脉狭窄的超声规范化检测与结果分析．中华医学超声杂志（电子版），2010，7（1）：3-5 11.

[11]　蔡胜，姜玉新，蓝春勇，等．肾静脉血栓形成的彩色多普勒超声征象及其诊断价值．中华超声影像学杂志，2006，15（4）：303.

[12]　秦卫，王芳，王梅，等．彩色多普勒超声在动脉粥样硬化性肾动脉狭窄诊断中的应用．中华超声影像学杂志，2005，14（7）：508-511.

[13]　张闻平，华扬，凌晨，等．彩色多普勒超声评价肾动脉狭窄血流动力学参数间的比较研究．中华医学超声杂志，2009，6（3）：15-18.

[14]　Li JC，Jiang YX，Zhang SY，et al. Evaluation of renal artery stenosis with hemodynamic parameters of Doppler sonography. J Vasc Surg，2008，48（2）：323-328.

[15]　Li JC，YuanY，QinW，et al. Evaluation of the tardus-parvus pattern in patients with atherosclerotic and nonatherosclerotic renal artery stenosis. J Ultrasound Med，2007，26（4）：419-426.

[16]　Li JC，Wang L，Jiang YX，et al. Evaluation of renal artery stenosis with velocity parameters of Doppler sonography. J Ultrasound Med，2006，25（6）：735-742.

[17]　Li JC，Ji ZG，Cai S，et aI. Evaluation of severe transplant renal artery stenosls with Doppler sonography. J Clinical Ultrasound，2005，33：261-269.

[18]　Kawarada O，Yokoi Y，Takemoto K，et al. The performance of renal duplex ultrasonography for the detection of hemodynamically significant renal artery stenosis. Catheterization and cardiovascular interventions，2006，68：311-318.

[19]　Chain S，Luciardi H，Feldman G，et al. Diagnostic role of new Doppler index in assessment of renal anery stenosis. Cardiovascular Ultrasound，2006，4：4-6.

## 第二节　输尿管

### 一、概述

输尿管疾病是泌尿外科常见的疾病之一，包括先天性畸形、炎症、结石、肿瘤等多种疾病。早先临床上诊断输尿管疾病的方法有腹部 X 线平片、静脉尿路造影及同位素扫描等，这些检查方法都有一定的局限性和不确定性，因此，以往临床对输尿管疾病诊断的准确性一直徘徊在 50%左右。自超声、CT、MRI 等医学影像技术广泛应用于临床以来，特别是二维、三维超声和彩色多普勒检查技术的日趋完善和应用，超声分辨力得到显著提高，不仅拓宽了输尿管疾病的检查范围，而且显著提高了输尿管疾病的诊断准确率，目前已成为诊断输尿管疾病不可缺少的重要手段之一。

输尿管超声检查适应证：①不明原因的肉眼或镜下血尿者；②出现尿频、尿急和尿痛等膀胱刺激症状者；③不明原因的肾绞痛，输尿管走行区绞痛，临床拟诊肾或输尿管结石者；④发现腰腹部肿块者；⑤输尿管肿瘤的诊断与术前分期；⑥先天性输尿管反常：如重复输尿管、输尿管狭窄、输尿管囊肿和巨输尿管症等；⑦肾和输尿管扩张积水的病因诊断；⑧输尿管脱垂和输尿管憩室；⑨尿失禁，临床拟诊为输尿管口异位者；⑩医学影像学诊断为上尿路梗阻，而不能明确病因诊断者等。

（王正滨）

## 二、局部解剖

### （一）输尿管的位置与走行

输尿管是一对行走在腹膜后的细而长的肌性管状器官，左右各一，内径约 0.4～0.7cm，全长约 20～30cm，上端起自肾盂并与之连接，下端终止于膀胱底部膀胱壁的输尿管口，并与膀胱内后尿道开口共同形成膀胱三角区。输尿管全长分为腹段、盆段和膀胱壁内段，同时形成三个狭窄部，其中腹段与盆段以骨盆上口平面或跨越髂血管处为界。

1. 输尿管腹段　位于腹膜后，为输尿管最长的一段，输尿管周围有疏松脂肪结缔组织围绕，上端起自肾盂输尿管连接部，沿腰大肌前面偏内侧下行，至腰大肌中点附近与睾丸动脉和静脉（男性）或卵巢动脉和静脉（女性）交叉，经过其后方抵达小骨盆入口、跨越髂外动脉（右侧）或髂总动脉（左侧）处。

2. 输尿管盆段　该段较短，自髂总动脉前方向下后内侧方移行，经由髂内血管和骶髂关节之前方下行，途经盆底的结缔组织、直肠前外侧与膀胱后壁之间，从膀胱底部外上角向内下行至膀胱壁。女性输尿管在子宫颈外侧约 2cm 处，行经子宫动脉后下方，向内抵达膀胱底部，斜行穿入膀胱壁。两侧输尿管抵达膀胱后壁时，两者间距为 5cm 左右。

3. 输尿管膀胱壁内段　为斜行穿入膀胱壁的输尿管，长约 1.5cm，终止于膀胱三角区的输尿管间嵴外侧端—输尿管口处。两侧输尿管口间距约 2.5～3.5cm。

### （二）输尿管的生理狭窄部

输尿管全长内径宽窄不一，每侧有三个生理狭窄部，狭窄部内径为 2～3mm，每一个狭窄部均是结石最易停留或发生嵌顿的部位（图 45-2-1）。输尿管最宽处多在盆段，膀胱高度充盈时，其内径可达 5～7mm。

第一狭窄部：位于肾盂和输尿管移行处，即肾盂输尿管连接部，其中肾内型肾盂见于肾门处，肾外型肾盂多见于肾门下方 4～6cm；

第二狭窄部：见于跨越髂总动脉或髂外动脉处；

第三狭窄部：位于膀胱壁内段。

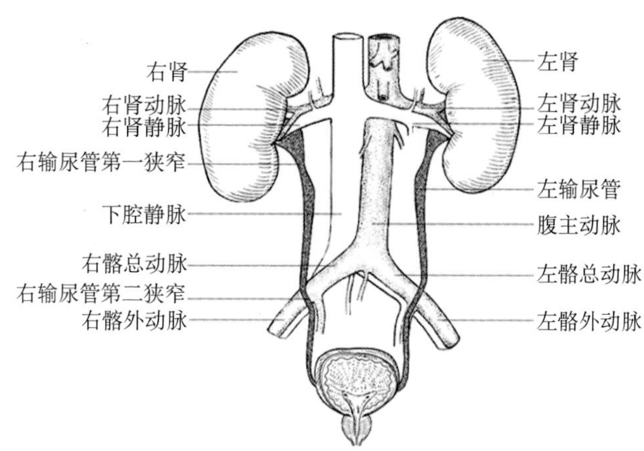


**图 45-2-1　输尿管三个生理性狭窄**

### （三）输尿管壁的组织结构

输尿管为一肌性管状结构，管壁由外向内分为纤维层、肌层和黏膜层，以中下输尿管壁肌层较厚，由外纵、中环和内纵三层平滑肌组成。肌纤维相互交错，管壁节律性蠕动，促使管腔内尿液不断流入膀胱。两侧输尿管膀胱入口处有较小的隆起，随着输尿管的蠕动尿流进入膀胱时，壁内段开放。膀胱充盈后，壁内段受压闭合，可起到瓣膜的作用，以防止膀胱内的尿液反流入输尿管。若该段肌性组织发育不良或过短时，可发生尿液反流。

### （四）输尿管的血液供给

输尿管的血液供应较为丰富，供给动脉颇多，由上而下分别有肾动脉、腹主动脉、男性有精索内动脉（女性为卵巢动脉）、髂总动脉、髂内动脉、膀胱上、下动脉（包括女性有子宫动脉）等分支。两侧输尿管在向下移行过程中，分别接受来自上述诸多动脉分支的血液供应，输尿管外膜为疏松的结缔组织，含有较大动脉血管并发出分支到肌层，在黏膜内形成毛细血管网，然后集合成静脉穿出输尿管。输尿管各段的静脉血管最后汇入与上述动脉同名的静脉血管。

（王正滨）

## 三、检查方法

### （一）仪器选择

1. 仪器　检查输尿管可选择二维、三维彩色多普勒超声显像仪。其中以二维凸阵和三维容积探头最佳，该两种探头便于加压检查，并可最大限度地推移开肠管，达到较清楚显示输尿管及其病变的目的。若受仪器条件限制时，也可采用线阵式探头进行检查。

2. 探头频率　多采用的探头频率为3.5MHz。对于小儿和体质瘦小的成年人，采用5MHz的探头频率，显示效果更佳。

### （二）检查体位

1. 仰卧位　可经侧腰部作肾脏的冠状断面和短轴断面扫查，还可经前腹部向下作两侧输尿管各段的追踪扫查。

2. 俯卧位　可经背部途径作肾脏纵断面和横断面扫查。对于肾窦和输尿管扩张积水者，可在此体位上显示肾盂输尿管连接部，并向下追踪扫查至髂嵴上部的输尿管腹段。

3. 侧卧位　取左侧和右侧卧位，当显示肾积水时，在经侧腰部行肾门部斜横断面的基础上，可沿扩张的肾盂输尿管连接部向下移行扫查，能够观察到大部分的腹段输尿管（图45-2-2）。

4. 截石位　对于经腹壁超声检查显示盆段或膀胱壁内段输尿管不满意的已婚女性，在该体位上可经阴道腔内作超声检查。

5. 左侧卧位　对于男性或未婚女性，必要时可取左侧卧位，双腿弯曲并暴露出臀部，将腔内探头经肛门插入直肠内，扫查膀胱后方盆段或膀胱壁内段的输尿管。

### （三）检查方法

1. 经腹壁检查　为最常用的方法。在仰卧位或侧卧位时，首先经侧腰部检测肾的大小，观察肾的形态，有无肾积水。在仰卧位上，嘱受检者深吸气，在肋缘下斜向后上方断面扫查，当加压显示肾门后，缓慢向内侧下方移行，并将探头逐渐调整为纵向断面，移行显示输尿管腹段至第二狭窄部；尚可在下腔静脉或腹主动脉外侧1cm左右处寻找扩张的输尿管腹段，然后向下追踪至第二狭窄部；输尿管盆段可分别在右髂外动脉和左髂总动脉前方寻找，或由腹段输尿管向下移行显示至输尿管盆段和膀胱壁内段；以充盈膀胱作为透声窗，可显示膀胱后方的输尿管盆段、膀胱壁内段和两侧输尿管口。当重度肾积水时，肾脏轮廓显著增大，肾门和输尿管的位置也随之向内侧移位。对此，应在腹主动脉或下腔静脉前方寻找左侧或右侧肾门、肾盂输尿管连接部和扩张的输尿管。

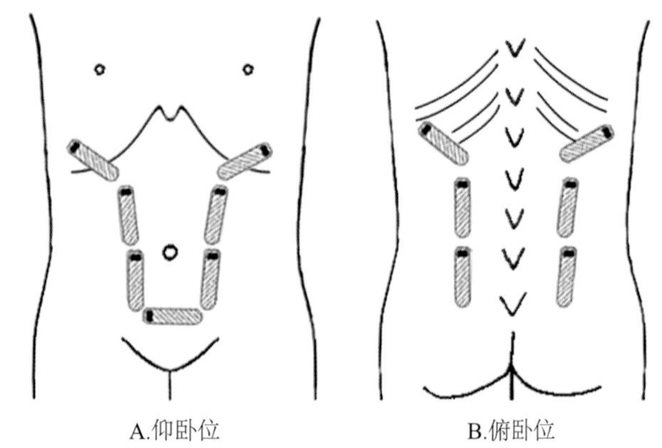

图45-2-2　超声检查输尿管常用的方法

2. 经背部检查　受检者俯卧位，可经背部作肾长轴断面，当显示肾窦扩张积水时，调整检查角度，作肾盂输尿管连接部斜向内下断面。在此断面图上，可显示肾盂输尿管连接部有无扩张或梗阻性病变。该部输尿管扩张者，向下移行扫查，并逐渐调整探头检查角度，转为纵断面向下移行显示输尿管，可扫查至髂嵴上部的输尿管腹段。

3. 经阴道和经直肠检查　在腔内探头表面涂少量耦合剂，套上避孕套，已婚女性取截石位，将已准备妥当的腔内探头缓慢送入阴道内。经直肠检查患者取左侧卧位，双腿屈曲，露出臀部，将腔内探头经肛门缓慢插入直肠内；男性在精囊腺的前方、女性在子宫颈外侧前方，寻找膀胱后方的盆段至膀胱壁内段输尿管，可更加清晰的显示两侧输尿管口。当在扩张的输尿管中断处显示病变后，应用彩色多普勒可观察病变的血流和两侧输尿管出口部的尿流彩色信号。

### （四）注意事项与方法改进

1.“饮水排气”法 患者空腹10～12h，超声检查前饮适量温开水，膀胱充盈后轻柔中、上腹部，待患者嗳气或排气后检查，能有效排除胃和肠道内气体干扰，便于较清楚的显示扩张的输尿管和追踪扫查显示输尿管梗阻性病变。

2. 膀胱高度充盈超声聚焦法 膀胱高度充盈后，可增加输尿管的扩张程度，有助于提高盆段和腹段输尿管的显示率。但有时因受膀胱后方回声增强效应的干扰，会影响到输尿管下端梗阻病变的显示效果。对此，可将超声聚焦点移动至所需要观察的输尿管位置，同时加大局部抑制，有助于提高声像图的分辨率。

3. 探头加压法 对于过于肥胖的患者，采用凸阵探头检查，其远场较宽，经背部和前腹部作纵断面扫查时，采取加压检查法，可压缩和推移开脂肪、胃和肠管内气体，减少声能的吸收、衰减及干扰等，可达到显示输尿管梗阻位置和梗阻病因的理想效果。

4.“进二退一”法 超声检查输尿管或病变有一定的难度，常因受胃和肠道内气体的影响，在移行扫查过程中，使输尿管回声从声像图中消失。因此，超声移行扫查输尿管不能操之过急，作者采取向下移行两步退一步的实时滑行扫查法，能较为清晰显示扩张输尿管的全程和梗阻病变。

5. 结合临床复检法 由于不同病理性质输尿管梗阻病变的超声检查所见并无特异性，因此，除应根据超声检查所见之外，尚应结合临床反复扫查，予以验证。对疑难病例，还应与其他影像学检查结果比较，作综合分析，以提高超声诊断的准确性。

6. 彩色多普勒血流显像法 输尿管的解剖位置较为隐蔽，二维超声检查常因输尿管的毗邻血管较多或互有交叉，容易将与输尿管伴行或交叉的肠系膜上静脉、髂血管等，误认为是扩张的输尿管。对此，应用彩色多普勒检测管腔内有无彩色血流信号可予以鉴别。

（王正滨）

## 四、正常声像图

### （一）正常输尿管声像图

正常输尿管呈回声较高、上下走行的细管状结构。声像图所见输尿管的平均内径为4～5mm，膀胱高度充盈时，输尿管盆段内径可达6mm左右，管壁清晰、光滑，管腔内尿液为细条带状无回声区，有时可见输尿管盆段管壁有微弱的由上向下的蠕动波。随着输尿管壁的蠕动，膀胱三角区两侧管口处有尿液喷入膀胱内的征象。彩色多普勒超声可在两侧管口部见到向上相互交叉的尿流信号。正常输尿管内径窄小，超声不容易显示，仅可在瘦弱体形或肾外型肾盂者，显示肾盂输尿管连接部和输尿管腹段的上端。嘱受检者膀胱高度充盈后或输尿管内尿液向下排流时的瞬间检查，以膀胱内无回声区作为透声窗，可显示盆段的部分输尿管（图45-2-3）。

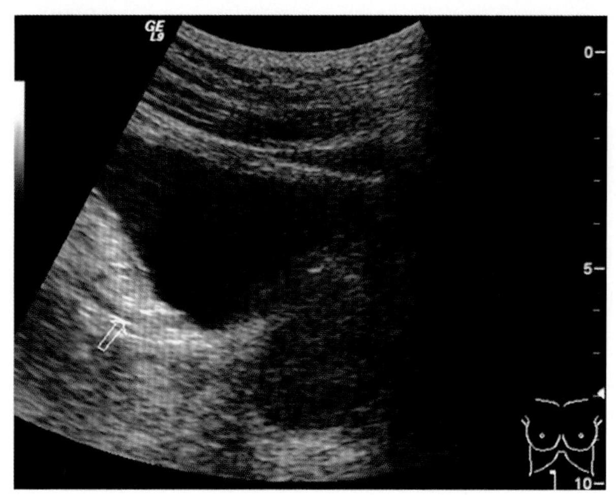


**图45-2-3 膀胱充盈时右侧输尿管盆段声像图**

### （二）输尿管观察内容

1. 首先观察肾脏有无积水。对肾积水者，应观察输尿管有无扩张，并沿扩张的输尿管向下移行扫查，观察输尿管扩张的程度、范围和形态，并重点观察输尿管的三个生理狭窄部。

2. 显示输尿管明显扩张者，应仔细观察输尿管壁的蠕动情况。如蠕动波的大小与频率，有无蠕动波向下传导失常等。

3. 当显示扩张输尿管逐渐变窄或突然中断，

应在该区域仔细观察输尿管狭窄的形态，管壁内膜是否光滑，有无管壁增厚，输尿管周围有无异常血管或病变压迫等。

4. 观察输尿管扩张管腔内有无结石回声，输尿管内无回声区是否清晰，有无点状、云雾状和絮状回声漂浮。

5. 观察膀胱三角区两侧输尿管口有无喷尿、喷尿的频次、方向和尿流的射程等。

6. 观察输尿管口有无突入膀胱的圆形结构或结节样回声等。

7. 输尿管的走行方向，有无管壁局限性膨出等。

（王正滨）

## 五、输尿管结石

输尿管结石是泌尿系统最常见的疾病之一，其中95%左右来源于肾结石，是由于结石在肾内形成后下移至输尿管，原发于输尿管的结石很少见。本病的发病率约占泌尿系统结石的20%左右，以中青年男性居多，男女之比为4∶1。

### （一）病理及临床概要

输尿管结石最易停留或嵌顿在输尿管三个生理狭窄部。其中约70%左右见于输尿管的下1/3段，其次分别见于肾盂输尿管连接部和输尿管中段。输尿管结石多为单侧，单侧多发结石和双侧输尿管结石约占10%左右。结石直径多为0.4～1.0cm，小结石可随输尿管蠕动随尿流运行至膀胱，而后经尿道排出体外。结石的成分与肾结石相同。输尿管结石可引起尿路梗阻，并导致肾和输尿管扩张积水。输尿管结石的位置愈高，发生肾积水程度愈重，肾功能损害的程度也随之加重。

输尿管结石向下移动过程中，可引起输尿管黏膜损伤，并引发管壁黏膜充血、水肿和出血。因结石刺激而使输尿管发生痉挛性收缩，可引起腰腹部钝痛或阵发性绞痛，并可伴有镜下或肉眼血尿。合并尿路感染时，可引起尿频、尿急和尿痛等症状。输尿管梗阻严重者，可发生重度肾积水，并可于患侧腰腹部触及肿块。

### （二）超声检查所见

首先多可显示因上尿路梗阻而引起的肾积水，表现为肾轮廓不同程度增大，肾窦分离扩张，内为透声较好的无回声区。此后沿扩张的输尿管向下移行扫查，在输尿管中断的位置可见强回声团与管壁分界清楚，后伴明显声影。输尿管结石的大小、形态、存留的位置以及结石的成分不同，声像图所见可有较大区别。如尿酸结石，质地较疏松，表面不光滑，呈圆形或椭圆形强回声团，其后方声影较弱或无明显声影；草酸钙结石质硬，表面光滑，声像图仅能显示结石的表面轮廓，呈弧形或新月形强回声团，后方伴有明显声影；表面粗糙的较小结石，可无明显声影。

王正滨等曾报道117例输尿管结石的超声检查结果，有7例为同侧输尿管多发结石，5例为双侧结石。其中肾盂输尿管连接部结石43例，输尿管腹段结石17例，输尿管越髂血管处结石24例，膀胱壁内段结石38例。通常肾盂输尿管连接部（第一狭窄部）结石，经侧腰部作肾门横斜断面扫查，在肾门内侧偏下方可清晰显示结石回声；在此基础上，探头角度略向内下方转动，接近于纵断面扫查时，可显示输尿管上段（腹段）的结石（图45-2-4）。

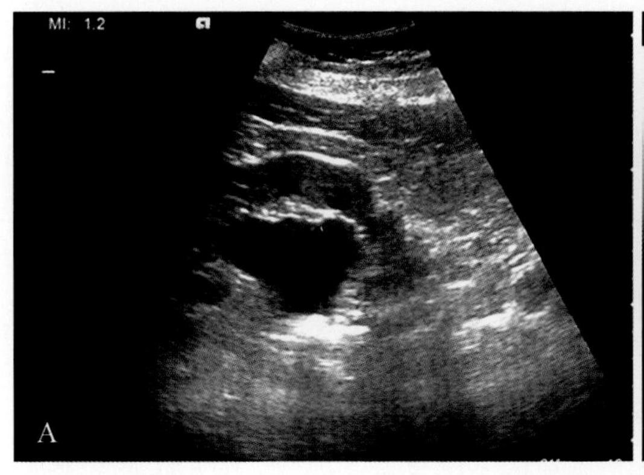


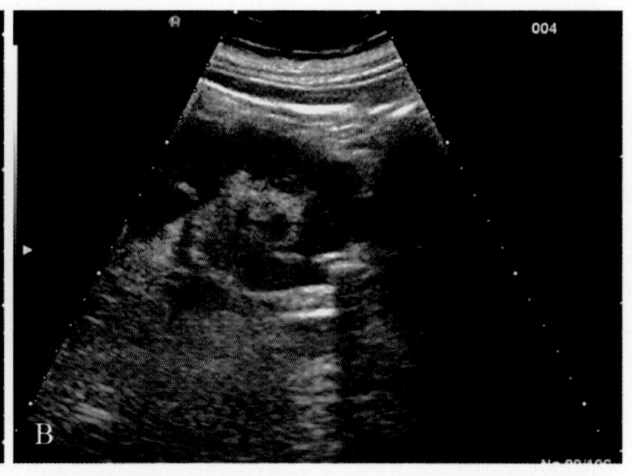


**图45-2-4　肾盂输尿管连接部结石声像图（A、B）**

对于肾盂输尿管连接部和输尿管腹段结石，还可经背部扫查，行肾门部横断面显示肾盂输尿管连接部后，探头向内下方侧动，在肾盂或输尿管无回声区中断的位置显示结石回声；在前腹部由肾门向下移行扫查，分别可在腹主动脉和下腔静脉外侧，寻找左侧或右侧扩张的输尿管，并向下移行追踪扫查至两侧髂血管的前方，仔细观察第二狭窄部有无结石强回声团（图 45-2-5）；显示输尿管第三狭窄部结石，需自腹段或盆段输尿管向下移行扫查。除此之外，尚可在耻骨联合上缘作纵断面或横断面扫查，以膀胱内尿液作为透声窗，显示输尿管膀胱入口之后，仔细观察有无结石强回声团（图 45-2-6）。

通常体积较大的肾盂输尿管连接部结石，声像图所见多为中度至重度肾积水；腹段和盆段输尿管结石多数较小，直径 0.6～1.0cm，多伴有轻度肾积水，少数见于中度肾积水；膀胱壁内段输尿管或管口部的结石，一般仅为轻度肾积水或无明显肾积水。

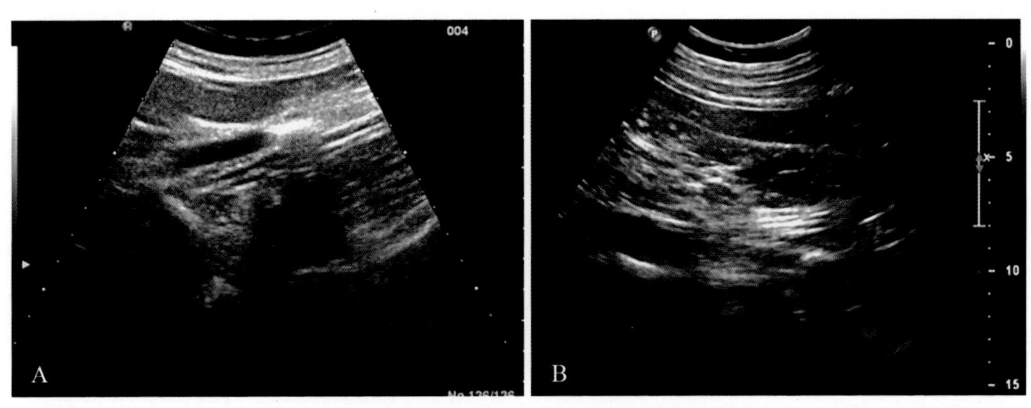


图 45-2-5　输尿管第二狭窄部结石声像图

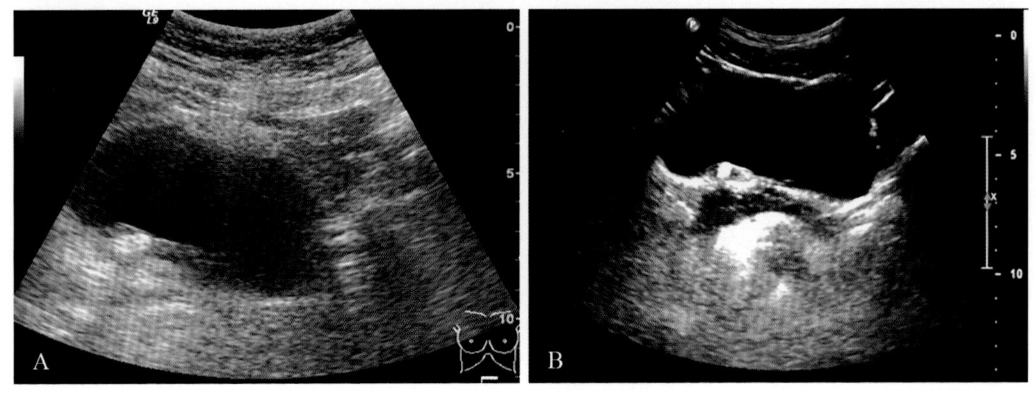


图 45-2-6　输尿管膀胱壁内段结石

## （三）诊断思维与评价

输尿管结石的声像图表现较有特征性。当显示患侧肾窦分离扩张，内为透声较好的无回声区，然后沿扩张的输尿管向下移行扫查，在输尿管无回声区中断的位置，显示伴有明显声影的强回声团时，再结合患者有肾绞痛和血尿病史，即可诊断为输尿管结石。有时见到体积较大，直径 2cm 左右的盆段输尿管结石，多为存留在该部的结石逐渐增大而形成的。位于腹段或盆段输尿管的较小结石，声影较弱或无明显声影。对此需在输尿管中断的位置仔细观察，方能够识别出结石的轮廓。超声显示肾和输尿管扩张积水，未能见到典型的结石回声时，应注意与以下伪像和其他疾病进行鉴别。

1. 肠道内容物　沿扩张的输尿管向下移行扫查过程中，若输尿管有弯曲或操作技术不佳，容易偏离输尿管走行方向，将输尿管周围肠管内容物、气体等高回声的伪像，误诊为输尿管结石。对此，实时观察可发现肠管内容物随肠管蠕动而时隐时现，有时可见内有气体高回声移动，后伴多次反射回声。

2. 输尿管纤维化　输尿管局灶性纤维化并输尿管狭窄者，管壁回声较高，若观察不仔细易误诊为结石。前者近端管腔明显扩张，远端逐渐变细，纤维化并管腔狭窄者呈等信号样改变，且无明显声影，结合患者无阵发性肾绞痛，且无血尿，一般不难做出鉴别诊断。

3. 膀胱结石　下移至输尿管口并突入膀胱腔的结石与膀胱结石超声检查所见相似。对此改变体位实时观察，若结石无向重力方向移动，则为输尿管口结石，反之为膀胱结石。

4. 输尿管疾病并存结石　如先天性输尿管囊肿、巨输尿管症等并发结石的诊断与鉴别，参见本章有关疾病的鉴别诊断。

以往临床上诊断输尿管结石主要依靠X线尿路平片、静脉或逆行尿路造影检查。但对于结石较小或阴性结石，X线显示不清，与脊柱、肋骨和骶髂关节重叠的输尿管结石，易被骨骼掩盖而难以分辨；静脉尿路造影虽然对输尿管结石的诊断价值较大。但当尿路梗阻，肾功能受损时，静脉尿路造影显影不佳或不显影，可给诊断带来困难。近年来，已探索出诸多诊断输尿管结石的超声检查方法，如经腹壁、经阴道、经直肠超声检查以及口服或静滴甘露醇、硫酸镁、呋塞米等增加输尿管的显示条件等方法，使超声对输尿管结石的诊断日趋完善。超声检查可清楚显示输尿管内透X线的阴性结石，弥补X线的不足，并了解输尿管结石梗阻所致肾积水的程度，同时还可发现与输尿管结石并存的其他泌尿系统疾病。王正滨等曾报道一组117例输尿管结石的超声检查结果，其中包括11例X线不显影的阴性结石和15例静脉尿路造影显影不佳的结石，均在首次超声检查得以显示。超声诊断符合率达96.6%。由此可见，应用超声诊断输尿管结石具有重要的临床价值。

然而，输尿管结石的声像图表现并无特异性，常见因患者较肥胖、胃肠内胀气、膀胱充盈不佳及其受检查者的技术条件不佳等因素，而影响输尿管结石的超声检出率和诊断准确率。因此，对于临床有典型输尿管结石的症状，而超声检查为阴性结果的患者，也不能除外输尿管结石的诊断，可进一步选择其他影像学方法检查，以便相互印证，互为补充。

（王正滨　李吉昌）

## 六、先天性巨输尿管症

先天性巨输尿管症（下称巨输尿管症）又称原发性巨输尿管症或先天性输尿管末端功能性梗阻，临床较少见。由于本病缺乏特异性临床表现和体征，过去多因血尿、尿路感染或拟诊为尿路结石等，行静脉尿路造影时被发现。但对于患侧肾功能不良或肾功能严重损害者，静脉尿路造影常显影不佳，甚至不显影，特别是对碘过敏者，该检查方法常受到限制。随着医学影像技术的飞速发展，超声显像技术日渐成熟，诊断水平不断提高，现已成为临床诊断巨输尿管症最常用的无创性方法之一。

### （一）病理及临床概要

巨输尿管症为输尿管的发育反常，多为单侧性，也可为双侧性。病变部位多发生在输尿管中下段，少数可发生于输尿管全段。其发病机理迄今尚未完全明了。Mackinnon等研究认为，末端输尿管壁内纵肌缺乏或发育不良，功能性输尿管梗阻段管壁的肌束比例失调，致使该段输尿管的蠕动波减弱或消失，尿液排流不畅，因而近端输尿管管腔内压力增高，并向上传递引起输尿管显著扩张和肾积水，这可能是导致功能性输尿管梗阻的重要因素。此外，远端输尿管壁肌肉排列紊乱，功能性梗阻段输尿管肌束与胶原纤维的比例失调，也是妨碍输尿管的正常蠕动，导致尿液排流不畅的原因之一。巨输尿管症的主要特点为：输尿管不同程度的扩张，无输尿管末段的机械性梗阻，无下尿路的梗阻性病变，无膀胱输尿管反流，无神经源性膀胱功能性紊乱，输尿管膀胱连接部的解剖基本正常，功能性梗阻段输尿管管腔正常。巨输尿管症本身并无特异性临床症状，但当继发尿路感染和形成结石时，则可出现发热、尿急、尿频、尿痛等尿路感染的症状。若输尿管显著扩张，并伴有多量肾积水时，可在患侧腹部触及囊性肿块。

## （二）超声检查所见

巨输尿管症的患者，肾盂、肾盏多为轻度扩张积水，仅有少数为中度积水，而患侧输尿管显著扩张，并且以输尿管中下段扩张为著，内径多为2～4cm，少数可达5cm以上。输尿管扩张的程度与肾盂、肾盏积水的程度不成比例，扩张的输尿管可有迂曲。沿扩张的输尿管向下扫查，有时可显示其下端高度膨胀，末端可有拉长、向下延伸，并形成反折，其外形似“杵指”状（图45-2-7）。少数可见输尿管无回声区在出口部与膀胱无回声区经由狭小的通道相连通，但实时观察无膀胱输尿管反流之征象。

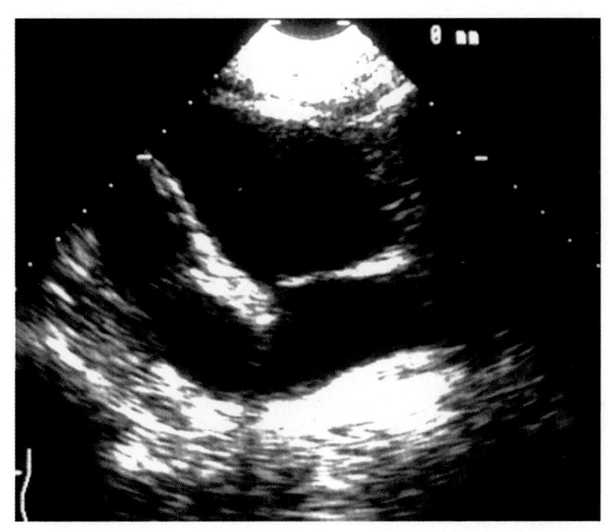

输尿管全程扩张，末端拉长，向下延伸，外形似杵指状

**图 45-2-7 先天性巨输尿管症**

巨输尿管症合并输尿管结石时，表现为显著扩张的输尿管无回声区内显示强回声团，后方伴有声影（图45-2-8）。当合并感染或输尿管内有出血时，可于无回声区内显示雾点状或云雾状回声漂浮。

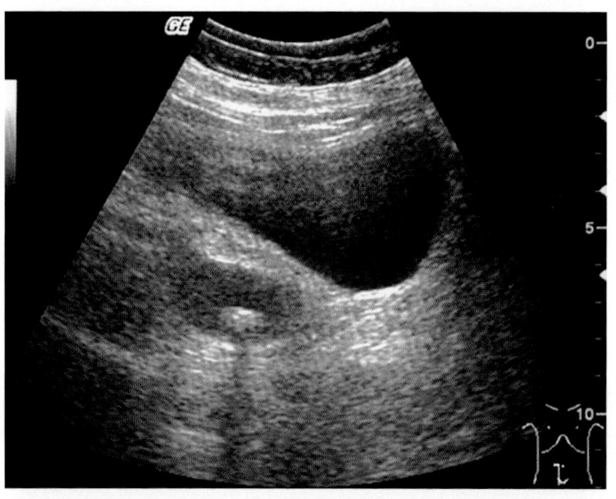

输尿管中下段扩张为著，内有结石强回声团，改变体位可移动

**图 45-2-8 先天性巨输尿管症并结石**

王正滨等曾报道16例巨输尿管症的超声检查结果，其中4例为双侧病变，共计20例。根据病变的累计范围和声像图所见输尿管扩张的程度与形态的不同，将其分为3种类型。

1.“圆柱”型 声像图所见8例（10侧）输尿管全段均显著扩张，张力较高，呈圆柱状。输尿管扩张可伴有迂曲（图45-2-9），有时可见输尿管末端拉长、向下延伸并形成反折之征象，纵切面其外形轮廓似杵指状。此型多伴有中度肾积水，重度肾积水少见。

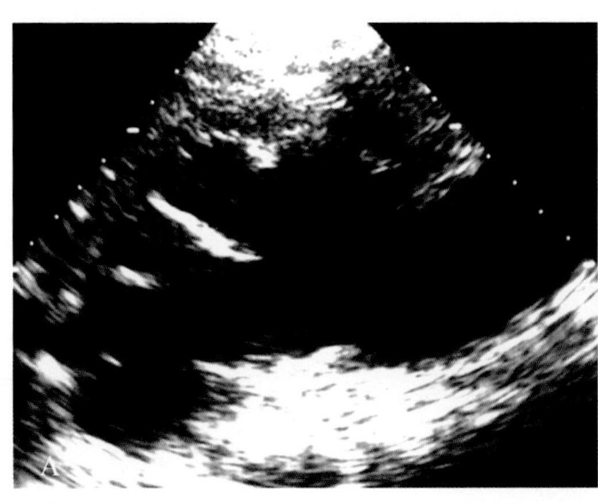

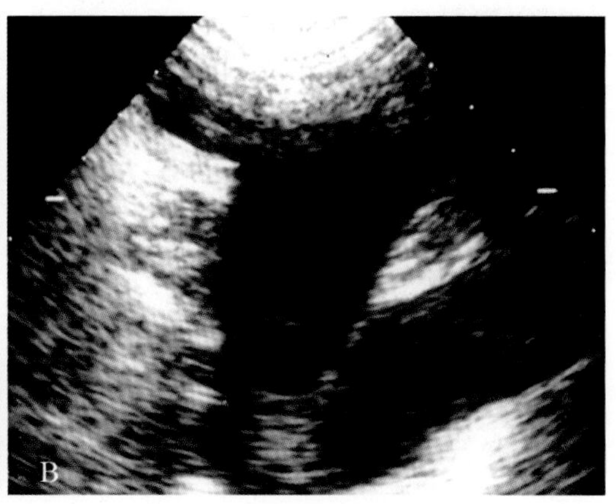

A. 输尿管显著扩张，内径达4cm，输尿管扩张程度与肾积水程度不成比例；B. 输尿管中段显著扩张并有迂曲

**图 45-2-9 先天性巨输尿管症**

2.“纺锤”型 声像图所见6例（8侧）以输尿管下段扩张为主，扩张的输尿管张力相对较

低。巨输尿管下端即功能性狭窄段输尿管，纵切面上其外形轮廓似纺锤形（图 45-2-10）。此型多伴有轻度肾积水，仅有少数为中度肾积水。巨输尿管内可形成或存留结石，呈相应的声像图表现。

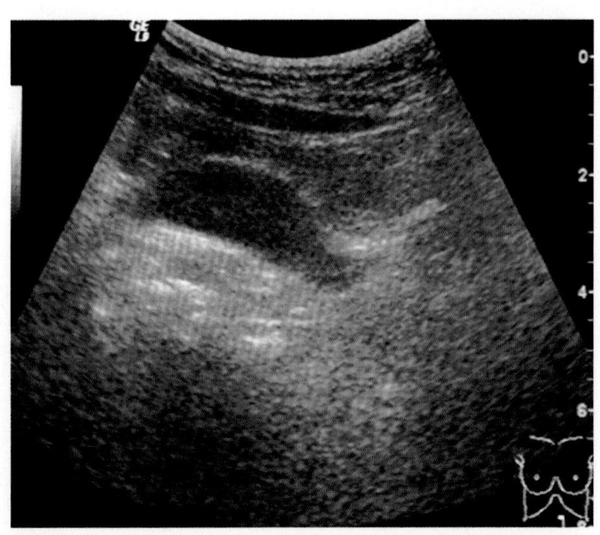

输尿管中下段显著扩张，其外形似纺锤状形

**图 45-2-10　先天性巨输尿管症**

3. “鼠尾”型　此型较少见。输尿管以中下段扩张为主，沿扩张的输尿管向下作连续性扫查，可见张力较低的输尿管末端逐渐变窄，其外形呈鼠尾状（图 45-2-11）。此型多为轻度或中度肾积水。

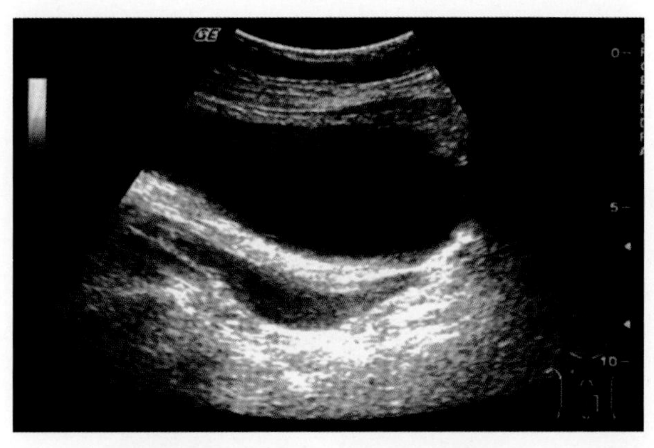

输尿管显著扩张，输尿管下段管腔逐渐变窄呈鼠尾状

**图 45-2-11　先天性巨输尿管症**

### （三）诊断思维与评价

巨输尿管症具有较为明显的声像图特征，超声诊断本病并不困难。关键应提高对巨输尿管症的病理和声像图改变的认识。通常所见的上尿路或下尿路梗阻性病变，如输尿管结石、肿瘤疾病等引起的输尿管扩张，内径一般为 1～1.5cm，而且输尿管扩张的程度与肾积水的程度成正比。而巨输尿管症是以输尿管显著扩张为特征，内径多为 2～4cm，甚至可达 5～8cm，但肾积水的程度相对较轻，即输尿管扩张的程度与肾积水的程度不成比例。上尿路或下尿路机械性梗阻所致的肾积水和输尿管扩张，作超声追踪扫查时，多能检出尿路梗阻的病因，而巨输尿管症则为功能性梗阻，无梗阻性病变存在。根据上述巨输尿管症的声像图特征，同时与引起肾积水和输尿管扩张的其他输尿管梗阻疾病进行鉴别后，便应考虑为本病。巨输尿管症与输尿管机械性梗阻疾病均具有近段输尿管扩张和肾积水的共同特点，因此两者较容易发生混淆，超声诊断时应注意从以下几个方面进行鉴别：①输尿管功能性梗阻主要见于输尿管末端，而输尿管机械性梗阻则可发生在输尿管的任何部位；②巨输尿管症无梗阻性病变存在，后者可由多种输尿管疾病引起，诸如结石、狭窄、肿瘤、囊肿等，而且绝大多数患者在超声移行扫查过程中，能显示梗阻性病变；③巨输尿管症以输尿管显著扩张为特点，而后者输尿管扩张的程度与梗阻位置、病变大小、性质及梗阻的程度有密切关系，并且输尿管扩张内径超过 2cm 者少见。以上声像图改变均有助于输尿管功能性梗阻与机械性梗阻的鉴别诊断。

超声检查能够准确检测输尿管扩张的程度和范围，并可与输尿管机械性梗阻疾病进行鉴别。同时应用超声观察患侧肾积水的程度和肾内部回声结构的变化，还能大体判断肾功能的受损程度，为临床诊断及采取相适应的治疗方案提供依据。超声的优点还在于可弥补静脉尿路造影和其他影像学检查的不足，如对检查不能合作的小儿患者，超声能迅速而又准确地做出诊断。超声检查也存在不足之处，要求检查者有一定的技术条件，所显示的声像图也不如静脉尿路造影获得的影像更具有直观性，静脉尿路造影可完整的显示整个上尿路的影像。

（王正滨）

## 七、输尿管囊肿

输尿管囊肿是一种常见的先天性畸形，又称

为输尿管末端囊肿或输尿管口囊肿。本病多见于小儿，也有少数可见于中老年人，男女比例为1∶3。本病多为单侧病变，左右侧发病概率均等，双侧输尿管同时患病者仅为10%。由于本病无特征性表现，多数因反复尿路感染或尿路梗阻症状而就诊。成年人多是在做超声健康体检时被发现。

## （一）病理及临床概要

输尿管开口囊肿是由于胚胎期输尿管与生殖窦之间的一层隔膜吸收不全或持续存在，导致输尿管口狭窄，因尿液引流不畅而形成输尿管末端的囊性肿物，并向膀胱腔内膨出。囊肿可通过一窄小的出口与膀胱相连通，但无膀胱内尿液输尿管反流。囊肿出口有明显狭窄者，囊肿轮廓较大，其近段输尿管扩张，发生肾积水的程度也较严重。成人输尿管囊肿的出口多无明显狭窄，近段输尿管仅为轻度扩张，而且可无明显肾积水。后天性因素所致输尿管囊肿罕见，如输尿管口周围炎症、水肿、黏膜膨胀，造成输尿管口狭窄并引起不同程度的梗阻而形成囊肿。输尿管囊肿可随输尿管蠕动，而呈现周期性增大与缩小的变化规律。囊肿较小时，可无明显临床症状。囊肿继发感染或因囊肿出口部狭窄较重，导致输尿管扩张和肾积水时，可出现尿路感染、腰腹部胀痛、排尿不畅、尿流中断、尿失禁和血尿等症状。女性患儿较大的输尿管囊肿，有时在排尿时可见囊肿随尿流脱出尿道外口，并不同程度的阻断尿流。

## （二）超声检查所见

1. 灰阶超声

（1）输尿管囊肿声像图：膀胱三角区的一侧或两侧显示圆形或椭圆形囊样结构，囊壁较薄，而且光滑，其内尿液呈透声较好的无回声区。实时观察可见此结构有逐渐增大，而后又迅速缩小，周而复始的变化（图45-2-12）。囊肿膨大时，直径多为2～4cm，囊肿缩小时，直径多为0.5～1.5cm。纵断面图上，可显示囊肿与扩张的输尿管盆段相连通。囊肿轮廓较大的小儿患者，当嘱其排尿时实时观察，可见到囊壁随尿流向后尿道口移动，并可不同程度的阻断尿流，甚至脱出尿道外口。

（2）输尿管囊肿并发症：囊肿上端输尿管均有不同程度的扩张，并多伴有轻度或中度肾积水，尤

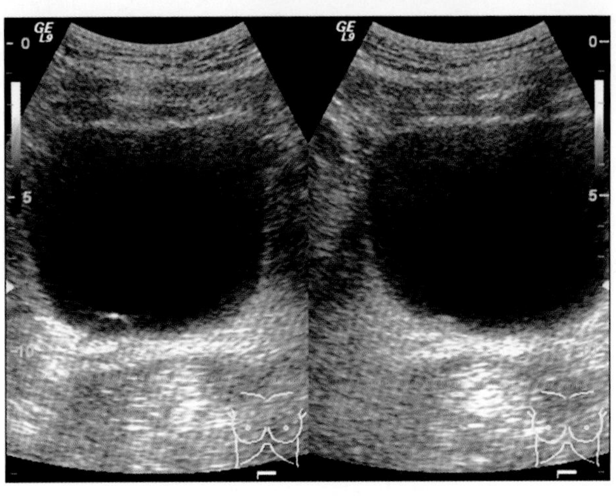

左图示囊肿充盈时，右图示缩陷时囊肿消失

**图45-2-12　右侧输尿管囊肿**

其是病程较长或囊肿较大者，输尿管多呈显著扩张，同时肾积水的程度也比较重。输尿管囊肿常合并尿路感染，甚至可并发慢性膀胱炎和囊肿内结石，可在囊肿内显示点状或团状强回声，后伴声影。

2. 彩色多普勒表现　实时观察输尿管囊肿的大小变化，当囊肿增大后，可观察到自囊肿的一侧尿流呈红色线状回声向前上方移行。

3. 输尿管囊肿的声像图分型　笔者曾报道一组33例先天性输尿管囊肿的超声检查结果，其中6例为双侧病变，共计39个囊肿，声像图显示囊肿直径为0.4～5.2cm。根据声像图所见囊肿的大小与形态，动态观察囊肿的周期性变化及其并发肾积水程度的不同，将输尿管囊肿的声像图，分为4种类型。

Ⅰ型（乳头形囊肿）：囊肿轮廓较小，直径0.4～1.0cm，囊肿缩陷时，形状似乳头状或显示不清。囊肿呈充盈状态的时间短暂，即囊肿充盈后即刻又缩陷，需经过仔细的实时观察方能发现（图45-2-13）。此型囊肿出口部多为轻度狭窄，输尿管扩张程度也较轻，多伴有轻度肾积水，少数患者无明显肾积水。

Ⅱ型（圆形或椭圆形）：囊肿充盈时，轮廓较大，张力较高，外形为圆形或椭圆形，直径为2～5cm，囊壁菲薄，囊肿缩陷时，其内尿液不能完全排空（图45-2-14）。囊肿出口部有明显狭窄，输尿管扩张程度较重，内径1～2cm，多伴有中度肾积水，少数可为重度肾积水。

Ⅲ型（低张力形）：囊肿的张力较低，外形呈长形或扁圆形，直径为2～4.8cm。囊肿充盈后再

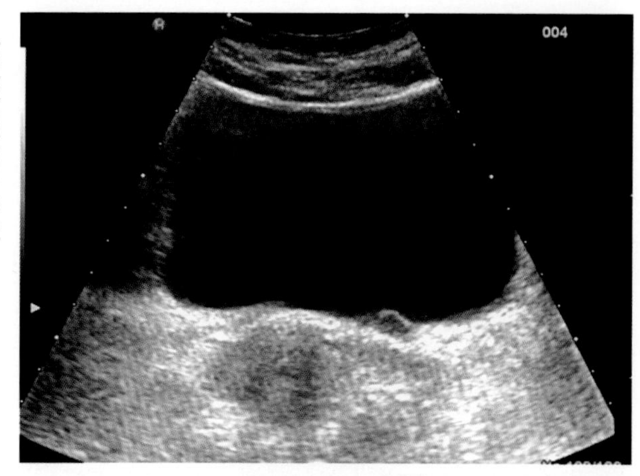

囊肿较小，形似乳头状

图 45-2-13　Ⅰ型输尿管囊肿

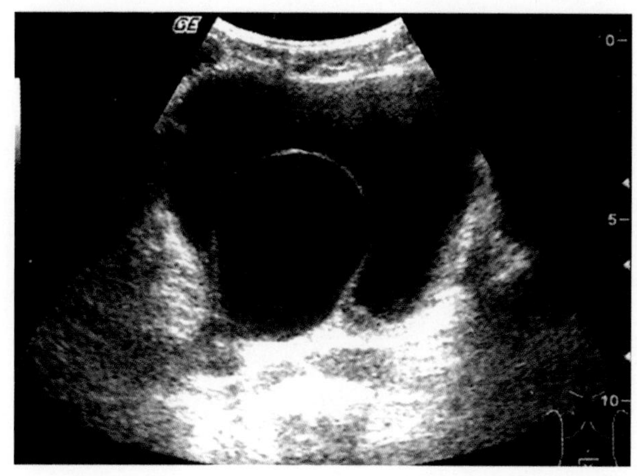
囊肿充盈时轮廓较大，形似椭圆形

图 45-2-14　Ⅱ型输尿管囊肿

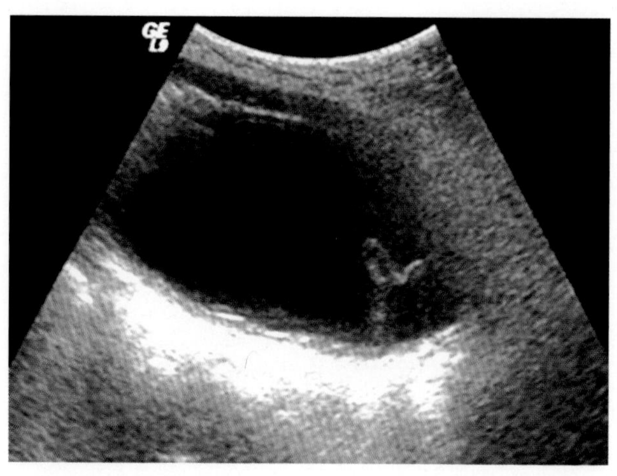
纵断面图上实时观察排尿时囊肿向膀胱后尿道移动，并不同程度阻断尿流

图 45-2-15　Ⅲ型输尿管囊肿

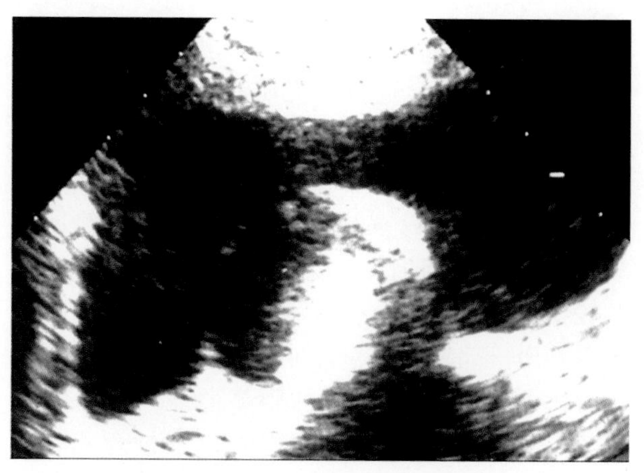
图 45-2-16　Ⅳ型输尿管囊肿，囊内可见结石强回声

缩陷时，囊内的尿液不能完全排空（图 45-2-15）。实时观察患儿排尿时囊肿变化，有时见囊肿随尿流向后尿道移动，可不同程度的尿流阻断，甚至在个别患儿，肉眼可见部分囊壁脱出尿道外口。

Ⅳ型（扁圆形）：囊肿轮廓较大，长径为 3～5cm，但张力较低，多呈扁圆形或类似胆囊状，囊壁较毛糙。囊肿缩陷时，囊内尿液不能完全排空。患侧输尿管扩张的程度较重，其内径多为1～2cm，多伴有中度肾积水。囊肿内较容易形成或存留结石，改变体位实时观察可见结石强回声向重力方向移动（图 45-2-16）。

### （三）诊断思维与评价

超声检查在膀胱三角区显示圆形或椭圆形囊状结构，囊壁薄而光滑，实时观察囊肿有周期性增大与缩小的典型声像图特征，即可诊断为先天性输尿管囊肿。若同时显示患侧输尿管扩张和不同程度的肾积水，诊断则更为确切。尽管如此，超声诊断时，尚应注意与输尿管脱垂和输尿管憩室等疾病鉴别。仔细观察可见前者膀胱三角区一侧或两侧管口处有突出肿物，表面光滑，中间有切迹，而不形成囊肿轮廓，实时观察肿物无增大与缩陷的变化。观察输尿管末端喷尿时，尿流走行方向与正常人相仿；输尿管憩室多发生在输尿管与膀胱交界处，其最突出的特点为囊性肿物不突入膀胱腔，而位于膀胱外输尿管的一侧。两者均与输尿管囊肿的声像图所见有明显区别。

输尿管囊肿在声像图上较容易显示，并且多能做出较准确的超声诊断结果。尤其对于小儿患者，可免除膀胱镜和静脉尿路造影等检查的痛苦和麻烦。由于输尿管囊肿的出口窄小，尿流不畅，囊肿上段输尿管管腔内的压力增大，从而导致输尿管扩张和肾积水，超声检查可从以下两个途径发现并诊断本病：①行肾脏超声检查时，当显示肾积水与输尿管扩张，沿扩张输尿管向下追踪扫查而显示本病；②在下腹部行膀胱、前列腺或妇科超声检查时发现本病。笔者等曾先后报道 27 例小儿和 29 例成年人先天性输尿管囊肿的超声诊断结果，并提出了输尿管囊肿的声像图分型。囊肿充盈时，声像图所见囊肿的最大内径为 5.2cm，最小内径仅为 0.5cm，超声诊断符合率分别达 96.8%和 96.6%。由此表明，应用超声诊断先天性输尿管囊肿敏感性很高，而且简便实用，具有重要的临床应用价值。

（王正滨）

## 八、输尿管狭窄

### （一）病理及临床概要

输尿管狭窄多见于先天性肾盂输尿管连接部狭窄，其次见于输尿管膀胱交界处狭窄，也可由膀胱、神经系统、下尿路梗阻和盆腔内脏器术后等因素所致。先天性输尿管狭窄主要见于小儿男性，左侧多于右侧，少数可见于双侧输尿管病变。输尿管狭窄的病理改变多由于狭窄段肌层肥厚、发育不良和纤维组织增生所致。狭窄以上部位的肾盂和输尿管扩张积水，常伴有尿路感染；输尿管狭窄亦可见于成年人，但较少见，且多为输尿管炎性狭窄。输尿管狭窄主要表现为腰、腹部酸痛或胀痛。肾积水较重者，可在患侧上腹部触及肿块。继发感染时，可伴有发热和膀胱刺激等症状。

### （二）超声检查所见

患侧肾轮廓增大，肾窦不同程度的分离扩张，其内为透声较好的无回声区为本病的间接声像图表现。对于肾积水患者行肾门斜向断面扫查，显示肾内无回声区至盂管连接部，腔隙逐渐变窄或突然中断为肾盂输尿管连接部狭窄；输尿管腹段或盆段狭窄的患者，其近端输尿管和肾窦均有不同程度的扩张和积水，狭窄部管腔变细或中断；输尿管膀胱壁内段狭窄的患者，输尿管腹段、盆段均有不同程度的扩张，通过膀胱无回声区实时观察狭窄部，无梗阻性病变回声存在，并显示输尿管管腔逐渐缩窄，管壁回声相对增高。

肾积水既可为先天性输尿管狭窄引起，也可为输尿管炎性狭窄所致。前者多见于小儿，也可见于青少年；后者多为中老年人的前列腺增生症、慢性膀胱炎、神经源性膀胱或泌尿系统结核引起的膀胱挛缩等。后者声像图显示膀胱黏膜水肿、增厚，表面不光滑，尤以三角区更为明显。病情较重者，可见膀胱黏膜表面有多个小梁或形成多个假性憩室，两侧管口部黏膜水肿增厚，出口部狭窄。

笔者曾报道 34 例输尿管狭窄，其中有 3 例为双侧病变，共计 37 侧输尿管狭窄。根据声像图所见肾盂的类型（肾内型或肾外型肾盂）、肾积水的程度、狭窄段近端输尿管扩张的程度等不同，将输尿管狭窄的声像图分为四种类型。

Ⅰ型（“莲蓬”形）：主要见于肾外型肾盂输尿管连接部狭窄，肾盂大部分突出肾外，虽肾盂积水的程度较重，但肾盏积水的程度相对较轻。因此，肾实质受压变薄的程度也较轻，其外形类似莲蓬状。对此，在肾门部行横向斜向内下断面的实时扫查，可显示狭窄段管壁回声增高，呈等号样改变（图 45-2-17）。

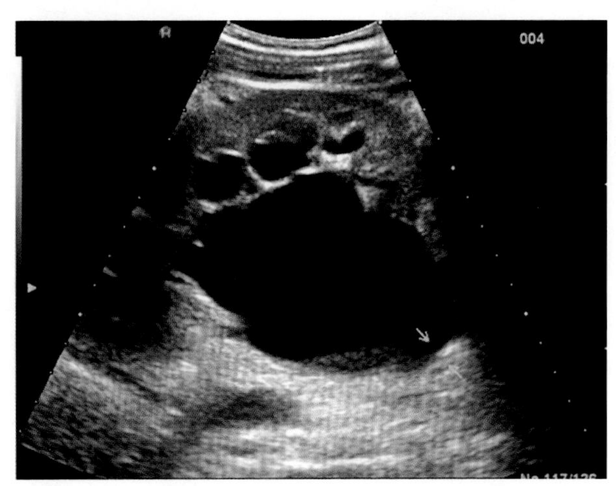


狭窄段管壁回声增高呈等号样改变，箭头所示，肾外型肾盂扩张，积水明显，形似莲蓬状

**图 45-2-17 Ⅰ型先天性肾盂输尿管连接部狭窄**

Ⅱ型（“菊花”形）：肾内型肾盂，高位输尿管狭窄，由于肾盂扩张受限，肾盂扩张程度较轻，而各肾盏均明显扩张积水，肾实质因受扩张肾盏的压迫，明显变薄或萎缩。对此，行肾门部横断面实时扫查，可见肾门部有轻度内凹，其外形类似“菊花”样（图 45-2-18）。

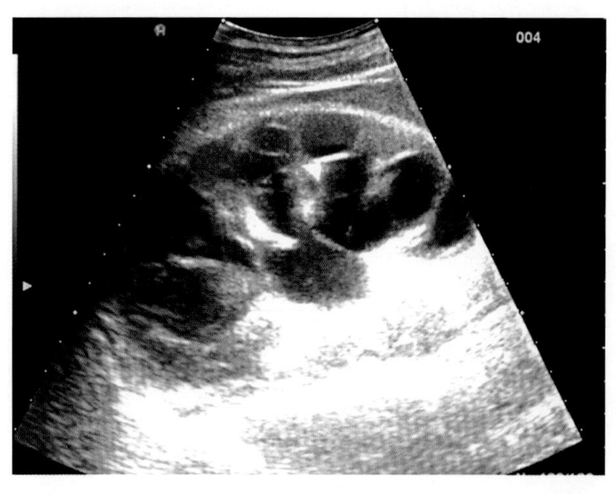

肾内型肾盂扩张，形似“菊花”样

**图 45-2-18　Ⅱ型先天性肾盂输尿管连接部狭窄**

Ⅲ型（“圆柱”形）：低位输尿管狭窄，且狭窄的程度较重。肾盂、肾盏和狭窄段以上输尿管均明显扩张积水，沿扩张的输尿管向下追寻扫查，可见扩张的输尿管至狭窄处突然中断，其外形类似圆柱状，输尿管中断处无其他梗阻性病变（图 45-2-19）。

Ⅳ型（“鼠尾”形）：主要见于输尿管下端狭窄，狭窄的程度较轻。显示肾积水后，沿扩张的输尿管向下追寻扫查，可见输尿管管腔逐渐变窄，狭窄段管壁回声增高呈“鼠尾”状（图 45-2-20）。

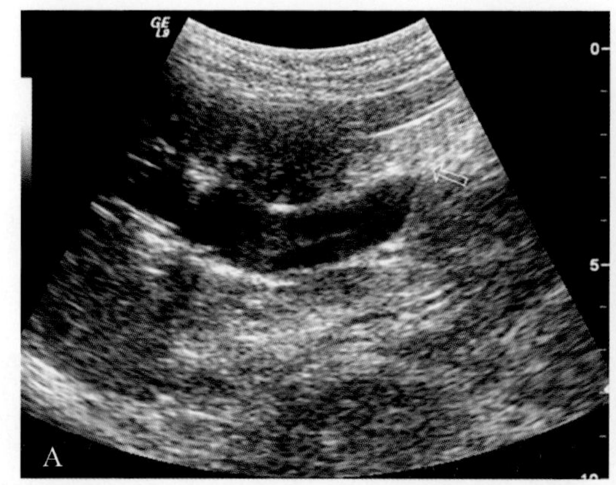


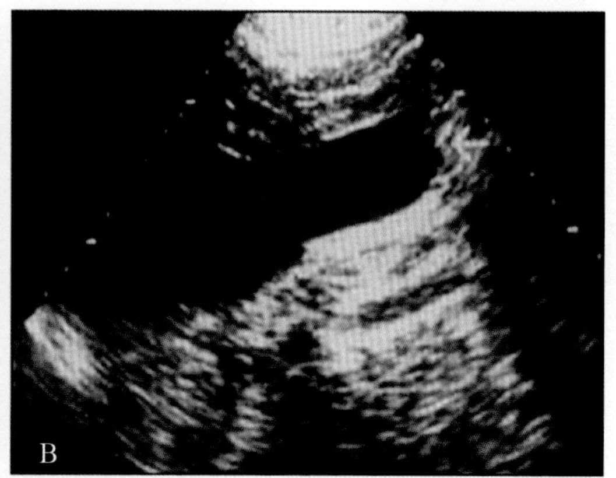


狭窄段以上输尿管呈圆柱状扩张，箭头示

**图 45-2-19　Ⅲ型先天性输尿管狭窄**

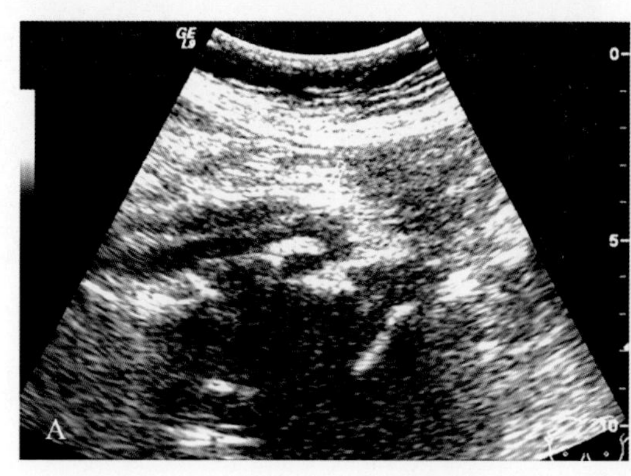


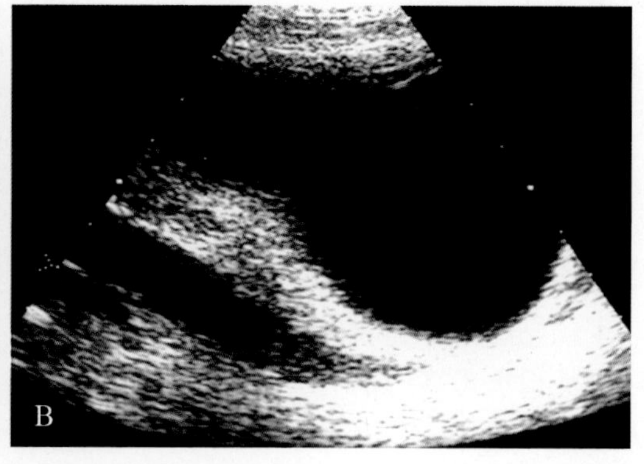


狭窄段输尿管逐渐变细呈鼠尾状，箭头示

**图 45-2-20　先天性输尿管下段狭窄**

## （三）诊断思维与评价

虽然输尿管狭窄的超声检查所见有一定特征，但并无特异性，多数表现为尿路梗阻的声像图征象。通常多是在超声显示肾积水后，才追踪扫查至输尿管的狭窄部位，若该狭窄部未显示肿瘤、结石、囊肿等病变的回声，而是呈等号样改变，其周围又无明显的外在病变压迫时，则应考虑输尿管狭窄的可能。若超声检查显示肾盂肾盏扩张积水，行连续性扫查可见此断面无回声区突然缩窄或中断，其外形似莲蓬或倒梨状，便可诊断为肾盂输尿管连接部狭窄；腹段或盆段输尿管常因受肠胀气影响较重，因此超声诊断本病时应经反复检查仔细观察，当排除输尿管结石、肿瘤或突入膀胱腔的输尿管囊肿等病变后，方可考虑输尿管狭窄的可能；输尿管炎性狭窄主要见于盆段和膀胱壁内段，多为膀胱内因素，如膀胱内结石、肿瘤、异物和留置导尿管过久等诱发急性或慢性膀胱炎，其次为下尿路梗阻性疾病，极少数为神经系统损害所致，如神经系统或盆腔内脏器疾病手术后，损伤了支配膀胱的神经，而引发膀胱炎。因此，对于超声诊断为输尿管下段狭窄者，应按常规仔细观察膀胱、前列腺和膀胱后尿道，有无相关的病变。文献报道了一组输尿管狭窄的超声检查结果，经与手术和病理诊断结果对比，超声定位诊断符合率达 91.2%（31/34），定性诊断符合率达 88.2%（30/34），其中包括 19 例先天性输尿管狭窄的患儿，均首先由超声做出了正确的结论，其中 4 例未经静脉尿路造影检查，而直接做手术探查，证实超声诊断结果是正确的。对超声难以确诊的患者，在超声引导下经皮肾盂穿刺顺行造影，多可明确诊断。对于病史较长或肾积水较重者，应用超声观察肾皮质的厚度和回声强度，可初步判断肾脏功能情况。

综上所述，尽管应用超声显示输尿管狭窄不如静脉造影和逆行上尿路造影更为直观，尤其对输尿管狭窄范围的显示较为困难，然而超声可敏感地检出肾积水，并可根据输尿管扩张与狭窄的超声检查所见，提示输尿管狭窄的位置与狭窄的程度，从而为临床诊治输尿管狭窄提供有价值的信息。

（王正滨）

## 九、输尿管肿瘤

输尿管肿瘤（ureter tumor，UT）是指原发于输尿管壁层的肿瘤，分为两大类，即恶性肿瘤和良性肿瘤，恶性肿瘤占 75%～80%。临床最常见的恶性肿瘤的组织学类型包括移行细胞乳头状癌、鳞状细胞癌和腺癌三类，其中 80%以上为移行细胞乳头状癌，其他类型均较少见，偶见于输尿管平滑肌肉瘤、淋巴肉瘤等。输尿管良性肿瘤主要包括乳头状瘤、平滑肌瘤及息肉样变等，在临床均较少见。UT 多见于 40～70 岁的成年人，其中老年人多为恶性肿瘤，中青年人多为良性息肉等。男女发病率之比为 3∶1。

### （一）病理及临床概要

输尿管与肾盂、膀胱和尿道均覆盖着尿路上皮，在解剖学上既可连续又可分离。如致癌物质刺激，便可发生尿路任何部位的上皮肿瘤，或尿路上皮多处发生肿瘤。UT 多发生于输尿管中下段，仅少数位于上段者。肿瘤可源于肾盂移行细胞癌的浸润、播散与种植，也可因尿路上皮性肿瘤经由淋巴和血行扩散所致。肿瘤多呈浸润状生长，也可呈乳头状改变。UT 主要临床表现为无痛性肉眼或镜下血尿，少数因尿路梗阻而引起腰、腹部疼痛。当有血块通过输尿管狭窄部时，可发生肾绞痛等。膀胱肿瘤浸润输尿管口的病因、病理和临床表现与膀胱肿瘤类似，参见“膀胱肿瘤”。

### （二）超声检查所见

患侧肾脏轮廓不同程度的增大，肾盂肾盏扩张积水，病变段以上的输尿管扩张。声像图显示肾积水后，沿扩张输尿管的向下移行扫查，可于扩张输尿管中断的位置，显示乳头状或结节样回声突入输尿管腔内。发生在输尿管下段的肿瘤，可浸润输尿管口或突入膀胱腔内。王正滨等根据输尿管肿瘤的病理组织学改变，并结合肿瘤的发生部位、大小、形态和浸润深度，将 UT 声像图分为 4 种类型。

1. 局灶型　显示肾积水后，沿扩张输尿管向下扫查，在输尿管中断的位置显示乳头样低回声结节，表面不光滑，突入管腔内（图 45-2-21）。

2. 浸润型　多见于中度肾积水，肿瘤上段输尿管扩张较为明显，病变区域输尿管粗细不均，管壁内膜增厚，表面呈结节样并突入管腔内，内部回声高、低不均匀，管腔狭窄或中断，结节回声与输尿管肌层分界不清，管壁有僵硬感。

3. 弥漫浸润型　声像图所见多为中度以上肾积水，显著扩张的输尿管中断区域管壁不规则增厚，可见大小不等的结节环绕管壁，并与其周围的组织或脏器分界不清。常见输尿管中下段较大的肿瘤结节浸润输尿管口，并突入膀胱腔（图 45-

2-22）。

4. 广泛浸润转移型　除具有 3 型输尿管肿瘤的超声检查所见外，同时可显示腹腔与腹膜后淋巴结肿大和远处脏器的转移病灶。

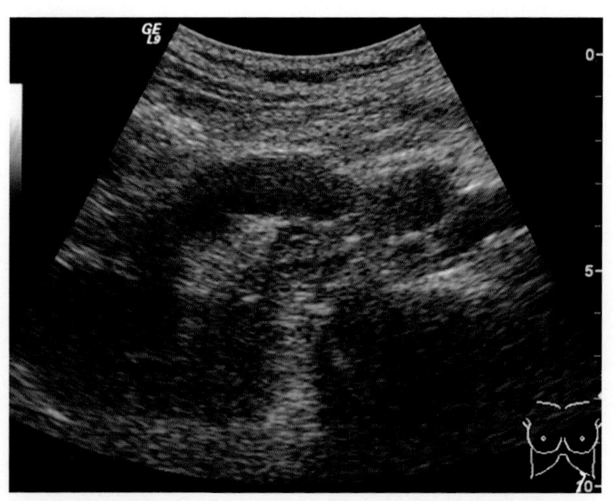

输尿管扩张中断的位置显示低回声结节，突入管腔内

**图 45-2-21　局灶型输尿管肿瘤声像图**

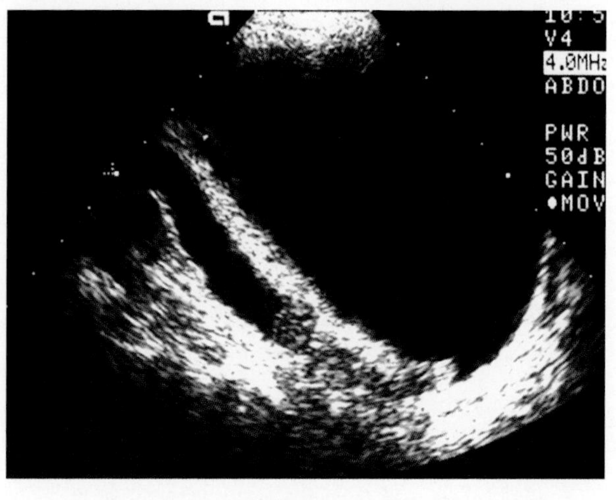


输尿管下段肿瘤呈浸润状生长，并侵达输尿管口部

**图 45-2-22　弥漫浸润型输尿管肿瘤声像图**

膀胱三角区周围肿瘤压迫或浸润管口时，膀胱三角区周围显示肿瘤团块，基底较宽或呈浸润状生长，表面呈菜花样，突入膀胱腔内。肿瘤浸润患侧部分输尿管口时，仅见输尿管中下段扩张可不引起明显肾积水。若膀胱肿瘤体积较大，且浸润管口病程较长、梗阻较重的患者，除可见输尿管全段均明显扩张外，同时引起肾积水的程度也较重。动态观察患侧管口喷尿时，梗阻早期输尿管喷尿时间延长，尿流声束向肿瘤之反方向或侧方向移动，且射程增大。管口部受压且受浸较重者，管口部喷尿流速减慢，尿流声束射程缩短且有移位之征象。

### （三）诊断思维与评价

UT 早期时，超声检查可能无明显异常发现。当 UT 引起输尿管梗阻时，超声检查发现肾积水，沿扩张的输尿管向下追踪扫查，在输尿管管腔逐渐变窄或中断的位置显示到管壁增厚，管腔内有乳头状回声突入管腔内，或管壁增厚表面呈结节样改变，当除外输尿管引起梗阻的其他病因后，结合持续无痛性血尿，应考虑 UT 的诊断。超声明确诊断后，应注意观察肿瘤与周围组织和脏器的境界是否清晰，输尿管周围有无淋巴结肿大等。还应注意与输尿管结石、输尿管纤维化、周围肠管等鉴别，参见本章节输尿管结石鉴别诊断。

超声诊断 UT 是近年来临床研究的热点。同其他影像学检查一样，超声检查是在显示肾积水和患侧输尿管扩张积水之后，作追寻扫查进而显示 UT 的发生部位、大小、形态和浸润范围。汪超军等报道 34 例原发性 UT 的超声诊断结果，输尿管上段肿瘤 5 例，中段 5 例，下段 21 例，其中包括 3 例无明显肾积水和输尿管扩张者，术前超声确定输尿管梗阻部位符合率为 85.3%；UT 直径最小仅为 0.8cm，最大达 11cm，超声明确显示肿瘤者为 61.8%。王正滨等报道 19 例 UT 的超声检查结果，经与手术和病理诊断结果证实，超声定位诊断符合率 89.5%（17/19），定性诊断符合率 84.2%（16/19）。由此可见，超声对伴有肾积水的输尿管肿瘤，多数能确定输尿管的梗阻位置和明确梗阻的病因，可作为临床诊断 UT 的有效手段。笔者认为，在超声诊断过程中，对有无痛性肉眼血尿病史的患者，当显示肾积水和输尿管扩张时，排除肾和膀胱肿瘤后，应考虑 UT 的可能。对于超声诊断与鉴别困难时，进一步择取其他影像学检查，能达到更好的诊断效果。

膀胱肿瘤浸润输尿管口的超声检查所见较有特征性。当声像图显示肾积水和输尿管扩张，移行扫查到输尿管口，在管口周围膀胱三角区显示基底较宽、表面呈菜花样的肿瘤团块，可诊断为本病。若同时观察到管口喷尿时，尿流方向发生变化或喷尿频率明显减少，诊断更为可靠。在超声检查时，应注意与 UT 鉴别。前者肿瘤多发生在膀胱壁，基底较宽，浸润黏膜下或肌层，通常可见肿瘤浸润输尿管膀胱壁内段；应用彩色多普勒可观察到肿瘤的血供来源于膀胱黏膜或黏膜下层。UT则原发于输尿管中下段，瘤体较大，而且浸润输尿管壁的范围较广，肿瘤近段输尿管扩张和肾积水的程度也较重。此外，可检测到肿瘤血供来源于输尿管壁，与膀胱肿瘤浸润输尿管口的鉴别多无困难。

对于发生在膀胱三角区输尿管口周围的肿瘤，判断是肿瘤将输尿管口遮盖还是肿瘤已浸润输尿管，临床诊断有一定难度。膀胱镜检查时可用镜前鞘推移开膀胱肿瘤，观察肿瘤与输尿管的关系，鉴别诊断价值较大。但膀胱镜不能直接观察到输尿管梗阻和肾积水的情况。超声检查除可以观察患侧输尿管扩张和肾盂有无积水的程度之外，应用彩色多普勒观察肿瘤基底部的血流情况，可确定肿瘤的血供是来自输尿管壁，还是来自膀胱壁。王正滨等曾报道17例膀胱肿瘤浸润输尿管的超声检查结果，声像图所见患侧无肾积水者占17.6%，轻度肾积水占47.1%，中度肾积水占35.3%。患侧输尿管扩张多较明显，输尿管内径>1.0cm者，占52.9%，≤1.0cm者占47.1%；其中超声首先显示肾积水，进而追踪扫查发现膀胱肿瘤浸润输尿管口者12例，占70.6%；行膀胱超声检查发现膀胱三角区周围肿瘤浸润输尿管口者5例，占29.4%，经与手术和病理诊断结果对比，超声诊断均符合。由此可见，应用超声检查膀胱肿瘤有无浸润输尿管口和UT浸润膀胱的诊断与鉴别，具有重要的临床应用价值。

（王正滨）

## 十、输尿管口异位

输尿管口异位（ectopia of the ureteral orifice，EUO）80%发生在重复肾和重复输尿管畸形，约70%的重复输尿管开口异位来自重复肾的上半部，且易合并输尿管囊肿。EUO多见于女性儿童及青少年，男女比例为1∶4。EUO除有正常排尿外，多数有尿失禁或站立位滴尿的症状。对此，临床常借助静脉尿路造影，但常因患儿检查不能配合或肾功能不同程度的受损，明确诊断存在一定难度。

### （一）病理及临床概要

EUO的部位多见于女性阴道前庭、尿道外口、阴道等处，偶尔开口于直肠。男性异位输尿管口可位于膀胱颈、后尿道、输精管或射精管等处。双侧EUO约为10%。一般异位输尿管口距正常位置愈远，肾发育愈差，如重复肾有高位肾发育不良。有时可见到一侧输尿管口异位，对侧肾为重复畸形。EUO约50%以上的女性患者有尿失禁的表现。其原因是异位输尿管口位于括约肌远侧所致。一般输尿管口位置愈高，尿失禁愈轻，但常有尿路梗阻征象。男性在无尿路梗阻或感染的情况下，多无尿失禁症状。若输尿管异位开口于生殖道，可有前列腺炎、精囊炎等症状。

### （二）超声检查所见

1. 灰阶超声　EUO的同侧肾脏多合并肾发育不良，声像图显示肾轮廓较小，皮质较薄，肾窦轻度分离扩张，内径多为1.5～2.0cm，追踪扫查输尿管多可显示不同程度扩张，尤其中下段输尿管扩张较为明显。同时，可见该侧输尿管经由膀胱后方或一侧通向异位开口部，如女性常见异位开口于阴道、宫腔内，男性异位开口于前列腺、尿道等处（图45-2-23）。

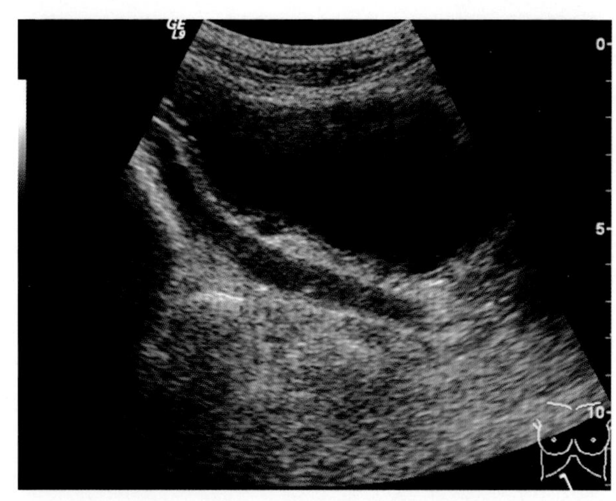

图45-2-23　输尿管异位开口声像图

2. 彩色多普勒超声　输尿管异位开口于膀胱一侧者，输尿管多无明显扩张。应用彩色多普勒可检测到输尿管异位开口处有喷尿的彩色尿流信号。

### （三）诊断思维与评价

应用超声观察肾的大小、形态，有无肾窦和输尿管扩张，并可沿扩张的输尿管追踪扫查，观察输尿管的走行方向和输尿管口异位的位置，尤其对于静脉尿路造影检查不合作或因患侧肾功能受损，上尿路显影不良的患儿，超声检查可对诊断提供较大帮助。但需指出，超声检查应密切结合临床，对于无明显症状和输尿管无扩张者，超声仅能显示某些间接征象，而难以做出明确诊断。

（王正滨　滕剑波）

## 十一、输尿管口脱垂

### （一）病理及临床概要

输尿管口脱垂（prolapse of the ureteral orifice，PUO）是一种临床少见的疾病。其病因迄今尚不十分清楚。可能是由于输尿管发育过长或肌层发育不全，管壁薄弱和强力收缩，导致管口部脱入膀胱。一般临床上所见的PUO，多继发于输尿管膀胱壁内段结石。PUO若无引发尿路感染或继发输尿管结石，一般无明显临床症状。

### （二）超声检查所见

膀胱三角区患侧管口部显示类似乳头状突起，表面光滑，但其中央部有一切迹（图45-2-24）。实时观察输尿管出口喷尿可见尿流自突起的中央切迹部喷出，尿流喷射的方向多无明显改变。输尿管口脱垂常与输尿管膀胱壁内段结石并存，显示管口近段输尿管内有强回声团，后方伴声影（图45-2-25）。

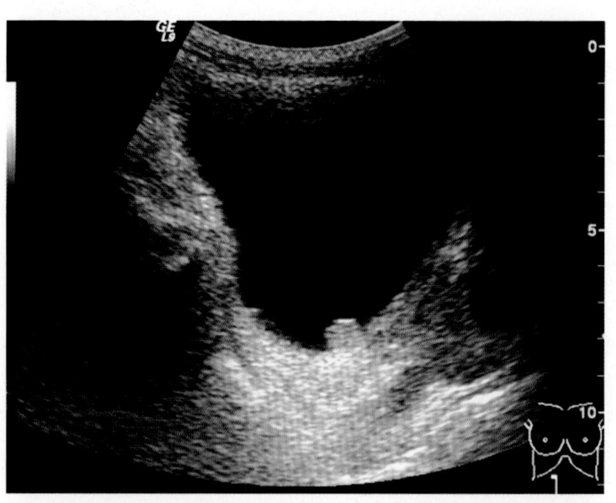

图 45-2-24　右输尿管口脱垂呈乳头状

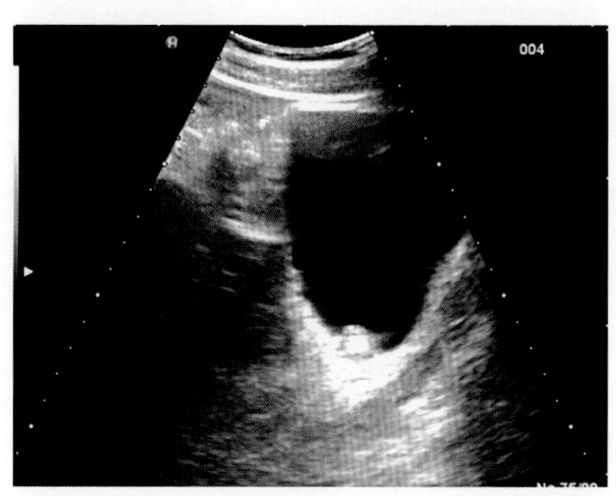

图 45-2-25　右输尿管口脱垂并结石

### （三）诊断思维与评价

通常所见正常输尿管口较为平坦，有少数正常人仅在输尿管喷尿时，可见到管口略有突起，随后又恢复正常状态，周而复始。若喷尿结束后，管口部仍高于周围膀胱黏膜，并有一定突起，其中央部有明显切迹，则应考虑为PUO。超声诊断PUO主要需与输尿管囊肿鉴别，参见“先天性输尿管囊肿”。还需与膀胱肿瘤鉴别：发生在膀胱三角区管口部的小肿瘤，也可呈乳头状，但表面不光滑，其中央部也无切迹回声。应用彩色多普勒观察管口喷尿，可见尿流是从肿瘤的一侧喷入膀胱腔，而且尿流的方向可因肿瘤压迫而有所改变，鉴别诊断多无困难。若PUO合并管口部结石时，超声检查可显示结石上段输尿管扩张和伴有轻度肾积水。若无管口部结石容易被忽略而漏诊。由于膀胱为含液性器官，为最适合超声检查的脏器之一，在膀胱内尿液无回声区的衬托下，较容易显示脱入膀胱的输尿管口，并且可以免除其他影像学检查而做出正确的诊断。

（王正滨）

## 参考文献

[1] 王正滨，唐杰，杨斌，等．泌尿生殖系统疾病超声诊断与鉴别诊断学．北京：人民卫生出版社，2010.

[2] 吴阶平．吴阶平泌尿外科学．济南：山东科学技术出版社，2009.

[3] 周永昌，郭万学．超声医学．第5版．北京：科学技术文

献出版社，2004.
[4] 周永昌，陈亚青．泌尿系疾病超声诊断与介入治疗．北京：科学技术文献出版社，2008.
[5] 李吉昌．泌尿男生殖系统影像诊断学．济南：山东科学技术出版社，2000.
[6] 王正滨．肾脏疾病．见：王金锐，曹海根主编．实用腹部超声诊断学．北京：人民卫生出版社，1994.
[7] 王正滨．输尿管．见：曹海根，王金瑞主编．实用腹部超声诊断学．北京：人民卫生出版社，1994.
[8] 吴乃森．腹部超声诊断思维与评价学．北京：科学技术文献出版社，2009.
[9] 张武．现代超声诊断学．北京：科学技术文献出版社，2008.
[10] 宋树良，王正滨．超声诊断学．北京：中国医药科技出版社，1994.
[11] 徐文坚主译．泌尿系统影像诊断学．北京：人民卫生出版社，2003.
[12] 王正滨，丁荣生，范玉英，等．先天性巨输尿管症的超声显像诊断．中华泌尿外科杂志，1997，18（9）：539-541.
[13] 王正滨，范玉英，袁梅，等．输尿管口梗阻疾病的超声显像诊断价值．中华超声影像学杂志，1995，4（2）：64-66.
[14] 王正滨，董胜国，范玉英，等．输尿管囊肿的超声诊断与分型．中华超声影像学杂志，1997，6（6）：307-309.
[15] 王正滨，王新生，侯四川，等．超声显像对先天性巨输尿管症的诊断价值．中华超声影志，2002，10：610-612.
[16] 王正滨，范玉英，阎靖中，等．实时超声显像对先天性输尿管狭窄的诊断评价．中华超声影像学杂志，1994，4（3）：73-75.
[17] 王正滨，袁梅，阎靖中，等．扇形超声显像对输尿管梗阻性疾病的诊断价值．中华超声影像学杂志，1996，5（5）：165-168.
[18] 王正滨，袁梅，侯四川，等．超声显像对输尿管下端梗阻病因的诊断评价．中华医学超声杂志，2004，4：178-180.
[19] 王正滨，于国放，袁梅，等．超声显像对肾盂输尿管连接部梗阻的定位及病因诊断．中华超声影像学杂志，1999，2：93-95.
[20] 王正滨，于宁，王建红，等．成年人先天性输尿管囊肿超声诊断及其分型的价值．中华超声影像杂志，2004，13（10）：763-766.
[21] 汪超军，项尖尖，蔡松良，等．原发性输尿管肿瘤的超声诊断．中华超声影像学杂志，2002，8：509-510.
[22] Milovanceva PM，Dzikova S. Doppler ultrasonography：a tool for nephrologists-single centre experience. Prilozi，2008，29（1）：107-128.
[23] Barozzi L，Valentino M，Santoro A，et al. Renal ultrasonography in critically ill patients. Crit Care Med，2007，35（5）：S198-205.
[24] Kalantarinia K，Belcik JT，Patrie J，et al. Real-time measurement of renal blood flow in healthy subjects using contrast-enhanced ultrasound. Am J Physiol Renal Physiol，2009，297（4）：1129-1134.
[25] Tuma J，Heynemann H. Ultrasound differential diagnosis in renal parenchymal disease. Schweiz-Rundsch-Med-Prax，2006，95（18）：721-727.
[26] Davran R. The usefulness of color Doppler twinkling artifact in the diagnosis of urinary calculi. Eur J Radiol，2009，71（2）：378.
[27] Wimpissinger F，Türk C，Kheyfets O，et al. The silence of the stones：asymptomatic ureteral calculi. J Urol，2007，178（4 Pt 1）：1341-1344.
[28] Passerotti C，Chow JS，Silva A，et al. Ultrasound versus computerized tomography for evaluating urolithiasis. J Urol，2009，182（4 Suppl）：1829-34.
[29] Choi JM，Wang J，Guarnaccia MM，et al. Bilateral megaureters may masquerade as hydrosalpinges on ultrasound. Reprod Biomed Online，2009，18（6）：821-823.
[30] Snow A，Buckley O，Torreggiani WC. Sonographic appearance of metallic ureteric stents. J Ultrasound Med，2009，28（2）：273-274.

# 第三节　膀胱

## 一、概述

超声对膀胱的检查是目前除膀胱镜以外首选的检查方法，不但能清晰显示膀胱的位置、形态、大小，及邻近组织器官的关系，而且可显示膀胱壁结构的层次及其腔内的变化。超声可对肿瘤、炎症、结石、异物、憩室及其容量测定等做出诊断与评估，并对肿瘤的分期及其疗效与预后进行评价与跟踪。而腔内超声探头的应用，对早期毫米级的小肿瘤得到了良好显示，对肿瘤的分期则更为准确。

彩色多普勒、能量多普勒、脉冲多普勒及三维成像技术的应用，提供了肿瘤的血流和三维空间信息，对良恶性肿瘤的鉴别、膀胱炎症、血块、异物、结石及肿瘤样病变的诊断具有重要的临床价值。

超声检查适应于：尿检异常、尿路刺激症状、急慢性尿路梗阻、尿少或无尿、尿失禁、排尿困难、肿瘤、炎症、结石、憩室、血块、异物、外伤等病变的诊断与鉴别诊断及膀胱容量和残余尿的测量等。

超声检查技术对膀胱疾病的应用，弥补了传统 X 检查仅能发现充盈缺损及不透 X 光的结石的不足，克服了对血块、盆腔内的各种钙化及粪石等鉴别的困难。解除了传统 X 线对肾功能不全、碘剂过敏、严重感染患者检查的限制。

膀胱镜对早期膀胱肿瘤的发现虽优于超声，但对尿道狭窄和其他原因不能或不宜行膀胱镜检查的患者，却成为此项检查的禁忌证。CT检查不但可发现病变，同时可了解膀胱周围组织、器官有否侵犯及盆腔淋巴结及远处有无转移等。但是，由于CT具有辐射、费用高、未普及等原因，亦难成为首选和常规的检查手段。尽管超声对局限于黏膜层及小于0.5cm的早期膀胱肿瘤和泌尿系某些炎性病变难以检出，对膀胱容量和残余尿测定亦存有误差。但超声检查既具有实时显像、无创无痛、无禁忌证、可反复进行，又有经济便捷、结果及时可靠等优势。因此，仍是临床医生和患者首选的检查方法。

## 二、膀胱解剖

膀胱是储存尿液的肌性囊状器官，其形态、大小和壁的厚度随尿液的充盈程度而各异。一般正常成人膀胱容量约300～500ml。最大容量为可达800ml或更多。新生儿膀胱容量约为成人的1/10，女性膀胱的容量略小于男性，老年人因膀胱张力低而容量偏大。

### （一）膀胱位置与形态

膀胱位于盆腔前部的壁腹膜、耻骨联合及左右耻骨支之间。空虚时完全位于盆腔内，充盈时其上缘可位于耻骨联合上，甚至可达脐部。新生儿膀胱的位置高于成年人，老年人的膀胱位置偏低。膀胱腹膜反折线在膀胱充盈状态下可上移至耻骨联合上方，此时，可在耻骨联合上方行穿刺术，而不会伤及腹膜和污染腹腔。

空虚的膀胱呈三棱锥体形，分尖、体、底和颈四部分（图45-3-1）。膀胱尖部朝向前上方，其沿腹前壁至脐之间有一皱襞形成的脐正中韧带相连。膀胱的后面朝向后下方，呈三角形，为膀胱底。膀胱尖与膀胱底之间为膀胱体。膀胱的最下部称膀胱颈，其下端与尿道上端相连，与男性的前列腺和女性的盆隔相接。

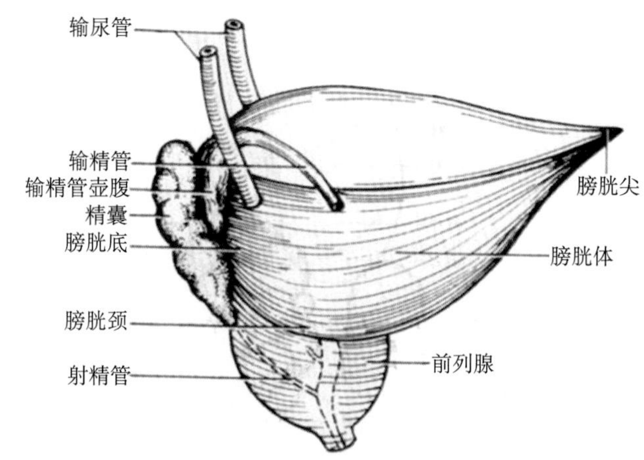


图 45-3-1 膀胱大体解剖

### （二）膀胱结构

膀胱壁自内向外由黏膜层、黏膜下层、肌层、浆膜层构成（图45-3-2）。肌层较厚，肌束间结缔组织和副交感神经纤维丰富。肌纤维相互交错，可分为内纵、中环和外纵三层；在尿道内口处，中层肌纤维增厚形成括约肌。

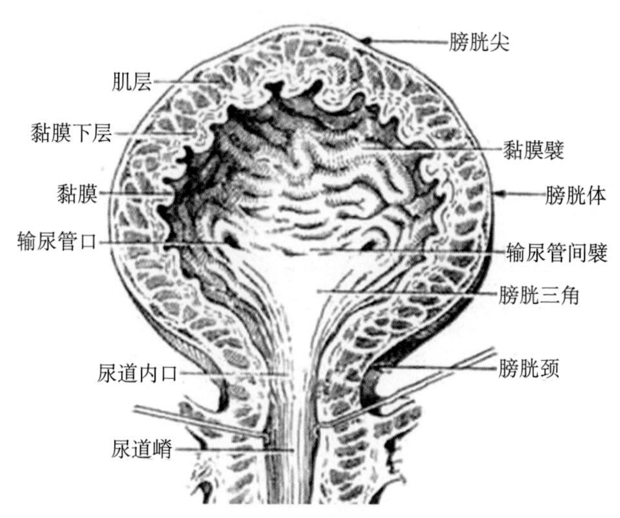


图 45-3-2 膀胱壁组织结构

膀胱内面被覆黏膜，当膀胱收缩时，黏膜聚集成皱襞称膀胱襞。而在膀胱的底面，左、右输尿管口和尿道内口间的三角形区域膀胱黏膜与肌层紧密，缺少黏膜下层组织，因此，无论膀胱充盈或是空虚，始终保持平滑，此区称膀胱三角（图45-3-3）。两个输尿管口之间的皱襞称输尿管间襞，膀胱镜下观察为一苍白带，是临床寻找输尿管口的标志。膀胱三角是肿瘤、结核和炎症的好发部位，检查时应特别注意。

### （三）膀胱的毗邻

膀胱前方为耻骨联合，膀胱与耻骨联合间称膀胱前间隙，此间隙内男性有耻骨前列腺韧

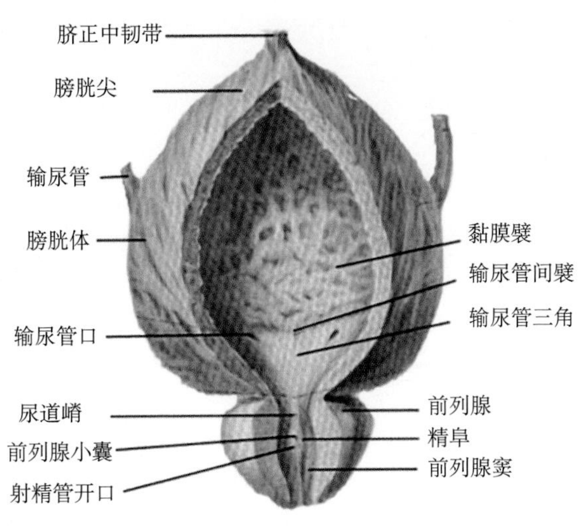


图 45-3-3 膀胱解剖内面观

带，女性有耻骨膀胱韧带，该间隙中有丰富的结缔组织和静脉丛。男性膀胱后方与精囊、输精管壶腹及直肠相邻；女性膀胱后方与子宫和阴道邻接。男性两侧输精管壶腹间区域称输精管壶腹三角，借结缔组织连接直肠壶腹，此称直肠膀胱筋膜。耻骨前列腺韧带、耻骨膀胱韧带、脐正中韧带及脐外侧襞等结构将膀胱固定于盆腔。这些结构的发育不良是膀胱脱垂和女性尿失禁的重要原因。

## 三、检查方法

### （一）查前准备与体位

1. 查前准备

（1）经腹检查　嘱受检者查前 1 小时饮水 500～800ml，待膀胱适量充盈后进行检查。

（2）经直肠检查　查前首先解排大便，必要时灌肠清洁肠道；然后饮水，待适量充盈膀胱后进行检查。

（3）经尿道检查　查前需了解受检者有无尿道狭窄、膀胱挛缩和急性感染等禁忌证。

2. 检查体位

（1）经腹检查　常规采取仰卧位，暴露耻骨上区，局部涂布耦合剂后进行探测。若要鉴别血块、结石、异物位置变化时，可采用不同角度的左、右侧卧位。

（2）经直肠检查　可选取截石位、胸膝卧位或左侧卧位。检查体位可依据仪器类型、患者状况及操作者习惯而适当选择。

（3）经尿道检查　查前不需饮水。取截石位。检查步骤与膀胱镜检查操作相同。

### （二）探头选择与探测方法

1. 探头选择

不同的探测途径，采用不同的方法和选择不同的探头。超声探头种类较多，经腹探测多采用凸阵探头；它弥补了线阵及扇形探头观察视野小的不足。经尿道或经直肠探测时，需选取专用的体腔内探头。

2. 探测方法

（1）经腹耻骨上探测　探头纵向置于耻骨联合上方（图 45-3-4），依腹正中线为基准切面依次左右平行移动，行一系列纵向扫查；然后探头横置于耻骨上，自下而上或自上而下平行移动，做膀胱横向扫查（图 45-3-5）；为防止局部的漏查，常除以上常规纵、横切面外，还应把声束斜向头侧、足侧，及左右侧进行各方位不同角度的探测。为使膀胱后壁显示清晰和减少或消除各种伪像的出现，应把远场增益适当调低，近场适当抑制。

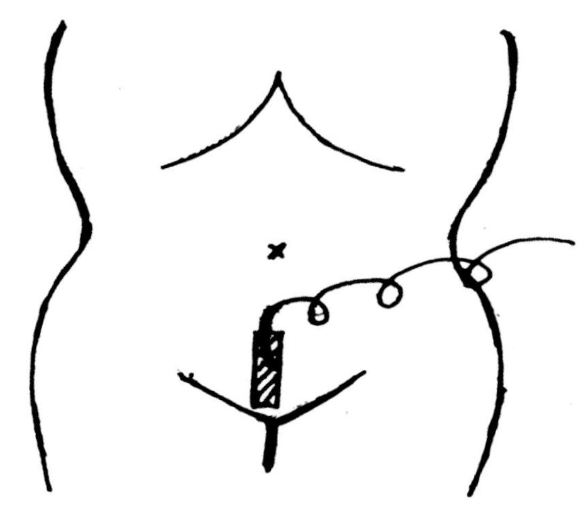

图 45-3-4 膀胱经腹纵切探测

（2）经直肠探测法　选择合适的专用探头，外套一消毒乳胶套，其外涂布耦合剂后缓缓插入肛门，由浅而深缓缓顺时针或逆时针旋转，可获得以直肠为轴心的一系列膀胱横切面像。

（3）经尿道扫查法　会阴部消毒、麻醉、铺无菌巾后，先作膀胱镜检查，然后取出膀胱镜，换装超声探头，膀胱适量注水后，自外向里作 360°径向扫查，便可获得膀胱系列横断面像。在检查过程中可适当变化探头角度，仔细观察膀胱

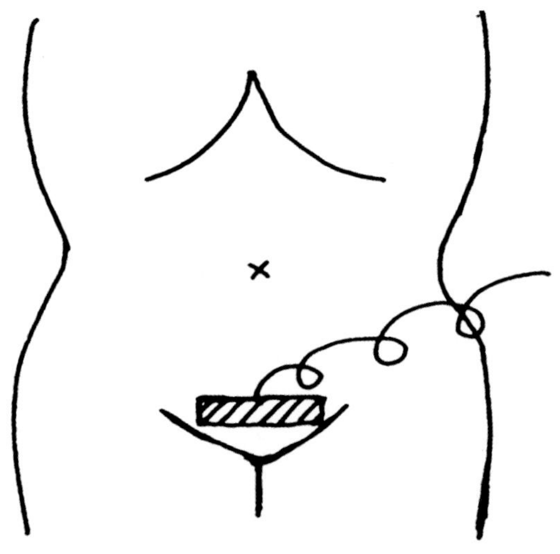

图 45-3-5　膀胱经腹横切探测

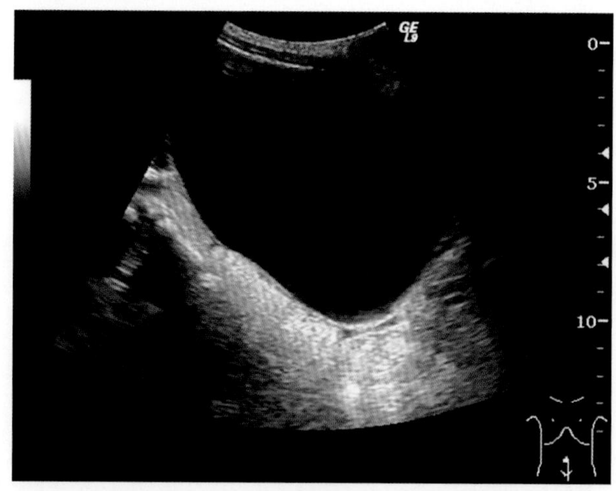


图 45-3-6　正常膀胱经腹纵切面声像图

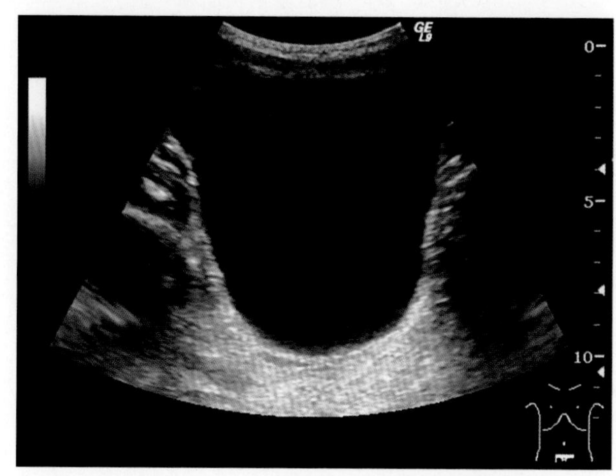


图 45-3-7　正常膀胱经腹横切面声像图

顶部和颈部，以免遗漏病变。

## 四、正常膀胱声像图与容量测定

### （一）正常膀胱声像图表现

1. 形态大小　膀胱的形态与大小随其充盈的程度和不同的切面而各异。正常充盈状态下，纵切面似边角圆钝的类三角形（图 45-3-6），标准的近正中纵切面上，可显示膀胱的前壁、后壁、顶部、颈部及尿道内口；横切面似梯形或“苹果”状（图 45-3-7）。女性膀胱由于后方子宫的垫托，其后壁常有程度不一的弧形前移。若子宫位置偏移、膀胱部分切除及盆腔内肿物等存在时，可致膀胱位置偏移或不对称。在声束略向足侧倾斜的横切面上，可显示膀胱的前后壁、左右侧壁、两侧输尿管开口及三角区。膀胱的大小可因个体及年龄等因素有所差异。

2. 膀胱壁回声　膀胱壁为连续、光滑、整齐的粗线状强回声，壁厚约 2～3mm。非充盈状态下可随充盈程度的不同而厚薄不一。内层的黏膜略强于肌层，肌层外的浆膜层呈强回声，肌层为略低回声，黏膜下层多不易清晰显示。

3. 内部回声　膀胱内尿液为无回声，但由于声学物理性质的特点，本应为无回声的近前壁部分，由于受混响效应的影响，而出现分层样宽带状略强回声（图 45-3-8）；膀胱内近后壁区域可显示形态不定的细密点状回声，此为部分容积效应所致的伪像；由于肠气旁瓣效应的存在，膀胱侧壁内外隐约显现横向、弧形、飘忽不定的略强回声（图 45-3-9），此为肠气旁瓣伪像。上述伪像的出现，仪器档次越低越明显。适当降低仪器灵敏度、启动组织谐波或选择较高频率探头，可使伪像减轻或消失。

4. 后方回声　膀胱后壁及深部组织回声增强，为使其后壁及邻近组织结构显示清晰，须将后场深度增益抑制。

5. 输尿管喷尿　实时动态观察，两输尿管下端开口处，显示为间断性喷射的多微泡状聚集的柱状略强回声，左侧喷向右前方，右侧喷向左前方；若双侧同时喷尿时，两股射流可呈交叉状出现。每分钟约 2～10 次，每次持续 2～3 秒，有时可长达 5～7 秒。CDFI 可显示为“火焰”征（图 45-3-10）。

### （二）膀胱容量和残余尿量测定

膀胱容量是指膀胱在充盈状态下，急欲排尿

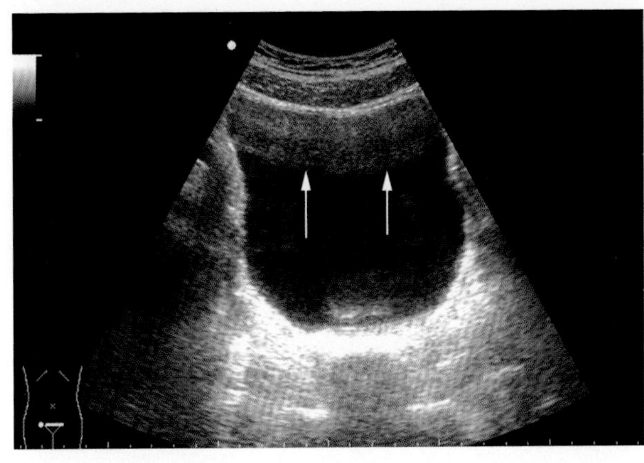

膀胱前壁层状宽带状略强回声（箭头），为腹壁混响效应

**图 45-3-8 膀胱前壁混响伪像**

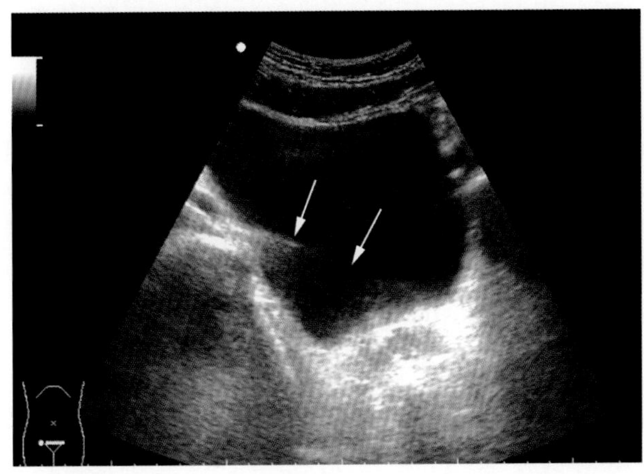

膀胱右后壁处是一类三角状细密点状回声（箭头）为部分容积效应伪像

**图 45-3-9 膀胱肠气旁瓣及部分容积效应伪像**

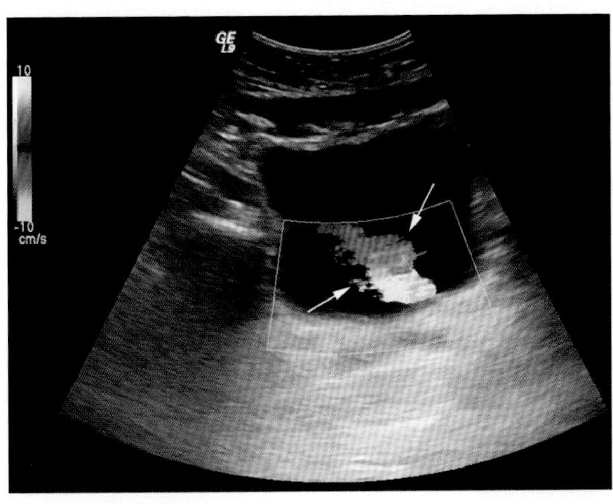


彩色多普勒观察时，左输尿管喷尿的声像似“火焰”征（箭头）

**图 45-3-10 输尿管喷尿时呈“火焰”征**

时膀胱内所含的尿量。正常成人膀胱容量为300～500ml。有残余尿时，膀胱容量应为一次性排出的尿量加残余的尿量。急性或慢性膀胱炎时，膀胱容量可明显减少；当各种原因导致尿潴留时，容量明显增多，多者可达1 000ml或更多。

残余尿量是指正常自然状态下排尿后，膀胱内未能排出的尿量。其与尿潴留不同，尿潴留是指膀胱内充满尿液而不能排出或仅排出微量的病理现象。较多的残余尿就认为是尿潴留的说法是不妥当的。膀胱过度充盈状态下排尿后的残余尿测量，往往偏差较大。正常人排尿后膀胱内的残余尿量应少于10ml。

1. 测量方法　多采用经腹探测法。测量前嘱患者饮水，待急欲排尿时一次排出的尿量为膀胱容量；需测残余尿量者，测前不要憋尿，更不要过度充尿，排尿后立即测定；膀胱壁厚度测量自膀胱壁外缘至内膜的外缘；各径线和面积测量时，均以内径为准。测量时纵、横切面探头加压力度应相等，以免造成更大的误差。

2. 测量公式　膀胱容量和残余尿量的测量公式较多，目前尚未有准确而统一的计算方法，较为常用的有以下几种。

（1）椭球体积公式：$V=\frac{4}{3}\pi r_1 r_2 r_3$

$$=\frac{\pi}{6}abc$$

$$\approx\frac{1}{2}abc$$

式中V为膀胱容量或残余尿量，$r_1 r_2 r_3$分别为膀胱的三个半径，a、b、c分别为膀胱的三个直径。此公式适用于膀胱容量和较多残余尿的测量，但对少量残余尿的测量误差较大。

（2）公式：$V=5pH$

式中V为膀胱容量或残余尿量，5为常数，P为膀胱最大横断面面积，H为膀胱顶至膀胱颈部的距离。

（3）公式：$V=0.7(d_1 d_2 d_3)$

式中V为膀胱容量或残余尿量，0.7为经验系数，$d_1 d_2 d_3$分别为膀胱的上下径、前后径和左右径。此系数是各作者根据各自不同数量的样本，实际测量尿液量后推算出来的，其数值也各不相同。此公式是Post等人首先报道的一种方法。

膀胱容量或残余尿量的测定，其计算方法多是采用椭圆球体公式为基础，实际上非充盈状态的膀胱与椭圆体差别悬殊，因此，测得的结果难以令人满意。但是，超声测量法不但无创无痛，可反复进行，而且无任何禁忌证，对下尿路梗阻、感染、神经源性膀胱等患者亦可常规进行检查测量。

## 五、脐尿管残留

### （一）病理及临床概要

正常情况下，脐尿管是脐与膀胱尖部之间的肌纤维条索，在胚胎期便退化闭锁，出生后逐渐吸收。其特点在超声检查中易被忽略或误诊，正确认识残留脐尿管的超声表现，可进一步提高与膀胱肿瘤、腹膜肿物的诊断与鉴别诊断。

### （二）超声检查所见

1. 灰阶超声

（1）部位与形态　残留脐尿管位于膀胱前壁正中偏上方，相应部位局限性增厚；儿童较成人明显，多呈梭形、长圆形、宽带状，成人多较儿童扁平，常呈梭形；其后缘略有弧形推压局部膀胱前壁，相应部位稍向膀胱隆起。

（2）内部回声　儿童残留脐尿管多为均匀低回声（图 45-3-11），局部不增厚的膀胱黏膜和浆膜为光滑完整的线状强回声；成人残留脐尿管较儿童回声为强（图 45-3-12），内部回声均匀或不甚均匀。

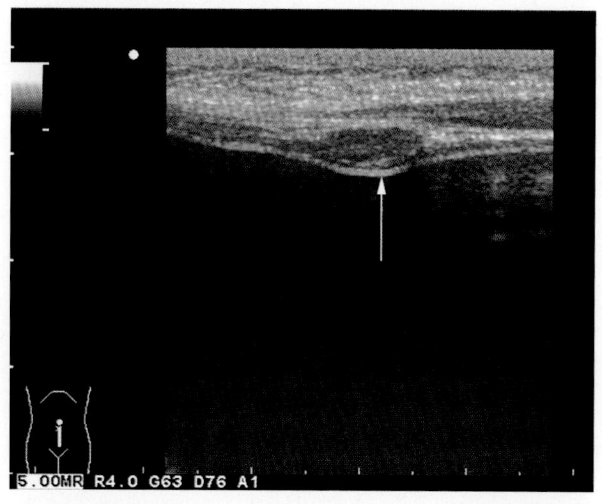


局部膀胱前壁前方显示椭圆形结节（箭头），与膀胱壁紧依形态规则边界清楚内回声均匀

**图 45-3-11　儿童残留脐尿管纵切面声像图**

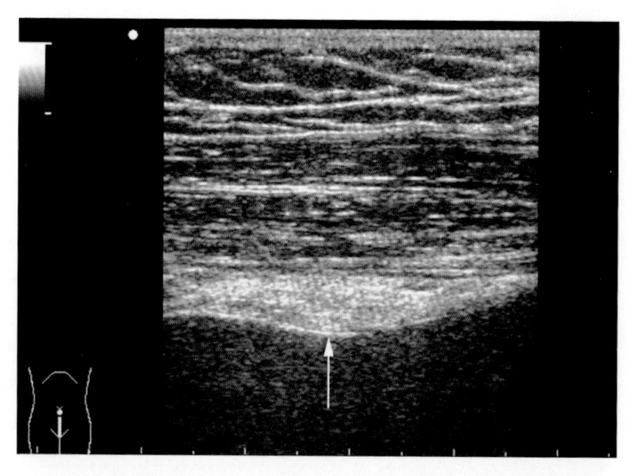

局部膀胱壁前方是一类梭形强回声结节（箭头），相应部位膀胱壁连续光滑整齐

**图 45-3-12　成人残留脐尿管纵切面声像图**

（3）显示率与超声测值　高频探头探测时，儿童残留脐尿管显示率几乎是 100%，因儿童多体瘦、腹壁薄，声能衰减少等因素，因而显示率高且清晰；肥胖和膀胱非充盈状态者，往往显示不清或不能显示。其上下径约 1.0～1.4cm，前后径约 0.5～0.8cm，左右径约 0.8～1.2cm。

2. 彩色多普勒超声　残留脐尿管内及其周围无血流信号显示。

### （三）诊断思维与评价

残留脐尿管位于脐正中韧带近腹壁正中线处，若对其不认知，易误诊为腹壁或膀胱的占位性病变。因此，检查中除应掌握其解剖结构外，还应对其超声征象有所了解。当发现膀胱前壁上方脐正中韧带区上述表现时，即应想到残留脐尿管。

超声检查，尤其是高频探头的应用，对残留脐尿管的显示直观而清晰。

## 六、膀胱内输尿管囊肿

### （一）病理及临床概要

膀胱内输尿管囊肿即是下端输尿管的囊肿。是指输尿管下端囊状扩张，突入膀胱腔内的输尿管开口处。输尿管囊肿也可发生在其他部位，如重复输尿管的异位开口处。输尿管囊肿是一种先天性输尿管末端发育异常性疾病，由于胚胎期分隔输尿管与生殖窦间的膜未完全被吸收，从而引起输尿管口狭窄导致囊肿的形成。

根据输尿管囊肿发生部位，可分为突入膀胱

内的单纯型与尿道内的异位型。囊肿可为一侧或双侧发病。按照输尿管的病理解剖分为三类：①囊肿伴正常输尿管：多见于成年人，体积小，症状少。②囊肿伴重复输尿管：囊肿都位于引流重复上肾的输尿管开口，常伴有输尿管和肾积水，早在婴幼儿时就出现症状。③囊肿伴输尿管异位开口：囊肿异位于开口的后尿道内，常引起同侧输尿管及下尿路梗阻。囊肿的外壁是膀胱黏膜，内层为输尿管黏膜，两者间为菲薄的输尿管肌层。

临床上输尿管开口部位无异常的囊肿，而输尿管正常者，年龄多为 40 岁以上。常无或有轻微的膀胱刺激及尿路感染症状。如囊肿内并发结石时，则症状较为明显。伴有重复输尿管或异位开口的输尿管囊肿，引起的感染和梗阻症状多较明显，常在幼儿时即被发现。体积较大的囊肿可致膀胱颈部间断性阻塞，甚者可脱出女孩尿道外口而被误为肿瘤或尿道、膀胱脱垂等。

## （二）超声检查所见

1. 灰阶超声

（1）膀胱与尿道　膀胱外形大小正常，其内一侧或双侧输尿管开口处显示类圆形无回声（图 45-3-13）。尿道内异位开口处的输尿管囊肿，无回声囊肿位于尿道内，壁纤薄而光滑整齐。膀胱内输尿管囊肿后方不增强；尿道内囊肿后方具有声增强效应。

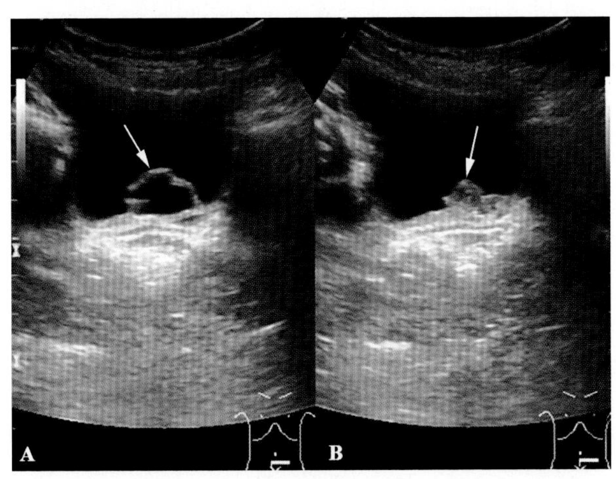


A. 显示近左输尿管开口是类圆形无回声（箭头），B. 输尿管蠕动间歇期囊肿缩小，（箭头）

**图 45-3-13　输尿管囊肿声像图**

（2）囊肿大小变化　较小的囊肿随输尿管的蠕动，尿液进入囊腔，使囊肿增大；而输尿管蠕动间歇期，囊内尿液则从狭小的出口缓慢流入膀胱，囊肿回缩变小，形成节律性增大与缩小的特征。据观察 4cm 以上的囊肿，由于囊肿较大，每次输尿管蠕动排入其内的尿量不足以引起囊肿视觉上的增大，而输尿管间歇期狭小出口流出的尿液也不至于引起视觉上的囊肿缩小；因此，较大的囊肿则观察不到囊肿大小规律性变化。

（3）囊肿与输尿管　囊肿同侧输尿管多显示不同程度扩张，并与其通连。有大小规律变化的囊肿形似伸缩的“蛇头”，与其相接的输尿管颇像蛇体，整个图像似“活蛇”征。囊肿伴正常输尿管时，可见囊肿与正常的输尿管连通。异位于尿道内的输尿管囊肿，往往仅显示囊柱状无回声，相接的输尿管多不易显示。

（4）伴随声像　囊肿出口狭小易并发感染或结石。此时，多显示不同程度的输尿管扩张、肾脏积水或囊内强回声伴有声影的结石回声。

2. 彩色多普勒超声　输尿管蠕动间歇期，囊肿则不显示任何信号；输尿管蠕动至囊肿的瞬间，其开口处有一簇彩色射流涌出（图 45-3-14），其随囊肿的大小而间断出现；喷出彩色尿流的起始部即是狭小囊肿的出口，脉冲多普勒可测得喷射的速度。

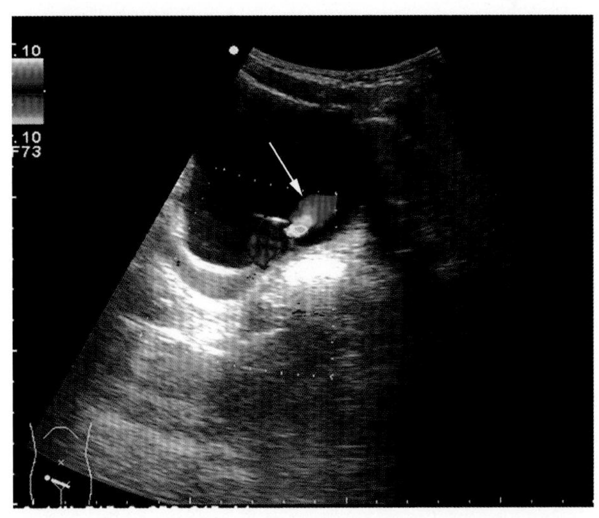

输尿管蠕动至囊肿的瞬间，开口处涌出的簇状色彩

**图 45-3-14　输尿管囊肿喷尿 CDFI 表现**

## （三）诊断思维与评价

膀胱内输尿管开口处囊性病变伴有节律性增

大与缩小，是诊断输尿管囊肿的确凿依据；就是观察不到节律性增大与缩小变化的较大囊肿，若能清晰显示与囊肿连通扩张或正常的输尿管，也是本病的特异性征象。

膀胱镜对膀胱内输尿管囊肿的诊断准确可靠，静脉尿路造影亦可对本病进行检查。两者除有不同程度的创伤和辐射外，对年幼儿检查常因难以配合，而无法进行，多常规采取镇静措施后方能进行。超声检查方便易行、无创无痛，对膀胱内输尿管囊肿敏感性强，准确性高。实践及研究证明符合率均达 100%，是目前公认的首选检查方法。

## 七、膀胱嵴梁化

### （一）病理及临床概要

膀胱嵴梁化并不是膀胱的孤立性病变，是诸多引起尿路梗阻性病变的继发改变。如前列腺增生症、尿道狭窄和梗阻、膀胱颈挛缩、输尿管间嵴增生、神经源膀胱、女性膀胱颈硬化等疾病均可导致膀胱嵴梁化的发生。

因长期尿路梗阻，尿液排出发生障碍，导致膀胱逼尿肌加强收缩以克服此障碍，于是肌束代偿肥厚，膀胱黏膜则呈梁状隆起和形成假憩室。增厚的膀胱壁凸凹不平，凸起处似“小梁”，凹陷处如“小房”。因此，称为嵴梁化或梁房样改变。部分可见大小不一的囊袋状向外突出的假憩室。若膀胱逼尿肌已不能克服膀胱颈部的阻力，而出现残余尿，致膀胱容量减少。随着膀胱颈梗阻程度的加重，残余尿逐渐增多，甚至出现尿潴留。

临床上多有尿路梗阻和不全梗阻所致的症状与体征，如尿意频数、夜尿增多、排尿延缓、尿流变细无力、有时中断、排尿困难以及终末血尿和排尿疼痛等。长期尿路梗阻可引起肾后性肾功能损害，甚至导致尿毒症。

### （二）超声检查所见

1. 膀胱大小与形态　长期尿路梗阻，尤其是严重梗阻或神经原膀胱患者膀胱体积可增大，形态饱满变圆。

2. 膀胱壁改变　膀胱壁增厚凸凹不平且呈梁状突起，似呈梁、房样回声（图 45-3-15）。部分可显示圆形或类圆形向外凸起的囊袋状无回声憩室，憩室大小不等，多位于膀胱近输尿管的周围。憩室若合并感染或结石时可有相应的声像表现。

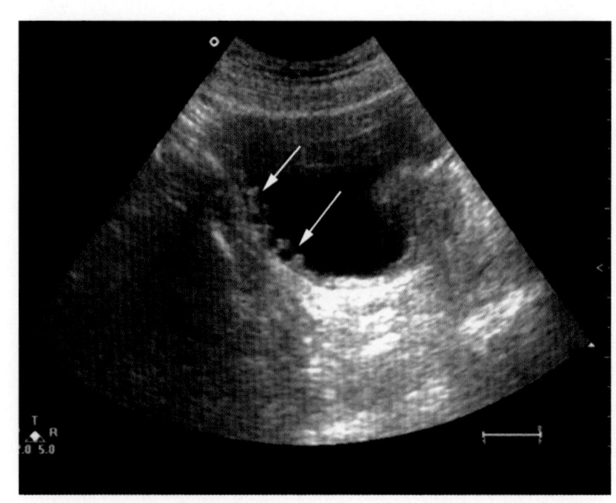

膀胱侧壁显示为梁、房样改变（箭头），柱状突起的为小梁，两梁柱状间的凹入处无回声为小房

**图 45-3-15　膀胱嵴梁化声像图**

3. 伴随的征象　除具有引起膀胱嵴梁化原发病变的超声表现外，尚有排尿后残余尿无回声区的增大；重者导致尿潴留，排尿后的膀胱无回声区不见缩小。

### （三）诊断思维与评价

此类患者往往具有明确尿路梗阻的病史，声像图上膀胱壁又有小梁、小房样改变。因此，膀胱嵴梁化的诊断并不困难。应注意的是膀胱嵴梁化应与膀胱炎加以区别，不应把两者混淆，嵴梁化可合并炎症，但膀胱炎症一般并不导致或合并嵴梁化。

膀胱嵴梁化是下尿路梗阻的继发改变，由于下尿路不同程度的梗阻，直观、精确的膀胱镜多难以插入而检查困难。静脉肾盂造影和膀胱逆行造影虽可用于尿路梗阻病变的检查及肾功能的了解，但对膀胱嵴梁化的显示并不理想。理想便捷、实时、直观、无禁忌证的检查方法应选择超声检查法。

## 八、膀胱炎

### （一）病理及临床概要

膀胱炎是泌尿系常见疾病，多由细菌所致，亦可由真菌、寄生虫感染、物理性、化学性及机械性损伤引起。下尿路梗阻是膀胱炎的诱发和促进因素，又可促使炎症加重和迁延不愈。膀胱炎种类繁多，由于病因不同，其病理变化也各异。以下仅介绍与超声诊断密切相关的几类。

1. 非特异性急、慢性膀胱炎

（1）非特异性急性膀胱炎　非特异性急性膀胱炎的一般病理变化可有黏膜的点状出血、黏膜和黏膜下层的充血水肿、白细胞及淋巴细胞浸润。重者可形成浅表溃疡。临床上表现为：尿痛、尿频、尿急、脓尿和血尿等。

（2）非特异性慢性膀胱炎　非特异性慢性膀胱炎病程缓慢。其病理变化与急性膀胱炎相似，但黏膜充血较轻，水肿增厚明显，多有溃疡发生。轻者黏膜层及黏膜下层淋巴细胞、浆细胞、单核细胞浸润；肉芽和纤维组织增生，血管壁增厚，移形上皮化生等。重者可累及膀胱全层。炎症累及膀胱周围组织者，则形成膀胱周围炎；膀胱炎长期迁延不愈可使膀胱容量缩小。临床上除尿频、尿急外，尚有充盈时疼痛症状。尿检可有脓细胞。

2. 特殊类型膀胱炎

（1）钙化性膀胱炎　也称碱性膀胱炎、皮革性膀胱炎等。本病主要是在膀胱严重损伤的基础上发生，常合并能分解尿素的细菌感染，而导致磷酸钙和磷酸镁钙盐的沉着，故又称为钙化性膀胱炎。病变常位于膀胱底部、三角区与输尿管口部位。发病诱因是膀胱黏膜存在炎症、损伤，同时有分解尿素的细菌侵入感染而形成碱性钙盐沉积。此病女性多于男性。

（2）腺性膀胱炎　慢性膀胱炎或其他慢性刺激可使移行上皮底层细胞增生，进而向黏膜下呈花蕾状生长，形成实性细胞巢，并被结缔组织包绕分隔，与移行上皮分离，形成 von Brunn 巢或岛。若 von Brunn 巢囊性变，而囊腔仍为移行上皮被覆为特点时，称囊性膀胱炎。若被覆上皮具有柱状肠上皮特征者，称为腺性膀胱炎。腺性或囊性膀胱炎均与长期细菌感染和慢性刺激有关。病理组织学上可见腺样结构向黏膜下生长，黏膜及黏膜下严重水肿。部分腺性膀胱炎有癌变倾向。患者多为中年，女性多于男性。

## （二）超声检查所见

1. 灰阶超声

（1）非特异性急、慢性膀胱炎

1）非特异性急性膀胱炎　非特异性急性膀胱炎其形态大小无异常。仅有膀胱内壁的粗糙及不同程度增厚（图 45-3-16），三角区增厚则更为明显，厚度多大于 3mm。增厚的膀胱壁可回声略减低。

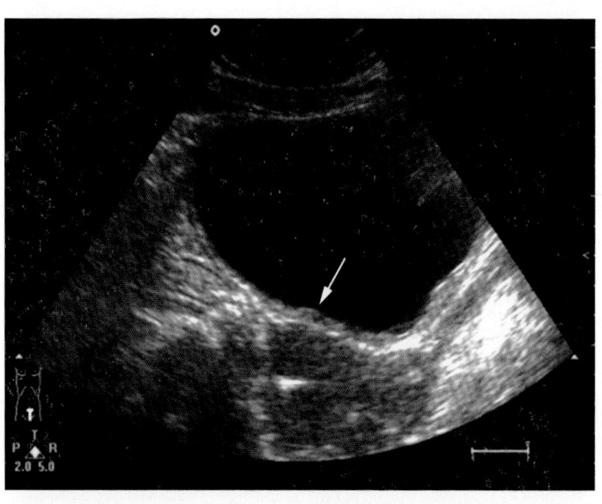


膀胱壁增厚，粗糙（箭头），本例病程较短，其大小并无改变

**图 45-3-16　慢性膀胱炎声像图**

2）非特异性慢性膀胱　慢性膀胱炎除具有急性膀胱炎的声像表现外，膀胱壁增厚、粗糙更趋明显。当炎症长期累及膀胱全层及其周围时，膀胱多呈圆形，体积缩小。

（2）特殊类型膀胱炎

1）钙化性膀胱炎　由于此种炎症是在膀胱炎症基础上并发磷酸结晶沉着而发生。因此，其声像图除具有膀胱内壁增厚、毛糙外，弥漫增厚的膀胱内壁表面呈斑、点状或圆弧形甚强回声的钙化声像，重者可呈半圆形或蛋壳样强回声。此时，膀胱多呈圆形，体积缩小。

2）腺性膀胱炎

形态大小　膀胱形态大小可随病变的范围、大小及类型密切相关。笔者曾对腺性膀胱炎进行了声像图与其病理的对照研究，并系统总结了腺性膀胱炎声像特征及其分型，将腺性膀胱炎分为结节隆起、局部壁厚及全壁增厚三型。结节隆起型和局部壁厚型膀胱多无大小与形态变化。而全壁增厚型膀胱形态变圆，体积变小。

膀胱壁变化　病变多位于近膀胱三角区。结节隆起型表现为：膀胱内壁见结节或乳头状隆起的强回声（图 45-3-17），形态多不规则，基底部多较宽粗。局部壁厚型：膀胱内壁局部明显增厚，内回声多不均质，表面粗糙不平（图 45-3-18）。病变基底部的长度大于增厚隆起的厚度，黏膜层及黏膜下层多因受累而显示模糊。全壁增厚型，整个膀胱壁不同程度增厚（图 45-3-19），最厚者可达数厘米。

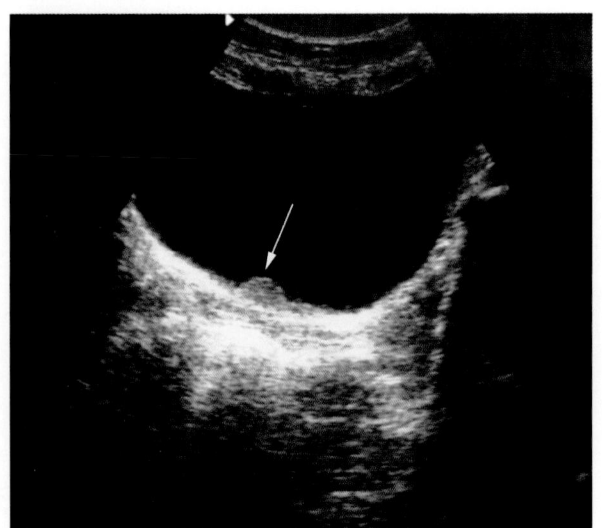

膀胱右后壁见半球状凸起的略强回声结节（箭头），形态规则，局部膀胱壁连续完整

**图 45-3-17　腺性膀胱炎结节隆起型声像图**

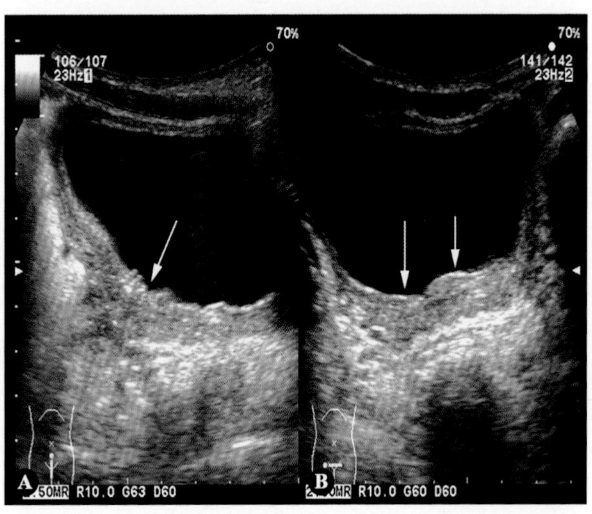


A. 膀胱三角区及后壁大部增厚，表面粗糙不平（箭头），内回声不均匀；B. 显示膀胱三角区膀胱壁明显不规则增厚（箭头）

**图 45-3-18　腺性膀胱炎局部壁厚型声像图**

输尿管改变　尽管腺性膀胱炎多临近三角区或累及整个膀胱壁，但很少累及输尿管开口，因而极少显示输尿管和肾积水声像。

2. 彩色多普勒超声　非特异性急慢性膀胱炎、钙化性膀胱炎增厚粗糙的膀胱壁均无血流信号。腺性膀胱炎者，偶尔可在异常增厚的膀胱壁内检出彩点状血流信号，信号内可引出静脉频谱。

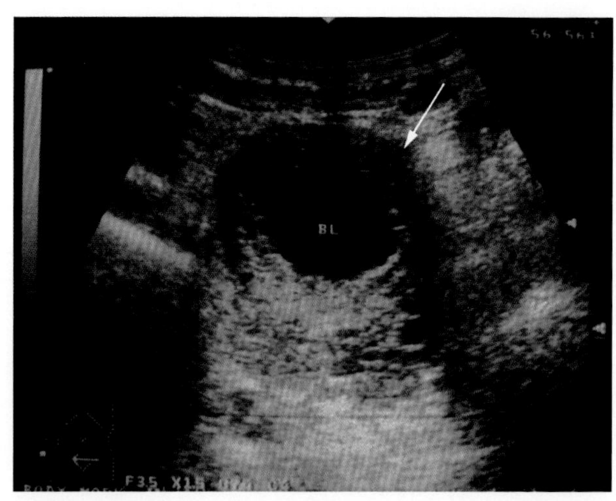


膀胱体积显著变小（箭头），全壁相对均匀性增厚，内回声不均匀，BL：膀胱

**图 45-3-19　腺性膀胱炎全壁增厚型声像图**

### （三）诊断思维与评价

具有典型临床表现和声像特征的膀胱炎症易做出诊断，如非特异性慢性膀胱炎、钙化性膀胱炎等。但对腺性膀胱炎、囊性膀胱炎、嗜酸性膀胱炎等就难以确定诊断。实际工作中对那些具有泌尿系感染的就诊患者，除应常规认真检查外，还应密切结合临床症状、体征及有关的实验室检查，方能做出可靠的诊断。

尽管膀胱炎症种类较多，但多数较轻的炎症超声并无特异性，临床上多是依据有关的症状与体征和化验结果来诊治。膀胱炎的检查方法虽多，但最有价值的应属膀胱镜检查。昂贵的 CT、MRI 等影像检查虽能提供炎症的诸多信息，但结果并不优于经济便捷的超声。

## 九、膀胱结核

### （一）病理及临床概要

膀胱结核多继发于肾脏结核，少数病例可由前列腺结核蔓延而来。病变早期表现为黏膜充血水肿，结核结节形成，并可先后累及输尿管开口及三角区，甚者累及整个膀胱。后期由于结核结节相互融合和溃疡形成，其表面可有坏死、出血。进而可形成结核性肉芽肿而累及肌层，致膀胱壁广泛纤维化及瘢痕形成，使膀胱壁增厚而失去伸缩能力，致使膀胱挛缩，容量缩小。结核较易累及对侧输尿管开口，而引起健侧输尿管的狭窄或活瓣作用的消失，导致输尿管及肾脏积水。米汤样脓尿而尿中无化脓菌生长是结核的特点。由于膀胱的挛缩，小便次数频繁，甚者出现类似尿失禁现象。

### （二）超声检查所见

1. 灰阶超声

（1）膀胱形态大小　早期膀胱大小及形态多无异常回声。严重者膀胱形态变圆，体积不同程度变小。

（2）膀胱壁　膀胱壁多不同程度增厚，层次结构不清，轻者可显示局部内壁略显粗糙、增厚；重者不规则显著增厚，回声增强，亦可见有斑点状钙化的强回声。

（3）膀胱内回声　尿液内含有组织碎屑或脓血者，无回声的膀胱暗区内，显示有稀疏不等而浮游的絮状或点条状略强回声（图 45-3-20）。

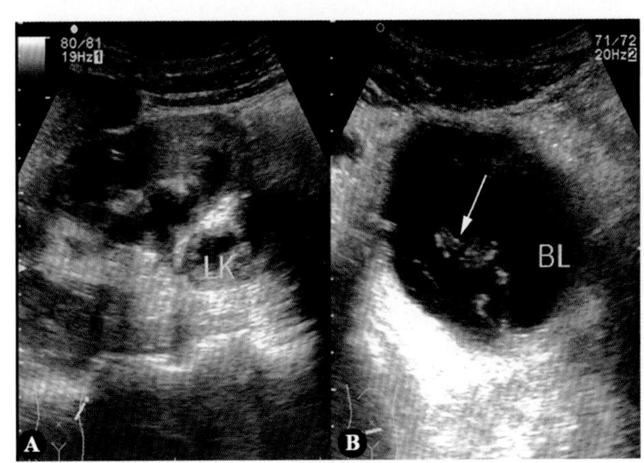


A. 显示患有结核的左肾；B. 膀胱体积缩小，壁增厚毛糙内见浮游的絮状物（箭头），LK：左肾，BL：膀胱

**图 45-3-20　左肾结核并膀胱结核声像图**

（4）输尿管及肾脏　患侧输尿管扩张，肾脏集合系统不同程度分离。若累及对侧输尿管时，亦可并发输尿管和肾脏积水的声像。

2. 彩色多普勒超声　局部增厚的膀胱壁内偶尔可检出彩点状血流信号。

### （三）诊断思维与评价

膀胱早期结核，超声多难以做出诊断。多数情况下先是发现了一侧肾脏的结核病灶，从而才提示膀胱结核的可能。晚期可依据膀胱壁不同程度的增厚，尤其是局部斑点状强回声的钙化及膀胱挛缩变小等声像特征做出诊断。对部分非典型病例，除应注重声像图变化外，还应密切结合有关的临床症状、体征及实验室结果等，综合分析，以便提供较为确切的诊断信息。

膀胱镜和肾盂造影检查，虽对膀胱结核的诊断较为准确可靠，但对部分严重的病例由于输尿管的受累、肾功能受损、膀胱的挛缩等，难以保证检查的顺利与成功。即是检查成功也仅能显示膀胱的大小及内壁表面的改变，却无法观察膀胱壁增厚的程度和厚壁内的变化，更难以显示膀胱以外的异常改变。因此，主张首选超声检查，必要时选择膀胱镜、肾盂造影或 CT 检查。

## 十、神经源性膀胱

### （一）病理及临床概要

中枢或周围神经受到损伤后，引起的排尿功能障碍称为神经源性膀胱。主要病因为：颅脑或脊髓损伤，中枢神经或广泛盆腔手术、脊柱裂、脊膜膨出、骶骨发育不良、全身性疾病或药物作用等。神经源性膀胱分为逼尿肌反射亢进和逼尿肌无反射两类。

逼尿肌反射亢进型　临床上出现尿频、尿急、急迫性尿失禁及反射性尿失禁等症状。表现为间歇性不自主排尿，排尿时完全没有感觉。部分上运动元神经损害者，可伴有尿道括约肌较严重的痉挛，而发生尿潴留及充盈性尿失禁。

逼尿肌无反射型　患者常有排尿困难，有时发生尿潴留、充盈性或压力性尿失禁，尿意感显著减退或完全丧失。其膀胱容量及残余尿量较逼尿肌反射亢进型增多。此症常见，如不及时适当处理，可引起尿路感染，肾积水，肾功能减退或衰竭等并发症。

### （二）超声检查所见

1. 逼尿肌反射亢进型

（1）膀胱大小、形态　膀胱体积缩小；膀胱颈部拉长、扩大，膀胱尿道内口呈漏斗状，似呈梭形。少数尿道括约肌严重痉挛者，可因尿液的潴留致膀胱体积明显增大。

（2）膀胱壁改变　膀胱内壁多显著增厚，最厚者可达 10mm 或更厚，增厚的内壁凸凹不平，呈梁房样改变（图 45-3-21）。小房的不断扩大可形成囊袋样假憩室。

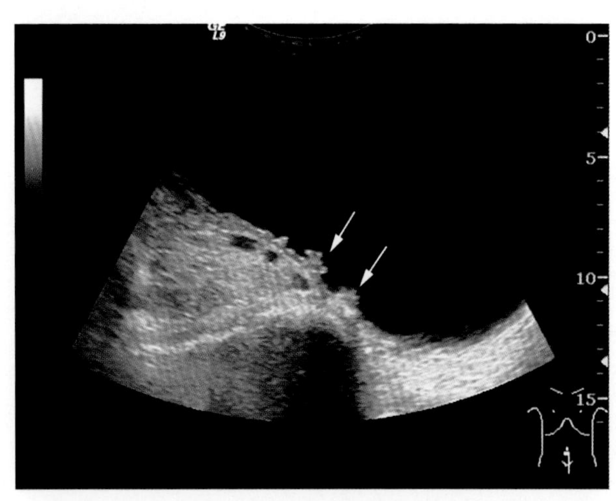

膀胱壁显著增厚，而且呈梁、房样回声（箭头）

**图 45-3-21 神经源性膀胱声像图**

（3）残余尿量　多数患者膀胱内无残余尿暗区显示，偶见残余尿者，多为少量。少数尿道括约肌严重痉挛者残余尿量增多或尿潴留。

（4）输尿管与肾脏　输尿管多无扩张，肾脏亦少有积水声像表现。

2. 逼尿肌无反射型

（1）膀胱大小、形态　膀胱体积增大；呈椭圆形或圆形。并发憩室时，可见有与膀胱连通的类圆形或半球状无回声；膀胱尿道内口多无明显变化。

（2）膀胱壁改变　膀胱内壁亦显示不同程度增厚和凸凹不平，但较逼尿肌反射亢进型为轻。

（3）残余尿量　排尿后观察，膀胱体积多无缩小，反而因尿液的潴留，致使膀胱体积显著增大。

（4）输尿管与肾脏　由于尿液的潴留，膀胱压力的升高，致使患者并发不同程度的输尿管扩张和肾脏积水表现。

### （三）诊断思维与评价

密切结合临床资料应是正确诊断神经源性膀胱的关键所在。检查中对既有尿失禁或尿潴留，又有膀胱壁增厚患者，一定要追寻有否引起神经源性膀胱的相关病史，以便做出诊断和确定其类型。

神经源性膀胱类型的鉴别主要依靠尿流动力学，如膀胱内压测量，冰水试验，肛门括约肌张力，尿道闭合压力图，尿道括约肌阻力，膀胱去神经超敏试验等方法。静脉尿路造影和排尿时尿路造影检查，仅能对肾脏功能、肾及输尿管积水、输尿管反流进行观察。但无法显示膀胱壁的厚度和排尿时的动态变化。

## 十一、女性膀胱颈硬化症

### （一）病理及临床概要

女性膀胱颈硬化症，以往命名较为混乱，如女性膀胱颈口硬化症、女性“前列腺”病、膀胱颈肥厚、膀胱括约肌硬化、膀胱颈张力过高及尿道综合征等。目前较为统一的称为膀胱颈硬化症或 Marion。女性膀胱颈硬化并非少见，其与男性一样，是由于膀胱颈功能性或器质性病变所致的一系列排尿障碍性疾病。

膀胱颈硬化的病因尚无定论，大多数学者认为，是由于炎症、非炎症性病变或老化等因素有关。由于长期慢性炎症刺激，膀胱颈部黏膜水肿增厚，黏膜下层及肌层弹性纤维组织增生与痉挛，从而导致膀胱颈硬化。另外，随年龄增大，老年女性体内激素水平失调，引起尿道周围腺体增生，产生与男性前列腺增生症相同的症状与后果。其先天性因素主要与胚胎期发育障碍有关。

本病多发生在 30 岁以上，且多见于已婚生育过的妇女。主要症状为尿流变细，排尿困难、尿频、无力，夜尿增多与排尿不尽感等。

### （二）超声检查所见

1. 灰阶超声

（1）膀胱颈大小形态　硬化的膀胱颈体积增大（图 45-3-22），前后径多大于 1.5cm，左右径常大于 2.0cm。横切面位于膀胱后方，女性阴道的前方；形态呈类圆形，似男性前列腺，因此又有女性“前列腺”病之称。纵切面膀胱颈前、后壁近膀胱体部端略显圆隆，其间为条状低回声的尿道，隆起的局部略呈唇样向膀胱突起。

（2）膀胱颈回声　硬化增大的膀胱颈形态规则，边界清晰，内多呈均匀实性低回声，部分回声不均，内可见斑、点状钙化的强回声。

（3）膀胱变化　病程长且梗阻明显者，膀胱壁可不同程度的增厚，甚者凹凸不平，呈嵴梁化声像表现。膀胱残余尿无回声区范围不同程度

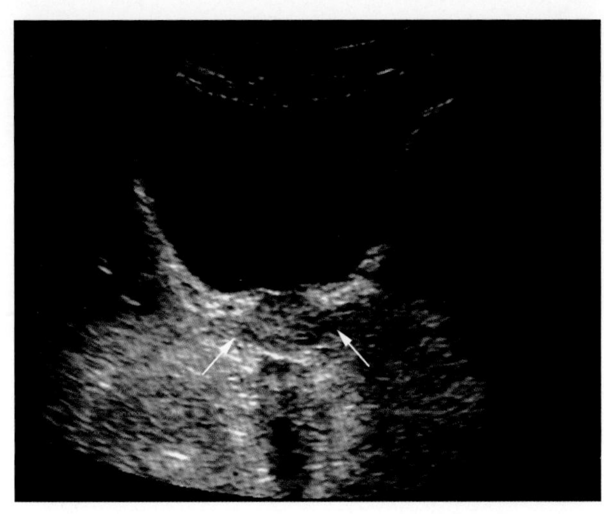

膀胱中线后方是实性低回声结节（箭头），似男性“前列腺”

**图 45-3-22 女性膀胱颈硬化声像图**

增大。

2. 彩色多普勒超声 硬化增大的膀胱颈多无血流信号显示，偶尔可显现点状血流信号。

### （三）诊断思维与评价

膀胱颈硬化症的诊断虽不困难，但单一的超声检查仅能提示形态学变化，而形态学变化对本症的正确判别能力有限，必须结合尿流动力学和相关临床资料作出判断。

目前，膀胱颈硬化症的诊断主要依赖尿流动力学的检测。膀胱压力增高、尿流减少的尿流曲线、膀胱颈部尿道压升高及双峰的尿流曲线等是诊断本病的主要指标。X 线尿道逆行造影常表现为尿道的缩短、尿道前倾、颈部呈漏斗样扩大及造影剂经膀胱颈进入膀胱瞬间的“喷泉”样征象。尽管如此，尿流动力学、逆行尿路造影却无法观察膀胱颈硬化增大的程度、内部结构及其与周围的关系。因此，此症的诊断应在超声检查的基础上，再结合尿流动力学的检测，既可实时观察形态学的改变，又能了解功能性方面的变化。

## 十二、膀胱结石

### （一）病理及临床概要

膀胱结石可分为原发性与继发性两类。前者多见于营养不良的小儿和男性老年人。前列腺增生、尿道狭窄、膀胱憩室、异物、神经源性膀胱等，均是导致原发性膀胱结石发生的原因。膀胱手术患者，缝线截留过长，常以线头为核心形成结石。肾脏和输尿管结石降至膀胱时称其为继发性结石。膀胱憩室内亦可发生结石。原发膀胱结石主要发生于男性，女性仅占 2%左右。

膀胱结石多以尿酸为核心，但常发展为含有磷酸钙和磷酸镁胺类结石。国内患者的结石多为草酸钙、磷酸盐和尿酸的混合结石。原发结石多单发，单发结石多呈卵圆形，而多发结石可呈多面体形。结石大小不一，小者如沙粒，大者可达鸡蛋大或更大。

膀胱结石可致局部黏膜充血或出血，并发感染时黏膜发生水肿和溃疡。引起下尿路梗阻时，导致膀胱嵴梁化和憩室。严重的膀胱溃疡可穿破到邻近的阴道、直肠形成尿瘘。结石的长期刺激可诱发膀胱癌。长期的尿路梗阻可导致输尿管和肾积水。

典型的膀胱结石症状多见于儿童。由于部分结石嵌顿于膀胱颈口或尿道，使排尿中断并引起剧烈疼痛，且向阴茎头和会阴部放射。膀胱结石的多数患者可有尿频、尿急、尿痛及终末血尿，有时出现排尿中断现象。

### （二）超声检查所见

1. 灰阶超声

（1）结石的位置 仰卧位常规扫查，结石多位于无回声膀胱腔内的左右后壁处，可随体位的改变，而滚动位移。若结石嵌顿于膀胱颈口或后尿道时，可固定于相应的位置。

（2）结石的回声 膀胱结石多为前表面呈弧形的强回声，两侧见有“披纱”状旁瓣伪像（图 45-3-23）。质硬光滑的结石，弧形回声强而纤细；质松毛糙结石的弧形回声较弱而粗厚。结石大小不等，小者直径仅数毫米，大者直径可达数厘米或更大。结石多数为单个，多发者较少。结石后方均伴有宽窄不一的声影，毫米级小结石可无声影或伴随淡声影。

（3）憩室内结石 与膀胱连通的囊袋状无回声内，可见大小不等的弧形强回声，后方伴随声影。

（4）缝线结石 结石呈“吊灯”状，悬挂于缝线头原位，变换体位后，基底部固定不动，顶部可左右摆动。因结石多位于膀胱前壁，其后方往往不显示声影。

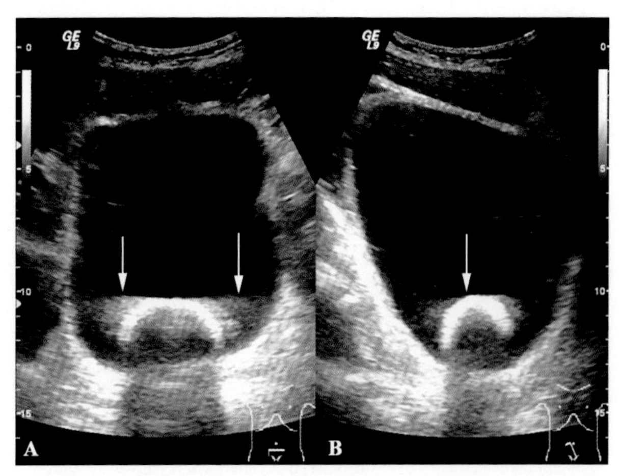

A. 结石弧形强回声的两侧显示“披纱”样（箭头），B. 弧形强回声后伴声影的结石（箭头）

**图 45-3-23　膀胱结石及其“披纱”样声像图**

（5）结石伴有嵌顿或并发膀胱炎症者，可有输尿管和肾积水相应的声像图表现。

2. 彩色多普勒超声

由于多普勒快闪效应的存在，膀胱结石内部及其后方可显现花色信号，但引不出动、静脉频谱，此现象称为多普勒快闪伪像（图 45-3-24）。有学者提出唯有泌尿系结石才具有此现象，因此，可作泌尿系结石诊断和鉴别诊断的依据。据观察体内某些部位的钙化及回声甚强的物体亦有此现象显现。

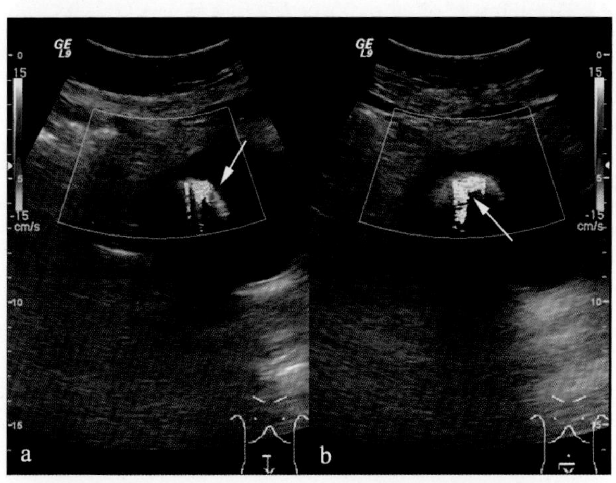

a、b 显示膀胱结石内及后方的彩色多普勒五彩伪像（箭头）

**图 45-3-24　膀胱结石彩色多普勒快闪伪像声像图**

### （三）诊断思维与评价

膀胱结石诊断容易，即使 3mm 左右的小结石，超声亦能显示。结石应与表面附着钙质的膀胱肿瘤和膀胱异物加以区别。钙质沉着于瘤体表面，其内多显示实性结构回声，且不随体位的改变而位移。膀胱异物虽可活动，但因其种类的不同而有相应的声像特征。

超声不但能清晰显示结石的大小、数目、形态及其动态变化；而且对 X 线透光的阴性结石和不透光的阳性结石均能清晰显示，在检出结石的同时，还可便利的显示前列腺及后尿道的病变。超声检查对 3mm 或更小的结石容易漏诊，对多发结石的数目难以一一数清，对结石的真正形貌也尚难识别。膀胱镜可显示 3mm 或更小的结石和结石的数目与形态，但对下尿路梗阻和尿路感染患者的检查却受到限制。由于膀胱结石声像特异，诊断准确、可靠，几乎取代了所有传统的影像检查方法。

## 十三、膀胱憩室

### （一）病理与临床概要

膀胱憩室为膀胱壁的一部分呈囊袋状向外突出。憩室有先天性和后天性两类，先天性憩室少见。男性发病率为女性的 5～10 倍。其病因主要是多余的输尿管芽及未闭的脐尿管等先天因素所致的膀胱壁局部发育薄弱有关。多为单发。憩室壁含有膀胱肌层，膀胱颈及尿道无梗阻。

后天性憩室多是由于膀胱颈挛缩、前列腺增生症、尿道狭窄等病变所致。尿道的梗阻可使 5%的儿童及 10%的成人形成憩室。膀胱内压增高，导致膀胱逼尿肌代偿性肥厚，黏膜沿纤维束间的裂隙突出而形成憩室。憩室常发生在输尿管口周围、两侧壁及膀胱底部。常为多发，憩室壁由黏膜和结缔组织构成，缺乏或有少量不完整肌组织，又称假憩室。随着膀胱内压的增加，憩室逐渐增大，其内尿液多不能排空，易并发感染及结石，成人偶可并发肿瘤。

膀胱憩室的主要临床症状为“二次排尿”或排尿不尽。巨大憩室者有时可在耻骨上触及包块。多因下尿路梗阻症状或感染就医，经检查才发现憩室。憩室若伴有血尿者，警惕憩室内并发肿瘤的可能。

### （二）超声检查所见

1. 灰阶超声

（1）憩室位置、大小与数目　憩室多位于膀胱后壁、两侧壁或近输尿管开口周围。单发者多为先天性憩室，而后天性憩室则常是多发。其大小不等，小者直径仅 1cm 左右，大者可大于正常膀胱，憩室大小可随膀胱充盈程度而增大与缩小。

（2）憩室回声 憩室呈类圆形或似半球状无回声（图 45-3-25），憩室壁为纤薄的强回声，边界清楚，形态规则；憩室近膀胱侧多能显示与其连通的憩室口，其口径宽窄不一，小者则不易显示，需仔细观察。

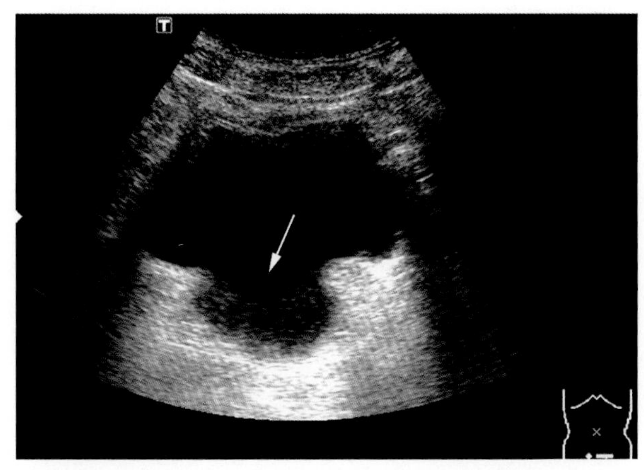

膀胱右后方凸出的半球状无回声（箭头）憩室，其内见感染后的点状强回声

**图 45-3-25 膀胱憩室合并感染声像图**

（3）憩室内部回声 憩室并发感染、结石，或肿瘤时，憩室内壁显示增厚、毛糙，其无回声内见浮动或积沉于后壁的点状强回声；并发结石或肿瘤时可有相应的声像图表现。

2. 彩色多普勒超声 彩色多普勒超声对膀胱憩室的检查无实际意义。但当憩室并发肿瘤时，可用其来观察肿瘤血流信号的多少和性质，以资做出诊断与鉴别诊断。

### （三）诊断思维与评价

膀胱憩室诊断并不困难。对临床上以下尿路梗阻症状就诊的患者，应嘱其患者在充盈膀胱后探测，反复观察膀胱外周，尤其是后壁和输尿管周围。若发现膀胱周围有类似病变，须多切面、多方位探测与膀胱的关系，当憩室口甚小不易显示时，可对比排尿前后大小，排尿后的憩室一般应缩小。

以往，膀胱憩室的诊断多依赖于膀胱镜、静脉尿路造影和逆行膀胱造影。静脉尿路造影，阳性率仅 38%。肾功能损害者不宜选择静脉尿路造影，即是肾功能正常膀胱显影者，亦常会因前后重叠而遗漏憩室。对下尿路梗阻患者，膀胱镜和逆行膀胱造影检查也不易成功。然而，超声检查经济便捷，又无禁忌证，是膀胱憩室检查的不二选择。

## 十四、膀胱异物和血块

### （一）病理与临床概要

膀胱异物多是自己或他人经尿道逆行放入。少见的医源性异物多有膀胱手术史。异物种类很多，如塑料绳、发夹、硅胶管、笔芯、秸秆、小木条等。异物滞留于膀胱可引起出血或继发感染。异物所致的肉眼血尿患者，膀胱内血块的存留并不少见。肾、输尿管、膀胱病变引起肉眼血尿的病例中，导致膀胱内血块的滞留患者也不少见。

### （二）超声检查所见

灰阶超声：

（1）膀胱内异物

1）回声与形态大小 异物多呈强回声，其回声的强度取决于异物的种类。其形态视异物的不同而各异，可呈长管状（图 45-3-26）、盘曲状、棒状、宽带状、圆弧形等，部分异物后方可伴随“彗星”尾征或声影。金属异物多呈甚强回声，后方多有“彗星”尾征出现。

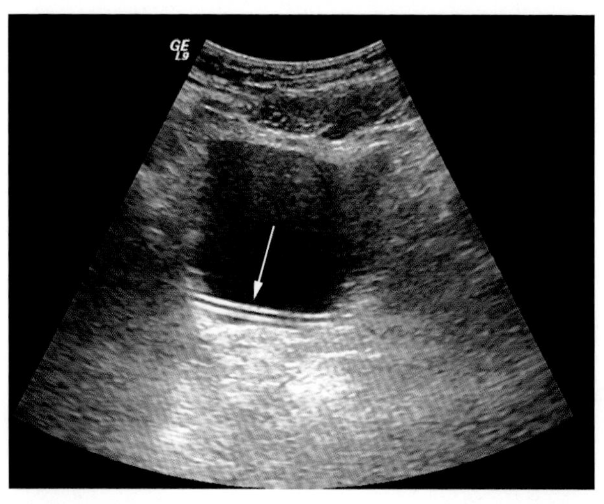

贴近膀胱后壁处的双轨状或长管状（箭头），强回声为膀胱异物回声

**图 45-3-26 膀胱内长管状异物声像图**

2）位置变化　异物在膀胱内位置可随体位改变而变化，多向重力方向或反重力方向移动。长的异物因两端触及膀胱壁，则活动受限。

3）继发征象　若继发出血或感染，可有膀胱内近后壁的类实性血块回声和膀胱炎症的相应表现。

（2）膀胱内血块

1）膀胱形态大小　膀胱内血块者，膀胱壁多连续、光滑、整齐，其大小形态多显示正常。

2）膀胱内回声　膀胱无回声区内可见团块状、扁平状或絮状略强回声（图 45-3-27）；其形态各异，大小不等，后方无声影；膀胱壁显示清晰、完整。

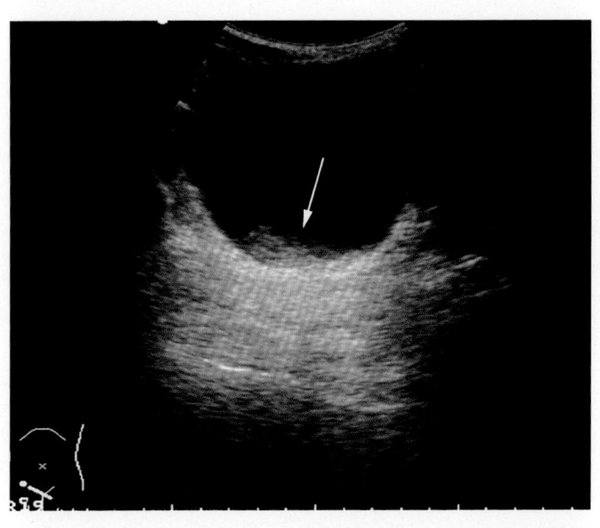

膀胱后壁处的暗淡点状、片絮状略强回声（箭头）为血块回声

**图 45-3-27　膀胱血块**

3）位置变化　膀胱内类实性形态多样的略强回声可随体位的变化，而发生位置改变，当探头加压振动时其形态可随加压的程度而有所改变，并见有浮动感。

4）彩色多普勒超声　类实性回声的血块内无血流信号显示。

### （三）诊断思维与评价

膀胱异物患者多能提供放入异物的种类。因此，诊断并不困难。膀胱内显示形态各异的类实性回声，具有随体位改变而位移的特征，又有肉眼血尿史的患者，没有理由不考虑膀胱内血块。

超声不但能清晰显示异物的种类、大小、形态，而且可显示 X 线及 CT 不易显影的异物和血块。膀胱镜窥视异物虽准确性较高，但对已伴有感染者应为禁忌，给未感染者增加了感染的危险。

## 十五、膀胱子宫内膜异位症

### （一）病理与临床概要

子宫内膜异位症发生在泌尿系者少见，仅占 1%～3%。其中病变累及膀胱占 83%，输尿管占 15%，肾脏和尿道各占 1%。发生于膀胱者，约 90%病变位于膀胱后壁和顶部，个别位于输尿管开口的下方或膀胱前壁。膀胱子宫内膜异位症可分为内在型（病变累及逼尿肌）及外在型（病变仅累及膀胱的浆膜表面），其中内在型约 50%有盆腔手术史，但也有无盆腔手术史的孤立型膀胱子宫内膜异位症的报道。其发生机理尚未明确。体腔上皮化生学说、移植学说、胎生上皮由来学说是目前探讨发病机理的三大学说。另外，激素影响、免疫以及局部环境等因素也起着重要作用，但它们只是改变内膜的归宿和异位容受的附加因素。膀胱子宫内膜异位症常同时伴有其他部位的子宫内膜异位，多数病例有膀胱手术史。

病变多位于膀胱后壁或顶部，在一组 8 例膀胱子宫内膜异位症报道中，有手术史者 6 例，病变位于膀胱后壁者 5 例、顶部 1 例。直径多在 0.5～2.0cm。多是由外向内生长，逐渐向腔内隆起，可侵及膀胱全层或向膀胱外蔓延。2 例与子宫关系密切，属内在型。另有 2 例无手术史者膀胱镜发现膀胱后壁局限性隆起，直径分别为 0.8cm、1.2cm，局限于膀胱壁内，属孤立型。此型膀胱黏膜一般不被累及。主要病理变化为异位的子宫内膜反复周期性出血、肌纤维反应性增生。病灶可位于浆膜下、肌层内或黏膜下。瘤样异位的呈类圆形，色泽为淡蓝色或紫红色。

子宫内膜异位症多发生于 30～40 岁妇女。由于异位的内膜不仅组织学上有子宫内膜的腺体、间质及血管等组织，功能上也受卵巢激素的调节而发生与子宫内膜相一致的周期性变化。因此，内在型者多表现为与月经周期密切相关的尿频、尿急、尿痛、下腹胀痛等。另外，1/3 有较严重的经期血尿，经期过后症状缓解或部分缓解。病变位于输尿管开口附近者可导致输尿管和肾脏积水；外在型者可无明显尿路刺激症，仅表现为经期相关的下腹胀痛或压迫感而表现为经期尿频、尿痛、血尿、小腹胀痛，上述症状常在月经前出现，经期明显，随着经期的结束而消失。

### （二）超声检查所见

1. 灰阶超声

（1）位置大小　病灶多位于膀胱后壁或顶部，少数位于输尿管开口的下方或膀胱前壁；可向膀胱腔内突入或向腔外隆起；肿块大小不定，一般较小。直径多不超过 3cm。

（2）病变回声　病灶多为强回声或略强回声（图 45-3-28）。强回声的病变内多回声不均匀，可显示斑点状强与低回声。边界清楚，形态多不规则，常有较宽的基底部。

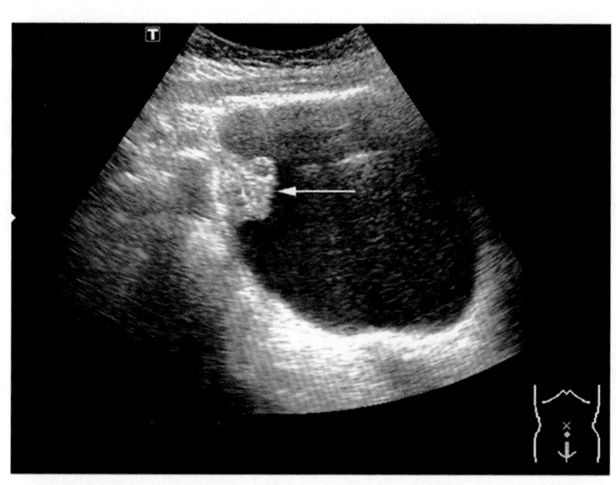

近膀胱体后壁处局部隆起的强回声结节（箭头），形态无规则，内回声不均匀

**图 45-3-28　膀胱子宫内膜异位症声像图**

（3）膀胱壁回声　病变可位于膀胱壁的浆膜层或肌层内，局部肌层与浆膜层可显示不清或连续性中断，但病灶突向膀胱部位的黏膜多光滑完整。

2. 彩色多普勒超声　异位内膜的病灶内多无血流信号显示。部分病例可检出少量点状血流信号。

### （三）诊断思维与评价

膀胱子宫内膜异位症临床少见。在超声检查过程中，若在发现膀胱肿块的同时，又能获得上述相关的病史，就应想到膀胱子宫内膜异位症的可能。但因本病缺少特异声像，应特别注意与膀胱良、恶性肿瘤进行鉴别。

影像学检查虽不能完全确定肿物性质，但能了解病变与膀胱、子宫、卵巢的关系及病变对上尿路的影响。膀胱镜虽是膀胱子宫内膜异位症准确可靠的检查方法，但对病变的内部结构、病变与膀胱壁的关系及膀胱以外的变化却无法获知。然而，超声、CT、MRI 都能弥补其不足。临床上应根据不同的需求适当选择。

## 十六、膀胱良性肿瘤

膀胱良性肿瘤少见。临床上偶尔见到的多为起源于肌肉、血管、神经、淋巴等间叶组织或胎生组织的非上皮性的良性肿瘤。此类肿瘤仅占膀胱肿瘤的 5%。临床上偶尔发现和文献报道的有：平滑肌瘤、嗜铬细胞瘤、横纹肌瘤、纤维瘤、脂肪瘤、血管瘤及内翻性乳头状瘤等。真正的良性上皮性乳头状瘤少见，并尚存有争议。

### （一）病理与临床概要

1. 移行上皮乳头状瘤　以往提及的膀胱移行上皮乳头状瘤仅限于其上皮细胞与正常移行上皮无差异者，较少见。此肿瘤起源于膀胱黏膜表面，其表面被覆均匀一致的 3～5 层正常的移行细胞。瘤细胞呈栅栏状排列，细胞分化良好，核分裂相不明显。肿瘤可单发或多发，瘤体多有长蒂，直径很少超过 2cm。肿瘤与之基底层分界清楚，无浸润现象，从组织学观应属良性肿瘤。但从生物学行为看，乳头状瘤又有复发倾向。因此，乳头状瘤究竟属良性还是恶性还存有争议。国内吴文斌认为是良性肿瘤，而 Robbins 则认为乳头状瘤为乳头状癌的高分化早期。

2. 内翻性乳头状瘤　内翻性乳头状瘤或称 Brunn 腺瘤，是由 Brunn 巢、囊性膀胱炎或腺性膀胱炎发展形成的肿瘤。多见于中、老年男性，多起源于膀胱三角区、颈部及后尿道。病变呈蘑菇状隆起，表面平滑。内翻的乳头状瘤可能包含着膀胱黏膜囊性变和鳞状细胞的化生。镜下见表面被覆一层移行上皮，瘤体实质为 Brunn 巢样的上皮细胞团和细胞索，细胞团索中，可有囊腔。内翻性乳头状瘤常与囊性和腺性膀胱炎合并发生，并有癌变倾向。

3. 平滑肌瘤　膀胱平滑肌瘤约占良性非上皮性肿瘤的 30%～50%，是来源于间叶组织良性肿瘤中最常见的一种，可发生于膀胱的任何部位，单发或多发，呈圆形或类圆形。有作者发现本病好发于女性，发病年龄与女性子宫肌瘤的好发年龄相似，并有10%的患者合并子宫肌瘤，提示二者间有一定的关系，可能与内分泌因素有关。另有作者发现男性恶性肿瘤患者在接受丝裂霉素治疗若干年后，可发生此病。膀胱内部的炎性刺激亦可能引起平滑肌瘤的发生。该瘤外观大小不一，质硬，与周围组织界限清楚，表面被有完整的黏膜上皮，切面淡红色，可见相互交织的肌索。

4. 嗜铬细胞瘤　膀胱嗜铬细胞瘤较少见，有学者报告约占膀胱肿瘤的0.06%，约占肾上腺以外嗜铬细胞瘤的10%。膀胱嗜铬细胞瘤来源于膀胱壁和主动脉旁的副交感神经组织。瘤体多局限于膀胱壁或仅向壁外生长，膀胱嗜铬细胞瘤的发生原因可能与膀胱内残存嗜铬组织有关，肿瘤呈结节状或息肉状，其大小不一，质硬，与正常膀胱组织分界清楚，邻近的膀胱肌层多被破坏，表面可形成溃疡。切面呈褐色或黄褐色。镜下瘤细胞呈梭形或多边形，胞浆富含被铬盐染色的颗粒，胞核有空泡但无核分裂现象。膀胱嗜铬细胞瘤良性与恶性的鉴别不是依靠生物学指标或细胞学，而是依据有否侵及包膜和血管内瘤栓及转移来判别。

此类良性肿瘤，多无膀胱的不适和尿检的异常。常是在体检或术前常规查体中发现。患者临床上以高血压、血尿、糖尿为主要症状。其临床特点为：膀胱胀满时，出现阵发性高血压、心率快、面色苍白、头痛、出汗等，排尿时症状达高峰，可发生晕厥，排尿后症状逐渐缓解。此典型的临床表现，是由于膀胱壁的伸张与收缩刺激肿瘤分泌儿茶酚胺所致。尿检显示儿茶酚胺含量升高和血尿。

## （二）超声检查所见

1. 灰阶超声

（1）移行上皮乳头状瘤　瘤体多较小，常为单发亦可多发，形态规则，呈类圆形，边缘强回声的包膜连续光整，内回声均匀。瘤体基底较窄小。CDFI可显示少量点条状彩色血流或无血流信号（图45-3-29）。

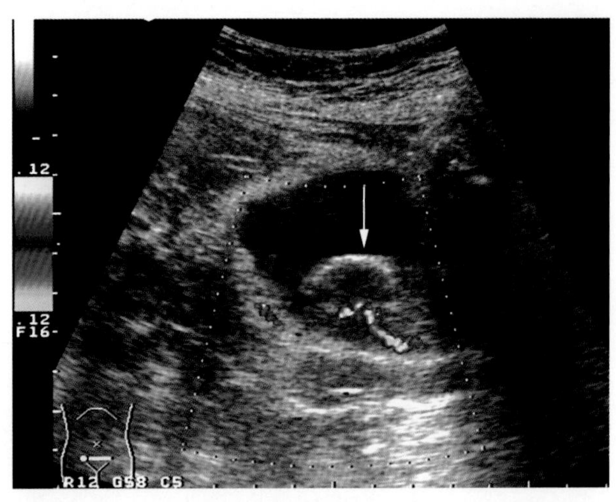

膀胱右后壁见一突向腔内的低回声结节（箭头）形态规则，内回声均匀

**图45-3-29　膀胱乳头状瘤声像图**

（2）内翻性乳头状瘤　内翻性乳头状瘤是由慢性炎症或膀胱流出道梗阻引起的一种慢性增殖性良性病变。多发生于膀胱三角区及颈部，芽状的乳头多是向膀胱纤维血管基质中内翻。乳头状的瘤体可突向膀胱腔（图45-3-30）。多为类圆形，形态多欠规则，边界清楚，直径多在2cm以下，部分可有粗细不一的蒂或较窄的基底与相应部位膀胱壁相连。细蒂相连者实时振动观察，可见瘤体有浮动感。CDFI多无血流信号显示。

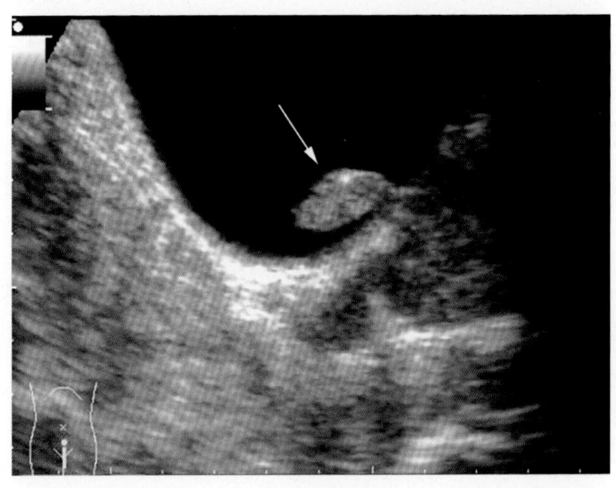

膀胱腔内近其颈部处见一椭圆形强回声结节（箭头），形态尚规则，内回声尚均匀，有较窄的基底部与局部膀胱壁相连

**图45-3-30　膀胱内翻性乳头状瘤声像图**

（3）平滑肌瘤　膀胱平滑肌瘤可发生在膀胱的任何部位。单发常见。体积多在3cm以下。多呈圆形，形态规则，边界清晰。瘤体可向膀胱腔内隆起（图45-3-31）；其内为均匀的实性略低回声；局部的膀胱黏膜推压隆起，但光滑连续。

CDFI 可显示瘤体内及周缘区少量点状或棒状血流信号。

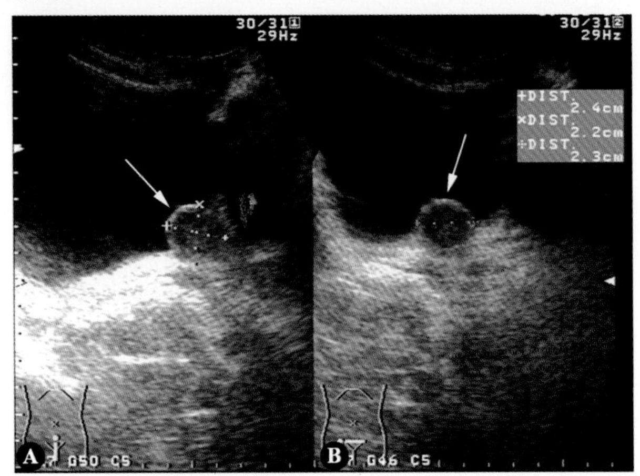


A. 近膀胱颈部见一向膀胱腔内突起低回声结节（箭头），B. 结节形态规则，内回声均匀

**图 45-3-31　膀胱平滑肌瘤声像图**

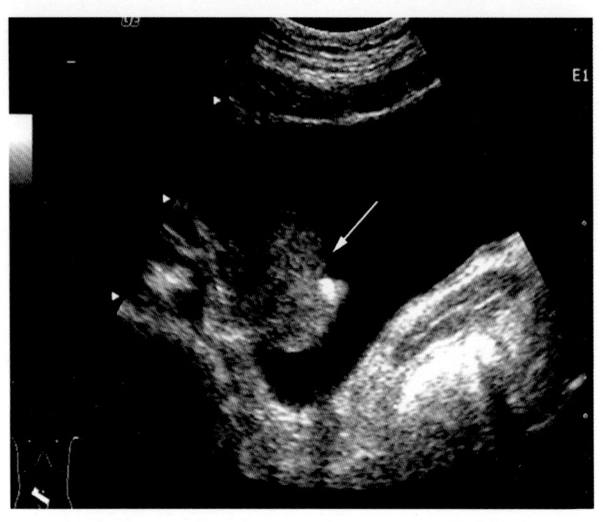


膀胱右侧壁有一实性低回声结节（箭头），形态欠规则，内回声不均匀，有较宽的基底部

**图 45-3-32　膀胱嗜铬细胞瘤声像图**

（4）嗜铬细胞瘤　多见于膀胱顶部或前壁，但亦有侧后壁发生者；瘤体多向膀胱腔内突入（图 45-3-32），亦可向腔外生长，而表现为外压性实性结节，瘤体类圆形，大小不等，边界清楚，形态规则，内呈均匀实性略强回声或低回声。相应部位的膀胱内膜连续、光整，局部浆膜层多显示模糊不清。若为恶性嗜铬细胞瘤，瘤内常回声不均，局部膀胱壁受侵而层次模糊不清或中断。CDFI 良性嗜铬细胞瘤血流信号相对较少，恶性者血流信号多较丰富。

2. 彩色多普勒超声　膀胱良性肿瘤可不显示或仅显示少量血流信号。血流信号形态多呈彩点状、短棒状或树枝状。其性质可为静脉或动脉，脉冲多普勒可引出相应的频谱。血流参数 Vmax 和 RI 均偏低，有报道 Vmax≤20cm/s 多为良性，而≥40cm/s 多为恶性。RI 良性者≤0.56 或 0.6。

### （三）诊断思维与评价

超声对膀胱肿瘤的物理性质容易确定，但病理定性尚有困难。检查中对那些形态规则，内回声均匀，局部膀胱壁连续、光整，内多无血流信号或仅少量血流信号的占位病变，临床上又多无症状的患者，应考虑到良性肿瘤的可能。若发现膀胱实性占位性病变，声像图具有良性病变的某些特征，临床上又有典型的症状与体征及尿检异常，如排尿时晕厥、排尿后症状缓解、周期性血尿伴有下腹部疼痛及尿中儿茶酚胺升高等，就应想到膀胱嗜铬细胞瘤和膀胱子宫内膜异位症的可能。

CT、MRI、尿路造影和膀胱镜等均能检出膀胱肿瘤或肿瘤样病变。而且准确率颇高，但是，由于受有创、毒副作用及检查费用等因素的影响，超声仍是首选的检查方法。

## 十七、膀胱恶性肿瘤

### （一）病理与临床概要

常见的膀胱恶性肿瘤有上皮细胞发生的移行上皮癌、鳞状上皮癌和腺癌，三者占全部肿瘤的95%以上，其中移行上皮癌占 90%左右。后两者各约占 2%～3%。非上皮性肿瘤少见。横纹肌肉瘤、膀胱原发淋巴瘤、平滑肌肉瘤、恶性纤维组织细胞瘤、骨肉瘤、恶性黑色素瘤等也见有文献报道。

膀胱的转移性肿瘤多见于乳腺癌和黑色素瘤，其次为肺、胰、卵巢等器官发生的恶性肿瘤。

1. 移行上皮癌　移行上皮癌由厚的绒毛组成，癌细胞排列紊乱，细胞核具有多形性，核染色质差异悬殊，核分裂明显具有非典型性。据瘤体形态又分为乳头状、实体性及混合型三类。其中乳头状癌约占 70%。瘤体大小不等，单发或多发，其直径自数毫米至数厘米，有时可形成巨大肿块，常有粗短瘤蒂或广基底。瘤体血管丰富，组织脆弱，部分瘤体可溃破呈“腐肉”状随尿排出。乳头状癌常分化较好，无肌层浸润，预后较好。实体性约占10%，表面凹凸不平，无明显的乳头，呈结节状，基底宽，无瘤蒂，早期即向基层浸润，细胞分化不良，预后不佳。约20%移行上皮细胞癌介于乳头状和实体性之间的混合型，预后介于两者之间。移行上皮细胞癌属于多中心起源的肿瘤，约50%的肿瘤为多发性。有时在肿瘤的邻近有散在分布的小瘤结节，称为卫星瘤。

膀胱癌多经淋巴转移，浅肌层浸润者半数淋巴管内有癌细胞，深肌层浸润者，其引流淋巴管几乎都可发现癌细胞。膀胱癌已浸润膀胱周围组织时，多数已有局部或远处淋巴结转移。血行转移多在晚期，可转移至肝、肺、骨、腹膜和皮肤等。

膀胱癌的分级与分期　病理学对膀胱癌不但要准确做出定性诊断，而且要对肿瘤分化程度、浸润深度进行分期以及有无转移作出评价。

（1）肿瘤组织分级　膀胱癌的组织学分级尚未有统一的标准，目前最常用的分级系统是WHO 3级法，依据肿瘤细胞退行性发育的程度将其分为三类：即高分化、中分化和低分化。大多数高分化肿瘤为浅表性肿瘤，低分化肿瘤大多数为侵袭性肿瘤。肿瘤的分级、分期与预后密切相关。

（2）肿瘤分期　膀胱癌的分期是对肿瘤浸润深度和有否转移的评估，其对膀胱肿瘤的治疗具有重要价值。然而，在分期过程中存有许多误差，其中最常见的是分期过低。目前国内外广泛采用的分期是国际抗癌协会1987年的TNM方法。用T代表临床分期，P代表病理分期。Tis为原位癌；Ta指乳头状非浸润癌；T1指肿瘤浸润至黏膜固有层；T2、T3、T4指肿瘤分别侵及浅肌层、深肌层、膀胱周围及前列腺或邻组织。（图45-3-33）

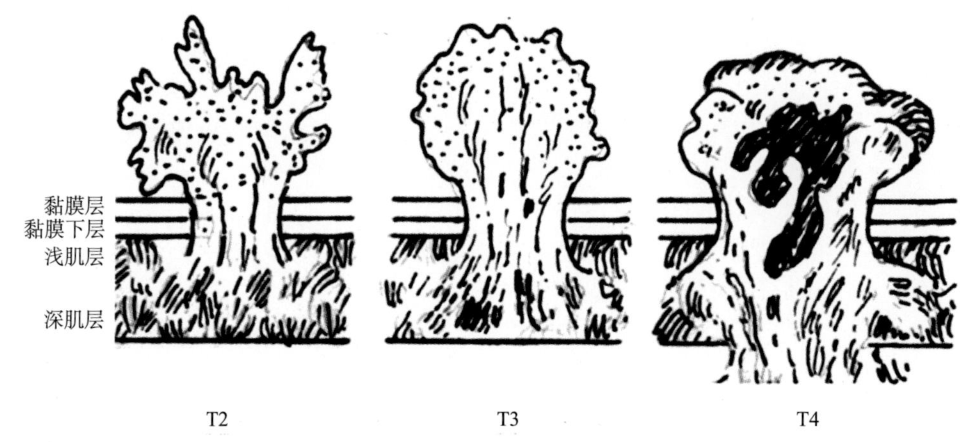


**图45-3-33　膀胱癌病理分期（浸润型）**

2. 横纹肌肉瘤　横纹肌肉瘤是一种由不同分化阶段的骨骼肌细胞组成的恶性肿瘤，好发于头颈部，其次是膀胱。起源于泌尿生殖系统的横纹肌肉瘤约占20%～25%，其主要累及前列腺、膀胱、阴道及睾丸、附睾等区域。易于播散转移，常见可转移至肺、骨、骨髓和淋巴结等。

膀胱横纹肌肉瘤由于其表面常呈葡萄状，又称为葡萄状肉瘤。本病在恶性非上皮性肿瘤中发病率最高，约占35%。其发生机制不清。该瘤好发于男性，多发生于幼儿，其中5岁以下幼儿约占75%，女性发病率约为男性的1/2。瘤体多位于膀胱三角区和颈部。大体外观呈灰黄色，质软。切面呈鱼肉状，内可有坏死。根据肿瘤的组织结构、细胞形态及分子水平常分为3型：①胚胎性横纹肌肉瘤　此型最为常见，约占50%，多发生于3岁以内的婴幼儿。②腺泡状横纹肌肉瘤　较为少见，约占30%，常发生于3岁和15岁2个高峰期。其对化疗反应较差。③多形性横纹肌肉瘤少见，多发生于成人，男性稍多。

临床主要表现为：血尿和排尿困难，常伴有尿痛、尿频，短期内进展为尿潴留。严重者耻骨上可扪及包块，晚期出现贫血、肾积水及转移等。

3. 原发性恶性淋巴瘤　原发于膀胱的恶性淋巴瘤，极为少见，截至2000年以前，国内外文献共报道66例，作者曾报道过1例。据统计女性占55%，女性略高于男性，中老年多见，发病年龄

20～81 岁。瘤体多位于膀胱三角区、侧壁或底部。呈结节状或半球状突向膀胱腔内。本瘤属黏膜淋巴组织相关性淋巴瘤，可较长时间停留于膀胱壁，多为低度恶性 B 细胞淋巴瘤。

血尿是膀胱恶性肿瘤最常见和最早出现的症状，患者多以血尿而就医。血尿常为无痛性、间歇性、全程出现。出血量多者可因血块堵塞膀胱颈口引起排尿困难。若瘤体较大者，可触及下腹部包块，双合诊检查包块则更加明显。血尿量与肿瘤的大小、数目、恶性程度并不一致。

## （二）超声检查所见

灰阶超声：

1. 移行上皮癌：

（1）部位形态及大小　肿瘤常可位于三角区和两侧壁；形态呈菜花状、海藻样或类圆形，部分可表现为膀胱壁局限性增厚；病变突向膀胱腔，瘤体大小不等，范围大小不一。

（2）瘤体回声　瘤体多为强回声或略强回声，较大的瘤体或大范围膀胱壁增厚时，多呈非均匀略强回声；部分瘤体表面可有钙质沉着而呈甚强回声，其后方可伴有浅淡声影。病变多显示较宽的基底，相应部位膀胱壁模糊不清或中断。

（3）瘤体与邻近组织　瘤体和邻近组织的变化，取决于病变的大小、范围和程度。早期较小的肿瘤，仅表现为膀胱黏膜层模糊、中断或消失；随病变逐步进展，肌层或浆膜层亦显示连续性中断；严重者瘤体突出于膀胱外且浸润邻近的脂肪等组织，甚者可显示远处转移声像。

（4）输尿管与肾脏　肿瘤累及输尿管开口时，可出现输尿管扩张及肾积水的相应声像改变。

（5）彩色多普勒超声　瘤体内及其周边多能检出血流信号，一般情况下瘤体越大血流信号越丰富。早期较小的瘤体多不易显示血流，若肿瘤直径＞2cm，血流信号丰富，血管走行紊乱；血流形态可呈彩点状、棒状或分支状；血流多是由基底部发出，向周边延伸并环绕肿瘤，内部血流紊乱，花色样血流具有明显的特征性，提示肿瘤内部新生血管多，代谢旺盛；较大肿瘤周围具有花环样丰富血流，此为诊断膀胱恶性肿瘤的重要依据。

脉冲多普勒多能检出动脉频谱；其主要参数 Vmax、RI 均较高，前者多大于 40cm/s，后者多在 0.6 以上。有资料显示：直径＞2cm 的肿瘤其血供丰富，血管走行紊乱。动脉 Vmax≥40cm/s 者，多为恶性肿瘤；而较小的肿瘤多为少血供或无血流。动脉 Vmax≤20cm/s 者，多为良性肿瘤。

（6）肿瘤的超声分期　超声对膀胱肿瘤的分期，主要依据肿瘤对膀胱壁的浸润深度，与肿瘤的大小及范围无密切关系。参照膀胱肿瘤统一的 TNM 分期法，将其超声表现分为以下两型、四期。

1）浅表型（非浸润期）：浅表型包括了 Tis、T0、T1 三期，瘤体基底部局限于黏膜或黏膜下层，尚未累及肌层。声像图表现为瘤体基底窄小呈细蒂状（图 45-3-34），局部膀胱黏膜的强回声线尚连续，局部黏膜显示模糊，但浅肌层显示正常，此型三期声像图改变均归属 T1 期。

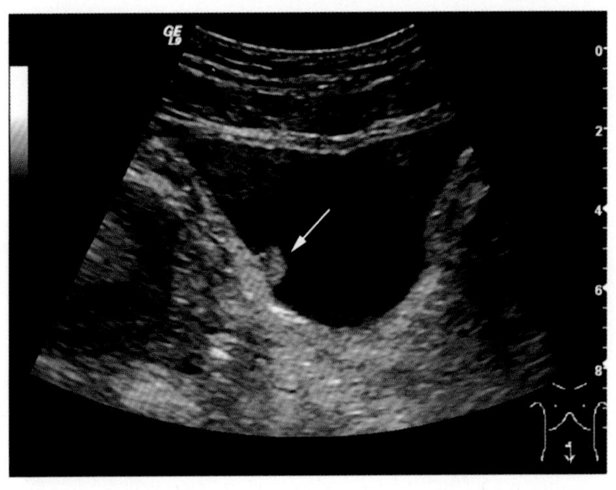

膀胱右侧壁实性强回声结节（箭头），形态尚规则，有较窄的基底部，局部黏膜不清，但肌层显示连续

**图 45-3-34　浅表型膀胱癌声像图**

2）浸润型：浸润型包括了 $T_2$、$T_3$、$T_4$ 三期（图 45-3-35），声像图显示瘤体基底较宽大，线样强回声的膀胱黏膜层连续性中断或膀胱壁全层消失，瘤体向膀胱腔外突出或有远处转移等声像。浸润型包括的三期声像表现为：①$T_2$　瘤体基底较宽，局部黏膜模糊或不连续，深肌层连续完整；②$T_3$　瘤体基底宽大，局部深肌层中断消失，但浆膜层隐约可见且尚连续；③$T_4$　瘤体部位膀胱壁全层中断缺失和（或）有前列腺浸润、盆腔内和远处淋巴结转移声像。

2. 横纹肌肉瘤

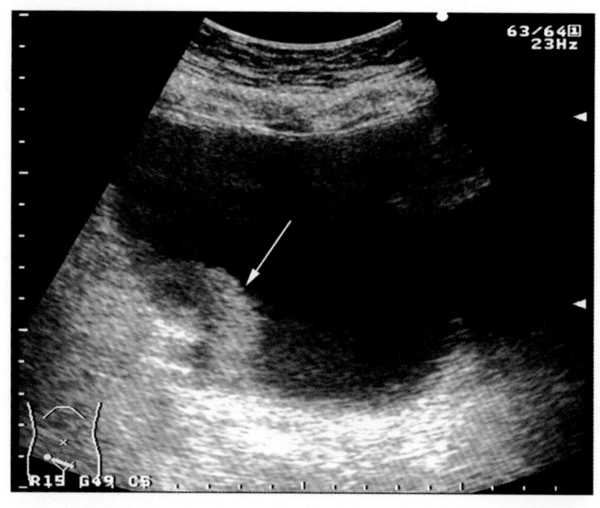


膀胱右后壁处是类圆形实性略强回声结节（箭头），形态不规则，内回声欠均匀，局部膀胱壁全层中断消失

**图 45-3-35　浸润型膀胱癌声像图**

（1）部位形态及大小：瘤体多见于膀胱三角区，呈形态不规则的类圆形，体积多较大（图 45-3-36），直径多在 5cm 以上。

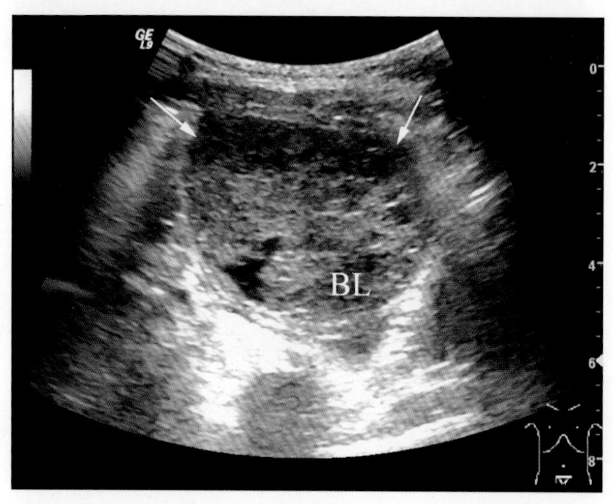


膀胱腔被一实性略低回声团块填充（箭头），其内回声不均匀，外周膀胱壁隐约可见，BL：膀胱

**图 45-3-36　膀胱横纹肌肉瘤声像图**

（2）瘤体回声：瘤体多呈低回声，内回声不均，可有斑片状强回声及更低回声。局部膀胱壁层次不清或连续性中断，甚者穿破膀胱壁向外突出。

（3）瘤体与邻近组织器官：病变穿破膀胱壁可直接侵及临近的前列腺、精囊及肠道等。腹、盆腔淋巴结亦可显示转移性肿大等声像。

（4）彩色多普勒超声：瘤体周边及内部多显示丰富血流信号（图 45-3-37）；脉冲多普勒多能检出高速、高阻血流频谱。

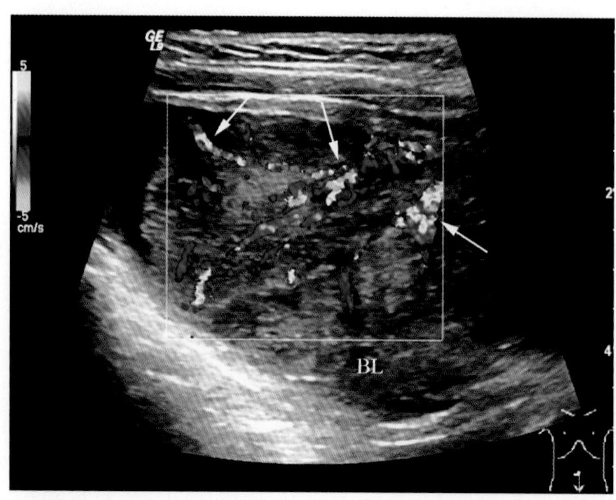


充满膀胱腔内实性团块内见分枝状、点、棒状彩色血流（箭头）

**图 45-3-37　膀胱横纹肌肉瘤 CDFI 表现**

3. 淋巴瘤

1）部位形态及大小：淋巴瘤多位于膀胱后壁及两侧壁；单个或多发。瘤体为大小不等、形态不一的类圆形或扁平状，部分显示膀胱壁局部或弥漫性显著增厚，瘤体突向膀胱内，其表面高凹不平。

2）瘤体回声：瘤体常为均匀低回声，相应部位膀胱壁层次模糊不清，甚者连续性中断。瘤体后方多有程度不同的回声增强效应。

3）瘤体与邻近组织器官：原发性膀胱淋巴瘤，除自身改变外，可有邻近组织和远处器官的浸润表现，各部位淋巴结多无异常。继发淋巴瘤者除具有以上表现外，可显示颈部、腋下、腹盆腔或其他部位淋巴结肿大。

4）彩色多普勒超声：形态各异的淋巴瘤内部及周缘区均可显示丰富血流信号。

## （三）诊断思维与评价

患有血尿，尤其是无痛性肉眼血尿行超声检查的患者，一定要在膀胱充盈良好的状态下进行，应多方位，多角度探测膀胱四壁，以免遗漏病变。若发现病变，不但应准确判定其部位、形态、大小、局部膀胱壁及邻近组织器官的关系，而且应常规采用 CDFI 技术观察病灶血供的丰富程度及测量相关参数，以便做出较为准确的诊断。膀胱各种恶性肿瘤间的鉴别较为困难，主要应结合瘤体的大小、数目、浸润的范围及相关临床资料等。以资可估测肿瘤的类别。

膀胱肿瘤的检查方法较多，其中膀胱镜检查准确率最高，高达95%以上，可发现小至1mm的瘤体，并能取材活检。但对膀胱前壁与底部交界处及其两侧角处的肿瘤容易遗漏，对瘤体的大小也难以准确测量，更无法观察肿瘤浸润深度和盆腔淋巴结及远处的转移等情况。CT检查不但对膀胱肿瘤的诊断与分期具有较高的准确性，同时亦能了解膀胱周围及邻近器官是否受侵，盆腔淋巴结以及远处有无转移等。但对膀胱肿瘤的形态、大小、数目、浸润程度和病理定性等方面并不优于超声检查。

经直肠和尿道超声检查，比经腹检查图像更为清晰；而经尿道超声检查法，对膀胱肿瘤的术前分期则更为理想。

超声检查可准确了解膀胱肿瘤的浸润深度和其部位、大小、数目，对拟定恰当的治疗方案和预后的判断具有重要意义。但是，超声对较小的肿瘤易出现漏诊，经腹壁探测法易受厚腹壁、瘢痕及耻骨等因素而影响成像的质量。对此，经直肠或尿道的超声检查可获得满意的效果。总之，超声可弥补膀胱镜检查的不足，但无法替代膀胱镜；CT检查虽能获得与超声检查相同的结果，但因其受辐射、费用及设备普及程度等因素的限制，难以成为常规的检查方法。超声、膀胱镜、CT等对膀胱肿瘤的检查，各自具有不同的优势与不足，临床上应根据患者的不同情况，取长补短，适当选择，相互印证，以发挥各种检查仪器的最大效能。

## 十八、膀胱损伤

### （一）病理与临床概要

膀胱损伤虽不多见，但对损伤破裂者，若不及时处理可引起尿外漏、感染及腹膜炎等而危及生命。损伤的病因很多，膀胱破裂常为外来暴力冲击下腹部所致。膨胀的膀胱较易破裂，空虚的膀胱，因有骨盆保护，不易损伤。骨盆骨折时可伤及膀胱，战时的子弹、弹片、刀刺及手术和某些疾病均可引起膀胱损伤和自发破裂。

膀胱破裂可有腹膜腔外破裂、腹膜腔内破裂及腹膜腔内外破裂三类，前者常发生在膀胱前壁近膀胱颈处，尿液经裂口外漏至膀胱周围及耻骨后间隙，易引起组织坏死、蜂窝组织炎、化脓性感染等严重并发症。腹腔内破裂多因膀胱充盈状态暴力冲击所致。由于膀胱的下部及侧面受骨盆和肌肉保护，只有腹膜覆盖的膀胱顶部最薄弱，一旦发生破裂，其破口与腹腔相通，尿液外漏入腹腔。腹膜腔内外破裂，多为膀胱的多处破裂，因此，兼有腹膜腔外和腹膜腔内两类膀胱破裂的病理变化。

膀胱破裂病情严重，可发生出血性休克、排尿障碍、血尿以及疼痛等。腹膜腔外破裂，常伴有骨盆骨折和下腹部剧烈疼痛。继发感染时，则有发热、恶心、食欲不振等症状。腹膜腔内破裂可有腹壁紧张、压痛、反跳痛和移动性浊音等。由于腹膜对尿液的吸收，化验检查尿素氮可增高。

### （二）灰阶超声表现

1. 膀胱形态大小　破裂的膀胱多显示扁瘪或不易显示，其形态失常；膀胱腔内仅见较少尿液的无回声；膀胱壁局部连续性中断（图45-3-38），断端处显示为低回声。

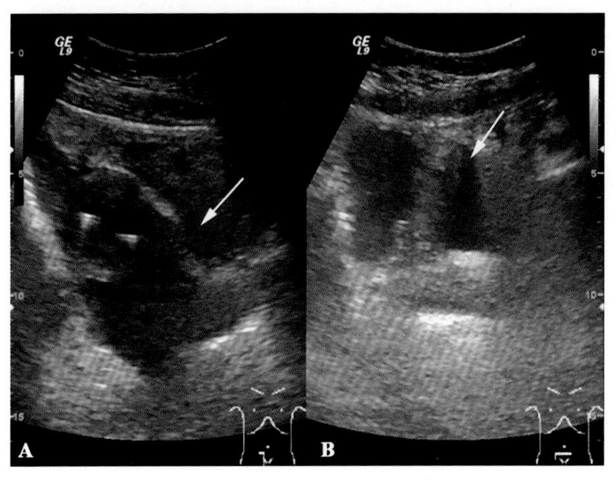


A. 近子宫颈部的膀胱中断不连续（箭头），及扁瘪的膀胱腔四壁显示模糊（箭头）

**图 45-3-38　膀胱破裂声像图**

2. 膀胱周围回声　膀胱及其周围可见范围大小不等的尿液外漏的无回声。若是充盈状态下破裂，膀胱外周的无回声则更加明显。由于破裂后膀胱尿液的外漏和出血，其周围的无回声区内可见细密的点状或条索状略强回声。

3. 腹腔内回声　若膀胱充盈状态损伤，除盆腔内显示尿外漏无回声区外，两侧腹部及肠间亦见大小不等、形态不一的无回声区。

### （三）诊断思维与评价

膀胱损伤因有明确的下腹部暴力冲击、各种外伤或直肠、子宫、阴道手术等原因。因此，诊断并不困难。

气体或碘造影剂注入膀胱，X线摄取前后位及斜位片，可明确膀胱有无破裂、尿外渗及骨盆骨折等。超声检查简便快捷，可迅速观察膀胱是否破裂及破口的大小范围和腹、盆腔内积液的多少，尤其是对骨盆骨折和禁止搬动的伤者应首选超声检查。病情稳稍定后，再行造影和X线摄片检查，以确定膀胱破裂和骨折的部位及程度。

（李吉昌）

## 参考文献


[1] 吴阶平．泌尿外科．济南：山东科学技术出版社，1993：421-475.

[2] 武忠弼．杨光华．中华外科病理学．北京：人民卫生出版社，2002：1133-1136.

[3] 周荣祥．膀胱外科．北京：人民卫生出版社，1996：145-212.

[4] 周荣祥．程继义．泌尿男生殖系肿瘤．北京：人民卫生出版社，2001：235-284.

[5] 周永昌，郭万学．超声医学．第5版．北京：科学技术文献出版社，2006.

[6] 吴乃森．腹部超声诊断与鉴别诊断学．北京：科学技术文献出版社，1998.

[7] 张青萍，李泉水．现代超声鉴别诊断学．南昌：江西科学技术出版社，1999.

[8] 曹海根，王金锐．实用腹部超声诊断学．北京：人民卫生出版社，2006.

[9] 李吉昌，于国防．超声对腺性膀胱炎的诊断与分型价值探讨．中华超声影像学杂志，2000，9（8）：463-464.

[10] 李吉昌，王玲．原发性膀胱淋巴瘤超声表现1例．中华超声影像学杂志，2000，9（4）：205.

[11] 吴阶平．中国医学百科全书·泌尿外科学．上海：上海科学技术出版社，1982.

[12] 谷青，卢川，孙明伟，等．膀胱尖中场超声表现及临床意义．中国超声医学杂志，2010，26（9）：850-853.

[13] 郎景和．子宫内膜异位症的研究与设想［J］．中华妇产科杂志，2003，38（8）：478-480.

[14] 黄华刚，李响，朱育春，等．输尿管子宫内膜异位症的诊治（附3例报告）［J］．华西医学，2006，21（1）：139.

[15] 陈建春，董卫华，蒋军民．膀胱嗜铬细胞瘤1例并文献复习［J］．现代肿瘤学，2006，14（11）：1425-1426.

[16] 杨学成，董胜国，刘勇，等．膀胱嗜铬细胞瘤的诊断与处理［J］．中国医药，2007，3（1）：48-49.

[17] 夏祥阶，魏红，赵瑞东，等．膀胱嗜铬细胞瘤的诊断与治疗［J］．现代泌尿外科学杂志，2006，11（5）：300-301.

[18] 范淼，李子平．小儿膀胱横纹肌肉瘤的CT与MR诊断．影像诊断与介入放射学，2002，11（2）：76-77.

[19] Patel A，Thorpe P，Ramsay JW，et al. Endometriosis of the ureter［J］. Br J Urol，1992，69（5）：495-498.

[20] Vercellini P，Frontino G，Pisacreta A，et al. The pathogenesis of bladder detrusor endometriosis［J］. Am J Obstet Gynecol，2002，187（3）：538-542.

[21] Westney OL，Amundsen CL，McGuire EJ. Bladder endometriosis：conservative management［J］. J Urol，2000，163（6）：1814-1817.

[22] Thijs I，Bhal PS，Shaw R，et al. Isolated vesical endometriosis in the absence of previous surgery［J］. J Obstet Gynaecol，2002，22（4）：448-449.

[23] BatlerRA，Kimsc，Nadler RB，Badder endometiosis：pertinet limages［J］. Urology，2001，57（4）：798-799.

[24] Fedele L，Bianchi S，Zanconato G，et al. Long-term follow-up afer conservative surgery for bladder endoetrcosis［J］. Fertility Sterilty，2005，83（6）：1729-1333.

[25] Nakatani T，Hayama T，Uchida J，et al. Diagnostic localization of extra-adrnal. pheochromocytoma：camparison of 123I MIBG imaging［J］. Oncol Rop，2002，9：1225-1227.

[26] Naguib M，Caceres M，Thomas CR，et al. Radiation of recurrent pheochromocytoma of the bladder：case report and review of literature［J］. Am Clin Oncol，2002，25：141-144.

[27] Arndt C，Hawkins D，Anderson JR，et al. Age is a risk factor for chemotherapy- induced hepatopathy with vincristine，Dactinomycin and Cyclophosphamide［J］. J Clin Oncol，2004，22（10）：1895-1901.

[28] Hulse N，Raja S，Kumar A，et al. Rhabdomyosarcoma of the extremities in adults［J］. Acta Orthop Belg，2006，72（2）：199-203.

[29] 3CoskunU，GunelN，ErogluA，et al. Primary high grade malignant lymphoma of bladder. Urologic Oncology，2002，7：181-183.

[30] Cohen DD，Lamarre C，Lamarre L，et al. Primary low-gradeB-cell lymphoma of the urinary bladder：case report and literature review. Can J Urol，2002，9：1694-1697.

# 第四十六章 男性生殖系统

## 第一节 前列腺与精囊

### 一、概述

前列腺和精囊是男性特有的生殖器官，位于盆腔深部，邻近直肠。传统的医学检查方法是直肠指检，检查者通过手指触诊了解前列腺的大小、形态、质地，尚可通过挤压使前列腺的分泌液从尿道外口滴出，并对其做显微镜检查。超声扫查自从20世纪60年代开始应用于医学诊断以后，作为一种无创、无辐射的检查方法，在泌尿生殖领域获得了应用和重视。到了20世纪70年代，采用经腹部、经直肠、经会阴和经尿道等多种途径对前列腺和精囊进行超声检测。由于前列腺位置深在，受到耻骨和周围肠道气体的干扰，经腹超声显像存在明显的不足，高分辨力的直肠探头出现之后，近距离地探测前列腺和精囊可获得较清晰的图像。经直肠超声不但能够用于前列腺疾病的检测，还可用于引导前列腺的穿刺活检、冷热源消融治疗、放射性种子植入和药物的导入，对于精囊疾病的诊断和介入治疗也有很好的效果。

前列腺和精囊超声检查的适应证是：

1. 排尿不尽、尿流变细、夜尿次数增多等排尿困难症状。
2. 尿频、尿急、尿痛等尿路刺激症状。
3. 镜下或肉眼血尿。
4. 会阴部、腹股沟区、外生殖器等部位疼痛不适症状。
5. 血精。
6. 血清PSA升高。
7. 前列腺体积估测。
8. 前列腺增生症的诊断和治疗前后评估。
9. 前列腺肿瘤的诊断和治疗前后评估。
10. 前列腺炎的诊断。
11. 前列腺脓肿或囊肿的诊断。
12. 前列腺结石和钙化的诊断。
13. 精囊炎、精囊结石及精囊肿瘤的诊断。

### 二、局部解剖

#### （一）解剖学概要

1. 前列腺的解剖（图46-1-1）

前列腺（prostate）是男性特有的不成对的实质性器官，重8～20g，上端横径约4cm，上下径约3cm，前后径约2cm。前列腺呈前后稍扁的栗子形，上端宽大称为前列腺底部，邻接膀胱颈；下端尖细称为前列腺尖部，位于尿生殖膈上方；底与尖之间的部分称为前列腺体部。前列腺底部与膀胱颈、精囊腺和输精管壶腹相邻，前方为耻骨联合，后方为直肠壶腹。前列腺体部的后面较平坦，在正中线上有一纵行浅沟，称为前列腺沟。前列腺由腺组织和平滑肌及纤维组织组成。小儿前列腺较小，腺组织不明显，性成熟期腺组织迅速生长，中年后腺体逐渐退化，结缔组织增生，至老年时，常形成前列腺肥大。男性尿道在腺底部穿入前列腺，经腺实质前部，由腺尖部穿出。前列腺表面有筋膜鞘包绕，称为前列腺囊。前列腺囊与前列腺之间有前列腺静脉丛。前列腺的被膜内有较多的弹性纤维和平滑肌，这些成分可伸入腺内，组成前列腺的支架，前列腺的实质由30～50个管泡状腺体组成，共有15～30条导管开口于尿道精阜的两侧。按腺体的分布，可分成黏膜腺、黏膜下腺和主腺。前列腺的排泄管开口于尿道前列腺部的后壁。

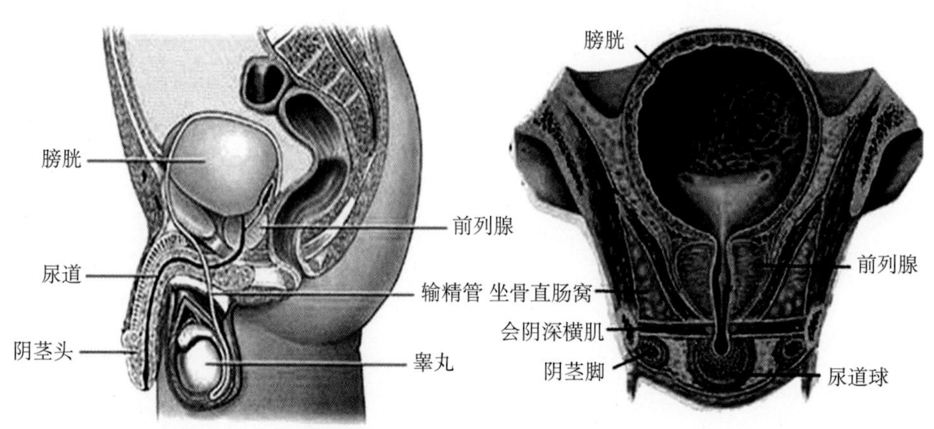


右图为正中矢状断面，左图冠状断面

**图 46-1-1　前列腺的解剖位置和毗邻**

2. 前列腺的分区（图 46-1-2～图 46-1-4）

前列腺传统上分为前叶、中叶、后叶和左右侧叶。“五叶”分法中，前叶体积很小，位于尿道前方、两侧叶之间，临床上无重要意义；中叶位于尿道后方，呈楔形，是两射精管及尿道之间的腺体组织；两侧叶紧贴尿道侧壁，位于后叶侧部前方，前叶和中叶的两侧；后叶位于射精管、中叶和两侧叶的后方。

在组织切片上，前列腺可分为两个明显不同的腺区。据此，又可将前列腺分为内腺区和外腺区。两组腺体之间有一层肌纤维组织隔开。外腺较大，构成前列腺的主要部分，内腺则集中在尿道黏膜和黏膜下层，环绕于尿道前列腺部的周围。内腺对雌雄激素均敏感，是前列腺增生好发的部位，外腺只对雄激素敏感，是前列腺肿瘤和炎症好发的部位。

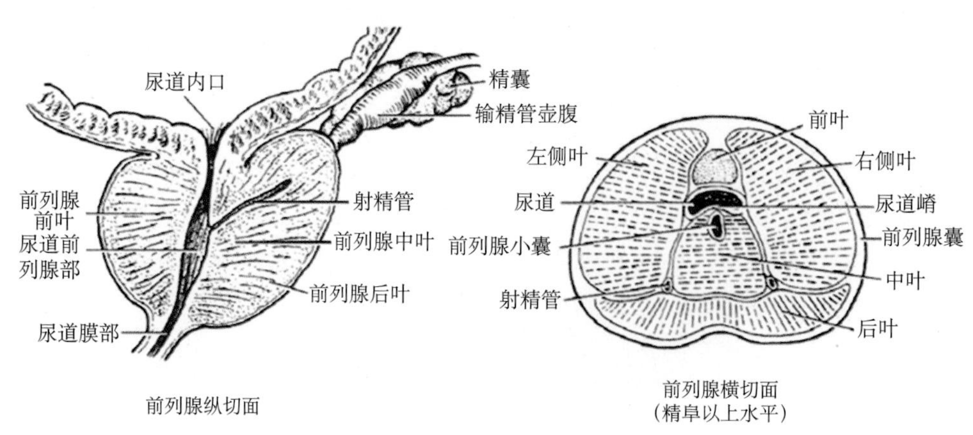


**图 46-1-2　前列腺“五叶法”分区**

新的分区方法是由 McNeal 创立的，他把前列腺的腺体组织划分为中央区、外周区和移行区。

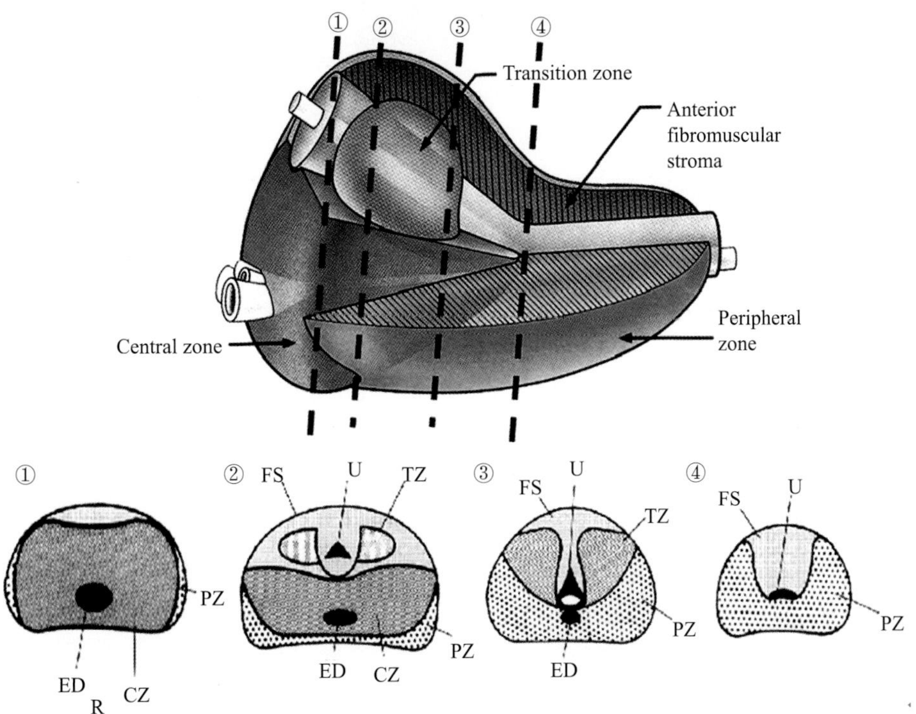


Anterior fibromuscular stroma FS：前纤维肌质区；Central zone CZ：中央区；ED：射精管；Peripheral zone PZ：周缘区；R：直肠；Transition zone TZ：移行区；U：尿道

**图 46-1-3　前列腺区带法分区及不同位置的横断面解剖**

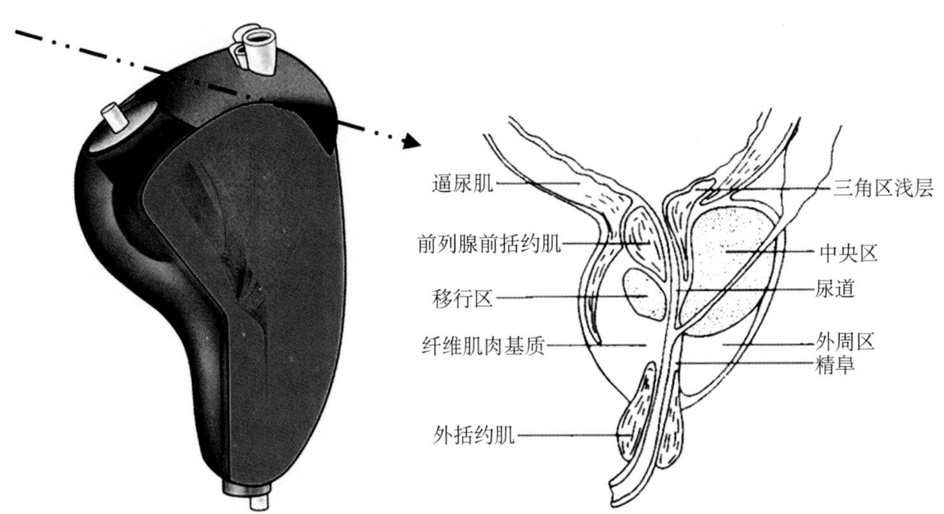


**图 46-1-4　前列腺区带法分区正中矢状面解剖**

两个射精管和尿道内口至精阜之间的前列腺组织为中央区，呈圆锥状，约占前列腺体积的 25%；中央区周围的组织为外周区，约占 70%，两区约占前列腺体积的 95%；中央区腺管分支复杂，细而密，上皮细胞密集；外周区腺管分支粗而简单，上皮细胞较稀疏。移行区位于精阜之上、尿道周围，约占前列腺体积的 5%。临床上周缘区是前列腺癌的好发部位；移行区是前列腺增生的好发部位。此外，前列腺的非腺体组织称为前纤维肌肉基质区，一般不发生病变。

3. 精囊的解剖（图 46-1-5）

精囊（seminal vesicle）又称精囊腺，位于前列腺底部的后上方、输精管壶腹的外侧、膀胱底与直肠之间，精囊与直肠之间有筋膜分隔。精囊是一对呈长圆形的囊状小体，长 3.0～5.0cm，宽1.0～2.0cm。成人精囊由迂曲的腺囊或腺管构成，表面凹凸不平，精囊上端膨大部为精囊腺底；下端细小，为精囊腺的排泄管，与输精管壶腹末端汇合成射精管，穿过前列腺，开口于精阜。精囊腺由黏膜、肌层和外膜构成。黏膜的皱折众多呈蜂窝状。皱折间有陷窝或小腔通入中央的大腔，但在切面上，这些腔隙和陷窝是彼此分隔且轮廓不规则的。

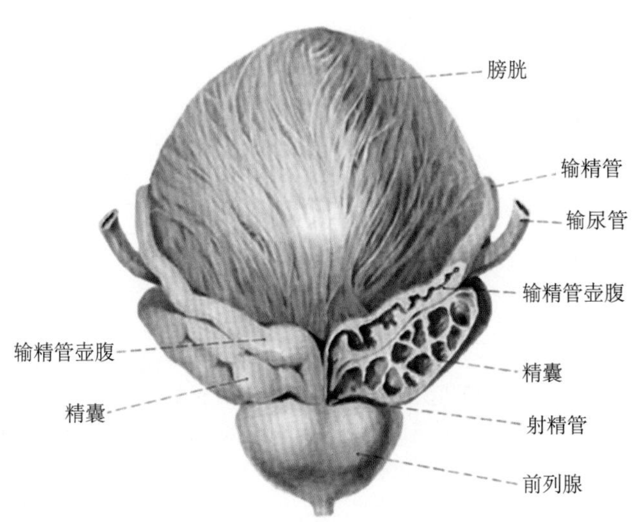


图 46-1-5 前列腺和精囊后面观

## （二）前列腺及精囊生理学概要

1. 前列腺的生理功能

前列腺内布满大量的神经网和神经末梢，能够激发性冲动和性兴奋。前列腺实质内有两条射精管穿过，当射精时，前列腺和精囊腺的肌肉收缩，可将输精管和精囊腺中的内容物经射精管压入后尿道，进而排出体外。前列腺液是前列腺的分泌物，每日分泌量为 0.5～2ml，它的分泌受雄性激素的控制，是精液的重要组成成分，占射出精液量的 10％～30％。前列腺液中含有高浓度的锌离子、酸性磷酸酶和蛋白等，这些成分能够促使精液液化，激发精子活力，帮助精子和卵细胞能够顺利结合。此外，前列腺液中含有大量的卵磷脂小体，它们在前列腺液中分布均匀，当前列腺发生炎症时，巨噬细胞吞噬大量脂类，会造成卵磷脂小体明显减少。当炎症较重时前列腺液中可见大量白细胞及上皮细胞，还可见到不同数量的红细胞。前列腺内含有丰富的 5α-还原酶，可将睾酮转化为更有生理活性的双氢睾酮，因此前列腺还具有一定的内分泌功能。此外，前列腺包绕尿道，与膀胱颈紧邻，其环状平滑肌纤维围绕尿道前列腺部，参与构成尿道内括约肌，从而对控尿起到重要的作用。

2. 精囊的生理功能

精囊的生理功能主要是分泌和储存呈弱碱性的精囊液，这种液体呈淡黄色，约占精液的 70％，有营养和稀释精子的功能，其主要成分有果糖、氨基酸、纤维蛋白原等，其中果糖是营养精子和促进增强精子活动的主要物质。精囊液除能稀释精液外，对阴道和子宫颈部的酸性物质能起到中和作用，提高精子的存活率。

# 三、检查方法

## （一）仪器选择

1. 仪器选择（图 46-1-6、图 46-1-7）

应选用彩色超声诊断仪，常规配备凸阵腹部探头和直肠探头。直肠探头可选用端射式直肠探头或线形、凸弧形双平面探头。前者探头前端配有小凸阵晶片，通过在直肠内转动探头做横向、纵向扫查，后者应用线阵晶片做纵向扫查，凸阵晶片做横向扫查，依次获得纵切面和横切面的图像。经会阴探测需另配小凸阵或扇形探头，经尿道探测则需另配备腔内专用小探头。

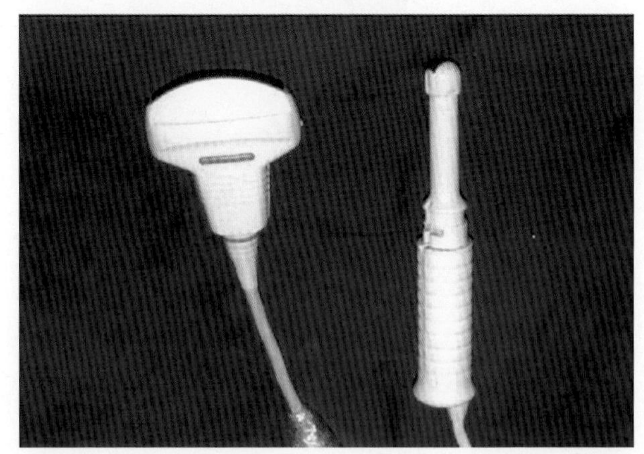

图 46-1-6 腹部超声探头（左）及端射式直肠超声探头（右）

2. 探头选择

（1）经腹壁探测 凸阵或扇形超声探头，成人选用频率 3.5MHz，儿童选用频率 5.0MHz。

（2）经直肠探测 选用双平面直肠探头或端

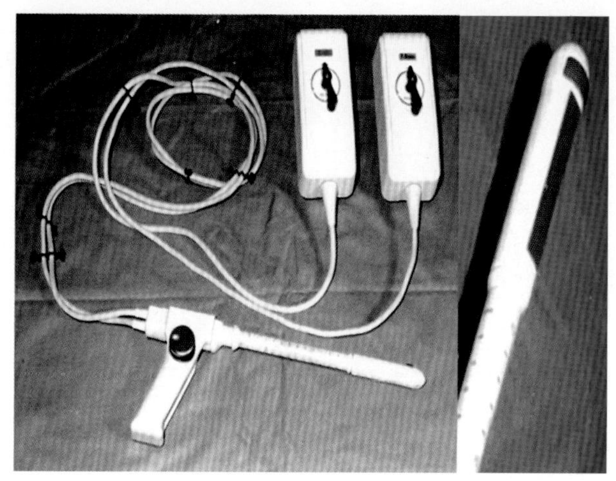

图 46-1-7 双平面直肠超声探头

射式直肠探头，探头频率 5.0～10.0MHz。

（3）经会阴探测 小凸阵或扇形超声探头，成人选用频率 3.5MHz，儿童选用频率 5.0MHz。

（4）经尿道腔内探测 腔内小探头，选用频率 7.5～10.0MHz。

## （二）检查前准备

经腹壁探测需充盈膀胱，但应避免过度充盈。经直肠探测需作探头清洁、消毒，探头表面要套上消毒的隔离套，是否充盈膀胱根据检查需要而定。经会阴扫查一般无须特殊准备，但探头也要注意清洁，检查前要在探头表面套上清洁的隔离套或薄膜。

## （三）检查体位

1. 经腹壁探测 经腹壁探测最常采用仰卧位，也可根据检查需要采用侧卧位或截石位。

2. 经直肠探测 常取左侧卧位，也可采取膝胸位、截石位或坐位。

3. 经会阴部探测 可取左侧卧位、膝胸位或截石位，也可采取站立位两腿分开，并弯腰扶床的姿势。

## （四）探测方法

1. 经腹部探测 探头置于下腹部耻骨上方，利用适度充盈的膀胱作为“透声窗”，先将探头横切并向患者足侧缓慢转动，探及膀胱三角区后逐渐移向下方的前列腺和精囊，做一系列的横切面探测，获得精囊和前列腺的横断面图像，然后转动探头至纵切面或斜切面，左右侧动探头，做一系列的纵断面探测，获得左右精囊和前列腺的纵断面图像。

2. 经直肠探测 将直肠探头涂上耦合剂之后套上消毒过的隔离套（一般可用一次性避孕套），挤出其中的气泡，在隔离套外再涂一层耦合剂，轻缓地置入受检者肛门内，如果使用的是双平面直肠探头，可上下滑动探头获取前列腺和精囊的横断面图像，左右转动探头获取前列腺和精囊的纵断面图像（图 46-1-8）；如果使用的是端射式直肠探头则可根据需要转动及侧动探头获取前列腺纵断面和斜冠状面的图像以及精囊的横断面和纵断面的图像。经直肠探测法可清晰显示前列腺形态、大小及内部结构，径线测量准确，是前列腺探测的最佳方法。

3. 经会阴部探测 一般在探头准备好后涂上耦合剂，将探头尽量紧贴被检者会阴部或肛门前区，适当地加压探头，缩短探测距离，根据需要转动及侧动探头获取前列腺冠状面、矢状面和斜冠状面图像以及精囊的横断面和纵断面的图像。经会阴探测由于获得的图像不甚清晰，故不常规应用于临床。

4. 经尿道探测 将消毒过的超声小探头从尿道外口置入后尿道，随着探头在尿道内的缓慢插入，获得前列腺和精囊的一系列径向图像。经尿道探测可用于经尿道前列腺电切术中检测残余前列腺的厚度，此方法由于对设备和探测条件有特殊要求，且存在一定的创伤性，故非临床需要，一般不用于前列腺的探测。

## （五）测量方法

1. 前列腺的测量（图 46-1-9，图 46-1-10）

（1）上下径（长径） 可在经直肠正中矢状断面上获得精确的测量，经腹扫查常因不能完整显示前列腺的下缘，所以测值不准确。

（2）左右径（宽径） 在经直肠最大横断面或经腹壁最大斜断面上测量。

（3）前后径（厚径） 在经直肠双平面探头正中矢状断面或横断面上测量，在经直肠端射式探头正中矢状断面上测量。在经腹部探测和经直肠端射式探头的横断面上由于声像图的切面容易产生偏差，故测量不准确。

2. 前列腺体积的测量

（1）金标准（图 46-1-11） 步进式体积测量

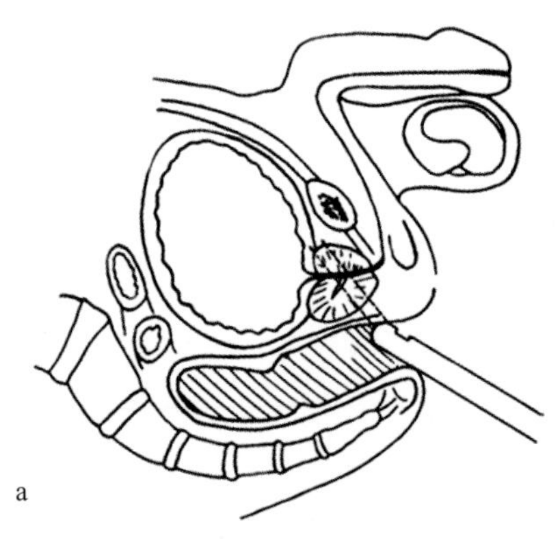


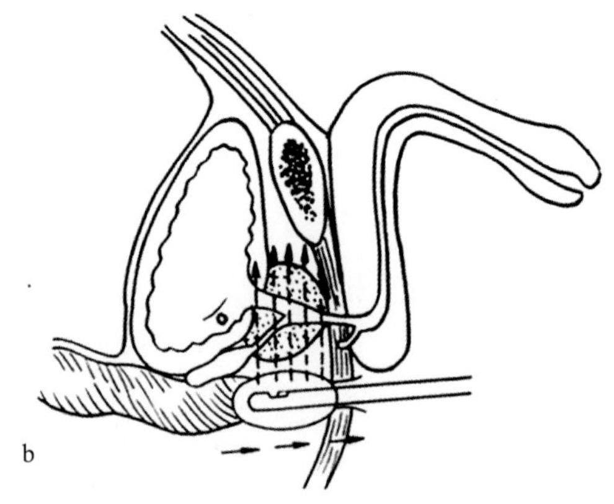


a. 端射式探头；b. 双平面探头

**图 46-1-8　经直肠探测方法示意图**

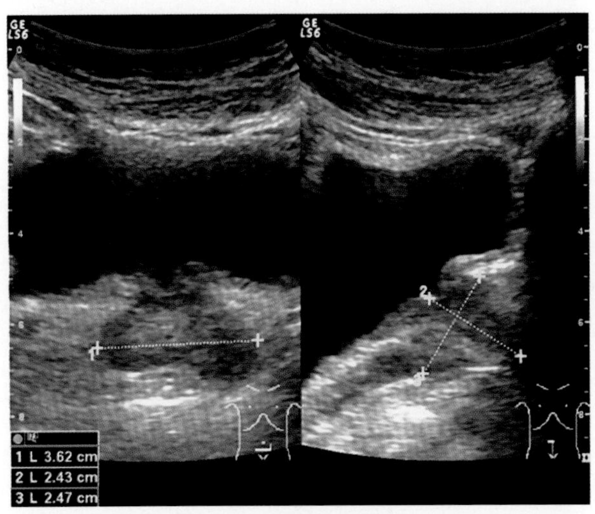


**图 46-1-9　前列腺经腹部测量**

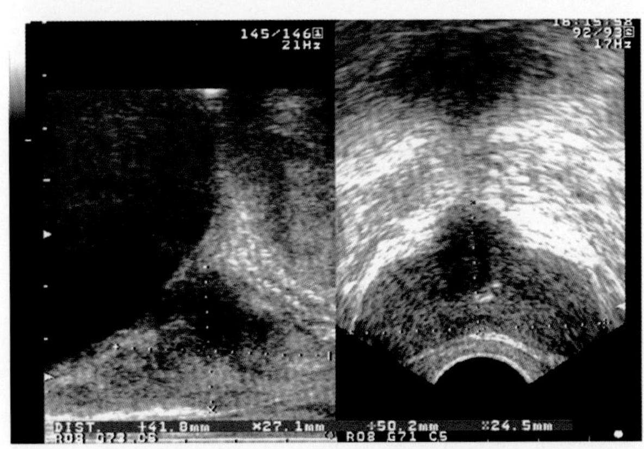


**图 46-1-10　前列腺经直肠测量**

法是前列腺体积测量的金标准，其测量方法是使用经直肠探头从前列腺最上端至最下端做一系列的横断面，每个横断面间隔 2mm 左右，将横断面面积乘以间隔距离可获得各片断面的体积，再将各片体积累加即可获得前列腺精确的体积。由于这种测量方法较为烦琐，还需使用专用的设备，故临床较少使用。

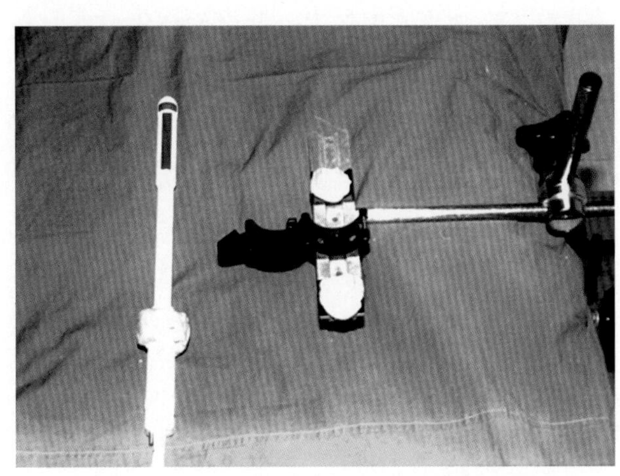

**图 46-1-11　“步进式”前列腺体积测量设备**

（2）椭球体估测法　临床一般使用椭球体公式计算，即 $V=0.52\ D_1 \cdot D_2 \cdot D_3$。$D_1$、$D_2$、$D_3$ 为前列腺的 3 个径线。这种方法简便快捷，前列腺形态越接近椭球体则计算值越精确。

由于前列腺的比重接近 1.05，所以体积的数值大致等于重量的数值。正常前列腺重量随年龄变化，儿童期前列腺在 10g 以下，青春期前列腺开始迅速增大，20 岁后可达到 20g，当前列腺增生时体积会明显增大。

3. 精囊的测量

在纵断面上显示精囊的最大长径后，从精囊的底部到精囊下端的连线即为长径，在精囊的最大横断面上可测量宽径和厚径。经直肠测量精囊比经腹部测量要精确。

### （六）观察内容

在进行前列腺和精囊超声检查之前应详细询问病史、临床表现（如有无血精、血尿、盆腔疼痛等），了解实验室检查如血清PSA，尿常规，前列腺液检查等结果。在直肠超声检查之前，常规应进行直肠指检，了解前列腺的物理情况。超声主要观察内容如下。

观察前列腺的大小、内外腺比例是否正常，前列腺形态是否规则，前列腺包膜是否完整。横断面上观察前列腺两侧是否对称，纵断面上观察基底部有无向膀胱突出。在各个断面上都要观察腺体的回声强度有否改变，回声分布是否均匀；有无异常回声区，其位置、大小、形态如何，边缘是否清晰；两侧精囊、膀胱及直肠周围有无受到侵犯。还须观察前列腺的彩色血流情况，前列腺内彩色血流信号是否丰富，有无不对称的异常血流信号。观察精囊时应注意双侧对照观察其大小、形态、囊壁厚度及精囊内部回声情况，还须观察前列腺内射精管走行过程中有无囊肿、结石等异常回声。

### （七）注意事项与方法改进

经腹部前列腺探测前应适量的饮水，不必过度充盈膀胱，以免造成探测不到前列腺全貌和诱发患者尿潴留。直肠癌Mile氏手术后直肠闭锁或直肠损伤的患者不能采用经直肠探测前列腺或精囊，此时可采取经会阴部探测或经腹部探测的方法。前列腺如果体积过大，如前列腺增生时，经直肠双平面探头由于纵向探测长度的限制往往无法精确测量前列腺的长径，此时可采用端射式探头经直肠测量前列腺的长径以获得较精确测量数据。

## 四、正常声像图

### （一）前列腺和精囊的声像图表现（图46-1-12～图46-1-18）

1\. 经腹部探测　前列腺横切面呈栗子状、包膜完整光滑，内部呈低回声，分布均匀。前列腺纵切面呈椭圆形或慈姑形，尖端向后下方，但由于耻骨的遮挡，前列腺尖部往往较难显示。正中矢状面可见稍凹入的尿道内口，在前列腺的后方两侧可见对称的长条状低回声，为精囊。由于前列腺和精囊的位置较深，经腹部探测一般难以显示其彩色血流信号。

2\. 经直肠探测　前列腺的形态与经腹部探测类似，但前列腺的边界和内部结构更清晰，可区分内腺和外腺区。内腺回声较低，外腺回声较内腺偏高，横断面上内腺位于外腺的中央偏前部，纵断面上内腺位于前列腺的前部偏上方，外腺位于内腺的后方和下方，在前列腺尖部水平的横断面基本不显示内腺，内外腺前后径的正常比值是1∶1。彩色血流图上前列腺横断面可显示较多的对称分布的血流信号，从周边偏后向前呈放射状分布。纵断面上在前列腺基底部上方靠近直肠的位置可探及扭曲的条状低回声，上方圆钝，下方尖锐，即双侧精囊。在前列腺基底部以上的平面做横断面探测，也可探及两侧精囊扭曲的条状低回声，在两者之间可探及输精管壶腹，输精管壶腹向下和精囊管汇合形成射精管，在纵断面上可探及其斜穿前列腺后方至后尿道精阜的位置。

3\. 经会阴部探测　前列腺的形态与经腹部探测类似，但由于探测方向的不同，造成图像与经腹部探测的图像上下颠倒。在前列腺基底部及其以上平面可探及精囊的低回声结构。由于图像没有经直肠探测清晰，必要时可加压探头以获得更清晰的图像。

4\. 经尿道探测　由于探头位于后尿道内作径向扫查，故声像图上前列腺低回声区围绕在探头的周边。一般情况下，前面的腺体较薄，后方及两侧的腺体较厚，在腺体低回声的外围可探及偏高回声的包膜。

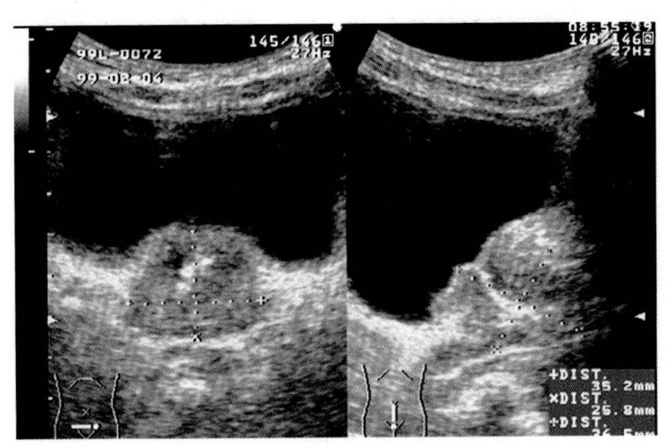

**图46-1-12　经腹部前列腺声像图**

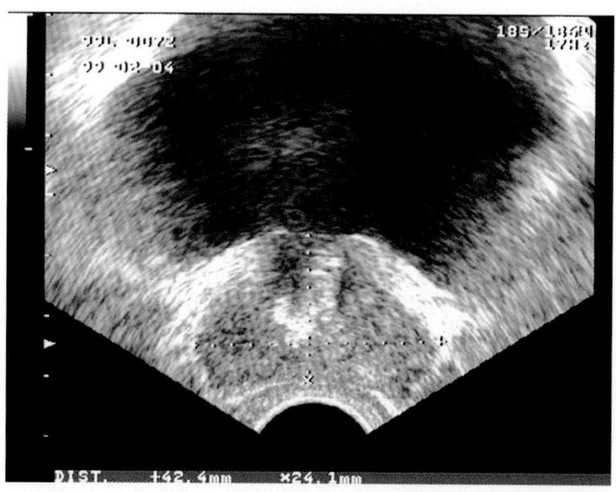


图 46-1-13　端射式直肠探头前列腺声像图（横断面）

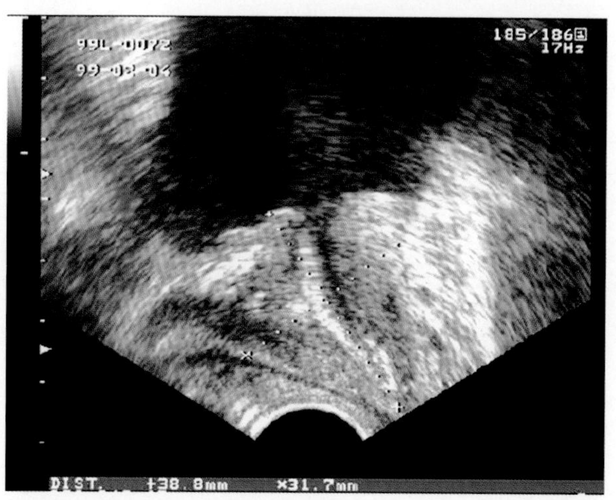


图 46-1-14　端射式直肠探头前列腺声像图（正中矢状面）

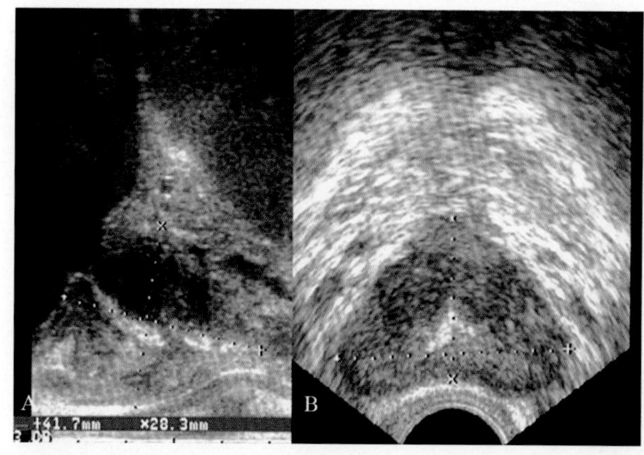


A. 正中矢状面；B. 横断面

图 46-1-15　双平面直肠探头前列腺声像图

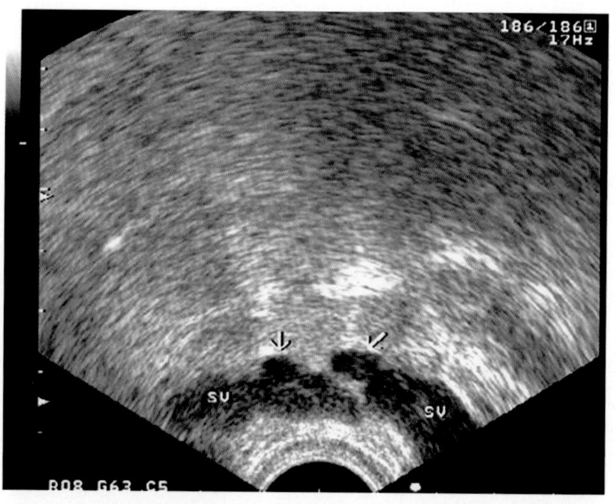


SV：精囊，箭头处为输精管壶腹部

图 46-1-16　经直肠探测精囊横断面声像图

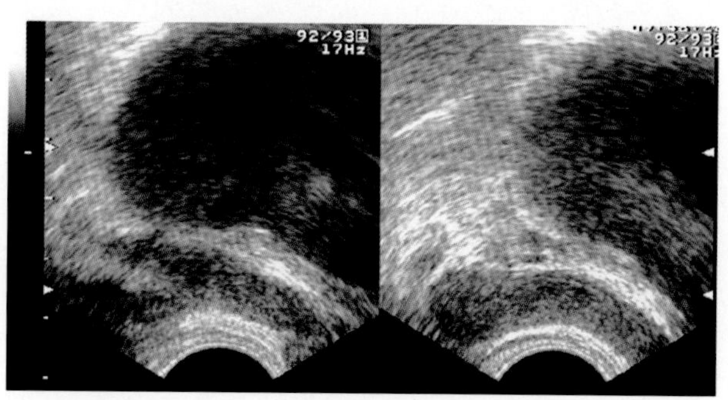


图 46-1-17　经直肠探测精囊纵断面声像图

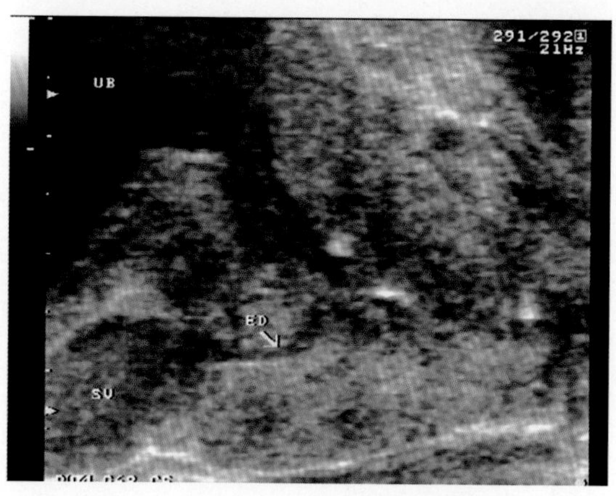


SV：精囊；ED：射精管；UB：膀胱

图 46-1-18　经直肠探测精囊及射精管纵切面声像图

## （二）前列腺和精囊的超声测值

我国成年人前列腺的长径为 3.2cm，宽径为 4.2cm，厚径为 2.1cm。成年人精囊的长径为 3～5cm，厚径为 0.5～1cm，宽径为 1～2cm。

## 五、前列腺增生

### （一）病理及临床概要

男性青春期前，前列腺发育缓慢；青春期后，随着雄性激素分泌的增加使得前列腺体积逐渐增加。前列腺生长至 24～30 岁达顶峰，30～45 岁间其前列腺的体积相对较稳定，以后一部分人可趋向于增生，在前列腺内睾酮通过 5α-还原酶的作用，转化成具有更强作用能力的双氢睾酮，双氢睾酮能促进前列腺细胞的增生，使得前列腺体积逐渐增加。若明显压迫前列腺部尿道，可造成膀胱出口部梗阻而出现排尿困难的相关症状，即前列腺增生症。由于此种增生属良性病变，故其全称为良性前列腺增生症（Benign Prostatic Hyperplasia，BPH）。

前列腺增生症是老年男性的常见疾病，一般在 40 岁后开始发生增生的病理改变，50 岁后出现相关症状。增生的前列腺腺体压迫尿道和膀胱颈，使膀胱排空尿液受阻。膀胱为克服颈部阻力而加强收缩使膀胱壁的肌肉发生代偿性肥厚，呈小梁状突起。膀胱腔内压增高，膀胱黏膜可自肌束间薄弱处向外膨起，形成小房或憩室。膀胱颈部梗阻如果继续加重，每次排尿时，膀胱都不能将尿液完全排空，膀胱内会残留一部分尿液，残余尿的存在是发生泌尿系统感染和继发结石的基础。如果不积极治疗，前列腺增生进一步发展，膀胱排尿能力进一步下降，膀胱内残余尿液逐渐增多，膀胱内压力升高，使膀胱内尿液逆流至输尿管和肾盂，会引起两侧上尿路积水，肾盂内压增高，肾实质缺血性萎缩，最终引起肾功能减退甚至衰竭。

临床上前列腺增生的症状主要表现为尿道梗阻症状和膀胱刺激症状两大类。由于增生前列腺的压迫，患者排尿要使用更大的力量克服尿道阻力，排尿费力，射程也不远；尿道受压导致尿流变细；随着病情的发展，还可能出现排尿中断，排尿后滴沥不尽，排尿无力的现象。尿频、尿急是前列腺增生的另一类症状也是较早期的症状，同夜尿增多一样，这些表现都属于膀胱刺激症状，尤其是夜尿次数增多更具有临床意义。前列腺增生较严重的患者，梗阻可致尿液无法排出而发生急性尿潴留。部分患者还会出现血尿，这可能是由于增大的前列腺表面小血管破裂引起的。此外，前列腺增生还会引起肾积水、泌尿系感染、膀胱结石、疝气、痔疮等并发症。

### （二）检查方法

临床上前列腺增生的检查主要有直肠指检、尿流率检查、超声检查等方法，其中超声检查特别是经直肠超声可以精确测量前列腺的大小并估测其体积，测定残余尿量。超声检查是目前测定残余尿的主要方法，患者在憋尿进行常规的膀胱、前列腺超声检查后即排尿，排尽尿液后，再次用超声探测膀胱，测量排尿后膀胱内的残余尿量。此外，超声探测还能观察膀胱有无憩室或结石形成，上尿路有无积水，这些都有助于判断前列腺增生的程度。

### （三）前列腺增生声像图（图 46-1-19～图 46-1-23）

前列腺增生的二维声像图表现为前列腺增大，尤以前列腺前后径增大为主。前列腺由正常的栗子形变圆，变饱满。腺体内出现增生结节，好发部位主要在移行区，偶尔在周缘区发生。增生形成单个或多个结节，结节可压迫后尿道并可向膀胱颈部隆起。由于前列腺增生多发生在内腺区，增大的内腺压迫外腺，造成外腺萎缩，内外腺比例失常，有时外腺会薄如橘皮，在前列腺增生伴有前列腺结石时，由于内腺增生，把前列腺结石推移到内、外腺之间排列成弧形，此为前列腺增生的一个特征。彩色血流图表现为内腺血流信号增多，在增生结节周围可见血流信号环绕。前列腺增生晚期出现膀胱小梁小房、膀胱憩室、膀胱结石、肾积水等并发症的声像图。

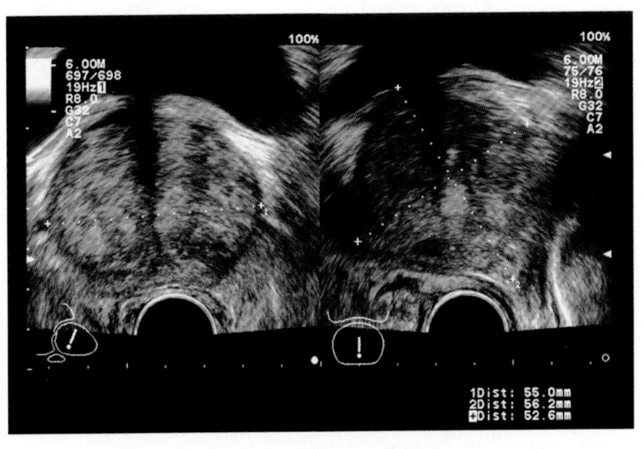


图 46-1-19 前列腺增生经直肠探测声像图

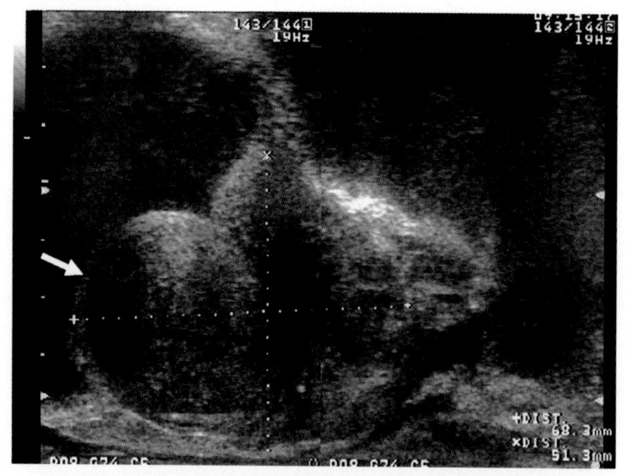


图 46-1-20　前列腺增生中叶向膀胱突出声像图

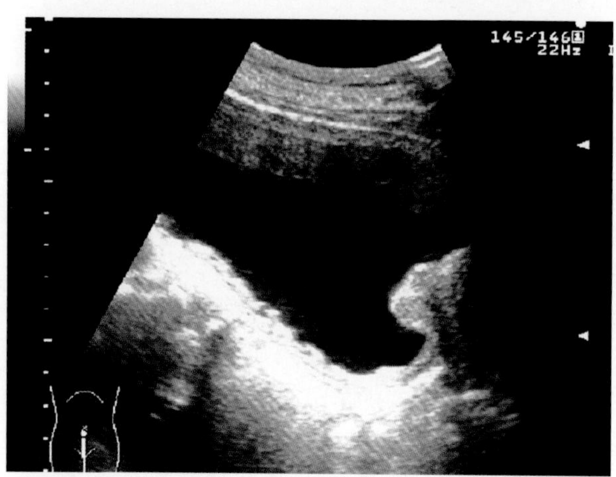


图 46-1-21　前列腺增生膀胱小梁小房形成声像图

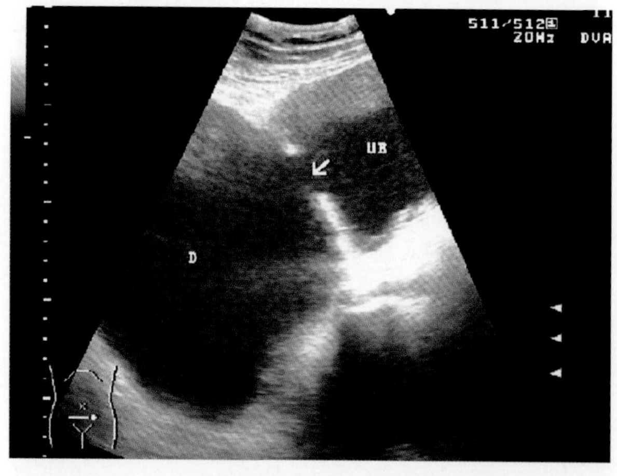


UB：膀胱；D：膀胱憩室

图 46-1-22　前列腺增生膀胱憩室形成声像图

## （四）诊断思维

前列腺增生的声像图改变是多样性的，既有

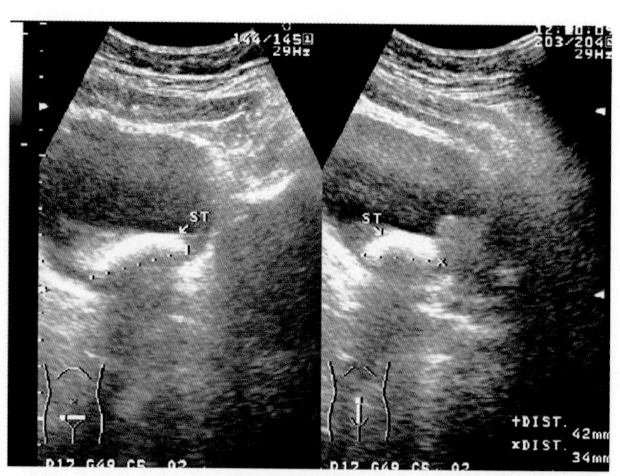


ST：结石

图 46-1-23　前列腺增生膀胱结石形成声像图

前列腺本身的改变，又有膀胱、上尿路等继发性的改变，其中诊断最重要的依据是前列腺移行区增大，出现增生结节，造成前列腺增大，内外腺比例失调，前列腺中叶增生则造成前列腺基底部向膀胱突起。前列腺内外腺之间的结石形成、膀胱小梁小房、肾积水等声像图改变则是前列腺增生诊断的辅助依据。前列腺增生须与以下疾病鉴别。

1. 前列腺增生与前列腺癌的鉴别

前列腺增生的发病部位主要位于内腺（移行区），前列腺癌的发病部位主要位于外腺（周缘区），前列腺增生结节呈圆形或类圆形、规则，而前列腺癌不如此表现，对早期前列腺癌及前列腺增生合并前列腺癌，鉴别较困难，可行超声引导下穿刺活检。

2. 前列腺增生与慢性前列腺炎的鉴别

慢性前列腺炎前列腺大小正常或稍大，内部回声不均匀，包膜可增厚，结合临床症状、直肠指检及前列腺液化验可与前列腺增生鉴别。

# 六、前列腺癌

前列腺癌是男性生殖系最常见的恶性肿瘤之一，发病率随年龄而增长，且有明显的地区差异，欧美国家发病率高于我国，随着人口老龄化和前列腺检查手段的增多，我国前列腺癌的发病率正呈明显升高的趋势。

## （一）病理及临床概要

前列腺癌的起源有明显的区带特征，位于周

缘区者占70%～80%，移行区者占10%～20%，中央区者约占5%。发生于周缘区者多为与距包膜3mm内，常见于前列腺尖部、底部及侧方血管神经穿入包膜处，这些部位较易指尖扪及，但仍有少部分的肿瘤位于前部，距包膜较远，不易触及。前列腺癌约95%为腺癌，仅有5%的癌肿为移行上皮癌、鳞癌及未分化癌等。癌肿的生长方式有结节型、结节浸润型及浸润型，其比例分别约为40%、30%及30%。

根据前列腺癌被发现的方式不同，可将其分为潜伏型、偶发性、隐匿性及临床型。潜伏型前列腺癌多为尸检时才被发现，多位于中央区及周缘区，且分化较好，患者生前无癌肿的症状或体征。偶发型前列腺癌指在切除良性前列腺增生时病理学检查发现的前列腺癌。隐匿型前列腺癌指临床上没有前列腺癌的症状及体征，但在其他部位的标本（如骨穿、淋巴结活检）中病理学证实的前列腺癌。临床型前列腺癌指临床检查诊断（指检、影像学检查、PSA等）为前列腺癌，并经过穿刺活检和病理学检查证实。

前列腺癌早期无明显症状。随着病情的发展，当癌肿引起膀胱颈及后尿道梗阻时可出现尿频、尿急、尿潴留、血尿及排尿疼痛症状，前列腺癌发生转移时，表现为腰背痛、消瘦、无力、贫血等表现。

### （二）检查方法

1. 前列腺特异抗原的检测

以往发现的前列腺癌多数已属晚期，前列腺癌的肿瘤标志物“前列腺特异抗原（PSA）”的发现，使前列腺癌的早期诊治成为可能。将PSA测定和经直肠超声检查结合分析是前列腺癌诊断的重要进展，可有助于提高前列腺癌的早期诊断率。前列腺癌组织、增生的前列腺组织和正常前列腺组织均可产生PSA，但它们的每克组织对血清PSA水平上升的贡献明显不同，依次为3ng/ml、0.3ng/ml和0.12ng/ml。计算前列腺体积可获得预计血清PSA（PPSA）值，PPSA＝0.12V（前列腺体积）。比较实际PSA测值与PPSA可估计发生前列腺癌的可能性大小，并且可粗略估计肿瘤组织的体积（estimated tumor volume，TV），TV＝（PSA-PPSA）/2。肿瘤的体积大小与前列腺癌的浸润和转移密切有关，也可将血清PSA除以前列腺体积，得到PSA密度（PSAD），PSAD＝PSA/V。PSA密度反映每克组织可产生多少血清PSA。对一些病例可做1年内的动态观察，了解有关指标的变化情况，如1年内血清PSA上升率＞20%则为不正常。然而，多种前列腺疾病都可使血清PSA增高，因此当PSA增高时，需结合其他检查对前列腺疾病做出鉴别诊断。

2. 经直肠前列腺超声探测

由于经直肠探测前列腺图像清晰，可作系列横断面及纵断面探测，故临床前列腺癌主要采用经直肠超声探测，观察前列腺形态、大小，左右对比观察前列腺内部有无异常回声，有无异常彩色血流分布。前列腺包膜是否完整，精囊、直肠或膀胱有无侵犯。一般来说，癌肿多发生于外腺或周缘区，增生多发生于内腺或移行区，但外腺的低回声病灶还存在其他良性病变的可能性，如炎性结节、良性增生；内腺的增生结节还需要与内腺的癌灶鉴别，此外，尚有一部分前列腺癌声像图及彩色血流图表现不具特异性，故对临床高度怀疑但超声不能发现异常肿块的患者，可在超声引导下行前列腺穿刺活检确诊。超声对盆腔淋巴结的显示能力不足，前列腺癌的临床分期多须依靠CT、MRI等。

3. 前列腺穿刺（图46-1-24，图46-1-25）

经直肠超声引导下作前列腺穿刺活检可提高前列腺癌组织的检出率。超声引导下前列腺穿刺活检术包括经会阴前列腺穿刺和经直肠前列腺穿刺术两种。经会阴穿刺术前一般不需要灌肠。穿刺前对会阴部进行消毒和局部麻醉，在直肠超声引导下对前列腺穿刺目标进行穿刺。经直肠前列腺穿刺术前患者需灌肠，用端射式直肠超声探头扫描前列腺，找到可疑目标后将电子穿刺引导线对准穿刺目标，穿刺前后需服用抗生素以防感染。

穿刺方法有8针点位穿刺、10针点位穿刺等。前列腺穿刺点数增加能够增加穿刺的覆盖面积，减少漏诊率，但穿刺点数增加也增加了创伤和并发症的概率，故穿刺点数的确定，需根据患者不同的情况决定，一般在经典8点穿刺法的基础上首先保证前列腺癌好发区即周缘区病变不被遗漏，同时最好也覆盖到内腺区，如果前列腺体积较大，可相应扩大穿刺点数；如果指检触及硬结、两维超声发现结节或彩色血流图上发现局部异常血流信号增多，则可在怀疑目标处增加1～3

针，并标明穿刺病灶的方位是靠近内侧还是外侧。

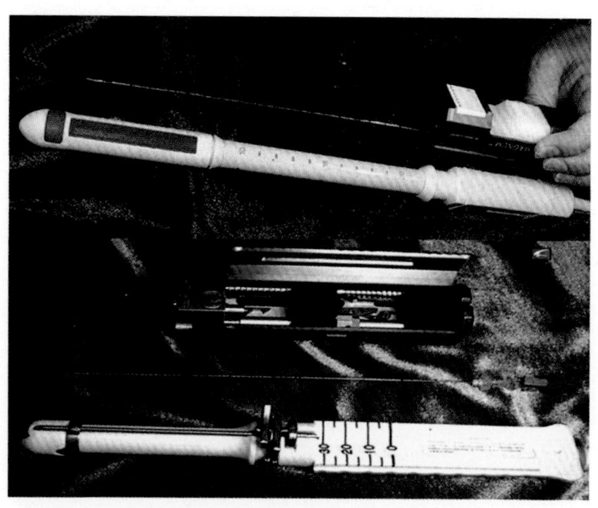

上：经会阴穿刺设备；下：经直肠穿刺设备

**图 46-1-24　前列腺穿刺设备**

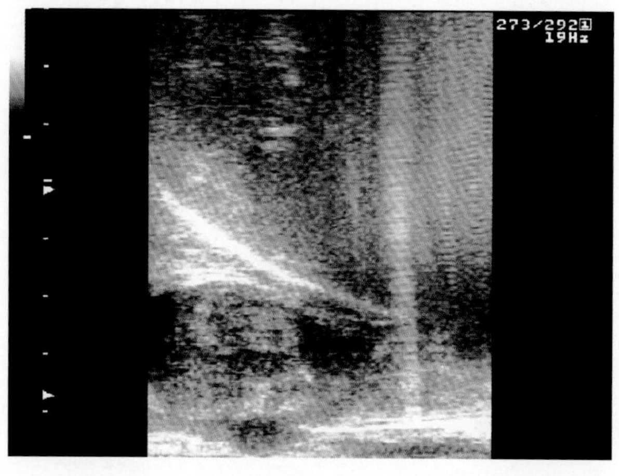


**图 46-1-25　超声引导下前列腺结节穿刺声像图**

4. 前列腺超声造影

超声造影剂在心腔和肝脏肿瘤中的应用价值已取得共识。但在泌尿系中的应用还不多。随着声学造影剂的发展以及超声造影技术的进展，超声造影声像图的质量得到极大改善，拓展了临床应用的广度和深度。前列腺灰阶超声造影目前国内外开展的单位不多，由于灰阶实时超声谐波造影技术对组织灌注具有良好的显示特性，特别是在灰阶反向谐波模式上造影剂能改进前列腺癌血管的显示。笔者发现前列腺癌病灶多数呈快速灌注，与对侧非病灶区比较呈明显的不对称性。QontraXT 分析软件对血流灌注分析较直观、形象，能提供峰速时间、曲线下面积等有用参数，癌性病灶多数呈峰速时间提前。

## （三）前列腺癌的声像图（图 46-1-26～图 46-1-30）

1. 灰阶超声

前列腺癌 70%发生于周缘区。早期前列腺癌声像图往往仅显示周缘区的低回声结节或等回声结节，边界清晰或不清晰，形态欠整齐。病灶向外生长，可超过包膜，进入前列腺周围脂肪组织。一部分前列腺癌灶内有钙化征象。由于经腹壁、经会阴前列腺检查的探头频率低，难以发现较早期的前列腺癌，因此以上表现主要是是通过经直肠超声获得的。中、晚期前列腺癌的声像图容易识别，表现为前列腺内部回声不均匀，边界不整齐，高低不平，甚至包膜不完整，左右不对称。晚期前列腺癌可侵犯精囊、膀胱、直肠等。

2. 彩色多普勒超声

在一部分前列腺癌显示低回声结节处彩色血流信号明显增加，当患者 PSA 增高，而声像图正常时，如果彩色多普勒检查发现非对称性的异常血流则提示有前列腺癌的可能性，进一步做前列腺穿刺活检能帮助确诊。

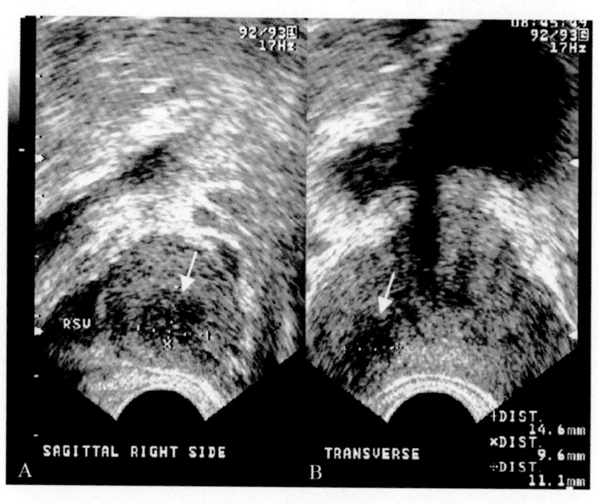


A. 前列腺纵切面声像图；B. 前列腺横切面声像图；箭头处为肿瘤

**图 46-1-26　前列腺癌灰阶声像图**

## （四）诊断思维

前列腺癌多为低回声，但也可以为杂乱的增强回声，形态欠规则，边缘不整齐，边缘累及前列腺包膜时会造成包膜的连续性中断，前列腺癌须与以下疾病鉴别。

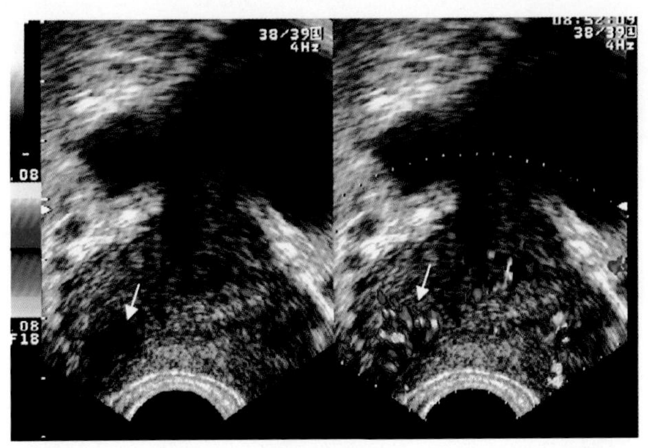

箭头处为肿瘤

图 46-1-27　前列腺癌彩色血流图

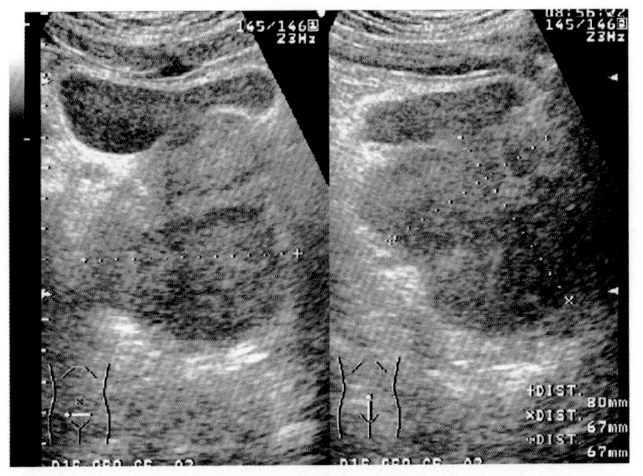

图 46-1-28　晚期前列腺癌声像图

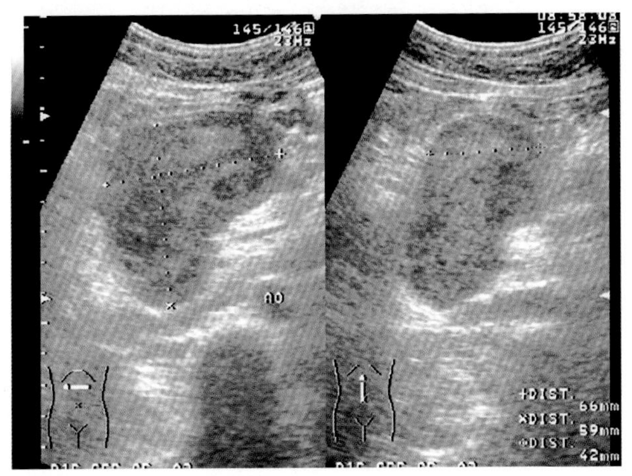

图 46-1-29　晚期前列腺癌肝转移声像图

1. 前列腺增生　详见上文。

2. 膀胱颈部肿瘤　膀胱颈部癌可侵入前列腺，前列腺癌也可侵犯膀胱，向膀胱内生长，此时两者须鉴别。鉴别要点是膀胱癌自膀胱向腺体内侵犯，而前列腺癌自腺体外后侧向前延伸，膀

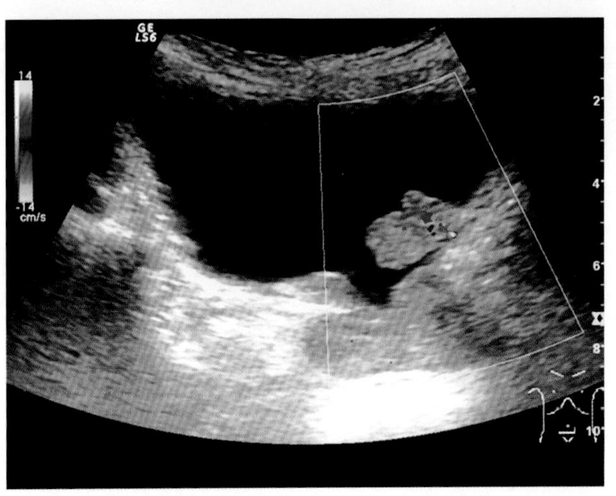

图 46-1-30　膀胱颈部肿瘤声像图

胱颈部肿瘤 CDFI 多能发现一支滋养血管，而前列腺癌少有这种典型的图像。此外血清 PSA 检查也有助于两者的鉴别。

3. 前列腺肉瘤　多见于中青年男性，发病率较低，由于前列腺肉瘤恶性程度较高，临床发现时往往已属晚期，故声像图多表现为前列腺明显肿大，内部回声可呈均匀低回声，也可不均匀，甚至内有无回声区，彩色血流信号无明显特异性。但前列腺肉瘤患者 PSA 多不会升高，而且直肠指检前列腺质地柔软，结合这些特点可以和前列腺癌鉴别。

## 七、前列腺炎和前列腺脓肿

### （一）病理及临床概要

前列腺炎可见于各个年龄段的成年男性，50 岁以下的成年男性发病率较高。该病的病因和影响因素较多，如辛辣饮食、饮酒、性活动、久坐、泌尿生殖道感染、前列腺增生、精神心理因素等。该病传统上分为急、慢性两种，急性前列腺炎多为化脓性炎症，病理上表现为充血、水肿、渗出及脓肿形成等，慢性前列腺炎除了腺体慢性迁延性炎症表现外，还可有纤维增生及前列腺缩小的改变。1995 年美国国立卫生研究院（National Institutes of Health，NIH）制定的分类方法是，Ⅰ型为急性细菌性前列腺炎，是由细菌或其他病原体感染前列腺并迅速繁殖造成的急性血行或尿道逆行感染，临床表现为起病急骤，高热寒战伴明显的下尿路感染症状，如尿频、尿急、尿痛、排尿困难、后尿道或肛门会阴区不适；Ⅱ型为慢性细菌性前列腺炎，是由毒力较弱的细菌或病原体对前列腺造成的以尿道逆行感染为主的慢性前列腺疾病，临床表现为下尿路感染症状反复发作，持续时间超过 3 个月；Ⅲ型为慢性前列腺炎或慢性骨盆疼痛综合征，是由病原体感染、炎症、异常的盆底神经肌肉活动和免疫异常等多种因素共同造成的前列腺慢性疾病，是前列腺炎中最常见的疾病，约占慢性前列腺炎的 90%以上，主要表现为会阴、阴茎、尿道、耻骨、腰骶等部位疼痛，伴尿频、尿急、尿痛等排尿异常，此外还会有性功能障碍、抑郁等症状；Ⅳ型无症状性前列腺炎，即没有主观症状，仅在有关前列腺的检查如前列腺按摩液、精液、前列腺活检时发现炎症证据。

前列腺脓肿是急性前列腺炎的并发症。急性细菌性前列腺炎发展到腺泡周围组织，会引起腺泡坏死形成脓肿。临床表现为先有急性炎症的表现，如寒战、高热、尿急、尿痛、排尿困难等，然后出现前列腺肿大、触痛明显、指检有波动感，脓肿如果破溃可自尿道、直肠或会阴部流出，此时症状却会明显缓解。

### （二）检查方法

前列腺炎症的诊断需要依靠病史、体检、实验室检查和影像学检查等多种方法互相结合、互相补充，才能得出比较明确的结论。直肠指检可以了解前列腺有无肿大、有无触痛、局部温度升高、结节等情况；实验室检查可以做前列腺按摩液常规检查、尿常规分析和细菌学检查；影像学检查中超声最有实用性，可以探测前列腺内部回声是否均匀，前列腺内有无结石，前列腺周围静脉丛有无扩张，精囊和射精管有无结石、肿瘤等；CT 和 MRI 对前列腺以及精囊炎症的诊断也有一定的帮助。

### （三）声像图表现

1. 前列腺炎（图 46-1-31，图 46-1-32）

超声表现为前列腺体积增大，形态规则，包膜增厚，内部回声不均匀，呈片状低回声改变，内部可有强回声或结节状改变。彩色血流图表现为前列腺内部及周边彩色血流信号增多。慢性前列腺如发生纤维化则会出现前列腺体积缩小、彩色血流信号减少的声像图改变。

2. 前列腺脓肿（图 46-1-33，图 46-1-34）

前列腺脓肿早期表现为前列腺内圆形或类圆

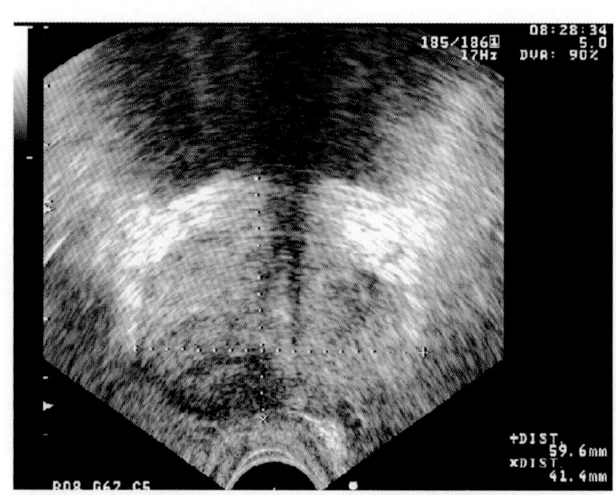


**图 46-1-31　前列腺炎灰阶声像图**

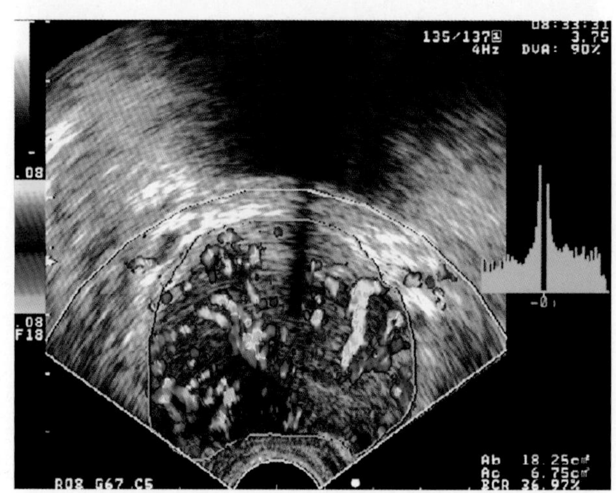


**图 46-1-32　前列腺炎彩色血流图**

形的病灶，病灶回声可为多种类型，但内部回声多不均匀；随着脓肿的发展，病灶内可逐渐出现形态不规则的液性区，其内部回声多样。脓肿病灶较大者前列腺会出现明显的肿大。

### （四）诊断思维

前列腺炎特别是慢性前列腺炎超声没有特异性的表现，超声诊断就需要结合临床症状、病史和实验室检查。急性前列腺炎声像图中会出现低回声区和丰富的血流信号，临床上 PSA 也会明显升高，需要与前列腺癌鉴别。急性前列腺炎的低回声区质地较软，而前列腺癌的低回声区质地较硬，这可通过端射式直肠探头加压来观察，如果加压时低回声区可发生形变则质地较软，反之则质地较硬。此外，急性炎症结节会有明显的触痛而癌结节没有。

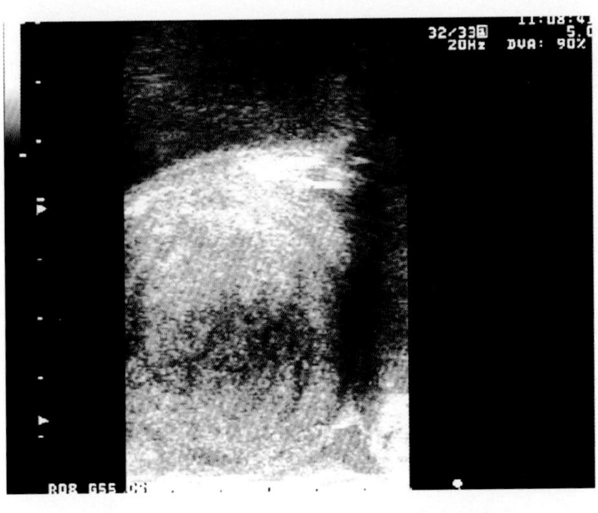

图 46-1-33 前列腺脓肿声像图（纵切面）

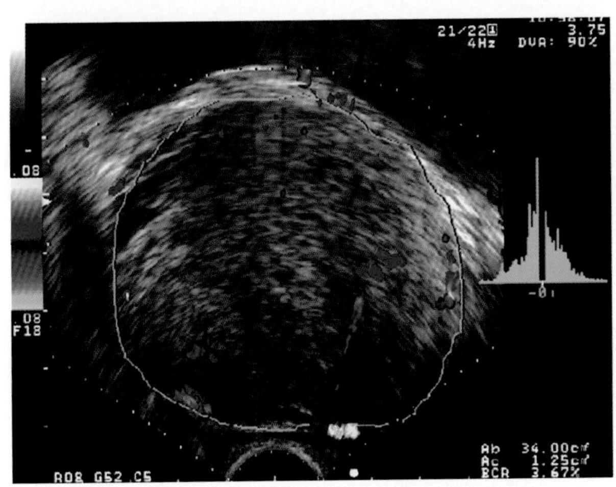

图 46-1-34 前列腺脓肿彩色血流图（横切面）

## 八、前列腺结石

### （一）病理及临床概要

真正的前列腺结石是指前列腺腺泡或腺管内形成大小不一、数目各异的内源性结石，这种结石是由淀粉样小体钙化形成，内含多种有机成分，如蛋白质、胆固醇、嘌呤等，随着时间的延长，小体不断增多，同时在小体周围沉积碳酸钙、草酸钙、碳酸镁、磷酸钙或磷酸镁等从而形成结石。这种结石大的可如蚕豆，小的可像粟米，形态可圆可长，数目可为一个，也可为成百个。由于结石周围可聚集细菌，且抗生素较难到达，故易诱发炎症。

前列腺结石本身没有明显的症状，但前列腺结石如果诱发前列腺炎或前列腺纤维化，就会出现相应的症状。前列腺炎表现为骨盆区包括会阴部、尿道、腹股沟等部位的反复疼痛，严重的感染还会形成脓肿，前列腺纤维化晚期则会造成尿频、尿急、排尿困难等临床表现。此外，靠近尿道较大的结石会对后尿道产生压迫从而引起相应的症状。

### （二）检查方法

较大的前列腺结石可以通过直肠指检发现，但较小的或较分散的前列腺结石就需要通过影像学检查。X 线检查可发现前列腺内弥散的或孤立的致密阴影，超声则可发现前列腺内多种形态和数目的强回声结石。

### （三）声像图表现（图 46-1-35，图 46-1-36）

前列腺结石多位于内腺，超声可表现为腺体内斑块状强回声，较大者后方伴声影，也可表现为散在的点状强回声，后方不伴声影。当前列腺增生时内腺结节增大，挤压结石形成内外腺之间弧形排列的强回声，是为前列腺增生时的特殊表现。另有一种前列腺结石声像图表现为沿后尿道簇状分布的强回声，有些还能连续呈线，称为尿道黏膜下结石。

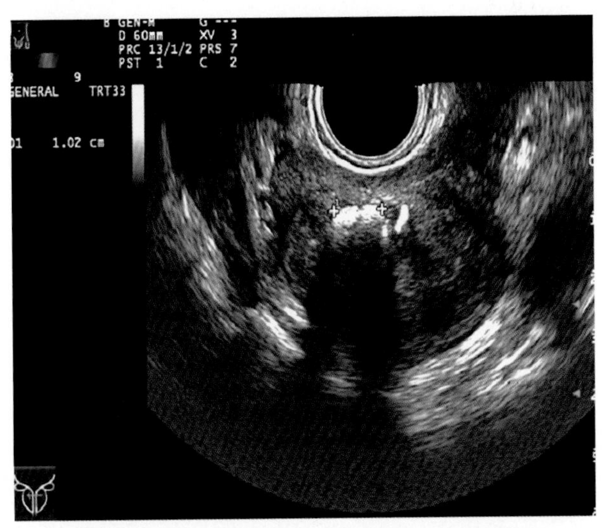

图 46-1-35 前列腺结石声像图（横断面）

### （四）诊断思维

前列腺结石特别是前列腺内近尿道黏膜下结石须与尿道结石鉴别，尿道结石位于尿道内，较

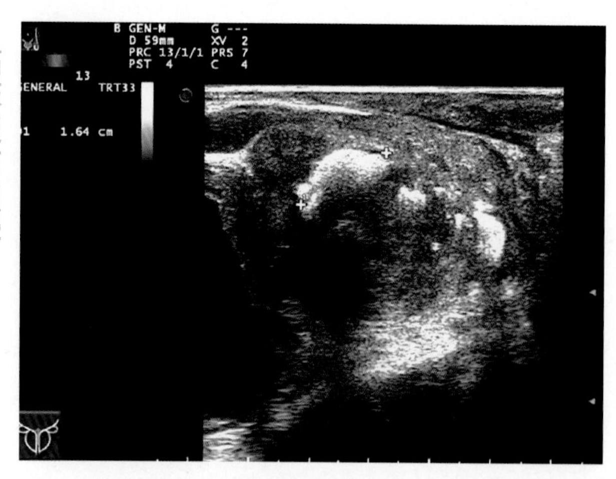


图 46-1-36　前列腺结石声像图（纵切面）

少为多发，一般体积较大，排尿期超声检查发现在尿道内可明确诊断。前列腺结石还须与前列腺钙化鉴别，两者在声像图上都表现为前列腺内的强回声，但前列腺钙化应有前列腺原发的疾病如结核、炎症或肿瘤等。

## 九、精囊炎

### （一）病理及临床概要

精囊炎是成年男性较多见的泌尿生殖系统感染，发病年龄在 20～40 岁。精囊炎多由细菌感染引起。细菌可由尿道或睾丸附睾通过输精管侵及精囊腺，也可通过前列腺、直肠、膀胱等邻近器官直接蔓延至精囊，还可通过血液循环传播至精囊。

精囊炎最常见的症状是血精。精囊炎的发病有急性和慢性两种类型。急性精囊炎有全身性症状如发热、寒战，还会有会阴部疼痛、尿频、尿急，甚至血尿的临床表现。慢性精囊炎的症状与慢性前列腺炎类似，但血精是其特征。

### （二）检查方法

精囊炎的检查方法有实验室检查和影像学检查。实验室检查中精液常规会发现大量的白细胞、红细胞和死精，精子活动力差，急性精囊炎患者血常规可发现白细胞明显增加。影像学检查有精囊造影、超声检查、CT 和 MRI 等，其中超声检查精囊图像显示较清晰且没有创伤，故临床应用较多。

### （三）声像图表现

急性精囊炎超声表现为精囊一侧或两侧明显增大且以精囊厚径增大为主，精囊张力明显增加，精囊壁增厚，囊内回声减低，内部呈点状回声。慢性精囊炎没有急性精囊炎体积肿大的明显，但精囊内部原有的扭曲条状回声消失，代之以低回声。

### （四）诊断思维

精囊炎的临床诊断依据是血精、直肠指检发现精囊肿大、指检触痛、精液常规和细菌学检查为阳性。由于超声诊断没有明显的特异性，故需结合病史、体检和实验室检查做出诊断。

（胡　兵　冯　亮）

### 参考文献

［1］ 周永昌，郭万学．超声医学．第 5 版．北京：科学技术文献出版社，2004.

［2］ 胡兵．泌尿系统．见：姜玉新．医学超声影像学．北京：人民卫生出版社，2010.

［3］ 胡兵．泌尿系统．见：姜玉新，张运．超声医学高级教程．人民军医出版社，2012.

［4］ 张武．现代超声诊断学．北京：科学技术文献出版社，2008.

［5］ 王新房，张青萍．中华影像医学超声诊断学．北京：人民卫生出版社，2002.

［6］ 周永昌，郭万学．超声医学．第 4 版．北京：科学技术文献出版社，2002.

［7］ 胡兵．前列腺．见：刘吉斌．现代介入性超声诊断与治疗．北京：科学技术文献出版社，2007.

［8］ 张岐山，郭应禄．泌尿系超声诊断治疗学．北京：科学技术文献出版社，2001.

［9］ 吴作辉，胡兵．超声微泡造影剂在前列腺癌诊疗中的研究进展．中华临床医师杂志（电子版），2011，5（6）：1666-1668.

［10］ 陈亚青，周永昌．超声测量前列腺体积——三种方法的精确度比较及误差原因分析．中国医学影像技术，2001，17（7）：671.

［11］ Sandra L，Hagen-Ansert. Textbook of diagnostic ultrasonography，5th edition. Mosby Int，2001.

［12］ Halpern E J. Contrast-enhanced ultrasound imaging of prostate cancer. Reviews In Urology，2006，8 Suppl 1：29-37.

# 第二节 阴囊与睾丸

## 一、阴囊与睾丸超声检查的适应证

1. 阴囊肿大的病因诊断。

2. 阴囊内肿块的囊实性判断，肿块来源判断。

3. 睾丸肿瘤术前病理提示及分期诊断。

4. 阴囊急症的诊断及鉴别诊断，包括睾丸附睾炎、睾丸扭转、睾丸附件扭转等。

5. 阴囊及睾丸外伤诊断及程度判断。

6. 鞘膜积液分型诊断。

7. 精索静脉曲张分度诊断。

8. 睾丸先天性异常。

9. 其他阴囊及内容物疾病，如附睾囊肿、睾丸网扩张、睾丸微石症、精索病变、男性结扎后并发症等。

## 二、局部解剖

1. 阴囊

系一囊袋结构，其间有阴囊中隔将阴囊分为左右两部分，左右睾丸、附睾及精索分别位于其中。阴囊壁为多层组织构成，自外向内分别为皮肤、肉膜、提睾筋膜（精索外筋膜）、提睾肌、睾丸精索鞘膜（精索内筋膜）和睾丸固有鞘膜。最内层睾丸固有鞘膜来源于腹膜鞘状突，出生后上端与腹腔相通部分闭合，下端包绕在睾丸附睾周围，分脏层和壁层构成鞘膜腔，内可有少许液体（图 46-2-1）。

2. 睾丸附睾内部结构及位置关系

睾丸附睾位于阴囊内，左右各一，其间为阴囊中隔。成年人睾丸大小为长径 4cm，宽径 3cm，厚径 2cm。睾丸表面有一致密结缔组织膜亦称白膜，白膜内面为血管膜，为富含血管的疏松结缔组织构成。白膜在睾丸后方增厚并凹陷入睾丸内，构成睾丸纵隔，睾丸纵隔发出睾丸小隔放射状深入睾丸实质内，将睾丸实质分隔成 200 多个锥形小叶，小叶内有 2～4 条盘曲的精曲小管，于小叶近端靠纵隔处汇合成一精直小管，进入睾丸纵隔内汇成睾丸网，睾丸网发出 8～12 条输出小管进入附睾头。精曲小管上皮产生精子，另外精曲小

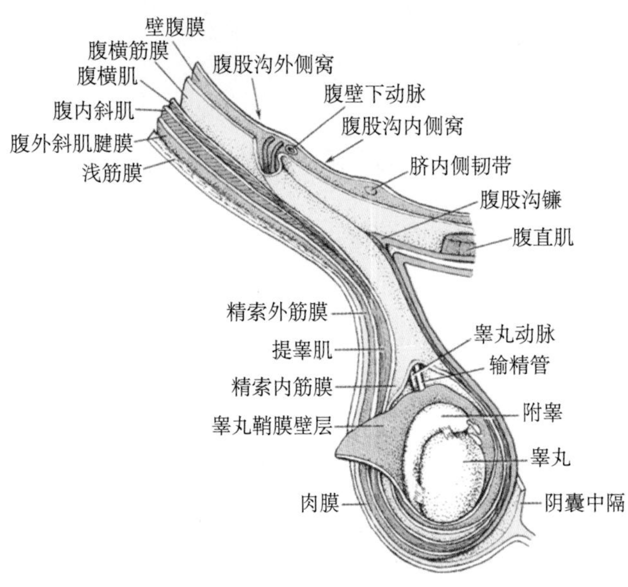


（引自：柏树令．系统解剖学（第 6 版）．北京：人民卫生出版社，2006 年）

**图 46-2-1 阴囊结构及其内容物示意图**

管有间质细胞可分泌雄性激素。附睾位于睾丸后外方，分头、体、尾。睾丸输出小管深入附睾头内相互汇合形成附睾管，盘曲至尾部反转移行为输精管。（图 46-2-2）

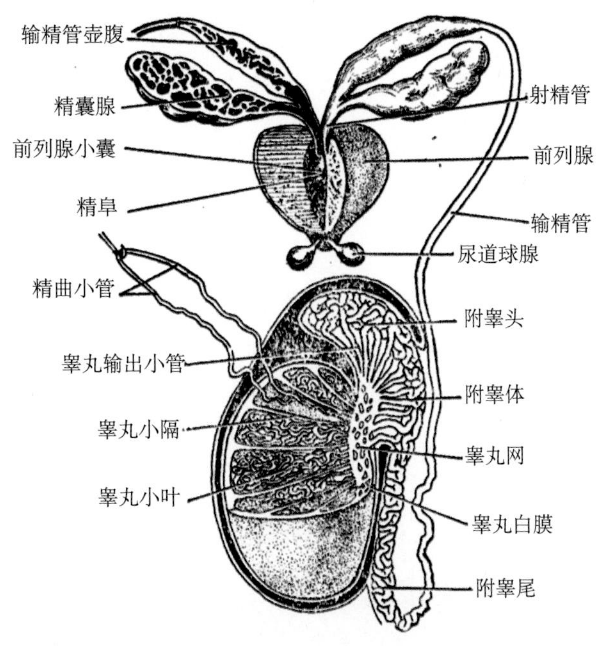


**图 46-2-2 睾丸附睾结构和排精路径模式图**

3. 精索

圆索状结构，自腹股沟环开始，经腹股沟管出皮下环，至睾丸后上缘，内有输精管、睾丸动

脉、蔓状静脉丛、淋巴管、神经丛等。

4. 阴囊和睾丸的血液供应

（1）睾丸动脉：来自腹主动脉，经精索进入阴囊，在睾丸后上方进入白膜，形成包膜动脉，再发出向心动脉供应睾丸实质。（2）输精管动脉-髂内动脉分支。（3）提睾动脉-髂外动脉分支。后两支动脉在精索内穿行，供应输精管、附睾、提睾肌和阴囊壁。

5. 睾丸静脉和淋巴管回流

睾丸纵隔静脉汇入位于精索表面的蔓状静脉丛，经腹股沟管和内环汇入睾丸静脉，左侧睾丸静脉上行进入左肾静脉，右侧睾丸静脉上行进入下腔静脉。精索外静脉亦称提睾肌静脉，位于蔓状静脉丛后方，经腹股沟管汇入腹壁下静脉，与蔓状静脉丛之间有交通血管。输精管静脉经腹股沟管汇入膀胱下静脉。睾丸的淋巴管回流和上述睾丸的静脉走行途径相似。

## 三、检查方法

1. 探头频率

阴囊为浅表器官，多采用高频探头，频率以7～10MHz为宜。

2. 检查体位

仰卧位为常用体位。站立位适用于隐睾、斜疝和精索静脉曲张的患者。

3. 检查方法

横断面扫查及纵断面扫查。观察阴囊壁结构，睾丸、附睾形态大小、内部回声，睾丸周围液体多少及其回声有无异常。CDFI观察睾丸、附睾内部及精索区血流状态。

## 四、正常声像图

1. 睾丸

纵切面为椭圆形，横切面近似圆形，包膜清晰光滑，实质呈中等回声，光点细小分布均匀。后上部睾丸纵隔呈条索状强回声（图46-2-3）。彩色多普勒可显示环绕睾丸的包膜动脉血流信号和穿行于睾丸内部的向心动脉血流信号（图46-2-4）。少数人睾丸实质内可见明显地穿行血管，发自睾丸纵隔并参与包膜动脉形成，称睾丸经纵隔动脉（图46-2-5）。

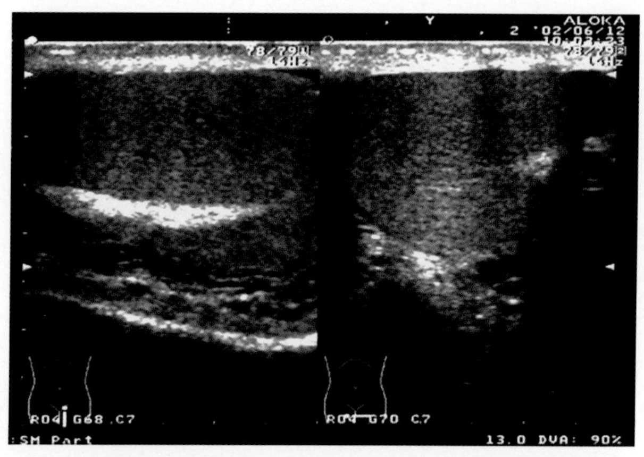


睾丸纵隔纵切面呈条索状强回声，横切面类圆形强回声

**图 46-2-3　正常睾丸纵切面及横切面声像图**

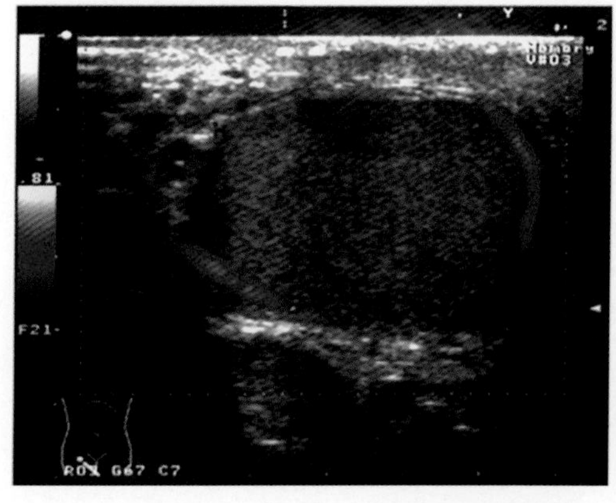


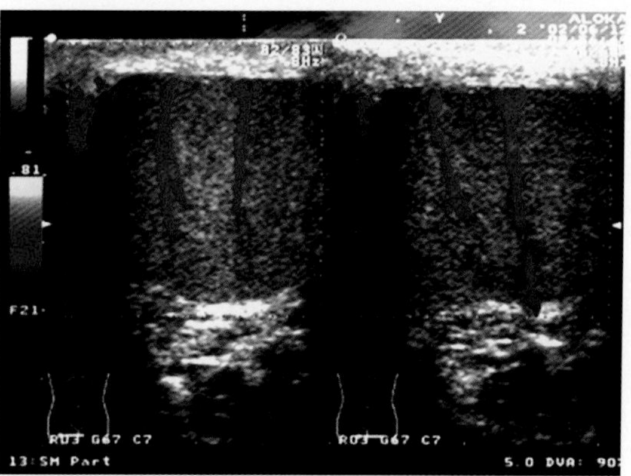


**图 46-2-4　正常睾丸包膜动脉和向心动脉**

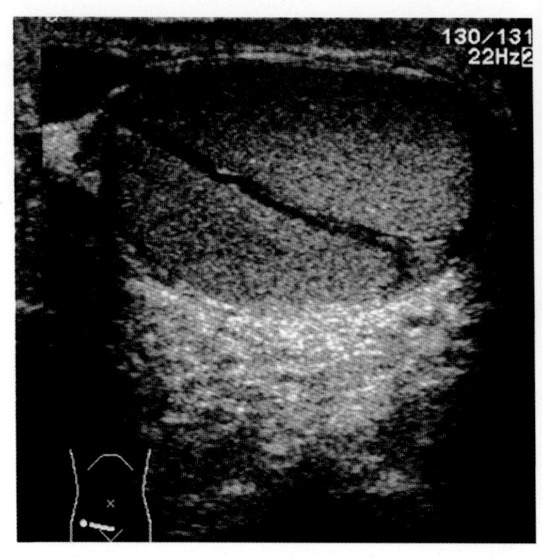


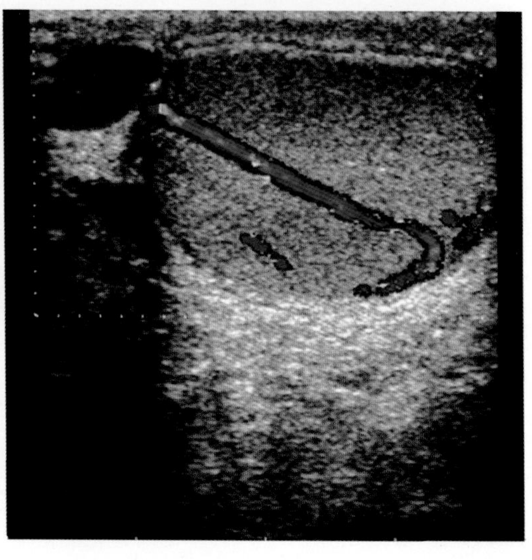

图 46-2-5 睾丸纵隔动脉二维声像图及血流信号

2. 附睾

睾丸后外方，分头、体、尾三部分。头部位于睾丸后上方，半月状，厚度一般不超过 1cm，回声类同睾丸。体、尾部位于睾丸后外侧，与睾丸分界清楚，回声略低于睾丸。尾部轮廓欠清晰。

3. 精索为一索条状结构，位于睾丸后上缘，阴囊根部。纵切面显示散在细条索状管样结构，靠后部可见输精管呈细条状低回声（图 46-2-6）。下端与附睾尾移行。彩色多普勒可显示精索内细条状动脉血流信号，深吸气时蔓状静脉丛可见少许短时血液回流。

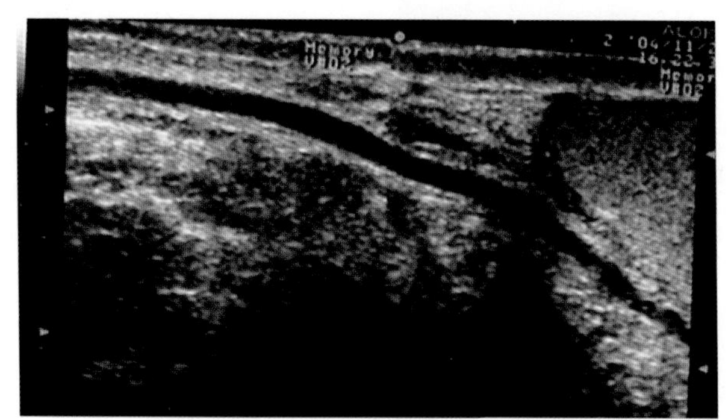

图 46-2-6 精索后部输精管纵切面

## 五、鞘膜积液

### （一）病理及临床概要

鞘膜积液指鞘膜腔内有过多液体积聚。病因：大致可分为腹膜鞘状突未闭形成先天性鞘膜积液，炎症、外伤、肿瘤、寄生虫等导致后天性鞘膜积液。根据积液部位可分为四型：睾丸鞘膜积液，最常见，积液发生于睾丸固有鞘膜腔；精索鞘膜积液，鞘状突中段未闭，积液腔与腹腔和睾丸鞘膜腔不通；睾丸精索鞘膜积液（婴儿型），鞘状突上端（内环）闭合，精索部未闭，与鞘膜腔相通；交通性鞘膜积液，鞘膜腔与腹腔相通，积液大小有变化，如通道大腹腔部分内容物通过腹股沟管进入阴囊内，即称腹股沟斜疝。

### （二）声像图表现

鞘膜积液不同分型声像图各异。（1）睾丸鞘膜积液（图 46-2-7）：睾丸鞘膜腔过多积液围绕睾丸周围，睾丸附睾位于暗区一侧贴于阴囊壁（后外侧壁多见）。（2）精索鞘膜积液（图 46-2-8）：积液位于睾丸上方，精索区显示长椭圆形或索形液性无回声区。（3）睾丸精索鞘膜积液（图 46-2-9）：前两者并存，液性区呈梨形，上端较窄并向精索延伸。（4）交通性鞘膜积液（图 46-2-10）：精索区显示长椭圆形或索形液性无回声区，利用挤压前后或体位变化进行观察。液性区大小有变化。（5）鞘膜积液合并结石（图 46-2-11）：积液暗区内可见强光团，光团可移动。

### （三）诊断思维与评价

超声检查可以对各型鞘膜积液做出明确诊断。精索鞘膜积液需与附睾头较大囊肿区别，两者发生部位不同，诊断精索鞘膜积液时，注意观察附睾头形态及内部回声有助鉴别，前者液性区位于精索区，附睾头回声正常，而较大的附睾头囊肿，

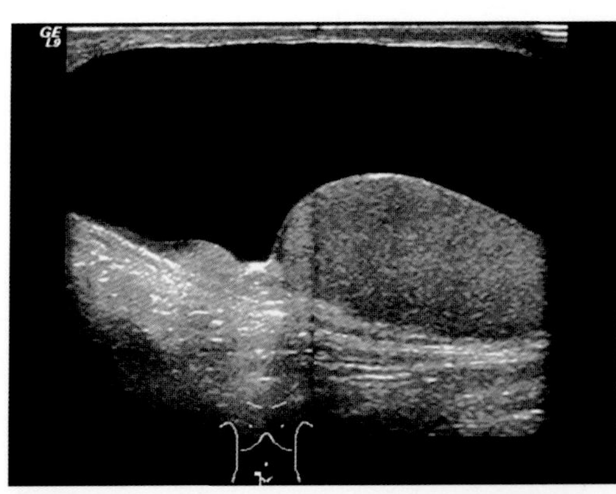
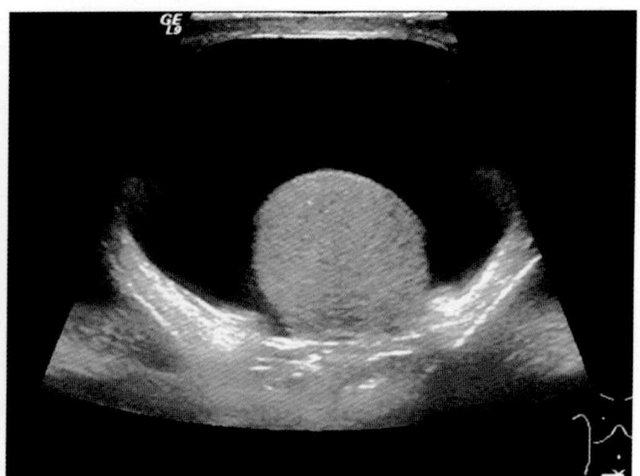

图 46-2-7　睾丸鞘膜积液

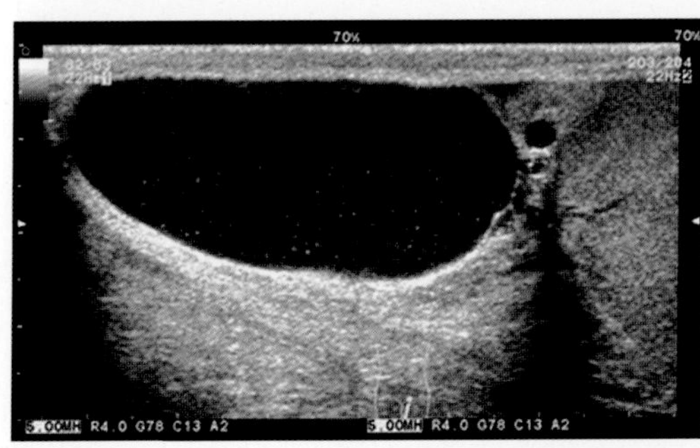
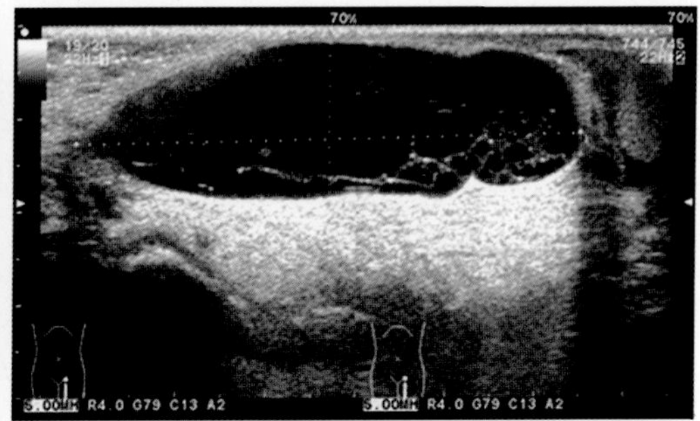

图 46-2-8　精索鞘膜积液

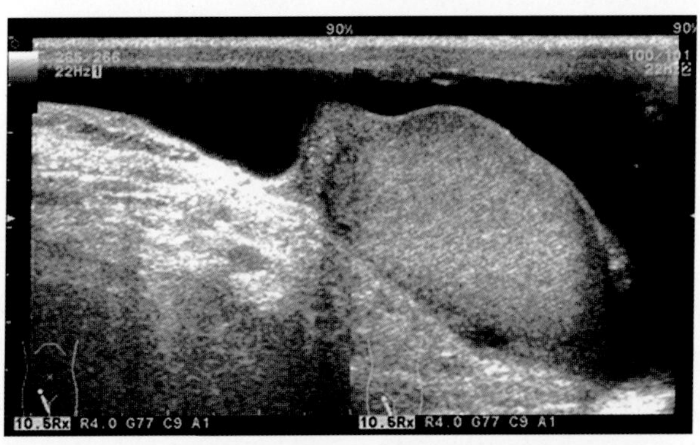

图 46-2-9　睾丸精索鞘膜积液

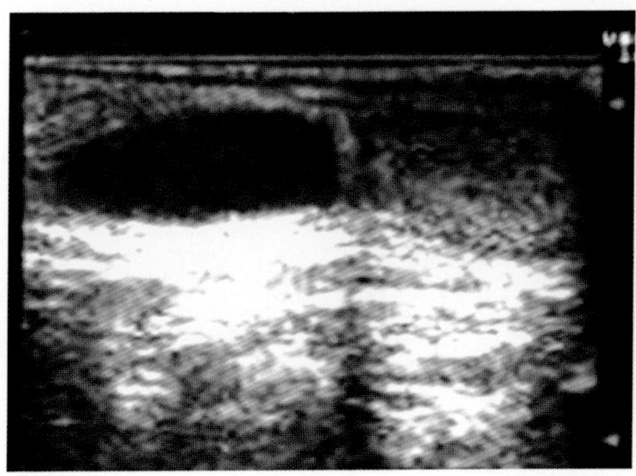
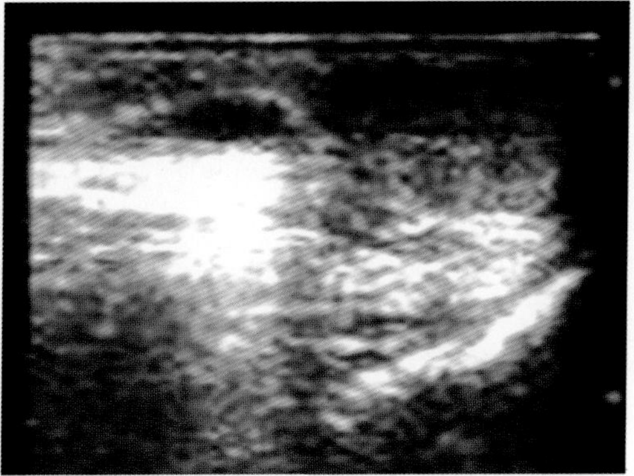

图 46-2-10　交通性鞘膜积液

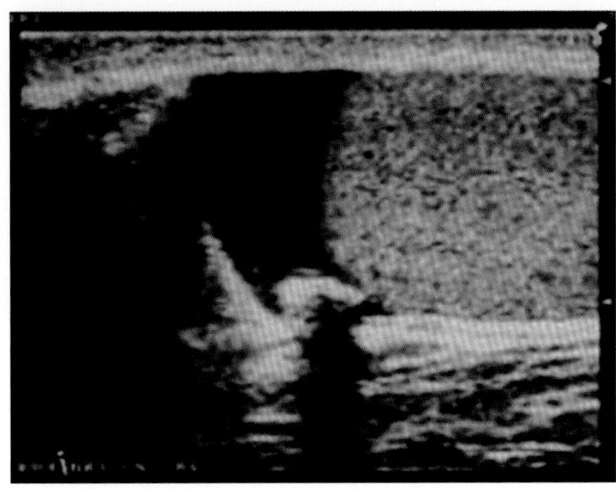
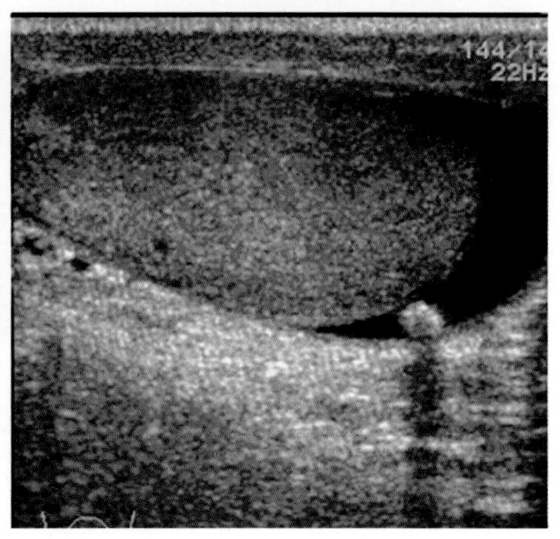


图 46-2-11 鞘膜积液合并结石

液性区位于附睾头内部或一侧，紧贴睾丸后上方。

对于小儿腹股沟区或精索区出现积液时，超声检查时应对液性区适当挤压，观察液性区大小变化以区别其为精索鞘膜积液或交通性鞘膜积液。此外，交通性鞘膜积液应与腹股沟斜疝区别，后者可见腹腔内容物深入，随腹压大小有变化，并可还纳入腹腔。

## 六、睾丸肿瘤

1. 临床概要　睾丸肿瘤约占全身肿瘤的1%～2%，发病年龄多在20～40岁，右侧多于左侧，双侧同时发病者少见，隐睾患者睾丸肿瘤发生率较正常人群高20～40倍。睾丸肿瘤的病因目前尚不明了，资料表明可能与睾丸创伤、内分泌障碍、遗传及感染等因素有关。研究表明：与睾丸肿瘤发生关系最密切的原因是睾丸下降不全（隐睾），这可能与温度升高、血供障碍、内分泌失调、性腺发育不全、睾丸生殖细胞异常等因素有关。

2. 睾丸肿瘤病理分类

睾丸肿瘤病理分类方法较多，可分为原发性和继发性两大类。原发性肿瘤：又可分为生殖细胞瘤和非生殖细胞瘤。睾丸肿瘤约96%起源于睾丸的生殖上皮细胞，其中恶性占95%。非生殖细胞性肿瘤占3.5%。

睾丸生殖细胞瘤：绝大多数为恶性，受不同致癌因素的影响，可发生精原细胞瘤（35～70%）或胚胎组织和胚外组织肿瘤如胚胎癌、畸胎癌、混合癌以及绒癌、卵黄囊肿瘤。

睾丸良性肿瘤：生殖细胞来源的主要为成熟性畸胎瘤（包括表皮样囊肿）、非生殖细胞瘤主要由性索/性间质肿瘤来源的间质细胞瘤（Leydig细胞瘤）、支持细胞瘤及支持细胞-间质细胞瘤（Sertolis-Leydig细胞瘤）等。

另外，淋巴造血组织肿瘤：淋巴瘤、白血病。

国内一组502例文献报道发生于生殖细胞的睾丸肿瘤，其中精原细胞瘤占55.8%、胚胎癌22.7%、畸胎癌9.3%、畸胎瘤3.2%、绒毛膜上皮癌2.4%以及混合瘤3.6%。

上述类型中以精原细胞瘤分化最好，绒毛膜上皮癌分化最差，恶性程度最高。

3. 转移途径

睾丸肿瘤转移较早，多经淋巴和血运扩散，其中精原细胞瘤以淋巴转移为主，其他肿瘤除经淋巴转移外，还经血流扩散至其他器官如肺、肝、脑、骨骼等。

4. 临床分期

Ia期：肿瘤限于睾丸内；Ib期：局部肿瘤属于Ia期，但腹膜后淋巴结清除中有癌浸润。Ⅱ期：腹股沟、盆腔内、腹主动脉旁、横膈下的淋巴结有癌转移，但无远位脏器的转移。Ⅲ期：淋巴结转移越过横膈以上，并有实质性脏器的癌转移。

5. 临床表现

本病多见于青年男性和隐睾患者，患者常因睾丸肿大或触及肿块而就诊，少部分患者可有阴囊坠胀感或轻微疼痛，男性乳房发育或者不育，肿瘤细胞发生转移时，有10%左右患者表现为转移灶的症状。如腰背疼痛、恶心呕吐，食欲不振。

6. 临床诊断方法

睾丸肿瘤标记（瘤标）；超声检查；CT 及 MRI 检查；放射性同位素磷（$^{32}$P）检查；另外还有足背淋巴造影和泌尿系造影等。

（1）睾丸肿瘤标记（瘤标）：目前应用最广的是甲胎蛋白（AFP）和人类促性腺激素（HCG）。AFP：正常值＜40ng/ml，半衰期 4 天～5 天。睾丸肿瘤中全部卵黄囊瘤、50%～70%胚胎癌、畸胎癌时升高；纯绒癌和纯精原细胞瘤不升高。

HCG：正常值＜1ng/ml，全部绒癌和 40%～60%胚胎癌 HCG 阳性，“纯”精原细胞瘤 5%～10%阳性。

瘤标可作为观察疗效的指标，手术、化疗或放疗后迅速下降则预后较好，下降缓慢或不下降者可能有残余肿瘤。

（2）超声检查可用于确定睾丸内肿瘤和腹股沟有无转移淋巴结等病状。

（3）CT 及 MRI 检查可发现腹膜后淋巴结转移灶＜2cm 的病变。

（4）另外还有足背淋巴造影和泌尿系造影等。

（5）放射性同位素磷（$^{32}$P）检查：由于肿瘤细胞内核酸成分增高，且与磷结合，因此$^{32}$P 检查，能获得早期诊断。实验证明，睾丸肿瘤磷含量可超过健侧 25%左右。

7. 睾丸肿瘤不同病理类型的临床及声像图特点

（1）精原细胞瘤

多见中青年，20～40 岁，很少在 18 岁之前发病。与隐睾关系密切。腹腔内隐睾发生的肿瘤中精原细胞瘤占 87%。在精原细胞瘤产生的原因中，获得性因素占主导地位，而这些因素作用时间较长才能发病，所以精原细胞瘤发病较晚。

精原细胞瘤声像图：睾丸肿大，形态尚好。瘤体较小时常为均匀低回声（图 46-2-12）。瘤体较大可占据整个睾丸，显示为不均匀低回声（图 46-2-13），血流信号增多。

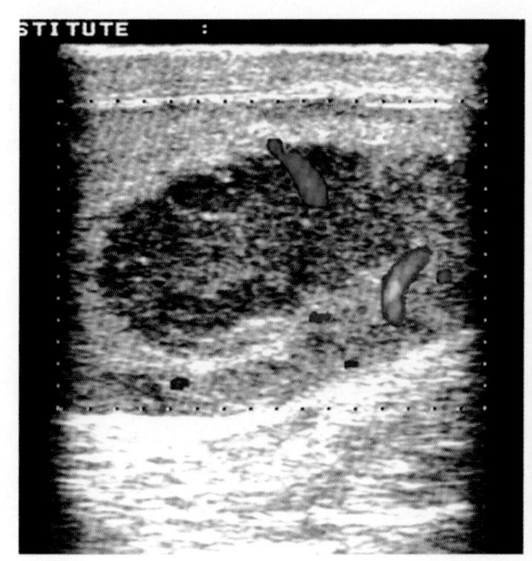


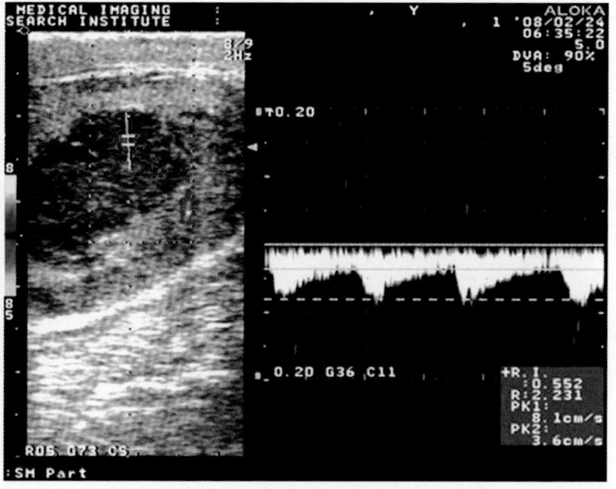


**图 46-2-12　睾丸精原细胞瘤二维声像图及彩色多普勒血流信号**

（2）睾丸胚胎性癌

胚胎性癌是发生于原始生殖细胞的未分化癌。肿瘤生长迅速。易发生转移。本瘤发生在睾丸较多见，发生于卵巢者极少。临床表现好发于儿童，其次为青年人。年龄分布为 4～28 岁。青春期以前的儿童常表现为性早熟。青春期后的患者，常表现为闭经、不孕、毛发增生等。

睾丸胚胎癌声像图：睾丸肿大，瘤体常呈强弱不均匀回声区（图 46-2-14，图 46-2-15），形态不规则，边界不清。

（3）睾丸畸胎瘤（癌）

畸胎瘤起源于潜在多功能的原始胚细胞，多为良性，但恶性倾向随年龄增长而呈上升趋势。发生部位与胚胎学体腔的中线前轴或中线旁区相关，多见于骶尾部、纵隔、腹膜后、性腺部位。好发于新生儿和婴儿，女性为多。

畸胎瘤的病理特征为肿瘤组织由外、中、内三个胚层组织构成，畸胎瘤的病理分类为：①成熟型畸胎瘤：即良性畸胎瘤，由已分化成熟的组织构成；②未成熟型畸胎瘤：即恶性畸胎瘤，由胚胎发生期的未成熟的不易定型和分辨的组织构成，多为神经胶质或神经管样结构。

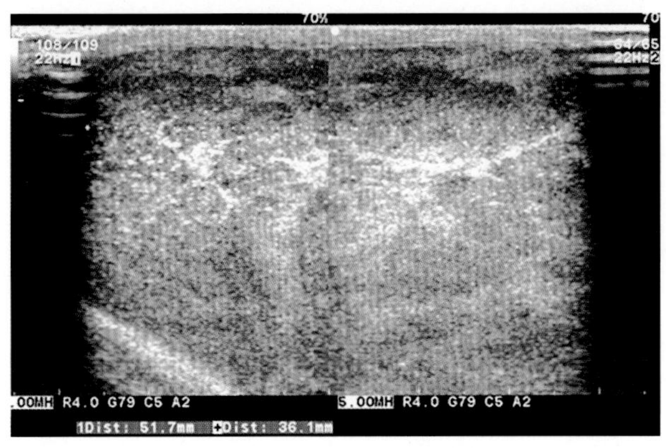

图 46-2-13 睾丸精原细胞瘤

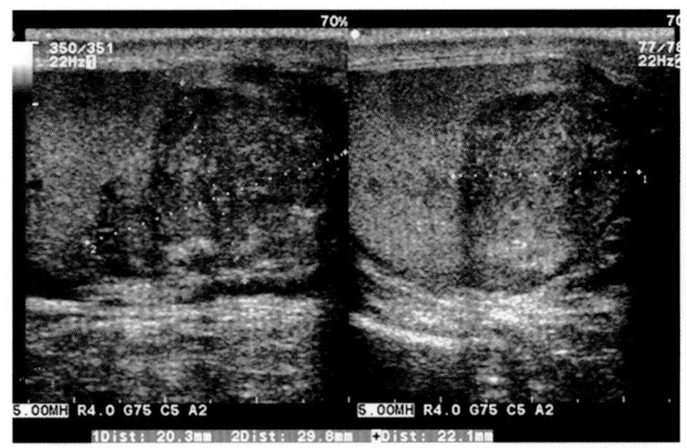

图 46-2-14 睾丸胚胎性癌

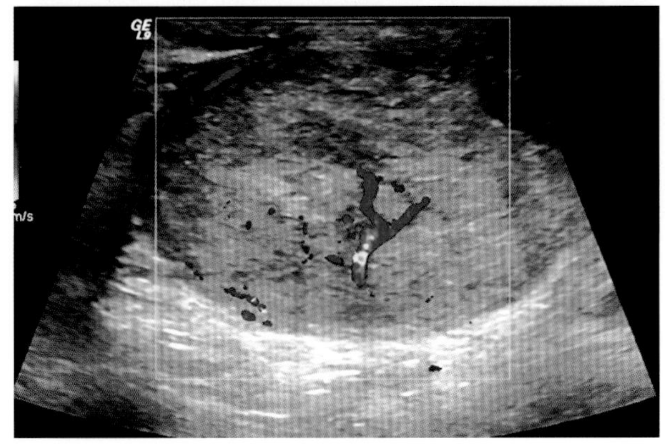

图 46-2-15 睾丸胚胎性癌

睾丸畸胎瘤（癌）声像图：睾丸增大，形态不规则，内部回声极不均匀或囊实性改变，散在钙化光团。成熟性畸胎瘤囊性成分较多（图 46-2-16，图 46-2-17），而未成熟性畸胎瘤则更多表现为实性成分为主，回声杂乱，囊性成分较少。

（4）睾丸表皮样囊肿

可视为一种特殊类型的畸胎瘤，是由向表皮分化的单胚层构成的成熟性畸胎瘤，与成熟性畸胎瘤不同的是没有恶变的可能。成熟性畸胎瘤常含有三个胚层的组织，而表皮样囊肿只含有一个胚层的组织。主要成分为层状排列的角化物质，或分层奶酪样物质。

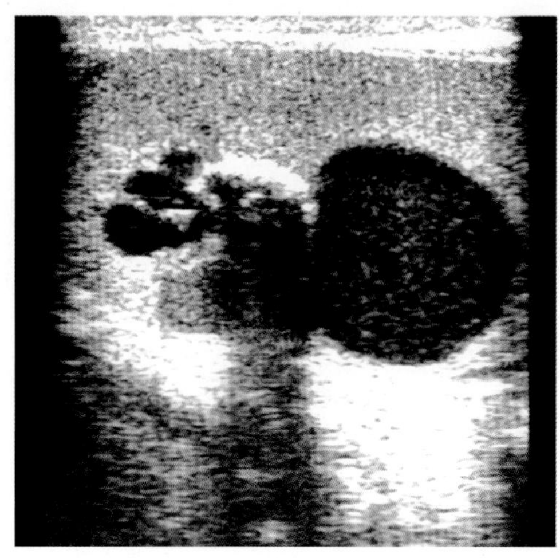

图 46-2-16 睾丸成熟性畸胎瘤

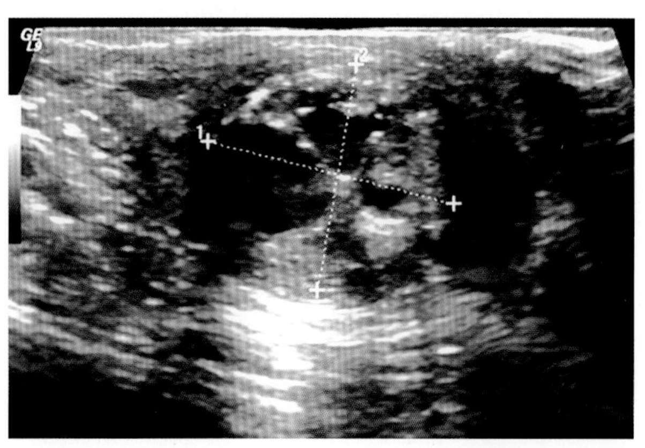

图 46-2-17 右睾丸成熟性畸胎瘤

声像图表现：睾丸内实性样回声肿块，边界清晰，CDFI 内部无血流信号。

特征性表现：同心圆样结构或漩涡状分层回声（图 46-2-18，图 46-2-19），蛋壳样边界（囊壁钙化）（图 46-2-20）。

（5）混合性肿瘤

声像图取决于肿瘤成分及比例多少。常表现为强弱不均匀回声区，或为囊实性回声区，可有钙化光团（图 46-2-21，图 46-2-22）。

（6）睾丸卵黄囊瘤

睾丸卵黄囊瘤（yolk sac tumor，YST）又称内胚窦瘤、幼年性胚胎癌。在全部睾丸肿瘤患者中，小儿仅占 2%～5%，成人睾丸肿瘤常见为精原细胞瘤，小儿睾丸肿瘤则以卵黄囊瘤最为常见

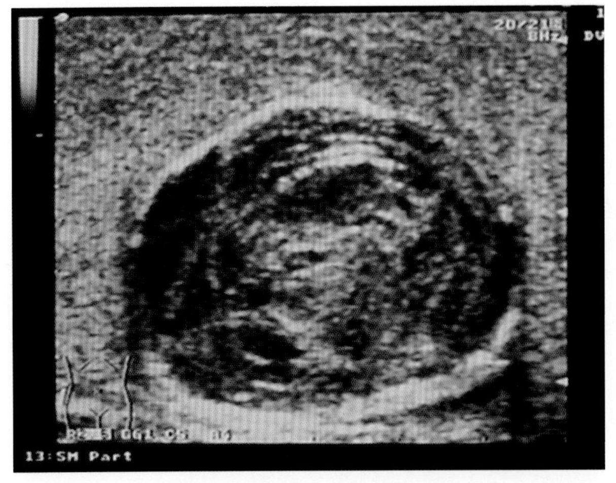

图 46-2-18　睾丸表皮样囊肿

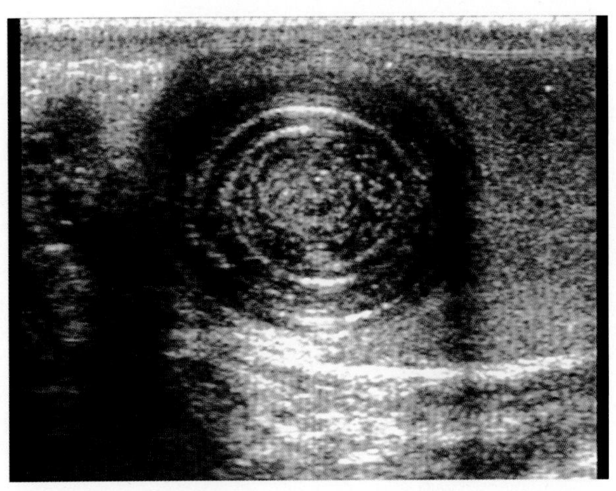

图 46-2-19　睾丸表皮样囊肿

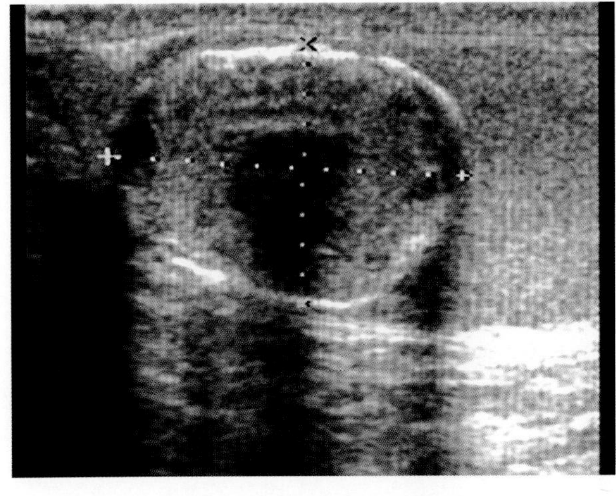

图 46-2-20　睾丸表皮样囊肿

(占 63%～72%)。卵黄囊瘤是来源于原始胚外中胚叶及内胚层的混合型增生，是一种高度恶性的生殖细胞瘤。

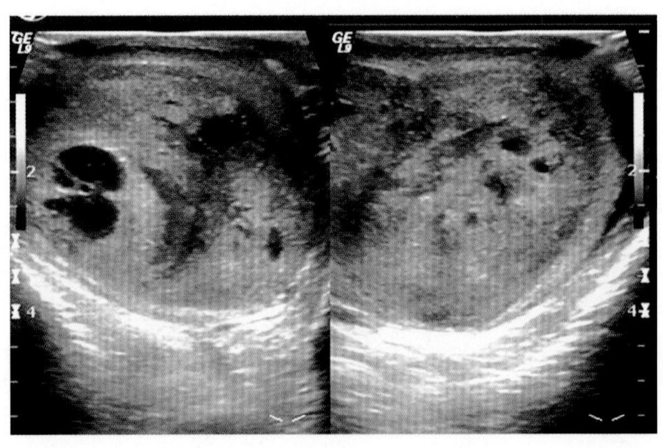

未成熟畸胎瘤＋胚胎癌＋卵黄囊瘤

图 46-2-21　睾丸混合性肿瘤

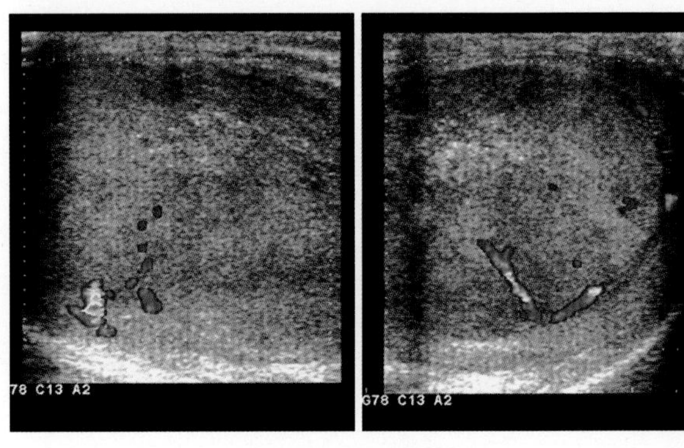

精原 60%＋胚胎 40%

图 46-2-22　混合性肿瘤

好发于小儿、儿童及青少年，发病年龄为1～35 岁，多发生 4 岁以内的儿童。本病特点为无痛性睾丸肿大，少数迅速增大，可伴有疼痛、出血、坏死，双侧同时发病罕见。肿瘤可较长期地局限于婴幼儿睾丸，转移以血行转移为主，约占 58%，多转移至肺，其次是腹膜后淋巴结转移。卵黄囊瘤声像图缺乏特异性，常显示睾丸肿大，实质内可见不均匀低回声区，边界不清（图 46-2-23）。

卵黄囊瘤患者的 AFP 及 HCG 均可增高，特别是 AFP，是本病的一个重要生物学特性，是睾丸卵黄囊瘤的重要瘤标，是诊断及检测肿瘤治疗效果或复发的重要指标。血清 AFP 含量于肿瘤完全切除术后 5～7 周应恢复正常，如果 AFP 不降或下降后又升高，提示有肿瘤残存或转移灶，或预示肿瘤有复发可能。因此，定期测定 AFP 可以观察患者的治疗效果，是判断有/无复发和转移的重要指标。

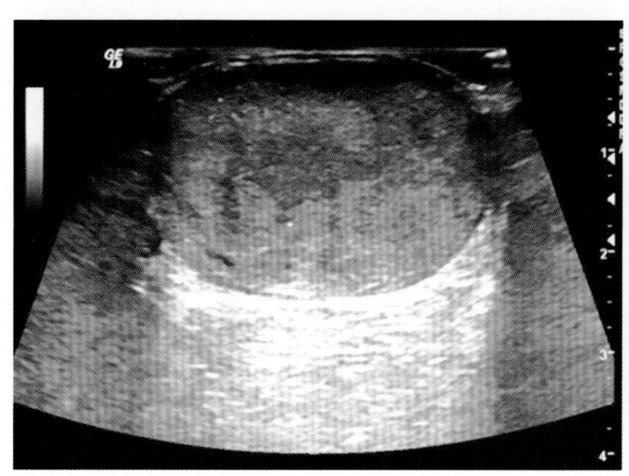


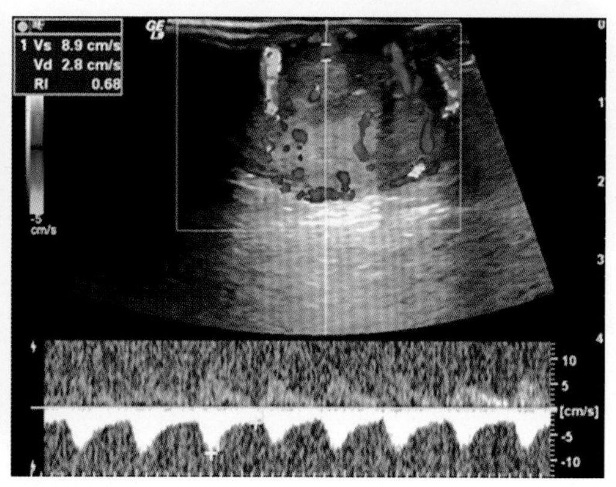


图 46-2-23 睾丸卵黄囊瘤

(7) 睾丸淋巴瘤

高龄发病，多在 60 岁以上，高峰发病年龄 60～70 岁。双侧倾向，左右双侧睾丸没有直接的淋巴和静脉相连，而双侧睾丸同时或先后发病，认为与肿瘤的多中心起源有关。本病的临床特点是无痛性睾丸迅速肿大。声像图常为睾丸实质内出现极低回声区（图 46-2-24，图 46-2-25），或整个睾丸呈弥漫低回声（图 46-2-26）。易于精原细胞瘤混淆，后者多见于中青年即 20～40 岁多见。

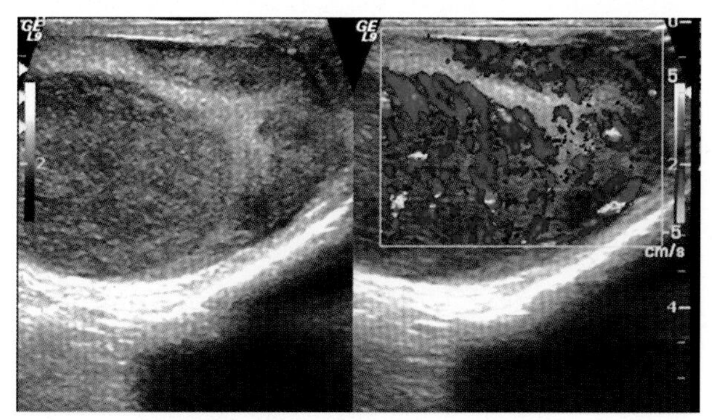


图 46-2-24 睾丸大 B 细胞淋巴瘤

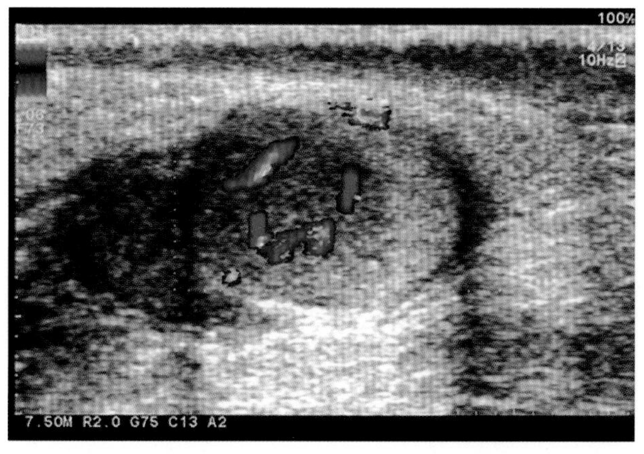


图 46-2-25 睾丸大 B 细胞淋巴瘤

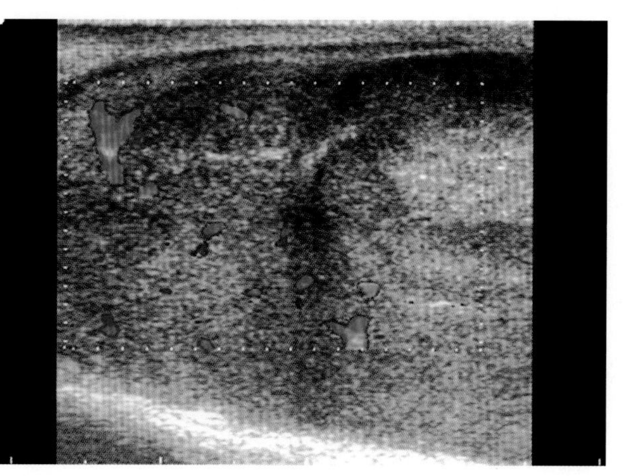

图 46-2-26 睾丸淋巴瘤

关于睾丸原发性恶性淋巴瘤是否存在曾有争议。由于正常睾丸内不含淋巴组织，且大多数睾丸淋巴瘤于发病前或同时有全身淋巴瘤的表现；另有报告睾丸淋巴瘤单纯行睾丸切除术后得以长期生存；近来多数作者认为原发性睾丸淋巴瘤的概念可以接受，并指出：凡以睾丸瘤变为首发症状，就诊时或以前没有发现身体他处有淋巴瘤者，可以诊断为睾丸原发性淋巴瘤。

(8) 隐睾合并肿瘤

其发生率为正常人的 20～40 倍。如果男性下腹部或腹股沟部出现肿块，结合同侧睾丸缺如，可考虑该病。声像图常为下腹部或腹股沟部显示不均匀低回声或囊实性回声肿块（图 46-2-27，图 46-2-28）。

8. 诊断思维与评价

超声诊断睾丸肿瘤的临床价值：(1) 明确肿瘤的存在、大小及范围。(2) 依据声像图特征结合临床表现及辅助检查（血清 AFP、HCG）可以提示睾丸肿瘤病理类型，结合淋巴结或脏器转移

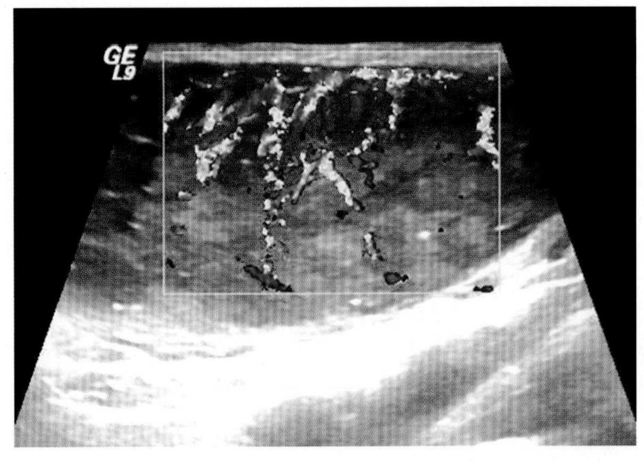


图 46-2-27　腹股沟区隐睾精原细胞瘤

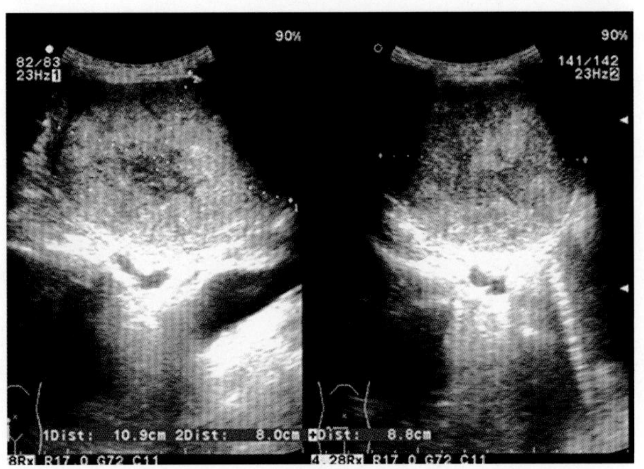


图 46-2-28　右下腹腔隐睾精原细胞瘤

情况，提示肿瘤的临床分期。(3) CDFI 可提高睾丸肿瘤检出率或敏感性，但与某些炎症的鉴别缺乏特异性。

超声诊断睾丸肿瘤应注意排除睾丸内非肿瘤性病变，如睾丸结核、睾丸内血肿、睾丸网扩张等。睾丸结核可表现睾丸内局灶性低回声病灶，易误认为肿瘤，但睾丸结核常继发于其他部位的泌尿生殖系结核，伴有附睾结核的存在。睾丸内局灶性血肿可表现为液性区或不均匀低回声区，结合外伤史及病灶区无血流信号可助鉴别。

（滕剑波）

## 七、附睾肿物

### （一）附睾囊肿

1. 病理及临床概要

常见于睾丸附睾慢性炎症，或输精管部分梗阻有关。多发生于附睾头部，单发或多发，常无临床症状。

2. 声像图表现

常于附睾头部出现圆形或椭圆形暗区，边界清晰，单房或多房。

3. 诊断思维与评价

附睾囊肿声像图具有特征性，超声易于做出明确诊断。

### （二）附睾肿瘤

1. 临床概要

属睾丸外肿瘤，相当少见。附睾肿瘤有原发性（良性、恶性）和转移性两类，良性肿瘤占70%～80%。平滑肌瘤、腺瘤样肿瘤相对多见。临床症状：无症状或轻微坠痛。一般在偶然触摸时发现。

2. 声像图表现

常于附睾尾部出现类圆形低回声结节，边界清楚，相比较而言平滑肌瘤较腺瘤样肿瘤回声低（图 46-2-29，图 46-2-30）。

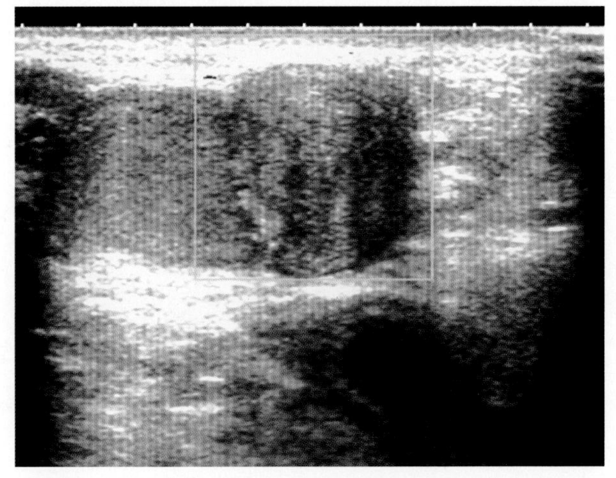

图 46-2-29　附睾尾腺瘤样瘤

3. 诊断思维与评价

附睾肿瘤多为良性肿瘤，超声表现为圆形低回声结节，边界清楚。但由于附睾肿瘤较少见，诊断时尚需与附睾慢性炎性结节、附睾结核结节、精子肉芽肿结节等结节性病变鉴别。

（滕剑波　王亚非）

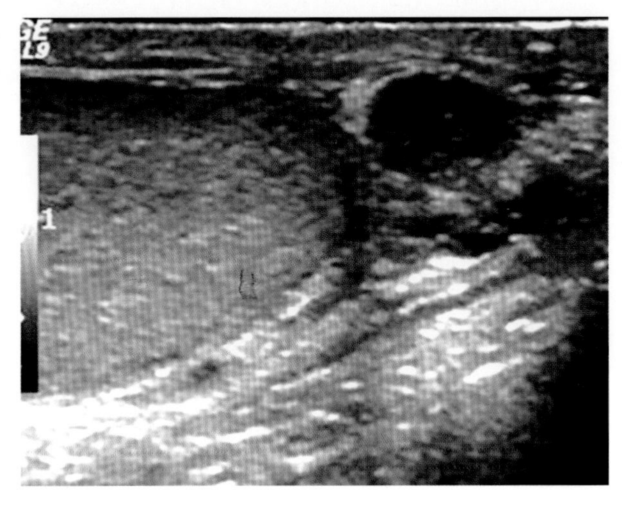

图 46-2-30 附睾平滑肌瘤

## 八、睾丸炎附睾炎

### （一）急性睾丸炎

1. 病理及临床概要

病因：多源于流行性腮腺炎、尿道炎、膀胱炎、前列腺炎。临床症状：睾丸肿大，疼痛并向腹股沟放射，可有发烧，寒战等全身症状。

2. 声像图表现

（1）睾丸增大，饱满，内回声减低，均匀或不均匀。（2）CDFI 显示睾丸内血流信号增多，低阻力血流，RI＜0.5（图 46-2-31）。（3）合并附睾炎时，附睾增大回声不均，称睾丸附睾炎。（4）可伴有阴囊壁增厚及鞘膜腔积液。

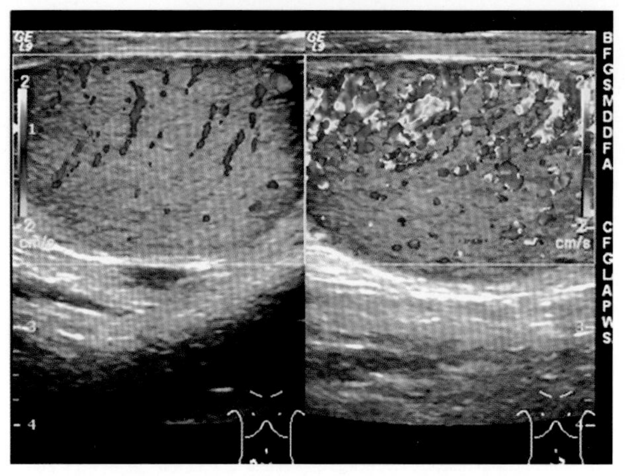

图 46-2-31 右侧睾丸正常，左侧睾丸炎

### （二）急性附睾炎

1. 病理及临床概要

附睾炎：属非特异性炎症，常继发于后尿道感染。常先发生于附睾尾部然后向体部、头部蔓延。临床症状：急性：阴囊肿痛，发热，附睾肿大，触痛明显。慢性：局部不适及坠胀感等。

2. 声像图表现：

附睾弥漫性肿大，亦可以尾部肿大为主要声像图改变，前者附睾各部不同程度增大，形态边缘不规则，内回声不均匀，后者在尾部显示不规则低回声结节。CDFI 显示附睾血流信号增多，尾部低回声结节，显示血流信号明显增多（图 46-2-32）。急性附睾炎常伴有精索区血流信号明显增多（图 46-2-33），睾丸可正常或稍大，其周围鞘膜腔内可有积液回声。

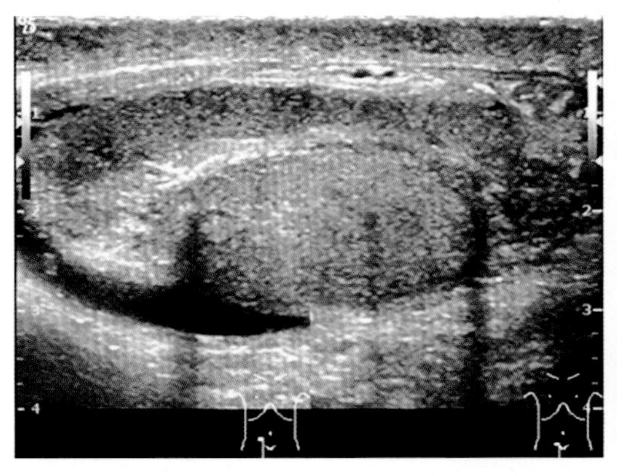

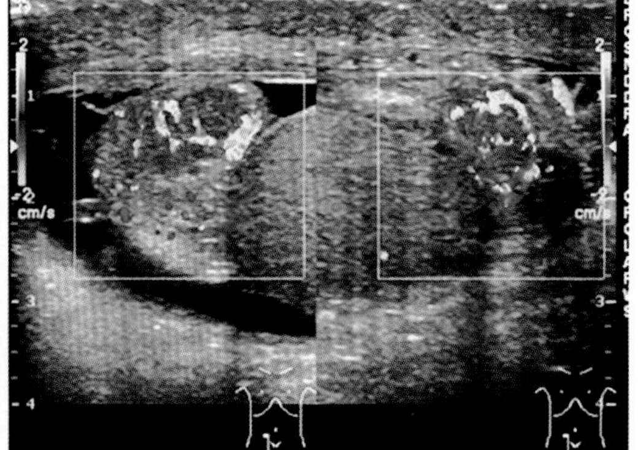

图 46-2-32 急性附睾炎

### （三）诊断思维与评价

急性睾丸、附睾炎发病急，阴囊肿痛明显，触诊多不满意，超声检查简单可靠，不仅可以明确诊断，同时可以提示炎症程度、范围及是否合并其他阴囊疾病。

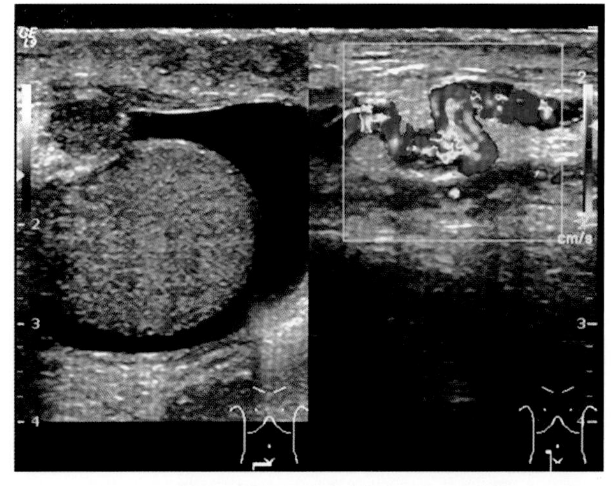

图 46-2-33 急性附睾炎精索区血流信号明显增多，睾丸鞘膜腔内积液

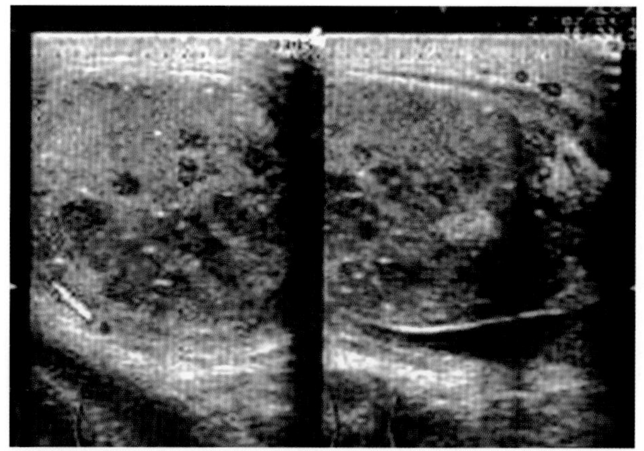

图 46-2-34 睾丸扭转

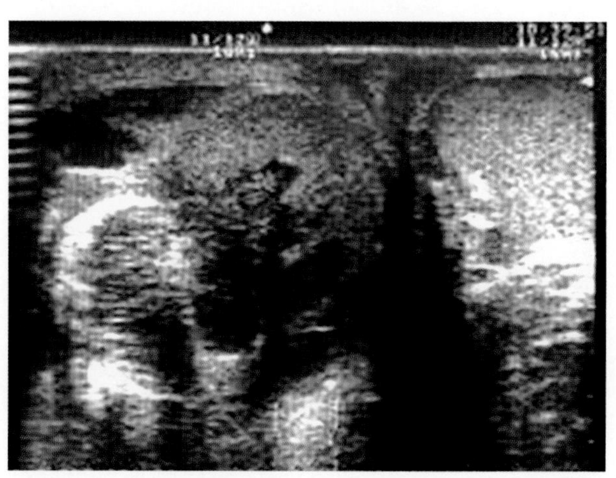

图 46-2-35 睾丸扭转

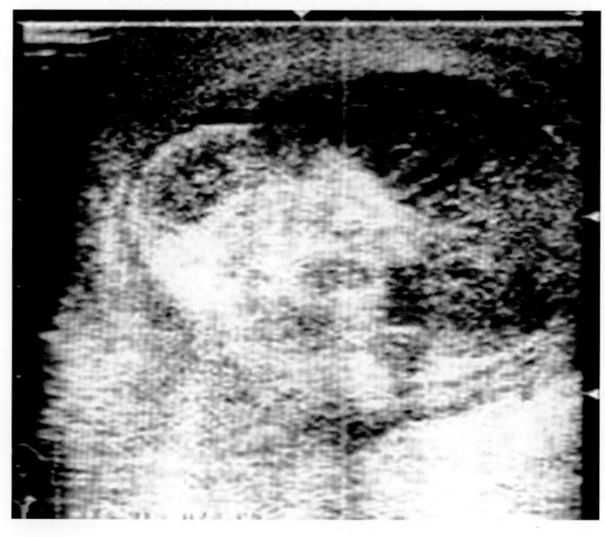

图 46-2-36 睾丸扭转

## 九、睾丸扭转

1. 病理及临床概要

青少年多见，与外伤可无明显关系，可能系睾丸纵隔附着先天发育不良。扭转 180°～360°以上不等。初期及轻度扭转引起静脉回流障碍，瘀血肿胀。重者导致动脉供血障碍睾丸缺血坏死。

临床表现：睾丸扭转可无明显诱因，可自行扭转，时常清晨发病，突发一侧睾丸肿痛，放射至腹股沟、下腹部，伴恶心、呕吐。查体见阴囊肿大，睾丸上提，睾丸压痛明显。睾丸扭转需急症手术，睾丸能否存活取决于扭转时间。4h 内手术可完全存活，24h 后手术，存活率约 20%。

2. 声像图改变

(1) 睾丸轴线转位。(2) 睾丸大小改变：扭转早期，睾丸增大，后期睾丸可萎缩。(3) 内回声改变：扭转早期睾丸回声减低或无明显改变。后期睾丸内部出现不规则或放射状暗区或低回声（图 46-2-34）。(4) 睾丸旁出现不规则团块即扭转的精索和附睾组织（图 46-2-35）。扭转后期团块常嵌入睾丸组织内（图 46-2-36）。附睾结构形态不能显示。(5) CDFI 显示睾丸及扭转组织团块内无血流信号显示（与对侧比较）。(6) 鞘膜腔积液。

3. 诊断思维与评价

睾丸扭转声像图具有一定特征性，超声检查结合临床表现可以做出准确诊断。睾丸扭转需急症手术，睾丸能否存活取决于扭转时间长短，及时诊断至关重要。诊断关键在于正确认识该病特点。睾丸扭转与急性睾丸或附睾炎均为急性发病，阴囊肿痛明显，触诊多不满意，临床鉴别困难，二维声像图结合彩色血流显像可鉴别睾丸扭转及急性睾丸附睾炎。睾丸扭转时声像图显示睾丸轴线转位，附睾轮廓显示不清，而于睾丸旁出现不规则扭转组织团块，急性睾丸附睾炎表现睾丸附睾肿大，或局部附睾（多在尾部）形成不均匀低回声区，但附睾形态轮廓完整。此外更重要的是睾丸扭转为血流阻断，彩色血流显示睾丸及扭转组织团块血流稀少或缺失。而急性睾丸附睾炎时睾丸附睾充血，常显示明显增多的血流征象。

## 十、睾丸附件扭转

1. 病理及临床概要

睾丸附件和附睾附件分别是胚胎期副中肾管（Müller 管）和中肾管（Wolf 管）的残留结构。附件为一含小血管疏松纤维结缔组织的囊状或管状带蒂结构，内可充满胶冻样物质。发生部位包括睾丸上极、附睾（图 46-2-37～图 46-2-39）。一般直径＜1cm，常有蒂。

附件扭转原因可能与以下因素有关。内在因素：（1）卵圆形带蒂的附件其体部体积相对较大，易发生旋转；（2）蒂部附着于附睾窦周围的附件，旋转时，其体部易嵌入附睾窦内而扭转；（3）精索及睾丸鞘膜覆盖异常时，睾丸活动度增大，也使附件扭转的机会增多。外在因素：阴囊壁蠕动，剧烈活动或冲撞等外力作用是促成附件扭转的诱发因素。

临床症状：儿童期最常见阴囊急症，8～13 岁是高发年龄段。属自限性疾病，1～2 周自然缓解。主要症状：患侧阴囊红肿，常有阴囊触痛性结节或局限性触痛点。

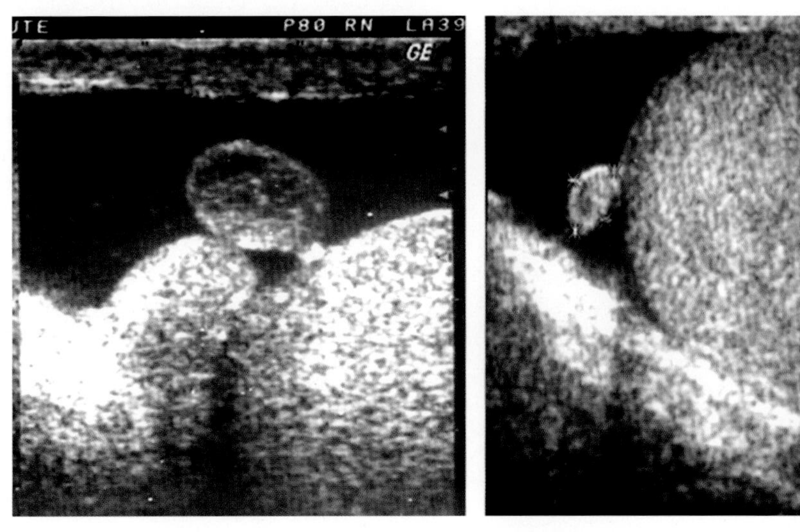


图 46-2-37　睾丸附件

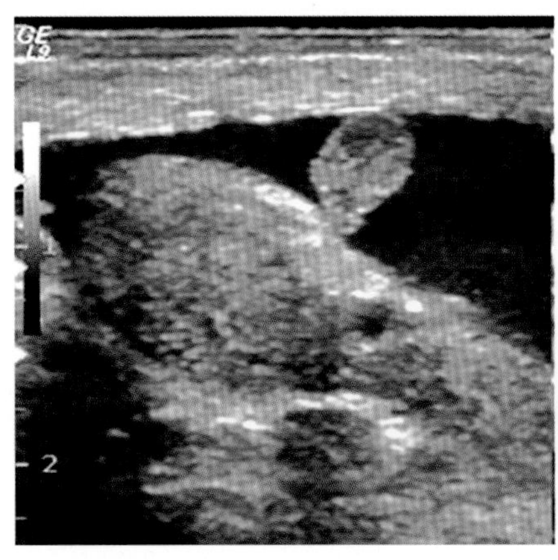

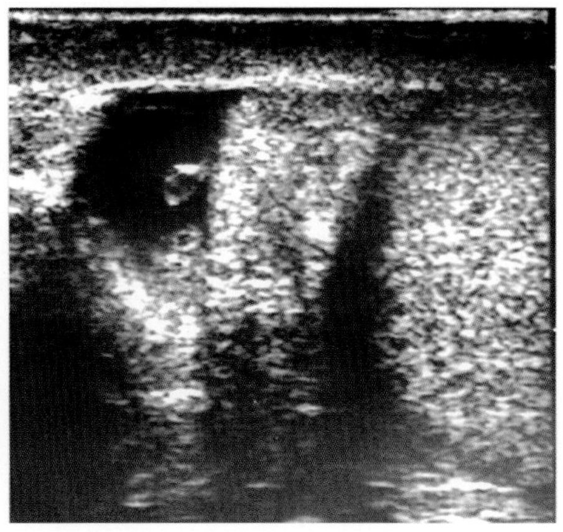

图 46-2-38　附睾附件

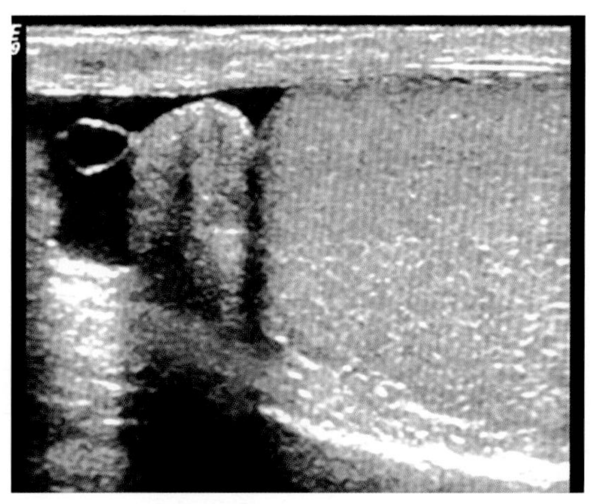

图 46-2-39 附睾囊性附件

2. 声像图表现

(1) 睾丸上极或睾丸附睾之间见高回声结节，(即扭转附件)(图 46-2-40)，少数(扭转早期肿大附件)常为低回声结节。(2) 附件周围组织血供增多，附件内无血流信号(图 46-2-41，图 46-2-42)。(3) 睾丸附睾反应性肿大，血流信号增多(图 46-2-43)，此与睾丸扭转不同。(4) 患侧睾丸鞘膜积液，多伴阴囊壁增厚。

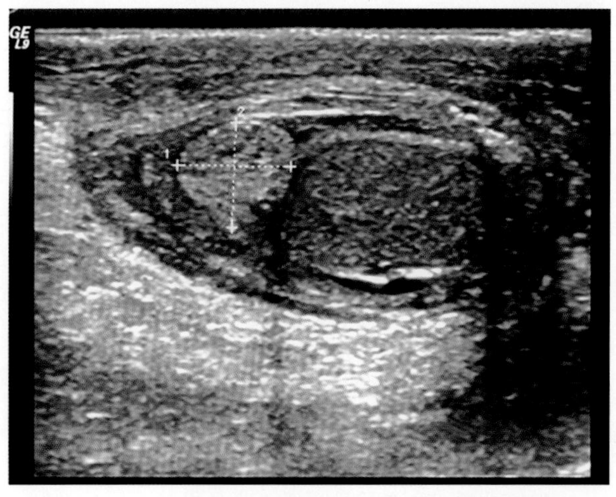

睾丸上极或睾丸附睾之间见高回声结节

图 46-2-40 睾丸附件扭转

3. 诊断思维与评价

睾丸附件发生扭转可致阴囊肿痛，是儿童时期最常见急性阴囊肿痛原因之一。睾丸附件扭转是一种自限性疾病，临床症状在发病 7～14 天逐渐消退、痊愈，不需要手术治疗。附件扭转需与急性睾丸附睾炎、睾丸扭转鉴别，附件扭转后缺血坏死，并刺激邻近组织充血、水肿、渗出，致

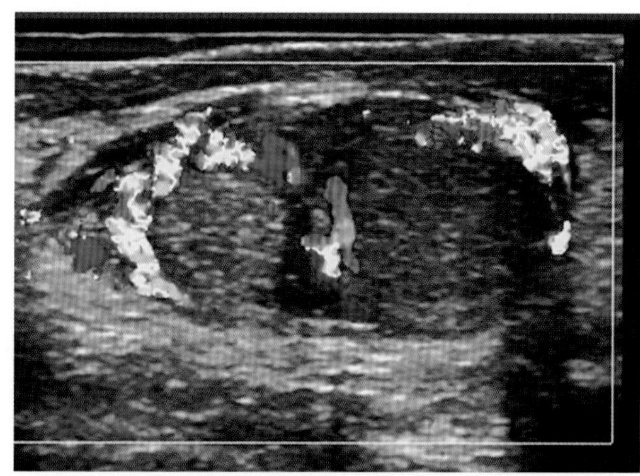

扭转附件周围组织血供增多，附件内无血流信号

图 46-2-41 睾丸附件扭转

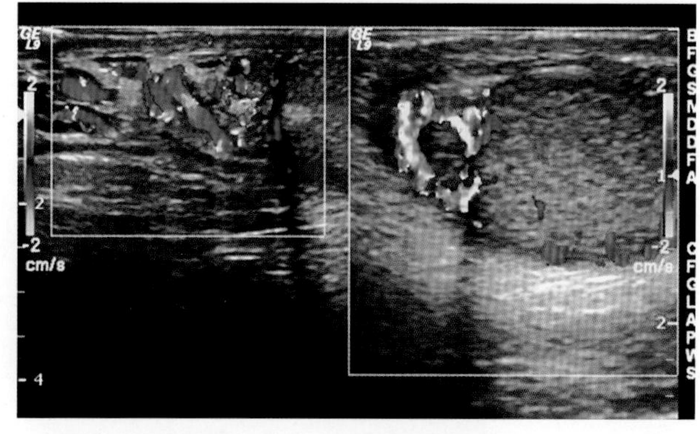

扭转附件周围组织血供增多，扭转附件内无血流信号，精索区血流信号增多

图 46-2-42 睾丸附件扭转

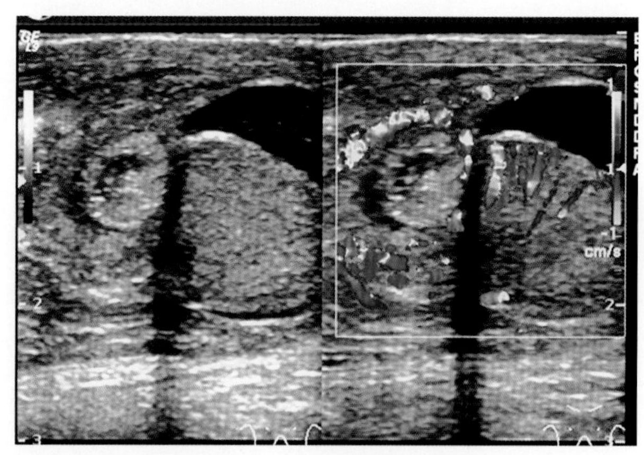

睾丸附睾反应性肿大，血流信号增多，鞘膜腔积液

图 46-2-43 睾丸附件扭转

睾丸附睾肿大，反应性鞘膜积液。从而表现为睾丸附睾肿大，血流信号增多等反应性炎症的声像图，而误诊为炎症。笔者经验儿童急性阴囊肿痛若无明显诱因，如流行性腮腺炎、尿道炎症等，

CDFI若排除睾丸扭转，亦不应就简单诊断炎症，还应仔细扫查睾丸上方或附睾头与睾丸之间有无结节以排除附件扭转。睾丸上极及睾丸附睾之间出现强回声结节是附件扭转的直接征象。睾丸附件扭转与睾丸扭转临床表现及声像图表现各具特征，两者鉴别并不困难。

## 十一、阴囊睾丸外伤

1. 病理及临床概要

常为外力所致，造成阴囊壁，睾丸及鞘膜腔出血。视外伤情况分为睾丸挫伤、睾丸破裂、睾丸脱位、睾丸开放性损伤。临床症状：外伤史，伤后阴囊肿块或肿大、疼痛。

2. 声像图表现

（1）阴囊血肿（鞘膜腔内积血）；（2）患侧阴囊壁增厚；（3）异物：见于穿通性外伤；（4）睾丸挫伤、裂伤：视伤情不同表现不同睾丸实质回声异常；睾丸轮廓外形异常；睾丸白膜完整或破裂不连续。①睾丸挫伤：睾丸大小正常或轻度增大，白膜完整未破，睾丸白膜下出血，局部形成出血暗区（图46-2-44），睾丸内出血视出血多少分两种表现形式，睾丸组织少量出血（渗血），表现为睾丸实质内不均匀片状强弱回声区，形态边界不清（图46-2-45）。睾丸组织多量出血形成血肿，表现为一个或多个不规则囊实性回声区（图46-2-46）；②睾丸裂伤：睾丸白膜破裂，不连续，睾丸破裂处形成不规则暗区，或低回声区，睾丸周围及鞘膜腔出现积血暗区（图46-2-47）。CDFI受伤睾丸组织血流信号减少，血肿区和液化区常无血流信号。

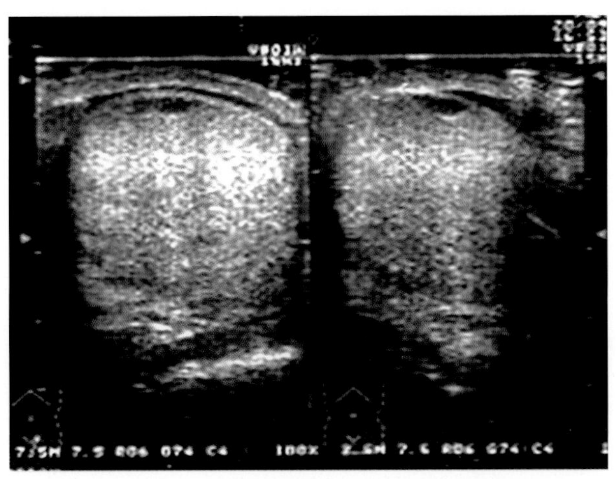

**图46-2-44　睾丸挫伤，睾丸白膜下出血**

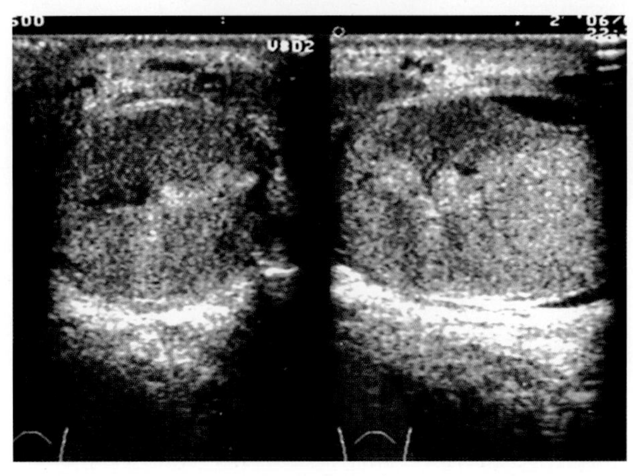

表现为睾丸实质内不均匀片状强弱回声区，形态边界不清

**图46-2-45　睾丸挫伤，睾丸组织渗血**

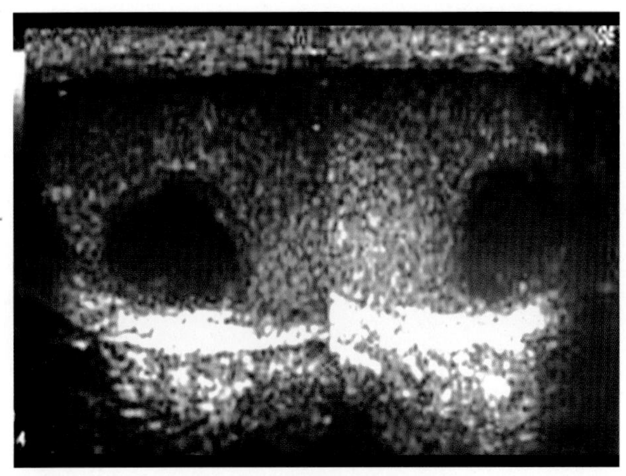

**图46-2-46　睾丸组织内血肿**

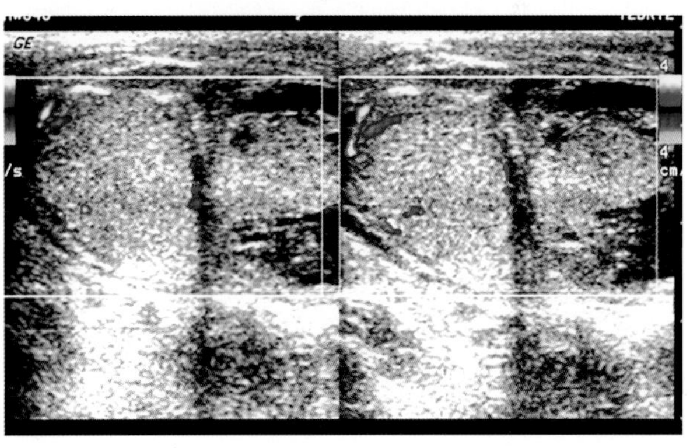

睾丸白膜破裂，不连续，睾丸破裂处形成不规则暗区，或低回声区，睾丸周围及鞘膜腔出现积血暗区

**图46-2-47　睾丸裂伤**

3. 诊断思维与评价

阴囊睾丸外伤后，阴囊肿大瘀血，临床难以明确损伤程度及范围。超声检查可以做出明确诊断，超声检查可以显示阴囊损伤程度，有无血肿

及大小；睾丸有无损伤及程度；确定外科手术探查的适应证（如睾丸破裂、异物存留）；以及外伤后随访，判断预后。

## 十二、精索静脉曲张

1. 病理及临床概要

精索静脉曲张是指精索内静脉血液回流受阻或反流，引起精索蔓状静脉丛迂曲，扩张。好发于18～30岁，轻者无临床症状，重者常在久站后出现阴囊坠胀感。此外精索静脉曲张亦是男性不育的常见原因。

精索静脉曲张的病因：90%发生于左侧，与解剖走行有关；亦可能与静脉丛平滑肌或弹力纤维，静脉瓣发育不全，腹膜后肿瘤或静脉栓有关。

临床上精索静脉曲张分为3度：Ⅰ度：外观精索区不饱满，触诊不明显，用力屏气时触及局部饱满。Ⅱ度：外观精索区饱满，或触及曲张静脉，但无表浅静脉扩张。Ⅲ度：站立位精索阴囊表面有明显曲张静脉，平卧不能完全消失。

精索静脉曲张依据回流方式可分为3型：（1）回流型：多见，反流的血液沿精索内静脉回流，本型主要原因为静脉瓣缺如或关闭不全。（2）分流型：部分反流的血液经提睾肌静脉至腹壁下静脉，汇入髂外静脉，说明精索内静脉与外静脉交通支形成。（3）淤滞型：蔓状静脉丛扩张，但反流不明显。提示精索内静脉受压，回流受阻。

精索静脉结扎术后三种表现：（1）蔓状静脉丛无扩张，也无反流。提示侧支已建立；（2）蔓状静脉丛扩张，但无反流。提示侧支尚待建立；（3）蔓状静脉丛扩张，且有反流。提示静脉漏扎或术后复发。

2. 声像图表现

阴囊根部，精索区显示精索静脉扩张呈迂曲管状结构，宽度>1.8mm。管腔内呈无回声，或稀疏光点回声。CDFI显示Valsalva试验不同程度反流信号（图46-2-48，图46-2-49），即吸气呼气不同时相血流信号红蓝反转。

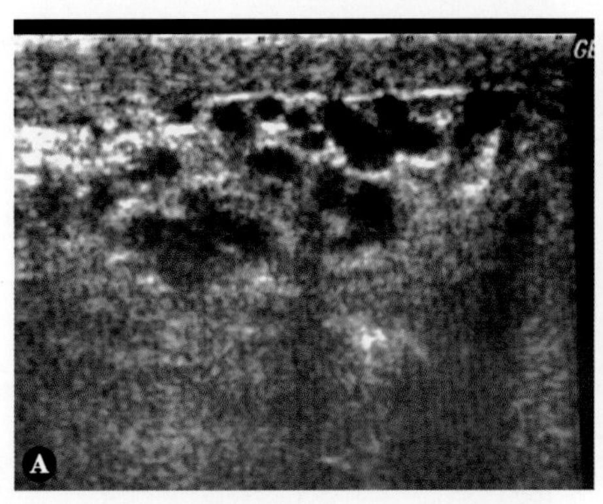


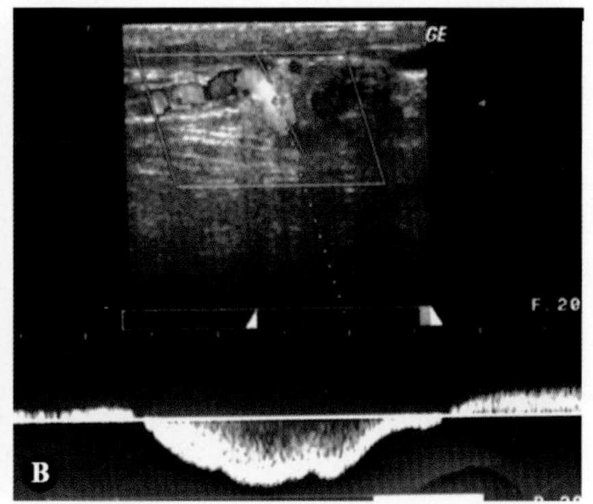


图46-2-48　精索静脉曲张，Valsalva试验出现反流信号

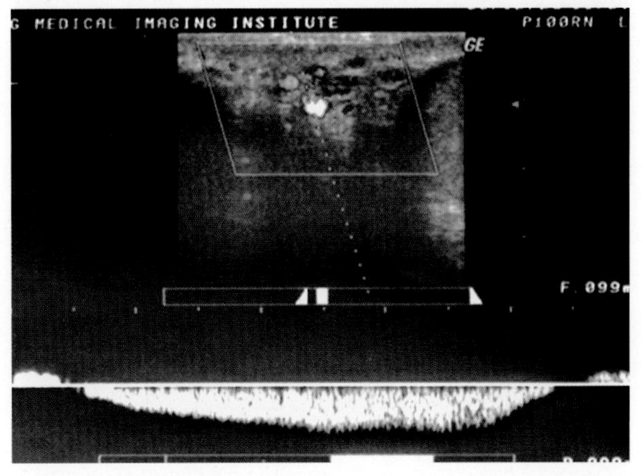


图46-2-49　精索静脉曲张，Valsalva试验出现明显反流信号

CDFI分度标准：正常：无反流（反流<500ms）。即平静呼吸或Valsalva反流均阴性，精索静脉宽<0.18cm。Ⅰ度：Valsalva反流阳性，精索静脉宽0.2cm左右。Ⅱ度：深吸气反流阳性，Valsalva反流加重，或部分血管内见持续反流。精索静脉迂曲扩张，宽0.25cm左右。Ⅲ度：平静呼吸反流阳性，Valsalva反流加重，或呈持续反流。精索静脉明显迂曲扩张，宽0.3cm左右或更宽。部分三度精索静脉曲张患者，正常静息状态蔓状静脉丛内血流即为反向血流，Valsalva试验时表现为反流信号加重（图46-2-50），常见于分流型。精索静脉曲张明显患者，睾丸可有不

同程度的缩小。

3. 诊断思维与评价

超声检查根据精索静脉丛内径宽度并结合Valsalva试验，可以明确诊断精索静脉曲张，及其程度。笔者体会超声对精索区精索静脉丛观察的同时，应注意观察睾丸后方及下方扩张的静脉血管，从而准确提示分度。此外，亦应注意区别精索区偏后部的精索外静脉（亦称提睾肌静脉），该静脉位于蔓状静脉丛后方，走形较平直，管径相对较宽，与蔓状静脉丛之间有交通血管，精索外静脉经腹股沟管汇入腹壁下静脉，超声检查测量时应注意识别。中重度精索静脉曲张，Valsalva试验时精索静脉丛可见反向血流，精索外静脉回流亦增多。提示两者之间存有交通血管。

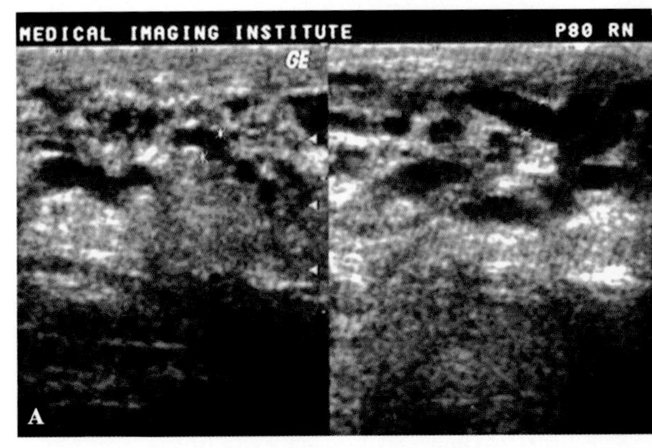


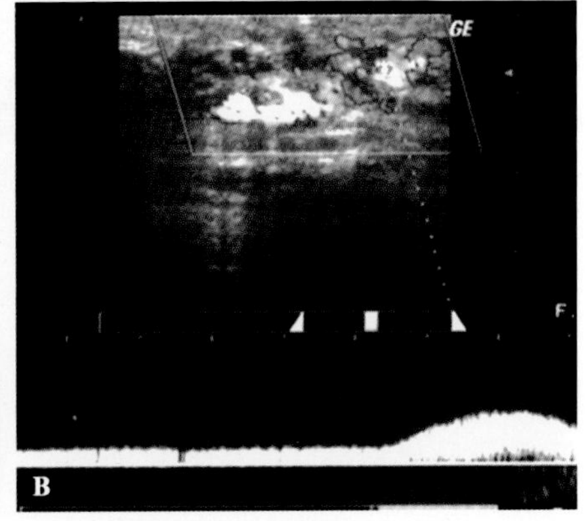


图 46-2-50 精索静脉曲张，Valsalva试验出现反流血流信号加速

## 十三、隐睾

1. 病理及临床概要

胚胎初期睾丸位于腹腔内，随着胎儿发育，睾丸逐渐降入阴囊内。出生后睾丸未降入阴囊内，则形成隐睾。出生时1%～7%的新生儿睾丸未降，大部分数周自然下降。隐睾部位：70%腹股沟，25%腹膜后，5%阴囊上部或其他部位。隐睾单侧或两侧均可。隐睾的发生多数为解剖因素，如精索过短，睾丸与周围组织粘连，与阴囊底部相连的睾丸引带缺失，腹股沟狭窄或发育不良，阴囊过小等。

2. 声像图表现

腹股沟隐睾位置表浅（图46-2-51），下腹腔的隐睾亦常位于两侧前腹壁下（图46-2-52）。隐睾体积一般较正常睾丸小，内部回声与正常睾丸相似或稍低，形态呈卵圆形，表面光滑，可有一定活动度。患侧阴囊内未显示睾丸回声。

3. 诊断思维与评价

超声易于显示腹股沟管，内环附近或阴囊根部的隐睾。有的隐睾发育较小，位置深在，难以显示，故隐睾未探及时，不能轻易做出睾丸缺如的诊

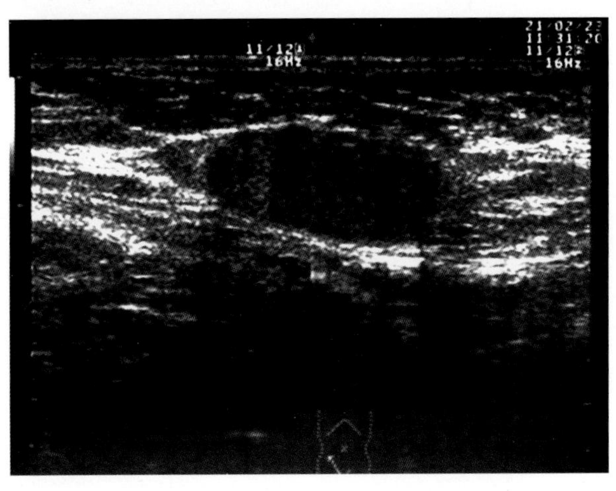


图 46-2-51 腹股沟隐睾

断。此外，诊断腹股沟隐睾时应注意与局部肿大淋巴结区别，后者常多发，淋巴结内可显示皮髓质回声，CDFI可见血管经淋巴结门进入淋巴结内。

## 十四、男性输精管结扎后附睾淤积症

1. 病理及临床概要

附睾淤积症是输精管结扎后常见的并发症。病因：（1）术中损伤了附睾血供或损伤了精索静脉影响静脉回流。（2）患者术前有慢性生殖器炎

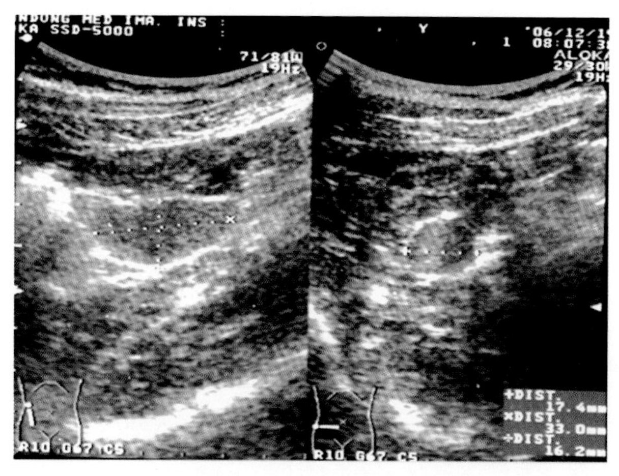

图 46-2-52　右下腹腔隐睾

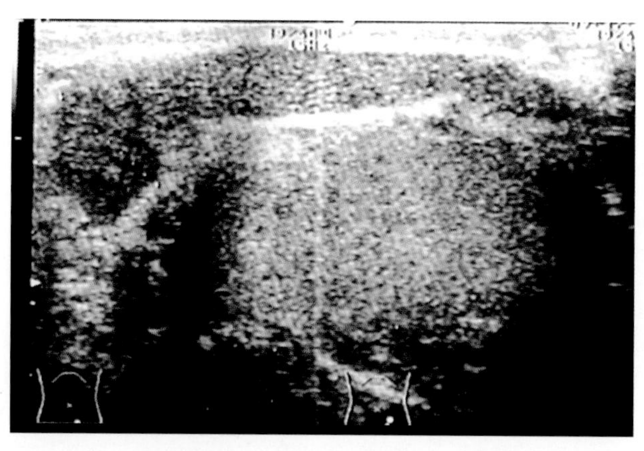

图 46-2-53　附睾郁积

症，或精索静脉曲张等。造成附睾吸收功能减退。输精管结扎后精子排出受阻，淤积存留于附睾管内，附睾管扩张。临床症状：阴囊下坠，不适、重症者可有阴囊坠痛明显、伴发热。

2. 声像图改变

（1）单纯附睾淤积：附睾肿大，回声光点增粗，呈细沙网样回声（图 46-2-53）。（2）附睾淤积合并炎症：附睾弥漫肿大、不规则、内回声不均，可有小暗区回声，炎症区域回声明显不均匀。CDFI 局部区域血流信号明显增多。（3）结扎处结节：结扎处输精管可见不均匀结节样低回声（图 46-2-54）。

3. 诊断思维与评价

输精管梗阻原因很多，输精管的炎症、结核、缺如等均可导致精子排出受阻，发生附睾淤积。目前国内男性结扎患者多为老年人，超声诊断输精管结扎后附睾淤积症，应结合男性结扎病史。超声观察附睾有无肿大的同时，亦应注意扫查精索区，了解输精管结扎处有无局限性增粗或结节，较大结节且局部有压痛，提示合并炎症。附睾淤积合并急性炎症时，其临床症状、体征及超声表现与弥漫性急性附睾炎无区别。

（滕剑波　王亚非）

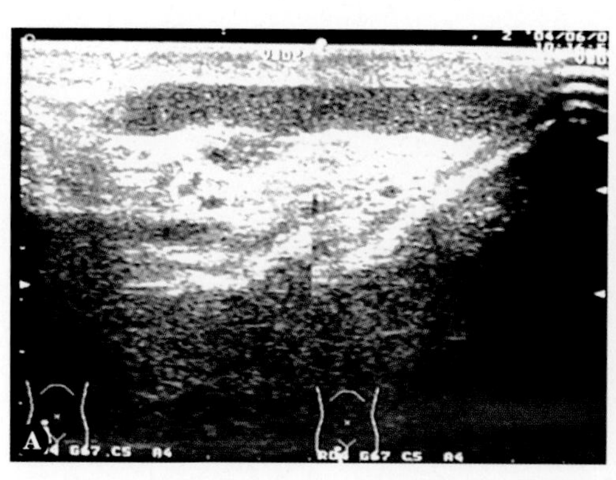

图 46-2-54　附睾郁积，结扎处输精管结节

## 参考文献


[1] 王正滨，唐杰，杨斌，王新声．泌尿生殖系统疾病超声诊断与鉴别诊断学．北京：人民卫生出版社，2010.

[2] 钟红．临床浅表器官超声诊断学．广州：广东科技出版社，2004.

[3] 周永昌，郭万学．超声医学．第 4 版．北京：科学技术文献出版社，2003.

[4] 王强修，徐麟，崔屹，张蔚．实用肿瘤临床病理学．长春：吉林大学出版社，2009.

[5] 李吉昌，季海平，戴晓华，等．睾丸附件扭转的彩色多普勒超声诊断价值．中华超声影像学杂志，2002，11（12）：750-752.

[6] Mazzu D，Jeffrey RB Jr，Ralls PW. Lymphoma and Leukemia involving the testicles：findings on gray-scale and color

Doppler sonography. AJR，1995，64（3）：645-647.

[7] Vikram S. Dogra，Ronald H. Gottlieb，Mayumi Oka，et al. Sonography of the Scrotum. Radiology，2003，227：18-36.

[8] Joseph W. Stengel，Erick M. Remer. Sonography of the Scrotum：Case-Based Review. AJR，2008，190：S35-S41.

[9] Alma G. Loya，Jonathan W. Said，Edward G. Grant. Epidermoid Cyst of the Testis：Radiologic-Pathologic Correlation. RadioGraphics，2004，24：S243-S246.

[10] Paula J. Woodward，Roya Sohaey，Michael J. O'Donoghue，et al. From the Archives of the AFIP：Tumors and Tumor like Lesions of the Testis：Radiologic-Pathologic Correlation. RadioGraphics，2002，22：189-216.

[11] C. Aso，G. Enriquez，M. Fite，et al. Gray-scale and color Doppler sonography of scrotal disorders in children：an update. Radiographics，2005，25：1197-1214.

[12] Christopher D. M. Fletcher. 肿瘤组织病理诊断．周庚寅，刘洪琪，张庆慧主译．济南：山东科学技术出版社，2002.

[13] Sohaib S. A，Koh D-M，Husband JE. The Role of Imaging in the Diagnosis，Staging，and Management of Testicular Cancer. AJR，2008，191（2）：387-395.

[14] 滕剑波，李吉昌，李善军，等．阴囊急症的二维和彩色多普勒超声诊断．中华超声影像学杂志，2003，12（1）：55.

# 第四十七章 肾上腺

## 第一节 概述

肾上腺是人体最重要的内分泌腺体器官之一。虽然肾上腺体积较小（重约 5g 左右），但却有极为强大的生理功能，对促进人体正常生长发育，维持正常生理功能具有极其重要的作用。肾上腺疾病分为肾上腺皮质疾病和肾上腺髓质疾病两大类。前者包括肾上腺皮质功能亢进（皮质醇症、醛固酮症）、肾上腺皮质功能不全、肾上腺性征异常以及无分泌功能的皮质腺瘤和腺癌；后者包含嗜铬细胞瘤、肾上腺神经母细胞瘤和神经节细胞瘤等。

在临床上用于诊断肾上腺疾病的方法较多，早年依靠临床症状和体征并结合激素水平的检测，对肾上腺疾病的定位诊断几乎是不可能的。自 20 世纪下叶以来，随着医学影像仪器设备的研制进展和诊断水平的快速提高，诸如超声显像、CT、MRI、PET-CT 等高新技术广泛应用于临床以来，彻底改变了过去对肾上腺疾病定位诊断准确率低的状况，使肾上腺疾病的诊断水平得到快速提高。目前对肾上腺疾病的定位与定性诊断符合率已达 95%以上。尽管超声显像对肾上腺疾病的定位与定性诊断不及 CT、MRI 影像更为直观，但可弥补其他医学影像学诊断的某些不足。超声以无禁忌证、无辐射、无损伤、操作简便、安全可靠、诊断迅速、重复性强等优点，深受临床医生及患者的欢迎和信赖。因此，目前超声显像已成为临床诊断肾上腺疾病的首选检查手段之一。

肾上腺超声检查的适应证较多，几乎涵盖了所有肾上腺疾病。如：（1）不明原因肥胖与向心性肥胖；（2）持续性与阵发性高血压；（3）血钠升高、低血钾；（4）腰腹部肿块（判断肿块的脏器归属和肿块性质）；（5）皮质醇增多症（肾上腺皮质增生、皮质腺瘤及腺癌的诊断与鉴别诊断）；（6）原发性醛固酮增多症（病因诊断与鉴别诊断）；（7）儿茶酚胺增多症（肾上腺嗜铬细胞瘤与异位嗜铬细胞瘤）；（8）性征异常症（肾上腺皮质腺癌与腺瘤）；（9）皮质醇减少症（阿迪森病）；（10）CT 检查示肾上腺内低密度病灶，难以确定性质者；（11）查体发现无功能性肾上腺肿瘤，诊断与鉴别肿瘤的性质；（12）肾上腺髓样脂肪瘤、神经母细胞瘤；（13）肾上腺感染性疾病（如炎症、脓肿、结核等的诊断与鉴别诊断）；（14）肺、胃肠道及肾等脏器的恶性肿瘤术后，拟诊肾上腺转移瘤者。（15）肾上腺肿块与毗邻脏器（如肝脏、肾脏、脾脏、腹膜后等）肿块的鉴别诊断；（16）肾上腺囊肿和肾上腺肿瘤的动态观察与检测；（17）肾上腺肿瘤性质的诊断与鉴别诊断。

（王正滨）

# 第二节 局部解剖

## 一、肾上腺的解剖位置

肾上腺位于腹膜后间隙内，为左右两侧成对的扁平状内分泌腺体。两侧肾上腺分别位于两侧肾上极的内上方，相当于第11～12胸椎水平，少数可向下延伸至第一腰椎。其中右侧肾上腺位于右肾上极的偏内侧前上方，左侧肾上腺比右侧肾上腺的位置略低，位于左肾上极的内前上方。肾上腺共由三部分组成：前中脊、侧翼和中翼。中翼上长下短，侧翼上短下长。两翼骑跨在肾上极的前中表面上方，向后侧方张开。

## 二、肾上腺的形态与大小

右侧肾上腺呈三角形或近似锥形，左侧肾上腺类似半月形。表面呈金黄色，有完整包膜，周围为脂肪囊。新生儿肾上腺约占同侧肾脏的1/3左右，出生后即开始缩小，至2岁左右肾上腺的大小与肾脏的比例将缩至与成年人相似。双侧肾上腺的体积大致相等，成年人肾上腺仅为肾脏的1/13，其长径约40～60mm，宽径为20～30mm，厚径仅5～10mm。因此，正常情况下，应用超声显示肾上腺需要有一定的技术条件。

## 三、肾上腺的毗邻关系

肾上腺虽与肾脏共同包埋在肾周围脂肪筋膜组织中，并以脂肪纤维组织与毗邻脏器分隔。但肾上腺具有其独立的纤维囊和脂肪囊，且发挥着固定功能。因此，实时超声观察可发现，肾上腺并不随呼吸与同侧肾脏同步上下运动。右侧肾上腺相对较短，且比较靠外，斜躺于右膈肌脚和肝右叶后下缘之间，位于右肾上极的前上中部，前中脊部分紧贴于下腔静脉之后（图47-2-1）。左侧肾上腺轮廓较右侧略大，在腹主动脉左侧稍后方，其前上方为胃贲门部或脾上段内侧缘，前下方为胰腺尾部和脾静脉，内后侧为左膈肌脚。这种三角形的毗邻关系为超声检查和识别肾上腺区域的重要解剖学标志。

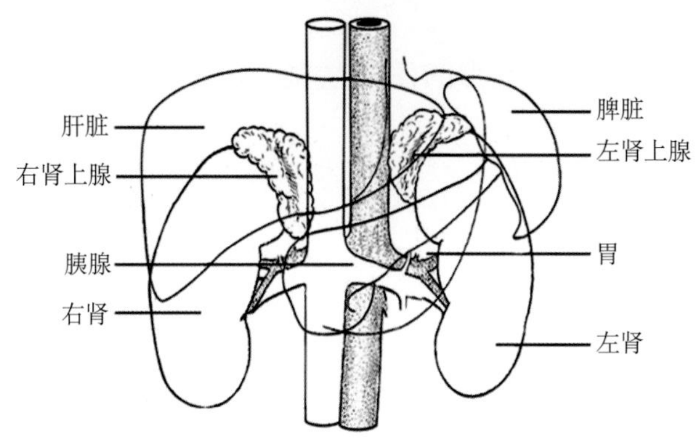


图 47-2-1 肾上腺与毗邻脏器的关系

## 四、肾上腺的组织结构

肾上腺组织主要由两部分组成，腺体的外层为黄色的皮质，较致密，约占整个腺体的90%；中央为褐红色的髓质，较松软，约占腺体的10%（图47-2-2）。肾上腺皮质由外向内，分为球状带、束状带和网状带三层。肾上腺髓质主要含有嗜铬细胞，同时含有交感神经节细胞。

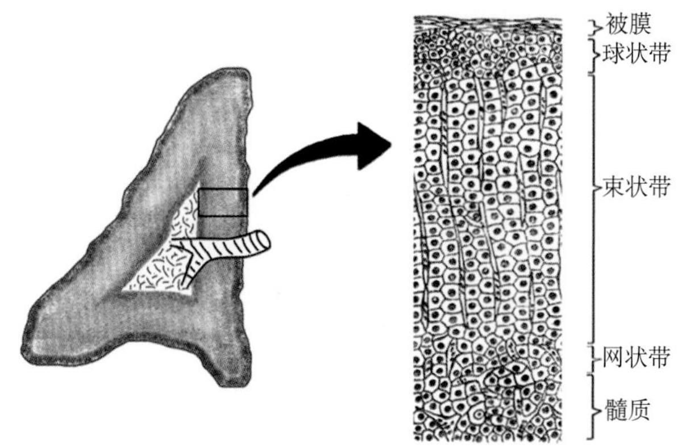


图 47-2-2 肾上腺的组织结构

## 五、肾上腺的血液供应

肾上腺的血供极为丰富。从膈下动脉、腹主动脉、肾动脉分别分出肾上腺上、中、下三组动脉。此后三组动脉先分成数十支纤细的动脉，走行至肾上腺纤维囊并相互吻合与交织环绕肾上腺。尽管肾上腺血管甚为丰富，但鉴于肾上腺如此血管走行与分布的现状，故只有采用高分辨率的彩色多普勒超声设备，方能够在肾上腺内显示星点状或稀少的纤细血流信号。

## 六、肾上腺的生理功能

肾上腺具有分泌多种激素的生理功能，对于维持正常生命至关重要。若患有双侧肾上腺病变需要手术切除治疗时，仅保留其 1/10 左右，即可维持机体的生命活动，不足时需适当补充皮质激素，以维持机体生命活动的基本需求。

### （一）肾上腺皮质的生理功能

1. 球状带　位于皮质的外层，约占皮质的15%左右，分泌盐皮质激素，参与水盐代谢，分泌的醛固酮，具有促进肾小管和集合管保钠排钾的作用。原发性醛固酮增多症、醛固酮瘤及增生是由皮质球状带病变所致。

2. 束状带　位居中层，相对较厚。主要分泌糖皮质激素以调节体内糖和蛋白质的代谢。皮质醇增多症的相应病变如皮质增生、皮质腺瘤及腺癌，主要发生在束状带。

3. 网状带　贴附于髓质，约占皮质的 7%。主要分泌雄激素，正常时分泌量维持性激素平衡。若分泌功能亢进，则可出现女性男性化或男孩性早熟等。该层多见于性征异常症皮质腺癌，少数见于皮质腺瘤。

### （二）肾上腺髓质的生理功能

肾上腺髓质的嗜铬细胞主要分泌肾上腺素和去甲肾上腺素。髓质为一应激器官，平时分泌甚少，情绪激动时可致嗜铬细胞分泌量显著增加，从而调整各级交感神经中枢。髓质除有对血管和神经功能的调节作用之外，还参与葡萄糖和脂肪等物质的代谢。嗜铬细胞瘤主要见于肾上腺髓质，少数见于交感神经节分布的其他区域。

（王正滨）

# 第三节　检查方法

## 一、仪器选择

1. 仪器　应选用高分辨率和远场聚焦功能良好的超声显像仪，以应用凸形探头为佳。此种探头便于采用灵活多变的检查手法，多角度显示肾上腺和显示较为隐蔽的病变。采用扇形相控阵探头可最大限度减少肺内气体的干扰，也较适合检查肾上腺。

2. 探头频率　检查肾上腺应选用穿透力高，分辨力强的探头。如成年人可选择 2.5～3.5MHz 频率的凸阵探头，对儿童或体型较瘦小成年人，可采用 5～8MHz 频率的探头。

## 二、检查前准备

超声检查肾上腺以空腹状态最佳，尤其检查左侧肾上腺时，由于常受胃肠内气体的干扰，而影响超声检查效果，对于受胃肠内气体干扰较重者，可于检查前一天晚间口服适量缓泻或消胀药物，以减少胃肠道内气体的干扰对肾上腺或病变显示效果的影响；也可于检查前饮适量温开水，以此作为透声窗检查左侧肾上腺。对危急重症患者或仅检查右侧肾上腺者可不作任何准备。

## 三、检查体位

1. 仰卧位　检查右侧与左侧肾上腺时，多采用该体位。充分暴露上腹部和侧腰部，嘱受检者双手置于头枕部，以便增加肋间隙的宽度。在右侧与左侧腰部第 7～9 肋间，分别以肝右叶和右肾作为透声窗显示右侧肾上腺或病变，以脾脏和左肾作为透声窗显示左侧肾上腺或病变。

2. 侧卧位　取左侧卧位或右侧卧位，也是检查肾上腺常采用的体位之一。要求受检者双手置于头枕部，以增加左侧或右侧肋间隙的宽度。

3. 俯卧位　受检者俯卧于检查床上，面部偏向一侧，双手置于或垂于检查床两侧，身体放松。采取此体位检查左侧或右侧肾上腺，常因受肋骨、腰大肌和肺内下缘的气体影响，而使得显示肾上腺的效果不尽如人意。因此常需结合其他体位进行检查。

超声检查肾上腺的体位与探头的位置见图 47-3-1。

## 四、检查方法

### （一）二维超声检查

1. 经右侧腰部检查　取仰卧位或左侧半卧位。探头置于右侧腋前线或腋中线第 7～9 肋间，

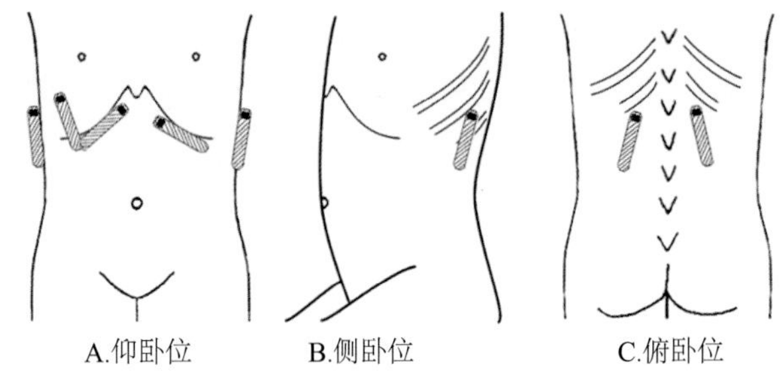


**图 47-3-1 超声扫查肾上腺的体位和途径**

声束指向后内上方，接近于肾冠状切面，透过肝右叶和肾上极作扇形摆动，当显示下腔静脉后，声束略向其后方移动。可在右肾上极内上方显示类似三角形、倒“Y”字或倒“V”字形的右侧肾上腺。声束指向后上方，尚可在下腔静脉后方显示部分右侧肾上腺。在此途径检查，对右侧肾上腺的显示率较高，所获得的肾上腺图像也较为清楚，为检查右侧肾上腺或病变的最佳途径。

2. 经左侧腰部检查　取右侧卧位或仰卧位，探头置于腋中线与腋后线第 6～8 肋间之间，声束通过脾脏和左肾中上极，指向内上方作斜向断面扫查。可在脾脏内下方，左肾上极的内侧前方与腹主动脉之间显示呈倒“V”字形或“月牙”形的左侧肾上腺。尽管经此途径显示左侧肾上腺不如经右侧腰部显示的右侧肾上腺声像图清晰，但仍不失为检查左侧肾上腺的理想途径。

3. 经背部检查

(1) 右侧背部纵断面检查：显示右肾长轴后，将声束指向偏内侧，可在右肾上极内上方与下腔静脉之间显示部分呈倒“Y”字形或条索状的右侧肾上腺。经此途径检查显示的右侧肾上腺轮廓不够完整，尤其不如经侧腰部检查显示的肾上腺图像更加清晰。

(2) 左侧背部纵断面检查：显示左肾纵断面后，在肾上极内侧与腹主动脉之间寻找左侧肾上腺。经此途径检查左侧肾上腺如同检查右侧肾上腺的图像效果。尽管经背部纵断面检查对肥胖型显示的图像效果较差，但可作为检查左侧肾上腺病变的途径之一。

4. 其他途径　对于拟诊断为异位嗜铬细胞瘤的患者，超声检查的范围应进一步扩大。重点检查肾门周围、腹主动脉、髂血管旁乃至盆腔、膀胱周围等区域，以免漏诊。

### (二) 彩色多普勒超声

当二维超声检查发现肾上腺占位性病变或肾上腺体积增大时，应选择彩色多普勒超声对其内部和周围组织脏器进行血流检测，以明确肾上腺病变的血液供给来源及血流特征，依据二维超声显像特点和血流分布的特征，分析占位性病变的性质，并注意观察占位性病变与周围组织脏器的关系，特别是血管走行和状态，血管内有无瘤栓，肿瘤周围的血管是否受压变形或绕行等。

## 五、注意事项与方法改进

1. 由于个体的体型差异，声像图中所见到肾上腺位置的深度差别较大。因此，为了更加清晰的显示并分辨出肾上腺的形态和轮廓，在超声检查过程中，应注意随时调节仪器的聚焦深度和动态范围等，以便使感兴趣区域的清晰度与分辨率达到最大化。

2. 俯卧位经背部检查左侧或右侧肾上腺，常因受肺下缘内气体的遮挡而影响肾上腺的显示。对此，嘱受检者呼气后屏住呼吸检查，可使横膈上移，最大限度的显露出肾上腺的形态与轮廓，从而较清晰地显示肾上腺或病变。

3. 对体积较大的肾上腺嗜铬细胞瘤，尤其是异位嗜铬细胞瘤，在超声检查过程中，操作应轻柔，探头加压检查时切勿过重，以避免诱发高血压危象。

4. 肾上腺的体积虽小，但肾上腺各翼的分布范围较大。如右侧肾上腺的外侧翼边缘有时可达右肾上极顶端的外侧，而前中脊可伸入下腔静脉后方。左肾上腺的外侧覆盖于左肾上极，而内侧缘可伸延到左肾与腹主动脉之间乃至达肾门部。其前后缘的距离也较大，当其边缘部发生肿瘤时，极易漏诊或误诊为其他脏器的肿瘤。因此，应注重肾上腺特殊的解剖特点，采用多体位、多途径、多切面、多角度、详细进行扫查，方可提高肾上腺微小肿瘤的显示率。

5. 对临床拟诊为嗜铬细胞瘤而超声在肾上腺区未显示肿瘤的患者，应进一步扩大超声扫查范围，如肾门部、腹主动脉旁、髂血管周围，乃至交感神经节分布的其他区域，以免漏诊异位的病变。

6. 超声检查前，应注意仔细阅读超声检查申请单，全面了解患者的病史、体征和有关实验室检查结果，对于临床拟诊为肾上腺病变而超声检查为阴性结果时，尚应密切结合其他影像学检查结果，相互印证，互为补充。

（王正滨　张　毅）

# 第四节　正常肾上腺声像图

## 一、灰阶超声

### （一）肾上腺形态与轮廓

由于肾上腺的位置深在，轮廓极不规则，其形态可因腹膜后间隙的变化而呈多样化。因此，超声显示的肾上腺形态可因不同体位、不同位置、不同角度和不同探测途径而变化多端。肾上腺的每个侧翼均很薄，声像图上可呈线状或细带状回声；由肾上腺顶部向下断面观察，若顶端断面图像仅显示前中脊和中翼时，其轮廓可呈“曲线”形；肾上腺中部切面图像上，两翼均被显示时，则呈倒“Y”字或倒“V”字形；若超声断面通过腺体底部，此位置显示的中翼较短，而前中脊和相对较长的侧翼被显示时，左侧和右侧可呈“月牙”形；仅显示侧翼时，近似弯曲的“一”字形。声像图所见的肾上腺形态可随检查体位、探头位置及角度的不同，而有相应的变化，不可能在一个断面图上显示肾上腺的全貌，而仅能提供肾上腺的不同断面图像（图 47-4-1），因此声像图所测正常肾上腺较实际为小。通常右侧肾上腺的显示率高于左侧。

正常新生儿肾上腺除轮廓较大，外形饱满之外，其他与成年人类此。此外，肾上腺髓质回声较高，皮质回声则相对较低。新生儿随出生天数的增加，肾上腺轮廓将会逐渐缩小。

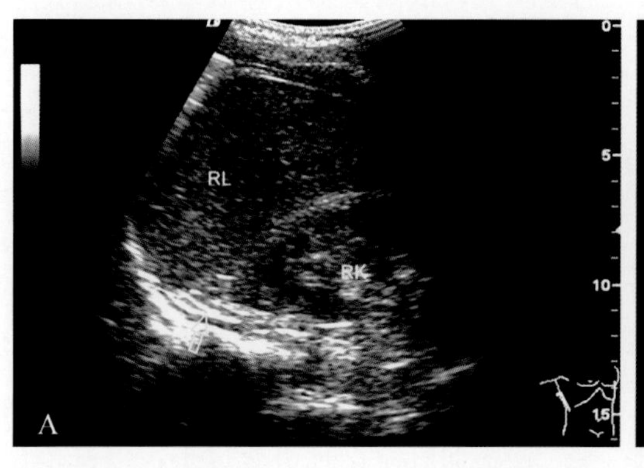


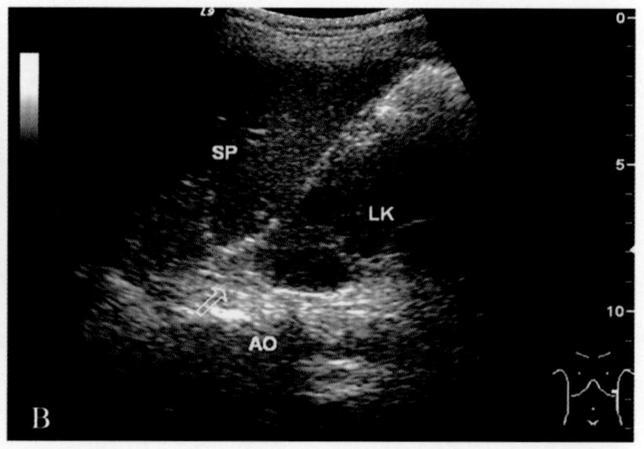


A. 右侧肾上腺声像图；RL：肝脏；RK：右肾；B. 左肾上腺声像图；SP：脾脏；LK：左肾；AO：腹主动脉，箭头示肾上腺

**图 47-4-1　正常肾上腺声像图**

### （二）肾上腺内部回声

正常肾上腺的回声强度，皮质多呈低回声或中等回声，而腺体中心部的髓质回声相对略高。胎儿和新生儿的肾上腺髓质多呈较高回声，皮质回声则相对较低。

## 二、彩色多普勒超声

尽管由膈下动脉、腹主动脉、肾动脉分别分出肾上腺上、中、下三组动脉血管供给肾上腺，其血运较为丰富。但是，由于该三组血管均较纤细，而且此后三组动脉又分成数十支更为纤细的动脉分支交织环绕于肾上腺，因此，通常彩色多普勒超声难以显示其内的血流信号，只有采用高分辨率的超声设备，方仅能显示出肾上腺内有极少的星点状血流信号。但肾上腺发生肿瘤，特别是恶性肿瘤内常可显示其内有较多的星点状、短棒状或走行不规则的血流信号。

## 三、正常肾上腺测值

### （一）正常肾上腺的超声显示率

以往由于受超声诊断仪分辨率和检查技术条件的限制，使得肾上腺的超声显示率不尽如人意。随着超声仪器设备的研制进展以及检查技术的提高和经验的积累，对正常肾上腺的显示率有了大幅度的提升。

王正滨等应用高分辨率超声显像仪和较高频率的面阵与变频探头，对180例成年人的肾上腺进行超声检查，其中右侧肾上腺显示率达97.8%（176/180），左侧肾上腺显示率95.6%（172/180）。超声未能清晰显示肾上腺者中，右侧4例，左侧5例均为超力型和肥胖体型者，另有3例由于受胃内气体干扰较重而未能显示左侧肾上腺。

### （二）正常肾上腺的超声测值

正常肾上腺声像图可因检查断面的不同而有很大变异，不可能在一个切面图上显示出肾上腺的完整轮廓。因此正常肾上腺的超声测值，仅能结合其形态、大小与分布情况予以大体检测。通常正常肾上腺的超声测值较其实际轮廓更小。

（王正滨）

## 第五节 肾上腺皮质增生

肾上腺皮质疾病分为肾上腺皮质功能亢进和肾上腺皮质功能不全两类。前者是由于双侧肾上腺腺体增生或肿瘤，导致肾上腺皮质长期分泌一种或多种激素过量而引起的一系列临床综合征。由于其发病因素和发病过程不同，因而其临床病理学和临床症状学也有所区别。主要有以下4种类型：①以分泌糖皮质激素中的皮质醇增多为主的肾上腺皮质醇增多症，又称库欣综合征，临床最为常见，约占80%；②以分泌盐皮质激素中的醛固酮增多为主的原发性醛固酮增多症，约占15%；③以分泌肾上腺性激素类过多为主，而导致肾上腺性征异常症（性征异常症）；④以两种以上皮质激素分泌过多而发生的混合型肾上腺机能亢进症。后两种类型引起的肾上腺皮质增生较为少见，约占5%。肾上腺皮质功能减退或不足，可分为原发性肾上腺皮质功能减退，又称埃迪森病和继发性肾上腺皮质功能不足，主要为下丘脑-垂体功能低下，导致促肾上腺皮质激素释放因子或促肾上腺皮质激素分泌减少，引起肾上腺皮质萎缩。继发性肾上腺皮质功能不足的病因，主要有肾上腺结核、肾上腺转移癌和特发性肾上腺皮质萎缩等。

### 一、肾上腺皮质增生

肾上腺皮质增生主要有库欣综合征、原发性醛固酮增多症、肾上腺性征异常症以及肾上腺以外的疾病导致肾上腺皮质分泌过多的类似促肾上腺皮质激素活性物质，而导致的肾上腺皮质增生。临床最突出的病理学特点是双侧肾上腺腺体轻度增大或呈弥漫性增厚，少数为腺体轮廓正常。肾上腺皮质增生的切面观呈现皮质增厚；结节样增生则可见腺体局部或散在分布小结节样改变，小结节为圆形或椭圆形，直径多在0.5～1.0cm左右。结节样增生在病理组织形态学上与功能性肾上腺皮质小腺瘤颇为相似。然而肾上腺皮质腺瘤多为单侧病变，而对侧肾上腺则发生萎缩，两者有明显区别。

#### （一）病理及临床概要

1. 库欣综合征皮质增生 最常见的原因是肾上腺皮质增生，多为弥漫性增生，仅有少数病例为结节状增生。镜下主要以空泡状束状带细胞组成为主，球状带常难以识别。其发病根源在于脑垂体嗜碱性细胞分泌过多的促肾上腺皮质激素（ACTH），从而引起双侧肾上腺皮质发生增生样改变，并分泌过多的皮质醇导致一系列临床病理改变，故又称之为增生型皮质醇增多症或库欣综合征。本病可发生于任何年龄，以青壮年最多见，女性多于男性。由于皮质醇分泌过多，常引起代谢紊乱，脂肪重新分布，机体对感染的抵抗力降低。临床表现为满月脸、向心性肥胖、水牛背、皮肤紫纹、脸面部痤疮、女性月经减少或闭经、多毛、高血压和骨质疏松等。

2. 醛固酮症皮质增生 本病是由于肾上腺皮质增生分泌增多的醛固酮而引起，临床上极为少见，占1%左右。特发性醛固酮症的原发病变并不在肾上腺本身，而是由其所造成的血容量降低，肾脏缺血等因素而引起的肾素分泌过多，导致血管紧张素Ⅱ分泌增加，并兴奋肾上腺皮质球状带，从而促进醛固酮分泌增多。病理组织学以球状带细胞增厚为特征，伴有舌样球状带突起，并伸向束状带。若存有微小结节时，则由透明束状带细胞组成。主要表现为持续性高血压，尿钾增高和自发性低血钾，周围神经性肌无力、麻木、痉挛、疼痛、血浆肾素活性降低和肾小管肾病等症状。

3. 性征异常症　无论男性或女性均能分泌雄激素和雌激素，若肾上腺皮质网状带发生增生或肿瘤时，肾上腺雄性激素分泌过多，则可引起性征异常症。本病为先天性性异常性疾病，临床罕见。男性患者多无明显症状，女性患者出现假两性畸形者为胎儿期发生肾上腺皮质增生所致。

4. 其他疾病所致的皮质增生　某些垂体外的恶性肿瘤如：胸腺癌、胰腺癌、甲状腺癌、结肠癌、卵巢癌等，其中少数病例的癌细胞可分泌过多的类似促肾上腺皮质激素的活性物质，作用于肾上腺皮质引起皮质增生，称为继发性皮质增生。病理组织学所见肾上腺多为弥漫性增生。镜下显示束状带细胞弥漫性增生，以致密或无脂质表现的细胞为特征。发生在肾上腺以外的恶性肿瘤，可导致皮质增生，临床表现多与原发性肿瘤密切相关，其次为癌细胞分泌类似促肾上腺皮质激素活性物质过多，所引起皮质增生的相应临床症状。

## （二）超声检查所见

1. 库欣综合征皮质增生　灰阶超声显示肾上腺腺体被增厚的脂肪组织所包绕，肾上腺轮廓轻度增大，外形饱满。少数患者肾上腺轮廓可在正常范围。肾上腺内部呈均匀的低或中等回声（图 47-5-1）。肾上腺结节样增生则显示该腺体表面不光滑，内部为无明显分界的小结节样回声，结节直径多为数毫米（图 47-5-2）。肾上腺明显增大者，灰阶超声则可显示肾上腺中部断面呈边缘圆钝的三角形。两翼均可显示时，呈外形饱满的倒“Y”字形或倒“V”字形，与周围脂肪组织分界清晰。

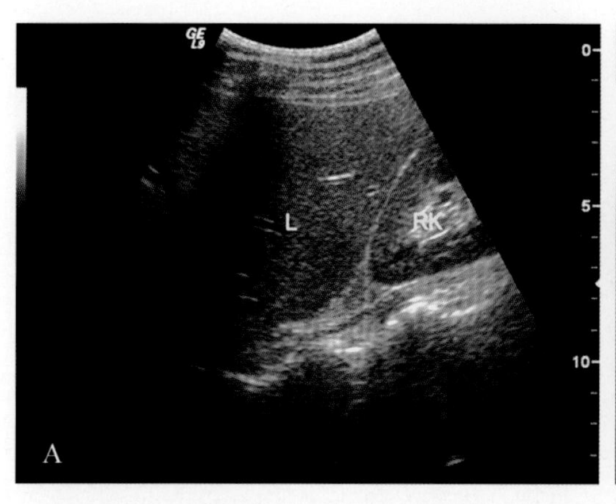


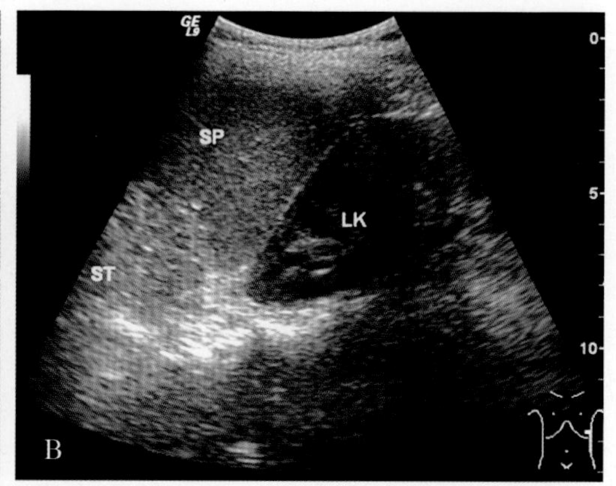


A. 右侧肾上腺皮质增生，L：肝；RK：右肾；B. 左侧肾上腺皮质增生，SP：脾脏；LK：左肾；ST：胃

**图 47-5-1　肾上腺皮质增生声像图**

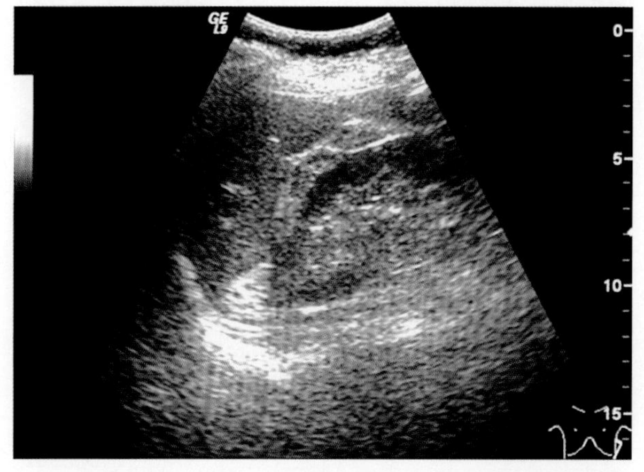

**图 47-5-2　左肾上腺结节样增生，内见 3 个低回声小结节**

2. 醛固酮增多症皮质增生　由于患本病者皮下脂肪和肾周围脂肪组织均较为稀少甚至缺乏，机体明显消瘦。因此，灰阶超声较易于清晰显示肾上腺的形态和轮廓，肾上腺增大的程度与皮质增生的程度成正比，肾上腺内部回声较库欣综合征皮质增生相对略高。其他声像图表现则与其他病因所致皮质增生的声像图所见无明显区别。

3. 性征异常症皮质增生　本病多为小儿，皮质增生系先天性异常，出生后发病者多见于肿瘤。因此，灰阶超声较容易显示增大的肾上腺轮廓。声像图所见肾周围脂肪回声的多寡，介于库欣综合征和醛固酮增多症皮质增生之间。其他声像图表现与皮质增生相似。

4. 其他病因所致的皮质增生　肾上腺外疾病所致的皮质增生，声像图表现为肾上腺轮廓多为轻度增大或无明显增大，其内部为点状低回声，分布较均匀。

### （三）诊断思维与评价

超声检查肾上腺有阳性发现时，可根据声像图特征分析判定是皮质增生，还是皮质肿瘤。但超声检查存在一定的局限性，如对皮下脂肪甚厚者或左侧肾上腺病变的显示效果相对较差，对肾上腺皮质结节样增生与体积甚小的醛固酮瘤的鉴别诊断，有时颇感困惑。超声诊断皮质增生时，除应注重不同病因所引起皮质增生的声像图改变外，还应密切结合临床和其他影像学及临床检验等指标。如：①临床上有明显肾上腺皮质功能亢进的表现；②区分库欣综合征、醛固酮增多症、性征异常症等；③除外肾上腺肿瘤或感染性肾上腺肿大；④与肾上腺其他疾病和毗邻脏器的有关疾病做出鉴别诊断。需要与皮质增生鉴别的常见疾病有以下几种：

1. 皮质腺瘤　体积较大的肾上腺结节样增生，增生结节可为略高回声，但对于增生结节呈中等或较低回声者，应注意与体积很小的醛固酮腺瘤鉴别。通常腺瘤多为单发性，对侧肾上腺萎缩，结节样增生常为多发性，若在一幅声像图上仅显示其中一个增生结节时，不断侧动探头或改变超声检查角度，多能显示其他增生结节，同时对侧肾上腺也有不同程度增大或也可显示结节回声；醛固酮腺瘤多为圆形或椭圆形，而增生结节边缘不规则或境界欠清楚；腺瘤的内部回声均匀，且回声较弱，增生结节则相反。

2. 肾上腺脂肪伪像　体型肥胖的患者，肾上腺被包绕在增厚的脂肪囊内，若限于超声检查技术条件或对其认识不足时，很难辨别肾上腺轮廓或误诊为皮质增生。对此，首先应清楚肾上腺具有独立的脂肪囊，腺体位于其中而非紧贴肾上极，肾上腺与其脂肪囊随呼吸上下来回运动的幅度，均较肾和肾周围脂肪囊的活动幅度略小。当嘱受检者缓慢呼吸时，可观察到回声略高于脂肪囊的肾上腺轮廓，并与周围脂肪有较小的相对运动。

3. 肾上腺区其他病变　肾上腺毗邻脏器的病变，如肝、脾、肾上极包膜下、胰尾部、膈肌角、肾上腺脂肪囊等脏器的微小病变，向外突出或浸润肾上腺时，可疑似肾上腺轮廓增大。多断面仔细观察便可发现上述这些脏器的病变轮廓多较大，作连续性扫查可显示病变均有其脏器的归属。此外，病变的内部回声强度与皮质增生也有较大的差别。

当超声诊断困难时，可选择进行CT、MRI和SPECT等其他影像诊断学检查，相互印证，互为补充。CT检查可根据肾上腺的大小与形态，区分是均匀性皮质增生或结节样增生。对于肾上腺大小、形态正常者，不能除外皮质增生。结节样增生CT平扫呈等密度或略低密度，增强扫描增生结节多呈轻度强化，也有呈中等程度强化者，但较少见。MRI检查在T1加权像上可显示肾上腺增厚，其形态多无明显改变。结节样增生肾上腺普遍性增大可呈结节样改变。T2加权像皮质增生的信号强度与肝实质近似。但MRI对皮质增生与微小肿瘤的鉴别存在困难。DSA检查对肾上腺多血管疾病的诊断有一定价值。但因肾上腺为多支动脉供血，选择性插管难度较大，且失败率高，故一般不选用血管造影诊断肾上腺疾病。SPECT检查$^{131}$碘化胆固醇显像可使双侧肾上腺显影，肾上腺影像增大，放射性升高。采用地塞米松抑制试验若为阳性，可诊断为皮质增生。功能性皮质肿瘤为一侧显影浓聚，另一侧浅淡。但核素检查对轻度皮质增生不敏感，对无功能性肾上腺病变则无诊断作用。

肾上腺位置较深，形态极不规则，其周围的解剖结构又较复杂，因此以往诊断肾上腺皮质增生多依靠CT与SPECT检查。虽然就单项技术而言，采用薄层高分辨率的CT检查获取的图像更为直观，诊断肾上腺皮质增生的敏感性高于超声检查。然而超声设备普及、方便易行、无创伤性，尤其近几年随着超声设备的研制进展、检查技术的改进和经验的积累，进一步提高了超声诊断肾上腺皮质增生的敏感性和准确率。超声检查为阴性结果时，虽然不能排除肾上腺皮质增生，但通常可在排除肾上腺皮质良性或恶性肿瘤的基础上，结合临床症状和体征、生化和激素水平测定结果，以及其他影像学检查结果，进行综合分析判断。

## 二、肾上腺皮质腺瘤

肾上腺皮质腺瘤（adenocortical adenoma）是

一组异源性良性肿瘤，可发生在肾上腺皮质的任何一层。肿瘤可伴有糖皮质激素（皮质醇症）、盐皮质激素（醛固酮症）、雄激素或雌激素类固醇（性征异常症）分泌过多。皮质腺瘤临床并非少见。随着高分辨率超声在临床的广泛应用和对肾上腺疾病认识的提高，对大多数继发性高血压、醛固酮症、库欣综合征、性征异常症等，可于术前得以明确诊断。目前认为超声和 CT 检查对肾上腺皮质腺瘤的定位与定性诊断具有重要的临床价值，与手术病理诊断符合率可高达 95%。

### （一）病理及临床概要

肾上腺皮质功能性腺瘤与皮质增生的病因既有相同之处，又存在异同点。发生在肾上腺皮质的两类疾病，同时可为分泌一种或多种肾上腺皮质激素过量所致，同属于肾上腺皮质机能亢进症的范畴。

1. 皮质醇症皮质腺瘤　原发病变在肾上腺皮质，其功能亢进系由于发生在束状带的腺瘤分泌糖类及性激素类肾上腺皮质激素过多所致，而且不依赖于 ACTH 的分泌。垂体嗜碱性细胞受反馈机制的影响而出现变性，而皮质增生主要由于脑垂体嗜碱性细胞分泌过多的 ACTH，引起双侧皮质增生，而后又分泌过多的皮质醇。此种腺瘤多呈圆形或椭圆形，生长缓慢。瘤体一般为 3～4cm，表面光滑，有完整包膜。除较大的腺瘤外，切面很少有出血、坏死或囊性变。腺瘤多为索状、多角状或腺泡状透明细胞组成，腺瘤细胞比正常细胞略大，细胞排列成团或呈束状，与原有的束状带和球状带相似。具有分泌皮质醇功能的腺瘤，其临床表现与肾上腺皮质醇增多症所致的皮质增生类似。

2. 醛固酮症皮质腺瘤　病因为发生在球状带的腺瘤分泌过多的醛固酮所致。原发性醛固酮增多症约 90%左右见于皮质腺瘤，其中 90%以上为单发性腺瘤。瘤体直径多为 1～2cm，有完整包膜。切面呈鲜黄色。镜下腺瘤细胞排列可类似球状带、束状带或两种细胞兼有。同侧和对侧瘤外的束状带组织有不同程度的萎缩。80%以上的醛固酮症为功能性皮质腺瘤所致。主要临床表现为持续性高血压，头痛、头晕、高钠低钾、多饮、多尿、神经肌肉功能障碍等。高血压应用降压药物疗效不明显，神经肌肉麻痹多呈周期性发作。

3. 性征异常症皮质腺瘤　发生在网状带的腺瘤分泌肾上腺雄性激素过多为其主要病因。本病为后天性，临床罕见。瘤体较大者多为恶性。腺瘤通常为 2～4cm，包膜完整，切面多呈棕褐色，较大的瘤体内部可有出血、变性与坏死。出现肾上腺性征异常症。

4. 无功能性皮质腺瘤　瘤体大小不一，表面光滑，包膜完整。切面多呈鲜红色，由束状带细胞组成，偶可见腺瘤内灶状髓脂肪瘤样改变，腺瘤周围的肾上腺皮质无萎缩征象。无分泌功能的腺瘤常无明显的临床症状，多在健康体检时被超声检查发现。

### （二）超声检查所见

1. 灰阶超声　各种病因所致肾上腺皮质腺瘤的临床表现各异，其声像图表现虽各有其特征，但也有相同之处。如肿瘤的轮廓线回声均比较高，与周围组织分界清楚，后方回声无明显衰减。功能性皮质腺瘤对侧肾上腺均有不同程度的缩小，无功能性皮质腺瘤对侧肾上腺正常。仅有性征异常症皮质腺瘤对侧肾上腺回声可为正常。

（1）皮质醇皮质腺瘤：患侧肾上腺轮廓增大，表面隆突不平，其内显示圆形或椭圆形肿块，边缘规则，有较完整包膜，境界较清楚，有球体感，内部为点状低回声或中等回声，分布较均匀（图 47-5-3）。通常经背部超声探测，肿块上缘因受肺下叶气体影响而显示不满意，对此，可经侧腰部进行扫查常可显示（图 47-5-4）。

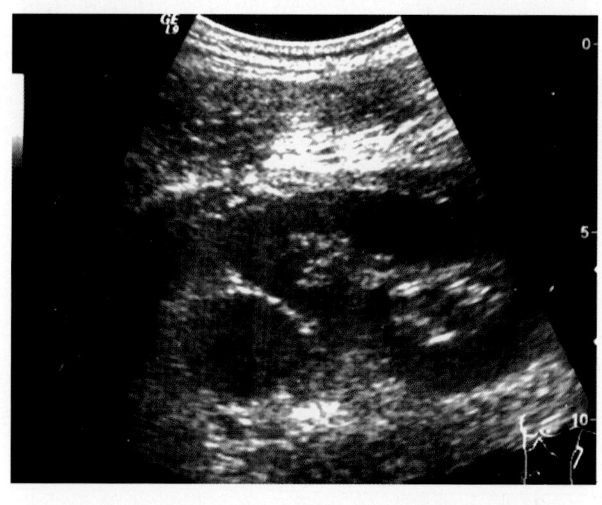

左肾上极后方圆形低回声团块，表面光滑，境界清楚

**图 47-5-3　皮质醇皮质腺瘤**

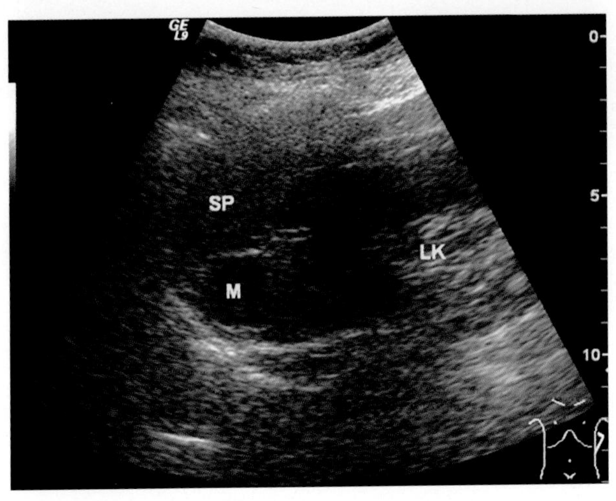

左肾上方、脾后方低回声团块，SP：脾；LK：左肾；M：腺瘤

**图 47-5-4 皮质醇皮质腺瘤**

（2）醛固酮皮质腺瘤：腺瘤位于肾上腺内部或接近边缘者，肾上腺外形较饱满，位于肾上腺边缘者，肾上腺表面不光滑，局部可见圆形或椭圆形结节或肿块向外膨出。肿块边缘规则，轮廓线回声较高，与周围组织和脏器分界清楚。体积较小的腺瘤，内部回声较低，多呈弱回声（图 47-5-5）；体积较大的腺瘤多为低回声，内部分布较均匀，回声不均匀者少见。王正滨等曾报道 31 例醛固酮皮质腺瘤，超声显示腺瘤最小直径为 0.6cm，最大者 2.7cm（图 47-5-6）。

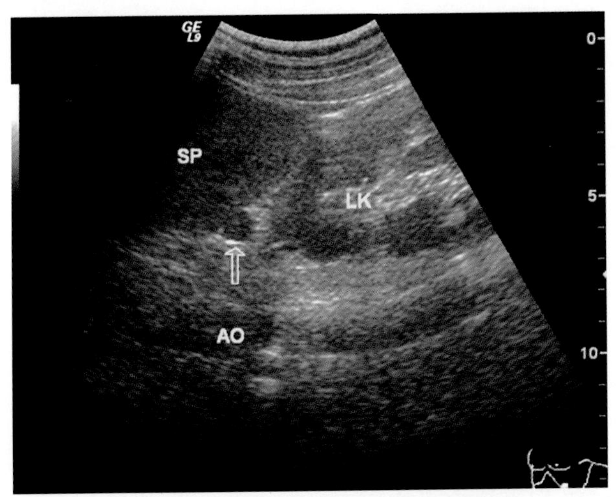

箭头示瘤体，直径<1.5cm，SP：脾；LK：左肾

**图 47-5-5 左肾上腺醛固酮皮质腺瘤**

（3）性征异常症皮质腺瘤：声像图所见肿块的大小、形态和内部回声，与皮质醇皮质腺瘤近似。若超声显示肿块较大，边缘不规则，内部回声不均匀等声像图改变，则应考虑有癌变的可能。

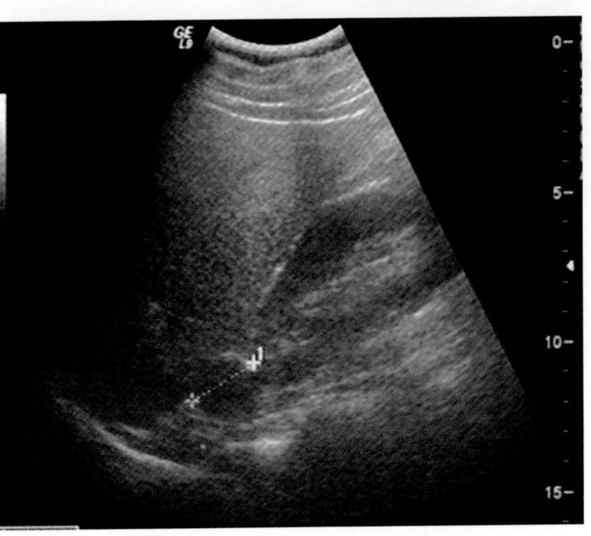
肿瘤直径 2.7cm，回声较弱，境界清楚

**图 47-5-6 右肾上腺醛固酮皮质腺瘤**

（4）无功能性皮质腺瘤：声像图所见肿块多为低回声，回声分布较均匀（图 47-5-7）。

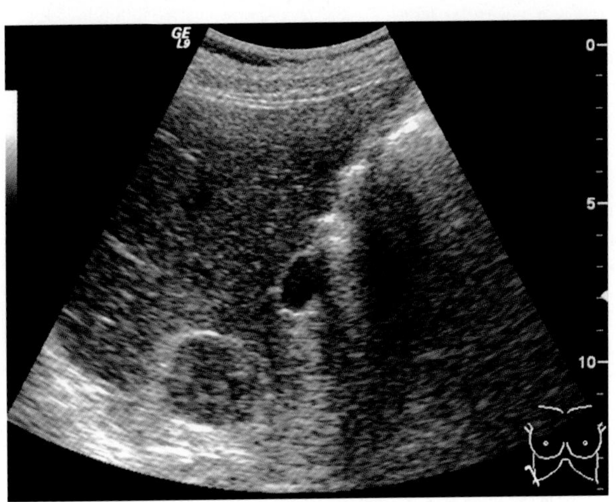
右肾上腺区低回声结节，形态规则，境界清楚，内回声均匀

**图 47-5-7 无功能性皮质腺瘤**

2. 彩色多普勒超声　肾上腺皮质腺瘤内部彩色血流信号均较稀少，仅有采用高分辨率的彩色多普勒超声设备方可于肿瘤内部显示出星点状或短棒状血流信号。

## （三）诊断思维与评价

超声诊断肾上腺皮质腺瘤时，应密切结合患者的临床表现与体征。如超声在单侧肾上腺区显示直径3cm左右的圆形或椭圆形低回声团块，表面光滑，境界清晰，应高度提示为。若临床上有满月脸、向心性肥胖、皮肤紫纹、多毛和痤疮等，便可诊断为皮质醇症皮质腺瘤；功能性皮质腺瘤也可引起肾上腺性征异常，但非常少见；若显示1～2cm的肿瘤轮廓，有明显包膜，内部回声较弱，结合患者消瘦，具有高血压、神经肌肉周期性麻痹、多尿等症状，则应诊断为醛固酮皮质腺瘤；若在超声健康体检时发现肾上腺肿瘤，对侧肾上腺正常，患者无明显临床症状，则为无功能性皮质腺瘤。尽管如此，由于各种不同病因所致皮质腺瘤的声像图表现无特异性。因此，超声诊断时需与下列疾病鉴别。

1. 肾包膜下肿瘤　发生在肾上极包膜下的小肿瘤突入肾上腺区时，有时很难与肾上腺肿瘤鉴别。对此，作肾长轴切面扫查，可见肾上极包膜不光滑，小肿瘤与肾尖段实质无明显分界；多切面扫查可见肿瘤与肾上腺不连接。应用高分辨率彩色多普勒血流显像可见肿瘤的血供来自肾脏。

2. 肾上腺转移癌　外形呈圆形或椭圆形、体积较小的肾上腺转移癌，声像图表现类似皮质腺瘤。但患者多有明显原发癌或原发癌的手术史，如肺癌、胰腺癌、胃癌或肾癌等。其次患者无明显肾上腺皮质机能亢进症，如皮质醇症、醛固酮症等所具有的相应临床表现与体征，一般不难鉴别。

3. 肾上腺结节样增生　肾上腺轮廓增大，局部显示低回声结节时，需注意与很小的醛固酮皮质腺瘤鉴别。通常前者为多发性，改换不同切面扫查，多可显示其他结节，而后者则为单发；前者结节与肾上腺分界不清，后者则可见有较明确的轮廓线；结节样增生对侧肾上腺有不同程度增大，而微小腺瘤对侧肾上腺则有不同程度的萎缩。这些均可作为两种病变的鉴别诊断要点。

4. 异位副脾　生长在距肾上腺较近的副脾回声强度与醛固酮皮质腺瘤类似。经仔细观察可发现异位副脾的轮廓线更加清晰，其内部回声更为细腻和均匀。嘱患者深呼吸实时观察两者的上下动度情况，可发现副脾的动度范围较皮质腺瘤明显增大。应用彩色多普勒检测可见副脾的血流信号较丰富和清晰可辨，副脾的血供则可追踪到脾门区；而醛固酮瘤仅可有星点状血流信号，更不易显示其血供来源。

5. 肾上腺脂肪囊或肾周围脂肪囊血管瘤　其中包括海绵状血管瘤和动静脉瘘，声像图表现既可呈结节样增生又可类似于醛固酮皮质腺瘤。对此应用彩色多普勒血流显像观察其内部的血流情况，便可明确诊断与鉴别肾上腺区为血管瘤或皮质腺瘤。

当超声诊断困难时，可选择进行CT、MRI、DSA和SPECT等其他影像诊断学作为佐证。CT检查可显示直径0.5～1cm的小肿瘤。肾上腺区显示等密度或较低密度的圆形或椭圆形结节或肿块，边缘清楚。增强扫描皮质腺瘤呈轻度或中度强化。但不同病因所致的皮质腺瘤CT表现有许多相似之处，仅凭CT的形态学改变较难鉴别。MRI检查可清晰地显示肿瘤的包膜光滑完整，T1和T2加权像上均呈较低的环形信号。肿瘤附近的周围脂肪信号可中断或消失。SPECT检查患侧肾上腺放射性积聚增高，另一侧放射性减低或不显影。地塞米松试验显影侧呈阴性时，则高度提示皮质腺瘤的可能。

对于直径3cm左右的皮质腺瘤，医学影像学检查均可提示诊断。但X线腹膜后充气造影和SPECT的诊断敏感性和特异性较低，目前临床上已很少应用。超声和CT检查的准确性较高，但也存在优缺点。如肥胖患者，肾上腺周围有丰富的脂肪组织对照，CT检查能够较清晰的显示病灶，被认为是诊断皮质腺瘤的好方法。然而醛固酮症患者多因消瘦而缺乏肾周围脂肪对比，CT的敏感性也随之降低。此外，对于CT值较低的肿瘤，不易与肾上腺囊肿鉴别。在诊断肾上腺肿瘤方面，CT检查的准确率略高于超声，因CT可获取更加清晰直观的图像信息。然而超声具有设备普及、操作简便、无辐射及创伤、诊断迅速等优势，受到临床的广泛重视和信赖。王正滨等曾报道81例皮质腺瘤的超声显像结果，超声定位与定性诊断与手术病理诊断结果符合率分别为95.1%（77/81）和90.1%（71/81），其中超声显示的最小肿瘤直径仅为0.6cm，有6例为无功能皮质腺瘤，均由超声首先检出。由此可见，超声检查可作为诊断与鉴别诊断肾上腺肿瘤的首选方法之一。超声检查也存在不足，如超声诊断皮质腺瘤需有一定的检查技巧和经验，尤其对于较肥胖和左侧肾上腺的小腺瘤，超声显示效果不如CT；对肾上腺结节样增生与小腺瘤的诊断与鉴别诊断准确率尚有待进一步提高；临床拟诊为肾上腺肿瘤而超声检查为阴性结果者，应进一步选择 CT 检查。

## 三、肾上腺皮质癌

肾上腺皮质癌（adenocortical adenocarcinoma）是肾上腺皮质最常见的恶性肿瘤，占肾上腺皮质肿瘤的 20%左右。其中肾上腺性征异常症绝大多数发生于皮质癌；其次是皮质醇增多症，其发病率约占肾上腺皮质醇增多症的 5%；在原发性醛固酮增多症中和无功能性皮质癌罕见。固然肾上腺的各层均可发生皮质癌，但均有其层次的属性，又有交叉浸润。如发生在网状带的肿瘤见于性征异常症，皮质醇症皮质癌则主要见于束状带并向周围浸润蔓延。超声、CT 和 MRI 等影像学检查是肾上腺皮质癌诊断中不可缺少的方法，特别是无功能性肾上腺皮质癌更需要影像学的定位诊断。

### （一）病理及临床概要

肾上腺皮质癌分为功能性与无功能性两种类型，其中 70%以上为功能性皮质腺癌，可伴有皮质醇增多症或性腺类固醇生成过度的表现。皮质醇症皮质癌的生长和分泌功能为自主性，不受 ACTH 控制，对外源性 ACTH 的兴奋，肿瘤多无反应。性征异常症皮质癌是在分泌过多的性激素作用下，引起性征异常的一系列改变。肿瘤表面多呈结节状，肿瘤切面所含脂质成分的多少不同，可呈粉红色、棕红色或黄褐色。肿瘤的体积一般较大，其直径大多在 6cm 以上，甚至可达 30cm，直径小于 3cm 的少见。肿瘤外形常不规则，质地松软，常可见广泛出血、坏死，有时可见其内充满坏死物的假性囊肿，肿瘤较大者可见钙化灶和纤维化。皮质癌呈腺泡状、小梁状或实质状生长方式或为混合结构。癌细胞可穿过肿瘤包膜浸润周围组织，肾上腺静脉多有癌栓形成。晚期可浸润或转移至周围淋巴结、肾、肝、肺等脏器。

肾上腺皮质癌的临床症状多不典型。功能性肿瘤主要表现为以库欣综合征合并女性男性化为最主要表现，性征异常和醛固酮症相对少见。功能性皮质癌由于临床症状出现早，容易早期发现，瘤体相对较小。无功能性皮质癌起病缓慢，症状表现各异，常有乏力、消瘦及间歇性低热，肿瘤较大时可压迫毗邻脏器而引起上腹部不适，腹部胀痛或可触及腹部肿块等，也可因肿瘤向远处脏器转移而出现相应的临床症状。

### （二）超声检查所见

1. 灰阶超声　各种类型的肾上腺皮质癌均可具有以下声像图特征：肾上腺区可见体积较大的类圆形或椭圆形实质性团块，有球体感，边缘不规则，局部境界不清，可呈分叶状；成年人皮质醇症皮质癌团块内部多以低回声为主，性征异常症皮质癌的小儿患者，多以弱回声为主；肿瘤通常多为低回声与弱回声的混合体，或其内混合有较高回声，回声分布极不均匀（图 47-5-8）。肿瘤内部可有出血或坏死液化，呈边缘不规则透声较差的无回声区。肿瘤局部钙化的声像图表现常在肿瘤内部显示斑片状或斑点状强回声，其后方伴有声影（图 47-5-9）。对侧肾上腺大小与形态多无明显异常改变。

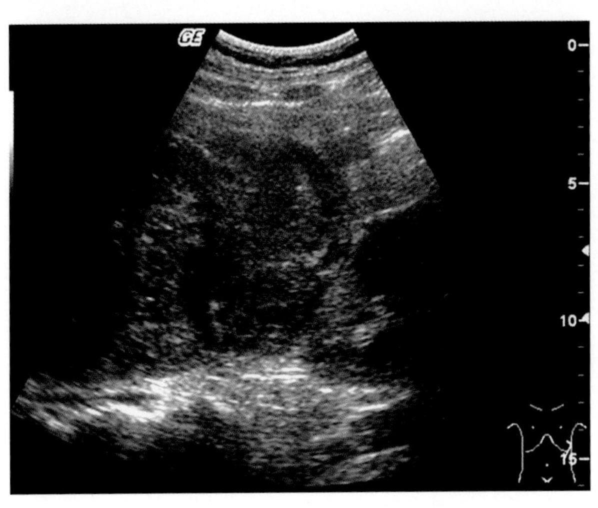


肿瘤直径达 15cm，内以低弱回声为主，并散在分布点状高回声

**图 47-5-8　肾上腺皮质癌声像图**

肾上腺皮质癌常在 5cm 左右，体积较小的皮质癌除瘤体表面较体积较大的瘤体相对光滑外，内部回声也相对较为均匀。较大的肿瘤可压迫或推移毗邻脏器，使患侧肾上极或局部肝脏形成压迹而变形，或患侧肾脏向前下方移位。也可见肿瘤局部边缘与肝脏或肾脏分界不清楚者。当有周围淋巴结或远处脏器转移时，呈现相应的声像图改变。

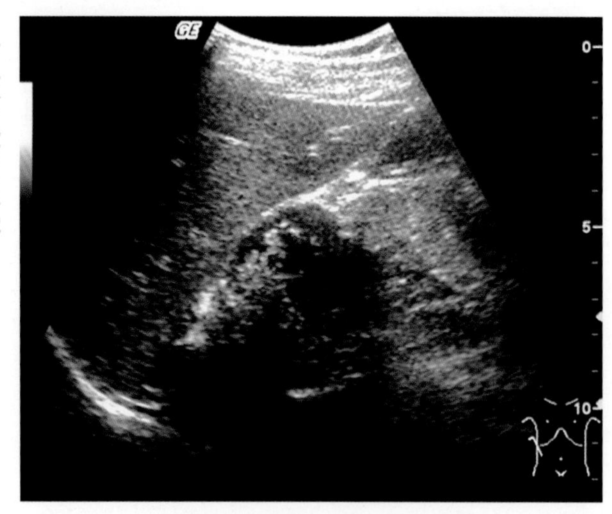

肿瘤内回声不均匀，散在片状强回声

**图 47-5-9 肾上腺皮质癌声像图**

2. 彩色多普勒超声　应用彩色多普勒血流显像可检测到肿瘤边缘或内部的血流情况。肿瘤血流信号较少，血流信号连续性不强，走行极不规则，也有少数肿瘤内部血流信号较为丰富，但血流阻力较高，或可于肿瘤内检测到动、静脉瘘的血流频谱。

## （三）诊断思维与评价

不同类型的肾上腺皮质癌均具有共同的声像图特征，即肾上腺轮廓显著增大，其内显示体积较大（5cm 以上）的实质性团块，边缘不规则呈分叶状，内部则呈低、弱或与高回声混合在一起的不均匀回声。若以上述声像图特征为主要诊断依据，皮质癌的超声诊断较为容易。但是，当遇到缺乏皮质癌的典型声像图征象，或与皮质癌声像图表现类似的其他脏器疾病时，鉴别诊断较为困难。应与以下疾病鉴别：

1. 皮质腺瘤　体积较大的皮质腺瘤和较小的皮质癌，均可呈圆形或椭圆形，内部回声也均可呈不均匀分布。经多断面扫查可发现前者表面较光滑，后者局部边缘多不规则或呈分叶状；前者回声不均匀仅限于皮质腺瘤内局部出血、坏死液化或钙化，而且这些表现很少见，瘤内其他区域仍呈较为均匀的低回声，皮质癌除其内回声较粗外，多呈低、弱或与高回声混杂在一起的声像图改变。

2. 肾上腺外肿瘤　发生在肾上腺区的其他脏器肿瘤，如肝右后叶、肾上极、腹膜后、胰尾部等脏器的恶性肿瘤突入肾上腺区时，原发脏器的肿瘤形态和内部回声，均可酷似皮质癌回声。对此，应首先采取多切面连续性扫查观察临近脏器轮廓线是否连续完整；嘱患者深呼吸实时观察肿瘤与邻近脏器有无矛盾运动；应用彩色多普勒血流显像观察肿瘤内侧边缘，寻找肿瘤的血供脏器或肿瘤临近脏器较粗血管的距离；观察肿瘤距临近脏器标志结构的距离，如肿瘤紧靠肾窦者应考虑原发脏器为肾脏，肿瘤距右肝内较粗血管较近则应考虑肿瘤来自于肝脏等。如果鉴别要点中有两项或以上符合，便能做出较为准确的诊断与鉴别诊断。

3. 嗜铬细胞瘤　参见本章第六节肾上腺髓质疾病中的嗜铬细胞瘤部分。

4. 肾上腺转移癌　体积较大的肾上腺转移癌，声像图表现与皮质腺近似。但患者有原发癌或原发癌手术史，如肺癌、支气管癌、肾癌、胃癌和胰腺癌等。虽然有极少数肾上腺转移癌患者也可继发肾上腺皮质机能亢进，但症状较轻，而且性征异常或皮质醇症相应的临床体征出现较晚。

CT 检查可较清楚显示皮质肿瘤的大小、形态、内部结构及其与周围脏器的关系，也可检出有无其他脏器和淋巴结转移。CT 增强扫描肿瘤为不均匀强化。肿瘤内部有出血、坏死液化时，呈现为不强化区，边缘不规则。MRI 检查肿瘤在 T1 加权像多为低信号，出血和坏死液化区的信号更低。T2 加权像呈较高信号，肿瘤内坏死液化区的信号更高。但对肿瘤内部有无钙化的显示，其敏感性相对较差。SPECT 和腹膜后充气造影检查该两项检查均具有一定创伤性，而且敏感性较差，因此仅在缺乏其他影像检查条件时，方才应用。

皮质癌临床较为少见，其中主要见于性征异常症，皮质醇症少见，醛固酮皮质癌罕见。由于肾上腺皮质癌进展快，且预后较差。因此，早期诊断并采取及时的治疗措施。对患者的预后具有重要意义。MRI 有较高的诊断价值，但检查费用较高，其敏感性不如超声显像和 CT 检查。目前超声显像和 CT 对皮质癌的诊断与鉴别诊断价值已得到临床的确认。据文献报道，CT 与超声显像对肾上腺肿瘤的定位与定性诊断准确率已分别达 95%与 90%以上。王正滨等报道 27 例肾上腺恶性肿瘤的超声显像结果，经与手术和病理诊断结果对比，超声显像定位诊断符合率为 96.3%，定性诊断符合率为 92.6%。由此可见，超声显像对皮质癌的诊断具有重要的临床应用价值，可作为临床诊断肾上腺皮质癌的首选方法。超声显像较 CT 检查也有一些不足之处，如对于皮下和肾周脂肪较厚的患者，超声显像的分辨率不如 CT，尤其对于腹膜后转移性淋巴结肿大和毗邻脏器有无浸润的观察，不如 CT 图像更为直观和观察的更加细致。然而对于消瘦患者，超声显像具有高分辨率的优越性，可弥补 CT 检查的某些不足。如果在超声显像和 CT 检查对皮质癌与其周围脏器的病变鉴别诊断发生困难时，采用两种影像学检查相互印证，对诊断意义更大。

(王正滨)

## 第六节 肾上腺髓质疾病

肾上腺髓质疾病（adrenal medulla disease，AD）包括嗜铬细胞瘤、肾上腺髓质增生、肾上腺髓样脂肪瘤、神经母细胞瘤、神经节细胞瘤和神经纤维瘤等疾病。临床上最常见的是嗜铬细胞瘤，它也是继发性高血压的主要原因之一。超声在诊断 AD 时，必须密切结合临床，同时需要其他影像学佐证，如 CT、MRI、PET-CT 等，方可提高诊断准确性。

### 一、嗜铬细胞瘤

嗜铬细胞瘤（pheochrocytoma）是一种临床较少见的继发性高血压病，是起源于肾上腺髓质、交感神经节、旁交感神经节或分布在其他部位的嗜铬组织的肿瘤。它持续或间断性分泌释放大量儿茶酚胺类物质和多巴胺，导致高儿茶酚胺血症，引起以持续性或阵发性高血压为特征的多脏器功能和代谢紊乱的综合征。嗜铬细胞瘤可发生于任何年龄，但多在 20～50 岁发病，家族性肿瘤更多见于少年。女性略高于男性。嗜铬细胞瘤 60%～80%为单侧单发，以右侧肾上腺多见，其余为多发或异位。20%～40%为家族性双侧多发，小儿男性略高。嗜铬细胞瘤 90%为良性，且具有良好的手术治疗效果。因此，早期发现、早期诊断、准确定位，成为患者获得及时手术治疗的关键性措施。若延误诊断，治疗不及时，可引起心脑肾等重要脏器的严重损害，甚至危及生命。

#### （一）病理及临床概要

嗜铬细胞瘤的肿瘤体积多较大，常见瘤体直径为 4～5cm，包膜完整光滑。肿瘤切面呈颗粒状，瘤内可有出血、坏死或囊性变。恶性嗜铬细胞瘤占 10%左右，表面隆突不平，可有浸润毗邻脏器、远处脏器转移、浸润肾上腺静脉和毗邻的其他静脉血管并形成癌栓。镜下肿瘤多数由中等或较大的多角形细胞组成，并排列成腺泡状或小梁状，胞质内有较多颗粒。恶性肿瘤细胞排列不规则，多有细胞分裂，肾上腺静脉内有瘤细胞浸润常见。嗜铬细胞瘤 90%左右发生在肾上腺髓质，发生在肾上腺外的嗜铬细胞瘤较少见，仅占 10%左右。后者可见于体内交感神经节分布的许多部位，如肾门、腹主动脉旁、髂血管处、颈动脉周围等交感神经节分布的嗜铬组织内；其他少见部位为肝与下腔静脉之间、卵巢和膀胱等处。对肾上腺外的异位嗜铬细胞瘤，也有称其为肾上腺外副神经节瘤者。

嗜铬细胞瘤主要为儿茶酚胺分泌增多而引起的相应表现与体征，或为高血压的并发症。90%以上的患者首发症状为高血压，为阵发性或持续性。病情发作时收缩压可达 200～300mmHg（26.7～40.0kPa）以上，常伴有剧烈头痛、多汗、面色苍白、心悸、手足厥冷、视力模糊、恶心、呕吐以及体重减轻等症状。

#### （二）超声检查所见

1. 灰阶超声

（1）肾上腺肿块　肾上腺区显示圆形或椭圆形肿块，直径多为 4～5cm，表面光滑，轮廓线清楚，回声较高，肿块有球体感。较小的肿瘤内部呈分布均匀的点状低回声；瘤体较大者，可与肾包膜回声构成典型的“海鸥征”，并且内部多伴有出血、坏死或囊性变。肿块内以低回声为主，并可见单个或多个边缘不规则、透声较差的无回声区。少数可呈低弱回声、高回声和无回声并存的混合回声（图 47-6-1）。

（2）恶性嗜铬细胞瘤　临床罕见。声像图显示除肿瘤体积较大外，边缘不规则，多呈分叶状，局部边缘与周围组织分界不清。同时多有腹膜后、腹主动脉旁或远处的淋巴结转移。肿瘤内部则以低回声为主，分布不均匀，常可见瘤内有坏死、液化的弱回声、无回声区和钙化形成的强回声一并存在，呈现混合回声。

(3) 周围组织脏器改变　位于右侧肾上腺的肿瘤，可压迫肝右后叶，导致肝局部变形，包膜内陷，肿瘤突入其中；肿瘤压迫右肾可致肾局部变形，或向外侧和向下方移位。左肾上腺肿瘤可压迫左肾，发生在肾门上方或下方的肿瘤，因肾被推移可发生轴向移位；脊柱前方下腔静脉与腹主动脉之间的肿瘤，往往推挤下腔静脉使其局部向外前方偏移。较少见的异位嗜铬细胞瘤，如腹主动脉旁、膀胱壁、睾丸、卵巢内的嗜铬细胞瘤，均可导致这些脏器的形态和正常回声结构发生改变（图 47-6-2）。

2. 彩色多普勒超声　较小的肾上腺嗜铬细胞瘤内部血流信号较少，多呈短棒状或星点状血流信号，散在分布于肿瘤内。较大的肿瘤内部血流信号增多，但血管较纤细，可呈现短棒状和星点状血流信号混合。

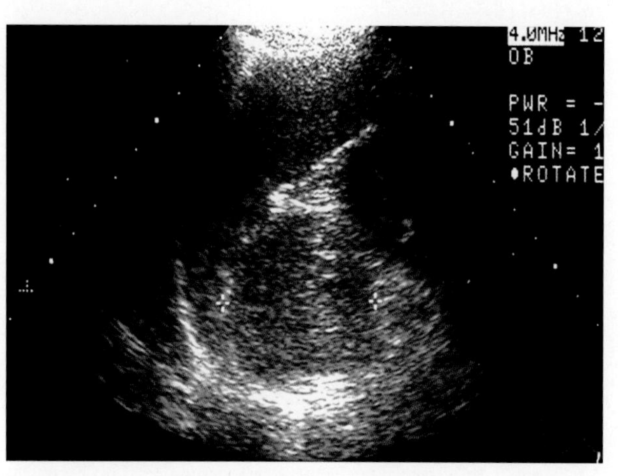


左侧肾上腺嗜铬细胞瘤，直径>5cm

**图 47-6-1　嗜铬细胞瘤声像图**

### （三）诊断思维与评价

嗜铬细胞瘤的声像图表现较有特征性。如常见肿瘤体积相对较大，直径 4cm 左右，表面光滑，内部呈低回声和常有出血、囊性变等特点。超声诊断时结合患者有儿茶酚胺分泌增多引起的典型临床症状，诊断结果更准确。但需注意，临床高度怀疑患有嗜铬细胞瘤而超声未能显示肾上腺肿瘤者，除应仔细检查肾门周围外，还应重点观察腹主动脉旁有无肿瘤回声。具体方法是在上

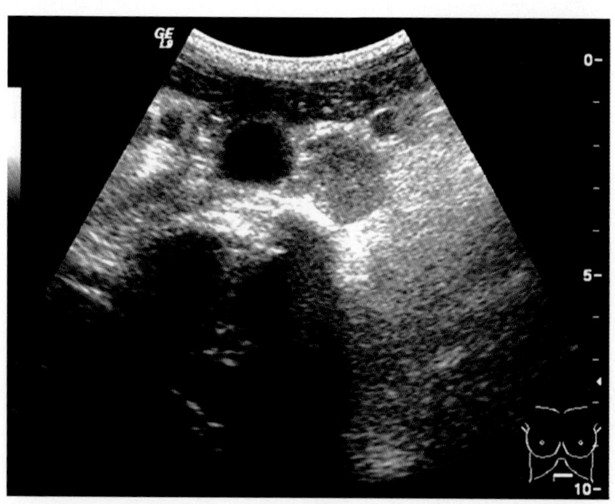


上腹部异位嗜铬细胞瘤位于腹主动脉旁，边缘较规则，内部呈均匀低回声

**图 47-6-2　异位嗜铬细胞瘤声像图**

腹部行横切面加压检查，显示腹主动脉、下腔静脉及脊柱锥体后，向下腹部缓慢扫查，并注意观察腹主动脉与脊柱夹角及与下腔静脉之间的区域，还需注意观察盆腔脏器乃至交感神经节分布的其他部位。如果发现具有嗜铬细胞瘤声像图特点的肿块，结合患者的临床症状，应首先考虑为异位嗜铬细胞瘤。少数患者临床症状不典型，有时嗜铬细胞瘤的声像图表现与邻近脏器的肿瘤近同。需注意鉴别的有以下疾病：

1. 肾上腺皮质癌　皮质癌与嗜铬细胞瘤两者均有明显的声像图特征，超声较容易识别。但当嗜铬细胞瘤内有出血、坏死、囊性变时，回声不均匀，鉴别诊断有一定困难。仔细观察可见肿瘤外形仍较规则，呈圆形或椭圆形，内部以低回声为主，可见边缘不规则透声较差的无回声区，后有增强效应。皮质癌则边缘不规则，并可与周围组织或脏器分界不清，内部回声强弱不均匀，同时局部常伴有钙化，呈斑点或斑片状强回声与嗜铬细胞瘤有明显区别。此外，密切结合其临床症状综合分析，可对鉴别诊断提供较大帮助。

2. 肾脏肿瘤　左侧或右侧肾上腺的较大肿瘤压迫患侧肾上极，可造成局部变形或致使肾移位而误诊为肾肿瘤。一般肾上腺肿瘤与肾包膜有明显分界。若为肾肿瘤，除可见肾轮廓线受到破坏之外，肿瘤多呈浸润状生长，并有浸润或贴近肾窦或使肾窦受压变形，而肾上腺肿瘤仅可见肿瘤与肾窦间有受压变薄的肾实质回声，两者间有明显区别。

3. 脾脏肿瘤或胰腺肿瘤 左侧肾上腺肿瘤有时可与脾脏后区肿瘤或胰尾向上方生长的肿瘤相混淆。对此取右侧卧位或俯卧位，作肿瘤与脾脏或胰腺的多角度扫查，可显示两者间的分界，必要时嘱患者空腹时饮适量温开水轻柔上腹部，待嗳气后以胃内液体作为透声窗，可最大限度地区分肿瘤与脾脏和胰尾的关系。

4. 肝脏肿瘤 发生在右肝后下偏内侧向外生长占据肾上腺位置的肝肿瘤，应与肾上腺肿瘤鉴别。嘱患者深呼吸实时观察，若肿瘤与肝脏同步上下移动，为肝肿瘤，若肿瘤与肝包膜有摩擦征象，则为肾上腺肿瘤。同时观察下腔静脉有无受推压、向前内侧移位，可助鉴别诊断。

5. 腹膜后肿瘤 腹膜后淋巴瘤或其他病理性质肿瘤的声像图表现，可与嗜铬细胞瘤回声相似，超声检查密切结合临床症状和有关实验室检查资料，综合分析，不难进行鉴别。作者认为，超声诊断符合率的高低，除应具备准确识别嗜铬细胞瘤声像图的能力之外，还应熟练掌握鉴别方法，增强与其他病理性质肿瘤的鉴别诊断意识，而不应盲目做出结论。

当超声诊断困难时，可选择进行腹膜后充气造影、SPECT、CT 和 MRI 等其他影像诊断学作为佐证。腹膜后充气造影可显示较大的肾上腺肿瘤，较小的肿瘤容易漏诊。该检查对本病的诊断敏感性较低，且有诱发病情发作的可能，现已很少应用。SPECT 检查$^{131}$I-MIBE 肾上腺髓质显像，可很敏感的显示肾上腺和其他部位异位嗜铬细胞瘤的浓聚位置，对本病的定位诊断价值较大，但难以观察肿瘤的形态、大小和与毗邻脏器的关系。CT 检查能显示肾上腺和肾上腺外的嗜铬细胞瘤，对肿瘤的定位诊断较准确，同时可观察肿瘤内部有无出血、坏死液化等改变。但对肾上腺转移瘤与嗜铬细胞瘤的鉴别诊断，需结合临床病史与体征。MRI 检查由于嗜铬细胞瘤的弛豫时间明显长于正常肾上腺，因此 T1 加权像多为低信号，T2 加权像的信号强度则明显增高。根据不同序列的信号强度改变，可判断肿瘤内有无变性。对异位和恶性嗜铬细胞瘤的诊断敏感性也较大。

为进一步提高嗜铬细胞瘤的术前诊断正确率，尤其是异位嗜铬细胞瘤的定位诊断，对超声检查结果为阴性而临床又高度疑诊者，超声检查应进一步扩大范围，同时提示超声扫查的盲区或可疑部位，再进行 CT 或 SPECT$^{131}$I-MIBE 肾上腺髓质显像，相互引证，互为补充，将会进一步提高嗜铬细胞瘤的术前诊断与定位的准确性。目前应用最多的是 CT 和超声检查，据文献报道，这两种影像学方法对嗜铬细胞瘤的诊断与定位准确率均可达 95%以上。然而，CT 每次多为扫描一个区域，因此不便于作为一种常规检查应用于临床。超声不仅可显示肿瘤的大小、形态，观察肿瘤内有无出血、坏死或囊性变，同时尚可显示肿瘤与毗邻脏器的关系，从而于术前作出较准确的定位与定性诊断。王正滨等报道 31 例嗜铬细胞瘤的超声检查结果，经与手术和病理诊断结果对比，超声诊断符合率达 96.8%。由此可见，超声检查不失为一种诊断嗜铬细胞瘤的有效方法。

## 二、肾上腺髓质增生

肾上腺髓质增生（adrenal medulla hyperplasia，AMH）是近 40 年来逐渐被人们所认识的一种少见的不伴有其他内分泌疾病的独立疾病。近年来，由于超声、CT、MRI 等医学影像技术的不断发展和广泛应用，以及人们对 AMH 的病理生理认识的不断提高，更多的病例在术前得到正确的诊断和合理的治疗。AMH 的病因迄今尚不十分清楚，男女发病均等，发病年龄多在 24～49 岁。

### （一）病理及临床概要

肾上腺髓质增生的主要病理改变是肾上腺体积增大，肾上腺髓质重量增加，髓质明显增宽，头部髓质厚度常超过 4mm，尾部和两翼都可见到髓质，髓质与皮质的比值增大。由于其分泌过多的儿茶酚胺与嗜铬细胞瘤同为儿茶酚胺症，临床表现酷似嗜铬细胞瘤，也可继发于多发性内分泌肿瘤病（MEN-Ⅱ型），但多无明显的代谢方面改变。临床主要表现为高血压，多在持续性高血压的基础上，突然出现阵发性加剧，其发作颇似嗜铬细胞瘤。突发性剧烈性头痛，气短心悸，胸部压榨感，皮肤苍白，大汗，恶心呕吐，视觉模糊，精神紧张，一般可持续 10 多分钟后自行缓解，可在短期内反复发作。

### （二）超声检查所见

1. 灰阶超声 可显示一侧或双侧肾上腺的体

积增大，外形尚规整，其轮廓线与周围组织分界清楚，内部回声较均匀，未见明显占位性病变。

2. 彩色多普勒超声　一侧或双侧肾上腺腺体内可见稀少的星点状彩色血流信号。（图 47-6-3）

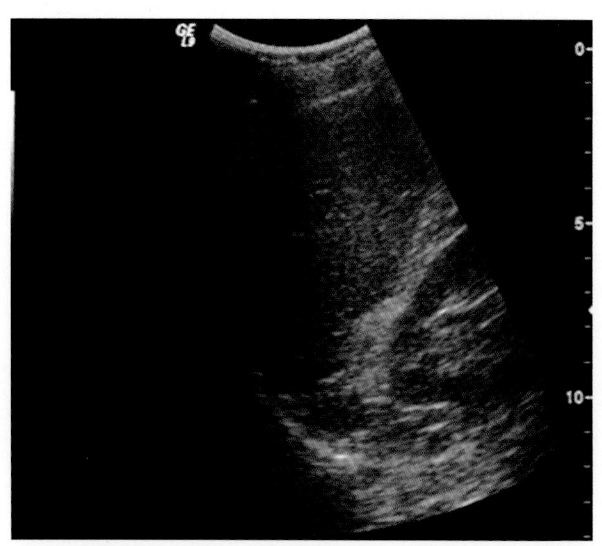

右侧肾上腺体积增大，境界清楚，内回声较均匀

**图 47-6-3　肾上腺髓质增生声像图**

### （三）诊断思维与评价

超声检查发现肾上腺体积增大，外形规整，内部回声均匀，当临床排除嗜铬细胞瘤之后，且无其他代谢性疾病的改变，可考虑肾上腺髓质增生的可能。同时$^{131}$I-MIBG 检查，可显示嗜铬细胞瘤和肾上腺髓质增生在形态上有比较明确的区别，肾上腺髓质增生可见双侧放射性浓聚，其浓聚的时间和程度较嗜铬细胞瘤为晚和低。超声、CT 和 MRI 检查均可见肾上腺体积增大，但无肿瘤征象发现。临床确诊还需依赖$^{131}$I-MIBG 检查，其肾上腺髓质扫描是目前最主要的诊断与鉴别诊断方法。

## 三、肾上腺髓样脂肪瘤

肾上腺髓样脂肪瘤（adrenal myelolipoma，AM）是一种肾上腺的无分泌功能的良性肿瘤，临床少见。AM 由 Gierke 于 1905 年首次报道。其发病率在 0.2%～0.8%，且绝大多数是在尸体解剖中发现。AM 多发生于单侧肾上腺，但类似的病变也可发生在腹膜后肾上腺外的部位。AM 的发病率男女均等，肥胖者约占 50%，左右侧患病率无差异，50～60 岁为发病高峰年龄。随着医学影像诊断技术的发展和人们保健意识的增强，特别是在健康体检中由超声检查发现的病例数在逐渐增加，应引起临床的重视。

### （一）病理及临床概要

肾上腺髓样脂肪瘤无明显包膜，呈鲜黄色，肿瘤局部可呈棕褐色。主要由成熟的脂肪组织细胞并混合骨髓细胞组成。较大的肿瘤内部可有局灶性出血、坏死、囊性变和钙化。其病因和发病机制尚不十分清楚，但可能与肾上腺皮质腺瘤或结节样增生发生特殊退变有关；或由于肾上腺皮质的间质干细胞原发非特异性化，生成的骨髓脂肪样结构；也有认为是皮质网状内皮细胞化生或迷位的胚胎残基异常发育所致。肾上腺髓样脂肪瘤绝大多数患者无明显临床症状，当瘤体较大时，可产生腰腹部不适、胀痛，患侧上腹部触及软组织肿块、血尿、高血压等。

### （二）超声检查所见

肾上腺髓样脂肪瘤肿瘤大小不一，通常多见于 3～5cm，较大的肿瘤可达 10cm 以上。肿瘤较小时，声像图表现为肾上腺轮廓增大，外形饱满，其内显示边缘不规则的高回声团块，与肾上腺周围脂肪组织和毗邻脏器分界较清楚（图 47-6-4）。高回声团块内混合有较粗大的低回声或弱回声，形似网络样。

因髓样脂肪瘤主要是由脂肪和骨髓组织细胞组成，形体较软，仅在肾上腺脂肪囊轮廓范围内生长，因肿瘤压迫引起毗邻脏器变形者少见，故较小的肿瘤外形呈饱满的三角形或新月形。较大的肿瘤将迫使毗邻脏器有不同程度的移位或有轻度变形。髓样脂肪瘤的另一种声像图表现为：实时观察肿瘤的形态嘱患者做深呼吸运动时，可发现随深呼吸肿瘤有不同程度的外形变化。

### （三）诊断思维与评价

肾上腺髓样脂肪瘤具有瘤体较大，边缘不规则，内部呈较疏松的高回声的声像图特征。当于肾上腺区显示边缘不规则，近似网络状的高回声团块，实时观察肿瘤外形可随呼吸发生变化时，即可做出髓样脂肪瘤的诊断。但应与以下几种疾病鉴别：

1. 肾上腺皮质癌　肿瘤边缘不规则，内部回

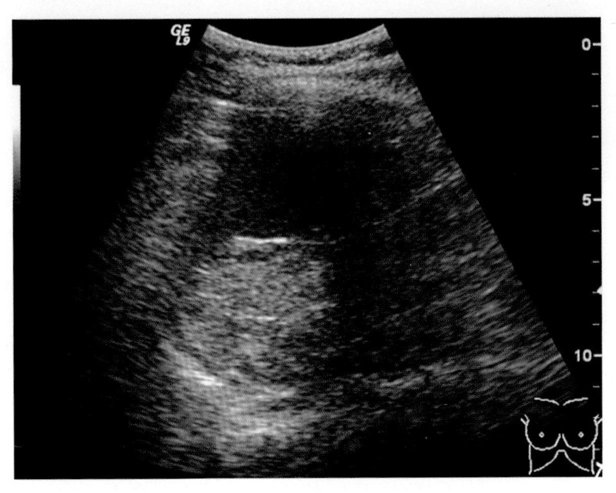

瘤体呈高回声，边缘不规则，内回声不均匀

**图 47-6-4 左肾上腺髓样脂肪瘤声像图**

声高低不均匀，有时从声像图上不易与髓样脂肪瘤鉴别。前者所见较高回声多呈片状或结节样分布，同时常伴有出血、坏死液化或钙化，后者为整个瘤体均呈似网络状的高回声，而且罕见有发生其他声像图改变者；前者肿瘤有球体感，肿瘤局部与周围组织或脏器分界不清，后者则无这些改变，而具有肿瘤形态随呼吸发生改变的征象。

2. 腹膜后肿瘤 发生在腹膜后的脂肪瘤侵犯肾上腺区或髓样脂肪瘤蔓延至腹膜后其他区域时，可给诊断与鉴别诊断带来一定困难。一般腹膜后脂肪瘤患者较为肥胖，脂肪瘤可发生于腹膜后的任何部位，很少侵犯肾上腺区；其次，腹膜后脂肪瘤回声较低，与其周围脂肪分界欠清楚，而髓样脂肪瘤可发生于瘦弱的患者，原发病变主要见于肾上腺，肿瘤为高回声，虽然肿瘤边缘不规则，但与周围脂肪有明显分界。

3. 肾上极错构瘤 本病的声像图表现可与髓样脂肪瘤相似，发生在肾上极的错构瘤向外突出占据肾上腺位置时，更接近于髓样脂肪瘤的声像图。然而，错构瘤限于肾包膜内，肿瘤在向肾包膜下生长的同时，肿瘤内侧会侵近肾窦或使其变形，让患者做深呼吸动作时，可见肿瘤与肾脏为同步上下移动，且多无肿瘤变形的声像图改变，与 AM 有许多不同点。

当超声诊断困难时，可选择进行 CT、MRI 等其他影像诊断学作为佐证。CT 检查可见边缘不规则的低密度肿块，多以脂肪密度为主，边界清楚，中央区多有分隔。增强扫描肿瘤外周包膜可强化，脂肪密度区无明显强化。MRI 检查肾上腺肿块呈均匀或不均匀的脂肪信号，对于肿瘤内脂肪信号较少者，定性诊断较为困难。

髓样脂肪瘤临床较罕见。以往因缺乏对本病的认识，超声和其他影像学仅能描述一些形态学或内部的断面结构所见。近些年来，随着超声检查与 CT 在临床的广泛应用和诊断经验的积累，屡见在常规健康体检中发现髓样脂肪瘤的报道。如何不断提高本病的超声诊断的准确率，关键在于应加强对本病病理学改变的认识，同时熟练掌握超声检查对各种肾上腺病变的诊断与鉴别诊断方法尤为重要。

## 四、肾上腺神经母细胞瘤

肾上腺神经母细胞瘤（adrenal neuroblastoma，AN）又称为神经细胞瘤，是一种来源于交感神经系统的高度恶性的肿瘤，可发生在交感神经链中的任何部位，发生在肾上腺髓质者最常见，约占 50％以上，为肾上腺髓质无功能性神经肿瘤，但并非完全无分泌功能，有时可分泌多种儿茶酚胺化合物。异位肿瘤可发生在头颈部、纵隔、腹膜、腹盆腔内和交感神经系统走行的其他区域。由于肿瘤生长迅速，很小的肿瘤即可通过淋巴系统和血液转移至肝脏、骨髓，甚至皮下。本病是婴幼儿和小儿常见的实质性肿瘤，约占儿童恶性肿瘤的 15％，半数以上发生在 2 岁前，男女之比为 1.7∶1。其发生原因可能与遗传因素有关。

### （一）病理及临床概要

神经母细胞瘤多发生在一侧肾上腺或交感神经走行区。肿瘤表面呈结节状，质硬，血运丰富。肿瘤内部多有出血、坏死、囊性变及钙化。较大的肿瘤可直接浸润毗邻脏器，如右侧可直接浸润肝脏和右肾；左侧可浸润胰腺和左肾等，同时可经淋巴及血运转移至骨髓、骨骼、肝脏和睾丸等处。该瘤的体积一般较大，切面呈白色至灰粉色不一。镜下肿瘤呈分叶状，由未分化的神经母细胞组成，并形成小团状，胞质稀少。

患儿就诊时肿瘤体积多已较大，临床主要表现为腹部肿块、消瘦、贫血、发热等症状。肿瘤多数发生在肾上腺髓质，且具有分泌儿茶酚胺化合物的功能，因此患儿可出现儿茶酚胺代谢异常的相关症状。神经母细胞瘤为高度恶性肿瘤，确诊时 80%～90%的患儿发生局部或远处转移，骨转移常为对称性的，复发率高，时间短，预后差。其国际 TNM 分期法：T 为原发脏器肿瘤；T1 期：肿瘤最大径≤5cm；T2 期：肿瘤最大径＞5cm，但不超过 10cm；T3 期：肿瘤最大径＞10cm；T4 期：发生多个脏器的肿瘤。N1：局部淋巴结转移。M1：远处淋巴结转移。

### （二）超声检查所见

1. 灰阶超声　于侧腰部或侧腹部显示轮廓较大的实质性团块，直径多为 8～10cm 左右，少数患儿肿块可达 15～20cm，境界清楚，但不规则，表面可呈结节状或分叶状，内部回声杂乱，以中等回声和低回声为主，其间有散在或弥漫分布的高回声或低回声结节，并可在团块局部显示坏死、液化形成的不规则弱回声或无回声区。若肿瘤内有钙化时，呈现不规则的斑点状或斑片状强回声，后伴声影（图 47-6-5）。

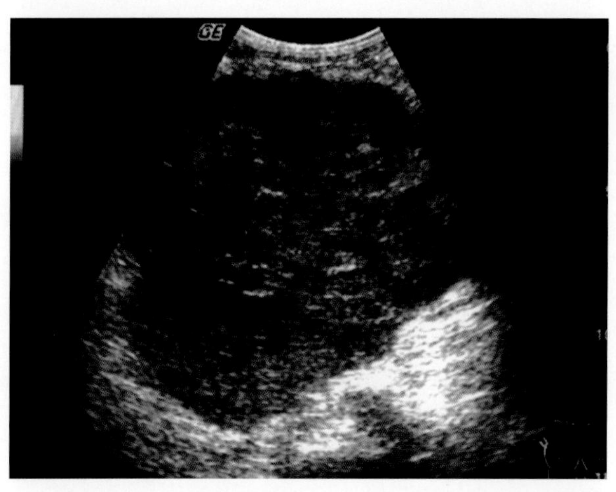

瘤体位于右上腹，最大径达 17cm，边缘不规则，呈分叶状，内回声不均匀

**图 47-6-5　右肾上腺神经母细胞瘤声像图**

2. 彩色多普勒超声　肿瘤内血流信号较多，可在肿瘤边缘寻找到相对较粗的血管，并检测到动脉型血流。但肿瘤的深在区域血流信号较纤细，血管走行极不规则。若有肾静脉或/和下腔静脉癌栓形成时，其内彩色血流信号变细，血流紊乱或终止。

3. 毗邻脏器的改变　由于肿瘤轮廓较大，毗邻脏器多因受浸润或受推压而出现移位或变形。如右侧肾上腺母细胞瘤，可将患侧肾推压至腹中部乃至盆腔内，右肝可被推压至肋缘下或向内侧移位至剑突周围。总之，若需要寻找肿瘤的毗邻脏器时，应在团块的下缘或内侧寻找。同时被推压的脏器局部明显变薄，或毗邻脏器包膜因受浸而与肿瘤分界不清楚。当发生淋巴结或远处脏器转移时，呈现相应的声像图改变。

### （三）诊断思维与评价

肾上腺神经母细胞瘤是婴幼儿时期最为常见的高度恶性的肿瘤之一。因此，在临床上当超声检查于患儿腹部显示巨大的实质性不均匀肿块，边缘不规则呈分叶状，并有毗邻脏器受压明显变形或移位时，应首先考虑神经母细胞瘤。但应注意与以下疾病鉴别：

1. 肾母细胞瘤（Wilm's tumor）　本病的发病年龄与神经母细胞瘤相同，也主要见于婴幼儿，声像图表现有时可与 AN 近似。然而两者的原发脏器不一。鉴别要点为：肾母细胞瘤发生在肾内，声像图显示肾脏的大部分包括肾实质、肾窦和肾门被肿瘤破坏或占据，肾脏回声残缺或消失。而后者发生在肾外，仔细寻找可显示受推压变形或有明显移位的肾脏回声，且与患侧肾脏有较明显的分界。

2. 其他肾上腺恶性肿瘤　如功能性或无功能肾上腺皮质癌，该类型的较大肿瘤边缘也极不规则，内部回声同样不均匀，区别在于肿瘤体积相对较小，内部回声相对较弱，肿瘤内常见有出血、坏死、液化的征象，而神经母细胞瘤轮廓大，内部回声相对较高，同时肿瘤实质内可显示散在或弥漫分布的高回声或低回声结节，鉴别诊断多无困难。

当超声诊断困难时，可选择进行 X 线、CT、MRI 和 SPECT 等其他影像诊断学作为佐证。X 线平片可见肾上腺巨大肿块影，或其内有细小颗粒样钙化。CT 可显示肿瘤的大小、形态、位置及其内部结构的改变，还可显示有无毗邻脏器和周围淋巴结转移。若肿瘤体积较大，需要增加许多 CT 扫描层面方能将肿瘤轮廓包括在内。MRI 矢状位和冠状位成像上，可清楚显示肾上腺肿瘤与肾脏的关系，将两者分开。经临床验证，应用 MRI 诊断 AN，较诊断其他肾上腺疾病有更多的优势。放射性核素可摄取$^{131}$I-MIBE 显像，能追踪显影 AN 的转移瘤，但不如用该方法诊断嗜铬细胞瘤更为准确。

神经母细胞瘤有较明显的临床体征，同时又具有明显的声像图特征，因此应用超声诊断该肿瘤较为容易。同时，超声还可观察毗邻脏器有无受侵，周围淋巴结有无转移等并进行肿瘤分期，协助临床评估病情程度和预后的情况。超声检查的优势在于：检查前无任何禁忌证，无须做任何准备，可免除其他影像学检查前必须使用药物催眠后才能进行检查的不便。对于超声检查不能确诊的病例，依次可再选用 CT、MRI，或 SPECT 检查。

## 五、肾上腺神经节细胞瘤

肾上腺神经节细胞瘤（adrenal ganglioneuroma，AG）是一种临床少见的良性肿瘤，由交感神经纤维组成，可发生在交感神经系统分布的任何位置，但大部分发生在肾上腺髓质，其次为胸腰部、颈部交感神经节，常无内分泌功能，偶尔也可分泌少量的儿茶酚胺。本病可发生于任何年龄，但以成年人居多。

### （一）病理临床概要

肾上腺神经节细胞瘤的病理学改变常见瘤体呈圆形，或结节样，肿瘤的轮廓较大，有较完整的包膜，肿瘤内部可发生囊性变。镜下可见数量较多的神经纤维束和 Schwann 氏细胞，其间有分化较好的神经节细胞。在同一肿瘤中也可有恶性成分，即分化不良的神经母细胞。神经节细胞瘤虽为良性，但也可发生转移，通常转移至淋巴结、肝脏及肾脏等。神经节细胞瘤主要表现为腹部肿块、腹胀、慢性腹泻、体重减轻，常伴有高血压。

### （二）超声检查所见

1. 灰阶超声　在肾上腺区显示直径 5～8cm 不等的肿块，包膜完整，内部回声以中等回声和低回声为主，其间有散在或弥漫分布的高回声或低回声结节，并可在团块局部显示坏死、液化形成的不规则弱回声或无回声区。

2. 彩色多普勒超声　肿瘤内血流信号较少，可在肿瘤边缘观察到血管回声，并可检测到动脉型血流。但肿瘤的深在区域血流信号较纤细，血管走行不规则。

### （三）诊断思维与评价

神经节细胞瘤的诊断根据临床病理学特点和医学影像学检查，可初步作出判断，但由于其与无功能性嗜铬细胞瘤在临床上难以区别，故可根据影像学特点进行分析。在选择手术治疗上必须按照嗜铬细胞瘤做术前准备和术中检测，以确保手术安全。

神经节细胞瘤具有一定的声像图特征。但同时应观察毗邻脏器有无受压粘连、周围淋巴结有无转移等。当超声诊断困难时，可选择进行 X 线、CT、MRI 等其他影像诊断学作为佐证。X 线平片可见肾上腺区显示较大的肿块影；CT 可显示肿瘤的大小、形态、位置及其内部结构的改变，还可显示有无毗邻脏器和周围淋巴结转移。MRI 可清楚显示肾上腺肿瘤与肾脏的关系，在诊断神经节细胞瘤方面，较其他诊断检查手段更有优势。

## 六、肾上腺神经纤维瘤

肾上腺神经纤维瘤（nerve fibers tumor of adrenal，NFA）是一种罕见的无内分泌功能的良性肿瘤。可发生在神经末梢或沿神经干的任何部位，多见于皮肤及皮下组织，发生在肾上腺者少见，约占肾上腺肿瘤的 1%。NFA 常见于青壮年，男性多于女性。

### （一）病理及临床概要

肾上腺神经纤维瘤它源于神经外膜、神经束膜或神经内膜。肿瘤大小不一，直径多在 4～6cm 之间，通常呈类圆形，有完整的包膜，较小肿瘤多呈实质性，发展缓慢，较大的肿瘤 50%左右伴有出血、囊性变，少数可见瘤内钙化或骨化。由于 NFA 无内分泌功能，临床上多无特征性表现，常在健康体检时偶然被影像学检查所发现，故又被称为偶发瘤。

### （二）超声检查所见

1. 灰阶超声　肾上腺区显示轮廓较大的肿块，呈类圆形，包膜较光滑，与毗邻脏器境界清楚，肿瘤内部回声较低。超声所见肿块直径多为 3～6cm。较小的肿瘤内部回声相对均匀，较大的肿瘤常伴有出血、坏死或囊性变，呈现边缘不规则、透声较差的无回声区；若肿瘤内局部发生纤维化或钙化，则呈现不规则的高回声，钙化呈强回声后伴声影。

2. 彩色多普勒超声　仅可在肿瘤局部显示短细的血管或仅可见星点状血流信号。

### （三）诊断思维与评价

肾上腺神经纤维瘤无内分泌功能异常，肿瘤体积多较大，其内常因出血、囊性变及钙化而呈现相应的声像图表现，这些表现有别于其他病理性质的肾上腺肿瘤，因此超声诊断多无困难。若本病的声像图表现与其他病理性质肾上腺肿瘤相似时，鉴别诊断较为不易。应鉴别的常见疾病有以下几种：

1. 嗜铬细胞瘤　嗜铬细胞瘤内有出血、坏死、囊性变时，声像图表现与 NFA 类似。前者瘤体较 NFA 小，内部回声也较嗜铬细胞瘤低；前者为功能性肿瘤，病程相对较短，因此瘤内出血坏死、囊性变、钙化的发生概率远较后者小，而且发生这些变性的程度也较后者轻。鉴别诊断困难时，可结合有关实验室和其他影像学检查进行综合分析。

2. 肾上腺神经母细胞瘤　本病的发病年龄主要见于婴幼儿，肿瘤直径多在 10cm 左右，边缘不规则，表面呈结节状或分叶状。肿瘤的内部回声较杂乱，其间有散在或弥漫分布的高回声或弱回声结节。表现与 NFA 有明显区别，两者鉴别较为容易。

3. 肾肿瘤　体积较大的 NFA，可压迫患侧肾上极，造成肾局部变形或使肾移位而误诊为肾肿瘤。

当超声诊断困难时，可选择静脉尿路造影、CT、MRI 等其他影像诊断学检查方法。静脉尿路造影仅可见同侧肾脏不同程度的下移，对 NFA 的诊断作用不大。CT 平扫肿瘤实质多为低密度或等密度，增强扫描大多仅轻度强化或不强化。若肿瘤内部有出血或囊性变，CT 所见为近似均质的水样密度，增强后无强化，或仅有瘤体表面薄层强化或瘤内片状强化。MRI 检查 T1 加权像上呈低信号或等信号，T2 加权像上呈高信号。瘤内有出血或钙化时，呈现相应的 MRI 改变。

文献报道 7 例 NFA 中，术前超声、CT 和 MRI 均可做出准确的定位诊断。目前，临床上已将超声和 CT 作为诊断肾上腺肿瘤的常规影像学方法。其中超声对 NFA 的检出与定性诊断的准确率，与病理学改变、声像图特征和超声诊断与鉴别诊断的水平有密切关系。CT 和 MRI 虽然可检出 NFA，但难以确定肿瘤的属性，尤其容易与腺瘤或恶性嗜铬细胞瘤混淆，最终须依靠术后病理检查确诊。

（王正滨）

## 第七节　肾上腺其他良性肿瘤

肾上腺其他良性肿瘤包括肾上腺囊肿、肾上腺血管瘤、肾上腺畸胎瘤等，为在临床上属极为少见的疾病。超声在诊断肾上腺囊肿方面具有独特的优势，均不逊色于 CT 和 MRI，甚至优于其他影像学。但在诊断肾上腺畸胎瘤和血管瘤方面，有时不如 CT 和 MRI 更为准确可靠。因此，超声在诊断肾上腺其他良性肿瘤时必须持慎重态度，详细观察，缜密判断，并结合其他影像学，方可做出符合病理性质的倾向性诊断。

### 一、肾上腺囊肿

肾上腺囊肿（adrenal cyst）是一种良性囊性病变。以往肾上腺囊肿属临床上少见疾病。近年来，由于超声、CT、MRI 和 PET-CT 在临床的广泛应用，使肾上腺囊肿的检出率明显增加，目前在临床上并非少见。临床上所能见到的多为内皮性囊肿与假性囊肿，约占 80％以上。临床病理学将其分为 4 种类型：①内皮囊肿，也称为淋巴管瘤样囊肿，约占 41％；②上皮性囊肿，为真性囊肿，约占 9％，包括潴留囊肿、胚胎性囊肿及囊性肿瘤；③假性囊肿，多由肾上腺出血机化、肾上腺肿瘤囊性变演变而来，约占 39％；④寄生虫囊肿，主要为棘球蚴囊肿，约占 7％。

#### （一）病理及临床概要

假性囊肿可能为淋巴、血管内皮囊肿曾有出血、纤维化及含铁血黄素沉着之后，衬覆的内皮消失所致，也可能为损伤后的血肿液化或良性肿瘤内出血后引起。内皮性囊肿则主要起源于淋巴管瘤或是血管瘤内皮。肾上腺囊肿大小不一，内皮性囊肿较小，假性囊肿相对较大。囊肿内容物通常为出血性纤维素物质，囊壁由致密纤维组织组成，并可有钙化区或慢性炎性病灶。囊肿直径 1.8～10cm 不等。多数肾上腺囊肿为单侧性，左右侧发病无明显差别，男女之比为 3∶1。肾上腺囊肿的临床症状主要取决于囊肿的大小和性质。小囊肿可无任何临床症状与体征，较大的囊肿可压迫周围脏器而出现相应部位的压迫症状。肾上腺囊肿多无内分泌功能紊乱的表现，但新生儿可偶发肾上腺功能不全。

### （二）超声检查所见

肾上腺轮廓增大，肾上腺区显示圆形或椭圆形无回声区，壁薄而光滑，内部透声较好，其后方回声增强（图 47-7-1）。若囊内有出血时，无回声区内有点状回声浮动。囊壁有钙化时，囊壁局部略厚，内侧壁不光滑，回声明显增强，可显示斑点状或斑片状强回声凸向腔内，钙化形成的强回声后方多伴有声影或呈“彗星尾”征。

内皮性囊肿轮廓多较小，张力较低，以椭圆形多见，囊壁光滑，其内透声性较好；轮廓较大的囊肿，张力较高，囊壁多伴有钙化，其内透声性相对较差，可有云雾点状回声漂浮，多见于假性囊肿。此类囊肿较易发生出血或感染，因此更多见于圆形（图 47-7-2）。

一般较大的囊肿难以显示肾上腺回声，直径 2cm 左右的囊肿，经多断面仔细观察可见部分残余肾上腺回声。较大的囊肿，患侧肾脏因受压变形或向前下方移位，同侧的肝脏或脾脏也可形成弧形压迹或有移位之征象。

### （三）诊断思维与评价

肾上腺囊肿具有典型的声像图特征。依据在肾上腺区显示圆形或椭圆形无回声区，壁薄而光滑，后方有增强效应的声像图改变，便可诊断为肾上腺囊肿。然而肾上腺囊肿的声像图表现并无特异性，因肾上腺毗邻脏器如左肾、右肾、右肝、脾脏、胰腺等脏器的包膜下囊肿突入肾上腺区时，声像图表现也酷似肾上腺囊肿。因此应注意与以下疾病鉴别：

1. 肾脏囊肿　发生在肾上极包膜下的囊肿突入肾上腺区者，作肾脏长轴断面扫查，可见肾上极包膜不光滑，囊肿与肾实质上极无明显分界。多切面扫查可见囊肿与正常肾上腺不连接，应用高分辨率彩色多普勒检测若可见肾弓形动脉紧贴囊肿或有绕行，则为肾囊肿，反之为肾上腺囊肿。

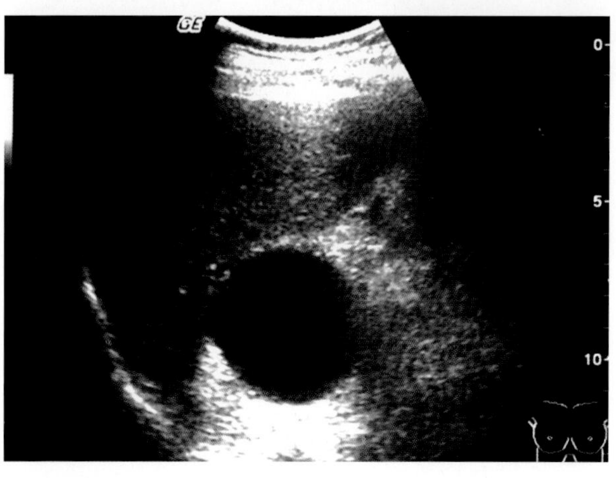

囊肿体积较大，压迫肝脏形成弧形压迹，囊内透声好，后方回声增强

**图 47-7-1　右肾上腺囊肿声像图**

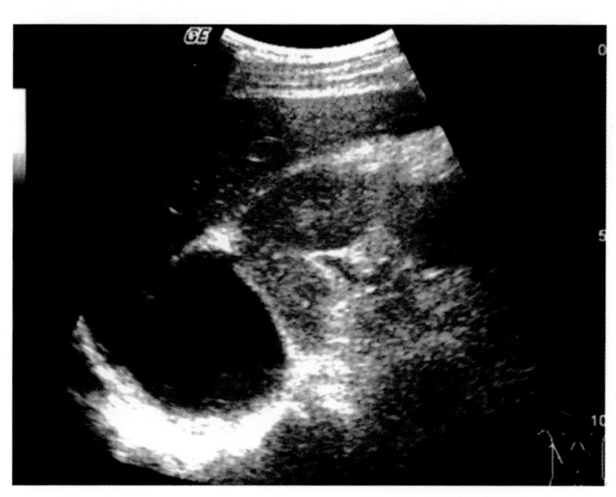

囊肿体积较大，囊内后壁前方见少许沉淀样回声

**图 47-7-2　右肾上腺假性囊肿声像图**

2. 脾脏囊肿或胰腺囊肿　左侧的肾上腺囊肿有时尚可与脾包膜下囊肿或胰尾部囊肿相混淆。对此取右侧或俯卧位，作囊肿与脾脏或胰腺的多角度扫查，可显示两者间的分界。必要时让患者空腹饮适量温开水并轻柔上腹部，待其嗳气后以胃内液体作为透声窗，可分辨出囊肿与胰尾、脾脏和肾上腺的关系。

3. 肝脏囊肿　体积较大的肾上腺囊肿压迫并突向肝脏时，可酷似肝囊肿。实时观察可发现肾上腺囊肿有明显的囊壁且回声较高，与肝包膜分界清楚，让患者做深吸气动作时，可观察到肝脏的上下移动度大于囊肿之动度。右肝的包膜下囊肿突入肾上腺时，除可见囊肿的外侧壁回声较高，内侧壁回声较低之外，实时观察深呼吸时两者有无矛盾运动，可做出明确的鉴别诊断。

4. 肿瘤性肾上腺囊肿　也可称为囊性肿瘤，临床罕见。本病的外形、大小、轮廓和肾上腺囊肿无明显区别。本病起因于囊性血管瘤或淋巴管瘤等，内壁覆于相关上皮。肿瘤性囊肿与肿瘤囊性变或肿瘤内部大量出血有本质区别。后者瘤体较大，囊内壁表面不光滑，囊壁厚薄不均，无回声区内可有较多的云雾絮状回声漂浮或有水平面状沉积，两者不难鉴别。

临床上对于其他影像学检查发现肾上腺低密度灶或难以确定其性质时，超声检查根据病变的大小、形态、内部回声结构的改变，观察病变与周围组织脏器及其大血管的解剖关系等，能够做出正确的超声诊断结果。尤其对于拟诊肾上腺囊肿者，超声检查有很高的敏感性和诊断与鉴别诊断价值。CT 检查肾上腺区可见圆形或类圆形水样密度的肿块，边界清晰锐利，有时可见钙化灶。肾上腺较小的囊肿难与小腺瘤鉴别，较大的囊肿需注意与毗邻脏器的病变鉴别。AC 较大 CT 定位困难时，MRI 具有三维空间多层断面功能，对病变的原发脏器进行准确定位可提供较大帮助。

（王正滨）

## 二、肾上腺血管瘤

肾上腺血管瘤（adrenal hemangioma，AH）系临床较为罕见的肾上腺良性肿瘤，以往由于对 AH 缺乏足够的认识，超声显示本病时仅能提示肾上腺肿瘤的形态学改变。实际上 AH 有较明显的声像图特征，若提高对 AH 的临床病理学和声像图改变的认识，把握本病声像图特征，并除外肝、肾等毗邻脏器的血管瘤后，即应考虑 AH 的可能。

### （一）病理及临床概要

肾上腺血管瘤为无功能性肿瘤，发病率很低，但种类颇多。主要见于海绵状血管瘤，其次可见于毛细血管型、静脉型、上皮性血管瘤等。由于肿瘤常常有梗死、出血、坏死、钙化，因此在大体标本上常为多彩状，镜下常见丰富的血窦和变性，如血窦栓塞、出血、坏死、玻璃样变、钙化、纤维化等改变。若肿瘤内大量出血、坏死，形成囊状而易被诊为囊肿或淋巴管囊肿。肿瘤大小不一，多在 2～10cm。AH 缺乏典型的临床症状。肿瘤较大时，可压迫毗邻脏器，并出现相应的临床表现与体征。

### （二）超声检查所见

1. 灰阶超声　正常肾上腺消失，肾上腺区显示轮廓较大的实性或混合回声团块，多近似圆形或椭圆形，边缘不规则，但境界较清楚，内部回声较杂乱，其内可见类似细小管状或散在分布小无回声区，似网络状。若肿瘤局部有出血或囊性变，则呈透声较差的无回声区。

2. 彩色多普勒超声　一般不容易显示肿瘤内的血流信号。应用高分辨力彩色多普勒仪可检测到星点状或短棒状血流信号。

### （三）诊断思维与评价

临床用于诊断 AH 的影像学方法较多，各种方法均有其优点和存在某些不足。如超声、CT、MRI 均可显示 AH 的形态学改变，一般直径小于 2cm 的肾上腺血管瘤，以 CT、MRI 更为敏感。但若定性诊断必须加做增强扫描。对于体积较大的肿瘤，各种影像学的诊断准确率无明显差别。尽管 AH 的发病率极低，但无论哪一种影像诊断学方法，只要能提高对 AH 的认识，并注意其特点，术前作出诊断是有可能的。

超声诊断 AH 主要应与肾上腺髓样脂肪瘤鉴别。前者多呈圆形或椭圆形，有完整包膜，轮廓线清楚，内部回声不均匀并可见散在的小无回声区。髓质脂肪瘤则边缘不规则，局部境界不清，内部回声较高，尤其嘱患者深吸气实时观察，当发现肿瘤有不同程度变形的声像图改变，便可做出准确鉴别诊断结果。关于 AH 与肝、肾等脏器肿瘤的鉴别诊断与肾上腺其他病理类型肿瘤的鉴别方法相同。

血管造影检查见肿瘤周围有细小血管链，呈环状或弧状，周边有不规则排列成串的浓稠混浊状“血管湖”，持久地着色保持到静脉晚期。CT 检查肿瘤呈低密度软组织肿块，可部分呈水样密度，壁稍厚。增强扫描肿瘤边缘区有中度至高度结节状强化影，瘤体中部仍呈低密度无强化。

MRI 检查 T1 加权像见肿瘤呈中～低信号，分布欠均匀，中心可见片状高信号区，T2 加权像肿瘤呈不均质高信号，边缘及中心区可见不规则结节状或片状高信号区。

## 三、肾上腺畸胎瘤

肾上腺畸胎瘤（adrenal teratoma，AT）是来自三种原始胚层组织经演变而形成的肿瘤样改变。临床上非常罕见，且缺乏特征性临床表现和体征，临床诊断较困难。据文献报道，超声、CT 及 MRI 检查在诊断 AT 方面均能较客观地反映肿瘤的位置、形状和毗邻脏器的关系，但均不能确定其性质。

### （一）病理及临床概要

肾上腺畸胎瘤大体可分为 3 种类型：①成熟性囊性和实性畸胎瘤，其生物特征为良性；②未成熟性畸胎瘤，分化程度分为未成熟、欠成熟和完全成熟，生物学特性分为良性、临界恶性或恶性；③成熟囊性畸胎瘤，恶变率在 0.5%～4%。肾上腺畸胎瘤常见于青少年，多发生在右侧，80%～90%为良性。肿瘤外形多不规则，表面不光滑可呈结节样。肿瘤内部充满黄色皮脂样物或毛发，实质部分质韧，可有骨质、牙齿样物。镜下肿瘤囊性部分有上皮脱落，部分区域见鳞状上皮，囊壁由纤维组织构成，囊内见毛囊、汗腺、平滑肌、脂肪组织、神经纤维及胶质、骨质小结、实质区可见成熟脂肪或肾上腺组织。本病早期多无临床症状。肿瘤生长过大压迫毗邻脏器或合并感染时，可以出现腰腹部胀痛，腹部肿块等症状。

### （二）超声检查所见

1. 灰阶超声　肾上腺区显示轮廓较大的肿块，有完整包膜，边界清晰，内部回声表现与肿瘤的组织结构有密切的关系。如以皮脂为主的囊性肿瘤，内部回声杂乱，无回声区透声较差，其内的毛发呈线状高回声，若毛发成分甚多则呈高回声或强回声团，后方回声衰减明显；若其内有骨骼或齿类高密度容物，则呈强回声团，后伴明显声影。恶性畸胎瘤则以实质回声为主，内部可为低回声与弱回声混合，并可与高回声和强回声团混杂在一起（图 47-7-3）。

2. 彩色多普勒超声　肾上腺畸胎瘤内部血管稀少，彩色多普勒很难检测到血流信号；恶性畸胎瘤内部血流信号的多寡取决于肿瘤内实质部分所占有的比例。以实质成分为主的恶性畸胎瘤，其内部血流信号较为丰富。

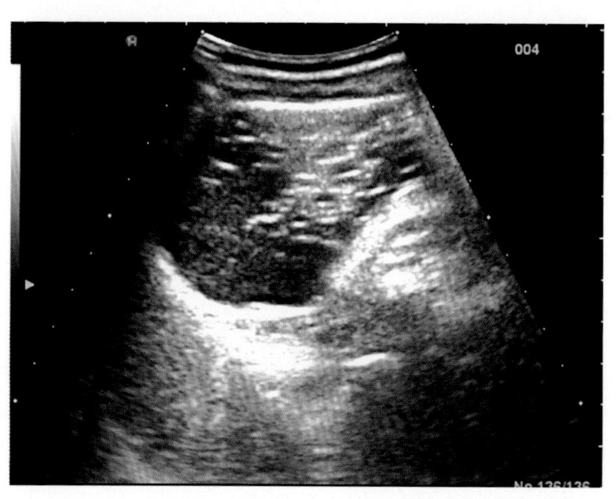


肿瘤内回声杂乱，散在线状高回声

**图 47-7-3　右肾上腺畸胎瘤声像图**

### （三）诊断思维与评价

肾上腺畸胎瘤与发生在其他部位的畸胎瘤，均具有同样的声像图特征。关键在于能否显示并分辨肿瘤内不同的组织成分和做出肿瘤的定位诊断，当在肾上腺区显示体积较大的混合性肿块，其内可见皮脂、毛发及骨骼状等声像图表现，便可诊断之，但需与发生在肝脏、肾脏等毗邻脏器的肿瘤鉴别。

血管造影可显示肾脏受压移位，并可显示肾上腺区钙化或骨化成分，但对本病的定位诊断价值不大。CT 与 MRI 检查肾上腺区显示囊性密度或混杂密度肿块，包膜完整，肿块前上部可为弱密度，其内有点状或团状高密度钙化灶；增强扫描示囊壁及肿块分隔明显，分界更清楚，皮脂样物质不强化。CT 与 MRI 的肾上腺畸胎瘤影像学表现，均有较好的特征性。应用超声诊断畸胎瘤，首先应明确肿瘤的脏器来源，进行准确定位；其次应熟悉其病理组织结构，并能在声像图上正确识别该瘤内部结构的属性，方可做出正确诊断。

（王正滨　赵　诚）

## 第八节 肾上腺其他恶性肿瘤

肾上腺其他恶性肿瘤是指除原发性肾上腺皮质癌外的恶性肿瘤，包括肾上腺恶性淋巴瘤、肾上腺转移癌、恶性黑色素瘤和肾上腺肉瘤等，临床并非少见。超声在诊断上述肿瘤时，具有一定的优势，但在鉴别其性质时，有时较为困难，需结合临床和其他影像学检查，综合分析判断。

### 一、肾上腺恶性淋巴瘤

肾上腺恶性淋巴瘤（malignant lymphoma of adrenal，MLA）临床上少见。据文献报道，尸检发现约有20%以上的播散性恶性淋巴瘤有肾上腺受累，其中包括霍奇金与非霍奇金淋巴瘤。少数患者可因淋巴瘤累及而出现肾上腺功能不全。MLA多为其他脏器的淋巴瘤转移至肾上腺，无论发生在肾上腺还是其他部位的恶性淋巴瘤，声像图表现均有其明显的特征，因此超声诊断多无困难。但是，关键在于当超声显示肾上腺肿块时，应常规与其他病理性质的肾上腺肿瘤进行鉴别诊断。若发现肿瘤回声较弱而近似无回声区时，应考虑有无MLA的可能。对于已经确诊为其他脏器恶性淋巴瘤的患者，当超声又在肾上腺内见到类似回声的病变时，基本可确定MLA的诊断。

#### （一）病理及临床概要

肾上腺恶性淋巴瘤多为单发性，也可见于双侧肾上腺受累。淋巴瘤体积多较小，肿瘤大小不一，从镜下可见至占据整个肾上腺乃至累计周围脏器不等。组织学特性取决于淋巴瘤的类型，原发性MLA十分罕见。恶性淋巴瘤的诊断主要以白细胞共同抗原及其淋巴组织分化标记物阳性染色作为依据。MLA往往为全身其他部位淋巴瘤的一个部分，因此临床表现与体征与其他部位患有淋巴瘤者相仿，诸如发热、乏力、消瘦、局部或广泛性淋巴结肿大等。

#### （二）超声检查所见

肾上腺轮廓增大，包膜不光滑，内部显示圆形或椭圆形结节或肿块，境界清楚，淋巴瘤内部回声较弱，类似透声较差的无回声区，分布均匀，但肿块后方回声无明显衰减和增强征象。若肾上腺发生多个淋巴瘤时，表面可呈分叶状，如多个淋巴瘤相互融合，则似串珠样改变。

若已确定原发病灶的部位或已经向远处淋巴结和脏器播散时，则可在原发灶周围或其他部位，如腹膜后、脊柱旁、颈部、腋下和腹股沟等显示相应的病灶回声。

#### （三）诊断思维与评价

无论发生在肾上腺还是发生在其他部位的恶性淋巴瘤，均有其共同的声像图特征，即瘤体内部回声较弱而类似无回声区。因此当超声显示肾上腺轮廓增大，其内显示弱回声类似无回声的圆形或椭圆形结节或肿块时，便可考虑MLA的可能。但应指出，超声诊断MLA时，必须密切结合患者曾有其他部位或脏器恶性淋巴瘤的病史，否则超声诊断时应慎重。需与以下疾病鉴别：

1. 肾上腺囊肿　肾上腺囊肿的声像图表现与淋巴瘤类似。灵活调整仪器增益与局部抑制仔细观察可发现囊肿内部透声性较好，其后方有回声增强效应。而肾上腺淋巴瘤内部透声较差，虽无声衰减征象，更无回声增强改变。应用高分辨率彩色多普勒可在肿块内显示纤细或星点状血流信号时，便应诊断为MLA。

2. 醛固酮皮质腺瘤　单纯从声像图上鉴别醛固酮瘤或MLA存在困难。前者瘤体较小，多为直径1cm左右，且为单发性，后者瘤体大小不一，可为多发性；前者有明显醛固酮分泌过多的临床症状，后者则有曾患其他部位恶性淋巴瘤的病史，两者的声像图表现与临床症状均有明显不同。

3. 肾上腺脂肪囊内淋巴瘤　本病的声像图表现、临床症状与MLA极为相似。两种疾病患者均较消瘦，为超声检查提供了良好的条件。嘱患者深呼吸实时观察，前者随呼吸与脂肪囊回声同步上下移动，而且移动幅度相对较大，仔细观察尚可见瘤体包膜与肾上腺有微小摩擦感。

鉴别困难时可借助CT和MRI检查结果。CT可明确肾上腺区淋巴瘤是来自肾上腺或为肾上腺周围脂肪囊的结节或肿块，而且尚可显示周围脏器或腹膜后有无CT值与其相同的病变，对MLA

的诊断与鉴别可发挥重要作用。MRI 对于诊断与鉴别诊断肾上腺区肿块的原发脏器，可提供较大帮助。但对于体积较小的肿块，确定其性质（囊性或实性）较为困难。

## 二、肾上腺转移癌

肾上腺转移癌（metastatic carcinoma of adrenal，MCA）临床并非少见。原发癌常来源于呼吸、消化、泌尿等系统的脏器组织。MCA 起病多较隐匿，常无明显肾上腺内分泌功能异常的临床症状，因此临床诊断较为困难，通常多在行超声或 CT 检查时检出本病。MCA 的声像图表现较有特征性，根据其声像图所见再结合患者有原发瘤的病史，多能做出正确诊断。肾上腺为恶性肿瘤转移的好发部位，仅次于肺、肝和骨转移，位居第 4 位。文献报道，按原发癌转移至肾上腺多寡，依次为肺癌、乳腺癌、肝癌、肾癌、胆管癌、胃肠道癌等。对于原发癌转移至肾上腺的机理尚不够清楚，转移途径多为通过血液循环或淋巴系统播散，或为原发癌直接浸润肾上腺。

### （一）病理及临床概要

肾上腺转移癌多为单侧和单发性，双侧转移癌较少见，肿瘤大小不一，多在 2～4cm。转移癌的质地较硬，可部分或全部占据肾上腺。体积较大的转移癌类似原发性皮质癌，肿瘤内可出现坏死和液化。镜下所见可因原发部位不同而有差别，一般转移癌细胞角蛋白和上皮膜抗原为强阳性，而肾上腺皮质癌多为阴性。转移癌多为无功能性肿瘤，一般无肾上腺功能异常的临床表现。通常多是在作原发癌术前检查或术后履行复查时，由影像学检查发现。较大的肿瘤可压迫毗邻脏器，出现腰腹部胀痛不适等相关的症状。

### （二）超声检查所见

1. 灰阶超声　患侧肾上腺轮廓呈现不同程度的增大，难以显示正常肾上腺回声。肿瘤外形多不规则，多呈椭圆形，也有呈不规则形者（图 47-8-1）。肿瘤表面不光滑，局部边缘可呈分叶状，有少数肿瘤的边界与毗邻脏器分界不清楚，肿瘤直径多为 2～4cm 左右，较大的肿瘤可达 10cm 以上。肿瘤内部以低回声为主者较多见，也见于低、弱回声与较高回声同时存在的混合回声（图 47-8-2）。体积较大的肿瘤内部可有出血、坏死、液化乃至钙化，前者声像图表现为边缘不规则，其内透声较差的无回声区，后者则呈现斑点或斑片状强回声，后伴声影。

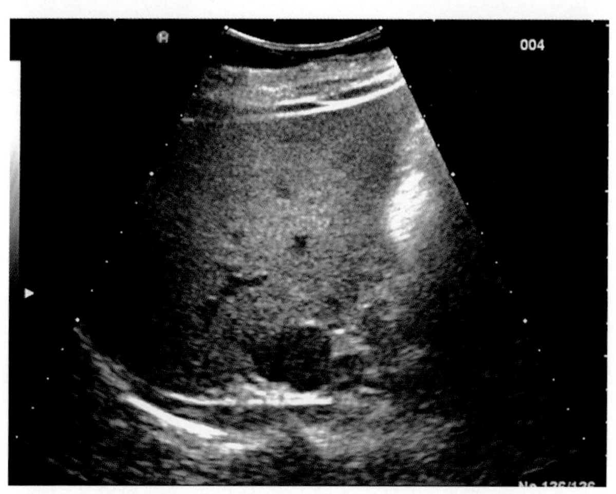


肿瘤边缘不规则，境界清楚，内部呈均匀低回声

**图 47-8-1　右肾上腺转移癌声像图**

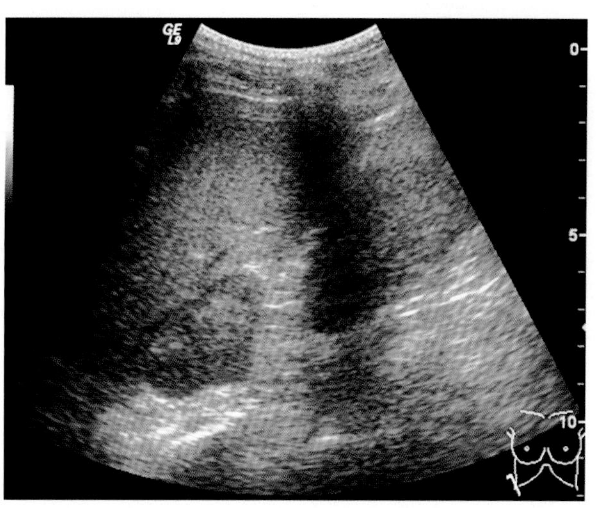


肿瘤边缘不规则，境界清楚，内回声不均匀

**图 47-8-2　右肾上腺转移癌声像图**

2. 彩色多普勒超声　转移癌内血流信号较皮质腺瘤容易检测到，较小的转移瘤可呈星点状并混合有较少的短枝状血流信号，较大的肿瘤可见纤细、弯曲的血管，但血流信号均较为短细（图 47-8-3）。

肿瘤浸润下腔静脉并形成癌栓时，彩色多普勒可显示下腔静脉增宽，管壁增厚或附有结节样低回声，该部的血流信号变细或呈断续状血流信号改变。癌栓内可有滋养血管，仔细观察便可发现附于管壁的结节底部有纤细的血管植入其内，并可检测出动脉型血流频谱。

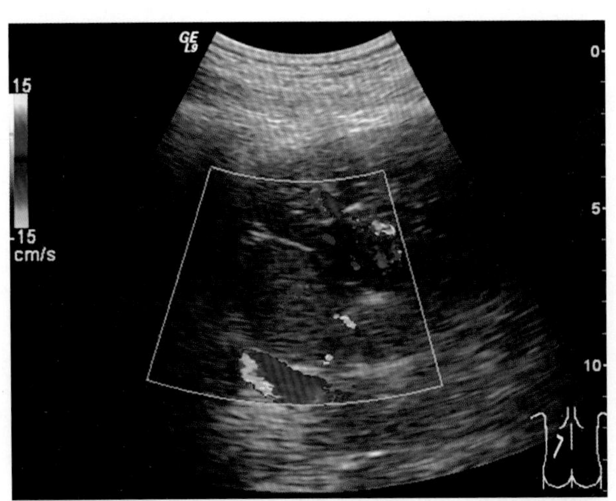


瘤体境界清楚，内部呈低回声，肿瘤内见星点状血流信号

**图 47-8-3　左肾上腺转移癌彩色多普勒声像图**

### （三）诊断思维与评价

原发癌为肺癌、乳腺癌、胃肠道癌、肝癌等肿瘤，常较易向肾上腺转移。在原发癌术前或术后履行超声检查时，当在肾上腺区显示边缘不规则的实质性肿块，做出必要的鉴别诊断后，可考虑转移癌。较大的转移癌超声很容易显示，而对于较大的肿瘤压迫毗邻脏器并与其分界不清，或轮廓较小的肿瘤，有时超声诊断较为困难。因此要求超声医生应具有一定的检查肾上腺技术条件，熟练掌握肾上腺转移癌的声像图特征和超声诊断与鉴别诊断方法。

王正滨等曾报道 29 例肾上腺转移癌的超声检查结果，超声显示肿瘤最小为 1.8cm，最大达 10.3cm。其中由超声首先检出肾上腺转移癌 25 例，由 CT 和其他影像学首先发现者 4 例，经手术与病理诊断证实，超声诊断符合率为 93.1%（27/29），证实了应用超声诊断 MCA 的价值。但需与位于肾上极的肿瘤、胰腺尾部肿瘤、肝肿瘤及其肾上腺其他类型的肿瘤进行鉴别。

当超声诊断困难时，可选择腹膜后充气造影、CT、MRI 等其他影像诊断学检查方法。腹膜后充气造影患侧肾上腺轮廓增大，有肿块突出，但不易与皮质腺瘤鉴别。CT 检查对肾上腺肿瘤的检出敏感性较高，可检出直径 1～2cm 的转移癌。但是较难与原发性肾上腺肿瘤鉴别。MRI 检查 MCA 的 T1 加权像信号低于或等于肝脏，T2 加权像信号明显高于肝脏。多数信号不均匀。增强扫描，肿瘤呈结节状增强。尽管有许多病例超声检查后，尚需再行 CT 进一步验证，但临床上将超声作为诊断肾上腺转移癌的首选方法，足以说明对超声检查的重视程度。

**（王正滨）**

## 三、肾上腺恶性黑色素瘤

肾上腺恶性黑色素瘤（malignant melanoma of adrenal，MMA）是一种恶性程度较高的肿瘤，但临床上原发于肾上腺的黑色素瘤十分罕见，而转移性 MMA 临床并非少见。

### （一）病理及临床概要

恶性黑色素瘤主要原发于皮肤、口腔、呼吸道、消化道、生殖系统的黏膜和眼球的脉络膜等处。本病多以转移性肾上腺黑色素瘤发生，临床缺乏特征性症状，但仔细寻找，常可找到原发病。MMA 可发生于任何年龄，但以 40～60 岁多见。男女发病均等。

### （二）超声检查所见

声像图主要表现为肾上腺轮廓增大，可见实质性结节或肿块，形态不规则，包膜不光滑，内部回声呈点状低回声，分布不均匀，常因肿瘤内出血或坏死而伴有透声较差的无回声区。较大的肿瘤易浸润周围组织或脏器，并与其分界不清（图 47-8-4）。

### （三）临床思维与评价

恶性黑色素瘤的声像图表现缺乏特征性，当在肾上腺区显示具有恶性肿瘤特征的声像图征象时，应详细询问病史，并结合临床提示，在除外其原发癌或转移癌的基础上，可考虑 MMA 的可能。对于其他部位尚未发现原发性恶性黑色素瘤，而仅在肾上腺区显示恶性肿瘤征象者，单凭超声所见诊断恶性黑色素瘤是极为困难的。

CT 和超声检查均可对 MMA 进行较准确的定位，并可根据影像学表现，提示肾上腺恶性肿瘤的可能，但均不能确定其性质。由于恶性黑色

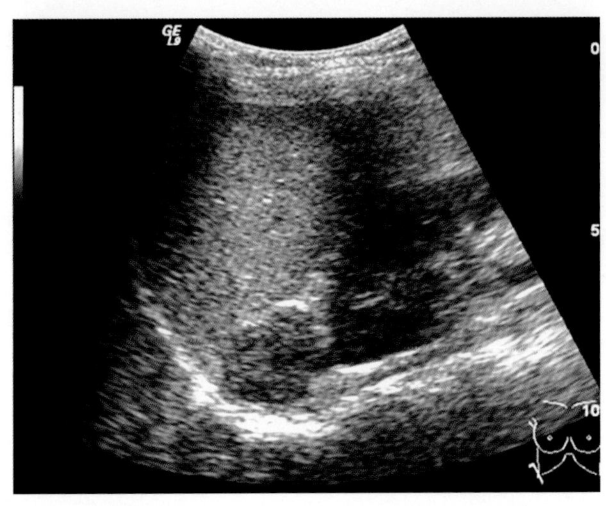

口腔黏膜黑色素瘤转移至右侧肾上腺，肿瘤边缘不规则，内部回声不均匀

**图 47-8-4 肾上腺恶性黑色素瘤声像图**

素瘤能分泌一种稳定的游离根，可缩短 MRI 中的 T1 和 T2 弛豫，表现为 T1 加权像为高信号，T2 加权像为低信号的特征，因此应用 MRI 对恶性黑色素瘤的诊断与鉴别诊断具有重要意义。

（张 毅 王正滨）

## 第九节 肾上腺其他疾病

肾上腺其他疾病主要包括肾上腺出血、肾上腺结核、肾上腺钙化和肾上腺畸形等无内分泌功能的疾病。这类肾上腺疾病在临床上均为少见疾病。但超声在检查肾上腺疾病时，应考虑到这些疾病的临床特点和超声所见，并结合病史和其他影像学检查，综合分析判断，方可得出正确结论。

### 一、肾上腺出血

肾上腺出血（hemorrhage of adrenal，HA）是临床较为复杂的疾病，临床并非罕见。主要有 3 种情况：一是新生儿 HA；二是肾上腺卒中，即华弗综合征（Waterhouse-Friderichsen Syndrome，WFS）；三是成年人 HA。

#### （一）病理及临床概要

1. 新生儿肾上腺出血　多发生在难产时，特别是产程过长、窒息、臀位、产伤等。可能与新生儿较大的肾上腺腺体受到挤压或损伤所致。如压迫肝脏及下腔静脉可导致右侧肾上腺损伤而发生出血，右侧肾上腺出血的发生率较左侧多见，可能与此机制有关。其他如感染、凝血障碍、母体糖尿病等，也可成为新生儿 HA 的原因。90%的肾上腺出血为单侧，且多发生在右侧。肾上腺出血常于出生后的 3～4 天内发现腰腹部肿块，伴有黄疸、贫血、肾上腺功能不足等，患儿很快进入休克状态，若治疗不及时可发生死亡。

2. WFS　是由于暴发性细菌性败血症所致，特别是脑膜炎球菌性败血症占 90%以上，溶血性链球菌次之。多为双侧肾上腺广泛性出血，出血部位主要在皮质层的网状带，出血可散在，也可弥漫，还可使整个肾上腺成为一团血块，严重者可发生肾上腺皮质功能衰竭。出血的结果使肾上腺皮质发生片状坏死，退变，形成类小管样结构，但很少波及髓质。本病发病急，很快出现头痛、腹痛、呕吐、腹泻、高热、抽搐等症状，常伴有皮下出血、紫癜，继而出现血压下降、循环衰竭、昏迷、死亡。

3. 成年人肾上腺出血　是由于机体处于应激状态下，如严重创伤、大手术、大面积烧伤、重症感染、休克等，导致 ACTH 对肾上腺皮质的强烈刺激，而引起的肾上腺广泛性或局灶性出血，出血部位主要在肾上腺皮质层。由于本病多被原发病的症状和体征所掩盖，故临床很难发现其特征性症状。

#### （二）超声检查所见

1. 灰阶超声　出血量少或早期，声像图显示肾上腺轮廓增大，其内可见分布不均匀的弱回声或低回声区。出血量增多或晚期时，肾上腺区则由低弱回声演变为无回声区，外形多不规整，其内的血凝块呈絮状沉积或絮状漂浮样回声。陈旧性出血吸收前声像图显示透声较差的无回声区，类似囊肿样改变。儿童多发生在右侧肾上腺，双侧也可同时出现血肿。WFS 和成年人 HA 多为双侧。

2. 彩色多普勒超声　在出血的肾上腺区域或肿块内探不到血流信号。

#### （三）诊断思维与评价

肾上腺出血与同部位肿瘤的声像图改变具有

明显的不同特征，诊断具有一定的敏感性，出血量愈多其敏感性愈强。肾上腺少量出血时，声像图仅显示肾上腺轮廓增大，回声不均匀，超声诊断肾上腺出血的敏感性不如 CT 和 MRI，但优于 SPECT；出血量较多时，声像图诊断的优势与 CT、MRI 相似。出血发生在右侧肾上腺时，需与肝脏、肾脏等毗邻脏器的肿瘤鉴别。

## 二、肾上腺结核

肾上腺结核（adrenal tubercle，ATB）临床较为少见，可发生于任何年龄，但以儿童和青壮年多见。它是由于结核杆菌感染经血行播散所引起的，少数是由邻近组织脏器感染所致，如肾脏和肺及胸膜腔等结核灶可直接蔓延至肾上腺而发病。

### （一）病理及临床概要

肾上腺结核除直接蔓延外，均为血行播散，且常可累及双侧肾上腺，若肾上腺组织受损范围超过 2/3 以上时，可导致肾上腺皮质功能减退和皮质激素分泌不足（Addison 病）。病理改变主要为肾上腺组织干酪样坏死，病情进展期可发生寒性脓肿或结核空洞，慢性恢复期可伴有局部纤维化或钙化。临床多有结核病史，除有较为典型的结核中毒症状外，同时还伴有肾上腺皮质功能减退的临床症状，如皮肤色素沉着、乏力、低钠血症、低血压等。

### （二）超声检查所见

患者早期的声像图可表现为肾上腺增大，外形饱满，内部回声不均匀，或于肾上腺局部显示边界欠清晰的结节样低回声。随着病情的发展和演变，肾上腺轮廓逐渐增大，肾上腺区可出现弱回声区，形成寒性脓肿时则显示为透声较差的无回声区或混合回声区；若出现钙化则呈高回声或强回声团；经抗结核治疗后，病情得到有效控制，肾上腺轮廓可随之逐渐缩小，其内部回声增强，且不均匀，局部可出现斑点状或斑片状强回声，后伴声影。

### （三）诊断思维与评价

肾上腺结核随着病情的演变或发展或转归，其声像图表现均有不同特点，同时因个体差异也有所不同，应注意不同阶段的病理变化有不同的声像图特征。因此，超声诊断肾上腺结核时，应密切结合病史、临床症状和体征，以及相关的实验室检查和其他影像学检查结果，对比分析，相互印证，方可保证超声诊断的准确性。对不典型的肾上腺结核还应注意与肾上腺转移癌和肾上腺结节样增生进行鉴别。对临床症状不明显的早期 ATB 超声诊断有一定的限制和难度。CT 和 MRI 在显示肾上腺结构方面有其独特之处，尤其是 CT 对肾上腺结核性钙化灶的显示较为敏感，非常适合肾上腺结核的诊断。

## 三、肾上腺先天性反常

肾上腺先天性反常（congenital paradoxical of adrenal，CPA）多与肾脏先天性异常同时存在。虽然 CPA 的种类较多，但由于其解剖学的特殊原因和现有的仪器设备，超声在显示和识别 CPA 时，常感困惑并受到限制。CT 和 MRI 有时可发挥重要作用。但目前临床上所能见到的病例大多数是在尸体解剖中发现的。CPA 主要有以下 5 种类型。

### （一）病理及临床概要

1. 肾上腺先天性缺如　先天性双侧肾上腺缺如因患者多不能生存，临床极为罕见。所谓先天性肾上腺缺如能够生存下来的，多有迷走肾上腺或肾上腺移位。一侧缺如临床上相对能够见到，如果对侧肾上腺健全，则对人体生命无明显影响。

2. 肾上腺发育不全　最主要的原因在于脑垂体发育不全。通常肾上腺发育不全的部位多在肾上腺皮质，而髓质相对发育较好。因此，临床多表现为肾上腺皮质功能不全或分泌不足。

3. 迷走肾上腺组织及肾上腺移位　迷走肾上腺组织一般可在肾被膜下肾脏内、肝右叶、睾丸、卵巢和阔韧带等处出现。迷走肾上腺组织的功能可以正常，但可在这些部位发生增生或肿瘤。肾上腺移位是整个肾上腺腺体不在肾上腺的正常位置，而在体内的其他部位，其功能正常。

4. 肾上腺骨髓形成　是指在肾上腺内有骨髓组织出现，通常发生在成年人，临床可无任何并发症，对人体影响不大，预后良好。

5. 巨大肾上腺皮质细胞　其发生率极低，临床罕见。其主要病理变化在肾上腺皮质胚胎层的细胞增大，细胞质内有空泡形成。

### （二）超声检查所见

1. 肾上腺先天性缺如　超声显示一侧肾上腺区未显示典型的肾上腺结构的回声，对侧肾上腺则较正常肾上腺增大，形态和内部结构基本正常。CT 和 MRI 检查均较超声有优势。

2. 肾上腺发育不全　超声检查在双侧或一侧肾上腺区可显示体积较小的肾上腺回声。超声检查远不如 CT 和 MRI。

3. 迷走肾上腺组织及肾上腺移位　超声可在肾脏、肝脏、睾丸、卵巢和阔韧带等处显示形态不规整的迷走的肾上腺组织，但不能确定其来源和性质。肾上腺移位超声检查常较困难。MRI 和 PET-CT 有望成为检查本病的重要手段。

4. 肾上腺骨髓形成　超声、CT、MRI 和 PET-CT 对本病的诊断均缺乏特征性改变，常需病理确诊。

5. 巨大肾上腺皮质细胞　超声、CT、MRI 和 PET-CT 均可显示肾上腺增大，但对本病的诊断均缺乏特征性改变，常需病理确诊。

### （三）诊断思维与评价

CPA 在临床中极为罕见。虽然其类型较多，且变异较大。极少数 CPA 患者可根据超声检查提示诊断，但仍需要其他影像学进行佐证，仅依靠超声检查目前尚难以满足临床的要求，即便是 CT、MRI 和 PET-CT 等现代医学影像技术联合应用，有时也较为困难。因此，必须结合病史、家族史和临床各项检查综合分析判断，才能得出正确结论。

## 四、肾上腺钙化

### （一）病理及临床概要

肾上腺钙化（adrenal calcify，AC）是一种由于肾上腺感染、出血、损伤、结核等病变已经愈合并趋向稳定的病理状态，属非特异性钙化。临床上较少见。钙化也可发生在肾上腺肿瘤内。临床多有原发病史可循，一般无特异性的临床症状和体征。

### （二）超声检查所见

声像图可以发现肾上腺区内点状或斑点状或条索状强回声，后方常不伴有声影或仅为弱声影，钙化灶与周围组织具有明显的境界。若为肿瘤性钙化，同时还可观察到肿瘤的大小、形态、内部回声以及与周围组织脏器的关系，对判断肿瘤的性质提供帮助。超声在检查肾上腺钙化方面具有特征性改变，同时可根据钙化的范围和程度，结合临床检验结果分析评估其残存肾上腺的功能。

### （三）诊断思维与评价

超声检查发现肾上腺钙化应注意除外肿瘤性钙化。超声、CT 和 MRI 均可显示肾上腺非特异性钙化，以前两者更为简便价廉、准确可靠。但超声在方法学方面占有更多的优势，应为诊断本病的首选方法。

（张　毅　王正滨）

### 参考文献

[1] 马永江，孟芸编著．肾上腺外科学．上海：上海科学技术出版社，1960.
[2] 卫中庆，孙则禹．肾上腺外科学．南京：南京大学出版社，1999.
[3] 张绍增．实用肾上腺外科学．北京：人民军医出版社，1998.
[4] 叶章群．肾上腺疾病，北京：人民卫生出版社，1997.
[5] 吴阶平．吴阶平泌尿外科学．第 2 版，济南：山东科学技术出版社，2009.
[6] 鲁功成，曾甫清．现代泌尿外科学．武汉：湖北科学技术出版社，2003.
[7] 王正滨，唐杰，杨斌，等．泌尿生殖系统疾病超声诊断与鉴别诊断学．北京：人民卫生出版社，2010.
[8] 周永昌，陈亚青．泌尿系疾病超声诊断与介入治疗．北京：科学技术文献出版社，2008.
[9] 韦嘉瑚主编．泌尿生殖系统疾病影像学．北京：科学技术文献出版社，2004.
[10] 李吉昌主编．泌尿男生殖系统影像诊断学．济南：山东科学技术出版社，2000.
[11] 徐文坚主译．泌尿系统影像诊断学．北京：人民卫生出版社，2003.
[12] 周永昌，郭万学．超声医学．第 5 版，北京：科学技术文献出版社，2004.
[13] 王纯正，徐智章．超声诊断学，第 2 版，北京：人民卫生出版社，2002.
[14] 王金锐，曹海根．实用腹部超声诊断学．第 2 版，北京：人民卫生出版社，2006.
[15] 张武主编．现代超声诊断学．北京：科学技术文献出版

社，2008.

[16] 姜玉新，王志刚．医学超声影像学．北京：人民卫生出版社，2010.

[17] 王正滨，苗志敏，袁梅，等．嗜铬细胞瘤的超声显像诊断与鉴别诊断．中华超声影像学杂志，1996，5（2）：67-69.

[18] 钱月华，龚新环．肾上腺无功能肿瘤的超声定位诊断．中华超声影像学杂志，2009，9（9）：237-238.

[19] 王正滨，张春华，王建红，等．肾上腺恶性肿瘤的超声显像定位于定性诊断价值．中华超声影像学杂志，2004，13：693-695.

[20] 王正滨，禹静，王建红，等．超声显像在肾上腺转移癌诊断中的应用价值．中华医学超声杂志，2006，3（2）：71-73.

[21] 王正滨，侯四川，王新生，等．原发性醛固酮增多症的超声显像诊断及其病理基础．中国超声医学杂志，2003，19（11）：849-851.

[22] 王正滨，李洪忱，李美兰，等．肾上腺皮质肿瘤的超声显像诊断与鉴别诊断．中国超声医学杂志，2002，18：780-782.

[23] Lam KY，Lo CY. Metastatic tumors of the adrenal glands：a 30-year experience in a teaching hospital. Clinical Endocrinolgy.（Oxf），2002，56（1）：95-101.

[24] Wajchenherg BL，Albergaria-Pereira MA，Medonca BB，et al. Adrenocortical carcinoma clinical and laboratory observations. Cancer，2000，88（4）：711-736.

[25] Brouwers FM，Eisenhofer G，Lenders JW，et al. Emergencies caused by phaeochromocytoma，neuroblastoma，or ganglion. Endocrinol Metab Clin North Am，2006，35（4）：699-724.

[26] Fung MM，Viveros OH，O'Connor DT. Diseases of the adrenal medulla. Acta Physiol（Oxf），2008，192（2）：325-335.

# 第十篇

# 妇产科、儿科

# 第四十八章 妇科

## 第一节 概述

超声检查是妇科疾病最重要的影像检查手段，已广泛应用于妇科疾病的诊断。其操作简便、无放射性、费用低、患者耐受好、诊断准确率高，在妇科疾病诊治中发挥着越来越重要的作用。

目前临床上常用的妇科超声检查方法包括经腹部和经阴道超声检查。经腹超声扫查范围广泛、切面及角度灵活，能够完整显示盆腔器官全貌，是常用的妇科超声检查途径之一，适用于所有要求盆腔超声检查的妇女；其局限性在于分辨力较经阴道超声低，且易受腹壁厚度、膀胱充盈程度及肠道胀气等因素影响。经阴道超声检查时探头与盆腔器官更接近，探头频率高，图像分辨率佳，能更好地显示子宫、卵巢及盆腔肿块的细微结构特征及血流情况，且不受肠腔气体干扰和腹壁声衰减的影响。其局限性是探头穿透力降低，扫查范围较小，对较大盆腔包块或较高位置病灶难以清楚显示，需结合经腹超声检查，两者互相补充。

妇科经腹超声检查的适应证包括：

1. 观察子宫、卵巢的形态和结构；

2. 判断有无盆腔肿物，以及肿物的来源及性质；

3. 监测或随诊盆腔肿物的变化，必要时可在超声引导穿刺活检。

妇科经阴道超声检查的适应证包括：

1. 经腹超声显示不清或诊断不明时，主要包括子宫发育异常、宫颈病变、内膜及宫腔病变、多囊卵巢、卵巢肿瘤等；

2. 寻找不孕的病因，或为辅助生育技术提供监测；

3. 监测或随诊肿物的变化，必要时可引导穿刺活检或治疗。

4. 绝经后妇女的子宫、附件观察

对无性生活者、阴道畸形、生殖系炎症患者不应做经阴道超声检查。月经期一般应避免进行经阴道超声检查。如确因诊断需要必须对子宫出血或月经期妇女进行经阴道超声检查时，应注意无菌操作，做好消毒工作。

另外，经直肠超声检查适用于经腹超声检查图像显示不清，但又不能进行经阴道检查的患者，如儿童、青春期前后处女膜未破，或性成熟期妇女无性生活史、阴道畸形或老年性阴道明显萎缩的患者。经会阴超声可用于观察会阴部病变及对盆底结构及病变的观察等。

近年来，随着超声技术迅速发展，超声仪器的性能不断提高，特别是图像分辨力的提高、彩色及频谱多普勒血流成像功能的应用，以及超声新技术如三维超声成像技术、超声造影技术（包括腔内超声造影及血管超声造影）等在临床的逐步应用，为妇科疾病的诊治提供了更丰富、更可靠的诊断信息。目前，超声检查已成为妇科疾病诊断首选的影像检查方法，大多数盆腔疾病可以通过超声检查得以诊断。

**（戴　晴）**

## 第二节 解剖及生理概要

### 一、女性骨盆及盆底结构

女性骨盆是躯干和下肢间的骨性连接，由骶、尾骨、左右髋骨以及髋关节和韧带构成。以耻骨联合上缘、髂耻线与骶胛上缘的连线为界，可将骨盆分为上下两部分：上方为大骨盆（又称假骨盆），下方为小骨盆（又称真骨盆）。大骨盆内主要为肠道，其中两侧为升结肠和降结肠，中间为小肠。小骨盆腔内前方为膀胱和尿道；中部为子宫、宫颈、阴道，两侧的输卵管与卵巢；后部为子宫直肠陷凹（Douglas 腔）与直肠。盆腔内的主要血管有髂内、外动静脉及其分支。膀胱、子宫、直肠与盆腔间腹膜延续形成的陷凹有膀胱子宫陷凹和子宫直肠陷凹，后者为女性坐位或站位时腹膜腔最低部位，腹膜腔内渗出液、出血、积脓等常积聚于此（图 48-2-1）。

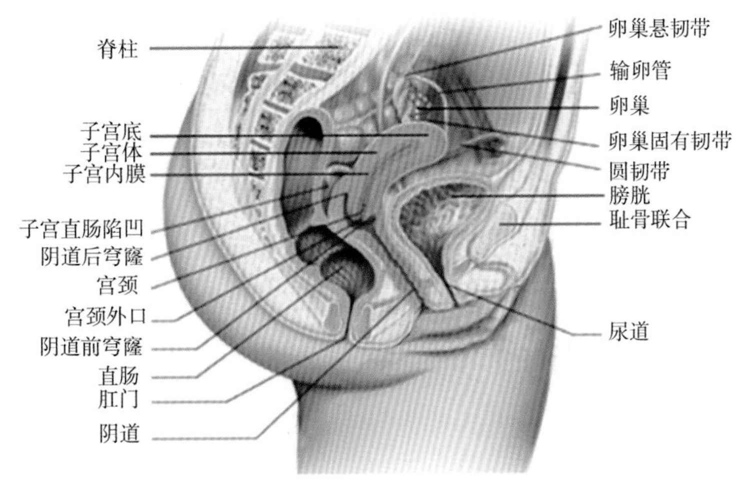


**图 48-2-1 女性盆腔正中矢状切面示意图**

女性骨盆底是封闭骨盆出口的软组织，由多层肌肉和筋膜组成，承托盆腔脏器，使之位于正常位置。骨盆底前方为耻骨联合下缘，后方为尾骨尖，两侧为坐骨升支、坐骨结节及耻骨降支。两侧坐骨结节前缘的连线可将骨盆底分为两个三角区，即前部的尿生殖三角及后部的肛门三角。骨盆底由外向内分为如下三层组织：① 外层，由会阴浅筋膜及其深面的球海绵体肌、坐骨海绵体肌、会阴浅横肌、肛门外括约肌组成。② 中层，即泌尿生殖膈；③ 内层，为盆膈，是骨盆底最坚韧的组织，由肛提肌及其上、下筋膜组成，有尿道、阴道和直肠穿过。若骨盆底组织的支持作用减弱，易发生相应部位器官（如膀胱、子宫、直肠等）松弛、脱垂或功能障碍。

### 二、女性内生殖器

女性内生殖器位于小骨盆内，包括阴道、子宫、输卵管和卵巢，其中后两者合称为子宫附件（图 48-2-2）。

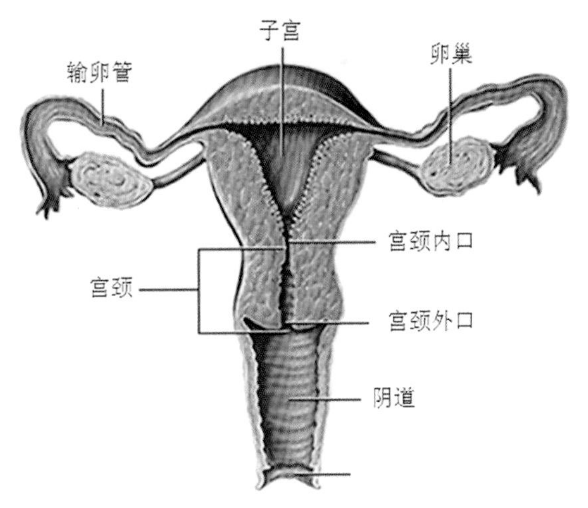


**图 48-2-2 盆腔内生殖器示意图**

1. 阴道（vagina）

阴道为女性性交器官，也是排出月经和娩出胎儿的通道。其位于小骨盆下部中央，呈上宽下窄的管道，前壁长 7～9 cm，与膀胱和尿道相邻，后壁长 10～12 cm，与直肠贴近，上端包绕子宫颈，下端开口于阴道前庭后部，其壁由黏膜层、肌层和纤维层组成。环绕子宫颈周围的部分称为阴道穹窿，按其位置可分为相互连通的前、后、左、右四部分，其中后穹窿最深，与子宫直肠陷凹贴近，为盆腹腔最低部位，临床上可经此处穿刺进行诊断和治疗。

2. 子宫（uterus）

子宫是月经产生、胚胎生长发育的场所。位于骨盆腔中央，形似倒置的梨形，前面扁平，后面稍凸。成年妇女的子宫长 7～8 cm，最宽径约 4～5 cm，壁厚 2～3 cm，重约 50 g，容量约为 5 ml。子宫上部较宽，称为宫体，宫体顶部称为宫底，宫底两侧与输卵管相连处为宫角。子宫下端较窄呈圆柱状，称为宫颈。不同的生长发育期，宫体与宫颈长度的比值不同，婴儿期为 1∶2，青春期为 1∶1，成人期为 2∶1。在宫体与宫颈移行部之间形成的最狭窄的部分称为子宫狭部，非孕期长约 1 cm，妊娠期逐渐伸展变长，可达 7～10 cm，临床上将此称为子宫下段（图 48-2-3）。宫颈内腔呈梭形，称宫颈管，成年妇女长 2.5～3.0 cm。宫体壁由 3 层组织构成，由内向外分别为子宫内膜层、肌层和浆膜层。子宫内膜可作为识别子宫及病变位置的重要标志，当盆腔手术、肿物或病变推移子宫，或炎性粘连导致盆腔正常解剖结构改变时，内膜的显示对判断子宫位置及病变与子宫的关系非常重要。肌层为子宫壁最厚层，非孕时厚约 0. 8cm。子宫韧带包括阔韧带、圆韧带、主韧带和骶韧带，具有维持子宫位置的功能。子宫的正常位置呈轻度前倾、前屈位，但有较大的活动性，易受体位、膀胱和直肠充盈程度等的影响。经腹扫查子宫、附件时需适度充盈膀胱，若充盈过度可能压迫子宫使之变小从而造成测值的不准确。

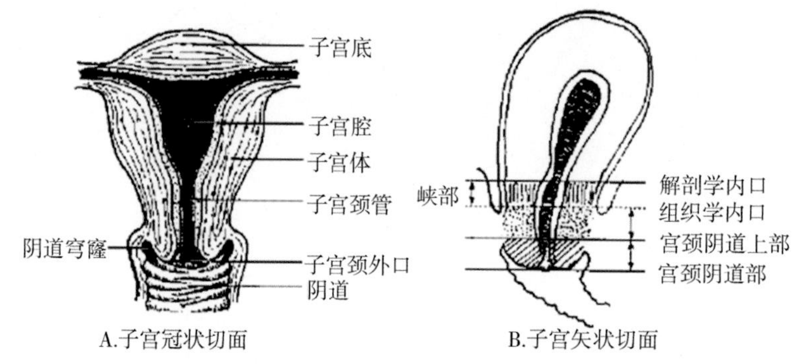


**图 48-2-3　子宫构成示意图**

3. 输卵管（oviduct）

输卵管为卵子与精子结合场所及运送受精卵的通道。为一对细长而弯曲的肌性管腔，内侧端与宫角相连，外侧端游离呈伞状，开口于腹膜腔，左右各一，全长 8～14 cm。根据输卵管的形态，由内向外分为四部分：① 间质部，为输卵管穿过子宫壁的部分，直径最细，约 1 mm；② 狭部，为间质部外侧的一段，短而直，管腔较窄，长2～3 cm；③ 壶腹部，位于峡部外侧，管腔宽大、弯曲，长 5～8 cm，约占输卵管全长的 2/3，为输卵管妊娠的好发部位，占 60%；④ 伞部，在输卵管最外侧端，长 1～1.5 cm，开口于腹腔，游离端呈漏斗状，有“拾卵”的作用（图 48-2-4）。输卵管是精卵结合的唯一场所，功能正常是自然受孕的必要条件之一。多种病理情况可影响输卵管功能，引起输卵管阻塞导致不孕不育。

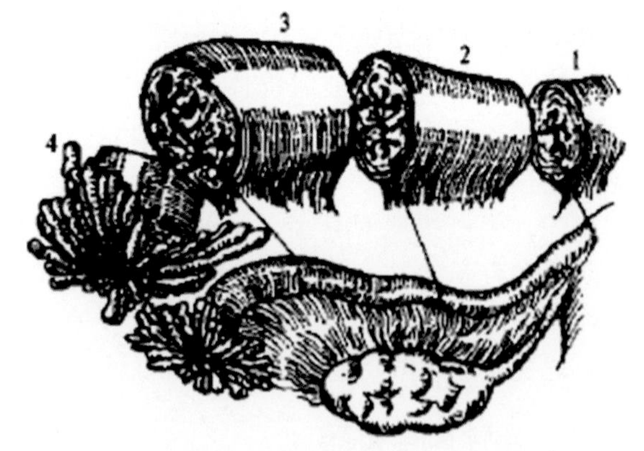


1. 间质部；2. 峡部；3. 壶腹部；4. 伞部

**图 48-2-4　输卵管的组成及横断面示意图**

4. 卵巢（ovary）

卵巢是产生和排出卵子，并分泌甾体激素的性器官。位于子宫两侧，输卵管后下方，左右各一，外观呈扁椭圆形，略呈灰红色。借卵巢系膜连接于子宫阔韧带后叶的部位称为卵巢门，卵巢血管与神经即经此出入卵巢。卵巢的大小和形状随年龄增长变异较大，幼女的卵巢较小，表面光滑，成年女性的卵巢大小约 4 cm×3 cm×1 cm，重 5～6 g，绝经后卵巢逐渐萎缩，变小变硬。卵巢组织分皮质和髓质两部分：浅层为皮质，其中含有大小不等，数以万计发育不同阶段的卵泡。髓质位于卵巢的中央部，内无卵泡，由疏松结缔组织、血管、淋巴管和神经等组成（图 48-2-5）。卵巢体积虽小，但其胚胎组织解剖学和内分泌功能较复杂，因而发生在卵巢上的肿块种类繁多，形态和性质各异。

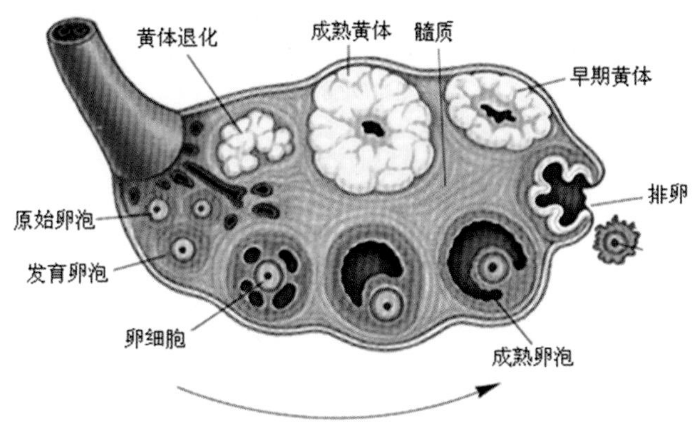


图 48-2-5 卵巢的构成及各期卵泡示意图

## 三、女性生殖器邻近器官

女性生殖器官与盆腔内其他器官如尿道、膀胱、输尿管、直肠及阑尾等相邻。当女性生殖器官出现病变时更易累及邻近器官，在妇产科疾病的诊断、治疗上也互有影响。

1. 尿道（urethra）为一狭窄肌性管道，长 4～5 cm，直径约 0.6 cm，始于膀胱三角尖端，终于阴道前庭部的尿道外口。由于女性尿道短而直，与阴道邻近，因此女性生殖道的炎症易引起泌尿系统感染。

2. 膀胱（urinary bladder）为一空腔脏器，排空时位于耻骨联合和子宫之间，膀胱充盈时可凸向盆腔甚至腹腔。当盆底肌肉及筋膜受损时，膀胱与尿道可随宫颈及阴道前壁一并脱出。

3. 输尿管（ureter）为一对圆索状长管，管壁厚约 1 mm，全长约 30 cm。起自肾盂，在腹膜后沿腰大肌前方偏中线侧下行（腹部），在骶髂关节处经过髂外动脉起点的前方进入骨盆腔（盆部），继续下行，在宫颈部外侧约 2.0 cm，于子宫动脉下方穿过，行向下内至膀胱底穿入膀胱壁内（壁内部）。在施行附件切除术及子宫动脉结扎时，应避免损伤输尿管。

4. 直肠（rectum）自乙状结肠下部至肛门，全长 15～18 cm，其前为子宫及阴道，后为骶骨。行妇科手术及分娩处理时均应注意避免损伤肛管、直肠。

5. 阑尾（vermiform appendix）形似蚯蚓，常位于右侧髂窝内，其位置、长短、粗细变异较大，下端有时可达右侧输卵管及卵巢部。女性阑尾炎时有可能累及输卵管及卵巢，应仔细鉴别诊断。

## 四、女性生殖器官的血液供应

女性内、外生殖器官的血液供应主要来自卵巢动脉，子宫动脉、阴道动脉及阴部内动脉（图 48-2-6）。① 子宫动脉：发自髂内动脉脏支，沿盆腔侧壁下行，于子宫颈外侧约 2 cm 处从输尿管前上方跨过，再沿子宫侧缘迂曲上行至子宫底。子宫动脉的分支营养子宫、卵巢、输卵管及阴道，并与卵巢动脉相吻合。进入子宫肌层后分为弓状动脉及螺旋动脉，供应子宫肌壁和内膜。② 卵巢动脉：由腹主动脉发出，在腹膜后沿腰大肌前方下行至骨盆腔，跨越输尿管及髂总动脉下段，经骨盆漏斗韧带向内横行，再向后穿过卵巢系膜，分支经卵巢门进入卵巢。此外，卵巢还接收上述子宫动脉上升支分出的卵巢支的血液供应。③ 阴道动脉：为髂内动脉脏支的分支。阴道动脉与子宫动脉阴道支及阴部内动脉的分支相互吻合。④阴部内动脉：为髂内动脉脏支终支之一，供应会阴部、外生殖器及肛门。

盆腔静脉与同名动脉伴行，但数目较动脉多，在其相应器官及其周围形成静脉丛，并相互吻合，因此盆腔静脉感染易于蔓延扩散。

## 五、女性生殖器官的周期性变化

1. 卵巢的周期性变化

从青春期开始至绝经前，卵巢建立周期性排卵功能，其形态和功能发生周期性变化，称为卵

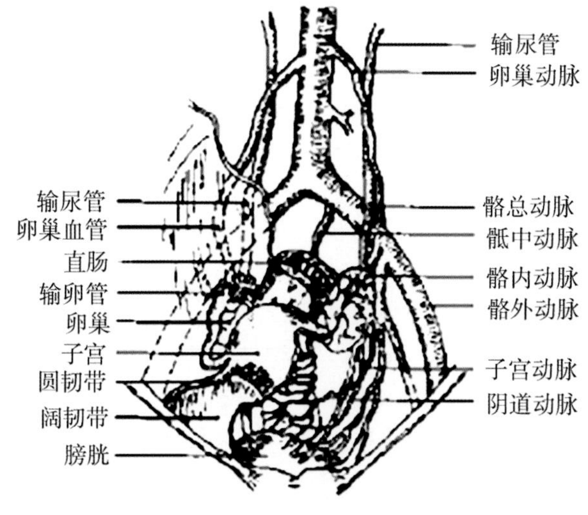


**图 48-2-6　女性盆腔动脉示意图**

巢周期（ovarian cycle）。

（1）卵泡的发育及成熟

卵巢中所有的卵细胞均在胚胎期形成，性成熟期妇女每月发育一批卵泡，一般只有一个优势卵泡可以完全成熟并排出卵子，其余的卵泡在其发育不同阶段自行退化，称卵泡闭锁。自月经第一日至卵泡成熟的卵泡发育期为卵泡期（follicular phase），一般需 14 日。根据卵泡的形态、大小、生长速度和组织学特征，可将卵泡生长过程分为始基卵泡、窦前卵泡、窦状卵泡和成熟卵泡 4 个阶段。

（2）排卵（ovulation）

卵母细胞及包绕它的卵丘颗粒细胞一起被排出的过程，称为排卵，多发生在月经周期第 14 日。垂体释放的促性腺激素（LH 和 FSH）在促进排卵中起关键性的作用。在卵泡内各种水解酶、纤溶酶、前列腺素等共同作用下，卵泡破裂，卵子排出。卵子可由两侧卵巢轮流排出，也可由一侧卵巢连续排出。

（3）黄体形成及退化

排卵后卵泡液流出，卵泡壁内陷，卵泡颗粒细胞和卵泡内膜细胞向内侵入，周围由卵泡外膜包绕，共同形成黄体。黄体是人体内单位体积含血流最高的组织之一，因而易引起女性黄体期出血。排卵后的 7～8 日，黄体体积和功能达到高峰，直径 1～2 cm，外观色黄，血管丰富。

若卵子未受精，黄体在排卵后 9～10 日开始退化，其机制迄今不明。退化时黄体细胞逐渐萎缩变小，周围的结缔组织与成纤维细胞侵入黄体，逐渐由结缔组织取代，组织纤维化，外观色白，称为白体。

排卵日至月经来潮第 1 日为黄体期（luteal phase），一般为 14 日。黄体功能衰退后月经来潮，卵巢中新的卵泡发育，开始新的周期。

2. 子宫内膜的周期性变化

子宫内膜在结构上分为基底层和功能层。基底层直接与子宫肌层相连，对月经周期中激素变化不反应；功能层靠近宫腔，由基底层再生而来，受卵巢性激素的影响而出现周期性变化，若未受孕则坏死脱落，形成月经。以正常的一个月经周期 28 日为例，其组织形态的周期性变化可分为 3 期：

（1）增殖期 月经周期第 5～14 日，受卵泡期雌激素的影响，子宫内膜腺体和间质细胞呈增殖状态，又分为早、中、晚 3 期。

① 增殖期早期：月经周期第 5～7 日，子宫内膜较薄，仅 1～2 mm。

② 增殖期中期：月经周期第 8～10 日，其特征是腺上皮细胞增生活跃，细胞呈柱状，间质水肿明显，腺体数目增多、伸长，螺旋小动脉逐渐发育。

③ 增殖期晚期：月经周期第 11～14 日，子宫内膜进一步增厚至 3～5 mm，表面高低不平，上皮细胞呈高柱状，增殖为假复层上皮，腺体更长呈弯曲状，组织水肿明显，螺旋小动脉略呈弯曲状，管腔增大。

（2）分泌期 月经周期第 15～18 日，与卵巢黄体期相对应。在孕激素作用下，子宫内膜呈分泌反应，也可分为早、中、晚 3 期。

① 分泌期早期 此期在月经周期第 15～19 日，子宫内膜腺体更长，弯曲更明显，腺上皮细胞核下开始出现含糖原小泡（核下空泡），间质水肿，螺旋小动脉继续增生、弯曲。

② 分泌期中期 在月经周期第 20～23 日，子宫内膜继续增厚并呈锯齿状，腺体内分泌上皮细胞的顶端包膜破裂，糖原小泡排入腺腔，称为顶浆分泌。此期间质高度水肿，螺旋小动脉进一步增生、弯曲。

③ 分泌期晚期 在月经周期第 24～28 日，也为月经来潮前期，相当于黄体退化阶段。子宫内膜厚达 10 mm，呈海绵状，内膜腺体开口面向宫腔，有糖原等分泌物溢出。间质更加水肿，螺旋

小动脉迅速增长超过内膜厚度，也更弯曲。

(3) 月经期

在月经周期1～4日，为子宫内膜功能层崩解脱落期，是孕酮和雌激素撤退的最终结果。内膜中组织坏死、剥脱，与血液相混排出，形成月经血。

3. 生殖器其他部位的周期性变化

(1) 子宫颈的周期性变化　排卵周期中宫颈在雌、孕激素作用下具有分泌和启闭变化。月经来潮后，宫颈管分泌的黏液量很少；随雌激素浓度不断增高，宫颈黏液分泌量不断增加；排卵后受孕激素影响，黏液分泌量逐渐减少。临床上检查宫颈黏液，可了解卵巢功能状态。

(2) 输卵管的周期性变化　排卵前，输卵管在雌激素作用下，黏膜上皮纤毛细胞生长、体积增大，此外雌激素还促进输卵管的发育和输卵管肌层的节律性收缩。排卵后，输卵管在雌激素、孕激素的共同作用下，保证受精卵在输卵管中的正常运行。

(3) 阴道黏膜的周期性变化　排卵前，阴道上皮在雌激素作用下，底层细胞增生，阴道上皮增厚，表层细胞出现角化；排卵后，在孕激素作用下，主要表现为表层细胞脱落。

**（杨太珠）**

**参考文献**

[1] 乐杰. 妇产科学[M]. 第6版,北京:人民卫生出版社,2008.

[2] 谢红宁. 妇产科超声诊断学[M]. 北京:人民卫生出版社,2007.

[3] 常才. 经阴道超声诊断学[M]. 第2版,北京:科学出版社,2007.

[4] 杨太珠. 实用妇产科超声诊断图解[M]. 北京:化学工业出版社,2006.

[5] 柏树令. 系统解剖学[M]. 北京:人民卫生出版社,2004.

[6] 邹仲之. 组织学与胚胎学[M]. 北京:人民卫生出版社,2008.

## 第三节　检查方法

因患者不同、检查目的不同，使检查方法有所选择。检查途径包括：经腹壁超声检查、经阴道超声检查、经直肠超声检查、经会阴超声检查。

### 一、经腹壁超声检查

此方法是最常用的妇科及产科检查途径，检查范围广，操作灵活，适用于绝大多数患者。常规应用凸阵探头，频率多为3.5～5.0 MHz，受检者取仰卧位，暴露脐至耻骨联合部，皮肤局部置适量耦合剂，常规首先行纵切面检查，探头下极抵耻骨联合上缘，上极左右移动行扇形扫查，观察子宫及两侧卵巢矢状切面；探头旋转90度，自下而上连续扫查观察子宫及双卵巢冠状切面；任意移动或偏转探头改变扫查角度，作斜切面检查，捕捉有价值的影像信息。适度充盈膀胱是检查前的常规准备。

充盈的膀胱可推开含气体的肠管，使子宫卵巢等器官直接显示在膀胱良好透声窗的后方，有利于清晰显示肠管以外盆腔器官组织。膀胱充盈的适应证为需要检查子宫、附件者，以及部分产科患者等。

1. 膀胱充盈程度对盆腔脏器图像的影响

膀胱空虚或充盈不佳时，由于充气肠管遮盖，子宫附件等盆腔器官不能充分暴露，无法获得准确的信息，可出现错诊或漏诊；而膀胱过度充盈可造成盆腔脏器的变形及移位，由于膀胱的压迫和推挤，使子宫前后径缩小，子宫后倾，宫颈倾斜，宫颈拉长，可将附件肿物推得太高而漏诊。

2. 充盈膀胱的方法

患者自行憋尿：检查前2～3小时饮水500～800 ml，适量进食有利于膀胱快速充盈，至患者有明显尿意；患者仰卧位，见下腹部凹陷说明膀胱充盈不佳，下腹部轻微隆起为适度充盈，急症等不能憋尿的患者或短期内憋尿不能奏效者，可在常规消毒后插导尿管，注入生理盐水300～500 ml。

适度充盈膀胱的标准为探头纵切面显示充盈的膀胱底部恰能遮盖子宫底。

### 二、经阴道超声检查

经阴道超声是妇产科超声检查中很重要的途径之一，因探头频率高、距靶器官近，图像分辨率高，可更清晰显示器官组织形态回声的细微改变，适用于肥胖患者和子宫附件微小病变的诊断。

常规使用的探头为端扫式腔内探头，频率为5～10 MHz，探测深度可达10 cm或以上。行经阴道超声检查时，患者膀胱无须充盈，膀胱内少许尿液可协助盆腔器官定位。

患者取膀胱截石位，将探头罩上加入少许耦合剂的消毒套，缓缓伸入阴道，探头顶端达穹窿部，常规首先行子宫矢状切面检查，调整探头位置以适应前位子宫及后位子宫，以清晰显示宫颈和宫体为准，探头柄左右摆动行扇形扫查，观察子宫矢状切面，子宫位置偏于一侧时，以清晰显示宫内膜为正中，测量子宫体及宫内膜厚度；探头旋转 90 度，探头柄作上下摆动，观察子宫冠状切面，在宫底与输卵管交界部测量子宫横径及宫颈横径；卵巢位置动度较大，往往需反复移动及旋转探头改变扫查位置、角度。

经阴道超声可更清晰显示子宫卵巢等盆腔器官组织，可提高宫肌及内膜微小病变和卵巢输卵管较小病变的检出率，可诊断早期子宫内膜癌、卵巢癌、异位妊娠等。但因其探查深度不如经腹超声，故肿物较大、位置较高时，瞩患者排空膀胱，并配合经腹部超声检查以避免漏诊。

经阴道超声引导下介入治疗被用于卵巢非赘生性囊肿、脓肿等的穿刺治疗，异位妊娠的非手术治疗及试管婴儿穿刺取卵等。

与经腹超声相比，经阴道超声可更有效地观察子宫卵巢的细微结构，在应用检查时，要掌握适应证，对未婚女性、阴道畸形及严重盆腔炎者禁用，对可疑前置胎盘者慎用，对子宫出血者应注意无菌操作。

## 三、经直肠超声检查

经直肠超声检查常用于经腹部超声检查效果不佳，且不适宜经阴道超声检查者，如不能充盈膀胱的未婚女性、老年阴道萎缩、阴道畸形、阴道较大肿瘤等，经直肠超声检查与经阴道超声有相似之处，探头距盆腔器官近，分辨率高，可清晰显示盆腔器官组织的形态回声及其改变，常规使用的探头为凸阵、线阵及端扫式腔内探头，频率为 4～12 MHz，患者膀胱无须充盈，膀胱内少许尿液可协助盆腔器官定位。

检查前嘱患者排空大便，检查多取左侧卧位，将探头罩上加入少许耦合剂的消毒套，自肛门伸入肛管，沿直肠曲度缓缓向内直至清晰显示子宫底部，可先选择线阵模式观察子宫矢状切面，图像显示自近场至远场为直肠黏膜层、黏膜下层、固有肌层、直肠浆膜层、子宫后壁、子宫腔、子宫前壁、膀胱后壁、膀胱前壁等。如为后位子宫，则直肠壁外先显示子宫底部或子宫前壁。探头晶片部在相当于膀胱截石位 10 点至 2 点位间左右旋转，观察子宫全貌并寻找卵巢组织。转换凸阵模式，观察子宫矢冠状切面，将探头做前后移动，进入肛管约 2 cm 始显示阴道，约 7 cm 显示阴道穹窿部及子宫颈，探头向前直至完全显示子宫底部。线阵及凸阵探头图像直观清晰，而端扫探头可清晰显示位置较高的组织。卵巢位置动度大，经直肠超声检查也往往需要较大幅度的旋转探头改变扫查位置角度，以显示卵巢或病变，子宫较大或肿物较大位置较高时应配合经腹超声检查，以免漏诊。

## 四、经会阴超声检查

经会阴超声检查多作为其他超声检查方法的补充，受检者常采取膀胱结石位或仰卧位双手抱膝，暴露会阴部，常规使用的探头为凸阵、线阵或腔内凸阵探头，频率为 2～9 MHz，患者应膀胱少量充盈，以协助盆腔器官定位。将探头罩上加入少许耦合剂的消毒套，扫查时将探头放于会阴部、观察会阴部皮下、阴道及宫颈部组织回声变化、局部占位性病变及与周围组织的关系，多用于观察妊娠宫颈内外口等情况。

## 五、超声新技术

随着超声检查途径和检查设备的不断改进，超声成像和图像处理技术的研发，许多新技术都逐渐应用于临床。近年来研究热点主要包括：宫腔超声造影（SIS)、三维成像、经静脉超声造影、输卵管超声造影、经直肠超声、盆底超声以及介入超声等。

1. 宫腔超声造影（saline infusion sonohysterography，SIS）

宫腔超声造影技术是指向子宫腔内注入造影剂使宫腔扩张、内膜分离后，在经阴道超声下观察子宫内膜及宫腔内病变情况。该技术能清晰显示宫腔内病变为弥漫性或局灶性以及局灶性病变的位置和特征，包括内膜息肉、黏膜下肌瘤、内膜增生、内膜癌、内膜粘连等疾病的诊断和鉴别诊断具有很高的临床应用价值。此技术已应用于临床多年，但尚未普及。在某些临床研究中心，其高度的诊断准确性可代替诊断性宫腔镜的应用。近年来，该技术又有新的发展，主要包括：与三维技术相结合使用；用宫腔内耦合剂代替盐水进行病变显像；宫腔显影基础上引导内膜活检、摘除息肉等。

2. 三维成像

三维成像技术能够提供更加丰富的诊断信息，增强诊断信心，主要包括以下几方面：能够通过图像的后处理获得实时二维超声无法显示的C平面，消除超声扫查的死角；将扫查切面数据存储于超声仪器硬盘内，实现了后期处理，例如，二次测量和多切面观察病变；可获得距离、面积、体积等数据；通过表面成像、透明成像等成像模式使得超声图像立体化，能够便于临床医生和患者读取和理解，便于临床讨论和交流；实时三维成像技术避免了重建三维成像对医生手法及经验的过度依赖，可实时监控成像质量。

本技术在妇科方面主要包括：子宫先天发育异常的诊断和鉴别诊断、子宫宫腔病变（尤其是小体积内膜息肉和肌瘤）的显像和附件区肿物良恶性鉴别、体积测量以及毗邻关系等方面。它还可与宫腔-输卵管超声造影、静脉超声造影、介入超声等新技术联合应用，可以进一步提高诊断准确率和指导治疗。

3. 超声造影剂以及造影匹配成像技术

微泡超声造影剂的微泡直径与红细胞相似甚至更小，而且不会渗透至组织间隙，是良好的血池显像剂；与之匹配的造影成像技术以二次谐波成像为基本原理，将组织基波滤过而只呈现微泡的回声，能够动态实时的反映感兴趣区的血流灌注形态，因而为疾病，特别是肿瘤的诊断和鉴别诊断提供更加丰富的信息，增强了诊断信心。

静脉超声造影技术在妇科方面的主要研究包括：子宫肌瘤与腺肌瘤的鉴别诊断、子宫宫腔病变的诊断、子宫内膜癌的显像和分期评价、宫颈癌的显像和分期、妊娠滋养细胞肿瘤的定性定量研究以及附件区包块的来源和定性定量研究等。

将微泡造影剂应用于输卵管通畅性评价是造影剂又一妇科临床应用。传统的碘油输卵管造影术具有放射性、并发症较多；腹腔镜手术费用较高，需要全麻接受手术。相比而言，输卵管超声造影检查更容易被临床医生和患者接受。目前的研究结果显示其诊断效力与腹腔镜有高度的一致性，而且操作简便、图像直观、应用前景广阔。

4. 经直肠超声

本法可以用于未婚女性、老年女性以及阴道发育畸形、宫颈、尿道病变患者的盆腔扫查，提供了这些患者除经腹超声以外的又一检查方法。它还能够更近距离地观察直肠阴道隔、直肠、尿道、膀胱、子宫及卵巢的情况，对诊断特殊部位的子宫内膜异位症（包括深部子宫内膜异位症）有重要意义。

（焦　彤）

### 参考文献


[1] 苏娜，戴晴．宫腔超声造影的临床应用及进展．中国医学影像技术，2007，23(2)：310-313.

[2] Cornelis D. de Kroon，Frank Willem Jansen. Saline infusion sonography in women with abnormal uterine bleeding：an update of recent findings. Curr Opin Obstet Gynecol，2006，18：653-657.

[3] 徐辉雄，张青萍．三维超声成像在妇产科中的应用价值．[J]放射学实践，2000，5(2)：142-144.

[4] 张新玲，郑荣琴，黄冬梅，等．超声造影在子宫肌瘤与子宫腺肌病鉴别诊断中的价值．[J]中国超声医学杂志，2007，23(1)：55-57.

[5] 盛敏，许幼峰，陈伟英，等．超声造影在子宫宫腔病变诊断中的初步应用．[J]中国超声医学杂志，2010，26(1)：65-68.

[6] 刘真真，姜玉新，戴晴，等．子宫内膜癌的超声造影研究．[J]中华超声影像学杂志，2008，7：604-607.

[7] 戴晴，刘真真，姜玉新，等．经阴道超声造影在附件包块诊断中的应用研究．[J]中华超声影像学杂志，2006，15(9)：693-697.

[8] 高学文，何文，汪龙霞，等．SonoVue子宫输卵管超声造影评价输卵管通畅性．[J]中国医学影像技术，2008，24(11)：1799-1802.

[9] 黄美近，黄奕华，汪建平，等．直肠子宫内膜异位症16例临床分析．[J]中华胃肠外科杂志，2003，6(1)：24-26.


## 第四节　正常子宫及附件

### 一、子宫

位于盆腔内的正常子宫，似一个前后略扁的倒置梨形。在腹部超声检查时，可依据宫底和宫颈与腹壁皮肤距离的远近分为前位子宫、中位子宫和后位子宫。宫底较宫颈与腹壁皮肤近者为前位子宫（图48-4-1），反之为后位子宫（图48-4-

2），同等距离为中位子宫。由于受充盈膀胱的挤压，有时后位子宫也会表现为前位子宫的图像。阴道超声检查中，矢状切面有时会错判前位和后位子宫，若使膀胱内稍有液体可资鉴别，紧邻膀胱者为前位子宫（图 48-4-3），远离膀胱者为后位子宫。在冠状切面从前往后的扫查中，依据探头扫查方向及宫底较宫体出现的前后亦有助于判断子宫位置。探头由后往前扫查，先显示宫体、后显示宫底的为前位子宫，反之为后位子宫。中位子宫的阴道超声检查，有时宫底部分会显示不清，建议降低超声探头频率，使穿透率增加，就可以显示宫底部分了。

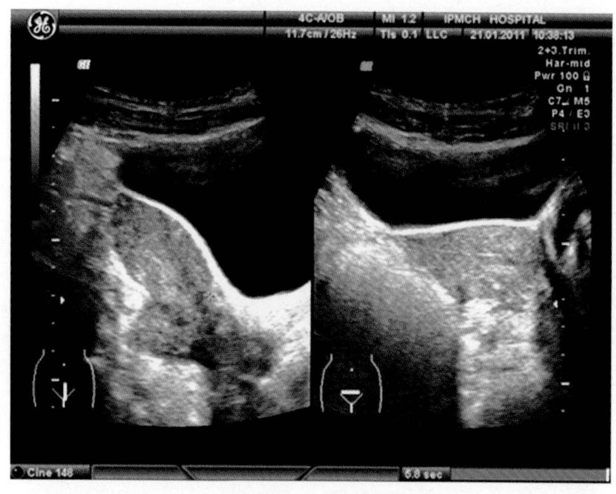

图左为矢状切面，图右为横切面

**图 48-4-1 腹部超声的前位子宫，宫底较宫颈距体表皮肤近**

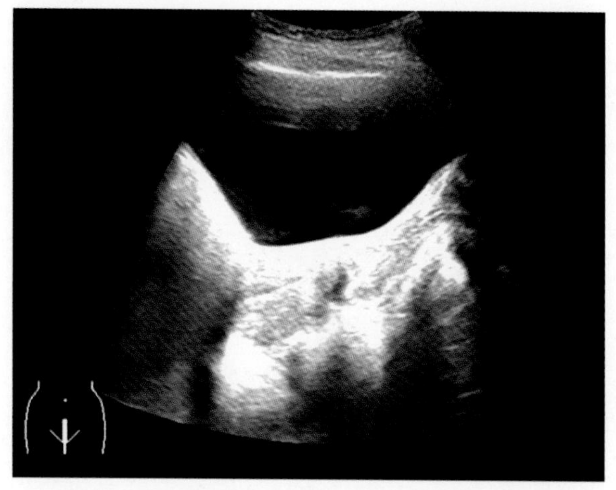

**图 48-4-2 腹部超声矢状切面的后位子宫，宫底较宫颈距体表皮肤远**

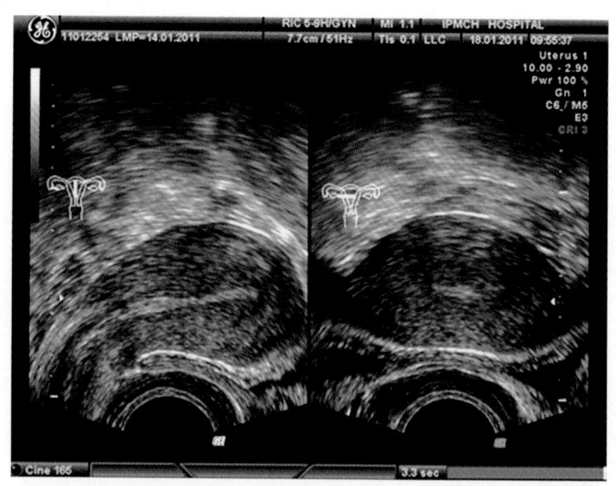

图左为矢状切面，膀胱内稍留液体，紧邻膀胱的为前位子宫；图右为冠状切面

**图 48-4-3 阴道超声的前位子宫**

也有极少部分屈位子宫，表现为宫底位置低于宫颈水平线，分为前屈子宫和后屈子宫，后屈子宫相对多见。

大多数正常位置的子宫在超声检查时，宫内膜和宫颈管可以在同一个切面显示（图 48-4-4），但由于手术史、宫体旋转或盆腔内其他脏器的影响等各类原因，子宫位置也可以出现左前、左后、右前、右后等倾斜位置，有时在同一切面难以同时显示宫颈管和宫内膜（图 48-4-5）。扫查时应循序检查宫颈管和宫内膜，依据宫腔形态、相应解剖位置出现的前后不同分别做出相对准确的判断。正确判断子宫位置对于部分宫腔介入手术的成功，以及子宫发育畸形、盆腔相邻脏器占位等异常的发现有着重要的意义。

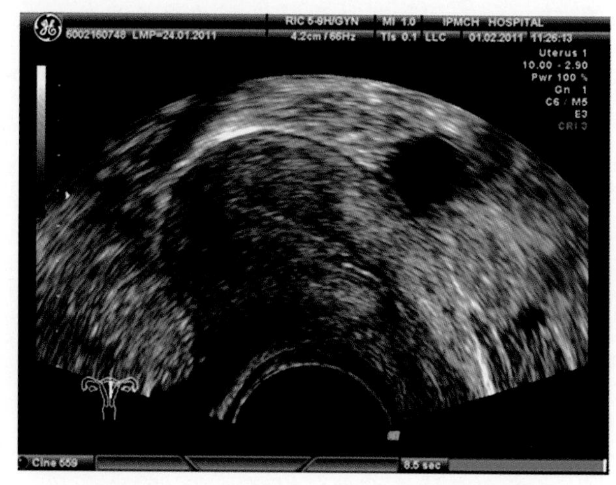

**图 48-4-4 同一切面可显示宫内膜和宫颈管**

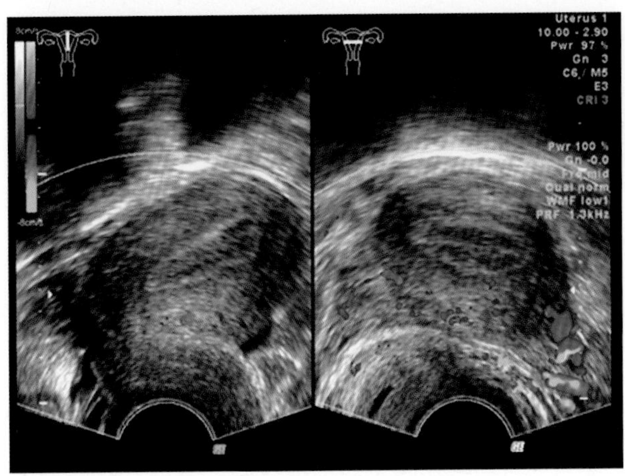


图左为矢状切面，图右为冠状切面

**图 48-4-5**　由于子宫呈左倾、左旋位，显示宫内膜时未能显示宫颈管

子宫动脉的血流信号受超声特性的影响，距离探头近的部分信号较多，距离较远部分血流信号减少（图 48-4-6）。绝经期的子宫血流信号明显减少（图 48-4-7）。一般中档仪器的彩色多普勒只能显示子宫动脉和弓状动脉的血流信号，高档仪器才能部分显示螺旋动脉的血流信号。

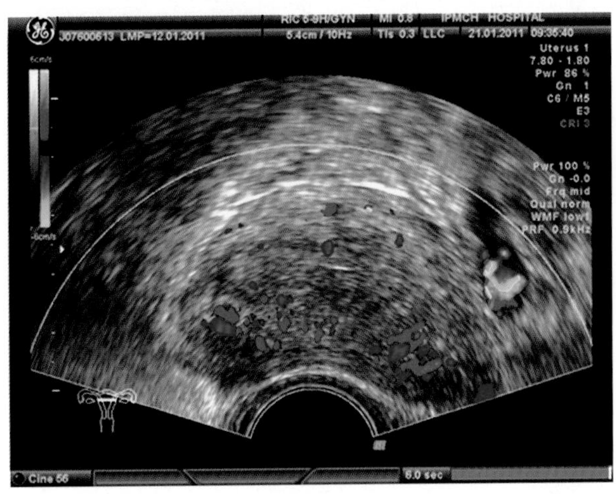


**图 48-4-6**　由于超声特性的影响，位于探头近侧宫体肌层血流信号明显多于远侧肌层

子宫动脉的血流频谱：呈高阻中低速频谱，舒张期血流平坦，舒张早期见切迹（图 48-4-8）。有时也会呈现舒张早期及舒张期末部分血流缺失（图 48-4-9）。

弓状动脉的血流频谱：呈较匀称之低阻低速血流频谱。（图 48-4-10）

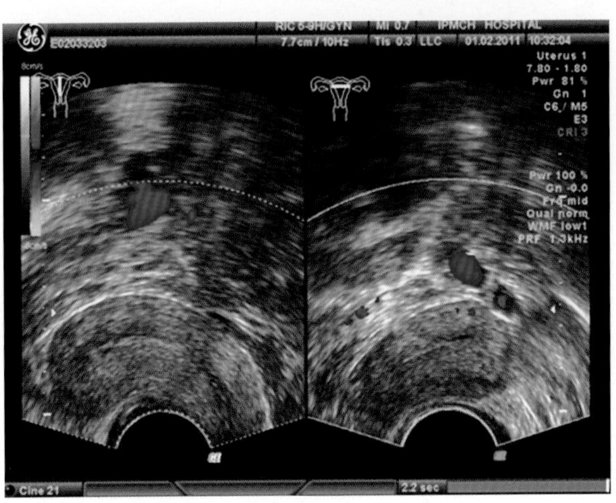


**图 48-4-7**　绝经期的子宫肌层内血流信号明显减少

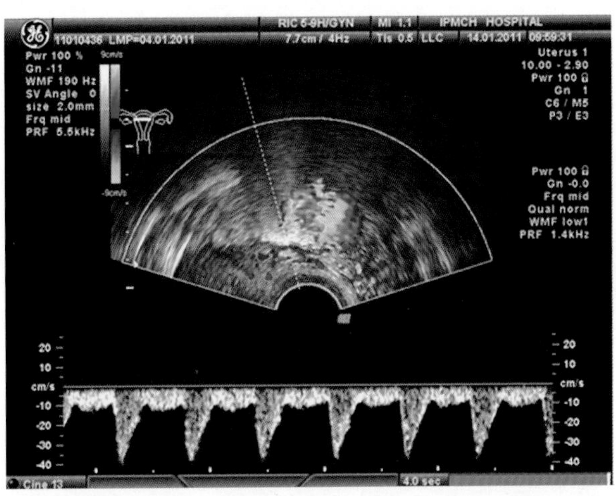


**图 48-4-8**　入子宫动脉频谱，舒张早期见切迹

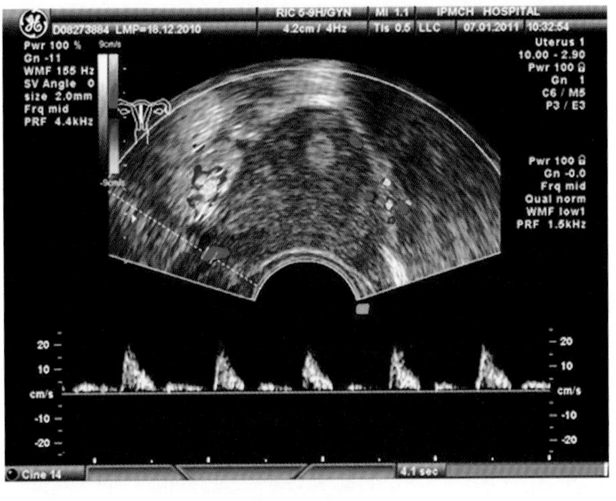


**图 48-4-9**　入子宫动脉频谱，舒张期平坦，舒张早期和舒张期末时有血流缺失

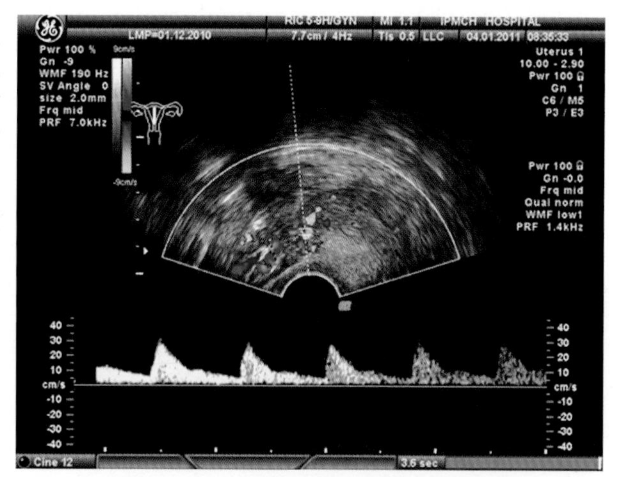

图 48-4-10 子宫肌层弓状动脉血流频谱

螺旋动脉的血流频谱：呈低阻低速血流频谱，有时会表现为舒张期末血流缺失。(图 48-4-11)

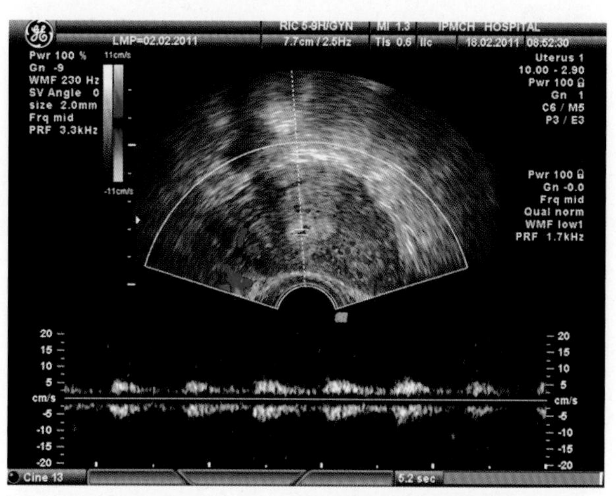

图 48-4-11 子宫内膜螺旋动脉血流频谱

三维超声的出现，使宫腔形态更清晰（图 48-4-12），较二维超声直观而更有利于正确诊断。弹性成像作为对脏器软硬度质感比较的补充，以红、黄、绿、蓝颜色表示脏器组织由软至硬的程度，可以使我们稍有了解：一般宫颈图像与宫体比较，多呈现为较多的蓝色（图 48-4-13）。育龄期子宫，宫体肌层与宫内膜比较，内膜呈现为红黄色，而肌层呈现为黄绿色（图 48-4-14）。根据呈现的颜色分析，宫颈组织的硬度较宫体增加，而宫体组织的硬度又较宫内膜增加。

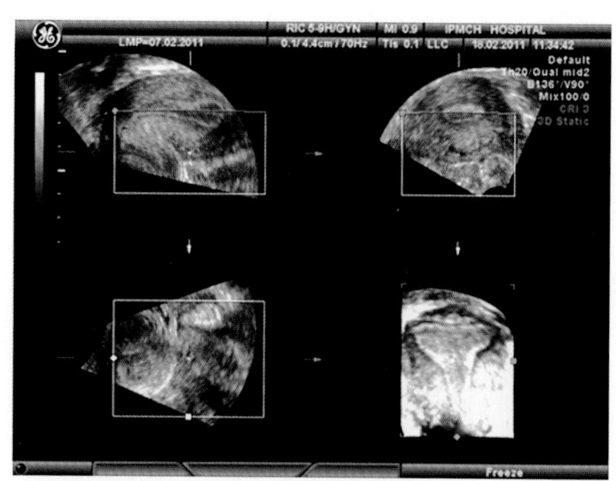

图 48-4-12 三维超声观察宫内膜形态更为直观

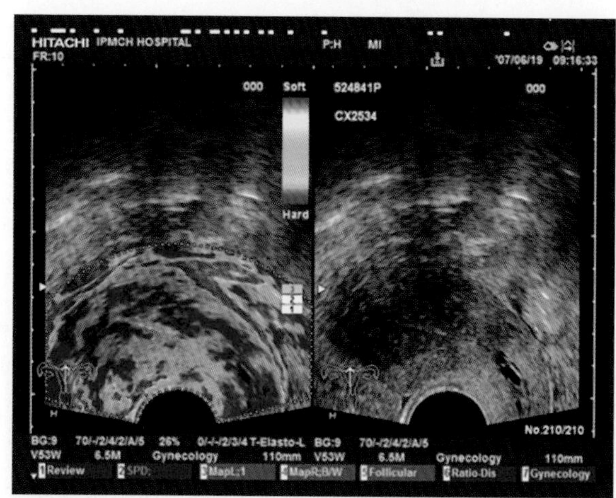

图 48-4-13 子宫弹性图像，宫颈较宫体显示较多的蓝色

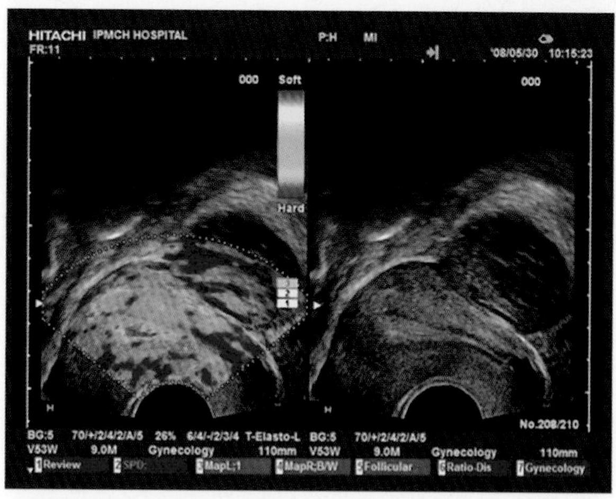

图 48-4-14 宫内膜呈现红黄色，周围肌层组织呈现为黄绿色

## 二、附件

附件包括输卵管和卵巢，左右各一，位于宫体两旁。正常输卵管为一管状结构，一般情况下难以与周围肠段鉴别。若给予宫腔输卵管通液等检查，使用分辨率高的仪器探头即时跟踪扫查，可看到管内液体流过而鉴别。卵巢呈扁椭圆形结构，多位于髂血管内侧（图 48-4-15），当宫体两旁找不到卵巢图像时，在髂血管内侧有时会发现卵巢的声像图，内见有卵泡样无回声是卵巢声像图的特点。如果卵巢内无典型的卵泡无回声，有时会与肠段混淆。切莫把肠段横截面误以为无排卵者的卵巢。将探头置于该区域稍长时间，如发现肠蠕动即可鉴别。亦可将探头旋转 90 度，若呈现为管道状结构即可确定不是卵巢。还可以在该部位慢慢向两侧扫查，如发现截面积逐渐缩小至消失，连续切面呈现椭圆状图像时，可以认为卵巢可能。

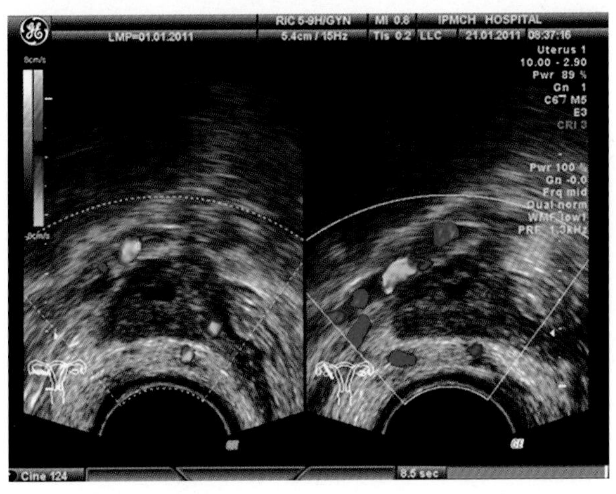

**图 48-4-15　卵巢多位于髂血管内侧，图左为冠状切面，图右为右斜切面**

卵巢的血供由卵巢动脉和部分子宫动脉供给，血流频谱呈现为高阻低速血流频谱（图 48-4-16），有时也会呈现舒张期血流缺失（图 48-4-17）。

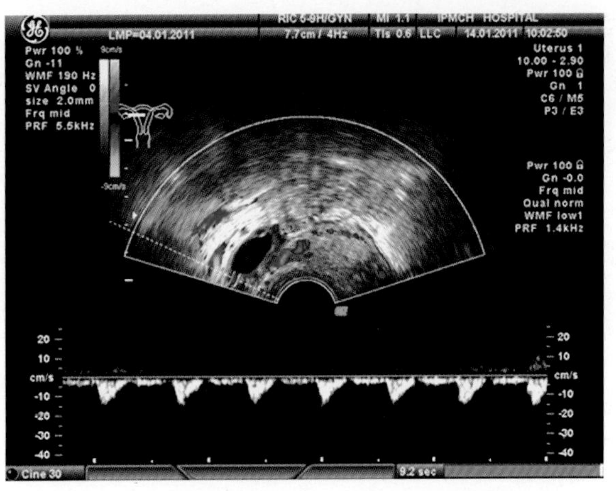

**图 48-4-16　入卵巢动脉血流频谱 呈高阻低速血流频谱，舒张期平坦，舒张早期见切迹**

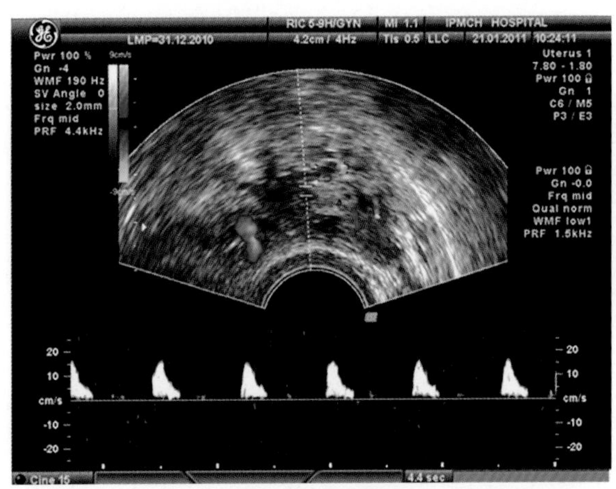

**图 48-4-17　入卵巢动脉血流频谱，有时呈现为舒张期血流缺失**

## 三、月经周期图像表现

卵巢随月经周期的变化，图像形态会有所不同。刚行经完后的卵巢为增生期，内有一至数个卵泡，慢慢长大，其中一个会长得较快，为优势卵泡（图 48-4-18）。宫内膜也会随着月经周期有所变化，增生期宫内膜很薄（图 48-4-19），至排卵期逐渐增厚。排卵期的宫内膜呈现三线状，宫颈腺体分泌增加，宫颈管分离（图 48-4-20），优势卵泡因排卵后张力有所降低或塌陷（图 48-4-21），卵泡液的随之排出还会使盆腔内伴有少量积液。排卵后，宫内膜上的螺旋动脉继续发育卷曲生长，并更丰富，因而分泌期宫内膜的回声多高于宫体肌层（图 48-4-22），分辨率高的仪器能看到宫内膜螺旋动脉的血流信号（图 48-4-23）及多普勒血流频谱（图 48-4-11）。

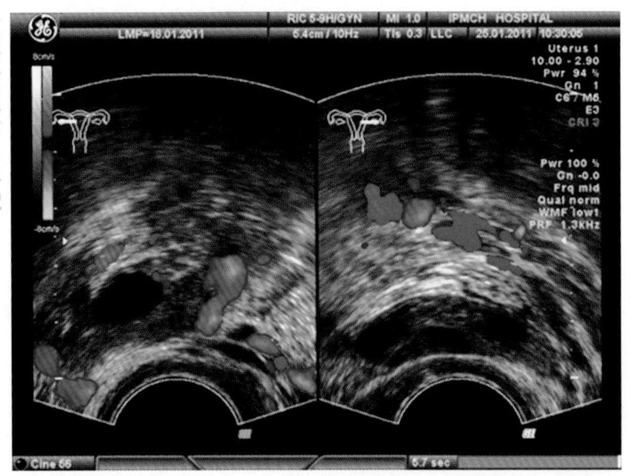


图左内无回声为优势卵泡，张力较高；图右卵巢内见多个小卵泡无回声

图 48-4-18　增生期卵巢

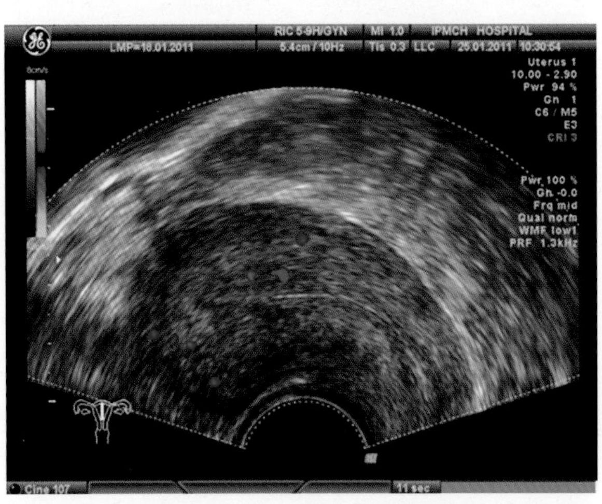


图 48-4-19　增生期宫内膜很薄

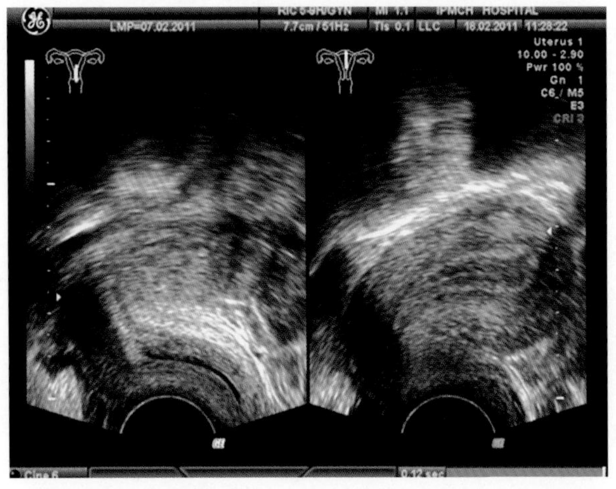


图 48-4-20　图右显示排卵期宫内膜呈三线状，图左显示排卵期宫颈管分离

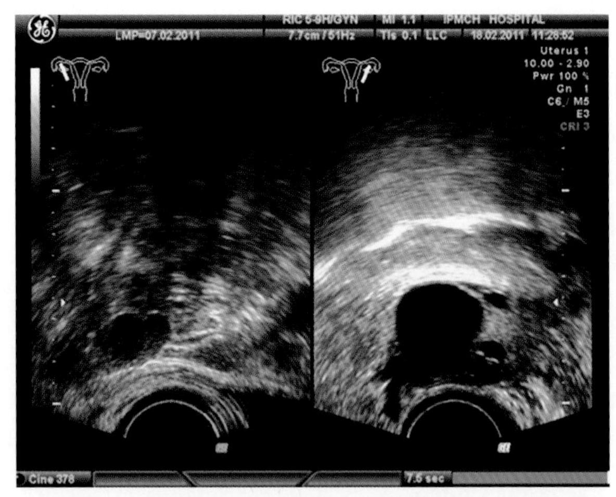


图 48-4-21　上图同一病例，图右的左卵巢内优势卵泡在排卵后张力降低，图左为本周期无排卵的右侧卵巢

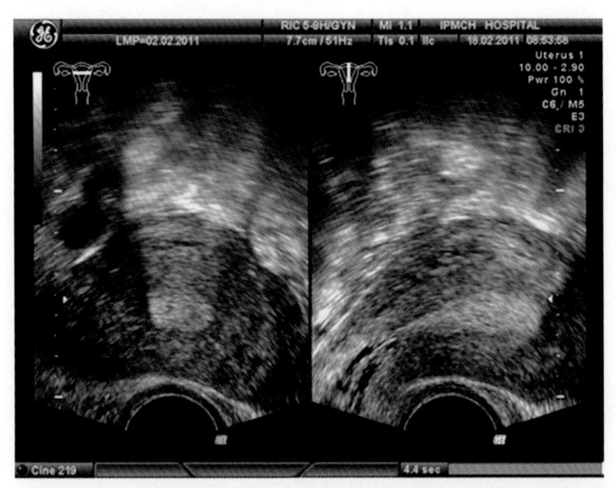


图 48-4-22　分泌期宫内膜增厚，宫内膜回声高于宫体肌层回声。图左为冠状切面，图右为矢状切面

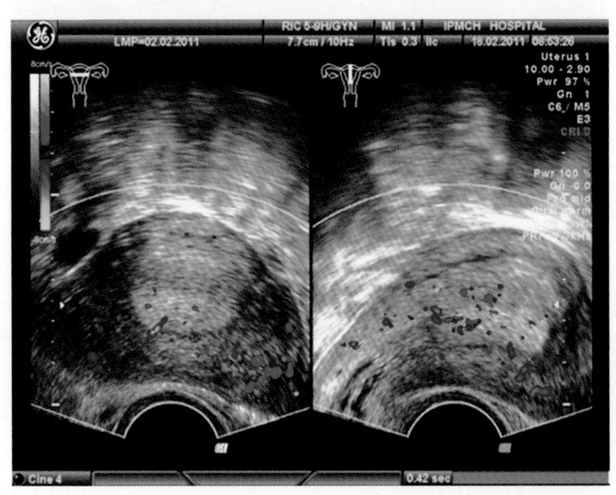


图 48-4-23　分辨率高的仪器可以显示宫内膜螺旋动脉血流信号

卵巢的超声弹性图像中，卵泡可能显示彩色，也可能会显示无回声（图 48-4-24）。

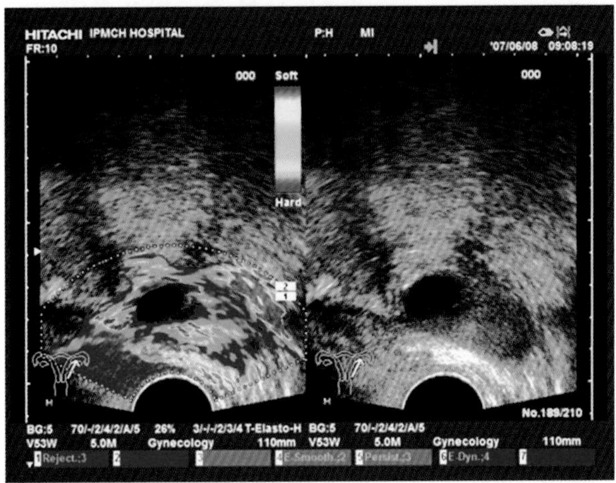

图 48-4-24 卵巢弹性成像图，有时卵泡会呈现为无色彩之无回声

三维超声检查卵泡，明显优于二维超声，尤其是三维超声中的反转功能（图 48-4-25），对于卵巢内卵泡的个数和卵泡容积测量，有一定的帮助作用。详见“超声在辅助生育中的应用”一节。

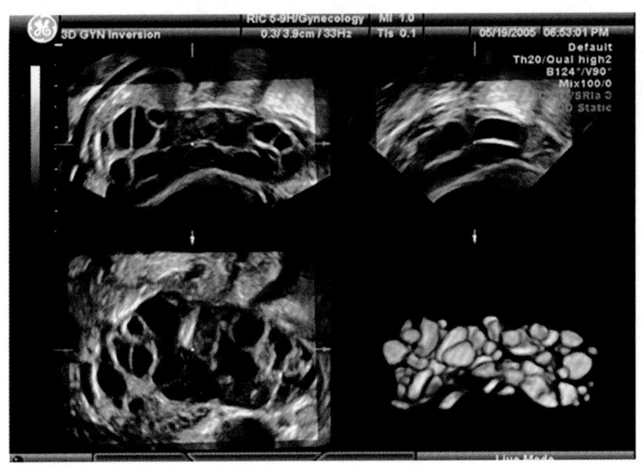

图 48-4-25 三维反转功能监测卵泡

（李丽蟾）

## 第五节 先天性子宫发育异常

女性生殖器官在胚胎期发育形成过程中受到某些内在或外来因素干扰，可导致生殖器官发育异常。常见的生殖道发育异常有外阴发育异常、阴道发育异常及子宫发育异常，其中子宫先天性发育异常是生殖器官最常见的发育异常，临床意义亦比较大。本章节重点阐述子宫的先天性发育异常，包括子宫未发育/发育不良（无子宫、始基子宫、幼稚子宫）、单角子宫、残角子宫、双子宫、双角子宫、弓状子宫及纵隔子宫等。

超声检查在子宫先天性发育异常的诊断中占有非常重要的地位，是应用最广泛的首选影像检查。子宫先天性发育异常的超声检查方法包括经腹、经阴道、经直肠、经会阴超声检查，以及三维超声与生理盐水宫腔造影。

经腹超声检查适用于所有要求盆腔超声检查的妇女；经阴道超声由于探头与盆腔器官更接近，能更好地显示子宫，在子宫先天性发育异常中较常应用。经直肠超声主要应用于经腹扫查图像不清晰但又不能进行经阴道超声检查的情况，特别是适用于检查儿童患者及无性生活的青年患者。事实上，经直肠超声检查在子宫发育异常的诊断中也扮演着重要角色，因为一部分患者即为青春期患者或无性生活的青年患者。经会阴超声可用于观察会阴部及阴道、宫颈情况。

生理盐水宫腔造影指将生理盐水注入宫腔后超声观察宫腔等结构的检查方法。导管（可用导尿管、小儿胃管等替代）经阴道插入宫腔内，向宫腔内注射适量无菌生理盐水，使宫腔内充满液体；然后经腹或经阴道观察宫腔情况，能准确评价子宫内膜及宫腔内情况。

三维超声检查是应用三维容积探头对受检部位进行图像采集及三维重建获得三维容积图像，包括经腹三维及腔内（经阴道）三维超声检查。三维成像可以观察生殖器官的冠状切面，对先天性子宫发育异常如纵隔子宫、双子宫、双角子宫、弓形子宫等的诊断有较大优势，与生理盐水宫腔造影十分有助纵隔子宫、特别是不全纵隔子宫等异常的诊断。

### （一）病理及临床概要

受某些因素影响，两侧副中肾管在演化过程的不同阶段停止发育而形成各种子宫发育异常。

关于生殖道发育异常的分类，1979 年 Buttram 与 Gibbons 按副中肾管发育过程中子宫发育异常的形态，结合临床表现、治疗、胎儿预后对子宫畸形进行了详细分类，但应用时不够简便。1988 年美国生殖学会（American Fertility Society，AFS）在

Buttram 分类的基础上，制定了新的分类（图 48-5-1），共将生殖道发育异常分为以下 7 类：

Ⅰ类　生殖器官发育不全。按发育不全的部位又分为：

Ⅰa　阴道发育不全，

Ⅰb　宫颈发育不全；

Ⅰc　仅有部分宫底，无宫体；

Ⅰd　双侧输卵管未发育；

Ⅰe　复合式发育不全。

Ⅱ类　单角子宫。按未发育侧子宫发育情况与发育侧的关系分为四种类型：

Ⅱa　残角子宫。有宫腔无宫颈，与发育侧单角子宫腔相通；

Ⅱb　残角子宫。有宫腔无宫颈，与发育侧单角子宫腔不相通；

Ⅱc　残角子宫。发育不全的残角子宫无宫腔、无宫颈，以纤维束与发育侧单角子宫相连；

Ⅱd　单角子宫。发育侧的单角子宫具一侧输卵管、卵巢、圆韧带，另一侧完全未发育。

Ⅲ类　双子宫完全分离的两个宫体与宫颈。

Ⅳ类　双角子宫：

Ⅳa　完全性双角子宫，双侧宫角分离至宫颈内口处；

Ⅳb　部分性双角子宫，分离在宫颈内口之上任何部位；

Ⅴ类　纵隔子宫：

Ⅴa　完全性纵隔子宫，子宫中隔达宫颈内口或外口；

Ⅴb　不全性纵隔子宫，子宫中隔未达到宫颈内口。

Ⅵ类　弓形子宫。宫底中央略凹陷，宫底宫壁向宫腔突出如马鞍状。

Ⅶ类　指与己烯雌酚有关的子宫发育异常：胎儿在宫内受己烯雌酚（diethylstil bestrol，DES）影响发生宫腔的改变，形成如 T 形子宫、宫腔内有收缩条索、子宫输卵管碘油造影宫腔可见充盈缺损、宫腔下 2/3 增宽等异常。

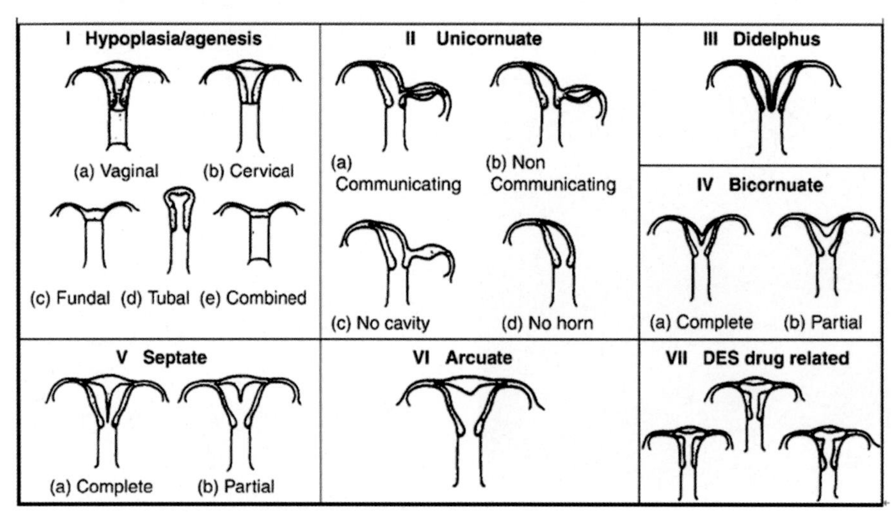


**图 48-5-1　子宫先天性发育异常的分类（美国生殖学会，1988）**

本节将就常见的子宫畸形进行讨论。常见的子宫发育异常可归纳为子宫未发育或发育不良与两侧副中肾管会合受阻两大类。

1. 先天性无子宫及子宫发育不良

（1）先天性无子宫

即子宫未发育。是由于两侧副中肾管向中线横行伸延会合时，未到中线前即停止发育，导致无子宫形成。先天性无子宫常合并先天性无阴道，但输卵管与卵巢正常。临床表现为原发闭经，但第二性征常正常。

临床表现为原发闭经，但第二性征正常。

（2）子宫发育不良

始基子宫：两侧副中肾管向中线横行延伸会合后不久即停止发育，即子宫发育停留在胎儿期，子宫很小且多数无宫腔或虽有宫腔但无内膜，无月经。

幼稚子宫：指妊娠晚期或胎儿出生后到青春期以前的任何时期，子宫停止发育，导致青春期后子宫仍为幼儿时期的大小，子宫的宫体与宫颈比例仍为婴幼儿时期的 1∶2。这类幼稚子宫临床表现为原发闭经、月经量过少、闭经或不孕等。

2. 两侧副中肾管会合受阻

这种类型子宫畸形最为常见。根据会合受阻的时期及程度不同，常见的有：

（1）单角子宫

一侧副中肾管发育完好，一侧未发育；发育完好的一侧形成单角子宫。约 65％合并残角子宫畸形。临床表现包括痛经或原发不育等。

（2）残角子宫

一侧副中肾管发育正常，另一侧副中肾管中下段在发育过程中停滞，形成不同程度残角子宫。表现为发育侧子宫旁有一小子宫及其附件，有纤维组织条束与发育侧的单角子宫连接。

残角子宫类型：可分为无内膜型及有内膜型，后者根据其内膜腔与发育侧宫腔是否相通又分为有内膜相通型与有内膜不相通型。当残角子宫与发育侧子宫腔不相通时，若残角子宫内膜有功能，月经来潮后出现周期性下腹疼痛等经血潴留症状，经血逆流至腹腔可发生子宫内膜异位症。

残角子宫妊娠：残角子宫妊娠早期多无症状，有症状时与输卵管间质部妊娠相似。由于残角子宫壁肌层发育不良，肌壁较薄，不能随胎儿生长而相应增长；如未能及时发现和诊断，随着胚胎生长发育，常在妊娠 3～4 个月时自然破裂，引起大出血危及孕妇生命，因此及时诊治非常重要。

（3）双子宫

两侧副中肾管发育后未完全融合，形成两个分离的子宫体，附有各自的输卵管。常伴有阴道纵隔或斜隔。双子宫可无临床症状，妊娠期分娩过程可无并发症。有症状者表现为月经过多、痛经、易流产、IUGR 等。

（4）双角子宫

两侧副中肾管已大部融合，但子宫体仍有部分融合不全，导致子宫两侧各有一角突出，即为双角子宫。双角子宫妊娠结局较差，有较高的流产率、早产率。

（5）弓状子宫

为子宫底部未完全融合，宫底部中央区有轻度凹陷的宫壁向宫底宫腔轻微突出，是最轻的一种子宫发育异常。

（6）纵隔子宫：两侧副中肾管融合后，中隔吸收的某一过程受阻，使中隔完全或部分未吸收，即形成不同程度的子宫纵隔，将子宫腔分为两半，称纵隔子宫，是最常见的子宫发育异常，常伴有阴道纵隔。纵隔子宫时子宫外形、轮廓可完全正常。

纵隔子宫分为两种类型：①完全纵隔子宫：子宫纵隔由子宫底直至子宫颈内口或外口，有两个子宫腔；此型常伴有阴道纵隔。②不全纵隔子宫：纵隔终止于子宫颈内口以上任何部位。纵隔子宫可导致不育、自然流产、习惯性流产等。

3. 先天性阴道斜隔综合征

阴道斜隔综合征（vaginal reclined septum syndrome，CVRS）是指先天性阴道斜隔，伴有双子宫、双宫颈及泌尿系畸形的一组综合征。阴道内斜隔为自宫颈斜行附着于一侧阴道壁上的隔膜，影响该侧宫颈通畅性。此类生殖道畸形多伴有阴道斜隔侧泌尿系畸形（常见为同侧肾缺如）；除双子宫、双宫颈外，也可为完全性纵隔子宫、双宫颈，甚或单宫颈合并纵隔。

临床上阴道斜隔可分为三型。Ⅰ型为无孔斜隔型：一侧阴道完全闭锁，该侧子宫腔积血聚积在斜隔上方的阴道腔内；Ⅱ型有孔斜隔型：阴道斜隔上有直径数毫米的小孔，经血可通过小孔流出，但引流不畅。Ⅲ型为无孔斜隔合并宫颈瘘管型：一侧阴道完全闭锁，两侧宫颈之间有一小瘘管，经血可通过此引流，但不畅。

CVRS 的临床表现取决于阴道斜隔是否有孔，以及有孔时的引流情况。临床表现包括初潮后痛经、下腹部坠痛、白带多、有异味或经期延长等。无孔型由于梗阻明显，初潮后即出现突发性痛经、盆腔包块等。

### （二）超声检查所见

1. 先天性无子宫：纵切或横切扫查时下腹部均探查不到膀胱后方的子宫图像（图 48-5-2）。常合并无阴道，双侧卵巢表现可正常。

2. 子宫发育不良

（1）始基子宫：子宫表现为一很小的条索状低回声结构，子宫长径<2.0 cm，宫体宫颈分界不清；无宫腔回声线及内膜回声（图 48-5-3）。双侧卵巢表现可正常。

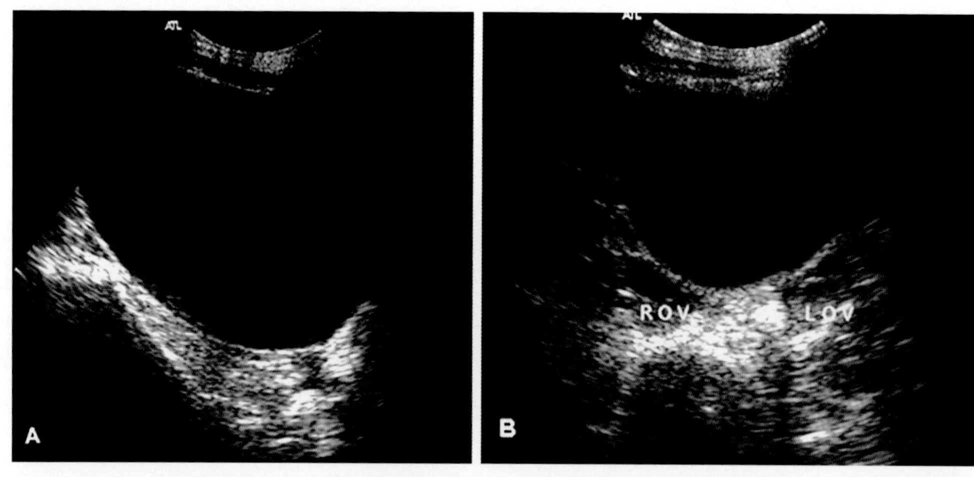


A. 纵切或横切扫查时下腹部均探查不到膀胱后方的子宫图像；B. 双侧卵巢表现可见

**图 48-5-2　先天性无子宫。患者 17 岁，无月经来潮**

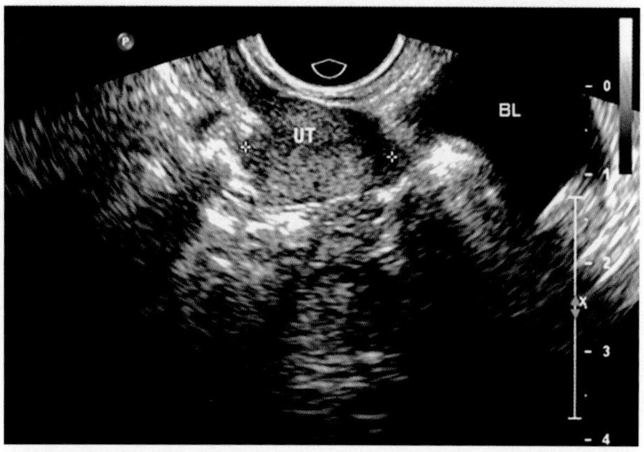

患者 23 岁，原发闭经，经直肠超声示膀胱后方已肌性结构，大小 1.7 cm×1.5 cm，未见宫腔内膜回声。UT 示子宫，BL 示膀胱

**图 48-5-3　始基子宫**

（2）幼稚子宫：子宫各径线均明显小于正常，前后径（即子宫厚径）＜2.0 cm，宫颈相对较长，宫体与宫颈之比为 1∶2（图 48-5-4）；内膜薄。双侧卵巢表现可正常。

3. 单角子宫

子宫外形呈梭形，横径较小，宫腔内膜呈管状，向一侧稍弯曲。二维超声较难诊断单角子宫，必须依靠三维超声才能做出较明确的诊断（图 48-5-5）。

4. 残角子宫

（1）内膜相通型残角子宫：盆腔内见一低回声包块与子宫相连，其回声与子宫肌层相似（图 48-5-6），易与浆膜下肌瘤混淆。

（2）内膜不相通型残角子宫：月经初潮后即形成残角子宫腔积血，表现为一相对正常的子宫回声结构一侧有中心为无回声的囊实性包块。

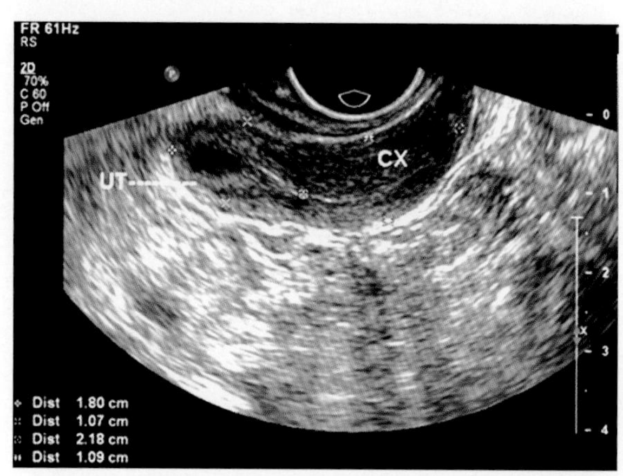


患者 22 岁，因原发闭经就诊。药物治疗后可有少量出血。经直肠超声示子宫体大小 1.8 cm×1.07 cm，子宫颈大小 2.2 cm×1.09 cm，子宫内膜厚 0.4 cm，宫腔内见无回声区（少量积液），厚 0.3 cm。UT 示子宫，CX 示子宫颈

**图 48-5-4　经直肠超声示幼稚子宫**

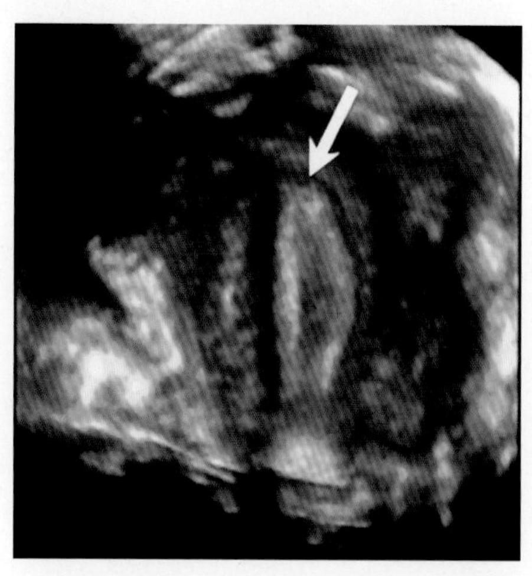

三维超声图像示子宫横径较小，宫腔内膜呈管状，向一侧稍弯曲（箭头所指）

**图 48-5-5　单角子宫**

（3）残角子宫妊娠：①正常子宫一侧上方见圆形包块，内见胎囊及胎芽，周围可见肌层回声；较大时见成形胎儿，但宫壁较薄。因此，超声特点为发现偏向一侧盆腔的妊娠包块，另一侧见相对正常的子宫。②妊娠囊周围内膜层与正常宫颈管不相通。③正常子宫腔内可见厚蜕膜回声（内膜增厚）或假孕囊回声。

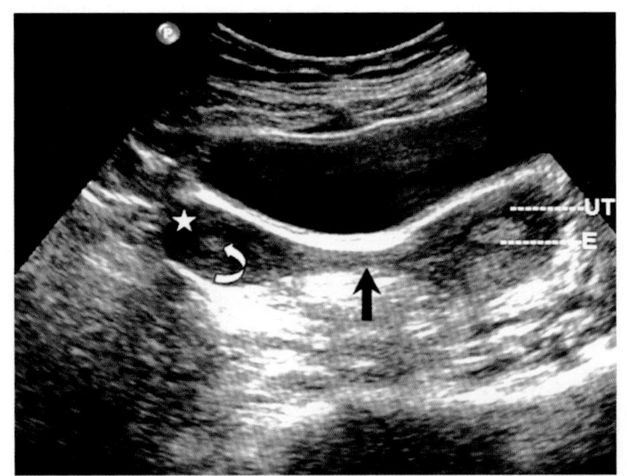


盆腔可见一低回声包块与子宫相连，其回声与子宫肌层一致。UT示子宫，E示子宫内膜，星号示残角子宫，弯箭头示残角子宫内膜腔，黑箭头示残角子宫与子宫间相连的条索样低回声带

**图 48-5-6 残角子宫（内膜相通型）**

5. 双子宫

双子宫、双宫颈畸形可以很好地通过超声检查发现。

（1）超声纵切时可见两个完全分开的完整子宫，均有内膜、肌层和浆膜层（图 48-5-7）；横切面观察尤为清楚，见两个子宫体完全分开，之间有深的凹陷。

（2）常见横径较宽的双宫颈，两个宫颈管回声彼此相邻但完全分开。有时也可为双子宫、单宫颈。

6. 双角子宫

（1）子宫外形异常，见两个分开的宫角，子宫下段仍部分融合（图 48-5-8）；

（2）子宫横切面观察，可见子宫底部增宽，中间凹陷呈“Y”型；宫腔内膜回声也呈“Y”型。

（3）三维超声表现：双角子宫有两个分开的宫角，三维超声的冠状切面可以直观显示子宫底中央的凹陷及两侧的子宫角，整个子宫外形呈“Y”型，宫腔内膜也呈“Y”型。

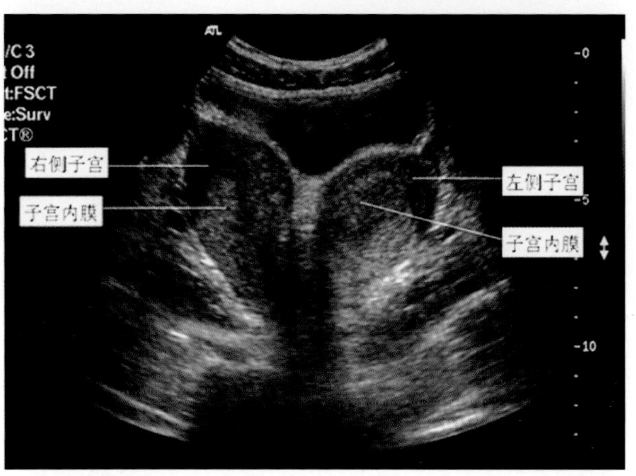


盆腔内可见两个完全分开的子宫体回声，并分别见各自的内膜腔（见图示）。该患同时伴有双宫颈及阴道纵隔

**图 48-5-7 双子宫**

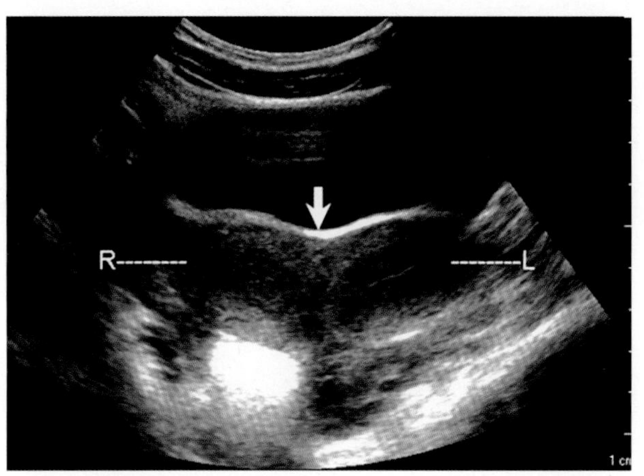


L与R分别为双角子宫之左右宫角，箭头示宫底凹陷处

**图 48-5-8 双角子宫**

7. 弓状子宫

（1）横切面见宫底部中央区肌层增厚，向宫底宫腔轻度突出，导致内膜回声线轻度凹陷。

（2）此特点在三维超声图像的冠状面上显示更清楚，可见宫底处子宫内膜呈弧形内凹（图 48-5-9A）。

（3）若在三维超声的冠状面上于两侧宫角内膜处作一连线，测量该连线至宫底处子宫内膜弧形内凹间的垂直距离（内凹的深度）（图 48-5-9B），有助鉴别弓状子宫与纵隔子宫；弓状子宫时此深度≤1 cm，而纵隔子宫时此深度>1 cm。

8. 纵隔子宫

（1）二维超声表现：①子宫外形、轮廓正常，但宫底横径较宽；②横切面时见两个宫腔内膜回声，间以一带状低回声，即中隔回声（图 48-5-10）；③若纵隔延续至宫颈，见两个完整的宫腔内膜回声，为完全纵隔子宫；若两侧内膜回声在宫腔中部或下部汇合，则为不完全纵隔子宫。

（2）三维超声表现：①纵隔（中隔）：三维超声成像的冠状面图像上子宫体中央可见一清晰的与子宫肌壁回声相似的低回声带（纵隔），纵隔自子宫底部向宫颈部延伸，达到（完全纵隔子宫，图 48-5-11）或未达到宫颈（不完全纵隔子宫，图 48-5-12）。三维超声不仅可以清晰显示宫腔中的纵隔长度，鉴别完全性与不完全性纵隔子宫，而且还可以显示纵隔的形态、厚度等（图 48-5-13、图 48-5-14）。②内膜：完全纵隔子宫，由于纵隔达到宫颈部，因此宫腔内膜回声的成像呈很深的“V”形或彼此平行；不完全纵隔的纵隔未达到宫颈部，下部为一个宫腔，因此宫腔内膜回声的成像呈“Y”形，两内膜所成夹角常＜90°。

9. 先天性阴道斜隔综合征

（1）见双子宫（伴或不伴一侧尤其是右侧宫腔积血），横切面显示两个分离的子宫体回声，宫颈部融合，两侧子宫可对称，或大小不一；两宫腔内均可见宫腔内膜回声，一侧宫腔内常伴有积液（图 48-5-15A、B）。

（2）一侧宫体下方囊性包块，即为位于阴道内的囊性包块。包块边缘清晰，内见散在稀疏至密集的细点状回声，其上方可见与之相连的宫颈及宫体回声，以及另一侧正常的宫颈、宫体。（图 48-5-15C、D）

（3）腹部脏器检查发现一侧肾脏缺如，多为包块侧肾缺如（图 48-5-15E），另一侧肾形态正常并呈代偿性增大（图 48-5-15F）。

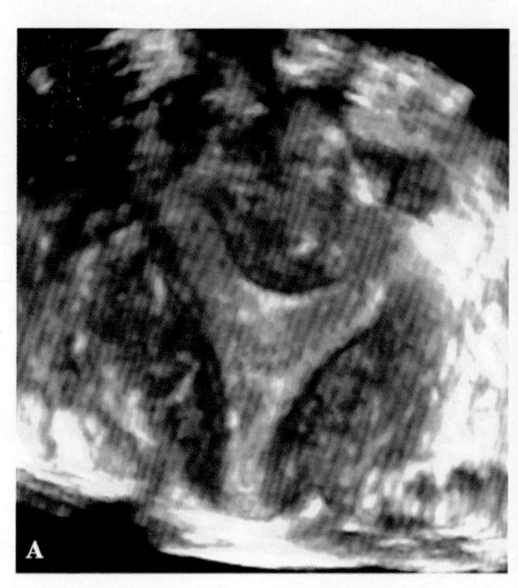


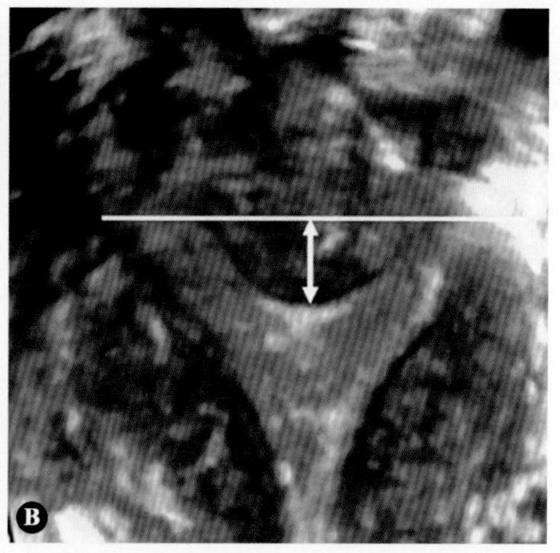


A. 三维超声示弓状子宫；B. 两内膜间连线与宫底内膜间距离

**图 48-5-9　弓状子宫**

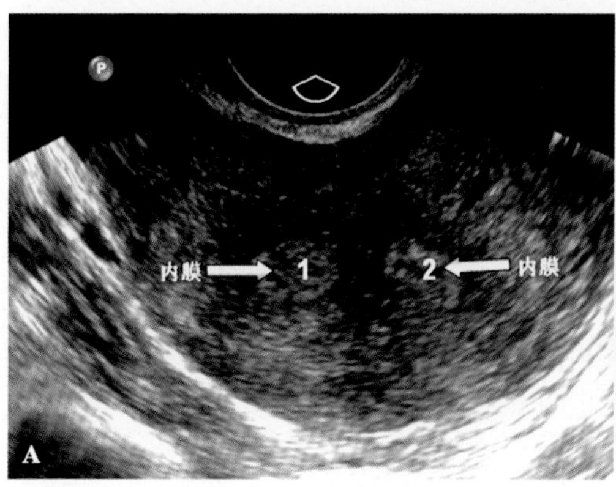


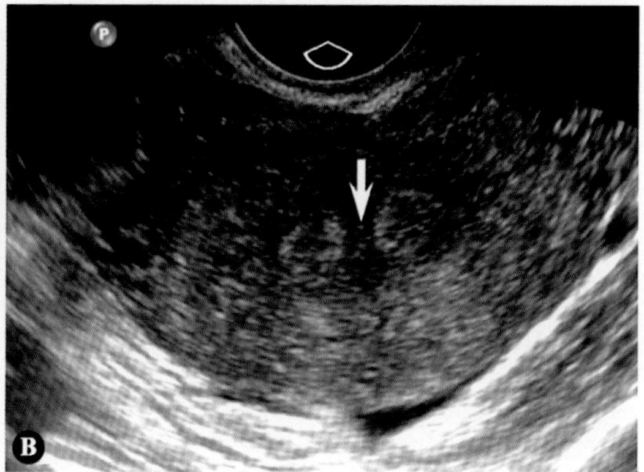


A. 示纵隔子宫的两个内膜腔；B. 示纵隔子宫的中隔

**图 48-5-10　纵隔子宫**

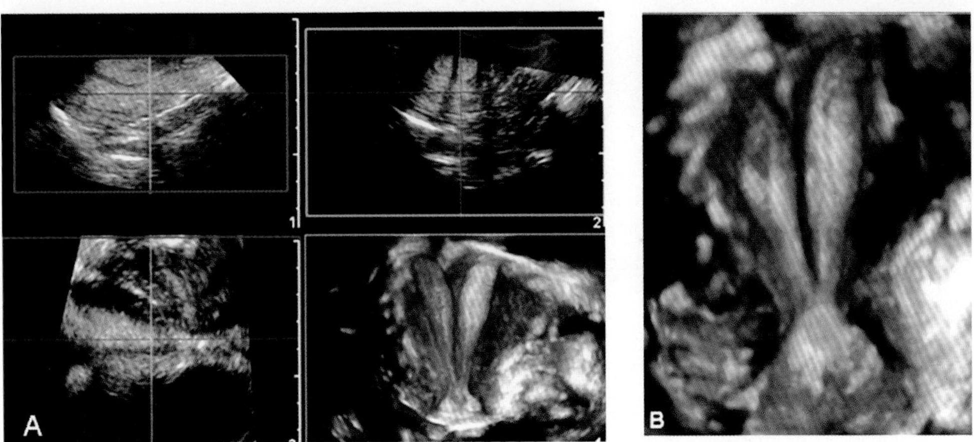

经阴道三维超声显示子宫内膜回声呈“V”形，子宫腔完全被中间呈低回声的中隔（纵隔）分开。A. 显示三维多平面图像；B. 显示三维重建图像

**图 48-5-11 完全型纵隔子宫**

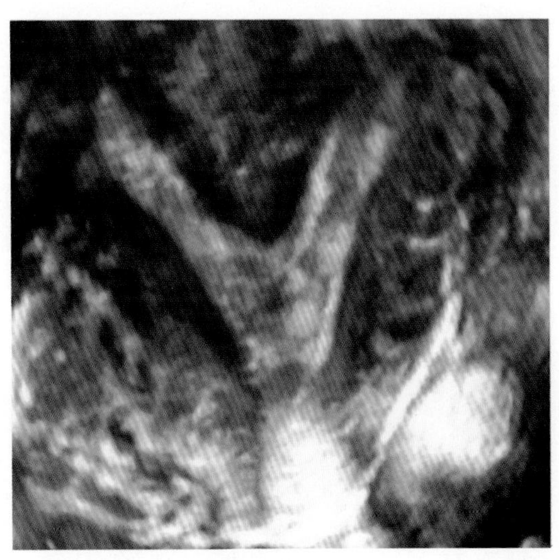

经阴道三维超声显示子宫内膜回声呈“Y”形，于宫腔上半部分开，中间见中隔回声

**图 48-5-12 不完全型纵隔子宫**

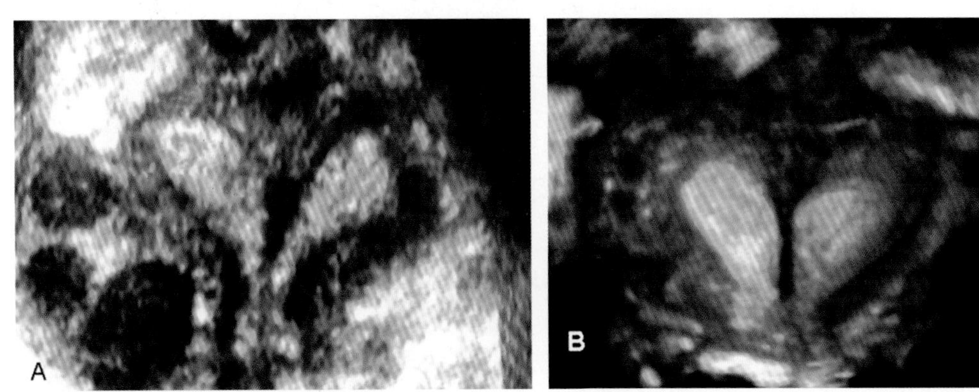

A. 显示纵隔自宫底部向宫颈方向逐渐变窄；B. 显示纵隔的上 1/3 较宽，下 2/3 较窄

**图 48-5-13 经阴道三维超声示不同形状的完全型纵隔子宫畸形**

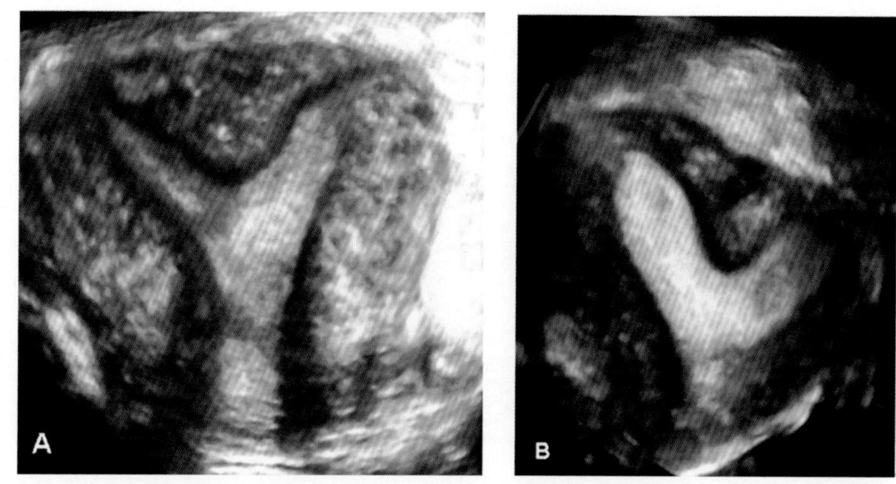

A. 显示纵隔较宽；B. 显示纵隔较 A 图窄且长

图 48-5-14　经阴道三维超声示不同形状的不完全型纵隔子宫畸形

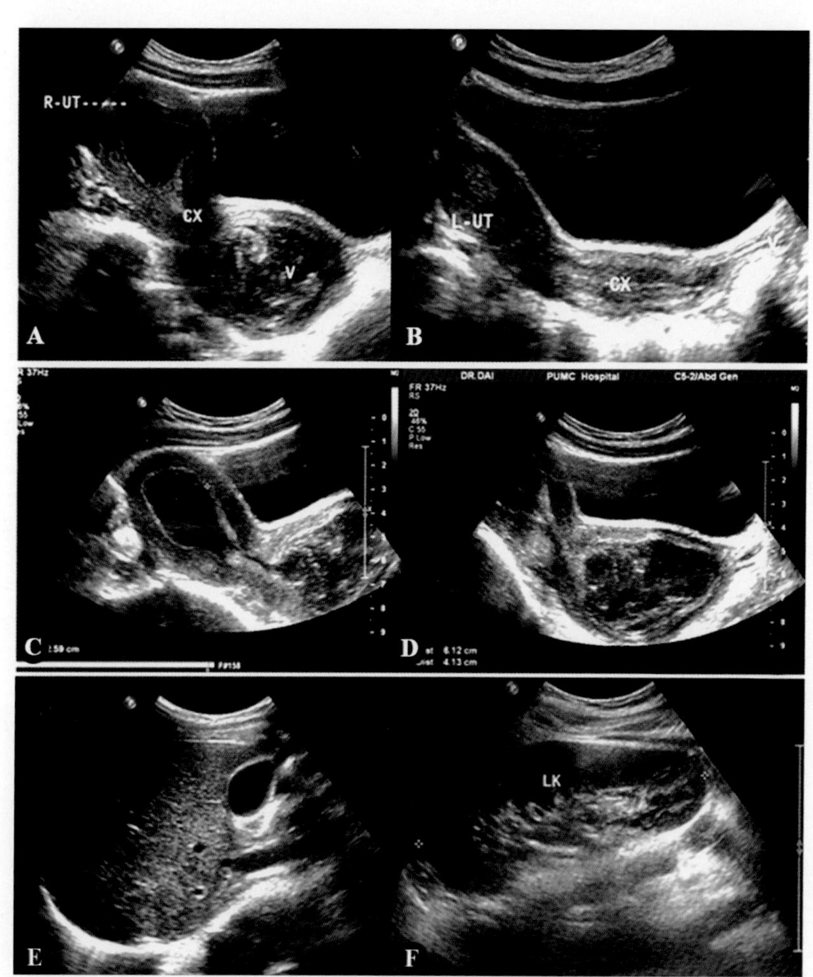


患者 12 岁，因初潮来临痛经明显就诊。经腹超声显示双子宫、双宫颈、右侧子宫腔内积血、阴道内积血、右肾缺如。A. 示右侧子宫及宫颈；B. 示左侧子宫及宫颈；C. 示右侧子宫腔内无回声区，厚度为 2.6cm（积血）；D. 示阴道内混合回声区，大小 6.2 cm×4.1cm；E. 示右肾区未见肾脏；F. 示代偿性增大的左肾

图 48-5-15　先天性阴道斜隔综合征

（4）经会阴超声检查可观察阴道内斜隔的走行，斜隔距宫颈外口的距离，甚或斜隔有无孔洞等。

（5）结合临床有月经初潮及月经周期疼痛者，则阴道斜隔综合征诊断明确。

## （三）诊断思维及评价

1. 子宫先天性异常的鉴别诊断

（1）双子宫及残角子宫与子宫肌瘤鉴别：①双子宫与子宫肌瘤的鉴别要点是子宫肌瘤结节内无宫腔内膜回声，回声水平也通常较正常子宫肌层回声低。②残角子宫时由于有一相对正常的子宫回声，可能将残角子宫误诊为子宫浆膜下肌瘤或阔韧带肌瘤，应仔细观察其回声水平与子宫肌层的一致性、与子宫相连情况及有无内膜回声。

（2）双角子宫与双子宫的鉴别：双角子宫表现为子宫底中央凹陷，呈两个形状完整的宫角（常呈锐角，有时膀胱可见“V”形切迹），宫体仍有部分是融合的；而双子宫则见两个完全分开的完整宫体，两宫体间常见肠管回声。

（3）双子宫与纵隔子宫的鉴别：前者外形为两个完全分离的子宫，后者外形正常或仅宫底处略凹陷，易于鉴别。

（4）双角子宫与纵隔子宫的鉴别：双角子宫内膜形态与部分纵隔子宫很相似，尤其需要仔细鉴别。双角子宫外形异常，子宫底中央明显凹陷，呈双角表现，而纵隔子宫宫底形态正常或略凹陷，可资鉴别。

（5）弓状子宫与纵隔子宫的鉴别：两者的子宫外形、轮廓均呈正常表现或仅宫底部轻度凹陷，鉴别诊断需依靠三维超声成像。三维超声冠状面上于两侧宫角内膜处作一连线，计算该连线至宫底处子宫内膜弧形内凹的垂直距离（内凹的深度），弓状子宫时此深度≤1 cm；而纵隔子宫（完全型及不完全型）此深度＞1 cm。

2. 阴道斜隔综合征的超声鉴别诊断

阴道斜隔综合征需与处女膜闭锁、卵巢囊肿等相鉴别。①处女膜闭锁也可表现为宫颈下方囊性包块，但阴道斜隔综合征多有双子宫或纵隔子宫畸形，并可伴一侧宫腔积液、一侧肾缺如。经会阴超声有助明确阴道内斜隔的诊断。②与卵巢囊肿的鉴别要点包括注意观察子宫情况，如发现双子宫畸形，且囊肿位于一侧子宫的下方，囊肿内见稀疏至密集的细点状回声（积血表现），结合一侧肾脏缺如及临床症状，有助阴道斜隔综合征与卵巢囊肿的鉴别。

3. 经腹与经阴道超声结合可提高诊断准确性

经阴道探头更靠近子宫，对双角子宫、残角子宫、纵隔子宫及一些复杂子宫畸形观察更佳；经腹超声可以观察整个子宫外形、轮廓，对双子宫等外形的观察会更全面。因此二者结合可提高对子宫畸形的诊断准确性，避免不必要的漏诊或误诊。

4. 三维超声在子宫发育异常中的诊断作用

经阴道二维超声提供子宫、宫颈、附件区域及部分阴道的清晰图像，对子宫先天性发育异常的诊断价值不容置疑；但由于二维超声无法显示子宫冠状切面，在一定程度上限制了其对子宫发育异常的诊断能力。三维超声成像是对二维超声很好的补充。

三维超声成像通过对子宫冠状切面成像，可显示整个子宫的外形轮廓、宫腔内膜回声及宫腔形态，且冠状面成像的操作可重复性强。可以显示自宫底、两侧宫角至宫颈的全部解剖关系，更清晰、直观、立体的观察子宫及子宫内膜的空间位置关系，更准确地对子宫先天性发育异常进行分类及鉴别诊断。国内外文献报道三维超声诊断子宫发育异常的诊断敏感性和特异性均较高（92%～100%），为临床治疗和手术提供了较为准确的信息。特别是对纵隔子宫、双角子宫、弓形子宫等在二维超声检查上不易鉴别的子宫畸形，有较强的诊断与鉴别诊断能力，值得推广应用。

由于超声检查不仅能显示子宫及宫颈的数目、形态、阴道积血情况、附件情况，还能及一些并发症（如子宫内膜异位、经血逆流）等，对泌尿系发育异常方便、准确地诊断，加之其准确、快捷、实时、无创等优势，目前已成为子宫先天性发育异常的首选影像检查方法，也是最佳诊断手段之一。

5. 其他影像检查

CT扫描空间分辨率较高，但因其对软组织分辨率较低，在显示宫腔形态方面不理想，对子宫发育异常的诊断作用很有限。磁共振成像（MRI）检查具有组织分辨率高、软组织对比度好，成像参数多、无电离辐射等优点，能准确分辨子宫内膜与肌层信号，且可采用任意层面多方位扫描成像，还能三维立体地显示子宫形态，直接显示子宫内纵隔组织的信号特征。文献报道MRI诊断双角子宫与纵隔子宫的诊断的敏感性和特异性均为100%。因此，MRI也是诊断子宫发育异常的最佳影像手段之一，是继三维超声检查之后重要的补充检查方法。但因其成本较高，很少能作为常规应用或首选检查。

（戴　晴）

**参考文献**


［1］曹泽毅．中华妇产科学．第2版．北京：人民卫生出版社，2005：1024-2271.

［2］常才．经阴道超声诊断学.第2版．北京：科学出版社，2007：53-139.

［3］Rumack CM，Wilson SR，Charboneau JW. Diagnostic Ultrasound. 3rd edtion，Maryland Heights：Mosby Inc，2004.

［4］Callen PW. Ultrasoonography in Obstetrics and Gynecology. 5th edtion，Maryland Heights：Elsevier，2008.

［5］McGahan JP，Goldberg BB. Dianostic Ultrasound：A Logical Approach. Philadelphia：Lippincott-Raven，1997：935-964


## 第六节　子宫良性疾病

### 一、子宫肌瘤（uterine myoma）

#### （一）病理及临床概要

子宫肌瘤是女性生殖系统最常见的良性肿瘤。好发于30～50岁妇女，以40～50岁最多见。其发病率较难统计，确切病因尚不明了，普遍认为其发生与女性性激素有关。

子宫肌瘤的大体病理检查呈实质性球形包块，表面光滑，因病变周围的子宫肌层受压形成假包膜，使肌瘤与正常肌壁有明确的界限。肌瘤的血管由外穿入假包膜或瘤体蒂部之中，呈放射状供给肌瘤营养。显微镜下显示子宫肌瘤细胞增生、肥大，胞质丰富，肌细胞与纤维结缔组织交叉排列呈漩涡状。按其生长部位可将子宫肌瘤分为宫体肌瘤（90%）和宫颈肌瘤（10%）。前者又可分为肌壁间肌瘤、黏膜下肌瘤、浆膜下肌瘤。各种类型的肌瘤发生在同一子宫者称多发性子宫肌瘤。子宫肌瘤可因血液供应障碍而发生各种退行性变性，常见的有：玻璃样变、囊性变、红色样变、肉瘤样变与肌瘤钙化。

子宫肌瘤的临床表现与其生长部位、有无变性相关，而与肌瘤大小、数目关系不大。常见的临床症状包括：

1. 月经改变：较大的肌壁间肌瘤或黏膜下肌瘤常引起月经周期缩短、经期延长、月经量增多或阴道不规则出血；一旦肿瘤发生坏死、溃疡、感染时，则有不规则阴道流血或脓血性排液等。浆膜下肌瘤或较小的肌壁间肌瘤常无明显月经改变。

2. 腹部肿块：患者常诉腹部胀大，下腹正中扪及块物。

3. 白带增多：与盆腔充血和肌瘤表面感染坏死有关。

4. 压迫症状：较大的肌壁间肌瘤或浆膜下肌瘤压迫膀胱可出现尿频、排尿障碍、尿潴留等；压迫输尿管可致肾盂积水；压迫直肠可致排便困难等。

5. 不孕：原因可能是肌瘤压迫输卵管使之扭曲，或使宫腔变形以及内膜增生等所致，文献报道约25%～40%的患者可出现不孕。

6. 继发性贫血：经量过多导致贫血。

子宫肌瘤的体征与肌瘤大小、位置、数目及有无变性有关。包括：子宫增大，形态不规则，质地不均匀，表面单个或多个结节或包块状突起；黏膜下肌瘤突出宫颈外口时，阴道内可见鲜红色质地较硬的肿块。

#### （二）超声检查所见

1. 二维灰阶声像图表现

（1）子宫长大或形态失常：肌壁间肌瘤和黏膜下肌瘤，子宫常均匀增大，浆膜下肌瘤、较大或数目较多的肌壁间肌瘤常导致子宫不规则长大，子宫轮廓失常，宫内膜偏移（图48-6-1）。

（2）子宫肌瘤回声特征因瘤体内所含肌细胞和结缔组织多少而异，常见的有弱回声、强回声、等回声、花斑状强回声等。肌瘤瘤体一般呈球形，其周边有低回声或稍强回声的假包膜包绕。典型的肌瘤可出现栅栏样回声（漩涡状回声）。浆膜下肌瘤表现为子宫肌层内肌瘤结节突向浆膜下，使子宫轮廓变形；完全突出宫体的浆膜下肌瘤与宫体仅以一蒂相连（图48-6-2）。黏膜下肌瘤表现为增强回声结节位于子宫腔内或肌壁间的低回声结节突向宫腔内，使宫腔线变形或移位，带蒂的黏膜下肌瘤可以突入宫颈管，形成宫颈管内实性团块，甚至突入阴道内（图48-6-3）。

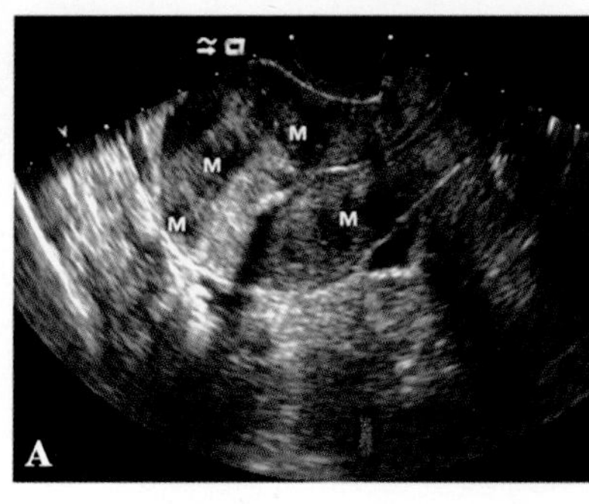
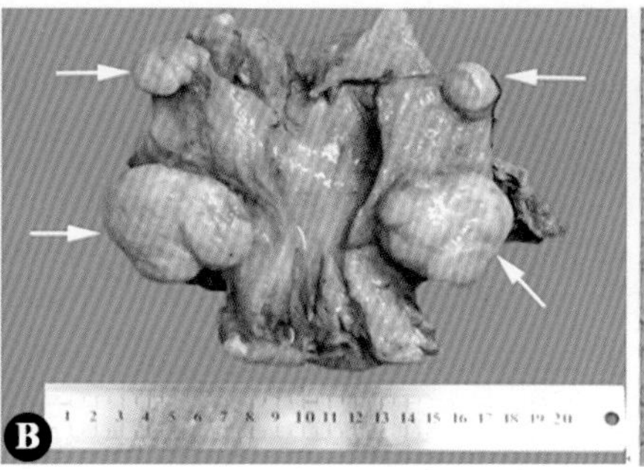
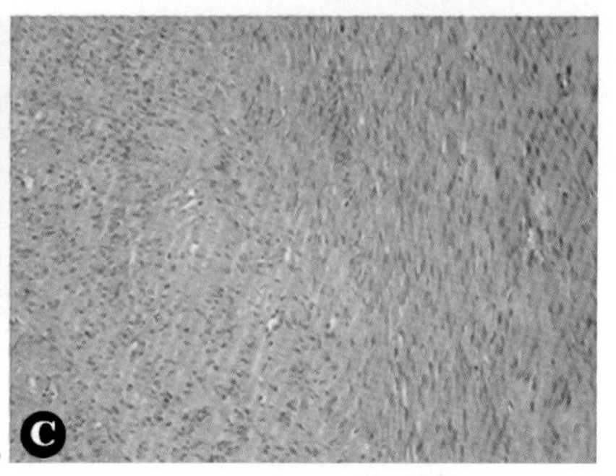

A. 子宫不规则长大，肌壁间多个弱回声团（M）；B. 大体标本剖面图（箭头为子宫肌瘤）；C. 镜下所见，瘤细胞与正常子宫平滑肌细胞相似，呈束状或漩涡状排列（HE 200×）

**图 48-6-1　多发性子宫肌瘤**

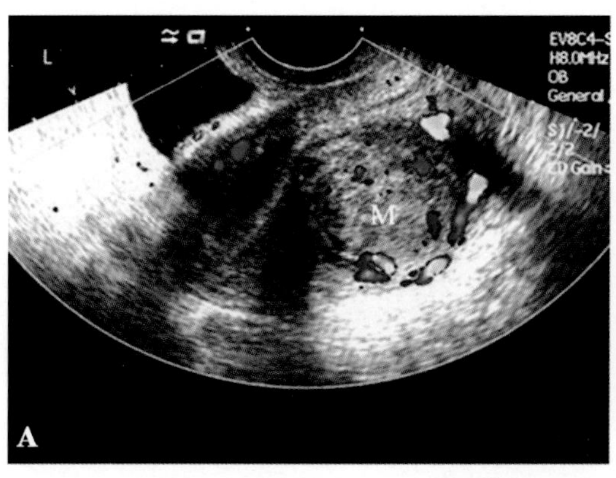
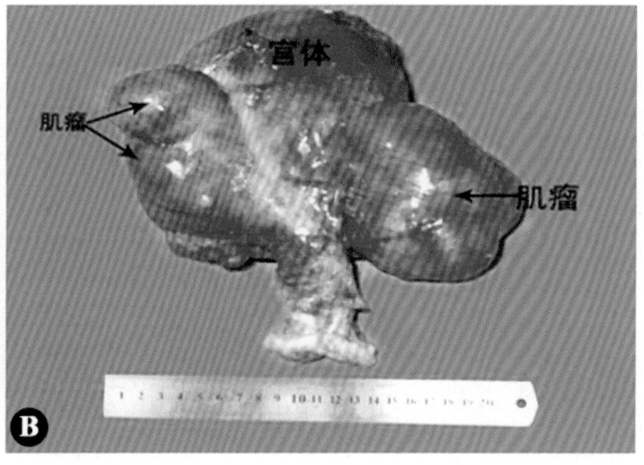


A. 子宫后壁浆膜下肌瘤（M）向子宫表面突起；B. 大体标本

**图 48-6-2　子宫浆膜下肌瘤**

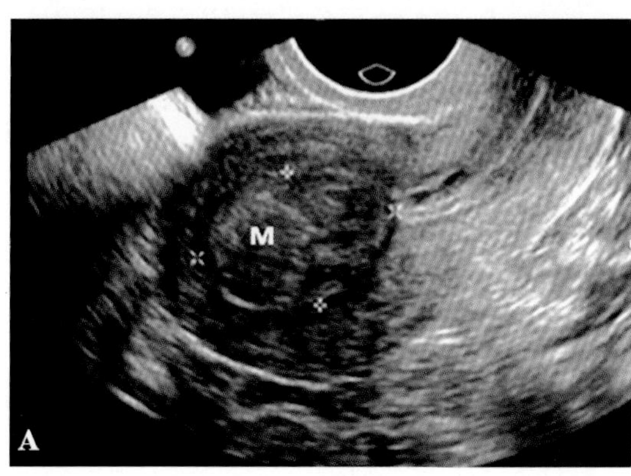
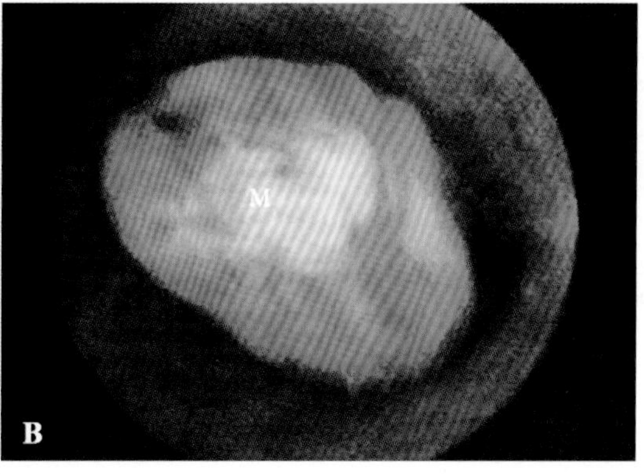

A. 肌瘤（M）位于宫腔中央，肌瘤周边为内膜包绕；B. 宫腔镜见肌瘤（M）位于宫腔

**图 48-6-3　子宫黏膜下肌瘤**

（3）子宫肌瘤变性的声像图特征：变性的肌瘤内部正常的旋涡状结构消失，肌瘤回声减低，内部出现不规则囊性回声区，瘤体周边或内部出现强回声可伴有后方衰减声影（图 48-6-4、图 48-6-5）。肌瘤变性多见于妊娠期或产后，或肌瘤体积过大等，肌瘤钙化多见于绝经后患者。

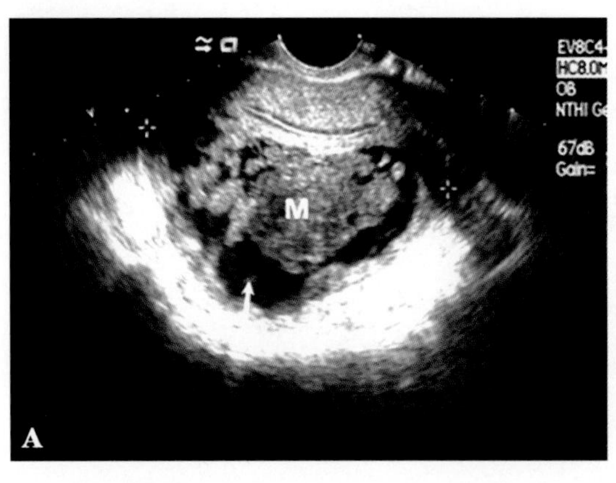


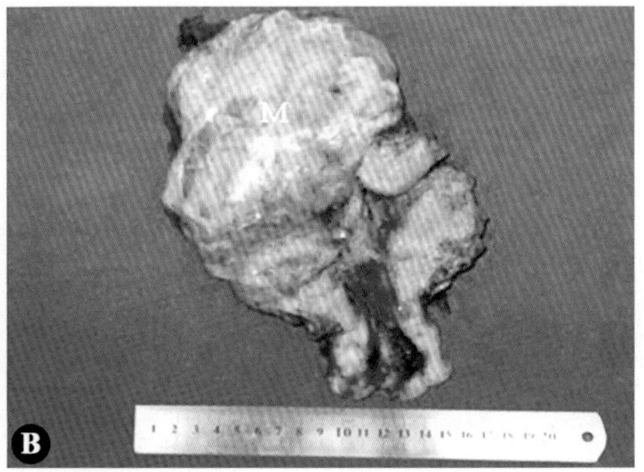


A. 子宫肌壁间肌瘤内出现液性暗区（箭头示）；B. 大体标本（M 为变性的瘤体）

**图 48-6-4　子宫肌瘤囊性变**

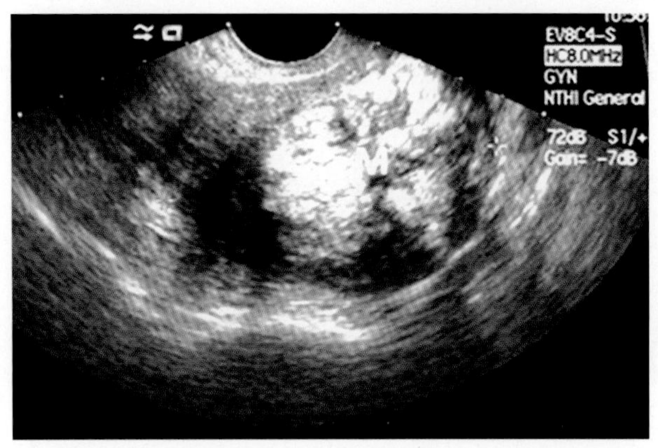


子宫肌瘤（M）内部出现强回声团伴后方声影

**图 48-6-5　子宫肌瘤钙化**

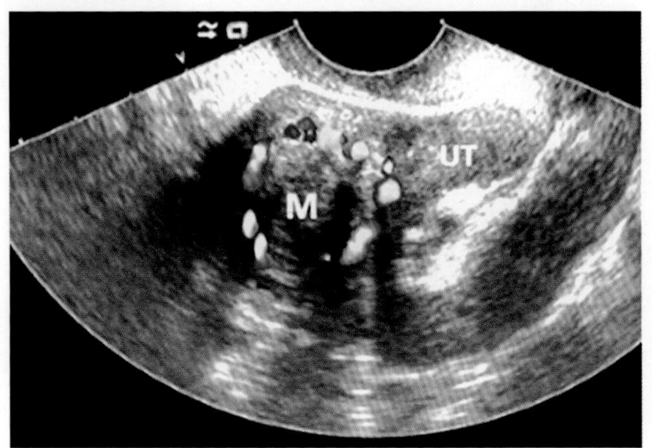


M. 浆膜下肌瘤，UT. 子宫

**图 48-6-6　子宫肌瘤周边环状血流信号**

2. 彩色及频谱多普勒表现

（1）彩色多普勒血流显像：子宫肌瘤被假包膜中的血管包绕，从而形成瘤周环状或半环状血流信号分布，并呈分支状进入瘤体内部，内部血管分布呈点状，较子宫肌壁稍丰富（图 48-6-6）。带蒂的黏膜下肌瘤蒂部内可显示供血血管，以此判断肌瘤附着之处。

（2）频谱多普勒：子宫肌瘤内部血管的阻力指数变化较大。当肌瘤较大或合并感染时，瘤体血供丰富，常可在中心部位记录到低阻力型动脉频谱，RI 可在 0.4 以下。

（3）肌瘤继发变性时的彩色血流超声表现较复杂。囊性变、脂肪变性以及钙化等退行性变时，瘤体血流信号明显减少，频谱呈高阻力型。发生肉瘤变时，瘤内血流异常丰富，阻力下降，RI 低于 0.4。

3. 三维超声表现

经阴道三维超声可清晰显示黏膜下肌瘤的轮廓，判断瘤体与子宫肌壁的关系（图 48-6-7），宫内膜冠状面的三角形轮廓常不完整，可见某一边形态不规则或有充盈缺损（图 48-6-8）。

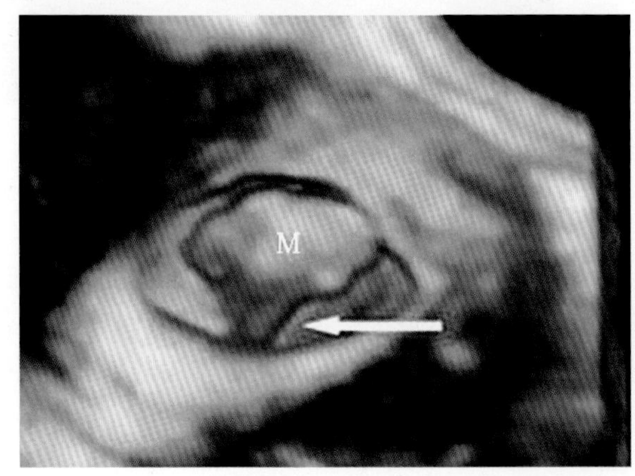


箭头所指为肌瘤的蒂

**图 48-6-7　带蒂黏膜下肌瘤三维超声表现**

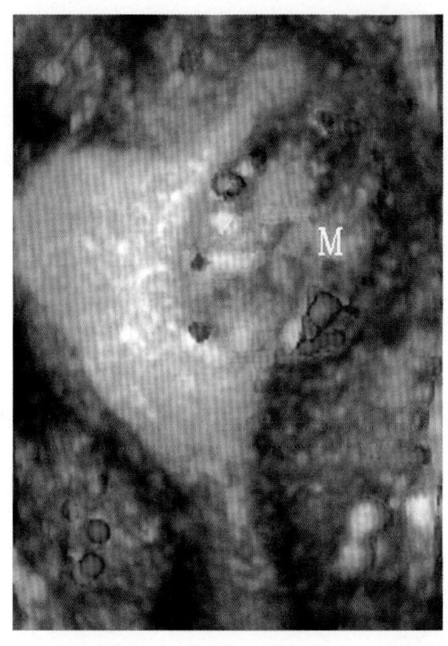


宫内膜冠状面充盈缺损，瘤体（M）周边血流信号较丰富

**图 48-6-8 黏膜下肌瘤三维超声表现**

三维彩色能量图可显示瘤体的血流灌注呈球体网架立体结构，直观地表现出子宫肌瘤的血管腔有不同程度扩大，血流灌注增加。肌瘤变性时，三维彩色能量图显示为上述球体网架结构于变性部分呈枯枝状或截断状，处于血供不良状态。黏膜下和浆膜下肌瘤可见根须状血管结构于根蒂部延伸至球形网架结构。

4. 超声造影表现

采用经血管注射超声微泡造影剂后，肌壁间子宫肌瘤的假包膜内血管首先充盈呈环状包绕分布，而后造影剂呈放射状进入瘤体内部，随后整个瘤体表现为均匀高增强。体积较小的肌瘤表现为假包膜与肌瘤组织同步均匀增强。瘤体内部造影剂消退较正常肌层快，表现为相对低回声，而假包膜消退相对较慢呈稍高回声，瘤体边界显示较清晰，有明显包膜感（图 48-6-9）。

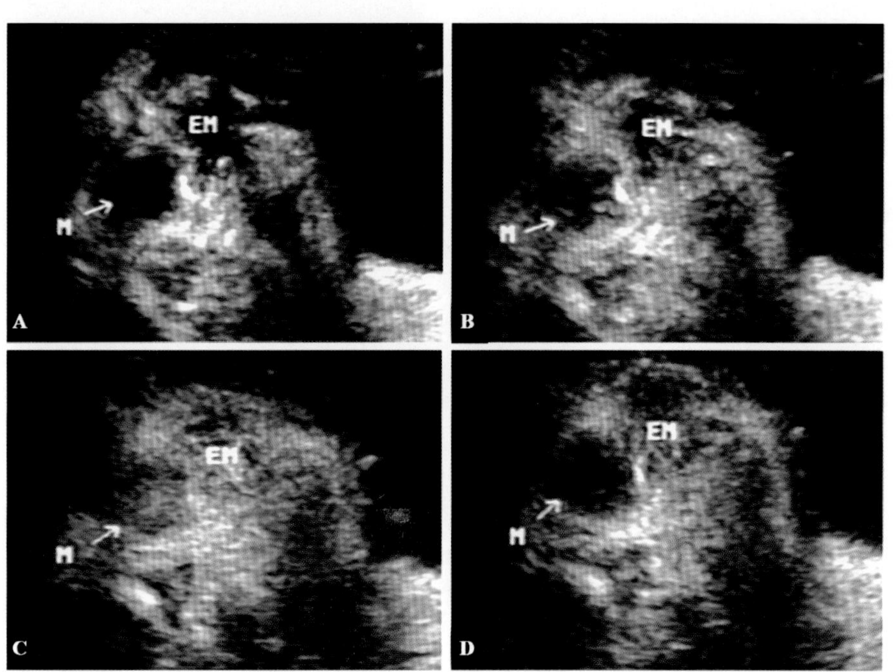


A. 造影初期，可见包膜先增强，呈特征性的环状增强；B. 之后瘤体内部开始增强；C. 瘤体达峰时，强度与正常肌层无明显差异；D. 假包膜消退较瘤体内部慢而呈稍高回声，边界清晰 M，子宫肌瘤 EM，子宫内膜

**图 48-6-9 子宫肌瘤超声造影声像图**

浆膜下肌瘤及有蒂的黏膜下肌瘤可观察到来源于子宫动脉的蒂部供血动脉首先灌注，而后造影剂持续进入瘤体内部，肌瘤整体呈高增强，瘤体内部造影剂消退早于肌层，边界清晰。

肌瘤玻璃样变性及囊性变时，变性区域无造影剂灌注，显示为无增强，其余部分仍有典型肌瘤的灌注及消退特点。但肉瘤样变时可见多条滋养血管呈不规则分支状同时灌注，瘤体内部造影剂分布明显不均匀，并见大片造影剂充盈缺损区，消退时无明显的包膜感，病灶区与肌层分界不清。

### （三）其他影像学检查

1. CT 平扫：子宫体呈分叶状增大或局部有向外凸起的实性肿块，密度多均匀，边界清楚，与周围的分界锐利。肿瘤中央有坏死、囊变即呈低密度区。如发现瘤体内有钙化，对诊断有很大帮助。增强扫描，肌瘤和子宫肌层一样明显强化，坏死囊变区无强化。

2. MRI：子宫肌瘤形态学改变同 CT。肿瘤边界光滑清楚，T1 加权像信号强度与子宫肌层相似，T2 加权像其信号中等或稍高于子宫肌层。

### （四）诊断思维及评价

根据子宫肌瘤的声像图特征，结合病史和妇科检查，超声检查较易明确诊断，诊断准确率达 90%。由于肌瘤生长的部位不同以及肌瘤变性，应注意与子宫有关疾病鉴别。

1. 子宫腺肌病　子宫腺肌病常与子宫肌瘤合并存在，二者容易混淆。应注意从以下方面鉴别：①病史不同，子宫腺肌病一般有痛经史，而且痛经呈进行性加重。②子宫均匀性增大，子宫肌壁增厚，尤以后壁病灶为主，宫腔内膜线常偏移，病灶多无明显边界，增厚的子宫肌壁内可见均匀的细小点性回声或局部斑片状增强回声。③形成腺肌瘤时无假包膜，后方衰减不明显。④ CDFI 显示病灶周边无明显环状血流包绕，病灶内血管分布较少，或可见少量星点状或条棒状血流信号显示。

2. 卵巢肿瘤　子宫浆膜下肌瘤应注意与卵巢肿瘤鉴别。子宫浆膜下肌瘤蒂部细长，或肌瘤有囊性变回声偏低时鉴别较困难，高分辨率的超声以及彩色多普勒血流显像可以发现肌瘤的蒂部以及肌瘤与宫体血管上的连接，而在肿块外侧发现正常的卵巢回声是鉴别二者的主要特征（图 48-6-10）。

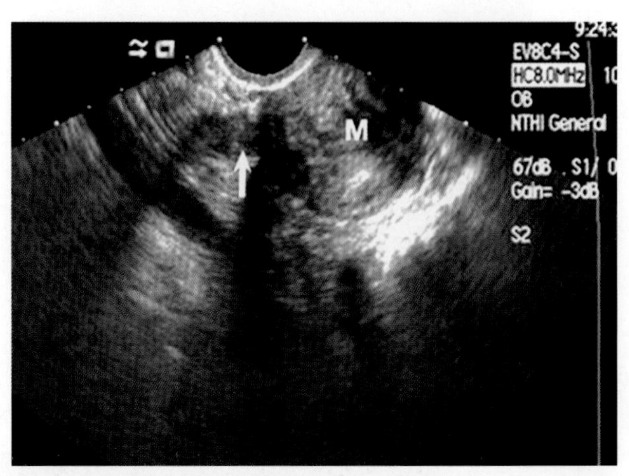


团块（M）位于右附件区，似卵巢肿瘤，而团块旁查见正常卵巢（箭头示），诊断为子宫浆膜下肌瘤

**图 48-6-10　子宫浆膜下肌瘤与卵巢肿瘤的鉴别**

3. 子宫发育异常　子宫发育异常特别是双子宫或双角子宫以及残角子宫等，容易将其中的一个子宫或残角误诊为子宫浆膜下肌瘤。经阴道超声可以根据子宫内膜的存在和宫腔内有无积血来判断是浆膜下肌瘤或是异常子宫（图 48-6-11）。

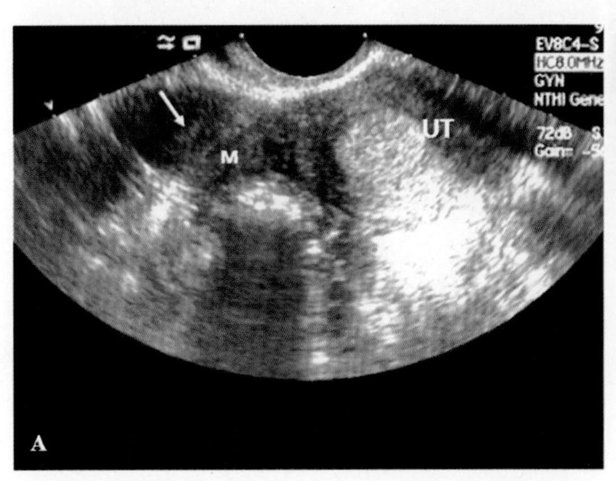


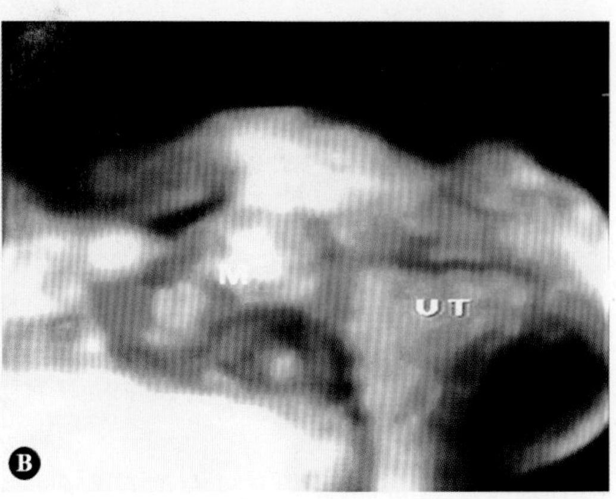


A. 子宫右侧查见包块（M），似浆膜下肌瘤，但其内有内膜回声（箭头示），考虑为残角子宫；B. 残角子宫三维成像 UT，子宫 M，残角

**图 48-6-11　残角子宫**

4. 子宫内膜息肉　子宫内膜息肉和黏膜下肌瘤均是宫腔内病变，二者临床表现相似。经阴道超声可以清楚地显示宫腔内有无病灶以及病灶的界限和回声。较小的黏膜下肌瘤与息肉鉴别困难时，可使用注入生理盐水的气囊管插入子宫辅助超声检查。应用CDFI、三维超声检查等还可以帮助发现瘤体的基底层与子宫肌层有无界限以及血供情况（图 48-6-12）。

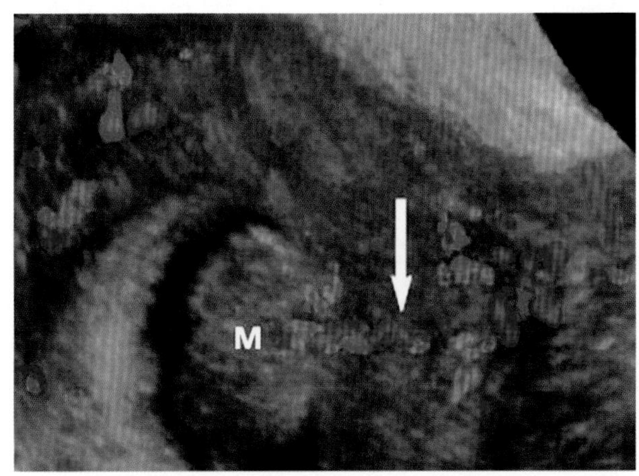


箭头示瘤体的供应血管，M 黏膜下肌瘤

**图 48-6-12　黏膜下肌瘤的三维彩色多普勒成像**

经阴道超声对于直径小于 2 cm 的小肌瘤检查可以减少漏诊率，但对于直径在 8～10 cm 以上的巨大肌瘤，经阴道超声难以显示全貌，需将经腹部扫查与经阴道扫查相结合。子宫肌瘤囊性变时应注意与孕囊鉴别。

## 二、子宫腺肌病（adenomyosis）

### （一）病理及临床概要

子宫肌腺病是指具有功能的子宫内膜腺体细胞及间质细胞向肌层浸润，伴随子宫平滑肌的增生。多发生在 40 岁以上的经产妇或多次刮宫术后，发生率最高报道者为 88%，一般报道约10%～30%，半数合并有子宫肌瘤，15%合并盆腔子宫内膜异位症。

大体病理特点分为子宫弥漫性均匀增大和局限性增大两种，前者多见，且病灶多累及子宫后壁，以后壁肌层增厚明显。剖面见肌层明显增厚且硬，无旋涡状结构，仅在肌壁间见到粗厚的肌纤维带和微囊腔，腔内偶见陈旧性血液。少数腺肌病病灶呈局限性生长形成结节或团块时，与子宫肌壁间肌瘤类似，称为子宫腺肌瘤（adenomyoma），但与周围肌层无明显分界。镜检可见肌层有呈岛状分布的子宫内膜腺体与间质。

主要临床表现以逐渐加重的进行性痛经为特点，并伴有月经量增多，经期延长，可并发不孕症。部分患者无任何临床症状。据文献报道，子宫腺肌病患者痛经的发生率为 70%左右，其中 50%呈进行性加重，临床上约有 30%患者无任何临床症状。妇科检查盆腔内扪及子宫均匀性增大或有局限性结节隆起、质硬、且有压痛。

### （二）超声检查所见

1. 二维灰阶声像图表现

（1）弥漫型：子宫呈球形均匀增大，内膜线居中，子宫肌壁弥漫性增厚，回声普遍增强（图 48-6-13），病灶内有时可见到由内膜异位的微囊腔形成的不规则无回声暗区，有时后方栅栏状衰减使子宫肌层回声普遍减低。

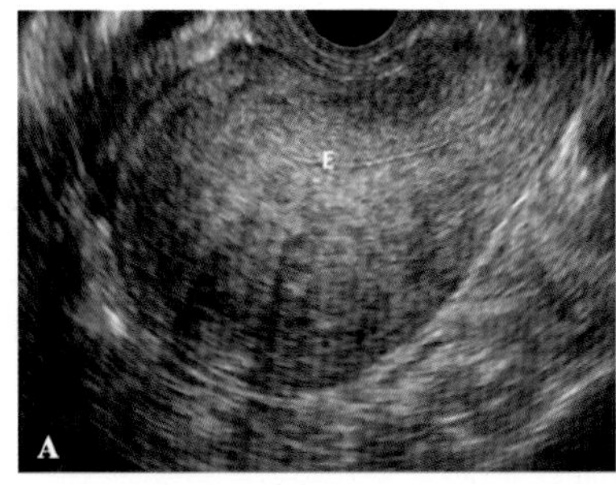


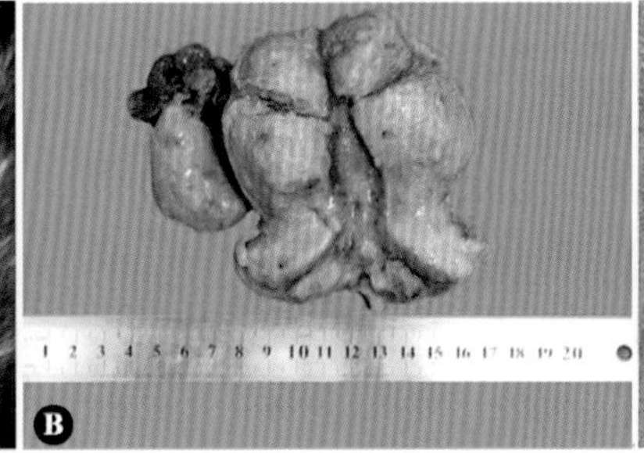


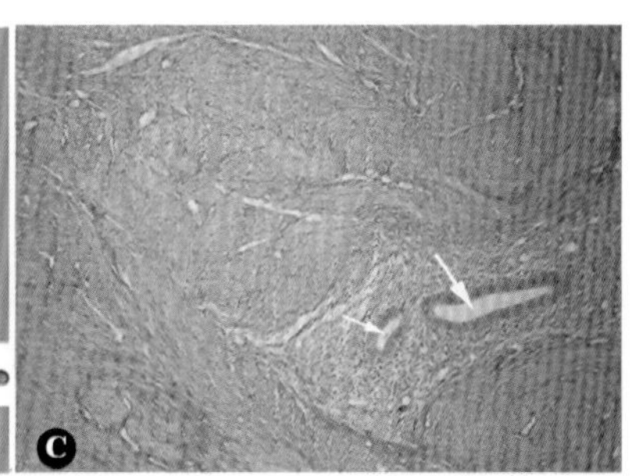


A. 子宫球形长大，病灶呈弥漫性回声增强，子宫内膜位置基本居中 E 内膜；B. 大体标本剖面图；C. 镜下所见，子宫肌层内出现子宫内膜腺体（箭头示）和间质（HE 100×）

**图 48-6-13　弥漫型子宫腺肌病**

(2) 局限型：病变局限分布于子宫前壁或后壁肌层，以后壁多见。子宫呈不对称增大，向病灶侧隆起，宫腔内膜线偏移，无病灶的肌层回声多正常，病灶侧肌层普遍增厚，回声不均匀增强，多呈栅栏状衰减。子宫腺肌瘤表现为子宫不规则增大，形态欠规则，局部隆起，病灶内呈不均质强回声，伴少许声衰减，周围肌层回声正常，病灶与正常肌层间没有清晰的边界（图 48-6-14）。

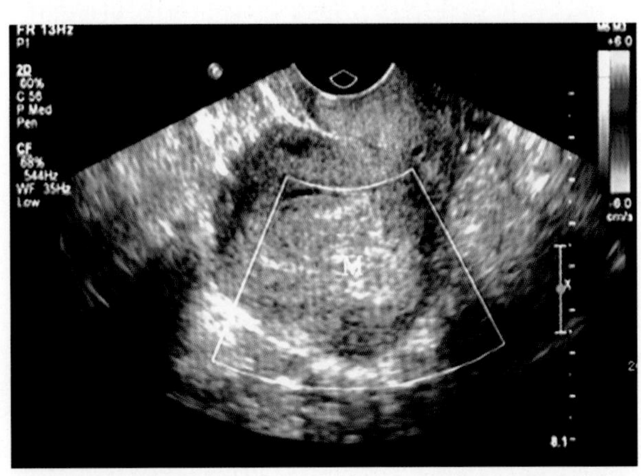

子宫后壁肌层较前壁明显增厚，病灶（M）与正常肌层之间没有清晰分界

**图 48-6-14　子宫腺肌瘤超声表现**

2. 彩色及频谱多普勒表现

(1) 彩色多普勒血流显像：病灶内血流信号较正常肌层增多，但由于腺肌病常伴声衰减，不容易显示丰富的血流信号。血流信号在病灶处肌层内呈星点状、短线状散在分布，或呈放射状排列。局灶型者仅在病灶部位血流信号稍增多，病灶周围肌层血流分布正常。

(2) 频谱多普勒：子宫腺肌病病灶处的动脉性频谱与子宫动脉各级分支的频谱基本相同，阻力指数常大于 0.5，偶尔在严重的腺肌病病灶内可见到低阻力型动脉频谱，静脉性频谱则较多见。

3. 超声造影表现

子宫腺肌病行微泡超声造影表现为动脉期见多条血管呈不规则分支状进入病灶内，整个病灶区肌层呈不均匀高增强。造影后期表现为病灶区不均匀低增强，边界不清，无包膜感，与正常肌层界限不清，与子宫肌瘤明显不同。

### （三）其他影像学检查

1. CT：在子宫腺肌病中的应用不多，有关报道较少。

2. MRI：子宫体积增大，因移位于子宫肌层的内膜腺体随月经而有周期变化，故 MRI 信号有所不同，T1WI 在子宫肌层内可见斑点状的高信号，T2WI 也为高信号，但较 T1WI 高信号斑点增多。此外，可见陈旧性出血含铁血黄素沉积之低信号。子宫腺肌病时，子宫内膜由管腔向肌层移位，子宫基底部变毛糙，结合带变模糊。

### （四）诊断思维及评价

1. 超声诊断子宫腺肌病首先运用二维灰阶超声观察子宫形态、大小、肌层有无增厚，病灶的部位、大小、边界、回声特点、内膜有无移位等，再运用彩色多普勒超声观察病灶的血流特征，询问患者进行性痛经加重或不孕病史有助于诊断。应注意与子宫肥大症和子宫肌瘤鉴别。

2. 子宫肥大症的超声图像显示子宫均匀性增大，肌层回声较子宫腺肌病低，肌层内无点状或片状回声增强，内膜位置正常居中，患者没有明显痛经症状。

3. 子宫腺肌病的治疗方法与子宫肌瘤有别，因此，二者的鉴别对临床具有重要意义。由于子宫腺肌病患者中约 50%同时合并子宫肌瘤且表现均有子宫体增大，仅用超声诊断可能会有较高的误诊或漏诊，详细询问病史和仔细地观察子宫病灶区回声特点、边界以及病灶周边有无典型的环状或半环状血流信号可以提高诊断准确率（图 48-6-15）。

4. 由于有较多的子宫腺肌病患者症状不典型或无症状，肌层回声的改变不明显，故超声诊断子宫腺肌病的准确性常低于子宫肌瘤，有文献报道其准确性在 70%左右。因此有学者提出，诊断时应特别注意询问临床病史，对于有进行性加重的痛经病史患者，应适当放宽诊断标准。

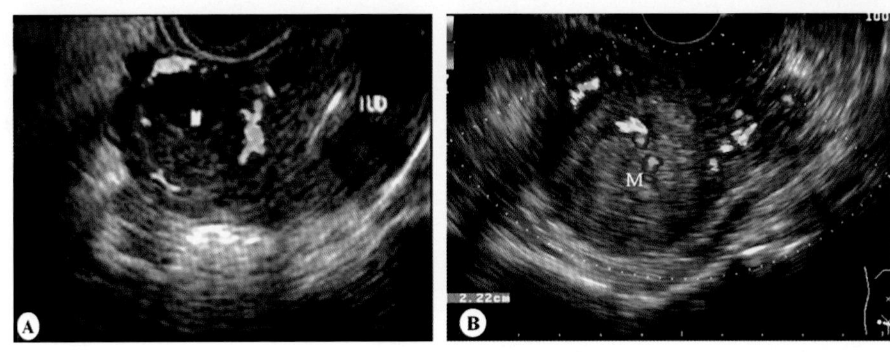


A. 子宫肌瘤周边血流呈环状分布；B. 子宫腺肌病病灶内血流呈散在星点状、条状分布

**图 48-6-15 子宫腺肌病和子宫肌瘤血流对比**

## 三、子宫内膜增生症（endometrial hyperplasia）

### （一）病理及临床概要

子宫内膜增生症是由于持续或大量雌激素单一作用刺激子宫内膜所致内膜过度增生的病理改变，多见于青春期和更年期，引起无排卵型功能性子宫出血。根据国际妇科病理协会（ISGP，1998）的分型如下：

1. 单纯型增生：又称腺囊型增生过长，内膜厚度 3～12 mm，严重可达 20 mm，内膜表面光滑或呈息肉状，水肿或透明，有时可见扩张的腺体呈小囊状。常见于更年期月经失调，发展为子宫内膜癌的概率仅为 1％ 。

2. 复杂型增生：又称腺瘤型增生过长，是由于雌激素在单纯型增生的基础上进一步持续影响的结果。约 3％可发展为子宫内膜腺癌。

3. 非典型增生：病灶多为局部性、多发性，可与多种子宫内膜病变合并存在。一般认为非典型增生过长与子宫内膜癌有明显的相关性，属癌前病变。

子宫内膜增生症最常见的临床症状为不规则子宫出血或闭经后持续性子宫出血，月经过频或月经周期紊乱，经期缩短或明显延长，月经量增多，伴贫血症状。妇科检查可无任何阳性体征，也可表现为子宫肌层的反应性肥大，子宫增大，质地较软，少数患者可有卵巢轻度增大。

### （二）超声检查所见

1. 二维灰阶声像图表现

子宫大小、肌层回声多正常。有文献报道，子宫内膜厚度明显增加，但也有报道内膜厚度与增生期或分泌期厚度无明显差异。内膜回声方面可表现为均匀回声、多个小囊状回声和不均匀斑块状回声。单纯型增生内膜多呈均匀高回声，在子宫矢状面上呈梭形（图 48-6-16），有时可显示扩张的腺体呈散在小囊状或蜂窝状无回声暗区；非典型增生内膜的厚度增厚，回声不均匀，可见斑块状增强回声和低回声相间。多数伴有单侧或双侧卵巢增大或卵巢内潴留囊肿。

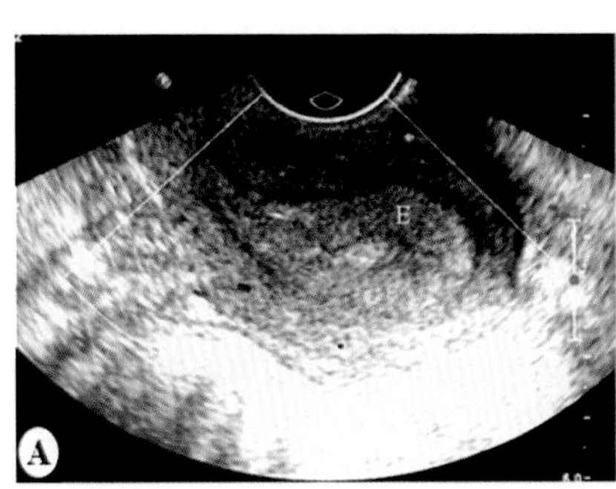


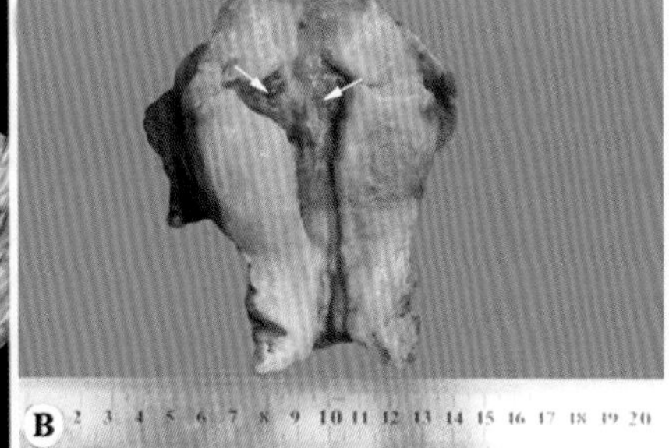


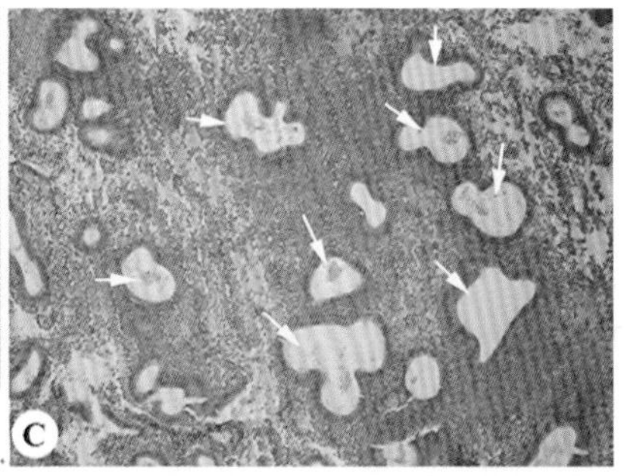


A. 显示增生的子宫内膜（E）呈椭圆形中等高回声；B. 大体标本剖面图，箭头示增生的宫内膜；C. 镜下所见，子宫内膜腺体增多（箭头示），伴有扩张，无细胞异型性（HE 100×）

**图 48-6-16 子宫内膜单纯型增生**

2. 彩色及频谱多普勒表现

轻度子宫内膜增生症内膜内无明显血流信号，或偶见星点状血流信号，难以探测到血流频谱，但重度增生时，可见内膜内有条状血流信号，可记录到中等阻力动脉频谱，RI在0.5左右。

3. 宫腔超声造影表现

宫腔内注入生理盐水后，超声下见到内膜增厚、多个隆起凸向宫腔呈花瓣形或不对称增厚。宫腔形态有时呈多角形时，可初步诊断为子宫内膜增生症（图48-6-17）。

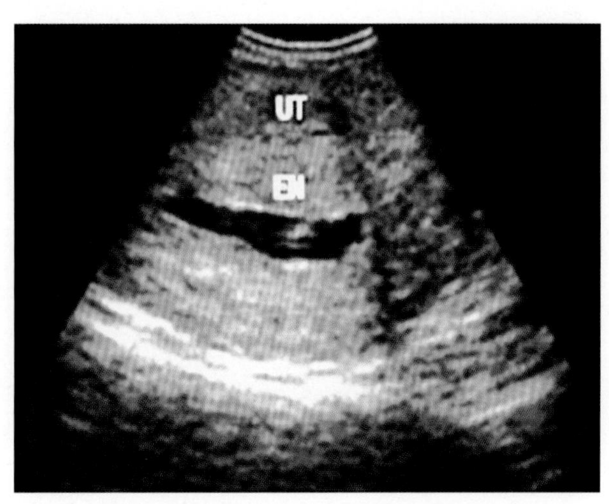


UT：子宫，EN：增生的子宫内膜

**图48-6-17　子宫内膜单纯型增生宫腔造影表现**

### （三）诊断思维及评价

子宫内膜增生症主要依靠诊断性刮宫病理检查，超声诊断子宫内膜增生价值相对不大。但是，应用经阴道超声在常规妇科检查或妇科普查中观察子宫内膜的形态、厚度、回声强度是否均匀，对帮助临床提高诊刮的阳性率具有一定的意义。

有学者将宫腔超声造影与子宫内膜病理诊断结果比较，发现前者诊断子宫内膜病变的总敏感度为81.8%，特异度为88.9%，对子宫内膜增生症诊断的敏感度为75.0%，特异度为100%。从而认为宫腔超声造影可作为筛选宫腔内膜病变的首选方法。但内膜病变的确诊，还需进行诊断性刮宫病理检查。

## 四、子宫内膜息肉（endometrial polyp）

### （一）病理及临床概要

子宫内膜息肉是由于子宫内膜腺体纤维间质局限性增生隆起形成的一种瘤样病变，并非真正的肿瘤。可发生于任何年龄，好发年龄40～50岁妇女，近年来绝经后妇女的发病率明显增加。

息肉可以是单个，也可以多发，形状呈舌形或椭圆形，其大小变化较大，小的直径约1～2 mm，大者可充满整个宫腔。蒂部长短不一，息肉具有较长的蒂时可以通过扩张的宫颈管突向宫颈外口或阴道。息肉的好发部位是宫底部、宫角或子宫后壁。

月经改变是子宫内膜息肉最常见的临床表现，常见的症状有月经量增多、经期延长、白带增多、绝经后子宫出血等，也可无任何症状。

### （二）超声检查所见

1. 二维灰阶声像图表现

子宫大小无明显改变。单发息肉表现为宫腔内不均匀斑点状增强回声团，可呈梭形或水滴状，内膜回声中断（图48-6-18），多发性息肉则表现内膜较厚且形态紊乱，正常内膜与息肉之间分界不清晰（图48-6-19）。当息肉内部腺体扩张形成囊性结构时，中间可见无回声暗区。多发息肉表现为子宫内膜增厚，回声不均匀，与正常内膜界限模糊。子宫内膜基底层与子宫肌层分界清楚。

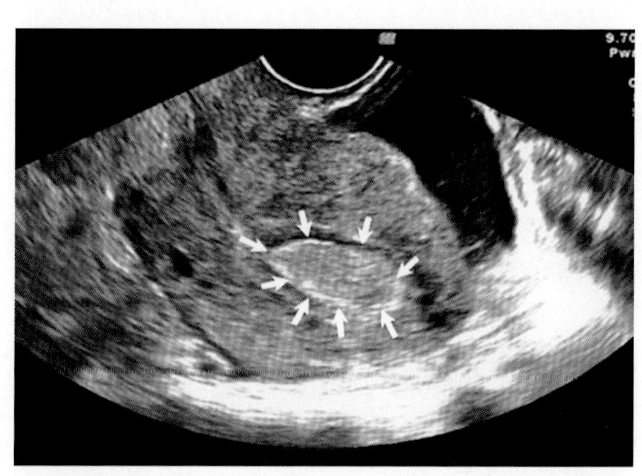

子宫形态大小正常，宫腔底部查见增强回声结节（箭头），边界清晰，内部回声均匀

**图48-6-18　子宫内膜息肉二维超声表现**

2. 彩色及频谱多普勒表现

少数患者可在息肉蒂部显示点线状或条状血流信号，可记录到中等阻力的动脉频谱及低速的静脉频谱（图48-6-20）。

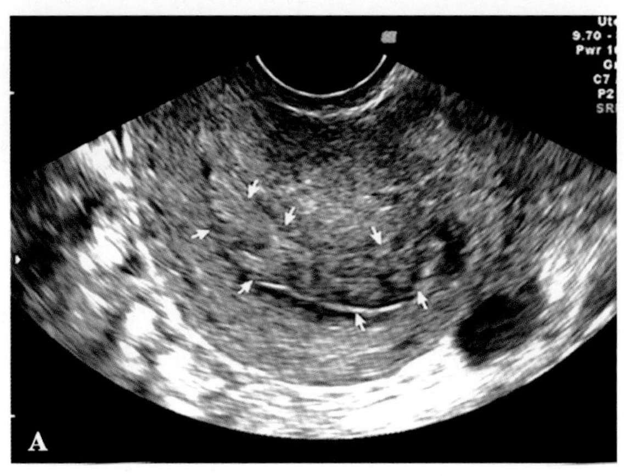
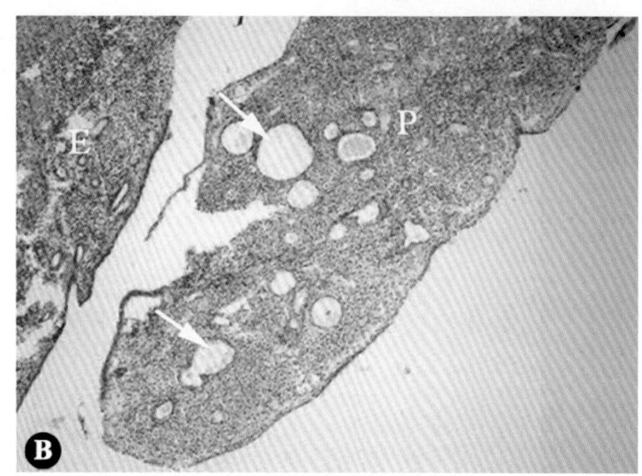

A. 宫腔内散在多个结节状稍强回声（箭头示）；B. 镜下所见，腺体及间质增生，排列紊乱（HE 100×）P，息肉 E，子宫内膜 箭头示增生的腺体

**图 48-6-19　宫腔内多发小息肉**

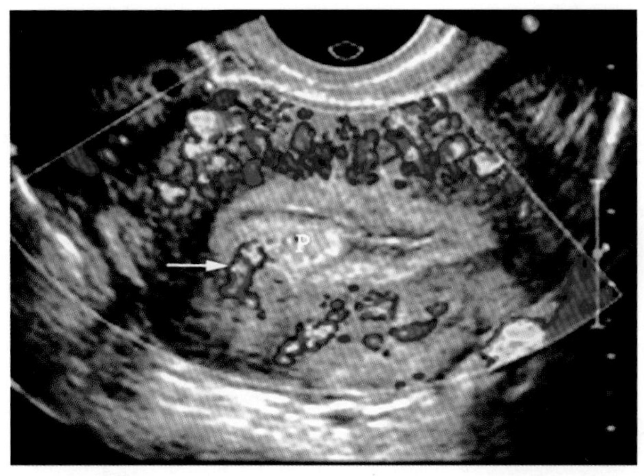

病变蒂部探及点线状血流信号（箭头示），P：宫内膜息肉

**图 48-6-20　子宫内膜息肉彩色多普勒表现**

3. 宫腔超声造影表现

膨胀的宫腔内可见到呈梭形或团状稍强回声，内膜基底层回声连续，无中断，可与黏膜下子宫肌瘤相鉴别（图 48-6-21）。

4. 三维超声表现

三维图像清晰、直观、立体感强，空间关系明确，尤其是能重建二维超声无法显示的子宫冠状切面，因而能从各个角度观察息肉的大小、形态及其与子宫内膜壁的关系（图 48-6-22）。

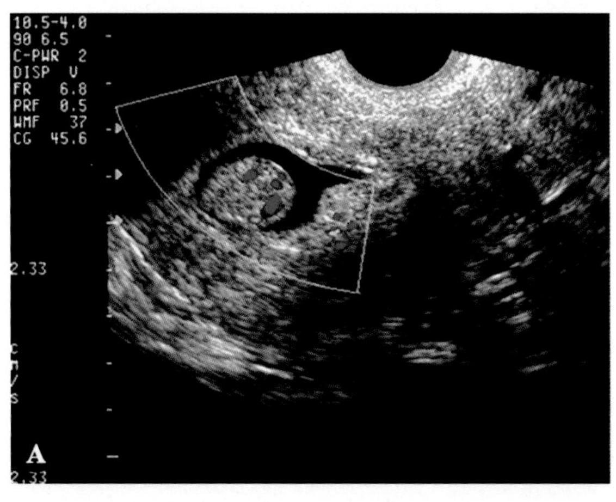
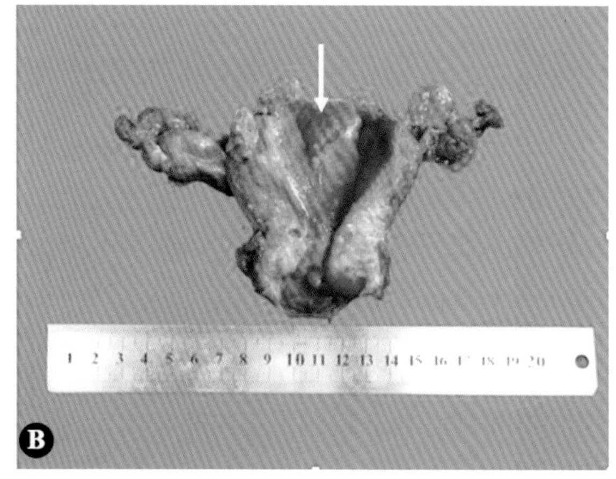

A. 宫腔超声造影清晰地显示病灶的形态，表现为边界清晰、回声均匀的长圆形，回声强度与子宫内膜相似，病灶与子宫内膜分界较清；B. 大体标本剖面图，箭头示宫内膜息肉

**图 48-6-21　子宫内膜息肉宫腔造影表现及大体标本**

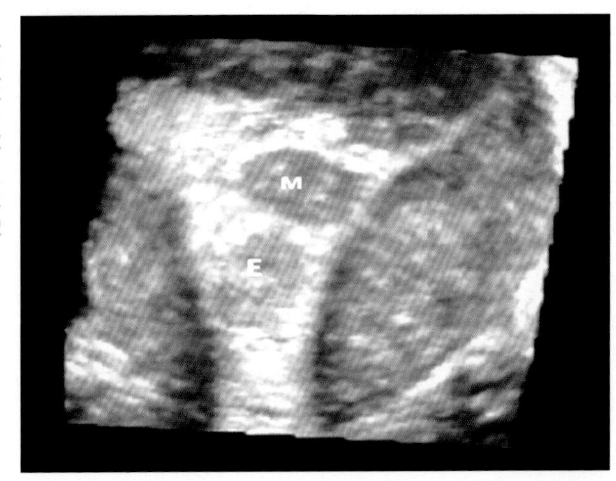


M：息肉，E：子宫内膜

**图 48-6-22　子宫内膜息肉三维超声表现**

### （三）诊断思维及评价

超声检查对子宫内膜息肉的诊断价值较高，有文献报道经阴道超声诊断子宫内膜息肉的敏感度为 96.2%，特异度为 93.2%，准确度为 93.8%。经阴道宫腔超声造影较经阴道超声更具优势。有学者提出宫腔超声造影与经阴道超声对宫腔轮廓及息肉附着部位的显示率分别为：94.1%、88.2% 和 0、17.6%，前者明显优于后者。

超声诊断子宫内膜息肉，经阴道扫查为首选方法。运用二维超声确定宫腔内有无占位病变，观察其大小、形态、数目及回声特点，结合患者月经紊乱、不孕等病史可较准确的进行诊断。如在宫腔内发现梭形或水滴状的强回声团块，应注意与以下疾病相鉴别。

1. 黏膜下肌瘤 ：超声检查对直径 0.5 cm 以下的黏膜下肌瘤与内膜息肉较难进行鉴别。经阴道宫腔超声造影具有优势，可显示黏膜下肌瘤与子宫腔的关系，宫内膜包绕在瘤体周边，瘤体内部无小腺体扩张，回声较息肉低（图 48-6-23）。

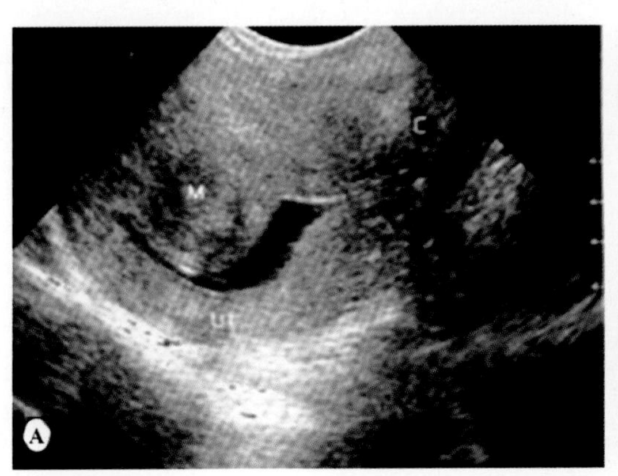


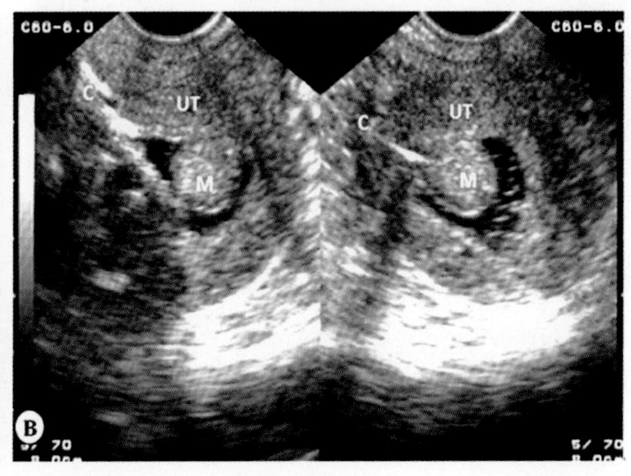


A. 子宫黏膜下肌瘤回声稍弱，周边有内膜包绕；B. 宫内膜息肉，回声增强，边界光滑

**图 48-6-23　子宫黏膜下肌瘤与内膜息肉造影效果对比**

2. 子宫内膜增生症：子宫内膜增生症的诊断主要依靠诊断性刮宫病理检查。超声图像无明显的特征，仅从测量的内膜厚度判断内膜是否增生过长是不确定的。经阴道超声检查可以观察到子宫内膜回声是否均匀，或是否有增强回声结节。

3. 子宫内膜癌：子宫内膜癌多发生于绝经后妇女，超声鉴别点是息肉回声较内膜癌强，内部回声较均匀，边界清晰，内部可见扩张的小囊腔，息肉根蒂部可以显示彩色血流信号。内膜癌早期子宫大小无变化，内膜仅表现不规则增厚，局部回声不均匀，多呈强回声（图 48-6-24），随着病灶的发展，癌灶逐渐扩大，并有出血坏死，使局限型内膜癌回声不均匀，与正常组织分界不清。弥漫型病灶形态不规则，与肌壁分界不清，可见界限不清的低回声区侵入肌壁内。彩色血流显示病灶内血管扩张，分布紊乱，阻力低。

4. 宫腔内妊娠残留物：患者常有停经史或刮宫史，残留物回声的强度随时间的延长而增强甚至钙化。宫内占位与宫内膜无明显关系。宫腔超声造影可见妊娠物在液体中漂浮，一般无彩色血流显示（图 48-6-25）。

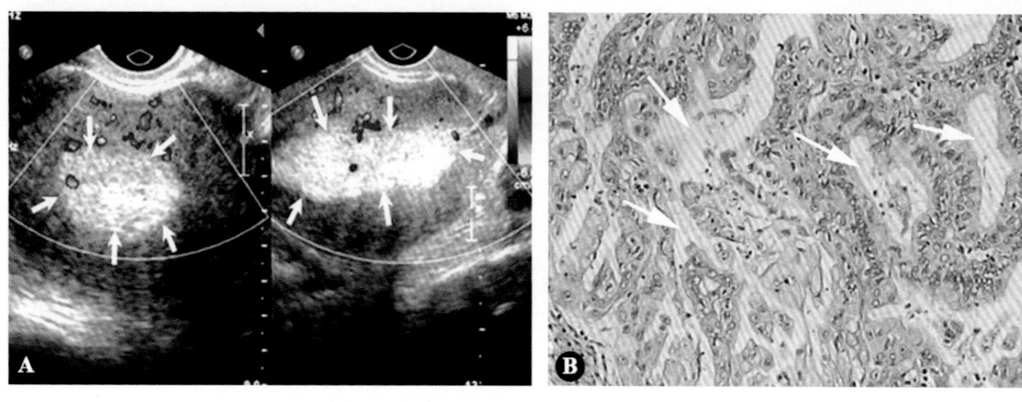


A. 患者绝经后10年，超声见子宫增大，内膜呈团块样增厚，回声增强（箭头示）；B. 病理切片证实为子宫内膜癌，腺体明显增生，排列拥挤，上皮细胞异型化（HE 100×）

**图 48-6-24　子宫内膜癌**

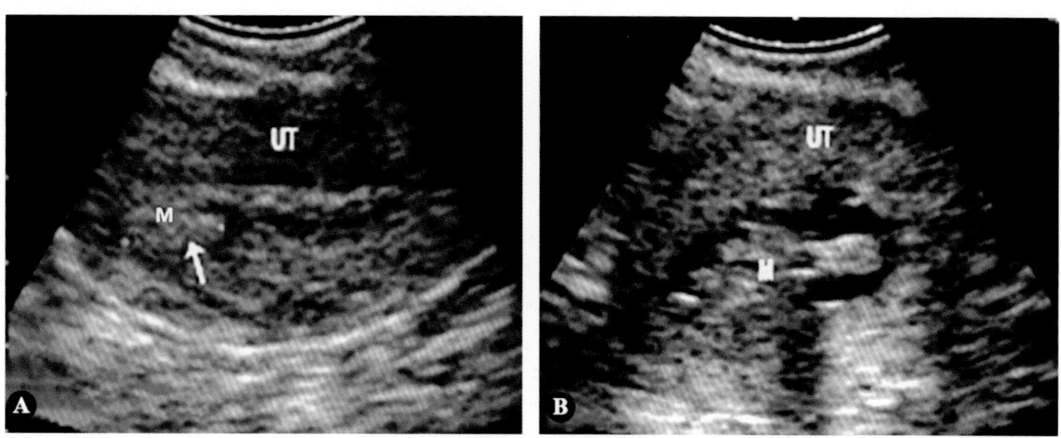


A. 患者人流术后1个月，阴道不规则少量出血，经阴道超声矢状切面显示宫腔内占位（箭头示）；B. 宫腔注入生理盐水后，查见长约3.0 cm的增强回声，在液体中漂浮；M：妊娠残留物；UT：子宫

**图 48-6-25　妊娠残留物**

（杨太珠）

## 参考文献


［1］ 乐杰．妇产科学[M]．第7版,北京:人民卫生出版社,2008.

［2］ 谢红宁．妇产科超声诊断学[M]．北京:人民卫生出版社,2007.

［3］ 常才．经阴道超声诊断学[M]．北京:科学出版社,2007.

［4］ 杨太珠．实用妇产科超声诊断图解[M]．北京:化学工业出版社,2006.

［5］ 潘农,张竹君,祝光礼,等．经阴道三维彩色能量图诊断子宫肌瘤[J]．中国超声医学杂志:1999,15(4):300-301.

［6］ 余秀华,施红,李黎．超声造影对子宫肌瘤与腺肌瘤的鉴别诊断价值分析[J]．人民军医:2009,52(7):447-448.

［7］ 黄冬梅,张新玲,郑荣琴,等．声学造影在子宫肌瘤诊断中的应用[J]．中国医学影像技术,2006,22(2):1992-2011.

［8］ 赵胜,陈欣林,陆兆龄,等．超声造影在子宫平滑肌瘤诊断中的初步应用[J]．中华医学超声杂志(电子版),2006,3(3):1722-1741.

［9］ 张新玲,郑荣琴,黄冬梅,等．超声造影在子宫肌瘤与子宫腺肌病鉴别诊断中的价值[J]．中国超声医学杂志,2007,23(1):55-57.

［10］ 马征兵,杨瑛．子宫内膜增生的诊断进展[J]．生殖医学杂志,2008,17(5):389-391.

［11］ 王琦,周洪贵,阳志宁．阴道三维超声及子宫造影检查诊断子宫内膜息肉的价值[J]．中国超声诊断杂志,2005,6(1):40-41.

［12］ 李可君,张慧英,韩玉昆．宫腔镜诊断子宫内膜息肉的临床分析[J]．中国妇幼保健,2008,23:1569-1570.

［13］ 谢阳桂．子宫内膜癌的超声诊断现状[J]．交通医学,2009,23(1):32-33.

［14］ 何敏，罗红．特殊类型先天性子宫发育异常2例[J]．中国医学影像技术，2010,26(09):1711.

［15］ 罗红，杨太珠，杨帆，等．阴道彩色多普勒超声诊断子宫内膜息肉的价值[J]．华西医学，2011,26(03):410-413.

[16] 何敏，杨太珠．经阴道超声宫腔声学造影对宫腔粘连的诊断价值[J]. 临床超声医学杂志，2006,26(01):48-47.

[17] 廖林，何敏，杨太珠．三维超声宫腔声学造影对子宫黏膜下肌瘤分型的临床价值[J]. 华西医学，2010,25(08):1550-1551.

[18] 田雨，杨太珠．阔韧带肌瘤超声图像分析[J]. 中国误诊学杂志，2005,5(15):2831-2832.

[19] 徐红，陈娇，杨太珠，等．彩色多普勒超声诊断残角子宫妊娠1例[J]. 中华妇幼临床医学杂志，2008,6(03):8.

[20] 张英，杨太珠．三维超声在妇科疾病诊断中的应用[J]. 华西医学，2008,23(4):943-944.

## 第七节 子宫内膜癌

### 一、病理及临床概要

子宫内膜癌是原发于子宫内膜的上皮性肿瘤，是女性生殖道三大恶性肿瘤之一，其发病率仅次于宫颈癌。

子宫内膜癌在病因学上分为两大类，绝大多数（80%～85%）为雌激素依赖的、预后相对较好的子宫内膜样癌；少数（10%～15%）为非雌激素依赖的、侵袭性较强的内膜癌。病理形态学上，前者具有不同程度的子宫内膜样分化，后者则表现为与其他苗勒管组织（卵管、宫颈及阴道上段）相类似的上皮分化。组织学类型上，前者为子宫内膜样癌或黏液性癌，后者包括浆液性腺癌和透明细胞癌等。

子宫内膜癌的发生与雌激素长期持续的刺激具有密切关系。后者可引起子宫内膜过度增生、不典型增生，进而发生内膜癌。凡造成体内高雌激素水平的因素均为导致子宫内膜癌的危险因素：①肥胖：脂肪过多会增加雌激素储存，因而增加子宫内膜癌的危险性。②糖尿病：糖尿病患者或耐糖量不正常者，其患子宫内膜癌的危险比正常人增加2.8倍。③高血压：危险性比血压正常者增加1.5倍。肥胖、糖尿病与高血压三者并存于子宫内膜癌患者，三者可能与高脂饮食有关，而高脂饮食与子宫内膜癌也有直接关系。其他危险因素还包括：④多囊卵巢综合征：表现为不排卵，使子宫内膜处于高水平的、持续的雌激素作用之下，缺乏孕激素的调节和周期性的子宫内膜剥脱，而发生增生改变。⑤初潮早与绝经迟。⑥未生育。⑦月经失调。⑧卵巢肿瘤：包括分泌较高水平雌激素的颗粒细胞癌、卵泡膜细胞瘤等。⑨外源性雌激素：研究表明单独服用雌激素的妇女具有高度发生子宫内膜癌的危险，合用孕激素则可大大减少这种危险。此外乳腺癌患者服用三苯氧胺（TAM）辅助治疗，由于TAM的弱雌激素作用积累而使内膜增生、息肉样变甚至癌变。

在过去的20年里，世界范围内子宫内膜癌的发病率呈明显上升趋势。发病率升高可能有几个方面原因：①寿命延长，使更多的妇女到达了子宫内膜癌发病的“危险”年龄；②保健意识增强，使更多患者得到发现和确认；③内外环境因素，最突出的是外源性雌激素的应用。近年来三苯氧胺预防和治疗乳腺癌，也可能增加内膜癌的危险。

子宫内膜癌的组织学分级分为三级，以腺样结构为主，实性区≤5%为高分化（G1）；实性区占6%～50%为中分化（G2）；实性区>50%为低分化（G3）。除上述结构指标外，组织学分级还需结合细胞的异型性和其他参考指标。

本病的病理分期（FIGO）分为4期，其中Ⅰ期指肿瘤局限在子宫，Ⅰa期是肿瘤局限于子宫内膜内；Ⅰb期肿瘤浸润肌壁<1/2；Ⅰc期期肿瘤浸润肌壁>1/2。Ⅱ期～Ⅳ期指肿瘤累及宫颈、浆膜或宫旁等处。子宫浸润深度的判断对于临床治疗方式的选择是非常重要的。临床上，多数病例为Ⅰ期，超声诊断能够较为准确发挥作用的也正是这一期别。

子宫内膜癌的大体形态特点：早期癌变时内膜表面粗糙，不易被发现；随着病情进展，肿物增大，可分为两型。①弥漫型：病变累及全部或大部分子宫内膜，内膜增厚、粗糙并有大小不规则的息肉样、菜花样突起，表面有溃疡，晚期有坏死，肿物可充满宫腔甚至脱出于宫口外。发展到一定阶段可向肌层侵犯。②局灶型：病变范围局限，多位于子宫底部和宫角，子宫后壁较前壁多见，外观与弥漫型相同，呈息肉状或菜花状肿块。癌变的表面范围不大而侵犯肌层较早，形成坚实的肿块，浸润深浅不一。组织学分型为子宫浆液性癌者表现为宫腔内囊实性肿块。

内膜癌可发生于任何年龄，但好发于绝经后妇女，平均年龄55岁左右。主要临床表现有：①阴道出血：绝经后阴道出血是患者重要的主诉之一。未绝经者则诉经量增多，经期延长或经间期出血。②阴道排液：常为瘤体渗出或继发感染之结果，可表现为血性液体或浆液性分泌物。③下腹疼痛及其他症状。

子宫内膜癌的预后主要取决于组织学分型、组织学分级、肌层浸润深度和手术-病理分期等。

## 二、超声检查所见

1. 子宫内膜增厚　子宫内膜正常值为育龄期 1.4 cm 以下、绝经期 0.5 cm 以下。子宫内膜癌病例中，内膜厚度常超过正常范围（图 48-7-1）。例外的情况发生在刮宫后的子宫内膜癌病例中，内膜重新变得非薄，剩余病灶较小又往往位于宫角部，此时需要仔细检查。

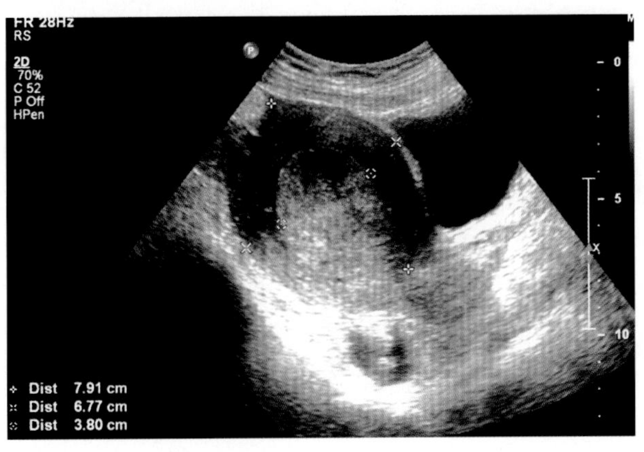


经腹超声显示子宫内膜明显增厚，厚度 3.8 cm（卡尺符号标出），回声不均。病理证实为Ⅰa 期子宫内膜癌

**图 48-7-1　患者 49 岁，不规则阴道出血 4 年**

2. 病变回声和形态　癌变通常为中等回声或高回声，或为低回声、中等回声与高回声混合的不均匀回声（图 48-7-1～图 47-7-3），局灶性或弥漫性累及宫腔，中央出现坏死出血时可呈低回声或无回声区。内膜癌的形态通常不规则。

3. 病灶的边界　无肌层浸润时病灶边界较为清晰；出现肌层浸润时，病变与肌层间分界不清，黏膜下晕环消失或呈锯齿状（图 48-7-4），受累肌层回声低而不均，与周围正常肌层可以无明显界限。

4. 当病变阻塞宫颈管时可出现宫腔积液，表现为宫腔线分离，腔内见无回声区；合并感染积脓时，无回声区内有点状回声。

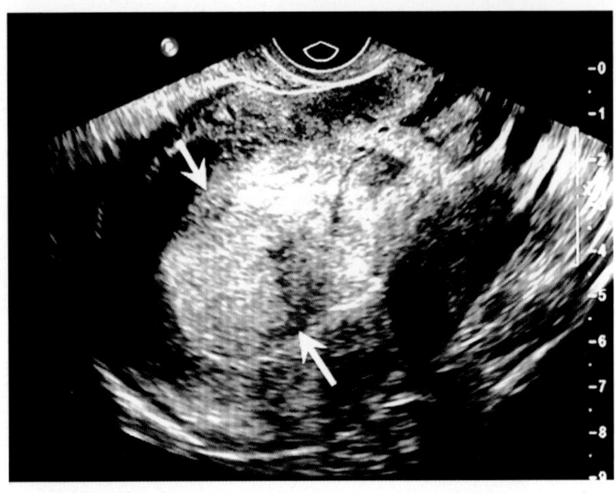

患者 44 岁，月经期延长 1 年。超声检查显示子宫内膜厚度 3.5 cm（箭号所示），回声不均（可见低回声与高回声），与肌层分界不清。病理证实有浅肌层浸润

**图 48-7-2　Ⅰb 期子宫内膜癌**

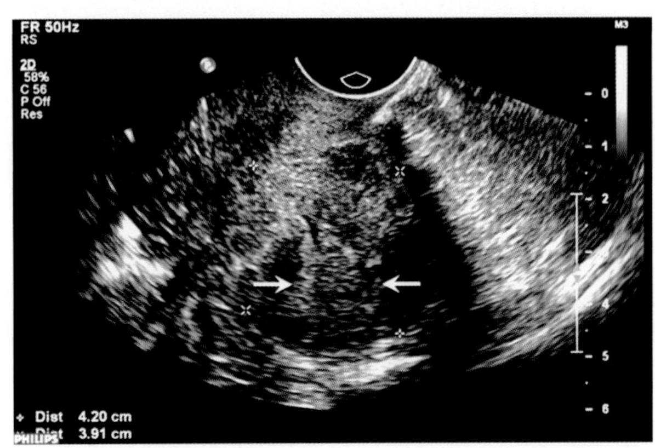


患者 55 岁，阴道不规则出血 2 年，内膜病变（箭号所示）位于子宫底部，局灶性累及宫腔，边界模糊，受累肌层与正常肌层分界不清

**图 48-7-3　Ⅰb 期子宫内膜癌**

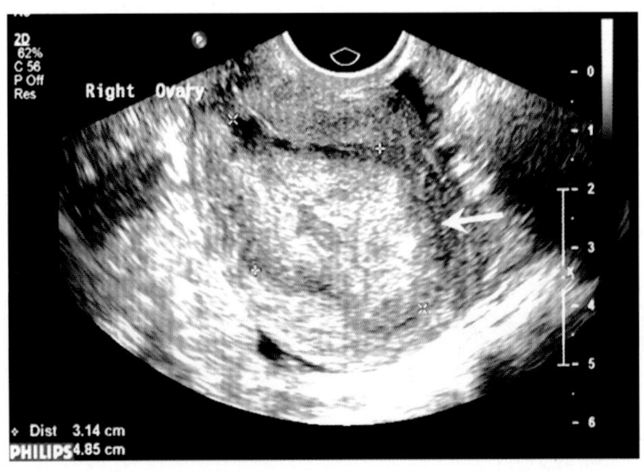


患者年龄 57 岁，绝经后阴道间断出血 2 年。病变（卡尺标出）与肌层间分界不清，黏膜下晕环呈锯齿状

**图 48-7-4　Ⅰc 期子宫内膜癌**

5. CDFI　新生血管的出现是内膜癌的典型征象，肿瘤体积越大越容易出现新生血管，这些血管位于病变内部或基底部，阻力一般较低（RI＜0.5）。有肌层侵犯时，病变周边或受累肌层的血流信号增多，因此 CDFI 有助于判断肌层浸润情况（图 48-7-5）。

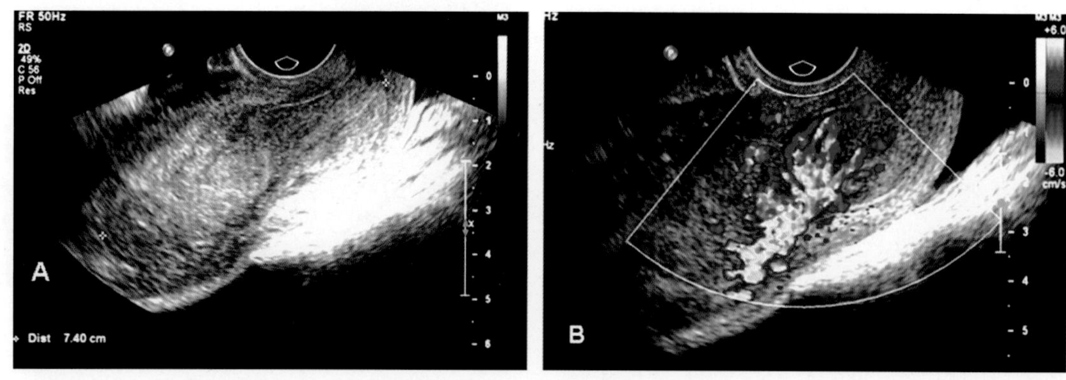

患者 30 岁，月经量多数年，阴道不规则出血 2 月。A. 超声图像显示宫腔内病变大小为 7.9 cm×3.2 cm×3.2 cm，B. CDFI：可见丰富条状血流信号自子宫下段水平后壁肌层分支进入病变内部

**图 48-7-5　Ⅰ b 期子宫内膜癌**

6. 内膜癌向子宫体外侵犯和转移时，可于子宫的一侧或双侧探及形态不规则的低回声包块，血流丰富，伴有盆腔积液，需与卵巢癌等相鉴别。

## 三、诊断思维与评价

在超声检查时遇到存在上述子宫内膜癌危险因素、出现阴道不规则出血的患者，应考虑到子宫内膜癌的可能。当发现患者子宫内膜增厚、回声不均时，更应考虑到本病。由于内膜癌好发于宫角，检查时应特别留意。由于子宫内膜癌的诊断通常是诊断性刮宫之后进行病理检查做出，因此超声主要用于筛查内膜病变和参与术前分期。

经阴道超声是目前评价子宫内膜癌最好的超声途径。检查时患者无须充盈膀胱，操作简便易行，绝经后患者和身材肥胖者更适合采用经阴道超声。图像分辨率高，能够较准确地反映内膜病变的声像图特征、血流信息及肌层浸润情况。

本病应与下列疾病进行鉴别诊断：

1. 子宫内膜息肉　边界清晰，形态通常呈椭圆形，内膜基底层完整，无肌层浸润征象；而内膜癌边界往往不清晰，形态不规则，出现肌层浸润时内膜下晕环消失或呈锯齿状。CDFI 特点：内膜息肉具有中心滋养血管，自蒂部伸入病灶中心，走行规则，可有分支，频谱呈高阻型。典型的内膜癌血流特点则呈较丰富的低阻型（RI＜0.5）血流信号。

2. 子宫内膜增生　弥漫型子宫内膜癌需与子宫内膜增生鉴别。①内膜增生多发生于育龄期妇女，而内膜癌多见于绝经后或围绝经期的妇女。②内膜增生时内膜呈均匀增厚，有时内部可见散在的小无回声，为囊腺样增生的表现；内膜癌回声有时均匀，有时欠均匀，且内膜前后壁厚度不均；③内膜增生时增厚内膜与肌层分界清，而内膜癌累及肌层时，与肌层分界不清；④增生内膜血流可以增多，但走行较为规则；而内膜癌病灶内部及周边的血流信号走行较紊乱、阻力减低；⑤部分病例超声鉴别困难，需诊断性刮宫诊断。

3. 多发性子宫肌瘤　少数晚期子宫内膜癌需与多发性子宫肌瘤鉴别。多发性子宫肌瘤结节周边可见假包膜，子宫内膜回声正常，晚期内膜癌内膜增厚明显，回声紊乱，与肌层分界不清，肌层回声不均。

**（戴　晴）**

### 参考文献

[1] 刘彤华．诊断病理学．第 2 版．北京：人民卫生出版社，1994：523.

[2] Creasman W. Revised FIGO staging for carcinoma of the endometrium. Int J Gynaecol Obstet，2009，105：109.

[3] Amant F. Endometrial cancer. [J]Lancet. 2005，366(9484)：491-505.

## 第八节 卵巢疾病

### 一、卵巢良性病变

卵巢良性病变包括卵巢非真性肿瘤和卵巢良性肿瘤。前者多为囊性，常为功能性囊肿，严格意义上不属于病变范畴，但可引起临床症状，如腹痛、下腹部不适、月经紊乱，这类囊肿包括卵巢功能性囊肿、出血性囊肿、卵巢过度刺激综合征、卵巢残余综合征、多囊卵巢病。真性病变而非肿瘤者有子宫内膜异位囊肿、卵巢冠囊肿、卵巢炎症、卵巢扭转、卵巢水肿等。卵巢良性肿瘤主要包括卵巢囊腺瘤、卵巢畸胎瘤和卵巢性索间质瘤等实性肿瘤。

#### （一）病理及临床概要

1. 病理

（1）卵巢非肿瘤性病变

① 卵巢功能性囊肿：包括卵泡囊肿、黄体囊肿及黄素囊肿。卵泡囊肿：卵巢皮质内发现的直径>2.5cm的薄壁囊肿，囊壁只有数层细胞。黄体囊肿常单侧。直径多在2.5～6cm，最大可达11cm，但少见。囊肿向卵巢表面突起，早期像血肿，卵巢表面呈红褐色，切面呈黄色或出血状，壁薄、内为透明或褐色液体。黄素囊肿多见于20～30岁妊娠妇女或患有葡萄胎、绒毛膜癌、胎儿水肿，多胎等的孕妇。囊肿多发生在双侧卵巢，体积小者数厘米，大者可达数十厘米，切面囊壁菲薄，多房，囊内液呈水样或血性。

② 绝经后卵巢囊肿：最大径多<3cm，常单房，囊壁薄，囊内液清亮淡黄。

③ 卵巢出血性囊肿：囊壁光滑，囊内有含铁血黄素。

④ 多囊卵巢。

⑤ 卵巢冠囊肿：囊肿位于阔韧带或输卵管系膜内，与卵巢完全分开，常单房，偶见多房，多数囊肿无蒂。囊壁薄，光滑，内容物呈水样。偶见乳头附着于囊肿内壁上。

⑥ 卵巢子宫内膜异位囊肿：病灶同周围组织粘连，囊肿壁薄厚不均，内壁粗糙，囊内含巧克力色不易凝固的黏稠血液，常可见血凝块附着于囊壁上。

⑦ 卵巢炎症：以慢性炎多见。慢性炎时卵巢大体观可略显萎缩，表面常与输卵管呈纤维粘连。当发生脓肿时卵巢增大，表面粗糙有粘连，脓肿壁呈厚薄不等的灰白色纤维结缔组织或炎性肉芽肿组织。切面见脓腔，腔内有乳白色脓液。

⑧ 卵巢结核：卵巢可增大，常与同侧输卵管、周围腹膜、肠管及大网膜粘连形成包块。卵巢切面呈乳白色干酪样坏死，若合并其他细菌感染则形成卵巢脓肿。在结核性卵巢炎时卵巢表面可见有乳白色粟粒样结节。

（2）卵巢良性肿瘤

① 浆液性良性肿瘤：主要包括卵巢浆液性囊腺瘤、乳头状囊腺瘤、腺纤维瘤及囊性腺纤维瘤。卵巢浆液性肿瘤来源于卵巢上皮-间质。大体病理肿瘤呈圆形或卵圆形，表面光滑，大小差异很大，由数厘米至几十厘米，剖面呈单房薄壁或多房伴有厚薄不等的纤维分隔。部分囊腺瘤囊内壁有乳头样结构，称浆液性乳头状囊腺瘤。囊液呈稀薄清亮或草黄色。

② 黏液性良性肿瘤：主要包括黏液性囊腺瘤、腺纤维瘤及囊性腺纤维瘤。大体病理肿瘤呈多房囊性，少数呈单房，多为单侧，偶见双侧，直径（3～50）cm不等，囊壁光滑、稍厚，囊液呈稀薄或黏稠的透明或浅灰色黏液。腺纤维瘤呈分叶状，常以纤维实性成分为主伴有小囊。若实性成分位于囊肿内则为囊性腺纤维瘤。

③ 卵巢成熟畸胎瘤：卵巢成熟畸胎瘤起源于原始生殖细胞，由三个胚层或两个胚层组织构成，少数畸胎瘤由单一的成熟组织构成，或主要以一种成熟的组织构成，称为单胚层或高度特异性畸胎瘤。畸胎瘤多数累及单侧卵巢，约有1/6累及双侧卵巢。瘤体大小不一，圆形或椭圆形，表面光滑，有光泽，可活动，当瘤体破裂内容物外溢时，可与周围组织粘连。肿瘤切面见囊内含有脂质、毛发或骨骼。囊壁常是一个，有时见有多个凸起，突起内含有毛发、骨或牙齿。

④ 卵巢实性良性病变：主要包括性索间质瘤。性索间质瘤中良性者主要包括卵泡膜纤维细胞类肿瘤和硬化性间质瘤。泡膜纤维细胞类肿瘤包括卵泡膜瘤、卵泡膜-纤维瘤和纤维瘤。卵泡膜瘤起源于卵巢间质的特殊间胚叶组织，向卵泡膜

细胞分化，形成肿瘤。病理类型分为泡膜细胞瘤和黄素化泡膜细胞瘤。肿瘤常为单侧，大小差别很大。小者无临床症状，大者可达十数厘米。大体标本切面呈实性，灰白、淡黄或橘黄色，质地硬、韧。肿瘤周边残余卵巢组织或对侧卵巢可呈弥漫性或结节状增生。卵巢纤维瘤多为单侧性，少数可见双侧肿瘤。肿瘤大小差别很大，小者数厘米，大者十数厘米。较小的纤维瘤在卵巢内呈界限不清的结节状，较大的肿瘤可占据整个卵巢。肿瘤表面光滑，切面质地硬、韧，灰白色，旋涡状，可伴有囊性变。

2. 临床表现

（1）卵巢非肿瘤性病变

① 卵巢功能性囊肿：卵泡囊肿常没有临床不适，囊肿常自行消失。黄体及黄素囊肿较小者没有临床不适。黄体出血囊肿临床上常有腹痛。妊娠黄体在孕 16 周前通常可消失。卵巢黄素囊肿常无特殊临床表现，囊肿巨大者偶可出现麦格综合征。

② 绝经后卵巢囊肿：通常无特殊临床表现，常在体检时被超声检查发现。

③ 出血性囊肿：卵巢出血囊肿最常见于卵巢黄体出血，也可见于成熟卵泡或卵巢囊肿出血。临床上常有急性腹痛症状。

④ 卵巢过度刺激综合征：是由于药物诱发排卵所致的并发症。临床可分轻、中、重度。轻度患者有下腹部不适，体重无变化。重度患者体重增加，腹痛、腹胀。

⑤ 卵巢残余综合征：发生于双侧卵巢切除术后。由于子宫内膜异位、盆腔炎症或肿瘤等因素，致使技术上难于将卵巢组织彻底切除，残余的少量卵巢组织功能代偿，分泌液体，而形成囊肿。患者常有盆腔疼痛。

⑥ 多囊卵巢：临床表现多样。常见的症状为多毛、肥胖、月经稀少甚至闭经，或月经过多，不孕。实验室检查 LH 水平增高，FSH 水平受抑制，LH/FSH 比值增高。

⑦ 卵巢冠囊肿：卵巢冠囊肿可发生在各年龄段，以 30～40 岁多发。常无临床症状，多在健康查体时被超声检查发现。

⑧ 子宫内膜异位囊肿：主要临床症状为痛经、腹坠胀感、性交痛及不孕。临床症状与囊肿大小并不成正比，部分患者尽管异位囊肿较大却可无自觉症状，偶然由于查体时被发现，或由于囊肿破裂发生急腹症而就诊。

⑨ 卵巢炎症：急性炎可有发热、下腹痛、双侧附件区压痛及月经周期紊乱。慢性炎和卵巢脓肿患者有下腹隐痛、月经不规律及不孕。

⑩卵巢结核：常有月经不规律、月经少、闭经或不孕。部分患者可伴有下腹部不适或下腹痛。少数患者可有低热、乏力、盗汗等结核的临床表现。

（2）卵巢良性肿瘤

① 浆液性良性肿瘤：浆液性囊腺瘤可单侧发生也可双侧发生，肿瘤较小时无临床症状，较大时可产生压迫症状，蒂扭转或肿瘤合并感染时可出现急性腹痛。

② 黏液性良性肿瘤：黏液性囊腺瘤发病年龄多在 30～40 岁间。肿瘤可单侧发生也可双侧发生，肿瘤较小时无临床症状，较大时可产生压迫症状，蒂扭转或肿瘤合并感染时可出现急性腹痛。肿瘤破裂造成瘤内容物溢至腹腔内可出现腹膜激惹症状。

③ 卵巢成熟畸胎瘤：常无临床表现，多在体检时或偶尔因盆腔其他疾病手术时被发现。当肿瘤合并扭转或破裂时患者有剧烈腹痛。扭转是较常见的并发症，尤其在妊娠期。肿瘤破裂不常见，在妊娠期偶可见到。肿瘤破裂可导致患者出血、休克甚至成熟的胶质种植。畸胎瘤患者有时可表现为阴道不正常流血，可能是由于肿瘤具有合成激素功能所致。

④ 卵巢实性良性病变：卵巢泡膜细胞瘤 常见的临床症状是雌激素引起的绝经后阴道出血或绝经前月经不规律，少数患者可有男性化症状，也有因肿瘤造成的腹痛、腹胀、Meigs 综合征等症状。此类肿瘤绝大部分为良性，偶有黄素化卵泡膜瘤呈恶性。卵泡膜-纤维瘤大体标本切面呈实性，质硬，与纤维瘤无法区别。卵泡膜-纤维瘤的内分泌症状较卵泡膜瘤少见。瘤体小时无症状，肿瘤大时可引起腹痛、腹胀，腹水伴 Meigs 综合征。肿瘤扭转时可出现急性腹痛。个别患者可出现大腿、腹壁或外阴水肿。卵巢纤维瘤的临床症状与上述的卵泡膜-纤维瘤相似。

## （二）超声检查所见

1. 卵巢良性囊性病变

（1）卵泡囊肿：直径＜2.5cm，单侧，壁薄，后方声增强，内呈无回声（图 48-8-1）。

（2）黄体囊肿：卵巢内单房囊性结构，单侧，边界清晰、壁薄，但较卵泡囊肿壁厚，后方声增强。彩色血流显像囊肿壁上呈环状血流信号（图 48-8-2）。

（3）卵巢黄素囊肿：卵巢内圆形或类圆形囊性肿物，常双侧性，大小差别很大，囊壁厚仅 1～2mm，囊内分隔纤细、多房，囊内液体呈无回声，囊肿周围可见到正常卵巢组织或见不到正常卵巢组织。CDFI 于囊壁上可见新生血管，呈低阻力血流频谱。

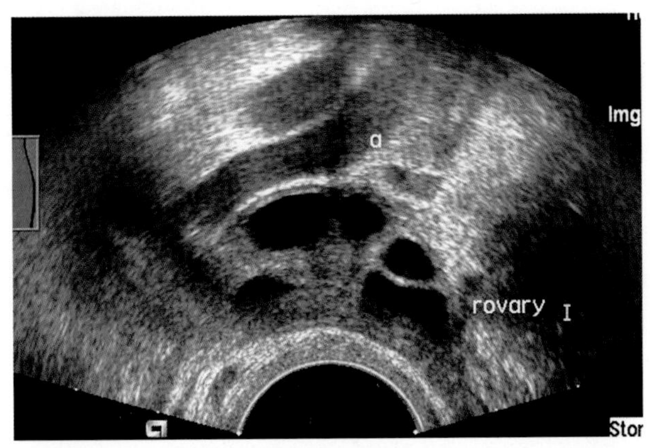


**图 48-8-1 卵泡囊肿壁薄，内呈无回声**

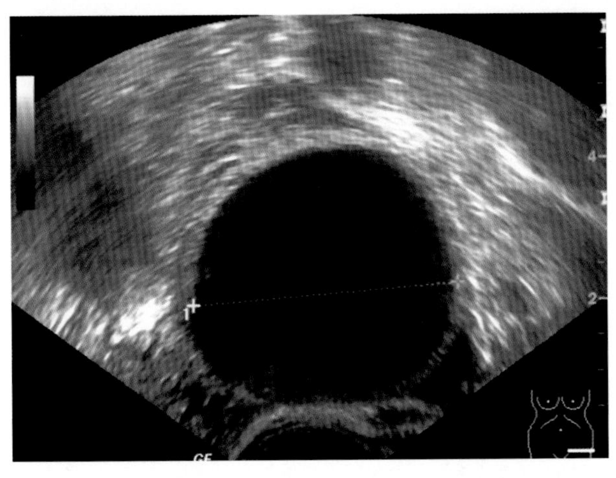

**图 48-8-2a 经阴道二维灰阶超声显示黄体囊肿单房，内呈无回声**

（4）绝经后卵巢囊肿：卵巢内无回声结构，圆形或椭圆形，囊壁薄，光滑，直径常＜3cm。在超声随访观察过程中可自行缩小或消失（图 48-8-3）。

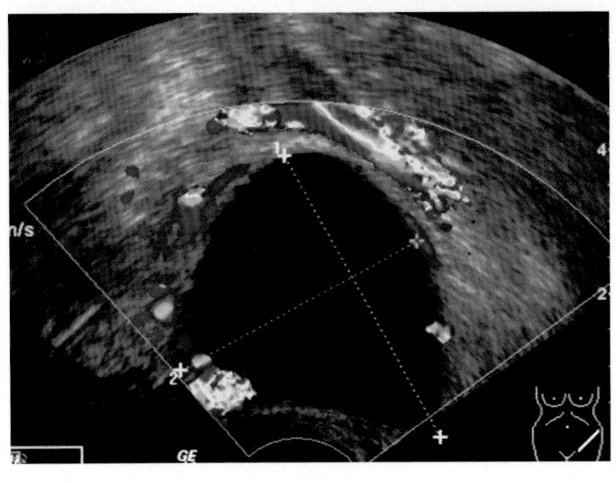

**图 48-8-2b 经阴道彩色血流显像超声，显示图 a 病灶周边环状血流信号**

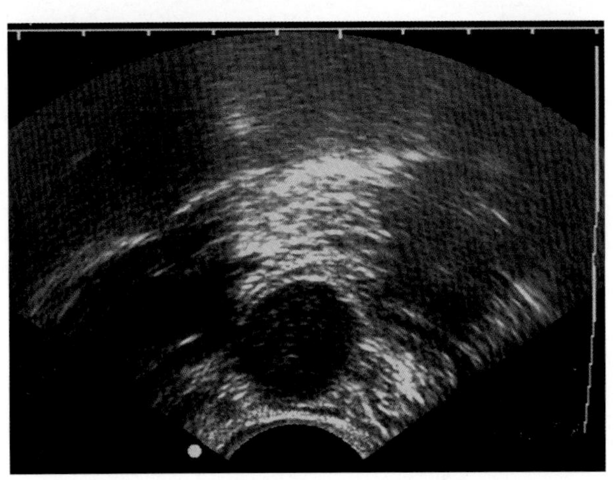

**图 48-8-3 绝经后卵巢囊肿，圆形、壁薄，直径＜3cm**

（5）出血性囊肿：随出血时间和出血量不同二维灰阶声像图表现不同。急性出血囊肿内部常为高回声，类似实性肿物，随着出血时间延长内部呈不规则块状中等回声（图 48-8-4）。典型者呈薄壁囊性肿物，内有纤细的网状回声（图 48-8-5），也可在囊肿内见块状强回声附着于囊壁上或游离于囊内的液性回声内，CDFI 囊内无血流信号，若为黄体内出血囊肿，肿物周边呈环状信号（图 48-8-6）。对于新发生的出血囊肿，囊内有大量血凝块者，常规超声难于鉴别肿物的囊实性，可行静脉超声造影检查，肿物内呈全程无增强。出血囊肿早期子宫直肠窝内可见到内部有回声的液体，或者液体内见有块状或者不规则条状凝血块高回声。

（6）卵巢过度刺激综合征：卵巢增大，轻度卵巢平均直径 5cm。重度卵巢长径可达 10cm，含

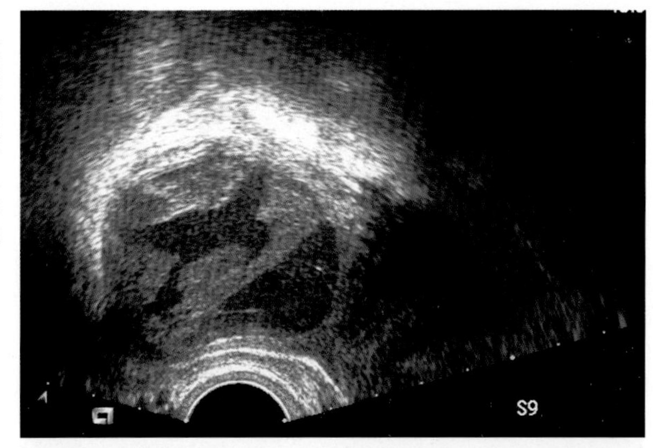

图 48-8-4　卵巢出血囊肿，囊内呈密集点状回声和块状中等回声

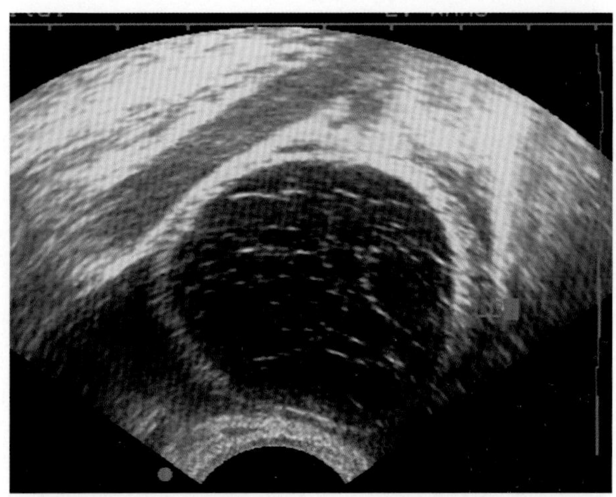

图 48-8-5　黄体出血囊肿，囊内呈网状回声

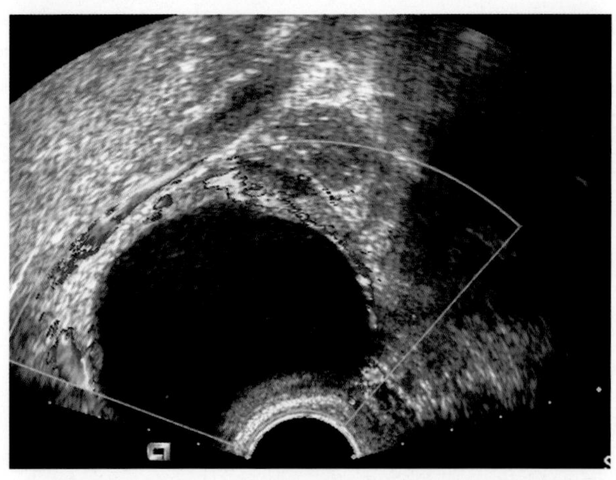

图 48-8-6　显示黄体囊肿周边环状血流信号

有大量薄壁囊肿，并可伴有胸腹水。

（7）（卵巢残余综合征）：灰阶声像图显示附件区囊性肿物，大小不等，可完全呈囊性的，也可呈囊实混合回声，在囊壁周边常可见环形残余卵巢组织。CDFI 于肿物周边卵巢组织内可探及点状或线状血流信号。

（8）多囊卵巢综合征：典型的多囊卵巢超声表现为双侧卵巢呈均匀性增大、变圆，单侧面积大于 5.5cm$^2$，轮廓清晰，髓质回声明显增强，皮质内布满大小不等的卵泡，（有时髓质内也可见卵泡），最大的卵泡直径小于 6mm，数目多于 8 个（图 48-8-7）。但临床上具有这种典型超声表现者＜ 50%，约有 30%的多囊卵巢综合征患者卵巢体积可正常。

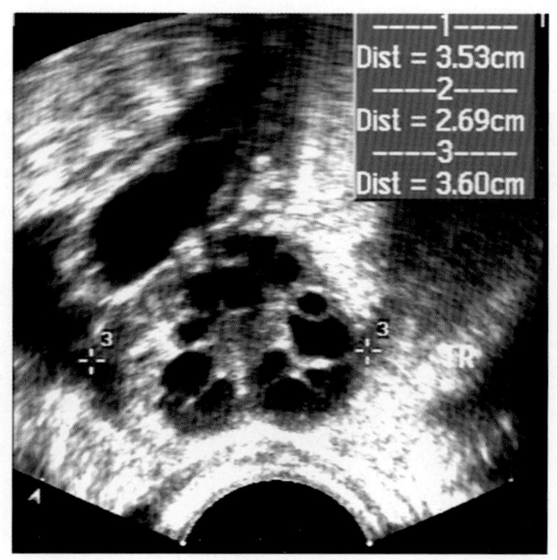


图 48-8-7　多囊卵巢声像图。显示卵巢增大，皮质内布满小卵泡，囊壁薄

（9）卵巢冠囊肿：灰阶声像图显示附件区薄壁囊性肿物，与同侧卵巢间无关系。大小差别很大，小者数厘米，大者可充满盆腔。常呈圆形或类圆形，囊内呈无回声（图 48-8-8）。囊肿合并出血、扭转或破裂时呈现相应的声像图表现。CDFI 肿物壁上及内部无血流信号显示。

（10）卵巢子宫内膜异位囊肿：子宫内膜异位囊肿声像图变化多样。典型者声像图表现为附件区子宫后方圆形或不规则形囊性结构、可单房，也可见有多房，囊肿大小不等、壁厚或厚薄不均、内壁欠光滑，形态多不规则，合并感染时可形成网状分隔。囊内容物呈现稀薄或细密点状中等回声，这些回声可均匀，呈“米汤样”，也可不均匀，见中等回声块状结构。偶尔可见到液-液平面，通常无回声的液平面在上，有回声的部分在下面，并可见到有回声部分随体位改变移动。CDFI 在卵巢门处可探及血流信号。有时在子宫内

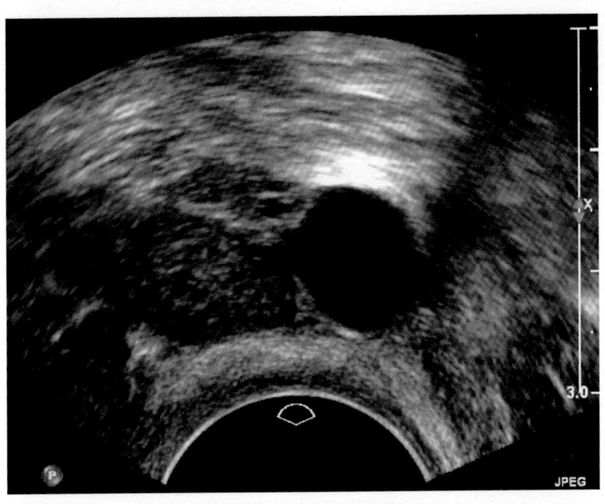

图 48-8-8 卵巢冠囊肿。显示肿物类圆形。囊壁薄，呈无回声。同侧卵巢与囊肿无关系

膜异位囊肿的分隔上可探及低速、中等阻力血流信号（图 48-8-9）。

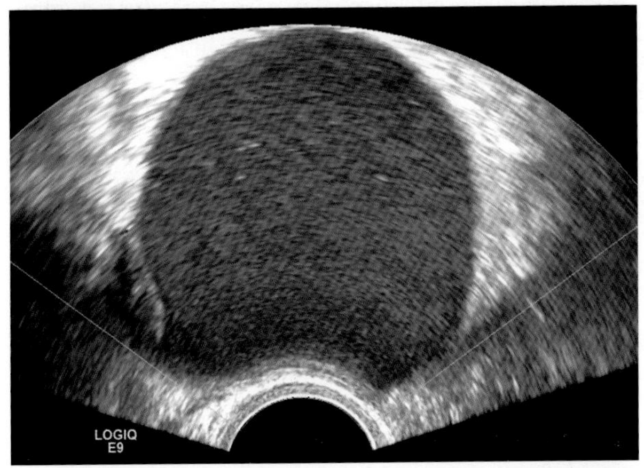

图 48-8-9a 子宫内膜异位囊肿囊内容物呈“糨糊样”回声

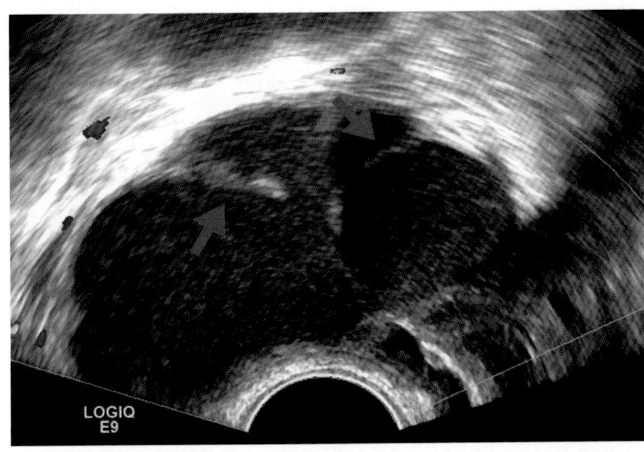

图 48-8-9b 子宫内膜异位囊肿呈多房性，箭头指处为分隔

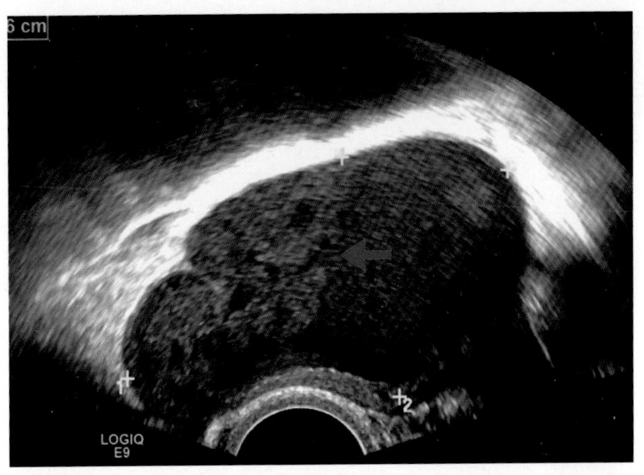

图 48-8-9c 子宫内膜异位囊肿囊壁上见中等回声凝血块附着

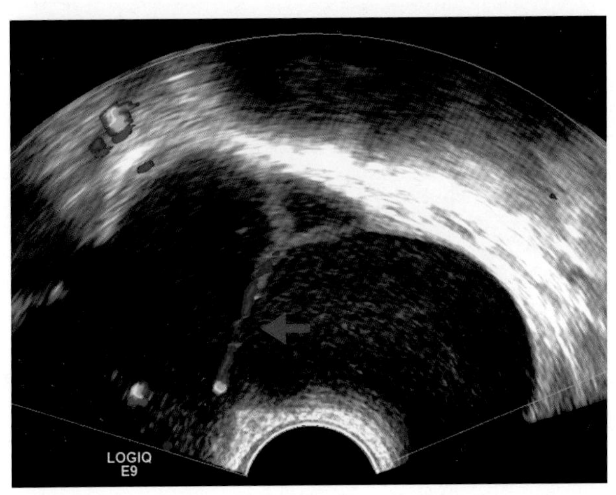

图 48-8-9d 子宫内膜异位囊肿 CDFI 于囊肿隔上显示血流信号

（11）卵巢炎性病变：卵巢急性炎早期卵巢大小可正常，无特殊声像图表现。炎症严重时可见卵巢输卵管粘连，用探头推动包块卵巢与输卵管不能分离。卵巢脓肿时可见卵巢增大，与输卵管粘连形成囊实性包块，边界不清，形态不规则，包块内可见分隔，囊腔内见散在点状回声漂浮（图 48-8-10），偶尔可见囊内有液体与气体形成的分界面。CDFI 在未完全液化的实性部分可探及丰富的血流信号，血流频谱正常，呈中等阻力。慢性炎症时卵巢可增大或轻度萎缩，边界不清，常同时伴有输卵管积脓所致的输卵管增粗、扩张。

（12）卵巢结核：卵巢增大，常累及双侧卵巢，表面可见有小结节。卵巢结核性脓肿时卵巢增大，呈囊实性，囊性结构内有散在点状回声漂浮（图 48-8-11）。CDFI 显示卵巢实质内丰富的血

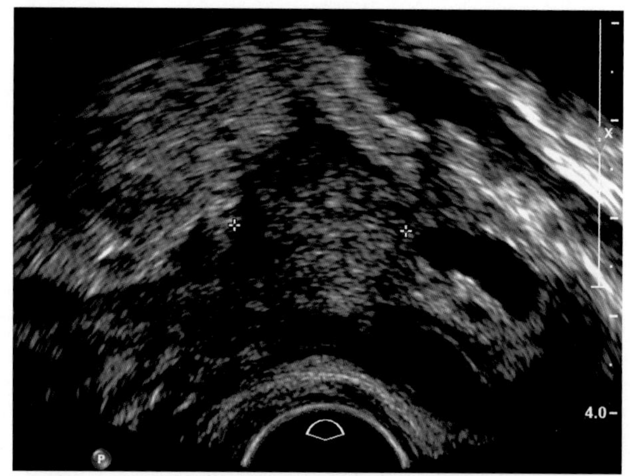

图 48-8-10a　卵巢输卵管炎卵巢与输卵管粘连

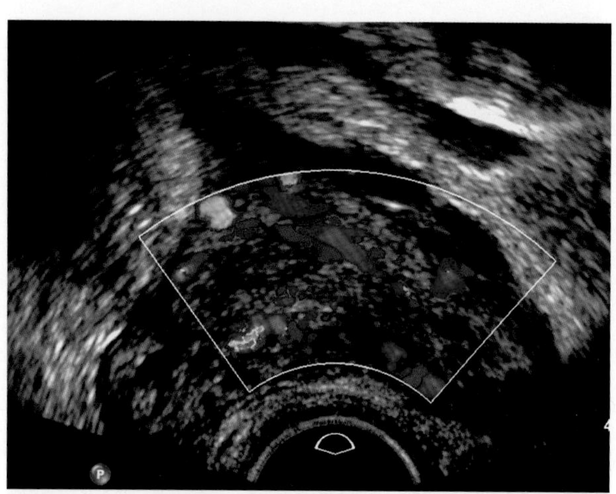

图 48-8-10b　a 图的彩色血流显像　显示病灶内血流丰富

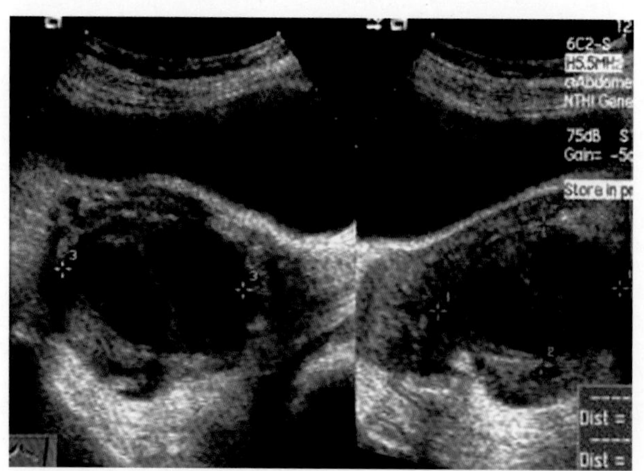


图 48-8-11a　输卵管卵巢结核显示　输卵管增粗、壁厚、有分隔

流信号，但血管走行正常，血流频谱正常形态。

2. 卵巢良性肿瘤

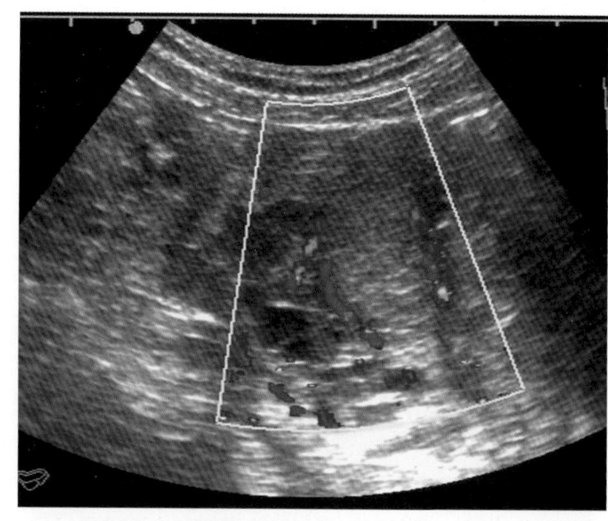

图 48-8-11b　输卵管卵巢结核的彩色血流成像，显示肿块内血流丰富

（1）浆液性良性肿瘤：单房性浆液性囊腺瘤声像图表现为卵巢内单房囊性肿物，壁薄，光滑，囊内呈无回声（图 48-8-12）。多房浆液性囊性瘤或浆液性乳头状囊腺瘤表现为卵巢内多房囊性肿物，边界清晰，壁较单房囊腺瘤厚，壁上可见中等回声乳头状结构（图 48-8-13）。囊性腺纤维瘤表现附件区囊实性肿物，边界清晰，形态多规则，囊内见有回声区，CDFI 有回声结构内常探不到血流信号（图 48-8-14）。静脉超声造影时实性结构内在造影晚期间少量造影剂充盈，造影剂消退较正常卵巢缓慢。

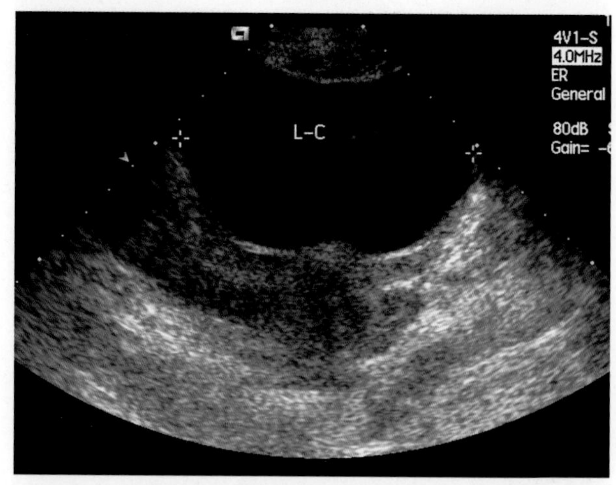


图 48-8-12　卵巢浆液性囊腺瘤形态规则，边界清晰，囊内呈无声

（2）黏液性良性肿瘤肿瘤常较大，甚至可充满盆、腹腔。瘤内呈多房性，分隔常纤细、光滑，

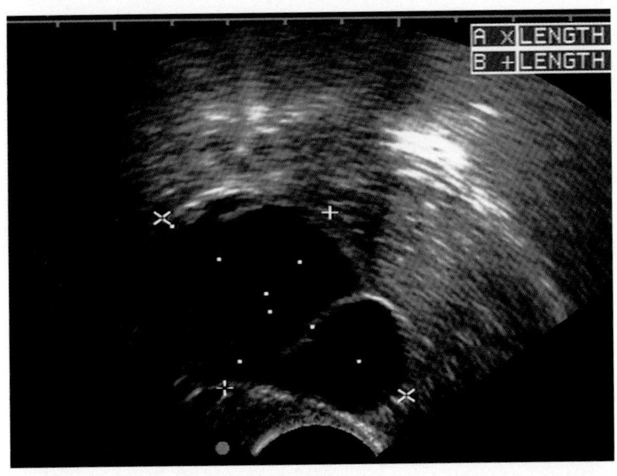


图 48-8-13 卵巢多房浆液性囊腺瘤灰阶超声显示肿物呈多房性，分隔均匀，隔回声平滑

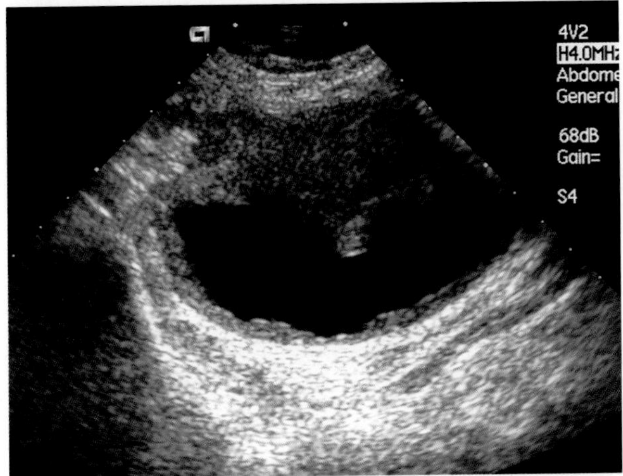


图 48-8-14 卵巢囊性腺纤维瘤，二维灰阶超声显示肿物边界清晰，内有块状中等回声

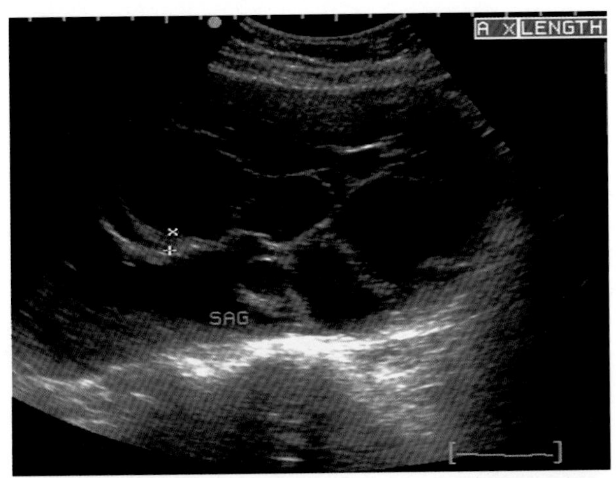


图 48-8-15 卵巢黏液性囊腺瘤，灰阶超声显示肿物内多房分隔，分隔纤细、光滑

没有乳头。房腔内或部分房腔内呈密集点状回声，似米汤样（图 48-8-15）。

（3）卵巢成熟畸胎瘤：超声检查所见：卵巢成熟畸胎瘤随着其构成组织成分比例不同，声像图表现不同。典型的成熟畸胎瘤为圆形、类圆形，边界清楚，外壁光滑。内部回声多呈囊性，其内可见到短线样强回声、团状强回声后半有声影、高回声后伴宽声影（瀑布征）、团状高回声后方无声影等特征性表现（图 48-8-16）。也可呈圆形或类圆形，边界清晰的均匀高回声，后方略呈回声补偿（图 48-8-17），CDFI 显示肿瘤内部无血流信号；也有部分畸胎瘤内部以无回声为主，散在点状中高回声漂浮（图 48-8-18），形成所谓的“彗尾征”。当畸胎瘤全部或大部分由甲状腺组织构成时，超声显示为边界清晰、光滑但形态不规则的囊性或囊实性肿物，内可有不规则分隔，胶质部分为均匀无回声，其他组织呈现相应的中～高回声（图 48-8-19），CDFI 肿瘤内可探及点状散在低速血流信号。

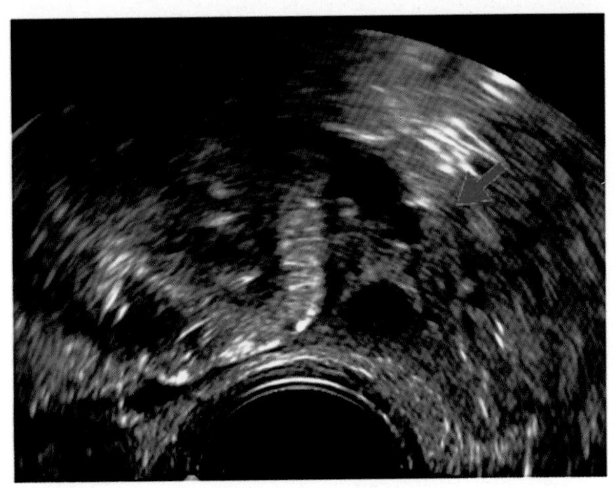

图 48-8-16 卵巢畸胎瘤二维灰阶声像图，肿瘤内见线状和块状高回声，肿物一侧见正常卵巢组织（箭头）

（4）卵巢实性良性病变：主要包括卵巢性索间质瘤、卵巢扭转、卵巢水肿。

（5）性索间质瘤超声检查所见：二维灰阶声像图征象为：肿瘤圆形或类圆形，轮廓清晰，表面光滑，但被膜不明显。内多呈均匀或非均匀的低回声（图 48-8-20），卵泡膜-纤维瘤内可见多发小囊。肿物后方回声可有轻度补偿。卵泡膜纤维瘤后方回声常有衰减（图 48-8-21）。肿瘤较大时可伴有腹水和胸水，称梅格综合征。CDFI 于肿瘤

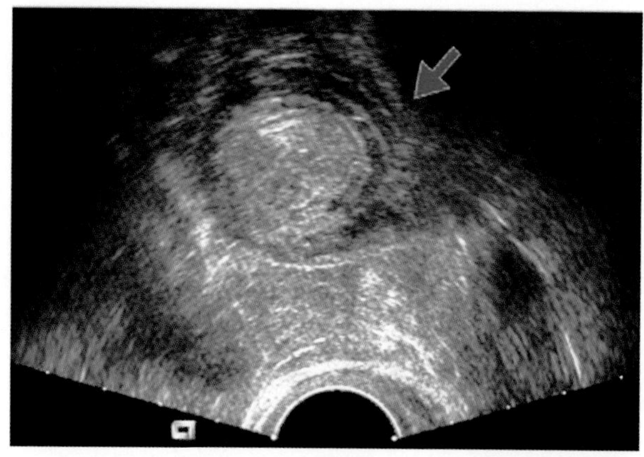

图 48-8-17　卵巢畸胎瘤灰阶超声呈“洋葱切面样”高回声（箭头）

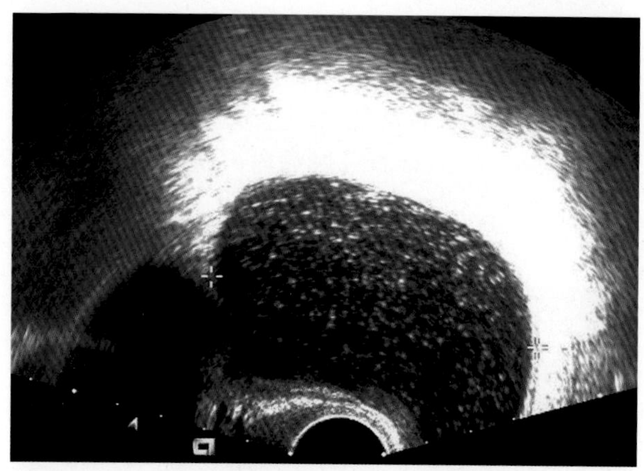

图 48-8-18　卵巢成熟畸胎瘤无回声内散在点状高回声，伴彗尾征

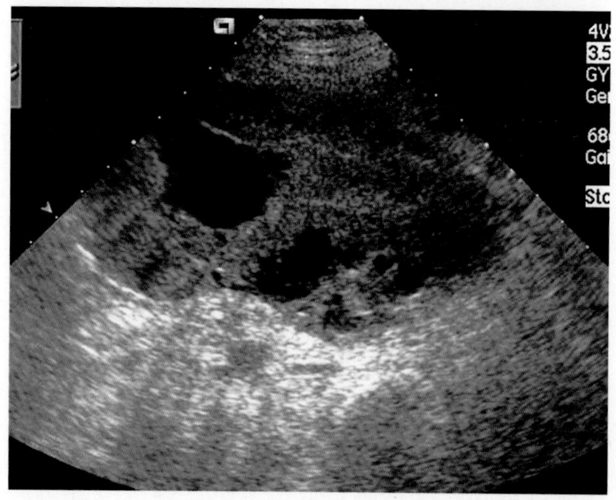

图 48-8-19　卵巢甲状腺肿二维灰阶超声显示肿物呈囊实性

内可探及点状至丰富血流信号，血流频谱也可表现为高至中等阻力。卵巢纤维瘤呈圆形或椭圆形，表面光滑，边界清。内部多呈均匀低回声，肿物后方常回声衰减（图 48-8-22）。彩色血流显像于瘤内可探及少量分布规律的血流信号，或探不到血流信号。

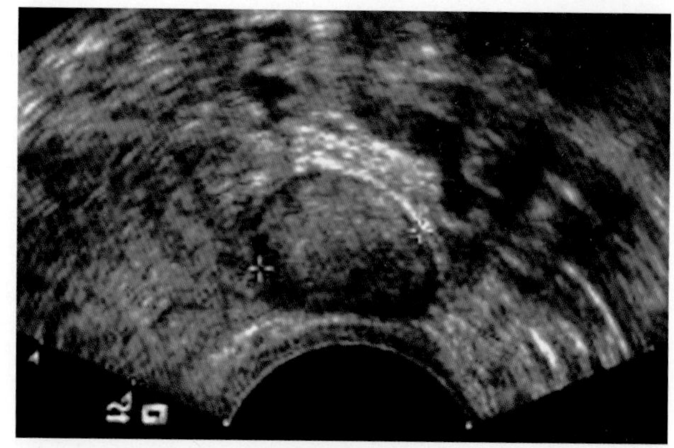

图 48-8-20　卵巢卵泡膜细胞瘤呈均匀低回声

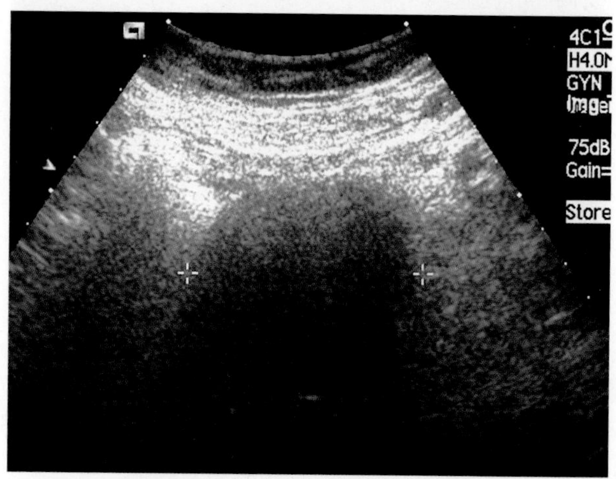

图 48-8-21　卵泡膜纤维瘤后方伴声衰减

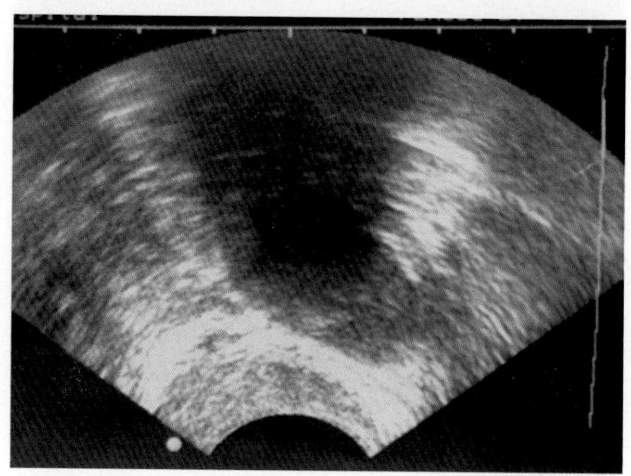

图 48-8-22　卵巢纤维瘤边界清低回声，后方声衰减

### （三）诊断思维与评价

1. 卵巢良性病变

（1）卵巢功能性囊肿

卵泡囊肿是由于成熟卵泡未能排卵而形成。由于正常卵泡直径可由数毫米至 2.0cm，个别时候可达 2.5cm，故在卵巢内发现的单房薄壁囊肿只有直径 ＞ 2.5cm 时才能诊断卵泡囊肿，而且患者必须是在育龄期。卵泡囊肿常自行消失，不需要干预处理。黄体囊肿是由于黄体未能吸收或出血至黄体内而形成，常为单侧，临床上常有在排卵后期突发腹痛史。妊娠黄体常较大，通常在妊娠 8～10 周时达到最大，多数在孕 16 周时自行消失。卵巢黄素囊肿是由于 HCG 水平过高或药物治疗造成的卵巢过度刺激综合征。患者多为年轻妊娠妇女或患有葡萄胎、绒毛膜癌、胎儿水肿，多胎等的孕妇。血 HCG 常过高，结合双侧、多房的声像图特点可以诊断。

（2）绝经后的卵巢囊肿：需注意同卵巢早期恶性肿瘤相鉴别。绝经后的卵巢囊肿呈单房，囊内外壁均光滑，囊内呈无回声，合并有出血时可见点状中等回声。当在绝经后的妇女卵巢超声检查发现无症状卵巢薄壁单房囊肿后，应建议患者定期随访观察，肿物常自行消失。当超声检查在囊壁上发现乳头样结构时要高度警惕恶性或交界性肿物的可能。卵巢黄素囊肿是与妊娠滋养叶疾病伴发的，患者应有妊娠史或伴发妊娠，囊肿常为多房性，房隔细而均匀，需与多房囊腺瘤相鉴别。动态观察随 HCG 水平下降肿物会缩小或消失。而囊腺瘤与妊娠无关。囊壁较黄素囊肿厚，患者血 HCG 水平正常。超声检查通过评价囊肿大小及分隔情况，结合临床病史可做出诊断。

（3）卵巢出血囊肿可见于黄体、卵巢囊性肿物合并出血，临床上也可见到卵巢癌的囊性部分合并出血。当声像图显示卵巢囊肿内有细密点状回声，结合临床突发下腹痛症状，尤其是既往检查显示囊肿内呈无回声时，诊断卵巢出血囊肿的准确性较高。卵巢出血囊肿尤其是囊肿壁破裂出血在临床症状和声像图上均酷似异位妊娠破裂，但后者 HCG 水平升高，尿妊娠实验阳性可资鉴别。卵巢囊肿的腔内血性囊肿常可自行溶解、吸收，无须手术或有创性治疗。

（4）卵巢过渡刺激综合征：患者有药物促排卵史。超声检查卵巢增大，内含有大量薄壁囊肿，如伴有胸、腹水时更应考虑该病。超声诊断时需注意同黄素囊肿及多房囊腺瘤相鉴别。黄素囊肿和多房囊腺瘤也可有上诉超声表现，鉴别诊断主要依靠病史。超声可发现病灶，结合临床病史可确定诊断。当患者体内激素水平下降后囊肿消失。定期的超声随访观察可评价囊肿大小变化情况，若囊肿大，观察较长时间仍不消失，而且患者有腹痛等症状时，可在超声引导下穿刺抽吸囊内液体进行治疗。

（5）卵巢残余综合征：根据患者有双侧卵巢手术史，附件区薄壁囊肿周边能见到少许卵巢组织可做出诊断。需要同黄素囊肿、卵巢过度刺激综合征及囊腺瘤相鉴别。三者可有相似的声像图表现，鉴别诊断应结合病史。超声检查可发现病变、评价其大小，并可与卵巢赘生性肿物相鉴别。

（6）多囊卵巢：患者常因月经不调就诊。超声检查见双侧卵巢增大、变圆，皮质内布满较小的卵泡，最大的卵泡直径小于 6mm，数目＞8 个，结合实验室检查结果可做出超声诊断。多囊卵巢需注意与育龄期正常卵巢相鉴别。正常卵巢内可见到成熟卵泡。超声检查可测量卵巢及其内卵泡的大小，根据卵泡的数目和大小提示可能的诊断。对临床已诊断多囊卵巢的患者，超声检查可观察、评价治疗效果。

（7）卵巢冠囊肿：附件区的囊性肿物，肿物同侧能发现结构及回声正常的卵巢，且卵巢与该囊肿间有清晰界限，二者间无关系，即可做出诊断。需注意肿物内壁有局部欠光滑或有实性乳头样结构时，应注意观察其内的血流供应状态，必要时可行静脉超声造影观察乳头或有回声结构内是否有血流。鉴别诊断主要应考虑卵巢皮质表面的囊肿和输卵管积液。卵巢囊肿的周边可见到被压成月牙形的卵巢组织。输卵管积液多呈长圆形或烧瓶状，一端与子宫相连，肿物常与同侧卵巢粘连。而卵巢冠囊肿多为圆形，与同侧卵巢及子宫间均无关系。

（8）卵巢子宫内膜异位囊肿：子宫内膜异位囊肿尽管多发生在卵巢，也可见于卵巢外的盆腔内。其声像图特征是囊性肿物，边界清晰，囊壁常厚薄不均，与周围组织粘连，囊内壁常不光滑，囊内呈“磨砂玻璃样”或均匀细密点状回声是其声像图特征。应注意子宫内膜异位囊肿的大小与痛经症状往往不成正比，没有痛经症状也不能排除子宫内膜异位囊肿的诊断，诊断主要靠超声图像特征。需注意有些子宫内膜异位囊肿同卵巢出血囊肿、部分卵巢的单胚层成熟畸胎瘤、单房黏液性囊腺瘤及卵巢输卵管脓肿可有酷似的声像图表现，有时超声鉴别诊断十分困难。通常卵巢出血囊肿在灰阶声像图上囊内容物呈中强回声或网状回声，子宫直肠陷凹常见有液体，患者常有突发下腹痛病史，囊肿在超声随访观察过程中多可自行溶解、吸收或明显缩小等变化。而子宫内膜异位囊肿的大小及内部回声变化是随月经周期时间变化的，很少有自行消失者。单胚层脂性畸胎瘤常无临床症状，多是在体检时超声检查发现。多切面超声扫查常可见到中强回声块状物附着于囊壁上，其余部分囊内容物呈密集点状回声或者点状回声伴“彗星尾”征。脂质构成的单胚层畸胎瘤和单房黏液性囊腺瘤囊壁均厚薄均匀，外壁光滑，与周围组织无粘连。输卵管卵巢脓肿肿物壁厚，与周围组织粘连严重，肿物内常可见形态不规则的条状、片状脓栓回声，此外患者常有与月经无关的慢性腹痛。超声检查对于发现肿物，判定肿物位置、边界、大小、形态及内部回声，并根据回声特征判断内容物的囊实性及良恶性很有价值，对具有典型声像图特征者可做出卵巢子宫内膜异位囊肿的明确诊断。依据肿物内部分隔情况可判定是否适合超声引导下囊肿穿刺抽吸硬化治疗。

（9）卵巢炎性病变：卵巢炎性病变的超声诊断应结合患者临床症状和实验室检查并注意与卵巢良恶性肿瘤相鉴别。卵巢输卵管脓肿的声像图表现可与多房囊腺瘤和卵巢癌相似，必要时应采用经腹和经阴道两种扫查途径进行检查，采用经腹壁扫查观察肿物边界和大小及其与周围组织结构间的关系，采用经阴道扫查观察卵巢周围炎症情况和脓肿内回声特性。超声检查还可用于随访观察抗炎治疗效果。当卵巢脓肿形成后可在超声引导下穿刺抽吸脓液，结合临床抗炎治疗有助于缩短病程。

（10）卵巢结核：现在临床上卵巢结核已不常见，尤其典型的卵巢结核已较少见。当发现年轻女性有大量腹水、卵巢稍增大，但卵巢基本形态尚存在，卵巢表面有小粟粒样结节、大网膜增厚，有下腹部不适或消瘦、月经不规律等症状时应考虑到卵巢结核的可能，应建议患者查结核相关的实验室检查，必要时超声引导下穿刺抽取腹水送细胞学检查。超声检查可明确盆腹腔内有无游离液体，测量卵巢大小，观察卵巢形态及回声。当明确诊断后，超声检查可评价治疗效果。

2. 卵巢良性肿瘤

（1）卵巢浆液性或黏液性囊性肿瘤：在声像图上可与卵巢滤泡囊肿、交接性卵巢囊腺瘤和输卵管积液相混淆。当鉴别诊断有困难时，可建议患者定期超声随访观察，滤泡囊肿可自行消失。当在囊肿壁上发现有乳头样结构时，应采用彩色血流显像或静脉超声造影评价乳头内的血液供应状态，如为富血供状态时应高度怀疑交界性或恶性肿瘤。盆腔内多房囊性肿物除见于卵巢黏液性囊腺瘤外，还可见于子宫内膜异位囊肿、输卵管卵巢脓肿、盆腔淋巴管囊肿等。卵巢肿物与卵巢外肿物的鉴别主要依据能否看到正常卵巢。子宫内膜异位囊肿和脓肿常同周围组织粘连是与卵巢黏液性囊腺瘤不同之处。

（2）卵巢成熟畸胎瘤：声像图上具有短线征、瀑布征、壁立结节征等特异征象时可明确诊断。当畸胎瘤内由较稀薄的脂肪构成时肿物为囊性回声，内部有较粗大点状回声漂浮时可与完全液化的脓肿、子宫内膜异位囊肿或卵巢黏液性囊腺瘤声像图表现相似的。当超声鉴别诊断困难时，在做出超声诊断提示时可只提示肿瘤的部位和良性可能性，并建议临床进一步检查（如腹腔镜检查）。

（3）卵巢实性良性肿瘤 超声诊断主要依赖二维灰阶超声和彩色血流显像成像检查。良性肿物共同的声像图特征为肿物边界清，包膜光滑，内部回声均匀或后方伴有声衰减，内部没有血流信号，静脉超声造影呈均匀低灌注。对有蒂的卵巢纤维瘤应注意与有蒂的浆膜下肌瘤相鉴别。有蒂的浆膜下肌瘤内部回声常较均匀，与子宫肌层回声类似。

（张 晶 杨 宇 张雪怡）

## 参考文献


[1] 张晶. 超声妇产科疑难病例解析. 北京：科学技术文献出版社，2006.

[2] 张晶. 超声医师培训丛书. 妇产科超声，北京：人民军医出版社，2010.

[3] van Holsbeke C, Zhang J, van Belle V, Paladini D, Guerriero S, Czekierdowski A, Muggah H, Ombelet W, Jurkovic D, Testa AC, Valentin L, van Huffel S, Bourne T, Timmerman D. Acoustic streaming cannot discriminate reliably between endometriomas and other types of adnexal lesion: a multicenter study of 633 adnexal masses. Ultrasound Obstet

Gynecol，2010，35：349-353.

[4] van Holsbeke，C，van Calster，B，Guerriero，S，Savelli，L，Paladini，D，Lissoni，AA，Czekierdowski A，Fischerova D，Zhang J，Mestdagh G，Testa AC，Bourne T，Valentin L，Timmerman D. Endometriomas：their ultrasound characteristics. Ultrasound Obstet Gynecol，2010，35：730-740.

[5] 张晶．女性下腹痛超声鉴别诊断的临床视角．中华医学超声杂志(电子版)，2009，6(4)：610-613.

[6] van Calster B，van Holsbeke C，Fruscio R，Testa AC，Colombo N，Fischerova D，Zhang J，Jurkovic D，van Huffel S，Bourne T，Timmerman D. Prospective evaluation of logistic regression models to predict malignancy of adnexal masses prior to surgery. Ultrasound in Obstetrics &Gynecology，2008，32(3)：289.

[7] 张晶，汪龙霞，王军燕．子宫有蒂黏膜下肌瘤的超声鉴别诊断、病理基础及临床意义．中华超声影像学杂志，2002，11(2)：94-97.

[8] 张晶，汪龙霞，王军燕，等．卵巢甲状腺肿的声像图特点．中华超声影像学杂志，2002，11(3)：183-184.

[9] 张晶，汪龙霞，王军燕．卵巢不同组织类型畸胎瘤的超声表现及误诊原因分析．中国超声医学杂志，2002，18(1)：40-43.

[10] 张晶，王军燕，汪龙霞，关铮，李亚里，孙长坤，杨翅．盆腔单纯囊性肿物超声定性诊断与穿刺治疗病例选择．中国医学影像技术，2004，20(1)：88-90.

[11] 张晶．超声检查女性盆腔肿物的诊断思维．中华医学超声杂志(电子版)，2005，2(4)：248-249.

[12] Ozdemir O，Sari ME，Sen E，Ilgin BU，Guresci S，Atalay CR. Primary ovarian fibrosarcoma：a case report and review of the literature. J Exp Ther Oncol，2016 Jul，11(3)：225-235.

[13] Meys EM，Kaijser J，Kruitwagen RF，Slangen BF，van Calster B，Aertgeerts B，Verbakel JY，Timmerman D，van Gorp T. Subjective assessment versus ultrasound models to diagnose ovarian cancer：A systematic review and meta-analysis. Eur J Cancer，2016，58:17-29.

[14] Glanc P，Benacerraf B，Bourne T，Brown D，Coleman BG，Crum C，Dodge J，Levine D，Pavlik E，Timmerman D，Ueland FR，Wolfman W，Goldstein SR. First International Consensus Report on Adnexal Masses：Management Recommendations. J Ultrasound Med，2017，36(5)：849-863.

[15] Vanhie A，Meuleman C，Tomassetti C，Timmerman D，D'Hoore A，Wolthuis A，Van Cleynenbreugel B，Dancet E，van den Broeck U，Tsaltas J，Renner SP，Ebert AD，Carmona F，Abbott J，Stepniewska A，Taylor H，Saridogan E，Mueller M，Keckstein J，Pluchino N，Zupi E，Dunselman G，Abrao MS，Chapron C，D'Hooghe T. Reply：Should we also work on an international informed consent for endometriosis surgery Hum Reprod，2017 Feb，32(2)：480-481.

[16] Thakur M，Timmerman D. Imaging of Adnexal Masses. Clin Obstet Gynecol，2017，60(1)：38-45.

[17] Di Legge A，Pollastri P，Mancari R，Ludovisi M，Mascilini F，Franchi D，Jurkovic D，CocciaME，Timmerman D，Scambia G，Testa A，Valentin L. Clinical and ultrasound characteristics of surgically removed adnexal lesions with a largest diameter ≤2.5 cm：a pictorial essay. Ultrasound Obstet Gynecol，2016，22.

[18] Ayim F，Tapp S，Guha S，Ameye L，Al-Memar M，Sayasneh A，Bottomley C，Gould D，StalderC，Timmerman D，Bourne T. Can risk factors，clinical history and symptoms be used to predict risk of ectopic pregnancy in women attending an early pregnancy assessment unit Ultrasound Obstet Gynecol，2016，48(5)：656-662.

[19] Sundar S，Rick C，Dowling F，Au P，Snell K，Rai N，Champaneria R，Stobart H，Neal R，Davenport C，Mallett S，Sutton A，Kehoe S，Timmerman D，Bourne T，van Calster B，Gentry-Maharaj A，Menon U，Deeks J；ROCkeTS study group. Refining Ovarian Cancer Test accuracy Scores (ROCkeTS)：protocol for a prospective longitudinal test accuracy study to validate new risk scores in women with symptoms of suspected ovarian cancer. BMJ Open，2016，6(8)：e010333.

[20] Guerriero S，Condous G，van den Bosch et，al. Systematic approach to sonographic evaluation of the pelvis in women with suspected endometriosis，including terms，definitions and measurements：a consensus opinion from the International Deep Endometriosis Analysis (IDEA) group. Ultrasound Obstet Gynecol，2016，48(3)：318-32.

[21] Namavar Jahromi B，Parsanezhad ME，Ghane-Shirazi R. Female genital tuberculosis and infertility. Int J Gynecol Obstet，2001，75(3)：269-272.

[22] 王琴，刘智，常才．女性腹盆腔结核超声表现与临床治疗措施的探讨．上海医学影像，2009，18(3)：226-228.

[23] 曹小娟，黄林，曹恒，等．女性生殖器结核的超声诊断．中华超声医学杂志(电子版). 2011，8(4)：794-796.

[24] 孙国英，王绍文，孙宁，等．超声显像对卵巢囊腺瘤的诊断及鉴别诊断价值．临床超声医学杂志，2004，6(2)：83.

[25] 王军燕，崔秋丽，汪龙霞，等．超声造影在卵巢良恶性肿块鉴别诊断中的应用．中华医学超声杂志(电子版)，2010，7(7)：1152-1154.

[26] Chalvardjian A，Scully RE. Sclerosing stromal tumors of the ovary. Cancer，1973，31：664-670.

[27] Deval B，Rafii A，Darai E，Hugo D，Buy JN. Sclerosing stromal tumor of the ovary：color Doppler findings. Ultrasound Obstet Gynecol，2003，22：531-534.

[28] Valentin L，Akrawi D. The natural history of adnexal cyst incidentally detected at transvaginal ultrasound examination in postmenopausal women. Ultrasound Obstet Gynecol，2002，20：174-180.

[29] Gostout BS，Brewer MA. Guidelines for referral of the patient with an adnexal mass. Clin Obstet Gynecol，2006，49(3)：448.

[30] Maly Z Riss P，Deutinger J. Localization of blood vessels and qualitative assessment of blood flow in ovarian tumors. Ob-

stet Gynecol, 1995, 85: 33-6.

[31] Magrina J F. Office management of ovarian cysts. Mayo Clin Proc, 1997, 72: 653-6.

[32]Gostout B S, Brewer M A. Guidelines for referral of the patient with an adnexal mass. Clin Obstet Gynecol, 2006, 49(3): 448-458.

## 二、卵巢恶性病变

卵巢癌是女性生殖器官常见肿瘤之一，占妇科恶性肿瘤的第三位。但由于卵巢位于盆腔内，在肿瘤发生的早期临床症状不典型，且缺乏早期特异性诊断，出现临床症状时大多已经是晚期。近 20 多年来，由于有效化疗方案的应用，使得卵巢恶性肿瘤的治疗效果有了明显提高。但卵巢恶性上皮性肿瘤的死亡率仍居妇科恶性肿瘤的首位。随着阴道彩色多普勒超声的发展，为卵巢癌的早期诊断提供了帮助。

### （一）病理及临床概要

1. 病理

（1）卵巢浆液性囊腺癌

浆液性囊腺癌（serous cystadenocarcinoma）是最常见的卵巢恶性肿瘤之一，约占卵巢恶性肿瘤的 40%～50%，大多数为双侧性。体积一般较大，囊性与实质性混合存在。常为多房性，囊壁厚薄不均，或有乳头状突起，囊腔不规则，囊壁厚薄不均。切面灰白色，实质部分质脆，出血，坏死。

（2）卵巢黏液性癌

卵巢黏液性囊腺癌（mucinous cystadenoma）占卵巢恶性肿瘤的 10%。一般较大，单侧性，常为多房。切面上可见由不同比例的囊实性并存。囊壁厚薄不均，囊腔不规则。切面常常局部有出血坏死。

（3）未成熟性畸胎瘤

未成熟性畸胎瘤（immature teratoma）多见于年轻患者，平均年龄 11～19 岁，占卵巢畸胎瘤的 1%～3%。绝大多数为单侧性，肿瘤由分化程度不同的未成熟胚胎组织构成，主要为原始神经组织。肿瘤大多数为单侧性，体积往往较大。切面上实质部分为主，局部组织缺血坏死，伴不规则囊腔。未成熟性畸胎瘤手术后复发及转移率均较高，但肿瘤组织有自未成熟向成熟转化的特点。

（4）内胚窦瘤

内胚窦瘤（endodermal sinus tumor）来源于胚外结构卵黄囊，又称卵黄囊瘤（Yolk sac tumor）。属于卵巢生殖细胞肿瘤，占卵巢恶性肿瘤的 1%，占儿童卵巢恶性肿瘤的 60%。在卵巢生殖细胞肿瘤中，发病率仅次于无性细胞瘤，占生殖细胞肿瘤的 20%。内胚窦的平均发病年龄为 18～25 岁，恶性程度高，预后差。大约 60%～70%的肿瘤发现时为 I 期～II 期，20%～30%为 III 期，IV 期很少。绝大多数为单侧性，体积较大，平均 15～19 cm，生长迅速。呈圆形或椭圆形。切面很少表现为单房性或均匀的多房性，呈灰白色质软组织及黄棕色不均匀组织，部分实质性部分囊性，组织质脆，多有出血坏死。肿瘤生长迅速，易早期转移，预后差。肿瘤细胞产生甲胎蛋白（AFP），AFP 可以作为肿瘤诊断及治疗后随访的指标。

（5）无性细胞瘤

无性细胞瘤（dysgerminoma）为中度恶性的实质性肿瘤，占卵巢恶性肿瘤的 5%。好发于青春期及生育年龄妇女，单侧较多，右侧多于左侧。肿瘤中等大小，圆形或椭圆形，实性，触之橡皮感，表面光滑。切面实质性，呈分叶状。无性细胞瘤对放疗敏感，5 年生存率可能 90%。

（6）颗粒细胞瘤

颗粒细胞瘤（granulosa cell tumor）占性索间质肿瘤 70%，约占卵巢恶性肿瘤的 3%，有两种类型的颗粒细胞瘤：成人型及幼年型。95%为成人型，发生在中年或绝经后妇女。幼年型约占 5%，发生在青春期前女性。

颗粒细胞瘤具有分泌雌激素的功能，生育年龄妇女会出现月经紊乱，绝经后妇女可能出现不规则阴道出血，有时合并子宫内膜病变。有文献报道，24%～80%的颗粒细胞瘤患者出现子宫内膜的病理性改变。20%～65%的子宫内膜病理改变为子宫内膜增生过长，高达 10%为子宫内膜癌。颗粒细胞瘤为低度恶性肿瘤，I 期肿瘤患者 5 年生存率超过 90%。中晚期颗粒细胞瘤，患者预后较差。

肿瘤多为单侧，圆形或椭圆形，表面光滑。大部分为实性，内部质地不均匀。少数为部分囊性或全部为囊性。肿块切面实性或部分呈囊性。切面组织脆，常伴出血坏死。

（7）转移性卵巢肿瘤

乳腺、肠、胃、生殖道、泌尿道等部位的肿瘤常可转移到卵巢。5%～20%的卵巢肿瘤由其他原发器官肿瘤转移而来。最常见的原发器官是胃肠道和乳腺。不同原发器官转移到卵巢的肿瘤病理表现有所不同。来源于胃、乳房、淋巴癌或子宫的转移性卵巢癌多数为实质性，体积较小。来源于结肠、直肠、胆道等部位的转移性卵巢癌表现为多房性或囊实性肿块，体积较大。

库肯勃瘤(Krukenberg tumor)即印戒细胞癌是一种特殊类型的转移性腺癌。原发部位在胃肠道。肿瘤中等大小，实质性，肾形，表面光滑。切面实性，常伴腹水，预后差。

2. 临床表现及临床分期

(1)临床表现

①卵巢恶性肿瘤早期常无特异性临床表现，经常在妇科普查或妇科检查时发现。卵巢恶性肿瘤晚期主要表现为腹胀、腹水、腹部肿块。卵巢颗粒细胞瘤由于具有产生雌激素的功能，常表现为月经失调或绝经后出血。晚期卵巢恶性肿瘤患者常出现贫血、消瘦、恶病质等表现。肿瘤若向周围组织浸润或压迫神经，可引起腹痛或下肢疼痛。

②妇科检查：在子宫一侧或双侧扪及边界不清的肿块，形态不规则，较固定。有时可以扪及浅表肿大的淋巴结。

(2)临床分期

现多采用FIGO2000年手术-病理分期。(表48-8-1)

**表 48-8-1　原发性卵巢恶性肿瘤的手术-病理分期(FIGO,2000)**

| 分期 | 描述 |
|---|---|
| Ⅰ期 | 肿瘤局限于卵巢 |
| Ⅰa | 肿瘤局限于一侧卵巢，包膜完整，表面无肿瘤，腹水或腹腔冲洗液中未见恶性细胞 |
| Ⅰb | 肿瘤局限于两侧卵巢，包膜完整，表面无肿瘤，腹水或腹腔冲洗液中未见恶性细胞 |
| Ⅰc | 肿瘤局限于一侧或两侧卵巢，伴有以下任何一项者：包膜破裂、卵巢表面有肿瘤、腹水或冲洗液中含恶性细胞 |
| Ⅱ期 | 肿瘤累及一侧或双侧卵巢，伴盆腔内扩散 |
| Ⅱa | 肿瘤蔓延和/或转移到子宫和/或输卵管，腹水或冲洗液中无恶性细胞 |
| Ⅱb | 肿瘤蔓延到其他盆腔组织，腹水或冲洗液中无恶性细胞 |
| Ⅱc | Ⅱa或Ⅱb病变，但腹水或冲洗液中查见恶性细胞 |
| Ⅲ期 | 一侧或双侧卵巢肿瘤，镜检证实有盆腔外的腹腔转移和/或区域淋巴结转移，肝表面转移为Ⅲ期 |
| Ⅲa | 淋巴结阴性，组织学证实盆腔外腹膜表面有镜下转移 |
| Ⅲb | 淋巴结阴性，腹腔转移灶直径≤2 cm |
| Ⅲc | 腹腔转移灶直径>2 cm和/或腹膜后区域淋巴结阳性 |
| Ⅳ期 | 远处转移(胸水中有癌细胞，肝实质转移) |

## (二)超声检查所见

(1)浆液性囊腺癌

卵巢浆液性囊腺癌是卵巢恶性肿瘤最常见的一种。约60%为双侧性。超声声像图表现为囊实性相间的混合性占位。囊性部分形态不规则，囊壁厚薄不均，局部可见中等回声突起乳头状结构，表面不规则，基底部较宽。彩色多普勒超声显示实质部分彩色血流分布紊乱，血管扩张，血流阻力较低(图48-8-23，图48-8-24A、B)。晚期卵巢浆液性囊腺癌可合并腹水。肿瘤呈囊性及实性混合性，囊壁不规则，内见多个乳头样突起，实质部分见彩色血流。

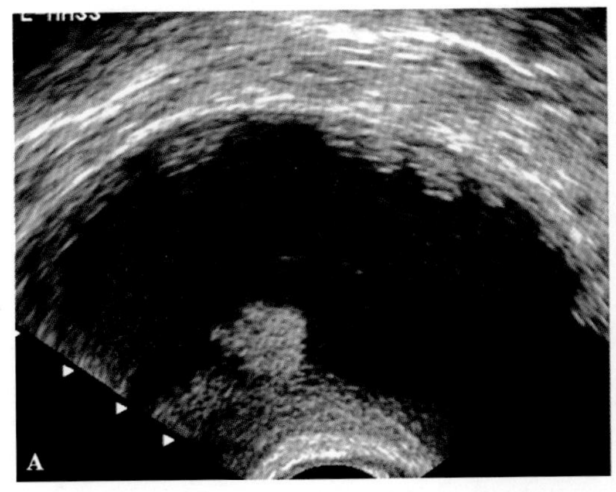


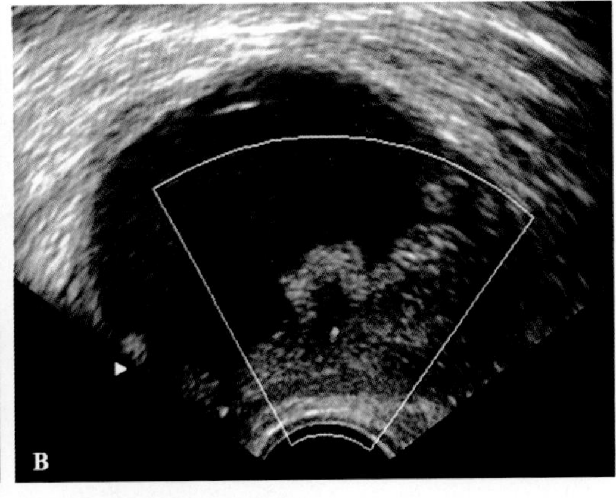


**图 48-8-23　左卵巢交界性乳头状囊腺瘤，局部癌变**

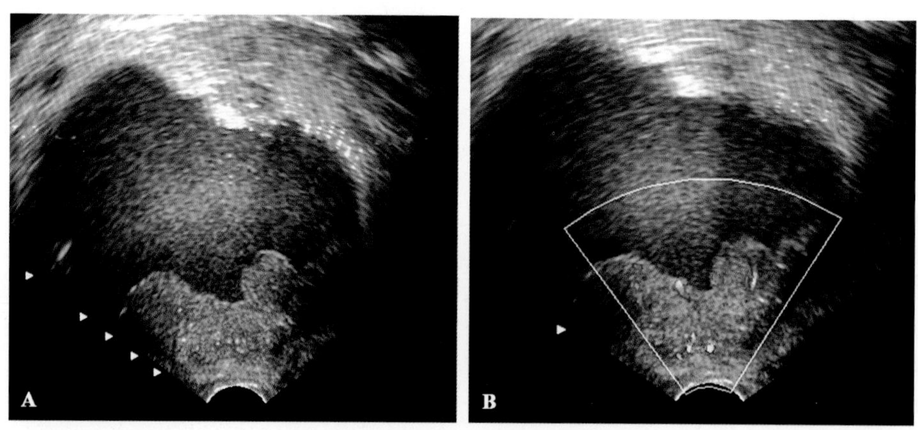

A. 肿块呈囊实性结构，内部见实质结构突起，囊壁不规则；B. 实质结构内部血管扩张明显

**图 48-8-24　右卵巢浆液性腺癌 II 级**

(2)黏液性囊腺癌

黏液性囊腺癌超声声像图表现为囊性为主的囊实性结构，形态不规则。囊壁不均匀。囊壁见等回声乳头状突起，突向囊腔，表面不规则。实质部分内部回声不均，基底部较宽。彩色多普勒超声显示实质部分彩色血流分布紊乱，血管扩张，血流阻力较低(图 48-8-25A、B，图 48-8-26A、B)。晚期粘液性囊腺癌可出现腹水。

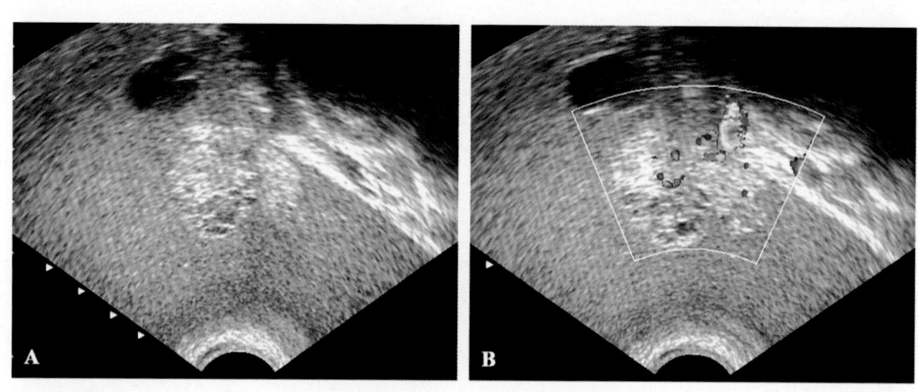

A. 肿瘤体积较大，呈囊性为主混合性结构，囊壁不均匀，内壁见突起，形态不规则；B. 实质部分见血管扩张

**图 48-8-25　卵巢黏液性囊腺癌，交界性，局部腺癌**

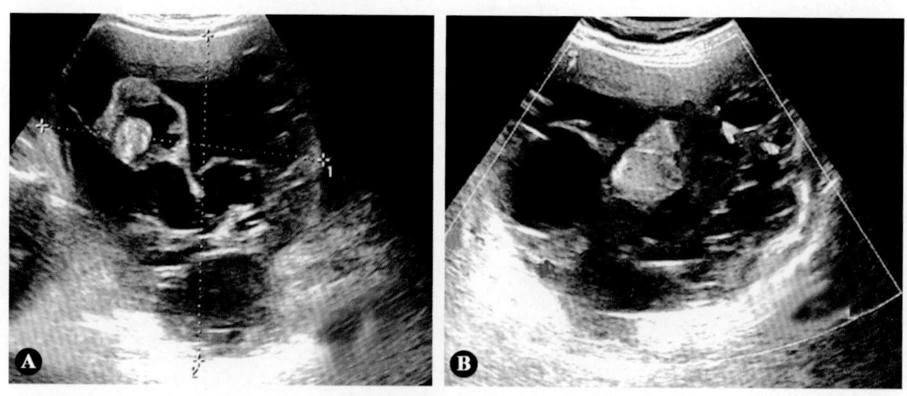

A. 肿块体积较大，形态不规则，囊性为主，呈多房性，囊壁不平，内多个实质样突起，基底部较宽，内部回声不均；B. 肿瘤内部实质部分血管扩张明显

**图 48-8-26　卵巢黏液性囊腺癌**

(3)内胚窦瘤

内胚窦瘤多发生于青春期,来源于生殖细胞,恶性程度较高,以静脉转移为主。超声表现为实性为主囊性实性混合性占位,实质部分内部回声不均匀,囊性部分表面不规则。肿瘤体积较大。彩色多普勒超声显示实质部分血管扩张,血流阻力较低(图 48-8-27A、B,图 48-8-28)。内胚窦瘤产生甲胎蛋白(AFP),患者血清 AFP 水平较高。

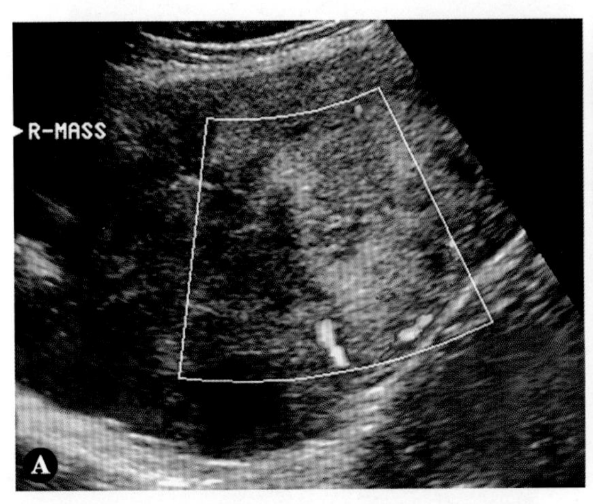


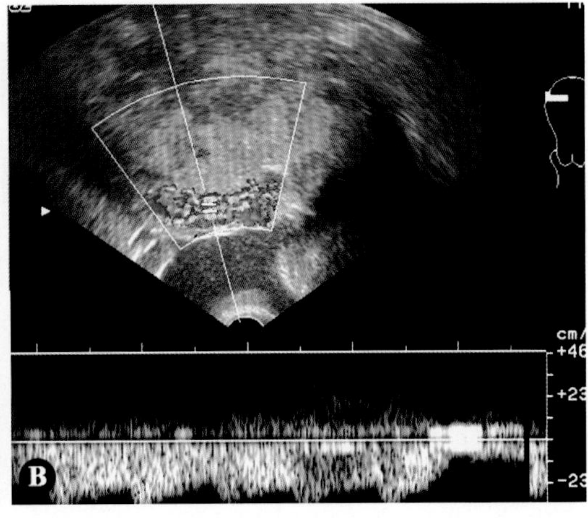


A. 肿瘤体积较大,实质性为主,内部回声不均;B. 肿瘤内部血管扩张明显,血流阻力较低

**图 48-8-27 卵巢内胚窦瘤**

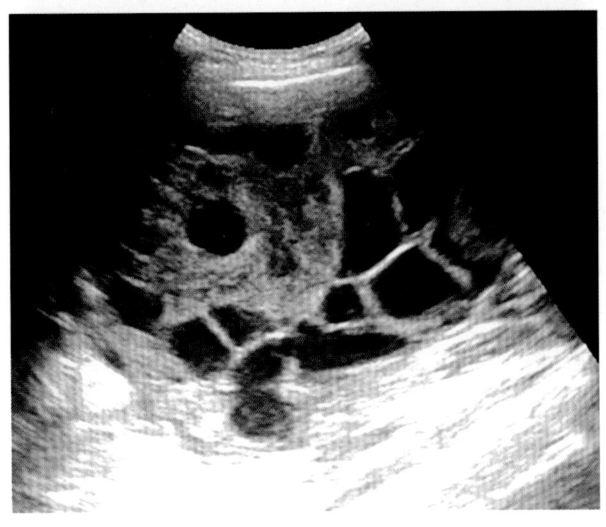

肿瘤体积较大,表现为囊实性为主的混合结构,囊腔不规则

**图 48-8-28 右卵巢内胚窦瘤**

(4)无性细胞瘤

为中度恶性的卵巢肿瘤,来源于生殖细胞,好发于青春期及生育年龄妇女,右侧卵巢多见。肿瘤多为实质性,体积有时较大,呈分叶状,边界清晰,呈圆形或椭圆形,内部回声不均。肿瘤内部出现出血坏死时,可出现形态不规则低回声区。彩色多普勒超声显示肿瘤内部血管扩张,血供丰富,血流阻力较低(图 48-8-29)。

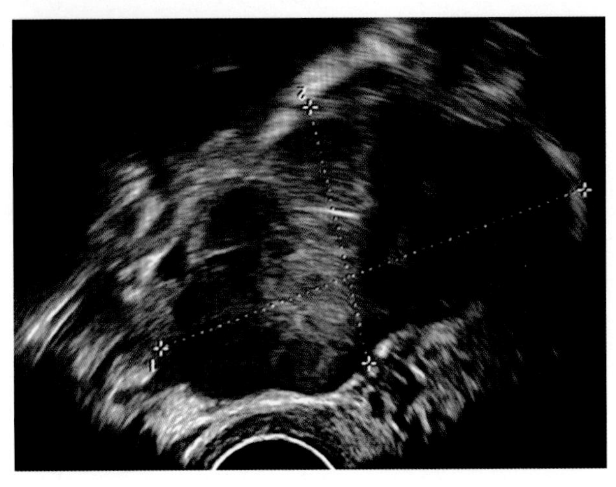

肿瘤实质性为主,分叶状,内部回声不均,边界尚清晰

**图 48-8-29 无性细胞瘤**

(5)颗粒细胞瘤

肿瘤圆形或椭圆形,表面有包膜,呈分叶状。超声声像图表现有两种:一种表现为较大的实质性肿块,内部回声不均匀。另一种表现为较大的多房性及实质性的混合性肿块,一种大部分实质性占大部分,但实质部分很少表现为乳头状突起。囊性部分包含许多小的囊腔。两种类型的肿瘤内部血管分布较丰富,血流阻力较低。与卵巢上皮性恶性肿瘤相比,颗粒细胞瘤较少乳头状突起,血管分布更加丰富,较少病例合并腹水(图 48-8-30A、B)。

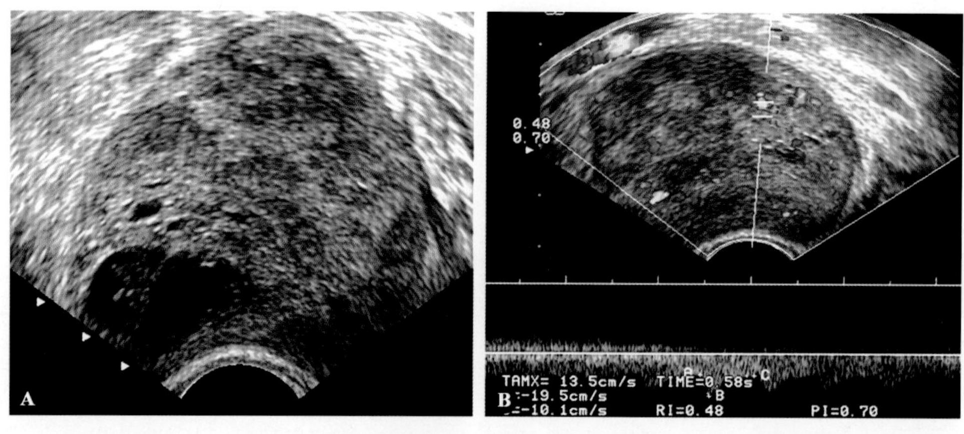


A. 肿瘤以实质性为主，内部回声不均，内见不规则囊性结构；B. 肿瘤内部血管分布丰富，血管扩张明显，血流阻力较低

**图 48-8-30 右卵巢颗粒细胞瘤**

(6)转移性卵巢肿瘤

体内任何部位原发性癌均可能转移到卵巢，乳腺、肠、胃、生殖道、泌尿道是最常见的原发肿瘤器官。不同原发器官转移到卵巢的肿瘤病理表现有所不同。来源于胃、乳房、淋巴癌或子宫的转移性卵巢癌多数为实质性，体积较小，血供较丰富。来源于结肠、直肠、胆道等部位的转移性卵巢癌表现为多房性或囊实性肿块，体积较大，形态不规则，血管分布较实质性肿块少。转移性卵巢癌内乳头样突起相对较少。

库肯勃瘤(Krukenberg tumor)即印戒细胞癌原发部位在胃肠道，肿瘤表现为双侧、实质性、肾形中等大小的肿块。肿瘤内部出现出血坏死时常表现为肿块内部出现不规则囊腔。彩色多普勒检查，肿块内部血管扩张不明显。转移性卵巢肿瘤常伴腹水。与上皮性卵巢肿瘤相比，转移性卵巢肿瘤体积较小，实质性，血管分布更加丰富，伴有盆腔积液(图 48-8-31、图 48-8-32)。

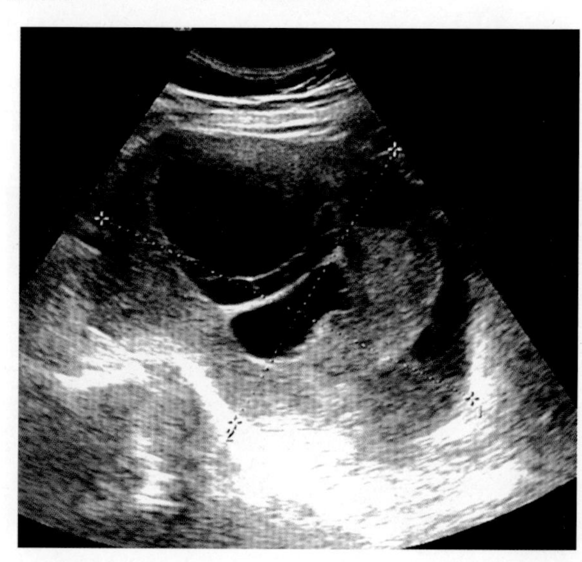

图示为右侧卵巢肿块，呈囊实性混合占位，内部回声不均，实质部分未见乳头状突起

**图 48-8-31 直肠癌术后双侧卵巢转移**

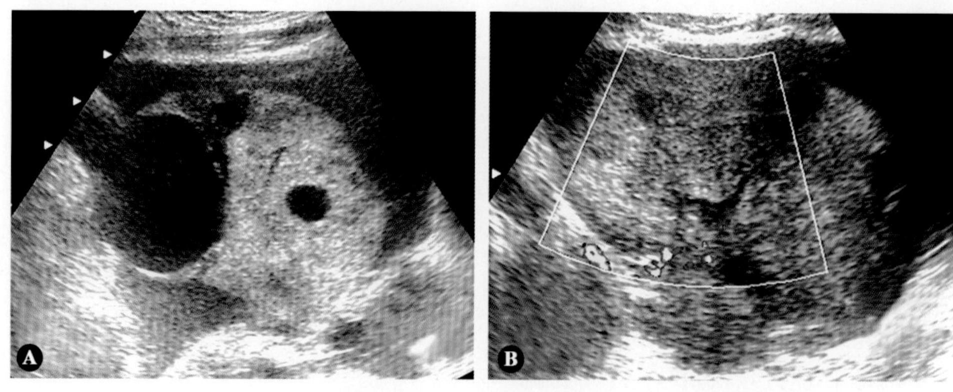


A. 左侧卵巢肿瘤表现为囊实性，内见不规则囊腔。B. 右侧卵巢肿瘤实质性为主，内侧彩色血流分布稀少

**图 48-8-32 双侧卵巢 Krukenberg 瘤**

### （三）诊断思维与评价

经阴道超声检查是筛查卵巢肿瘤的主要手段之一。卵巢肿瘤的良恶性超声鉴别诊断影响到治疗方式的选择。卵巢囊肿如果是单房且囊壁光滑，一般为卵巢良性肿瘤。但出现以下情况时卵巢恶性肿瘤的可能性明显增加：肿瘤为不规则实质性肿块、腹水，至少 4 个乳头状结构或者实质结构大于 7mm、不规则多房性实质为主肿瘤、肿瘤最大径线大于等于 10cm、肿块内部血供丰富等。采用上述标准，超声诊断卵巢恶性肿瘤的敏感性达 95%，特异性 91%，阳性似然比 10.37，阴性似然比 0.06。与Ⅱ～Ⅳ期原发性卵巢上皮性癌相比，交界性及Ⅰ期原发性卵巢癌体积较大，肿块内乳头状突起较多，但如果肿块内包含实质成分，实质结构所占为比例较小。随着肿瘤分期的加重，腹水明显增加。

有一些学者提出诊断卵巢良恶性肿瘤鉴别的超声形态学评分系统，国际卵巢肿瘤分析研究（International Ovarian Tumor Analysis，IOTA）是多中心研究，将卵巢肿瘤的超声征象标准化描述（表 48-8-2），建立超声诊断卵巢肿瘤的数学模型（表 48-8-3），目的在于提高手术前卵巢肿瘤的诊断率。彩色多普勒超声指标，比如阻力指数、搏动指数、峰值流速对于卵巢良恶性肿瘤的鉴别有一定的帮助，但多普勒指标在良恶性卵巢肿瘤上有部分重叠。IOTA 研究组建议半定量的客观指标描述肿瘤的血流分布。

**表 48-8-2 超声诊断附件肿块的术语**

| 术语 | 定义 |
|---|---|
| 附件病变 | 卵巢或附件肿块，排除卵巢生理性囊肿 |
| 分隔 | 细条索状光带，从囊肿的一侧内侧延伸到对侧 |
| 不完全分隔 | 细条索状光带从囊肿一侧内侧面延伸到对侧，在有些切面不完全 |
| 实质结构 | 表现为中高回声 |
| 乳头状突起 | 从囊壁突向囊腔实质样结构，高度大于等于 3 mm |
| 声影 | 在组织后方缺乏回声 |
| 腹水 | 除了子宫直肠陷凹以外的部位出现积液 |

**表 48-8-3 附件肿块的形态学分类及恶性肿瘤的风险率**

| 术语 | | 恶性肿瘤的风险率(%) |
|---|---|---|
| 单房 | 单个囊腔，内部无分隔无乳头 | 1.3 |
| 单房＋实质结构 | 单房囊肿，内有可测量的实质结构或至少一个乳头状突起 | 37.1 |
| 多房 | 囊肿内至少一个分隔，但无实质结构或乳头状突起 | 10.3 |
| 多房＋实质结构 | 多房性囊肿，囊腔内含有可测量的实质结构或至少一个乳头状突起 | 43.0 |
| 实质性 | 肿瘤内部实质成分占 80%或以上 | 65.3 |

卵巢恶性肿瘤能否早期诊断、早期治疗直接关系到患者的预后，在无临床症状的卵巢癌高危人群中，单单依靠超声检查早期诊断卵巢上皮性癌的价值有限，特别是卵巢体积无明显增大时。但每年阴道超声筛查卵巢癌能够降低卵巢癌的分期，提高患者的生存率。阴道超声检查加上血清肿瘤标志物的检查可以提高卵巢癌的早期诊断率。

（张 晶 常 才 任芸芸）

### 参考文献

[1] Tewari K, Cappuccini F, Disaia PJ, Berman ML, Manetta A, and Kohler MF. Malignant germ cell tumors of the ovary[J]. Obstet Gynecol, 2000, 95(1):128-133.

[2] Mitchell PL, Al-Nasiri N, A'Hern R, Fisher C, Horwich A, Pinkerton CR, et al. Treatment of nondysgerminomatous ovarian germ cell tumors: an analysis of 69 cases[J]. Cancer, 1999, 85(10):2232-2244.

[3] Dallenbach P, Bonnefoi H, Pelte MF, and Vlastos G. Yolk sac tumours of the ovary: an update[J]. Eur J Surg Oncol, 2006, 32(10):1063-1075.

[4] Segal R, DePetrillo AD, and Thomas G. Clinical review of adult granulosa cell tumors of the ovary[J]. Gynecol Oncol, 1995, 56(3):338-344.

[5] Testa AC, Ferrandina G, Timmerman D, Savelli L, Ludovisi M, Van Holsbeke C, et al. Imaging in gynecological disease

(1): ultrasound features of metastases in the ovaries differ depending on the origin of the primary tumor[J]. Ultrasound Obstet Gynecol, 2007, 29(5):505-511.

[6] Guerriero S, Testa AC, Timmerman D, Van Holsbeke C, Ajossa S, Fischerova D, et al. Imaging of gynecological disease (6): clinical and ultrasound characteristics of ovarian dysgerminoma[J]. Ultrasound Obstet Gynecol, 2011,37(5): 596-602.

[7] Demidov VN, Lipatenkova J, Vikhareva O, Van Holsbeke C, Timmerman D, and Valentin L. Imaging of gynecological disease (2): clinical and ultrasound characteristics of Sertoli cell tumors, Sertoli-Leydig cell tumors and Leydig cell tumors[J]. Ultrasound Obstet Gynecol, 2008, 31(1):85-91.

[8] Timmerman D, Testa AC, Bourne T, Ameye L, Jurkovic D, Van Holsbeke C, et al. Simple ultrasound-based rules for the diagnosis of ovarian cancer[J]. Ultrasound Obstet Gynecol, 2008, 31(6):681-690.

[9] Valentin L, Ameye L, Testa A, Lecuru F, Bernard JP, Paladini D, et al. Ultrasound characteristics of different types of adnexal malignancies[J]. Gynecol Oncol, 2006, 102(1): 41-48.

[10] Timmerman D, van Calster B, Testa AC, Guerriero S, Fischerova D, Lissoni AA, et al. Ovarian cancer prediction in adnexal masses using ultrasound-based logistic regression models: a temporal and external validation study by the IOTA group[J]. Ultrasound Obstet Gynecol, 2010, 36(2): 226-234.

[11] Ameye L, Valentin L, Testa AC, Van Holsbeke C, Domali E, Van Huffel S, et al. A scoring system to differentiate malignant from benign masses in specific ultrasound-based subgroups of adnexal tumors[J]. Ultrasound Obstet Gynecol, 2009, 33(1):92-101.

[12] Timmerman D, Testa AC, Bourne T, Ferrazzi E, Ameye L, Konstantinovic ML, et al. Logistic regression model to distinguish between the benign and malignant adnexal mass before surgery: a multicenter study by the International Ovarian Tumor Analysis Group[J]. J Clin Oncol, 2005, 23(34): 8794-8801.

[13] Timmerman D, Valentin L, Bourne TH, Collins WP, Verrelst H, and Vergote I. Terms, definitions and measurements to describe the sonographic features of adnexal tumors: a consensus opinion from the International Ovarian Tumor Analysis (IOTA) Group[J]. Ultrasound Obstet Gynecol, 2000, 16(5):500-505.

[14] Fishman DA, Cohen L, Blank SV, Shulman L, Singh D, Bozorgi K, et al. The role of ultrasound evaluation in the detection of early-stage epithelial ovarian cancer[J]. Am J Obstet Gynecol, 2005, 192(4):1214-1221; discussion 1221-1212.

[15] van Nagell JR, Jr., DePriest PD, Ueland FR, DeSimone CP, Cooper AL, McDonald JM, et al. Ovarian cancer screening with annual transvaginal sonography: findings of 25,000 women screened[J]. Cancer, 2007, 109(9):1887-1896.

# 第九节　输卵管疾病

## 一、急性盆腔炎

临床上单纯输卵管炎较少见，多表现为输卵管卵巢炎，又称盆腔炎，为妇科常见疾病，上行性感染是本病的主要传播途径。表现为急性或慢性，炎症可局限于一个器官或部位，也可几个部位同时发病。并可蔓延到整个盆腔及腹腔。病变可表现为急性或慢性迁延性，其多以输卵管改变为先，超声所见输卵管表现较明显，故在本节讨论盆腔炎。

### （一）病理及临床概要

急性盆腔炎多由于生殖器官防御机能低下、病原体入侵引起，包括输卵管积脓、输卵管卵巢脓肿、盆腔弥漫性腹膜炎等。病原体上行感染至输卵管，引起输卵管炎症，炎症初期局限于输卵管黏膜，黏膜充血、水肿，很快波及输卵管肌层，使输卵管壁增厚，输卵管水肿变粗，扭曲变形，伞端闭锁，管腔内纤维素性渗出液及脓液潴留于输卵管内而形成输卵管积脓，因峡部肌层较厚，壶腹部肌层薄弱易扩张，故所形成的脓肿似烧瓶状；累及浆膜层，与周围脏器粘连，侵及卵巢形成输卵管卵巢脓肿，脓腔可相互贯通，脓肿多位于子宫侧后方并与子宫及周围组织粘连，也可在肠间及其他间隙内可形成散在的小脓腔，或积存于直肠窝形成子宫直肠窝脓肿。炎症控制不及时可发展为弥漫性腹膜炎。炎症初期临床可表现为腰酸、腹痛，大便时加重，可伴尿频、尿急，白带增多、脓性。输卵管卵巢脓肿存在时，寒战高热，体温常居高不降。白细胞增高。妇科检查阴道内可见脓性分泌物，子宫饱满或增大，活动欠佳，触痛明显，下腹明显压痛、腹肌紧张，常因患者不合作而仅能感觉子宫直肠窝饱满，可触及附件区包块，但不能分辨大小、形态。盆腔腹膜炎时有明显盆腔腹膜刺激症，反跳痛明显。

### （二）超声检查所见

输卵管脓肿：子宫饱满，一侧或双侧输卵管增大增粗，弯曲管道状、烧瓶状，脓肿很大时则表现为类圆形，可见不完全分隔，内为含密集颗粒的液性区，或可见斑块状强回声，内壁欠光滑，边界多较清晰（图 48-9-1）。

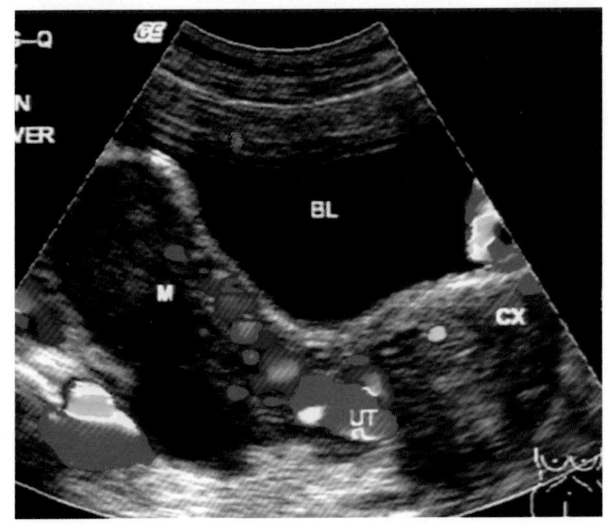


图 48-9-1 输卵管脓肿

输卵管卵巢脓肿：位于子宫一侧或两侧的不均匀低回声包块，其内输卵管与卵巢结构不易区分，囊性区内常漂浮颗粒状或絮状沉积物，可见不光滑分隔，内壁较厚，由于粘连而呈不规则外形，或边界不清，周边血流信号较丰富，易与周边组织粘连（图 48-9-2）。

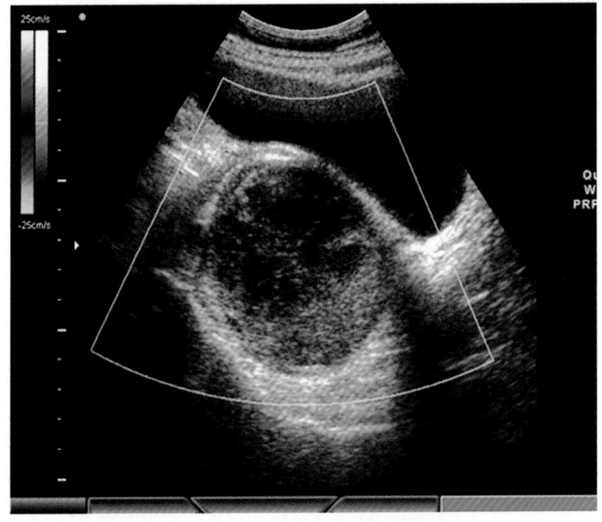

图 48-9-2 输卵管卵巢脓肿

盆腔腹膜炎：子宫增大饱满，常被低回声脓液所包绕，炎性粘连牵拉可使子宫体移位，多合并输卵管卵巢脓肿，子宫旁或子宫直肠窝可见不均匀低回声包块，形态不规则，盆腔及肠间隙均可见液性低回声，液体内见颗粒状物、絮状物及粘连带漂浮，可出现肠管扩张，重则肝肾间隙、脾肾间隙均可见液体。

### （三）诊断思维与评价

急性盆腔炎多由病原体上行感染引起，也可慢性炎症急性发作，可与身体机能低下有关。由输卵管黏膜充血、水肿，纤维性浆液渗出，至形成脓肿，盆腔脏器之间粘连，弥漫性腹膜炎、败血症，以致感染性休克等，其病情危险，后果严重，早期诊断和及时治疗可缩短病程，减少并发症的发生。患者可有慢性盆腔炎史或不规则月经史，妇科检查可有阳性体征发现。因炎症常首先导致输卵管形态改变，故超声仍是必要的检查手段。临床及超声诊断需与异位妊娠及卵巢囊肿蒂扭转鉴别，急腹症患者常规检查血尿绒毛膜促性腺激素是必要的，以排除输卵管妊娠及子宫角妊娠破裂；而卵巢囊肿扭转伴囊内出血及感染时，子宫多正常大小，与周围组织界限清晰，囊肿类圆形，外形规则，张力大，囊内斑点状回声较脓肿低且较均匀，囊肿底部易出现沉积物。

## 二、慢性盆腔炎

### （一）病理及临床概要

慢性盆腔炎包括输卵管积水、附件炎性包块，是女性不孕的原因之一。输卵管积水是常见的慢性炎性病变，病原体上行感染至输卵管，黏膜充血水肿，输卵管壁增厚，输卵管水肿变粗，扭曲变形，伞端闭锁，纤维素性渗出液潴留于输卵管内，或输卵管脓肿吸收后形成，积水少量时可为走形迂曲的管状，积水量多则呈烧瓶状或类圆形，其内液体清亮无回声，管壁因膨胀而变薄，光滑，内可见不完全分隔，外表面光滑游离，或有纤维样条索与周围组织粘连。输卵管与卵巢粘连形成包块，浆液性渗出积存于输卵管和卵巢周围，形成大小不等的液性暗区，形态不规则，可为不对称双侧性，或可形成较大量的盆腔积液，子宫、附件漂浮其中。

慢性输卵管卵巢炎，为炎性纤维增生将输卵管卵巢包裹形成包块，一般较小或中等大小，如肠管、大网膜、子宫、盆腔腹膜粘连，可形成大包块，子宫被包围其中难以分辨。

患者可有盆腔炎病史，可有腹痛、腹坠主诉，更多有腰骶部疼痛表现，经期为重，月经不调，经血量多，也可无明显临床症状，由体检偶然发现。妇科检查子宫常触及不清，一侧或双侧附件区可及条索状或囊性包块，边界及大小不清，质韧。

### （二）超声检查所见

输卵管积水超声表现为子宫一侧或双侧囊性包块，腊肠形、烧瓶形、椭圆形或形状不规则，囊内无回声，底部可见细点状沉积物，或可见带状分隔，内壁常不光滑。同侧卵巢多较饱满，回声衰减，其周围血流信号不丰富，阻力指数低（图 48-9-3）。

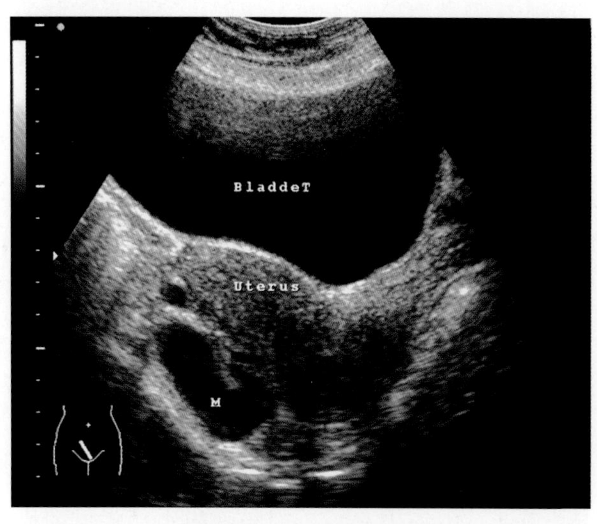


图 48-9-3　输卵管积水

输卵管卵巢积水可为多房性不规则囊性包块，无包膜，形态不规则，其中包括增粗的输卵管及卵巢内扩张的囊泡，其周围常见到粘连蠕动的肠管，子宫直肠窝可见游离液体（图 48-9-4 ）。

附件炎性包块多中等大小，形态不规则，回声不均质，以中低回声为主，与输卵管、卵巢粘连不易区分，并与周边组织器官粘连，可见星点状血流信号。子宫直肠窝可见游离液体。

### （三）诊断思维与评价

诊断盆腔炎要重视主诉及临床检查。患者多有相关既往病史及明显的不适主诉，包括不规则的月经及尿频、尿急、里急后重等症状。超声诊断输卵管积水及输卵管卵巢积水需与盆腔局限性包裹性积液及卵巢囊腺瘤相鉴别。盆腔局限性包

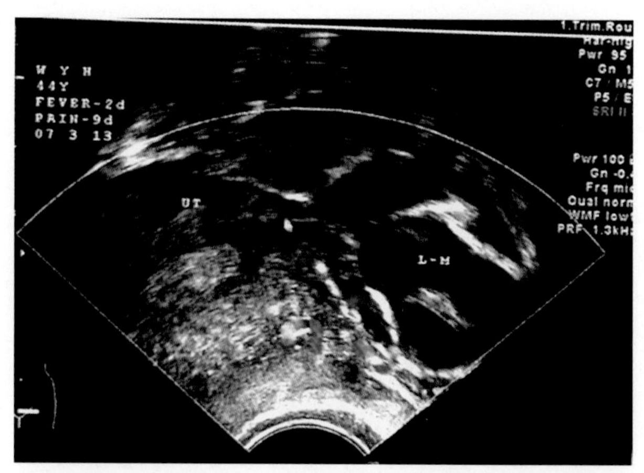


图 48-9-4　输卵管卵巢囊肿

裹性积液多有盆腔手术史，表现为盆腔局部液性暗区，多位于子宫直肠窝或环绕子宫周围，形态不规则，无包膜，可有分隔光带。卵巢囊腺瘤多为单侧，边界较清，有完整包膜，圆形或类圆形，其内分隔不均匀，隔上可见血流信号，患侧不能探及卵巢回声。

## 三、输卵管癌

### （一）病理及临床概要

原发性输卵管癌临床较罕见，约占妇科恶性肿瘤 0.1%～1.8%，多为腺癌，恶性程度高。好发年龄为 40～60 岁，多见于绝经后。单侧多见，早期诊断率低。转移途径为直接浸润、血行转移及淋巴转移。大体解剖可见输卵管粗细不均，局部增粗呈腊肠形或梨形。病变起始于输卵管黏膜，多见于壶腹部，输卵管增粗僵硬，形态不规则，常与同侧卵巢等周围组织粘连。剖面见灰白色乳头状或菜花状结节向管腔突出，管腔内有积液，淡黄或血性，伞端多粘连闭锁。病理分期与卵巢癌分期相同。早期可无明显临床症状，故早期诊断率低，患者主诉多为下腹痛及阴道异常排液，腹痛多为钝痛伴间歇绞痛，阴道间歇性溢液为本病特点，溢液可为稀薄清亮或血性液体，多发生于腹痛后，或溢液时下腹牵拉痛。盆腔检查可触及盆腔肿块，形态不规则，多为囊实性，活动或不活动，晚期可叩出移动性浊音，血 CA125 测定有助于诊断。

### （二）超声检查所见

子宫正常或稍小，宫腔可有积液，积液量不

等，宫旁一侧或双侧可见腊肠状或梨状形态不规则占位，无包膜，偏囊性或混合性，实性部分以低回声为主，部分可见增厚的囊壁，内壁见乳头状结节凸向囊腔，囊内可见不规则分隔，囊内液体较浑浊，实性部分多为低回声，不均匀，内可见点线状或树枝状血流信号，显示血管较丰富，呈树枝状分布，可测得低阻力性动脉血流频谱，阻力指数多为 0.5 以下（图 48-9-5）。

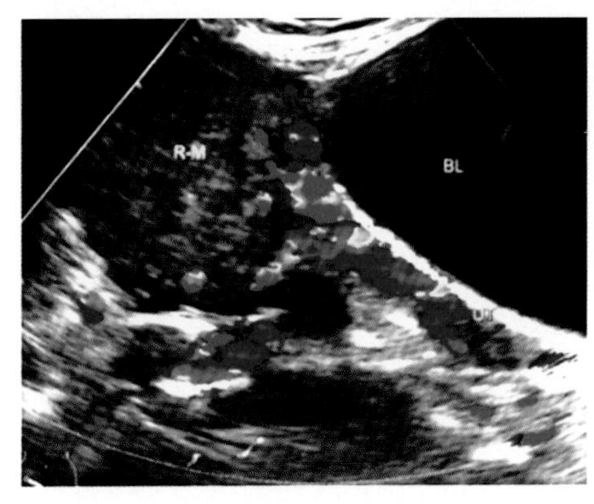


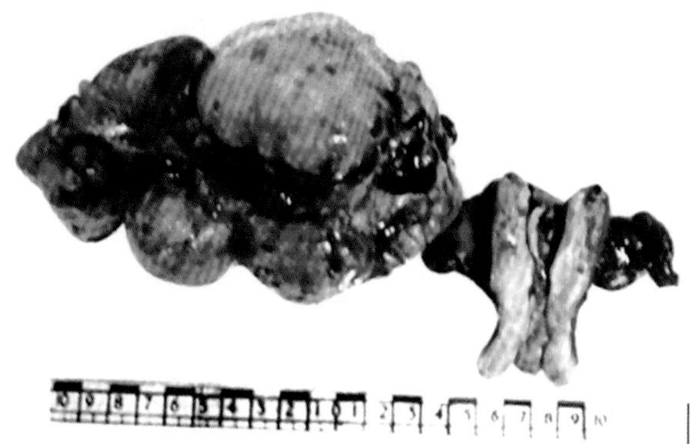

图 48-9-5　输卵管癌

### （三）诊断思维与评价

原发性输卵管癌少见，可与慢性输卵管炎有关，部分患者有不孕史，其超声特征不明显，因此重视患者主诉、密切联系临床尤为重要。腹痛、阴道排液及盆腔肿块，即所谓输卵管癌“三联症”。此类患者绝经前后多见，超声所见子宫大小与患者年龄相符，内膜常不厚，宫腔可见少量积液，患侧卵巢常粘连包裹在肿瘤内，或因萎缩超声不易显示。病灶超声图像上无特征性表现，术前常被误诊为卵巢囊腺瘤，囊腺癌及附件炎性包块。

（焦　彤）

## 第十节　盆底超声

女性盆底功能障碍性疾病（female pelvic floor dysfunction，FPFD）系指盆底支持结构损伤、缺陷及功能障碍造成的一类疾病，主要表现为盆腔器官的脱垂（pelvic organ prolapse，POP）和压力性尿失禁（stress urinary incontinence，SUI）。FPFD 虽不威胁生命，但严重影响患者的生活质量。随着人口老化，FPFD 的发病率逐年上升，2005 年据北京地区流行病学调查，约 38.5%的成年妇女患有 SUI，且患病率随年龄的增长而增加。FPFD 不能被正确或完整诊断，常导致治疗方法的选择不合理。近年来，超声以其无创性、可重复性、无射线照射和费用低廉及具有可重复性等优点被广泛应用于 FPFD 的诊断以及治疗前后的疗效评估。

### 一、盆底正常解剖

女性盆底（pelvic floor）是一个具有多层次、非常复杂且相互联系的整体，由封闭骨盆出口的多层肌肉、筋膜和韧带组成，尿道、阴道和直肠贯穿其中。盆底前方为耻骨联合下缘，后方为尾骨尖，两侧为耻骨降支、坐骨升支及坐骨结节。

#### （一）耻骨联合（pubic symphysis）

系活动甚微的软骨结合，借由纤维软骨构成的耻骨间盘（interpubic disc）与被覆在左、右耻骨联合面的透明软骨紧密相连。耻骨联合面的长度为 43.08±5.35 mm；耻骨间盘的厚度为 15.71±3.47 mm。耻骨联合上部、前部及下部分别由韧带包绕。下部由较肥厚的耻骨弓状韧带（arcuate pubic ligament）跨越耻骨联合的下方，连于两侧的耻骨下支之间。

#### （二）耻骨后间隙（retropubic space）

即膀胱前间隙，也称 Retzius 间隙，位于膀胱前下壁与耻骨联合之间，有一层疏松结缔组织及密布的静脉丛，内有重要的韧带（耻骨膀胱韧带、耻骨尿道韧带、耻骨骨盆韧带）通过。耻骨尿道韧带起悬吊固定膀胱颈及尿道的作用，其将尿道中段与耻骨相连，将尿道和阴道前壁支持并固定于耻骨下方。耻骨尿道韧带将尿道分为两段，近侧尿道 1/2 位于腹内，其平滑肌管道负责被动控制排尿；远侧尿道 1/2 位于腹外，由横纹括约肌负责主动控制排尿。此韧带薄弱，使尿道中段向后向下运动。

### （三）盆腔

盆腔是一个三维立体结构，当人体站立时盆底即为腹盆腔底部。在水平方向上，Delancey 在 1992 年提出了“阴道三个支持水平”理论，将支持阴道的筋膜、韧带等结缔组织分为上、中、下三个水平以撑托盆底：Ⅰ水平为阴道顶端支持，由主韧带骶韧带复合体完成；Ⅱ水平为阴道中段侧方支持，包括盆腔筋膜腱弓、阴道直肠筋膜；III 水平为远端支持，包括会阴体、会阴隔膜及括约肌。在垂直方向上，1990 年 Petros 提出了“整体理论”，并吸纳了 Delancey 的“三个水平”理论和“吊床假说”，建立了“三腔系统”（three compartments system），将盆腔人为分为前、中、后三区。前盆腔（anterior compartment）包括尿道外韧带、耻骨尿道韧带、尿道、尿道下方之阴道前壁和膀胱；中盆腔（middle compartment）包括盆腔筋膜腱弓、耻骨宫颈筋膜、膀胱颈下方的主要弹性区及阴道顶部、子宫；后盆腔（posterior compartment）包括宫骶韧带、直肠阴道筋膜、会阴体及阴道后壁、直肠肛管。“三水平”和“三腔室”概念将盆底主要结构划分到不同区域，对盆底组织损伤的认识和定位提供了精细的解剖学基础。

盆腔器官膀胱、阴道和直肠没有固有的形态结构和强度，由于肌肉、筋膜和韧带的互相协调作用，从而塑造其形态、结构和强度，它们的正常功能直接依赖于盆底结构的完整性。

### （四）盆底肌

盆底肌中发挥支持作用的主要是肛提肌（Levator ani），它是封闭骨盆出口的一组骨骼肌复合体，由耻骨尾骨肌（puborectalis）、耻骨直肠肌（pubococcygeus）和髂尾肌（iliococcygeus）组成。耻骨尾骨肌和耻骨直肠肌的复合体又称为耻骨内脏肌（pubovisceral）。耻骨尾骨肌距盆腔器官最近，行走于耻骨联合和尾骨之间的长条形肌肉；耻骨直肠肌是一条强有力的“U”形“吊带”，向后环绕直肠、阴道和会阴体，将其牢固的悬吊在耻骨上，该吊带结构使直肠与肛管之间形成一个角度，即肛直肠角（anorectal angle）。

### （五）泌尿生殖裂孔（urogenital hiatus）

也称肛提肌裂孔（levator hiatus），位于耻骨联合平面，由肛提肌围成，即由耻骨联合下缘与左右侧耻骨直肠肌共同围成。

### （六）会阴体（perineal body）

是由阴道下段、会阴皮肤和肛门所围成的一块连续性组织，也常称为会阴中心腱，它是许多肌肉的汇聚之处。

## 二、盆底超声检查方法及注意事项

盆底超声检查时，患者常采用膀胱截石位。检查前，应排空大便，避免直肠气体的影响，并适度充盈膀胱，以清楚显示膀胱颈和膀胱后底部为宜。为了避免超声探头对下尿道的加压，通常采用经会阴途径检查，可用 3.5～5 MHz 凸阵探头或 5～9 MHz 腔内探头，探头上覆盖隔离膜，分开阴唇，轻轻放在会阴部，尽量靠近耻骨联合下缘，向上指向阴道内。观察前腔室，尽可能使耻骨联合中轴向与探头声束方向呈 45°夹角。观察后腔室，常使用阴道探头，将探头置于阴唇系带处，指向肛门，先行横切面扫查，然后探头旋转 90°，显示直肠和肛门的矢状面。

取正中矢状切面观察，静息状态下成像 1 次，嘱咐患者做最大幅度 Valsalva 动作时屏气，成像 2～3 次。有效的 Valsalva 动作可见膀胱尿道连接部向背尾侧位移，而缩肛（肛提肌收缩）时可见膀胱尿道连接部向头腹侧位移。利用双幅成像可以对比静息和 Valsalva 动作时盆腔器官的位移情况。对于盆腔器官脱垂患者，需要将阴道脱出物复位后方可进行超声检查。

## 三、盆底正常超声声图像

二维超声评价盆底，常用正中矢状切面，以

回声均匀的卵圆形的耻骨联合、耻骨联合中轴线和耻骨联合后下缘为观察参照点，前者更准确是因为测量不依赖探头的位置和运动，但是由于耻骨间盘的钙化，老年妇女耻骨联合的中轴线很难获得，临床常以耻骨联合的后下缘为观察参照点。显示屏上方是头侧，下方是尾侧，左侧是腹侧，右侧是背侧。由腹侧至背侧依次显示耻骨联合、尿道、膀胱颈、膀胱、阴道、宫颈、肛管、直肠壶腹部以及阴道口与肛门之间椭圆形的高回声的会阴体。见图 48-10-1。测量常在静息状态和作最大 Valsalva 动作时进行。

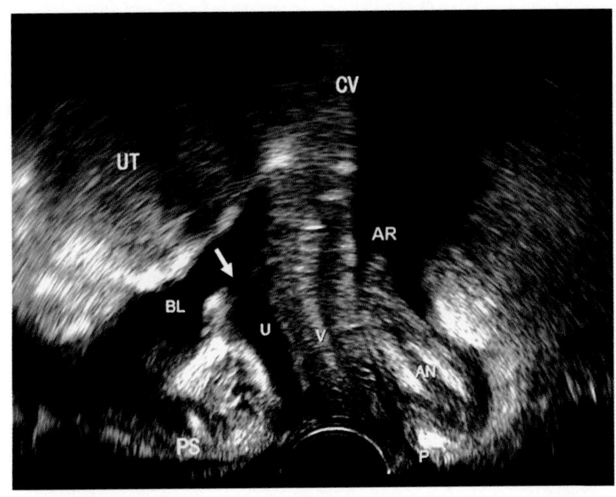


由腹侧至背侧依次显示耻骨联合（PS）、尿道（U）、膀胱颈（箭头所示）、膀胱（BL）、阴道（V）、宫颈（CV）、直肠壶腹部（AR）、肛管（AN）和会阴体（P）

**图 48-10-1 盆底正中矢状切面**

膀胱主要分为体部及膀胱颈（bladder neck）部，膀胱颈向下延续为尿道，尿道为长约 3～5cm 的管状结构，中间为低回声的尿道黏膜层，周围为稍高回声的括约肌层。上段尿道轴与膀胱后下缘所形成的夹角称膀胱尿道后角（retrovesical angle，RA），正常值为 90～100°。上段尿道轴与人体纵轴线所成的夹角称尿道倾斜角（Urethral tilt angle，UTA），约为 30°。德国泌尿妇产科学会推荐测量膀胱颈位置的方法是一个距离（膀胱颈到耻骨联合后下缘的距离）、一个夹角测量法（膀胱颈与耻骨联合下缘连线与耻骨联合中轴线之间的夹角）和一个高度测量法（膀胱颈至经耻骨联合后下缘水平线的垂直距离，Bladder neck-symphyseal distance，BSD）。一个距离和一个夹角测量法采用耻骨联合及其中轴线和膀胱后下缘为其参照点，已被证实具有良好的重复性；一个高度测量法，在休息状态下，探头位置固定时测量结果可靠，最大 Valsalval 动作时，需要操作者稳住探头，保持与耻骨联合的位置关系不变。膀胱颈活动的正常范围还没有被界定，且在正常值和不正常值之间有很大范围的重叠。见图 48-10-2。

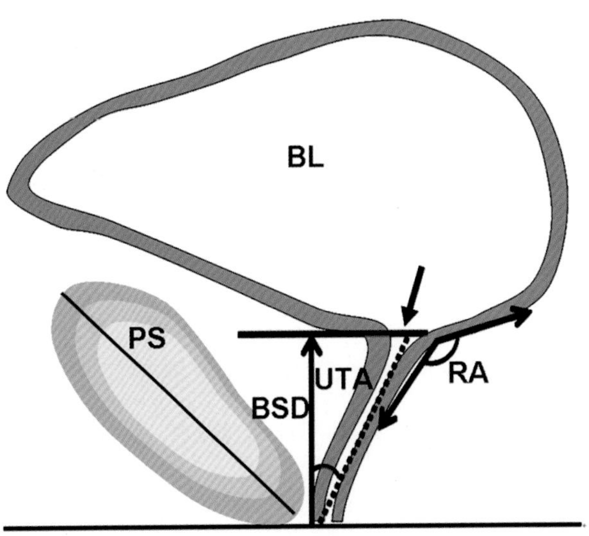


耻骨联合（PS）、膀胱（BL）、膀胱颈（箭头所示）、膀胱后角（RA）、尿道倾斜角（UTA）、高度（BSD）。(周敏提供)

**图 48-10-2 膀胱颈位置测量示意图**

阴道为前后壁相互紧贴的管腔脏器，纵切面以高回声气体线分界阴道前壁和后壁，阴道下 1/3 段前壁与尿道紧贴，后方是会阴体；阴道中 1/3 段前方是膀胱颈和膀胱三角，后方是直肠；阴道上 1/3 段前方与膀胱和子宫相邻，后方是子宫直肠陷凹。

直肠（rectum）从阴道后方经过，下段肠腔膨大，为直肠壶腹部（ampulla of rectum），在穿盆膈处移行为肛管，构成 90°弯曲的肛直肠角（anorectal angle）。肛管长约 4cm，前方与阴道后壁下 1/3 段相邻。横切面见正常排空的低位的直肠黏膜和皱缩的肛门黏膜呈高回声的“黏膜星”状，外环绕低回声的肛门内括约肌，最外层为高回声的肛门外括约肌，肛提肌呈“U”型象吊床样在肛门外括约肌的后外侧。纵切面见肠腔黏膜呈高回声管状结构，其两侧依次为肛门内括约肌和外括约肌。图 48-10-3。

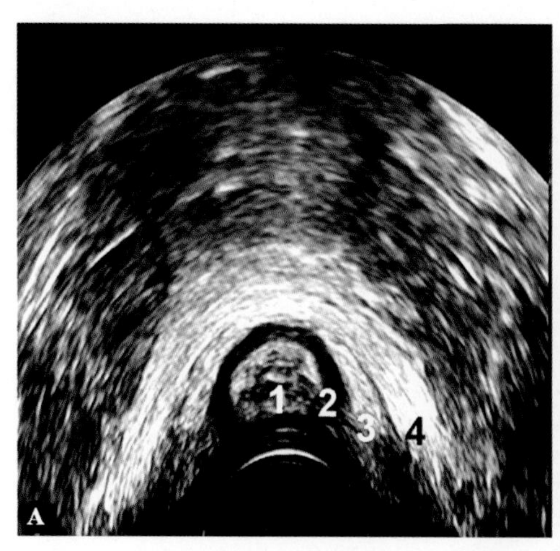


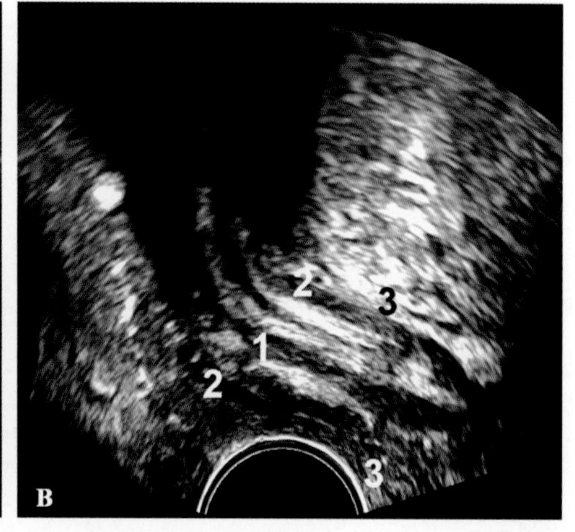


1. 肛管高回声的“黏膜星”，2. 低回声的肛门内括约肌，3. 高回声的肛门外括约肌，4. “U”型肛提肌

**图 48-10-3　直肠横切面（A）及纵切面（B）**

## 四、盆底功能障碍性疾病的超声诊断

FPFD 是中老年女性常见病，发病率约为 40%，主要表现为 SUI 和 POP。FPFD 的主要危险因素有妊娠和阴道分娩、年龄和绝经状态、肥胖和慢性腹压增加以及既往有盆腔手术史等。国外关于 POP 和 SUI 的研究较多，不断有新的理论、新的观念和新的术式提出。

### （一）压力性尿失禁

国际尿控协会（international continence society，ICS）对 SUI 的定义为：腹压突然增加导致尿液不自主流出，不是由逼尿肌收缩或膀胱壁对尿液的压力引起的。其特点是正常状态下无漏尿，而腹压突然增高时尿液自动流出，故由此引发一个社会和卫生问题。SUI 是严重影响中老年妇女生活质量的常见病，发病率高达 50%。90%以上为解剖型压力性尿失禁，为盆底组织肌肉松弛所致膀胱颈下移的结果，可概括为：盆底及尿道周围横纹肌松弛，阴道前壁脱垂，尿道长度缩短，尿道平滑肌张力减退，膀胱底部向下向后移位，导致尿道高活动性。当腹压增加时，下尿道旋转下降，膀胱颈及尿道位置降低使尿道倾斜角增大，膀胱尿道后角增大甚至消失；近端尿道下移低于远端尿道，尿道轴呈水平方向，常提示存在尿道后壁支持缺陷。80%～100%的 SUI 患者有膀胱膨出，但膀胱膨出的患者只有半数有压力性尿失禁。

超声检查不能被直接用于诊断 SUI，但是，结合临床检查和尿动力学数据，能被用于检查与压力性尿失禁有关的解剖学改变，以帮助临床选择最合适的治疗方案。

在做最大 Valsalva 动作时主要超声表现：(1) 约 59% SUI 患者尿道内口呈漏斗形（urethral funneling）。在正常女性，即使在膀胱充盈时也很少发生。(2) 膀胱尿道后角常大于 115°或消失，通常角度越大，尿道高活动性越严重。(3) 尿道倾斜角常增大，大于 60°，甚至大于 90°。(4) 膀胱颈至耻骨联合下缘的垂直距离（BSD）变小，Sendag 等以下移距离＞1.5cm 作为诊断膀胱颈活动度增大的参考值，其敏感性 98%，特异性 85%。在所有这些超声数据中，Dietz 认为膀胱颈的下降与 SUI 有最强的相关性。

### （二）盆腔器官脱垂

是指由于盆底支持结构薄弱导致的盆腔器官疝出。其诊断主要依据妇科检查结果，妇产科临床是应用 ICS 推荐的盆腔器脱垂的定量（pelvic organ prolapse quantitation，POP-Q）分度法对盆腔脏器的脱垂及其程度进行诊断，此分期系统是分别利用阴道前壁、宫颈/阴道顶端、阴道后壁上的 2 个解剖指示点与处女膜平面的关系来界定盆腔器官的脱垂程度。在平静状态及行最大幅度 Valsalva 动作时，记录上述各点的测量数值。但即使最有经验的医生有时也会被盆腔检查的复杂结果所误导。为全面评估盆腔功能，可选择影像学检查辅助诊断。Dietz 通过盲法研究发现了 POP-Q 系统和超声量化盆腔器官脱垂具有很好的相关性。POP-Q的参照点（处女膜）不能在超声中显现，超声检查则以耻骨联合后下缘为参照点，假设POP-Q的Aa点和Ap点与经会阴超声观察到的尿道内口（或者是膀胱膨出的前缘）和直肠壶腹等效。行最大幅度Valsalva动作时测量膀胱颈、膀胱膨出前缘，宫颈，子宫直肠陷凹和直肠相对于经耻骨联合后下缘水平线的距离，以评估盆腔器官脱垂的程度。见图48-10-4。

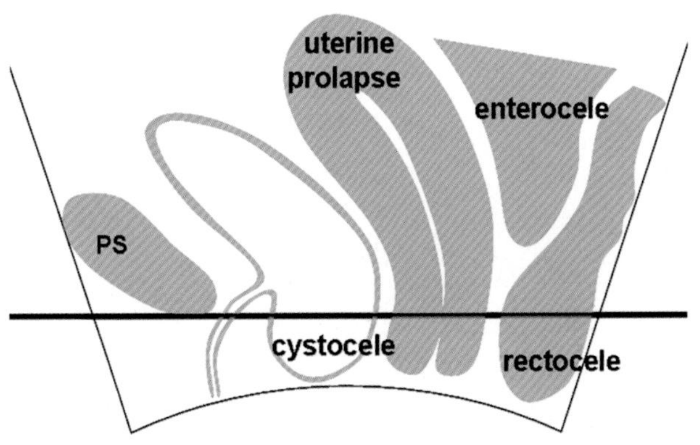


耻骨联合（PS）、膀胱膨出（cystocele）、子宫脱垂（uterine prolapse）、肠膨出（enterocele）、直肠膨出（rectocele）。（周敏提供）

**图48-10-4 评估盆腔器官脱垂示意图**

随着人们对盆底解剖研究认识的深入，盆底三腔理论将盆腔器官脱垂量化到盆腔三个区。

1. 前盆腔脱垂

是指阴道前壁的膨出（anterior wall prolapse），同时合并或不合并尿道及膀胱膨出。阴道前壁膨出可发生在阴道下段，即膀胱输尿管间嵴的远端，称前膀胱膨出；也可发生在阴道上段，即输尿管间嵴的近端，也称后膀胱膨出。临床上两种类型的膨出常同时存在。前膀胱膨出与压力性尿失禁密切相关，后膀胱膨出为真性膀胱膨出，与压力性尿失禁无关。重度膀胱膨出可出现排尿困难，常掩盖压力性尿失禁的症状，检查时需将膨出组织复位后以明确诊断。

膀胱膨出（cystocele）是指膀胱位置下降并突入到阴道前壁内，主要由于耻骨宫颈筋膜结构缺陷削弱了对膀胱的支持作用。

尿道膨出（urethrocele）是指尿道紧连的阴道前壁下1/3以尿道口为支点向下膨出，主要由于支持尿道的膀胱宫颈筋膜严重受损所致。

超声检查能直接观察到膀胱后壁弧形下降并向后移动。在最大Valsalva动作时主要超声表现：（1）膀胱颈活动度增加，甚至达耻骨联合后下缘。（2）膀胱后底部最低点位于经耻骨联合后下缘水平线之下，甚至脱到阴道外口。见图48-10-5。

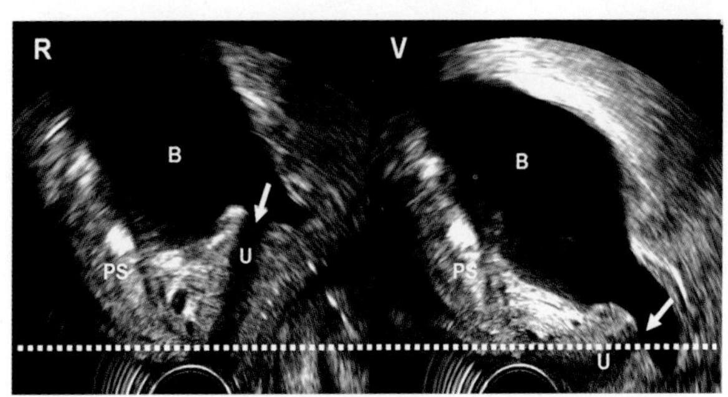


**图48-10-5 R为静息状态，V为最大Valsalva动作时，膀胱颈（箭头所示）及膀胱膨出至耻骨联合下缘。耻骨联合（PS）、尿道（U）**

2. 中盆腔脱垂

以子宫或阴道穹窿脱垂以及肠膨出、子宫直肠陷窝疝形成为特征。由于子宫支持组织疏松薄弱，子宫沿阴道下降，宫颈外口达坐骨棘水平以下，甚至完全脱出到阴道外，称子宫脱垂（uterine prolapse）。

子宫切除后因年龄、绝经和损伤等因素导致的盆底筋膜结构支持减弱，阴道穹窿顶端向下移位，发生阴道穹窿膨出（vault prolapse）。

耻尾肌纤维严重损伤可造成直肠子宫陷凹疝，阴道后穹窿向阴道内脱出，甚至脱出至阴道外口，内有小肠，称肠膨出或肠疝（enterocele）。

在做最大Valsalva动作时主要超声表现：（1）宫颈或阴道穹窿（小肠或腹膜脂肪）沿阴道下降，位于耻骨联合后下缘之下，甚至脱到阴道外口。见图48-10-6。（2）肠疝是腹部内容物（通常为等回声-高回声）明显向下疝出到肛门直肠连接部前方。

3. 后盆腔脱垂

是指阴道后壁膨出（posterior wall prolapse），表现为直肠阴道间隔缺损所致直肠膨出（rectocele）和会阴体组织缺陷所致的会阴体下降，也称会阴运动过度（perineal hypermobility）。

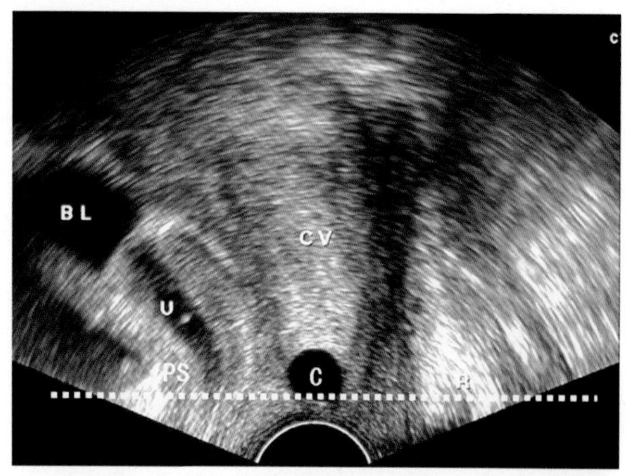


耻骨联合（PS）、尿道（U）、膀胱（BL）、宫颈（CV）、宫颈囊肿（C）及直肠（P）

**图 48-10-6　在做最大 Valsalva 动作时子宫沿阴道下降，宫颈位于耻骨联合后下缘之下**

在做最大 Valsalva 动作时主要超声表现：（1）直肠膨出为直肠前壁向前呈囊状向阴道内突出，肛门直肠腹侧肌层连续中断。通常于肛管前壁划引线，并向上延长，直肠突出于延长线外 2 cm 称为直肠膨出。见图 48-10-7。（2）会阴体下降为肛门直肠连接处异常下降，甚至脱到阴道外，而未见直肠前壁的囊状膨出和肛门直肠腹侧肌层的连续中断。

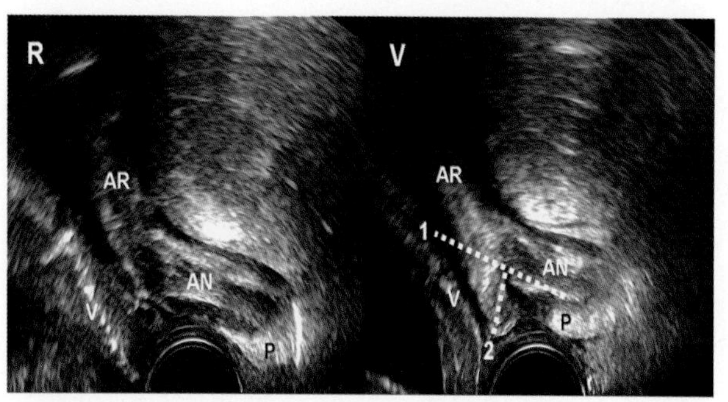


1. 肛管前壁延长线；2. 直肠突出高度

**图 48-10-7　R 为静息状态，V 为最大 Valsalva 动作时，直肠前壁向前呈囊状向阴道内突出**

## 五、三维超声在盆底功能障碍性疾病中的应用

二维超声应用于盆底结构成像仅局限于矢状位的观察。三维超声技术的发展，为盆底结构成像提供了一个更为直观的研究方法。它的主要优势在于能显示二维超声无法获得的盆底轴平面，并能进行多平面成像、动态图像采集以及数据后处理。

盆底轴平面是研究肛提肌和肛提肌裂孔的主要平面，经会阴三维超声成像可显示由耻骨联合与耻骨内脏肌内侧缘围成的“菱形”肛提肌裂孔以及通过肛提肌裂孔的尿道、阴道、直肠及旁周组织。尿道横断面为环形低回声；阴道前后壁紧密贴在一起，阴道腔呈“U”型或“H”型的强回声，向前侧方的盆壁伸展形成一个隆起，显示了阴道的旁支持结构；直肠横断面呈圆形，肠壁肌层为低回声，中央为高回声的黏膜皱褶突向肠腔。在此平面上可以测量肛提肌裂孔前后径（耻骨联合下缘与耻骨内脏肌在直肠后方内侧缘之间的距离）、左右径（耻骨内脏肌的两侧支内缘之间的最大距离）和面积（耻骨联合下缘与耻骨内脏肌内侧缘之间的面积）。见图 48-10-8。

二维超声正中矢状位成像可以评估尿道、膀胱、子宫、阴道穹窿、直肠等结构的脱垂程度，三维超声可通过轴平面观察可能合并存在的其他结构异常。例如，阴道失去正常的“U”型或“H”型，提示存在阴道旁组织撕裂或缺损和肛提肌的撕裂、不对称性等。POP 盆底支持结构薄弱，在腹压作用下两侧耻骨直肠肌向侧方膨隆，肛提肌裂孔呈“O”形扩大，并可见脱垂器官堵塞于肛提肌裂孔之内。膀胱脱垂可表现为失去正常固有形态的阴道内嵌塞球样的无回声；直肠膨出在阴道直肠间隔内可见高回声的直肠黏膜和其内的粪便回声。见图 48-10-9。

三维超声为最近开展的外科新技术如尿道下悬吊术提供了很大帮助，可显示吊带位置、活动度，并能确诊吊带位置的变异，如不对称、扭转，吊带断裂也易识别。超声在评估填充剂膀胱颈旁注射治疗压力性尿失禁和膀胱颈支持假体的效果上也非常有用，并可帮助优化这些装置的设计。

总之，三维超声在 FPFD 的临床诊断、术前功能评估、术后疗效的判断以及植入性材料形态观察中起着不可取代的作用。

**（王慧芳）**

### 参考文献

［1］ 王建六主译．妇科泌尿学与盆底重建外科．第 3 版．北京：人民卫生出版社，2008.

［2］ 朱兰，郎景和．女性盆底学．北京：人民卫生出版社，2008.

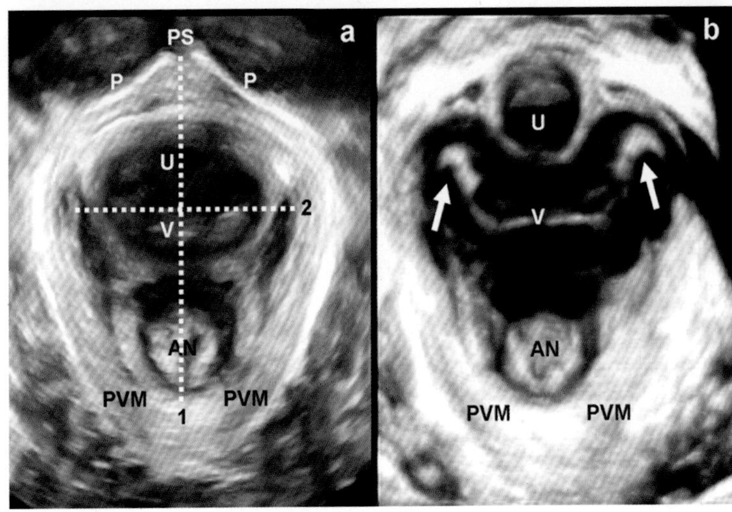


耻骨联合（PS）、P（耻骨）、尿道（U）、阴道（V）、肛管（AN）和耻骨内脏肌（PVM）

**图 48-10-8 经会阴三维超声显示盆底轴切面，在此平面上可以测量肛提肌裂孔前后径（图 a 虚线 1）和横径（图 a 虚线 2），图 b 显示“U”形阴道，箭头所示阴道前外侧壁隆起**

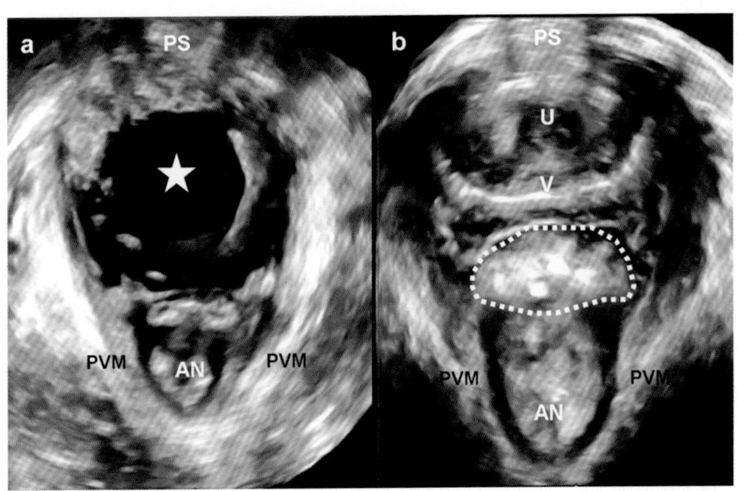


耻骨联合（PS）、尿道（U）、阴道（V）、肛管（AN）和耻骨内脏肌（PVM）

**图 48-10-9 经会阴三维超声显示肛提肌裂孔呈“O”形扩大，图 a 中☆为脱垂的膀胱，图 b 虚线围成的为膨出的直肠，内可见高回声的直肠内容物**


[3] 罗来敏主译．女性骨盆腔．上海:上海交通大学,2007.

[4] 杨来春,段涛,朱关珍主译．铁林迪妇科手术学．第 8 版．济南:山东科学技术出版社,2003.

[5] Hans Peter Dietz. Atlas of Pelvic Floor Ultrasound. The first edition. Springer,2008.

[6] Sendag F, Vidinli H, Kazandi H, et al. Role of perineal sonography in the evaluation of patients with stress urinary incontinence [J]. Aust NZ J Obstet Gynaecol, 2003,43(1): 54-57.

[7] Dietz H. Ultrasound imaging of the pelvic floor: Part I: two-dimensional aspects[J]. Ultrasound Obstet Gynecol, 2004, 23: 80-92.

[8] Dietz H. Ultrasound imaging of the pelvic floor: Part II: three-dimensional or volume imaging[J]. Ultrasound Obstet Gynecol,2004,23: 615-625.

[9] Dietz H. Quantification of major morphological abnormalities of the levator ani[J]. Ultrasound Obstet Gynecol, 2007,29: 329-334.

[10] I. E. Timor-Tritsch, A. Monteagudo, S. W. Smilen, et al. Simple ultrasound evaluation of the anal sphincter in female patients using a transvaginal transducer[J]. Ultrasound Obstet Gynecol,2005,25: 177-183.

[11] R. Tunn, K. Goldammer, A. Gauruder-Burmester, et al. Pathogenesis of urethral funneling in women with stress urinary incontinence assessed by introital ultrasound[J]. Ultrasound Obstet Gynecol, 2005, 26: 287-292.

[12] H. P. Dietz and A. B. Steensma, et al. Posterior compartment prolapse on two-dimensional and three-dimensional pelvic floor ultrasound: the distinction between true rectocele, perineal hypermobility and enterocele[J]. Ultrasound Obstet Gynecol, 2005, 26: 73-77.

[13] W.-C. Huang, S.-H. Yang and J.-M. Yang, et al. Anatomical and functional significance of urogenital hiatus in primary urodynamic stress incontinence[J]. Ultrasound Obstet Gynecol, 2006, 27: 71-77.

[14] H. P. Dietz, C. Shek, J. DE Leon, et al. Ballooning of the levator hiatus[J]. Ultrasound Obstet Gynecol, 2008, 31: 676-680.

[15] R. Tunn, A. Picot, J. Marschke, et al. Sonomorphological evaluation of polypropylene mesh implants after vaginal mesh repair in women with cystocele or rectocele[J]. Ultrasound Obstet Gynecol, 2007, 29: 449-452.

## 第十一节　妇科介入超声

### 一、子宫腔声学造影

#### （一）适应证

1. 异常子宫出血：采用常规超声检查（经阴道及经腹壁扫查）不能清晰显示子宫内膜结构，并疑有宫内病变时；

2. 产后、人工流产或引产后阴道流血，疑有妊娠组织残留者；

3. 阴道超声或子宫碘油造影怀疑宫内病变，子宫畸形或宫腔粘连者；

4. 绝经后无症状的子宫内膜；

5. 排除子宫腔因素引起的不孕；

6. 宫颈息肉；

7. 评价三苯氧氨治疗对子宫内膜的影响；

8. 子宫手术前宫内病变定位和决定肌瘤手术方式（如开腹手术切除或宫腔镜下切除）；

9. 取节育器失败并怀疑宫内节育器嵌顿者。

#### （二）禁忌证

1. 妊娠；

2. 子宫腔积脓 ；

3. 盆腔感染性疾病；

4. 高度怀疑子宫内膜癌；

5. 对患有慢性盆腔炎、二尖瓣脱垂或其他心脏病变的患者，检查后应常规应用抗生素预防感染。

#### （三）器具及术前准备

1. 超声设备：配有经阴道超声检查探头的超声系统均可用于子宫腔造影，选用 5～10MHZ 阴道探头为宜。探头消毒准备与常规阴道超声检查相同。

2. 无菌器械：单侧开放性阴道窥器，卵圆钳或长镊，宫颈探针（导管插入有困难时用），10～20ml 注射器（依据子宫的大小选用合适型号的注射器），消毒镊子、棉球数个、消毒用碘伏。

3. 一次性防水尿布、小无菌单。

4. 照明用立式台灯。

5. 造影导管：可采用专用的宫腔造影导管（单腔或双腔硅胶导管，图 48-11-1），也可用儿科导尿管。

6. 造影剂：可使用无菌生理盐水或无菌超声耦合剂。

7. 术前患者需查阴道洁净度及尿常规。若有阴道炎或泌尿系感染应治愈后再行子宫腔超声造影检查。

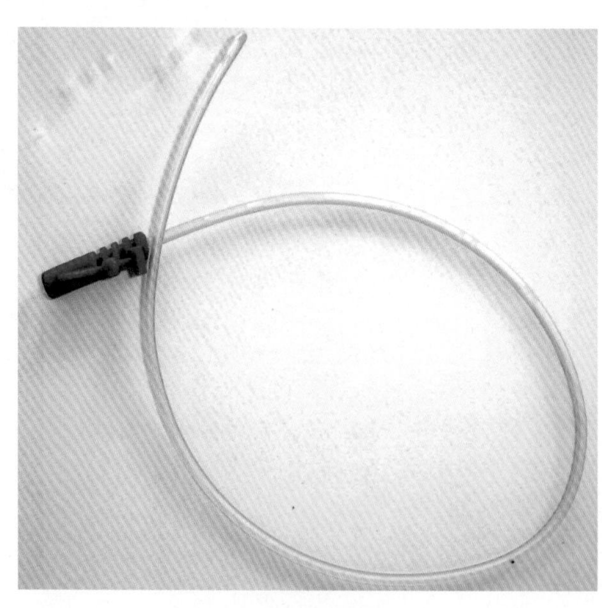

**图 48-11-1　单腔子宫腔造影硅胶管**

### （四）操作方法

造影前先行常规超声检查了解子宫位置、大小及宫腔内情况。造影导管一端接 10ml 注射器，内充 10ml 生理盐水待用。患者采用截石位或仰卧位。碘伏消毒阴道、宫颈及穹窿部。用阴道窥器扩张阴道，暴露子宫颈。通常可不用宫颈钳钳夹、固定宫颈，也不用宫颈扩张器，只将导管直接插入宫颈口送入至子宫腔内即可。在宫颈狭窄时，可借助宫颈扩张器适当扩张宫颈。当子宫过度前倾或后倾，插入导管困难时，可借助宫颈钳适度牵拉宫颈，以帮助导管顺利进入宫腔内。插入导管后移走阴道窥器，将阴道探头表面套上专用的阴道探头套或安全套后，插入至阴道穹窿部。先找到子宫长轴切面，清晰显示宫腔，确认导管在宫腔内中部，而后经注射器向宫腔内缓缓注入510ml 造影剂，使子宫前、后壁内膜被无回声液体分开（图 48-11-2）。通过缓缓地由左向右及由宫底至子宫颈倾斜探头可清楚地显示整个子宫腔结构。必要时可重复注入造影剂数次。发现病灶后测量病灶大小，记录病灶位置。检查完毕撤出探头及导管，嘱患者坐起，宫腔内液体可自然流出体外。

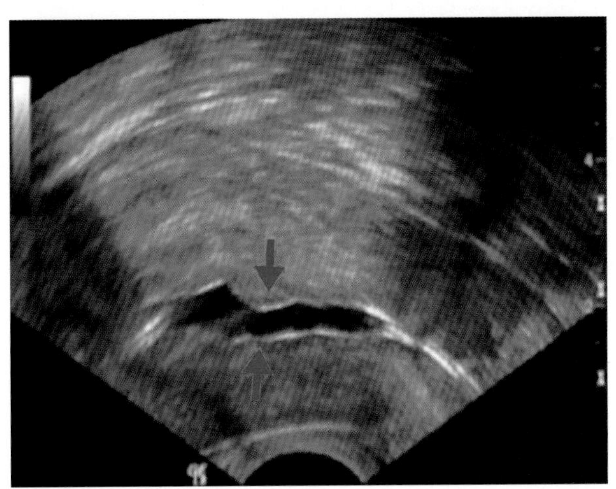

**图 48-11-2**　宫腔内注入无菌生理盐水后，子宫前后壁内膜被无回声液体分开（箭头）

### （五）宫腔内常见病变声像图表现

1. 子宫内膜息肉　宫腔内水滴状或椭圆形中等回声，边界清晰，基底部连于子宫内膜，蒂部可见血流信号（图 48-11-3）。

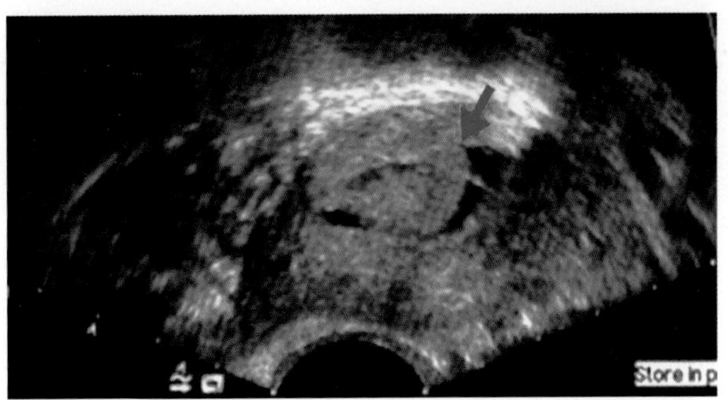

**图 48-11-3**　子宫内膜息肉 宫腔内水滴状等回声（箭头）

2. 子宫黏膜下肌瘤　宫腔内圆形中等回声，边界清晰，基底部连于子宫肌层，蒂部子宫内膜中断（图 48-11-4）。

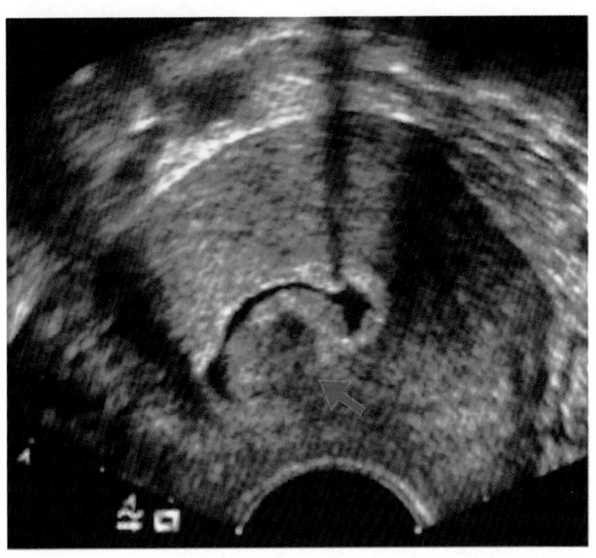

**图 48-11-4**　子宫黏膜下肌瘤 显示蒂部与肌层相连（箭头）

3. 子宫内膜增生　宫腔内膜均匀增厚，宫腔内无占位性病变（图 48-11-5）。

4. 子宫膀胱瘘　宫腔内注入无菌生理盐水后可见到由子宫腔向膀胱内流动的液体（图 48-11-6）。

### （六）注意事项

1. 高度怀疑妊娠者需做尿妊娠实验及 HCG 检查；

2. 月经周期规则的女性最好在月经结束后 5～7 天内或排卵前期做此项检查，有不规则出血的患者应该在出血停止后检查；

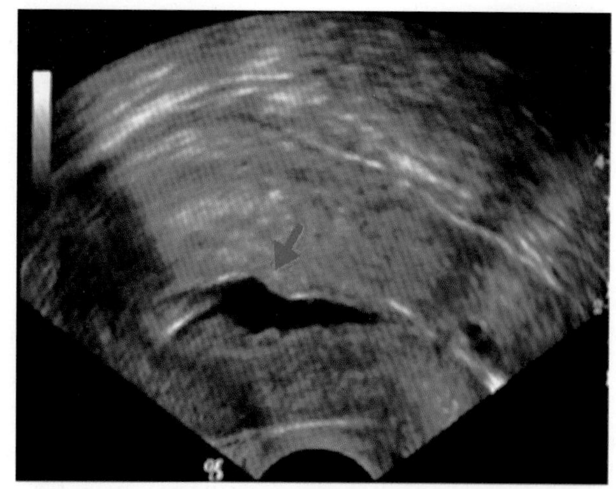

**图 48-11-5　子宫内膜增生 显示内膜均匀性增厚（箭头）**

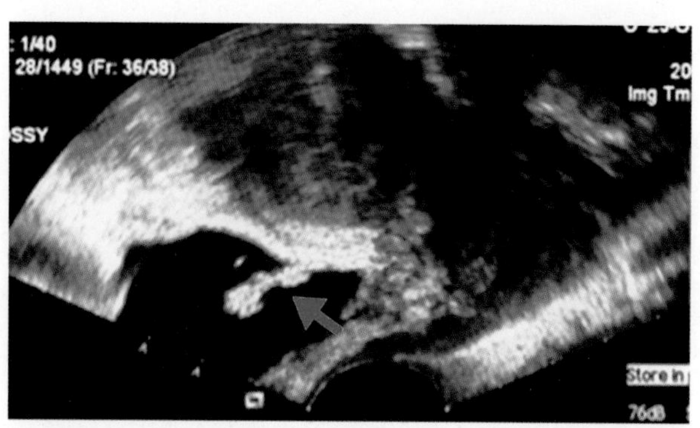


**图 48-11-6　子宫膀胱瘘 宫腔内注入造影剂后见液体经子宫下段前壁瘘口进入膀胱（箭头）**

3. 若出现阴道出血、宫颈有黄色黏液、疼痛或宫颈溢液等情况，应考虑患者发生感染，超声子宫造影检查应推迟，采取相应的检查，明确诊断并治疗后再进行检查。

4. 超声子宫造影检查中，注液速度宜慢，压力要低，液体量适当，操作时间宜短，扩张宫腔看清病灶即可。冬季造影剂较凉，刺激宫腔可发生腹痛，必要时可适当加温造影剂。

5. 检查前应检查阴道洁净度。如有阴道炎应治疗后再行宫腔造影检查。

### （七）副作用、并发症及处理

可能的并发症有感染、一过性腹痛、子宫穿孔、血管神经反射。大多数副作用或并发症可以被避免或减小到最低程度。如通过病史和宫颈黏液的检查可将宫腔感染加重的危险降至最低；应用非类固醇的抗炎药物可减少痉挛性疼痛症状。血管迷走神经反应常表现为发热、恶心或昏厥、心率加快，此时应立即停止操作，使患者处于头低脚高位。子宫穿孔极少发生。为避免子宫穿孔，有时需要经腹部超声扫查指导导管插入。本检查发生肿瘤腹膜种植的危险性很小。

### （八）临床意义

超声子宫腔声学造影可清晰显示子宫腔结构，使常规超声难于显示的病变如较小的子宫内膜息肉、子宫黏膜下肌瘤、子宫颈管内膜息肉等显示清晰，利于明确诊断，且创伤小、操作方便，是妇产科超声中较实用的检查技术。

## 二、输卵管超声造影及超声监测疏通术

### （一）适应证

不孕患者需要排除输卵管因素者（输卵管峡窄、堵塞或蠕动受限）。

### （二）禁忌证

1. 怀疑妊娠者；
2. 子宫腔积脓；
3. 盆腔感染性疾病；
4. 高度怀疑子宫内膜癌。

### （三）器具及术前准备

1. 器具

（1）超声设备：配备有阴道探头的超声仪，如用 Sonovue 等微泡造影剂进行造影需配备有能够进行低机械指数造影功能的超声仪和相应的阴道探头。经阴道探头频率可 5～10MHZ。探头消毒准备与常规阴道超声检查相同。

（2）无菌器械：阴道窥器，卵圆钳或长镊，宫颈探针（导管插入有困难时用），10～20ml 注射器（依据子宫的大小选用合适型号的注射器），消毒镊子 1 个、棉球数个、消毒用碘氟。

（3）一次性防水尿布、小无菌单 2 块。

（4）照明用立式无影台灯。

（5）造影导管：硅胶双腔带气囊输卵管造影导管（图 48-11-7），也可用儿科导尿管代替专用的输卵管造影导管。

（6）造影剂：常使用无菌生理盐水，也可用 Sonovue 等阳性造影剂。

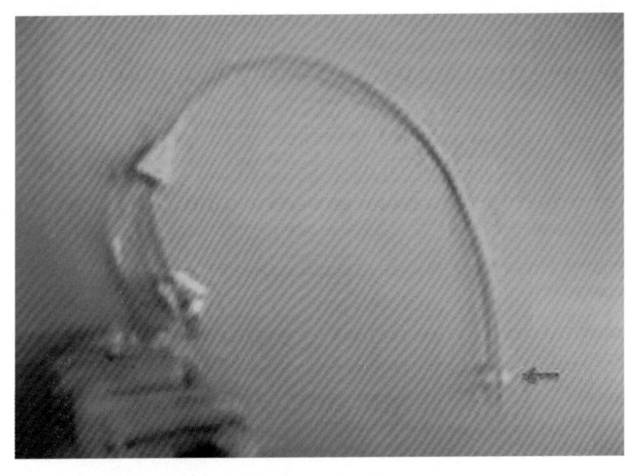

图 48-11-7 双腔硅胶管前方带有球囊（箭头）

2. 术前准备 术前患者行常规盆腔超声检查，排除盆腔肿物，观察子宫腔情况；查阴道洁净度、尿常规及血常规；患者排空膀胱。

## （四）操作方法

造影前先行常规超声检查了解子宫位置、大小及宫腔内情况。患者采用截石位或仰卧位。碘氟消毒阴道及宫颈。用阴道窥器扩开阴道，暴露宫颈。用卵圆钳夹住导管前端将导管直接插入宫颈口送入至子宫腔内近输卵管开口处，而后移走阴道窥器。将阴道探头表面套上安全套或专用的阴道探头套后，插入至阴道穹窿部。先找到子宫长轴切面，清晰显示宫腔，确认导管在宫腔内后，充盈导管气囊，充盈的气囊在宫腔内显示为强回声（图 48-11-8），可用以确定导管位置。充盈后的气囊最佳位置应在子宫颈内口稍上水平，有助于预防导管在造影操作过程中滑出子宫腔外。在导管另一腔的末端接一注射器，用于注射造影剂。若用无菌生理盐水为造影剂，注射前生理盐水内混合少量空气可增强造影效果。通常采用 15ml 生理盐水与 5ml 空气振荡、摇匀即可。调整探头位置和方向，找到同侧卵巢，在卵巢与子宫角之间通常为输卵管的位置。经导管向子宫腔内注入无菌生理盐水，如输卵管通畅，可见到生理盐水经输卵管伞端进入盆腔，向卵巢周围移动，并在卵巢周围形成动荡的高回声；在显像条件较好的患者，可见到造影剂呈线形高回声通过输卵管到达盆腔内（图 48-11-9）。如输卵管不通，则见不到上述现象。观察完一侧后，旋转探头，再观察另外一侧输卵管。若输卵管通而不畅，或不通畅，可采用生理盐水＋地塞米松＋庆大霉素或生理盐水＋糜蛋白酶＋庆大霉素混合液，在超声密切监视下加压向宫腔内注入，对梗阻或粘连不严重的病例，可使输卵管疏通。采用新一代微泡造影剂和低机械指数造影技术并二维超声扫查进行输卵管造影时，方法同无菌生理盐水造影法。以新一代微泡造影剂 Sonovue 为例，采用 1ml Sonovue 溶液，加入 10ml 无菌生理盐水内，经导管注入宫腔内，先观察一侧输卵管后旋转探头方向再观察另外一侧输卵管，若输卵管通畅可清晰显示输卵管形态和子宫直肠窝内阳性造影剂（图 48-11-10）。采用三维容积探头进行实时三维超声成像时，显示包括双侧子宫角的子宫冠状切面后，向宫腔内注入 Snonovue 生理盐水溶液，同时启动三维扫查程序采集图像，经过处理后可同时显示双侧输卵管形态走向及通畅性（图 48-11-11，图 48-11-12）。

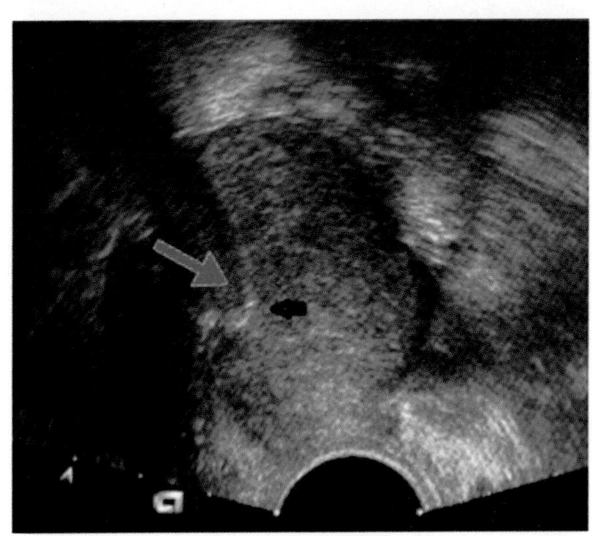

图 48-11-8 放入宫腔内的带气囊双腔导管，箭头指处强回声为充盈的气囊（箭头）

输卵管通畅的直接征象：

1. 在 8～10s 内见到液气泡通过输卵管伞端。
2. 见到液体在输卵管内流动 。

输卵管通畅的间接征象：

1. 在卵巢周围见到气泡移动。
2. 道格拉窝内有含气泡的液体积聚。

## （五）注意事项

1. 超声输卵管造影术最佳时间为子宫内膜增殖早期，以避免增厚的子宫内膜干扰造影剂经子宫腔进入到输卵管内。

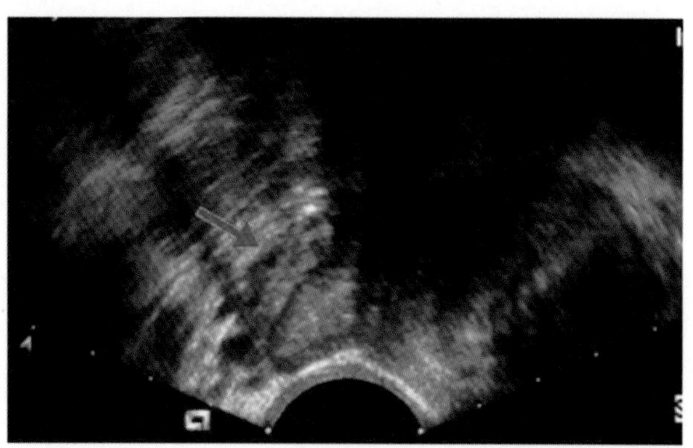

图 48-11-9a 输卵管生理盐水造影，见输卵管内生理盐水呈线形高回声（箭头）

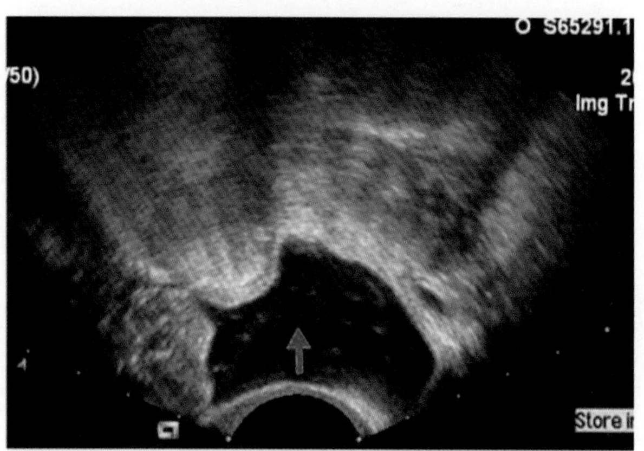

图 48-11-9b 输卵管生理盐水造影，输卵管通畅间接征象，子宫直肠窝内见到含气泡液体（箭头）

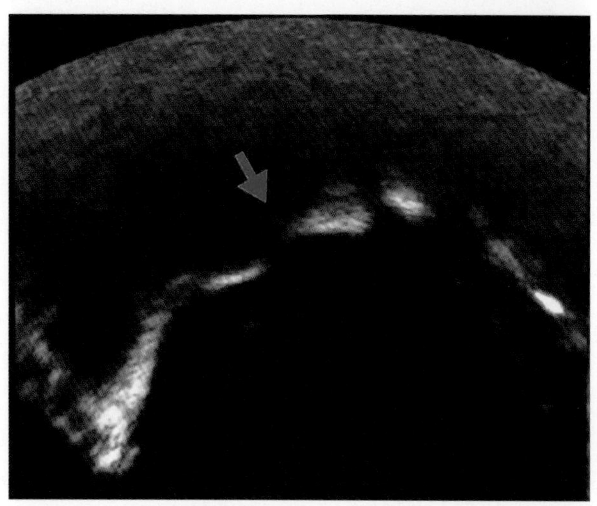

图 48-11-10 二维超声 Sonovue 输卵管造影显示单侧输卵管（箭头）

2. 如导管位置过低：导管在子宫颈管内可使子宫腔内充以足够的造影剂液体，但难于使液体

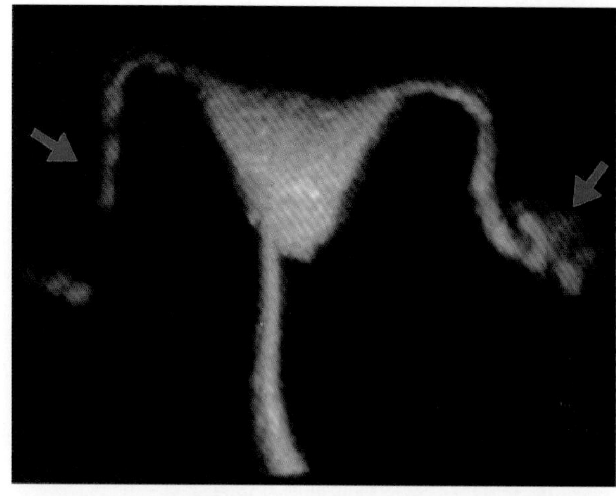

图 48-11-11 三维超声扫查 Sonovue 输卵管造影 显示双侧输卵管走形及伞端（箭头）

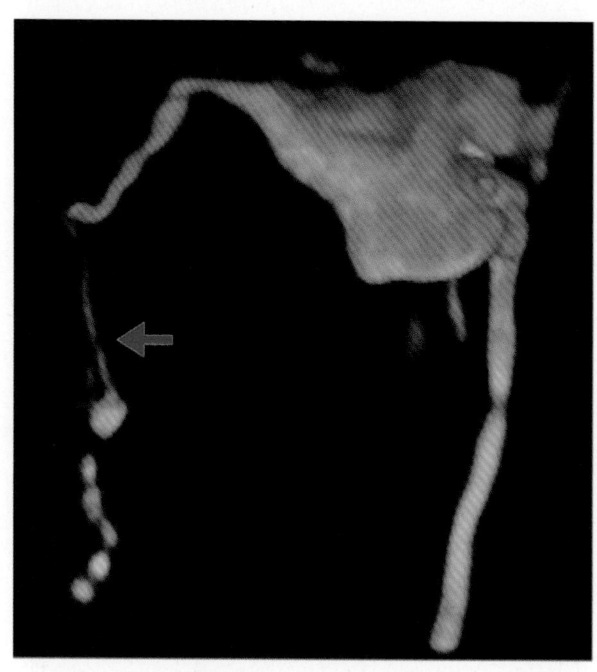

图 48-11-12 三维超声扫查 Sonovue 输卵管造影 显示右侧输卵管成串珠样改变，左侧输卵管不通（箭头）

到达输卵管开口处并充盈输卵管腔。如第一次导管放置不当，造影剂液体不能充盈输卵管时，则很难盲法进一步将导管再送入宫腔内适当位置。这时需将导管气囊放气，阴道内重新放置窥镜，显示清晰子宫外颈口后再调整导管位置。

3. 对于子宫颈较松弛的患者，需在导管气囊内注入多些气体，最多可到 4ml，以使子宫颈内口被封住，使液体能顺利进入输卵管。但向气囊内注入较多气体时须注意，要缓慢推注，因增大的气囊常使患者感到不适，有时可刺激使输卵管发生痉挛。

4. 气囊过度充盈或充盈的气囊位置过高：上述情况有时可妨碍造影剂充盈输卵管腔。此时应将气囊内气体放出少量或将导管轻轻下拉至接近子宫颈内口处。

5. 子宫过度后屈：过度后屈的子宫常使阴道探头操作困难，难于扫查到输卵管狭部，适当充盈膀胱可部分调整过度后屈子宫的位置。

6. 输卵管伞端观察不满意：当卵巢位置变化或卵巢位于盆腔内较高位置超出阴道探头扫查范围时，由于输卵管伞端常位于卵巢周围，故难于观察到输卵管伞端造影剂液体流出情况。用手轻轻推压患者下腹部，使卵巢进入扫查范围常可解决此问题。有时含气的肠管覆盖在输卵管上可使无菌生理盐水造影时输卵管结构显示不清，向下轻轻按压患者下腹部可移走肠管，使输卵管显示清晰。

7. 双角或纵隔子宫常会造成造影时仅显示一侧输卵管。因为一旦导管进入一侧子宫腔，就很难再操作使其进入另一侧子宫腔内。这种情况下应将导管置于子宫颈管内，以封住子宫颈外口，使两侧宫腔和输卵管均能充盈造影剂。

8. 输卵管近段不充盈。常见于继发性输卵管痉挛。可暂停操作，使患者放松，数分钟后再次注入造影剂观察。也可给予解痉挛药物。

9. 输卵管通畅伪像：当双侧输卵管梗阻时，宫腔内造影剂会产生后向压力，使子宫外围的血管扩张，在常规二维超声显像时酷似造影剂充盈的输卵管。当观察输卵管时要仔细追踪其全程，看其是否连续，以与子宫周围扩张的血管相鉴别。

当阳性造影剂经对侧输卵管伞端流至子宫后壁表面或周围肠管表面时，超声显像时也可形成类似输卵管腔的伪像。观察时需注意，当连续缓慢注入造影剂时，输卵管内造影剂呈连续的前向流动，可资鉴别。

10. 采用阳性造影剂造影前应仔细询问患者有无药物或食物过敏史，有过敏史者操作中应密切观察有无过敏现象。操作前准备地塞米松 5mg 备用。

11. 对患有慢性盆腔炎、二尖瓣脱垂或其他心脏病变的患者，检查后应常规应用抗生素。

### （六）副作用、并发症及处理

1. 短暂的盆腔疼痛。通常疼痛较轻，轻于痛经，且为一过性，可自行缓解。个别患者出现剧烈疼痛，需给予止痛剂以缓解症状。

2. 血管迷走神经反射。极少见。可发生在导管插入子宫颈的过程中和导管气囊充盈时，或向宫腔内加压注入造影剂时。轻微的血管迷走神经反射通过让患者仰卧位同时稍抬高下肢可自行缓解。对反应严重者可予以 0.5～1mg 阿托品肌内注射，同时建立静脉通道给予扩容，并密切观察血压、脉搏变化。

3. 盆腔炎症加重。在患者有盆腔炎症状时，应禁止做该项检查。

### （七）临床意义

超声输卵管造影及通液术操作方便，无 X 线辐射，无创伤，可重复进行，副作用及并发症少，有研究表明其诊断输卵管不通的准确性同腹腔镜或 X 线造影的准确性相比无明显统计学差异，可作为临床输卵管通畅性检查的一线方法。对于输卵管不畅但粘连不严重的病例，经加压疏通后，可使输卵管通畅，增加自然受孕概率。

## 三、超声引导下盆腔肿物穿刺组织学活检

### （一）适应证

1. 非介入性检查方法不能明确诊断的盆腔肿块；

2. 怀疑卵巢癌，但为临床晚期，拟行术前先期化疗，化疗前需明确肿物组织学诊断者；

3. 疑为晚期盆腔囊性恶性肿瘤，已失去手术机会，但腹水抽出液细胞学检查未查见癌细胞，不能明确诊断者，若大网膜增厚，可行超声引导下网膜穿刺活检。

### （二）禁忌证

1. 严重的出凝血功能障碍；

2. 月经期。

相对禁忌证：

1. 已明确来源及性质的肿物；

2. 有手术指征的盆腔肿物，尤其是考虑卵巢

来源的肿物。

## （三）器具和术前准备

1. 超声仪器 彩色超声成像仪。探头：3.5～4.5MHz腹部扫查探头，5～7.5MHz阴道探头。

2. 器械用品

（1）消毒耦合剂、载玻片、消毒滤纸片。

（2）无菌探头套。

（3）消毒包：内包含无菌棉球数个，无菌纱布块3块，消毒碗1个，消毒钳1个，洞巾1个，小消毒巾1～2块。

（4）消毒穿刺引导架、穿刺枪及穿刺活检针。

穿刺枪可采用重复使用的自动弹射式活检枪，也可使用一次性活检枪。穿刺针采用组织切割活检针。型号有14G、16G及18G。常用18G，对血供不丰富的肿物可用16G活检针。

3. 术前准备

（1）患者本人签署知情同意书及自愿接受超声引导下盆腔肿物穿刺组织学活检自愿书；

（2）查血、尿、便常规，血型、凝血三项，抗HIV、梅毒及乙肝表面抗原；

（3）若采用经阴道穿刺，术前需行阴道清洁度检查，且在穿刺前嘱患者排空膀胱。

## （四）操作方法

1. 经腹壁盆腔肿物穿刺 嘱患者平卧位或侧卧位，使欲穿刺部位体表充分暴露。超声扫查，确定穿刺点，原则上选择皮肤距病灶最近途径为进针点。常规皮肤消毒、铺无菌巾。探头表面涂适量耦合剂，套上无菌探头套，装置穿刺引导架。在拟定穿刺部位扫查，确定进针路径。将组织切割活检针装入自动活检枪，拉紧弹簧，依据病灶大小确定射程。在超声仪显示屏上显示出引导线，侧动探头，使引导线与靶目标在一条线上。测量确定进针深度。皮肤穿刺点局部1%利多卡因麻醉，在超声监视下快速将活检针刺入病灶内预定部位的前缘（图48-11-13），扣动扳机后迅速提出穿刺针，完成穿刺活检。将所取得组织置于滤纸片上，10%福尔马林固定，送病理组织学检查。如组织含液体量大，不能成形或取出的标本过小，预期标本经脱水、包埋处理后难于得到满意的组织切片时可将穿刺针内的抽吸物推出置于载玻片上，推片，10%福尔马林固定，送细胞学检查。超声引导细针穿刺细胞学检查时，消毒及穿刺点选择同组织学活检。将引导针经穿刺引导器刺入腹壁至腹膜前停住，将活检针经引导针刺入病灶内预定部位，拔出针芯，于穿刺针尾端接5ml或10ml针筒抽吸，拔出针后将抽吸物推至载玻片上，10%福尔马林固定，送细胞学检查。现此种方法已很少使用。

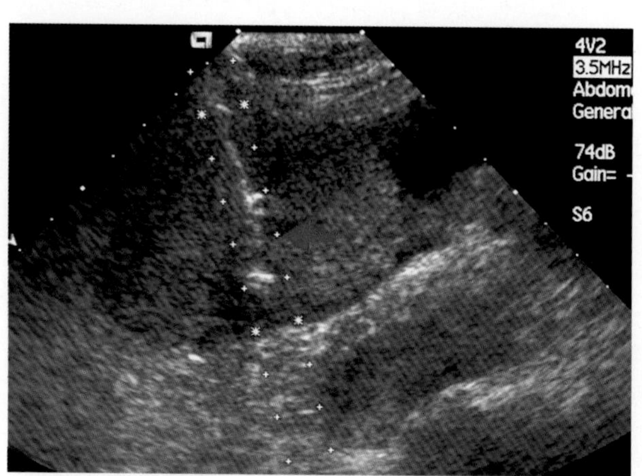


**图48-11-13 经腹壁盆腔肿物穿刺活检声像图，显示肿物内针尖（箭头）**

2. 经腹壁网膜穿刺活检 对盆腔囊性肿物或囊性为主仅有少量实性部分不易取材满意者，若腹腔内有增厚的网膜饼时，可行经腹壁网膜穿刺活检。嘱患者平卧位，超声扫查，确定进针路径。常规消毒，铺巾，局部麻醉。按经腹壁肿物穿刺步骤嘱患者屏住呼吸，快速进针完成穿刺过程。进针路径应选择在网膜最厚处。测量腹壁至网膜后缘距离。若肿物距离腹壁较近，可用5～7MHz高频探头引导穿刺。多数情况下用2.5～4MHz变频探头引导即可。用探头在腹壁上适当加压并倾斜探头，使之与腹壁形成一定的角度，使穿刺针斜向进入网膜内（图48-11-14），有助于取得较多的组织用于病理检查。

3. 经阴道穿刺肿物活检 当肿物位于子宫直肠窝或盆底子宫与膀胱之间位置很低，经腹壁穿刺无法达到预定目标时，可取经阴道途径穿刺。患者取膀胱截石位，碘伏消毒外阴及阴道，尤其注意消毒穹窿部位。于阴道探头表面涂适量无菌耦合剂，套无菌探头套，将穿刺引导架固定于阴道探头上，而后将探头置于阴道穹窿部，于超声显示屏上调出穿刺引导线，调整探头角度使引导线通过靶目标（图48-11-15），采用彩色血流显像

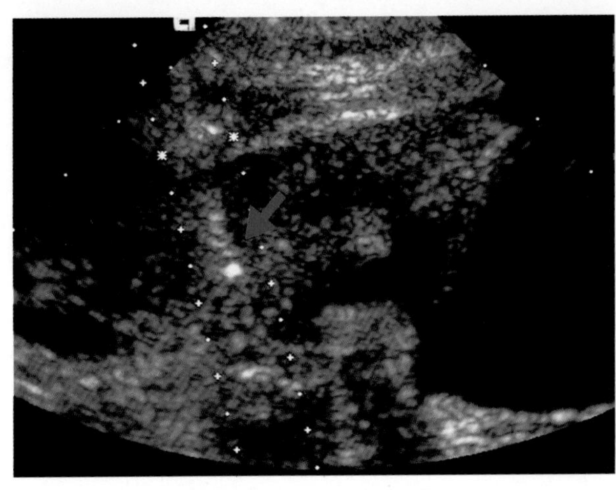

图 48-11-14　经腹壁网膜穿刺活检声像图，显示穿刺针（箭头）

证实穿刺路径上没有较大的血管。由助手将穿刺针装入穿刺枪，调好射程，操作者手持穿刺枪，将穿刺针经引导架快速刺入肿物内预定位置，扣动扳机并迅速提出穿刺针，完成穿刺取材过程。其他针型的穿刺与取材步骤与上述方法相同。

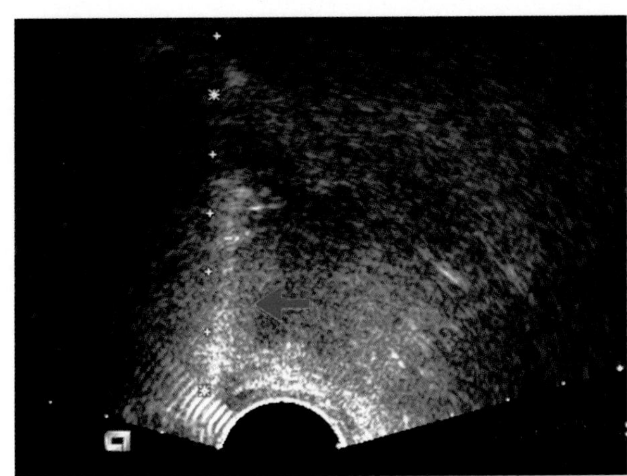

图 48-11-15　经阴道肿物穿刺活检声像图 条形高回声为穿刺针（箭头）

### （五）注意事项

1. 穿刺时嘱患者不要做大幅度的腹式呼吸。

2. 当针尖进入腹壁或病灶内显示不清时，应适当调整探头角度使针尖显示清晰并在预定位置后再击发穿刺枪进行组织取材。进针前应测量好穿刺针射程，预防进针过深伤及肿物后方组织及肠道。

3. 进针路径应选在肿物与皮肤最贴近处，如肿物与腹壁间有距离，可用探头逐渐加压，向两侧方推挤肿物前方肠管，使肿物与腹壁相贴近。如经阴道穿刺肿物与穹窿间有少许距离或肿物有一定的活动度时，可由助手于腹壁上用手向下方轻推肿物至贴近穹窿处，以利于穿刺。

4. 取材处应选在肿物血流较丰富处，以防取出的组织完全坏死，不能得到满意的病理诊断。但应注意避开可见到的大血管，以防穿刺后大出血。取材后应立即肉眼观察取出的组织是否成形或有无坏死，当取出的组织较湿润，成型，连续性好，常代表取材满意。盆腔病理性组织往往呈灰白色或淡粉色，如果取出的组织灰白色、较干燥、易散开或断裂，常代表组织是坏死组织。当认为取材不满意时应调整进针入路后再行穿刺。对网膜进行取材时，应选低回声且血流较丰富处。

### （六）可能的并发症及处理

1. 出血　用 21G 或 18G 针穿刺并发症很少，偶有穿刺部位出血，局部压迫后多能止血，必要时可肌注止血药。少部分晚期卵巢癌结节无被膜或被膜很薄，结节发生坏死，组织松脆且血管丰富，较易出血，而且出血后不易止血，必要时需要输血。

2. 肿瘤沿针道或腹腔种植　有报道经腹壁及经阴道肿瘤穿刺活检可引起沿针道种植，发生率约为 0.6%～1%。对高度怀疑晚期卵巢癌的病例，应尽量减少穿刺次数，取材尽量选取实性处。

### （七）临床意义

超声引导盆腔肿物穿刺组织活检可达到准确、创伤小的取得病灶组织，术前获得病灶病理组织学诊断的目的。

## 四、超声引导下盆腔囊性肿物穿刺抽吸硬化治疗

### （一）适应证和禁忌证

1. 适应证

（1）盆腔子宫内膜异位囊肿；

（2）卵巢冠囊肿；

（3）较大的自行吸收困难的黄素囊肿；

（4）卵巢单纯性囊肿；

（5）经抗炎治疗后仍未消失的输卵管积水；

(6) 腹膜包裹性囊肿（包裹性积液），经保守治疗仍不消失者；

(7) 液化完全的盆腔脓肿；

(8) 较大，有压迫症状的残余卵巢综合征。

2. 禁忌证

(1) 疑为卵巢恶性肿物或交界性肿物；

(2) 需经阴道途径穿刺，但患者患有霉菌性或滴虫性阴道炎者；

(3) 卵巢黏液性囊腺瘤；

(4) 出凝血功能障碍者。

### （二）患者治疗前准备

1. 术前向患者详细解释治疗操作过程，预期疗效及可能的副作用，由患者本人签署治疗知情同意书。

2. 实验室检查：查血、尿、便常规，凝血三项，抗 HIV 及乙肝表面抗原，血浆 CA125 及 CA199 水平，拟行经阴道穿刺者应检查阴道洁净度。

3. 经阴道穿刺术前排空膀胱。

### （三）器具与治疗仪

1. 仪器　彩色超声仪，经腹壁穿刺用 3.5～4.5MHz 探头，经阴道穿刺用 5～7.5MHz 阴道探头；配备穿刺引导装置。

2. 器械用品

(1) 无菌探头套。

(2) 无菌耦合剂。

(3) PTC 针：子宫内膜异位囊肿及盆腔脓肿囊内液体稠厚者，用 16 G 针为宜。卵巢单纯囊肿、包裹性积液等囊内液体稀薄者可用 18G 穿刺针。

(4) 延长管。

(5) 无菌生理盐水（量视囊肿大小而定）。

(6) 可用于人体内的医用无水乙醇。

(7) 消毒器械：经腹穿刺包内应包括消毒钳 2 把，弯盘 1 个，消毒碗 1 个，小治疗巾 2 块，洞巾 1 块。纱布敷料若干块，纱/棉球若干个。经阴道穿刺包内应备有长卵圆妇科钳 3 把，消毒碗 1 个，小治疗巾 2 块，洞巾 1 块。纱布敷料若干块，纱/棉球若干个。

(8) 50ml 注射器若干个，2ml 或 5ml 注射器 1 个。

(9) 局部麻醉药品：常用 1%普鲁卡因溶液或利多卡因溶液。

(10) 皮肤或黏膜消毒液：常用碘伏。

(11) 容纳抽出物的容器。

### （四）操作方法

1. 穿刺路径选择　常规超声检查，确定肿块位置及其与周围组织的毗邻关系，如肿块离腹壁近，取经腹壁途径穿刺；若肿块靠盆腔后下或紧贴阴道后穹窿部，则应取经阴道途径穿刺。总之，穿刺路径以最短为佳。在经腹壁和经阴道路径均可行时，取经腹壁穿刺路径操作方便。

经腹壁穿刺较经阴道穿刺的优点：

(1) 消毒、操作均较经阴道路径方便。

(2) 治疗中患者取平卧位或侧卧位，较之截石位舒适，尤其对巧克力囊肿囊内容物稠厚，治疗所需时间长者，舒适的体位有助于治疗的顺利进行。

(3) 对患有霉菌性或滴虫性阴道炎治疗不彻底的患者，经腹壁穿刺可避免经阴道穿刺造成腹腔感染的潜在危险。当遇有盆腔较大的包裹性积液，并有部分位于子宫直肠窝时，可嘱患者取侧卧位，背后垫一枕头，使液体积聚于盆腔一侧，有利于经腹壁穿刺将液体抽吸干净。

2. 操作步骤

(1) 经腹壁穿刺：患者取平卧位。常规皮肤消毒，铺无菌洞巾。1%利多卡因皮肤穿刺点处局部麻醉。探头表面涂少许无菌耦合剂后罩无菌探头套，安装穿刺引导装置。在拟穿刺部位二维灰阶超声扫查，将引导线调整至对准靶目标。将穿刺针插入穿刺引导架的针槽内，适当用力快速、准确地将穿刺针刺入肿物内，应尽量将穿刺针置于囊肿中心（图 48-11-16），对较大的囊肿也可不用引导架进行徒手穿刺。

徒手穿刺时，先于体表穿刺部位做出标记，扫查肿物，确定肿物距穿刺点最近处，并调整探头角度，确定囊液最深部位，将穿刺针紧贴探头侧壁刺入囊肿内，并在超声监视下确定穿刺针在肿物内中心位置。取出穿刺针芯，将延长管接于穿刺针尾端，在延长管尾端接注射器，然后进行抽液。一般用（20～50）ml 针筒抽吸囊液。如果囊内液体稠厚，如子宫内膜异位囊肿或脓肿，可先尽量抽出囊内容物，然后注入稍少于抽出液体

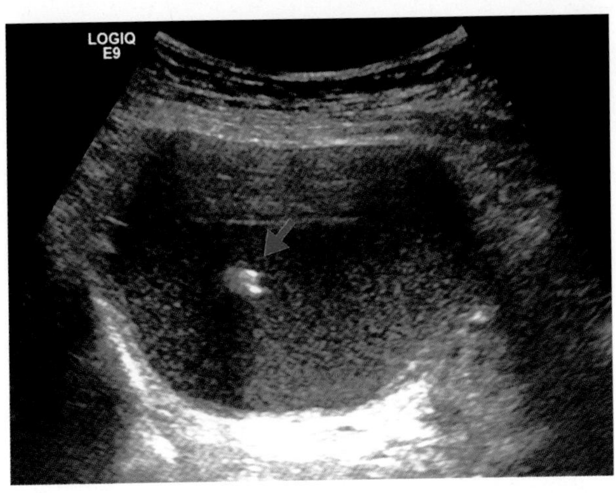


图 48-11-16a 卵巢囊肿经腹壁穿刺，囊肿中心高回声为穿刺针（箭头）

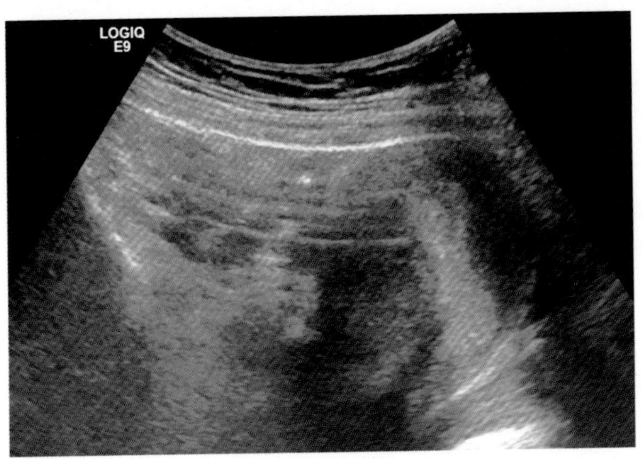


图 48-11-16b 卵巢囊肿经腹壁穿刺抽吸后囊肿完全消失

量的无菌生理盐水进行稀释，再抽吸，可反复稀释、冲洗，直至将囊内容物抽吸干净。而后注入无水乙醇凝固囊肿壁 3 分钟。若囊肿较大，注入的无水乙醇量可为抽出物的 1/3。如囊肿较小，注入的无水乙醇量可为抽出物的 1/2。若无水乙醇凝固后抽出的液体量多于注入量的 10%或内含大量的沉积物，应进行再次凝固。一般凝固 2 次即可，少数囊肿需凝固 3 次以上。若囊肿为多房性，且各房不相连通，可在一个房腔内液抽吸干净后将穿刺针退至囊壁下再穿刺另一个囊腔。抽出的囊内液应送细胞学检查。如为脓液或炎性积液，送细菌培养加药物敏感试验。

（2）经阴道穿刺：患者取膀胱截石位，常规消毒外阴及阴道。阴道探头表面涂适量耦合剂，套无菌探头套。装置穿刺引导装置后，将阴道探头置于阴道穹窿部，调整方向，使穿刺线经过靶目标。应注意调整探头位置和方向，避开子宫颈、肠管及较大的动脉血管。将穿刺针插入穿刺引导架的针槽内，用力快速将穿刺针刺入肿物内，接延长管，进行抽吸（图 48-11-17）。治疗结束拔针时，如有出血，可用干纱球置于阴道穹窿穿刺点处压迫片刻止血。穿刺前不必局麻。

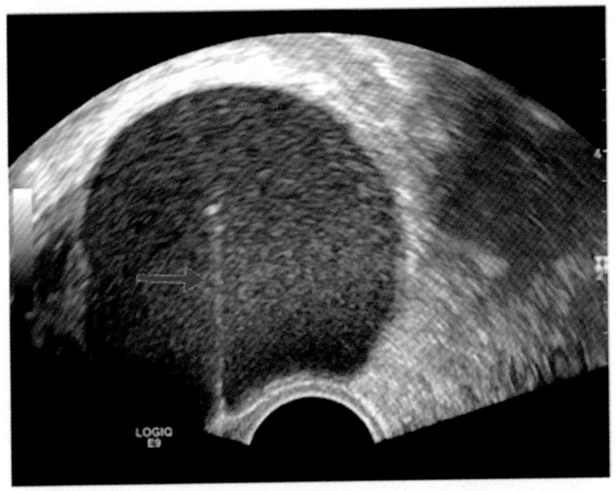


图 48-11-17a 卵巢子宫内膜异位囊肿经阴道穿刺声像图。条状高回声为穿刺针（箭头）

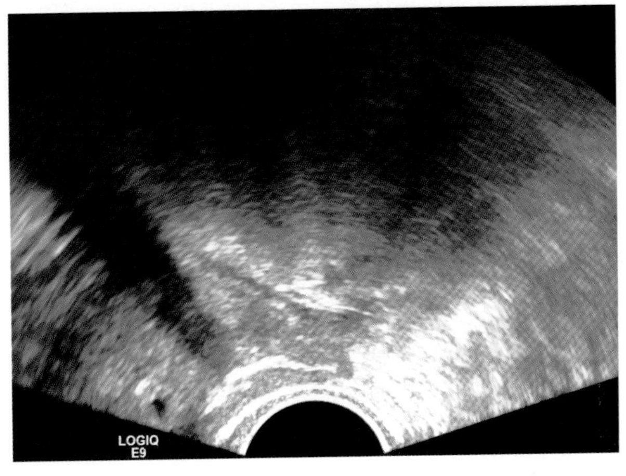


图 48-11-17b 卵巢子宫内膜异位囊肿经阴道穿刺后囊肿完全消失

3. 注意事项

（1）慎重选择适应证：绝经后妇女的卵巢囊肿，直径 <5cm、囊内液体呈无回声者大部分可自行吸收。因此，这类囊肿治疗前应超声随访观察 2～6 个月，如不消失，再决定是切除还是进行囊肿穿刺抽吸硬化治疗。治疗决策取决于囊肿的大小、有无症状、患者的年龄和她可能患卵巢癌的概率（如家族史等综合情况）及一般状况。对

于绝经后妇女，有高危手术危险者，超声引导下穿刺囊性肿物抽吸治疗是较佳的治疗方法，但术前需排除卵巢癌的可能。如不能完全排除恶性肿瘤可能，应建议患者接受腹腔镜或开腹手术治疗。

（2）黏液性囊腺瘤误穿后的处理：对术前未能准确诊断而行穿刺的黏液性囊腺瘤，若囊内液体呈胶冻状黏稠，穿刺后液体抽吸不出者，不要拔针，将针芯插入针翘内固定不动，采用另一口径稍粗的穿刺针于原穿刺针隔开一定距离处再穿刺，将内容物稍抽出后用生理盐水反复稀释、冲洗可将黏液逐渐抽出，囊内容物抽吸干净后，采用医用无水乙醇多次彻底凝固，直至抽出的液体完全清亮透明、无乳白色沉淀物时为止。注意在囊内液体未抽吸干净前不要拔针并保持针尖位置不动，囊内液体抽吸干净后立即用生理盐水反复冲洗，而后，采用医用无水乙醇多次彻底凝固。对囊内液为单纯稠厚脂质的畸胎瘤误穿刺后也可以同法处理。误穿稠厚单纯脂性畸胎瘤内容物冲洗可用温度30℃生理盐水，有助于脂质溶解稀薄易于抽出。

（3）仔细确定进针入路：应选择腹壁或前后穹窿距肿物的最近距离。在经阴道穹窿部穿刺时，穿刺针要足够长，通常需25～30cm长。经腹壁穿刺一般采用长15～20cm PTC针即可。

（4）穿刺时应用探头对腹壁或阴道穹窿部适当施加压力，使肿块紧贴腹壁或穹窿部，进针路径上要避开肠管和大血管。

（5）经腹壁穿刺当肿物较大时完全排空膀胱，肿物小于5cm可适当充盈膀胱，以对肿物起到部分固定作用。

（6）经阴道穿刺前，应详细询问病史，如患者患有霉菌或滴虫性阴道炎，应嘱患者治愈后再接受超声引导下囊肿穿刺抽吸治疗。

（7）经阴道穿刺后，应嘱患者注意穿刺局部卫生。

（8）第一次注入无水乙醇时应缓慢、少量，使患者有适当的适应过程，以减少疼痛。第二次凝固时注入的无水乙醇量以不超出抽出量的60%为宜，以防无水乙醇外渗。

（9）应注意，每次冲洗时，注入的生理盐水量不能多于抽出的液体量，以防囊内容物沿针眼外渗至腹腔内。

（10）盆腔脓肿穿刺抽出脓液后可腔内注射甲硝唑或左氧氟沙星，通常不用无水乙醇凝固，预防脓肿包裹不完全乙醇渗漏至盆腔内造成脓腔外组织凝固损伤、粘连。

### （五）疗效评价

治疗后3个月复查超声，若治疗区囊肿完全消失为治疗有效。治疗后3个月内囊肿内可有少量渗出液，以后可逐渐被机体吸收。若3个月后囊内仍有大于治疗前1/2的液体，表明治疗效果不佳，需进一步治疗。

### （六）并发症及其处理

超声引导下盆腔囊性肿物穿刺抽吸硬化治疗的并发症很少。可能的有：

1. 疼痛　多发生在穿刺时、注入无水乙醇开始凝固时及治疗结束拔针时。疼痛时间短暂，多在数秒至数十秒，绝大多数患者能耐受。个别患者疼痛剧烈，休息后也可自行缓解。

2. 出血　极少数患者经阴道穿刺后阴道出血，可能为穿刺路径上较大的血管穿刺伤。术前应注意查患者血小板及出凝血时间，并询问有无不正常出血史。对穿刺后局部出血量少者局部纱球压迫即可，出血量大者肌注止血药后均能止血。

3. 感染　穿刺前检查阴道洁净度、询问有无盆腔炎病史可减少并发感染的概率。偶有患者因非感染性囊肿治疗后合并盆腔感染，经保守抗感染治疗可痊愈。极个别患者高热持续不退，保守治疗不能控制感染，需手术治疗。如经抗感染治疗感染局限，形成盆腔脓肿并液化后，可按超声引导盆腔脓肿抽吸方法治疗。

4. 其他　在卵巢囊肿抽吸治疗中最应密切注意的问题是恶性肿瘤细胞沿针道溢出至腹腔内。因而，囊肿术前的正确定性诊断尤为重要。二维灰阶超声观察囊肿的形态，内、外壁的光滑程度，结合彩色血流显像观察肿物的血流状态，对确定肿物的良恶性很有帮助。治疗前检查血CA125及CA199，如CA199值过高，应警惕黏液性囊腺瘤可能，应建议患者至妇科接受手术肿瘤切除治疗。对疑有恶性可能，又无手术治疗的禁忌证者，应为超声引导穿刺治疗的禁忌证。

### （七）治疗后的护理和随访

超声引导盆腔囊性肿物穿刺抽吸硬化治疗创

伤微小，在门诊介入诊室内操作治疗即可，无须特殊治疗后护理。但应嘱患者注意以下事项：(1) 治疗后1周内避免剧烈运动。(2) 注意穿刺部位清洁卫生。经阴道穿刺者，治疗后1周内应避免泡盆浴及性生活，注意阴道清洗。(3) 治疗后3个月、6个月超声随访观察，评价治疗囊肿有无复发。

## 五、妇科肿瘤及疾病超声引导下经皮原位热消融治疗

超声引导经皮消融治疗是在超声影像实时引导、监控下将针状热源天线（微波或射频辐射器经皮穿刺置入至病灶内（图48-11-18），利用微波/射频产生的热能，在短时间内造成病灶组织的凝固性坏死，组织凝固性坏死后细胞脱水，病灶变小，消融后的子宫病灶组织可随月经自然排出体外或被机体逐渐吸收，腺肌病组织不再随月经周期发生出血，痛经症状得到明显改善或完全消除，同时消融后子宫及病灶明显缩小，月经过多的症状得到明显改善或消除，贫血状况得到有效纠正。子宫肌瘤消融后肌瘤明显缩小或经阴道排出体外，使子宫明显缩小。该项治疗在病灶局部形成内源性连续或间断加热，升温速度快，消融效率高，治疗省时，消融效果好，治疗后盆腔器官组织结构无明显变化，对患者月经周期及卵巢无明显影响，是一项创伤非常微小的有效治疗方法。适用于子宫肌瘤、局灶性子宫腺肌病、弥漫性子宫腺肌病、腹壁子宫内膜异位病灶、手术后复发的难治性卵巢黏液性囊腺瘤。

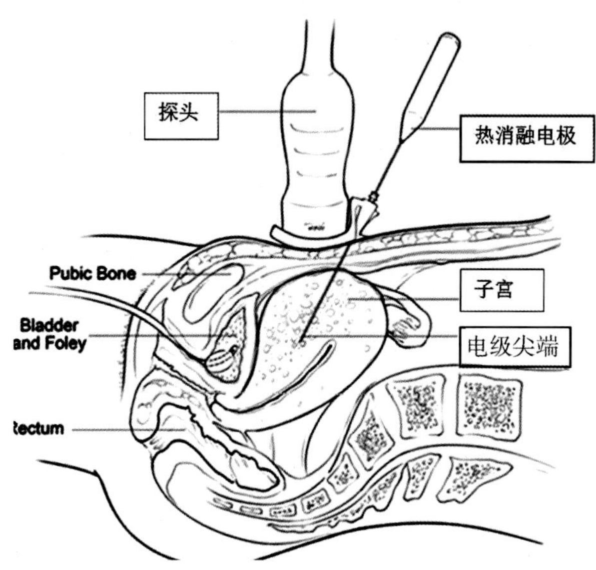


图48-11-18 超声引导经皮子宫病变热消融示意图

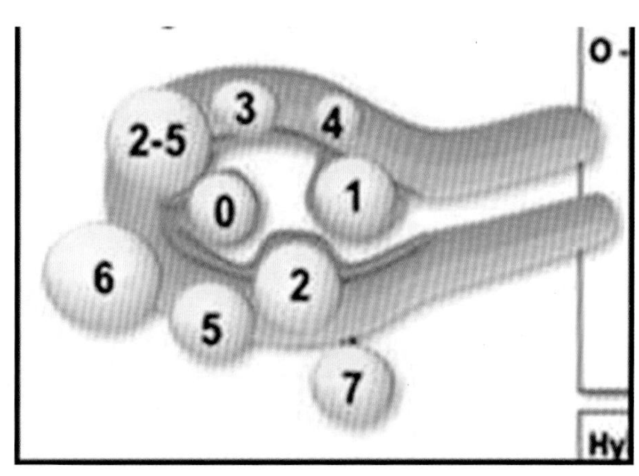


图48-11-19 FIGO子宫肌瘤分级示意图

### （一）超声引导下经皮原位热消融治疗子宫肌瘤

1. 适应证 育龄期妇女的子宫肌壁间肌瘤、黏膜下肌瘤及宽蒂的浆膜下肌瘤（FIGO分级0～6级，图48-11-19），合并月经过多、贫血、压迫症状如尿频、腹痛、排便困难等。

2. 禁忌证 子宫恶性病变。有细蒂的浆膜下肌瘤为相对禁忌证（FIGO分级7级）。

3. 患者治疗前准备

术前实验室检查：血、尿、便常规；出凝血时间；乙肝5项；抗HIV及梅毒抗体。

术前影像学检查：常规超声检查评价子宫肌瘤部位、血液供应情况，测量病灶大小；静脉超声造影观察病灶血液灌注程度。增强MRI观察病灶大小、部位及其与周围组织的关系。对有心脏疾病史者应查超声心动图及心电图。

子宫颈TCT以排除子宫颈早期恶性病变。

术前半小时插导尿管，使膀胱适当充盈。

4. 器具与治疗仪

(1) 超声仪：彩色超声仪，探头频率2.5～4.5 MHz，配有穿刺引导架和低机械指数造影功能。

(2) 治疗仪：微波肿瘤消融治疗仪或射频消融仪。微波仪发射频率为2450 MHz，连续波和脉冲波2种工作方式。天线应为硬质、针型、植

入式、缝隙微波发射，防粘，长度依据拟消融病灶大小而定。天线内部有水循环冷却系统降低杆温。射频消融治疗仪采用单针头可调节电极，依据消融病灶大小调节辐射端长度。

5. 治疗操作流程

患者平卧位。超声择点、定位，常规消毒、铺巾。静脉清醒镇静麻醉。采用氟比洛酚脂 2 mg/kg 静脉滴注，辅以丙泊酚 4 mg/kg・h 泵入静脉麻醉，术中监测患者血压、脉搏及血氧饱和度。超声引导下经皮穿刺于子宫肌瘤病灶内置入微波或射频电极（图 48-11-20）。若采用微波消融，设置微波输出能量为 50 W 或 60W，启动辐射能量进行消融。热辐射开始后天线辐射裂隙处组织回声开始增高，并逐渐扩大至整个肌瘤内（图 48-11-21a、b、c）。不同大小肌瘤所需微波能量与微波作用时间组合可参考（表 48-11-1、表 48-11-2）。消融过程中超声实时监测子宫肌瘤及其周围组织回声变化，当高回声到达肌瘤边缘时停止热辐射。记录患者术中反应，包括有无疼痛、疼痛部位，有无放射痛或不适感。消融后即刻行彩色多普勒超声检查，观察子宫肌瘤内血液供应情况，继而行经静脉超声造影，观察消融范围。消融治疗结束 1 h 后行尿常规检查，无异常即可拔除导尿管。

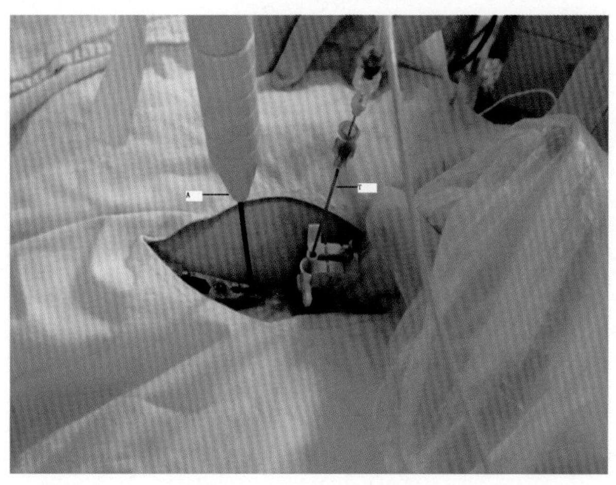

图 48-11-20　超声引导下经皮穿刺肌瘤内植入微波天线图

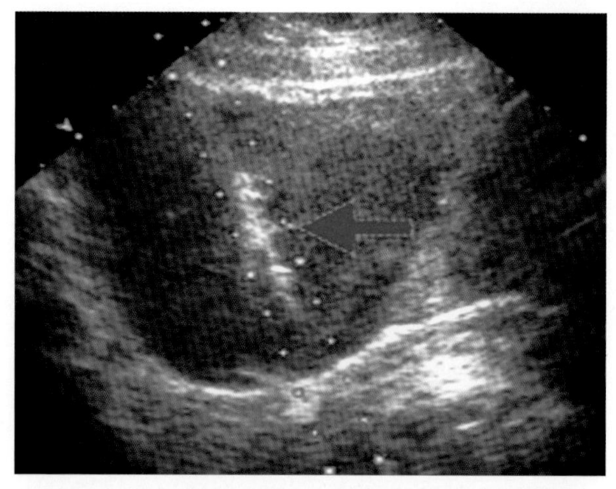

图 48-11-21a　超声引导下经皮穿刺肌瘤内植入微波天线声像图，条状高回声为天线（箭头）

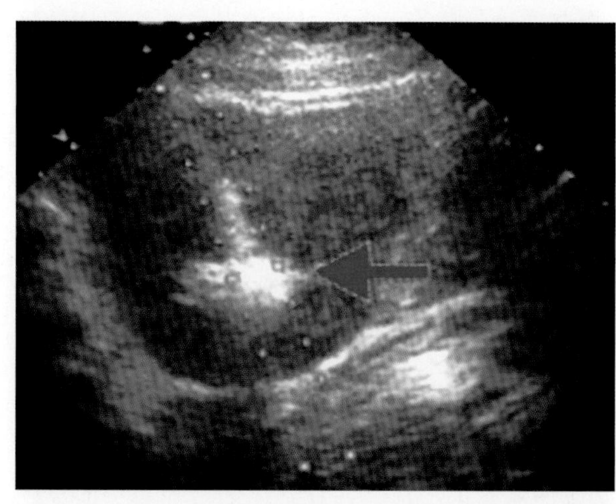

图 48-11-21b　微波开始辐射后，辐射裂隙周围组织回声增高（箭头）

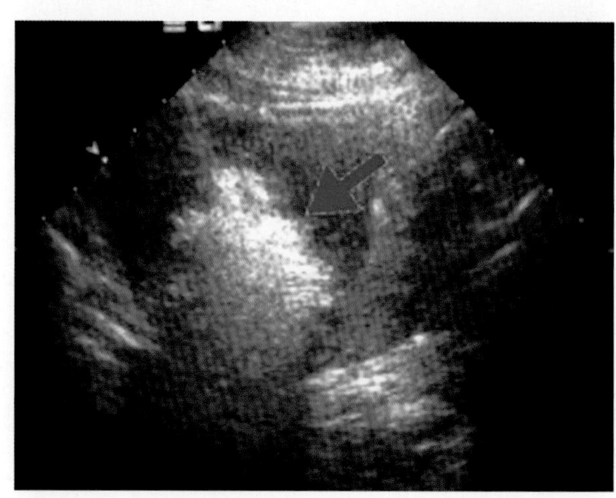

图 48-11-21c　微波辐射 100 后，高回声覆盖了肌瘤的大部分（箭头）

表 48-11-1 单导微波电极不同功率作用 300 s 形成的消融范围（$\bar{x}\pm s$）

| 能量（w） | 长度（cm） | 宽度（cm） | 高（cm） | 体积（cm³） | 长/宽 | 长/高 |
|---|---|---|---|---|---|---|
| 40 | 3.9±0.6 | 3.0±1.1 | 2.3±0.6 | 13.9±8.2 | 1.3 | 1.7 |
| 50 | 4.3±0.6 | 3.0±0.6 | 2.8±0.4 | 17.4±4.2 | 1.4 | 1.5 |
| 60 | 5.1±1.2 | 3.1±1.0 | 2.9±0.4 | 22.9±11.3 | 1.6 | 1.8 |
| 70 | 5.3±1.0 | 3.3±0.8 | 2.9±0.6 | 24.6±8.6 | 1.6 | 1.8 |

表 48-11-2 单导微波电极不同功率作用 600 s 形成的消融范围（$\bar{x}\pm s$）

| 功率（w） | 长（cm） | 宽（cm） | 高（cm） | 体积（cm3） | 长/宽 | 长/高 |
|---|---|---|---|---|---|---|
| 40 | 4. 7±0.6 | 3.2±0.4 | 2.6±0.7 | 19.6±7.4 | 1.5 | 1.8 |
| 50 | 5.1±0.8 | 3.5±0.7 | 3.5±0.8 | 31.2±10.9 | 1.5 | 1.5 |
| 60 | 5.5±1.1 | 3.6±0.7 | 3.7±0.4 | 36.6±8.5 | 1.5 | 1.5 |
| 70 | 5.9±1.0 | 3.8±1.3 | 3.9±0.5 | 43.7±12.1 | 1.6 | 1.5 |

6. 疗效评价

(1) 消融效果评价

消融治疗后即刻可通过灰阶超声高回声范围测量粗略评价消融范围，待热场气泡消散后可行静脉超声造影较准确评价消融范围（图 48-11-22 a、b）。消融后 3 天内盆腔平扫＋增强 MRI 评价消融区域与周围组织间关系、病灶消融是否彻底及周围组织器官有无损伤。以造影剂无灌注区为组织消融坏死区，以坏死区占子宫肌瘤百分比评价消融率。

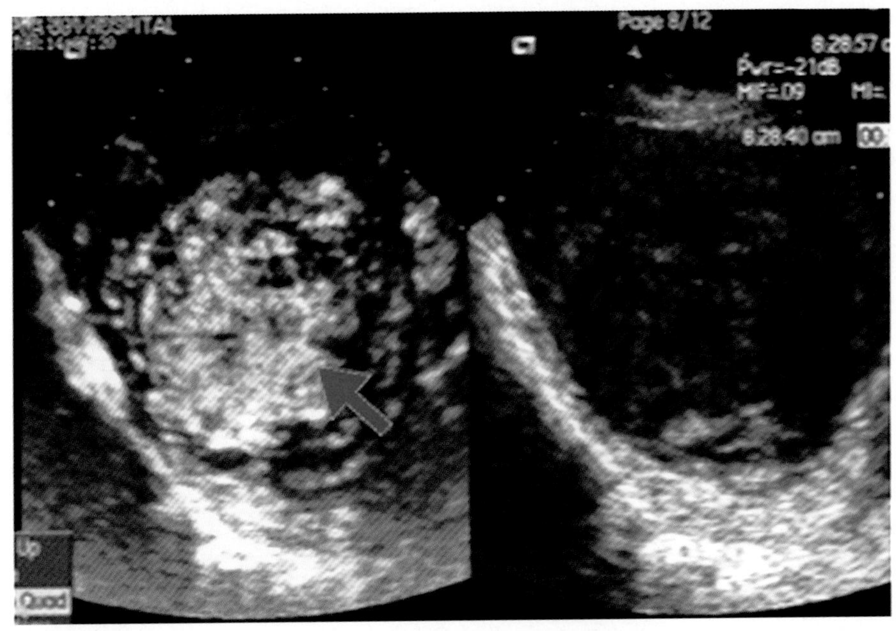


图 48-11-22a 超声引导经皮穿刺子宫肌瘤微波消融前静脉超声造影图，肌瘤内呈高增强（箭头）

①消融效果分级：

a. 彻底消融：消融后 1d 内超声造影或增强 MRI 子宫肌瘤内完全无增强呈“空洞征”，仅剩有肌瘤浆膜层有造影剂灌注。彩色多普勒血流成像：0 级，瘤内和瘤周血流信号消失，消融后 3 个月子宫肌瘤体积缩小率＞50%。

b. 大部分消融：消融后 1d 超声造影或增强 MRI 无灌注区体积占子宫肌瘤总体积≥80%，肌

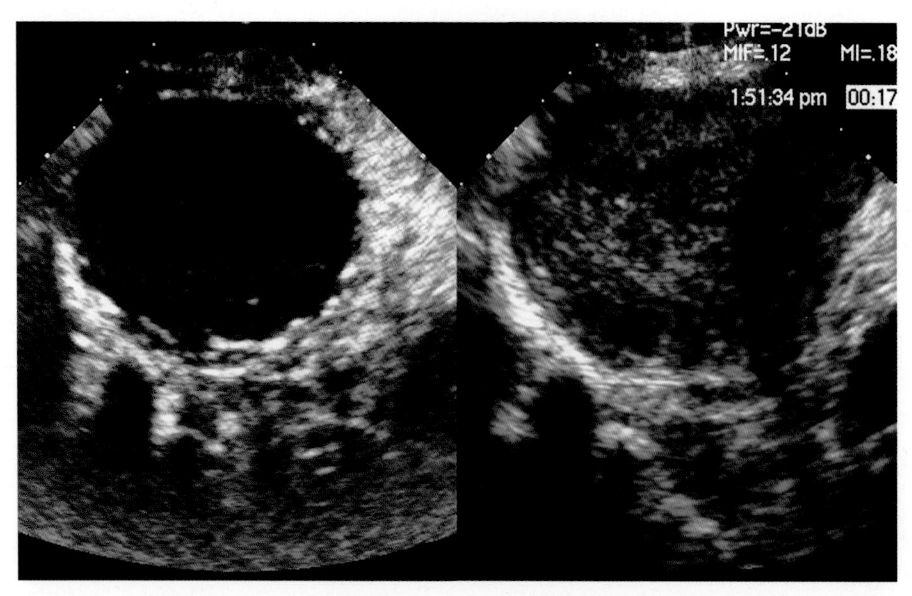


图 48-11-22b 消融后肌瘤内无造影剂充盈，“呈无回声”区

瘤内绝大部分区域无增强，仅周边区域有增强区；彩色多普勒血流成像：0～Ⅰ级；

c. 部分消融：消融后超声造影或增强 MRI 无灌注区体积占子宫肌瘤总体积＜50％，肌瘤内约 50％区域有造影剂灌注。彩色多普勒血流成像：Ⅰ级。

②肌瘤消融率及肌瘤缩小率计算

子宫肌瘤消融率（坏死率）评价：采用计算公式：子宫肌瘤消融率＝消融后子宫肌瘤无增强体积／消融前子宫肌瘤造影剂增强体积×100％

肌瘤缩小率评价：依据公式（$4/3\pi r^3$）计算肌瘤体积，其中 r 为平均半径（平均径/2）。肌瘤平均径计算方法：肌瘤（长＋宽＋高）/3。肌瘤缩小率计算公式：消融前肌瘤体积-消融后肌瘤体积／消融前子宫肌瘤体积×100％。

不同类型子宫肌瘤消融前后图像见图 48-11-23～图 48-11-27。

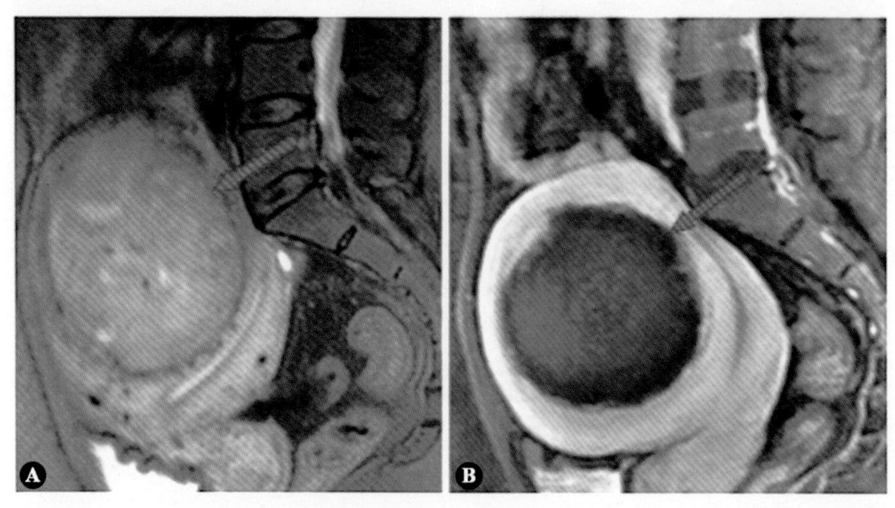


图 48-11-23 子宫前壁肌壁间肌瘤微波消融前后增强 MRI；A. 消融前肌瘤整体增强；B. 消融后肌瘤无增强（显示肌瘤坏死）

（2）临床疗效评价

评价指标：子宫肌瘤体积缩小率，子宫肌瘤相关症状与健康相关生活质量调查问卷评分，对于贫血患者比较治疗前后血红蛋白定量。

①治疗效果非常显著：符合下列条件之一：消融后 3 个月子宫肌瘤体积缩小率＞50％，贫血

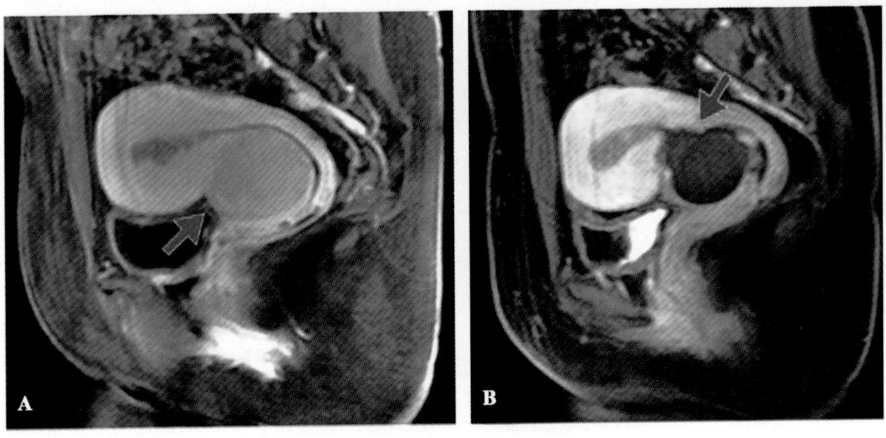

A. 消融前肌瘤整体增强，B. 消融后肌瘤无增强（显示肌瘤坏死）

**图 48-11-24 子宫颈肌瘤微波消融前后增强 MRI**

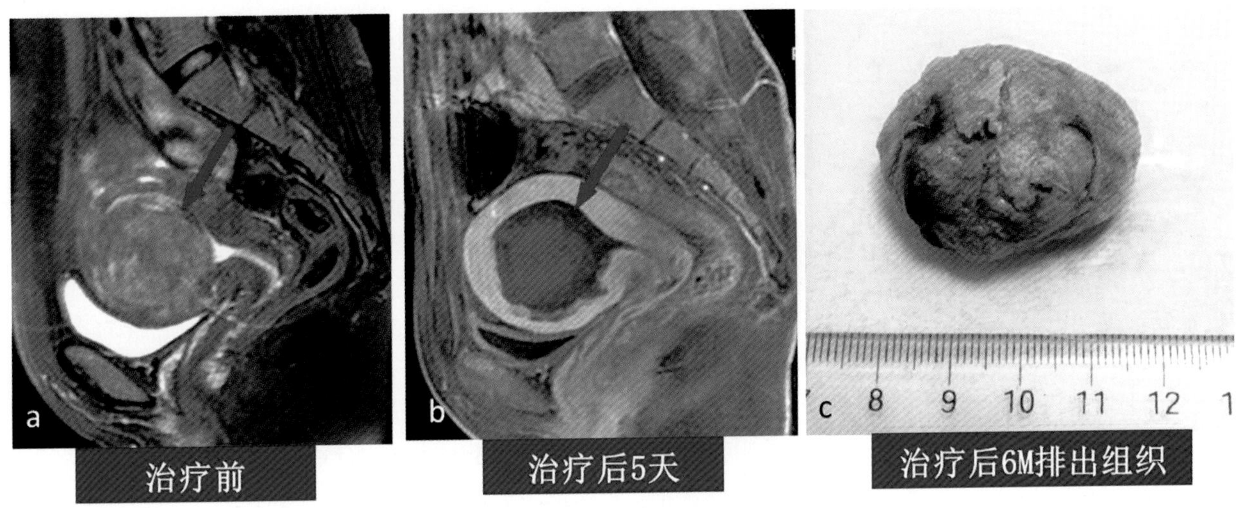


a. 消融前肌瘤增强；b. 消融后肌瘤坏死无增强呈（箭头）；c. 消融后完整排出的肌瘤

**图 48-11-25 FIGO 0 级黏膜下肌瘤微波消融前后核磁图**

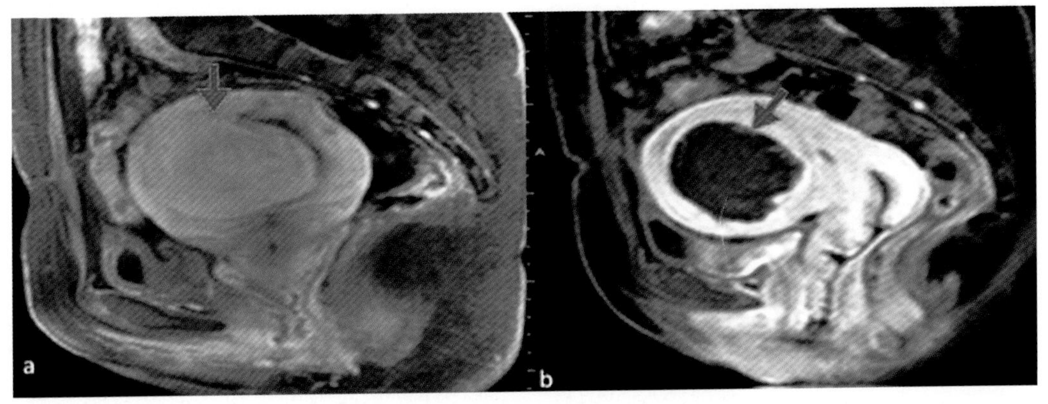

a. 消融前肌瘤增强；b. 消融后肌瘤坏死无增强（箭头）

**图 48-11-26 手术切除后复发黏膜下肌瘤射频消融前后核磁图**

患者非月经期血色素定量达正常人水平，子宫肌瘤相关症状评分下降＞治疗前分值 50%，与健康相关生活质量评分升高＞治疗前分值 50%。

②治疗效果显著：消融后 3 个月子宫肌瘤体

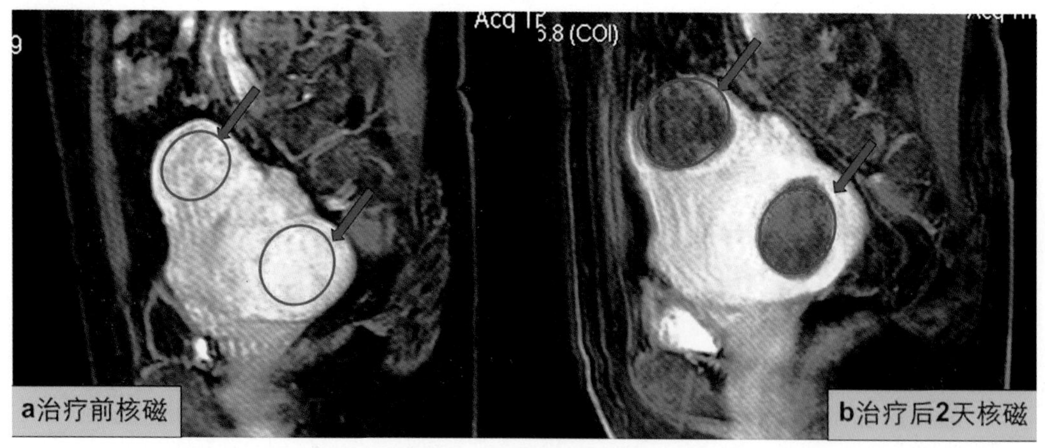


a. 消融前肌瘤增强；b. 消融后肌瘤坏死无增强

**图 48-11-27　浆膜下肌瘤射频消融前后核磁图**

积缩小率＜49%，＞20%；贫血患者非月经期血色素定量较治疗前升高＞ 3g/L；子宫肌瘤相关症状评分下降＞治疗前分值 30%，＜49%，与健康相关生活质量评分升高＞治疗前分值 30%，＜50%。

③治疗有效：消融后 3 个月子宫肌瘤体积缩小率＜20%，＞10%；贫血患者非月经期血色素定量较治疗前升高 2g/L；子宫肌瘤相关症状评分下降＞治疗前分值 10%，＜29%，与健康相关生活质量评分升高＞治疗前分值 10%，＜29%。

④治疗无效：消融后 3 个月子宫肌瘤体积缩小率＜10%；贫血患者非月经期血色素定量较治疗前无变化；子宫肌瘤相关症状评分及与健康相关生活质量评分较治疗前无变化。

7. 并发症及其处理

（1）并发症的界定：依据国际介入放射协会（Society of Interventional Radiology）SIR 标准 D 级以上为严重并发症，如肠道损伤、膀胱损伤，C 级为轻度并发症

（2）治疗后并发症及副作用

① 疼痛：约 10%患者在治疗后 8 小时内可出现穿刺点或消融部位疼痛，大多数患者可耐受，8 小时内可自行缓解，不能耐受者可给予口服止痛药或消炎痛栓一次。

② 阴道排液：黏膜下肌瘤患者消融后可出现阴道排液，常呈淡粉色，多在 1～2 周内自行消失，极少数患者可持续数月。消融中注意消融灶边缘与子宫内膜基底层间距离可减少阴道排液时间。

③ 恶心：麻醉后极少数患者可出现恶心，极个别患者可出现呕吐。准备充分后再开始消融，尽量缩短麻醉时间和麻醉用药量可减少恶心等麻醉副作用的发生率。若有发生则对症处理。

④ 血压升高：极个别患者麻醉清醒后可有血压升高。治疗前询问患者有无血压波动性升高史，并尽量缩短麻醉时间，在术前准备工作充分，开始热辐射前麻醉给药。若发生高血压对症处理。

⑤ 皮肤灼伤：采用射频消融时需注意电极板粘贴处及电极植入处皮肤热灼伤。电极板黏贴处脱脂、脱毛处理及注意电极与皮肤黏贴紧密可减少局部皮肤热灼伤的概率。电极植入处避免金属钳靠紧皮肤钳夹电极，注意微波天线或射频电极植入深度及消融中高回声后场范围，可避免局部皮肤灼伤。

⑥ 子宫内膜组织沿穿刺针道种植：穿刺时避免穿过子宫内膜，对合并有子宫腺肌病的肌瘤尽量减少穿刺，可避免此类副作用发生。

⑦ 宫腔或消融区感染：发生率极低。治疗中尽量减少宫腔内置管、宫内举宫器等宫内操作，治疗后 3 个月内避免公共浴池洗浴、游泳等可有效预防感染。

⑧ 肠道热损伤：子宫肌瘤有完整的假包膜，在一定时间内可有效地将热场限制在肌瘤浆膜内，故消融安全性很高，极少发生肠道热损伤。肠道损伤往往是因为电极植入时穿过肠管或肠系膜所致。穿刺路径严格避免经过肠道、膀胱等器官结构，消融中超声实时三维空间监测消融范围，当高回声到达约定部位后及时停止热辐射可有效避免肠道的热损伤。对于有盆腔手术史或严重盆腔炎病史患者，治疗中经腹壁或经阴道穿刺制造人

工腹水，将肌瘤与周围组织分离也可起到有效保护肠管的作用。发生肠道损伤时需要外科手术处理。

⑨ 消融坏死组织大块经阴道排出造成腹痛：较大的黏膜下肌瘤消融后整体排出时常可堵在阴道口，可引起下腹部分娩样剧烈疼痛。可在直视下用宫颈钳帮助夹出坏死组织并口服抗生素 3 天预防感染。

8. 消融注意事项及操作技巧

（1）恰当掌握适应证：对于 FIGO 分级 0 级和 7 级的肌瘤，应建议患者首选接受宫腔镜或腹腔镜肌瘤摘除治疗。若 0 级肌瘤较大，妨碍宫腔镜插入，无法进行宫腔镜治疗者，可作为经皮微波热消融适应证。1 级至 6 级肌瘤是消融治疗较好适应证。当肌瘤过多、子宫过大、患者年龄超过 45 岁以、无妇科手术禁忌证者，建议首选妇科肌瘤剔除或者手术子宫切除治疗。

（2）宫腔内的黏膜下肌瘤消融中子宫内膜保护及促进肌瘤消融后排出措施：对于有生育要求患者的 0 级、1 级及 2 级肌瘤，消融中需注意保护子宫内膜不受热损伤，尤其是子宫体上段的内膜。消融前可向宫腔内放入输卵管造影导管，气囊置于宫颈内口，消融中充盈气囊，将子宫前后壁内膜分开。对于完全或者大部分突入至子宫腔内的大肌瘤，无宫腔镜手术适应证者，消融前可经宫腔造影导管向宫腔内注入无菌生理盐水将肌瘤宫腔面包绕，将肌瘤浆膜面和子宫内膜分开，起到保护子宫内膜的作用（图 48-11-28）。消融时穿刺电极最好经过肌瘤蒂部，以使到肌瘤蒂部彻底消融，可以促进消融后肌瘤完整经阴道排出体外。

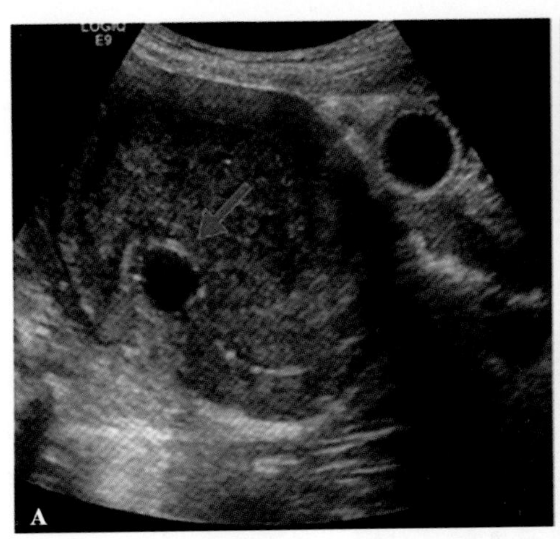


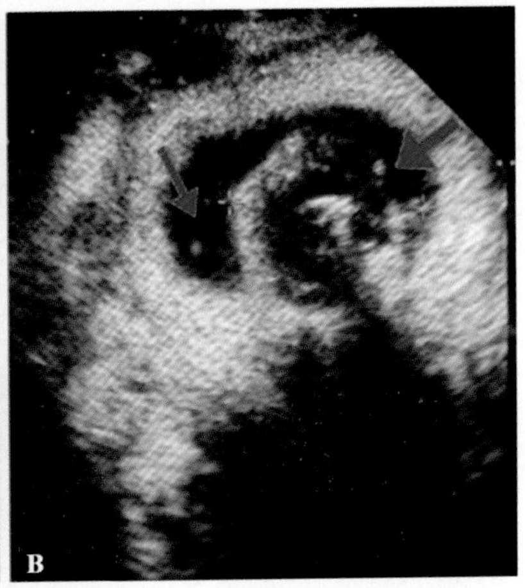


A. 宫腔内导管球囊（箭头）；B. 宫腔内生理盐水包饶黏膜下肌瘤（细箭头），粗箭头为黏膜下肌瘤

**图 48-11-28 宫腔内放置造影导管保护子宫内膜**

（3）减少子宫肌瘤穿刺难度与消融风险：对于后位子宫的后壁肌瘤，穿刺前向阴道后穹窿填塞大纱球数个，以支撑后穹窿，起到肌瘤相对固定作用，减少穿刺难度（图 48-11-29A、B）。对于过度后倾的子宫，可以采用宫外举宫器放置于阴道后穹隆处将子宫体向前托举，也可减少穿刺难度（图 48-11-30、图 48-11-31）。对于硬度大、活动度大、精准穿刺困难的肌瘤，可在植入消融电极前先在肌瘤非中心位置植入 21G PTC 针（细针穿刺精准度高），作为固定桩，而后在预定消融部位植入电极，可提高穿刺的精准性。对于后位子宫后壁的浆膜下肌瘤，消融前经阴道后穹窿细针穿刺注入适量生理盐水可增大子宫肌瘤和直肠间距离，降低直肠损伤风险。

（4）盆腔手术或者子宫切开手术后盆腔粘连严重者消融中肠道保护：对于盆腔粘连严重者消融前可向盆腔内注入无菌生理盐水造成人工腹水，使子宫漂浮于腹水中，将子宫与周围肠道尽量分开，起到保护子宫周围肠道的作用。穿刺路径中绝对避开肠道，消融中注意热场扩散范围，将热场有效限制在肌瘤内等措施均可有效预防消融中的肠道损伤。

（5）治疗后宫腔感染声像图表现及处理：治疗后子宫内膜或消融区感染表现为局部不均匀高

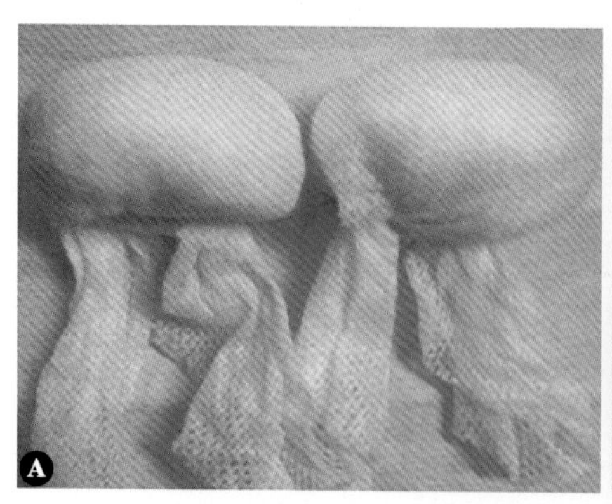
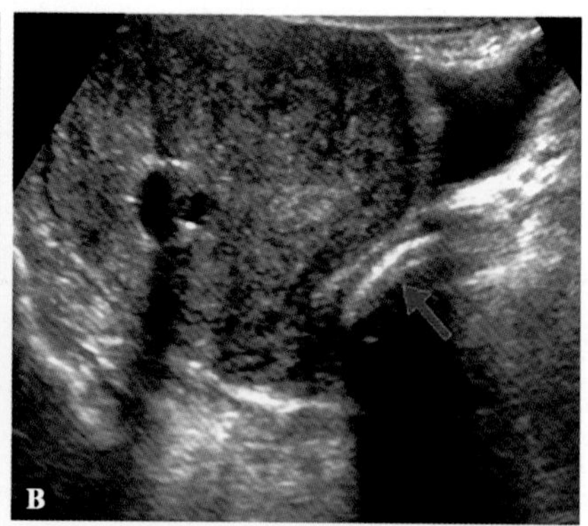

图 48-11-29　A. 纱球；B. 后位子宫后壁病灶阴道后穹窿填塞大纱球

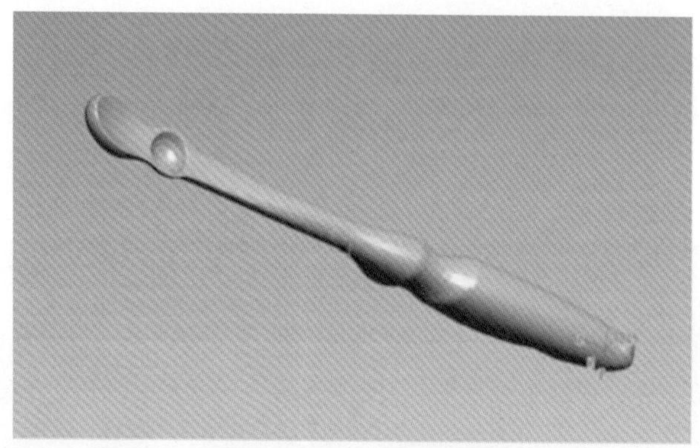

图 48-11-30　宫外举宫器

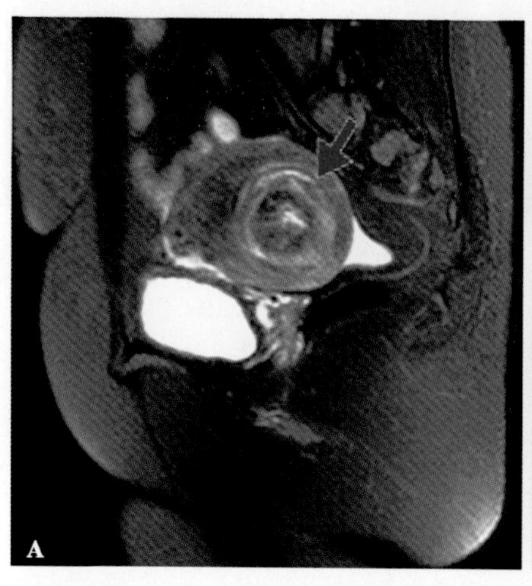
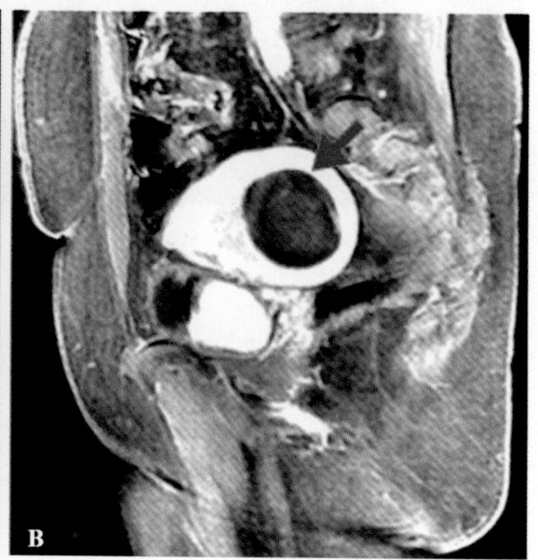

A. 消融前肌瘤部分高信号；B. 消融后肌瘤完全坏死无增强

图 48-11-31　后位子宫后壁肌壁间肌瘤

回声（图 48-11-32），临床症状表现为发热、白细胞增高。当治疗后超声检查发现治疗区局部不均匀高回声且有相应临床表现时需高度警惕感染并及时抗感染处理，如果局部出现感染液化的无回声且患者体温升高持续不降时可超声引导穿刺，局部脓液抽吸后注射甲硝唑或者左氧氟沙星等抗生素治疗，但注意局部不要反复注射液体冲洗，以预防感染扩散。

（6）治疗前详细询问患者月经史，如停经超过一个月应查血 HCG，以排除早孕。

9. 治疗后的护理和随访

消融后的护理主要有观察患者体温、疼痛情

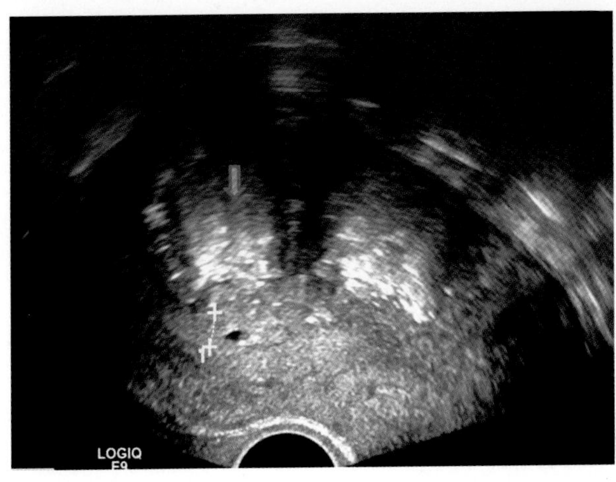


图 48-11-32 宫内感染超声图 感染区域呈不均匀高回声

况，包括疼痛部位和程度、尿、便情况。轻度的体温升高为治疗后的反应，无须处理。疼痛者应注意疼痛部位和程度，若为消融区局部疼痛，可对症处理。子宫肌瘤患者消融后 2～4 小时可逐渐恢复活动，6 小时可逐渐恢复饮食。先进软食，治疗次日无特殊情况可恢复正常饮食。应注意保持患者大便通畅，必要时可给予缓泻剂以使大便通畅。消融后 3 个月、9 个月及 12 个月复查超声，测量肌瘤大小，计算肌瘤缩小率。采用子宫肌瘤症状评分评价患者症状改善情况，采用主观疼痛评分法评价痛经改善情况。

10. 病历记录和管理

详细记录病历资料，包括病史，症状出现并持续时间、症状严重程度，患者求治诉求，常规体格检查结果，消融使用技术，如微波/射频；消融前、后影像检查结果，血、尿、便检验结果，详细记录术中治疗过程及术中出现的异常情况，术后并发症的处理方式。

各种表格附病历后面：包括微波消融治疗记录及报告，麻醉记录，消融中使用的微波电极及穿刺活检针出厂条形码，消融后护理记录，患者或患者授权亲属签署并有术者签字的治疗知情同意书、治疗自愿书、静脉超声造影知情同意书、麻醉知情同意书，详细交代的术后注意事项，治疗前后的痛经评分调查表，历次复查时的超声检查结果及化验检查结果。

消融治疗记录单（或报告单）上术者及超声引导者均应签署姓名。

## （二）子宫腺肌病超声引导下经皮穿刺原位热消融治疗

1. 子宫腺肌病概况

子宫腺肌病是子宫内膜腺体和间质异位至子宫肌层内，在激素的影响下发生周期性出血，肌纤维结缔组织增生，形成的弥漫性或局限性病变。以 30～50 岁经产妇多见，有文献报道发病率高达 10%～65%，近年随着晚婚晚育的女性群体增加，发病年龄有年轻化趋势。子宫腺肌病的主要症状为进行性加重的痛经、月经量大、贫血等，使患者生活质量明显减低，症状严重者每逢月经期被病痛折磨得痛不欲生，不能正常生活与工作，需要治疗以减轻或消除临床症状，提高生活质量。

2. 超声引导经皮原位热消融治疗子宫腺肌病的目的与原则

（1）治疗目的：在保留子宫基础上，使病变组织被热凝固原位灭活，病变缩小，凝固坏死的组织不再随月经周期出血，减轻或消除痛经、贫血等临床症状，提高患者生活质量。

（2）治疗原则：治疗症状性子宫腺肌病，对无症状或症状不影响正常生活与工作的患者可观察或建议先采取妇科无创治疗，如宫内曼月乐环，口服药物等。消融治疗中坚持安全第一，对无生育要求的患者尽可能彻底的消融病灶组织，以提高远期临床效果。

3. 适应证和禁忌证

（1）适应证

诊断明确的子宫腺肌病，患者为育龄期，临床表现及性腺激素水平无围绝经期相关征象，伴有明显的进行性痛经、月经过多等临床症状，且症状持续 1 年以上，使用药物等保守治疗后症状改善不明显或继续加重。

（2）禁忌证

①子宫恶性病变。

②不能耐受静脉麻醉者。

③有急性盆腔炎症者。

④患有严重的心脑血管疾病、肺部疾病及恶病质者。

4. 治疗前准备

（1）患者准备

①与患者交流，了解患者求治的目的。了解病史：包括有无出血史、盆腔手术史、感染史、

糖尿病、高血压、服用抗凝药物、心脏起搏器、患恶性肿瘤等，向患者详细告知经皮热消融治疗的优势与不足、预期疗效、潜在的并发症及副作用。对于服用抗凝药物者，需停用一周后再进行穿刺治疗。

②完善治疗前常规检查：血常规、生化检查、凝血功能、心电图、超声检查、CA125 及 CA199、胸片、盆腔平扫＋增强 MRI、宫颈 TCT。

③有宫内节育器者需取出，待无出血后再进行治疗，因子宫腺肌病为择期治疗，最好在摘除宫内节育器后有过一次正常月经后再治疗，以预防感染或出血。

④避开月经期及排卵期。

⑤由患者本人或授权人签署相关知情同意书（经皮消融治疗同意书，超声造影同意书，授权同意书，组织活检知情同意书）。

⑥填写子宫腺肌病症状及与健康相关生活质量问卷调查表及痛经评分表，评价临床症状严重程度。

⑦治疗前禁食水 6 小时，有严重便秘者可服缓泻剂导泻以减少肠气干扰。对于有盆腔手术史，盆腔组织器官粘连严重者可于治疗前进行肠道准备，以预防肠道损伤后盆腹腔严重感染。

⑧消融前半小时插导尿管（夹闭）

⑨对于病变范围大、预计消融时间长的已婚患者，可于消融前 5 分钟向患者阴道内填塞浸泡冰盐水的大纱球 2～3 枚，以预防消融中热场扩散的气泡经阴道流出烫伤阴道黏膜，也便于术后即刻观察阴道有无出血。

（2）治疗室及仪器准备

治疗室应具有层流设备和设备带。超声仪器及消融治疗仪处于正常工作状态。备好消融治疗手术包、超声探头穿刺引导装置、无菌探头套、消融电极固定夹。及急救药品。

（3）评价病变程度

①测量子宫体大小：超声或增强 MRI 测量子宫体大小及病灶厚度并记录。

②评价症状严重程度：痛经评分及血红蛋白定量。

（4）拟定消融治疗方案

①选择穿刺路径及穿刺深度，评估穿刺的安全性及准确性：应选择病灶距离腹壁最近，且病灶最大厚度处的穿刺路径，穿刺路径上绝对避开肠道、膀胱、动脉血管，尽量避开子宫内膜。

②根据子宫位置、腺肌病灶厚度及位置，拟定置入的消融电极数量及电极大小（常规应用辐射点至尖端 1.1 或 0.5cm 电极），以 2 根电极为上限。病灶厚度＜3cm 置入 1 根电极。病灶厚度＞3cm，宽度＞5cm 且血流丰富者可考虑并排置入 2 根电极，消融计量可参照子宫肌瘤消融量表。在留有充分安全范围的情况下，尽可能一次性完成彻底消融治疗图 48-11-33。

③治疗前对疑有恶变的病灶应建议患者接受超声引导穿刺组织活检，组织送病理检查。

（5）麻醉师评估麻醉的安全性

麻醉方法：静脉清醒镇静麻醉加局部麻醉。

（6）治疗操作常规

①患者平卧位，暴露下腹部。

②常规超声扫查择点、定位、确定穿刺点。静脉超声造影，评价病灶性质及血供状态。常规皮肤消毒、铺无菌巾。探头表面涂适量耦合剂，套无菌探头套，装置穿刺引导架。穿刺点局部皮下 0.1%利多卡因局部麻醉。

③静脉麻醉。

④超声引导下病灶内置入微波/射频消融电极。

⑤设置微波或射频输出能量进行消融。

⑥消融过程中超声实时监测消融区内回声变化，当高回声到达预定消融区边缘约 0.3cm 时停止消融，消融过程中注意监测子宫内膜回声变化，当内膜或宫腔内出现流动的高回声时停止辐射。

⑦消融中监护患者的血压、脉搏、心率，血氧饱和度等生命指征。

⑧微波/射频辐射停止后行彩色超声成像及静脉超声造影，观察消融区有无血流信号及无造影剂灌注范围，作为初步判定消融后组织坏死范围，若拟定消融的靶目标内仍有血流信号或大范围造影剂充盈区，应即刻进行补充消融。

⑨消融结束，停止热辐射，拔出消融电极，清理穿刺点皮肤，并加压包扎。观察导尿管流出的尿液颜色，待患者清醒，可自行排尿后可拔出导尿管。

⑩将患者送至恢复室观察 30 分钟，心电监护各项生命指征，无特殊情况消融后 6 小时可进流食。各类子宫腺肌病消融前后 MRI 图像见图 48-11-33～图 48-11-36。

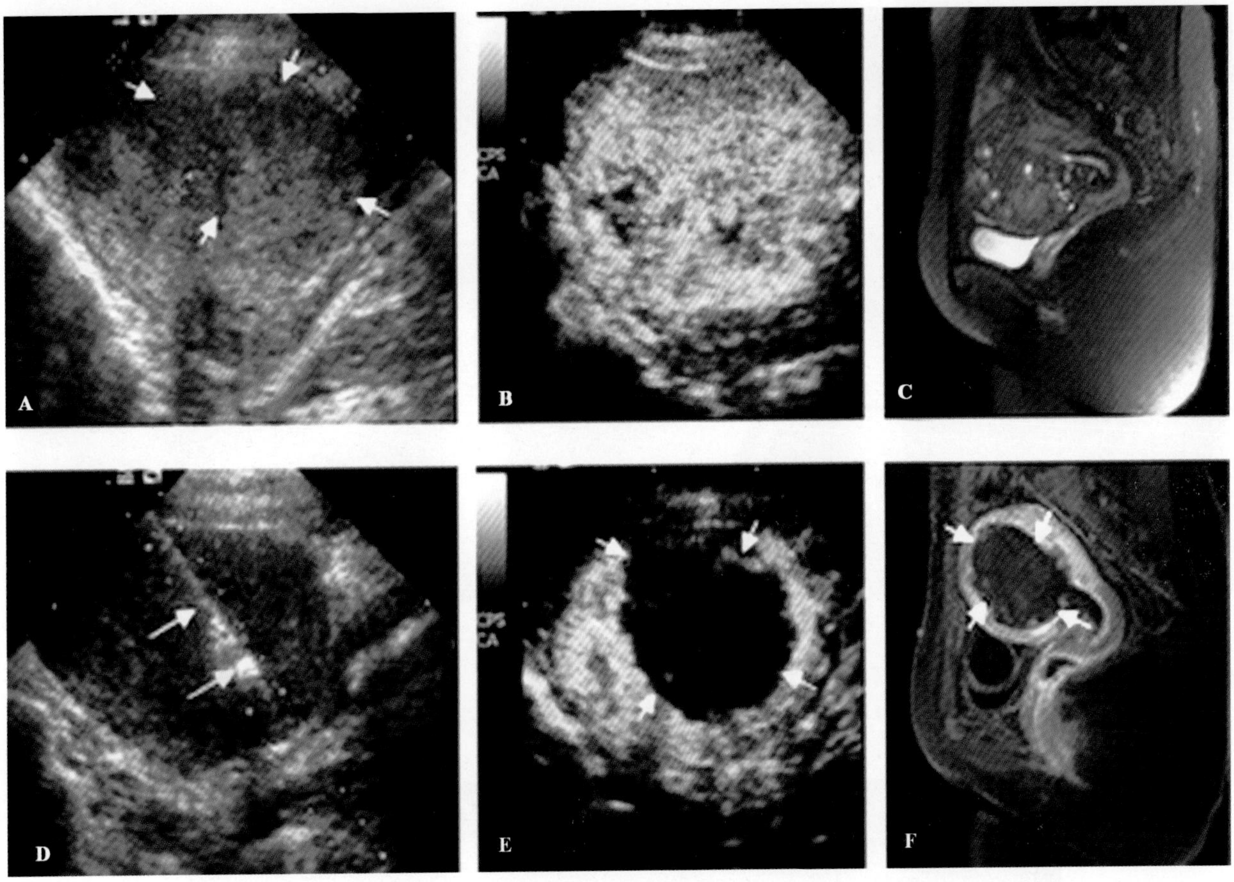

A. 治疗前灰阶超声，箭头所示区域为拟消融区；B. 治疗前超声造影示病灶强化；C. 治疗前矢状面 T2 脂肪抑制序列，子宫前壁结合带显著增厚，见弥漫分布灶状高信号；D. 微波电极（白箭头）植入病灶内，在裂隙处开始辐射（黄箭头）；E. 治疗后即刻超声造影，箭头示消融区内无强化；F. 增强 MRI 矢状面，箭头所示为治疗后病灶无增强。

**图 48-11-33 宫前壁局灶性腺肌病**

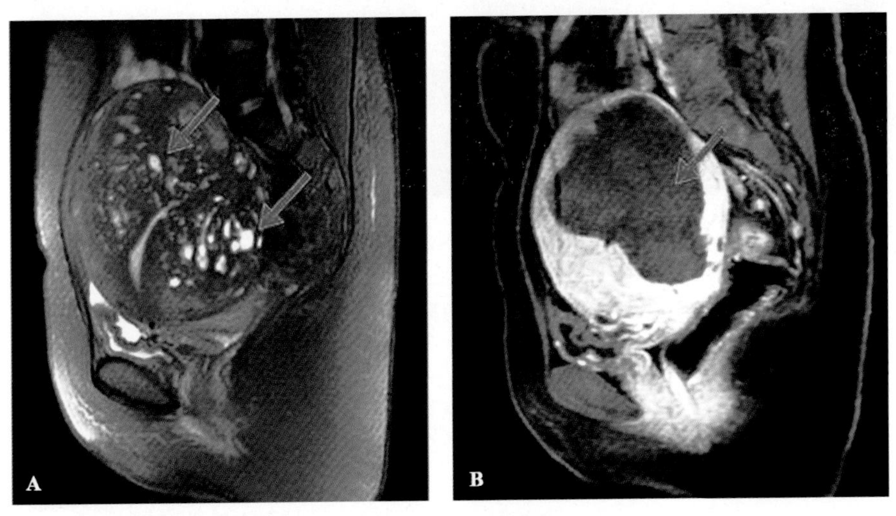

A. 前后壁病灶消融前（箭头）；B. 前后壁病灶消融后，病灶大部分坏死无增强（箭头）

**图 48-11-34 弥漫性子宫腺肌病微波消融前后 MRI 图**

（7）消融后观察指标

①消融后即刻观察阴道有无血性分泌物、导尿管内尿液颜色有无变化，尿液量有无异常。

②有无恶心呕吐症状。

③有无疼痛感（疼痛部位，性质，持续时间，是否能够耐受，有无使用止痛药，药品名称及剂

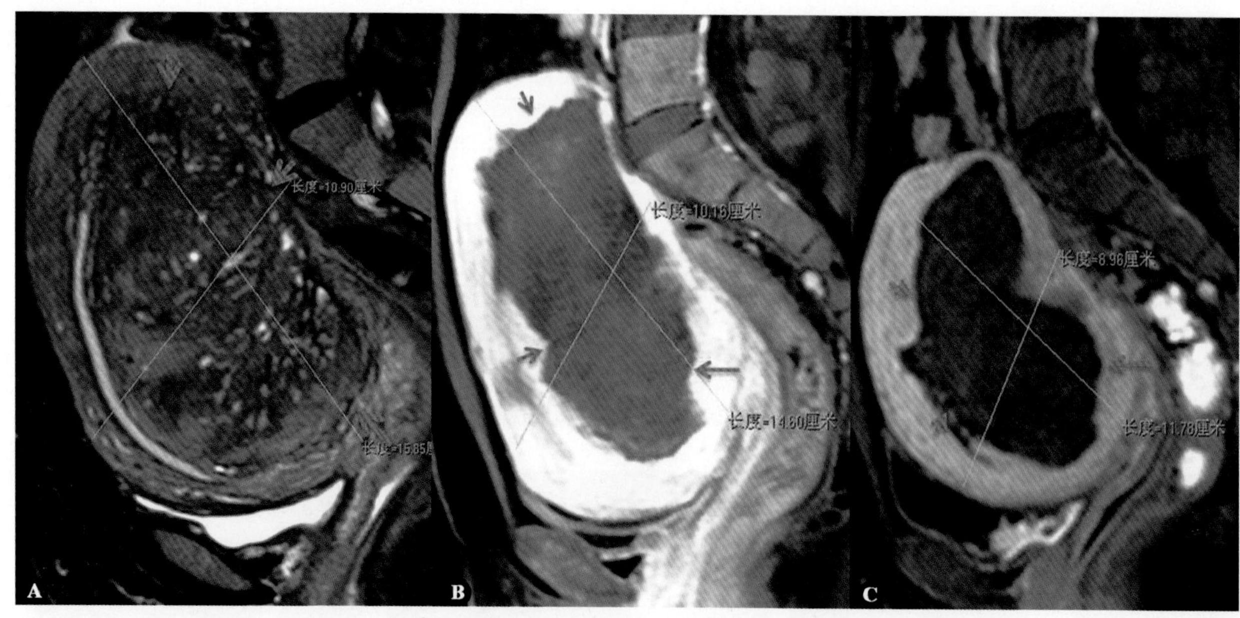


A. 消融前子宫后壁局限性病变（箭头）；B. 治疗后第 3 天增强 MRI 示病灶区大部分无增强，组织坏死（箭头）；C. 消融后 3 个月增强 MRI 示子宫体体积缩小，治疗灶体积显著缩小（箭头）

**图 48-11-35 子宫后壁局灶性子宫腺肌病微波消融前后 MRI 图**

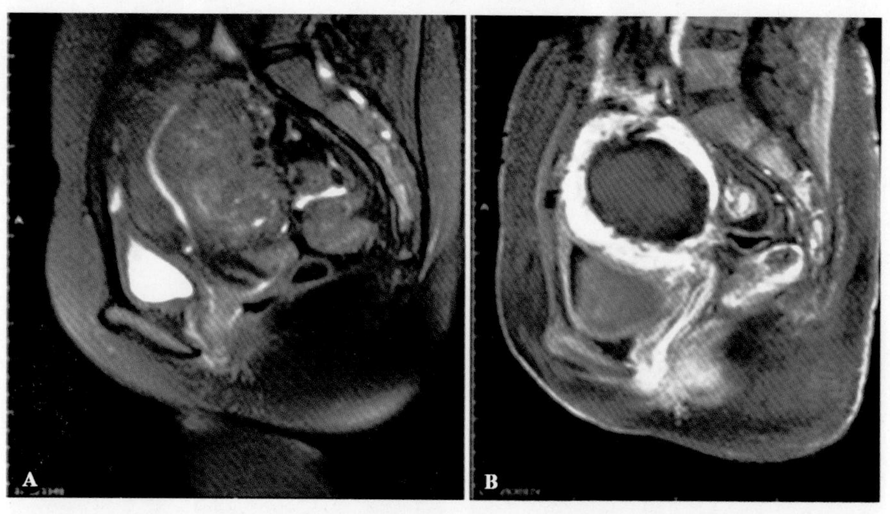


A. 子宫后壁腺肌病消融前，病灶弥漫性强化，形态不规则，与周围组织粘连；B. 消融后病灶绝大部分坏死无增强，周边肠道、膀胱壁正常增强

**图 48-11-36 子宫腺肌病手术病灶切除后复发患者经皮射频消融治疗前后 MRI 图**

量）。

④体温有无变化。

⑤治疗后次日复查血、尿、便常规、盆腔超声及增强核磁，无特殊情况可出院。

（8）疗效评价

①有效消融范围评价：消融治疗后即刻可通过灰阶超声高回声范围测量粗略评价消融范围，待热场气泡消散后可行静脉超声造影较准确评价消融范围。消融后 3 天内盆腔平扫＋增强 MRI 评价消融灶与周围组织间关系、病灶消融是否彻底及周围组织器官有无损伤。

②临床效果评价

临床效果评价指标：

a. 痛经评分。

b. 血红蛋白定量。

c. 子宫肌瘤症状及与健康相关生活质量调查

问卷评分。

d. 子宫体大小及子宫肌壁厚度。

e. 血清 CA125 水平。

治疗后随访观察时间：3 个月、6 个月、12 个月、24 个月及 36 个月。

临床效果评价标准：

a. 治疗效果非常显著：符合下列条件之一：弥漫性子宫腺肌病消融后 3 个月子宫体积缩小率＞50%，局灶性子宫腺肌病或子宫腺肌瘤治疗后病灶缩小＞50%；痛经评分下降＞4 分；贫血患者非月经期血红蛋白定量达健康人水平或较治疗前上升＞3 g/L；子宫肌瘤相关症状评分下降＞治疗前分值 50%，与健康相关生活质量评分升高＞治疗前分值 50%。

b. 治疗效果显著：治疗后 3 个月子宫体积缩小率＜49% ＞20%；贫血患者非月经期血红蛋白定量较治疗前升高＞2g/L；子宫肌瘤相关症状评分较治疗前下降＜49%分值＞30%；与健康相关生活质量评分升高＞治疗前分值 30%，＜49%。

c. 治疗有效：治疗后 3 个月子宫体积缩小率＜20%，＞10%；贫血患者非月经期血红蛋白定量较治疗前升高 1g/L；子宫肌瘤相关症状评分下降＞治疗前分值 10%，＜29%，与健康相关生活质量评分升高＞治疗前分值 10%，＜29%。

d. 治疗无效：消融治疗后 3 个月子宫体积缩小率＜10%；贫血患者非月经期血红蛋白定量较治疗前无变化；子宫肌瘤相关症状评分及与健康相关生活质量评分较治疗前无变化。

（9）并发症及其处理

①疼痛：约 90%患者在治疗后 8 小时内可出现穿刺点或消融部位不同程度疼痛，疼痛程度通常与患者平素痛经程度相仿，常需要止痛药物缓解，口服常规止痛药或肛塞消炎痛栓可有效缓解疼痛。

②阴道排液：大多数患者消融后会可出现阴道排液，常呈淡粉色或洗肉水样，多在 1～2 周内自行消失，极少数患者可持续数月甚至一年。消融中注意消融灶边缘与子宫内膜基底层间距离可减少阴道排液时间。

③子宫内膜组织沿穿刺针道种植：发生率极低。消融穿刺时避免穿过子宫内膜，对弥漫性子宫腺肌病必须穿过病灶组织才能达到预定消融电极置入部位时，消融完成拔出电极时需要消融穿刺针道。

④肠道热损伤：子宫腺肌病无被膜，尤其弥漫性子宫腺肌病子宫常与盆腔组织粘连，消融时发生肠道损伤的风险高于子宫肌瘤消融。消融中穿刺路径严格避免经过肠道、肠系膜、膀胱等器官结构，消融中超声实时三维空间监测消融范围，当高回声到达约定部位后及时停止热辐射可有效避免肠道的热损伤。对于有盆腔手术史或严重盆腔炎病史患者，治疗中经腹壁或经阴道穿刺制造人工腹水，将子宫与周围组织分离也可起到有效保护肠道的作用。发生肠道损伤时需要外科手术处理。

⑤其他并发症和副作用的发生及处理同子宫肌瘤消融。

（10）消融注意事项及操作技巧

①恰当掌握适应证：对于病灶范围不大，子宫肌层厚度不超过 3cm，患者痛经或贫血症状不严重者，应建议患者先接受妇科药物治疗，如慢月乐环、抗 GNRH 类药物注射等。经系统妇科保守治疗失败者可依据患者意愿考虑原位热消融治疗。

②消融中有效保护子宫内膜措施：对有生育要求患者，当腺肌病灶弥漫、子宫增大变形明显，常规灰阶超声显示不清子宫内膜时，可在子宫腔内植入宫腔造影导管以帮助指示子宫内膜位置（图 48-11-37），必要时可经导管向宫腔内注入无菌耦合剂或者生理盐水或 5%葡萄糖，以分离子宫腔，起到保护子宫内膜的目的，消融侧消融边缘应该距离子宫内膜基底层≥3mm。

③预防肠道热损伤：无论是植入消融电极还是穿刺活检过程中，请麻醉医生将患者呼吸控制平稳，尽量减少大幅度的腹式呼吸，以保证穿刺的准确性。消融电极置入前应预测好电极置入深度和置入部位。穿刺活检或微波电极置入过程中，当针尖进入腹壁或病灶内显示不清时，应适当调整探头角度使针尖显示清晰并在预定位置后再开始微波或射频辐射。微波或射频辐射前确保微波电极尖端距离子宫浆膜层＞0.5cm。热辐射开始前声像图上须清晰显示辐射电极尖端，消融中实时超声连续扫查，监测微波或射频自电极辐射点开始向外扩散过程、扩散范围及时间，尤其注意电极尖端及针杆近腹腔及皮肤处的回声变化，当高回声超出预定消融范围时立刻停止辐射。对于

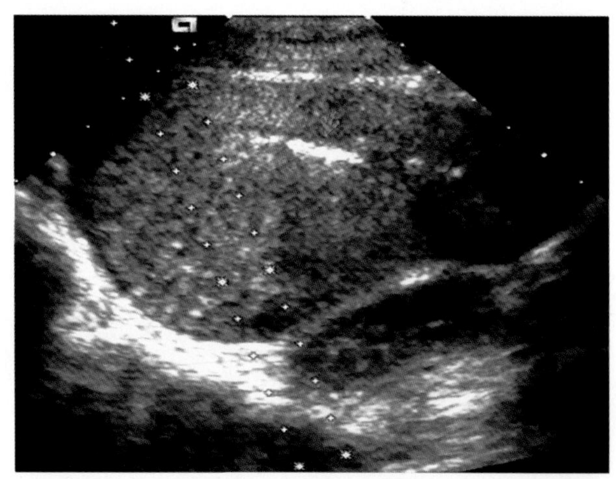

图 48-11-37 宫腔内放入宫腔造影导管，标示子宫内膜位置（箭头）

盆腔组织粘连严重患者，消融开始前可向盆腔内注入适量无菌生理盐水或5%葡萄糖液，使子宫与周围组织分离。

④预防腺肌病组织细胞种植：当消融前需要进行组织穿刺活检时，应采用同轴引导针，将引导针刺入子宫浆膜层边缘，而后将活检针沿引导针进入腺肌病病灶内，活检时应尽量减少穿刺次数。植入消融电极时应尽量沿穿刺活检针同一针道植入。当穿刺电极置入中未准确达到预定部位时，可先采用（40～50）W微波能量短时间辐射后再拔出电极重新择点穿刺，或徒手在病灶内移动消融电极至理想位置。对于病变范围大，一次穿刺不能完成全部病灶消融的患者，可以采取一次经皮穿刺，病灶内移动消融的方法，尽量减少经过皮肤、腹腔进入腺肌病灶的穿刺次数，尤其在有人工腹水的情况下。

⑤预防血压增高等麻醉副作用：消融前血压、血糖必须控制在可麻醉范围内，消融时消融局部定位、皮肤消毒等准备工作完成后再给予麻醉药，以缩短麻醉时间。服用抗凝药物者需停用药物2周后再进行穿刺治疗。治疗结束后，全面超声扫查盆腔，了解有无内出血或较治疗前增加的盆腔积液。

⑥消融前月经周期规律不规律者应注意检查子宫内膜，排除子宫内膜恶性病变。

⑦缩短阴道排液时间：消融中注意消融灶边缘与子宫内膜基底层间距离。消融后病灶组织大量坏死液化并与宫腔相通时也可造成阴道长时间流液。若液化范围大，液化彻底可超声引导下抽出液体，可减少流液或缩短流液时间并预防阴道细菌感染（图 48-11-38）。

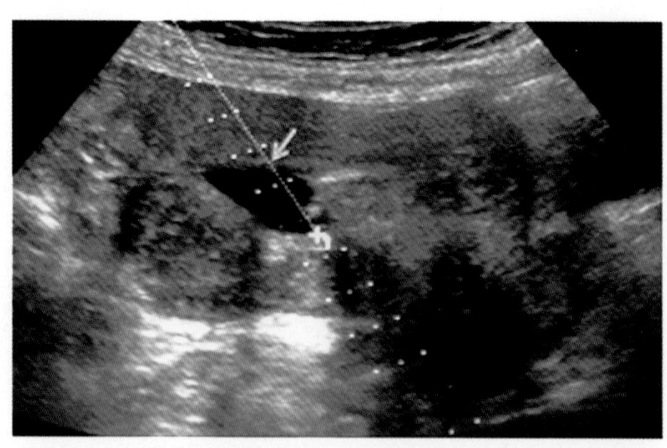

图 48-11-38 子宫腺肌病微波消融后坏死灶液化超声引导抽吸消融区液体图 箭头表示为消融后组织液化

⑧对于治理前严重贫血，血色素低于7g/l患者，消融前应给予输血，调整血色素至能够安全承受静脉麻醉状态。消融后应予患者口服铁剂以促进贫血恢复。

（11）病历记录和管理

同子宫肌瘤消融治疗。

## （三）腹壁子宫内膜异位病灶超声引导下经皮原位热消融治疗

1. 超声引导经皮原位热消融治疗子宫腺肌病目的与原则

（1）治疗目的：原位灭活病变组织，减轻或消除周期性腹痛症状，提高患者生活质量。

（2）治疗原则：对无症状或症状不影响正常生活与工作的患者可观察或建议首先采取妇科无创治疗。消融治疗中确定安全情况下尽可能彻底的消融病灶组织，以提高远期临床效果。

2. 适应证与禁忌证

（1）适应证：诊断明确的腹壁子宫内膜异位病灶。有明确经期病灶疼痛、包块增大症状。

（2）禁忌证：①月经期。②病灶侵入腹腔，与肠道关系密切。

3. 治疗前准备

（1）患者准备

①了解病史：包括有无出血史、盆腔手术史、感染史、糖尿病、高血压、服用抗凝药物、心脏起搏器、患恶性肿瘤等，向患者详细告知经皮热

消融治疗的优势与不足、预期疗效、潜在的并发症及副作用。

②完善治疗前常规检查：血常规，生化检查，凝血功能，心电图，盆、腹腔超声，CA125 及 CA199，胸片，腹壁病灶平扫+增强 MRI。

③避开月经期及排卵期。

④由患者本人或授权人签署相关知情同意书（经皮消融治疗同意书，超声造影同意书，授权同意书，组织活检知情同意书）。

⑤术前禁食水 6 小时，有严重便秘者可服缓泻剂导泻以减少肠气干扰。

（2）治疗室及仪器准备

同肌瘤消融。根据病灶深度选用适宜频率的超声探头，通常以高频探头多用。

消融仪可采用微波或射频消融仪。微波消融天线宜采用 0.5cm 或 0.3cm 辐射端，依据病灶深度决定。射频消融电极宜采用单针可调节辐射范围电极。消融时调节电极辐射长度 1.5cm 或更小。

（3）评价病变程度：测量病灶大小，深度，与腹壁及腹膜间的关系，局部血液供应状态。

（4）选择穿刺路径及穿刺深度，评估穿刺的安全性及准确性

①应选择离病灶距离皮肤最近的穿刺路径，穿刺路径上避开动脉血管。

②治疗前对病灶性质不能确定者可行超声引导穿刺组织活检，组织送病理检查。对行穿刺组织活检的病例，穿刺时建议采用同轴引导针，先将引导针在超声引导下穿刺至病灶前缘，而后将活检针沿引导针穿刺至病灶内，在取得满意标本量后尽量减少穿刺针数，穿刺后应即刻沿穿刺活检针道置入微波消融电极进行病灶消融治疗，以预防沿针道内膜组织种植。

（5）麻醉方法：静脉清醒镇静麻醉加局部麻醉，对于痛域较高的患者，可只采用局部麻醉。

（6）治疗操作常规

①患者平卧位，暴露下腹部。

②常规超声扫查择点、定位、确定穿刺点。静脉超声造影评价病灶性质及血供状态。常规皮肤消毒、铺无菌巾。探头表面涂适量耦合剂，套无菌探头套。可采用徒手穿刺方便进针灵活、准确。

③穿刺点局部皮下 0.1%利多卡因局部麻醉。如果病灶深层与腹膜关系紧密，可在超声引导下向腹膜前、病灶后方注射生理盐水或局麻药物分离腹膜与病灶。如果病灶表浅，前缘位于皮下可在辐射能量进行消融时在皮肤表面放置冰袋以预防局部皮肤热灼伤。

④超声引导下病灶内置入微波或射频消融电极。

⑤设置微波能量 20～30W，深度超过 1.5cm 病灶可采用 40W 消融。消融时间采用消融 100S 间断 10S 的模式可更清晰监测消融范围。射频输出能量应放置于低能量、间断消融。

⑥消融过程中超声实时监测消融区内回声变化，当高回声后方到达腹膜时停止消融。病灶侧缘应扩大消融约 0.3～0.5cm，以保证病灶消融的彻底性。

⑦微波辐射停止后行彩色超声成像及静脉超声造影，观察消融区有无血流信号及无造影剂灌注范围，作为初步判定消融后组织坏死范围，若拟定消融的靶目标内仍有血流信号或大范围造影剂充盈区，应即刻进行补充消融。

⑧消融结束，停止热辐射，拔出消融电极，清理穿刺点皮肤，并加压包扎。若消融灶表浅可局部冰袋冷敷 8 小时。患者无特殊可离开。腹壁子宫内膜异位消融前后图像见图 48-11-39。

（7）消融后观察指标：消融后主要观察有无皮肤灼伤和肠道损伤

（8）并发症及其处理

皮肤灼伤：发生率极低。若发生按烫伤处理。

肠道损伤：发生率极低。若发生需外科处理。

（9）消融注意事项及操作技巧

①恰当掌握适应证：对于病灶范围广泛、边界不清的病灶，应建议患者首先采取妇科手术切除治疗。

②消融操作过程中尽量减少穿刺次数，对于病灶范围较大一次穿刺难于彻底消融的病例，可采取一次经皮穿刺，病灶内移动消融方式进行消融。

③若采用射频消融，腹膜与病灶间或病灶与腹壁皮肤间的液体隔离液应采用 5%葡萄糖，预防无菌生理盐水导热造成靶目标外组织灼伤。

### （四）复发难治性卵巢黏液性囊腺瘤超声引导原位热消融治疗

1. 治疗目的与原则

（1）治疗目的：原位灭活大部分肿瘤组织，

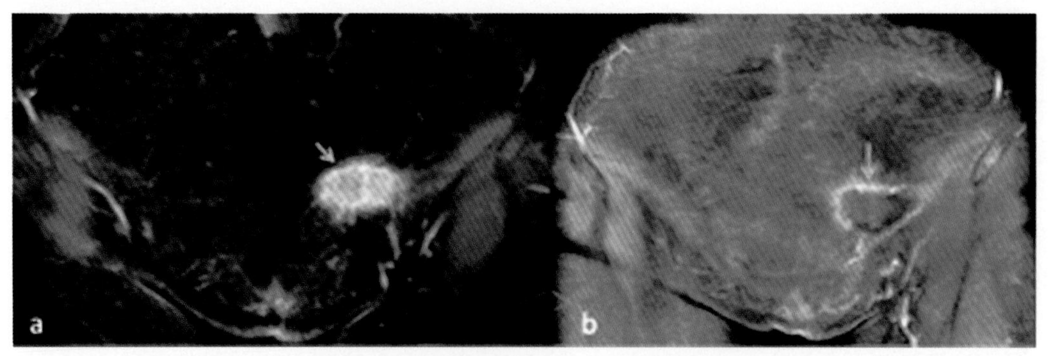

a. 消融前，腹壁病灶位明显强化（箭头）；b. 微波消融后，病灶完全坏死无增强（箭头）

**图 48-11-39 腹壁子宫内膜异位病灶微波消融前后 MRI 图**

抑制或减缓肿瘤生长，提高患者生活质量。

（2）治疗原则：消融治疗中坚持安全第一，尽可能彻底的消融肿瘤组织，以提高远期稳定的临床治疗效果。

2. 适应证与禁忌证

（1）适应证：手术多次切除后复发的病灶，边界清晰，生长较快，血清 CA-199 水平持续升高。

（2）禁忌证：①初发的黏液性囊腺瘤。②月经期。③病灶边界不清或周围肠道粘连严重。

3. 治疗前准备

（1）患者准备

①了解病史：包括有无出血史、盆腔手术史、感染史、糖尿病、高血压、服用抗凝药物、心脏起搏器、患恶性肿瘤等，向患者详细告知经皮热消融治疗的预期疗效、潜在的并发症及副作用。

②完善治疗前常规检查：血常规、生化检查、凝血功能、心电图、超声检查、血清 CA125 及 CA199、胸片、盆腔平扫＋增强 MRI。

③避开月经期。

④由患者本人或授权人签署相关知情同意书（经皮消融治疗同意书，超声造影同意书，授权同意书，组织活检知情同意书）。

⑤术前禁食水 6 小时，有严重便秘者可服缓泻剂导泻以减少肠气干扰。

（2）治疗室及仪器准备

①根据病灶深度选用适宜频率的超声探头。

②消融仪可采用微波或射频消融仪。微波消融天线宜采用 1.1cm 或 0.5cm 辐射端，依据病灶深度决定。射频消融电极宜采用单针可调节辐射范围电极，消融时依据肿瘤纵向深度调节电极辐射长度。

（3）评价病变程度：测量病灶大小，深度，与腹壁及周围组织器官间的关系，局部血液供应状态。

（4）选择穿刺路径及穿刺深度，评估穿刺的安全性及准确性

①应选择腹壁离病灶最近的穿刺路径，穿刺路径上避开动脉血管。

②应一次穿刺成功，避免反复穿刺，避免穿刺不准确未消融即拔出消融天线或电极。穿刺过程中避免造成肿瘤内液体渗漏。已有明确手术史及病理检查结果，尽量避免穿刺活检，以预防肿瘤组织种植。

4. 麻醉方法：静脉清醒镇静麻醉加局部麻醉。

5. 治疗操作常规

（1）患者平卧位，暴露下腹部。

（2）常规超声扫查择点、定位、确定穿刺点。静脉超声造影评价病灶性质及血供状态。常规皮肤消毒、铺无菌巾。探头表面涂适量耦合剂，套无菌探头套。安装穿刺引导装置。

（3）穿刺点局部皮下 0.1%利多卡因局部麻醉。注意局部麻醉过程中避免刺破肿瘤被膜。

（4）超声引导下病灶内置入微波或射频消融电极。设置微波能量 50～60W 消融，肿瘤分隔血管丰富的病例可采用 70W 短时间辐射以消融灭活肿瘤分隔。射频输出能量应放置于较高能量进行消融。

（5）消融过程中超声实时监测消融区内回声变化，当高回声到达肿瘤包膜内缘时停止消融。

（6）微波辐射停止后行彩色超声成像及静脉超声造影，观察肿瘤内有无血流信号及无造影剂灌注范围，若拟定消融的靶目标内仍有血流信号

或大范围造影剂充盈区，应即刻进行补充消融。

（7）消融结束，停止热辐射，拔出消融电极，清理穿刺点皮肤，并加压包扎。手术切除后复发黏液性囊腺瘤经皮微波及射频消融前后图像见图48-11-40，图48-11-41。

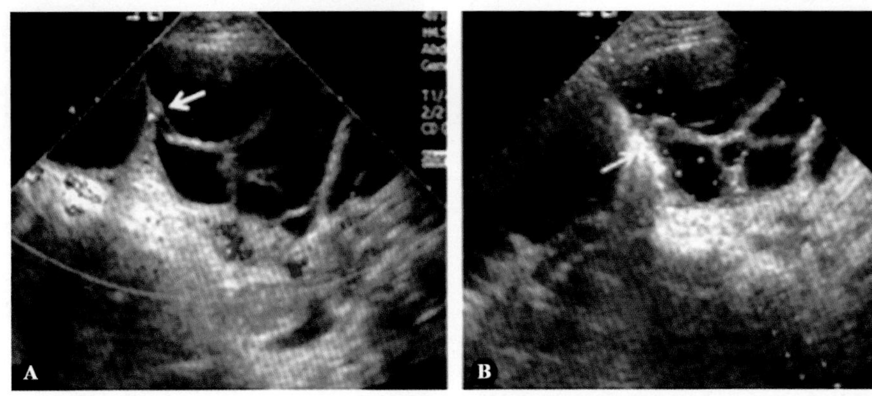

A. 消融前，盆腹腔巨大多房囊性肿瘤，瘤内较多分隔（箭头）；B. 微波消融中，箭头标示为微波辐射点

**图 48-11-40　盆腹腔黏液性囊腺瘤病灶经皮微波消融前后 MRI 图**

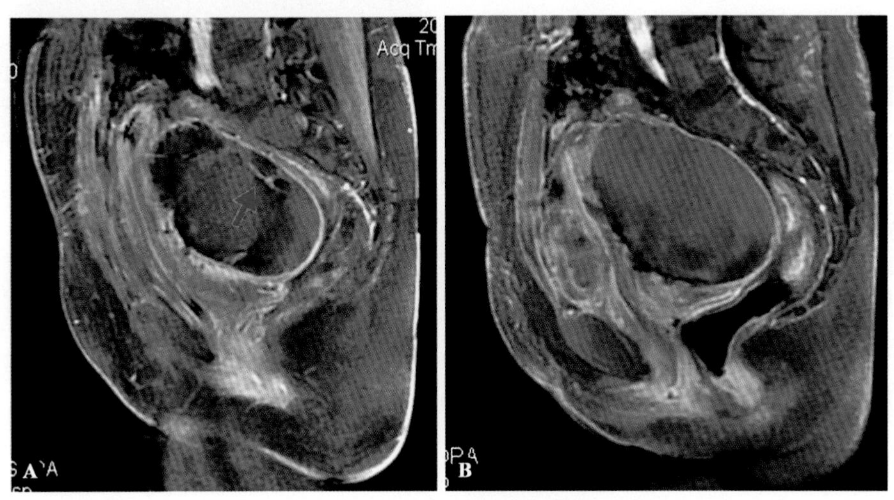

A. 消融前肿瘤内多发分割有强化；B. 消融后分隔组织坏死无强化

**图 48-11-41　卵巢复发性黏液性囊腺瘤微波消融前后**

6. 消融后观察指标

（1）有无肠道损伤。

（2）穿刺点处有无肿瘤种植，如发生种植及早消融处理。

（3）血清 CA199 水平。消融前血清 CA199 水平明显增高者，消融治疗有效应明显下降。血清 CA199 水平也可作为随访观察指标。当消融治疗后明显下降后又重新增高者应注意肿瘤复发可能。

7. 并发症及其处理

肠道损伤：发生率极低。若发生需外科处理。

肿瘤针道种植或肿瘤破裂：发生率极低。治疗中尽量减少穿刺次数，避免消融电极反复上下移动造成穿刺针眼扩大均可有效防止肿瘤黏液细胞外渗。

8. 消融注意事项及操作技巧

（1）严格掌握适应证：对于初发的卵巢黏液性囊腺瘤严禁穿刺治疗，应建议患者首先采取妇科手术切除治疗。

（2）消融操作过程中尽量减少穿刺次数，对于病灶范围较大一次穿刺难于彻底消融的病例，可采取一次经皮穿刺肿瘤，病灶内移动消融方式进行消融。

(3) 肿瘤较大时，囊内黏液消融后即刻可超声引导穿刺抽吸出囊液并用无菌生理盐水置换冲洗，尽量将囊内液抽吸干净。若囊液抽出后囊内分隔显示不清时可注入无菌生理盐水或5%葡萄糖液后再消融，应尽量将分隔组织彻底灭活。

(4) 若肿瘤位于盆底，经腹壁无安全穿刺路径，可经阴道穿刺治疗。

### (五) 超声引导瘤内无水乙醇/聚桂醇注射治疗子宫肌瘤

1. 适应证和禁忌证

血供不丰富的较小的子宫肌瘤，有较好的穿刺路径。酒精过敏者和怀疑肿瘤为恶性者为禁忌证。

2. 患者治疗前准备

治疗前明确诊断。因治疗创伤极小，治疗前无须特殊准备。可在门诊治疗

3. 器具与治疗仪

21G三孔酒精针。医用可用于体内的无水乙醇或聚桂醇。彩色超声仪，配备穿刺引导装置。

4. 治疗操作

患者平卧位。超声择点、定位，常规消毒、铺巾。局部麻醉或静脉清醒镇静麻醉。超声引导下经皮穿刺于子宫肌瘤内植入23GPTC针或3孔酒精针，确认针尖位置在肌瘤前缘包膜后，缓慢向肌瘤内注入医用无水乙醇。注药过程中超声实时监测子宫肌瘤回声变化，当酒精进入肌瘤内后声像图显示明显高回声，当高回声弥散至整个肌瘤内时停止注射（图48-11-42）。在局麻下操作治疗时，注入乙醇后患者可有局部胀痛感。消融后即刻行彩色多普勒超声检查，肌瘤内血流信号消失表明消融有效。对于酒精弥散不完全，肌瘤组织未完全坏死者可重复治疗。对于体积≥5cm的肌瘤，可分次注射治疗，以减少一次注入的酒精或聚桂醇量（图48-11-43）。

5. 疗效评价

经静脉超声造影或增强MRI消融灶内无增强部分为组织被灭活区。治疗后以肌瘤缩小率和临床症状改善情况评价治疗效果。具体评价方法同微波消融子宫肌瘤。

6. 并发症及其处理

在局部麻醉条件下治疗时如注入的酒精量较

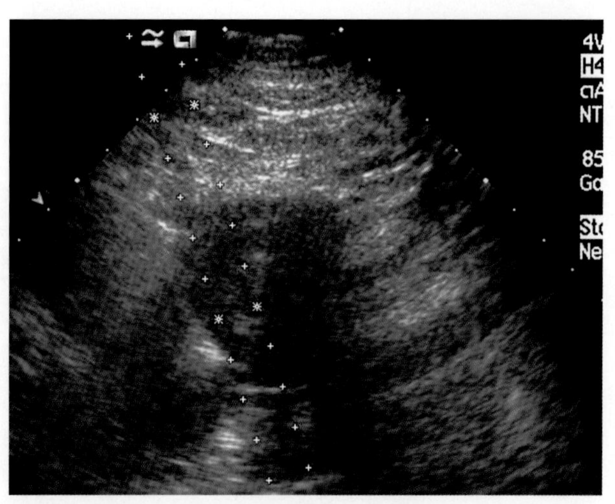

**图48-11-42a 肌瘤酒精注射后肌瘤部分增强**

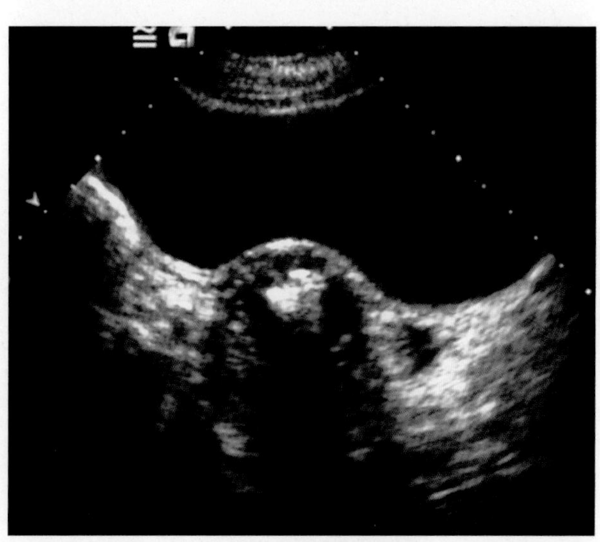

**图48-11-42b 肌瘤注射酒精后静脉造影，肌瘤部分无增强**

大，酒精渗至肌瘤外腹腔内时，可引起剧烈疼痛。应立即停止酒精注射，疼痛可自行缓解。穿刺过深渗漏至腹腔也可引起疼痛，应高度注意，若发生上述情况，可即刻经酒精针向腹腔内注入无菌生理盐水以稀释无水乙醇浓度。

7. 治疗后的护理和随访

超声引导无水乙醇或聚桂醇肌瘤内注射治疗副作用和并发症少，通常无须特殊护理。治疗后定期复查超声评价子宫肌瘤缩小率。通常子宫肌瘤小于3cm时，无须特殊治疗。当有多个肌瘤，有明显临床症状，也可微波或射频消融治疗大的肌瘤，较小的或热消融不安全部位的肌瘤进行无水乙醇或聚桂醇凝固治疗。

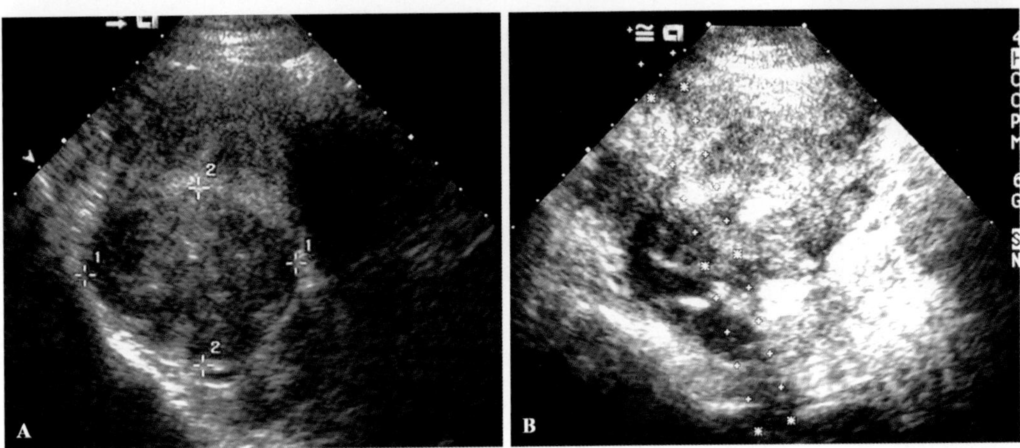

A. 注射聚桂醇前 肌瘤呈边界清晰低回声；B. 注射后肌瘤整体高回声

**图 48-11-43 子宫肌瘤内聚桂醇注射治疗前后超声图**

（张 晶 张冰松 杨 宇）

## 参考文献


[1] Cockerham AZ. Adenomyosis：a challenge in clinical gynecology. J Midwifery Womens Health，2012，57(3)：212-20.

[2] Senturk LM，Imamoglu M. Adenomyosis：what is new? WomensHealth (Lond Engl)，2015；28.

[3] Maheshwari A，Gurunath S，Fatima F，Bhattacharya S. Adenomyosis andsubfertility：a systematic review of prevalence，diagnosis，treatmentand fertility outcomes. Hum Reprod Update，2012，18(4)：374-392.

[4] van der Kooij SM，Ankum WM，Hehenkamp WJ. Review of nonsurgical/minimally invasive treatments for uterine fibroids. Curr Opin Obstet Gynecol，2012，24(6)：368-375.

[5] 张晶，关铮，张冰松，等．超声引导经皮微波消融治疗子宫腺肌病的临床应用方法及建议．中华医学超声杂志（电子版），2016，13(2)：96-100.

[6] 张晶，关铮，钱林学，等．超声引导经皮微波消融治疗子宫肌瘤临床应用的指南建议．中华医学超声杂志（电子版），2015，12 (5)：353-356.

[7] Bergholt T，Eriksen L，Berendt N，Jacobsen M，Hertz JB. Prevalence and risk factors of adenomyosis at hysterectomy. Hum Reprod，2001，16(11)：2418-2421.

[8] Bergeron C，Amant F，Ferenczy A. Pathology and physiopathology of adenomyosis. Best Pract Res Clin Obstet Gynaecol，2006，20(4)：511-521.

[9] Luciano DE，Exacoustos C，Albrecht L，LaMonica R，Proffer A，Zupi E，Luciano AA. Three-dimensional ultrasound in diagnosis of adenomyosis：histologic correlation with ultrasound targeted biopsies of the uterus. J Minim Invasive Gynecol，2013，20(6)：803-10.

[10] Nam，J. H. and G. S. Lyu. Abdominal ultrasound-guided transvaginal myometrial core needle biopsy for the definitive diagnosis of suspected adenomyosis in 1032 patients：a retrospective study. J Minim Invasive Gynecol，2015. 22(3)：395-402.

[11] Marigliano C，Panzironi G，Molisso L，Pizzuto A，Ciolina F，Napoli A，Ricci P. First experience of real-time elastography with transvaginal approach in assessing response to MRgFUS treatment of uterine fibroids. Radiol Med，2016. 121(12)：926-934.

[12] Acar S，Millar E，Mitkova M，Mitkov V. Value of ultrasound shear wave elastography in the diagnosis of adenomyosis. Ultrasound，2016，24(4)：205-213.

[13] Sheng J，Zhang WY，Zhang JP，Lu D. The LNG-IUS study on adenomyosis：a 3-year follow-up study on the efficacy and side effects of the use of levonorgestrel intrauterine system for the treatment of dysmenorrhea associated with adenomyosis. Contraception，2009，79(3)：189-193.

[14] Champaneria R，Abedin P，Daniels J，Balogun M，Khan KS. Ultrasound scan and magnetic resonance imaging for the diagnosis of adenomyosis：systematic review comparing test accuracy. Acta Obstet Gynecol Scand，2010，89(11)：1374-1384.

[15] Rabinovici J，Stewart EA. New interventional techniques for adenomyosis. Best Pract Res Clin Obstet Gynaecol，2006，20(4)：617-636.

[16] Hehenkamp WJ，Volkers NA，Van Swijndregt AD，De Blok S，Reekers JA，Ankum WM. Myoma expulsion after uterine artery embolization：complication or cure? Am J Obstet Gynecol，2004，191(5)：1713-1715.

[17] Luo X，Lim CE，Li L，Wong WS. Hysteroscopic appearance of endometrial cavity after microwave endometrial ablation. J Minim Invasive Gynecol，2010，17(1)：30-36.

[18] Spies JB，Coyne K，Guaou Guaou N，et al. The UFS-QOL，a new disease-specific symptom and health-related quality of life questionnaire for leiomyomata. Obstet Gynecol，2002，99(2)：290-300.

[19] 海宁，张晶．介入性超声在子宫腺肌病的基础和临床应用研

究进展．生物医学工程与临床，2016，20(4)：436-442.

[20] 张晶．子宫腺肌病微波消融治疗．中国医刊，2014，49：76-85.

[21] 王建六．全子宫切除术对妇女生活质量的影响及对策．中国妇产科临床杂志，2005，(04)：243-244，288.

[22] 冷金花．子宫肌瘤诊治的热点问题．现代妇产科进展，2007，16(5)：321-333.

[23] 张国珺，牛金亮，李文晋，等．子宫腺肌病的磁共振成像诊断研究．中国医疗前沿，2011，(21)：66-68.

[24] Hai N，Zhang J，Xu R，Han ZY，Liu F. Percutaneous microwave ablation with artificial ascites for symptomatic uterine adenomyosis：Initial experience. Int J Hyperthermia，2017 Jan 24：1-13. [Epub ahead of print]

[25] Liu H，Zhang J，Han ZY，Zhang BS，Zhang W，Qi CS，Yu SY，Li HZ，Su HH，Duan XM，Li QY，Li XM，Xu RF. Effectiveness of ultrasound-guided percutaneous microwave ablation for symptomatic uterine fibroids：a multicentre study in China. Int J Hyperthermia，2016 Dec，32(8)：876-880.

[26] Xu RF，Zhang J，Han ZY，Zhang BS，Liu H，Li XM，Ge HL，Dong XJ. Variables associated with vaginal discharge after? ultrasound-guided percutaneous microwave ablation for adenomyosis. Int J Hyperthermia，2016，32(5)：504-10.

[27] Bing-song Z，Jing Z，Zhi-Yu H，Chang-tao X，Rui-fang X，Xiu-mei L，Hui L. Unplanned pregnancy after? ultrasound-guided percutaneous microwave ablation of uterine fibroids：A follow-up study. Sci Rep，2016，6：18924.

[28] Yang Y，Zhang J，Han ZY，Ma X，Hao YL，Xu CT，Xu RF，Zhang BS. Ultrasound-guided percutaneous microwave ablation for adenomyosis：efficacy of treatment and effect on ovarian function. Sci Rep，2015，5：10034.

[29] Zhao WP，Han ZY，Zhang J，Liang P. A retrospective comparison of microwave ablation and high intensity focused ultrasound for treating symptomatic uterine fibroids. Eur J Radiol，2015，84(3)：413-7.

[30] Xia M，Jing Z，Zhi-yu H，Yu Y，Yan-li H，Chang-tao X，Rui-fang X，Bing-song Z，Bao-wei D. Research of dose-effect relationship parameters of percutaneous microwave ablation for uterine leiomyomas--a quantitative study. Sci Rep. 2014，30(4)：6469.

[31] Hao Y，Zhang J，Han Z，Xu R，Ma X，Yang Y，Zhou H，Ge H，Dong X. Follow-ups of mid-term and long-term outcomes for uterine intramural myomas after percutaneous microwave ablation therapy. Zhonghua Yi Xue Za Zhi，2014，94(9)：664-6.

[32] Yang Y，Zhang J，Han ZY，Yu MA，Ma X，Zhou HY，Hao YL，Zhao L，Dong XJ，Ge HL. Ultrasound-guided percutaneous microwave ablation for submucosal uterine fibroids. J Minim Invasive Gynecol，2014，21(3)：436-41.

[33] Lei F，Jing Z，Bo W，Dongmei H，Zhencai L，Xue J，Fang W，Hongyu Z，Jintao R. Uterine myomas treated with microwave ablation：the agreement between ablation volumes obtained from contrast-enhanced sonography and enhanced MRI. Int J Hyperthermia. 2014，30(1)：11-8.

[34] Wang F，Zhang J，Han ZY，Cheng ZG，Zhou HY，Feng L，Hu DM. Imaging manifestation of conventional and contrast-enhanced? ultrasonography? in percutaneous microwave ablation for the treatment of uterine fibroids. Eur J Radiol，2012，81(11)：2947-52.

[35] 张晶，韩治宇，冯蕾，王芳，胡冬梅，李振彩．超声引导经皮微波消融治疗弥漫性腺肌病．中华医学杂志，2011，91(39)：2749-52.

[36] Zhang J，Feng L，Zhang B，Ren J，Li Z，Hu D，Jiang X. Ultrasound-guided percutaneous microwave ablation for symptomatic uterine fibroid treatment--a clinical study. Int J Hyperthermia，2011，27(5)：510-6.

[37] 张晶，冯蕾，张冰松，等．经皮微波消融治疗子宫肌瘤随访研究．中华医学杂志，2011，91(1)：48-50.

[38] 杨宇．经皮微波消融治疗子宫黏膜下肌瘤临床疗效观察．中华超声影像学杂志，2013，23(6)：518-521.

[39] 王芳，张晶，韩治宇，周洪雨，程志刚．经皮微波消融子宫肌层良性病变围消融期灰阶声像图表现及其临床意义．中国医学影像技术，2013，(2)：251-255.

[40] 周洪雨．微波消融灶组织病理变化与其超声弹性成像图对照研究．中华医学超声杂志(电子版).

[41] 马霞，张晶，韩治宇，等．MRI 信号强度预测子宫肌瘤微波消融能量的可行性．中国医学影像技术，2013，29(8)：1359-1362.

[42] 张雪花，韩治宇，徐瑞芳，张晶．超声引导下经皮穿刺微波消融治疗子宫肌瘤的围手术期效果评价．中国妇幼保健，2013，28(23)：3849-3851.

[43] 周洪雨，张晶，蔡文佳，曲鹏，徐瑞芳，王芳．实时超声弹性成像评估微波消融肌组织凝固范围可行性研究．中国超声医学杂志，2013，29(1)：72-74.

[44] 张雪花，刘芳，王芳，韩志宇，周洪雨，张晶．超声引导下微波消融治疗子宫腺肌病的围手术期护理．进修学院学报，2012，33(8)：865-866.

[45] 周洪雨，张晶，王芳，等．静态超声弹性成像在子宫肌层良性病变微波消融效果评估中的应用．中华超声影像学杂，2012，21：62-65.

[46] 王芳，张晶，韩治宇，等．超声造影在经皮微波消融子宫肌层良性病变围手术期中的作用．中华医学超声杂志(电子版)，2012，9(1)：52-56.

[47] 于明安，张晶，等．超声引导介入治疗女性盆腔良性囊性占位技术细节探讨．中国超声医学杂志，2012，4：364-366.

[48] 张晶，冯蕾，张冰松，等．超声引导经皮子宫肌瘤微波消融后随访研究．中华医学杂志，2011，91(1)：48-50.

[49] 张晶，冯蕾，张冰松，等．经皮微波凝固子宫肌瘤效果研究．中华医学超声杂志(电子版)，2011，8(1)：40-43.

[50] 王芳，张晶．子宫腺肌症无创及微创治疗现状．中华医学杂志，2011，19(91)：1360-1362.

[51] 蒋雪，张晶，冯蕾，等．超声造影检测移植瘤新生血管的研究．中国超声医学杂志，2009，25(9)：820-823.

[52] 张冰松，张晶，冯蕾，等．连续与间歇作用微波消融离体肌组织的对比研究．中华超声影像学杂志，2009，18(7)：628-631.

[53] 张晶，等．水冷单导植入式微波电极消融肌组织量效关系的实验研究．中华医学超声杂志(电子版)．2009，4(1)：56.

[54] 张冰松，张晶，冯蕾，刘爱军，任金涛．微波消融人离体子宫肌瘤与猪离体肌组织的对比研究．中国医学影像技术，2009，25(6)：956-959.

[55] Zhang J，Dong BW，Li XL，Feng L，Sun YY，Jiang X，Zhang BS. US-guided percutaneous microwave ablation of uterine leiomyoma：Initial experience. Ultrasound in Obstetrics &Gynecology，2008，32(3)：259.

[56] 张晶．超声引导下微创治疗子宫肌瘤．医学与哲学杂志，2008，29(9)：17-20.

[57] 张冰松，张晶．子宫肌瘤微创治疗及研究进展．中国超声医学杂志，2008，24(7)：668-671.

[58] 蒋雪，张晶．超声无菌生理盐水造影诊断子宫病变及阴道畸形．中华医学超声杂志(电子版)．2007，4(3)：95-97.

[59] 张晶，王军燕，汪龙霞，等．超声引导女性盆腔肿物穿刺活检的临床价值及安全性．中国超声医学杂志，2004，19(12)：70-73.

[60] 张晶，王军燕，汪龙霞，等．盆腔单纯囊性肿物超声定性诊断与穿刺治疗病例选择．中国医学影像技术，2004，20(1)：88-90.

[61] 张晶，高金山，王军燕，等．超声引导洛欣溶解子宫内膜异位囊肿的研究．中华超声影像学杂，2004，13(11)：831-833.

[62] 张晶，汪龙霞，王军燕，等．超声引导乙醇短时间凝固治疗盆腔囊性肿物疗效分析．中国医学影像技术，2003，19(3)：277-279.

[63] Munro MG，Critchley HO，Fraser IS. The FIGO systems for nomenclature and classification of causes of abnormal uterine bleeding in the reproductive years：who needs them? American journal of obstetrics and gynecology，2012，207(4)：259-65.

[64] David Sacks，Tricia E. McClenny，John F. Cardella，Curtis A. Lewis. Society of Interventional Radiology Clinical Practice Guidelines. Journal of Vascular and Interventional Radiology，2003，14 (9)，S199-S202.

## 第十二节　超声在辅助生殖中的应用

辅助生殖技术（assisted reproductive technology，ART）是指通过对卵子、精子、受精卵、胚胎的操作处理，实现治疗不育的技术。自1978年英国诞生了世界上第1例“试管婴儿”以来，人类辅助生殖技术已经走过了30多年的发展历程，现已成为治疗不孕不育症的理想治疗措施之一。人类ART主要有常规体外受精-胚胎移植（in vitro-fertilization and embryo transfer，IVF-ET）、人工受精（artificial insemination，AI）、卵子体外成熟(in vitro maturation，IVM）、卵胞浆单精子注射(intracytoplasmic sperm injection，ICSI）、卵子、精子和胚胎冻融技术、移植前遗传学诊断（preimplantation genetic diagnosis，PGD）等。

在影响辅助生殖技术（ART）能否成功的诸多因素中，不孕症患者的卵巢功能和子宫内膜容受性是决定其接受辅助生殖技术（ART）能否成功的重要因素之一，而超声尤其是阴道超声作为一种非创伤性的检查手段，在辅助生殖技术方面有其特有的优势，可筛查不孕的原因，评价卵巢储备功能及监测卵泡的生长发育情况、观察子宫内膜的变化、超声监视下取卵及胚胎移植等，为临床诊断、指导临床合理用药、防止并发症的发生等提供帮助。

### 一、不孕原因的诊断

不孕症病因复杂，临床诊断不孕症的标准：婚后未采取任何避孕措施，有正常性生活，同居2年以上未曾妊娠者诊断为不孕症。常见原因主要有：女性因素约60%，男性因素约30%，不明原因约10%，其中女性因素主要包括有子宫因素、卵巢因素、输卵管因素。子宫因素中主要是由于先天性子宫畸形、宫腔粘连、子宫内膜疾病、肿瘤，卵巢因素中主要是卵巢内分泌功能紊乱、排卵障碍所致。因此了解子宫及子宫内膜状况、卵巢内卵泡的生长发育、排卵情况、输卵管通畅与否，子宫及卵巢的血流灌注等，在辅助生殖技术中指导临床用药、取卵、胚胎移植等有重要意义。

#### 子宫因素

子宫畸形、内膜息肉、肌瘤、肿瘤、感染、宫内疤痕组织等会影响正常生殖过程。

1. 先天性子宫畸形

先天性子宫畸形与不孕、习惯性流产、早产、胎儿宫内生长延迟有关。在胚胎发育时期，左右中肾旁管（苗勒氏管）的下段在中线处融合并与尿生殖窦连接发育成女性生殖管道，各种致病因素影响到生殖器的形成环节，均可导致不同形式的子宫、输卵管、阴道上段畸形。常见的子宫畸形有双子宫、双角子宫和鞍状子宫、纵隔子宫、单角子宫、残角子宫，少见的特殊类型发育异常有X形纵隔子宫、管形子宫、子宫横隔、子宫下段缺失等。

超声通过观察子宫形态和宫腔情况可以判断双子宫、双角子宫或纵隔子宫等畸形。横断面在诊断纵隔子宫中是很重要的切面，此切面上可以清楚地显示子宫上部的中隔组织和伸向宫颈的现象，因此横断面可以鉴别单纯纵隔子宫和弓形子宫，也可以评价底部凹痕。检查子宫畸形的最佳时期是月经周期的分泌期，此期子宫内膜最清楚。

2. 子宫肌瘤

子宫肌瘤是生育期女性盆腔肿瘤中最常见的良性肿瘤，病因不明，普遍认为子宫肌瘤的发生与性激素有关，一般情况下平滑肌瘤合并妊娠的女性可以毫无影响地到达分娩，但黏膜下子宫肌瘤对胚芽着床有一定的影响。临床有无症状和程度与肌瘤数量、大小、位置有关，黏膜下肌瘤的常见症状是子宫出血、下腹痛、不孕等。

超声可以明确子宫肌瘤的有无、大小、位置等，黏膜下肌瘤常导致子宫内膜受压而引起宫腔变形。

3. 子宫内膜异位症

子宫内膜异位症是女性不孕的原因之一，是子宫内膜异位于子宫肌层或子宫以外的器官组织，可在多个环节上影响生育。子宫内膜异位症可引起输卵管粘连或导致管腔堵塞，或因卵巢病变，影响排卵的正常进行造成不孕。

超声表现可见子宫大小正常或球形增大的非特异性变化，子宫壁增厚回声不均匀，以后壁增厚明显，病灶区域无明显边界，内部可见散在的高回声，内膜可以发生移位。

4. 宫腔粘连

宫腔粘连是引起不孕的原因之一。宫腔粘连常发生于刮宫、宫腔手术、内膜炎症及物理化学因素等对内膜刺激后，绝大多数发生于流产及宫腔术后。临床可以表现为月经周期的改变。部分由于宫腔内膜层的粘连，造成功能性内膜面积减少，月经量减少。粘连带可使的月经血引流不畅，在宫腔内形成不规则的残腔，积聚的经血与宫腔相同，引起阴道不规则出血。

超声表现子宫内膜回声不均匀或回声不连续，可见带状或片状高回声区，其间有不规则的低回声区，粘连带及内膜回声与肌层回声分界不清，宫腔线显示不清晰，宫腔内可见积液。

5. 宫颈因素

宫颈黏膜与女性激素状态有关，随月经周期发生变化。宫颈黏膜在正常受孕中起重要作用，在临近排卵时，由于雌激素增多、孕激素减少宫颈黏膜变得富有弹性。宫颈炎症时，白细胞、吞噬细胞的聚集，不利于精子存活。抗精子抗体阳性者，影响精子的运动，也是引起不孕的原因之一。

超声可以清晰地观察宫颈，经阴道超声可准确地测量宫颈管内、外腔，其宽度与激素水平和宫颈腺体分泌的黏液有关。

6. 排卵障碍

常见的排卵障碍有不排卵、多囊卵巢、多卵泡综合征及黄素化卵泡不破裂综合征等

（1）下丘脑-体-卵巢轴异常时，发生不排卵。大部分是由于功能障碍，少部分是器质性原因引起。不排卵与无月经、多种月经失调有关，临床症状与激素水平有关。在不排卵患者的诊断中，除了临床症状，还要参考三种激素水平。即内源性催乳素、促性腺激素、雌激素的量。月经的规律性和雌激素合成充分性有关。

无排卵周期超声表现　卵巢内未探及明显优势卵泡回声，偶尔发现有卵泡回声，但直径<10 mm。

（2）多囊卵巢

多囊卵巢综合征（Polycystic ovary syndrome，PCOS）病因不明，一般认为是由于妇科内分泌系统障碍引起，多发生于 20～40 岁的妇女。典型的临床表现为月经希发、多毛、肥胖、卵巢多囊性增大、不孕、排卵障碍等。由于卵泡生长发育及排卵功能障碍，患者常因不孕而就诊。

经阴道超声是诊断 PCOS 的有效方法。多囊卵巢典型超声特征：

双侧卵巢均匀性增大，包膜增厚，皮质内大量无回声的小而不成熟

卵泡分布，直径约 2～8 mm，常常有规律沿卵巢表面排列（图 48-12-1，图 48-12-2），髓质部分回声增强。部分患者可无任何症状，约 30%的患者可有正常的

排卵周期，故超声诊断需结合患者病史，以提高诊断率。

（3）多卵泡综合征

多卵泡综合征是青春期暂时出现的现象，是一种以双侧卵巢内大量中等大小卵泡存在为特征的一种综合征。常由于药物诱导卵泡生长周期中药物应用不当引起。声像图特征为：双侧卵巢均

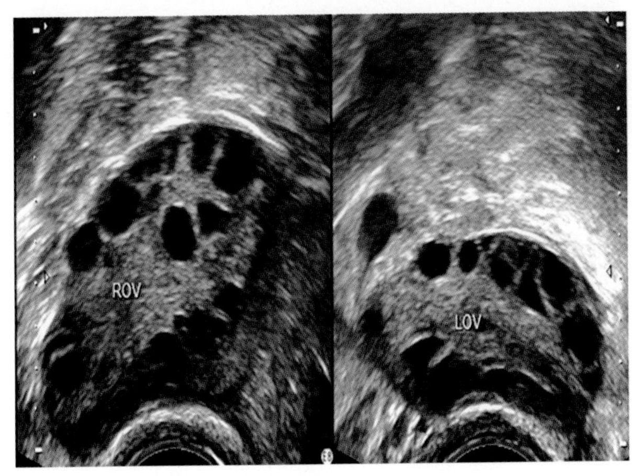


皮质内大量无回声的小而不成熟卵泡分布

**图 48-12-1　多囊卵巢**

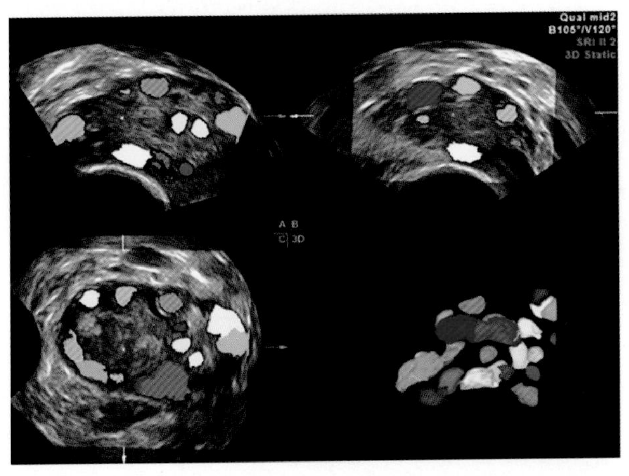


皮质内大量无回声的小而不成熟卵泡分布

**图 48-12-2　多囊卵巢三维图**

匀性增大，卵巢皮质内可见多个直径约 4～10 mm 的卵泡，剖面上一般在 6 个左右。卵巢包膜无增厚，皮髓质回声正常。

（4）不破裂卵泡黄素化综合征

不破裂卵泡黄素化综合征（luteinized unruptured follicle syndrome，LUFS），这种排卵异常的原因仍然不明。LUF 常见于促排卵周期，也可出现在正常排卵周期，是对周期性激素变化的功能性卵巢反应。在 LUF 中，排卵前卵泡虽黄体化，但不破裂。卵泡黄体化时分泌正常或异常孕酮，排卵后未见明显异常参数，甚至出现假排卵周期。因此临床特点与排卵周期相似，基础体温双向，子宫内膜呈分泌反应，给诊断带来困难。超声表现为：卵泡大小常常在 24 小时内明显快速增大趋势或囊壁增厚现象，但不排卵。卵泡壁均完整。其形态呈圆形、类圆形或椭圆形。内部回声可以表现为多种不同的形式：①布满细密的点状回声，可呈中、低 或较高回声；②无回声；③散在分布的线状回声；④呈筛状或散在带状分布的混合回声。可以单侧或双侧同时发生，也可以单侧多个和/或双侧多个同时发生（图 48-12-3～图 48-12-6）。子宫内膜呈分泌反应，三线模糊不清，回声增强改变。

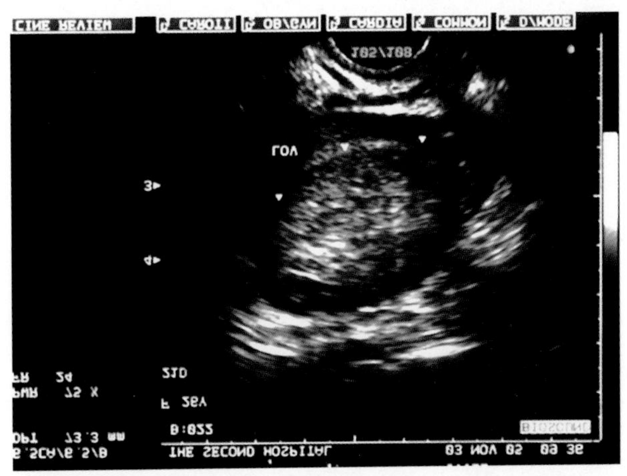

**图 48-12-3　黄素化未破裂卵泡内几乎呈实性回声**

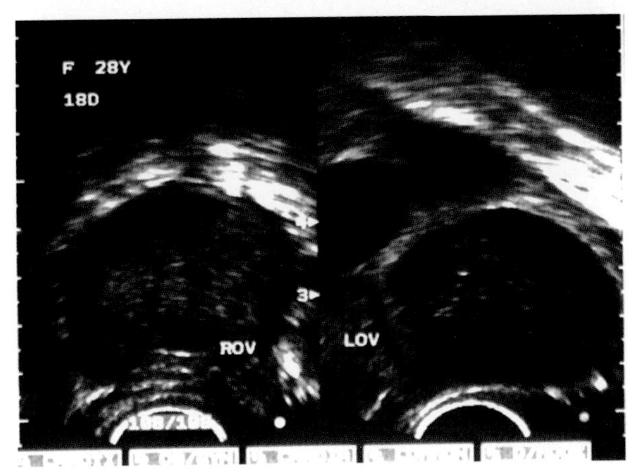


**图 48-12-4　双侧卵巢同时发生黄素化，内布满密集的光点回声**

7. 输卵管异常

超声在不孕症患者的病因诊断中，可直接检出输卵管积水，通过子宫输卵管通液或造影，可进行输卵管通畅性的评价。

## 二、超声评价卵巢储备功能及监测卵泡

### （一）评价卵巢的储备功能

卵巢的储备功能及其对刺激的反应性是 ART 成

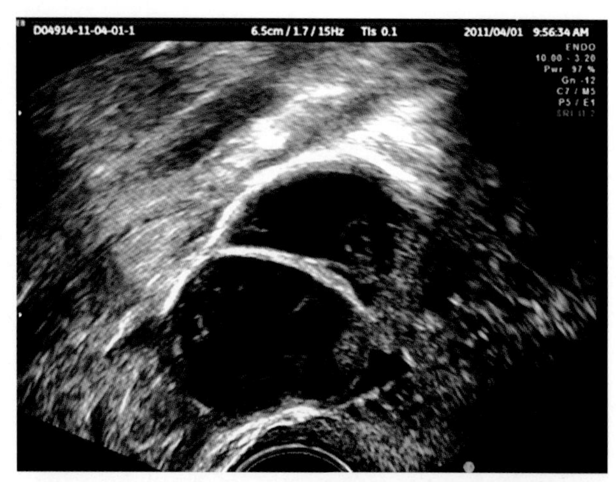


图 48-12-5　多个卵泡同时黄素化，内呈混合回声

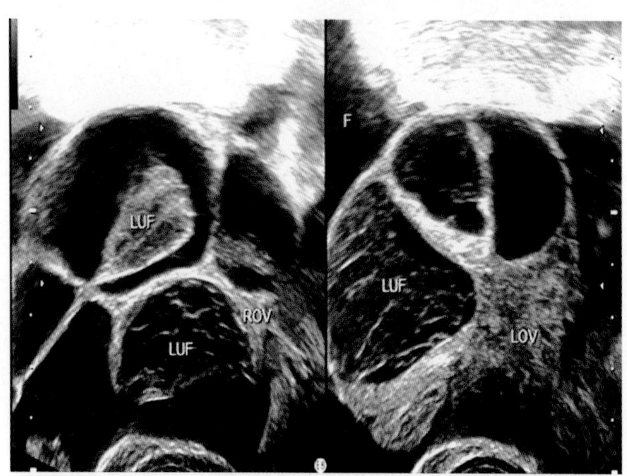


图 48-12-6　双侧卵巢同时发生黄素化，内布满散在的光带回声

功的关键，合理评价其功能有助于临床医生选择合适的 ART 方案。超声通过观察卵巢大小、体积、卵泡的发育情况以及卵巢的血流来评价卵巢的储备功能及卵巢对 ART 刺激的反应性，进而监测排卵、指导选择适合的取卵时间，预测 ART 结局等。

衡量卵巢储备功能的标准目前尚不一致，一般认为在月经第 3 天，经阴道超声检测的窦状卵泡的数目可反映休眠卵泡池的水平，正常卵巢功能组窦状卵泡数目为 11.6±6.2。在月经第 3 天卵巢直径<20 mm 和窦状卵泡数≤10，或卵巢受到刺激后，产生卵母细胞数目少于 3～4 个或血清 E2 水平低于 500 pg/mL，提示卵巢的储备功能差、卵巢对 ART 刺激反应性低，人群发生率为 9%～18%。卵巢储备功能差，对激素反应性低，最终的种植率和妊娠率均低于正常卵巢储备功能者。

## （二）监测卵泡

卵泡监测是判断不孕症治疗效果的重要检测指标。通过超声观察卵泡的形态、大小、数目、回声、生长速度及卵巢大小，可了解卵泡发育成熟情况，预测排卵时间，指导不孕症夫妇准确掌握易受精期。同时可指导临床合理用药，观察临床药物治疗效果，防止并发症的发生。对卵泡发育的检测，包括自然月经周期和药物诱发排卵周期。

在自然周期中，正常情况下，卵巢皮质内存在大量的始基卵泡（图 48-12-7），随着体内垂体分泌的卵泡刺激素的不断增加，一定数量（10～20 个）的始基卵泡开始发育增大。到第 5～7 天时经阴道超声可以观察到在卵巢皮质内直径约2～5 mm 的清晰的卵圆形无回声囊性结构，各卵巢中也可见 2～3 个生长期卵泡（图 48-12-8）。当卵泡直径大于 10 mm 时称为优势卵泡，随着卵泡成熟，逐渐突出于卵巢表面，优势卵泡直径达 18～24 mm 时，形成成熟卵泡（图 48-12-9），开始排卵，而其他小卵泡逐渐萎缩。

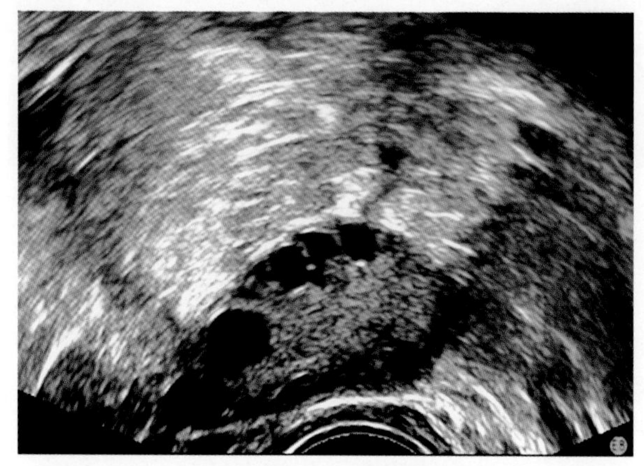

图 48-12-7　始基卵泡

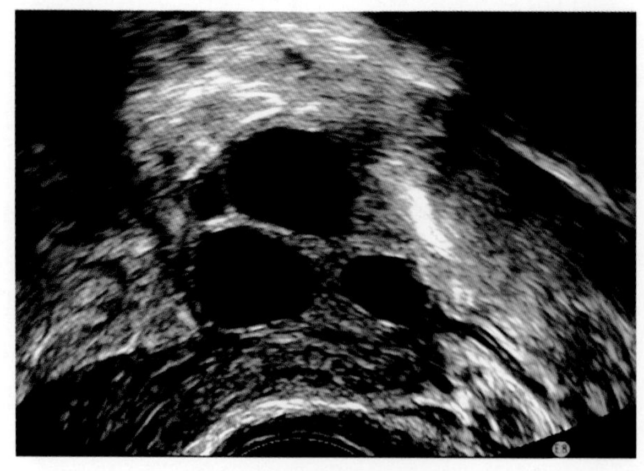

图 48-12-8　发育卵泡

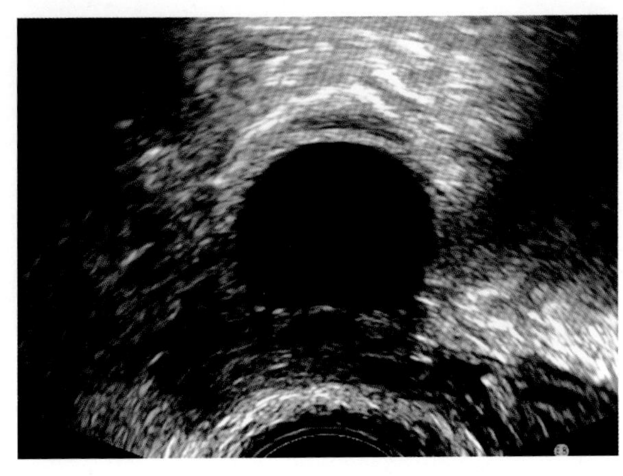

图 48-12-9 成熟卵泡

超声检查可证实排卵，排卵过程一般仅需要几秒钟，超声往往不能直接观察到卵泡破裂消失的过程，判断是否排卵只能根据间接征象判断是否排卵。超声表现为：①优势卵泡完全消失。②未破裂卵泡明显缩小，壁塌陷，缩小的卵泡内出现点状低或中等水平的回声，即相当于血体形成随着颗粒细胞或卵泡膜细胞的长入而形成黄体。③子宫直肠凹内有少量液体。

黄体声像图特征：黄体位于卵巢皮质内，呈分叶形，多呈高回声，部分囊性黄体呈低回声，内壁较卵泡壁厚，边界模糊，血管扩张，血流丰富（图 48-12-10，图 48-12-11）。

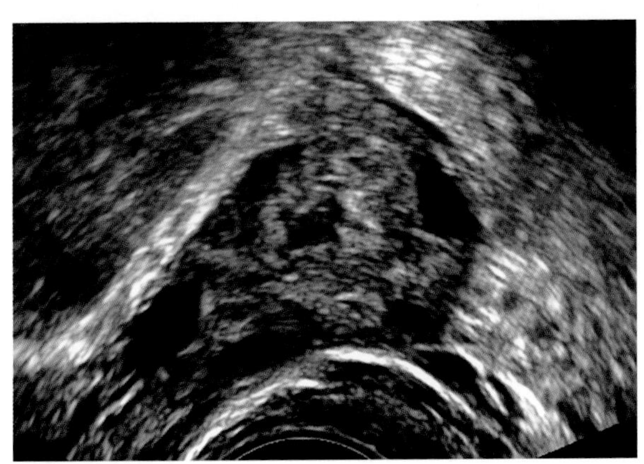

图 48-12-10 黄体声像图

在药物诱导卵泡生长周期，常常在卵巢内可以见到多个发育的卵泡（图 48-12-12～图 48-12-14），在同一切面上可以同时见到多个大小相近的卵泡，由于卵泡相互挤压，使得卵泡形态不规则，在不同断面测量直径时结果不同，评价卵泡的成熟度时一般测量其三条最大直径取其平均值作为卵泡大小的评价标准。平均直径 16～18 mm 的卵泡是已成熟卵泡，可产生受孕可能卵子。在直径大于 18 mm 的卵泡中，约 20%～25%的卵泡可以在一侧内壁可以探及点状高回声，即卵丘，卵丘的出现意味着排卵过程的开始，是超声观察排卵的较为可靠指标。在药物诱导排卵周期，卵泡直径可达 20～28 mm。

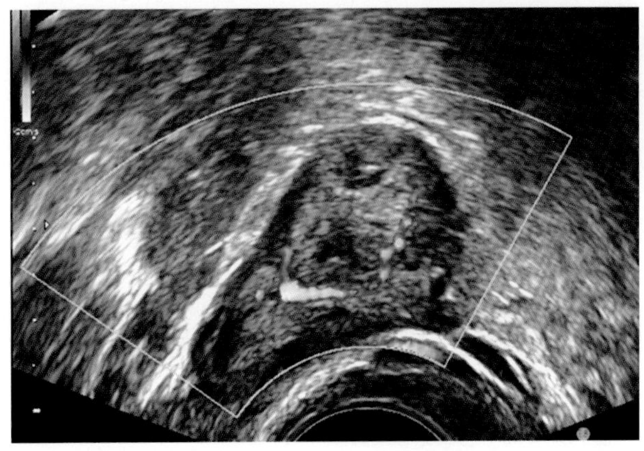

图 48-12-11 黄体血流图

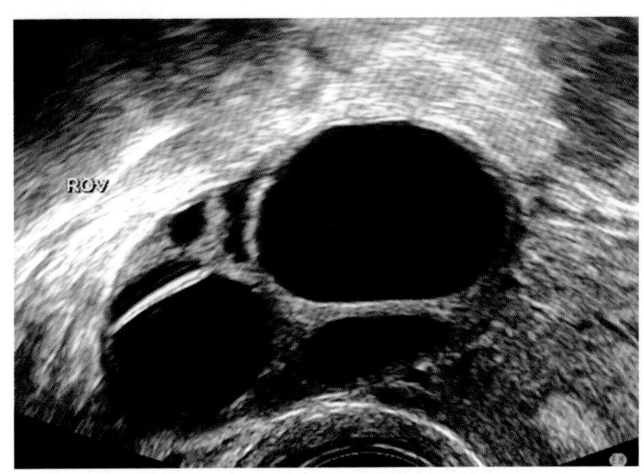


图 48-12-12 药物诱导周期多卵泡同时发育

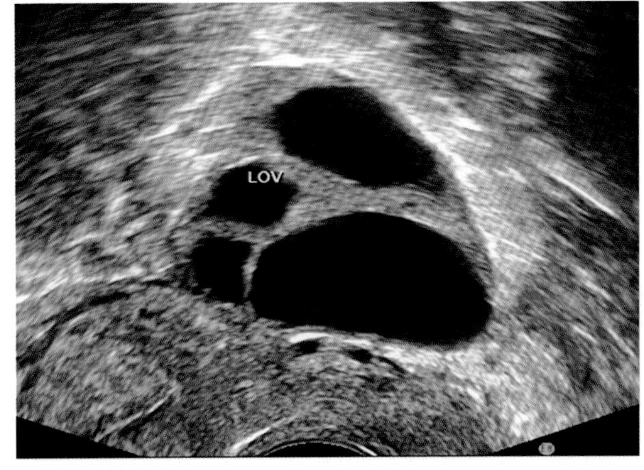


图 48-12-13 药物诱导周期多卵泡同时发育

在诱导周期超声观察的内容主要为：①确认生长中卵泡数量，②评估卵泡的反应性是否正常，③监测排卵，④决定 hCG 使用时期，⑤检查并发症（如刺激过度或不同时性卵泡生长等）。

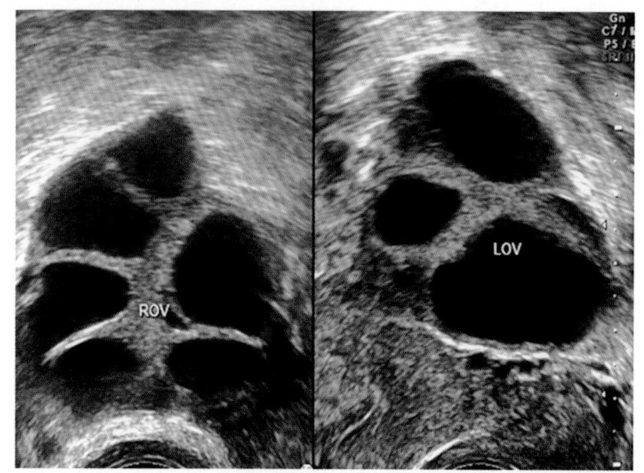


图 48-12-14 药物诱导周期多卵泡同时发育

在药物诱发排卵周期中，最常见、最主要的并发症是卵巢过度刺激综合征（ovarian hyperstimulation syndrome，OHSS），是由于促性腺激素的刺激过大或过敏引起的医源性障碍。尤其是 PCOS 患者采用药物促排卵治疗时，其发生率可高达 82%左右。

OHSS 的临床表现与其临床分期相关。轻者表现为下腹部胀痛不适，下坠感。重度者因腹腔内大量液体形成，正常血液浓缩，微循环障碍，表现为腹痛、腹胀明显，少尿，血压低，血清转氨酶升高等微循环障碍引起的心、肺、肝及肾功能障碍。严重者可因主要脏器功能衰竭而死亡。临床分期标准，轻度：卵巢直径增大，但小于 5 cm，伴轻度下腹部不适；中度：卵巢直接增大，直径约 5～10 cm，体重增加，伴有恶心、呕吐消化道症状；重度：卵巢直径增大大于 10 cm，大量腹水、胸水、少尿和血液浓缩。用超声方法观察及测卵巢形态、大小、回声及腹水量比临床评估更准确，而且更容易鉴别轻到中度过刺激患者与重度患者。超声表现卵巢体积明显增大，严重时直径可达 20 cm，卵巢内大量大小不等的囊性结构，囊壁薄，囊腔由于相互挤压形态不规则，囊内可见低回声的光点，囊腔直径可达 2～6 cm，过度刺激增大的卵巢常常包绕在腹水中。彩超检查时囊壁上可探及血管分布。常伴有盆腔、腹腔积液，严重时可伴有胸水（图 48-12-15，图 48-12-16）。

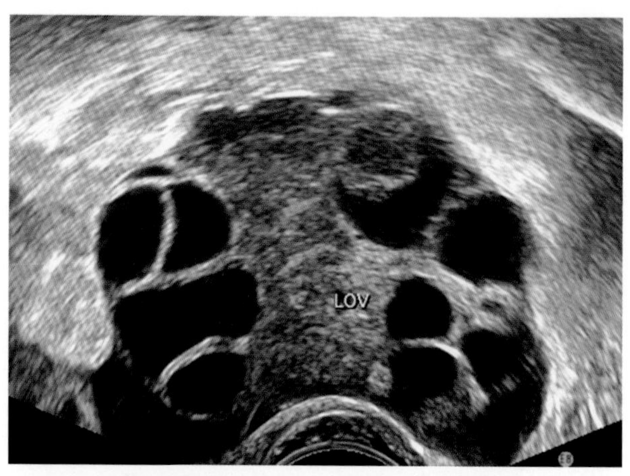


图 48-12-15 卵巢过度刺激图（中度）

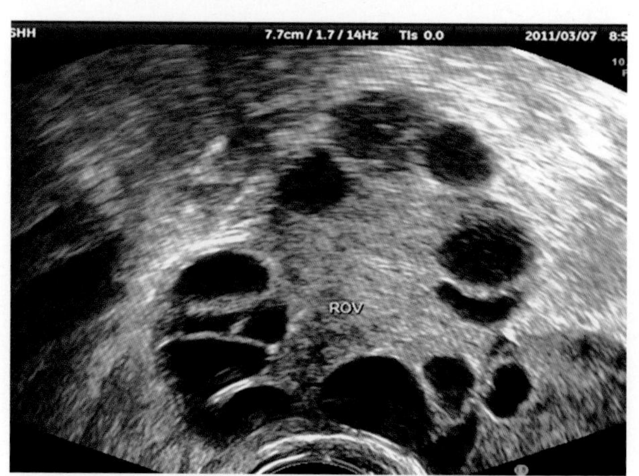


图 48-12-16 卵巢过度刺激图（中度）

## 三、超声评价子宫内膜容受性

子宫内膜容受性是指子宫内膜的一种状态，在这种状态下，囊胚能够黏附、穿入内膜并诱导内膜间质发生一系列变化，最终植入内膜，这段时间称为“种植窗”，普遍认为是黄体生成激素（LH）峰后的 5～8 天，促使内膜进入这种容受性状态受多种因素调节，其生理生化因素尚未完全清楚。以往通过子宫内膜组织病理学检查，Noyes 分期来评价子宫内膜容受状态或取子宫内膜进行雌、孕激素受体及一些已知与子宫内膜容受性相关因子的检查，这些检查不仅有创、耗时长，并且检查周期常需放弃妊娠，为滞后性检查，对拟妊娠周期的子宫内膜容受性无指导意义。血清雌孕激素水平也可反映内膜的状态，但雌孕激素水平在一定程度上又受内膜本身受体数量和功能的限制。目前，临床越来越多地应用无创超声来评价子宫内膜的容受性。常用的评价子宫内膜容受性的指标包括有：子宫内膜的解剖学参数（内膜厚度、内膜回声类型、内膜容积)、生理学参数(内膜及内膜下分布类型、内膜及内膜下血流动力学等),通过监测这些指标,来指导辅助生殖周期中的用药、治疗及胚胎移植等,以期提高临床妊娠率。

## (一)子宫内膜厚度

超声下子宫内膜的厚度是指子宫前后壁的子宫内膜加宫腔间隙。观察及测量子宫内膜厚度的方法,是在子宫纵切面显示子宫内膜全段时冻结图像,测量垂直于宫腔中线的子宫前后壁肌层与内膜交界面间的最大距离即内膜厚度(图 48-12-17)。

子宫内膜厚度受雌激素及孕酮的影响,尤其是雌激素的作用,了解子宫内膜生长对判断体内雌激素水平有间接指导意义,可以通过测量子宫内膜的厚度,来指导临床用药、决定助孕及胚胎移植的时机等,以提高的妊娠率。

在正常自然周期,随着卵泡的生长,雌激素水平逐渐升高,内膜不断增厚,卵泡成熟时内膜可以达到 10～14 mm。药物诱发的排卵周期中,由于大量卵泡生长,体内雌激素的水平往往明显增高,子宫内膜的厚度也同样增厚,因此子宫内膜厚度、体内雌激素水平与卵泡的大小之间关系相当不密切,仅仅根据子宫内膜厚度来判断受孕时机是不够的。目前比较公认的是,在 ART 中子宫内膜厚度至少要达到某一最小值才能保证正常的胚胎植入,该最小内膜厚度范围在 5～8 mm 之间。最新研究报道内膜厚度预测 IVF-ET 结局,受患者年龄、促性腺激素刺激时间、胚胎质量等多因素的限制。

## (二)子宫内膜回声类型评价子宫内膜容受性

子宫内膜回声类型 是指内膜与肌层相对回声状态的分型,和组织学对照,最外层是肌层血管网,其内的强回声线为基底层,低回声区为功能层,中央强回声为宫腔线。目前临床常用的是由 Sher 等提出的两级分法,即多层( 三线型内膜)和非多层( 均质强回声)或称为三线和非三线型(图 48-12-17,图 48-12-18),在雌激素的作用下,内膜呈现三线型,受孕酮影响后,内膜回声变强,中心为低回声带。

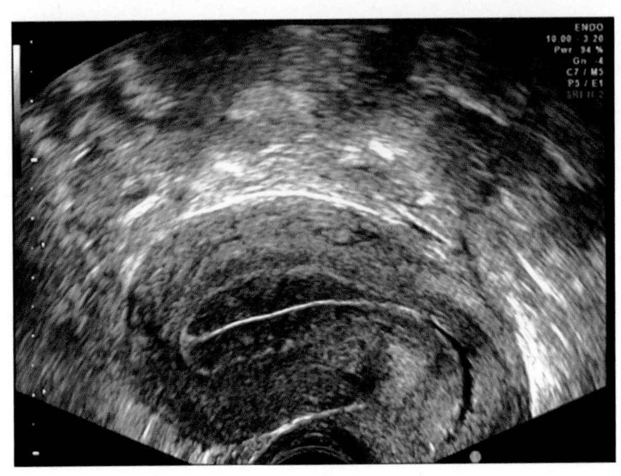

**图 48-12-17　三线型子宫内膜图**

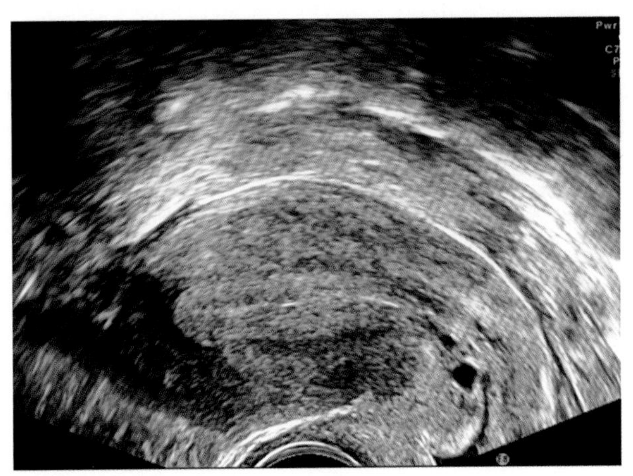

**图 48-12-18　非三线型子宫内膜图**

在自然周期的卵泡早期,内膜较薄,厚约 3～6 mm,内膜呈均匀的中高回声。增生中晚期内膜回声偏低,可见内膜层的三条线呈高回声(即子宫内膜与肌层及两层子宫内膜组成的宫腔线)。排卵后随着黄体的形成,在黄体酮的作用下子宫内膜发生分泌反映,内膜厚度稍继续增加,回声增强,三条线结构不清晰,尤其是宫腔线,但与肌层分界更为清晰。

在药物诱导排卵周期中,需在月经周期中期观察子宫内膜,目前公认的是子宫内膜呈“三线型”时,IVF 预后较好,子宫内膜呈现均质型内膜者,IVF 预后较差。内膜发育不好可能与雌激素受体缺乏等有关。

## (三)子宫血流灌注的血流动力学与内膜容受性

1. 子宫动脉评价内膜容受性

子宫动脉是髂内动脉的分支，沿着宫颈和子宫峡部走行，于宫颈内口处，子宫动脉分为上下两支，下支供应子宫颈部及阴道上部，上行支为宫体支，上行的同时沿两侧分出弓形动脉，在肌层的外三分之一形成血管网，由此网分出放射状动脉，达内膜与肌层交界处转为螺旋动脉，供应子宫内膜，并随着月经周期变化，与腺体组织一起脱落。

子宫动脉的多普勒血流参数测定：横切时于两侧子宫峡部可检测到子宫动脉的多普勒频谱，正常子宫动脉的血流频谱为高、中等收缩期流速，舒张期低流速的高阻力型血流频谱（图 48-12-19），目前检测子宫动脉最常用的指标为搏动指数（PI）、阻力指数（RI）、收缩期与舒张期血流速度比值（S/D）。在自然周期中，子宫动脉的血流灌注随着卵巢内卵泡的发育及雌激素的产生量的增加，发生相应的变化，卵泡早期子宫动脉的血流频谱出现为高的收缩期血流，低舒张期血流或舒张期血流缺如，随着卵泡的增大，体内雌激素水平不断增加，引起子宫动脉扩张。在卵泡晚期子宫动脉搏动指数降低，排卵后体内雌孕激素的协同作用下，子宫动脉阻力进一步降低。双侧子宫动脉对性激素的反应基本一致，二者的血管阻力基本相近。

子宫动脉对子宫内膜容受性评价，前期的研究表明子宫动脉血流可以评价子宫内膜容受性，新近的研究认为子宫动脉血流动力学参数预测子宫内膜容受性存在不足，其原因可能是子宫动脉在子宫内有许多分支，血供主要供应子宫肌层，其血流参数反映的是整个子宫的血流灌注状态，内膜及内膜下血流灌注对内膜容受性更为重要。

2. 子宫内膜及内膜下血流灌注评价子宫内膜容受性

子宫内膜下区域为肌层与内膜之间的区域，为密集的肌细胞和血管组成，基底动脉由此层继续上升为螺旋动脉，螺旋动脉供应内膜及其表面，在月经周期中形态及厚度发生改变，并与腺体组织一起脱落（图 48-12-20，图 48-12-21）。

内膜下区域在超声上显示为肌层与内膜之间的一薄层低回声区域，这个区域在胚胎种植过程中起着重要的作用，内膜及内膜下血流灌注良好，有较好的妊娠结局，故螺旋动脉血流变化可成为进行胚胎移植治疗中着床成功率的预测指标。

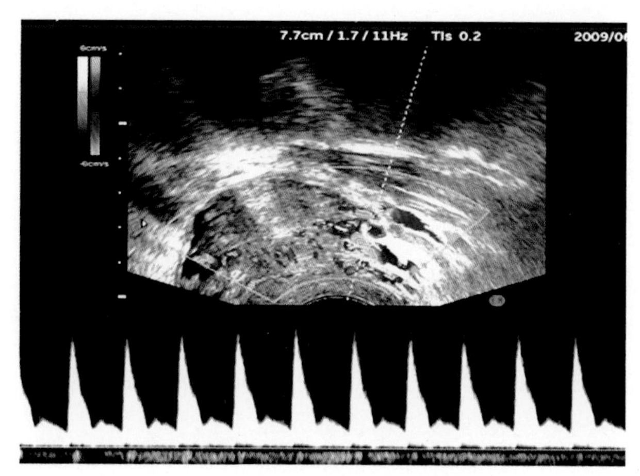


**图 48-12-19　子宫动脉血流频谱图**

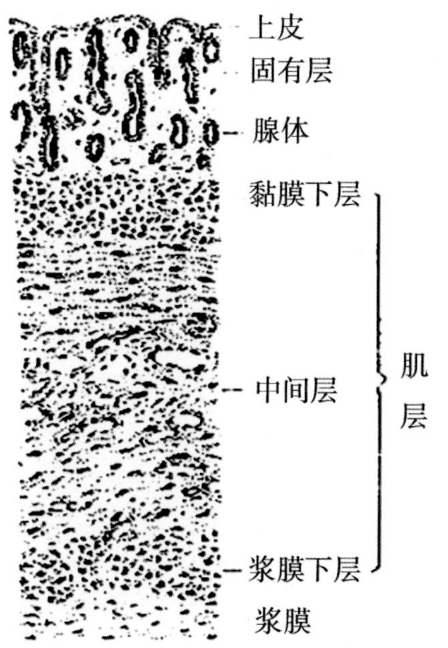


**图 48-12-20　子宫壁组织学结构示意图**

内膜及内膜下血流灌注对子宫内膜容受性的评价方法包括有：内膜及内膜下血流分型、内膜及内膜下血流动力学参数的测定。

子宫内膜及内膜下血流分型，目前常用的血流分型方法是 Applebaum 分型法，分型标准为，Ⅰ型：血管穿过内膜外侧低回声带，但未进入内膜高回声的外缘（图 48-12-22）；Ⅱ型：血管穿过内膜高回声的外缘（图 48-12-23）；Ⅲ型：血管进入内膜内（图 48-12-24）。Ⅱ、Ⅲ型血流分布着妊娠率明显高于Ⅰ型。

内膜及内膜下血流动力学参数：目前常用指标有：搏动指数（PI）、阻力指数（RI）、收缩期

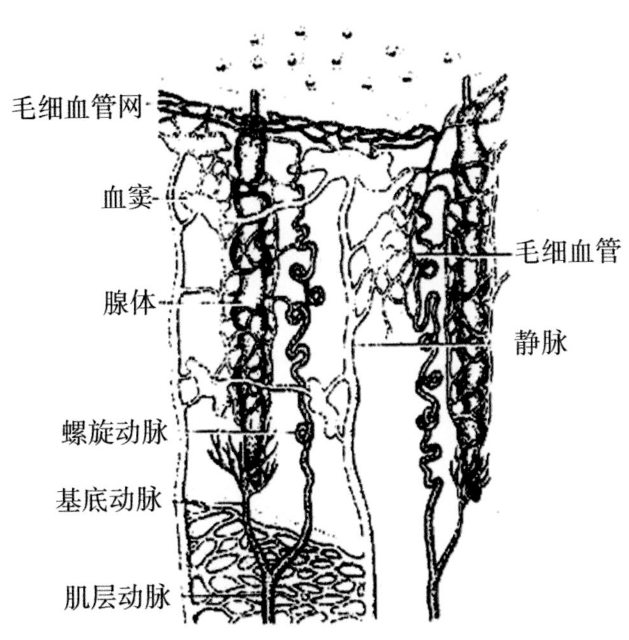


图 48-12-21 内膜下血管分布示意图

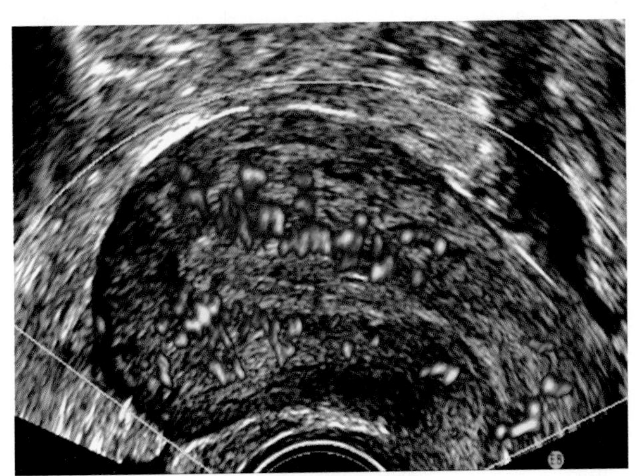

图 48-12-22 Applebaum 分型法 I 型能量图

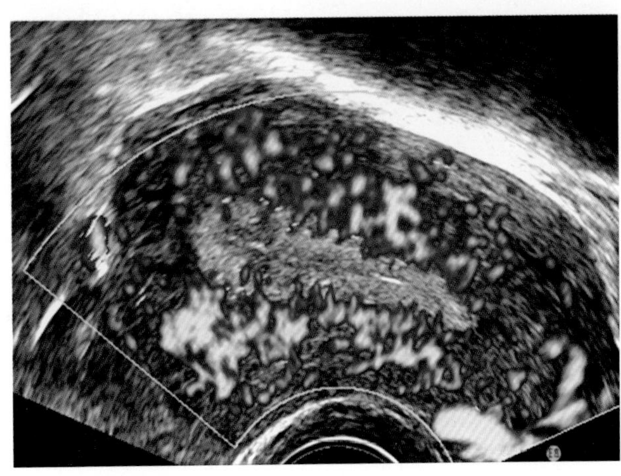

图 48-12-23 Applebaum 分型法Ⅱ型能量图

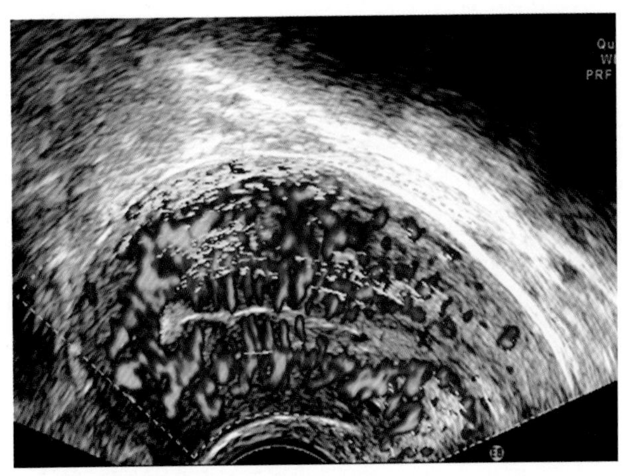

图 48-12-24 Applebaum 分型法Ⅲ型能量图

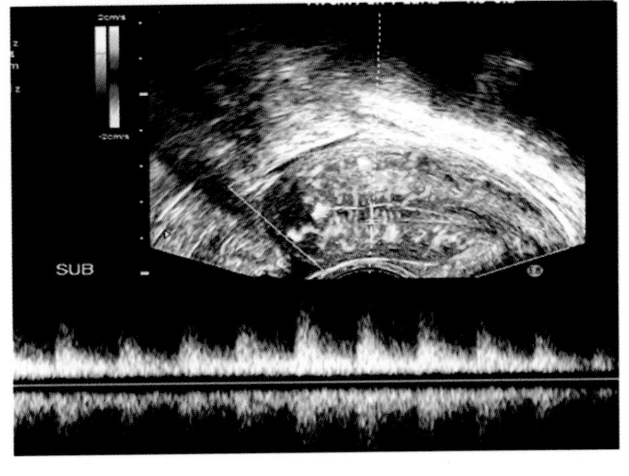


图 48-12-25 内膜及内膜下血流频谱图

与舒张期比值（S/D）。超声测量方法，在子宫矢状切面，内膜与肌层交界处的低回声带、彩色血流最明亮处取 Doppler 频谱（图 48-12-25）。

在 IVF-ET 中，药物诱导排卵周期中，对于子宫内膜及内膜下血流灌注不好的患者，可以先把胚胎冷冻，在自发排卵期或经过适当治疗，待子宫内膜灌注恢复后再行胚胎移植（图 48-12-26，图 48-12-27）。

## 四、子宫输卵管造影术

输卵管阻塞是导致女性不孕的主要原因之一，女性不孕症中，输卵管因素约占 20%～40%，正确判断输卵管通畅与否是决定临床选择治疗方案的关键。目前，腹腔镜下输卵管通液术和宫腔镜检查仍是评价不孕原因的金标准，但这两种方法均有创伤性，需要麻醉，有一定手术风险，且需要专门的设备和无菌条件，且费用相对较高，在各级医院的普及有限。X 线子宫输卵管造影操作

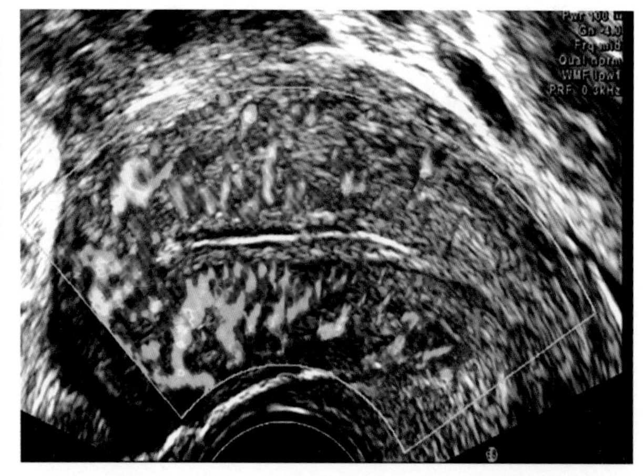

图 48-12-26　内膜及内膜下血流灌注差

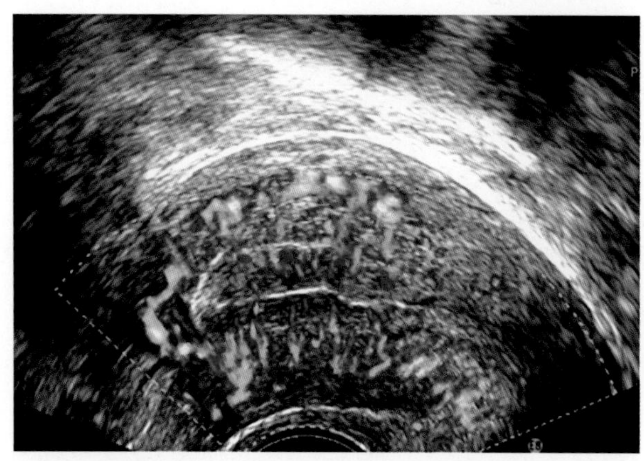

图 48-12-27　内膜及内膜下血流灌注良好

较方便，但性腺受 X 线光辐射，有碘油造影剂过敏的危险。子宫输卵管超声造影操作方便、无放射线损伤，患者痛苦小，其诊断输卵管通畅与否的准确性、敏感性与 X 线子宫输卵管碘油造影相同，目前已成为检查不孕患者输卵管功能及治疗输卵管性不孕的首选无创、安全、有效的方法，可以筛选需进一步进行腹腔镜或宫腔镜检查或治疗的患者。

1. 子宫输卵管超声造影常用造影剂 大致可分为两类：一类是呈无回声，属负性造影剂，如生理盐水、葡萄糖等，它使扩张后的宫腔在无回声的衬托下能清晰地显示宫内病变的情况；另一类是呈强回声，属正性造影剂，如双氧水及各种微气泡造影剂等，它能使输卵管在强回声的填充下更好地显影。正性造影剂有第一代所含成分为空气，以 Levovist（利声显）为代表，第二代超声造影剂为所含成分为大分子的惰性气体的 SonoVue（声诺维）。正性造影剂形成的微气泡回声明显高于输卵管壁，超声可以动态跟踪造影剂沿子宫腔通过输卵管的全过程，造影图像优于盐水造影，但费用较高。

2. 造影时间 选择子宫内膜增殖早期，月经干净后 3～7 天，以避免增厚的子宫内膜干扰造影剂经子宫腔进入到输卵管内。

3. 造影途径 可经腹部或经阴道，经阴道途径显示更为清晰。

4. 造影导管 通常用的为顶端带有气囊的双腔导管。

5. 操作方法 造影前常规经阴道超声检查子宫、卵巢及双侧附件区域，注意子宫直肠窝的液体有无及分布情况。

（1）放置造影导管：嘱患者排空膀胱，取仰卧截石位，用窥器扩张阴道，常规消毒阴道及宫颈，经宫颈将导管送入子宫腔内，后撤出窥器。经与气囊相通的管腔注入 1～2 ml 的生理盐水，将导管远端的球囊充盈，以固定导管于宫颈内口上方，防止脱出。

（2）将阴道探头置入阴道，先行子宫纵切，检查导管位置使导管球囊位于子宫颈内口稍上水平，确认导管位置合适否，充盈的球囊在宫腔内显示为无回声（图 48-12-28）。在导管另一腔的末端连接注射器，用于注射造影剂。

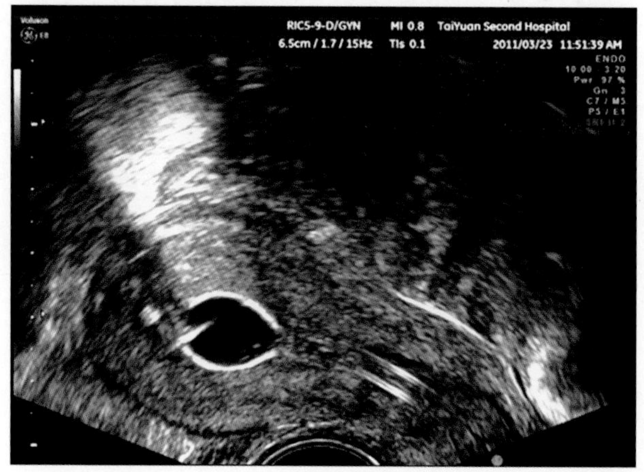


图 48-12-28　宫腔内导管及充盈的球囊

（3）造影时在子宫底横切面扫查，并稍倾斜探头，找到同侧卵巢，在卵巢与子宫角之间通常为输卵管的位置。

当用生理盐水为造影剂时，注入液体时可见宫腔瞬间扩张（图 48-12-29），如输卵管通畅，可见到含气泡的强回声生理盐水经输卵管伞端进入盆腔，向卵巢周围移动，在卵巢周围可见液体及气泡移动；在显像条件较好的患者，可见到液体通过输卵管到达盆腔内（图 48-12-30、图 48-12-31）。

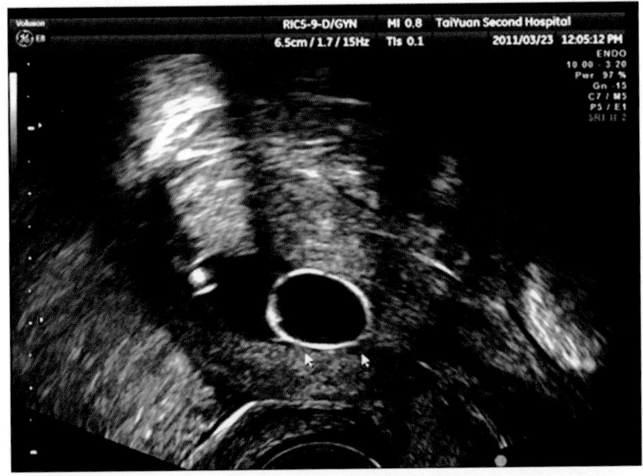


图 48-12-29 宫腔内注入盐水后导管及充盈球囊

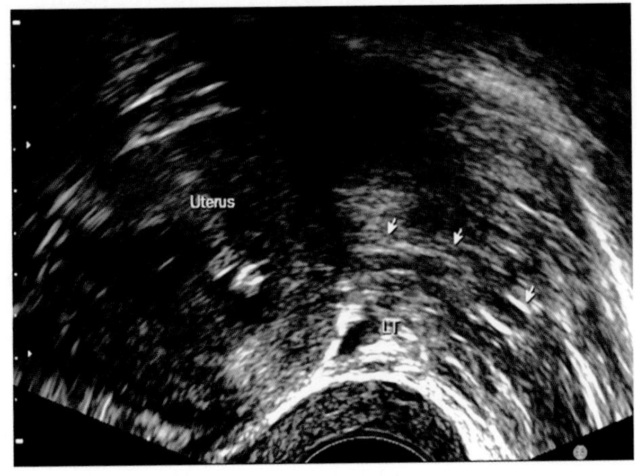


箭头所示为自左侧宫角向外延伸的输卵管

图 48-12-30 液体自左侧宫角向外延伸

用正性造影剂时，子宫输卵管造影影像，可观察到强同声液体在输卵管腔内流动，通过狭部经伞端流出至盆腔内，使整个输卵管腔的形态显示出来，因此，可观察到输卵管有无扭曲、狭窄部位，伞端闭锁时可见输卵管腔近段充满造影剂强回声。如输卵管不通，则见不到上述现象，观察完一侧后，旋转探头，再观察另一侧输卵管。

输卵管通畅性的判断标准：

1. 输卵管通畅 注入液体无明显阻力及液体反流，宫腔瞬间扩张后，液体在卵管内流动，卵巢周围可见液体及气泡移动，子宫直肠窝有液体积聚，并见伞端的“喷射”状液气泡，CDFI：可见沿输卵管走行液体形成的彩色信号通过。（图 48-12-32，图 48-12-33）

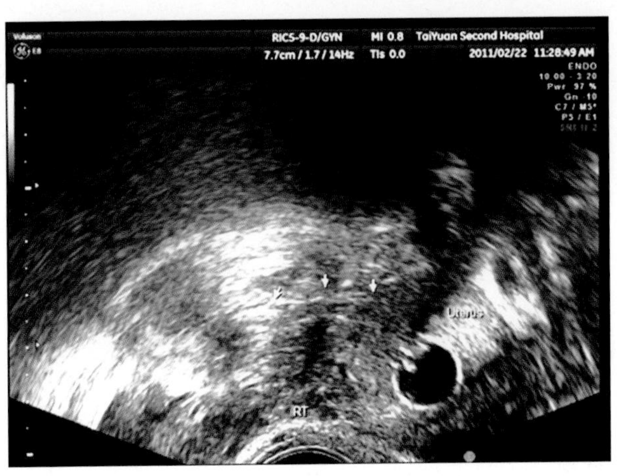


箭头所示为自右侧宫角向外延伸的输卵管

图 48-12-31 液体自右侧宫角向外延伸

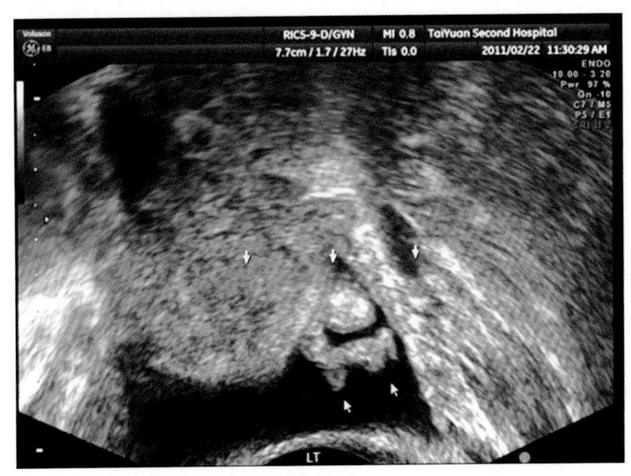


向上箭头

图 48-12-32 左侧输卵管伞端及周围液体

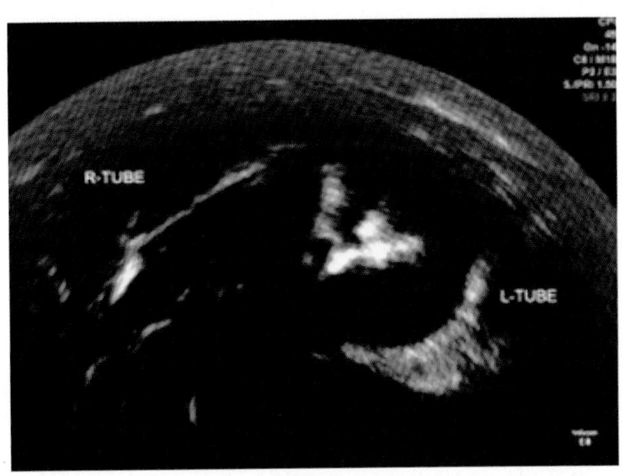


图 48-12-33 声诺维二维输卵管造影显示双侧输卵管通畅

2. 输卵管双侧梗阻　推注液体时宫腔明显扩张，推注过程中阻力较大，需加压注射，停止加压后可见液体部分或全部反流。液体在宫腔内滚动，气体向两侧流动缓慢或聚集某一段，沿输卵管走行无明显液体通过，盆腔无液体气体弥散，推注液体时患者腹胀痛明显。

3. 单侧通畅　可见含有气泡的液体向一侧流动，CDFI：可见沿该侧输卵管走行液体形成的彩色信号通过，并见伞端的“喷射”状液气泡。

4. 输卵管狭窄（或通而不畅）：注入造影剂时有阻力，宫腔液体流动缓慢，输卵管显示纤细光带，狭窄处管腔内径为正常的 1 /2～1 /3，造影剂通过时流速加快。输卵管伞端可见液体少量溢出，无明显喷射液气泡形成，子宫直肠窝处可见少量液体回声。

子宫输卵管超声造影副作用及并发症很少见。可见的不良反应有短暂的盆腔疼痛、血管迷走神经反射、恶心或盆腔感染。盆腔疼痛发射率为 3.5%左右，较轻者操作结束自行缓解，严重者需给予止痛剂；血管迷走神经反射，可发生于导管插入子宫颈的过程或注入常温生理盐水时，适当加温生理盐水可减少刺激，反应严重者，可予以 0.5～1mg 阿托品肌内注射；患者有急性盆腔炎症时，禁止做该项检查。

## 五、介入超声在辅助生殖技术中应用

在辅助生殖技术中，取卵技术是助孕技术的关键步骤之一。随着超声技术的发展，腹部超声引导下穿刺取卵替代了最初腹腔镜下取卵方法，近年来发展到阴道超声引导下卵泡取卵成为首选的方法，阴道超声引导下卵泡取卵成功率可达 75%，与腹腔镜的成功率差不多。且经阴道超声引导下取卵不需要全身麻醉，价廉，节省操作时间及人力，低风险，而且患者能接受，故几乎取代了腹腔镜或腹部超声引导下穿刺取卵术。

### （一）超声引导下卵泡穿刺取卵术

1. 适应证

（1）输卵管疾患引起的不孕症：包括有输卵管阻塞、输卵管缺如、输卵管结扎术后需再妊娠者。

（2）子宫内膜异位症经药物或手术治疗后仍未受孕者。

（3）宫颈黏液异常者。

（4）原因不明的不孕症。

（5）男性不孕：精液、精子减少，精子活动力低弱，免疫性不孕，可在精子处理后作人工授精。

（6）遗传缺陷者：用健康人的精子或卵子作人工授精或体外授精。

2. 穿刺前准备

（1）超声监测卵泡发育，自然周期卵泡直径大于 18 mm 或药物诱发卵泡直径大于 20 mm 时，给予 HCG，用 HCG 后 36 小时内进行穿刺。

（2）针具和器械

穿刺针、负压吸引器、卵泡培养液及一套观察卵子及培养受精卵的设备。所有器具均按规定方法进行无菌处理。

3. 操作方法

（1）经阴道超声引导下阴道穹窿穿刺取卵术

目前多采用的是这种方法。阴道探头需消毒液消毒后，以及术者手套上的粉尘必须用生理盐水冲净，阴道探头配有穿刺引导管。

①患者取膀胱截石位，常规消毒外阴、阴道，铺无菌巾。

②将消毒的阴道探头放进阴道内，检查卵巢位置后，将探头固定于穿刺部位，使需穿刺的卵泡位于穿刺引导线上，测定距离。

③穿刺针连接在培养管上，培养管另一端连接负压器。

④用穿刺针通过穿刺引导管，用适当力度和速度经穹窿刺入卵泡内，或用手动穿刺枪穿刺穹窿直达卵泡内。

⑤监视屏上见针尖位于卵泡内时开启负压吸引器抽吸（压力约 13.3 kPa），可见卵泡迅速塌陷，一个卵泡的卵泡液 3～5 ml。一个卵泡抽吸完成后可再将针刺入临近较大的卵泡。将双侧卵巢内大于 15 mm 以上的卵泡均穿刺抽液。

⑥将抽出的卵泡液置于显微镜下观察有无卵子。

（2）经腹壁超声引导下经阴道穹窿穿刺卵泡取卵术。

腹部凸阵探头置于腹壁，不是直接引导，且经阴道穿刺不经过膀胱。对于过度肥胖或卵巢位于子宫后方者，在没有阴道探头的情况下可采用此方法。

①病员先饮水，适当充盈膀胱，以清楚显示卵泡为度。

②病员取膀胱截石位，消毒外阴，阴道，铺巾。

③在腹壁超声引导下，术者从阴道穹窿选择到达卵泡的最短途径作穹窿穿刺。

④余步骤同前。

经腹壁、膀胱超声引导穿刺取卵手术及经尿道穿刺取卵，在临床均不常用，在此从略。

4. 影响取卵率的有关因素

（1）正确判断卵泡成熟度，适时用 HCG 可提高取卵率和妊娠率。

（2）穿刺针的内径大小、内壁光滑程度：内径大则取卵率高．但粗针穿刺卵泡液可能外溢，致卵母细胞流入腹腔。采用自动穿刺枪快速穿刺，可以改善。内壁光滑则取卵率高。

（3）自然周期一般只有一个成熟卵泡可供穿刺，虽然成熟卵泡数目少，但黄体发育健全，子宫内膜反应与胚胎同步，胚胎移植成功率高。控制超排卵周期的卵泡数目多，有多个卵子发育，同时回收多个成熟卵子，一个周期有多个卵子受精，多个胚胎移植，提高临床妊娠率。

### （二）输卵管内配子（或合子）移植

1. 适应证

输卵管内配子（合子）移植适用于：有一侧输卵管功能完善（输卵管的蠕动功能良好）者、输卵管伞端粘连，而壁的蠕动正常，输卵管黏膜未受损伤者、宫颈因素不孕者。

2. 操作方法

输卵管内配子（合子）移植可在腹部超声或阴道超声监视下进行，需要特殊的输卵管导管。术前按宫腔手术消毒阴道和宫颈。在超声监视下观察输卵管导管经宫颈插入到宫腔内，阴道超声下导管呈高回声，并随操作而运动。输卵管导管具有一定的弹性，其远端呈弯曲状，当导管到达宫腔底部时，弯曲的导管头部指向一侧宫角，观察导管的位置，缓慢地将导管送入输卵管内。将配子或合子经导管注射入输卵管腔内。

### （三）多胎妊娠减胎术

随着促排卵药物的普遍使用及辅助生殖技术（ART）的迅速发展，三胎以上的多胎妊娠明显增加，由此导致妊娠并发症和早期流产率、早产率以及围生儿死亡率均明显高于单胎妊娠。因此，适当地减灭胚胎种植数目，对保证 1 个或 2 个胎儿的正常发育，降低围生儿死亡率是十分重要的。超声在实施多胎妊娠减胎术中有十分重要的作用，超声检查不仅可了解妊娠囊和胚胎的数目、大小，胚胎发育的差异，判断减灭对象和手术的途径，且是实施减胎术的唯一引导方法。

①孕早期减胎：于孕 7～8 周确定胎心时，行减胎术，多采用经阴道胚芽抽吸术。超声引导下减胎术操作方法同阴道超声引导下穿刺术，选择好减灭目标胚胎，当穿刺针进入要减灭的胚囊后，将囊液抽吸干净，局部可以注射少量 10%氯化钾溶液，以杀伤胚胎。如果宫腔内胚胎较多，可以穿刺多次，一般以保留 2～3 个胚胎为宜。孕早期经阴道途径简便、省时省力、并发症少，而且在感情及伦理方面更易为患者所接受，因此，对于需行减胎的患者，应尽早在孕 6～8 周施行超声引导下经阴道胚芽抽吸术。

②孕中期减胎：一般在 12～14 周较好，此时胚胎发育可对比性及可选择性较佳，多采用超声监视下经腹部胎心区内注射。术后可超声再次扫查，确认减灭胎儿及保留胎儿的情况。

超声引导下减胎术前后，为防止诱发流产的可能性，应适当地应用子宫平滑肌松弛药物（硫酸舒喘灵）和保胎药物（黄体酮），以减轻穿刺对子宫的刺激，防止宫缩的发生。

助孕技术造成的异位妊娠，同样可以在超声引导下穿刺抽吸囊液后局部注射杀伤胚胎药物进行治疗。

## 六、三维与四维超声在辅助生殖技术中的应用

随着三维超声技术的发展及在临床应用过程的不断完善与简单化，其在临床的应用越来越广泛。三维超声可在短时间内采集大量的数字信息，从多角度、多平面分析图像，信息更为丰富，所获得的图像更为直观、立体，空间关系明确，其为妇产科超声领域开辟了新的视野（图 48-12-34）。

### （一）三维超声诊断子宫畸形

利用三维超声的冠状平面评估子宫的形态结

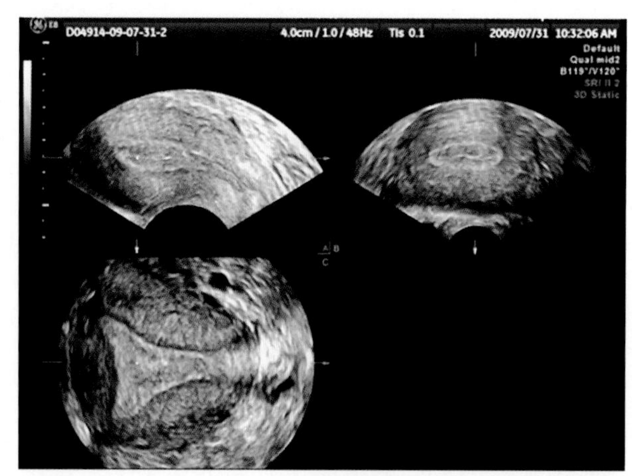


图图 48-12-34 三维超声多平面成像

构是目前简便、快捷的最好诊断方法，尤其是经阴道实时三维超声，能实时获得子宫、宫颈冠状切面图像，不仅可以清晰显示子宫的轮廓外形，还可以观察到从宫颈到宫底部、宫角的宫腔内膜形态，能够同时获得子宫外形轮廓和内膜腔发育异常的准确、全面的信息，为子宫畸形的分型及精确诊断提供了可能性。同时其还可以方便快捷地直接测量纵隔子宫隔的长度和双角子宫切迹的深度，对纵隔子宫及双角子宫的鉴别诊断提供准确诊断信息，而这些在二维超声的诊断中是受局限的。由于三维超声成像需要成像部位与周围组织回声强度对比度较大，子宫内膜的三维超声在分泌期检查效果更佳。正常子宫及常见的子宫畸形三维声像图表现如下：

正常子宫的三维超声声像图表现为子宫轮廓呈倒梨形，子宫壁与内膜分界清晰可见，内膜轮廓呈倒立的三角形，内膜回声均质，较宫壁回声强（图 48-12-35）。

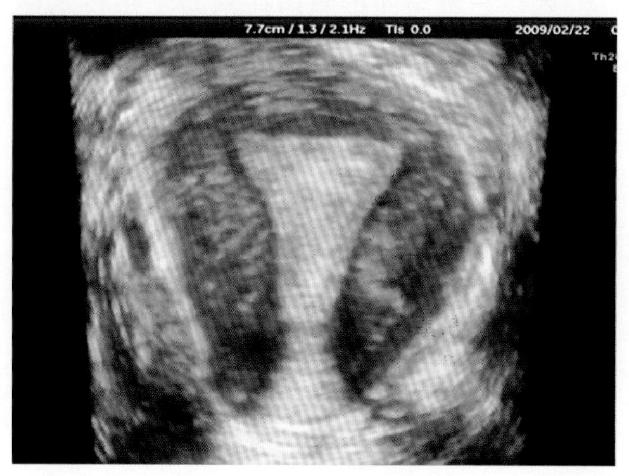


图 48-12-35 正常宫腔形态图

双子宫可见两个完整的子宫，有各自完整的宫壁和内膜，与正常子宫的三维图像相同，两宫体可大小一致，也可不等（图 48-12-36）。

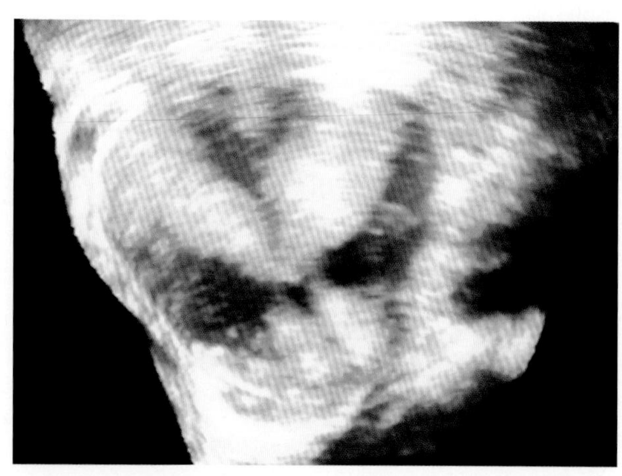

两个完整的子宫，有各自完整的宫壁和内膜

图 48-12-36 双子宫图

双角子宫外形可见宫底部有一凹陷，凹陷深度不等，宫底呈马鞍状，为鞍状子宫，严重凹陷者 宫底平面呈“蝶形图 ”的两个子宫角，内膜在下段宫体或宫颈处融合，在宫底部分开，呈“Y”型，但夹角较大（图 48-12-37）。

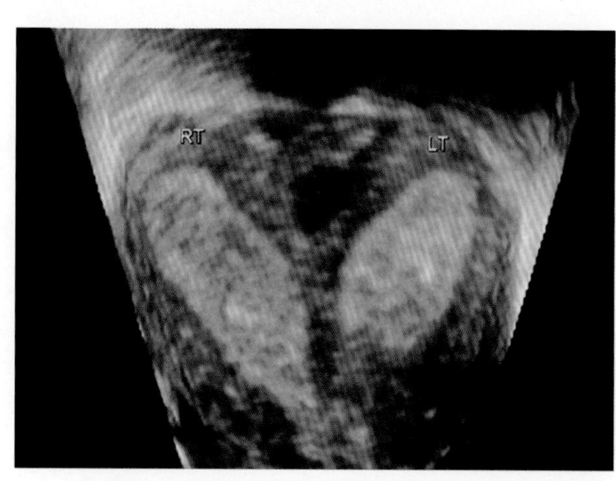


两个完整的子宫，有各自完整的宫壁和内膜

图 48-12-37 双角子宫

纵隔子宫的三维超声声像图特征为外形、轮廓基本正常，宫体中央可见一清晰的与宫壁回声相似的回声带自宫底向宫颈方向延伸，达到或未达到宫颈，将内膜分成对称或不对称的两部分，完全纵隔时两部分内膜在子宫下段近乎平行（图 48-12-38）。不全纵隔时两部分内膜在子宫下段相互融合，呈“Y”型，两内膜夹角呈锐角（图 48-12-39）。

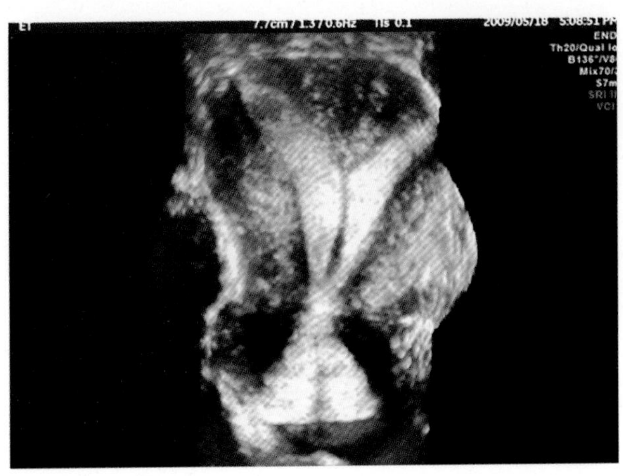

两部分内膜在子宫下段近乎平行

**图 48-12-38 完全纵隔子宫图**

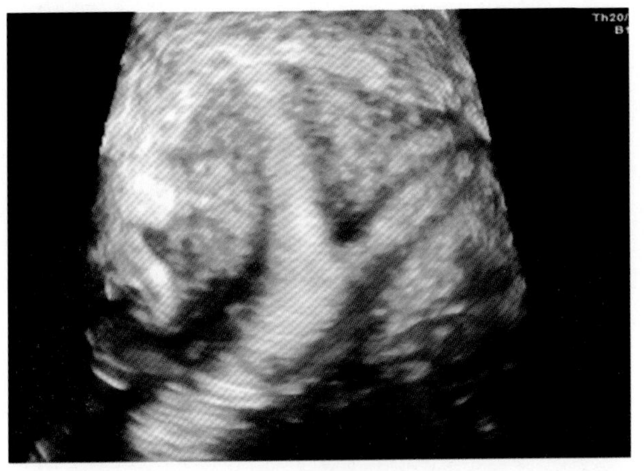

两内膜在子宫下段相互融合呈“Y”型

**图 48-12-39 不全纵隔子宫图**

单角子宫可见子宫轮廓体积正常或偏小，内膜形态呈“香蕉”型或“烛心”型，一侧宫角缺如（图 48-12-40）。

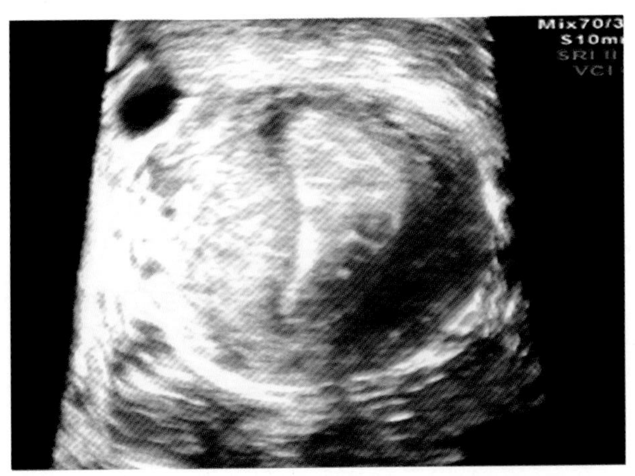

内膜形态呈“香蕉”型或“烛心”型一侧宫角缺如

**图 48-12-40 单角子宫图**

### （二）三维超声测定卵巢及卵泡容积

三维超声可测定卵巢体积用于评价卵巢储备功能（图 48-12-41）。已有研究证实 3D 超声测得的卵巢体积与手术标本的直接测量较 2D 超声测得的数据有更好的相关性。有研究指出，平均卵巢体积（MOV）与窦状卵泡数目、卵泡数目、成熟卵细胞数、E2 峰值呈直线相关关系，平均卵巢体积（MOV）$<2\ cm^3$的 IVF 患者妊娠率明显低于对照组。且随着年龄的增长，卵巢体积、卵泡数和卵巢间质血流减少，卵巢体积和受精率在不同的年龄组明显不同；在相同的年龄组中，窦状卵泡数量越多、卵巢体积越大、卵巢间质血流越丰富者获卵数越多、妊娠率越高。超声对卵巢体积、窦状卵泡计数以及卵巢血流测定可以个体化地评价卵巢储备、卵巢对药物的反应以及预测 ART 的结局。

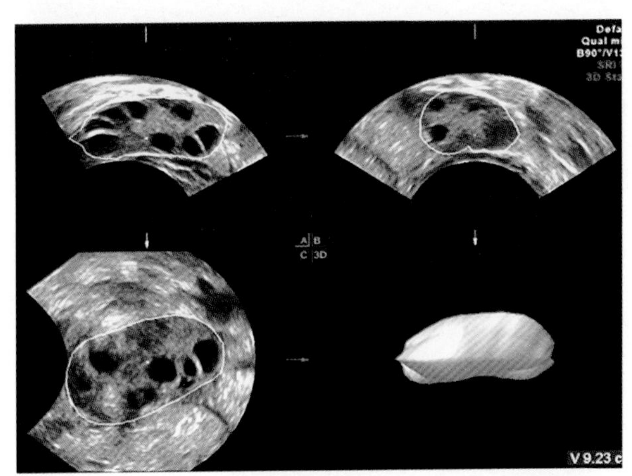

**图 48-12-41 三维超声测定卵巢体积图**

三维超声可以获得卵泡容积。在药物诱导排卵周期，常常多卵泡的同时发育，大量的卵泡相互挤压，往往造成卵泡形态不规则（图 48-12-42，图 48-12-43），二维超声测量时，使测量误差较大。三维超声可获得卵巢容积、卵泡容积及卵巢平均直径（图 48-12-44，图 48-12-45），同时可以观察卵泡形态及空间关系，对判断卵泡的成熟提供更有意义信息。

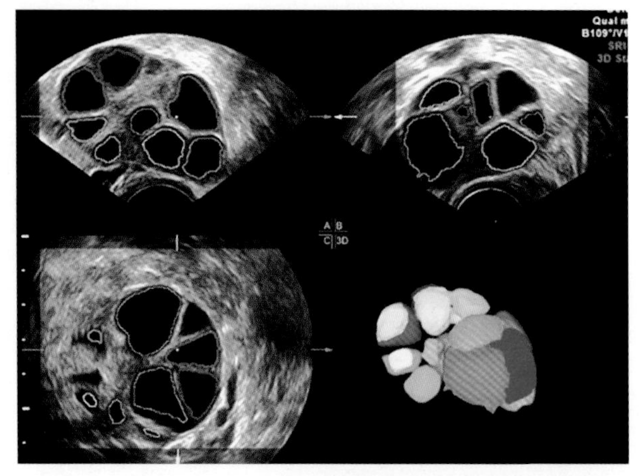

图 48-12-42　三维超声多切面成像及卵泡立体形态

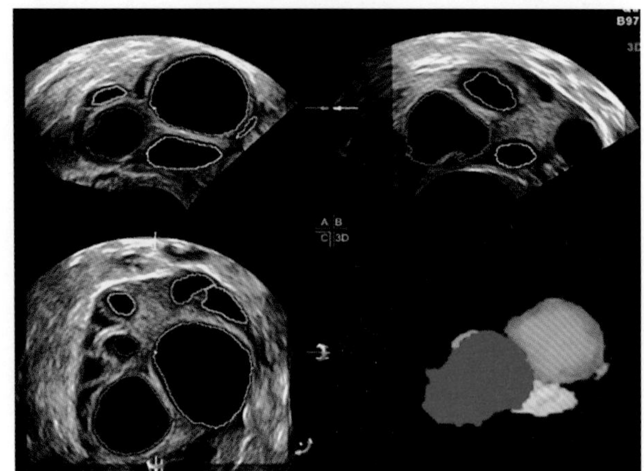

图 48-12-43　三维超声多切面成像及卵泡立体形态

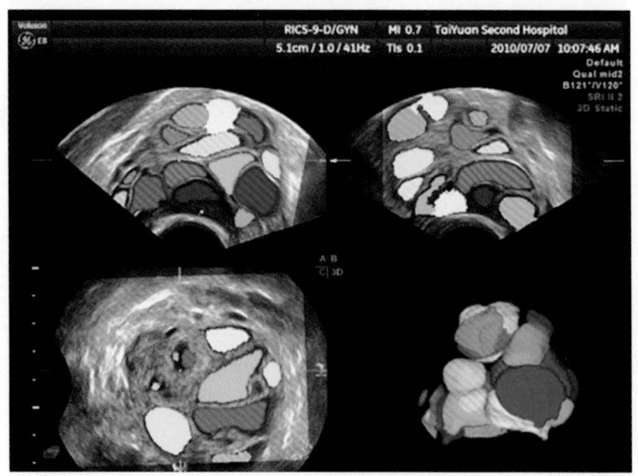


图 48-12-44　三维超声多切面成像及卵泡立体形态

## （三）三维超声测定子宫内膜容积、子宫内膜及内膜下容积血流

三维超声为子宫内膜容积的获得提供了有效

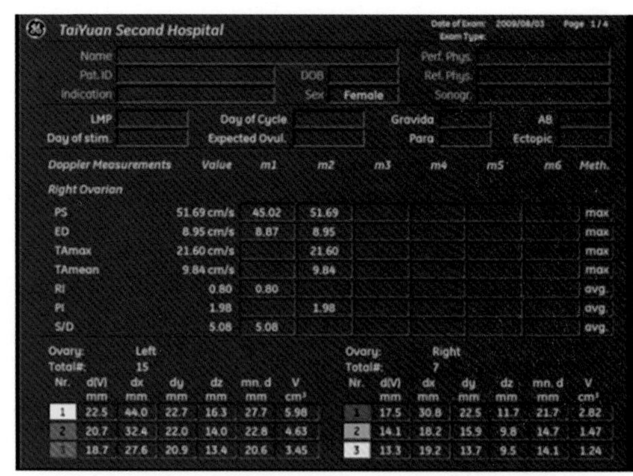

TaiYuan Second Hospital　Date of Exam: 2009/08/03　Page 1/4

Exam Type:

Name　Perf. Phys.

Pat. ID　DOB　Ref. Phys.

Indication　Sex Female　Sonogr.

LMP　Day of Cycle　Gravida　AB

Day of stim.　Expected Ovul.　Para　Ectopic

| Doppler Measurements | Value | m1 | m2 | m3 | m4 | m5 | m6 | Meth. |
|---|---|---|---|---|---|---|---|---|
| Right Ovarian | | | | | | | | |
| PS | 51.69 cm/s | 45.02 | 51.69 | | | | | max |
| ED | 8.95 cm/s | 8.87 | 8.95 | | | | | max |
| TAmax | 21.60 cm/s | | 21.60 | | | | | max |
| TAmean | 9.84 cm/s | | 9.84 | | | | | max |
| RI | 0.80 | 0.80 | | | | | | avg. |
| PI | 1.98 | | 1.98 | | | | | avg. |
| S/D | 5.08 | 5.08 | | | | | | avg. |

Ovary: Left　Total#: 15

| Nr. | d(V) mm | dx mm | dy mm | dz mm | mn. d mm | V cm³ |
|---|---|---|---|---|---|---|
| 1 | 22.5 | 44.0 | 22.7 | 16.3 | 27.7 | 5.98 |
| 2 | 20.7 | 32.4 | 22.0 | 14.0 | 22.8 | 4.63 |
| 3 | 18.7 | 27.6 | 20.9 | 13.4 | 20.6 | 3.45 |

Ovary: Right　Total#: 7

| Nr. | d(V) mm | dx mm | dy mm | dz mm | mn. d mm | V cm³ |
|---|---|---|---|---|---|---|
| 1 | 17.5 | 30.8 | 22.5 | 11.7 | 21.7 | 2.82 |
| 2 | 14.1 | 18.2 | 15.9 | 9.8 | 14.7 | 1.47 |
| 3 | 13.3 | 19.2 | 13.7 | 9.5 | 14.1 | 1.24 |

图 48-12-45　双侧卵巢平均直径、体积排序

手段（图 48-12-46）。子宫内膜厚度不能反映整个子宫内膜容积，子宫内膜容积与子宫大小、形态及内膜形态等有关，容积所包含的信息更为丰富、全面，故根据内膜容积来选择适合的胚胎种植时机提供新的参考。

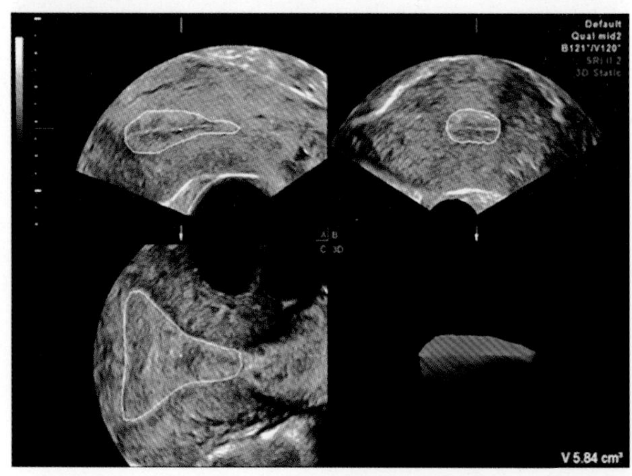


图 48-12-46　三维超声测定内膜容积

关于用内膜容积评价内膜容受性，既往的研究表明在诱导周期中，不同的研究时间，提示了不同的临界值。Yamane 等研究提示了用 3D 超声测得的子宫内膜容积的临界值为 2.5 ml，且提示 3D 超声的预测价值较高。Schlid 等研究提示了取卵当天的子宫内膜容积，发现妊娠所需的子宫内膜容积的最小值为 1.5 ml。但一致的研究结果表明在 IVF-ET 患者 ET 当日，子宫内膜容积<2 ml 者妊娠率和种植率均较对照组低，提示内膜容受性较差。子宫内膜容积不能完全预测 IVF 治疗结局，但在 IVF-ET 中根据内膜容积来选择适合的胚胎种植时机仍有一定的指导意义。关于内膜容

积的界值有待于进一步研究。

内膜及内膜下容积血流参数：最新研究报道应用三维能量多普勒超声获得内膜及内膜下容积血流参数可评价子宫内膜容受性、预测 IVF-ET 妊娠结局。容积血流参数包括有：内膜容积血流参数，内膜下容积（壳容积）血流参数，即血管化指数（Vascularization index，VI）、血流指数（Flow index，FI）、血管化血流指数（Vascularization flow index，VFI）（图 48-12-47～图 48-12-50）。内膜与内膜下血流是一有机整体，关于内膜及内膜下容积血流的研究包括有在 COH 周期启动日、胚胎移植当日及 HCG 注射日等，内膜及内膜下血流二者同时存在预示良好的内膜容受性，对妊娠结果有较好的预测价值。但也有研究表明如果只在某一个时间点测量内膜和内膜下血流并不能客观、科学地预测 IVF 患者的结局。关于内膜下区域的选择目前文献无统一的标准，范围从 5～10 mm 不等，新近的研究主张选择 1 mm 的范围一致，因为 1 mm 的内膜下区域不会超出子宫轮廓，同时也将子宫肌瘤排除在外，从而使研究结果更可靠。

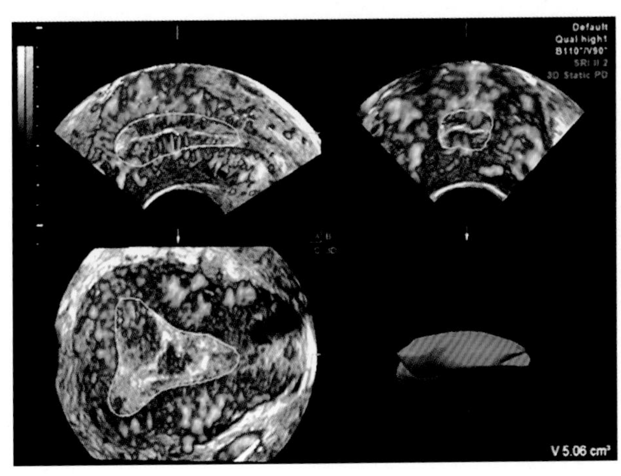

**图 48-12-47　内膜容积血流图**

经阴道三维能量多普勒超声检测子宫内膜及内膜下三维容积血流参数可作为研究预测子宫内膜容受性新的客观指标。

### （四）三维/四维子宫输卵管超声造影在辅助生殖技术中的应用

三维/四维子宫输卵管超声造影是一种新的成像技术，它是指通过向宫腔注入造影剂后，使原本闭合的宫腔和输卵管扩张，然后进行三维成像，

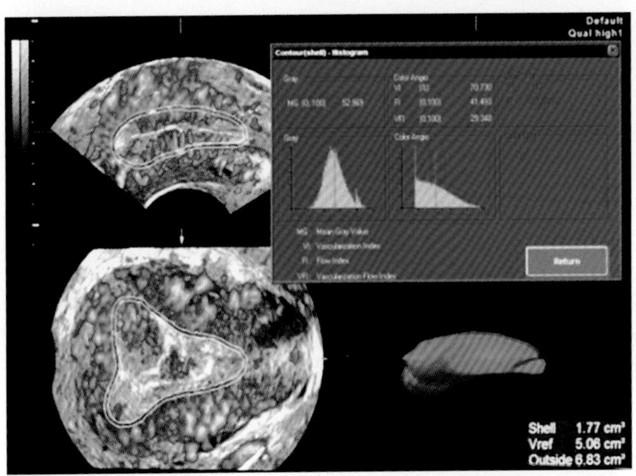

**图 48-12-48　内膜容积血流直方图**

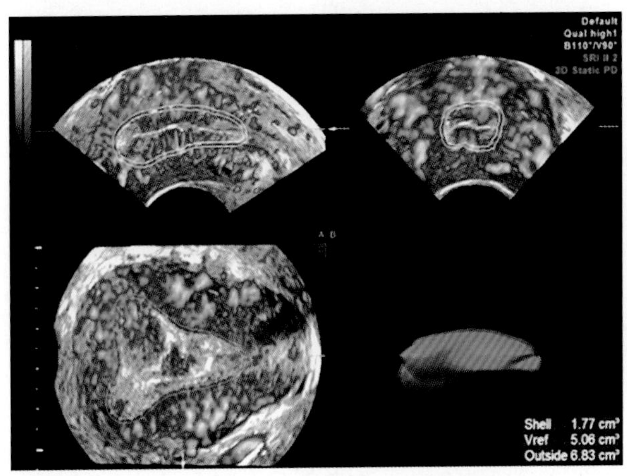

**图 48-12-49　内膜下容积血流图**

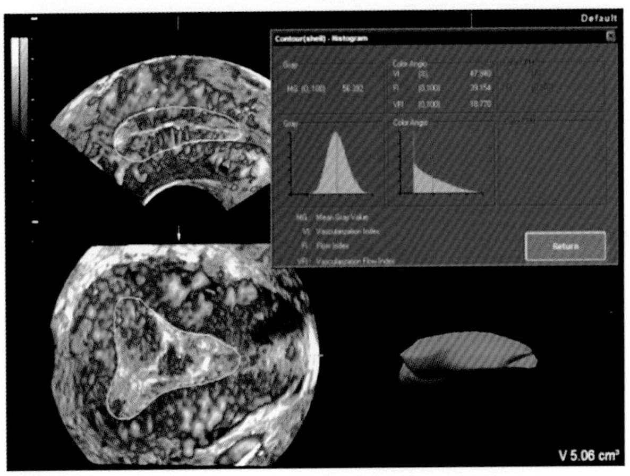

**图 48-12-50　内膜下容积血流直方图**

主要用于诊断子宫宫腔病变和评价输卵管通畅性。新型超声造影剂的 SonoVue（声诺维）和新开发的三维超声造影成像技术的子宫输卵管超声造影可实时显示造影剂自导管进入宫腔及输卵管显影全过程，显像清晰、动态、立体、直观，不仅可

观察宫腔及输卵管腔全程的形态（图 48-12-51）、输卵管通畅程度及盆腔造影剂弥散情况，并可在扫描过程中旋转平面选择最值采集及观察角度，图像质量和造影效果得到极大的改善。从而能更全面、准确地评价输卵管的通畅性，大大提高了诊断的敏感性和特异性，作为二维超声的补充和完善，逐渐成为妇科领域最有价值和前景的检查。

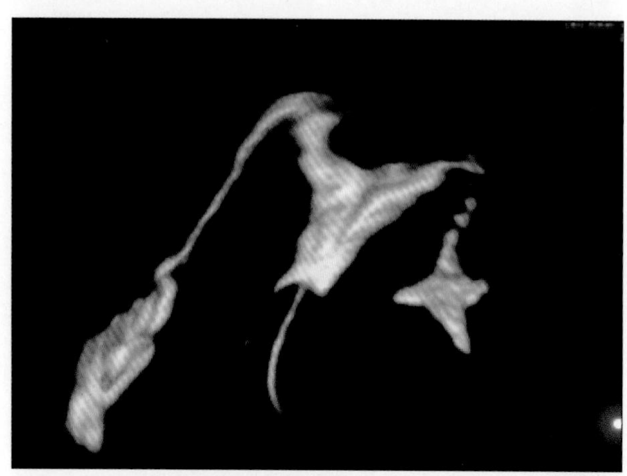

**图 48-12-51　四维输卵管造影，双侧输卵管全程显示**

## （五）三维/四维超声的优势和局限性

三维/四维超声可获得清晰的立体图像，使组织结构的空间位置关系得以更清楚地显示；三维超声可获得器官或病灶的体积，尤其对形态不规则组织器官进行体积测量；新的三维超声技术能实时动态显示器官结构；三维超声检查无痛、省时、重复性好。三维超声技术这些优点将使其在辅助生育领域中有更广泛地应用。

尽管三维/四维超声较二维超声有许多优势，但还存在其局限性。如三维超声获取信息的多少和重建图像的质量取决于二维图像的质量；遇到扫描条件差时，亦无法获得满意的三维图像等。

**（王锦惠）**

### 参考文献


[1] Bancsi LF, Broekmans FJ, Eijkemans MJ, et al. Predictors of poor ovarian response in in vitro fertilization: a prospective study comparing basal markers of ovarian reserve[J]. Fertil Steril, 2002,77(2):328-336.

[2] Frattarelli JL, Lauria-Costa DF, Miller BT, et al. Basal antral follicle number and mean ovarian diameter predict cycle cancellation and ovarian responsiveness in assisted reproductive technology cycles[J]. Fertil Steril, 2000,74(3):512-517.

[3] Frattarelli JL, Levi AJ, Miller BT, et al. Prognostic use of mean ovarian volume in in vitro fertilization cycles: a prospective assessment[J]. Fertil Steril, 2004,82(4):811-815.

[4] Navot D ,Rosenwaks Z,Margalioth EJ . Prognostic assessmentof female fecundity[J] . Lancet,1987,19(2):645-647.

[5] Fanchin R ,de Ziegler D ,Olivennes F ,et al. Exogenous follicle stimulating hormone ovarian reserve test ( EFORT) : a simple and reliable test for detecting"poor responders"in in vitro fertilization[J]. Hum Reprod,1994,9(9):1607-1611.

[6] Fabregues F ,Balasch J ,Creus M,et al. Ovarian reserve test with human menopausal gonadotropin as a predictor of in vitro fertilization outcome [J]. J Assist Reprod Genet ,2000,17(1):13-19.

[7] Schild RL, Knobloch C, Dorn C, et al. Endometrial receptivity in an invitro fertilization program as assessed by spi ral artery blood flow, endometrial thickness, endometrial volume, and uterine artery blood flow[J]. Fertil Steril,2001,75(2):361-366.

[8] Zhang X, Chen CH, Confino E, et al. Increased endometrial thickness is associated with improved treatment outcome for selected patients undergoing in vitro fertilization embryo transfer [J]. Fertil Steril,2005, 83(2):336-340.

[9] 王锦惠,门殿霞,于子芳,等．经阴道三维超声测定子宫内膜容积对 IVF-ET 结局的预测价值．中国超声医学杂志,2010,26(12):1112-1115.

[10] Jarvela IY, Sladkevicius P, Kelly S, et al. Evaluation of endometrial receptivity during in-vitro fertilization using three-dimensional power Doppler ultrasound [J]. Ultrasound Obstet Gynecol,2005,26(7):765-769.

[11] Ng EH,Chan CC,Tang OS,et al. I'he role of endometrial and subendometrial blood flows measured by three-dimensional power Doppler ultrasound in the prediction of pregnancy during IVF treatment [J]. Hum Reprod, 2006,21(1):164-170.

[12] Romahi J, Ardiles G, et al. Endometrial thickness and serum oestradiol concentrations as predictors of outcome in oocyte donation. Hum Reprod, 1997,12(10):2271-2276.

[13] PuertoB, CreusM,Carmona F,et al. Ultrasonography as a predictor of embryo implantation after in vitro fertilization: a controlled study. Fertil Steril, 2003 ,79(4):1015-1022.

[14] 赵敏,王诚,刘智,等．经阴道彩色多普勒超声对体外受精-胚胎移植子宫内膜容受性的评估价值．中华超声影像学杂志,2007,16(8):699-672.

[15] Adakan S, Yoldemir T,Tavmergen E, et al. Predictivity of uterine artery ,arcuat artery,and intraovarian artery Doppler indices measured on the day of human chorionic gonadotropin injection on pregnancy outcomes. Fertil steril, 2005,84(2):529-532.

[16] Engmann L,Sladkevicius P, Agrawal R, et al. The pattern of changes in ovarian stromal and uterine artery blood flow velocities during IVF treatment and its relationship with

outcome of the cycle. UItrasound Obstet Gynecol, 1999,13(1):26-33.

[17] Lesny P, Killick SR, Tetlow RL, et al. Ultrasound evaluation of the uterine zonal anatomy during in-vitro fertilization and embryo transfer. Hum Reprod,1999,14 (6):1593-1598.

[18] 贡雪灏,张青萍,朱桂金,等. 子宫内膜下螺旋动脉血流评估子宫内膜容受性的初步探讨. 中华超声影像学杂志,2003,12(9):538-540.

[19] 王锦惠,门殿霞,于子芳,等. 经阴道彩色多普勒超声评价体外受精-胚胎移植子宫内膜容受性的价值. 中国超声医学杂志,2011.

[20] Applebaum M. The uterine biophysical profile ultrasound Obesteric Gynecol,1995,5:67-68.

[21] Romahi J, Ardiles G, etal. Endometrial thickness and serum oestradiol concentrations as predictors of outcome in oocyte donation. Hum Reprod, 1997,12(10):2271-2276.

[22] Contart D,Baruffi RL,Coelho J, et a1. Power Doppler endometrial evaluation as a method for the prognosis of embryo implantation in an ICSI Program. J Assist Reprod Genet, 2000,17(6):329-334.

[23] Chien LW, Au HK,Chen PL,et al. Assessment of uterine receptivity by the endometrial-subendometrial blood flow distribution patten in women undergoing in vitro fertilization-embryo transfer. Fertil Steril, 2002,78(2):245-251.

[24] 王锦惠,门殿霞,于子芳,等. 经阴道彩色多普勒超声检测子宫内膜和内膜下血流对 IVF-ET 中子宫内膜容受性的预测价值. 中国医学影像技术,2010, 26(10), 115-118.

[25] 乐杰. 妇产科学[M]. 第 6 版. 北京:人民卫生出版社,2005:242. 2.

[26] 周永昌,郭万学. 超声医学[M]. 第 5 版. 北京:科学技术文献出版社,2006:879-890.

[27] 郭敏,刘杨. 子宫输卵管双氧水声学造影与 X 线碘剂造影的比较[J]. 临床超声医学杂志,2008,10(4):267-268.

[28] 高学文,王军燕,汪龙霞. 声诺维与双氧水子宫输卵管超声造影临床对照研究. 中国超声医学杂志,2008,24(10):929-931.

[29] 常才. 经阴道超声诊断学. 北京:科学出版社,1999. 160-162.

[30] 李柳铭,李慕军,袁华,等. 超声引导下多胎妊娠选择性减胎术的临床应用分析. 微创医学,2007,2(5):381-384.

[31] Dickey RP, Taylor SN, Lu RY, et al. Spontaneous reduction of multiple pregnancy : incidence and effect on outcome [J]. Am J Obstet Gynecol,2002,186(1):77-83.

[32] Geva E, Fait G, Yovel T, et al. Second-trimester multifetal pregnancy reduction facilitates prenatal diagnosis before the procedure [ J ]. Fertil Steril, 2000,73(3):505-508.

[33] Sebire NJ, Sherod C, AbbasA, et al. Preterm delivery and growth restriction in multifetal pregnancies reduced to twins [J]. Hum Rep rod, 1997,12(1):173-175.

[34] 周灿权,李 洁,梁晓燕,等. 多胎妊娠减胎术 45 例临床效果分析. [ J ]. 中国实用妇科与产科杂志, 2002,18(11):667-669.

[35] Kupesic S, Kurjak A, Skenderovic S, et al. Screening for uterine abnormalities by three-dimensional ultrasound improves perinatal outcome. J Perinat Med, 2002,30(1):9-17.

[36] Pui MH. Imaging diagnosis of congenital uterine malformation. Comput Med Imaging Graph,2004,28(7):425-433.

[37] Amsalem H,Valsky DV, Yagel S. Diagnosis of congenital uterine anomaly using three-dimensional ultrasound. Harefuah, 2007,146(4):276-279.

[38] 王锦惠,闫芳,于子芳,等. 经阴道实时三维超声 VCI-C 成像对先天性子宫畸形的诊断价值,中国超声医学杂志,2010,26(4):370-372.

[39] 卵巢体积对 IVF 结局的预测作用:一项前瞻性研究. 国外医学计划生育分册,2005,32(5):271-272.

[40] Zollner U, Zollner KP,Blissing S,et al. Impact of three-dimensionally measured endometrial volume on the pregnancy rate after intrauterine insemination[J]. Zentralbl Gynakol, 2003,125 (3-4):136-141.

[41] Kovachev E, Ganchev ZH, Cherneva S, et al. Measurement of endometrial volume and endometrial thickness for assessment of endometrial receptivity in assisted reproductive techniques [J]. Akush Ginekol,2005,44 [Suppl 2]:27-33.

[42] Schild RL, Holthanus S, Alquen JD,et al. Quantitative assessment of subendometrial blood flow by three-dimensional-ultrasound is an important predictive factor of implantation in an in-vitro fertilization program. Hum Reprod, 2000, 15(1):89-94.

[43] Kupesic S, Bekavac I, Bjelos D, et al. Assessment of endometrial receptivity by transvaginal color Doppler and three-dimensional power Doppler ultrasonography in patients underging in-vitro fertilization procedures. Ultrasound Med, 2001,20(2):125-134.

[44] Wu HM,Chiang CH,Huang HY,et a1. Detection of the subendometrial vascularization flow index by three-dimensional ultrasound may be useful for predicting the pregnancy rate for patients undergoing in vitro fertilization embryo transfer. Fertil Steril, 2003,79(3):507-511.

[45] Ng EH,Chan CC,Tang OS,et a1. The role of endometrial and subendometrialblood flows measured by three-dimensional power Doppler ultrasound intheprediction of pregnancy during IVF treatment. Hum Reprod, 2006, 21 (1):164-170.

[46] Ng EH,Chan CC,Tang OS,et a1. The role of endometrial and subendometrial vascularity measured by three-dimensional power Doppler ultrasound in the prediction of pregnancy during frozen-thawed embryo transfer cycles. Hum Reprod, 2006,21(6):1612-1617.

[47] 王锦惠,门殿霞,于子芳,等. 经阴道三维能量多普勒超声检测子宫内膜及内膜下血流对体外受精-胚胎移植子宫内膜容受性的评估价值. 中华超声影像学杂志,2010,19(10):878-881.

[48] Sladkevicius P ,Ohja K,Campbell S ,et al. Three dimensional power Doppler imaging in the assessment of Fallopian

tube patency. Ultrasound Obstet Gynecol, 2000, 16 (7): 644-647.

[49] Exacoustos C , Zupi E , Szabolcs B , et al. Contrast-tuned imaging and second-generation contrast agent SonoVue : a new ultrasound approach to evaluate tubal patency. J Minim Invasive Gynecol ,2009,16(4):437-444.

[50] Savelli L , Pollast ri P , Guerrini M ,et al. Tolerability,side effects and complications of hysterosalpingocontrast sonography ( HyCoSy) . Fertil Steril,2009,92(4):1481-1486.

# 第四十九章 产科

## 第一节 概述

### 一、解剖及生理概要

妊娠是指胚胎/胎儿在母体子宫内生长、发育的过程，自卵子受精开始，至胎儿及其附属物自母体排出为止，全过程平均约38周（相当于月经龄40周）。临床上以月经龄计算，早期妊娠为孕12周末前，中期妊娠为孕第13周至第27周末，晚期妊娠为孕28周后。受精后8周（月经龄10周）内的孕体称为胚胎（embryo），自受精后9周（月经龄11周）起称为胎儿（fetus）；胚胎/胎儿在整个孕期中处于不断发育成熟中；母体子宫及卵巢为了适应胚胎/胎儿生长发育的需要将发生相应的解剖及生理改变。

#### （一）胚胎/胎儿发育过程（表49-1-1）

表49-1-1 胚胎/胎儿发育过程

| 时间（月经龄） | 发育过程 |
|---|---|
| 孕4周 | 妊娠囊平均内径约3mm，胚盘与体蒂形成，卵黄囊出现，初级绒毛膜形成 |
| 孕5周 | 胚长2～5mm，原肠胚形成，建立三胚层胚盘即外胚层、中胚层、内胚层；原条和脊索形成，脊索上方的外胚层形成神经板，神经管开始闭合；中胚层形成原始心管，并出现心管搏动 |
| 孕6周 | 胚长约6～10mm，神经管于该期末完全闭合，三个初级脑泡即前脑（前脑泡）、中脑（中脑泡）和后脑（菱脑泡）形成；原肠形成；上肢肢芽出现；眼沟、听窝及耳结节出现 |
| 孕7周 | 胚长约10～14mm，大脑的三个初始脑泡进一步分化，演变为各部位的脑室系统；眼、鼻和口开始发育；手板形成，下肢肢芽出现，尾部变细 |
| 孕8周 | 头臀长（crown-rump length，CRL）约20mm，胚胎初具人形，可区分头部及躯干，头占胎体一半，能分辨出眼、耳、鼻、口；足板形成；心脏外形形成；原始生殖腺开始发育，直肠与泌尿生殖窦分开 |
| 孕9周 | CRL约30mm，四肢更明显，可辨认肱骨及股骨；躯干增长和变直；出现明显的生理性中肠疝 |
| 孕10周 | CRL约40mm，胚胎期结束；心脏及颜面结构基本形成；外周血管形成；肛膜出现孔眼；颅骨、脊柱开始骨化；男女性腺开始分化 |
| 孕11周 | CRL约50mm，肾脏上升至正常位置；四肢可活动，手指、足趾形成；生理性中肠疝还纳至腹腔 |
| 孕12周 | CRL约60～70mm，可出现躯干活动，如翻身等；肾脏与集合管相通，开始产生尿液 |
| 孕14周末 | CRL约80mm，部分胎儿外生殖器可清晰辨认；羊膜与绒毛膜融合，胚外体腔封闭 |
| 孕16周末 | CRL约120mm，外生殖器发育完全；头发开始长出；出现呼吸运动 |
| 孕19周 | 胼胝体及小脑蚓部发育完成 |
| 孕20周末 | 大脑外侧裂发育完成；上、下眼睑分开 |

续表

| 时间（月经龄） | 发育过程 |
|---|---|
| 孕24周末 | 体重约630g，各脏器均发育完全 |
| 孕28周末 | 体重约1 000g，眼睛半张，出现睫毛 |
| 孕32周末 | 体重约1 700g，睾丸开始下降 |
| 孕36周末 | 体重约2 500g，睾丸位于阴囊内 |
| 孕40周末 | 体重约3 400g |

### （二）胎儿血液循环的特点

胎儿通过脐带与胎盘相连，来自胎盘的富氧血通过脐静脉进入胎儿体内，经门静脉及静脉导管后入下腔静脉，与来自胎儿下半身回流的含氧量较低的血液一起回流入右心房，其中50%以上通过卵圆孔进入左心房，供应胎儿上半身。上腔静脉回流入右心房的低氧血及小部分下腔静脉回流的血液通过三尖瓣进入右心室后流入肺动脉，大部分经动脉导管进入降主动脉，除了供应胎儿下半身，大部分通过脐动脉流向胎盘进行交换。

胎儿出生后血液循环路径发生改变，如肺循环开放，脐静脉闭锁为肝圆韧带，静脉导管闭锁为静脉韧带，动脉导管闭锁为动脉韧带，脐动脉闭锁成为脐动脉索，卵圆孔瓣因左心房压力增高覆盖卵圆孔，卵圆孔关闭。

### （三）妊娠期母体子宫及卵巢的变化

妊娠期间母体子宫体积明显增大，宫腔容积从非孕期的5ml增加到足月的5 000ml。自妊娠12周后子宫体由盆腔上升至腹腔。子宫肌层在非孕期时厚约1cm，妊娠期可增厚达2～2.5cm，妊娠末期时肌层变薄，子宫下段形成，但应不小于3.5mm。妊娠期间宫颈管会出现逐渐变短，但一般应不小于25～30mm，这是胎儿在宫内生存至足月的重要保证。子宫动脉为了供应胎儿生长发育出现相应变化，中孕期子宫动脉直径可增加40%～60%，舒张期流速增高，阻力降低，孕17周后舒张早期切迹消失。母体卵巢妊娠期略增大，排卵和新卵泡发育停止。在孕妇的卵巢中一般仅能发现一个妊娠黄体，黄体功能一般于孕10周完全由胎盘取代，黄体开始萎缩。

## 二、检查方法

### （一）患者准备

检查前应告知孕妇产科超声检查的适应证、最佳检查时间、该次检查内容、检查的可能风险、检查所需时间及孕妇所需准备等。

早孕期（孕11周前）行经腹部超声检查，患者需充盈膀胱。孕11周后无须特殊准备，但若要明确宫颈管情况需适当充盈膀胱。必要时可选择经会阴或阴道超声检查，此时需排空膀胱。

### （二）体位

经腹部超声检查：孕妇取仰卧位，充分暴露下腹部，中晚孕期为了更好显示胎儿解剖结构，可根据胎儿位置调整孕妇体位，如左侧卧位或右侧卧位。

经会阴、阴道超声检查：孕妇取膀胱截石位。

### （三）仪器条件

能够进行实时二维及彩色多普勒成像的超声仪，选用频率3.5～5MHz凸阵探头经腹检查，或5～7MHz的经阴道探头检查，根据需要选用不同频率；在保证图像清晰的前提下，尽量采用低能量输出。必要时可以加用彩色多普勒成像和频谱多普勒。条件许可时可应用三维探头获取容积数据。

## 三、超声诊断思维

### （一）超声检查内容

产科超声检查被列为产前常规检查项目，在有条件的医院最好分几个时间段进行。妊娠11～14周，确定宫内妊娠，测量颈项透明层厚度等。妊娠18～24周，详细观察超声能显示的胎儿各系统的形态和结构。对于可疑畸形和异常妊娠还可以在28周之前进行追踪观察。妊娠29～34周，进一步观察胎儿各系统的形态和结构。在妊娠36～38周，进行胎儿生长发育的检查，估计胎儿体重。有条件的医院，可进行彩色多普勒超声检查或三维超声检查。

超声医师在孕期超声检查中需重点检查并关

注以下内容（表 49-1-2）。

**表 49-1-2 孕期超声重点检查项目**

| |
|---|
| 1. 早孕期超声检查<br>● 正常早期妊娠的超声特征：确认宫内是否妊娠，确认胚胎是否存活，识别妊娠囊与卵黄囊，确定单胎妊娠或多胎妊娠，判断绒毛膜性；<br>● 早孕期胎儿解剖结构的发育：测量胎儿颈项透明层厚度，检测胎儿早期结构畸形如淋巴水囊瘤及胎儿水肿；<br>● 胚胎-胎儿生物学测量：头臀长、双顶径等参数；<br>● 估算妊娠龄；<br>● 早孕期异常妊娠的超声特征：如异位妊娠、葡萄胎；<br>● 早孕期宫颈的正常表现。<br>2. 中孕期胎儿解剖结构检查<br>● 头颅形态，颈背部皮肤皱褶厚度；<br>● 胎儿颜面；<br>● 颅内结构：脑室、脉络丛、小脑、颅后窝等；<br>● 脊柱：纵切面及横切面；<br>● 心脏：心率及节律、四腔心、三血管切面、流出道切面；<br>● 肺脏及胸腔；<br>● 胸廓及腹部形态；<br>● 腹部：胃泡、肝脏、肾脏、膀胱、腹壁及脐环等；<br>● 四肢：股骨、胫骨、腓骨、肱骨、桡骨、尺骨、手、足等结构，形态、回声、运动情况；<br>● 多胎妊娠：绒毛膜性。<br>3. 胎儿生物统计学<br>● 测量生物学参数以估计胎儿大小：双顶径、头围、腹围、股骨长等；<br>● 测量生物学参数以辅助胎儿畸形的诊断：侧脑室前角及后角宽度、小脑横径、颈背部皮肤皱褶厚度等。<br>4. 羊水及胎盘的评估<br>● 羊水量的估计；<br>● 检查胎盘及脐带；<br>● 胎盘附着部位；<br>● 脐带血管数目。<br>5. 胎儿畸形　流行病学、鉴别诊断、自然病程及临床处理。<br>● 结构异常。<br>● 功能异常。<br>6. 胎儿生长发育的评估<br>● 胎儿生长发育的超声评估：标准测量方法及连续动态观察。<br>● 估计胎儿体重。<br>7. 胎儿生物物理评分<br>8. 胎儿及子宫胎盘血流动力学评估<br>● 正常胎儿的血流动力学检查、流速测定、频谱分析；<br>● 宫内发育迟缓及先兆子痫胎儿的血流动力学评估；<br>● 小于胎龄儿、胎儿心律失常、妊娠糖尿病胎儿的血流动力学评估。 |

### （二）分级超声检查

产前超声检查包括常规产科超声检查，系统胎儿超声检查及针对性超声检查。不同等级的医疗机构可承担不同的产科超声检查工作。

1. 常规产科超声检查

（1）适应证：所有孕妇（包括低危和高危孕妇），对胎儿畸形进行初筛。

（2）检查内容：确定胎儿是否存活、数目、胎先露和胎动情况；常规测量双顶径、头围、股骨长、腹围等生长发育参数。观察脐带，测量羊水量；胎儿解剖结构检查：包括头部（颅骨、大脑、脑中线、侧脑室、丘脑）、心脏（四腔心切面）、脊柱（颈、胸、腰、骶尾段）、腹部（腹壁完整性、肝脏、胃、双肾、膀胱）；对胎儿严重致死性畸形进行筛查。妊娠 20～24 周应筛查的致死性畸形包括无脑儿、严重的脑膨出、严重的开放性脊柱裂、严重胸腹壁缺损内脏外翻、单腔心、致死性软骨发育不全等。

2. 系统胎儿超声检查

（1）适应证：所有孕妇，尤其适用于有下列情况的高危孕妇：35 岁以上的孕妇；生育过染色体异常儿的孕妇；夫妇一方有染色体异常者；生育过无脑儿、脑积水、脊柱裂、唇裂、腭裂、先天性心脏患儿或其他畸形胎儿者；性连锁隐性遗传病基因携带者；夫妻双方有先天性代谢疾病或有此类疾病生育史的孕妇；妊娠早期接受过大剂量化学毒剂，辐射或严重病毒感染的孕妇；有遗传性家族史或近亲婚配史的孕妇；原因不明的死产、流产、畸形和有新生儿死亡史的孕妇；本次妊娠羊水过多，疑有胎儿畸形的孕妇。

（2）检查内容：按颅骨、颅内结构、眼、鼻、唇、脊柱、颈部、胸廓、肺、四腔心、膈肌、腹壁、肝脏、肠、双肾、膀胱、四肢长骨有顺序进行检查；如为双胎，再寻出另一胎儿，并按顺序检查。

（3）检查技术：扫查途径可经腹部，经阴道，经会阴，采用仪器：高分辨力彩色多普勒超声仪。超声诊断报告中，阳性结果要有图像记录。因胎儿、孕妇等因素导致对胎儿解剖评价受限制的情况，要记录在报告上，必要时进行随访检查。

3. 针对性超声检查

在常规检查和系统检查的基础上，针对某一特殊要求或目的进行的详细超声检查，如胎儿超声心动图检查、胎儿颅脑内疾病超声检查等。

### （三）超声医师诊断思维

超声医师运用科学的思维，将直观、零散的超声影像学资料辩证地分析，并准确地反映给临床医生，一般需注意以下几点。

1. 汇集病史和临床资料，综合分析

通过询问患者的年龄、结婚年龄、月经史、胎产次、职业等，了解本次妊娠过程及主要症状、全身检查、产科检查的情况。同时应将血液检查、羊水检查等各种临床资料汇集起来，辩证地分析超声所见。尽可能地用一种病因来解释经超声探查发现的阳性表现。

2. 兼顾胎儿正常发育和结构畸形

先监测胎儿发育的情况，其次是筛查有无先天性畸形。

3. 真实描述超声所见

超声医师必须真实地描述记录超声形态现象，不能凭主观想象臆断，以免误导临床医生。超声诊断是一种形态学诊断方法，且易受孕周、羊水、胎儿活动、骨骼声影、母亲肥胖、仪器因素等各种因素的影响，因而超声医生一般不宜做出病理学的诊断。

4. 诊断与鉴别诊断

超声医师在做出产前诊断前应全方位、多角度、多层次地研究超声的形态学表现及其他资料的联系区别，将此病与其他疾病的鉴别点进行区分，最后做出诊断。

5. 动态观察与随访的原则

孕产妇的表现及胎儿发育是错综复杂且动态变化的，对于可疑胎儿结构异常或功能异常，应动态观察后再做出诊断。产前诊断的正确与否要靠分娩、手术结果、治疗效果等检验；超声医师应定期及时地随访病例，以完善和认识产前诊断，修正产前诊断。

6. 知情同意

产前超声检查前告知患者超声检查的局限性、时限性和胎儿生长发育过程中的不可预测性，使患者家属对超声检查有一个客观的认识。

严禁进行非医学需要的胎儿性别鉴定。

## 四、超声新技术

三维和四维超声是近年来产科超声领域最重要的技术进步，正逐步发展为产科超声越来越重要的部分。

三维容积数据早期以手动法获取，即采用二维探头对患者进行手动扫查，将该过程所获取的数据存储为数字化的容积信息，由于数据采集过程难以标准化，现已基本不再使用。目前广泛使用的是自动容积法，即由安装在容积探头内部的机械装置自动进行二维扫查，得到标准化的容积数据。

三维超声只能对胎儿解剖结构进行静态重建，不能提供动态变化的相关信息，实时三维超声（live three-dimentional ultrasound，又称四维超声，第四维指“时间”）可弥补上述不足，使三维超声能够以实时的方式显示。其基础是连续地获取容积数据并产生立体结构的表面图像，和三维超声相比，其特点是连续进行多个容积扫查并产生表面成像模式图像，而前者只进行一个容积扫查。新近出现的非机械性的矩阵探头，可能会具有更快的容积获取速度进行实时的容积成像。

1. 三维超声成像方式

三维超声常用的显示方法主要有以下几种：

（1）正相交切面：即同时显示经过容积内某点的三个正交平面，通过移动该点或三个正交平面中的任意一个平面来显示容积内的任何切面及与其正交的另外两个平面。三个平面中的一个是不能通过二维超声检查直接显示的，而由三维容积数据重建获得。

（2）多切面断层成像模式：与 CT 和 MRI 类似，以多个平行断层切面的方式显示整个容积信息，切面的间距和数目可任意选择。

（3）表面成像模式：只提取感兴趣区的表面信号并在重建图像上显示，常用来显示胎儿面部及体表结构，成像部位前方有液体与之形成界面时才能获得满意的成像效果。

（4）透明成像模式：和表面成像模式相反，只提取感兴趣区内部的信号并重建其内部结构，其中最大成像模式适于显示胎儿骨骼结构，最小成像模式适于显示血管、囊性结构等。

（5）反转模式：使整个容积内的实性部分显示为透明而液性成分显示为实性，从而突出显示液性区域，达到同时显示容积内所有液性区域的目的。

（6）时间-空间相关成像（spatiotemporal image correlation，STIC）：STIC 技术是一种胎儿心脏检查的心脏门控技术，可获取胎儿整个心动周期的信息并不断回放，其容积数据可用上述几种方式显示，以观察胎儿心脏的解剖结构。

2. 三维超声的临床应用

在产科超声的临床应用中，三维超声可以作

为二维成像的辅助方法，对先天性胎儿畸形进行更全面的评价。

对于颜面部畸形，表面成像有利于评价胎儿唇部和下颌，多切面成像可用于评价可疑腭裂胎儿的腭部。临床研究与实践均显示，应用各种三维显示方式可以提高超声对唇裂、腭裂、小下颌、眼部畸形和鼻骨发育不良的诊断准确性。

三维超声对于胎儿颅脑畸形的诊断也有很大帮助，可从多方向显示整个大脑内部结构的确切位置，其对胎儿颅内结构最有价值的方面是显示中线结构，尤其是胼胝体，该结构在标准的二维超声检查时常常难以显示。三维超声还可以测量胎儿大脑体积，从而评价大脑体积与胎儿发育的相关性。

对于骨骼系统，三维超声可通过最大强度模式突出骨骼回声，使畸形部位显示更佳，更容易进行评价。三维超声对部分骨骼系统畸形的显示优于二维超声，如小下颌及外耳低置、肩胛骨畸形、鼻骨塌陷和额部隆突等。

早孕期的三维超声可显示非常小的结构如原始脑的图像并进行准确重建，也可用于评价 NT，还能测量早孕期孕囊、胎盘、胎儿体积，以评价这些体积测值与严重染色体畸形的关系，三维超声对胎儿发育迟缓程度的判断比二维超声更为准确。

对于胎儿心脏，三维和四维超声常因为心脏的快速运动而图像模糊，STIC 技术可以提高胎儿心脏四维超声的分辨率，但其本身仍有一定的局限性。如果矩阵探头能在胎儿成像方面得到广泛应用，对胎儿心脏的三维超声评价可能会得到改善。

三维容积测量是三维超声的一大重要临床应用领域。与二维超声相比，三维超声更容易进行体积测量而且测值更准确。不论所测量物体的形状如何、规则与否，三维超声都能提供比通常的多切面二维图像测量更为准确的体积测量值。相关的研究包括胎儿肺脏的测量以及肺发育不良的产前诊断，胎儿大脑、肾脏、肝脏、脊柱、大腿以及其他肢体体积测量、胎儿体重估算等。

3. 临床价值

作为超声新技术，三维和四维超声较二维超声有很多优势，可以缩短检查过程，使用多种方式处理选择区域的容积数据，获得质量更高、数量更多的信息，同时，数据标准化程度高，显著降低了超声对操作者的依赖性，适用于远程会诊和分析。四维成像则延续了超声显示人体内部结构和器官动态变化的传统，可以在三维重建图像上监测胎儿活动。

三维与四维超声目前尚处于其发展初期，潜能仍需要不断发现和评价，使其在未来的产科超声工作中发挥越来越重要的作用。

## 五、超声检查的安全性

超声检查是产科应用最广泛的影像诊断方法，关于超声检查的安全性一直为人们关注。超声波对人体的生物效应主要为热效应和空化效应。

热效应指人体组织吸收超声波后，声能转化为热能，使组织局部温度升高。组织温度升高超过 1.5℃，即可对人体造成不可逆损伤。热效应的程度与超声波声强、组织的声吸收系数和超声波照射的时间相关。在现有仪器条件下，诊断剂量超声通常不会导致局部组织温度升高超过 1.5℃。但应用诊断剂量超声对组织进行连续性长时间照射，也可造成照射局部温度的明显升高，对胚胎组织具有危险性。多普勒超声的功率明显高于 B 型超声，对胚胎具有潜在的危险性，因此欧洲医学和生物学联合会指出，除非有可靠的科学数据证明，否则彩色及脉冲多普勒应用时要严格控制输出功率。当然，目前并无证据表明多普勒超声具有致畸性，多数研究认为，在严格控制多普勒输出功率后，理论上多普勒超声对胚胎没有不良作用。

空化效应指超声波在人体内传播，使体内液体中的微小气核出现共振，甚至瞬间崩溃的物理过程。该过程中位于空化中心及其附近的细胞会产生严重的损伤甚至破坏。由于哺乳动物胚胎中液气界面很少，所以空化作用在哺乳动物胚胎中极少发生。应注意的是，超声造影剂多携带微气泡，进行超声造影时空化作用的危险性会增加；目前，超声造影不在产科应用。

美国医学超声和生物学联合会（AIUM）指出，诊断剂量超声是安全的，目前没有任何机构或孕妇报告发现诊断剂量超声强度造成生物学损伤的病例，就目前而言，产科超声检查获得的诊断信息带来的益处远远大于其潜在的危害。

在临床工作中，超声医师要意识到超声波是一种物理能量，存在安全剂量问题，尤其对于早孕期胚胎及胎儿敏感器官，应坚持最小剂量原则，严格执行常规测量和规范，拒绝与诊断无关的一切胎儿超声检查，胚胎期尽量缩短检查时间，严格掌握多普勒超声的使用指征，将超声的潜在危害最小化。

### 六、临床价值

目前，超声检查已经成为产科临床必不可少的检查方法。近年来，超声技术的迅速发展，包括超声图像空间分辨力和对比分辨力的明显改善、三维与四维超声技术的发展、高频阴道探头的应用、谐波成像及数字化接收技术的应用，大大提高了超声图像的质量，提高了超声在产科领域的临床应用价值。

早孕期超声检查可以确定是否妊娠、胎儿是否存活、孕龄大小、单胎或多胎以及鉴别其绒毛膜性，并观察羊水、胎盘情况等。颈项透明层的测量为早孕期染色体异常的筛查提供了较大的帮助；同时早孕期超声检查也是诊断异位妊娠、滋养细胞疾病的主要手段。中孕期超声检查可以对胎儿的形态结构进行系统的观察和了解，是诊断胎儿结构畸形的主要诊断方法。中晚孕期定期超声检查可对胎儿生长速度进行监测，在确定胎儿生长发育正常与否方面要远远优于临床产检。同时，超声也是诊断胎盘、脐带异常最敏感的工具，为临床提供重要的诊断和治疗依据。随着介入性超声技术的发展，通过超声引导下绒毛活检取样、超声引导下羊膜腔穿刺术、脐血管穿刺术、胎儿活检等获取胎儿细胞培养进行染色体核型分析来诊断，使得产前诊断进入了细胞与分子遗传学阶段。

（姜玉新　徐钟慧　张一休　欧阳云淑）

## 第二节　正常早期妊娠

妊娠是指胚胎/胎儿在母体子宫内生长、发育的过程，自卵子受精开始，至胎儿及其附属物自母体排出为止，全过程平均约38周（相当于月经龄40周）。临床上以月经龄计算，早期妊娠为孕13周末前。受精后8周（月经龄10周）内的孕体称为胚胎（embryo），自受精后9周（月经龄11周）起称为胎儿（fetus）。近年早孕期产前诊断越来越被临床所重视。随着实践与经验以及超声仪器分辨率的不断提高，使早孕期超声检查胎儿结构、筛查胎儿畸形成为可能。Michailidis等研究发现，使用二维超声检查，93.7%胎儿的完整解剖学结构能在早孕期超声检查中得到显示。Jones等认为，超过80%胎儿畸形在12孕周前已有表现。因此，使早孕期超声筛查胎儿结构畸形成为可能。早孕期超声筛查胎儿畸形可提早诊断时间，减少胎儿畸形对孕妇生理及心理的影响，过大孕周的引产，还会受到伦理学的影响和制约等。因此，早孕期超声筛查胎儿畸形成为产前超声研究的重要方向。本章节主要讲解的11～$13^{+6}$周胎儿的正常超声表现。

### 一、早孕期超声检查

时间：妊娠4～$13^{+6}$周

适应证：

有阴道流血。

血清妊娠相关生化指标生长不理想。

相关妊娠症征不符合。

孕妇月经不规律，妊娠孕周不确定。

辅助生育时，监测胚胎的种植和减胎。

绒毛穿刺活检的术前评估。

母体高龄，年龄大于35岁。

母体血清生化指标为唐氏综合征（DS）高风险。

既往有唐氏综合征或其他染色体异常和畸形生育不良病史。

胎儿结构畸形的筛查。

检查内容：

确定妊娠囊是否位于宫腔内，妊娠囊在宫腔内的位置、其内部有无卵黄囊及胚芽。

确定胚胎有无心管搏动，是否存活。

根据妊娠囊平均直径和或头臀长（CRL）确定妊娠孕周，如果可测量CRL者，则宜采用CRL评估孕周，后者较前者更准确。

胎儿各系统结构观察。

胎儿颈部透明层。

胎儿鼻骨。

评估可疑的异位妊娠。

明确可能的阴道出血原因。

根据妊娠囊或卵黄囊数目确定单胎或多胎妊娠（两个妊娠囊者则为双绒毛膜性，一个妊娠囊内有两个卵黄囊或胚芽者则为单绒毛膜性）。单绒毛膜双胎妊娠的围产期发病率和死亡率远远高于双绒毛膜双胎妊娠。

确定母体子宫及附件有无明显异常病灶，并评估病变的来源、位置、大小、良恶性性质以及对妊娠囊有无影响。

检查方式和检查前准备：

采用经腹部或经阴道方式扫查。经腹部检查者，应适当充盈膀胱，探头频率通常为 3.0～5.0MHz。经阴道检查者，无须充盈膀胱，探头频率为 5～10MHz，检查时应动作轻柔，向孕妇解释清楚，消除其紧张情绪。

## 二、早期妊娠超声表现

1. 妊娠囊（gestational sac）超声

首先发现的妊娠标志就是妊娠囊，随着超声诊断仪器分辨力的不断提高，观察到宫腔内妊娠囊的时间也不断提前，经腹超声一般在停经后5～6 周可发现妊娠囊，而经阴道超声扫查使时间提前约 0.5 周。用 5MHz 以上的阴道探头可发现2～3mm 大的妊娠囊。

妊娠囊声像为中央极小的暗区（绒毛腔），小暗区周边为一完整的、厚度均匀的强回声壁，这一强回声壁由正在发育的绒毛与邻近的蜕膜组成。随着妊娠囊的增大，囊壁回声强度高于子宫肌层，厚度至少不低于 2mm。小妊娠囊常为圆形，随着妊娠囊的增大，变为椭圆形。正常妊娠囊的位置在子宫中、上部，当受精卵种植到蜕膜化的子宫内膜后，妊娠囊一侧邻近子宫腔回声线，但子宫腔回声线无挤压、移位，有人将此称为“蜕膜内征”（图 49-2-1），在极早期诊断中较有价值。但值得注意的是有时宫外孕的假妊娠囊也酷似蜕膜内征，因此应用此征象诊断早孕时要谨慎，应进行随后的超声检查显示卵黄囊或胚芽来确认。

随着妊娠囊的增大，它对子宫腔的压迫越来越明显，形成特征性的“双绒毛环征”（Double decidual sac sign）或“双环征”。这一征象在妊娠囊平均内径为 10mm 或以上时能恒定显示，妊娠囊的宫腔侧表现为两条强回声线，最靠近妊娠囊无回声区的强回声线为平滑绒毛膜与包蜕膜所形成，在其外的另一强回声线则为壁蜕膜，两强回声线之间为宫腔，其内常有微量液体而呈低回声。“双环征”在孕 5～6 周经腹部超声确诊宫内妊娠时最有效，因为在卵黄囊可显示以前可据此诊断宫内妊娠。

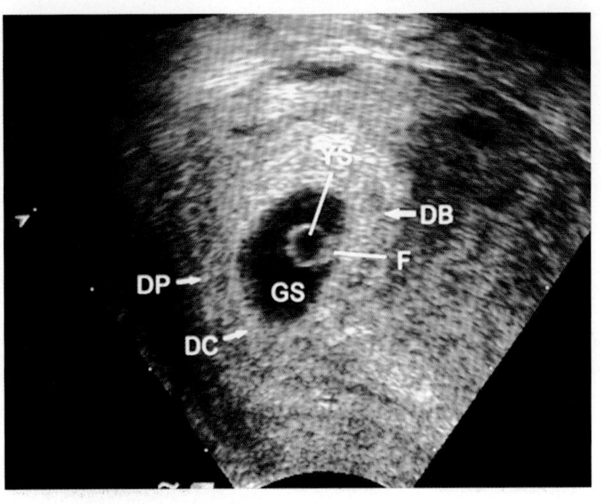


DP：壁蜕膜；DC：包蜕膜；DB：底蜕膜，该处增厚，将来发育成为胎盘；GS：妊娠囊；YS：卵黄囊；F：胚芽

**图 49-2-1　经阴道超声显示妊娠囊双环征，宫腔为潜在的腔隙**

检出“双环征”或妊娠囊内见到卵黄囊或胚胎时可确定为早孕。当妊娠囊内未见卵黄囊或胚胎时，诊断早孕要谨慎，须与假孕囊相鉴别。正常孕囊位于宫腔中上段，轮廓光滑完整。回声及厚度均匀、饱满，位于一侧宫腔蜕膜内，呈偏心分布，可见双环征，并随孕龄增长而增长（平均速度 1.2～1.5mm/d）。假孕囊轮廓不规则或不清楚，回声及厚度不均匀，位于宫腔中央（两侧蜕膜之间），有时与宫腔形态一致，囊内无胚芽和卵黄囊，有时可见少许光点，不随孕龄增长而增长，多见于宫腔积血和异位妊娠时的宫内蜕膜反应，以及分泌期子宫内膜出现的环状回声。

宫内未见妊娠囊时，要排除膀胱充盈不佳所致，月经不规则的妇女也可出现假阴性表现，须结合临床进行复查。经阴道超声检查常能发现经腹部超声不能发现的早期妊娠和宫外孕。

2. 卵黄囊（yolk sac，YS）

卵黄囊是妊娠囊内超声能发现的第一个解剖结构。实际上，胚胎学称之为继发卵黄囊，由于原发卵黄囊超声不能检出，因此超声学者将这一结构简单地称为卵黄囊。正常妊娠时，卵黄囊呈球形，囊壁薄呈细线状强回声，中央为无回声（图 49-2-2A），透声好，在 5～10 周间，其大小稳步增长，最大不超过 5～6mm，此时相当于头臀长 30～45mm 的胚胎。妊娠 5～6 周后，经阴道超声检查，正常妊娠 100%可显示卵黄囊。多数还可见到体蒂及其内血流信号，有时可见卵黄囊蒂（图 49-2-2B），呈细线状强回声，连接卵黄囊与脐带蒂部。孕 7 周时，卵黄囊最大，平均内径 5mm。

卵黄囊过大（≥10mm）或过小（<3mm）或不显示均提示妊娠后果不良。近年有学者发现提示卵黄囊壁回声过高与胎儿染色体异常有关。总之卵黄囊出现上述异常之一时，应进一步追踪检查，以排除染色体异常及胎儿畸形。

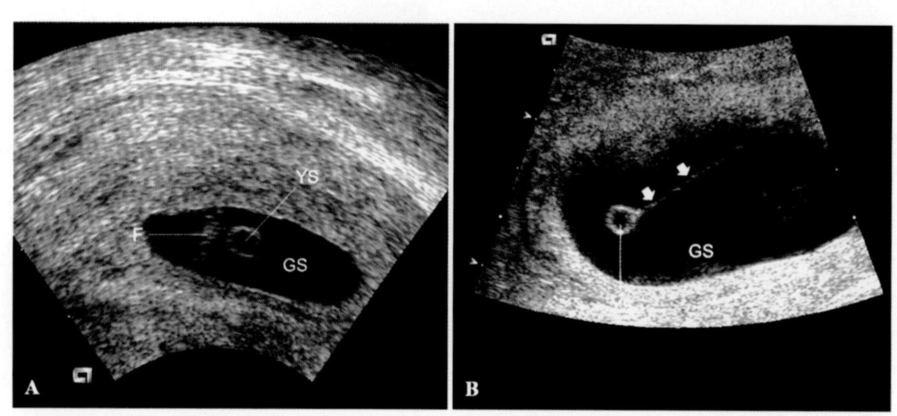


A. 停经 6 周 3 天经阴道显示卵黄囊（YS）；B. 停经 8 周经腹道超声显示卵黄囊及卵黄囊蒂（箭头所示）。GS. 妊娠囊；F. 胚芽

**图 49-2-2　卵黄囊声像图**

3. 胚芽（fetal pole）及心管搏动（fetal heart beat）

用现代高分辨力的阴道探头检查，胚盘最初可在卵黄囊的一侧表现为局部增厚的强回声小结构。多数专家认为超声检出胚盘的最小长度为1～2mm，相当于妊娠 5～6 周、妊娠囊平均内径为 5～12mm 时。

胚胎学研究认为，心管搏动早在妊娠的第 36 天即已开始，对人工授精的胚胎研究，阴道超声可在 34 天时检出胎心搏动，此时胚长为 1.6mm，一般来说，胚长为 4～5mm 时，常规能检出心脏的搏动（图 49-2-3），相应孕周为 6～6.5 周，相应孕囊大小为 13～18mm。经腹部超声检查，在 8 周时，妊娠囊平均内径为 25mm，应能确认胎心搏动。

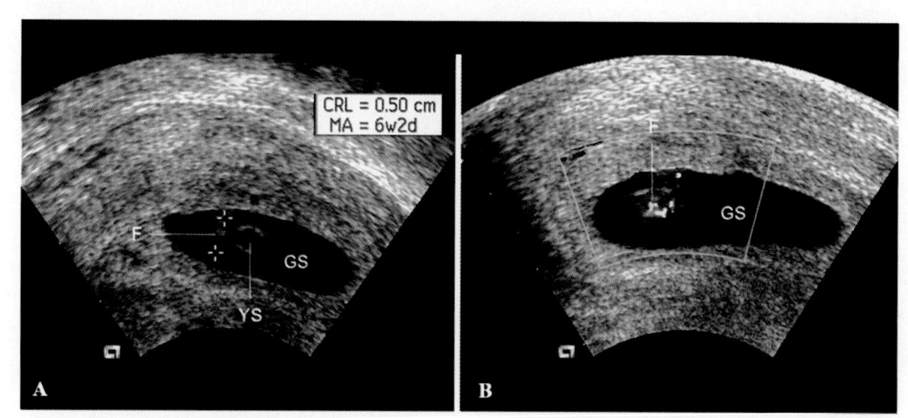


GS. 妊娠囊；YS. 卵黄囊

**图 49-2-3　停经 6 周 3 天，经阴道超声（图 A）显示胚芽（F）长约 0.5cm，大小相当于 6 周 2 天；彩色多普勒（图 B）显示胚芽心脏的搏动**

早孕期，不同孕周胎心率不同。6 周以前，胎心率较慢，常为 100～115 次/分，以后即快速增加，到 8 周时胎心率可达到 144～159 次/分，9 周后心率稳定在 137～144 次/分，心率变化极少。

胚期（妊娠 6～10 周）超声可观察到胚胎解剖结构巨大变化，此时期头臀长每天约增长 1mm 左右。在第 6 周，随着胚胎头、尾端向腹侧卷曲，从扁平的胚盘快速发展成为具有三维空间关系的 C 形结构。此时以头部发育最快，变化最显著，前神经孔闭合，后神经孔延长并卷入尾部。不久以后，羊膜囊出现，包绕发育的胚胎，卵黄囊与胚胎相互分离。尽管此时卵黄囊位于羊膜囊之外，但超声仍能显示卵黄囊与胚胎之间有卵黄管即脐肠系膜管相连，这一结构内有动脉和静脉，可将血液成分、营养物质、原始生殖细胞从卵黄囊运送到胚胎。

第 7～8 周，上、下肢肢芽长出，超声显示为一棒状结构，伴随手和足的早期发育，8 周时胚胎初具人形（图 49-2-4）。

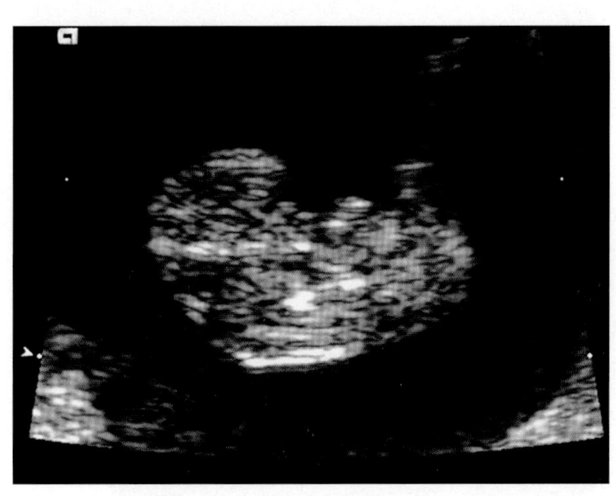

**图 49-2-4 停经 56 天，经腹部超声检查显示胚胎矢状切面，可显示胎头、胎体等，此时已初具人形**

第 9 周，四肢更明显，躯干开始增长和变直，同时可出现明显的生理性中肠疝（midgut herniation）。

由于肠的增长速度比胚体的增长速度快很多，使得肠管形成一凸向腹侧的“U”形弯曲，称为中肠袢（midgut loop）。胚胎第 6 周，肠袢生长迅速，腹腔容积相对较小，加上肝脏和中肾的增大，迫使肠袢进入脐带内（脐腔 umbilical coelom）便形成了胚胎性的生理性脐疝。第 10 周时，由于腹腔增大、中肾萎缩及肝脏生长速度的减慢，肠袢便从脐腔开始退回到腹腔。

第 10 周，胚长约 30～35mm，胚胎已具人形，能显示手与足，并能区分之，尾已退化不再存在。

第 11～12 周，生理性中肠疝回复到腹腔内。（图 49-2-5）

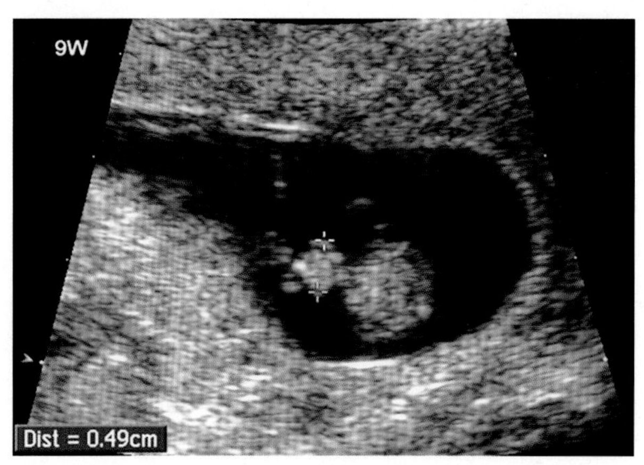


**图 49-2-5 生理性中肠疝，疝的直径约 0.49cm**

4. 羊膜囊（amniotic sac）：

早期羊膜囊菲薄（0.02～0.05mm），超声常不显示，偶可在胚的一侧显示为膜状结构围成囊状，而另一侧为卵黄囊，两者基本相等，因此有学者将此称为“双泡征”（Double bleb sign）。由于胚及羊膜腔的快速发育，“双泡征”仅为一过性表现，孕 7 周后不再出现。而此时，如果加大增益或用高频阴道探头检查，可以清楚显示薄层羊膜，在绒毛膜腔内形成一球形囊状结构即为羊膜囊（图 49-2-6），胚胎则位于羊膜囊内。在头臀长达 7mm 或以上时，正常妊娠常可显示弧形羊膜及羊膜囊。随着胚胎早期的进一步发育，头臀长与羊膜囊直径之间呈有趣的线性增长关系，即不仅两者均以 1mm/天的生长速度增长，而且它们的绝对测量值也基本相等，如正常时头臀长约 12mm，羊膜腔平均直径也为 12mm。有些病例，仅在超声束与羊膜垂直的部分才能显示出羊膜回声；有些正常妊娠根本就不能显示羊膜回声，因此，未显示羊膜不应认为妊娠失败。

由于羊膜腔较绒毛膜腔增大更快，最终羊膜与绒毛膜紧密相接。一般在孕 12～16 周羊膜与绒毛膜全部融合，绒毛膜腔消失，此时不再显示羊

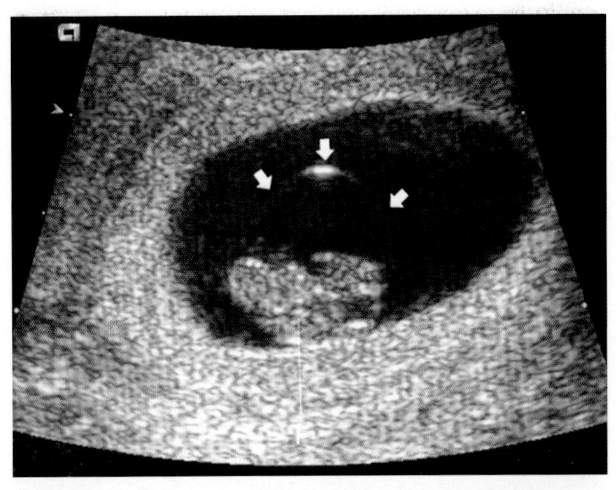

**图 49-2-6　停经 54 天，经腹部超声可清楚显示薄层羊膜（箭头所示），胚胎则位于羊膜囊内**

膜，也有少数延迟在 20 周才融合，有报道延迟融合与染色体异常有关。

5. 胎儿神经系统

（1）胎儿颅脑：胚胎在妊娠 5 周神经管头端分出三个脑泡即前脑泡、中脑泡和后脑泡（又称菱脑泡）。妊娠 6 周前脑泡发育成端脑和间脑。中脑发育改变较少，仍为中脑。后脑泡（即菱脑泡）形成后脑与末脑。7～8 周，超声可明显区分头部和躯干。

妊娠 7～8 周时在矢状切面上，可清楚显示胚胎头端内的原始脑泡，均表现为低回声或无回声结构，前脑泡位于胚胎的最前方，菱脑泡位于最后方，中脑泡则位于两者之间（图 49-2-7A），在横状切面上可显示二个无回声结构，此即为中脑泡和菱脑泡（图 49-2-7B）。到第 8 周末，脑中央出现一线状强回声结构代表大脑镰，此时双顶径约 8mm。不久以后，强回声的脉络丛几乎充满侧脑室，此时期最明显、最容易显示的就是脉络丛。第 8 周末开始，小脑开始从菱脑后部分向两侧发育成小脑半球，两者在中线处分离。在第 10 周两侧小脑半球在中线处开始联合，超声显示为两端略大，中间略窄的低回声结构。

第 10 周颅骨开始骨化，第 11～12 周，颅骨骨化明显，脑内的基本结构在 11～12 周已基本形成，如丘脑、第三脑室、中脑、脑干、小脑半球等。孕 12 周正常颅脑横切面声像图表现为椭圆形的颅骨强回声光环、低回声脑皮质厚约 1～2mm，侧脑室被高回声的脉络丛充填，双侧脉络丛呈“蝴蝶形”，两侧小脑半球不断向中线靠拢，小脑蚓部未发育完全。冠状切面或正中矢状切面可观察到第 4 脑室、颅后窝池、间脑、菱脑等结构（图 49-2-8A、B、C），可利用测量胎儿脑干宽度增加和第四脑室与颅后窝池之间的宽度减少来筛查开放性脊柱裂。

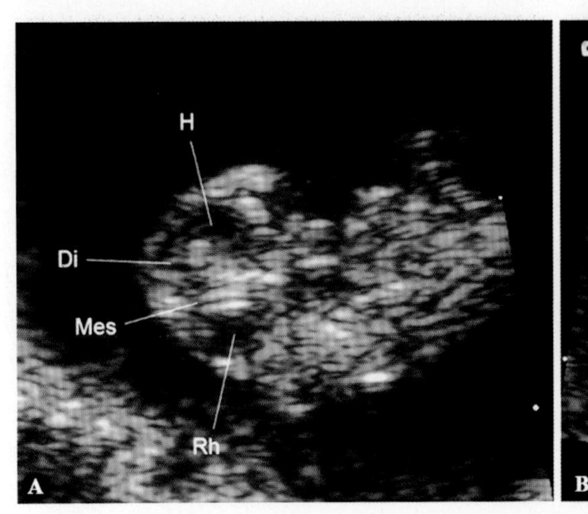


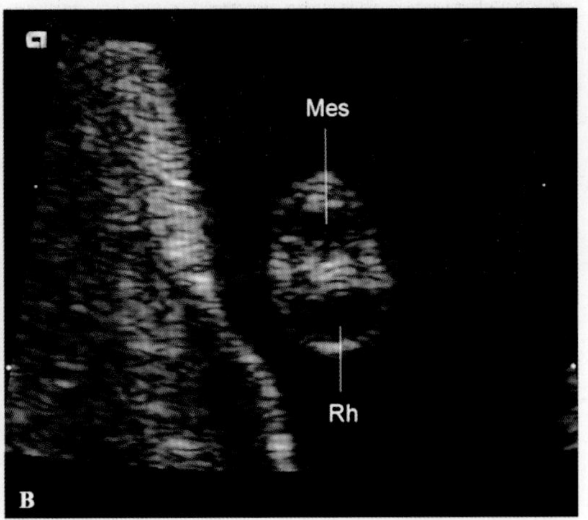


经腹部超声胚胎颅脑旁矢状切面（图 A）显示半球（H），间脑（Di）、中脑泡（Mes）、菱脑泡（Rh）等结构；胎儿胚胎脑横切面（图 B）显示中脑泡、菱脑泡等结构

**图 49-2-7　8 周胚胎正常的颅脑结构**

（2）胎儿脊柱：胎儿脊柱在妊娠 10 周以前表现为低回声平行线，10 周以后脊椎开始钙化，在孕 12 周后便可清晰显示（图 49-2-9），脊柱表现为串珠状平行强回声线，但骶尾部的钙化要到 16～18 周才能完成。

6. 心血管系统

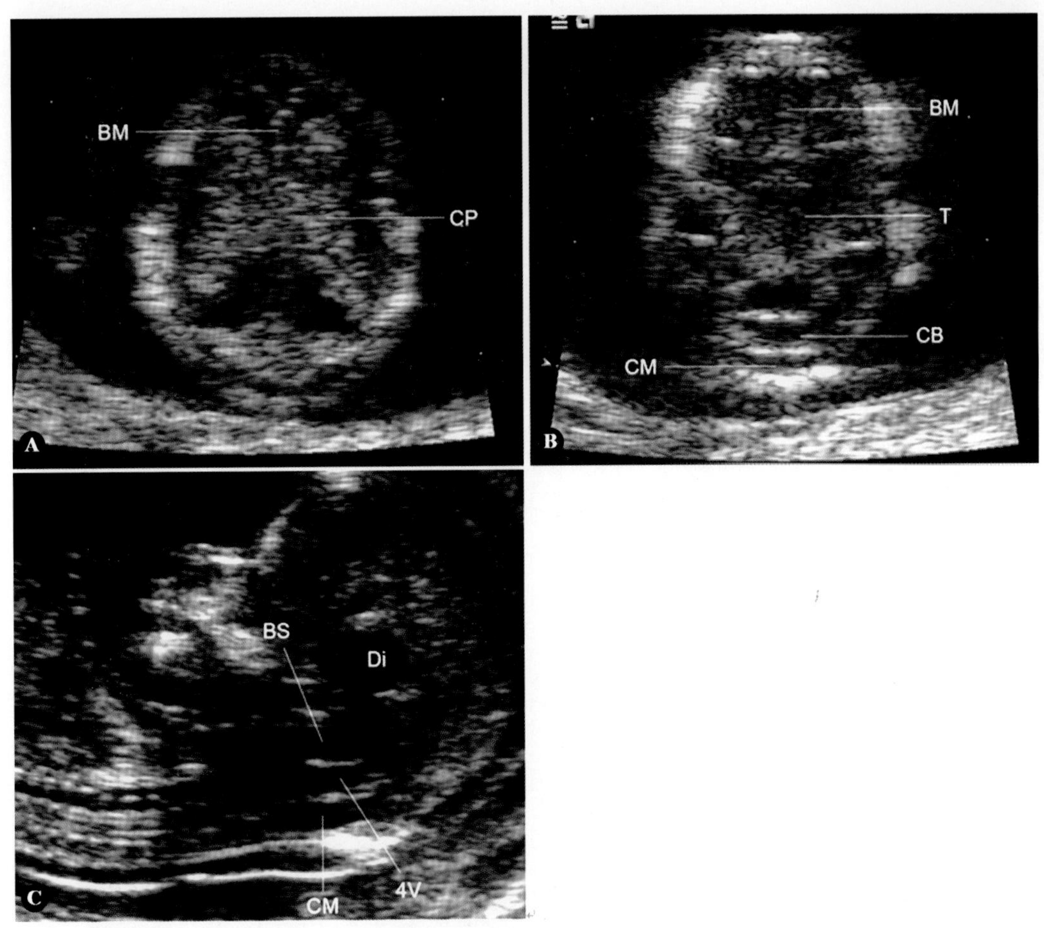


A. 侧脑室水平横切，脑中线（BM）把左右大脑半球分开，侧脑室被强回声的脉络丛（CP）充填，双侧脉络丛呈“蝴蝶形”。B. 小脑水平冠状切面显示小脑（CB）、第四脑室、颅后窝池（CM）、丘脑（T）等结构。C. 颅脑正中矢状切面显示脑干（BS）、第四脑室（4V）、颅后窝池、间脑等结构

**图 49-2-8　12 周胎儿正常的颅脑结构**

胎儿心脏于 10 周末基本形成，用高分辨率超声可以显示其结构，特别是经阴道超声显示更清楚，经阴道超声可以在 11 周、经腹超声可以在 13 周观察胎儿心脏结构：左右心房、左右心室、左右房室瓣、房室间隔、主动脉、肺动脉、动脉导管、心脏位置等。最初报道早孕期超声检查胎儿心脏结构异常的方法是经阴道超声，最近经腹超声检查成了主流。早孕期超声检查胎儿心脏的方法与中孕期相同，主要的检查切面有四腔心切面（图 49-2-10A、B）、左室流出道切面（图 49-2-10C、D）、右室流出道切面（图 49-2-10E、F）及三血管气管切面（图 49-2-10G、H）等，有时二维图像不清楚时在上述切面上叠加 CDFI 有助上述切面清楚显示。目前，对于早孕期超声对各切面的显示率报道不一，主要受胎儿孕周、检查的方法（经腹或经阴道超声）、检查者的不同等影响，但大致认为孕 12 周后超声检查心脏各切面及

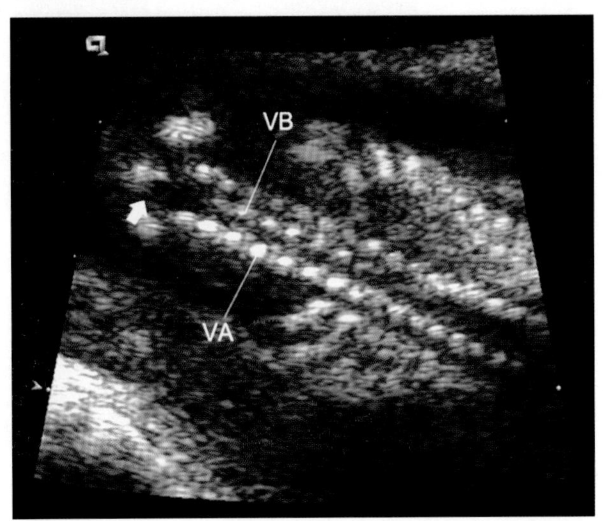


脊椎冠状切面，脊柱呈 3 条平行光带，中间骨化中心强回声为椎体（VB），两侧骨中心强回声为椎弓（VA）

**图 49-2-9　13 周胎儿脊柱**

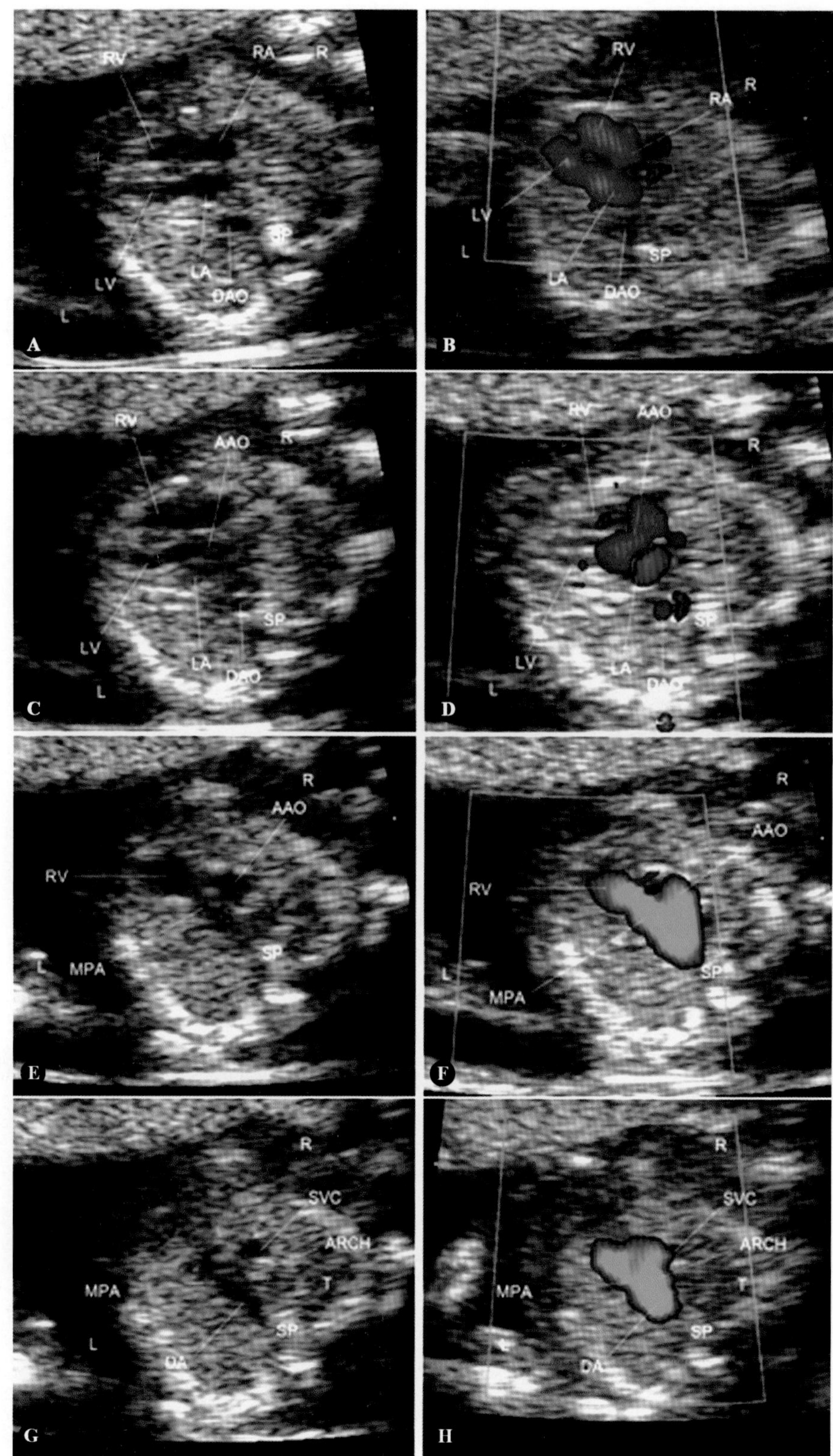


胎儿四腔心切面二维（图 A）及彩色多普勒（图 B）；胎儿左室流出道切面二维（图 C）及彩色多普勒（图 D）；胎儿右室流出道切面二维（图 E）及彩色多普勒（图 F）；胎儿三血管气管切面二维（图 G）及彩色多普勒（图 H）；LA：左心房；RA：右心房；LV：左心室；RV：右心室；L：左侧；R：右侧；SP：脊柱；DAO：降主动脉；AAO：升主动脉；MPA：主肺动脉；ARCH：主动脉弓；T：气管；DA：动脉导管

**图 49-2-10　13 周 5 天胎儿正常心脏声像图**

结构的显示率均较佳。Haak 等评估了 85 例单胎妊娠孕 $11^{+0}$～$13^{+6}$ 周时经阴道超声检查不同心脏切面的可行性（四腔心切面、主动脉根部切面、主动脉长轴切面、肺动脉干切面、三血管平面、大动脉短轴切面），11 周和 13 周的检查成功率分别约为 20%和 92%。Huggon 等研究还发现，检查失败和成功的平均头臀长分别约为 56.3mm 和 61.4mm；若头臀长>60mm，孕 11～14 周经阴道胎儿超声心动图检查的成功率约为 90%。

7. 胎儿腹部

妊娠第 7 周，由于肠的迅速增长和肝、中肾的迅速发育，肠袢突入脐带中的脐腔而形成生理性中肠疝（midgut herniation），这种生理性中肠疝持续存在至第 11 周，第 10 周因腹腔迅速增大，肠开始退回腹腔，在 11 周 5 天时完全缩回腹腔，近年的研究表明，生理性中肠疝最大横切面直径不能超过 7mm，且头臀长大于 44mm 时不应再有生理性中肠疝。

胎儿胃在早孕期表现为上腹部左侧的小无回声结构，可早在第 8 周时显示，12 周时胎儿胃显示率可达 97%。胎儿吞咽在 12～13 周以后才出现，此前显示的胃内液体主要可能为胃分泌所致（图 49-2-11）。

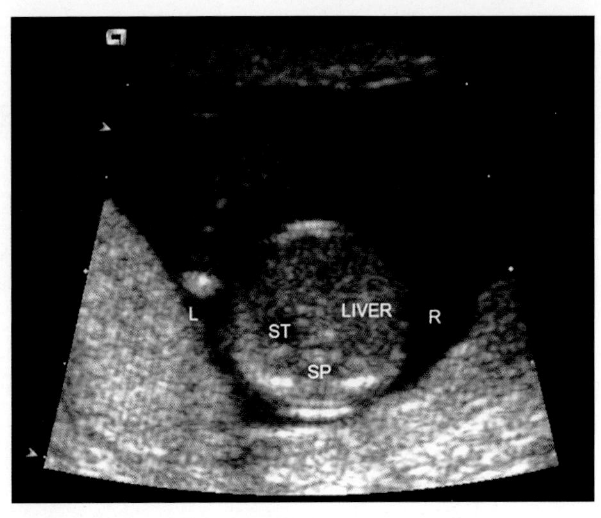


胃泡（ST）和肝脏（LIVER）。SP. 脊柱；L. 左侧；R. 右侧

**图 49-2-11　12 周胎儿上腹部横切面**

胎儿胆囊在 7 周时由肝憩室的尾支发育而来，胆汁则在 14 周左右才形成。胆囊在 13 周以前不能显示，13 周显示率仅为 50%，14 周后正常胎儿常可检出胆囊。

胎儿肾脏可早在 9 周时即能被阴道超声检出，12 周 86%～99%的胎儿可显示肾脏，13 周显示率可达到 92%～99%（图 49-2-12）。早孕期胎儿肾脏表现为脊椎两侧的椭圆形强回声结构。

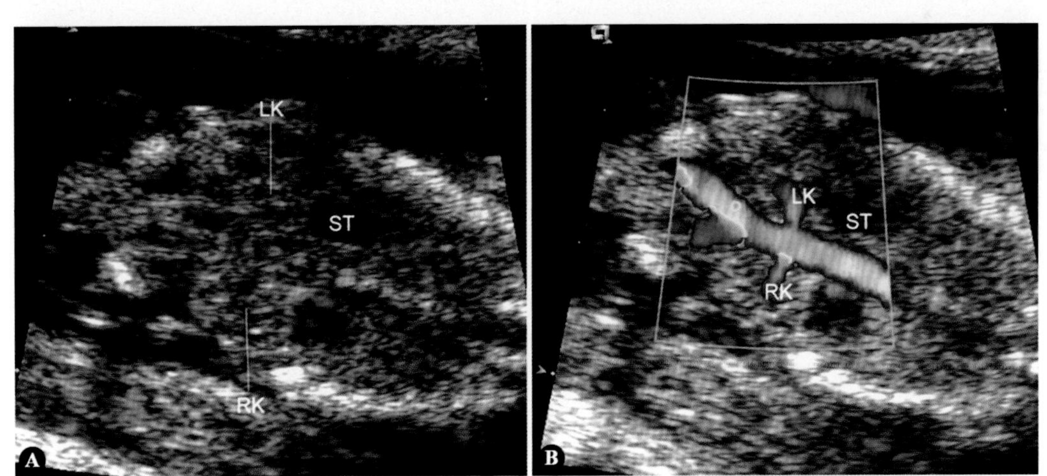


冠状切面二维（图 A）及彩色多普勒（图 B），双侧肾脏呈稍强回声和双侧肾动脉。LK. 左肾；RK. 右肾；ST. 胃泡

**图 49-2-12　13 周胎儿正常肾脏**

近年的研究表明，12 周胎儿的膀胱显示率为 88%，13 周膀胱显示率可达到 92%～100%。膀胱表现为盆腔内小的无回声区。彩色多普勒血流显像可确认胎儿膀胱的存在，横切胎儿盆腔时，无回声的小膀胱显示在两条脐动脉之间（图 49-2-13A），几乎为脐动脉所包绕。早孕期正常膀胱上下径约 4～6mm（图 49-2-13B），应在正中矢状切面上测量，膀胱超过 7mm 应警惕膀胱增大，超过

10mm，应考虑巨膀胱。

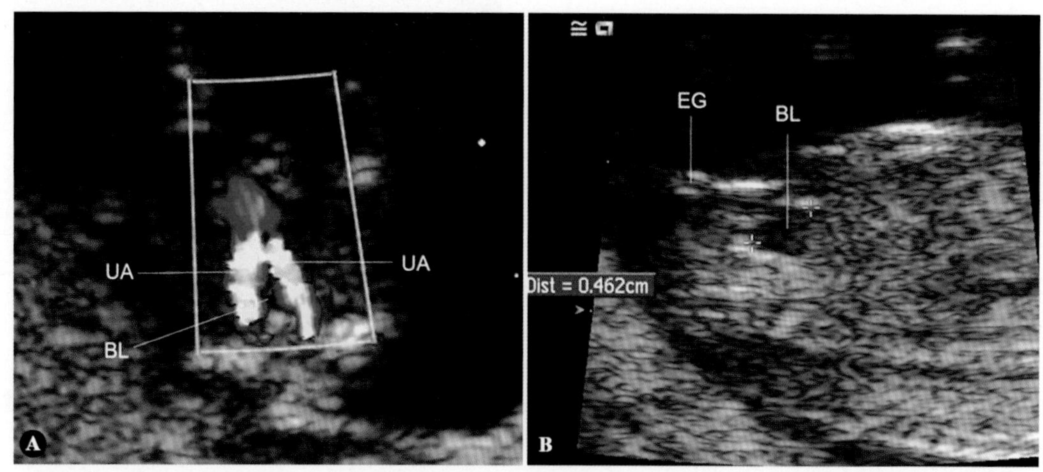


A. 盆腔水平横切面彩色多普勒，无回声的小膀胱（BL）位于两条脐动脉（UA）之间。B. 正中矢状切面测量膀胱上下径，约 0.46cm。EG. 外生殖器

**图 49-2-13　12 周 5 天胎儿膀胱**

在 8～11 周出现性别分化，11 周以后，女性外生殖器表现为两条或四条平行回声线，代表大阴唇和小阴唇，正中矢状切面，阴蒂指向尾侧，与脊柱长轴方向平行，呈 180 度。男性外生殖器则可显示阴茎，在阴茎根部下方为均质的无分隔的圆顶状结构，睾丸此时尚未降入阴囊内而不能显示。正中矢状切面，阴茎多指向前方，与脊柱长轴方向垂直，呈 90°。（图 49-2-14）

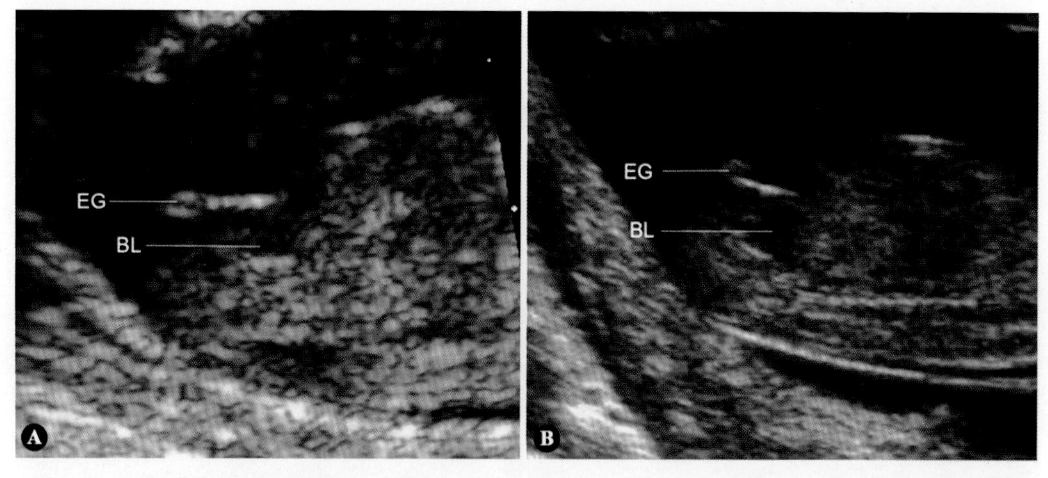


A. 正中矢状切面，阴蒂指向尾侧，与脊柱长轴方向平行，呈 180°。B. 正中矢状切面，阴茎多指向前方，与脊柱长轴方向垂直，呈 90°。EG. 外生殖器；BL. 膀胱

**图 49-2-14　胎儿外生殖器**

8. 骨骼及肢体畸形

第 7～8 周，上、下肢肢芽长出，超声显示为一棒状结构，伴随手和足的早期发育。从第 9 周起可见股骨和肱骨，从第 10 周起可见胫骨/腓骨，桡骨/尺骨，第 11 周可显示胎儿手与足，手指和脚趾。在 11～14 周时肱骨、桡尺骨、股骨和胫腓骨长度相近，并且随妊娠呈线性增长。早孕期胎儿手指总处于伸开状态而容易显示（图 49-2-15A），与中、晚期胎儿手指常处于握拳状态不同。同样，足也呈自然姿势，膝关节常呈轻曲状态（图 49-2-15B），显示容易。

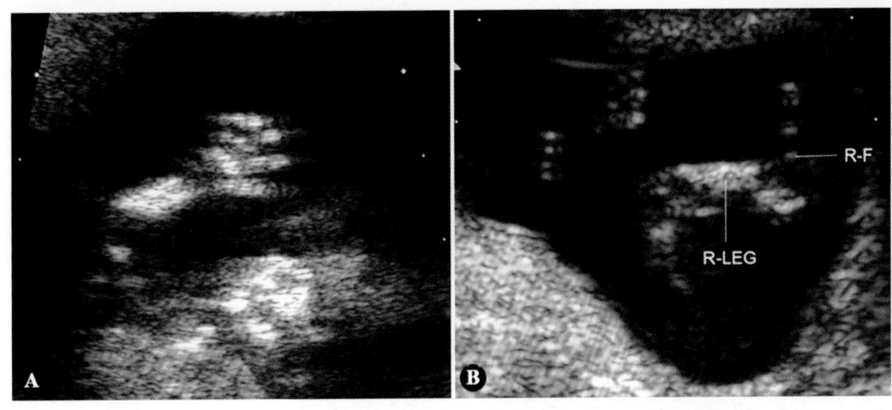


A. 胎儿上肢声像图。B. 胎儿右侧下肢声像图。R-LEG. 右侧小腿；R-F. 右足

**图 49-2-15 12 周 4 天胎儿肢体**

9. 胎儿颜面部

孕 10 周时，胎儿的面部结构基本发育完全，眼的结构于孕 8 周时基本形成；双侧腭突融合及原发腭和继发腭在中线处融合形成腭部也发生于 10 周前，耳郭于 10 周时形成。妊娠 9～10 周可显示上颌骨及下颌骨，10～11 周可显示眼眶回声。11 周可显示眼球内晶体呈极小的圆形小结构，14 周显示率明显增高。在 6～12 周，颜面部矢状面变化较大，第 7 周前额骨明显突出，上颌骨生长明显快于下颌骨生长，因而显示上颌骨较下颌骨明显增大，到第 12 周，下颌骨生长才赶上上颌骨，达上颌骨大小。因此，12 周后，胎儿颜面部的基本解剖结构均已完全建立，我们研究发现利用胎儿系列颜面冠状切面可以更好观察早孕晚期胎儿颜面结构，如双眼及双耳冠状切面（图 49-2-16A）、鼻后三角区冠状切面（图 49-2-16B）和上唇冠状切面（图 49-2-16C）。

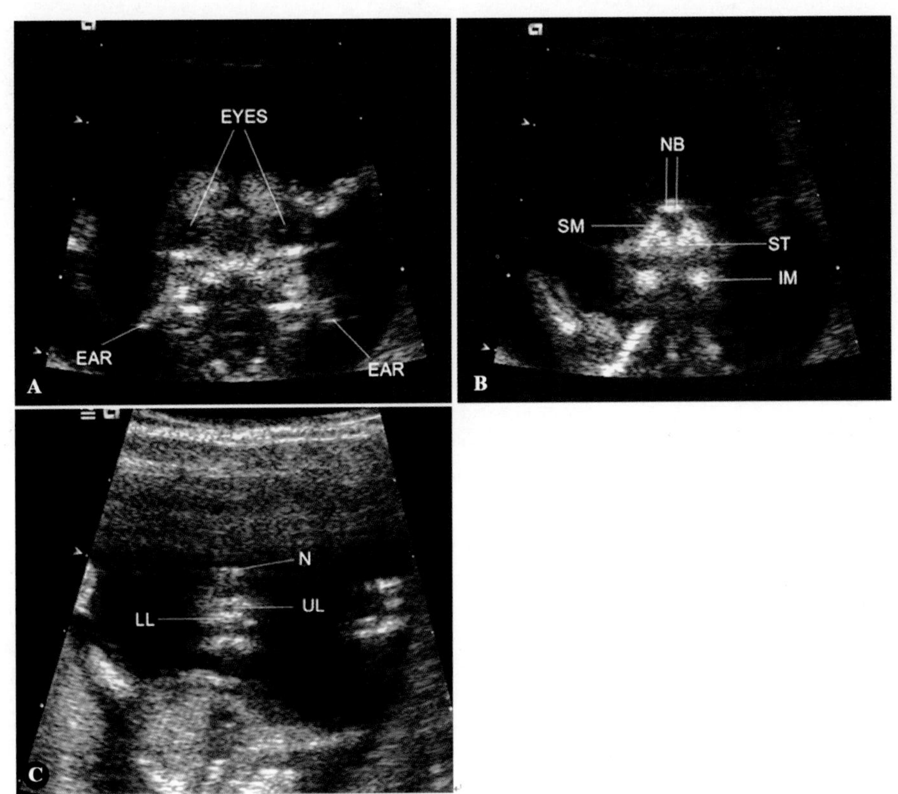


A. 双眼及双耳冠状切面显示双眼球（EYES）及双耳（EAR）回声。B. 鼻后三角区冠状切面显示双侧鼻骨（NB）、上牙槽骨（ST）及下颌骨（IM）。C. 上唇冠状切面显示上唇（UL）、下唇（LL）及鼻（N）

**图 49-2-16 胎儿颜面部系列冠状切面**

10. 胎盘、脐带及羊水

(1) 胎盘：胎盘呈均质性回声，于孕 8 周开始可以辨认。胎盘的胎儿面有光滑的羊膜覆盖，母体面与子宫相接。孕 10～12 周其边缘可清晰显示（图 49-2-17），随孕周增长而长大。

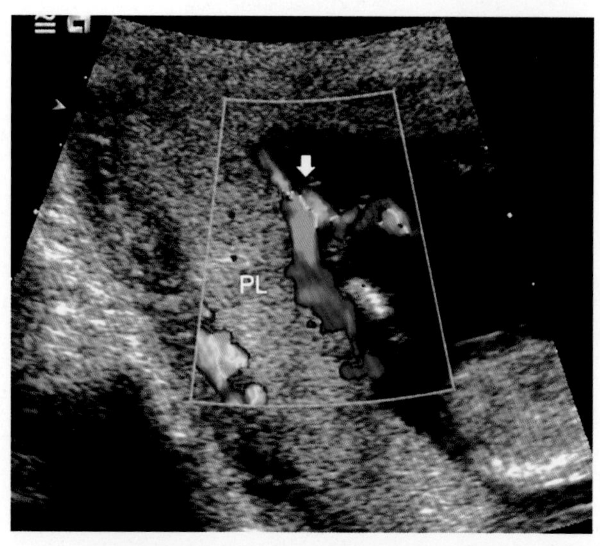


图 49-2-17　12 周胎盘脐带插入处声像图

(2) 脐带：孕 2 周左右脐带的形成，胚外体腔消失，羊膜将尿囊，尿囊血管，卵黄囊及其周围的胚外中胚层，血管包裹形成脐带。左侧尿囊静脉变为脐静脉，右侧尿囊静脉退化。两条尿囊动脉则变成脐动脉，含水量丰富的华通氏胶包裹在脐带血管的周围，起保护作用。

超声在孕 8 周时可显示（图 49-2-18），正常脐带纵切时呈螺旋状排列。与胎盘相连处为蒂部，与胎儿相连处为根部。孕 7 周只可测到脐动脉收缩期血流信号。

(3) 羊水：妊娠早期，羊水可能是通过母体血清经胎膜进入羊膜的透析液。胎儿循环建立后，胎儿体内的水分及小分子物质通过胎儿皮肤，也可形成一部分羊水。也有人认为妊娠早期的羊水主要由羊膜上皮细胞分泌产生。

11. 胎儿颈部透明层（Nuchal Translucency，NT）

NT 是指胎儿颈部皮下的无回声带，位于皮肤高回声带与深部软组织高回声带之间。这是早孕期尤其在早孕晚期，所有胎儿均可出现的一种超声征象。早孕期 NT 增厚与唐氏综合征、先天性心脏病的危险性增高有关。增厚的 NT 可以逐渐发展成为大的水囊瘤，可伴有或不伴有胎儿水肿。绝大部分胎儿 NT 增厚在中孕期恢复正常。

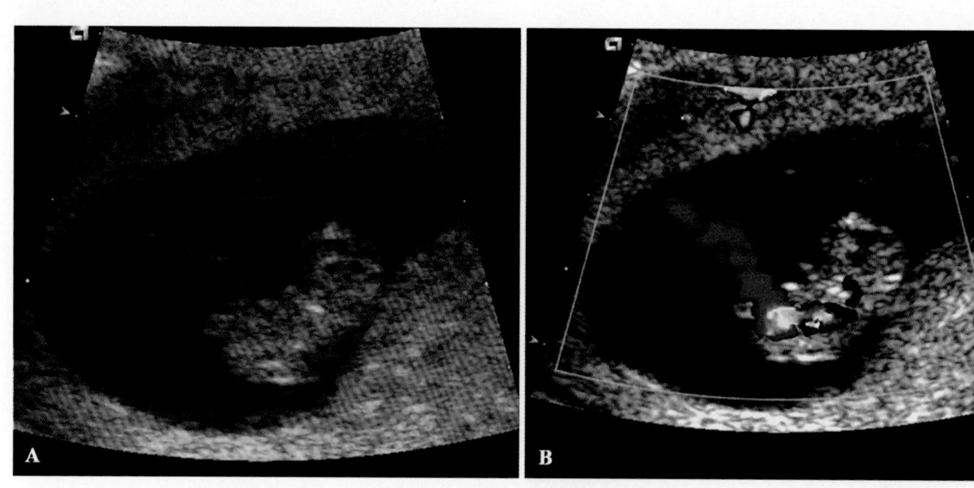


二维声像图（图 A）及彩色多普勒（图 B）显示脐带连接于胚胎与胎盘

图 49-2-18　8 周胚胎的脐带

20 世纪 80 年代，许多学者发现，早孕期颈部水囊瘤可有不同的表现，主要为有分隔和无分隔水囊瘤两类。同时观察到早孕期水囊瘤可逐渐消退或形成颈皱增厚，或完全正常，但仍与非整倍体染色畸形有关。1985 年 Benacerraff 等首次报道中孕期超声检测颈皱增厚（Nuchal Fold，NF）≥6mm，患唐氏综合征的危险性增加。1992 年，Nicolai 等提出使用“颈部透明层（Nuchal Translucency，NT）”这一名称来描述早孕期胎儿颈部皮下的无回声带。

NT 于 20 世纪 90 年代开始应用于临床后，现已广泛用于筛查胎儿染色体异常，特别是唐氏综合征。据统计，利用 NT 及孕妇年龄可以筛查 75%左右的唐氏综合征患儿。

（1）NT 检查时间：一般认为在 11～$13^{+6}$ 周测量 NT 较好，此时头臀长相当于 45～84mm。可用经腹部超声测量，亦可用经阴道超声测量，两者成功率相似。10～13 周 98%～100%可测量 NT 的厚度，而 14 周则降至 90%。经阴道超声在 10 周时测量 NT 成功率为 100%，14 周时降至 11%。Whitlow 等认为测量 NT 及检查早期胎儿结构的时间为 13 周。

（2）NT 测量方法：标准测量平面为胎儿正中矢状切面。此切面亦是测量头臀长的标准切面，显示此切面时，要求尽可能将图像放大，清楚显示并确认胎儿背部皮肤，在颈部皮肤高回声带的深部显示无回声或低回声带即为 NT（图 49-2-19A）。测量时应在 NT 的最宽处测量垂直于皮肤强回声带的距离，测量游标的内缘应与 NT 的强声线的内缘相重叠（图 49-2-19B）。

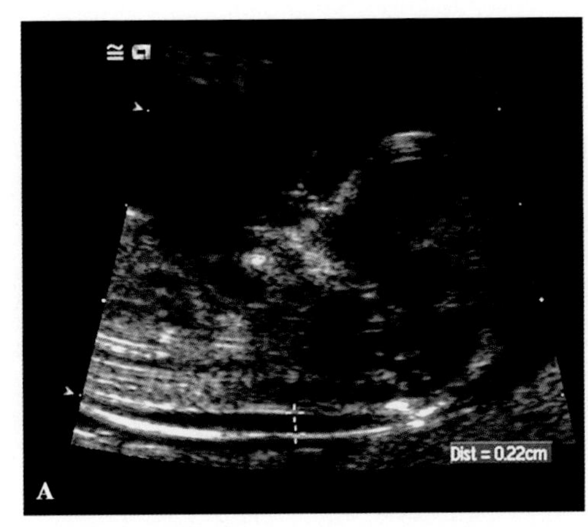


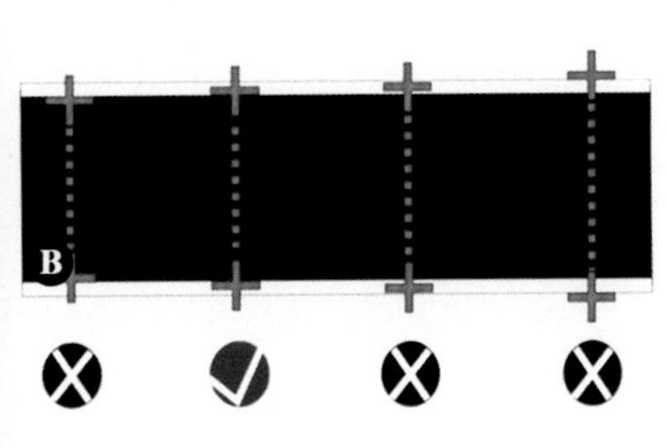


A. $12^{+5}$周正常胎儿 NT 测量，厚约 0.22cm。B. NT 值测量方法

**图 49-2-19 NT 测量图**

NT 测量注意事项：

要求使用高分辨力实时超声仪器测量 NT，且有良好的局部放大功能，仪器测量精度应达 0.1mm。

特别注意区分胎儿皮肤与羊膜，此时期胎儿颈背部皮肤与羊膜均表现为膜状高回声带，如果将羊膜误认为颈部皮肤时，所测量的所谓之“NT”厚度实际上为羊膜与皮肤之间羊水的厚度，而非 NT。区别羊膜和胎儿颈背部皮肤最好的方法是在胎动时进行区别，胎动时颈背部皮肤随胎动而动，而羊膜无此表现。另外，将图像放大后仔细观察亦可辨认。

注意在正中矢状切面上测量 NT。如果切面不满意，可等待胎动后胎儿位置改变再观察测量。

有颈部脑脊膜膨出、颈部脐带时，注意辨认，避免误测。

胎儿颈部姿势亦可影响 NT 的测量。Whitlow 等发现与胎儿颈部自然伸位（不后仰也不前屈）相比，胎儿颈部仰伸时，NT 测量值平均可增加 0.62mm，而胎儿颈部前屈时平均可减少 0.4mm。在胎儿颈部自然伸展状态下，NT 测量的可重复性最佳，95%重复测量相差不超过 0.48mm，而在胎儿后仰时相差可达 1.04mm，前屈时达 0.7mm。

同一操作者之间及不同操作者之间可重复性测量有一定差异。Pandya 等对 NT 测值的重复性进行了研究，让 4 位医师测量 200 例 10～14 周胎儿 NT 厚度，发现在同一测量者之间及不同测量者之间重复测量的差异在 0.5～0.6mm 之间，且与 NT 厚薄无关。Braithwaite 等研究了经腹部（1641 例）及经阴道（88 例）超声测量 NT 的重复性，发现 95%病例经腹部重复测量 NT 平均相差约 0.44mm，经阴道平均相差约 0.23mm。

（3）NT 判断标准：最近研究表明，胎儿 NT 厚度随着孕龄的增加而增加，因此，在早孕晚期与中孕早期测量 NT，显然不能使用同一个标准来判断。目前多数学者认为不同孕周使用不同截断值来判断更敏感且更具特异性，但目前大部分研究仍使用 NT≥3mm 为异常标准。

NT 正常值范围随孕周的增大而增大。Pandya 报道胎儿头臀长从 38mm 增加到 84mm 时，NT 中位数从 1.3mm 增加到 1.9mm，NT 的第 95 百分位从 2.2mm 增加到 2.8mm。Nicolaids 研究结果（图 49-2-20）表明随着头臀长的增大，NT 在第 5、第 25、第 75 和第 95 百分位数增大。第 99 百分位 NT 值为 3.5mm。

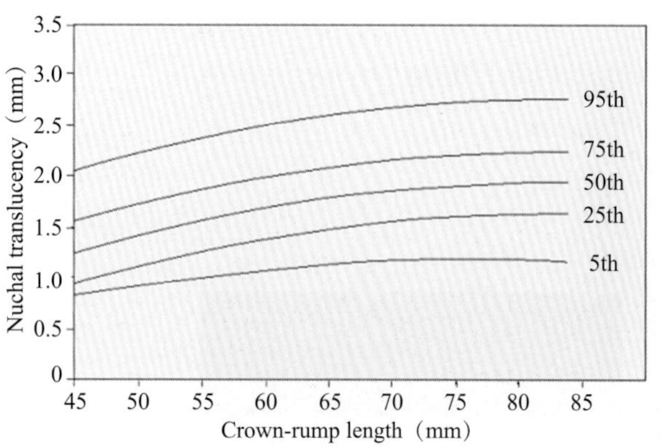


**图 49-2-20　胎儿头臀长与胎儿 NT 的第 5、第 25、第 50、第 75、第 95 百分位关系。引自 Nicolaids**

（4）NT 增厚的临床意义：大量的研究证实，NT 增厚与胎儿染色体非整倍体畸形有关，主要为唐氏综合征，文献报道其筛查唐氏综合征的敏感性从 24%～100%不等。导致这种差异的主要原因在于各学者使用 NT 截断值不同、测量时的孕周不同、母体年龄不同及采用的检查方法不同（经阴道或经腹部检查）。

胎儿病变及不良妊娠结局的流行率随 NT 厚度的增加而呈指数上升。若胎儿 NT 介于第 95 及第 99 百分位数之间，出生无严重病变的婴儿的机会超过 90%；若 NT 介于 3.5～4.4mm 之间约为 70%，4.5～5.4mm 约 50%，5.5～6.4mm 约 30%，而 NT 达 6.5mm 或以上仅为 15%。在约 1% 的妊娠中，胎儿 NT 会超过 3.5mm，这些胎儿有染色体异常的风险甚高；NT 是 4.0mm 时，风险约 20%，NT5.0mm 时增加至 33%，NT6.0mm 时 50% 及 NT6.5mm 或以上时 65%。

1995 年，Pandya 等报道了 1015 例早孕期 NT 增厚进行染色体检查的资料，发现 NT 厚度为 3，4，5 及≥6mm，发生染色体三体（21-，13-，18-三体）的危险性较单凭母亲年龄估计分别增加 3 倍、18 倍、28 倍及 36 倍，发生 Turner 综合征和三倍体危险性分别增加 9 倍和 8 倍。在染色体正常的胎儿中，NT 的增厚，心脏畸形和胎儿其他结构畸形以及胎儿丢失率明显增加。当 NT≥5mm 时，约为 13%。这一研究也似乎说明，NT 增厚与心脏畸形有关，包括染色体正常和染色体异常胎儿。有 NT 增厚的唐氏综合征胎儿较 NT 正常的唐氏综合征胎儿更易患先天性心脏畸形和/或发生胎儿宫内死亡的倾向。

14 篇 NT 测量的筛查唐氏综合征前瞻性研究报告总结见表 49-2-1，虽然不同研究者使用不同 NT 截断值来发现阳性病例，假阳性率也各不相同，但是唐氏综合征的检出率都较高。综合这些研究报告共检查 174473 例孕妇，其中包括 726 例唐氏综合征，产前检出 562 例，总检出率为 77%，假阳率为 4.7%。

总之，在早孕晚期和中孕早期，胎儿颈部超声异常征象是目前筛查胎儿染色体畸形的最敏感和最特异的超声指标。甚至根据孕妇年龄和生化指标共同校正的患 21 三体危险性仅为 1/10 000，但有颈部透明层增厚时其危险性可达 1/231，仍比孕中期孕妇年龄大于 35 岁时危险性大。很明显，对于所有早孕期或中孕早期超声发现有颈部透明层增厚、囊肿、水肿的胎儿，应为进一步行染色体核型分析的指征。有资料表明，NT 值增厚时，即使胎儿染色体核型正常，在胎儿进一步发育后，大约 13%的病例会出现结构异常的危险性增加，胎儿死亡、流产或其他不良妊娠结局相当常见。

12. 鼻骨检测

鼻骨的超声评估目前也是此时期筛查染色体异常的一个新指标，有研究发现合并使用 NT、鼻骨及母体游离 β-hCG 及 PAPPA 进行 DS 筛查，在假阳性率为 5%时，有可能检出超过 95%的 21-三体。

（1）早孕期鼻骨的超声检查：与 NT 测量的要求类似，在孕 11～$13^{+6}$ 周时及胎儿头臀长在 45～84mm 时进行。影像应放大至只显示头部及上胸。应取胎儿的正中矢切面图；超声探头应与鼻的方向成水平，鼻的声像图中应可见三条清晰的线（图 49-2-21），上端的线为皮肤，下方较厚及回声较皮肤强的为鼻骨，第三条线与皮肤几乎相连但回声略强，则为鼻尖。在 11～$13^{+6}$ 周时，胎儿鼻骨检查的成功率超过 95%。

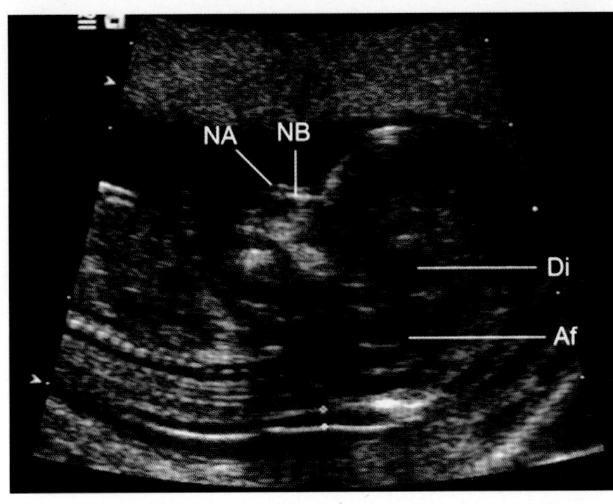


图 49-2-21 13 周正常胎儿鼻骨（NB）

（2）NT 增厚的临床意义：在染色体正常的胎儿鼻骨缺失约 1.6%，白种人中发生率少于 1%，非裔加勒比海人中则有约 10%，21-三体胎儿约 60%～70%，18-三体胎儿约 50%，13-三体胎儿有 40%。9 篇鼻骨测量的筛查唐氏综合征研究报告总结见表 49-2-2，虽然不同研究者，但是唐氏综合征的检出率都较高，综合这些研究报告鼻骨成功检出率为 97.7%，染色体正常的胎儿鼻骨缺失约 1.6%，21-三体胎儿的鼻骨缺失约 68.6%。

表 49-2-1 不同作者关于胎儿 NT 筛查唐氏综合征的研究总结表

| 作者 | 例数 | 孕周（周） | 截断值 | 假阳性率 | 21-三体检出率 |
|---|---|---|---|---|---|
| Pandya et al. 1995 | 1763 | 10～14 | NT≥2.5mm | 3.6% | 3/4 (75%) |
| Szabo et al. 1995 | 3380 | 9～12 | NT≥3.0mm | 1.6% | 28/31 (90%) |
| Taipale et al. 1997 | 6939 | 10～14 | NT≥3.0mm | 0.8% | 4/6 (67%) |
| Hafner et al. 1998 | 4371 | 10～14 | NT≥2.5mm | 1.7% | 4/7 (57%) |
| Pajkrt et al. 1998 | 1547 | 10～14 | NT≥3.0mm | 2.2% | 6/9 (67%) |
| Snijders et al. 1998 | 96127 | 10～14 | NT≥第 95 百分位 | 4.4% | 234/327 (72%) |
| Economides et al. 1998 | 2281 | 11～14 | NT≥第 99 百分位 | 0.4% | 6/8 (75%) |
| Schwarzler et al. 1999 | 4523 | 10～14 | NT≥2.5mm | 2.7% | 8/12 (67%) |
| Theodoropoulos et al. 1998 | 3550 | 10～14 | NT≥第 95 百分位 | 2.3% | 10/11 (91%) |
| Zoppi et al. 2001 | 12311 | 10～14 | NT≥第 95 百分位 | 5.0% | 51/64 (81%) |
| Gasiorek-Wiens et al. 2001 | 23805 | 10～14 | NT≥第 95 百分位 | 8.0% | 174/210 (83%) |
| Brizot et al. 2001 | 2996 | 10～14 | NT≥第 95 百分位 | 5.3% | 7/10 (70%) |
| Audibert et al. 2001 | 4130 | 10～14 | NT≥第 95 百分位 | 4.3% | 9/12 (75%) |
| Wayda et al. 2001 | 6750 | 10～12 | NT≥2.5mm | 4.3% | 17/17 (100%) |
| 合计 | 174473 | | | 4.7% | 562/728 (77%) |

（引自 Rumack Corol M，Wilson Stephanie R，William Charboneau J，et al. Diagnostic Ultrasound. Elsevier Mosby. 2005）

表 49-2-2 不同作者关于正常胎儿鼻骨缺失和唐氏综合征胎儿鼻骨缺失的研究总结表

| 作者 | 成功检查例数 n（%） | 鼻骨缺失 | |
|---|---|---|---|
| | | 正常例数 n（%） | 21-三体例数 n（%） |
| Cicero et al.（2001） | 701/701 (100) | 3/603 (0.5) | 43/59 (72.9) |
| Otano et al.（2002） | 183/194 (94.3) | 1/175 (0.6) | 3/5 (60.0) |
| Zoppi et al.（2003） | 5525/5532 (99.8) | 7/3463 (0.2) | 19/27 (70.0) |
| Orlandi et al.（2003） | 1027/1089 (94.3) | 10/1000 (1.0) | 10/15 (66.7) |
| Viora et al.（2003） | 1752/1906 (91.9) | 24/1733 (1.4) | 8/10 (80.0) |
| Senat et al.（2003） | 956/1040 (91.9) | 4/944 (0.4) | 3/4 (75.0) |
| Wong et al.（2003） | 119/143 (83.2) | 1/114 (0.9) | 2/3 (66.7) |
| Cicero et al.（2003） | 3788/3829 (98.9) | 93/3358 (2.8) | 162/242 (67.0) |
| Cicero et al.（2004） | 5851/5918 (98.9) | 129/5223 (2.5) | 229/333 (68.8) |
| 合计 | 19902/20352 (97.7) | 272/16613 (1.6) | 449/698 (68.6) |

（李胜利　文华轩）

## 第三节　正常中、晚期妊娠

### 一、超声检查在中晚期妊娠中的作用

目前在国内外，于中期妊娠孕 18～24 周，无论是在低危还是高危人群中，常规开展胎儿超声检查以排除各种严重胎儿畸形已被广大临床医师和孕妇所接受。至于其他孕期的产科超声检查则无统一标准，因国家、地区以及人群而不同。例如，孕早期的超声检查的应用，人们普遍持谨慎态度，不作为常规检查，依孕妇的情况而定。另外，由于近年来孕 11～14 周胎儿颈项透明层测量对筛查唐氏综合征的作用，有些国家和地区也常规开展了此时期的超声检查。笔者认为可根据当地情况、检查者自身技术水平情况、以下不同时期产科检查适应证和检查内容做出选择。在我院，产科超声检查是产前的常规检查项目，来院检查的每个孕妇妊娠期至少进行一次产科超声检查，尤其推荐孕妇在第 18～24 周进行一次详细系统的胎儿畸形筛查。我们认为，孕 3 个月内，若无临床怀疑异常可不做超声检查。高龄孕妇及临床怀疑有染色体畸形或实验室筛查阳性者，在月经龄 11～14 周进行第一次超声检查，月经龄第 18～24 周，可常规进行一次产科超声检查，如发现异常者，应进行一次详细系统的胎儿畸形检查。有条件者在月经龄第 32～36 周可再进行一次超声检查，对胎儿生长发育情况再次评估，同时观察那些到晚孕才能表现出来的胎儿畸形。中孕时对所有的孕妇进行系统产前超声检查非常重要，因为在此时期可发现大多数胎儿结构异常，给临床进行适当产科处理提供依据，降低围产儿的病死率。

适应证：此时期超声其实可适应于所有妊娠孕妇，无论是低危还是高危妊娠。但如果存在以下指征时，有必要告知孕妇选择此时期的超声检查。

阴道出血；

腹痛；

夫妻双方有遗传性疾病或家族遗传史者；

母体孕期有感染史，如风疹、巨细胞病毒感染等；

母体有糖尿病或其他疾病者；

有明显的致畸因素者，如服用过可能致畸的药物、接触过放射线、接触过毒物等。母体血清生化指标异常；

既往有胎儿畸形生育史；

宫颈机能不全；

确定胎儿先露；

可疑多胎妊娠；

胎儿大小生长发育评估；

妊娠孕周不确定；

可疑胎儿死亡；

某些染色体异常软指标的评估；

胎儿结构畸形的筛查；

某些胎儿结构异常的监测评估；

需要羊水、脐带血穿刺或其他术前的定位评估；

临床评估子宫大小与孕周不符合；

可疑盆腔包块；

可疑滋养叶细胞疾病；

宫颈环扎术前评估；

可疑子宫动脉异常；

可疑羊水异常；

可疑胎盘早剥；

胎儿外倒转术的评估；

胎儿胎膜早破或早产；

前置胎盘的监测评估；

妊娠首次来医院就诊。

### 二、超声在中晚期妊娠中观察的内容

从我国的医疗具体情况出发，我们认为产科超声检查可分为以下四个层次，不同层次检查内容不同（具体内容详见附录）：

第一个层次称为一般产科超声检查（Ⅰ级产科超声），对于条件较差的基层医院，对胎儿进行粗略的生长发育评估，或在条件较好的医院已进行过系统超声检查的孕妇，仅进行大致的生长发育评估的情况下所进行的超声检查，检查内容仅要求进行双顶径、股骨长及腹围的测量，判断胎儿是否存活，胎盘位置及羊水情况等，这一层次的超声检查不是以检测胎儿畸形为目的超声检查，但对产科临床仍能提供一些意义的信息。

第二个层次称为产科常规超声检查（Ⅱ级产

科超声），除要求要完成第一个层次的检查内容外，还应对胎儿主要脏器进行形态学的观察，如颅内某些重要结构、四腔心切面、腹腔内的肝、胃、肾等脏器的观察，对胎儿严重致死性畸形进行粗略的筛查。例如卫生部《产前诊断技术管理条例》所规定于妊娠 18～24 周应诊断的致死性畸形包括无脑儿、严重的脑膨出、严重的开放性脊柱裂、严重胸、腹壁缺损内脏外翻、单腔心、致死性软骨发育不全。检查内容详见附录。

第三个层次称之为系统胎儿超声检查（III 级产科超声），此种检查要求较高，对超声医师、仪器设备、检查所需的时间、检查内容、检查时孕周大小均应严格要求，不是所有超声医师、所有医院都能进行此种超声检查的，这种类型超声检查，我们建议在具有产前诊断资格的医院、由取得产前超声诊断资格的超声医师进行此项检查，但并不排斥其他医院进行此种类型的超声检查，通过这种系统胎儿超声检查，提高胎儿畸形的检出率，降低严重缺陷胎儿出生，提高我国人口素质。这种检查使用的仪器要求分辨力高，图像清晰，我们推荐最好用高档彩超检查。

第四个层次称为针对性超声检查（包括胎儿超声心动图检查），此种检查通常要在前三种检查的基础上才能开展，针对某一特殊要求或目的进行详细检查。胎儿超声心动图检查属此范畴。

广东省将产科超声检查分为三类：①I 级产前超声检查：中、晚期妊娠一般超声检查；②II 级产前超声检查：包括中、晚期妊娠胎儿超声检查。③III 级产前超声检查：包括中、晚期妊娠系统胎儿超声检查和针对性（特定目的）超声检查。下面以广东产科超声检查规范为例做一简单说明。

### （一）中、晚期妊娠一般产前超声检查（I 级产前超声检查）

1. 检查内容：胎儿生长参数评估（间隔三周以上），评估羊水、胎盘、确定妊娠数、胎位。

2. 检查项目：双顶径、股骨长、腹围、胎位、胎心率及节律、胎盘、羊水等大体形态指标；估计胎儿大小。

3. 注意事项：在实施中、晚期妊娠一般产前超声检查中，若发现无脑儿等畸形，超声报告要做具体说明，并转诊做确诊检查。

中、晚期妊娠 I 级产前超声检查至少应显示以下切面（图 49-3-1）：

### （二）中、晚期妊娠胎儿超声检查（II 级产前超声检查）

1. 检查内容　除包括 I 级产前超声检查的内容外，还应包括：对胎儿主要脏器进行形态学的观察，如颅内某些重要结构、四腔心切面、腹腔内的肝、胃、肾等脏器的观察，对胎儿严重致死性畸形进行粗略的筛查。

妊娠 18～24 周应诊断的致死性畸形包括无脑儿、严重的脑膨出、严重的开放性脊柱裂、严重胸、腹壁缺损内脏外翻、单腔心、致死性软骨发育不全。

2. 检查项目　除包括 I 级产前超声检查的项目外，最少还应包括以下解剖方面的项目：

头部：颅骨、大脑、脑中线、侧脑室、丘脑。

颜面部：唇。

心脏：四腔心切面。

脊柱：颈、胸、腰、骶尾段。

腹部：腹壁的完整性、肝、胃、双肾、膀胱。

胎儿脐带及其附着部位。

在胎儿体位允许时，还可以检查其他解剖结构。

3. 注意事项　胎儿检查最少应检查以上胎儿解剖结构。但有时因为胎位、羊水少、母体因素的影响，超声检查并不能很好地显示这些结构，超声报告要说明哪些结构显示欠清。

4. 检查时间　中晚孕期。

中、晚期妊娠 II 级产前超声检查至少应显示以下切面（图 49-3-2）。

### （三）中、晚期妊娠系统胎儿超声检查（Ⅲ级产前超声检查）

1. 适应证　中、晚期妊娠一般产前超声检查和胎儿超声检查发现或疑诊胎儿畸形或有胎儿畸形高危因素时，应及时进行系统胎儿超声检查。系统胎儿超声检查建议最好在妊娠 18～24 周进行，针对性超声检查最好在系统胎儿检查之后针对某个器官、某个部位进行更细致的检查。

2. 检查项目

（1）基本项目：应观察并报告双顶径、头围，颅骨是否完整，描述胎儿数目、胎方位及胎儿大小，脐带有无绕颈，羊水最大深度。描述胎盘附着位置，胎盘厚度，胎盘成熟度。

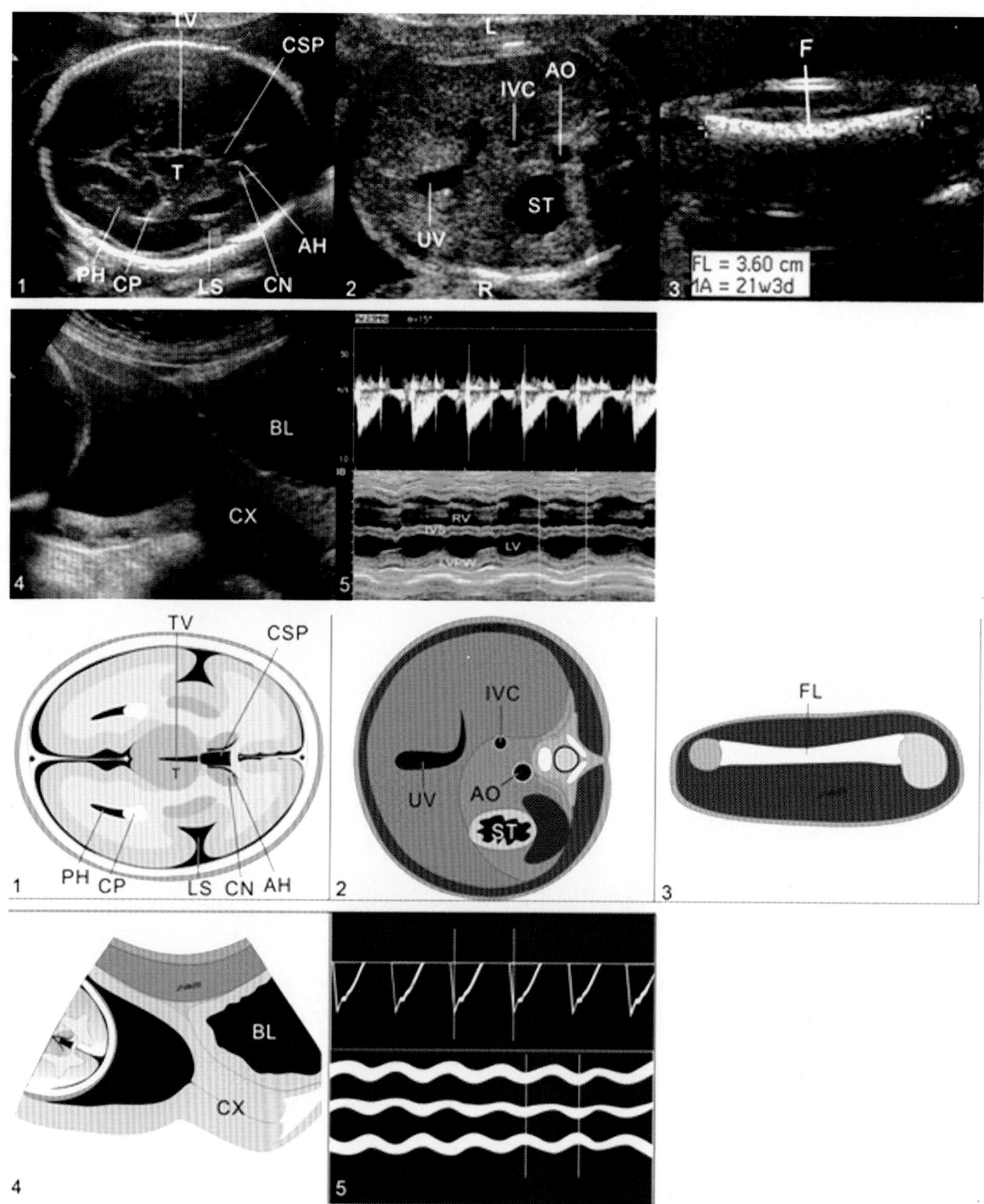


1. 丘脑水平横切面；2. 上腹部横切面；3. 股骨纵切面；4. 孕妇宫颈纵切面；5. 心率测量（上图为多普勒超声测量，下图为 M 型超声测量）；AH：侧脑室前角；CN：尾状核；CSP：透明隔腔；TV：第三脑室；T：丘脑；LS：大脑外侧裂；CP：脉络丛；PH：侧脑室后角；UV：脐静脉；AO：主动脉；ST：胃泡；FL：股骨长；CX：宫颈；BL：膀胱

**图 49-3-1　中、晚期妊娠 I 级产前超声图及模式图**

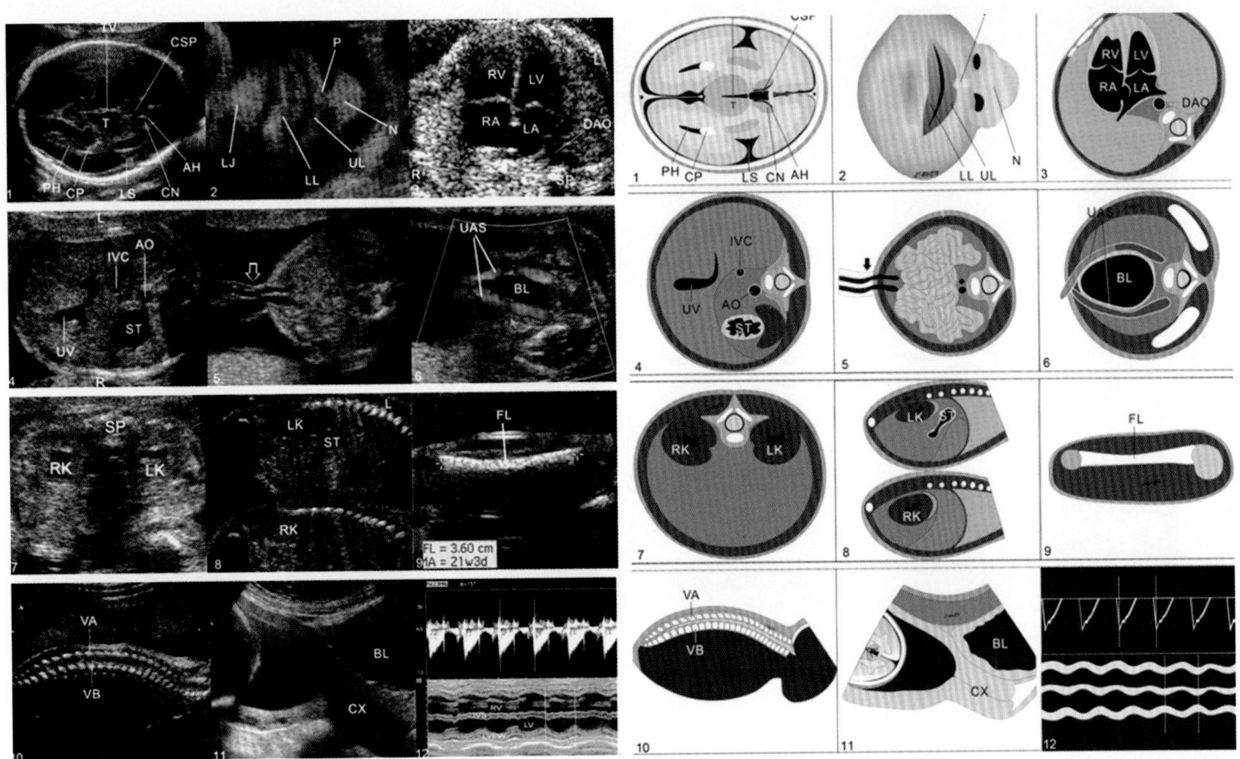


1. 丘脑水平横切面；2. 鼻唇冠状切面；3. 四腔心切面；4. 上腹部横切面；5. 脐带腹壁入口处横切面；6. 膀胱水平横切面；7. 双肾横切面；8. 双肾矢状切面（上图为左肾矢状切面，下图为右肾矢状切面）；9. 股骨纵切面；10. 脊柱矢状切面；11. 孕妇宫颈纵切面；12. 心率测量（上图为多普勒超声测量，下图为 M 型超声测量）。AH：侧脑室前角；CN：尾状核；CSP：透明隔腔；TV：第三脑室；T：丘脑；LS：大脑外侧裂；CP：脉络丛；PH：侧脑室后角；N：鼻子；P：人中；UL：上唇；LL：下唇；LJ：下颌；R：右侧；L：左侧；RV：右心室；LV：左心室；RA：右心房；LA：左心房；DAO：降主动脉；SP：脊柱；UV：脐静脉；IVC：下腔静脉；AO：腹主动脉；UAS：脐动脉；BL：膀胱；RK：右肾；LK：左肾；FL：股骨；CX：宫颈；VB：椎体；VA：椎弓

**图 49-3-2 中、晚期妊娠Ⅱ级产前超声图及模式图**

（2）颅脑：脑中线的位置，侧脑室是否增宽，小脑形态及小脑蚓部的完整性。

（3）颜面部：应观察并报告上唇皮肤是否连续，眼球、鼻骨、下颌骨等结构。

（4）脊柱：应观察并报告各段脊柱椎体排列形态是否正常，脊柱弯曲度是否正常，脊椎骨是否呈平行排列，有无椎体连续性中断。

（5）胸腔：应观察并报告肺脏、心脏位置是否正常。

（6）心脏：应测量胎儿心率，描述心律、心脏大小、四腔心切面、左右房室对称性、左右心室流出道切面，以及依据超声心动图检查适应证选择超声心动图检查。

（7）腹部脏器：描述腹壁是否完整，肝、胃、双肾，及膀胱形态，脐血管。

（8）四肢：测量股骨，应观察并报告四肢肱骨、尺桡骨、股骨、胫腓骨。

中、晚期妊娠系统胎儿超声检查（Ⅲ级）产前超声检查至少应显示以下切面（图 49-3-3～图 49-3-5）：

3. 超声在中晚期妊娠的标准切面

【胎儿头颅】

胎儿头颅的超声检查，由于胎儿体位的关系，主要采用横切面检查。冠状切面和矢状切面较少使用，在此不再叙述。

将探头置于胎头一侧，声束平面垂直于脑中线，自颅顶向颅底横向扫查可获得一系列颅脑横切面。在胎儿颅脑检查时，最重要、最常用的横切面有丘脑水平横切面、侧脑室水平横切面和小脑横切面。

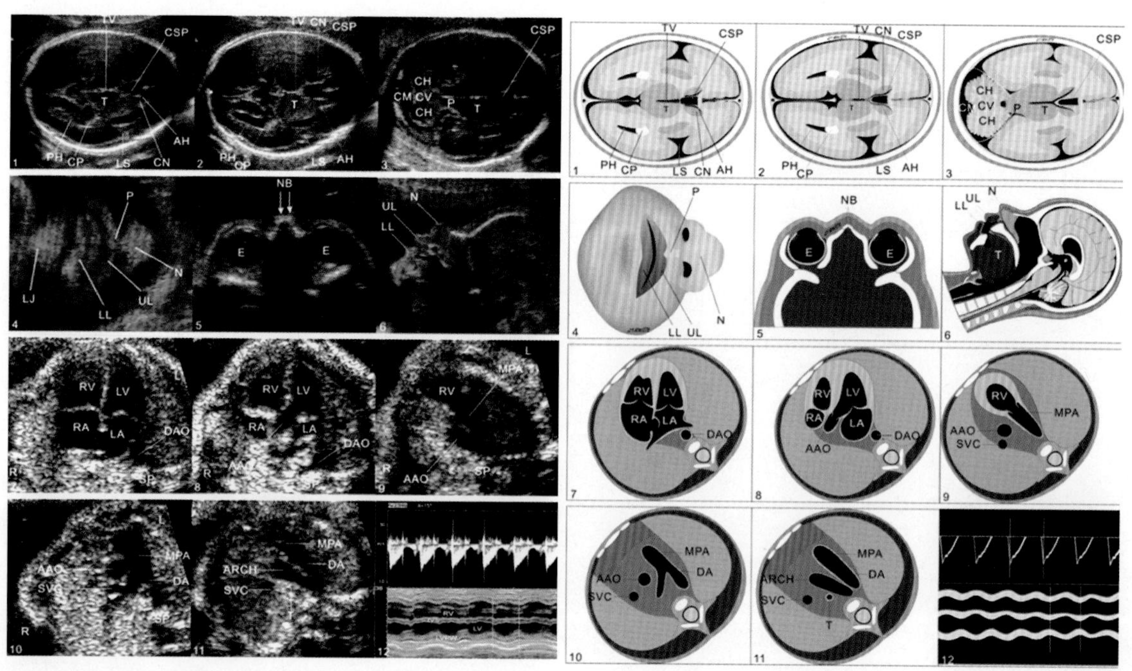


1. 丘脑水平横切面；2. 侧脑室水平横切面；3. 小脑横切面；4. 鼻唇冠状切面；5. 双眼横切面；6. 颜面正中矢状切面；7. 四腔心切面；8. 左室流出道切面；9. 右室流出道切面；10. 三血管切面；11. 三血管气管切面；12. 心率测量（上图为多普勒超声测量，下图为M型超声测量）。AH：侧脑室前角；CN：尾状核；CSP：透明隔腔；TV：第三脑室；T：丘脑；LS：大脑外侧裂；CP：脉络丛；PH：侧脑室后角；P：大脑脚；CH：小脑半球；CV：小脑蚓部；CM：颅后窝池；N：鼻子；P：人中；UL：上唇；LL：下唇；LJ：下颌；E：眼球；NB：鼻骨；R：右侧；L：左侧；RV：右心室；LV：左心室；RA：右心房；LA：左心房；DAO：降主动脉；SP：脊柱；AAO：升主动脉；MPA：肺动脉主干；SVC：右上腔静脉；DA：动脉导管；ARCH：主动脉弓；T：气管

**图 49-3-3　中、晚期妊娠Ⅲ级产前超声图及模式图**

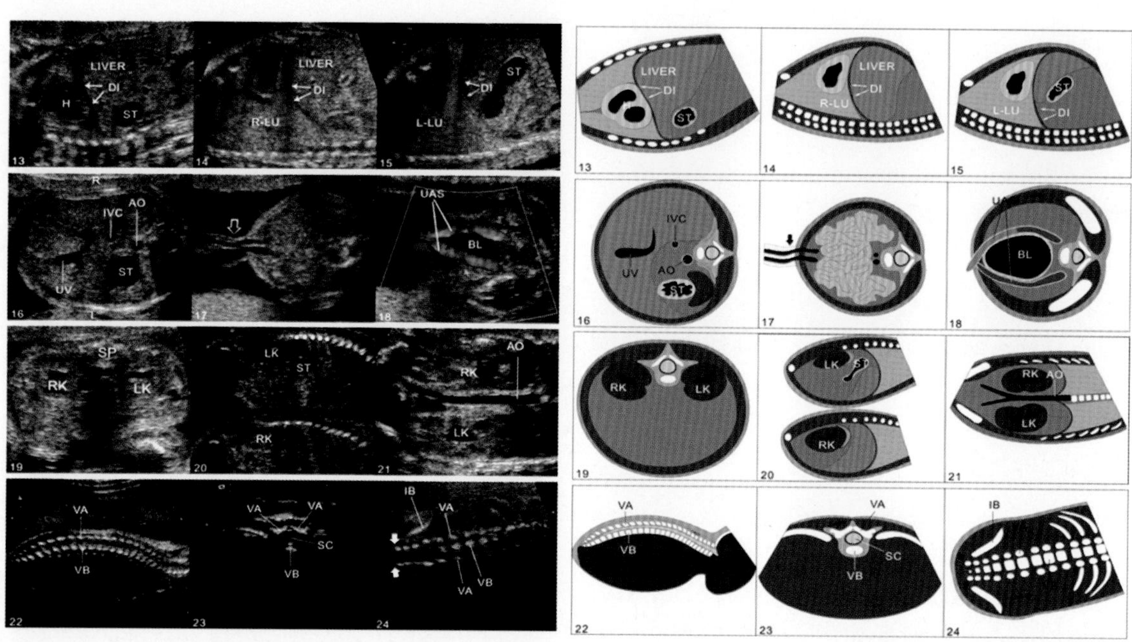


13. 膈肌冠状切面；14. 右侧膈肌矢状切面；15. 左侧膈肌矢状切面；16. 上腹部横切面；17. 脐带腹壁入口处横切面；18. 膀胱水平横切面；19. 双肾横切面；20. 双肾矢状切面（上图为左肾矢状切面，下图为右肾矢状切面）；21. 双肾冠状切面；22. 脊柱矢状切面；23. 脊柱横切面；24. 脊柱冠状切面。H：心脏；ST：胃泡；LIVER：肝脏；R-LU：右肺；L-LU：左肺；DI：膈肌（箭头所示）；UV：脐静脉；IVC：下腔静脉；AO：腹主动脉；UAS：脐动脉；BL：膀胱；RK：右肾；LK：左肾；VB：椎体；VA：椎弓；SC：脊髓；IB：髂骨；细线箭头所示为膈肌；黑色实心箭头所示为脐带腹壁入口处；白色实心箭头所示为尾椎处

**图 49-3-4　中、晚期妊娠Ⅲ级产前超声图及模式图**

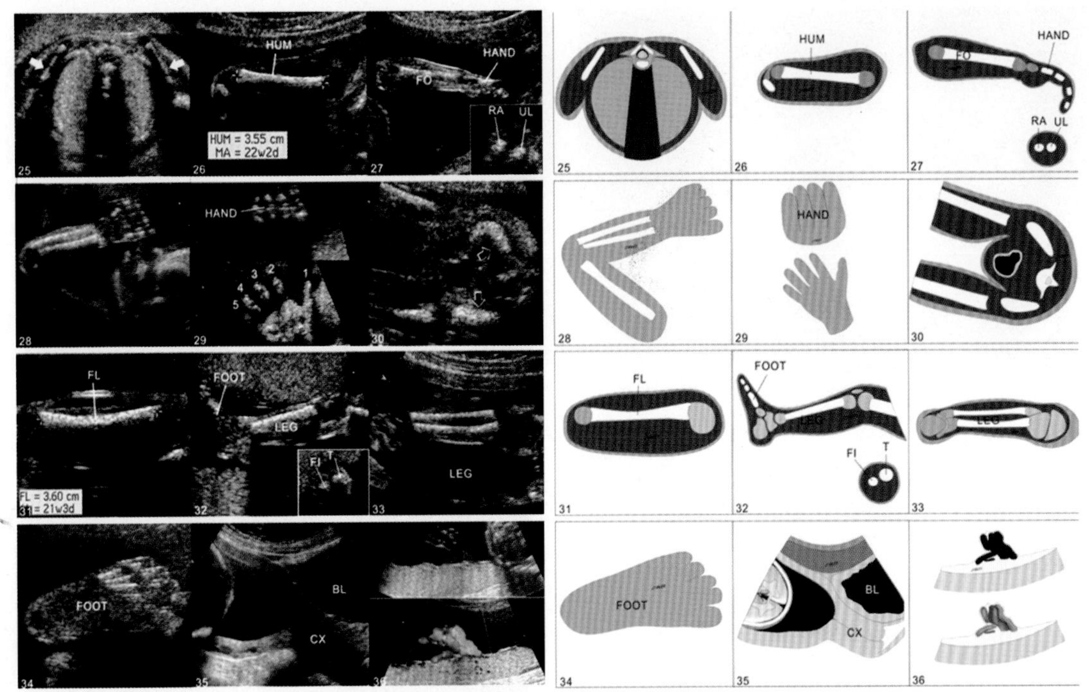


25. 肩胛骨水平横切面；26. 肱骨纵切面；27. 前臂及手纵切面及前臂横切面；28. 前臂及手冠状切面；29. 手切面；30. 髂骨水平横切面；31. 股骨纵切面；32. 小腿及足纵切面及小腿横切面；33. 小腿冠状切面；34. 足底切面；35. 孕妇宫颈纵切面；36. 胎盘脐带入口切面。HUM：肱骨；FO：前臂；HAND：手；RA：桡骨；UL：尺骨；FL：股骨；FOOT：足；LEG：小腿；FI：腓骨；T：胫骨；CX：宫颈；BL：膀胱；白色实心箭头所示为肩胛骨；黑色实心箭头所示为髂骨

**图 49-3-5 中、晚期妊娠Ⅲ级产前超声图及模式图**

（1）丘脑水平横切面（双顶径与头围测量平面，图 49-3-6）：标准平面要求清楚显示透明隔腔、两侧丘脑对称及丘脑之间的裂隙样第三脑室，同时，颅骨光环呈椭圆形，左右对称。在此平面内主要可见到以下重要结构：脑中线、透明隔腔、丘脑、第三脑室、大脑及大脑外侧裂等结构。

（2）侧脑室水平横切面（图 49-3-7）：在获得丘脑水平横切面后，声束平面平行向胎儿头顶方向稍移动或探头由颅顶部向下方平行移动，即可获此切面，这一切面是测量侧脑室的标准平面。

在此切面上，颅骨光环呈椭圆形，较丘脑平面略小。侧脑室后角显示清楚，呈无回声区，内有强回声的脉络丛，但未完全充满后角。图像中央尚可显示两侧部分丘脑，脑中线可见。侧脑室额角内侧壁几乎和大脑镰相平行，枕角向两侧分开离脑中线较远。测量枕角与额角的内径可判断有无脑室扩张及脑积水，整个妊娠期间，胎儿侧脑室枕角内径均应小于 10mm。中孕期，由于侧脑室内脉络丛呈强回声，其远侧的大脑皮质回声低或极低，应注意和侧脑室扩张或脑积水相区别。

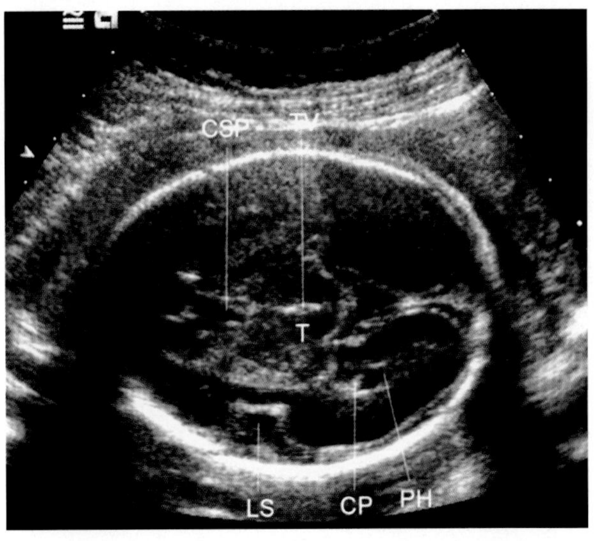


T：丘脑；CSP：透明隔腔；3rd：第三脑室；CP：脉络丛；SF：大脑外侧裂

**图 49-3-6 丘脑水平横切面**

（3）小脑横切面（图 49-3-8）：在获得丘脑平面后声束略向尾侧旋转，即可获此切面。此切面的标准平面要求同时显示清晰的小脑半球且左右对称以及前方的透明隔腔。小脑半球呈对称的球

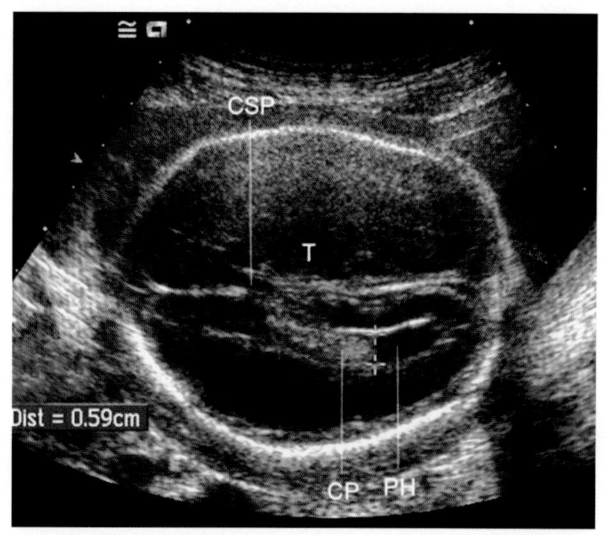


T：丘脑；CP：脉络丛；CSP：透明隔腔；“＋ ＋”之间：侧脑室枕角宽度 0.59cm

**图 49-3-7　侧脑室水平横切面**

形结构，最初为低回声，随着妊娠的进展其内部回声逐渐增强，晚孕期显示出一条条排列整齐的强回声线为小脑裂，两侧小脑中间有强回声的蚓部相连。蚓部的前方有第四脑室，后方有后颅窝池。

小脑横径随孕周增长而增长。在孕 24 周前，小脑横径（以毫米为单位）约等于孕周（如 20mm 即为孕 20 周），孕 20～38 周平均增长速度为 1～2mm/周，孕 38 周后平均增长速度约为 0.7mm/周。

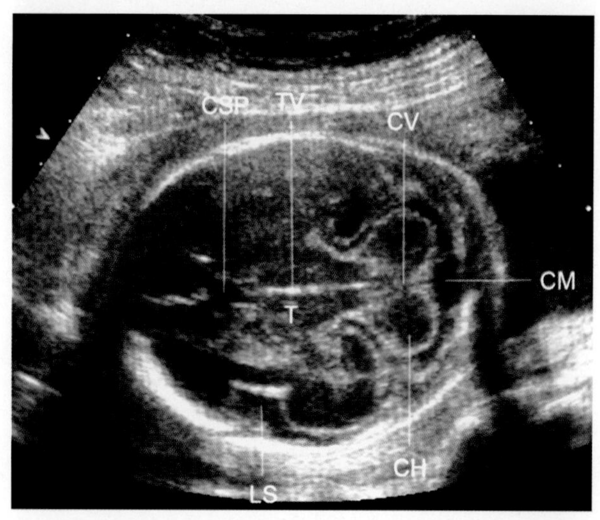


CH：小脑半球；CV：小脑蚓部；CSP：透明膈腔；CM：颅后窝池；TV：第三脑室；LS：外侧裂；T：丘脑

**图 49-3-8　小脑横切面**

【胎儿面部检查】

胎儿面部可通过矢状切面、冠状切面及横切面来检查，可清楚地显示出胎儿的双眼、鼻、唇、人中、面颊、下颌等，实时动态扫查时可显示胎儿在宫内的表情（如眨眼）、吸吮等动作。在胎儿面部检查时，最重要、最常用的切面有鼻唇冠状切面、正中矢状切面及双眼横切面。

（1）鼻唇冠状切面（图 49-3-9）：声束平面通过鼻、上、下唇及颏部，可显示鼻的外形、双侧鼻孔、鼻翼、鼻柱、上唇及人中、上下唇唇红、颏部，上、下唇唇红部回声较低。

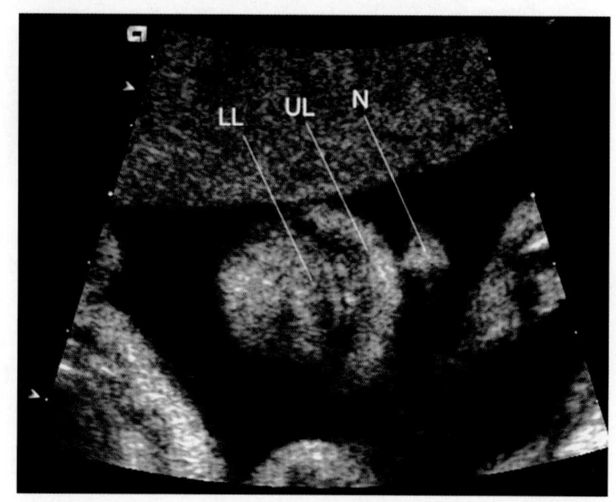


N：鼻；UL：上唇；LL：下唇

**图 49-3-9　胎儿鼻唇冠状切面**

（2）颜面部正中矢状切面（图 49-3-10）：声束与鼻骨长轴成 90°角，显示前额，鼻骨及其表面皮肤和软组织，上下唇及下颏。

（3）眼球横切面（图 49-3-11）：双眼球横切面：该切面时要求在同一平面内显示双侧晶体及眼球图像，且双侧晶体及眼球大小基本相等。

【胎儿肢体骨骼】

胎儿骨骼有高对比度，是超声最早能分辨的结构。

超声不但能显示胎儿骨骼的骨化部分，还可显示软骨部分。正常妊娠 32 周后在胎儿的骨骺软骨内陆续出现了次级骨化中心，不同部位的次级骨化中心出现的孕周不同，据此可帮助评估胎儿的孕周和肺成熟度，如股骨远端骨骺的次级骨化中心出现在孕 32～33 周；胫骨远端骨骺的次级骨化中心出现在孕 33～35 周；肱骨头内的次级骨化

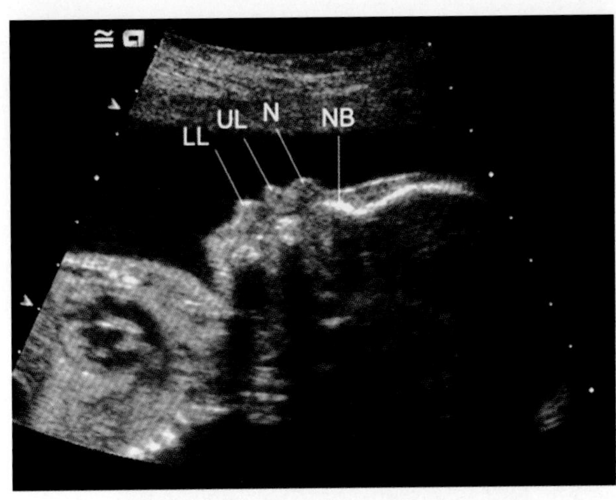


NB：鼻骨；N：鼻；UL：上唇；LL：下唇

**图 49-3-10 胎儿颜面部正中矢状切面**

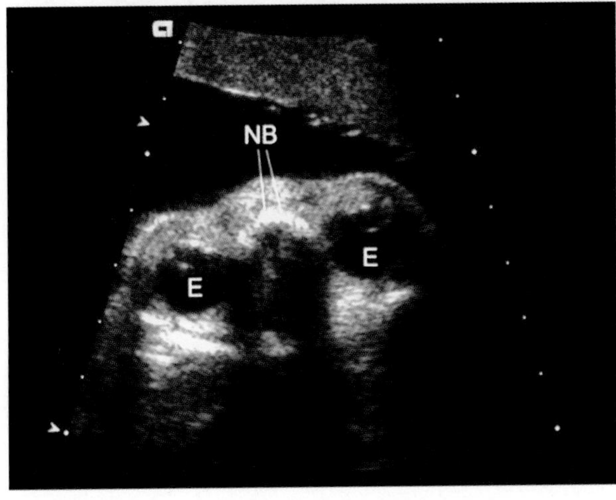


E. 眼球；NB. 鼻骨

**图 49-3-11 胎儿眼球横切面**

中心出现在孕 36～40 周。

在超声图像上初级骨化中心表现为低回声的软骨组织中央的强回声区，伴有后方声影。随着孕周的增长而不断增长、增粗。

妊娠中期时羊水适中，胎动较活跃，四肢显像较好，此时期是检查胎儿四肢畸形的理想时期。四肢超声检查应遵循一定的检查顺序，笔者采用连续顺序追踪超声扫查法检查胎儿肢体，取得较好结果。该方法的主要内容是：将胎儿每个肢体按照大关节分为三个节段，上肢分为上臂、前臂、手，下肢分为大腿、小腿、足，对胎儿的每个肢体分别沿着胎儿肢体自然伸展的姿势、从胎儿肢体的近段连续追踪扫查到肢体的最远段，待完整扫查完一个肢体后，再按照同样的方法分别扫查其他的肢体，具体方法是：

上肢检测（图 49-3-12）：首先横切胸腔，显示背部肩胛骨后，声束平面沿肩胛骨肩峰方向追踪显示胎儿肱骨短轴切面，探头旋转 90°后显示肱骨长轴切面并测量其长度，然后沿着上肢的自然伸展方向追踪显示出前臂尺、桡骨纵切面，在显示前臂后探头再旋转 90°横切前臂，进一步确认前臂有尺、桡两骨，探头此时继续向前臂末端扫查，显示出手腕、手掌及掌骨、手指及指骨回声，并观察手的姿势及其与前臂的位置关系。

下肢检测（图 49-3-13）：横切面盆腔，显示髂骨，然后髂骨一侧显示胎儿股骨长轴切面并测量其长度，再沿着下肢的自然伸展方向追踪显示小腿胫、腓骨长轴切面，此时探头旋转 90°观察胫、腓两骨的横断面，再将探头转为小腿纵向扫查，并移向足底方向，观察足的形态、趾及其数目、足与小腿的位置关系。

如果系手、足的姿势异常，则应注意探查手或足的周围有无子宫壁和胎盘或胎体的压迫，且应至少观察手、足的运动 2 次以上，如果异常姿势不随胎儿肢体包括手、足的运动而改变，且多次扫查均显示同样声像特征，此时才对胎儿手、足姿势异常做出诊断。

【胎儿胸部】

观察胎儿的胸部最常用的扫查方向是横切面扫查，胸部纵切面为辅助扫查切面。胎儿胸廓的大小与肺的大小有关，观察和测量胸廓的大小可以间接了解胎儿肺的发育情况。

在胎儿胸腔内有两个重要的脏器，肺脏和心脏。

（1）胎儿肺：中孕期超声检查可清楚显示胎肺，在胎儿胸部横切面上（图 49-3-14），肺脏位于心脏两侧，呈中等回声的实性结构，回声均匀，随妊娠进展，肺脏回声渐强，两侧肺脏大小接近（在四腔心切面上右肺略大于左肺），边缘光滑，回声相等，不挤压心脏。

（2）胎儿心脏：四腔心切面加声束平面头侧偏斜法，是一种简便有效的筛查心脏畸形的方法。该方法可对大部分严重先天性心脏畸形进行排除性诊断。具体方法简述如下：横切胎儿胸腔获取四腔心切面后，先判断胎儿心脏位置，观察心房、心室、房室间隔、左右房室瓣以及肺静脉与左房的连接关系，然后探头声束平面略向胎儿头侧偏斜，依次可显示左心室与主动脉的连接关系及右心室与肺动脉的连接关系，且实时动态扫查时可

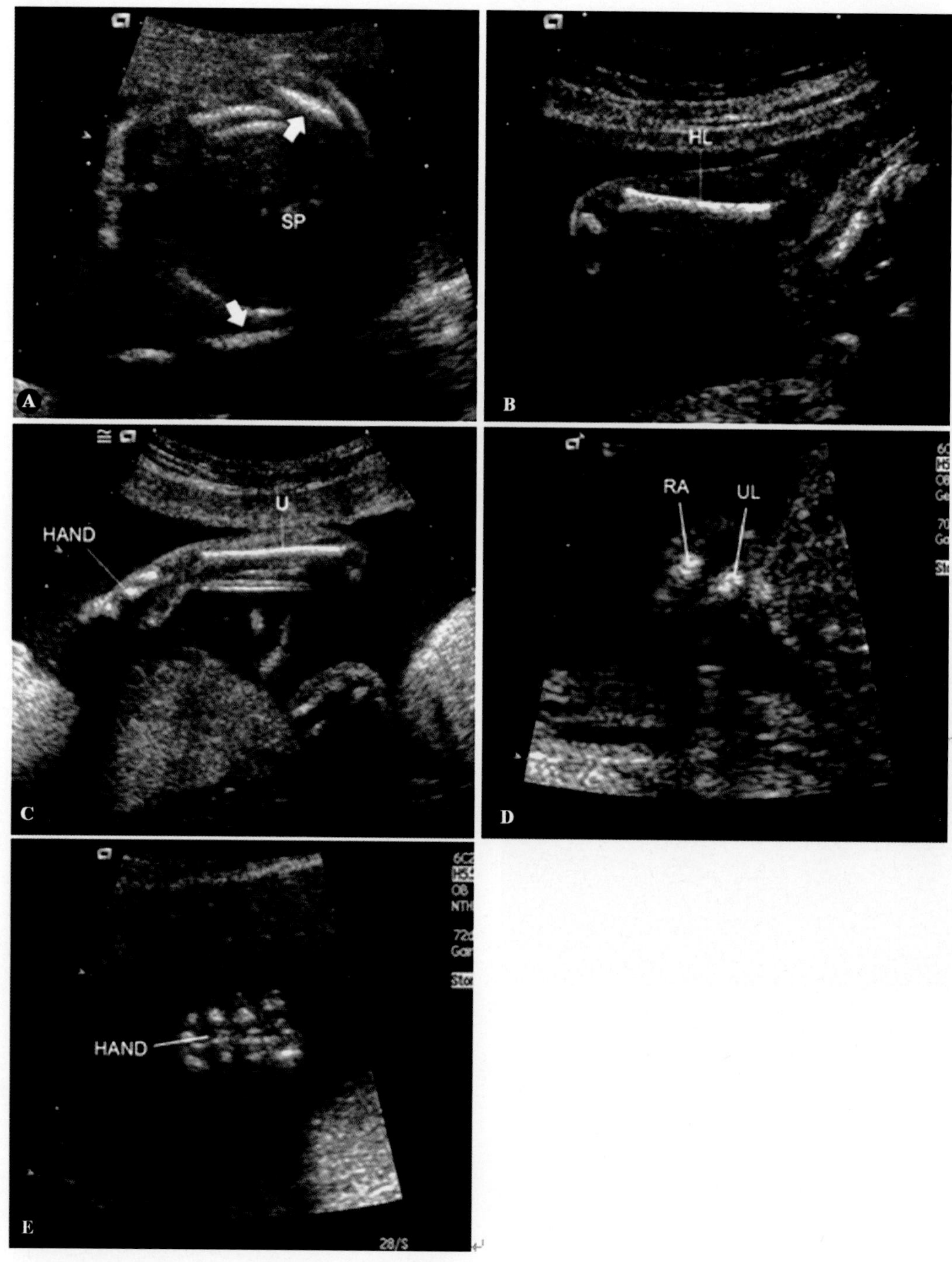


A. 胎儿肩胛骨横切面，显示双侧肩胛骨（箭头所示）。B. 胎儿肱骨（HL）长轴切面。C. 胎儿右侧前臂和手（HAND）的纵切面。D. 胎儿前臂横切面。E. 手横切面，显示手呈握掌状。SP：脊柱；RA：桡骨；UL：尺骨

**图 49-3-12　胎儿上肢超声检查**

清楚观察到主、肺动脉起始部的相互关系及主、肺动脉相对大小，从而对心脏的主要结构及连接关系做出全面评价。如果这一方法所显示的切面无明显异常，那么，大部分复杂心脏畸形或严重心脏畸形可做出排除性诊断，如心脏房室连接异常，心室与大动脉连接异常，心脏出口梗阻性疾病，均能通过这一简单方法得以检出，从而可避免大部分严重先天性心脏畸形的漏诊。技术熟练者还可进一步获得三血管切面及三血管－气管切面、主动脉弓切面、动脉导管切面，可以更全面了解胎儿心脏及其大血管情况。三血管切面及三血管－气管切面，可以观察主动脉及主动脉弓、上腔静脉、肺动脉及导管的内径及排列关系。

胎儿心脏的重要切面有：

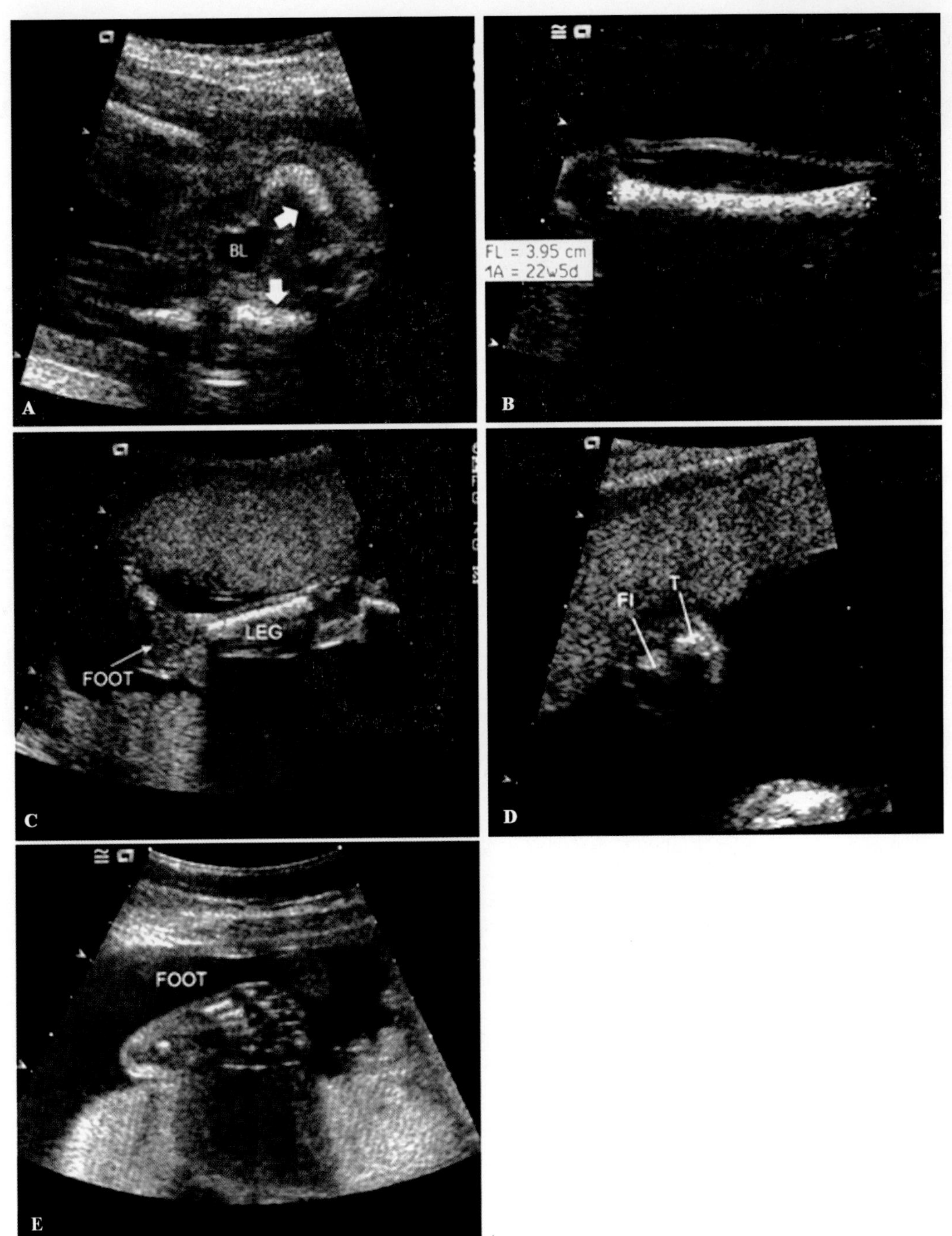


A. 胎儿双侧髂骨横切面（箭头所示为髂骨）；B. 胎儿股骨（F）长轴切面（“＋ ＋”）；C. 胎儿小腿（LEG）和足（FOOT）的矢状切面；D. 胎儿小腿横切面显示胫（T）、腓骨（FI）两骨；E. 足（FOOT）横切面；BL：膀胱

**图 49-3-13 胎儿下肢超声检查**

①四腔心切面：

在胎儿横膈之上横切胸腔即可获得胎儿四腔心切面。根据胎儿体位的不同，可为心尖四腔心切面（图 49-3-14），也可为胸骨旁长轴四腔心切面。

正常胎儿四腔心切面图像上，可显示以下许多重要内容：

心脏主要位于左胸腔内，约占胸腔的 1/3，心尖指向左前方，在此切面上测量心/胸比值（心脏面积/胸腔面积比值），正常值约 0.25～0.33。

心脏轴的测量：即沿房间隔与室间隔长轴方向的连线与胎儿胸腔前后轴线之间的夹角，正常

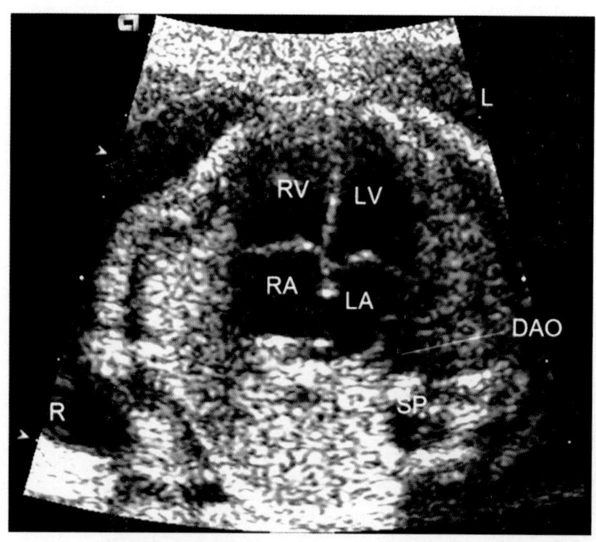


LV：左心室；RV：右心；LA：左心房；RA：右心房；DAO：降主动脉；SP：脊柱；L：左侧；R：右侧

**图 49-3-14　胎儿心尖四腔心切面**

值偏左约 45°±20°。

可清楚显示心脏四个腔室。左心房和右心房大小基本相等，左心房靠近脊柱，左心房与脊柱之间可见一圆形搏动性无回声结构即降主动脉的横切面。左、右心房之间为房间隔，房间隔中部可见卵圆孔，超声在该处显示房间隔连续性中断。左心房内可见卵圆孔瓣随心动周期运动。

左、右心室大小亦基本相等，右心室靠前，位于胸骨后方，右心室腔略呈三角形，心内膜面较粗糙，右心室内可见回声稍强的调节束（moderator band），一端附着于室间隔的中下 1/3，一端附着于右心室游离壁。左心室腔呈椭圆形，心内膜面较光滑，心尖主要由左心室尖部组成。两心室之间有室间膈，室间隔连续、完整。左、右心室壁及室间隔的厚度基本相同，实时超声下可见心室的收缩与舒张运动。但应注意，孕 28 周以后，正常胎儿右心室较左心室略大。

左房室之间为二尖瓣，右房室之间为三尖瓣，实时超声下两组房室瓣同时开放关闭，开放幅度基本相等。

房、室间隔与二、三尖瓣在心脏中央形成“十”交叉，二、三尖瓣关闭时“十”字更为清晰，但二、三尖瓣在室间隔的附着位置不在同一水平，三尖瓣更近心尖，而二尖瓣更近心底。

四腔心切面上可清楚显示左、右房室连接关系及左心房与肺静脉的连接关系。

②左心室流出道切面：显示心尖四腔心切面后，探头声束平面向胎儿头侧略倾斜，即可显示出左心室流出道切面（心尖五腔切面）（图 49-3-15）。如从胸骨旁四腔心切面开始，则探头声束平面向胎儿左肩部旋转 30°略向心室前壁倾斜，可获得胸骨旁左室长轴切面，此时可观察升主动脉前壁与室间隔相连续，后壁与二尖瓣前叶延续。

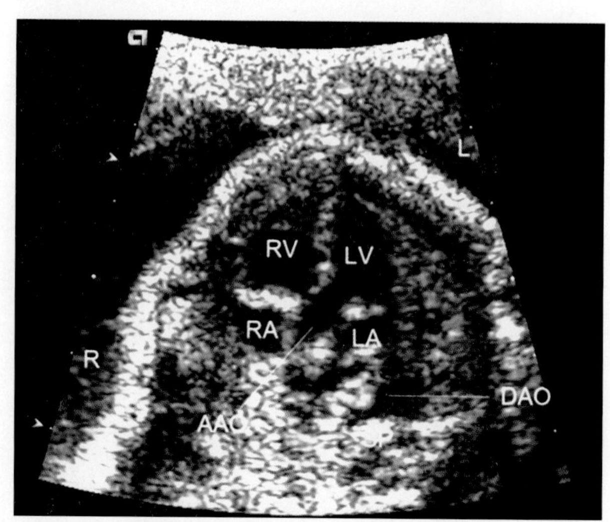


LV：左心室；RV：右心；LA：左心房；RA：右心房；AAO：升主动脉；DAO：降主动脉；SP：脊柱；L：左侧；R：右侧

**图 49-3-15　胎儿左室流出道切面**

③右心室流出道切面：显示心尖五腔切面后，探头声束平面再向胎儿头侧稍倾斜，即可获得右心室流出道、肺动脉瓣及肺动脉长轴切面（图 49-3-16）。在探头倾斜的过程中可动态观察到主动脉和肺动脉起始部的交叉以及左、右心室与主、肺动脉的连接关系。

④三血管-气管平面：显示右心室流出道切面后，声束平面再向胎儿头侧稍倾斜，即可获得三血管-气管平面（图 49-3-17）。在该切面上，从左至右依次为主肺动脉和动脉导管的延续、主动脉弓的横切面、气管及上腔静脉的横切面，气管位于主动脉弓与上腔静脉之间的后方，且更靠近主动脉弓。三者内径大小关系为：肺动脉＞主动脉弓＞上腔静脉。主动脉弓与主肺动脉和动脉导管的延续排列关系类似“V”型，动态下主动脉弓和主肺动脉通过动脉导管相互延续，彩色多普勒显示两者血流方向一致，均为蓝色或红色。

【胎儿腹部】

膈肌是腹腔与胸腔的分界线。胸腹部矢状面

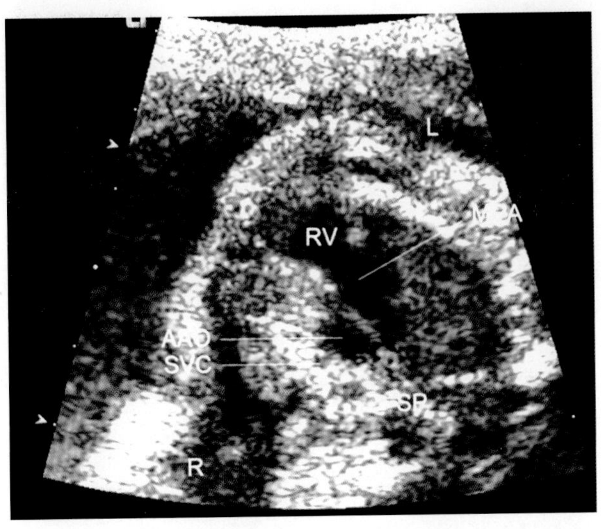


RV：右心；AAO：升主动脉；SVC：上腔静脉；SP：脊柱；L：左侧；R：右侧；MPA：主肺动脉

**图 49-3-16　胎儿右室流出道切面**

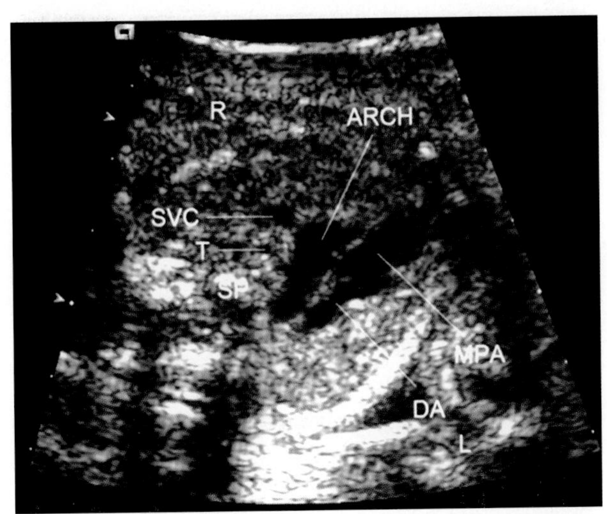


MPA：肺动脉；AAO：升主动脉；SVC：上腔静脉；ARCH：主动脉弓；DA：动脉导管；SP：脊柱；R：右侧；L：左侧；T：气管

**图 49-3-17　胎儿三血管-气管平面**

和冠状切面（图 49-3-18）均显示膈肌为一个光滑的薄带状低回声结构，随呼吸而运动，胎儿仰卧位时纵向扫查最清晰，若腹围较小且腹腔内未见胃泡，则要警惕是否存在有膈疝或膈肌发育不良。

使用高分辨率的超声诊断仪器，可准确地评价腹壁的完整性，脐带的附着位置、腹壁及腹腔内脏器异常。中孕期超声检查需要观察的腹腔内重要脏器有：

（1）肝脏：肝脏位于胎儿上腹部偏右侧，实

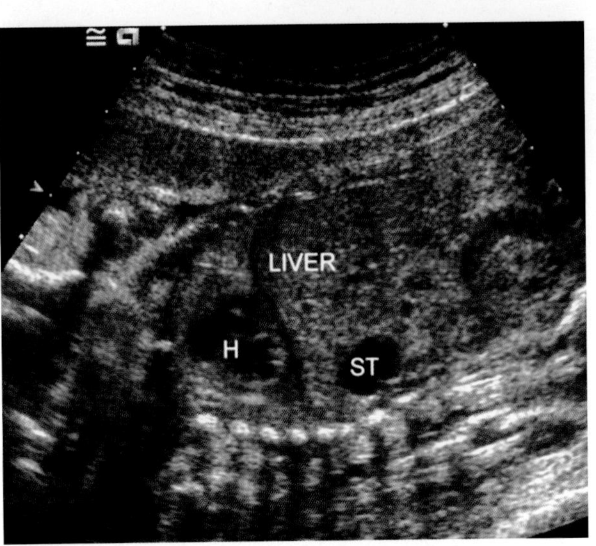


LIVER：肝脏；ST：胃泡；H：心脏

**图 49-3-18　膈肌冠状切面**

质回声细小均匀（图 49-3-18，图 49-3-19），可见肝门静脉、脐静脉、肝静脉，脐静脉正对脊柱，不屈曲，向上向后走行，入肝组织和门静脉窦，在门静脉窦处与静脉导管相连通，静脉导管汇入下腔静脉。在晚期妊娠后几周，回声略低于胎肺回声。

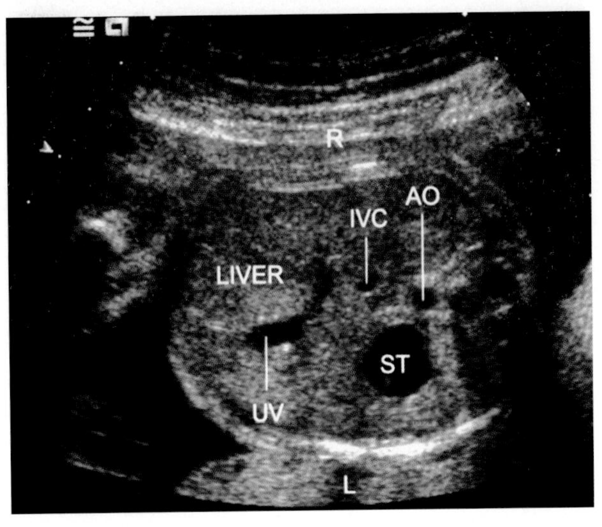


LIVER：肝脏；IVC：下腔静脉；AO：主动脉；ST：胃泡；UV：脐静脉；R：右侧；L：左侧

**图 49-3-19　上腹部横切面**

（2）胆囊：胆囊在孕 24 周后即可显示，与脐静脉在同一切面，呈梨形，宽似脐静脉，内透声好，正常情况下位于中线脐静脉右侧，胆囊底近腹壁但与腹壁不相连，无搏动，囊壁回声较脐静

脉的管壁回声强，也较厚。

(3) 脾脏：位于胃后方的低回声结构，呈半月形，随孕龄而增长。

(4) 胃：位于左上腹，比心脏稍低处，其大小与形状受吞咽的羊水量而改变，正常情况下，显示为无回声椭圆形或牛角形结构（图 49-3-18，图 49-3-19），蠕动活跃。若胎胃充盈不良或显示不清时，应在 30～45 分钟后复查。

(5) 肠道：中期妊娠时，胎儿腹部横切面显示肠道呈管壁回声略强、内含小无回声区的蜂窝状结构（图 49-3-20），当肠道回声接近或等同或强于脊柱回声，应进一步追踪观察，若同时出现羊水过多或肠管扩张等情况时，病理意义更大。正常情况下，晚期妊娠时结肠内径小于 20mm，小肠内径不超过 7mm，节段长度不超过 15mm，若超过此径不能排除肠道梗阻可能。

在胎儿腹部检查时，最常用的横切面有膈肌冠状切面（图 49-3-18）、上腹部横切面（图 49-3-19）、脐带腹壁入口处横切面（图 49-3-20）。

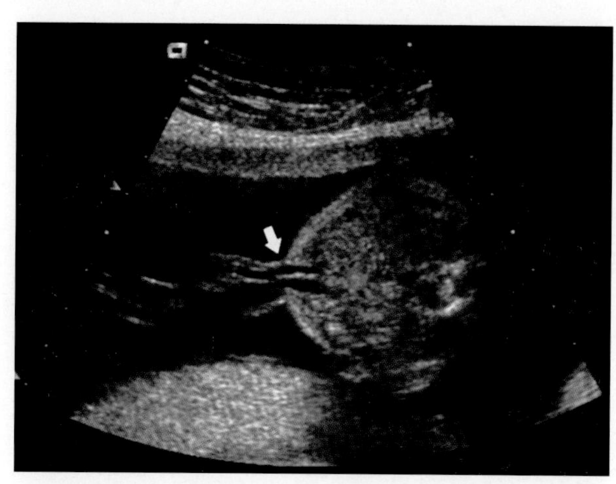

箭头所示为脐带腹壁入口

**图 49-3-20 脐带腹壁入口处横切面**

【胎儿泌尿生殖系统】

(1) 双肾：正常的双肾紧靠脊柱两旁，低于成人肾的位置，在旁矢状面上呈长圆形蚕豆样，横切时呈圆形（图 49-3-21），右侧稍低于左侧。最初胎儿肾脏为均匀的低回声结构。随着妊娠的进展，可见到更为详细的内部结构。等回声的肾皮质包绕在低回声的锥形髓质周围，中央强回声区为集合系统，肾外周为肾周脂肪囊。

(2) 肾上腺：在肾脏内侧的前上方可见一弯眉状或米粒状的低回声区，其内部中央有一线状强回声，即肾上腺。在横切肾脏后稍向上方（头侧）平移探头即可显示。

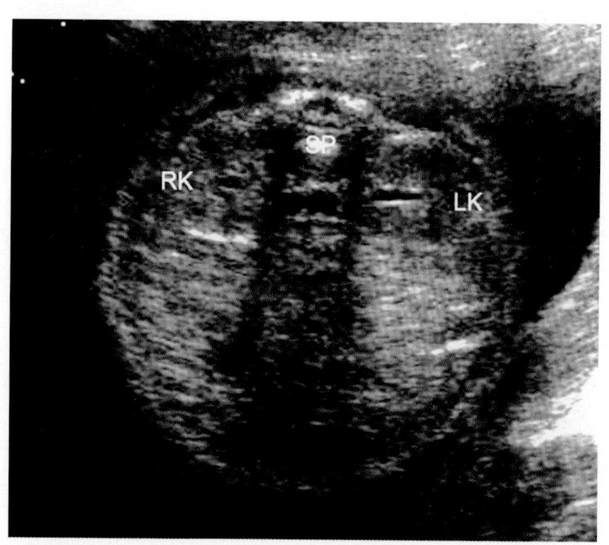


RK：右侧肾脏；LK：左侧肾脏；SP：脊柱

**图 49-3-21 胎儿肾脏横切面**

(3) 膀胱：位于盆腔，呈圆或椭圆形无回声区。膀胱容量不定，或过度充盈时，要在 30～45 分钟后复查以排除泌尿系异常。

在膀胱两侧壁外侧可见两条脐动脉伸向腹壁与脐静脉共同行走于脐带中（图 49-3-22），单脐动脉时，只见膀胱一侧有脐动脉显示。

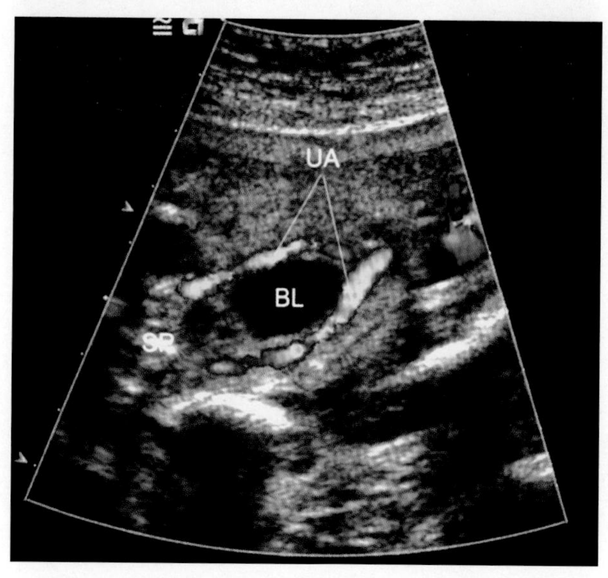


BL：膀胱；UA：脐静脉；SP：脊柱

**图 49-3-22 胎儿膀胱水平横切面**

(4) 胎儿外生殖器：男胎外生殖器较女胎者易显示。男胎外生殖器可显示阴囊、睾丸、阴茎。女性外生殖器可显示大阴唇及阴蒂。

孕 18 周后，阴囊和阴茎可清晰显示（图 49-3-23）。

孕 22 周后，大阴唇可清晰显示（图 49-3-24）。

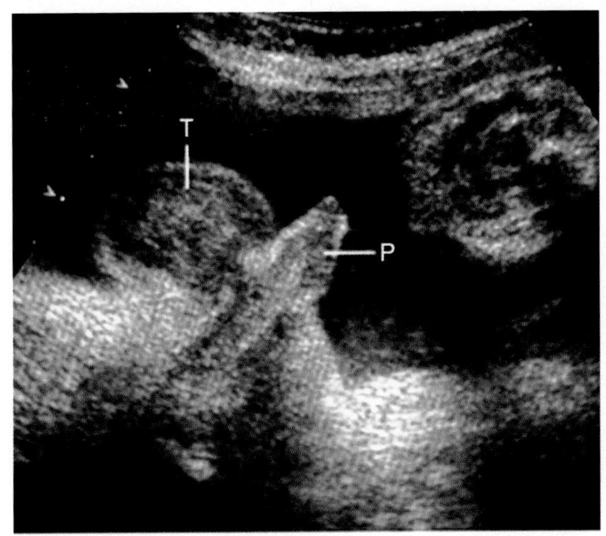


T：阴囊内睾丸；P：阴茎

**图 49-3-23 胎儿男性外生殖器矢状切面**

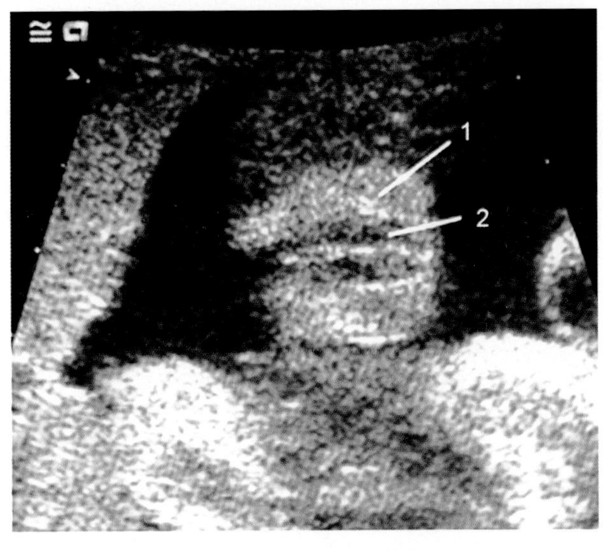


1：大阴唇；2：小阴唇

**图 49-3-24 胎儿女性外生殖器冠状切面**

【胎儿脊柱】

脊柱在胎儿超声诊断中是十分重要的结构。对胎儿脊柱的超声检查要尽可能从矢状切面、横断面及冠状面三方面观察，从而可以更为准确全面地发现胎儿脊柱及其表面软组织的病变情况。但是超声不能发现所有的脊柱畸形。胎儿俯卧位时容易显示胎儿脊柱后部，而仰卧位时难以显示。臀位或羊水较少时胎儿骶尾部较难显示。

1. 脊柱矢状切面检查

孕 20 周以前，矢状扫查可显示出脊柱的全长及其表面皮肤的覆盖情况。在此切面上脊柱呈两行排列整齐的串珠状平行强回声带，从枕骨延续至骶尾部并略向后翘，最后融合在一起（图 49-3-25）。在腰段膨大，两强回声带增宽，两强回声带之间为椎管，其内有脊髓、马尾等。

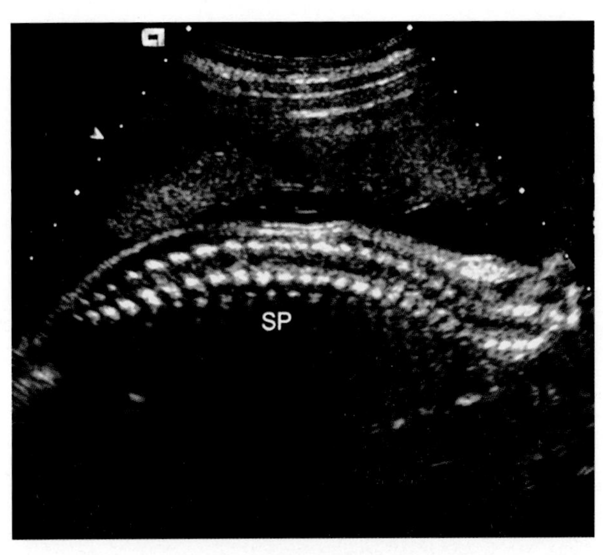


SP：脊柱

**图 49-3-25 胎儿脊柱矢状切面**

2. 脊柱横切面检查

该切面最能显示脊椎的解剖结构，横切面上脊柱呈三个分离的圆形或短棒状强回声，两个后骨化中心较小且向后逐渐靠拢，呈 ∧ 字形排列，其中较大者为椎体骨化中心（图 49-3-26）。

3. 脊柱冠状切面检查

在近腹侧的冠状切面上可见整齐排列的三条平行强回声带，中间一条反射回声来自椎体，两侧的来自椎弓骨化中心（图 49-3-27）。在近背侧的冠状切面上，脊柱仅表现为由两侧椎弓骨化中心组成的两条平行强回声带，中央的椎体骨化中心不显示。对于半锥体的观察很有效。

4. 超声在中晚期妊娠的测量

(1) 双顶径（biaparietal diameter，BPD）

测量标准切面：胎头横切时的丘脑平面（头颅外形呈卵圆形，颅骨对称，可见透明隔腔，两

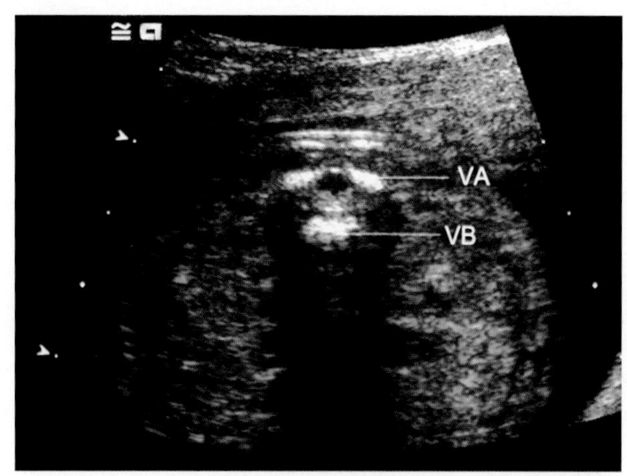


VA：椎弓；VB：椎体

图 49-3-26　胎儿脊柱横切面

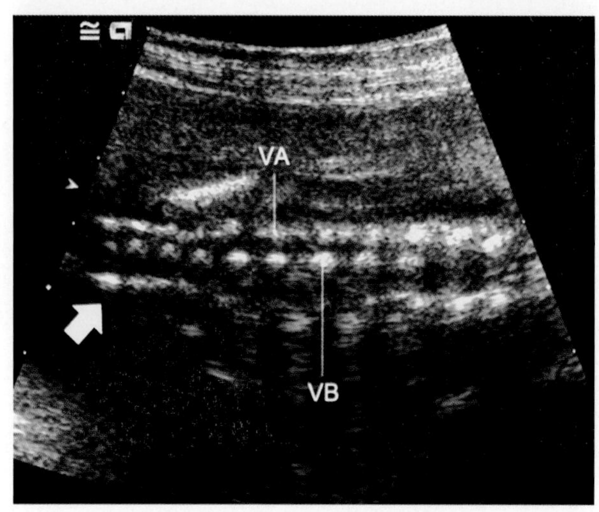


VA：椎弓；VB：椎体；箭头所示为尾椎

图 49-3-27　胎儿脊柱冠状切面

侧对称的丘脑，两丘脑之间的第三脑室和侧脑室后角）。

有三种测量方法：

①测量近侧颅骨外缘至远侧颅骨内缘间的距离（图 49-3-28）。

②测量远近两侧颅骨骨板强回声中点之间的距离。

③测量近侧颅骨外缘至远侧颅骨外缘间的距离。

采用第一种测量方法比较多见，即测量近侧颅骨骨板外缘至远侧颅骨内缘间的距离。如果超声仪器中设置有胎儿生长发育与双顶径的对照换算程序，则要明确该仪器使用的是哪一种测量方法。

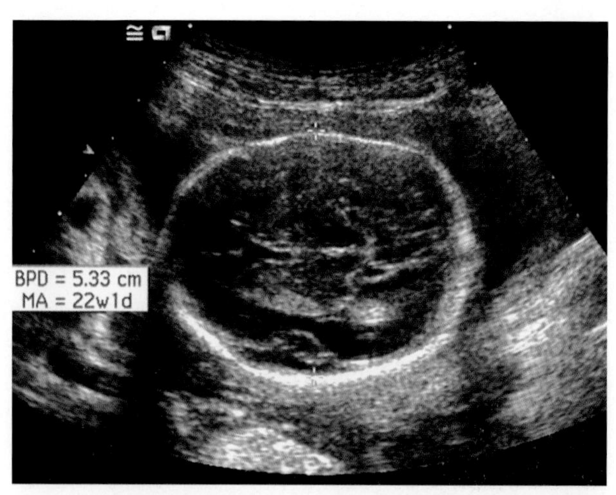


图 49-3-28　22 周胎儿双顶径测量

［注意事项］

①测量时不要将颅骨外的软组织包括在内。

②在孕 31 周前，BPD 平均每周增长 3mm，孕 30～36 周平均每周增长 1.5mm，孕 36 周后平均每周增长 1mm。

③受胎方位或不同头型或胎头入盆等因素的影响，晚孕期双顶径测值会出现较大偏差。

④在孕 12～28 周，测量值最接近孕周。

（2）头围（head circumfrence，HC）

测量平面：同双顶径测量平面。

测量方法

①分别测量颅骨最长轴和最短轴的颅骨外缘到外缘间的距离（图 49-3-29），或颅壁中点的距离，即枕额径（OFD）和双顶径（BPD）

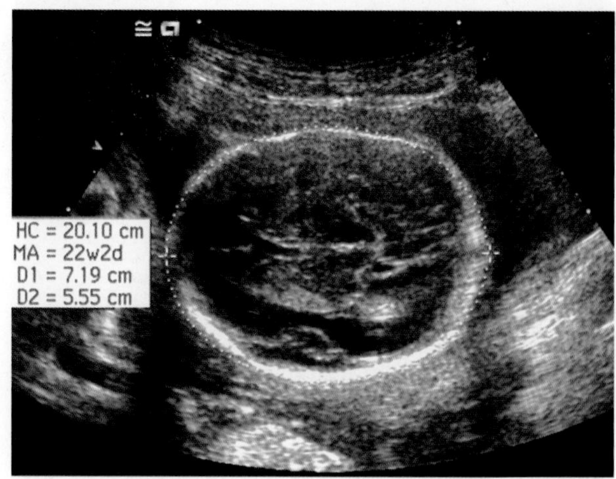


图 49-3-29　22 周胎儿头围测量

HC＝（BPD＋OFD）×1.6

②用电子求积仪（椭圆功能键）沿胎儿颅骨声像外缘直接测出头围长度。

［注意事项］

①测量值不包括颅骨外的头皮等软组织。

②不论胎头是圆形或长型，头围测量都可全面显示出胎头的实际大小，故在孕晚期，头围测量已基本上取代了双顶径测量。

（3）腹围（abdominal circumference，AC）

标准测量切面：胎儿腹部最大横切面，该切面显示腹部呈圆或椭圆形（受压时），脊柱为横切面，胎胃及胎儿肝内门静脉 1/3 段同时显示（图 49-3-30）。

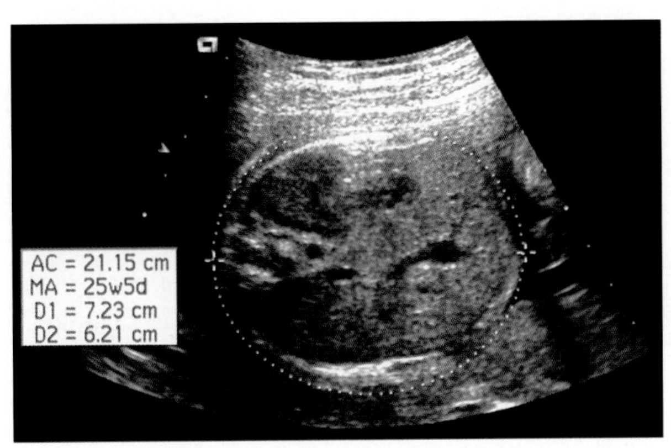


**图 49-3-30　25 周胎儿腹围测量**

测量径线：分别测量前后径及横径，测量腹部一侧皮肤外缘到另一侧皮肤外缘的距离。

腹围＝（前后径＋横径）×1.57。

电子测量仪（椭圆功能键）沿腹壁皮肤外缘直接测量。

［注意事项］

①腹围测量切面要尽可能接近圆形。

②肝内门静脉段显示不能太长。

③腹围与胎儿的体重关系密切。常用于了解胎儿宫内营养状况，若腹围小于正常值，则要小心胎儿是否有 IUGR。

④股骨长/腹围×100%，该值＜20%可能为巨大儿，＞24%，可能有 IUGR。

⑤孕 35 周前，腹围小于头围；孕 35 周左右，两者基本相等；孕 35 周后，胎儿肝脏增长迅速，皮下脂肪积累，腹围大于头围。

（4）股骨长度（femur length，FL）

股骨是最易识别的长骨，股骨测量适用于中晚期妊娠的孕龄评估，尤其在妊娠晚期，较其他径线测量值更有意义。

标准切面：声束与股骨长径垂直，从股骨外侧扫查，完全显示股骨长轴切面，且两端呈平行的斜面。

测量值：测量点应在股骨两端的端点上（图 49-3-31）。

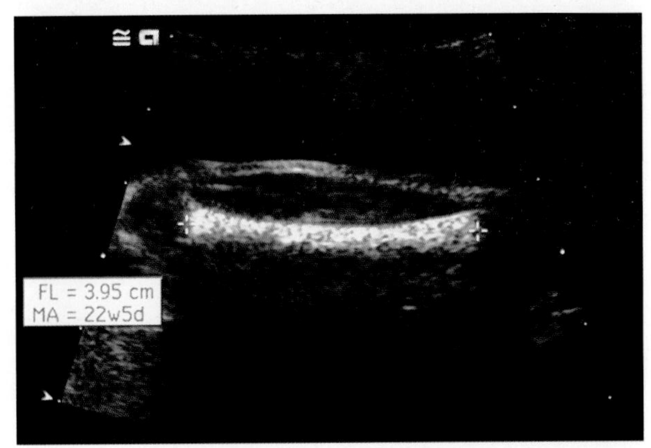


**图 49-3-31　23 周胎儿股骨测量**

［注意事项］

①孕 30 周前股骨增长 2.7mm/周，在 31～36 周增长 2.0mm/周，在 36 周后增长 1.0mm/周。

②应从股骨外侧扫查，若从股骨内侧扫查，可见股骨有些弯曲，此为正常现象。

③当胎头测量估测孕周不准时，取股骨测量值。

也可参考 FL/BPD 及 FL/AC 比值：

若 FL/BPD 比值＜70%，则放弃 FL 测量；

若 FL/BPD 比值＜86%，则放弃 BPD 测量；

若 FL/BPD 比值在 71%～86%之间（为正常范围），可进一步用 FL/AC：

若 FL/AC 比值＜20%，可能为巨大儿；

若 FL/AC 值＞24%，可能有 IUGR，应放弃 AC 测量。

④必要时测量另一侧股骨作对比。

⑤测量时须测量股骨的骨化部分，不要包括骨骺和股骨头。要显示长骨真正的长轴切面，如果长骨两端的软骨部分都能看到，说明该测量平面是通过长轴切面的。

⑥胎儿矮小症及胎儿骨骼发育畸形时不适用。

（5）肱骨长度（humerus length，HL）

测量切面：完全显示肱骨，并且声束要与肱骨长径垂直，清晰显示出肱骨的两端。

测量径线：肱骨两端端点的距离（图 49-3-32）。

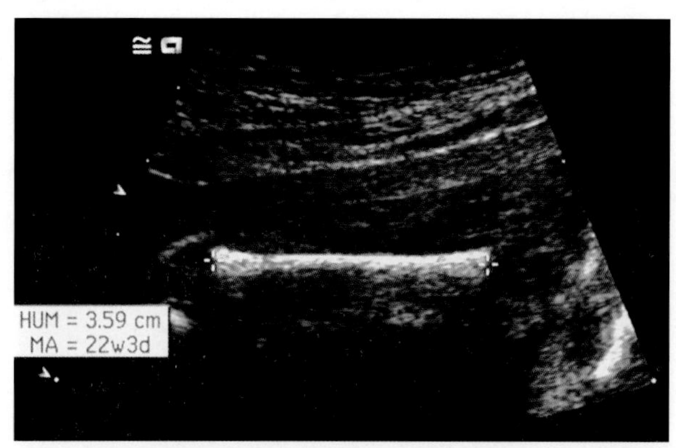


图 49-3-32　23 周胎儿肱骨测量

［注意事项］

①中孕期，肱骨与股骨等长，甚至可以长于股骨。

②必要时测量对侧肱骨做对比。

③要测量肱骨真正的长轴切面。

④在胎儿短肢畸形时，肱骨不适用于推测孕周。

股骨与肱骨测量值低于平均值的二个标准差以上，可认为股骨或肱骨偏短，低于平均值二个标准差以上 5mm，则可能有骨骼发育不良。

【胎儿体重的估计】

根据胎儿的一项或多项生物学测量值，经统计学处理，可计算出胎儿的体重。

估测胎儿体重的公式很多，不同的作者有不同的计算公式，但目前基本不需要临床超声工作者去按公式计算胎儿体重，因大多数的超声诊断仪都有产科胎儿发育与体重估计的计算软件，输入各超声测量值后，可迅速得出胎儿孕周及体重，非常方便，或者可采用查表法获得。

各项胎儿体重预测的超声参数，以胎儿腹围与体重关系最密切。准确的体重估测对指导临床决定分娩时机与方式意义重大，要获得较准确的胎儿体重，须注意以下几点：

（1）标准切面的准确测量。

（2）测量多项生物学指标，尤其当胎儿生长不匀称时。

（3）多次测量获得平均测量值（一般测 3 次），以缩小测量的误差。

要获得准确的超声测量值，最好在实际工作中，积累经验，对计算公式加以校正，若能采用自己采取的资料统计而得的公式或关系图表，误差会减到最小范围。

【其他测量】

1. 头径指数（额径指数）

即胎头短轴与长轴之比。

头径指数（CI）＝双顶径（BPD）/枕额径（OFD）×100％

在同一平面上测量枕额径和双顶径。

头径指数的正常范围（＋2 个标准差）＝70％～86％

临床意义

（1）头径指数＞85％，可诊断为短头畸形。

（2）头径指数在正常范围时，双顶径适于评估孕周。

（3）头径指数小于 70 或大于 86％，应改用头围来评估孕周。

2. 小脑横径（CER 或 CTD）

测量平面：胎头横切小脑平面，在该平面上可显示出颅骨光环呈椭圆形，可见透明隔腔和对称的丘脑，两小脑半球呈饱满的蝶状或板栗状，对称，由小脑蚓部连接融合在一起。

测量径线：两小脑半球间最大径线（图 49-3-33）。

小脑横径随孕周增长而增长。在孕 24 周前，小脑横径（以毫米为单位）等于孕周（如 20mm 即为孕 20 周），孕 20～38 周平均增长速度为 1～2mm/周，在孕 24 周后，小脑横径值明显大于孕周，孕 38 周后平均增长速度约为 0.7mm/周。

注意点：

①小脑半球要显示清晰，测量切面要标准（透明隔腔和两小脑半球应同时显示）

②孕 36 周后由于颅骨骨化及胎位影响，小脑半球不易完整显示。

3. 眼内距、眼间距

测量切面：横切胎头后将探头移至眼眶平面，声束最好从胎儿面部正前上方进入，显示两眼眶最大横切面，晶体等大，眼球等大。

测量眼眶的宽度为眼眶左右径也就是眶内距径（LD、RD），两眼眶内缘的距离为眼内距（ID）。两眼眼眶外缘的距离为眼外距（D）。

孕 20 周前 LD＝RD＝ID＝1/3D

当怀疑两眼眶间距过近或过远时，测量此值。

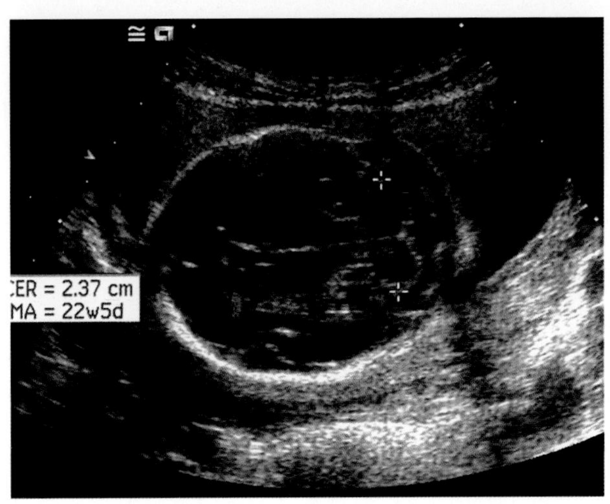


图 49-3-33　22 周脑横径测量

在孕 20 周后，眼内距略大于 1/3 的眼外距。

4. 胎儿心围/胸围（心胸比值）

测量标准切面：在胎儿心脏四腔切面上测量，此切面上应显示有一根完整的肋骨声像，以确保所显示的切面为标准的横切面。

测量心脏周长与面积：采用电子测量仪沿心包周围测量，可自动产生周长与面积。

测量胸围与胸腔面积：采用电子测量仪沿肋骨外缘测量（注意不要将胸部软组织包括在内），可自动产生胸腔的面积与周长。

正常情况下，胎儿心围/胸围约等于 0.40，胎儿心脏面积/胸腔面积约为 0.25～0.33。

当怀疑有心脏或胸腔疾患时，测量此值。

5. 后颅窝池

在测量小脑横径的平面上测量小脑蚓部后缘到枕骨内侧壁之间的距离，即为颅后窝池宽度。正常时应小于 10mm。

6. 颈后皮肤皱褶（nuchal trnslucency）

在测量小脑与颅后窝池的标准切面上，测量枕骨外缘至胎头皮肤外缘之间的距离。也可经胎儿矢状切面，显示出脊柱长轴后，在后颈部凹陷处测量，从皮肤外缘到枕骨外缘的距离。在孕 14～20 周测量值应<6mm，若≥6mm 为异常。

7. 第三脑室内径

在胎头横切的丘脑平面，对称显示出两丘脑，两者之间的狭长的暗区即为第三脑室，在妊娠晚期其间距正常时不超过 2mm。

8. 侧脑室前角及后角内径

在胎头横切面的侧脑室平面上。用高分辨率的超声仪由前向后可清楚显示出侧脑室前角，透明隔腔，对称的丘脑，丘脑间的第三脑室，侧脑室体部及侧脑室后角。侧脑室前角的内侧壁贴近脑中线，体部内充满了脉络膜，后角内充满液体，测量侧脑室前角外缘至脑中线的距离即为侧脑室前角的内径。测量侧脑室后角的最宽内径即侧脑室后角的内径。因侧脑室后角易显示，而且在胎儿脑室扩张以及脑积水时，侧脑室后角最先表现出来，故现在基本上用测量侧脑室后角内径来判断侧脑室是否增宽，注意不要将回声偏低的大脑皮质误认为脑积水。

正常时在任何孕周，其内径测值均<10mm。若测值为 10～15mm 提示脑室扩张（Ventrculomegaly），>15mm，提示脑积水（hydrocephalus）。

原来常用脑室率值来判断侧脑室有无扩张，即在胎头横切的侧脑室顶部平面上，测量脑中线至侧脑室外侧壁的距离（lateral ventricular width，LVW）和脑中线到颅骨内缘的距离（hemispheric width，HW）。用 LVW 与 HW 的比值，来判断有无侧脑室扩张，在妊娠 23 周后该比值较恒定，应<1/3。现在，许多学者认为脑室率应用侧脑室前角或后角的宽度与 HW 的比值来表示。

9. 下颌骨长度测量

横切胎头后向胎儿尾侧平移探头，显示下颌骨后，转动探头显示下颌骨长轴图，测量自下颌骨正中关节至颞下关节的长度，即下颌骨长度，正常时其长度约为 1/2 双顶径长。

10. 肾周长、肾面积、肾围/腹围

胎儿肾围与腹围的比值

取胎儿腹部横切面，胎儿腹部圆或椭圆形。探头向下稍平移在胎儿中下腹的脊柱两侧即可显示出双肾横切面。

正常时，一侧肾围/腹围比值为 0.27～0.33。

11. 尺骨长度（ulna length）

声束与尺骨长轴垂直，完全显示后，测量两端的距离，不包括两端的骨骺。

12. 胫骨（tibia length）

声束与胫骨长轴垂直，完全显示后，测量两端的距离，不包括两端的骨骺。

13. 足长

显示胎儿足底全貌，测量足跟到第二趾趾尖

的距离，一般来说，足长与股骨相等。当股骨长/足长<0.85时，提示胎儿染色体异常可能。据报道阳性率达40%～50%，该指标在孕16～24周较敏感。

14. 髂骨翼角度

横切胎儿盆腔，显示出以脊柱为中心的对称的两髂骨，正常时，髂骨角度<90°。

【胎盘】

胎盘形成于孕6～7周，于孕12周开始有功能，胎盘也是随胎儿生长发育而发育的器官，故其超声声像亦随孕周发展而不同。超声所观察的内容包括胎盘所在位置、大小、数目、内部回声、成熟度、下缘与宫颈内口关系、胎盘后结构回声以及胎盘内多普勒血流情况等。

### （一）胎盘功能

1. 气体交换（氧气和二氧化碳的交换）。

2. 营养物质供应（葡萄糖、氨基酸、自由脂肪酸、电解质及维生素等）。

3. 排除胎儿代谢产物（尿素、尿酸、肌酐、肌酸等）。

4. 防御功能（即屏障作用）。

5. 合成功能（激素和酶）。

### （二）正常胎盘的超声图像

胎盘呈均质性回声，于孕8周开始可以辨认。胎盘的胎儿面有光滑的羊膜覆盖，母体面与子宫相接。

孕10～12周其边缘可清晰显示，随孕周增长而长大。

孕足月时，呈扁圆形盘状，重约500g。直径16～20cm，厚1～3cm，中间厚，边缘薄。

胎盘的超声声像分为三部分：

胎盘绒毛膜板：胎盘的胎儿面，于羊水与胎盘实质之间。

胎盘基底膜：胎盘的母体面，于胎盘实质与子宫肌层之间。

胎盘实质：胎盘绒毛膜板与基底膜之间的胎盘组织。

超声根据上述三部分的不同阶段的声像特点，将胎盘成熟情况分为四度。临床上通常用胎盘分级来估计胎盘功能和胎儿成熟度，见表49-3-1。

**表49-3-1　胎盘声像分级**

| 级别 | 绒毛膜板 | 胎盘实质 | 基底膜 |
|---|---|---|---|
| 0级 | 直而清晰，光滑平整 | 均匀分布，光点细微 | 分辨不清 |
| Ⅰ级 | 出现轻微的波状起伏 | 出现散在的增强光点 | 似无回声 |
| Ⅱ级 | 出现切迹并伸入胎盘实质内，未达到基底膜 | 出现逗点状增强光点 | 出现线状排列的增强小光点，其长轴与胎盘长轴平行 |
| Ⅲ级 | 深达基底膜 | 出现有回声光环和不规则的强光点和光团，可伴声影 | 光点增大，可融合相连，能伴有声影 |

### （三）影响胎盘发育和成熟的因素

1. 加速胎盘成熟的因素：妊娠合并高血压、肾病、妊高征及胎儿宫内生长迟缓。

2. 延迟胎盘成熟的因素：妊娠期糖尿病、母子RH因子不合等。

【羊水】

### （一）羊水产生

1. 妊娠早期，羊水可能是通过母体血清经胎膜进入羊膜的透析液。胎儿循环建立后，胎儿体内的水分及小分子物质通过胎儿皮肤，也可形成一部分羊水。也有人认为妊娠早期的羊水主要由羊膜上皮细胞分泌产生。

2. 孕18～20周起羊水主要或完全来自于胎儿尿液。

3. 正常足月儿胎儿每天产生的羊水量相当于吞咽的羊水量。

4. 羊水有三条吸收途径，即胎儿吞咽羊水，胎儿体表吸收，胎盘和脐带表面的羊膜上皮吸收。

### （二）羊水量

羊水量的估计是评价胎儿肾脏功能的重要指标。羊水量正常表明尿道通畅且至少一侧肾功能正常，羊水过少表明可能存在胎儿泌尿道畸形。

正常时，羊水量随妊娠的增长而增多，妊娠34～38周可达到或超过800ml。足月妊娠时，羊水量小于300ml，称羊水过少。羊水量超过2 000ml，称羊水过多。

### （三）羊水的超声测量方法

应用超声评估羊水量是对胎儿评价的一项重要内容。

1. 羊水指数（amniotic fluid index，AFI）单位：cm。

以母体脐部为中心，划分出左上、左下、右上、右下四个象限，分别测量四个象限内羊水池的最大深度，四个测值之和为羊水指数。羊水指数对晚期妊娠羊水过多和正常羊水量的测定是相当可靠的，而对诊断羊水过少是不准确的。

正常范围：10～20cm。

在孕37周前AFI≤8cm，或孕37周后AFI≤5cm，为羊水过少。

在孕37周前AFI≥24cm，或孕37周后AFI≥20cm，为羊水过多。

2. 羊水最大深度（单位：cm）。

寻找宫腔内羊水最大暗区，内不能有肢体或脐带，测量此暗区的垂直深度。最大深度≤2.0cm为羊水过少，≥8.0cm为羊水过多。

【脐带】

### （一）脐带的形成

孕2周左右，胚外体腔消失，羊膜将尿囊，尿囊血管，卵黄囊及其周围的胚外中胚层，血管包裹形成脐带。左侧尿囊静脉变为脐静脉，右侧尿囊静脉退化。两条尿囊动脉则变成脐动脉，含水量丰富的华通氏胶包裹在脐带血管的周围，起保护作用。

### （二）脐带的作用

连接胎盘和胎儿，胎儿通过脐带血循环与母体进行营养和代谢物质的交换。一条脐静脉将来自胎盘的含氧量高的血液输入胎体，与胎儿肝内的左门静脉相连。二条脐动脉绕过膀胱两侧与胎儿的髂内动脉相连，将来自胎儿的含氧量低的混合血输注到胎盘内进行物质交换。

### （三）脐带的超声表现

1. 二维声像图表现　在孕8周时可显示，正常脐带纵切时呈螺旋状排列（因脐血管长于周围结缔组织），横切时，呈一大两小的三个环状结构。大圆环为脐静脉，两个小圆环则为脐动脉，与胎盘相连处为蒂部，与胎儿相连处为根部，蒂部应附着在胎盘的中央或偏中央部位，根部应与胎儿腹部正中相连。

2. 彩色多普勒表现　最易观察脐带的异常及估计脐带的长度。依血流与探头方向不同，显示为红、蓝、蓝或蓝、红、红的三血管螺旋状排列。

3. 频谱多普勒表现　正常情况下PI、RI、S/D随孕周增大而降低，孕7周脐动脉阻力大，只可测到脐动脉收缩期血流信号，孕14周后，所有胎儿都应该出现舒张期血流，通常晚孕期S/D比值低于3.0。

（李胜利　文华轩）

## 第四节　异常早期妊娠

### 一、早期流产

### （一）病理及临床概要

妊娠于不满28周、胎儿体重不满1000克而因某种原因（非人工方法）终止并排出母体者，称自然流产（简称流产）。流产的病因复杂多样，发病率各家报道不一，约为6%左右。目前认为流产的发生与子宫局部微循环变化、免疫因素、遗传因素、内分泌异常、子宫解剖异常、生殖道感染、父方因素、精神心理因素及不良生活习惯等有关。

流产的临床表现主要为停经后阴道流血和腹痛，尿妊娠试验阳性。根据流产发生的时间，早期流产是指流产发生在12周之前；晚期流产是指发生在12周之后。此处仅介绍早期流产，发病率占自然流产的60%左右。早期流产时，因病情、病程等进展不同，可分为先兆流产、难免流产、不全流产、完全流产等临床类型。

（1）先兆流产　临床上有腹痛、阴道流血等流产征兆，无妊娠物排出，宫颈口未开。

（2）难免流产　临床上腹痛与阴道流血加剧，宫颈口扩张，流产不可避免。

（3）不全流产　指难免流产继续发展，部分妊娠物排出体外、部分位于宫腔或颈管等处而未排净，出血继续增加或引起大出血。

（4）完全流产　指妊娠物完全排出体外，阴道流血与腹痛逐渐停止，宫颈口关闭，子宫大小接近正常。

当宫内胚胎或胎儿死亡后未及时排出，称稽留流产，又称过期流产，为流产的一种特殊形式。其典型表现是有正常的早孕过程，有先兆流产症状或无任何症状，在后续的妊娠过程中子宫不再增大或反而缩小、胚芽不出现，或出现过胚芽胎心，但以后胎心消失，流产亦将不可避免。

## （二）超声检查所见

超声表现因流产类型不同而异。四种流产之间需仔细鉴别，还需与异位妊娠时宫腔内假妊娠囊鉴别。

1. 灰阶超声

（1）先兆流产　超声表现与正常宫内妊娠接近，宫腔内可见孕囊、胚芽，及原始心管或胎心搏动；有阴道流血时宫腔内可见积液存在，积液量多少不定，与病情有关，出血量多、时间长者宫腔内见回声紊乱区沿宫腔分布（图 49-4-1）。

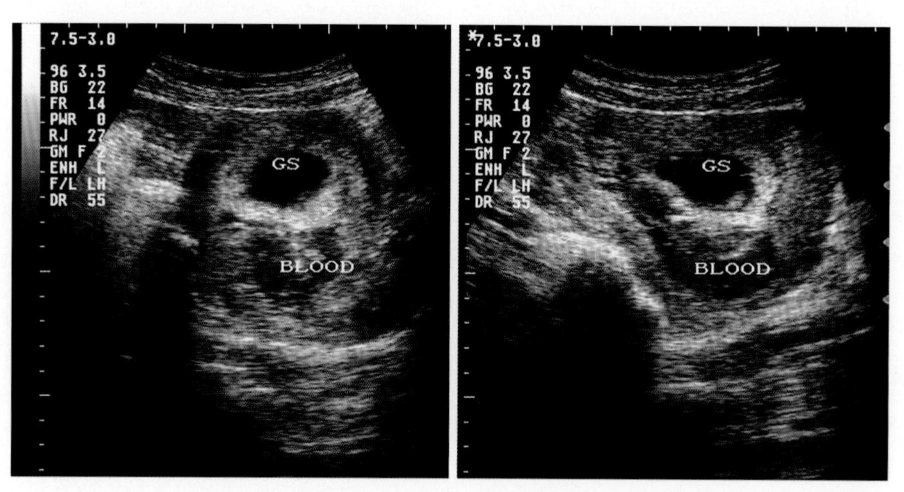


宫腔内见胚囊，宫腔下段积血。GS-胚囊 BLOOD-积血

**图 49-4-1　宫内妊娠先兆流产**

（2）难免流产　超声表现有两种类型：①孕囊位置异常型：孕囊不在宫腔内正常位置，可见孕囊下移至宫腔下段，甚至颈管内，宫颈管部分或全部扩张。原始心管或胎心搏动可以存在，也可消失（图 49-4-2A，B）。②孕囊形态异常型：孕囊平均直径小于孕周或随访中未见增大，孕囊变形、囊壁不规则或塌陷萎缩，孕囊位于宫腔内正常位置或下移至宫腔下段。卵黄囊消失或过大（直径 10mm 以上）；未见胚芽，或见胚芽但随访中无增长，或胚芽长度达 3mm 以上仍无胎心搏动可见，则流产将难以避免（图 49-4-3A，B）。

（3）不全流产　超声于宫腔内或颈管内见妊娠残留物呈不均匀的中低回声区或中高回声区，而无孕囊等正常妊娠表现（图 49-4-4A）。不全流产的超声表现可分为三型：①宫腔内不均质高回声或低回声团块型（占 60.2%）；②子宫内膜增厚不均或内膜不均型（占 33.9%）；③宫颈不均质团块型（占 2.7%）。

（4）完全流产　子宫超声表现接近正常子宫，宫腔内未见妊娠结构，内膜回声呈线状。或见宫腔少量积液。宫颈内口闭合。

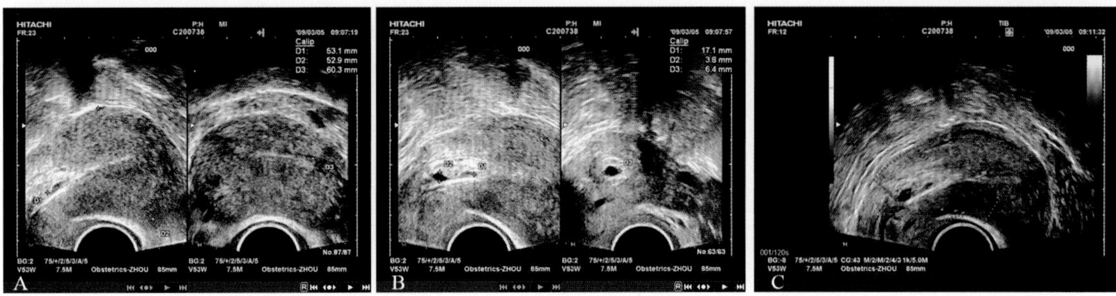

A. 宫腔内正常位置未见胚囊，B. 宫腔下段见胚囊、颈管上段扩张，C. 彩色多普勒超声显示胚囊血供来自宫腔前壁

图 49-4-2 宫内妊娠难免流产

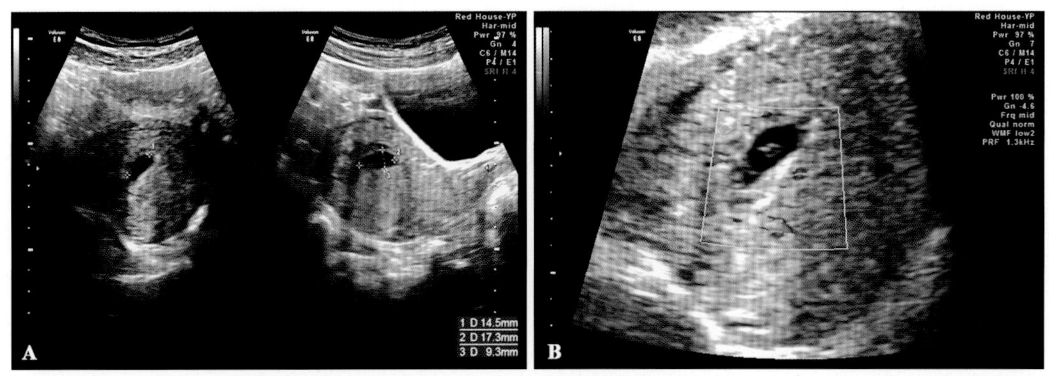

A. 宫腔内胚囊明显小于孕周，B. 胚囊内未见明显胚芽及原始心管之彩色血流

图 49-4-3 宫内妊娠难免流产

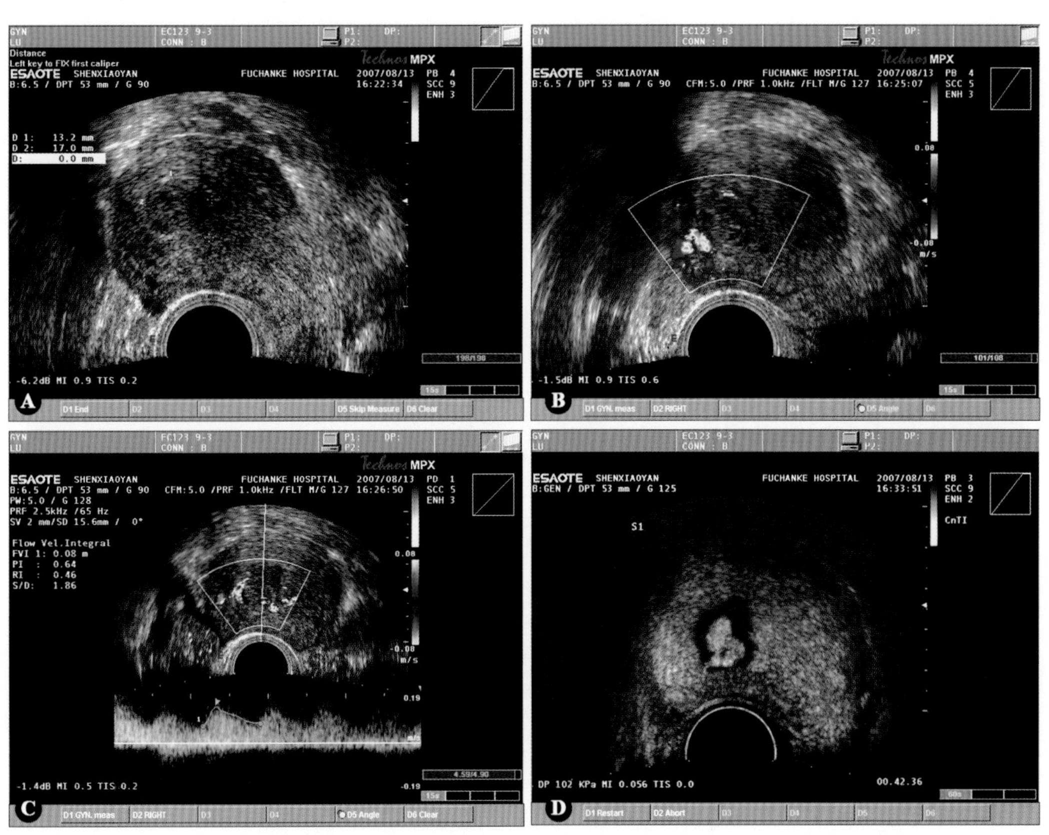

A. 宫腔内见混合性块，B. 宫腔块彩色血流图，C. 宫腔块多普勒频谱图，D. 宫腔块造影图

图 49-4-4 不全流产，病理证实为退化底蜕膜和绒毛

（5）稽留流产　宫腔内见团块状中低回声区、内部回声紊乱。或见宫内死亡的胚胎或胎儿。

2. 彩色多普勒超声

（1）子宫动脉彩色多普勒波形特征　正常妊娠时，子宫动脉管径逐渐增粗，其分支总量随妊娠进展而增加，子宫动脉远端阻力逐渐下降，血流量增加。妊娠结局不良时，子宫动脉的搏动指数、阻力指数虽然较正常对照组升高，但差异无统计学意义。而流产组出现子宫动脉舒张期切迹的比例较正常对照组显著增加。

（2）子宫肌层彩色多普勒成像特征　正常宫内妊娠时子宫肌层内彩色血流分布呈星点状、孕囊着床部位肌层彩色血流分布呈繁星点状。先兆流产时子宫肌层彩色血流分布较正常时减少。流产进一步发展，肌层血流灌注可进一步减少。

（3）宫腔内容物的彩色多普勒成像特征　如已有胚芽存在，胚芽内仍可见彩色血流。如无胚芽存在、孕囊内部无彩色血流显示（图 49-4-3B）。不全流产时，妊娠残留物内部及周边可见星点状或短条状彩色血流分布，脉冲多普勒显示为低阻低速血流（图 49-4-4A、B、C）。不全流产的彩色多普勒超声表现亦可分为三型：①无血流型：占 26.05%，妊娠残留物不显示彩色血流；②少血流型：占 52.09%，彩超于局部肌壁与内膜交界处见点状或短棒状血流信号（范围＜2.0cm×2.0cm），色彩明亮，多普勒波型呈动、静脉血流，呈低阻力型；③富血流型：占 21.86%，妊娠残留物与肌壁分界不清，内部及附着处肌壁间见较大范围的富血流信号区（范围＞2.0cm×2.0cm），色彩明亮，形态呈不规则状，脉冲多普勒示动脉血流呈低阻力型。

（4）卵巢的彩色多普勒成像特征　先兆流产时黄体内部及周边血管分布较正常时减少或显示率下降。

3. 超声微泡造影

超声造影剂 SonoVue 作为一种血流示踪剂，可显示微细血管的血流灌注。对药物流产不全的研究发现：残留组的超声造影图像显示宫腔内明显的局灶性造影剂灌注区，回声明显强于肌层，形态以团块状为主，造影剂消退时间慢（图 49-4-4D）。非残留组的病例造影图像仅显示肌层及内膜造影剂缓慢均匀灌注，未见宫腔内明显局灶性增强区。

4. 三维超声

经阴道三维超声检查，在停经 31～35 天即可显示圆形的妊娠囊及其外周强回声的滋养层，孕 6 周时胚胎三维成像呈 C 字形弯曲，孕 8 周时三维超声见肢体完全成形，孕 9 周时可显示完整的胎儿三维图像。同时，通过三维超声可获得胚胎、孕囊等的容积数据。

### （三）诊断思维与评价

当宫腔内未见正常胚囊结构时，需与各种异常宫内妊娠或异位妊娠鉴别。如异位妊娠，子宫内膜因发生蜕膜样变而增厚，或回声不均，并可能因宫腔出血而回声紊乱。因此，首先要确定宫腔内部的回声改变是否与宫内妊娠，或宫内妊娠流产有关，并与输卵管妊娠、残角子宫妊娠等异位妊娠时的宫腔改变相鉴别。其次，当宫内妊娠流产、孕囊下移至宫颈管内时（图 49-4-2C），需与种植于宫颈部位的宫颈妊娠相鉴别。而难免流产表现为不规则的空孕囊伴宫腔内积血时宫腔内部回声紊乱，须与葡萄胎、子宫肌瘤变性等位于宫腔部位的病变相鉴别。

因此，超声检查时首先需明确子宫的位置、大小及宫腔的位置，进一步观察宫腔内是否有孕囊，以及孕囊的位置、形态、大小等情况。如宫腔内未见正常孕囊，需进一步观察是否有其他异常回声存在。并注意确定子宫体、子宫颈的相互解剖关系，宫体、宫颈与孕囊的相互位置关系，以及宫腔及颈管的内部回声性质。

在流产的诊断中，灰阶超声着重于形态学的观察，是首选的方法。但在判断有无胎心时，彩色血流成像更敏感。彩色多普勒超声检测子宫动脉阻力指标，对妊娠预后有一定的判断作用。根据彩色血流分布诊断不全流产存在一定的假阳性率和假阴性率，如无血流型不全流产，约 70%的假阴性率；而少血流型不全流产，约 2%的假阳性率。而超声造影通过宫腔内病灶区造影剂灌注及消退的特点判断宫腔残留物的性质，能弥补常规彩超的不足，是一种诊断不全流产的新方法。

三维超声采用透明成像模式与表面成像模式结合的方法，能获得更清晰的立体图像，并同时获得容积扫查的数据。通过测量孕囊、卵黄囊容积，计算妊娠周数，以及系统地观察胚胎的解剖结构，对评估妊娠结局具有一定的临床意义。

## 二、葡萄胎

### （一）病理及临床概要

葡萄胎是妊娠滋养细胞疾病中的一种良性疾病，而妊娠滋养细胞疾病是一组来源于胎盘滋养细胞的疾病。

葡萄胎的形成与绒毛滋养细胞异常有关。是妊娠后胎盘绒毛滋养细胞增生、间质水肿，形成大小不一的水泡，水泡间由细带相连成串，状如葡萄而得名，又称水泡状胎块。一般根据病理特征将葡萄胎分为完全性葡萄胎和部分性葡萄胎两型，完全性葡萄胎在遗传学上又分为单亲来源或双亲来源两种。①完全性葡萄胎：病理上指妊娠物完全为水泡状胎块，无胎儿及其附属物或胎儿痕迹。大部分葡萄胎为完全性葡萄胎，病因不明，可能与染色体异常有关。其他高危因素包括高龄、多次妊娠、血型、营养状况、社会经济因素、前次妊娠葡萄胎等。亚洲和拉丁美洲国家的发病率较高，日本报道为 1：500 次妊娠。我国调查 7 省 1991—2000 年十年间葡萄胎的发病率平均为 2.5‰，其中完全性葡萄胎占 77%、部分性葡萄胎占 23%。②部分性葡萄胎：病理上指仅有部分绒毛变为水泡，常有胚胎或胎儿组织，胎儿大多死亡，也可有存活儿但极少足月儿，胎儿常常发育迟缓或合并多发畸形。发病率低于完全性葡萄胎，日本报道发病率为 1.2‰。发病亦可能与父系基因物质等因素有关。

完全性葡萄胎的临床表现主要为停经后阴道流血，子宫增大迅速时伴腹胀、腹痛，妊娠反应较正常妊娠加剧，或妊娠剧吐，极少数出现子痫前期高血压、蛋白尿、水肿等表现，亦有出现甲亢症状者。部分性葡萄胎临床表现往往不典型，常难以与过期流产、不全流产等鉴别，有些需组织学或遗传学检查以确诊。

### （二）超声检查所见

1. 灰阶超声

（1）完全性葡萄胎　子宫大于停经孕周；宫腔内充满密集光点及大小不等无回声区如蜂窝状；宫内未见胚囊、胎儿及胎盘、羊水等物（图 49-4-5）。宫内有出血时可见宫腔内不规则的无回声区。约 2/3 患者于附件区探及双侧或单侧的壁薄的、多房性的囊肿（黄素囊肿）。

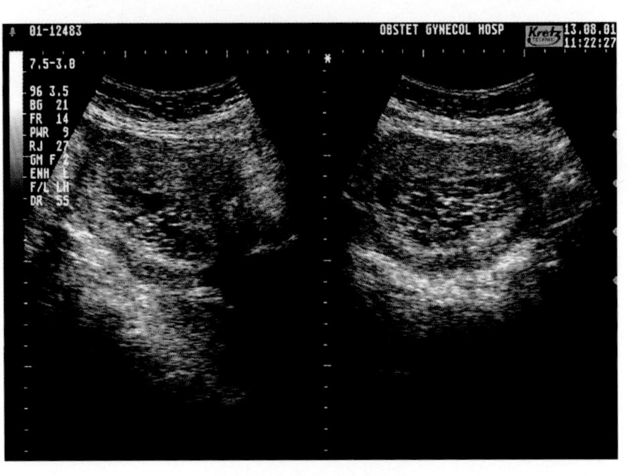


宫腔内充满小囊性结构

**图 49-4-5　葡萄胎**

（2）部分性葡萄胎　子宫略大于或等于正常妊娠月份，宫腔内见变形的小于孕周的妊娠囊，或局部蜂窝状结构，或原始胎盘内回声紊乱区，胚囊内可见存活的胚胎回声，或死亡的胚胎声影。卵巢黄素化囊肿较少见。

2. 彩色多普勒超声

（1）子宫动脉彩色多普勒波形特征　子宫动脉多普勒波形同正常妊娠，动脉血流远端阻力下降。

（2）子宫肌层彩色多普勒成像特征　子宫肌层血流分布同正常妊娠、呈星点状，肌壁间小动脉波形表现为舒张期血流持续存在的低阻力型动脉波形。肌壁间易检测到静脉性多普勒波形。

（3）宫腔内容物的彩色多普勒成像特征　病变区无明显彩色血流分布。

（4）卵巢的彩色多普勒成像特征　卵巢黄素囊肿的囊壁及分隔上彩色血流稀少，或呈星点状分布。

3. 三维超声

病灶区边界清晰，病灶与正常肌壁之间可见一环状低回声带分隔，边缘规则完整。病灶表面呈球状面但凹凸不平，并可见多个散在无回声区镶嵌，形似菠萝样；病灶内部呈多房性，房与房之间可见厚薄不一的嵴，房与房之间位置错层叠加；房的大小、形态不一，规则和（或）不规则，内壁光滑，透声良好，如蜂窝状。内有出血病灶时，出血灶三维图像也呈现为规则或不规则的房状结构。

### （三）诊断思维与评价

葡萄胎典型者诊断不难。不典型者需结合临床表现及实验室检查特征，与早期妊娠流产、绒毛变性、胎盘水肿、侵蚀性葡萄胎或绒癌、子宫肌瘤变性、子宫腺肌症、子宫内膜癌等鉴别。探测时需重点观察宫腔内部的回声、有无异常回声。因葡萄胎或滋养细胞疾病时常有卵巢黄素囊肿存在，应注意同时观察。

而在葡萄胎的诊断初步确定的情况下，需进一步鉴别完全性葡萄胎和部分性葡萄胎。因此，需注意宫腔异常回声的物理性质、其在宫腔内的分布及其与子宫肌层的关系，注意有无胎死宫内或存活胚胎（胎儿），注意原始胎盘的内部回声。由于部分性葡萄胎的声像图不及完全性葡萄胎明显，临床表现亦常常不典型，故误诊或漏诊较多。如高度怀疑部分性葡萄胎，必要时可考虑染色体检查，以帮助确诊。

腹部超声由于受分辨率、膀胱充盈等限制，对子宫内部异常回声的来源判断存在一定局限性，因此，诊断必须紧密结合临床表现及血 hCG 水平。经阴道超声检查由于分辨率的提高，可显示葡萄胎典型的“水泡”结构或“蜂窝状结构”，因此在早孕期对诊断的确定更有帮助。超声对葡萄胎诊断的确立主要根据二维声像图，彩色多普勒超声仪因其对二维图像的分辨率优于黑白超声仪，因此对葡萄胎的诊断更有利，但所获得的有限的血流动力学的信息对诊断的帮助并不大。

三维超声通过多平面观察可提供病灶的立体形态信息，通过平面的平移旋转可详细观察病灶与肌壁间的关系，通过三维切割可观察到病灶内部的结构特点。因此，可能有助于葡萄胎与滋养细胞肿瘤鉴别。但三维超声并不能改变二维超声确立的对葡萄胎的诊断，对诊断率的提高亦无帮助。二维超声仍为诊断葡萄胎的常规的、敏感的手段，其对葡萄胎的诊断符合率达 90%～96%，对部分性葡萄胎的诊断率高者约 80.95%。

## 三、恶性滋养细胞肿瘤

### （一）病理及临床概要

恶性滋养细胞疾病根据组织学分类，包括侵蚀性葡萄胎（简称侵葡）、绒毛膜癌（简称绒癌），及胎盘部位滋养细胞肿瘤。其中，侵蚀性葡萄胎和绒癌在临床表现、诊断和处理原则等方面基本相同，且该组疾病多经化疗得以治愈，很多病例缺乏组织学依据。因此，国际妇产科联盟（FIOG）妇科肿瘤委员会建议，将侵葡和绒癌根据临床分类合称为妊娠滋养细胞肿瘤。而胎盘部位滋养细胞肿瘤在临床表现、发病过程及处理上与其他两种滋养细胞肿瘤明显不同，故单列。

1. 妊娠滋养细胞肿瘤

约 60%继发于葡萄胎，30%继发于流产，10%继发于足月妊娠或异位妊娠。继发于葡萄胎排空后半年内者组织学诊断多数为侵葡、一年以上者多为绒癌、半年至一年以内者侵葡和绒癌均有可能，且时间间隔越久、绒癌的可能性越大。继发于流产、足月妊娠、异位妊娠者，组织学诊断多为绒癌。

侵葡是指水泡状胎块侵入肌层，宫腔内可有原发灶、亦可无原发灶。镜下见侵入肌层的水泡状胎块形态与葡萄胎相似，可见绒毛结构、滋养细胞增生及分化不良，或绒毛结构退化、仅见绒毛阴影。绒癌绝大多数原发于子宫，也有少数原发于输卵管、宫颈、阔韧带等部位。肿瘤本身无固定形态，一般位于肌层内，也可突入宫腔或穿破子宫浆膜层。镜下见细胞滋养细胞和合体滋养细胞成片高度增生，排列紊乱，并广泛侵入子宫肌层、破坏血管、造成出血坏死，不形成绒毛或水泡状结构。

妊娠滋养细胞肿瘤在临床上主要表现为不规则阴道流血、腹胀腹痛、假孕症状，或在葡萄胎随访过程中子宫复旧不全，或随访过程中血 hCG 不降反而异常升高。出现阴道转移，或肺肝脑等远处转移者，则出现转移部位相应症状。

2. 胎盘部位滋养细胞肿瘤

临床罕见，可继发于足月产、流产和葡萄胎，但继发于葡萄胎者相对少见。临床表现与妊娠滋养细胞肿瘤相近，但 hCG 水平一般为不升高或轻度增高。病灶多局限于肌层内（可浸润至深肌层）、也有突向宫腔呈息肉样组织、少数浸润浆膜层及子宫外扩散。少数病例发生远处转移，发生者预后不良。

### （二）超声检查所见

1. 灰阶超声

（1）妊娠滋养细胞肿瘤：子宫正常大小或增

大，形态规则或不规则，肌层回声欠均、不均、光点增粗，肌层或宫腔内见团块状病灶（图 49-4-6A），病灶呈海绵状或蜂窝状、边界欠清、形态不定，或呈较弥漫的、大小不等的无回声区，可由肌层突入宫腔或浆膜层外，向前方浸润者可累及膀胱后壁。多数患者伴有双侧或单侧的附件区多房性囊肿（黄素囊肿）。

（2）胎盘部位滋养细胞肿瘤：子宫大小无殊，病灶边界清晰或不清晰，内部回声一般为周边实性、内部囊性，囊性部分形态不规则。

2. 彩色多普勒超声

（1）子宫动脉彩色多普勒波形特征　子宫动脉的流速增高，阻力指数与搏动指数均显著降低。

（2）子宫肌层彩色多普勒成像特征　①妊娠滋养细胞肿瘤：子宫肌层内血流异常丰富，沿子宫浆膜下呈点、线状分布，在双侧宫角处集中。病变区见局灶性的血流丰富区，彩色血流呈红蓝镶嵌、五彩缤纷的网状、花斑状、团块状分布，视病灶大小及动静脉瘘形成的情况而异（图 49-4-6B）。多普勒检测结果为低阻力动脉血流波形，或动静脉并存，其多普勒波形为单峰、上升及下降速度较慢、包络线毛糙呈毛刺状高低不平的动静脉瘘特征性波形，RI 一般小于 0.4（图 49-4-6C）。②胎盘部位滋养细胞肿瘤：病灶实质部分彩色血流稀少，囊性部分无血流。偶有团块状分布的血流显示，并探及动静脉瘘型特征性波形。

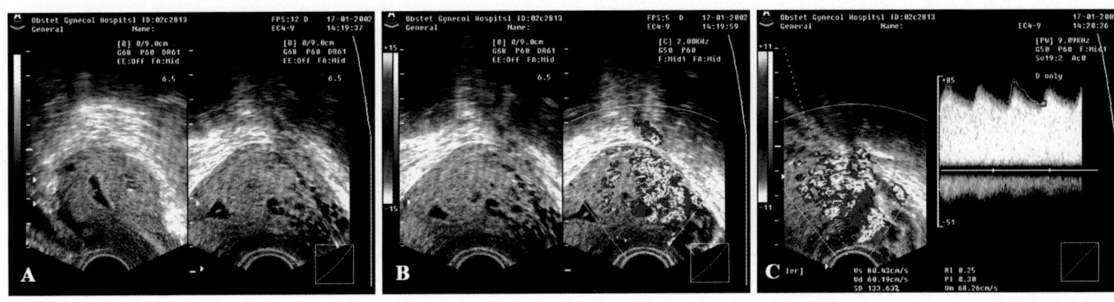

A. 宫腔内见少量积液，左后壁肌层回声不均；B. 左后壁肌层内彩色血流分布呈红蓝镶嵌的网状；C. 病灶多普勒波形谱见动静脉瘘型的滋养层波形，RI 小于 0.4

**图 49-4-6　侵蚀性葡萄胎**

（3）宫腔内容物的彩色多普勒成像特征　宫腔内无病灶浸润时，彩色多普勒超声无特征性表现。当肌层内病灶突入宫腔，宫腔病灶内部显示较丰富的彩色血流呈网状、花斑状、团块状分布，并与肌层内病灶延续。胎盘部位滋养细胞肿瘤时，病灶内可无明显彩色血流分布。

（4）卵巢的彩色多普勒成像特征　卵巢出现黄素囊肿时，可见囊壁及分隔上彩色血流呈星点状分布。

## （三）诊断思维与评价

根据病史、血 hCG 水平异常升高，以及超声声像图特征，可综合判断做出恶性滋养细胞肿瘤的诊断。但侵葡及绒癌需要与葡萄胎，以及胎盘部位滋养细胞肿瘤相鉴别。葡萄胎的病灶主要局限于宫腔内，病灶内无明显彩色血流分布，肌层彩色血流亦无明显增加。胎盘部位滋养细胞肿瘤一般其临床表现及超声表现均不典型，鉴别主要依据其血 hCG 水平，彩超可作为诊断参考。胎盘部位滋养细胞肿瘤的血 hCG 水平一般为不升高或轻度增高，病灶实质部分的彩色血流显示稀少。

超声诊断妊娠滋养细胞肿瘤时，单纯的灰阶超声对较小的病灶难以发现，尤其是腹部超声时子宫受膀胱压迫并位于声像图远区而仅仅表现为子宫质地不均。因此，以经阴道超声为更佳的方法。而经阴道彩色多普勒超声不仅可能显示患者子宫肌层血流分布的改变，而且可以检测到子宫动脉和螺旋小动脉的峰值流速，其诊断的敏感性与特异性分别高达 95% 及 100%。因此，经阴道彩色多普勒超声应推荐为诊断和随访滋养细胞肿瘤的首选超声方法。

由于传统的脉冲多普勒超声对低流量和低速的血流无法显示，仅适用于显示较大的滋养血管（直径>200$\mu$m），因此存在一定局限性。超声微泡造影剂虽然可以提高肿瘤微细血管的超声显像，但普通的微泡造影剂缺乏对病变组织的特殊亲和力，不能有效驻留靶组织，不利于观察微小病变，因而难以早期发现滋养细胞侵袭血管的病灶。目前，有学者提出了靶向超声造影剂的概念，其定义是指将特异性配体连接到微泡造影剂表面，使之到达靶目标进行超声显影的过程。希望有关研究能为滋养细胞肿瘤的早期诊断及局部靶向注射奠定基础。

## 四、输卵管妊娠

### （一）病理及临床概要

输卵管妊娠是指孕卵在输卵管部位着床发育，是最为常见的一种异位妊娠，约占异位妊娠的95%。其中，壶腹部妊娠最多见（约占所有输卵管妊娠的78%），其次是峡部妊娠、伞部妊娠，间质部妊娠较少见。输卵管妊娠的发病率约占妊娠的0.5%～1.0%，且近年来发病呈上升趋势。发病主要与输卵管炎症、输卵管手术、输卵管发育不良或功能异常有关，人工流产、剖宫产、子宫肌瘤剔除术、宫腔镜手术等盆腔手术及宫内节育器亦为发病的主要相关因素。

由于输卵管管腔狭小、管壁薄且缺乏黏膜组织、肌层也不如子宫肌层厚，因此不利于胚胎生长发育，常发生以下结局：①输卵管妊娠流产：多见于妊娠8～12周的输卵管壶腹部妊娠。由于受精卵种植于输卵管黏膜皱襞内，蜕膜形成不完整，发育中的胚泡常突出于管腔，最终突破包膜而出血。当胚泡与管壁整个剥离，经输卵管排出至腹腔，即造成输卵管妊娠完全流产，出血较少。若胚泡剥离不完整、造成输卵管妊娠不全流产，残留的滋养细胞继续侵蚀管壁，易造成反复出血、形成输卵管及其周围血肿，出血较多。②输卵管妊娠破裂：多见于妊娠6周左右的输卵管峡部妊娠，少见于妊娠12～16周的输卵管间质部妊娠。当绒毛向管壁方向侵蚀肌层和浆膜层，最终穿破浆膜层，造成输卵管妊娠破裂。因输卵管肌层血供丰富，破裂时大量出血、剧烈腹痛和休克。输卵管峡部妊娠破裂可反复出血形成盆腹腔内血肿，间质部妊娠破裂时易造成短时间内的大量出血及失血性休克。③陈旧性宫外孕：输卵管妊娠流产或破裂，长期反复出血形成盆腔血肿不消散，血肿机化变硬并与周围组织粘连，临床上称为陈旧性宫外孕。④继发性腹腔妊娠：输卵管妊娠流产或破裂后，胚胎排入腹腔内或阔韧带内，多数死亡。偶有绒毛组织重新种植获得营养，使胚胎继续生长，形成继发性腹腔妊娠。

输卵管妊娠时，合体滋养细胞产生hCG维持黄体生长，一侧卵巢上可见妊娠黄体或黄体囊肿，子宫内膜在黄体分泌的甾体激素支持下发生蜕膜反应。若胚胎受损或死亡，滋养细胞活力降低或消失，卵巢上可能无黄体显示，蜕膜自宫壁剥离造成阴道流血。

临床上，输卵管妊娠多表现为停经后不规则阴道流血，伴腹胀腹痛。出血多者有晕厥和休克。时间长者有贫血。妇科检查可扪及盆块。

### （二）超声检查所见

1. 灰阶超声

宫腔内未见妊娠囊。有时可见宫腔内无回声结构，似妊娠囊，称假妊娠囊。内膜可增厚，出血者内膜不一定增厚。一侧附件处见包块，包块有两种表现类型：①混合性包块型：为中低回声区，大小不一，形态不定，边界欠清，内部回声不均匀，流产或破裂的包块呈较大的混合性包块（图49-4-7A）；②胚囊型：包块内见中高回声的妊娠囊，甚至卵黄囊、胚芽及胎心搏动（图49-4-8A、B）。盆腹腔内可见游离液体存在，为腹腔内出血，出血多或时间长者积聚成疏松的团块状中低回声区、形态不定。输卵管妊娠破裂时，可见盆腹腔大量积液，子宫附件漂浮于其中。间质部妊娠时，见子宫形态不规则、一侧子宫角部外突、内见中低回声的包块，包块可为胚囊型，内部见妊娠囊，甚至卵黄囊、胚芽及胎心，胚囊与子宫腔间有薄层肌肉围绕，内侧与子宫内膜不相通，其外上方肌层不完全或缺失；或呈中低回声区的混合型包块，包块与宫腔内膜不相连。

一侧卵巢见黄体或黄体囊肿。

2. 彩色多普勒超声

子宫动脉多普勒波形呈高阻力型，可见舒张期起始部切迹。子宫肌层的血流分布及多普勒波形特征同正常宫内妊娠或流产，无特异性表现。附件区（或宫角部）包块内部可见星点状彩色血流，包块周边血流呈星点状或半环状，多普勒检测见单相（或双相）的、波形增宽、舒张期血流丰富并持续存在的动脉血流、即低阻力的滋养层血流波形，RI平均约为0.44±0.04（图49-4-

7B）。有胚芽胎心者，胚芽内见彩色血流，多普勒可测到原始心管的波形呈收缩期单向血流、舒张期血流缺如。

卵巢黄体血流分布呈半环状或环状，小动脉阻力指数低于1.00，但略高于滋养层血管。

3. 超声微泡造影

超声微泡造影在输卵管妊娠诊断中的应用鲜见报道。对剖宫产后切口妊娠部位的超声微泡造影提示：妊娠部位的微循环为高灌注、低灌注，或无灌注。

4. 三维超声

三维超声可显示异位妊娠肿块和（或）其内部胚囊的三维立体图像。间质部妊娠时，其冠状切面（C平面）可见肿块或胚囊位于宫角与输卵管的结合部，距宫腔内膜宫角部的边缘有一定距离。

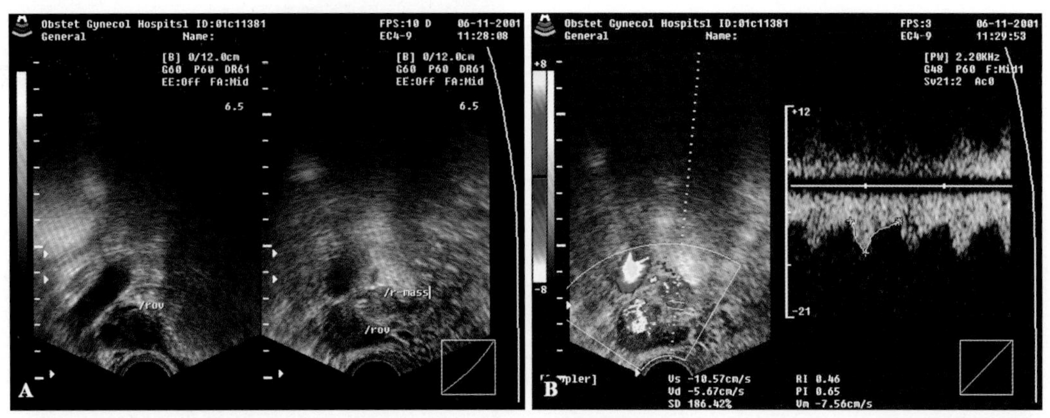

A. 右卵巢上方见混合性包块，B. 包块内部彩色血流星点状，RI=0.46

**图 49-4-7 输卵管妊娠包块型**

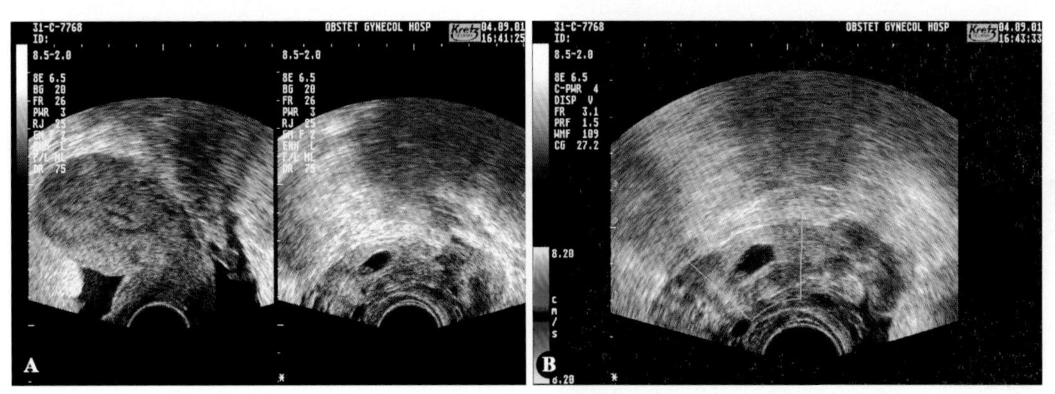

A. 输卵管增粗内见胚囊、胚芽，B. 输卵管妊娠囊内见胚芽及其彩色血流（胎心搏动）

**图 49-4-8 输卵管妊娠胚囊型**

## （三）诊断思维与评价

诊断异位妊娠，首先，要确定非宫内妊娠，与宫内妊娠流产鉴别。约10%～20%的异位妊娠患者可见宫内“假胚囊”，它与早期宫内妊娠流产的胚囊发育不良难以鉴别，易导致误诊漏诊。真假胚囊的主要鉴别点为①假胚囊一般为宫腔积液、边缘与宫腔形态一致、占据宫腔中央、囊壁回声不增强；②真胚囊因种植于一侧内膜，一般为偏心圆，囊壁回声增强，有时可见双环征。

其次，当宫内未见胚囊、一侧附件区见混合性包块，且临床表现不典型时，需要与卵巢囊肿蒂扭转、卵巢囊肿破裂、急性输卵管炎等妇科及外科急症鉴别。相关的误漏诊率约为10.6%。鉴别诊断需详细询问病史、动态观察，并结合多种检查手段如血β-hCG水平监测，必要时行后穹窿穿刺术，甚至腹腔镜检查。

最后，当宫腔内正常位置未见胚囊，但临床

表现高度疑似异位妊娠时，需要仔细探测宫腔下段、宫颈管、宫腔宫角部、子宫宫角部、子宫剖宫产切口（有剖宫产史者）等部位，以排除特殊部位的异位妊娠。位于宫腔下段、宫颈管、宫腔宫角部，以及子宫剖宫产切口部位的妊娠是否属于异位妊娠范畴有一定争议，有学者将此类非正常位置的异常妊娠称为"子宫内异位妊娠"，与真正位于子宫外的异位妊娠区别。

间质部妊娠为特殊类型的输卵管妊娠，由于妊娠发生于子宫角部，必须与宫角妊娠鉴别，因二者在治疗中所采取的处理方法截然不同。间质部妊娠如不及时手术，可导致破裂，引起大出血甚至死亡，因而鉴别诊断很重要。宫角妊娠可行人工流产或行超声引导下刮宫术，一般无生命危险。超声鉴别点主要为：间质部妊娠孕囊与子宫腔间有薄层肌肉围绕、与宫腔不通（图 49-4-9），而宫角妊娠的孕囊在子宫腔宫角部、外周有肌层包绕、内侧与子宫内膜相通（图 49-4-10）。三维超声冠状切面能比较直观显示胚囊与子宫内膜、子宫宫角部肌层之间的立体关系，有助于诊断的确立。

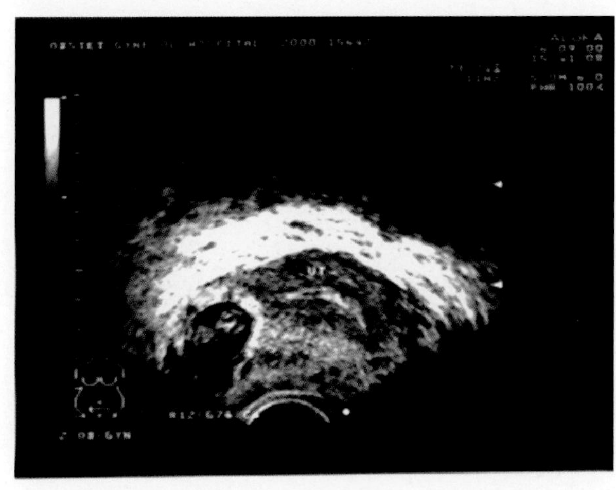

孕囊与子宫腔间有薄层肌肉围绕、与宫腔不通

**图 49-4-9 输卵管间质部妊娠**

超声诊断输卵管妊娠的准确率各家报道不一，可能与病例组的差异及所采用的超声检查方法有关，未破裂型输卵管妊娠诊断率高于破裂型，特殊部位的输卵管妊娠诊断率较低，经阴道超声高于腹部超声，彩超高于黑白超声，经阴道彩超与经腹部彩超联合应用、则诊断率最高。二维超声诊断异位妊娠的准确率为 77.0%～98.1%，经阴道彩超诊断输卵管妊娠的敏感性为 99.9%、特异性 87.1%、假阴性 0.1%、总符合率 98.7%。

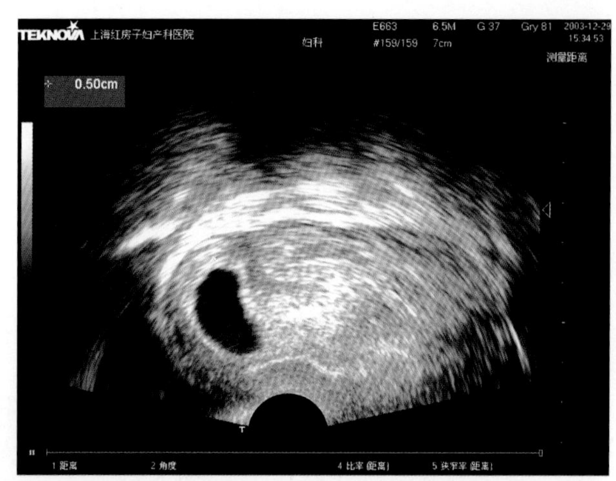


孕囊在子宫腔宫角部、外周有肌层包绕、内侧与子宫内膜相通

**图 49-4-10 子宫宫角部妊娠**

对于有胚囊型的异位妊娠，有时需要将异位的孕囊与厚壁的卵巢黄体小囊肿相鉴别。根据囊壁的超声回声特征，以"囊壁回声高于或等于内膜回声"、"囊壁回声高于卵巢实质回声"、"囊肿周围未见小卵泡回声"作为诊断异位妊娠孕囊的阳性指标，其敏感度分别是 86.89%、93.44%及 96.72%，特异度分别为 93.59%、85.90%及 70.51%，且联合应用两个指标的敏感度为 98.36%，特异度为 94.87%。

（周毓青）

## 参考文献


[1] 韩胜红，陈华芳，徐娟，等．异常暴露与妊娠结局关系的研究．医学与社会，2006，19(3)：17-19.

[2] 袁耀萼，盛丹菁．妇产科学新理论与新技术．上海：上海科技教育出版社，1996：92-201.

[3] Klauber N，Rohan RM，Flynn E，et al. Crictical components of the female reproductive pathway are suppressed by the angiogenisis inhibitor AGM-1470. Nature Med，1997，3：433-446.

[4] Roberts JM. Endothelial diffuction in preedampsia. Semin. Reprod Endoerinol，1998，16：5-15.

[5] 张颖，张秀玲，李岩，等．自然流产者的免疫因素分析．中国优生与遗传杂志，2002，10(6)：79-80.

[6] 张惜阴．实用妇产科学．第 5 版，北京：人民卫生出版社，2003：125-129.

[7] 李涌弦，于传鑫．实用妇科内分泌学．上海：上海医科大学出版社，1997：13-84.

[8] 罗丽兰．不孕不育．北京：人民卫生出版社，1998：286-287.

[9] 邹芳．细菌性阴道病与自然流产相关性分析．河南职工医学院学报，2003，15(2)：8.

[10] 冯志华．妊娠早期应用彩色多普勒超声的价值．现代医院，2009,9(2):67-68.

[11] 赖慧华,李玲,林燕玲．经阴道彩色多普勒超声检查对不全流产的诊断价值．临床超声医学杂志，2009，11(4)：271-271.

[12] Kurjak A, Zalud I, Salihagie A, et a1. Transvaginal color Doppler in the assessment of abnomal early pregnancy. J Perinat Med,1991,19(3):155-165.

[13] Pelle G. Lindqvist, Saemundur Gudmundsson. Maternal carriership of factor V Leiden associated with pathological uterine artery Doppler measurements during pregnancy. British Journal of Obstetrics and Gynaecology,2001,108(10):1103-1105.

[14] 丰有吉,沈铿．妇产科学．北京:人民卫生出版社,2005:66.

[15] 何芳,汤惠茹．稽留流产的临床病因学及局部血流动力学研究．中国现代手术学杂志,2009,13(2):140-142.

[16] 韩超,王冬梅,韩结．彩色多普勒超声对不全流产的分型与诊断．泰山医学院学报,2010,31(8):603-605.

[17] 陆彧,周毓青,黄紫蓉,等．实时灰阶超声造影在药物流产不全诊断中的应用．上海医学影像，2009，18(3)：194-195,198.

[18] 赵开银,周孝琳．经阴道三维超声在早期妊娠的应用．临床超声医学杂志,2003,5(4):242-243.

[19] Acharya G, Morgan H. Does gestational sac volume predict the outcome of missed miscarriage managed expectantly? J Clin Ultrasound,2002,30: 526-531.

[20] Muller T, Sutterlin M, Pohls U, et al. Transvaginal volumetry of first trimester gestational sac: a comparison of conventional with three-dimensional ultrasound. J Perinat Med, 2000,28: 214-220.

[21] Babinszki A, Nyari T, Jordan S, et al. Three dimensional measurement of gestational and yolk sac volumes as predictors of pregnancy outcome in the first trimester. Am J Perinatol,2001,18: 203-212.

[22] 乐杰．妇产科学．北京:人民卫生出版社,2008:291-300.

[23] Iwata Y, Amemiya K, Uchida K, et a1. Statistical analysis of trophoblastic disease in Kanagawa prefecture. Nippon Sanka Fujinka Gakkai Zasshi,1989,41(1):48-54.

[24] 石一复,李娟清,郑伟,等．360余万次妊娠中妊娠滋养细胞疾病发生情况调查．中华妇产科杂志,2005,40(2):76-78.

[25] 吴穷,章卉,陶玉玲．超声诊断葡萄胎50例分析．实用临床医学,2010,11(6):95,97.

[26] 金慧佩,赵淑丹,陈琳．部分性葡萄胎的超声诊断与分析．温州医学院学报,2008,38(3):278-279.

[27] 韦恩绵．自由臂三维超声评价完全性葡萄胎的临床应用价值．中国超声医学杂志,2005,21(1):54-56.

[28] 张云姣,刘志聪,冯爱仙．三维超声在完全性葡萄胎诊断中的临床应用．中国超声诊断杂志,2006,7(8):596-697.

[29] 徐晓红,刘锋,李英勇,等．恶性滋养细胞肿瘤的彩色多普勒血流图分型及其临床意义,中国超医学杂志,1997,13(2):50-52.

[30] 谢晴,周琦,雷小莹,等．妊娠滋养细胞疾病彩色多普勒超声诊断及疗效观察．中国医学影像学杂志,2008,16(3):227-229.

[31] 穆俊武,雷小莹,席梅英,等．经阴道彩色多普勒对侵蚀性葡萄胎的诊断价值．上海医学影像杂志,1996,5(1):16.

[32] 孙莉,常才．胎盘部滋养细胞肿瘤的彩色多普勒超声检查价值．中华超声影像学杂志,2005,14(4):295-297.

[33] 殷伟洪,于洪娜,高鲁生．胎盘部位滋养细胞肿瘤1例的彩超表现．中国超声医学杂志,2005,21(3):237-238.

[34] 郝敏,吴亚玲．1480例输卵管妊娠发病相关因素分析．中国妇幼健康研究,2009,20(6):670-672.

[35] 李静,翟晶．异位妊娠398例超声图像分析．中外健康文摘,2010,7(7):34-36.

[36] 谢汝林,符晓云,梁斌,等．异位妊娠超声声像图分析及超声诊断价值．医学综述,2010,16(11):1745-1747.

[37] 罗青,苏凤璋,卢映君．腹部超声与阴道超声在异位妊娠诊断中的价值．中国计划生育学杂志,2008,8:486-488.

[38] 赵蔚,刘智,常才．经阴道超声对不同部位异位妊娠的诊断价值．中国超声医学杂志,2009,25(8):791-793.

[39] 史铁梅,权重禄．经阴道彩色多普勒能量超声对早期诊断输卵管异位妊娠的临床研究．中国超声医学杂志,2001,17(3):211-213.

[40] 宋文龄,付艳,焦欣吉．经阴道彩超在输卵管妊娠诊断中的应用价值．中国妇幼保健,2005,20:729-730.

[41] 辜海文,郑宝群．经阴道彩超诊断未破裂型输卵管妊娠的临床研究．实用全科医学,2007,5(7):568-569.

[42] 胡蓉,向红．多超声指标诊断未破裂型异位妊娠．中国医学影像技术,2010,26(2):307-309.

[43] 李建华,张磊,陈欣林．超声造影在剖腹产后切口妊娠诊断中的临床应用价值．中华医学超声杂志(电子版),2009,6(4):684-689.

[44] Min M. Chou, Jenn J. Tseng, Yu C. Yi, et al. Diagnosis of an interstitial pregnancy with 4-dimensional volume contrast imaging. American Journal of Obstetrics and Gynecology, 2005,193:1551-1553.

## 第五节 异常中晚期妊娠

### 一、宫内死胎

#### （一）原因

宫内死胎的原因与母体、胎儿或胎盘因素有关。

1. 母体因素

宫内死胎与母体有关的原因如下：妊娠期高血压、代谢性疾病（糖尿病、甲状腺疾病）、血型不合、宫内感染（巨细胞病毒、李司忒氏病 listeriosis）。

2. 胎儿因素

包括：胎儿主要畸形和脐带并发症（环状、

打结、缠绞)。

3. 胎盘因素

胎盘原因引起的胎死宫内，50%是因慢性胎盘功能不足，胎盘成熟延迟，血管内膜炎，绒毛血管消失改变，或综合胎盘损伤。

### (二) 超声发现

1. 胎心搏动消失

实时超声为诊断胎死宫内的一种快速有效的方法。胎儿心脏扫查可直接证实胎心搏动消失。如果不能完全确定胎心消失，M-型超声和多普勒超声有助确诊。

2. 胎儿死亡不久

此时子宫大小与正常月份相符，胎心搏动、胎动消失，胎儿形态回声尚无明显改变，羊水量可正常。

3. 胎儿死亡一段时间后

胎儿心跳停止，各径线小于相应孕周，颅骨塌陷或重叠，头皮水肿，颅内结构紊乱（图 49-5-1）。脊柱及肋骨变形，排列紊乱重叠。胸、腹内结构紊乱不清，肠腔内可见气体回声（图 49-5-2）。胎盘肿胀或萎缩，羊水可减少。随着进展胎儿浸渍发生，皮肤从头和躯体分离，形成双线征。

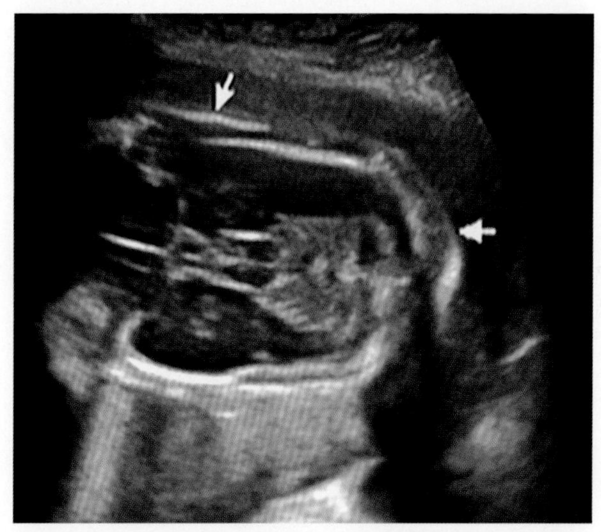

向下箭头所指为颅骨塌陷重叠，向左箭头所指为胎儿头皮水肿

**图 49-5-1　死胎　胎儿颅骨塌陷或重叠，颅内结构紊乱**

### (三) 原因确定

有些病例超声可以确定死胎的原因，主要有胎盘的改变，大的胎盘后血肿，部分或完全性胎盘分离，脐带的改变（打结），严重的胎儿畸形和胎儿水肿。

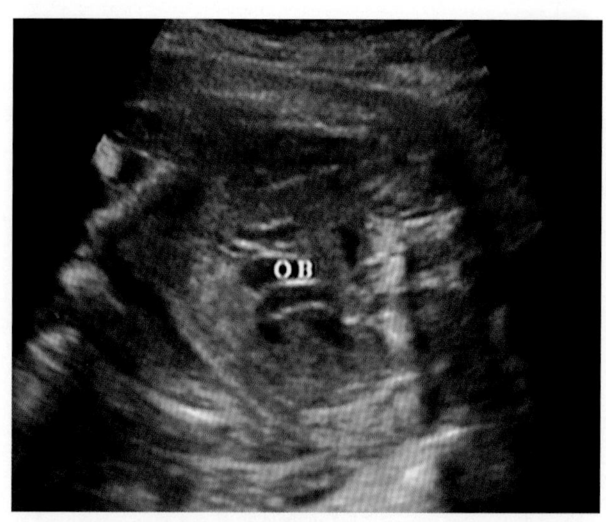


OB 示胎儿肠管回声，可见肠管增宽

**图 49-5-2　死胎　胎儿腹腔内结构紊乱不清，肠腔内可见气体回声**

(艾　红)

## 二、胎儿宫内生长受限

胎儿宫内生长受限（Intrauterinc fetal growth restriction，IUGR）是围产期的重要并发症之一。发生率在 3%～10%。IUGR 的围产儿死亡率比正常高 3～8 倍，其新生儿的近期和远期并发症均明显升高。近期并发症主要有新生儿窒息、低体温、低血糖、红细胞增多症等。远期并发症主要为学习障碍、行为异常、精神系统障碍、成年心血管疾病及代谢病发生率上升。

### (一) 定义

IUGR 是指所有因素导致胎儿在宫内生长未达到生长潜能。估测胎儿体重低于相应孕龄的第 10，第 5，第 3 百分位数或者低于同孕龄胎儿平均体重的 2 或 3 个标准差。常与小于孕龄儿相混。小于孕龄儿（small for gestational age，SGA）是指根据临床判断其体质上达到生长潜能而体重低于同孕龄儿。区别 IUGR 与 SGA 是重要的，因为一些小于孕龄儿由于遗传因素的体重低于第 5 或第 10 百分位数而没有生长受限；而许多 IUGR 不属于小于孕龄儿，其内在生长潜能的出生体重应当达到 4kg，但由于不良的妊娠环境，出生体重仅有3kg，而被认为“正常适于孕龄儿”。

### （二）病因

宫内发育迟缓的病因众多。仍有40%的IUGR原因不明。主要为母亲、胎儿和子宫胎盘因素。

1. 母亲因素

(1) 母亲身高、体重、母亲年龄过小、过大。

(2) 不良习惯：吸烟、酗酒、服药。

(3) 母亲的疾病：慢性肾脏病、慢性高血压、慢性心肺疾病、糖代谢异常、免疫性疾病、贫血结缔组织病。

2. 胎儿因素

(1) 染色体异常：染色体尤其是13、18、21三体者，Turner氏综合征、性染色体异常（XXX、XXY、XYP)，染色体电解不平衡。

(2) 胎儿感染：风疹、巨细胞病毒、单纯疱疹病毒、弓形体、疟疾、先天性梅毒和一些其他急性细菌感染常伴有低体重儿的出现。

(3) 多胎

3. 子宫胎盘因素

(1) 子宫异常：先天性子宫异常

(2) 母亲循环功能不良

(3) 胎盘组织染色体异常

### （三）分类

1. 内因性匀称型IUGR

此型IUGR发生早，常是在孕早期由有害因素影响所致，多系遗传因素所致，如基因、染色体异常。外因主要是孕早期病毒感染、烟酒、化学物质影响胚胎细胞分裂，胎儿细胞增殖能力低下，细胞数减少，细胞大小正常，胎儿的所有器官均受影响发育匀称预后不良。

2. 外因性不匀称型IUGR

此型IUGR多发生在妊娠晚期，早期发育正常，多源于母体疾病及胎盘功能低下，多表现为胎儿细胞体积减小，数目正常，发育不匀称，预后较匀称型好。由妊娠晚期不良因素影响胎儿胎盘功能所致，如母亲妊娠并发症或并发症，胎盘位置及形态异常等。后者又称外因性的胎儿宫内发育迟缓。

3. 外因性匀称型IUGR

此型系重要生长因素如叶酸、氨基酸等营养物质缺乏，在整个妊娠期影响胎儿发育，所以胎儿的外型是匀称的。

内因性匀称型IUGR约占18.18%；外因性不匀称型占67.21%，外因性匀称型约占14.55%。

不同类型的IUGR，对胎儿及新生儿的处理也不同。内因性匀称型IUGR需仔细除外胎儿畸形，需进行胎儿染色体检查。对于胎儿是否有病毒感染可通过母血清特异性抗体IgM，IgG检查。

外因性不匀称型IUGR要特别关注胎儿有无宫内缺氧，胎儿监护、胎盘功能生化监测要定期复查。

### （四）诊断

诊断根据母体病史和超声检查，进一步评估需作胎儿核型分析，母体血清，羊水病毒DNA检查，尽早发现先兆子痫。

超声测量胎儿身体参数（双顶径、头围、腹围、股骨长）为一种较好的方法可直接评估胎儿生长。发现几乎90%的对称或非对称IUGR，但假阳率较高超过20%。晚孕期单次测量不可能区别胎儿的大小和增长。20周前测量一次，随后34～36周再次测量可提高发现率。25周后多次随访测量或个体分析增长率可提高诊断。第5百分位数为最常用于诊断IUGR的临界值。如果胎儿参数低于生长曲线第五百分位数认为存在IUGR。腹围也被用作一个定性的生长参数。由于病理生长会影响胎儿的肝脏大小，首先表现为腹围的改变。腹围低于第10百分位数、第2.5百分位数及低于平均值的2个标准差用作界定标准。为了能筛选出高风险人群，产科医师常用低于第10百分位数。

### （五）鉴别诊断

若胎儿生长参数在正常范围内，但随后生长曲线趋于平坦，也存在发育迟缓。

头/躯干比值用于鉴别匀称和非匀称性IUGR及定量评价生长迟缓的严重程度。计算双顶径/腹横径，头围/腹围，股骨长/腹围比值。匀称性IUGR头/躯干比值正常，非匀称性比值增加。头围/腹围比值（HC/AC）正常31周前＞1；31～36周＝1；36周后＜1。股骨长/腹围比值（FL/AC×100%）＞24%（正常22±2%）提示存在

IUGR。

### （六）胎儿状况的评估

1. 胎儿尿生成率

IUGR 胎儿主动脉，特别是肾血管供给的灌注减低，肾滤过减少，尿生成减少。

2. 羊水量

IUGR 胎儿羊水量减低表明血流进行了重新分配，引起肾灌注减低，肾活力减低。

3. 胎儿运动

实时超声有助于显示胎儿运动特征。发育不良可引起呼吸功能不全，超声显像和胎儿监护发现胎儿大体运动和呼吸运动减低。

4. 胎盘分级

超声显像可观察到宫内胎盘实质的改变。35 周前存在Ⅲ级胎盘应警惕有 IUGR 的可能，敏感性 62%，阳性预测值 59%。

5. 多普勒血流速度测定

子宫胎盘供血不足伴胎盘阻力增加，引起母体血流到子宫胎盘循环以及胎儿心血管的适应性反应。多普勒超声检测相关的血管血流可发现这些变化。多普勒超声检测胎儿的动脉系统可间接评估胎盘阻力，检测胎儿静脉系统可评估胎儿心脏功能，同时评价胎儿动脉和静脉循环以及母体子宫动脉可判断子宫胎盘供血不足，并在发生羊水过少和胎儿心率异常之前判断宫内生长受限胎儿状况。母体状况的评估可确定发生宫内生长受限、先兆子痫和胎盘早剥的风险；而胎儿状况的评估可帮助确定胎儿处于低氧血症和酸中毒的风险。

母体子宫动脉舒张期切迹持续存在超过 24 周，反映了存在异常胎盘阻力，伴随着不良妊娠结局如宫内生长受限、先兆子痫和胎盘早剥。在胎儿方面，胎盘三级绒毛内血管数目减少，阻力增加引起脐动脉血流减低，脐静脉 $PO_2$ 逐渐减低。30%绒毛血管异常脐动脉舒张末期流速减低（图 49-5-3），70%绒毛血管异常脐动脉舒张末期流速消失（AEDV），甚至反转（REDV）。正常脐动脉在妊娠 12～14 周前舒张末期无血流，12～14 周后舒张末期才出现血流，并随着孕周的增加而增加（图 49-5-4）。子宫胎盘供血不足早期，脐静脉血容量降低（持续脐静脉血容量降低将导致胎儿血容量减少，继而引起肾灌注减少，最终羊水过少，胎儿缺氧，血流重新分配，即血流中心化，含氧高的脐血绕过肝静脉经静脉导管流入下腔静脉、卵圆窝至左心。使含氧量较高的血液优先供给心、脑、肾上腺等重要器官，供给不重要器官（肾、消化系统、肺、下肢等）的血管收缩，血流受限。导致脑部血管阻力降低，血流增加。左心室后负荷降低，左心输出量增加。多普勒超声检测到大脑中动脉舒张末期血流增加，阻力指数减低（图 49-5-5，图 49-5-6）；降主动脉、肾动脉阻力指数增加。这一现象称为脑保护效应。如果缺氧严重代偿失调，血管运动麻痹发生脑水肿出现颅压增高，脑血管机械性收缩，脑动脉舒张期血流消失或出现反向血流。

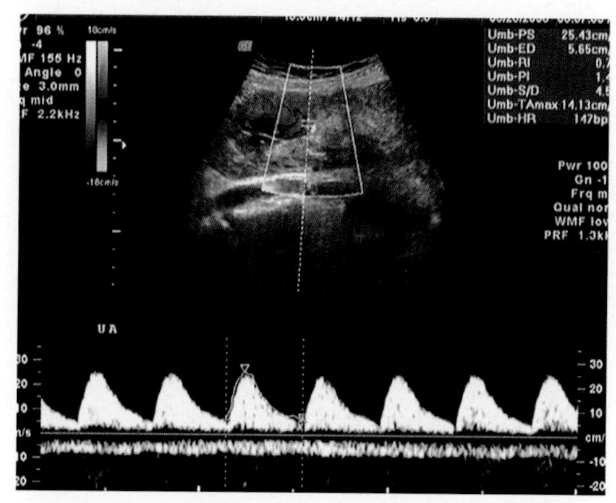


图 49-5-3　脐动脉舒张末期流速减低，阻力指数增高

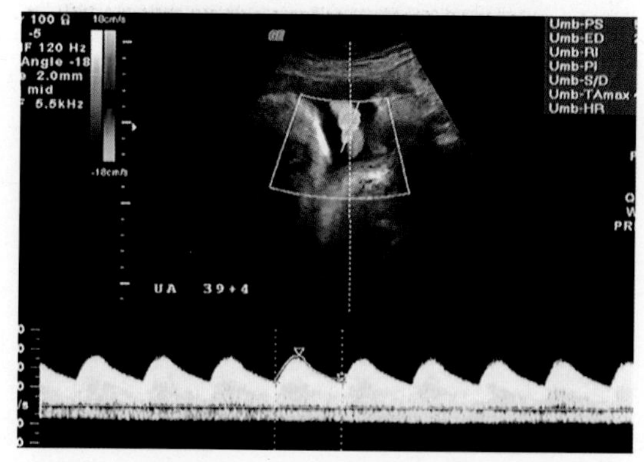


图 49-5-4　正常脐动脉血流波形

随着子宫胎盘供血不足的发展，胎儿心功能开始衰减，静脉回流开始减少。中心静脉导管、肝静脉、下腔静脉的血流波形反映了中心静脉压力的变化。其特征是三相波形，由心室收缩期峰值流速 S 波，被动舒张期流速 D 波，以及舒张晚

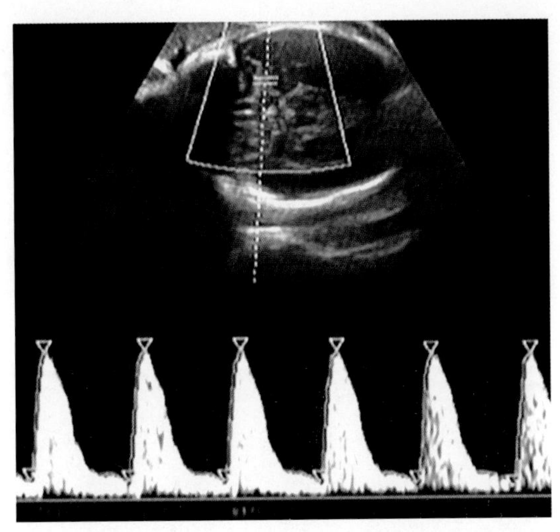

图 49-5-5　正常大脑中动脉血流

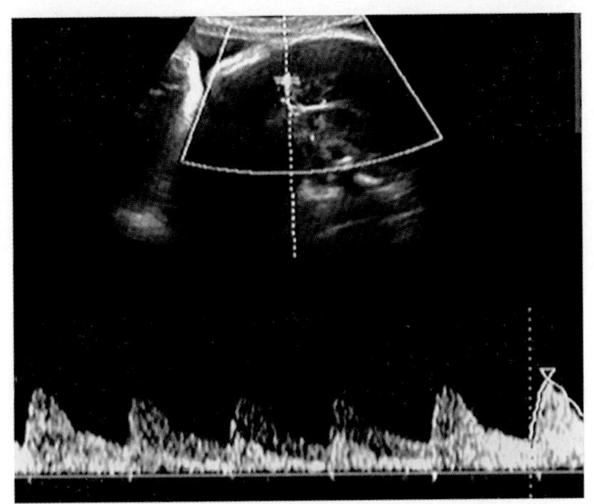

图 49-5-6　大脑中动脉舒张末血流增多

期心房收缩形成的 a 谷组成（图 49-5-7）。肝静脉和下腔静脉 a 谷为反向血流，静脉导管为正向血流。严重右心室功能不全，心房收缩产生逆向静脉血流，通过下腔静脉、静脉导管，甚至流入脐静脉。下腔静脉反向血流升高，反流百分比增加。在静脉导管 a 波流速降低，消失甚至反向（图 49-5-8，图 49-5-9）。脐静脉波动反映了代谢酸中毒。正常妊娠 13 周前脐静脉血流有节律性舒张末波动。13 周后血流连续无波动（图 49-5-10，图 49-5-11）。最后出现全收缩期三尖瓣关闭不全和自发心率减慢，预示着胎儿死亡即将来临。

超声波的应用不仅可以减低胎儿死亡率，而且还可以减少围产期发病率。脐动脉舒张末期血流消失或反向，围产期死亡风险增加 80 倍。及时给予干预，死亡率可降低 40%。宫内有脐动脉反向血流存活的新生儿，坏死性肠炎发生率明显增

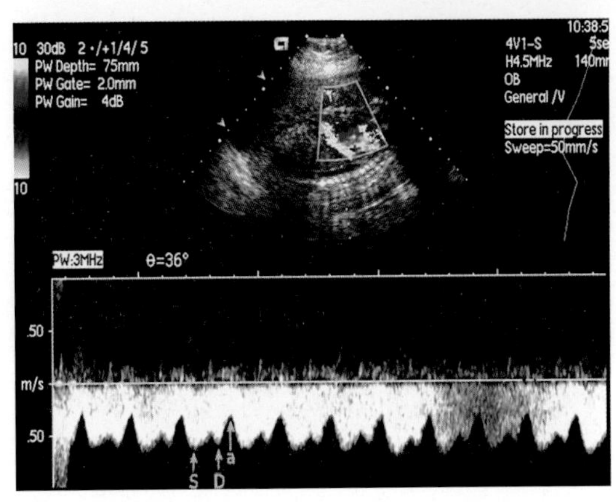


心室收缩期峰值（S），心室舒张期峰值（D），心房收缩期最低流速（a）

图 49-5-7　正常胎儿静脉导管血流多普勒频谱

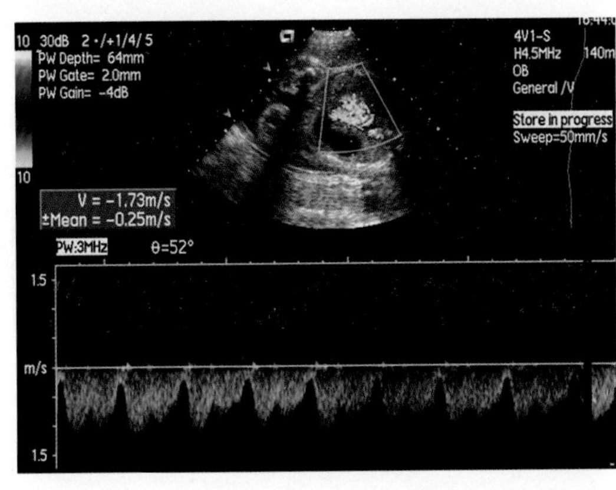


图 49-5-8　与正常（图 49-5-7）相比 IUGR 静脉导管心房收缩期血流减低

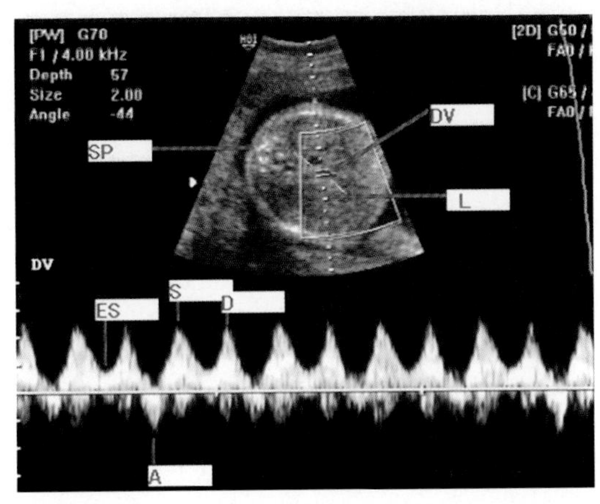


SP 示胎儿脊柱，DV 示静脉导管，L 示胎儿肝脏，S 示静脉导管收缩期波峰，D 示舒张早期波峰，ES 示收缩期与舒张期间波谷，A 示舒张晚期心房收缩致血流反向

图 49-5-9　右心功能不全时，静脉导管 a 波血流反向

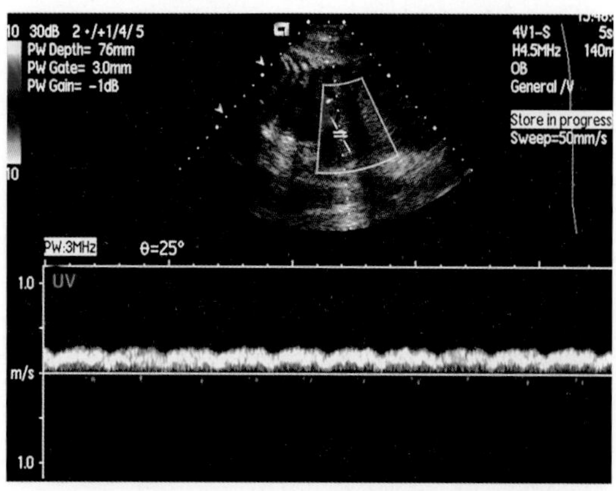


图 49-5-10　IUGR 晚期脐静脉血流波动

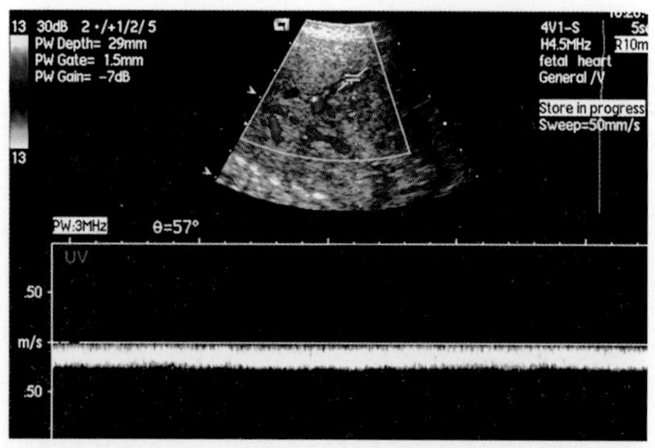


图 49-5-11　正常脐静脉血流连续无波动

多，可能是由于慢性低氧血症胎儿血流重新分配，继发严重肠血管收缩。

加上静脉系统多普勒超声评估，对严重生长受限胎儿在持续损伤或死亡发生前就可以及时给予处理和治疗。

（艾　红）

## 参考文献


［1］ Peter W. Callen edited 5th ed. p. Ultrasonography in obstetrics and gynecology. Philadelphia，Elsevier Inc，2008.

［2］ 严英榴．产前超声诊断学．北京：人民卫生出版社，2002.

［3］ Asim Kurjak and Frank A. Chervenak. edited The fetus as a patitent. England：The Parthenon publishing group I. td. 1994.

［4］ Werner O. Schmidt，Asim kurjak. edited Color Doppler sonography in Gynecology and Obstetrics. Germany：Georg thieme verlag，2005.

［5］ Richard Jaffe，Textbook of fetal ultrasound. New York：Parthenon publishing group Inc，1999.

［6］ 艾红．临床诊疗丛书：超声科手册．北京：科学出版社，2008.


## 三、前置胎盘

胎盘附着于子宫下段、部分或全部覆盖子宫颈内口称为前置胎盘。前置胎盘是中晚期妊娠阴道出血的主要原因之一，多见于多次妊娠及经产妇，多胎妊娠发病率亦高于单胎者。

前置胎盘的临床分类根据胎盘与子宫颈内口的关系而定。胎盘完全覆盖整个子宫颈内口者称中央性前置胎盘（图 49-5-12a，b），胎盘边缘达子宫颈内口者称边缘性前置胎盘（图 49-5-13）。

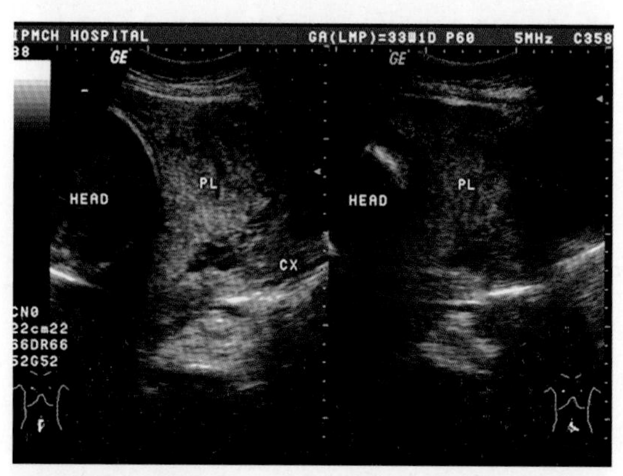


左图为矢状切面，右图为斜横切面

图 49-5-12a　胎盘位于右前壁的中央性前置胎盘

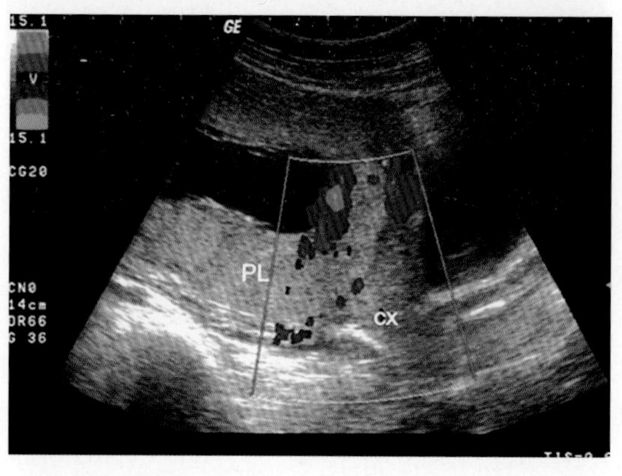


PL：胎盘，CX：宫颈，HEAD：胎头

图 49-5-12b　胎盘位于后壁的中央性前置胎盘

目前，超声已作为胎盘定位的首选方法，其准确率可达 95%以上。但由于孕妇在行超声胎盘定位时往往是在妊娠中晚期，尚未进入临产状态，子宫颈管闭合，呈一线状反射。临产时，由于宫口的扩张和宫颈的消失，有时会使胎盘的下缘位置有所改变。因而，对胎盘中央或近中央部分覆盖于子宫颈内口的前置胎盘可做出中央性前置胎盘的诊断，而对胎盘边缘近子宫颈内口者则难以下前置胎盘的诊断（图 49-5-14），须在临产时结合临床动态诊断。超声研究清楚地表明，妊娠时，

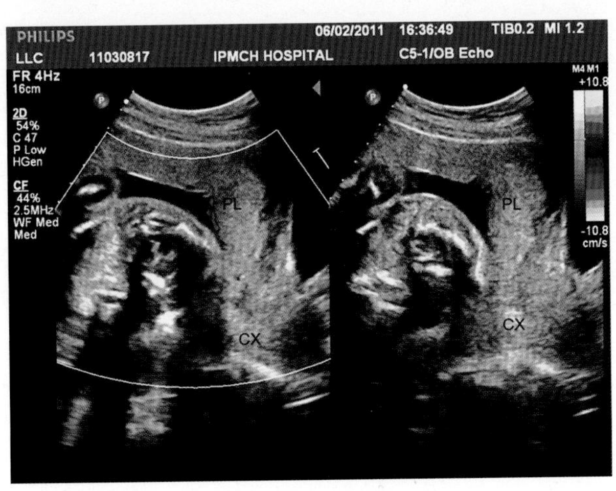


右图为二维超声，左图加用彩色多普勒。CX：宫颈；PL：胎盘

**图 49-5-13 前壁胎盘下缘达内口的边缘性前置胎盘**

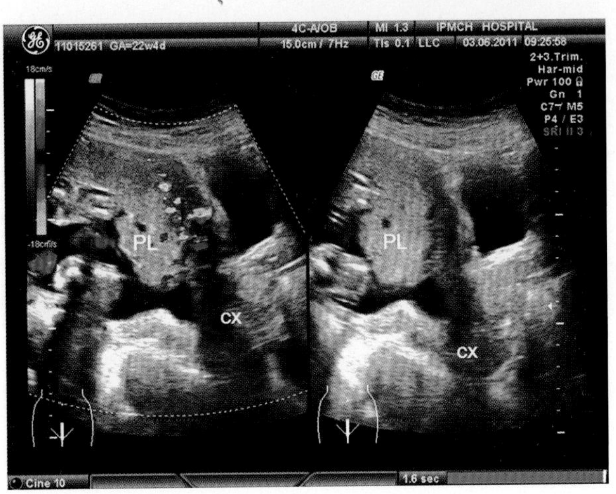


右图为二维超声，左图加用彩色多普勒。CX：宫颈；PL：胎盘

**图 49-5-14 胎盘下缘近宫颈内口**

胎盘下缘和子宫颈内口的关系存在着动态变化。妊娠中期开始时的低置胎盘到足月时其边缘可以与子宫颈内口有相当大的距离，这可能是胎盘与宫腔的比例在晚期妊娠时相对缩小及子宫下段形成、迅速增长和延长等原因所致。因此，对孕早期怀疑有前置胎盘者，应建议妊娠晚期再行复查。一般孕晚期妊娠超声检查胎盘下缘到达或覆盖子宫颈内口则前置胎盘诊断可以确立。超声检查前置胎盘的方法并不复杂：检查前孕妇先喝水两大杯，待膀胱适度充盈，以能良好显示宫颈内口为标准，即可进行超声检查。探头置于耻骨上作纵向和横向的扫查。仔细寻找子宫颈内口与胎盘的关系（图 49-5-15），前壁胎盘较易显示，边缘清晰，故容易诊断。胎盘中央部分或近中央部分覆盖于子宫颈内口则更易诊断。后壁胎盘，由于胎儿声影的影响，较难显示，不易观察到胎盘下缘与子宫颈内口的关系（图 49-5-16），若无膀胱透声窗，往往会被忽略，出现假阴性，须结合临床。若有无痛性阴道出血者，要高度警惕，使膀胱适度充盈时再行检查。亦可使用轻推胎儿先露的方法，使羊水下流，在胎盘下缘前方和子宫颈内口上方形成一透声窗，即可清晰地观察胎盘下缘与宫颈内口的关系，从而做出准确的诊断。近年来，也有用阴道探头诊断后壁前置胎盘的（图 49-5-17）。阴道探头所获得的超声图像较腹部探头清晰准确，但禁忌证较多。检查时，操作需轻柔。孕妇出血多，宫缩较紧时则不宜作此项检查。也有学者报道会阴超声检查亦有助于前置胎盘的诊断。

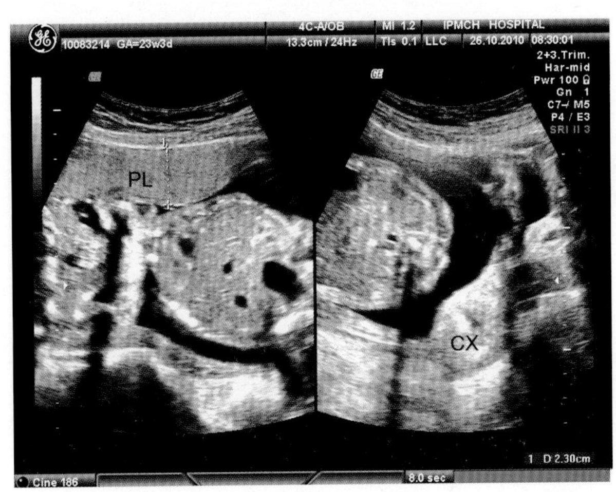


右图主要显示宫颈，内口上方有羊水作为透声窗，未见胎盘图像；左图主要显示前壁胎盘及下缘。PL：胎盘；CX：宫颈

**图 49-5-15 胎盘下缘与宫颈内口无关**

超声检查胎盘定位，首先须准确认识胎盘的声像图。妊娠中期胎盘声像图表现为密集均匀之低回声反射，期间可以夹杂微小的无回声区，可能为充盈的血窦。随着孕周的增加，胎盘逐渐趋向成熟，内部回声也相应变化，可逐渐出现散在的逗点状强回声及半环状强回声反射。切不可将子宫下段肌层的局部收缩误认为胎盘。此时，只要将探头放置时间稍长一些，待看到局部收缩的肌层松弛，即可确定不是胎盘。也有将前壁假回声误认为胎盘的，鉴别方法是将探头作多个切面多个方向的扫查，即可辨认真假胎盘。

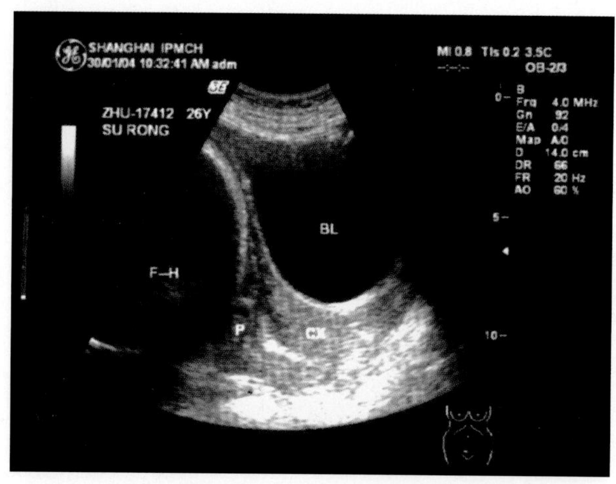

F-H：胎头；P：胎盘；CX：宫颈；BL：膀胱

**图 49-5-16　后壁前置胎盘下缘盖内口之部位很薄，易忽略，膀胱透声窗有助于正确诊断**

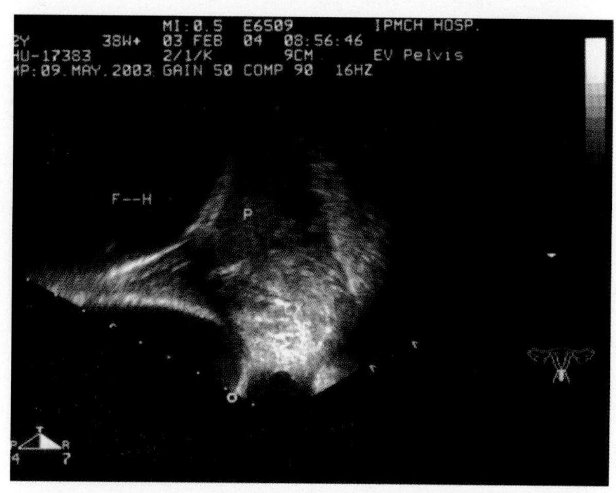

F-H：胎头；P：胎盘；CX：宫颈

**图 49-5-17　阴道超声诊断后壁前置胎盘**

（李丽蟾）

## 四、胎盘早剥

胎盘早剥是指正常位置的胎盘在胎儿娩出前胎盘部分或全部与子宫剥离。多见于孕 28 周以后，中孕期也可以发生。胎盘早剥时，血液由宫颈口向外流出称显性出血，积于宫腔内称隐性出血。胎盘早期剥离的病理改变是：当底蜕膜层出血，剥离面扩大，使胎盘和蜕膜分离，形成胎盘后血肿。出血少者，血液渗入底蜕膜内，或血液凝固止血。隐性出血严重时可能引起胎盘卒中，子宫不收缩，使胎儿死亡，患者休克。难以控制的出血还可以引起弥漫性血管内凝血，导致血液凝固障碍继续出血而死亡。因此，胎盘早剥需迅速诊断，及时处理。否则可危及母儿生命。

超声诊断胎盘早剥须结合临床。当临床病史怀疑有胎盘早剥时，须注意观察胎盘与宫壁的关系、胎心胎动及羊水情况。胎盘早剥的声像图表现：（1）当底蜕膜出血量少或显性出血时，血液在蜕膜层、子宫肌层渗出、浸润或流出宫外，故常无特征性表现。（2）当出血逐渐增多，胎盘后血肿形成并达到一定大小时，可见到胎盘实质与子宫肌层间有不规则的弱回声区（图 49-5-18a，b）。如出血时间较久，该区域内可出现增强回声。（3）如出血量多，则呈现胎盘增厚，血肿凝成血块，有时难以与胎盘图像明显鉴别，此时测量胎盘厚度有着重要的意义。（4）有时可见到胎盘边缘弱回声区内血液流动图像（图 49-5-19a，b），与胎盘边缘血窦出血难以鉴别。（5）可伴有胎心消失或羊水内点状稍强回声增多。前置胎盘和胎盘早剥的鉴别要点主要是结合临床病史，无痛出血者多为前置胎盘，有腹痛、休克、子宫触痛及近期外伤病史和妊高征患者则胎盘早剥的可能性大。短时间内随访复查也很重要：前置胎盘的形态、厚度无明显变化，而胎盘早剥，由于内出血的关系，可使胎盘的形态改变，厚度增加。

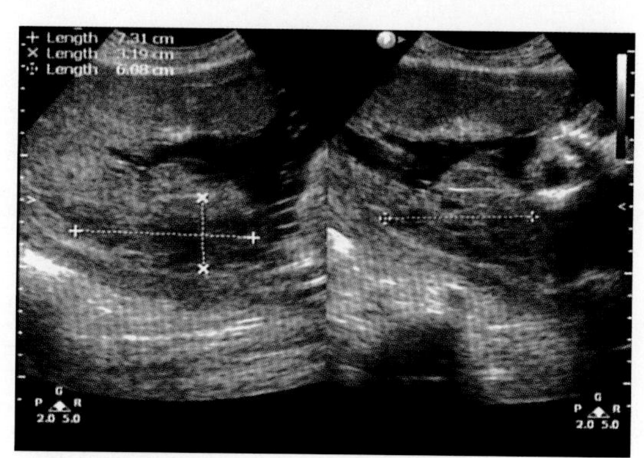

测量标记处弱回声为胎盘与宫壁剥离处的出血

**图 49-5-18a　胎盘部分早剥**

## 五、胎儿脐带绕颈

正常脐带长约 30～70cm，短于 30cm 为脐带过短，容易发生胎盘早剥。超过 70cm 则为脐带过长，过长的脐带容易缠绕胎儿，最常见的是脐带绕颈，超声检查可做出诊断。超声诊断一般以胎儿颈部皮肤见到 U 型压迹即可诊断，加用彩色

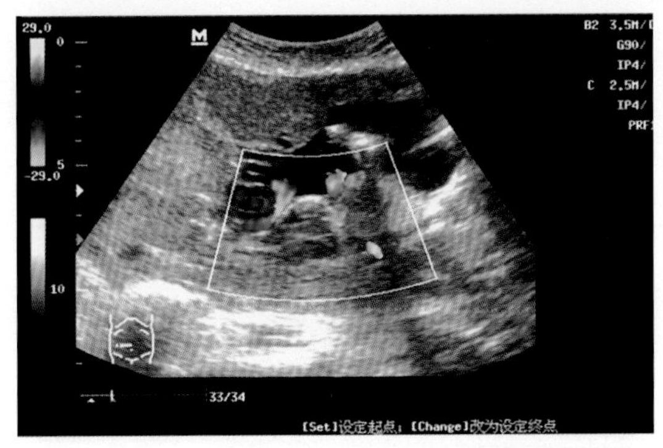

**图 49-5-18b　上图同一孕妇，3 天后复查胎盘早剥部位血液凝固止血，局部边缘形成一混合回声区**

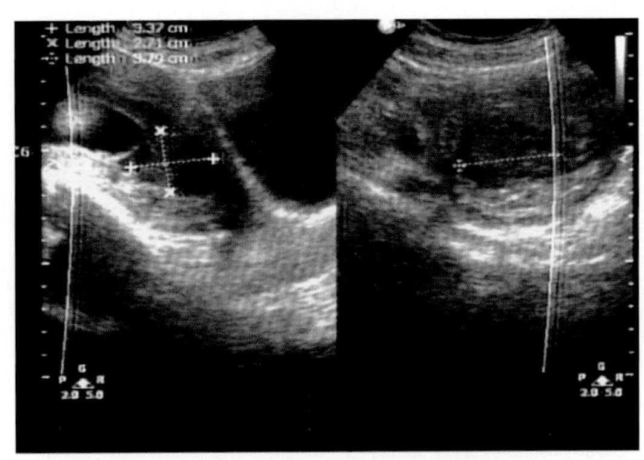

测量标记为宫内积血大致范围

**图 49-5-19a　胎盘边缘部分出血，致壁、包蜕膜分离，伴阴道出血量多**

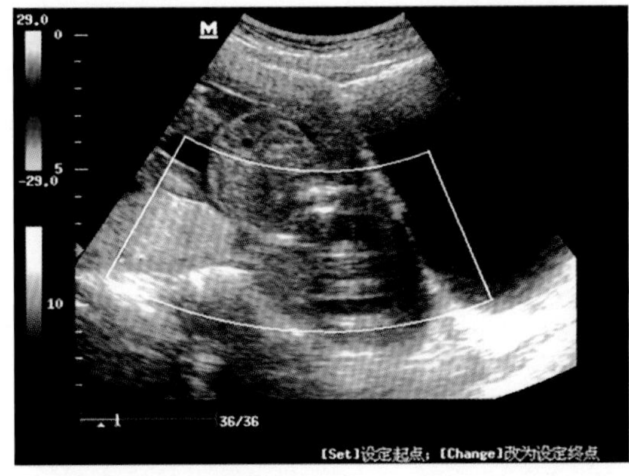

**图 49-5-19b　上图同一孕妇，10 天后复查，局部形成血凝块，内未见血流信号**

多普勒可见到胎儿颈周围绕条状彩色信号可明确诊断（图 49-5-20）。由于彩色多普勒的出现，脐带绕颈非常容易得以诊断，因此近年来脐带绕颈的诊断率很高。脐带绕颈并不一定会致胎儿生命危险。中晚期妊娠检查发现胎儿脐带绕颈，要告知孕妇注意胎动，晚期妊娠临产前发现脐带绕颈须测量脐动脉血流指数（图 49-5-21）以间接了解胎儿是否有宫内缺氧的存在，同时还应观察胎心胎动及羊水的情况。

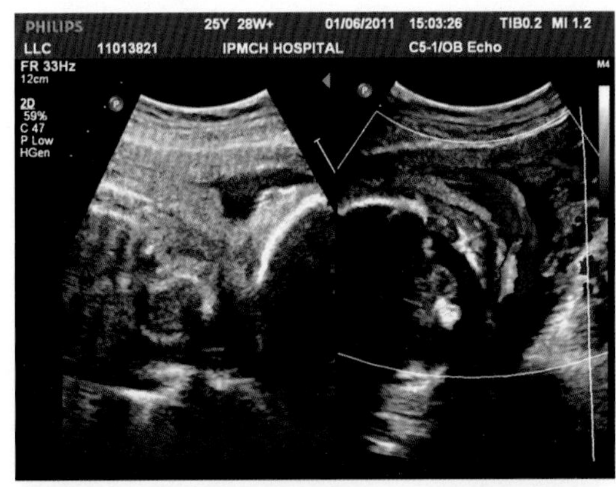

左图为二维超声胎儿长轴切面，胎儿颈部见压迹；右图为彩色多普勒胎儿颈部横断面，见绕颈之彩色血流信号

**图 49-5-20　孕 28 周脐带绕颈**

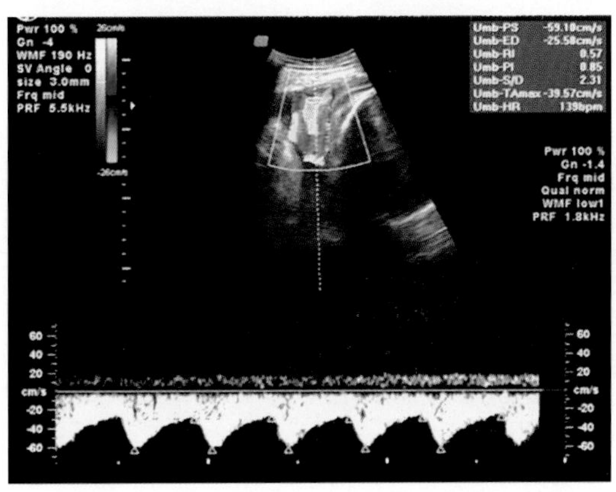

**图 49-5-21　晚孕胎儿脐带绕颈测量脐动脉血流指数**

（李丽蟾）

## 六、妊娠合并盆腔肿块

妊娠合并盆腔肿块中，最常见的是合并子宫肌瘤、卵巢肿瘤。对于早、中期妊娠所合并肿瘤，超声检查可初步做出诊断。在妊娠晚期常因子宫增大遮盖肿瘤而难以显示。

超声检查妊娠合并盆腔肿块应结合病史，一般在进行早中孕超声检查时，须注意观察宫壁及两侧附件区是否有异常回声。有盆腔肿瘤病史者妊娠晚期检查时，应注意在该部位认真仔细查找，若未探及肿块，亦不能轻易否定。

妊娠合并前壁子宫肌瘤整个孕期都可以诊断。检查时需注意子宫肌壁有无肌瘤占位图像（图 49-5-22a，b），浆膜下肌瘤（图 49-5-23）及肌壁间肌瘤（图 49-5-24）图像与非妊娠期子宫肌瘤图像相同。妊娠时子宫肌瘤常呈充血状态，彩色多普勒检查可见血流。后壁肌瘤较难以显示，当仪器条件好，孕妇透声好时也可以有所发现（图 49-5-25）。

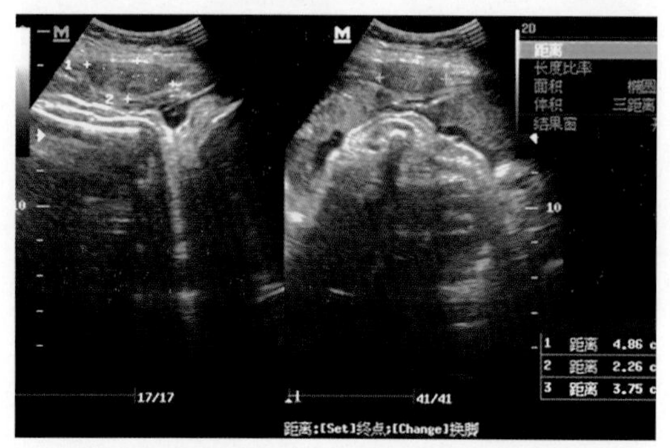

图中测量标记内为前壁肌瘤范围

**图 49-5-22a　妊娠合并子宫多发性肌瘤**

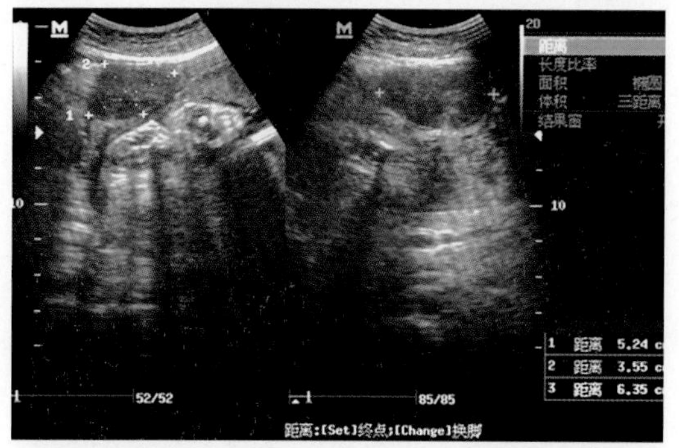

**图 49-5-22b　上图同一孕妇，子宫前壁另一肌瘤，图中测量标记内为肌瘤范围**

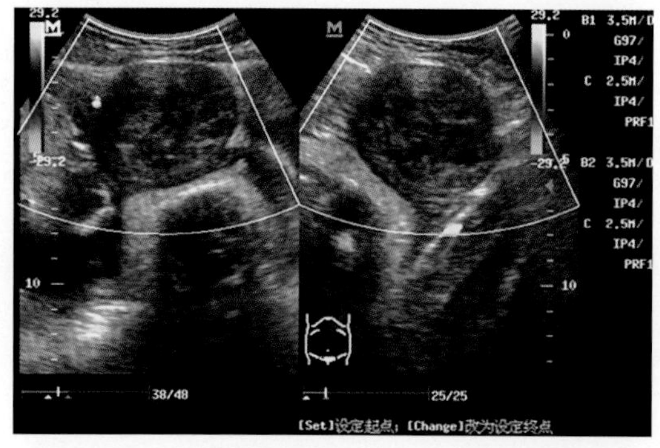

**图 49-5-23　妊娠合并浆膜下子宫肌瘤与非妊娠期肌瘤图相同，周边可见血流信号**

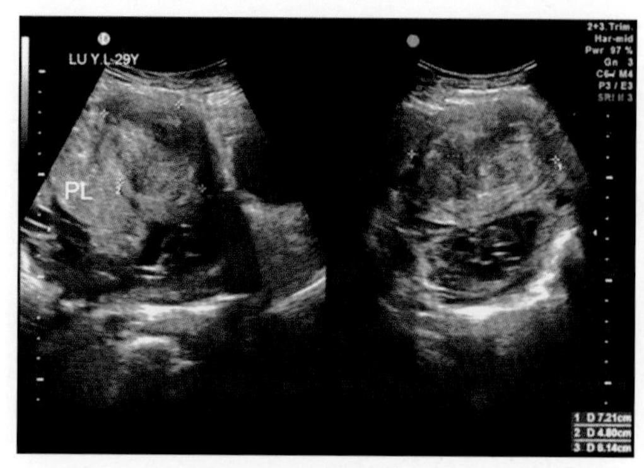

PL：胎盘，左图为纵切，右图为横切

**图 49-5-24　宫体下部分前壁肌瘤，胎盘着床于前壁。内回声欠均匀，测量标记内为肌瘤图像**

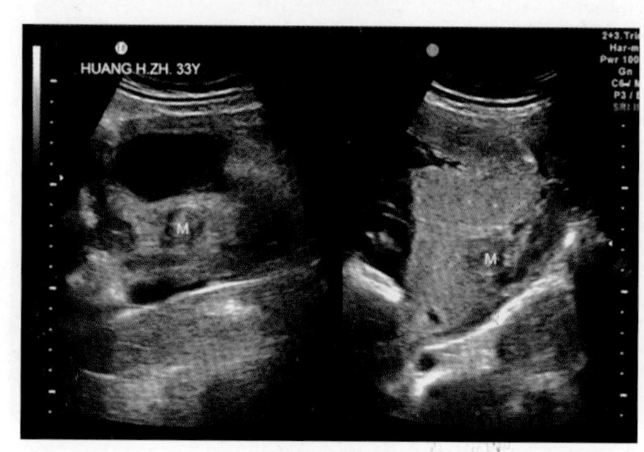

M：肌瘤

**图 49-5-25　妊娠合并子宫后壁肌瘤，晚期妊娠时较难以发现**

妊娠合并卵巢肿瘤时，需观察卵巢肿瘤大小、形态、有无包膜、是否光滑及其内容物性质。必要时可加用彩色多普勒检测血流。妊娠合并卵巢肿瘤较为多见的是畸胎瘤（图 49-5-26）和囊腺瘤（图 49-5-27a，b），约占妊娠合并良性肿瘤的 90%。若探及盆腔积液或腹水时须高度警惕卵巢恶性肿瘤的存在。

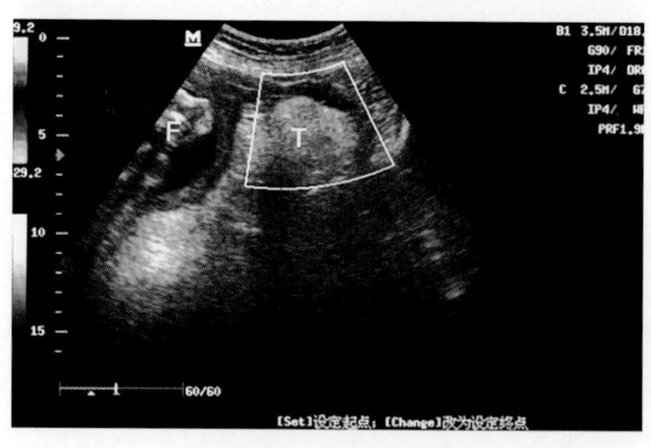

T：卵巢畸胎瘤，F：胎儿

**图 49-5-26　妊娠合并左卵巢畸胎瘤，其内部分回声增强，未见明显血流信号**

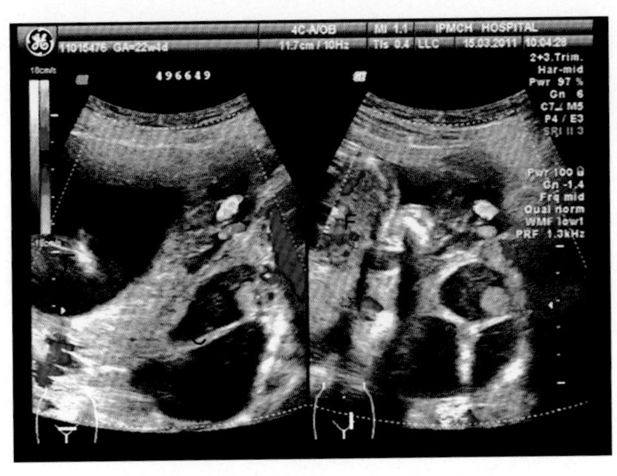

C：卵巢囊肿；F：胎儿

图 49-5-27a 孕 22 周中孕时的囊腺瘤

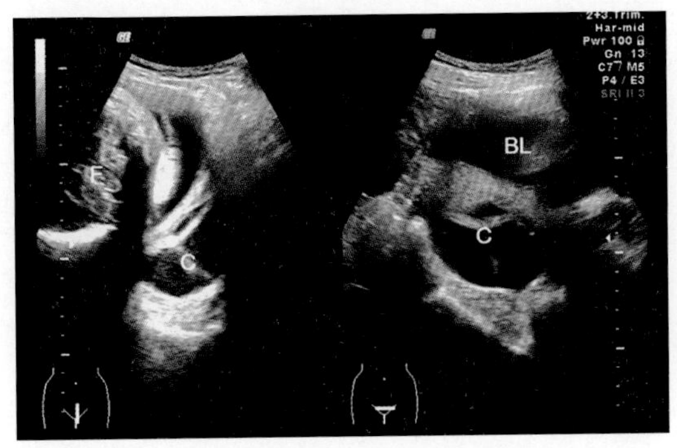


C：卵巢囊肿；F：胎儿；BL：膀胱

图 49-5-27b 孕 34 周上图同一孕妇晚孕时检查，囊肿范围未缩小

早期妊娠发生的黄素囊肿可呈现无回声或弱回声（图 49-5-28），到妊娠中晚期会消失。有卵巢子宫内膜样囊肿史者怀孕后，该囊肿会缩小甚至消失，可与囊腺瘤鉴别。

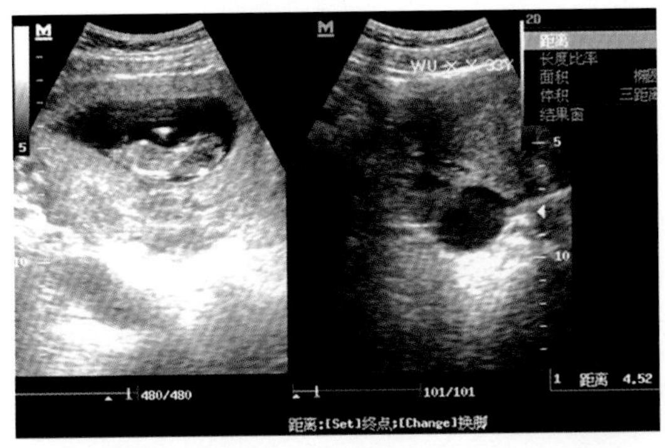

左图为孕 10 周之胎儿，右图内弱无回声为卵巢囊肿

图 49-5-28 早孕时的卵巢黄体囊肿

（李丽蟾）

## 第六节 颜面部畸形

### 一、眼和鼻畸形

#### （一）小眼畸形

小眼畸形主要指眼球及眼眶明显缩小，眼裂也缩小，又称为先天性小眼球。其发生率在活产儿约为 1/5000。可单眼受累，也可双眼均受累。轻者受累眼球结构正常，晶体存在。重者眼球极小，虹膜消失等，还可伴其他器官系统的异常。导致小眼畸形的原因很多，主要有染色体异常（如三倍体，9、13、18 三体，染色体缺失等），环境因素，某些基因综合征等。

【超声表现】

轻度小眼畸形产前超声诊断几乎不可能，明显的小眼畸形产前超声诊断不难。单侧小眼畸形表现为受累侧眼眶及眼球明显小于健侧，在双眼球横切面上明显不对称；双侧小眼畸形表现为双侧眼球及眼眶明显缩小，两眼眶左右径、眼眶内距不成比例，眼眶内距明显大于眼眶左右径。缩小的眼球内可有异常回声，透声差。常合并的畸形如脑积水、肾发育不全、并指等。

【预后】

小眼畸形的预后主要取决于合并畸形或综合征的严重程度。轻度小眼畸形眼球结构可正常，但有视力差、斜眼、眼颤、远视，重者可完全无视力。

#### （二）独眼畸形

独眼畸形表现为单一眼眶位于面部中央，单一眼眶内有不同程度的眼部融合，外鼻缺如或以一长鼻或象鼻的形式位于眼的上方，多是全前脑畸形的面部发育异常的表现之一。

【超声表现】

独眼畸形的面部特异性超声表现为单眼眶、单眼球，当发生于全前脑畸形时，眼眶上方出现一长柱状软组织回声向前方伸出，即为发育不全的长鼻，长鼻中央常无鼻孔。

【预后】

由于独眼畸形与全前脑密切相关，其预后也与不同类型的全前脑的预后有关。

### （三）眼距过近

眼距过近，即两眼眶的位置相距异常近，是前脑无裂畸形常伴有的颜面部特征。此外Meckel-Gruber综合征、某些染色体畸形、小头畸形、三角头畸形、Williams综合征、母亲苯丙酮尿症、眼齿发育不良等畸形也可有眼距过近的表现。

【超声表现】

取眼眶的横切面，测量双侧眼眶的宽度，可测双侧眼眶外缘间距，双侧眼眶内缘间距，一般眼眶内缘间距为眼眶外缘间距的1/3。当眼眶内距与眼眶外距的比值小于1∶3时，可认为眼距过近（图49-6-1），还应仔细检查胎儿颜面部其他部位有无异常，同时应仔细检查颅内结构有无异常，如有无丘脑融合，单一侧脑室等。

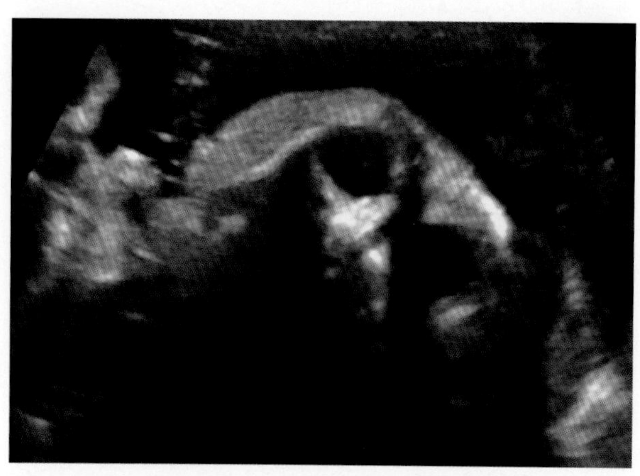

**图49-6-1　31周胎儿眼距过近**

【预后】

眼距过近患者的预后取决于伴发畸形的严重程度，由于眼距过近与全前脑密切相关，其预后也与不同类型的全前脑的预后有关。

### （四）眼距过远

眼距过远是指两眼眶之间的距离异常增大。双眼在胚胎正常发育过程中，最初位于胚胎头部的两侧，然后逐渐向额部方向移行，如果这一过程发生障碍，则可出现眼距过远。额部脑或脑膜膨出、中部面裂综合征等都可导致眼的向前移行过程受阻。

【超声表现】

当眼眶内距明显增大，且与眼眶外距的比值大于1∶3时，可认为眼距过远（图49-6-2）。前额部的脑或脑膜膨出是引起眼距过远最常见的原因，超声在前额部可检出囊性或囊实混合性包块，包块内容物为脑膜、脑脊液或脑组织，实时追踪观察包块与颅内结构的相互关系，同时可显示相应部位的颅骨缺损。

中部面裂综合征极少见，主要表现为眼距过远，鼻畸形，分裂鼻，两鼻孔距离增大，可伴有中央唇裂或腭裂。当超声检出眼距过远伴有唇、腭裂时，应高度怀疑中部面裂综合征。

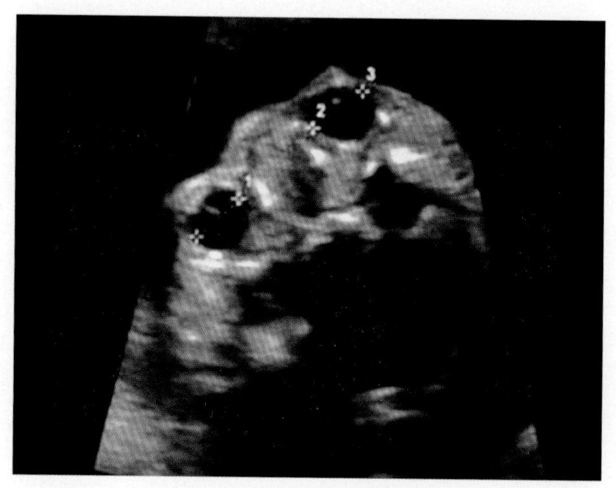


眼眶内距1.95cm，眼眶外距4.2

**图49-6-2　23周胎儿眼距过远**

【预后】

眼距过远常合并有染色体畸形，如21三体，Turner综合征及染色体三体综合征等，因此眼距过远应行染色体核型分析。眼距过远患儿多有严重面部畸形，包括眼、鼻、唇等畸形，严重影响患儿的面部外观。

### （五）无眼畸形

无眼畸形极其罕见，主要指眼球缺如，眼眶缩小或缺如，眼睑闭锁，眼区下陷，可单侧也可双侧发生。其发生率在活产儿约为1/20 000，多数呈散发。发生原因可能与胚胎3～4周孕母感染风疹病毒、过量X线照射、维生素A摄入过多有关。

【超声表现】

双眼球水平横切面上一侧或双侧眼眶及眼球图像不能显示，在相当于眼眶部位仅显示一浅凹状弧形强回声（图49-6-3）。当超声检查能显示一小眼眶时，应仔细检查有无晶体回声，如果晶体缺如，多为无眼畸形。如果可以显示晶体，则多为小眼畸形。当检出胎儿无眼畸形时，应仔细检查胎儿有无其他畸形，如耳畸形、下颌畸形等。

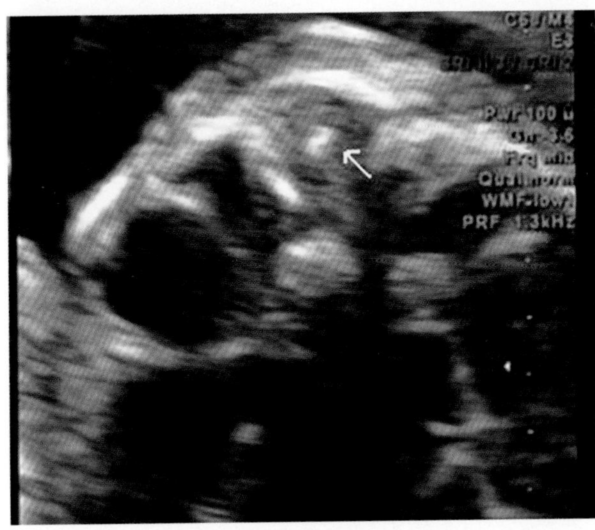

胎儿右眼眶内未见眼球图像显示，仅显示一强回声（箭头所示）

**图 49-6-3 胎儿无眼畸形**

【预后】

无眼畸形与小眼畸形相似，其预后在很大程度上取决于合并畸形的严重程度。无眼畸形患者完全无视力。

### （六）眼部其他畸形

1. 鼻泪管囊肿

鼻泪管囊肿是由于先天性鼻泪管远端闭塞引起泪管囊性扩张所致。鼻泪管囊肿的超声表现为圆形囊性无回声位于眼球内下方、眼球无移位，与眼球运动不同步（图 49 6-4）。鼻泪管通常在妊娠第 7 个月或者第 8 个月贯通。大约 30%新生儿鼻泪管不通，但只有 2%会出现症状。有报道引起新生儿泪管阻塞的薄膜约 78%左右可在 3 个月以内自发破裂，约 91%可在 6 个月以内破裂。故本病多可以自愈，且愈后良好。

2. 先天性白内障

胎儿眼睛的晶体部分或全部混浊，称为先天性白内障。其发病率约为 5/10 000。先天性白内障可以是家族性的或是散发的，可单眼或者双眼发病，可伴发其他眼部异常。引起先天性白内障最多见的原因是胎儿先天感染风疹。胎儿先天性白内障有三种超声特征：晶体完全呈强回声；晶体表现为双环征，外侧强回声环为晶体边界回声，内侧强回声环为白内障边界回声；晶体中央出现强回声区。上述超声表现可以提示先天性白内障。

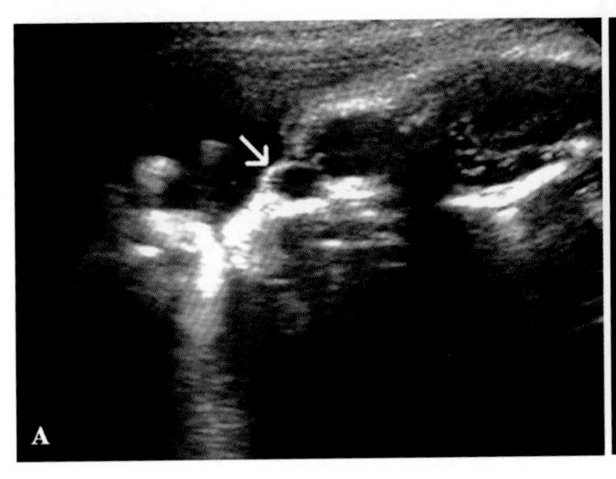

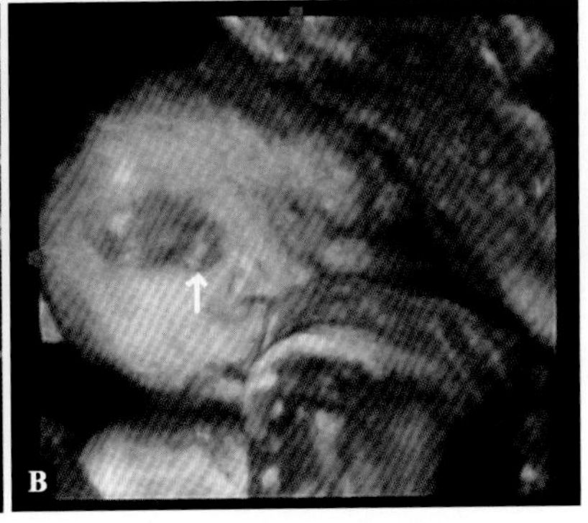

A. 胎儿眼部横切面显示右眼鼻侧下方囊肿（箭头所示）；B. 三维成像显示鼻泪管囊肿（箭头所示）

**图 49-6-4 鼻泪管囊肿产前超声所见**

### （七）鼻畸形

外鼻由内侧鼻突和外侧鼻突发育而来，因遗传因素或其他原因导致这一发育过程障碍，可以形成各种各样的外鼻畸形。胎儿鼻部畸形的病因尚不完全清楚，可能原因有环境因素、机械因素、遗传基因等。部分与染色体的异常有关。先天性外鼻畸形常合并全身其他器官的先天畸形。先天性外鼻畸形主要有：

1. 无鼻

胎儿面部显示为眼距过近或独眼或单一眼眶内两个眼球不同程度的融合，伴有鼻腔、鼻窦、上颌骨、鼻中隔和鼻甲骨缺如。该类鼻畸形常出现于最严重的无叶全前脑畸形中。

2. 喙鼻或长鼻

喙鼻的形成是由于内侧鼻突及外侧鼻突发育

畸形所致。胎儿除有无鼻畸形的面部和颅内结构改变的超声学特征外，还可见外鼻以一长鼻或象鼻的形式位于独眼的上方或两眼眶之间。该类畸形多见于无叶全前脑。

3. 扁平鼻或单鼻孔畸形

该类畸形也称猴头畸形，以单鼻孔畸形和明显眼距过近为特征，胎儿面相与阔鼻猴相似，与扁平鼻相应的鼻孔常只有一个，亦是扁平状，此类异常多在无叶全前脑中出现。

【超声表现】

无鼻和喙鼻均与前脑无裂畸形有关，是前脑无裂畸形在颜面部的表现，发现此类颜面部畸形时应仔细扫查颅内结构。喙鼻表现为眼眶上方或两眼眶之间出现一长的柱状软组织回声向前方伸出（图49-6-5），即为发育不良的喙鼻，喙鼻中央常无鼻孔。猴头畸形超声表现为鼻的形态明显异常，常无鼻翼结构，呈一软组织回声，位于两眼眶之间的下方，鼻的中央仅有一小的单鼻孔（图49-6-6）。

产前胎儿超声检查时，很少做出单纯外鼻畸形的诊断。产前超声诊断除有鼻局部异常表现外，尚有其他结构异常表现。

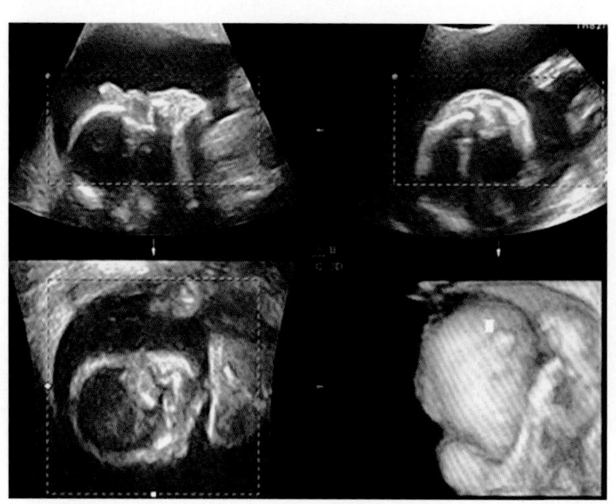

面部三维直观显示胎儿喙鼻畸形。N：鼻子

**图 49-6-5　20 周胎儿产前超声诊断为全前脑、喙鼻**

【预后】

外鼻畸形常伴发多种畸形，其预后与合并畸形相关。

## 二、唇腭裂

唇裂是在胚胎 5 到 7 周时，上颌突未能与同侧球状突融合，则产生单侧唇裂。如在两侧发生，则可产生双侧唇裂。腭裂是胚胎 5 到 12 周时中腭突未能在一侧或两侧与侧腭突融合，则形成单侧或双侧腭裂。

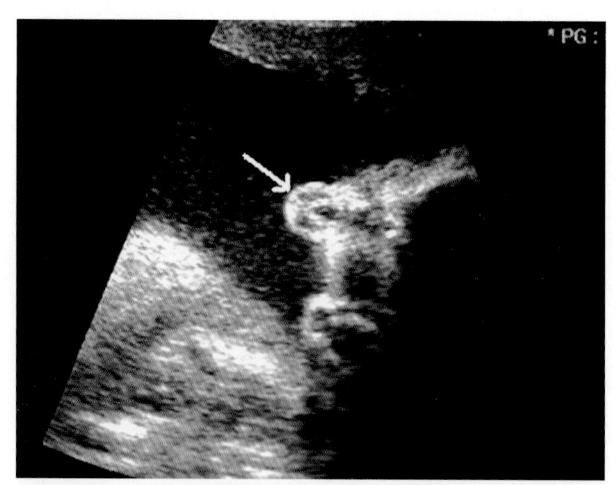


胎儿颜面部冠状切面显示鼻的中央仅有单鼻孔

**图 49-6-6　胎儿单鼻孔**

唇腭裂是最常见的颜面部畸形，发病率约为 1/1 000，男性约为女性的 2 倍。唇裂常伴有腭裂，单纯腭裂较少见。唇腭裂发生受遗传因素和环境因素共同影响。唇腭裂有家族性发病倾向，为多基因遗传。环境因素尤其是化学因素可引起唇腭裂的发生，某些药品及 X 线都可诱发唇腭裂。

唇腭裂有许多类型，目前临床上常见类型有：

1. 根据唇裂的程度可将唇裂分为：Ⅰ度唇裂，裂隙只限于唇红部；Ⅱ度唇裂，裂隙达上唇皮肤，但未达鼻底；Ⅲ度唇裂，从唇红至鼻底完全裂开。Ⅰ、Ⅱ度唇裂为不完全唇裂，Ⅲ度唇裂为完全唇裂。

2. 根据唇裂部位可将唇裂分为：单侧唇裂；双侧唇裂；上唇正中裂。

3. 根据腭裂的程度可将腭裂分为：Ⅰ度腭裂，指悬雍垂裂或软腭裂；Ⅱ度腭裂，指全软腭裂及部分硬腭裂，但裂口未达到牙槽突；Ⅲ度腭裂，指从悬雍垂至牙槽突全部裂开。Ⅰ、Ⅱ度为不完全腭裂，一般不伴唇裂，由于其唇部及牙槽突完整，因此产前很难诊断。Ⅲ度为完全性腭裂，常伴有同侧唇裂。按病变部位腭裂有单侧和双侧之分，单侧多于双侧，左侧多于右侧。

【超声表现】

1. 单纯唇裂在胎儿颜面部冠状切面和横切面上观察最清楚。二维超声表现为一侧或双侧上唇连续性中断，胎儿口唇微张时呈“八”字形，中断处为无回声暗带，暗带可延伸达鼻孔，引起受累侧鼻孔变形、变扁。仅在唇红部显示中断者为Ⅰ度唇裂，Ⅰ度唇裂因裂孔小常漏诊。如果鼻孔两侧对称、鼻孔不变形、唇裂裂孔未达鼻孔者则多为Ⅱ度唇裂。单侧唇裂且两侧鼻孔不对称时常为Ⅲ度唇裂。唇裂大或合并腭裂时，可观察到胎儿舌头伸缩运动。三维超声显示胎儿上唇部结构连续中断，严重者可见“豁口”（图 49-6-7），鼻与唇间结构紊乱显示模糊，甚至见鼻扭曲。

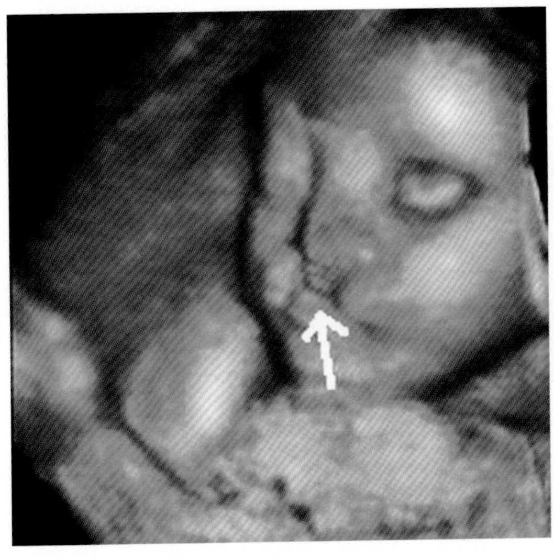

三维超声成像显示胎儿唇部较大“豁口”（箭头所示）

**49-6-7　胎儿Ⅲ度唇裂**

2. 在口唇部横切面扫查显示牙槽突中断，可提示牙槽突裂。牙槽突裂隙可与鼻腔切面延续，鼻腔中隔两侧不对称，裂侧增宽。牙槽突裂超声诊断相对容易，而无原发腭裂仅为继发腭裂即硬腭裂或软腭裂超声诊断较困难。

3. 双侧唇裂合并牙槽突裂或完全腭裂时，双侧唇与牙槽突连续性中断（图 49-6-8），在鼻的下方可显示一明显向前突出的强回声块，这一结构称为颌骨前突。颌骨前突主要由于前颌突牙槽骨与牙龈及上唇中部软组织过度生长所致，常在鼻的下方形成一较大的回声团块，掩盖其两侧唇腭裂的显示与辨认（图 49-6-9）。

4. 腭裂位置较深，有时受胎位及周围结构声学影像影响难以显示，产前诊断仍具有一定难度。随着超声新技术的发现，一些更新更好的技术运用于产前胎儿畸形诊断，可以弥补二维超声的某些不足。三维超声多断面成像技术可同时显示检查部位的一系列平行切面，通过调整图像设置、平移可以观察所有的平行切面。现今，该类技术已成功应用于胎儿唇腭裂诊断。运用该类技术可以进一步观察和判断某些条件适宜的唇腭裂的位置、范围和严重程度，对提高胎儿唇腭裂的诊断率，具有一定的应用价值（图 49-6-10，图 49-6-11）。

【预后】

不伴有其他结构畸形的单纯唇腭裂预后较好，可通过手术修补治愈。唇腭裂伴有其他结构畸形者，其预后取决于其伴发畸形的严重程度。

## 三、下颌畸形

胎儿小下颌畸形是指由于各种原因导致的胎儿下颌骨发育不良引起下颌骨短小而颏后缩。小下颌畸形可以单独存在，也可以是一系列综合征和染色体异常等的表现之一。小下颌畸形的病因不清楚，可能与鳃弓形成下颌骨的过程受到某种损害而引起下颌骨、上颌骨和耳的畸形有关。

【超声表现】

超声对于小下颌畸形的产前超声诊断主要有两种方法：主观目测法和客观测量法。

目测法：在正常情况下，正中矢状切面可显示前额、鼻尖、上唇、下唇及下颏向前突起，并在正中轴线上。而小下颌畸形时，由于下颌骨发育不良、短小，在颜面部正中矢状切面能最直观地显示正中轴线下唇与下颏之间失去了正常的“S”形态，而且下唇较上唇明显后移，三维超声成像能更形象立体地显示其外周轮廓，较直观的对其进行观察，可帮助诊断（图 49-6-12）。

客观测量方法：临床上在下颌水平横切面上测量下颌骨前后径，即于两下颌骨前联合点测量至下颌骨末端，当测量值明显＜1/2 双顶径时作为产前超声客观评定指标。另外国外学者 Rotten 提出在胎儿颜面部正中矢状切面测量下面角，有助于超声识别和描述宫内胎儿颏后缩。下面角的测量方法为于鼻根处作一条垂直前额的线，并在下颌最突出点与唇的最突出点之间连一条线，测量这两条线之间的夹角。下面角的正常值为 65.5°±8.13°，当角度小于 49.2°时定义为颏后缩（图 49-6-13），同时具有下颌骨宽度与上颌骨宽度的比值小于 0.785 时定为小下颌。

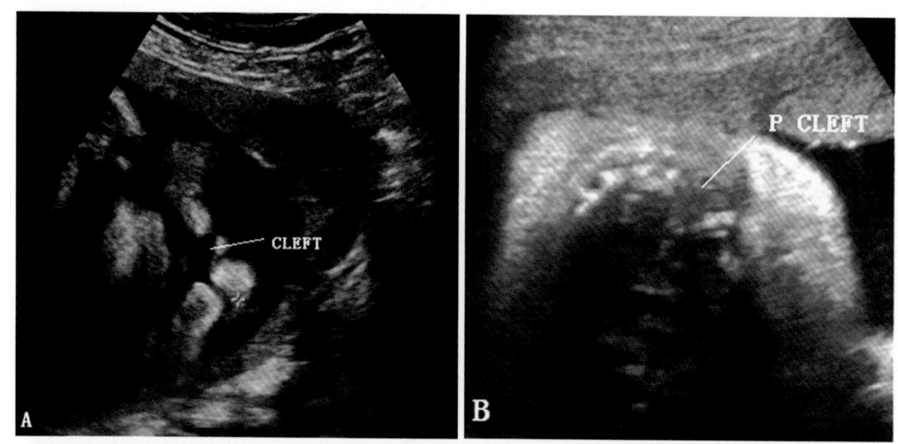


A. 唇裂横切面显示唇中断；B. 口唇部横切面显示牙槽突中断。CLEFT：唇裂；P CLEFT：牙槽突裂

图 49-6-8　28 周胎儿完全唇裂合并牙槽突裂

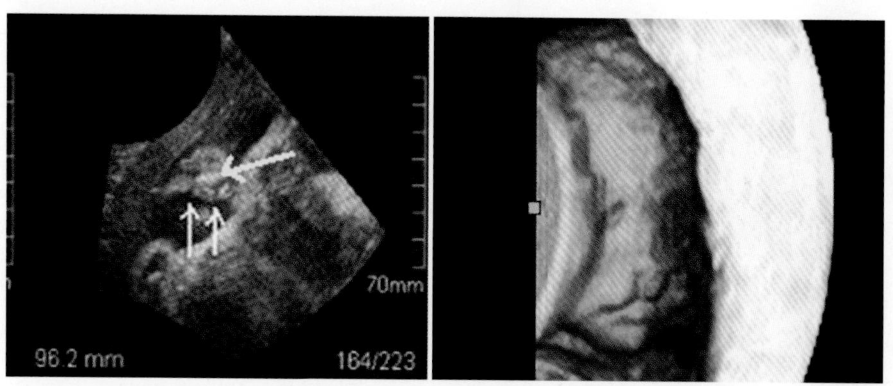


黄箭头所示为颌骨前突，白箭头所示为双侧唇裂

49-6-9　双侧唇腭裂胎儿颌骨前突起及其两侧的裂隙声像图

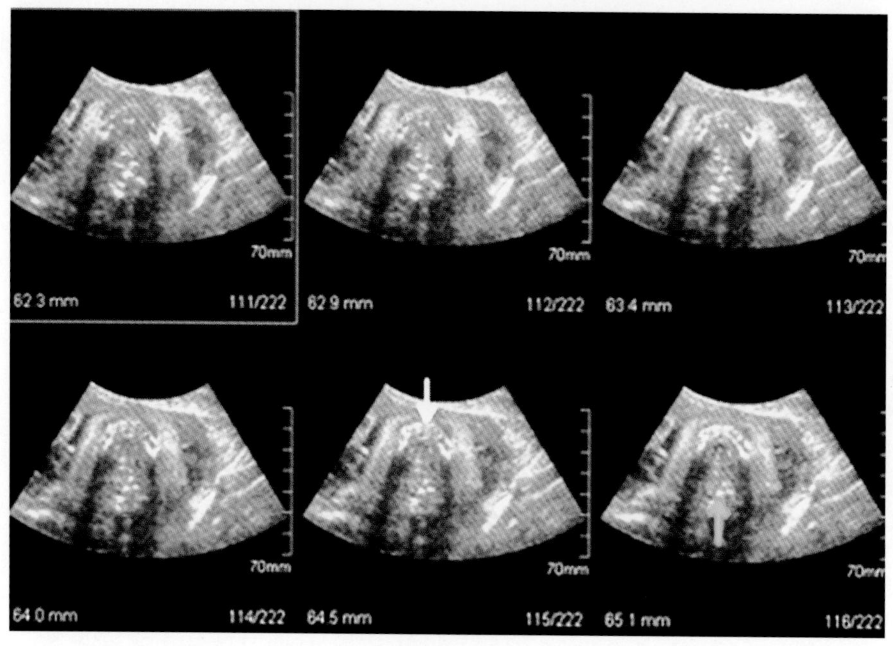

白色箭头所示为上牙槽突，绿色箭头所示为硬腭

图 49-6-10　正常胎儿上牙槽突和硬腭的三维超声成像

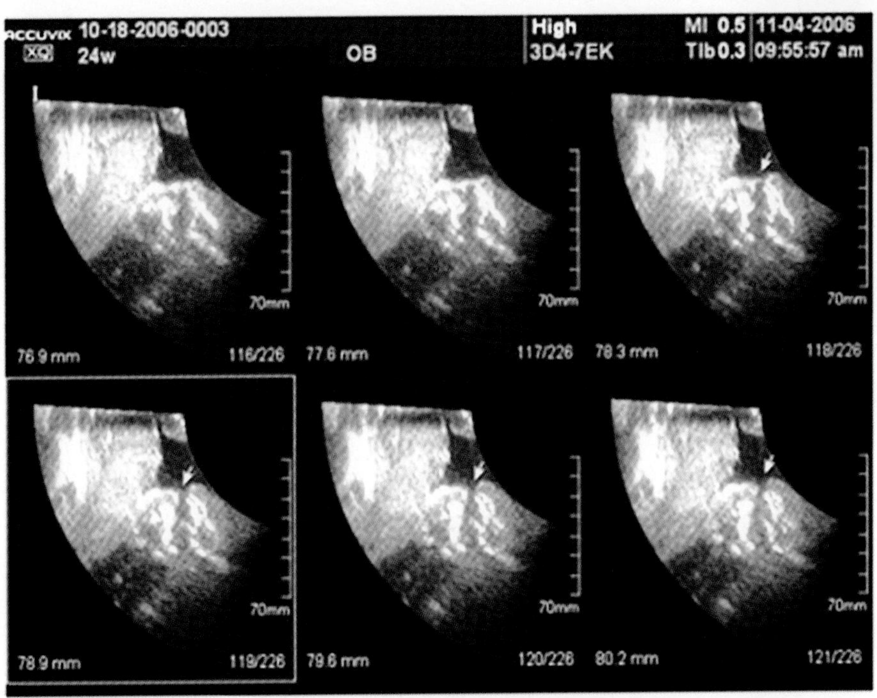


图 49-6-11　胎儿单侧腭裂的三维超声成像

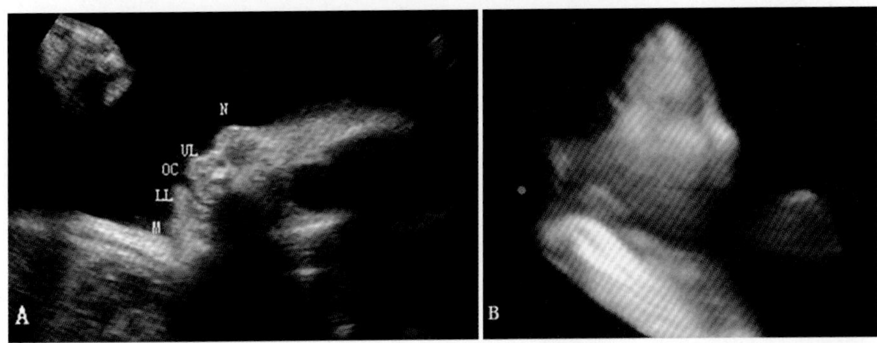


A. 面部正中矢状切面，显示下颏小，下唇及下颌明显后缩，正常下唇下颌形成的“S”形曲线消失。B. 三维超声显示小下颌。E：眼睛；M：下颌；N：鼻子；UL：上唇；OC：口腔；LL：下唇

图 49-6-12　胎儿小下颌畸形合并双侧前臂短小，手形态异常，室间隔缺损

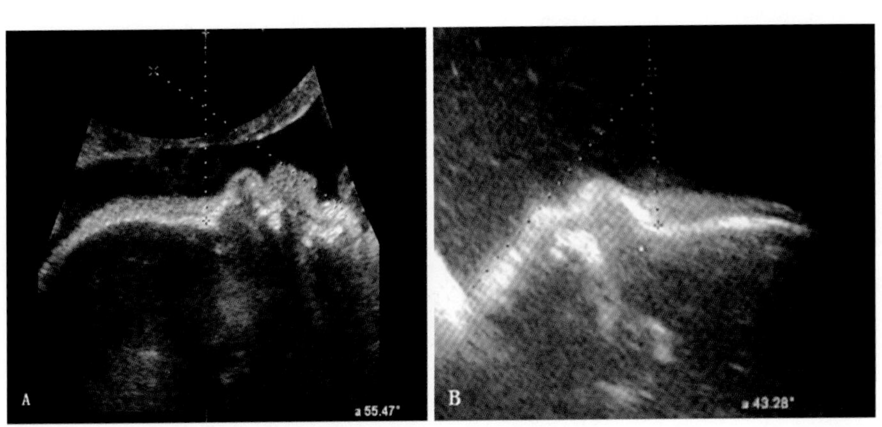


A. 正常胎儿下颌；B. 小下颌畸形胎儿下颌

图 49-6-13　正常胎儿和胎儿小下颌畸形

【预后】

小下颌畸形本身可导致新生儿死亡，主要原因是严重小下颌可导致呼吸困难。另外，小下颌畸形常伴发染色体异常，其预后，较差。产前本病最常见于18-三体综合征，预后极差。

## 四、耳畸形

常规产前超声较少用于诊断胎儿耳畸形，而且胎儿耳部受体位的影响，较难同时观察到双耳图像。比较常见的严重先天性耳畸形经常伴发外耳道闭锁及中耳畸形，主要包括无耳畸形，小耳畸形（图 49-6-14），耳低位（图 49-6-15）。耳郭上缘位置应位于两眼内侧角连线水平，外耳位置明显低于此位置则需注意有无耳低置。

【超声表现】

外耳结构在外耳矢状切面上显示较清楚。无耳畸形表现为外耳及外耳道不显示。小耳畸形表现为胎儿失去正常耳形态，代之为形态明显异常的软组织回声团，常伴外耳道缺如声像图。耳低位在冠状切面上较易判断。当检查出耳畸形时，应仔细检查胎儿其他部位是否存在异常，尤其是面部的畸形。

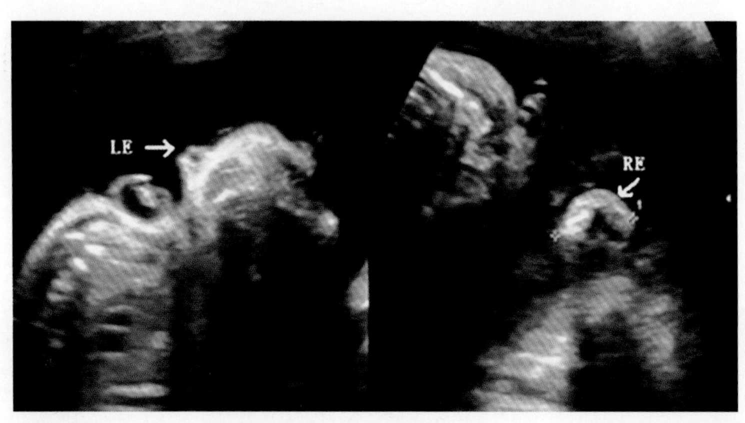


胎儿左耳明显小于右耳，左耳长径约 1.02cm，右耳长径约 2.71cm。LE：左耳；RE：右耳

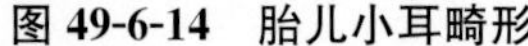

**图 49-6-14　胎儿小耳畸形**

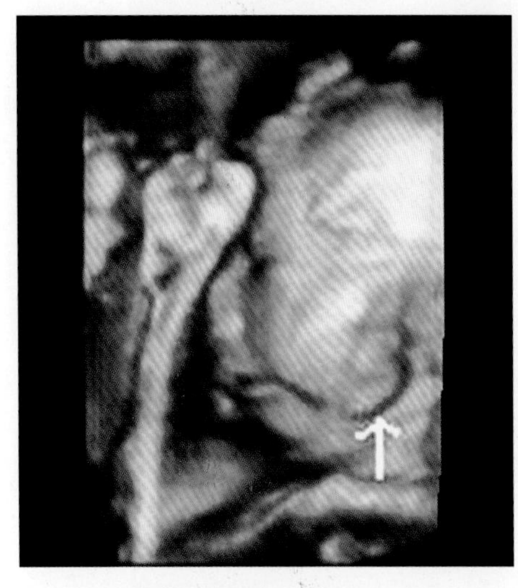

三维图像直观显示胎儿耳低位（箭头所示）

**图 49-6-15　耳低位**

【预后】

耳畸形常合并存在于许多畸形综合征中。耳畸形的预后情况取决于合并畸形的严重程度。

## 五、面部及颈部肿瘤

### （一）畸胎瘤

面颈部畸胎瘤较少见，据统计约占胎儿所有畸胎瘤的 5%左右，畸胎瘤病因未明，可能是发源于多胚层组织的真性肿瘤。

【超声表现】

声像图上表现为面部及颈部囊性或实质性肿块回声，以实质性肿块回声为主，肿块内可有钙化性强回声团伴后方声影，有些则表现为囊性混合性回声（图 49-6-16）。胎儿面部的正中矢状切面可较好的显示肿块与周围组织的关系。如肿块位于颌下及颈部且体积较大时，胎儿咽部受压导致吞咽困难，常合并羊水过多。

【预后】

面颈部畸胎瘤大部分为良性，但产后随时间增加恶性程度也会增高，因此治疗方式为尽早手

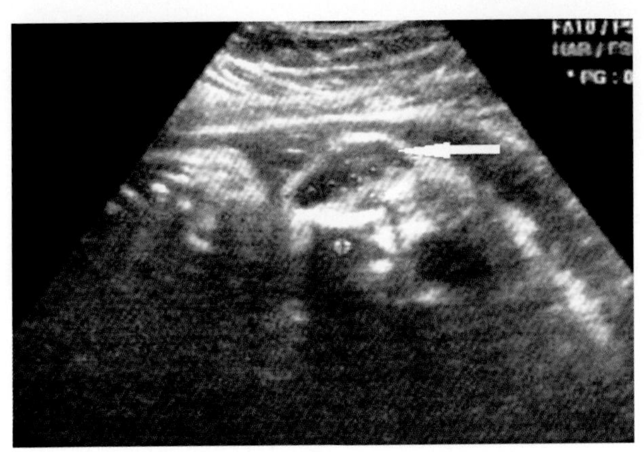

胎儿一侧耳下囊实混合性包块（箭头所示）

**图 49-6-16 胎儿一侧耳下畸胎瘤**

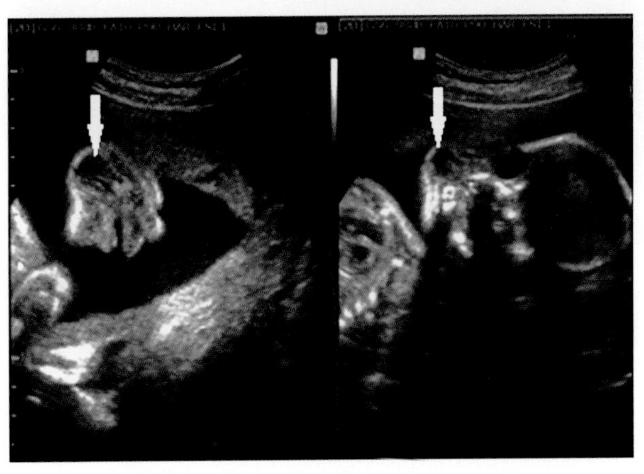

鼻唇冠状切面显示面颊部囊实混合性肿块（箭头所示）

**图 49-6-17 24 周胎儿颜面部血管瘤**

术。手术效果及预后情况受肿瘤的性质、大小及肿瘤与周围组织关系的影响。合并羊水过多及胃泡缩小时常提示预后不良。另外，肿瘤较大，可能阻塞呼吸道，预后较差。

### （二）血管瘤

面颈部血管瘤是由血管异常增生所引起，属血管畸形或错构瘤性质。可发生于颈部软组织及面部任何部位，以颊部、颞部多见。许多血管瘤不能在产前检出，而产前超声所发现的血管瘤一般为较大海绵状血管瘤，多生长在皮下组织内，而且往往侵入深部肌肉层。

【超声表现】

多数血管瘤表现为均质性实质性肿块，回声特征与胎盘回声相类似，除实性部分外，部分肿瘤内部可有囊性暗区，为扩张的静脉窦所致（图 49-6-17）。彩色多普勒有可能于肿瘤内部检出相应的血流信号或者因动静脉瘘形成的高速低阻的血流信号。

### （三）颈部水囊瘤

胎儿颈部水囊瘤又称颈部水囊状淋巴管瘤，是颈部最常见的异常。在自发性流产胎儿中发生率约为 5/1 000，在低危孕妇中约为 1/700。颈部水囊瘤是一种淋巴系统的发育异常，其可能的原因是在淋巴系统发育过程中，颈部淋巴管与颈内静脉未能正常连接，从而导致淋巴回流障碍而积聚。

【超声表现】

颈部水囊瘤表现为胎儿颈部囊性包块，形态不规则，内呈无回声，可分为无分隔的单房水囊瘤或有分隔的多房水囊瘤两种类型。无分隔的单房水囊瘤常位于颈前部两侧，体积较小，容易漏诊（图 49-6-18）。有分隔的水囊瘤一般体积较大，表现为多房囊性肿块，内有明显的分隔光带（图 49-6-19）。常合并染色体畸形、心血管畸形及胎儿水肿，其中最常见的染色体异常为 Turner 综合征，其次为 18-三体和 21-三体综合征。

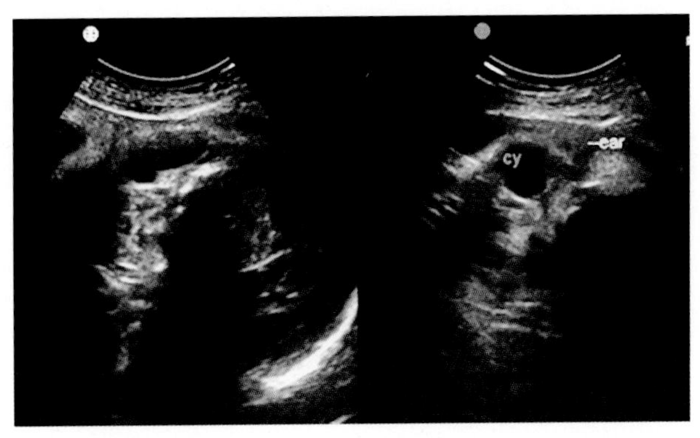


33 周检查见耳后方无分隔的单房囊性包块，生后追踪观察，包块逐渐消失。cy：囊性包块；ear：耳朵

**图 49-6-18 33 周胎儿耳后方囊状淋巴管瘤**

【预后】

单纯的水囊瘤而不伴有其他异常且染色体核型正常的胎儿，预后较好。但有分隔伴有胎儿水肿者预后极差。位于颈部前方较大的水囊瘤可能压迫呼吸道，在新生儿期可能导致呼吸困难，应进行严密的监护。因此产前超声应对水囊瘤的位置、大小、肿块内有无分隔、有无水肿及是否合并其他畸形等情况进行详细的观察，并应检测胎儿染色体核型是否正常。

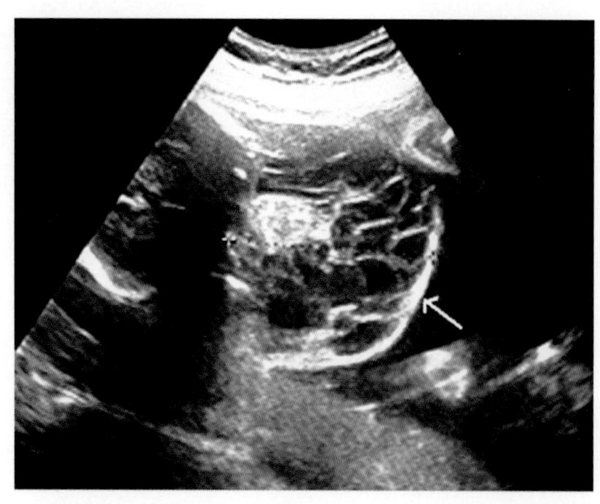

颈部横切面显示多房囊性包块，内有明显分隔光带

**图 49-6-19　16 周胎儿颈部水囊状淋巴管瘤**

（蔡爱露　王　彧）

## 参考文献


[1] Katorza E, Rosner M, Zalel Y, et al. Prenatal ultrasonographic diagnosis of persistent hyperplastic primary vitreous.[J]. Ultrasound in Obstetrics & Gynecology, 2008, 32(2): 226-228.

[2] Sepulveda W, Wojakowski A B, Elias D, et al. Congenital dacryocystocele: prenatal 2- and 3-dimensional sonographic findings.[J]. Journal of Ultrasound in Medicine Official Journal of the American Institute of Ultrasound in Medicine, 2005, 24(2):225-30.

[3] 郑磊，温佳敏，张福燕．产前超声检查对胎儿眼部异常的检测价值[J]. 国际眼科纵览，2015, 39(3):152-155.

[4] 张海春，潘云祥，陈钟萍．胎儿鼻泪管囊肿的产前超声诊断[J]. 中华医学超声杂志电子版，2012, 09(2):50-53.

[5] 李胜利，欧阳淑媛，陈琮瑛，等．胎儿颜面部的产前超声研究[J]. 中华超声影像学杂志，2003, 12(6):355-358.

[6] 谢红宁．胎儿鼻骨的检测和异常判断及其临床意义[J]. 中国实用妇科与产科杂志，2007, 23(5):328-331.

[7] Mrcog M D. Ultrasound of Congenital Fetal Anomalies: Differential Diagnosis and Prognostic Indicators[J]. Journal of Obstetrics & Gynaecology, 2009, 28(1):144.

[8] Pitukkijronnakorn S, Promsonthi P, Panburana P, et al. Prenatal ultrasonographic findings in "trisomy 13"[J]. Journal of the Medical Association of Thailand = Chotmaihet thangphaet, 2008, 91(11):1651.

[9] 李婧宇，蔡爱露，杨泽宇，等．三维超声 TUI 技术在胎儿唇腭裂诊断中的应用．中国医学影像技术，2008, 24(4):594-596.

[10] 蔡爱露，解丽梅．三维超声对胎儿正常唇及唇裂的诊断评价并与传统二维超声诊断对照分析[J]. 中国超声医学杂志，2001, 17(3):218-220.

[11] Sommerlad M, Patel N, Vijayalakshmi B, et al. Detection of lip, alveolar ridge and hard palate abnormalities using two-dimensional ultrasound enhanced with the three-dimensional reverse-face view.[J]. Ultrasound in Obstetrics & Gynecology the Official Journal of the International Society of Ultrasound in Obstetrics & Gynecology, 2010, 36(5):596-600.

[12] Bäumler M, Faure J M, Bigorre M, et al. Accuracy of prenatal three-dimensional ultrasound in the diagnosis of cleft hard palate when cleft lip is present[J]. Ultrasound in Obstetrics & Gynecology the Official Journal of the International Society of Ultrasound in Obstetrics & Gynecology, 2011, 38(4): 440-444.

[13] Chmait R, Pretorius D, Moore T, et al. Prenatal detection of associated anomalies in fetuses diagnosed with cleft lip with or without cleft palate in utero[J]. Ultrasound in Obstetrics & Gynecology, 2006, 27(2):173-176.

[14] 冉素真，陈真，魏俊，等．胎儿系统超声联合实时三维超声检查在胎儿耳郭诊断的临床价值[J]. 重庆医学，2012, 41(32):3418-3420.

[15] Rotten D, Levaillant J M, Martinez H, et al. The fetal mandible: a 2D and 3D sonographic approach to the diagnosis of retrognathia and micrognathia.[J]. Ultrasound in Obstetrics & Gynecology the Official Journal of the International Society of Ultrasound in Obstetrics & Gynecology, 2002, 19(2): 122-130.

[16] Schiffer C, Tariverdian G, Schiesser M, et al. Agnathia-otocephaly complex: Report of three cases with involvement of two different Carnegie stages[J]. American Journal of Medical Genetics, 2002, 112(2):203-8.

[17] 李洁，栗河舟，张立琼，等．胎儿耳郭发育异常的产前超声诊断[J]. 郑州大学学报（医学版），2013(6):840-842.


# 第七节　肢体畸形

胎儿骨骼系统畸形是临床上相对常见的先天畸形之一，总发生率大约为 1/500，其病因多样，种类繁多，国际上，对其分类经历了最早的临床-影像-病理分类到如今的分子学分类的过程，目前，临床上广受认同的是国际骨发育不良协会（International Skeletal Dysplasia Society, ISDS）推荐的基于分子学及临床表型的分类法，该分类除了强调骨骼异常表型的相似性，更重视疾病分子学基础的趋同性，最新 2010 版包括 40 组共 456 种骨骼异常，随着不断有新的相关基因及通路被发现，以后还可能有更多的骨骼异常加入。目前，产前超声能够识别的骨骼系统异常仍非常有限，且各骨骼畸形的表型常有重叠，往往难以确定其具体类型，所以目前骨骼系统畸形产前超声的重点应放在筛查高危患者，缩小鉴别诊断范围，以选择合适的分子学方法进行确诊，并预测其致死性及预后情况。下面就目前产前超声常见的骨骼系统畸形进行总结。

## 一、合并胸廓异常的骨骼异常

多种骨发育不良可累及肋骨和胸廓的其他组成部分，从而导致胸腔面积减小，使肺生长受限以致发育不良，所以胸廓异常是新生儿死亡的主要原因。关注胸廓异常，即使尚不明确何种类型的畸形，临床医生也能评估胎儿的预后，因此，我们把合并胸廓异常的骨发育不良作为一章首先讲述。合并胸廓异常的骨发育不良的疾病主要有以下几种（表 49-7-1），根据预后又分为致死性的和非致死性的。

### （一）致死性

1. 致死性侏儒（thanatophoric dysplasia，TD）

（1）概述

致死性侏儒是最常见的致命性骨发育不良，特征为严重短肢，长骨弯曲，股骨干骺端粗大，呈电话听筒状，窄胸，肋骨短，腹膨隆，头大，前额突出。肺脏不发育，出生后不能存活。发生率为 0.6～1.7/万，为常染色体显性遗传。根据头颅的形状分为两型，Ⅰ型无三叶草形头颅，其特征表现是“电话听筒”状股骨，椎骨严重扁平，约占 85%；Ⅱ型有典型“三叶草”头颅，其长骨短、弯曲及椎骨扁平较Ⅰ型轻，约占 15%。两型的鉴别依赖于 X 线和组织学表现。有研究表明，致死性侏儒两型均有 FGFR3 基因的明显突变。

（2）超声表现

其超声表现为：

①四肢长骨严重短小，并明显弯曲，股骨干骺端粗大呈“电话听筒”状。Ⅱ型弯曲较Ⅰ型轻，无典型“电话听筒”状股骨表现。

②胸腔狭窄，心胸面积比例增大＞60%，肋骨短，肺发育不良。

**表 49-7-1　合并胸廓异常的骨发育不良**

| 致死性 | 发病率 | 遗传方式 | 基因 |
|---|---|---|---|
| 致死性侏儒 | 0.6～1.7 | AD | FGFR3 |
| 成骨不全（Ⅱ型） | 0.4 | AD/AR | COL1A1，COL1A2，CRTAP，LEPRE1，PPIB |
| 软骨不全 | 0.09～0.23 | AD | COL2A1 |
| 低磷酸酯酶症 | 0.1 | AD/AR | TNSALP |
| 肢体屈曲症 | 0.05～0.09 | AD | SOX9 |
| 纯合子软骨发育不全 | 罕见 | AD | FGFR3 |
| 短肋-多指综合征（Ⅰ、Ⅱ型） | 罕见 | AR | DYNC2H1，IFT80，NEK1 |
| 纤维软骨增生症 | 罕见 | AR | COL11A1 |
| 非节段性发育不良 | 罕见 | AR | PLC |
| 非致死性/不同程度致死性 | | | |
| Ellis-van Creveld 综合征 | 0.17 | AR | EVC1 |
| Jeune 综合征 | 0.14 | AR | |
| Kniest 综合征 | 0.01 | AD | COL2A1 |
| 耳-腭-指（趾）综合征（Ⅱ型） | 0.01 | XLR | |
| Jarcho-Levin 综合征 | 罕见 | AR | |
| 锁骨颅骨发育不良综合征 | 罕见 | AD | CBFA-1 |

注：AD：常染色体显性遗传；AR：常染色体隐性遗传；XLD：X 染色体显性遗传；XLR：X 染色体隐性遗传

③腹部相对膨隆，正中矢状切面可见胸腹部有明显分界，呈“啤酒瓶”征。

④头颅大、前额突出。可呈“三叶草形”头颅。

“三叶草形”头颅和短肢畸形同时存在是致死性侏儒特征性表现。（图 49-7-1、图 49-7-2）

（3）预后

致死性侏儒由于窄胸导致明显肺发育不良，胎儿出生后多死于呼吸衰竭。

2. 成骨不全（Osteogenesis imperfecta，OI）

（1）概述：成骨不全又称脆骨病或脆骨-蓝巩膜-耳聋综合征，其总发生率约为 0.4/万。本病病因尚不完全清楚，多为常染色体显性遗传，部分病例为常染色体隐性遗传。其主要特征是骨质减少、多发性骨折。软骨内成骨和膜内成骨都将受到影响，但骨骺软骨和骺板软骨正常，骨的钙化

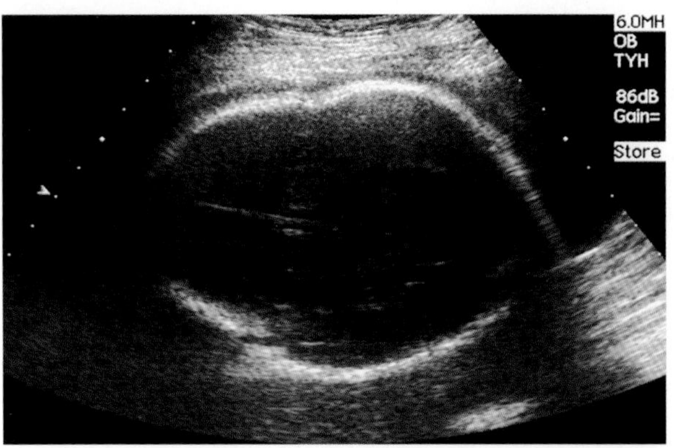


图 49-7-1 “三叶草形”头颅

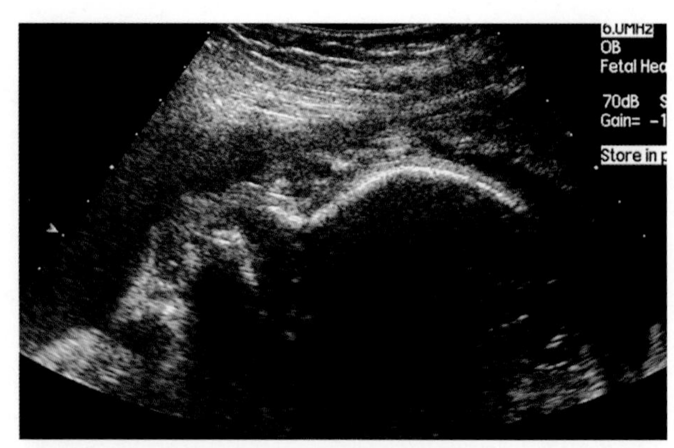


图 49-7-2 胎儿矢状面显示前额突出、鼻梁扁平

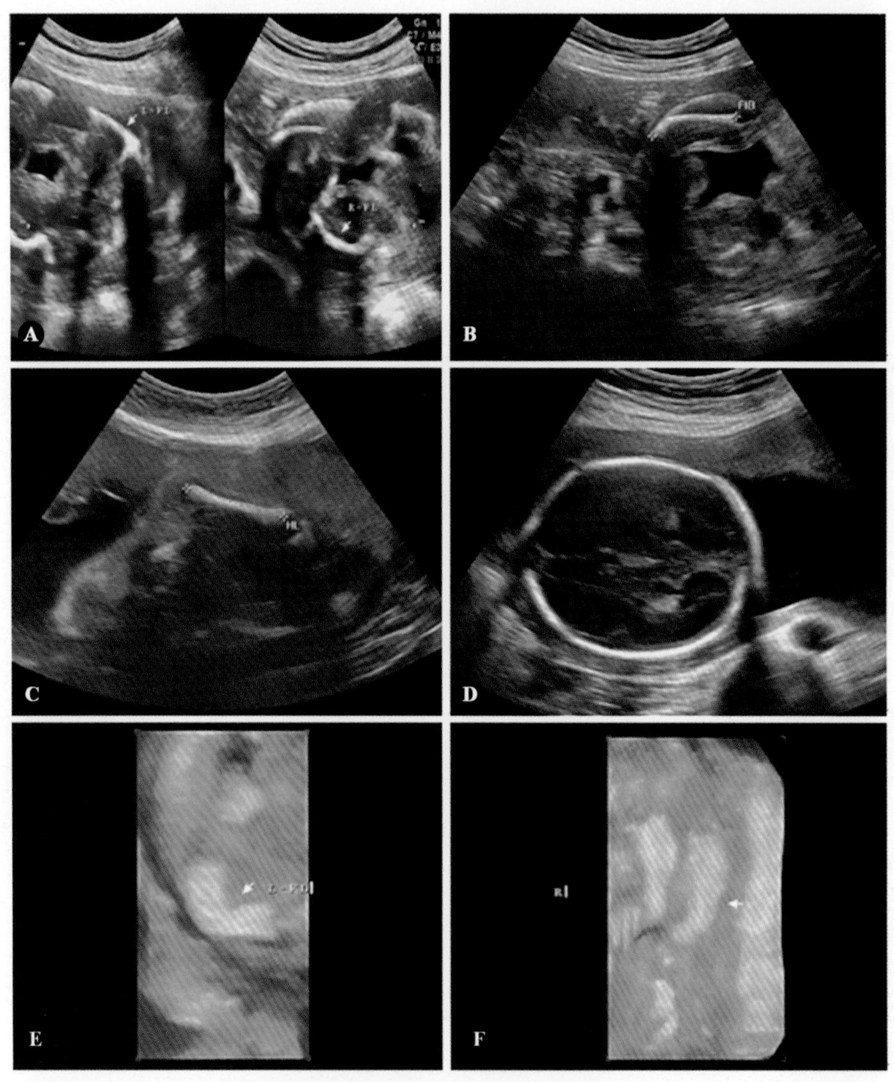

图 49-7-3 A、B. 示双侧股骨、胫腓骨长度明显小于孕周，成角、弯曲，呈“J”形。C. 肱骨长度小于孕周。D. 颅骨回声强度及形态正常，与孕周相符。E、F. 示股骨、胫腓骨三维成像

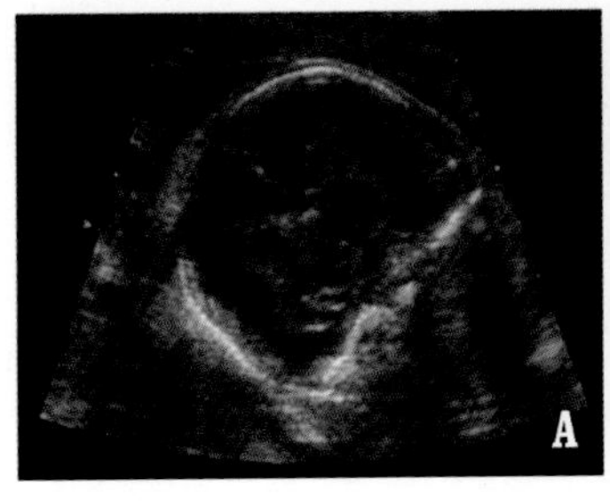

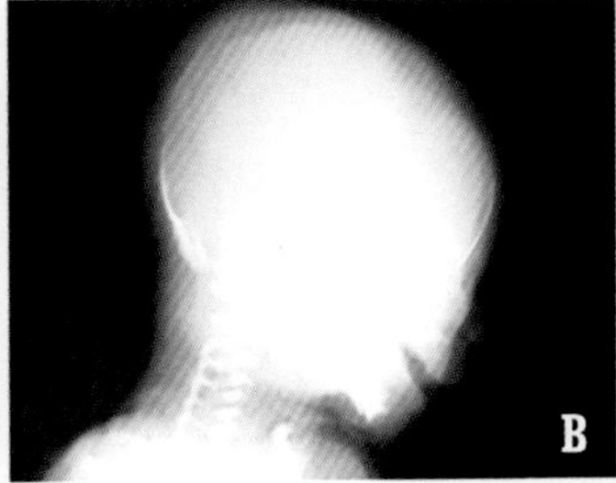

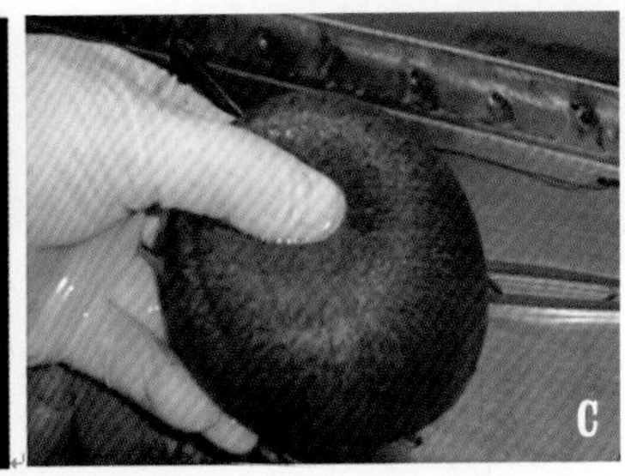


**图 49-7-4** A. 超声示颅骨薄，颅骨光环回声明显低于正常。B. X 线示颅骨光环薄。C. 用手施压于胎头时，可见胎头变形，颅骨柔软

仍正常。成骨不全可分为四大类型，其中Ⅱ型在产前超声检查时是最易发现的，此型超声表现典型，其他三型产前诊断有不同程度的困难。

（2）超声表现

1）典型成骨不全Ⅱ型的超声特征：①四肢长骨严重短小，长骨短粗，且有多处骨折声像（骨折后成角、弯曲变形）；②颅骨薄，颅骨光环回声明显低于正常，探头施压于胎头时，可见胎头变形，颅骨柔软；③伴发肋骨多处骨折时，可有胸部变形表现。

2）超声诊断及鉴别成骨不全有时较困难，应重点观察以下的切面及内容：①四肢长骨测量切面，注意长骨形态及回声强度，有无骨折、成角弯曲现象；②双顶径切面，注意头形，颅骨回声强度；③胸围及腹围横切面，注意有无胸廓变形；④胸腹部矢状切面，观察有无明显窄胸、腹大；⑤注意有无肋骨骨折。

3）产前超声检查对病变较轻者不易查出，如SILLENCE1 型和 4 型（两者均为常染色体显性遗传），因此对有遗传史及家族史的孕妇，超声如怀疑但不能准确诊断此病时，应建议 MRI、羊水细胞前胶原合成分析及胎儿皮肤超微研究等检查。（图 49-7-3～图 49-7-8）

（3）预后：成骨不全Ⅱ型为致死性骨骼发育障碍性疾病，出生后不能成活，预后差；成骨不全Ⅰ型、Ⅲ型、Ⅳ型、畸形轻者预后较好，可以正常上学，畸形重者预后差，须长期轮椅生活，智力可不受影响。

### （二）非致死性

Jeune 综合征：

（1）概述

Jeune 综合征又称为窒息性胸廓发育不良，由

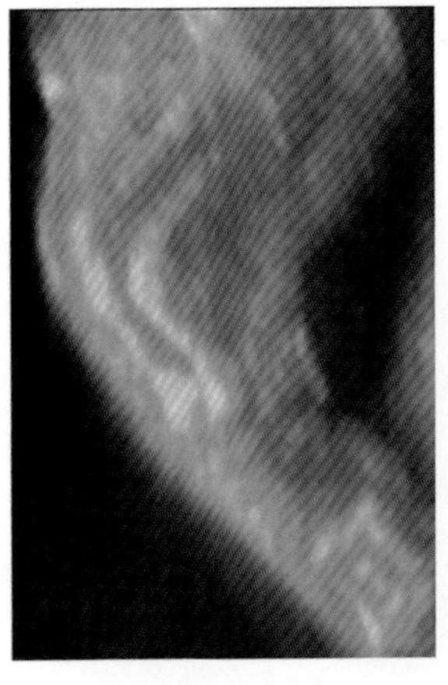
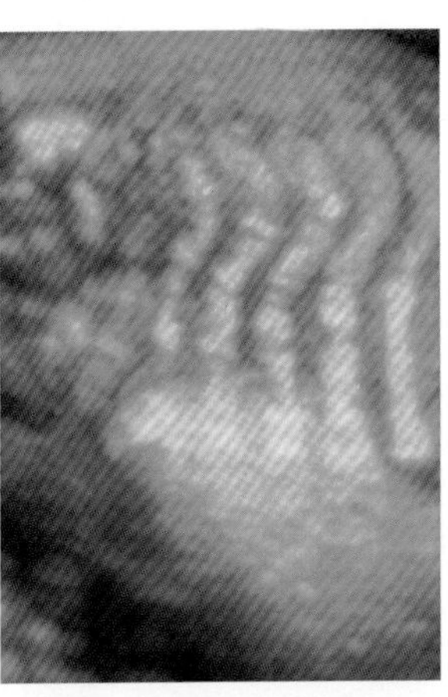

**图 49-7-5** 胫腓骨弯曲及肋骨变形三维图

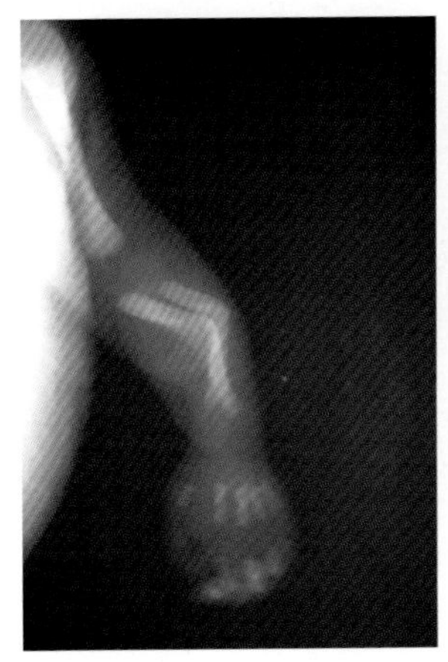
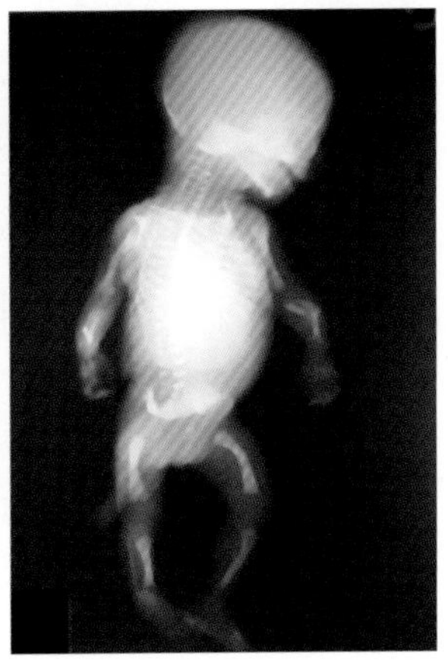

**图 49-7-6** 胫腓骨弯曲及胎儿全身 X 线图

Jeune 1954 年首次报告，是一种罕见的常染色体隐性遗传性疾病，发病率为 0.14/万，多见于婴儿早期，可迟至青春期，临床以小胸廓、骨盆畸形、肢体缩短、多指/趾为主要表现，伴发呼吸系统异常，肾脏受累。分为致死型、轻微型、潜伏型。

（2）超声表现

超声特征为胸廓狭小，肋骨短小宽阔，短肢畸形多为近端肢体型，长骨短、干骺端增宽、掌

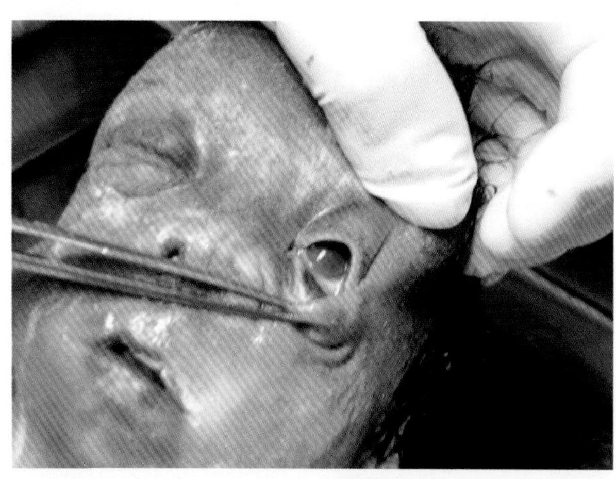

图 49-7-7 蓝巩膜

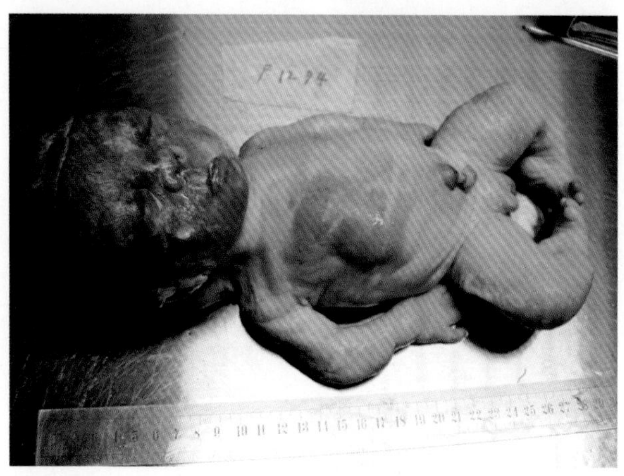

图 49-7-8 成骨不全标本

指骨短粗、锥形骨骺及多指/趾畸形。骨盆畸形可表现为三叉骨盆，可合并囊性发育不良肾。

（3）预后

致死型主要死于肺发育不良所致的呼吸衰竭。轻微型中，肾脏受累程度是决定预后的主要因素，儿童期可能发生肾功能衰竭，多需要肾移植。胸廓小导致呼吸窘迫可以采用外侧胸廓扩张术来治疗。

## 二、不伴胸廓明显异常的其他骨骼畸形

### （一）致死性

点状骨骺发育不良（dysplasia epiphysialis punctata）

（1）概述

点状骨骺发育不良又名康拉迪病（Conradi's disease），由 Conradi 于 1914 年首先报道，主要表现为骨骺部位有分散的钙化点，本病病因尚不明了，多为死产或生后 1 周内死亡，感染常为其死因。少数长期存活者表现为关节僵硬和屈曲畸形，尤其是膝及肘关节。肢体近侧的骨骼较远侧为短，颈短，鼻梁扁平，上腭高，呈拱形，可伴有先天性白内障及智力迟钝，部分有心血管畸形等。

（2）诊断

点状骨骺发育不良诊断完全依靠 X 线检查，表现为典型的不透光的分散的或集合的密度增加的斑点，呈点彩状，界限清晰，大小由数毫米至大块融合，占据了骨骺软骨的部位。如临床上有先天性白内障，皮肤过度角化，关节挛缩等可以作为参考。

（3）预后

隐性遗传预后差，很少能活到 1 岁，显性遗传预后相对较好。

### （二）非致死性

软骨发育不全（Achondrogenesis）

（1）概述

软骨发育不全又称软骨营养障碍性侏儒，是最为常见的非致死性骨发育不良，其发生率约为 0.2～1/万，我国发生率为 0.18/万。男女均可发病，且没有种族差别。本病以短肢、躯干相对正常和巨头为特征，成年身高 116～140cm，常合并有肌肉骨骼系统其他畸形以及呼吸、神经系统的严重并发症。本病 80% 为特定基因突变的结果，致病基因是位于 4p16.3 上的 FGFR3。

（2）超声表现

软骨发育不全的超声特征：①四肢长骨严重短小，可有回声强度减弱，骨后方声影不明显，三叉手（第三、四指骨间距增大）。②头颅相对较大，股骨/双顶径比减小。③典型的面部特征——前额隆起和鞍状鼻。有文献报道，在早孕期或中孕前期，胎儿双顶径、躯体发育、羊水均可在正常范围，诊断该病较难，容易漏诊。为了防止该病的漏诊，超声检查时应仔细观察胎儿的头颅、胸廓、腹部、肢体的长度，并注意定期追踪观察，并应与成骨不全相鉴别。（图 49-7-9）

（3）预后

纯合子软骨发育不全是致死性的，通常死产或生后 2 年内死于肺发育不全。杂合子软骨发育不全智力发育不受限，寿命正常，神经系统并发

症较常见，且发生后难以治疗，所以对该病进行产前诊断是很好地降低发病风险的方法。

## 三、肢体缺陷和截肢

肢体缺陷是指单个肢体的缺失，而截肢是指肢体某一节段的缺失，两者的总发病率为1/2800～20 000。可为单发，也可是特定综合征的表现之一，一般上肢单发缺陷如手臂远端缺失是单发性的，而下肢的先天性截肢或缺陷通常是某一综合征的表现之一。Goldberg1987年对肢体缺陷和截肢提出以下分类：

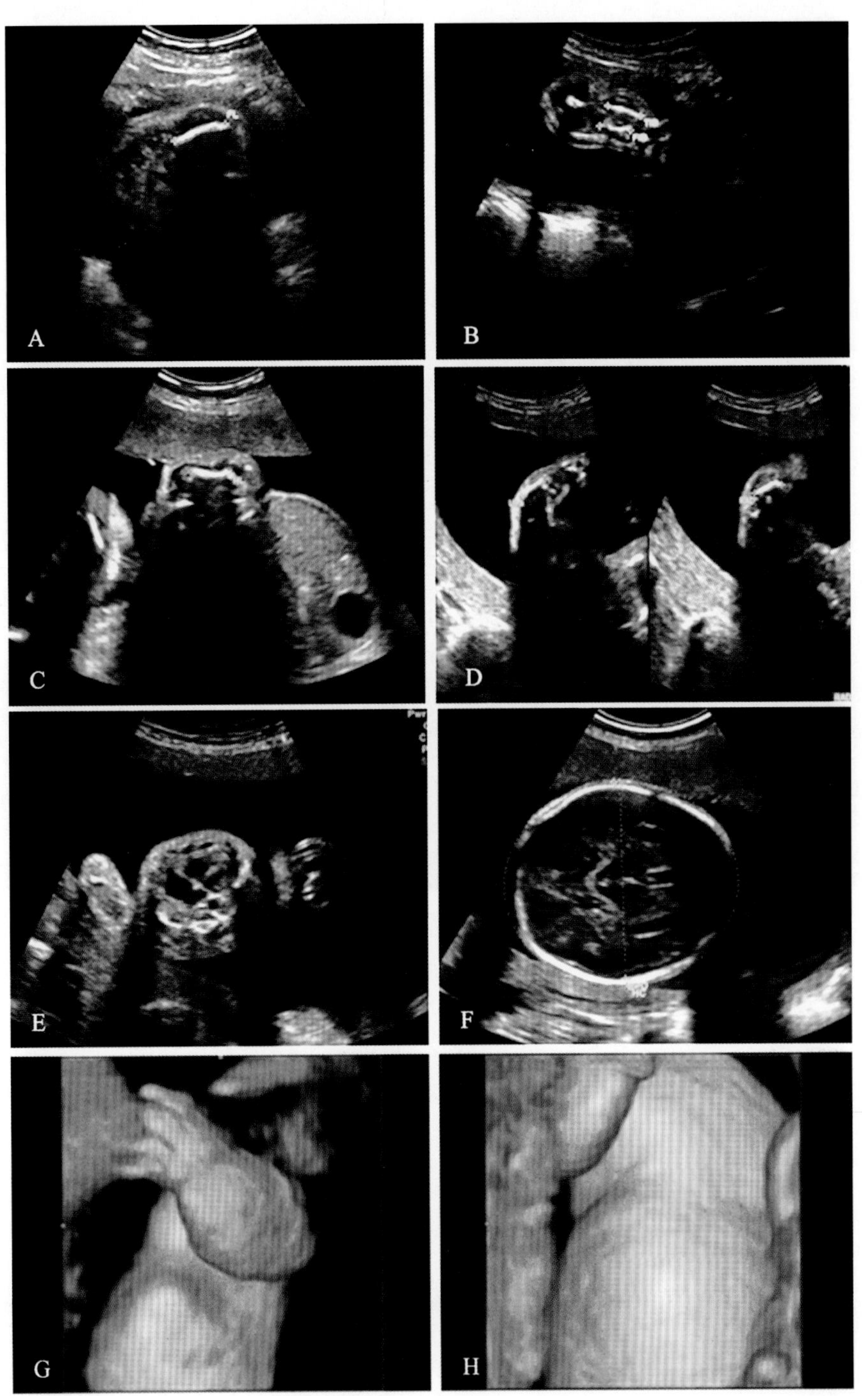

图49-7-9 A、B、C、D. 示双侧股骨、胫腓骨、肱骨、尺桡骨严重短小。E. 示胸围横切面显示胎儿胸腔狭窄，心脏呈横位。F. 颅骨回声强度及形态正常，明显大于孕周。G、H. 示上肢及胸腹部三维成像

1. 单纯肢体缺失：单发或多发肢体缺失；

2. 肢体缺失伴发颜面畸形：无舌无指（趾）综合征，Moebius 综合征；

3. 肢体缺失伴发环形缩窄-先天性环形缩窄综合征；

4. 肢体缺失伴发其他畸形：CHILD 综合征、Adams-Oliver 综合征、Du-Pan 综合征等；

5. 海豹肢畸形：Roberts-SC 海豹肢综合征、Grebe 综合征等；

6. 近端股骨局部缺陷；

7. 裂手-裂足综合征；

8. 其他：Karsch-Neugebauer 综合征、头肾综合征等。

## （一）胎儿单纯肢体截肢

1. 概述

单纯性肢体截肢多继发于羊膜带综合征，还可由致畸因子或血管事件引起。多为散发，复发风险低。

羊膜带综合征也称羊膜带破裂并发症，是由于羊膜自发或医源性破裂后，羊膜回缩形成羊膜带，由于其束缚、压迫导致胎儿粘连、破坏，形成各种畸形。可以是轻微畸形，也可以是产后不能存活的严重畸形。胎头、躯干、肢体可单独受累或联合受累。引起畸形种类最常见为多发不对称性畸形。常合并羊水过少。

2. 超声表现

其主要诊断依据是靠发现典型的多发不对称性畸形，因为并非所有破裂的羊膜带都可清晰的被探及，但一旦发现不规则的带状回声贴附于胎体，更明确诊断。然而，当观察到羊膜时，应鉴别：①孕 16 周以前，未与绒毛膜融合的正常羊膜可表现为线状强回声。②有些羊膜腔穿刺后，绒毛膜和羊膜有一定程度的分离。③双羊膜腔双胎妊娠之间的隔膜。④轮状胎盘突入羊膜腔内的部分较薄时，可表现为膜状回声。病史有无引起羊膜腔破裂的诱因如创伤、医源性如羊膜腔穿刺史。（图 49-7-10，图 49-7-11）

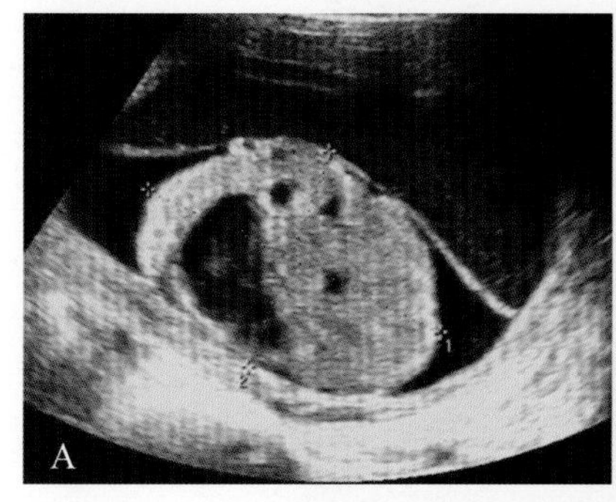


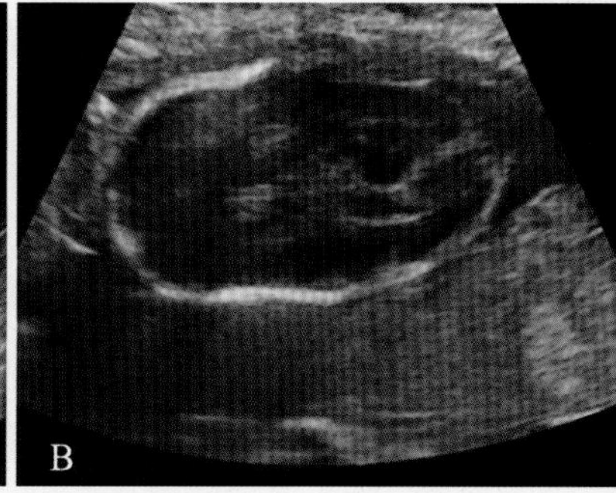


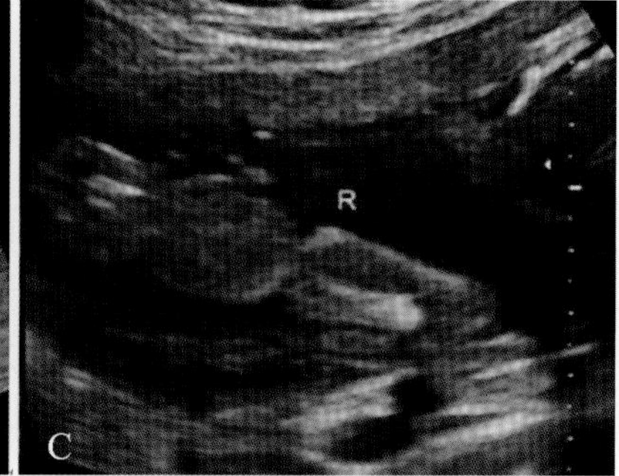


**图 49-7-10 A. 示羊水中见一细光带，光带黏附于胎儿。B. 颅骨环后方缺失，脑膜及脑组织向羊水中突出。C. 右上肢前臂软组织呈环状缩窄，尺桡骨未见明显异常**

3. 预后

羊膜带综合征的发生率与出生活婴之比为 7.8∶10 000，自发性流产率高达 178/1 万。据畸形严重程度而不同，畸形多发且严重者预后差。轻者可行胎儿镜松解肢体羊膜束带的治疗，松解后肢体可恢复正常。

## （二）伴发综合征的肢体缺失畸形

1. Roberts-SC 海豹肢综合征（Roberts-SC phocomelia syndrom）

（1）概述

Roberts-SC 海豹肢综合征是一种罕见的常染色体隐性遗传发育障碍疾病，其准确的发生率目前尚不清楚。特征性表现为接近对称性的四肢缩短、颅面部异常、生长迟缓。患儿的肢体形似海豹，可分为完全型和不完全型，完全型是指正常上臂和前臂或大、小腿完全缺失，手或足直接连于躯干上。不完全型是指仍有部分上肢或大腿，手与上臂相连，足与大腿相连。一般上肢受累较下肢重。颅面部异常包括大头畸形、眼距过宽、突眼、唇裂、腭裂、鼻翼发育不良等。本病可合并其他畸形，如脑膨出、脊柱裂，脊柱侧弯、心脏异常、马蹄肾等。

（2）超声表现

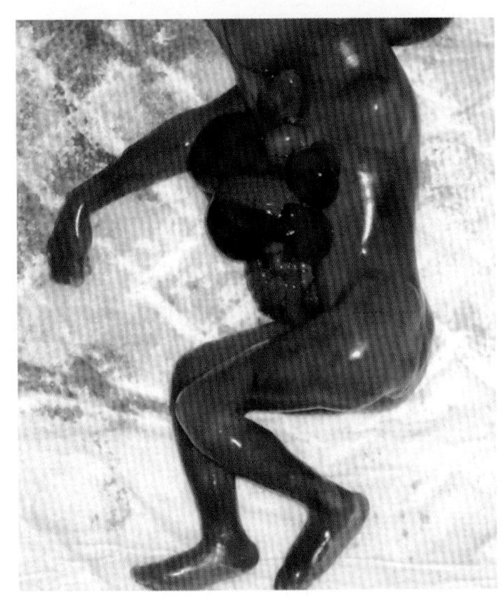

图 49-7-11 左上肢缺如标本图

Roberts-SC 海豹肢综合征的产前超声表现为：接近对称性的四肢缩短，颅面部异常，如大头畸形、眼距过宽、突眼、唇裂、腭裂、鼻翼发育不良等，并可扫查到其他并发症，行三维成像可以帮助诊断。

（3）预后

Roberts-SC 海豹肢综合征患者无其他并发疾病可以存活，生后可以行保守治疗，目前已经设计出多种巧妙的工具来帮助患者日常生活。传统用于增加长度的假肢常被拒绝，外科手术除在一些特殊情况，一般作用很小。

2. 无舌无指（趾）综合征（Aglossia-adactylia syndrome）

（1）概述

无舌无指（趾）综合征是 1932 年被 Rosenthal 第一次发现，主要表现为肢体横断性截肢和口部畸形，包括小下颌，舌退化（发育不良），牙异常及舌强直性贴近硬腭、口腔底部或唇（舌腭强直），其肢体畸形的形式多样，可能仅指（趾）缺失，也可能所有肢体均缺失。本病发生率不详，多为散发。

（2）预后

本病出生后可存活，智力通常正常。

## （三）并腿畸形

1. 概述

并腿畸形，俗称美人鱼综合征（sirenomelia）或人鱼体序列征，是一种极为罕见的畸形，患者天生两腿内侧粘连，看上去很像美人鱼的尾巴。出生婴儿患病的概率约 1/60 000，一般都活不过数小时，男女比例为 27 ∶ 1。畸形原因为中后轴中胚层和（或）尾胚层原发缺陷，由于中间尾结构发育不全或有缺陷，造成早期胚下芽融合（腓侧）。此缺陷发生于胚胎原始阶段（妊娠第 3 周），在尿囊发育之前，故常无尿囊血管。常多种畸形同时存在，或伴发其他畸形，如非瘘的泌尿系统缺陷占 19%，生殖系异常占 17%，下肢畸形、下脊柱缺陷各占 10%。目前观点，美人鱼综合征是尾部退化综合征的严重类型，但一些学者认为，两者有明显不同，Twickler 等在比较了 4 例美人鱼综合征和 3 例尾部退化综合征后总结了它们的鉴别要点，如表 49-7-2。

表 49-7-2 尾部退化综合征与美人鱼综合征的鉴别诊断

| | 尾部退化综合征 | 美人鱼综合征 |
|---|---|---|
| 下 肢 | 2 条，发育不良 | 1 条或肢体融合 |
| 肛 门 | 闭锁/正常 | 缺失 |
| 羊 水 | 正常/增加 | 少/无 |
| 脐动脉 | 2 条 | 1 条，异常 |
| 肾畸形 | 非致命的 | 发育不全 |

2. 超声表现

超声检查中发现有下列异常声像时，要考虑人鱼序列综合征的可能：

（1）双下肢融合，胎动时双下肢不分离，做同步运动。反复检查只显示一根股骨或虽有两根股骨但相距很近双足缺如，或侧侧融合。

（2）脊柱远端异常，尾椎缺如。

（3）无羊水或羊水极少。

（4）双肾缺如或发育不良。泌尿系畸形或消化道畸形，膀胱不显示。

（5）单脐动脉。

（6）双肺发育不良。

（7）腹部可见畸形粗大的盗血血管。

3. 预后

由于大部分并腿畸形婴儿天生缺少肾脏之类的重要器官，且肺发育不良，本病通常出生后不久就死亡。

## （四）手足畸形

手足畸形类型众多，可发生于单个手指（脚趾）、多个手指（脚趾）及全手（足），可以单独发生，也可是综合征的局部表现，目前发病率不详。主要由于妊娠早期手（足）分化形成时，受外界致畸因子影响导致，也可为遗传变异产生。分为多指（趾）、少指（趾）、并指（趾）、巨指（趾）、短指（趾）、裂手（足）、手指外翻、重叠指、足内翻等。

1. 手足裂

（1）概述

手足裂（Split－hand/split－foot malformation，SHFM）是一类罕见的先天肢体畸形，又名龙虾爪样畸形、缺指/趾和指/趾发育失败，以手足中央骨结构的纵向缺如及发育不良为主要特征。发生率为1/25 000～1/8 500，目前认为其发生与胚胎肢芽顶端外胚层嵴（Apical ectodermal ridge，AER）的发育部分受阻有关。本病主要受遗传因素影响，染色体畸变以及基因突变均可导致畸形发生。根据临床表现可分为两种亚型；Ⅰ型手足中部指/趾缺如，手足楔形裂开为两部分；Ⅱ型即独指/趾畸形，通常只见第5指/趾，单独的拇指/趾少见。典型手足裂一般有家族史，发生在双侧，累及下肢，散发病例常发生在单侧，通常不累及下肢。

（2）超声表现

典型的手足裂的超声表现：指/趾个数和排列异常，手足呈“Y”型，指/趾异常粗大、延长。（图49-7-12，图49-7-13）

（3）预后

单纯手足裂可进行外科手术矫正，以改善外形与功能，合并其他畸形预后不良。

2. 重叠指（overriding fingers）

（1）概述

重叠指不是一个单发病种，常常合并羊水过多与其他多发畸形，并与染色体异常有密切关系，尤其是18-三体综合征。当出现胎儿多发畸形时，往往要注意其手部姿势，发现重叠指能够给予临床工作者更多的提示。但需要注意的是要动态观察手部姿势，以免和正常握拳姿势相混淆。

（2）超声表现

重叠指表现为中指在最低位，食指和无名指重叠在上。（图49-7-14，图49-7-16）

（3）预后

重叠指预后较好，可以进行矫形治疗。

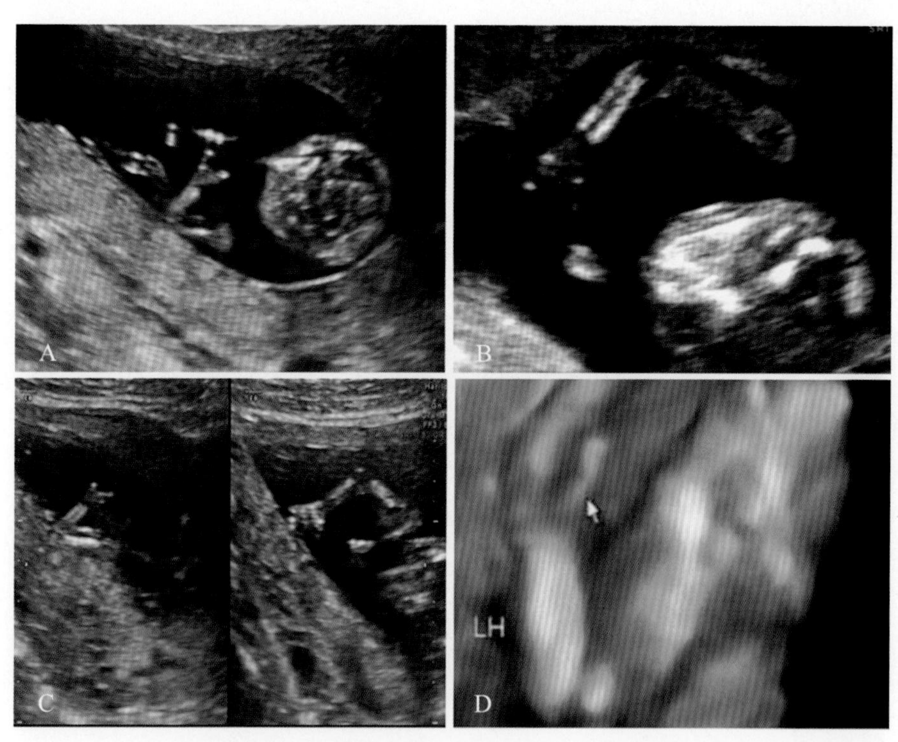


**图 49-7-12　A、B. 示分裂手声像图，左手呈“Y”型。C. 示左手呈“Y”型，右手正常。D. 示分裂手三维成像图，左手呈“Y”型**

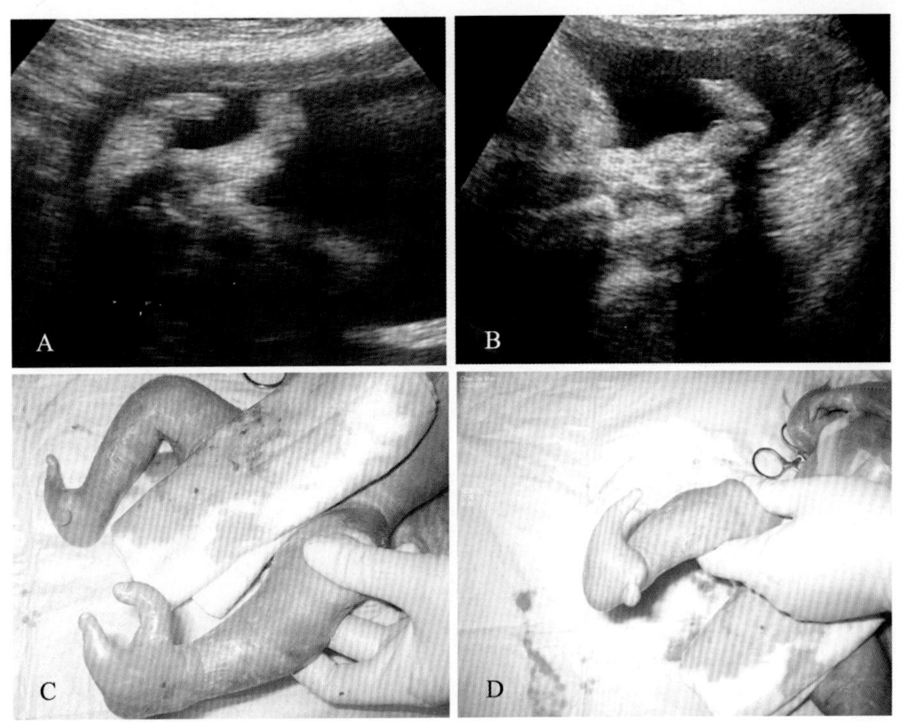


图 49-7-13 A、B. 示分裂足声像图，呈"Y"型。C、D. 示分裂足标本

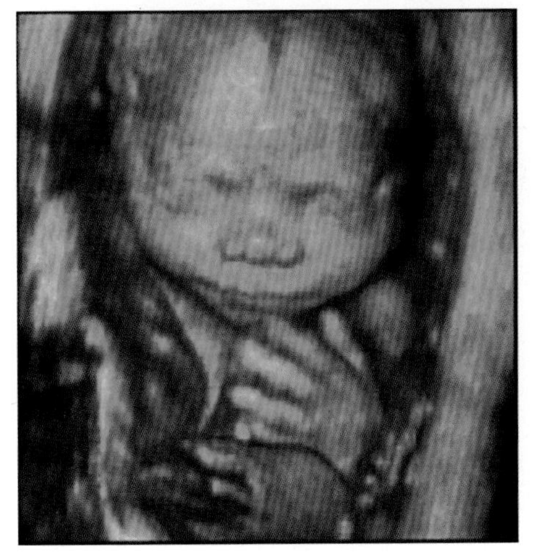

图 49-7-14 正常手指形态

3. 缺指（ectrodactyly）

（1）概述

缺指是指先天性手指缺失，发病率极低。可以是手指部分缺失，也可以是一个或几个手指缺失，可为遗传因素所致，亦可因外环境压迫所致，如羊膜索带或脐带缠绕压迫所致。分为中央型和边缘型。

（2）超声表现

超声可见一个手指或多个手指的缺失，拇指多合并掌骨桡侧列的腕骨及桡骨远端的缺失，而形成桡侧球棒手；而环、小指合并尺侧列掌、腕骨和尺骨缺失而表现尺侧球棒手。中指合并掌骨缺失而出现分裂手。缺指常合并并指畸形。（图

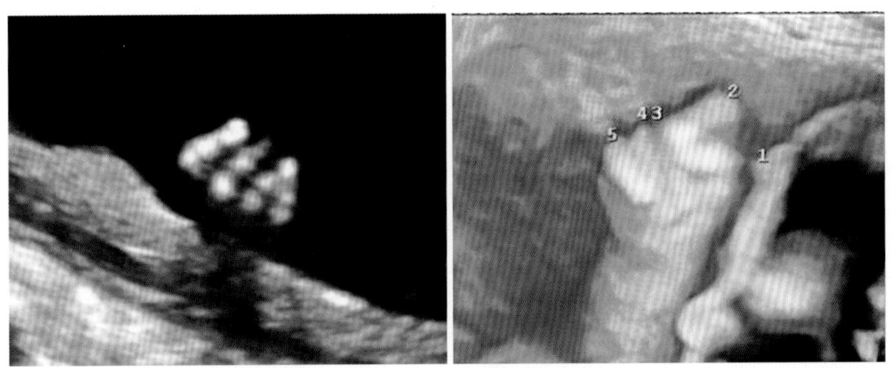


图 49-7-15 食指和小指重叠在中指和无名指上

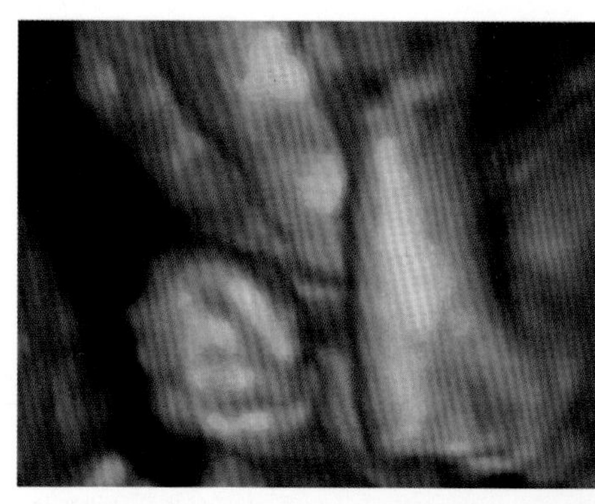

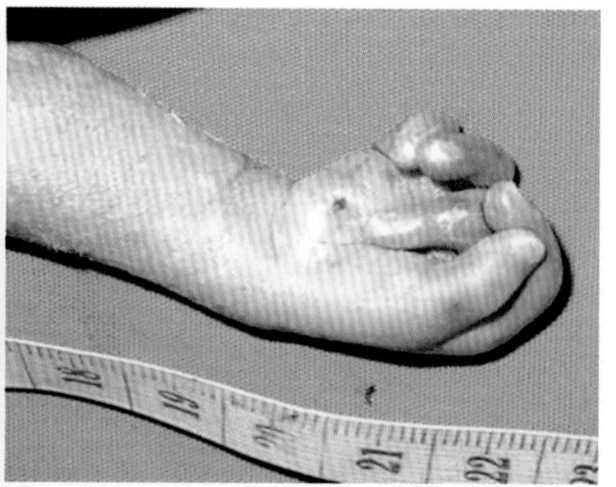

图 49-7-16　食指重叠在中指上

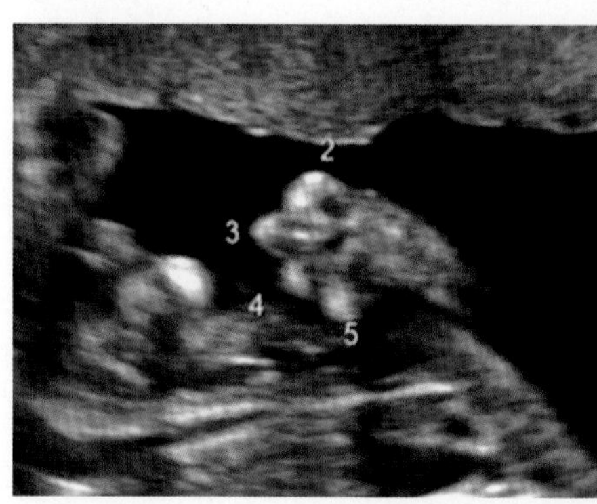


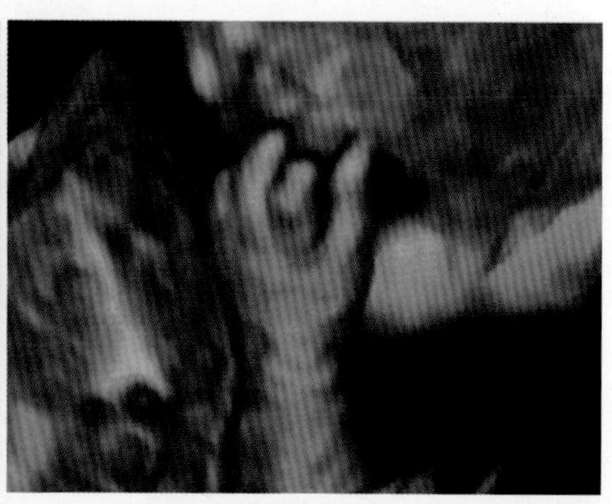

图 49-7-17　缺指声像图及三维成像

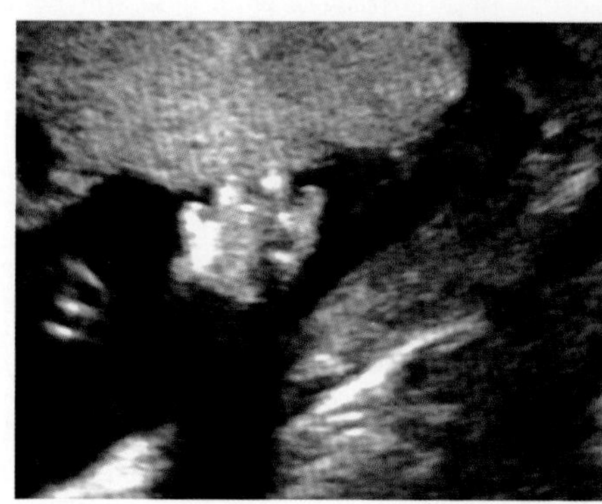

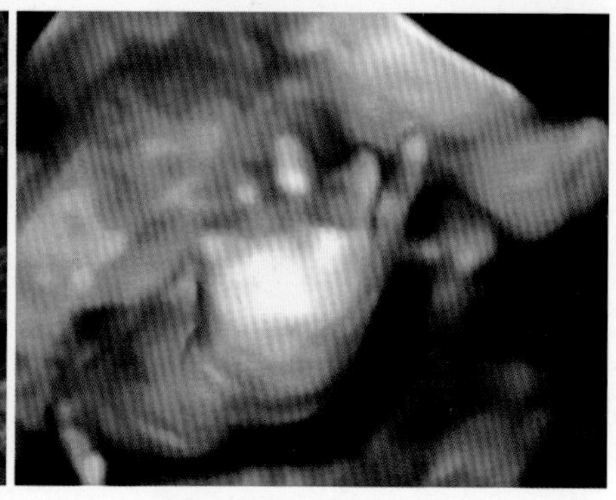

图 49-7-18　缺指声像图及三维成像

49-7-17，图 49-7-18）

（3）预后

单纯性缺指预后较好，出生后可行手术恢复功能。

4. 桡骨缺失（Absence of radius）

（1）概述

桡骨缺失是由于桡骨先天性不发育所致的桡侧半肢畸形，发生率为 0.33/万，男性多于女性，可为单纯性，也可作为综合征的一部分，如血液系统综合征（fanconi 全血细胞减少症、TAR 综合征、Aase 综合征）、心脏异常（Holt-Oram 综合征或房间隔缺损）以及合并先天性脊柱侧弯（VATER 综合征、Goldenhar 综合征、Klippel-Feil 综合征）。

（2）超声表现

①超声很难区分是桡骨还是尺骨的缺失。桡骨缺失发生的概率要大于尺骨，而且容易合并染色体异常。桡骨缺失常见于染色体畸形及一些综合征，如 18-三体综合征，13-三体综合征，Holt-Oram 综合征等。

②孕中期超声容易显示肢体的全貌，因为该孕期肢体活动大，羊水较充足。超声医师应从上

臂和大腿根部开始至肢体的末端（包括显示掌骨及跖骨，手、足的外部形态）进行连续性扫查，如遇显示肢体不清，应当注明因何种原因哪段肢体显示不清。

③桡骨缺失要注意手内翻（club hand）（图49-7-19）区分。手内翻分为桡侧手内翻和尺侧手内翻。桡侧手内翻分4型，轻度手内翻超声难以诊断。桡骨缺失是最严重的类型。超声显示为前臂长轴的切面同时能够显示与之成角的手部冠状切面。如果手内翻姿势合并前臂可以见到2条正常的尺桡骨，不能诊断为桡骨缺失而应诊断手内翻，并且要注意动态观察手的姿势。

④发现桡骨缺失后，应对胎儿进行全面系统检查，以排除其他畸形可能，并建议胎儿血样检查及超声心动检查。

（3）预后

桡骨缺失患儿出生后可行多次手术治疗。合并其他综合征根据病变程度不同，病死率不同。

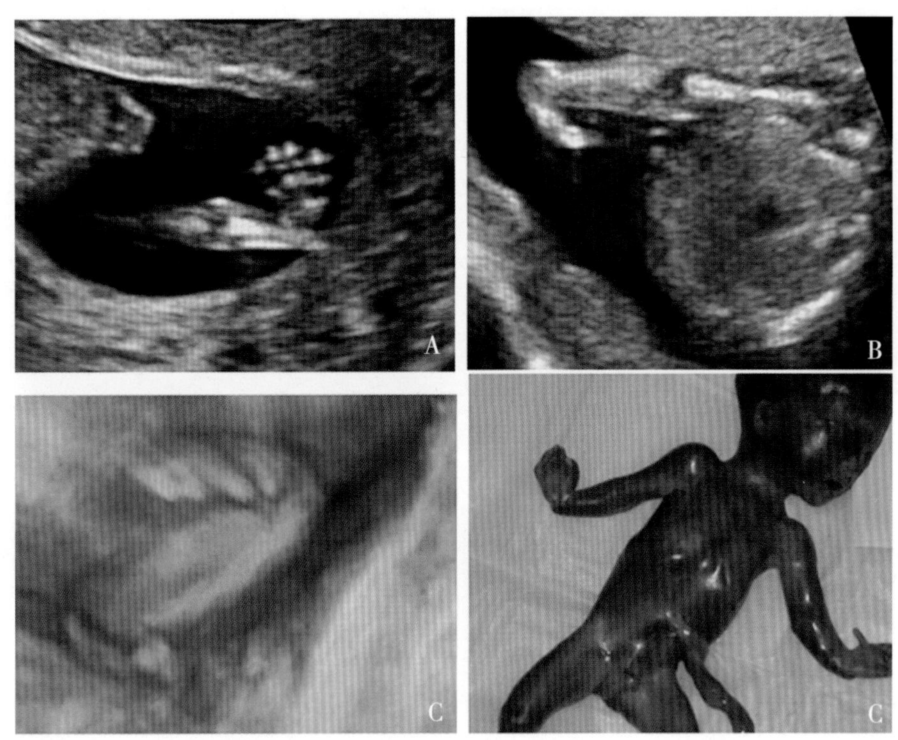


**图49-7-19 A、B. 示桡骨缺失手腕部向桡侧呈锐角弯曲。C. 桡骨缺失三维图像。D. 标本图**

5. 先天性马蹄内翻足（Congenital clubfoot deformity）

（1）概述

先天性马蹄内翻足是踝和足部骨骼的先天性畸形，导致足前段内收、足跟内翻及足前段和踝跖屈。活产儿发生率为1/1 000。

（2）超声表现

正常足与小腿长轴切面的关系是小腿长轴与足底平面垂直，即在显示小腿长轴切面时，只能显示足底跟部或显示足背足底矢状切面，不能显示足底平面，而足内翻畸形时，足底平面和小腿长轴切面可在同一切面显示。注意动态观察与宫内暂时性足内翻姿势鉴别。当子宫压迫足部及羊水相对较少时，特别是在孕晚期，亦可见足部呈内翻姿势，但是这一姿势可以在动态观察至足部运动时恢复正常，而足内翻畸形则为持续性的姿势，不随足部运动而改变。因此，当足部呈内翻姿势时，不可轻易诊断为足内翻畸形，特别是在孕晚期及子宫压迫足部时，更应动态观察至其足部运动。值得注意的是，有时轻度足内翻的超声诊断较为困难。足内翻可单独存在，本病在已出生的新生儿中，10%～14%伴有其他结构畸形。因此，检出足内翻畸形后，应对胎儿全身骨骼及器官进行详细观察，检出可能合并的畸形。（图49-7-20～图49-7-22）

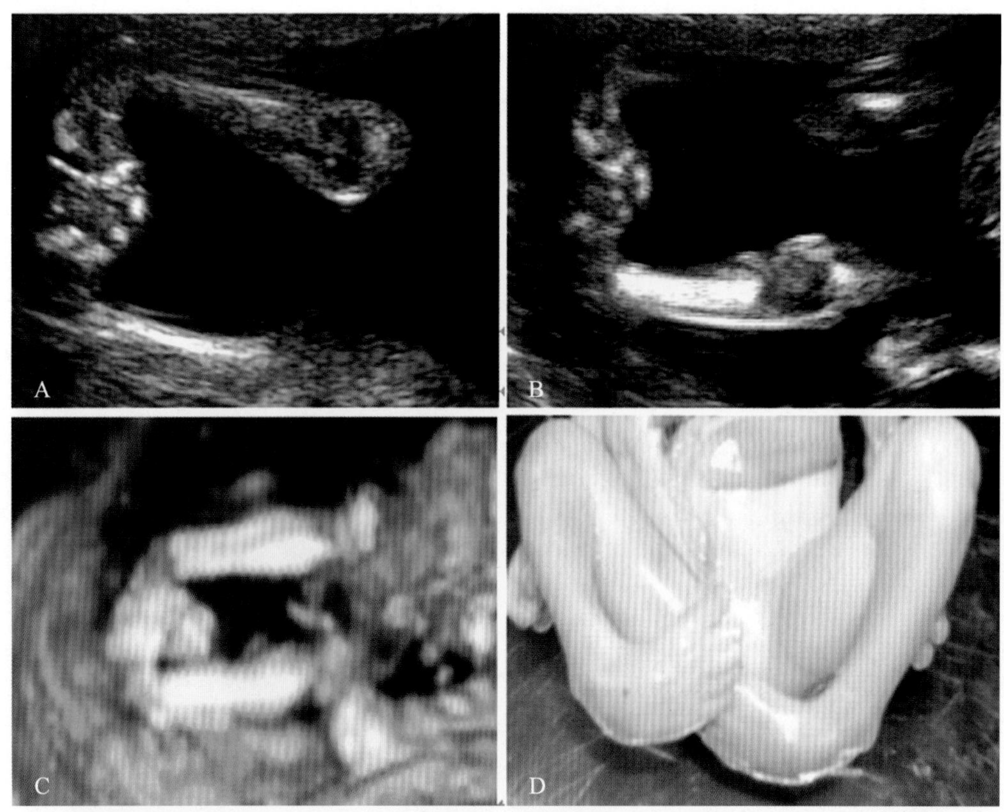

图 49-7-20　病例一 A、B. 示足内翻二维图像。C. 足内翻三维图像。D. 足内翻标本图

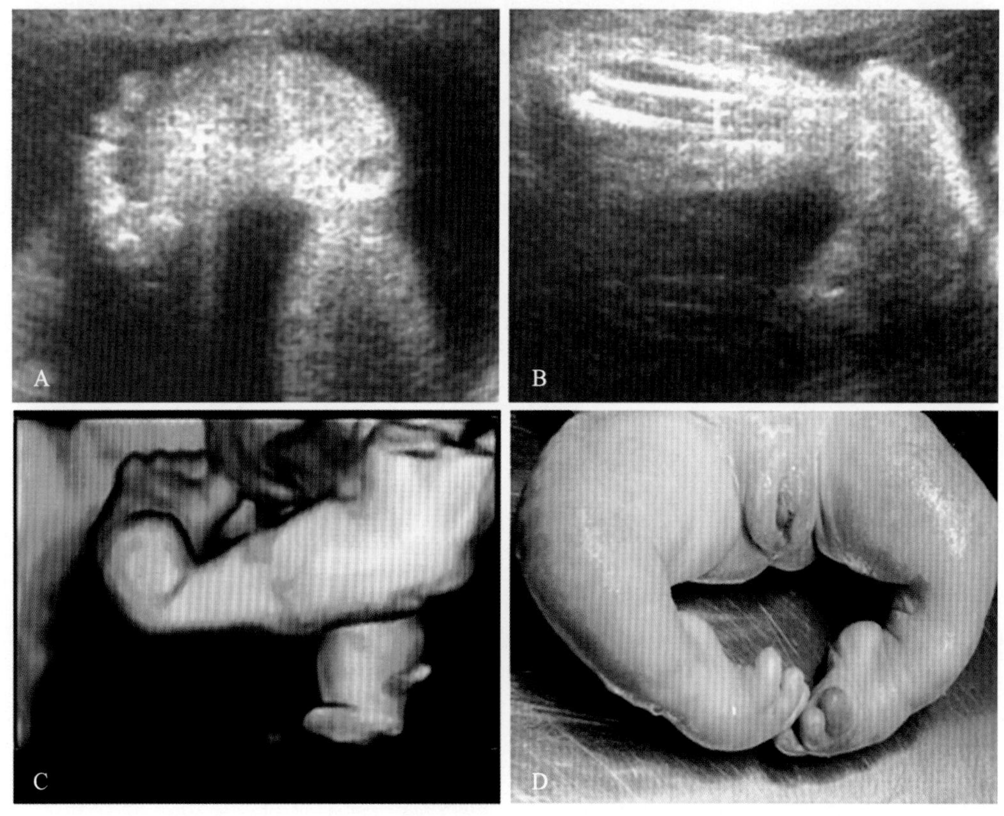

图 49-7-21　病例二 A、B. 示足内翻二维图像。C. 足内翻三维图像。D. 足内翻标本图

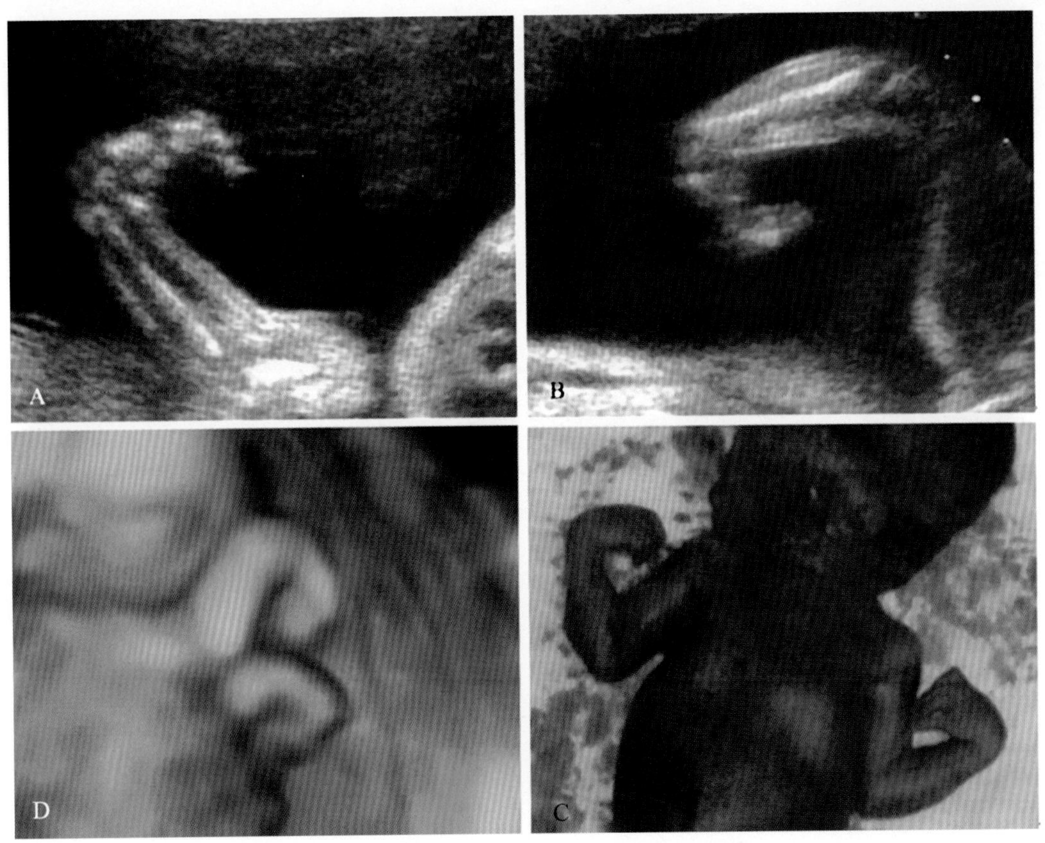

图 49-7-22 A、B. 示手内翻二维图像。C. 手内翻三维图像。D. 手内翻标本图

（3）预后

先天性马蹄内翻足仅为姿势异常，不需治疗；也可为一单发畸形，外科处理后预后良好。

6. 多指（趾）和并指（趾）(Polydactyly and Syndactyly)

（1）概述

多指（趾）畸形是指手或脚多了一个或几个额外的指或趾，多指（趾）分为轴后型、轴前型、中央型。连于小手指或小脚趾上称为轴后指（趾），此型最为常见。连于拇指（趾）上称为轴前指（趾）。隐藏于中间指（趾）之间的为中央型。额外指（趾）可以直接从手掌长出，也可以长于其他指（趾）上，可以是完整的有屈伸功能的指（趾），也可以有二节指（趾）、一节指（趾）或仅为一肉赘，可以单发，也可以作为综合征的表现之一，例如 13 三体、短肋多指（趾）畸形等。

并指（趾）畸形是指相邻手指、脚趾互相融合连为一体。为较常见的先天性畸形，我国并指（趾）畸形的总发生率为 3.09/万，单发并指（趾）畸形的发生率为 1.32/万，综合征性并指（趾）畸形的发生率为 1.77/万。常与多指（趾）、指（趾）或前臂（小腿）缩窄环以及同侧胸大肌发育不良或缺如等畸形合并存在。并指也可为某综合征的手指表现。其类型包括：单一并指（趾）、多指并指（趾）、不完全并指（趾）、完全并指（趾）、单纯并指（趾）、复杂并指（趾）等。

（2）超声表现

多指（趾）畸形超声下可见在手或脚多了一个或几个额外的指或趾，通常在孕中期、手脚伸展状态下易于发现，可以见到额外指（趾）内完整的各节段指（趾）骨，也可以仅为软组织回声。三维成像可以清晰地显示多余指（趾）图像。(图 49-7-23)

并指（趾）畸形超声下可见相邻手指、脚趾互相融合，通常并指的诊断准确率较并趾高，这是由于手指在伸展状态易于发现异常。三维成像可以帮助诊断。(图 49-7-24)

（3）预后

大多数多指（趾）为单发发生，其预后良好，当合并其他畸形时，视伴发畸形严重程度，其预

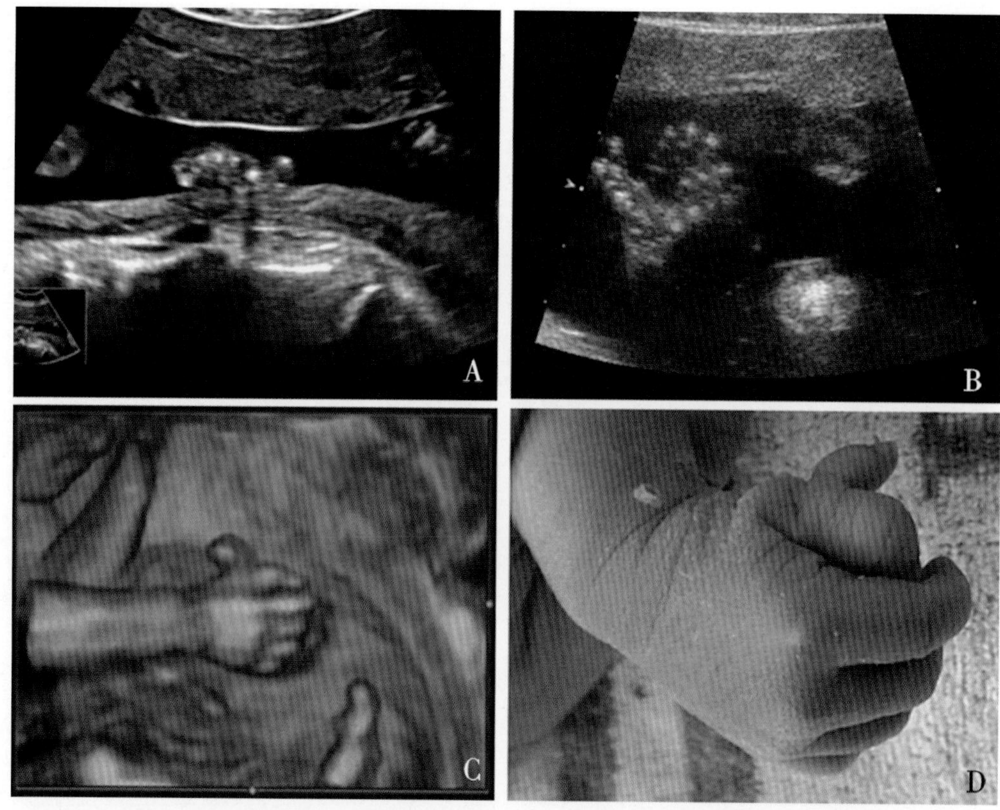

A、B. 多指畸形二维成像；C. 多指畸形三维成像；D. 多指畸形标本

**图 49-7-23　多指轴前型**

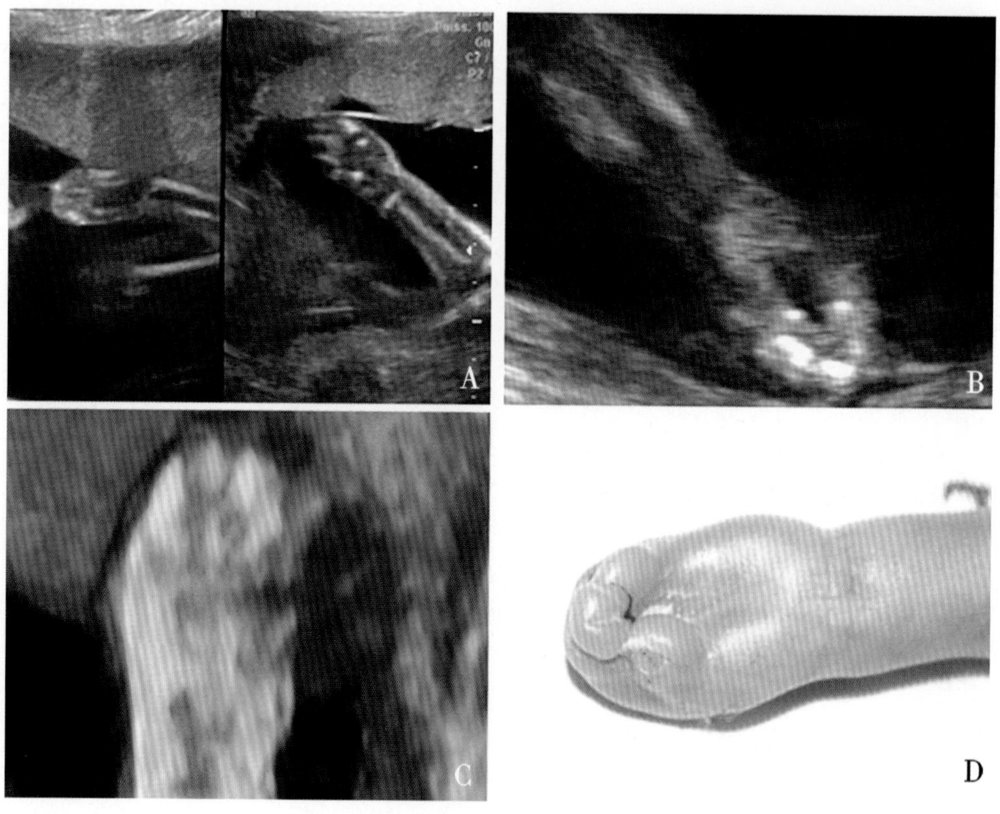

A、B. 并指畸形二维成像；C. 并指畸形三维成像；D. 并指畸形标本

**图 49-7-24　并指畸形**

后各不相同。

并指（趾）畸形需行手术分离。一般宜在3岁以后至学龄前的期间内施行为宜。手术方法包括并指分离、指蹼形成、创面修复等主要步骤。治疗效果良好。

### （五）胎儿运动不能序列征（Fetal akinesia deformation sequence）

1. 概述

胎儿运动不能序列征是胎儿运动受限的序列征，其中最重要一种称Pena-Shokeir综合征，是由Pena和Shokeir于1974年第一次报道，是一种染色体隐形遗传性疾病。其特点是：神经源性的关节弯曲、面部异常、肺发育不全等。Pena-Shokeir综合征胎儿由于神经肌肉的功能异常导致胎动减少和消失，引起关节僵硬；又因胎儿吞咽活动减少、膈和肋间肌的神经肌肉的功能异常导致羊水过多、胃不显示和胎儿肺发育不全。因此，当产前超声检查出现胎儿四肢位置异常、活动受限、听觉刺激反应减少或缺失、发育迟缓、羊水过多、胃不显示，肺发育不良等胎儿异常时，即可考虑为Pena-Shokeir综合征，应及时终止妊娠。Pena-Shokeir综合征与18三体综合征有很多相似点，例如低位四肢关节挛缩、摇椅足、小颌畸形等，核型分析可以明确诊断。

2. 超声表现

Pena-Shokeir综合征产前超声表现为：胎儿肢体位置异常、活动受限，胎动减少或缺如，发育延缓，羊水过多，未见明显呼吸样运动，胃不显示，还可以合并耳低位、眼距过宽、短颈、腭裂、头皮水肿、胸阔畸形、屈曲指和小颌症、膈疝、腹裂、小头畸形等。

3. 预后

Pena-Shokeir综合征属于一种致死性疾病，常导致胎儿早产，足月生产约30%死产，存活也大数在数周死亡，肺部的并发症是其死亡的主要原因。

## 四、脊柱畸形

### （一）脊柱裂（Spina bifida）（图49-7-25）

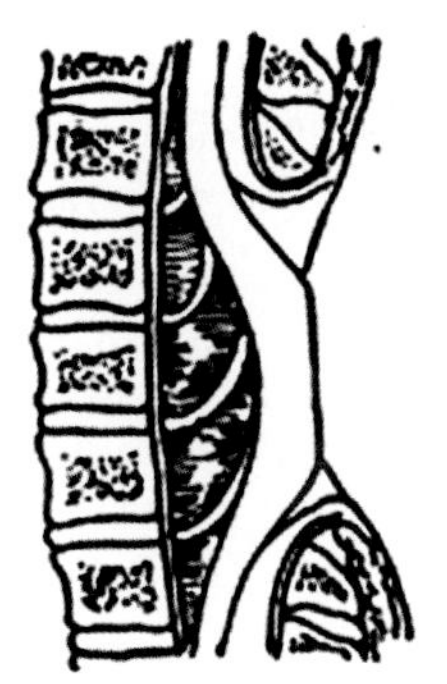
开放性脊柱裂

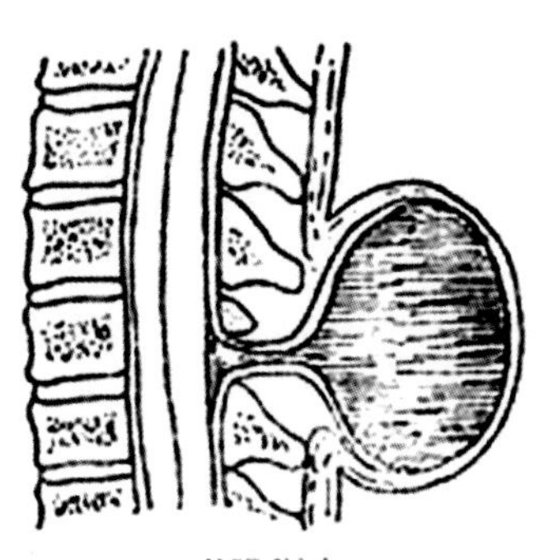
脊膜膨出

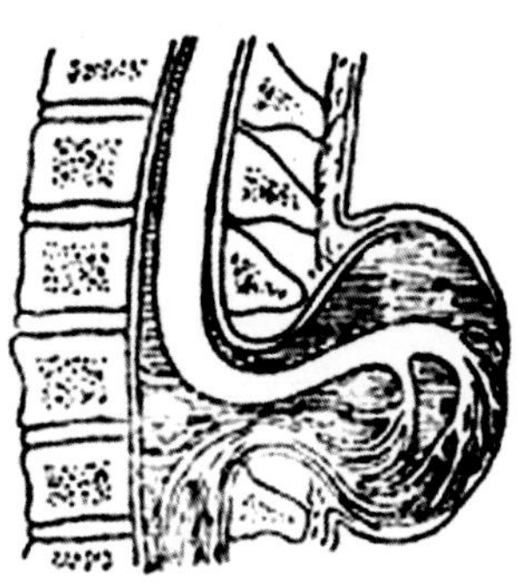
脊髓脊膜膨出

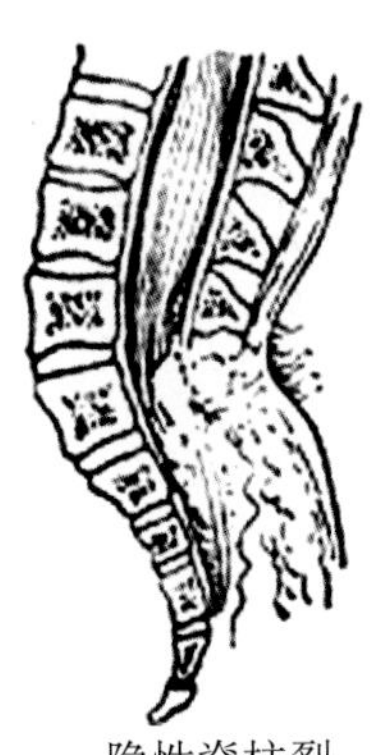
隐性脊柱裂

**图49-7-25 脊柱裂分类示意图**

1. 概述

脊柱裂是胎儿神经管畸形的一种，是较为常见的中枢神经系统畸形之一。引起脊柱裂的原因很多，主要与遗传倾向和环境因素的综合作用有关。脊柱裂是后神经孔闭合失败所致。其主要特征是背侧的两个椎弓未能融合在一起，脊膜和（或）脊髓通过未完全闭合的脊柱疝出或向外暴露。可以发生在脊柱的任何一段，常见于腰骶部和颈部。根据病变程度，脊柱裂可分为以下三种类型：

（1）开放性脊柱裂：主要特征为脊柱裂发生部位皮肤缺损，椎管直接与外部相通。（图49-7-26）

（2）囊状脊柱裂：主要特征为脊柱裂发生部位见囊状物膨出，表面有皮肤覆盖。膨出物内只有脊膜而无神经组织时称为脊膜膨出；膨出物内既有脊膜也有神经组织时称为脊髓脊膜膨出。（图49-7-27）

（3）隐性脊柱裂：主要特征为腰下部的一个或多个椎弓未能融合，椎管开放，但无脊膜或神经组织膨出，其表面覆盖有正常的软组织和皮肤。（图 49-7-28）

2. 超声表现

超声诊断脊柱裂有较高的特异性和敏感性。脊柱裂声像图特征包括脊柱异常的直接征象和颅脑异常的间接征象。

（1）直接征象：表现为脊柱椎弓骨化中心强回声线连续性中断，裂口处皮肤及软组织可缺损。合并脊髓脊膜膨出时裂口处可见一囊性包块，较大脊柱裂时，可显示脊柱后凸畸形。横切面脊柱位于后方的两个椎弓骨化中心向后开放，呈“V”字形改变。脊柱冠状切面可显示后方两个椎弓骨化中心距离增大，注意与腰膨大相区别，前者表现为两个椎弓骨化中心突然增宽，而且距离较大，而后者为连续增宽，距离较小。（图 49-7-29）

（2）颅脑异常的间接征象包括香蕉小脑、柠檬头及继发侧脑室增宽。其发生机制为：开放性脊柱裂时椎管压力低于颅脑压力，导致小脑蚓部疝入枕骨大孔、第四脑室、小脑幕和延髓移位、后颅窝池消失，呈“香蕉小脑”。由于小脑下移，使中脑导水管伸长、缩窄，下移的小脑可与延髓、脊髓粘连，导致小脑延髓池闭塞，第四脑室中央管、中脑导水管粘连，发生梗阻性脑积水，因此多数表现脑室继发性扩张。另外，由于脊柱后压力减低，传至胎头头部。胎头具一定可塑性，与其他颅骨相比，额骨尤其敏感，使胎头形态也有改变，呈“柠檬状”头。

3. 预后

脊柱裂预后差，生存率低。轻度的脊柱裂出生后可行修补术，但手术后有较高的残废率及后遗症，严重者应终止妊娠。

## （二）半椎体畸形（Hemivertebrae）

1. 概述

胎儿半椎体畸形是一种少见的脊椎发育畸形，多在出生后经 X 线检查确诊。它的形成原因是胚胎时期形成椎体的左、右对称的软骨化中心，如果其中一个软骨化中心发育不全则形成半椎体畸形，半椎体畸形可累及一个或数个，邻近的椎体常表现一侧代偿性增大及不同程度的脊椎侧弯畸形。

2. 超声表现

半椎体畸形的超声表现：在脊柱矢状切面椎弓回声排列整齐，病变椎体回声模糊或缺失。冠状切面可见脊柱侧弯或成角畸形，仔细观察并数算配对每对椎弓的骨化中心，发现在成角弯曲部位一侧的骨化中心缺失。横断切面显示椎体变小，呈楔形变，形态不规则或边缘模糊。随半椎体的发育情况，脊柱侧弯程度不同，矢状及冠状切面有时可显示病变椎体相邻椎间隙增宽或变窄。三维超声可直观显示病变椎体回声模糊或缺失，脊柱侧弯或成角畸形，病变椎体定位清晰。（图 49-7-30，图 49-7-31）

检查注意事项：（1）检查过程中重点观察胎儿椎体形态及脊柱自然曲度。（2）对怀疑脊柱异常病例的脊柱行矢状切面、冠状切面及横断面检查。三维超声成像更容易发现问题。（3）在胎儿脊柱显示清楚的前提下，尽量降低超声扫查深度，在穿透深度允许的情况下使用高频探头，以获得最佳图像清晰度。（4）半椎体畸形的诊断要点脊柱矢状切面时，正常椎体、椎弓回声排列整齐，病变椎体、椎弓回声排列局部显示不清，冠状切面可见椎体明显侧突并成角畸形。（5）由于产前超声检查受胎儿体位影响较大，有时难以清晰显示椎体形态，发现胎儿存在脊柱自然曲度异常者，要仔细多切面观察胎儿椎体形态的改变。显示不理想者可让孕妇变换体位或活动后检查，保证检查的准确性。

鉴别诊断：本病需与脊柱裂相鉴别。单纯脊柱裂是先天性神经弓的椎板愈合不全，椎体形态可，脊柱一般不出现侧弯。而胎儿半椎体畸形主要表现为椎体形态改变及继发的脊柱自然曲度及椎间隙改变，不合并脊柱裂时，不引起椎板改变，与单纯脊柱裂具有不同的超声表现，可以进行鉴别诊断。半椎体畸形除椎体形态改变外，还出现侧弯或后凸。如果同时出现脊柱裂及半椎体畸形时，可出现以上所有的现象，超声表现复杂。

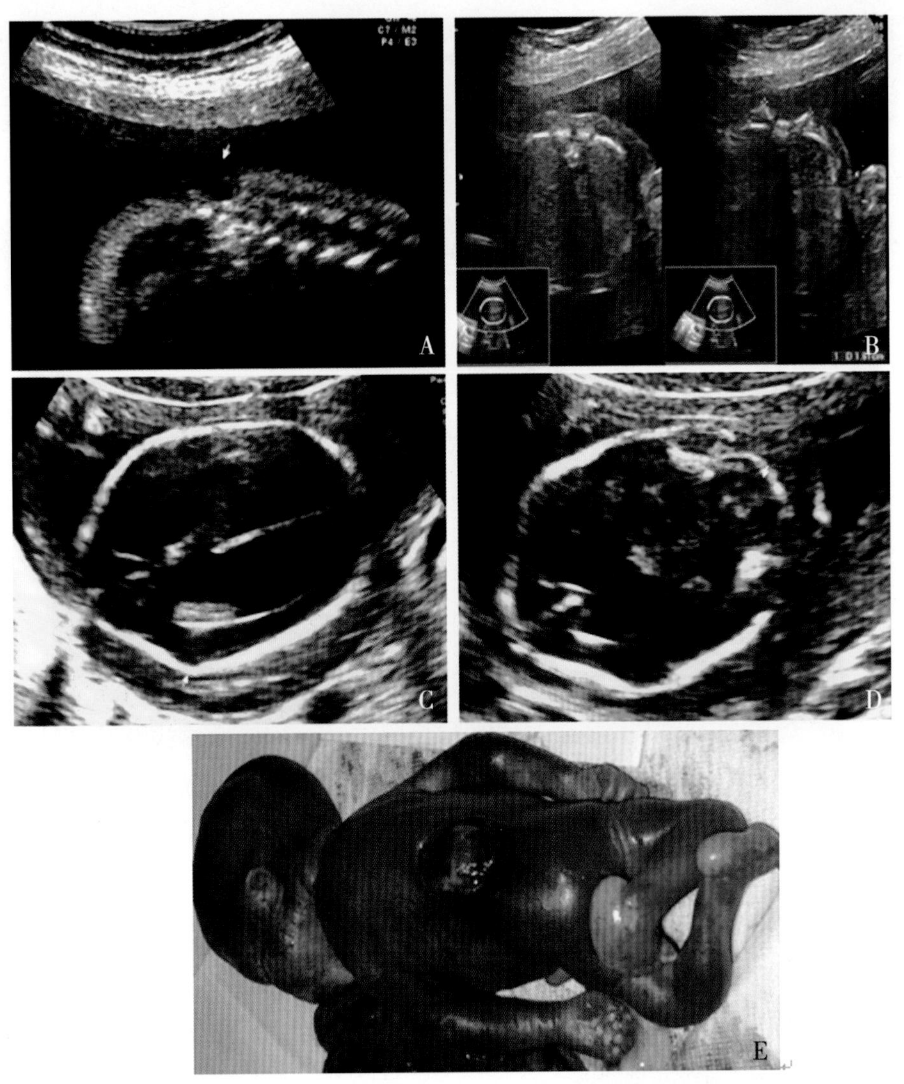

A. 胎儿脊柱骶尾段椎弓骨化中心强回声线连续性中断，裂口处皮肤及软组织缺损。B. 脊柱横切面显示椎弓骨化中心向后开放，呈“V”字形，表面无皮肤及软组织覆盖。左侧图显示横切面正常脊柱骨化中心呈“品”字形。C. 横切胎头时出现前额隆起（白色箭头所指），双侧颞骨塌陷，呈“柠檬征”。D. 胎儿小脑变小、弯曲呈“香蕉状”，后颅窝池消失，小脑紧贴颅后窝池（白色箭头所指）。E. 开放性脊柱裂标本图

**图 49-7-26　开放性脊柱裂**

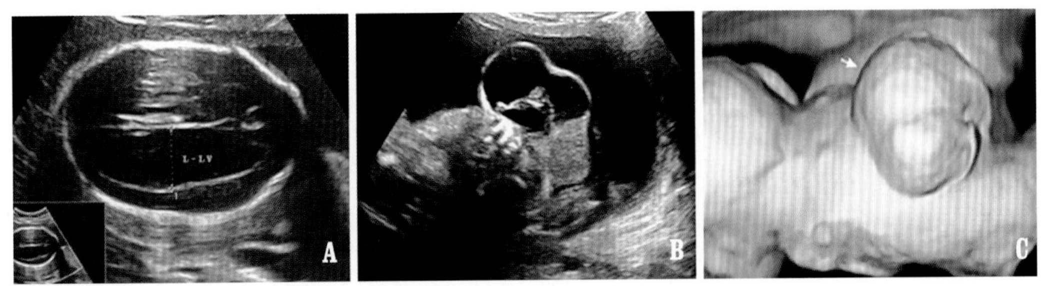

A. 胎儿右侧侧脑室扩张，胎头呈“柠檬征”。B. 胎儿脊柱骶尾段椎弓骨化中心强回声线连续性中断，向外突出一囊性占位，与椎管相连，边界清，内见条状光带。C. 胎儿三维表面成像显示骶尾部向外突出一包块

**图 49-7-27　囊状脊柱裂**

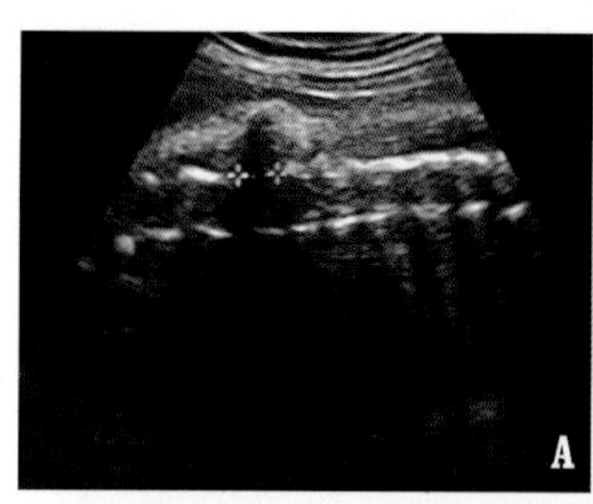
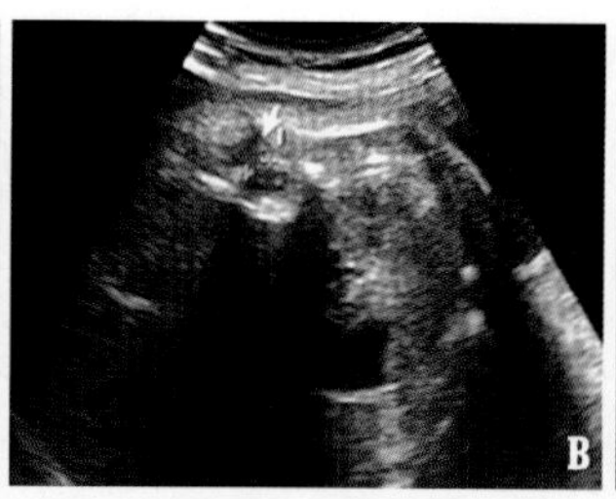
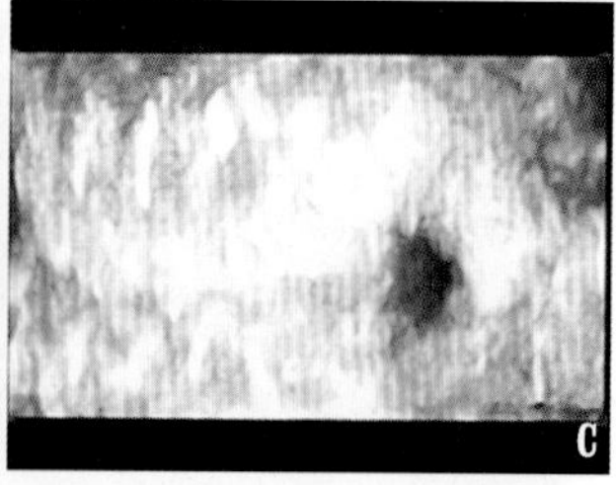

A. 胎儿腰段脊柱椎弓骨化中心连续中断，表面皮肤连续性好。B. 胎儿腰段脊柱椎弓骨化中心分离（箭头所指处），表面皮肤连续性好。C. 胎儿脊柱三维透明成像显示脊柱腰段部分缺损

**图 49-7-28　隐性脊柱裂**

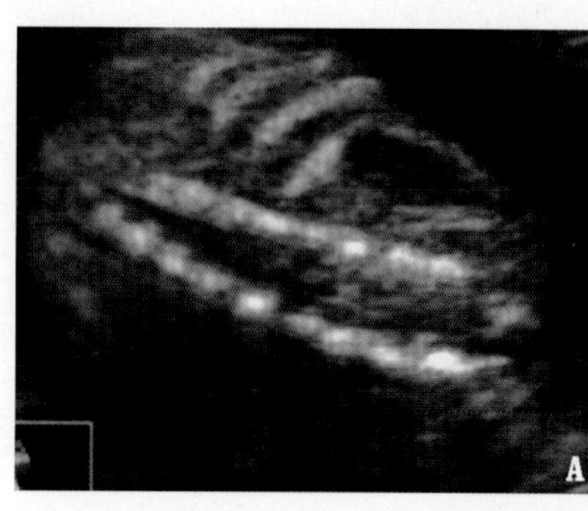
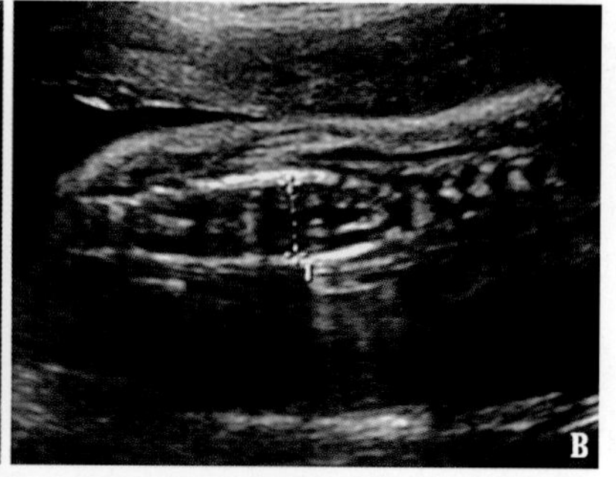

**图 49-7-29　A. 正常腰膨大，B. 脊柱裂脊柱冠状切面**

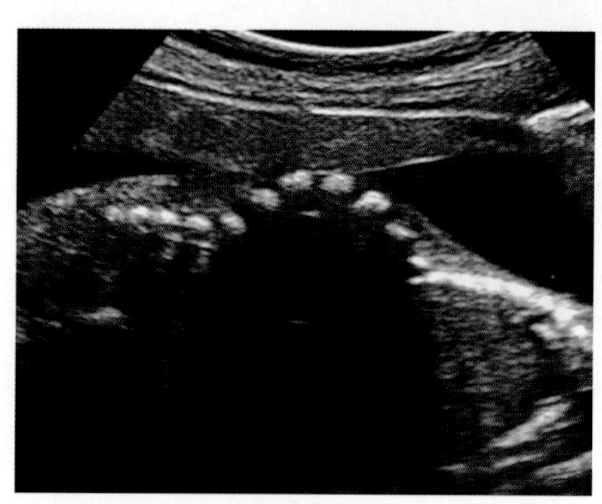

**图 49-7-30　脊柱裂脊柱后凸畸形**

3. 预后

多发的半椎体畸形常合并其他椎体畸形，如蝴蝶椎，融合椎及脊柱裂，肋骨畸形等早期即可引起严重脊柱侧弯及胸腹腔畸形，预后较差。单发单纯半椎体畸形在生后可进行外科手术治疗，但可能会影响患儿脊柱和胸廓的生长发育，导致身材矮小和形态异常等。

## （三）尾部退化综合征（Caudal regression syndrome）

1. 概述

尾部退化综合征，又称尾发育不良序列征或骶骨发育不全，是一种罕见的先天性缺陷，正常妊娠的发生率为 1/10 000～40 000，但在糖尿病孕妇中，其发生概率显著提高，约为 1/350。本病属于脊柱末端发育障碍，主要特点是：骶椎发育不全或缺失，腰椎多部分缺陷，缺损一般在胸 9 段以下，临床症状和缺损节段的高低密切相关，缺损节段越低临床症状越轻，症状可以从轻微的末梢肌肉萎缩到完全的瘫痪。本病可伴全身多系统的异常，几乎所有的患者都伴有神经性膀胱，24％的病例伴有泌尿生殖道畸形和下胃肠道畸形（尤其是肛门直肠），还可伴有髋和膝关节的屈曲挛缩、足畸形、脊髓脊膜膨出、终丝牵拉征及硬脊膜内脂肪瘤等。尾部退化综合征可分为两型。第一型临床病变严重，往往在骶 1 椎体水平或以上合并严重的骶椎畸形，患者脊髓高位，脊髓末端圆钝，其止点位于 L1 椎体上方。主要出现在儿童期或出生前。第二型相对较轻，患者可能直到成年后都没有症状。脊髓位置低，远端逐渐变细。目前，其发病原因尚不明了，有研究表明可能与妊娠第 4 周之前尾部中胚层的紊乱有关。

2. 超声表现

尾部退化综合征在超声下发现的征象较多，可以仅是骶骨异常，也可以是骶骨完全缺失，并

伴腰椎和下肢的异常。大多数典型征象是少数椎骨的缺失，靠拢的髂骨翼形成盾样结构，且其与股骨头的间隙变窄。尾部退化综合征合并其他畸形时较易漏诊。（图 49-7-32～图 49-7-35）

3. 预后

其预后取决于下段脊柱及骶神经的畸形范围，也取决于其他异常的严重程度。

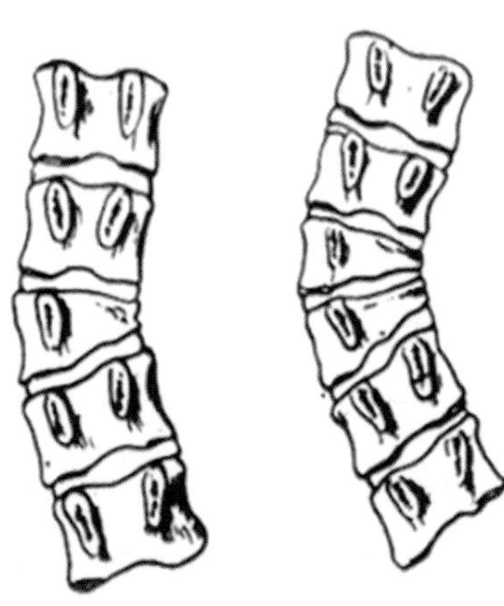

椎体侧方形成不全（侧凸）

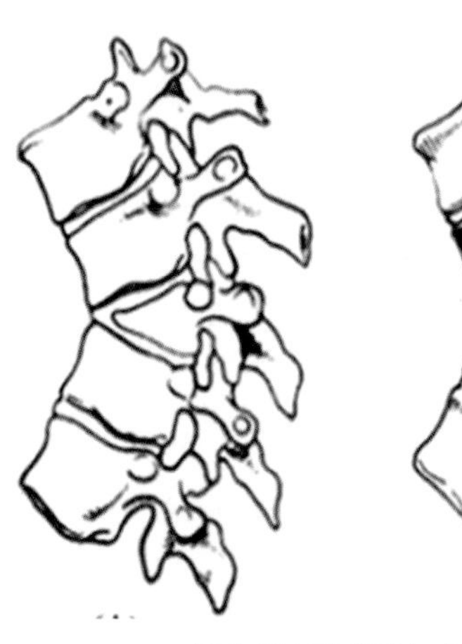

椎体侧方形成不全（后凸）

图 49-7-31

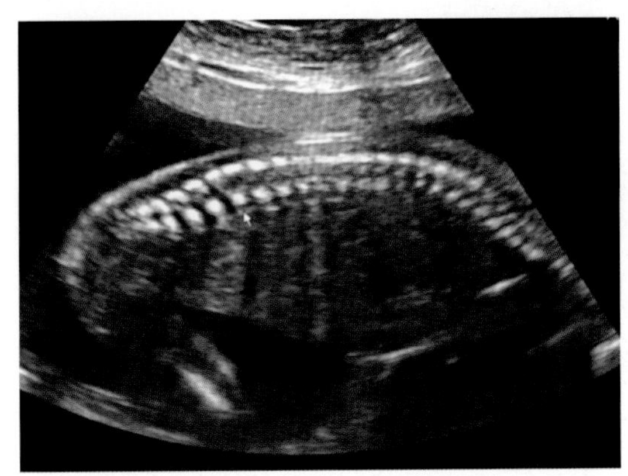

箭头指一节椎体未见骨化中心回声

**图 49-7-32　胎儿脊柱矢状切面示腰段椎体排列异常**

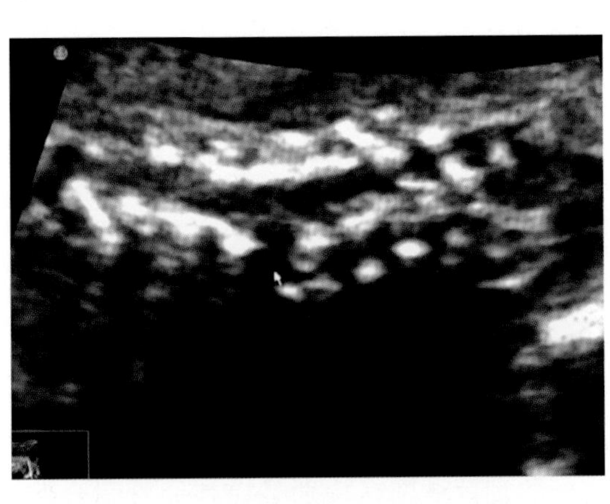

**图 49-7-33　胎儿冠状切面示脊柱侧弯及成角畸形**

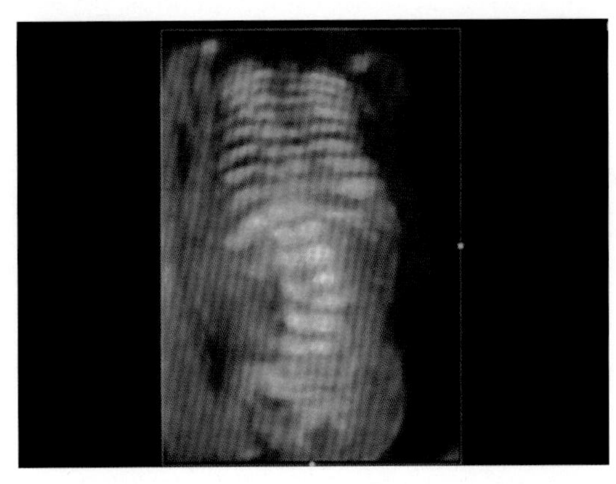

**图 49-7-34　三维超声重建示脊柱侧弯**

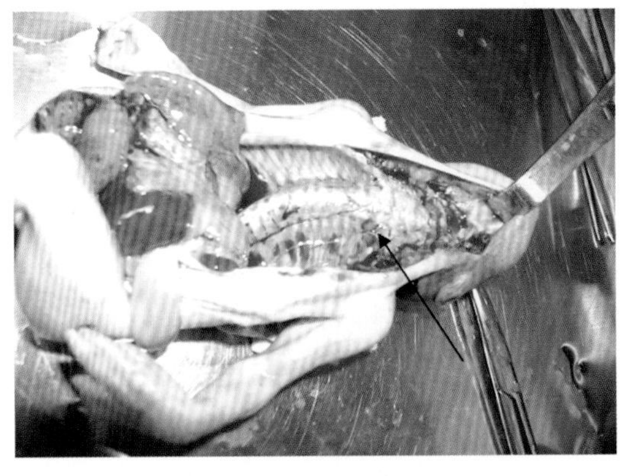

**图 49-7-35　脊柱侧弯标本图**

（马小燕　陈　丹）

## 参考文献


[1] Elliott AM, Reed MH, Chudley AE, et al. Clinical and epidemiological findings in 275patients with central ray deficiency: split hand foot malformation (SHFM) in Manitoba, Canada [J]. Am J MedGenet A, 2006, 140(13): 1428-1439.

[2] Tortori-Donati P, Fondelli MP, Rossi A, Charles AR, Armando C, Valeria C. Segmental spinal dysgenesis: neuro-radiologic findings with clinical and embryologic correlation. Am J Neuroradiol, 1999, 20: 445-56.

[3] Goncalves LF, Espinoza J, Mazor M, Romero R. Newer imaging modalities in the prenatal diagnosis of skeletal dysplasia. Ultrasound Obstet Gynecol, 2004, 24: 115-120.

[4] Matthew L. Warman, L Valerie Cormier-Daire. Nosology and classification of genetic skeletal disorders: 2010 revision. Am J Med Genet Part A 155: 943-968.

[5] Superti-Furga A, Unger S. 2007. Nosology and classification of genetic skeletal disorders: 2006 revision. Am J Med Genet Part A 143A: 1-18.

[6] International Working Group on Constitutional Diseases of Bone. International nomenclature and classification of the osteochondrodysplasias(1997). Am J Med Genet, 1998, 79: 376 ~82.

[7] Spranger J. International classification of osteochondrodysplasias. The international working group on constitutional diseases of bone. Eur J Pediatr, 1992, 151: 407-415.

[8] Merz E, Miric-Tesanic D, Bahlmann F, Weber G, Hallermann C. Prenatal sonographic chest and lung measurements for predicting severe pulmonary hypoplasia. Prenat Diagn, 1999, 19: 614-619.

[9] Doray B, Favre R, Viville B, Langer B, Dreyfus M, Stoll C. Prenatal sonographic diagnosis of skeletal dysplasias. A report of 47 cases. Ann Genet, 2000, 43: 163-169.

[10] Goncalves LF, Espinoza J, Mazor M, Romero R. Newer imaging modalities in the prenatal diagnosis of skeletal dysplasia. Ultrasound Obstet Gynecol, 2004, 24: 115-120.

[11] S. Patel, I. Suchet. The role of color and power Doppler ultrasound in the prenatal diagnosis of sirenomelia. Ultrasound Obstet Gynecol, 2004, 24: 684-691.

[12] Schiesser M, Holzgreve W, Lapaire O, Willi N, Luthi H, Lopez R, Tercanli S. Sirenomelia, the mermaid syndrome - detection in the first trimester. Prenat Diagn, 2003, 23: 493-495.

[13] Blaicher W, Lee A, Deutinger J, Bernaschek G. Sirenomelia: early prenatal diagnosis with combined two- and threedimensional sonography. Ultrasound Obstet Gynecol, 2001, 17: 542-543.

[14] Korenromp MJ, Page-Christiaens GC, van den Bout J, et al. A prospective study on parental coping 4 months after termination of pregnancy for fetal anomalies. Prenat Diagn, 2007, 27: 709-716.

[15] Shaffer BL, Caughey AB, Norton ME. Variation in the decision to terminate pregnancy in the setting of fetal aneuploidy. Prenat Diagn, 2006, 26: 667-671.

[16] Duijf PH, van Bokhoven H, Brunner HG. Pathogenesis of split-hand/split-foot malformation. Hum Mol Genet, 2003, 12 (spec no 1): R51-R60.

[17] Talamillo A, Bastida MF, Fernandez-Teran M, Ros MA. The developing limb and the control of the number of digits. Clin Genet, 2005, 67: 143.

[18] Scott H. Kozin Radial Clubhand e medicine specialities ＞orthopedic surgery＞Hand and upper extremities Last updated Sept 5, 2003.

[19] David Sutton Radial defects Textbook of Radiology and Imaging Churchill Livingstone Seventh edition, 2003, 2: 1108.

[20] Peixoto-Filho FM, do Cima LC, Nakamura-Pereira M. Prenatal diagnosis of pentalogy of Cantrell in the first trimester: is 3-dimensional sonography needed? J Clin Ultrasound, 2009, 37: 112.

[21] Polat I, Gul A, Aslan H, et al. Prenatal diagnosis ofpentalogy of Cantrell in three cases, two with craniorachischisis. J Clin Ultrasound, 2005, 33: 308.

[22] McMahon CJ, Taylor MD, Cassady CI, et al. Diagnosis of pentalogy of cantrell in the fetus using magnetic resonance imaging and ultrasound. Pediatr Cardiol, 2007, 28: 172.

[23] Chen CY, Yang MJ, Wang PH, et al. Abnormal Doppler venous waveforms in a fetus with pentalogy of Cantrell. J Med Ultrasound, 2009, 17: 52.

[24] Kacinski M, Jaworek M, et al. Caudal regression syndrome associated with the white matter lesions and chromosome 18p11. 2 deletion. Brain Dev, 2007, 29: 164-166.

[25] Hentschel J, Stierkorb E, Schneider G, Goedde S, Siemer S, Gortner L. Caudal regression sequence: vascular origin? J Perinatol, 2006, 26: 445-447.

[26] Assimakopoulos E, Athanasiadis A, Zafrakas M, Dragoumis K, Bontis J. Caudal regression syndrome and sirenomelia in only one twin in two diabetic pregnancies. Clin Exp Obstet Gynecol, 2004, 31: 151-153.


## 第八节 神经系统畸形

中枢神经系统畸形在所有胎儿畸形类型中最为常见。关键在于早期检查、早期诊断、早期处理。

### 一、神经管缺陷

神经管缺陷（neural tube defects，NTDs）是在胚胎发育早期，特别是在神经管闭合期，因为受到不良因素的损害，导致神经管不闭合而致一系列先天畸形。临床上主要包括无脑畸形、脑脊膜膨出、脊柱裂等，发病率为 0.5‰～2‰。目前对 NTDs 的发病原因知之甚少。因为神经管缺陷畸形致病因素非常复杂，系多基因遗传病，其发病在遗传因素的基础上与环境因素密切相关。再发风险为 2%～5%，几乎是正常人群的 50 倍。14%～67%的脑积水胎儿有中枢神经系统结构的异常，其中神经管缺陷最多，约占 32%～50%。

1. 无脑畸形

定义：无脑畸形是指大脑、颅骨、头皮的先天性的缺失，是产前可检查出的最常见的神经管缺陷。虽然无脑畸形的大脑半球可以发育，但大脑的暴露部分会逐步毁坏，导致出血，并发生神经元和神经胶质的纤维化。受累的大脑皮质无功能，但脑干和小脑可能正常。尽管是严重畸形，尽管伴有额骨缺失，面骨和颅骨底部却基本正常（图 49-8-1）。

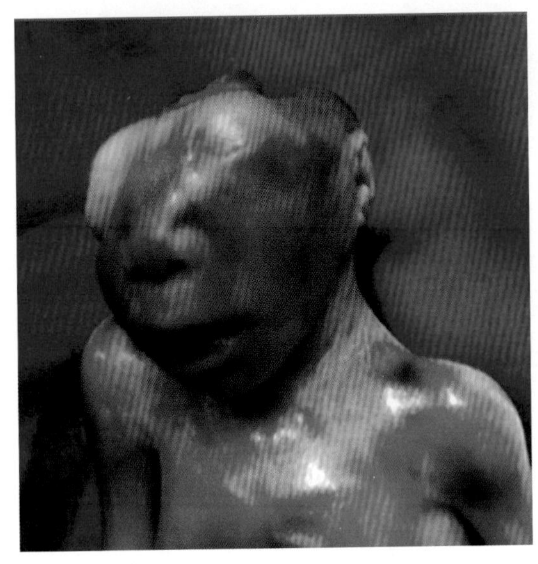

**图 49-8-1 引产后的无脑畸形**

发病率：在活产和死产儿中，发生率是 0.3/1000，女：男＝3：1～4：1。

致畸因素：西班牙妇女生产无脑畸形儿的比例，比白人妇女多 45%。无脑畸形的发生与孕妇体温低，缺乏叶酸、铜、锌等物质有关。

超声表现：无脑畸形（Anencephaly）：无脑畸形诊断较为容易，早期即可出现异常声像图。无脑畸形最早在孕 12 周时即可确诊。诊断无脑畸形的主要依据是颅顶部的缺失，眼眶以上无脑组织或见回声杂乱、边界不清的块状物。胎儿面部冠状切时显示最清晰。往往合并羊水过多。孕 14 周后诊断非常准确。有报道，13%～33%的无脑畸形常合并其他严重畸形，包括先天性心脏病、肺发育不良、膈疝、肠旋转不良、肾脏畸形（多囊肾和肾发育不良）、肾上腺发育不良、脐膨出、脊柱裂、足内翻等，也常合并一些其他情况，诸如单脐动脉、动脉导管未闭、卵圆孔未闭等。引起超声界关注的情况是：无脑畸形胎儿的右心输出量往往增加。Rizzo 和 Arduini 研究了四个孕晚期诊断为无脑畸形的胎儿，发现无脑畸形胎儿的右心输出量比正常胎儿大得多。

超声鉴别诊断：无脑畸形主要应与羊膜带综合征所致的颅骨缺失相鉴别，羊膜带综合征往往伴随肢体、指（趾）缺失、体壁缺失和脊柱异常。羊膜带综合征往往伴羊水过少。超声检查时，发现羊膜带综合征的特点：一是索带附着于胎儿；二是由于羊膜呈束带样缠绕或粘连胎儿躯体某一部位引发胎儿变形或肢体截断等畸形。综上所述，羊膜带综合征的特点是：多发畸形、索带连胎、活动受限、羊水偏少。关键是想到此病！（图 49-8-2）

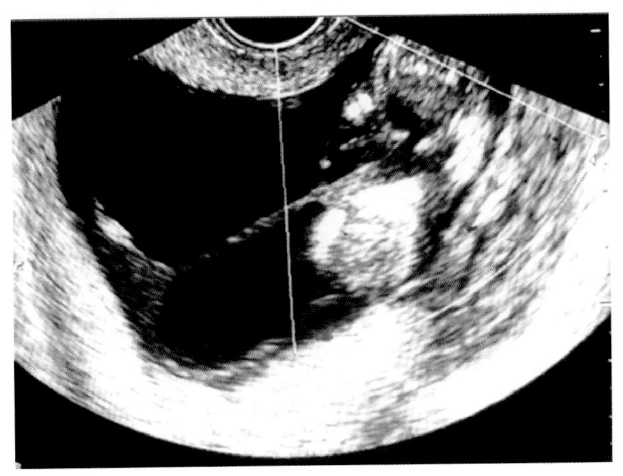

**图 49-8-2 羊膜带综合征，显示索带连于胎儿**

无脑畸形与羊膜带综合征鉴别的重要意义在于两者的再发危险性截然不同。

预后：通常出生后两周内死亡。

再发风险：大多数无脑畸形是多种原因引起的，再发风险是 2%～5%。妊娠合并糖尿病者，增加无脑畸形和其他神经管缺陷的发病率。此外，如果癫痫孕妇在产前或早孕期间服用丙戊酸，无脑畸形发病率也会增加。如果无脑畸形合并其他畸形，应该进行核型分析，因为有些无脑畸形与染色体异常有关。

建议孕妇每天至少服用叶酸400mcg，以预防神经管畸形。对于分娩过无脑畸形的孕妇，在孕前一个月，每天服用叶酸4 000mcg（4mg）。

2. 露脑畸形

定义：胎儿颅骨顶部缺失，但面部结构和颅骨基底部存在。是由于早孕期间神经管闭合受阻引起，通常发生在孕18～29天，是内胚层和中胚层的畸形，主要累及颅骨和椎骨。事实上，露脑畸形是无脑畸形的“前身”。它与无脑畸形的最大区别是前者有泡在羊水中的残余的脑组织。

发病率：在接受筛查的孕妇中，露脑畸形的发病率是3/10 000，而同样的人群中，无脑畸形发病率是14/10 000。

致畸因素：同无脑畸形。

超声表现：如果孕11周，颅骨强回声环缺如，应该考虑露脑畸形的可能性。在孕中晚期，露脑畸形的超声表现主要是发现大而杂乱的发育不良的胎儿脑组织，其外无颅骨的覆盖。而面部结构和颅骨底部仍然存在。尽量判断是单发的露脑畸形还是多发畸形的表现之一。

超声鉴别要点：需鉴别的有巨大脑脊膜膨出、羊膜带综合征、羊膜破裂、体壁综合征、骨骼发育不良。最重要的是与巨大脑脊膜膨出相鉴别，后者不是致命的。巨大脑脊膜膨出的颅顶往往缺失，剩余部分大脑在颅内。注意，与露脑畸形相比，巨大脑脊膜膨出的大脑组织看起来比较正常。

羊膜带综合征的胎儿，羊膜破裂导致纤维化的中胚层带缠绕胎儿，脑部的破坏是非对称性的，同时合并脊柱、腹壁、肢体的破坏。

体壁综合征的胎儿，露脑畸形和脑膨出与面裂、肢体缺失和脊柱侧弯相伴。所以体壁综合征的诊断是体壁的破坏加上多发严重畸形。

骨骼发育不良，主要是颅骨钙化不全，发生在磷酸酶过少症和第Ⅱ型成骨发育不良。骨骼发育不良的胎儿颅内解剖是正常的。典型的骨骼发育不良主要是长骨的畸形，表现为短和弯曲。

预后：如果终止妊娠，应该进行尸检和染色体检查。

再发风险：露脑畸形可以是多发畸形的表现之一，是一种单基因的畸形。例如，露脑畸形是Roberts综合征的表现之一，是常染色体隐性遗传病。Roberts综合征表现为：短肢畸形、独眼，核型分析表现为着丝粒的不成熟分裂。

颅脑畸形的再发风险主要取决于潜在的病因。如果是羊膜带综合征引起，则再发风险很小；如果是单基因病引起，再发风险则取决于它是常染色体隐性遗传，还是常染色体显性遗传，抑或是性连锁病。露脑畸形属于神经管缺陷，再发风险是2%～5%。

3. 脑膨出及脑膜膨出

定义：脑膨出及脑膜膨出指脑组织通过颅骨缺损疝出。膨出物如仅含脑脊液称为脑脊膜膨出，如膨出物含脑组织和脑脊液称为脑膨出，两种情况预后均很差。75%脑膨出合并中枢神经系统畸形，其中44%合并染色体核型异常。75%的脑膨出位于枕部，少数位于前额部，这种情况大多发生在马来西亚、泰国、缅甸和俄国部分地区（图49-8-3）。

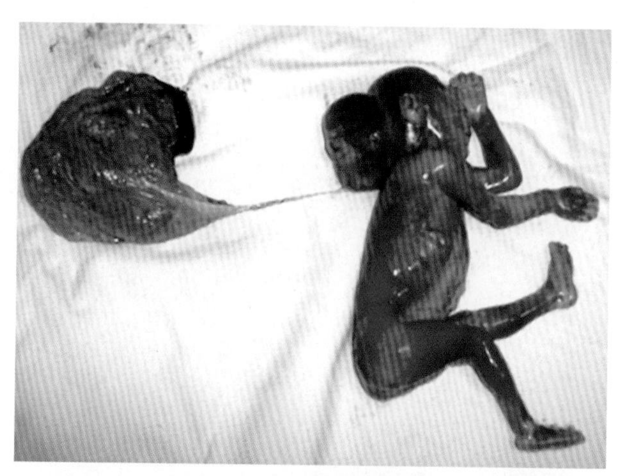

**图49-8-3 引产后的胎儿枕部脑膨出，内含脑组织**

发病率：占活产儿的0.15/1 000。

致畸因素：病因不明。一般认为与神经孔未闭合有关。可能与孕妇风疹病毒感染、糖尿病、遗传性综合征、羊膜带综合征等有关。动物实验时，通过X线辐照、锥虫蓝和维生素过多症诱发出脑膨出。

超声表现：脑膨出的超声表现呈现多样化。脑膨出可以显示囊性肿块，实质性肿块或者囊实性肿块。颅骨缺失通常可以显示出来。75%在枕部。额部占15%，顶部5%。如果脑膨出不对称出现，或出现于非典型部位，要考虑羊膜带综合征或体壁综合征的可能性。

超声诊断脑膨出的标准：

1）肿块应该与胎头相连，或肿块随胎头运动而运动；

2）发现颅骨连续性中断；

3）颅内应该有解剖异常，例如：出现脑积水；

4）应认真检查脊柱，以排除脊柱裂；

5）应认真检查胎儿肾脏，因为脑膨出往往合并肾囊性发育不良。

神经管畸形胎儿中，20%有小头畸形。其余合并的中枢神经系统畸形是胼胝体缺失、口面裂、颅缝早闭、Dandy-Walker 畸形、Arnold-Chiari 畸形、先天性缺指，先天性缺趾、Klippel-Feil 畸形等。

超声鉴别要点：主要要观察颅外脑组织的位置（中线上还是在一侧?）、肿块的性质（囊性还是实质性?）以及肿块与颅骨缺损的关系。脑膨出一般位于中线上，由颅骨缺损处膨出，往往伴有脑积水（图 49-8-4）。

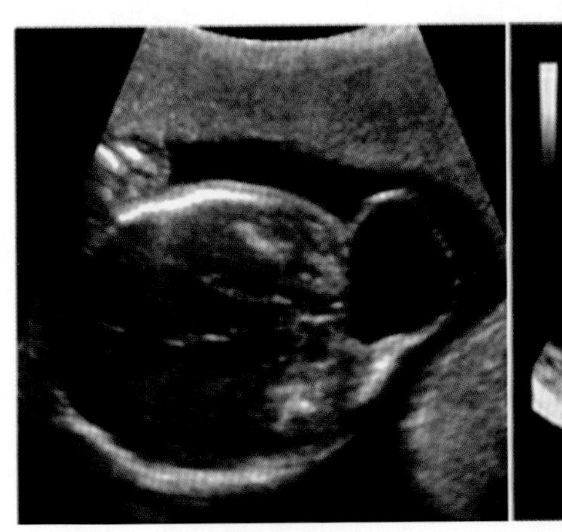
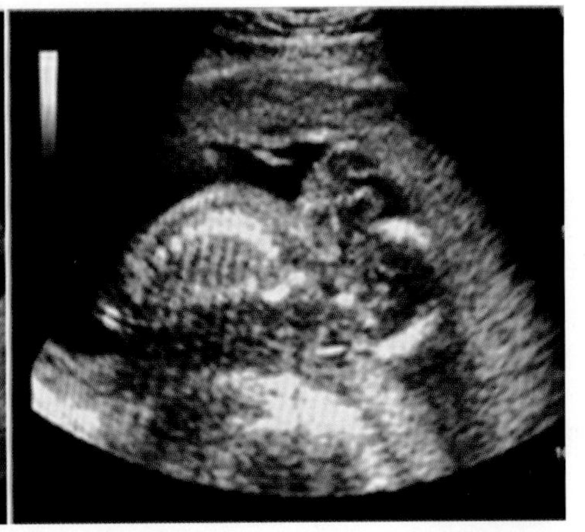

**图 49-8-4 左图为脑脊膜膨出，膨出物如仅含脑脊液；右图为脑膨出，膨出物含脑组织和脑脊液**

另外，需要与淋巴水囊瘤鉴别。枕部脑脊膜突出内含脑脊液，易于淋巴水囊瘤混淆。淋巴水囊瘤往往有分隔，其边缘直接连于皮肤，且很少合并中枢神经系统畸形（图 49-8-5）。淋巴水囊瘤有时合并胸腔积液和腹水。

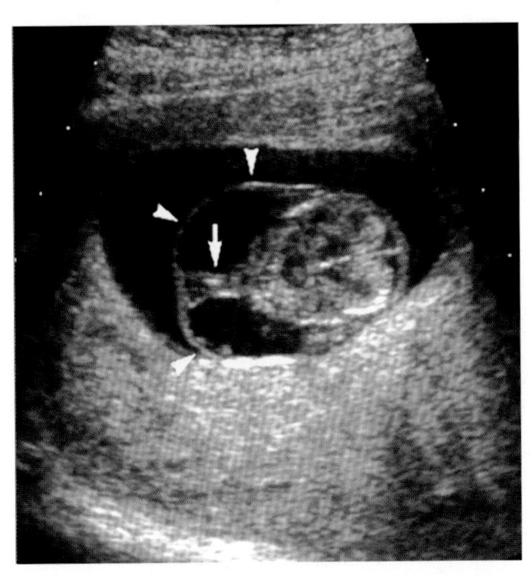

**图 49-8-5 胎儿颈后无回声区，内有分隔，其边缘直接连于皮肤，为淋巴水囊瘤**

脑膨出还需与畸胎瘤鉴别，后者是实性或混合性的，但肿块内无脑组织。

血管瘤表现为不均质的强回声，无颅骨缺损。血管瘤与相邻颅骨形成钝角，而脑膨出与相邻颅骨形成锐角。血管瘤预后很好。

脑膨出与头皮水肿也需要鉴别。关键是探头转 90 度再观察（图 49-8-6）。

预后：存活率低，为 21%左右，且存活儿伴有严重发育迟缓。

再发风险：主要看是不是孤立性的脑膨出。孤立性的脑膨出往往无家族性，这与其他神经管缺陷不同，后者往往是多因素遗传的。另一方面，许多脑膨出是特殊综合征的表现之一，属常染色体隐性遗传。所以，诊断脑膨出时，极其重要的是要看有无合并其他畸形。产前或产后检查染色体非常重要。与脑膨出有关的染色体畸形包括 13-三体、18-三体和镶嵌型 20-三体，以及不平衡易位。

尽管孤立性的脑膨出的再发风险很低，孕妇在下次怀孕前仍应接受超声检查。脑膨出最早在孕 12 周能够用阴超诊断出来。

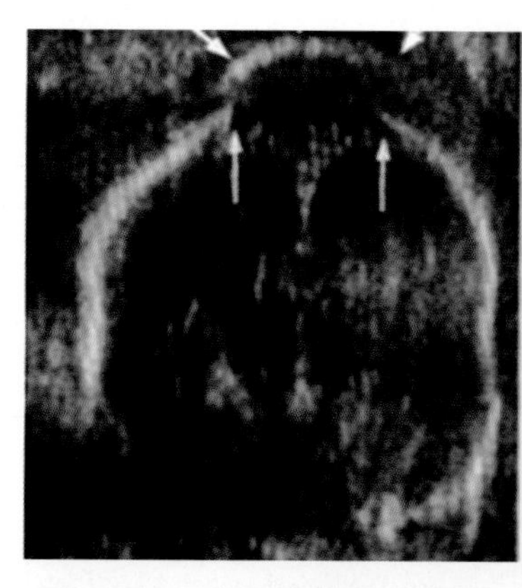
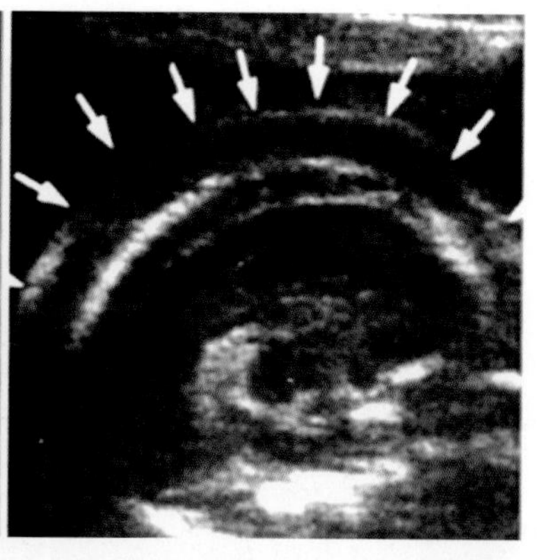

图 49-8-6　胎头横切面，显示“脑膨出”可能，探头转动 90°，发现是头皮水肿

4. 脊柱裂

定义：脊柱裂是脊椎中线缺损，导致椎管敞开。大部分脊柱裂均为开放性，极少数为闭合性脊柱裂（图 49-8-7）。开放性脊柱裂包括脊膜膨出和脊髓脊膜膨出。后者的膨出物内除了脊膜和脑脊液外，还含有神经纤维。脊膜膨出和脊髓脊膜膨出最常见于腰部。

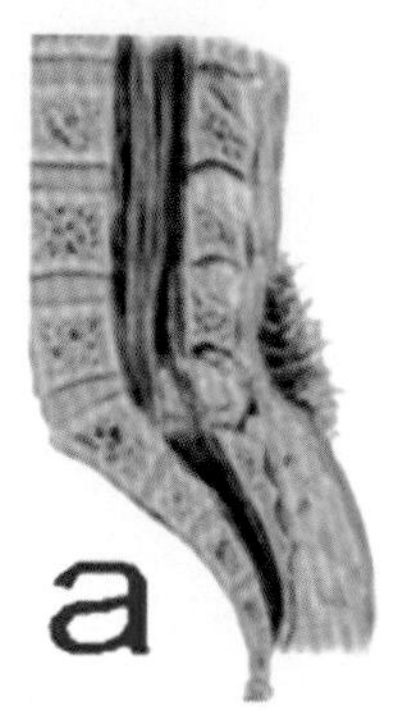

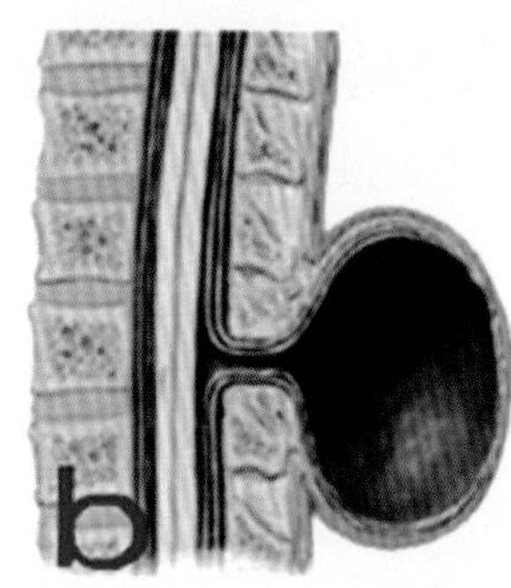

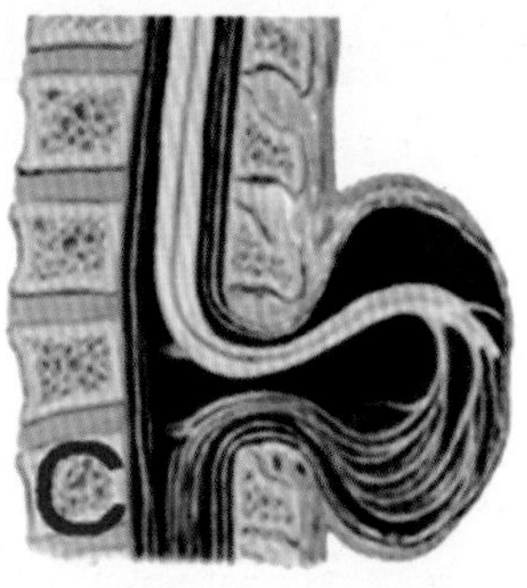


图 49-8-7　a 为闭合性脊柱裂；b 和 c 显示开放性脊柱裂的两种类型，b 为脊膜膨出，膨出物为脊膜和脑脊液；c 为脊髓脊膜膨出，膨出物除了脊膜和脑脊液，还有神经纤维

发病率：出生儿脊柱裂发病率为 1/1 000～2/1 000。在过去 15 年中逐步减少，主要有两个原因，一是产前筛查的飞速发展，使胎儿期间的脊柱裂被检查出来，并终止妊娠，二是脊柱裂发病率自然减少，原因不明。

致畸因素：胎儿期间药物（叶酸的拮抗剂）的使用，尤其是孕 5～10 周是胚胎期，正是器官形成期，药物影响更大。这些药物有丙戊酸钠、甲氨蝶呤等。

超声表现：开放性脊柱裂几乎都合并小脑延髓池变窄（Arnold ChiariⅡ型畸形），显示小脑延髓池变窄（＜2mm）呈“香蕉征”、脑室扩大、柠檬头、头围正常或稍小。超声表现为：24 孕周前，小脑呈“香蕉征”，胎头呈“柠檬头”；24 孕周后，小脑延髓池显示不清（＜2mm），70%～80%胎儿出现脑室扩大，但由于颅骨骨化，“柠檬头”逐步消失。开放性脊柱裂在胎儿脊柱裂骶尾部多见，于缺损处可见包块突出。如果羊水过少，又高度怀疑开放性脊柱裂，检查时，需边用手轻推胎儿，边做超声检查。（图 49-8-8）

超声鉴别要点：并非所有脊柱表面的软组织隆起均是开放性脊柱裂，所以，发现软组织隆起后，要仔细观察脊柱后面两个骨化中心是否正常，需要与骶尾部畸胎瘤、血管瘤等相鉴别。关键是看小脑延髓池，如小脑延髓池正常，则骶尾部畸胎瘤或闭合性脊柱裂可能性大；如小脑延髓池显示不清，则开放性脊柱裂可能大。所以，我们的口诀是“有无开放脊柱裂，请看小脑延髓池”，要诊断开放性脊柱裂，首先高度关注小脑延髓池的情况（图 49-8-9、图 49-8-10）。另外，开放性脊柱裂也要注意与正常脐带、闭合性脊柱裂、半椎体、脑膨出、淋巴水囊瘤等鉴别（图 49-8-11）。

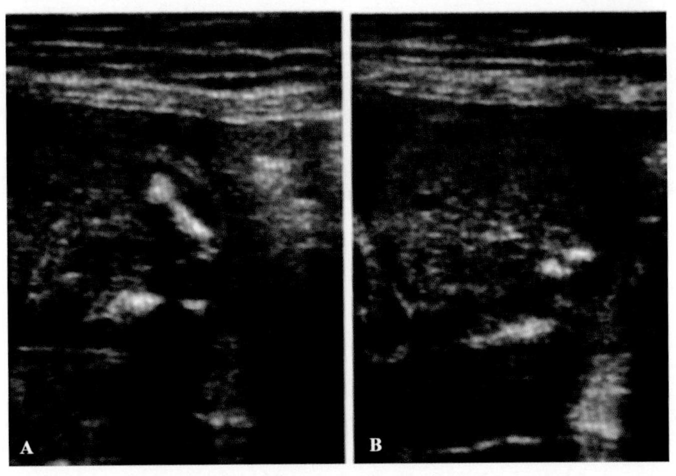

**图 49-8-8** A. 因为羊水过少，脊柱无法显示；B. 用手轻推胎儿，超声显示开放性脊柱裂

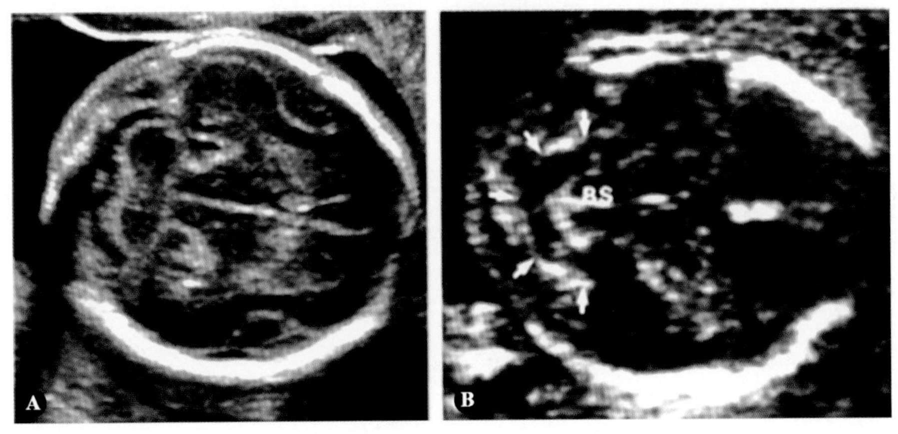


**图 49-8-9** A. 为正常小脑；B. “香蕉征”的小脑，提示开放性脊柱裂可能大

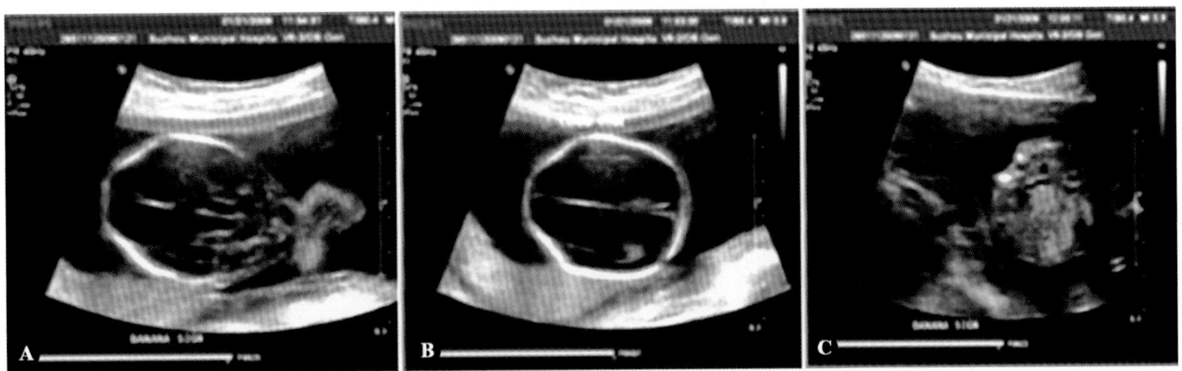

**图 49-8-10** A. 显示小脑呈“香蕉征”，小脑延髓池消失；B. 显示“柠檬头”和侧脑室扩张；C. 显示开放性脊柱裂

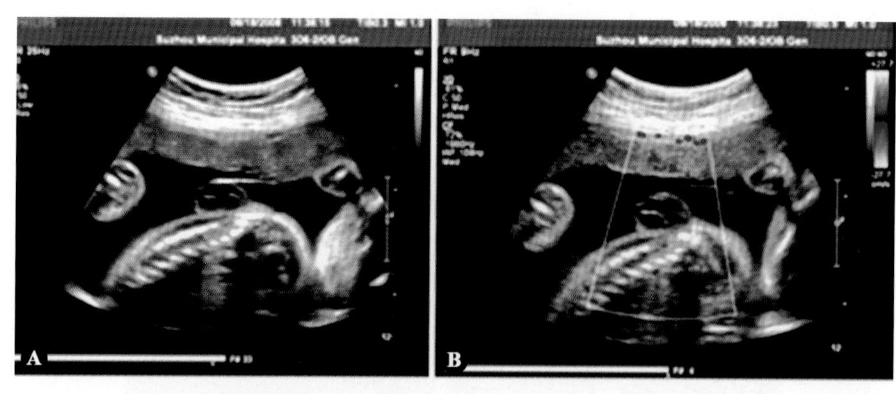

图 49-8-11 A. 显示胎儿脊柱上“脐带”飘过；B. 彩色多普勒显示无血流，诊断为开放性脊柱裂

预后：障碍程度和成活率取决于受累脊髓的节段、病变的严重程度、治疗的情况，以及合并的畸形。受累节段越低，预后越好。准确预测未来孩子的智商是不可能的。约 50%的脊柱裂孩子智商低于 50。

再发风险：绝大多数神经管缺陷是多遗传因子的单发畸形。家属中有一胎有脊柱裂者，再发风险为 2%～3%；有两胎者为 6%。孕妇神经管缺陷，孩子再发风险 1.1%。友情提示：高危孕妇补充叶酸后其胎儿脊柱裂患病率减少 75%左右，现在专家建议孕前 3 个月至孕后 3 个月共 6 个月补充叶酸（5mg/d）大有益处。

## 二、脑室系统的异常

1. 脑室扩张

定义：脑脊液产生于脑室系统，50%来源于脉络丛，50%来源于大脑的毛细血管，起营养和保护脑及脊髓、调节颅内压力的作用。其循环通道为：侧脑室脉络丛毛细血管、室间孔、第三脑室、中脑导水管、第四脑室外侧孔和正中孔、小脑延髓池蛛网膜下腔、硬脑膜窦。所以，脑脊液循环是从动脉流向静脉的过程。脑脊液大部分由脑膜和蛛网膜颗粒吸收，正常情况下维持一种动态平衡，脑脊液循环通路上任何环节出现问题，均可导致脑积水。中脑导水管狭窄是脑积水最常见的原因，约 1/3 的脑积水是由于中脑导水管狭窄引起；其次是小脑扁桃体下疝畸形、第四脑室中孔和侧孔闭锁。脑积水是指脑实质内和脑实质外的脑脊液容量的病理性增加。这可能是由于脑脊液的产生超出了吸收的能力或者是原发性的脑实质萎缩引起。大多数病例是脑脊液通路的机械梗阻所引起，在脑室系统内的梗阻称为非交通性梗阻，在脑室系统外的梗阻称为交通性梗阻。

脑室扩大不一定是脑积水引起。脑积水不仅脑室扩大，还伴有脑室内压增高。脑室扩大可以是脑脊液通路梗阻引起，也可以是先天畸形（如胼胝体发育不良）造成的脑室发育异常引起，或者是继发于脑萎缩的大脑破坏引起。脑室扩大提示可能有中枢神经系统畸形，也可以是中枢神经系统外畸形的表现之一，甚至是中枢神经系统外畸形的首发征象。

国际上，通常通过测量胎儿侧脑室三角区内径可以诊断脑室扩大（图 49-8-12）。为什么测量侧脑室三角区内径？①孕 16～40 周大小恒定，与孕龄无关；②脉络丛是良好的定位标记；③侧脑室壁与声束垂直，二维显示最清晰；④测量简单；⑤脑室压力升高时，三角区最早增宽，特别敏感。另外，由于颅骨近场伪像，近侧的侧脑室一般显示不清，我们一般测量远侧的侧脑室宽度。

正常胎儿 25 孕周前侧脑室三角区宽度不超过 8mm，25 孕周后小于 10mm。脑室扩大时，在增大的侧脑室内可以见到脉络丛漂移现象（Dangling）。一般通用的诊断标准是：正常＜10mm；轻度扩张 10～15mm；重度扩张＞15mm。

在脑室扩大基础上出现下列情况之一可以诊断为脑积水：①第三或/和第四脑室扩张；②脑中线结构破坏；③小脑延髓池扩张；④头围增大。脑积水的胎儿，常伴脊柱裂和足内翻，检查时应高度注意。中脑导水管狭窄显示第三脑室扩张（正常≤2mm）和侧脑室扩张，但第四脑室正常（图 49-8-13，图 49-8-14）。

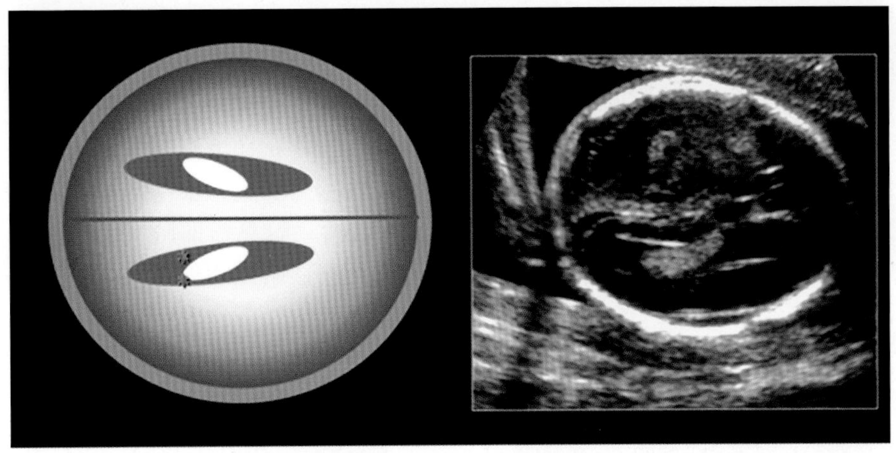

图 49-8-12 侧脑室三角区内径测量方法

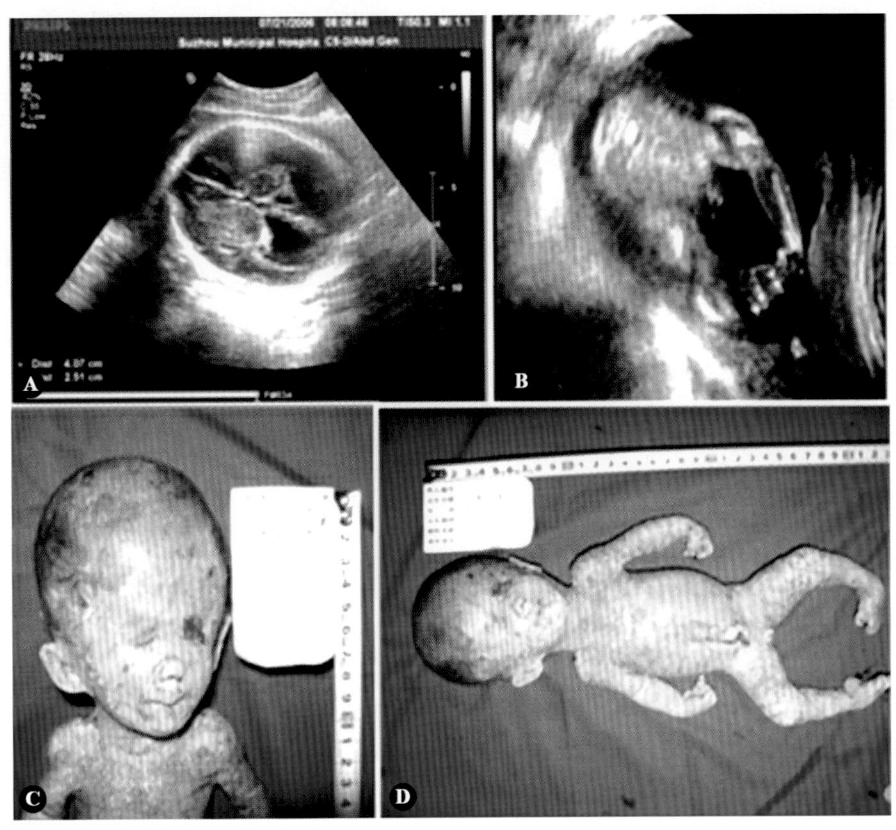

图 49-8-13 A. 超声显示脑室侧脑室重度扩张，脉络丛漂移，头围大，提示胎儿脑积水等；B. 显示足内翻；C. 引产出的胎儿头相对大；D. 胎儿足内翻，手内翻

中脑导水管狭窄是造成脑积水的主要原因。发病率 1/2 000，男女之比 1.8：1，50%有感染史，中脑导水管狭窄所致的阻塞性脑积水是第三、第四脑室之间的狭窄，造成第三脑室和两侧侧脑室增宽，而第四脑室正常。经无创分娩和适当治疗，50%以上存活，但其中 75%中度至重度发育障碍。

发病率：所有妊娠中，胎儿脑室扩大的发病率为 0.05%～0.3%。

致畸因素：神经管畸形、染色体异常（三倍体、21-三体、18-三体、13-三体等）和宫内感染。

超声表现：早中孕期，由于大脑组织中水分较多，常可出现远侧大脑半球呈无回声，而近侧大脑半球由于多次反射而结构不清，此时若把无

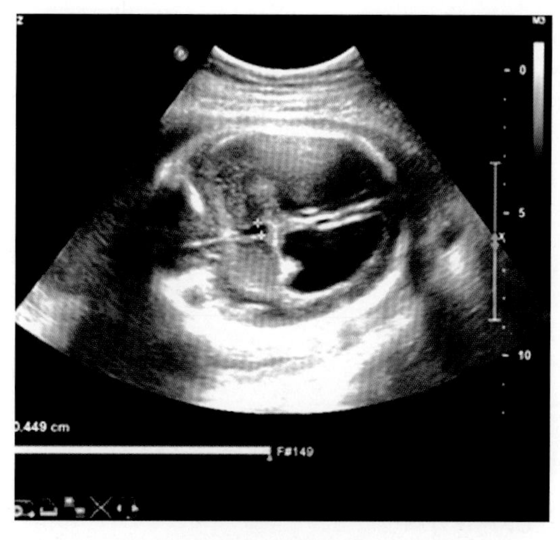


图 49-8-14 双侧侧脑室扩张，第三脑室扩张，提示中脑导水管狭窄

回声的大脑半球当作侧脑室，则很轻易误诊为脑积水或侧脑室扩大。其实此时真正的侧脑室为强回声而非无回声，因为侧脑室内布满强回声脉络丛（图 49-8-15）。当检出脑积水或侧脑室扩大时，应注重胎儿其他部位畸形的检测。值得指出的是：脑室扩大时，双顶径不一定增大。在超声检查时，侧脑室在孕 12 周即可见到。在早中孕期，脉络丛呈强回声，在大脑半球中所占比例较大，在室间孔后方，脉络丛充满侧脑室。

超声鉴别要点：超声诊断与鉴别诊断在超声显像诊断胎儿脑积水时，首先应与水脑畸形相鉴别，

还应与颅内感染鉴别，诸如巨细胞病毒、弓形虫、梅毒等引起的感染，还要排除颅内出血和神经系统的肿瘤。合并颅内感染的侧脑室扩张有如下特点：①侧脑室不对称；②脑室内膜回声增强；③脑室出血；④孔洞脑；⑤大脑内出血。

值得一提的是：脑膨出也是造成脑积水的原因之一。

孔洞脑的脑实质里有一个或数个无回声腔。Dandy-Walker 畸形也是造成脑积水的原因之一。与前脑无裂畸形鉴别的要点是：前脑无裂畸形无脑中线、丘脑融合。

在诊断脑积水时，要注意脑室扩大往往伴发其他胎儿脑内或脑外的畸形。至少 1/3 的脑室扩张伴发脑内畸形，包块胼胝体缺失、Dandy-Walker 畸形等；约 2/3 伴发脑外的畸形，诸如食道闭锁、肺发育不良、心脏畸形。

后者的典型超声表现：颅腔内大范围的液性暗区，不能显示大脑皮质回声，可以有部分脑中线。而在重度脑积水时，在额部及颞部总能显示一些受压的大脑皮质和大脑镰。水脑畸形由于颈内动脉梗死或感染所致。水脑畸形者脑中线和正常的丘脑仍存在，这是与前脑无裂畸形的鉴别要点，另外水脑畸形胎儿的面部正常，而前脑无裂畸形常合并面部中线各种畸形。水脑畸形常合并羊水过多和其他胎儿中枢神经系统畸形（图 49-8-16）。

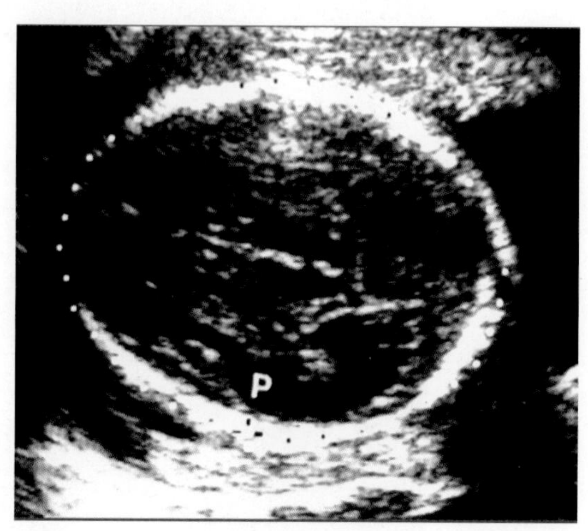


图 49-8-15 假性脑积水。脉络丛位置正常，未出现漂移现象

预后：检查发现脑室扩张后，重要的是检查颅内有无其他结构异常，这些颅内结构异常就是决定预后的重要因素。单侧脑积水不常见，比双侧脑积水的预后要好。

轻度侧脑室扩张（侧脑室宽度 10～15mm）的预后是困扰大家的问题。归纳如下：①如为孤立性的，10％异常，90％正常；②可以是突发性的、21-三体、胼胝体发育不良、中脑导水管狭窄早期、Chiari Ⅱ畸形早期；③30％在宫内缓解；④男性多于女性；⑤3％～10％有非整倍体，所以建议羊水穿刺；⑥胎儿 MRI 可以多看出 8％的畸形，最好在孕 28 周后进行；⑦超声有时很难判断是否真正孤立性侧脑室扩张，有报道：胎儿期间诊断的单纯性侧脑室扩张，至新生儿发现 4％继发脑畸形，9％合并非中枢神经系统畸形。

再发风险：不确定。

2. 小脑延髓池增宽

定义：小脑延髓池增宽，从小脑蚓部后面至枕骨内表面测量，其值大于 10mm，但小脑蚓部

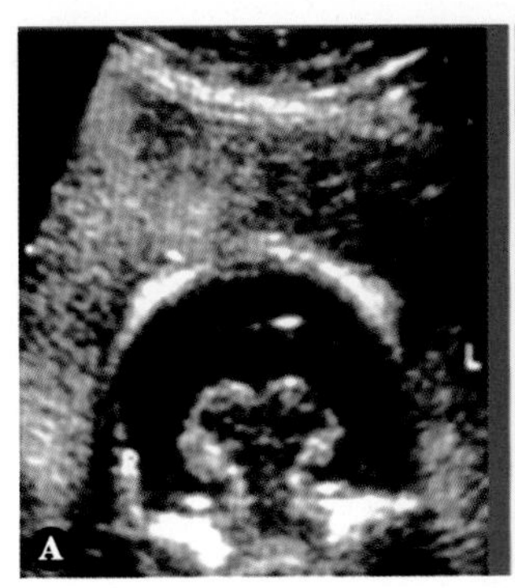

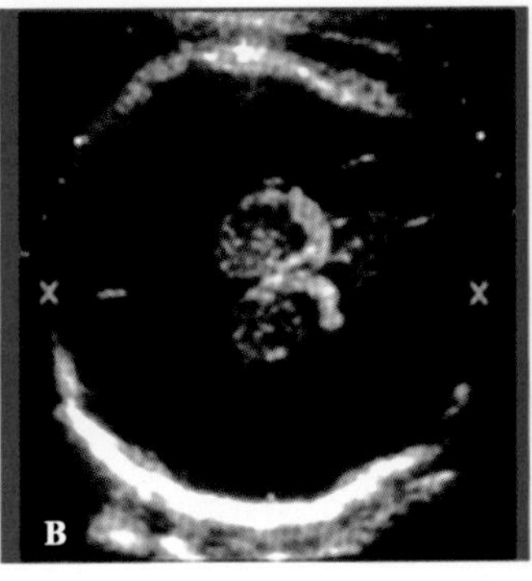

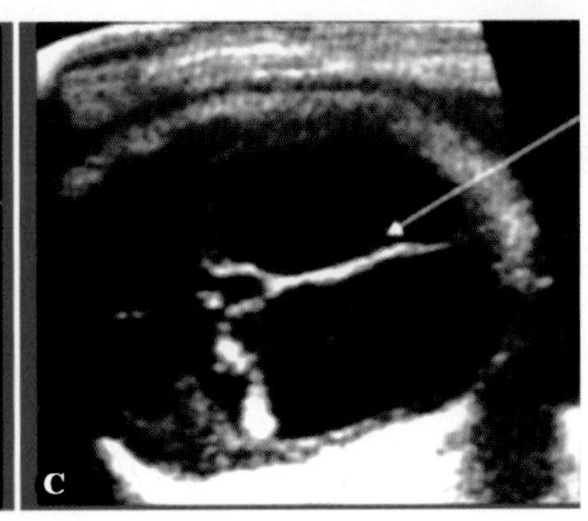


**图 49-8-16** A. 为前脑无裂畸形，无脑中线，丘脑融合；B. 为水脑畸形，颅腔内大范围的液性暗区，不能显示大脑皮质回声，有部分脑中线；C. 为重度脑积水，在额部及颞部显示一些受压的大脑皮质

完整，无脑积水，第四脑室正常。10%的小脑延髓池增宽的胎儿小脑幕向上抬起。

超声表现：小脑延髓池增宽，但小脑蚓部完整，无脑积水，第四脑室正常。10%的后颅窝增宽的胎儿小脑幕向上略抬起（图 49-8-17）。

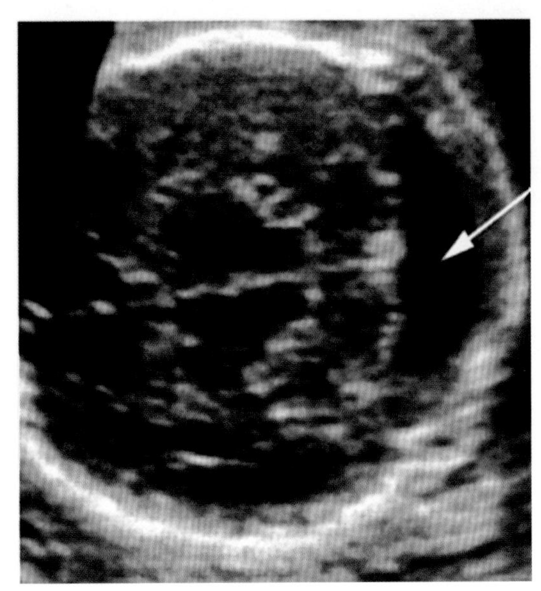

**图 49-8-17** 小脑延髓池增宽，但小脑蚓部完整

预后：单发的后颅窝增宽预后很好。

3. 蛛网膜囊肿

定义：蛛网膜囊肿是脑脊液在脑外异常的积聚，往往是两层蛛网膜间的积聚。囊壁多由透明而富有弹性的薄膜组成，囊内充满脑脊液。胎儿小脑蚓部、大脑半球、脑干往往正常，除非蛛网膜囊肿压迫上述结构。蛛网膜囊肿分成两类：先天性的和继发性的。先天性蛛网膜囊肿是由于蛛网膜发育不良引起，多属蛛网膜内囊肿，囊肿与蛛网膜下腔不交通；好发于侧裂池、鞍上池及枕大池等处，极少见于脑室内；继发性蛛网膜囊肿是出血、创伤和感染等引起的，其囊腔多与蛛网膜下腔之间有狭窄的通道相连，多见于鞍上池、枕大池、侧裂池和四叠体池等较大脑池。

发病率：不明确。大约占颅内占位儿童的1%。尸检中发现率是 0.5%。男性发病率比女性高。

超声表现：在胎儿颅内发现境界清晰的无回声区，壁薄。囊肿与侧脑室不交通，有可能合并脑积水。大多数蛛网膜囊肿在孕 20 周后发现。罕见发现颅外畸形。CDFI 显示无回声内无彩色血流（图 49-8-18）。

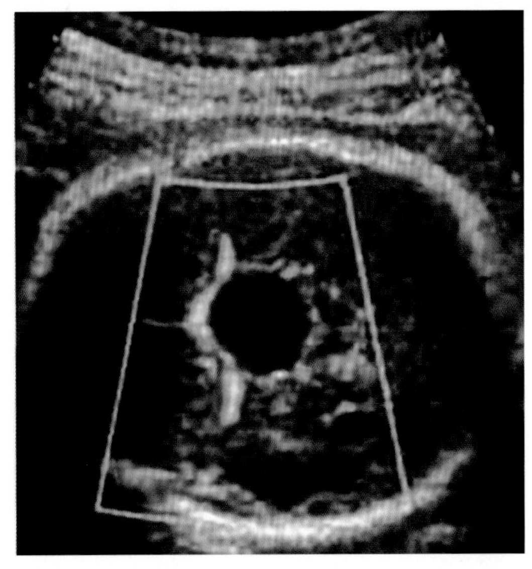

**图 49-8-18** 蛛网膜囊肿，胎儿颅内发现境界清晰的无回声区，壁薄，CDFI 显示无回声内无彩色血流

超声鉴别要点：与小脑延髓池增宽鉴别，后颅窝增宽无肿块效应，无脑积水；与 Dandy-Walker 畸形鉴别，许多蛛网膜囊肿往往向前延伸到大脑半球，以此可以排除 Dandy-Walker 畸形。

第四脑室的部位和小脑蚓部的观察是做出明确诊断的重要前提。

大脑半球间的蛛网膜囊肿可能会与无叶全前脑的背侧囊肿相混淆。还需排除孔洞脑，孔洞脑在大脑内，与脑室系统相交通，无肿块效应。最后需鉴别的是脑室膜囊肿，脑室膜囊肿罕见，倾向于占据前叶、颞顶叶中央白质。

与 Galen 静脉瘤鉴别：Galen 静脉瘤由动静脉瘘引起。超声表现：30 周后，在丘脑后上方有>2.5cm 的无回声区，彩色多普勒超声显示其内彩色血流丰富。94%的新生儿合并高排出性心衰。预后与胎儿心衰程度有关，而与静脉瘤大小无关（图 49-8-19）。

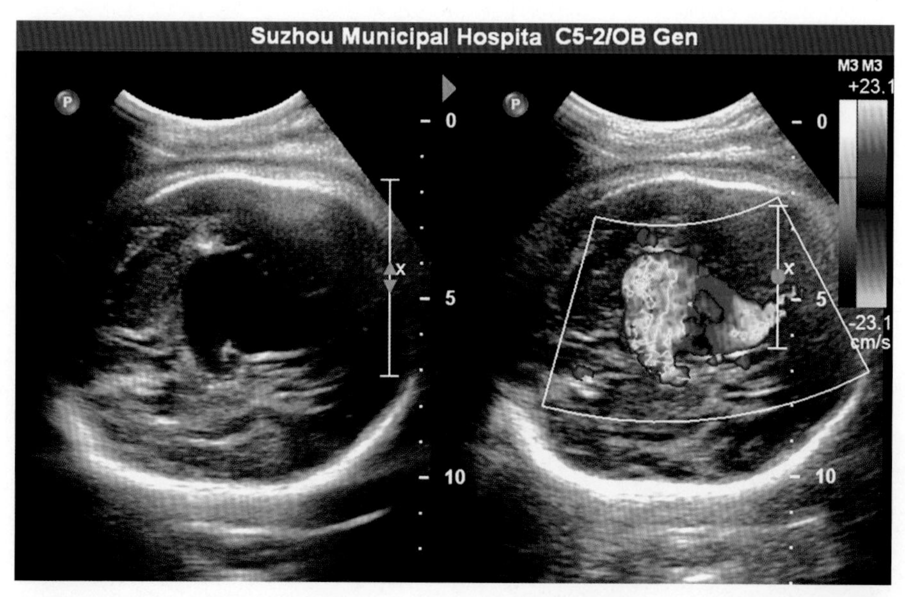


**图 49-8-19　Galen 静脉瘤：30 周后，在丘脑后上方见无回声区，彩色多普勒超声显示其内彩色血流丰富**

预后：产后小囊肿可以观察，大囊肿可放引流管。蛛网膜囊肿预后好，90%智力正常。出现严重脑积水，应考虑早期分娩。

再发风险：大多数蛛网膜囊肿是散发的。偶尔有家族性倾向。

## 三、小脑异常

1. Dandy-Walker 综合征

Dandy-Walker 综合征分为三种类型，第一种是 Dandy-Walker 畸形（Dandy-Walker Malformation）表现为小脑蚓部完全或部分发育不全伴小脑延髓池扩大，小脑延髓池与扩张第四脑室相交通。第二种是 Dandy-Walker 变异，表现为小脑蚓部部分发育不全，但小脑延髓池正常，小脑延髓池通过缺失的小脑下蚓部与第四脑室相交通。由于妊娠早期小脑蚓部未发育完全，大约至 18 孕周闭合，因此 18 孕周后小脑蚓部未闭合才考虑异常。第三种是小脑延髓池单纯增宽，而小脑蚓部和第四脑室正常。约 15%～45%的 Dandy-Walker 综合征胎儿有染色体异常，包括 13 三体、18 三体和 21 三体等。其他伴发 Dandy-Walker 综合征的中枢神经系统异常主要有：前脑无裂畸形、胼胝体发育不良、枕部脑膨出、神经元移行紊乱、侧脑室扩张。

以前，Dandy 和 Walker 认为：Dandy-Walker 畸形是由于第四脑室侧孔和中央孔堵塞引起。目前研究表明：Dandy-Walker 畸形是菱脑发育过程中的复杂畸形。小脑的形成是从菱脑中央的细胞增生而来，约在孕 9 周，小脑蚓部的前上部分先融合，然后，在 16～17 周，小脑蚓部的后下部分融合完成。

发病率：Dandy-Walker 畸形的分辨率是 1/25 000～35 000，Dandy-Walker 变异更常见，约

占后颅窝病变的 1/3。

超声表现：在过去十几年中，超声医师越来越关注胎儿后颅窝，因为该区域情况与产前诊断开放性脊柱裂、Dandy-Waler 畸形和 Dandy-Walker 变异等密切相关。

Dandy-Walker 畸形的超声表现是后颅窝扩张并通过中断的小脑蚓部与第四脑室相交通，小脑半球分开向前外侧移位（图 49-8-20）。45％Dandy-Walker 畸形合并其他脑部畸形，包块中脑导水管狭窄、脑回畸形、胼胝体发育不良等。66％合并颅外畸形，包块心脏、生殖泌尿、胃肠道、骨骼畸形等。其中 1/3 染色体核型异常。

Dandy-Walker 变异指小脑下蚓部缺失，后颅窝正常，与第四脑室相交通（图 49-8-21）。注意：小脑蚓部在孕 18 周左右发育完全，所以在孕 18 周前不宜诊断 Dandy-Walker 变异。

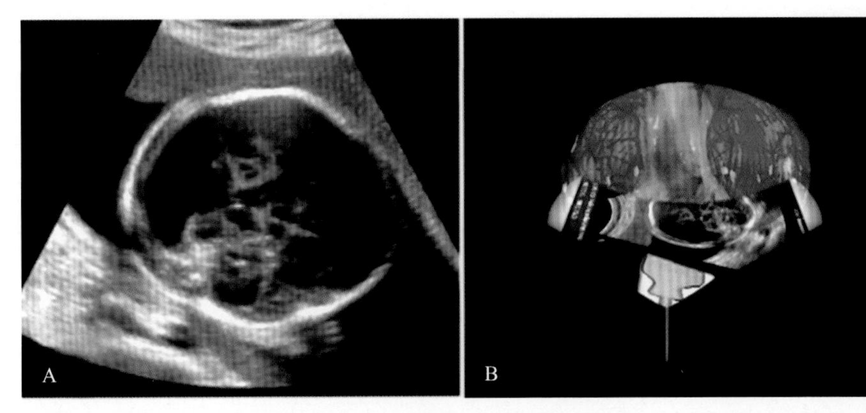

**图 49-8-20 Dandy-Walker 畸形：A. 超声显示小脑蚓部缺失；B. 显示超声检查切面**

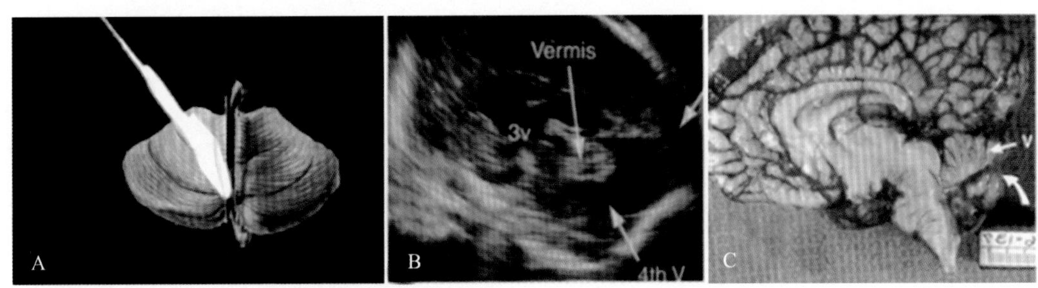


**图 49-8-21 A. 显示超声检查时小脑蚓部正中矢状切面；B. 正中矢状切面，显示小脑下蚓部缺失；C. 显示小脑下蚓部缺失大体病理图，直箭头指上蚓部，弯箭头指右侧小脑半球**

近年来，后颅窝形态已引起高度关注（图 49-8-22），一旦后颅窝消失，小脑呈现“香蕉征”，强烈提示神经管畸形和 Chiari II 畸形，开放性脊柱裂的可能性很大。

后颅窝增宽，提示 Dandy-Walker 畸形、小脑发育不良和交通性脑积水的可能性。（表 49-8-1）

**表 49-8-1 后颅窝异常的超声检查鉴别要点**

| | Dandy-Walker 畸形 | Dandy-Walker 变异 | Blake 氏囊肿 | 后颅窝增宽 | 后颅窝蛛网膜囊肿 |
|---|---|---|---|---|---|
| 小脑半球 | 发育差 | 发育差 | 正常 | 正常 | 受压 |
| 小脑蚓部 | 完全或部分缺失 | 下蚓部缺失 | 正常，稍抬起 | 正常 | 受压 |
| 第四脑室 | 囊样扩张 | 扩张 | 扩张，并与 Blake 氏囊相通 | 正常 | 受压 |
| 后颅窝 | 增宽 | 正常 | 正常 | 增宽 | 正常或增宽 |
| 小脑幕 | 抬高 | 正常 | 正常 | 正常 | 正常 |
| 脑室 | 80％增宽 | 大多正常 | 正常 | 正常 | 增宽 |

预后：影响预后的决定性因素是核型分析结果和超声检查有无其他异常。

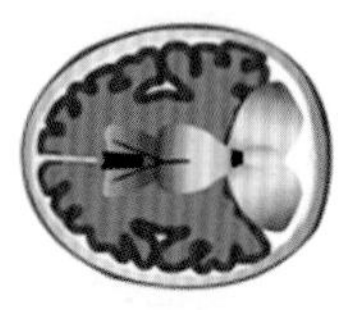


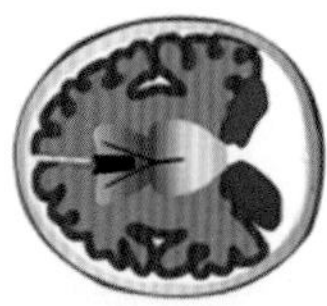


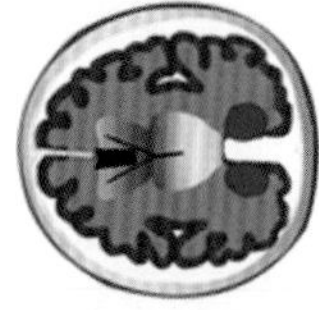


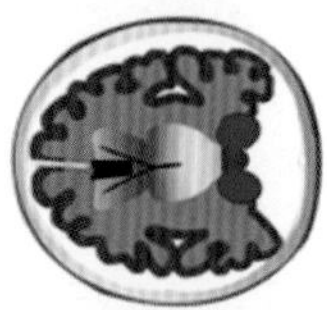


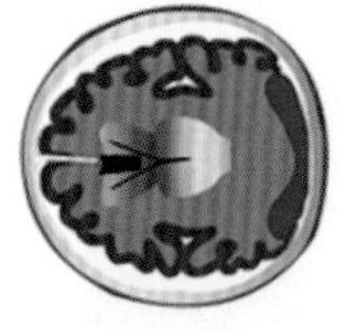


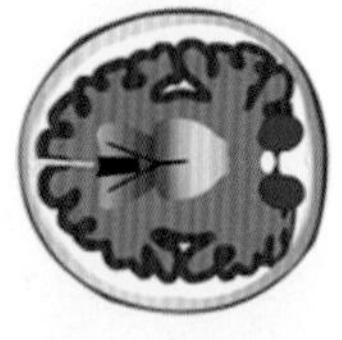


**图 49-8-22　后颅窝及小脑各种情况示意图**

再发风险：最好在产前获得染色体检查结果，如果产前没有做染色体检查，新生儿时期也应该做。

再发风险：关于 Dandy-Walker 畸形的再发风险：（1）如 Dandy-Walker 畸形是染色体病的一个表现，再发风险就是这个染色体病的再发风险；（2）当 Dandy-Walker 畸形与染色体异常有关，再发风险要考虑母亲的年龄和家庭情况；（3）如果 Dandy-Walker 畸形合并其他畸形，诸如唇腭裂、先天性心脏病，则再发风险增加 5%；（4）如果 Dandy-Walker 畸形是孤立的，再发风险有，但很小，为 1%～5%。如果发现胎儿或新生儿有非平衡核型，在判断再发风险前，应该对父母亲的染色体进行检查。

2. 小脑发育不全

定义：小脑发育不良为小脑发育不成熟，它停留在胚胎的某个阶段中的形态。小脑发育不良可为小脑蚓部或小脑半球没有充分发育，小脑蚓部发育不良可为独立的畸形或 Dandy-Walker 畸形的组成部分。小脑发育不良按其发育不良部位分为：①旧小脑发育不良：蚓部后部变小或发育不良，多伴第四脑室扩大；②桥新小脑发育不良：表现为小脑半球扁平，体积缩小，而蚓部和绒球发育良好，相对增大；③小脑的脑回畸形：小脑皮质某些区域小叶不发育，形成无脑回或表面光滑。

小脑蚓部发育不全常为部分性的，并多为尾部缺如，小脑发育不良可为单侧性或双侧性。轻度对称性小脑半球发育不良常见于 21-三体综合征。重度对称性小脑发育不良可能仅残留很小的前叶，包绕着开放的交通性的基底池。

超声表现：小脑发育不良或缺如的超声表现，可显示残余的小脑蚓部小而对称，其前部残余，小脑后部为脑脊液空腔，压力不高，小脑脚重度发育不良或缺如，脑干小，尤其脑桥小。

预后：小脑发育不良或缺如一般在新生儿期没有症状，除非伴有大脑畸形，大脑发育不全同时存在。大多数患儿在婴儿期和儿童期发生共济失调和智力低下。小脑症状通常当患儿伸手取物时出现共济失调而被发现，呈意向性震颤，常有头部颤动。坐、站、行走均迟缓，步态蹒跚，语言发育迟缓，呈间断或爆发状，躯干与下肢有明显的共济失调、肌无力、肌张力减退。常有眼震，感觉正常，多数患者智力不全、生长发育迟缓或有癫痫发作。部分病例症状可局限于一侧，并可伴舞蹈症等表现。严重病例常于 10 岁前死亡，病变较轻者，小脑症状可逐渐代偿而好转。

## 四、胼胝体发育不良

定义：胼胝体是双侧大脑半球最大的联合，于胚胎第 12 周形成，18～20 周发育完全。所以在胚胎 20 周前，受到各种原因的损害，均可引起发育异常，包括胼胝体发育不良。胚胎期胼胝体发育自前向后完成，大脑前动脉供血区缺氧、炎症或梗死都可导致胼胝体部分发育不全，70%在压部和体部。基因遗存障碍使横过中线的胼胝体联合纤维移行受阻，引起完全不发育，常伴半球纵裂囊肿。胼胝体发育不良可以是孤立的，但更常见的是伴发其他畸形和遗传综合征。

发病率：在普通人群中，发病率 0.3%～0.7%，在发育性残疾人群中，发病率为 2%～3%。

致畸因素：各种致畸因素可能会造成胼胝体缺失，包块酗酒、丙戊酸盐、可卡因、风疹病毒、流感病毒等。

超声表现：侧脑室扩张（后角扩张严重，前角狭窄，呈水滴状）、无透明隔腔、大脑半球间距增宽（大脑镰和大脑半球内侧缘形成三线征）、第三脑室扩张上移，85%胼胝体缺失合并其他颅内畸形（脑膨出、Dandy-Walker 畸形、前脑无裂畸形等）。冠状切侧脑室前角分开呈“公牛角”（Steer horn）样改变（图 49-8-23）。常伴发其他中枢神经系统畸形，诸如 Chiari 畸形、无脑回、脑裂畸形、巨脑回、多小脑回、脑膨出、Dandy-Walker 畸形、全前脑等。颅外畸形包括面部、心脏、生殖泌尿、胃肠道、呼吸和肌肉骨骼畸形。

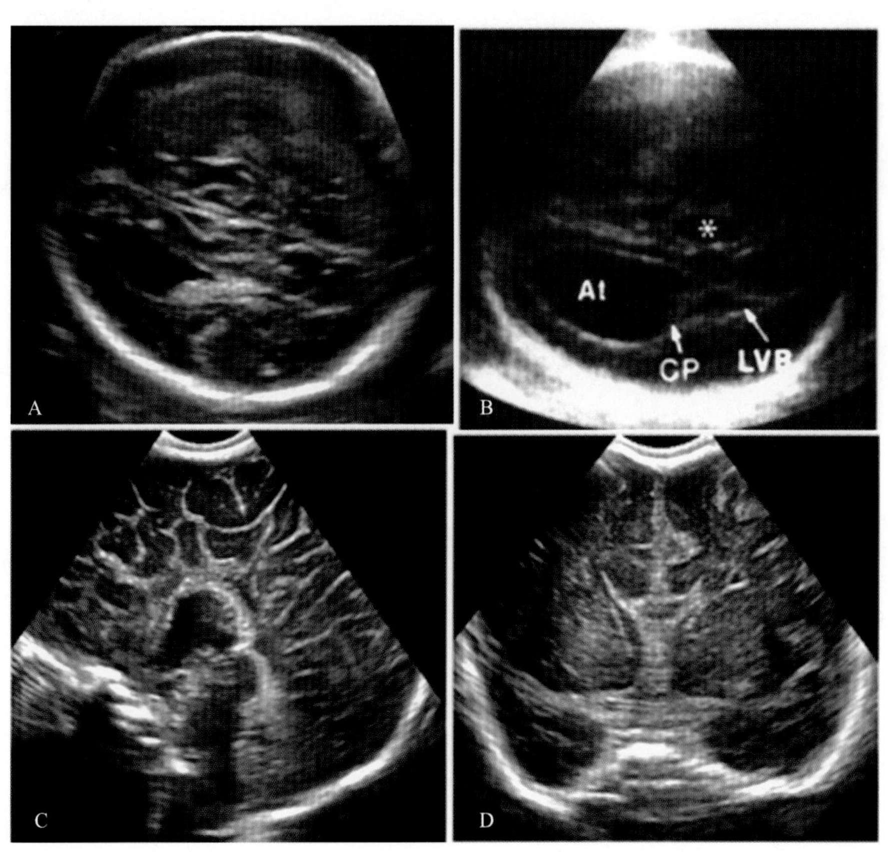


图 49-8-23 胼胝体缺失声像图：A. 无透明隔腔，半球间裂增宽（三线征：大脑镰和大脑半球内侧缘）；B. 侧脑室后角扩张呈水滴状，第三脑室上移；C. 显示放射状异常脑回；D. 冠状切侧脑室前角分开呈“公牛角”（Steer horn）样改变

超声鉴别要点：由于胼胝体发育不良有脑积水，因而，任何引起脑积水的病变均在鉴别诊断的考虑之中。胼胝体发育不良的侧脑室后角通常扩张明显，而且第三脑室扩张上移，这需要与其他脑中线的囊性结构相鉴别，如透明隔腔、Vergae 腔、蛛网膜囊肿、孔洞脑等。从颅内各种囊性占位的部位和声像图特征不难鉴别（图 49-8-24）。

胼胝体发育不良也是如干综合征的表现之一：如 Aicardi 综合征（点头癫痫-胼胝体发育不全-视网膜脉络膜色素缺失综合征），Andermann 综合征、Apert 综合征、Shapiro 综合征、口-面-指综合征等。胼胝体发育不良也与 8，13，和 18 号染色体异常有关。

预后：患有胼胝体发育不良的儿童，可同时合并多种先天畸形，尤其伴有颅面部缺损，很可能有智力障碍。

再发风险：胼胝体发育不良的再发风险取决于胼胝体发育不良是孤立的还是伴有其他先天性代谢紊乱或遗传性综合征，取决于潜在的病因。

如果胼胝体发育不良合并非整倍体染色体畸形，再发风险为1%。

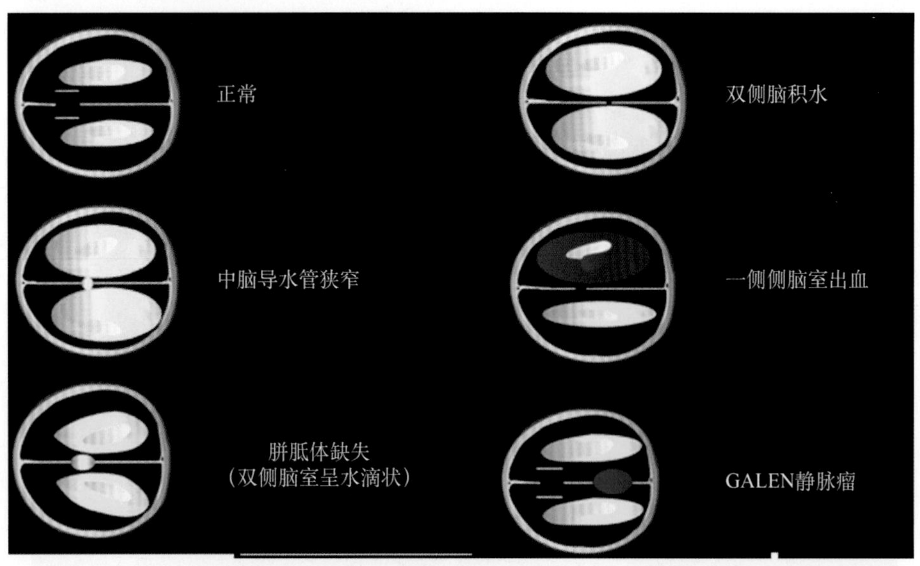


图 49-8-24　颅内各种囊性占位的部位和声像图特征

## 五、前脑无裂畸形（全前脑）及视-隔发育不全

定义：前脑无裂畸形（全前脑）是一种严重并罕见的中枢神经系统畸形，病死率极高，由于前脑完全或部分未分裂引起的一系列异常，包括脑部结构异常和由此而形成的面部发育异常。异常发生在孕第三周。

分为无叶前脑无裂畸形（最严重）、半叶前脑无裂畸形（产前很难与无叶前脑无裂畸形相鉴别）和有叶的前脑无裂畸形（较轻）（图 49-8-25）。

视隔发育不良：下丘脑发育不良，视神经和视神经交叉有病变，造成视力障碍。

发病率：发病率约占出生人口的1/10 000。

致畸因素：该病致病因素目前仍不十分清楚，大多数认为与染色体异常或基因突变有关。据统计，合并的畸形越多，染色体异常机会就越高。约55%全前脑合并染色体异常，最常见是13-三体综合征，也发生于18-三体综合征、15-三体综合征。目前已识别的人类全前脑基因，SHH在7q36，ZIX3位于2p21和TGIF位于18p11.3。动物实验的致畸因子有藜芦属碱、放射线等。目前大多数认为在孕4～8周三个胚层各自进行特殊分化，形成特定的组织和器官原基，最终形成人体各器官组织，故受精后前8周是胚胎发育的关键阶段。此期易受各种不良因素及多种致畸原的侵袭，影响胎儿器官的正常分化，导致各种异常或畸形。

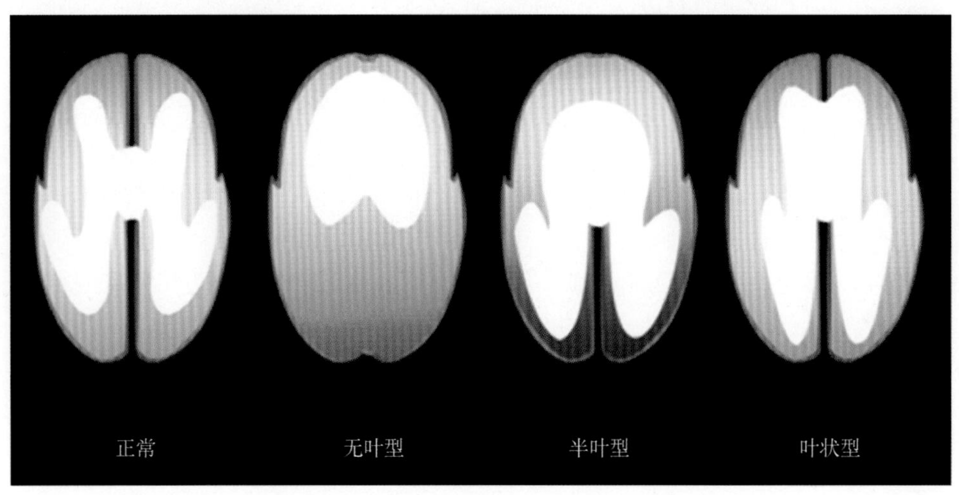


图 49-8-25　前脑无裂畸形（全前脑）的分型

超声表现：无叶前脑无裂畸形显示为小头、丘脑融合、单脑室、无胼胝体、无脑中线、无透明隔、无第三脑室。面部畸形最常见于无叶前脑无裂畸形和半叶前脑无裂畸形，包括独眼、眼距过近、中央唇裂、喙鼻等。多数情况下，面部畸形的严重程度反映了脑部畸形的严重程度（图 49-8-26，图 49-8-27）。半叶前脑无裂畸形超声特点：单个脑室腔在颅前方，但后角可形成，无第三脑室，无透明隔腔，无胼胝体，有部分脑中线，丘脑部分融合，常合并独眼、眼距过近、中央唇裂、喙鼻等（图 49-8-28）。叶状前脑无裂畸形超声表现：无透明隔腔，侧脑室前角融合，体部及后角可能扩张；侧脑室前角与第三脑室之间交通扩张，胼胝体可能缺失、发育不良或存在，大脑半球几乎完全分开，无明显面部异常，可有部分脑中线（图 49-8-29）。

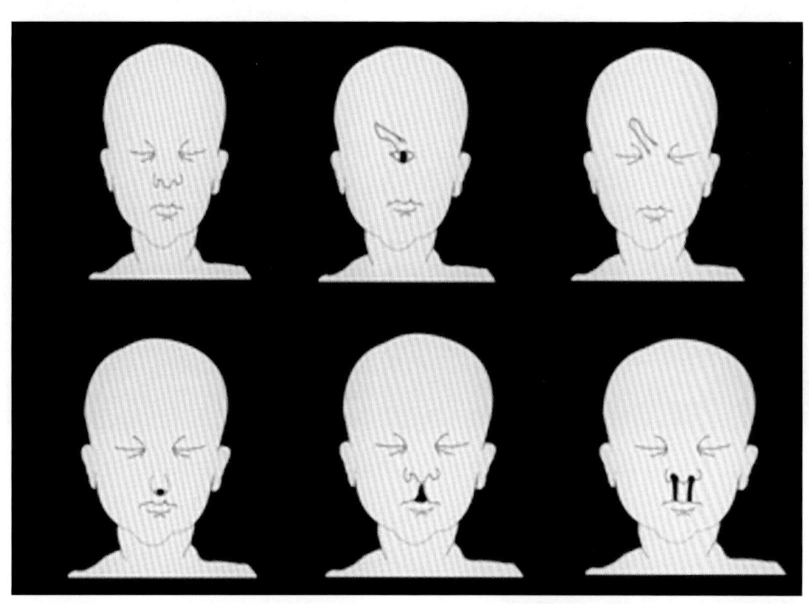

图 49-8-26　部分面部中线畸形示意图

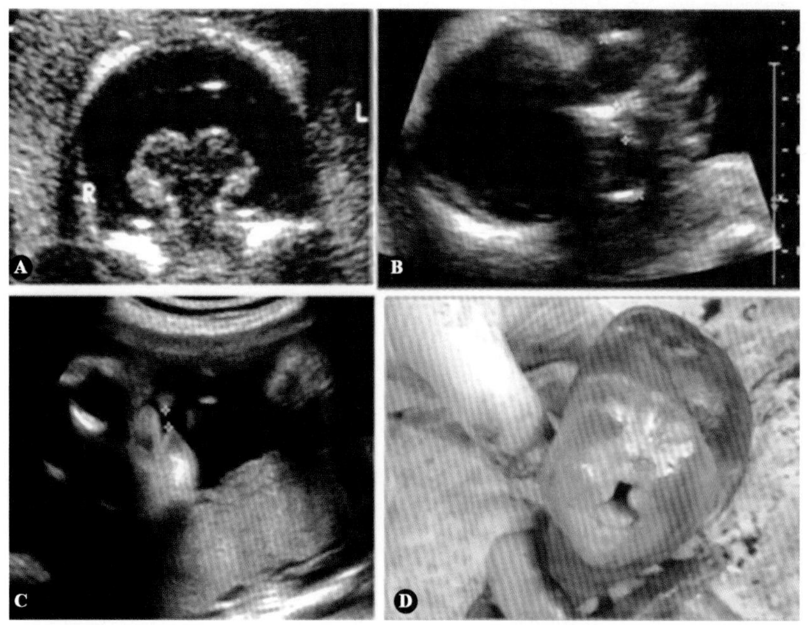

图 49-8-27　无叶全前脑 A. 单一的原始脑室；B. 眼距过近；C. 中央唇裂；D. 引产后的胎儿显示眼距近，中央唇裂

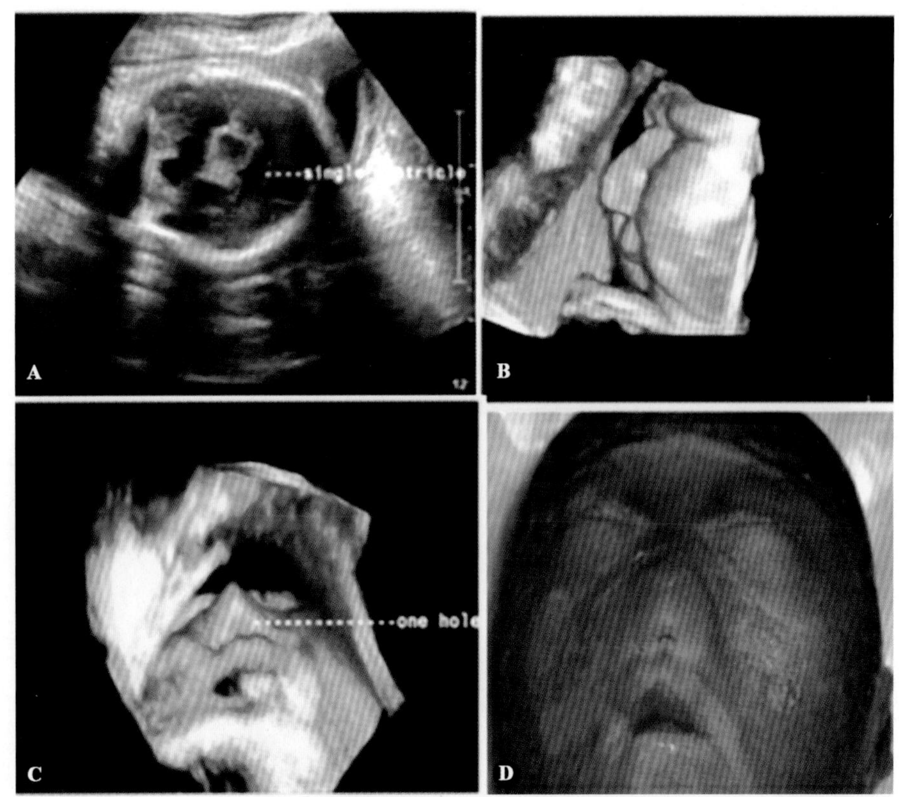


图 49-8-28　半叶全前脑　A. 二维超声单一原始脑室；B. 三维超声显示鼻子形态异常；C. 三维超声显示单鼻孔；D. 引产后显示单鼻孔

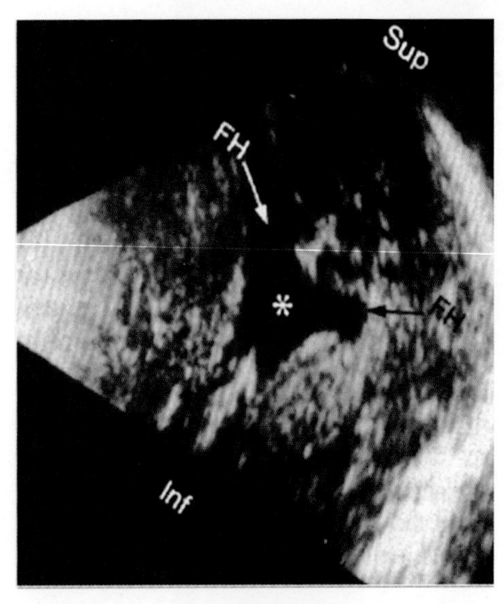


图 49-8-29　叶状前脑无裂畸形，超声显示侧脑室前角融合

鉴别诊断主要考虑与脑积水、脑中线上的缺损（视隔发育不良、水脑症、孔洞脑）相鉴别。脑中线消失和丘脑融合应该考虑全前脑。因中脑导水管狭窄或 Arnold-Chiari 畸形引起的脑积水，超声显示大脑镰完整，脑室扩张，两侧丘脑分开。水脑畸形，大脑皮质几乎看不见。虽然水脑畸形和孔洞脑的脑中线可以缺失或移位，但两侧丘脑应该是分开的。视隔发育不良：前角轻度扩张，融合、扁平（图）。目前产前超声和胎儿 MRI 的分辨率仍然看不清视神经和视神经交叉，确诊依赖于新生儿时期的临床和眼科专家的评价。

全前脑可以是孤立存在的畸形，也可以在单基因病时合并其他畸形，如 Smith-Lemli-Opitz 综合征。

预后：此病多会发生流产或于出生后一年内死亡，轻型者可活至成年，但是由于脑泡演变发育障碍可致脑瘫，患儿表现为智力低下。出生后的诊断主要依据：（1）体征性的面部异常；（2）脑部 CT 检查可见脑室系统发育不完善，脑电图检查显示异常；（3）其家族史十分重要，家族中曾有一个该病的患儿或出现有精神发育迟缓、身体矮小或内分泌异常等情况，均应引起重视。

## 六、无脑回和脑裂畸形

无脑回畸形指大脑没有脑沟回或脑沟回发育

很差。无脑回亦称光滑脑，发生在妊娠第 8～14 周。无脑回畸形分为 5 型，这里我们仅介绍常见的两个类型。Ⅰ型：又称为无脑回-巨脑回综合征，为无脑回畸形中最严重的一型，常有脑小和发育倒退。Ⅱ型：这一型表现为复杂发育异常，常与 Walker-Werburg 综合征等并发，脑膜增厚并与皮质黏合在一起致蛛网膜下腔消失，造成脑积水。伴随畸形有 Dandy-Walker 综合征，脑干发育不良，胼胝体发育不良等。脑裂畸形表现为大脑半球实质内的异常裂隙，裂隙的两侧是脑实质，裂隙内充满脑脊液；裂隙一端通向脑室，与室管膜表面相延续，另一端通向蛛网膜下腔，与软脑膜相连。伴随畸形包括脑室增大，多小脑回畸形，灰质异位，胼胝体发育不全和视-隔发育不良等（图 49-8-30）。

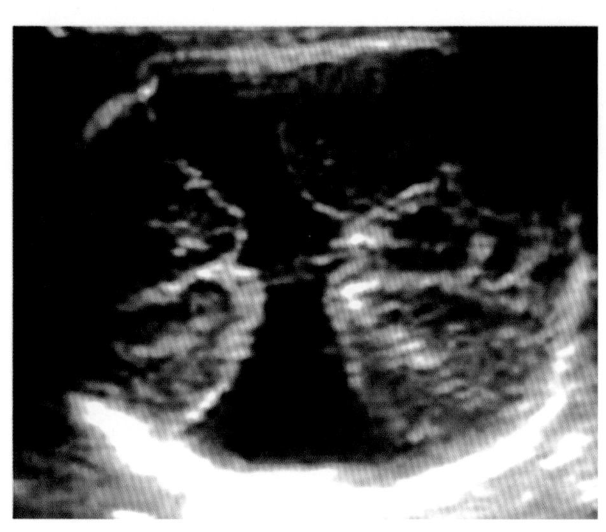

图 49-8-30　脑裂畸形大脑半球实质内的异常裂隙，裂隙一端通向脑室，与室管膜表面相延续，另一端通向蛛网膜下腔，与软脑膜相连

## 七、孔洞脑和脑出血

定义：孔洞脑由 Heschl 于 1859 年首先报道，他发现胎儿大脑皮质里有空腔或裂缝。这些空腔或裂缝与或不与脑室系统或蛛网膜下腔相交通。可以分为两种亚型：后天性的孔洞脑（包括脑裂和单纯的孔洞脑）和先天性的孔洞脑。

后天性的孔洞脑是指神经元发育和移行的障碍。先天性孔洞脑表现为三联征：正中顶骨头皮异常（脑膨出等）、脑积水和中线颅内囊肿。

发病率：孔洞脑罕见，发病率不确定。

超声表现：胎儿颅内大脑组织中有液性占位（图 49-8-31）。

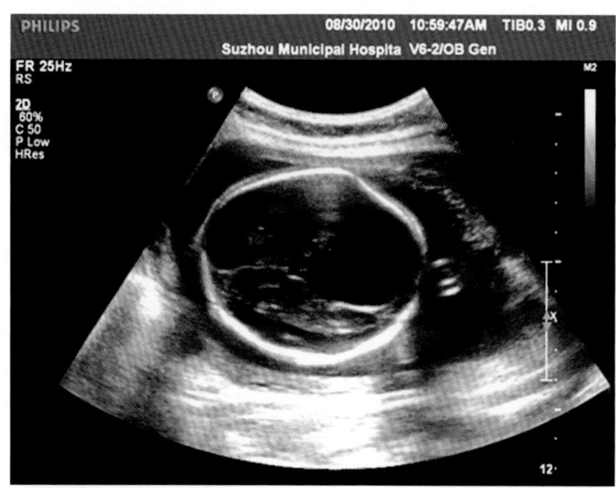


图 49-8-31　孔洞脑：胎儿颅内大脑组织中有液性占位

超声鉴别诊断要点：要与蛛网膜囊肿和囊性肿瘤相鉴别。一旦发现不对称的脑积水，要考虑孔洞脑之可能性。MRI 可以确定孔洞脑与侧脑室相交通。如果脑积水严重，应与水脑畸形相鉴别。

预后：患孔洞脑的婴儿的预后取决于孔洞脑大脑组织破坏的程度和范围。大多数婴儿大脑组织破坏严重，预后非常差。

再发风险：一般来讲，孔洞脑再发风险很低。

## 八、感染和肿瘤

胎儿宫内感染表现各异，可以表现为各系统的感染，超声阳性率 31%～90%。约 42%为颅内受累，表现为颅内出血、钙化、脑室扩大等。预后各不相同，病死率 63%～100%。如果新生儿才出现症状，病死率 30%左右。新生儿无症状者，预后比较好。

胎儿颅内肿瘤罕见，仅仅 5%的颅内肿瘤发生在胎儿期。最常见为畸胎瘤。胎儿颅内肿瘤大多要到孕晚期才能够发现，早期很难发现。超声检查：颅内肿瘤往往为中等和低回声实质性肿块，边缘不清，呈膨胀性生长。常常位于一侧，压迫周围脑组织，造成脑中线偏移。

## 九、胎儿中枢神经系统畸形超声鉴别诊断思路

笔者认为，以三个平面为基础、从十二个方

面进行鉴别诊断，将提高胎儿中枢神经系统畸形的诊断率。

胎儿中枢神经系统畸形超声检查的三个重要切面（图 49-8-32）。

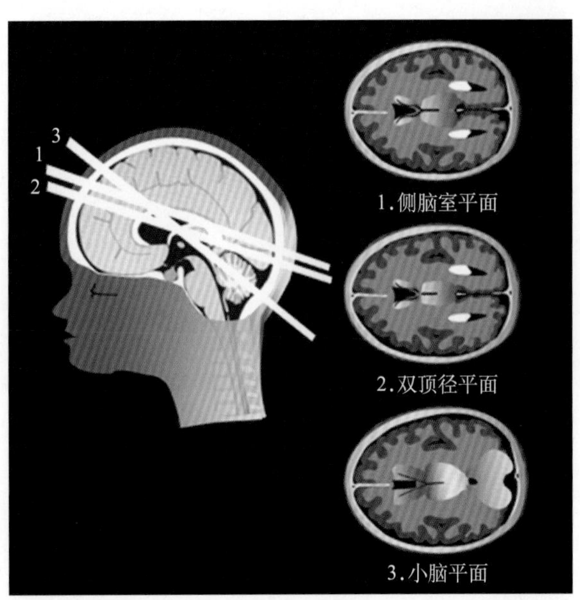


**图 49-8-32　三个主要切面：侧脑室平面、丘脑平面和小脑平面示意图**

超声主要观察侧脑室、丘脑和小脑三个平面。如以上三个平面均正常，可以排除95%中枢神经系统的畸形。如侧脑室平面正常，则可排除脑积水、脑萎缩、Dandy-Walker 畸形（Dandy-Walker 畸形胎儿中，80%有脑积水。原因是第四脑室的外侧孔和中央孔闭塞）、前脑无裂畸形、水脑畸形和胼胝体发育不良；如丘脑平面正常，则可排除脑中线畸形、前脑无裂畸形、视隔发育不良、胼胝体发育不良；如小脑平面正常，则可排除 Dandy-Walker 畸形、脊髓脊膜膨出、颅后窝蛛网膜囊肿、交通性脑积水、Chiari Ⅱ 畸形、枕部脑膨出。

有关胎儿中枢神经系统异常超声鉴别诊断的十二个问题（表 49-8-2）。

1. 颅骨完整吗？如果不完整，应该考虑无脑畸形和脑膨出。无脑畸形诊断较为容易，早期即可出现异常声像图。无脑畸形最早在孕 12 周时即可确诊。

2. 头颅的形状正常吗？柠檬头应考虑神经管缺陷（NTD）的可能性，关注有无开放性脊柱裂或脑膨出。草莓头应考虑 18 三体可能性。

3. 透明隔腔存在吗？如果透明隔腔不存在，应考虑下列可能：切面不对、孕 16w 前和孕 37 周后、前脑无裂畸形、胼胝体缺失、严重脑积水、视隔发育不良、脑裂畸形、Chiari Ⅱ畸形。本组 9 例前脑无裂畸形、5 例胼胝体缺失、23 例开发性脊柱裂（Chiari Ⅱ畸形）均未探及透明隔腔。

4. 脑室扩张吗？如发现侧脑室扩张，要注意有无脉络丛飘移（Dangling），并关注其余脑室是否扩张。发现脑室扩张，需关注有无其他畸形，重点要关注有无脊柱裂、足内翻、心脏畸形和染色体异常，14%～67%的脑积水胎儿有中枢神经系统结构的异常，其中神经管缺陷最多，占 32%～50%。

5. 脉络丛内有囊肿吗？如发现脉络丛囊肿，关键是注意有无其他畸形，如果是单纯脉络丛囊肿，染色体畸形的可能性仅为 1%，一旦合并其他畸形，如草莓头、小头畸形、握拳异常、足内翻、唇裂、膈疝等，染色体畸形的可能性将上升为 48%。

6. 脑中线存在吗？脑中线不存在，应考虑全前脑的可能性；脑中线存在，考虑水脑畸形。水脑畸形是因颈内动脉梗死或感染所致，水脑畸形者脑中线和正常的丘脑仍存在，大脑组织消失，这是与前脑无裂畸形的鉴别要点。此外，水脑畸形的面部正常，而前脑无裂畸形常合并面部中线各种畸形。无叶和半叶前脑无裂畸形均合并面部中线的畸形。

7. 小脑形态正常吗？小脑形态，尤其是小脑蚓部情况，对于诊断胎儿中枢神经系统畸形有重要意义。如果小脑呈香蕉征，要考虑神经管畸形（脑膨出或开放性脊柱裂），如果蚓部全部或部分缺失，要考虑 Dandy-Walker 综合征。我们认为：小脑蚓部的矢状切面对于明确诊断极为重要。由于小脑蚓部至 18 孕周闭合，因此 18 孕周后小脑蚓部未闭合才考虑异常。

8. 小脑延髓池大小正常吗？小脑延髓池正常值是 2～10mm，如果显示不清，应考虑开放性脊柱裂的可能性；如果>10mm，要考虑后颅窝囊肿或 Dandy-Walker 综合征可能性。开发性脊柱裂包括脊膜膨出和脊髓脊膜膨出，最常见于腰部，几乎都合并小脑延髓池变窄（Arnold ChiariⅡ型畸形）。超声表现为：24 孕周前，小脑呈“香蕉征”，胎头呈“柠檬头”；24 孕周后，小脑延髓池显示不清

(<2mm)，70%～80%胎儿出现脑室扩大。

9. 颅内有囊性或实性占位吗？最常见是无回声区，包括蛛网膜囊肿和 Galen 静脉瘤，前者常出现在脑中部，不与侧脑室相交通，是蛛网膜腔内液体的积聚。CDFI 显示无回声内无彩色血流；后者由动静脉瘘引起。超声表现：彩色多普勒超声显示其内彩色血流丰富。本组 5 例蛛网膜囊肿全部位于脑中线附近。

10. 胎儿颜面部正常吗？注意胎儿嘴唇、腭、眼距、鼻骨等部位，对诊断有帮助。例如，面部中线畸形要考虑前脑无裂畸形的可能性。

11. 胎儿的脊柱正常吗？我们的经验是先注意后颅窝，再进行脊柱的横切、纵切、冠状切。值得注意的是：并非所有脊柱表面的软组织隆起均是脊柱裂，也有血管瘤等病变，所以，发现软组织隆起后，要仔细观察脊柱后面两个骨化中心是否正常。

12. 丘脑、大脑形态正常吗？丘脑融合和大脑半球未分开是前脑无裂畸形的重要特点。还要注意大脑内有无各种占位。

**表 49-8-2 胎儿中枢神经系统异常超声鉴别诊断思路**

| 鉴别诊断时考虑的 12 个方面 | 鉴别要点 |
|---|---|
| 颅骨完整吗？ | 不完整→无脑儿和脑膨出。 |
| 头颅形状正常吗？ | 柠檬头神经管缺陷（NTD）<br>草莓头→18-三体 |
| 透明隔腔存在吗？ | 不存在→切面不对、孕 16 周前和孕 37 周后、前脑无裂畸形、胼胝体缺失、严重脑积水、视隔发育不良、脑裂畸形、Chiari Ⅱ畸形。 |
| 脑室扩张吗？ | 侧脑室扩张→有无脉络丛飘移（Dangling）→其余脑室是否扩张？→有无其他畸形（重点要关注有无脊柱裂、足内翻、心脏畸形和染色体异常） |
| 脉络丛内有囊肿吗？ | 脉络丛囊肿→注意有无其他畸形？ |
| 脑中线存在吗？ | 胎儿颅内发现大量无回声时，脑中线不存在→前脑无裂畸形可能；脑中线存在→水脑畸形（无大脑组织）或重度脑积水（有压扁的大脑组织） |
| 小脑形态正常吗？ | 香蕉征→神经管畸形；蚓部全部或部分缺失→Dandy-Walker 综合征 |
| 小脑延髓池大小正常吗？ | 香蕉征（<24W）或显示不清（>24W）→开放性脊柱裂的可能性；>10mm→后颅窝囊肿或 Dandy-Walker 综合征。如果骶尾部有肿块，特别要注意小脑形态，形态正常→畸胎瘤；香蕉征或延髓池消失→开放脊柱裂 |
| 颅内有囊性或实性占位吗？ | 最常见是无回声区，包括蛛网膜囊肿和 Galen 静脉瘤 |
| 胎儿颜面部正常吗？ | 注意胎儿嘴唇、腭、眼距、鼻骨等部位，中线畸形→全前脑 |
| 胎儿的脊柱正常吗？ | 脊柱的横切、纵切、冠状切，同时密切关注小脑延髓池 |
| 丘脑、大脑形态正常吗？ | 丘脑融合和大脑半球未分开是前脑无裂畸形的重要特点 |

总之，超声检查能很好地显示胎儿颅内结构，是产前诊断胎儿中枢神经系统畸形的首选方法。掌握胎儿三个基本切面和十二种鉴别要点，能够明显提高胎儿中枢神经系统畸形的诊断率。

## 十、胎儿颅脑的磁共振影像学

在胎儿发育过程中，脑的形态及结构变化贯穿整个孕期，从而增加了对神经系统异常的诊断难度。脑沟由浅而深并逐渐变得复杂，胎儿 MRI 可明确显示出脑表面的形态变化，胎儿 MRI 比超声有独到之处，它可以直接观察脑灰质和白质的发育情况，并能显示髓鞘的形成过程；对解剖细节的清晰显示也有助于发现神经系统的异常。

### （一）正常胎儿脑神经发育及 MRI 表现

胎儿 MRI 通常在 18 孕周以后进行，此时，胎儿器官的主要形成阶段已经完成。在这个阶段，组织学上组成胎儿脑组织的 6 层结构可以通过胎儿 MRI T2 加权像呈现出来，这些层数及厚度一直变化，直到 36 孕周。在 16 孕周，可以看到外侧裂，为两侧大脑凸面呈浅显的小沟或槽，随着时间而逐渐加深，并于额叶和颞叶间形成一定的角度。顶枕沟和距状裂在解剖标本上于 16 周即可看到，然而，在 MRI 图像上，一般在 20～22 周才能观察到。胼胝体沟将胼胝体和位于其上方的扣带回分开，18 孕周也可观察到。解剖标本上 20 孕周可见中央沟位于大脑旁矢状面皮质，MRI 图像最早可在 22 孕周时显示，在 24～25 孕周时中央沟才较为清楚。两侧大脑半球在22孕周时还比较光滑，颞叶约在第23孕周后出现变化。中央前沟及中央后沟约在26孕周时出现，随着孕周的增长而逐渐明显。

在18孕周时，两侧侧脑室的宽度大于相邻的脑实质厚度，随着孕周的增长，脑实质厚度逐渐超过侧脑室。另外，中枢神经的基本框架形成，幕上脑室系统呈典型形态，这些变化也导致1～24孕周时脑室体积明显减小。大脑半球的发育和脑沟、脑回的形成使头颅增大。脑镰、天幕胎儿MRI图像上呈低信号。幕下小脑的发育，促使骨性后颅凹形成。

在孕晚期，从28～30孕周始，大量新的脑沟和脑回形成并发育。外侧裂以岛叶为基底，于旁矢状位上呈一定角度的倾斜，由前下至后上。生发基质不再是非常明显的结构。皮质也呈2层结构，内层呈略高信号，而外层呈略低信号。

胎儿MRI可显示胼胝体全貌，可以准确诊断胼胝体的发育异常。脑室及脑池因含有脑脊液，呈T2高信号特征而易于发现异常改变。脑室系统以侧脑室显示率最高，正常侧脑室三角区宽度约为7.6mm±0.6mm，最大上限为10mm，否则可视为脑室扩大，脑室扩大常提示胎儿中枢神经系统发育异常。20孕周之后，T2加权像上可见于两侧脑室的前角间呈线状的透明隔壁，偶尔可见到透明隔轻度增宽，多为正常变异。胎儿时期蛛网膜下腔间隙在中颅凹颞叶前部最大，但是随着胎龄增大，脑外间隙逐渐变小，在孕21～26周时，脑外间隙最大。

## （二）胎儿脑发育异常的MRI表现

1. 脑室扩大

脑室扩大通常指没有特殊原因的脑室增大，在产前超声图像上，经脉络丛的横断面测量脑室宽度，当侧脑室宽度等于或大于10mm时，即可诊断为脑室扩大（图49-8-33）。胎儿MRI图像上，测量脑室的方法与超声相似，轴位或冠状位均可测量。脑室扩大分为三度，侧脑室宽度10～15mm为轻度；15mm，且相邻脑皮质的厚度3mm时为中度；15mm，且相邻脑皮质的厚度2mm时为重度。研究显示，MRI测量的侧脑室宽度和超声数据有很好的相关性。

2. 背侧索神经管发育异常所致神经管缺陷

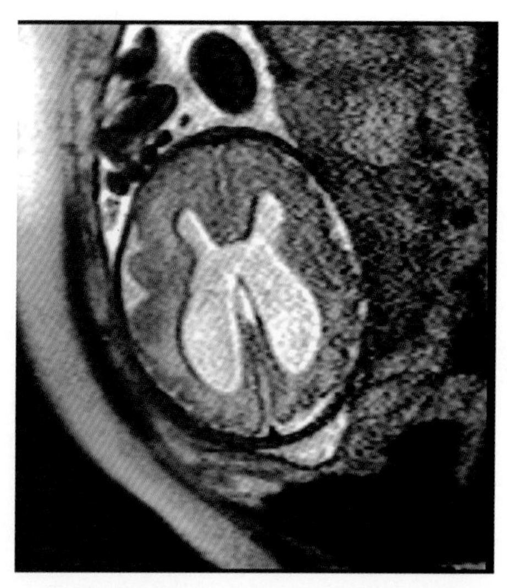

**图49-8-33　胎儿脑室扩大32.3孕周，轴位T2加权像示两侧脑室对称性扩大，以体部及后角扩大为著**

（1）无脑畸形

无脑畸形以胎儿缺少颅骨穹窿和端脑为特征，眼眶以上可能有血管间质存在，是最为严重的神经管缺陷畸形。无脑畸形在MRI和超声的表现具有特征性，呈眼球突出的“蛙样”面容，多伴有其他畸形及羊水过多（图49-8-34）。

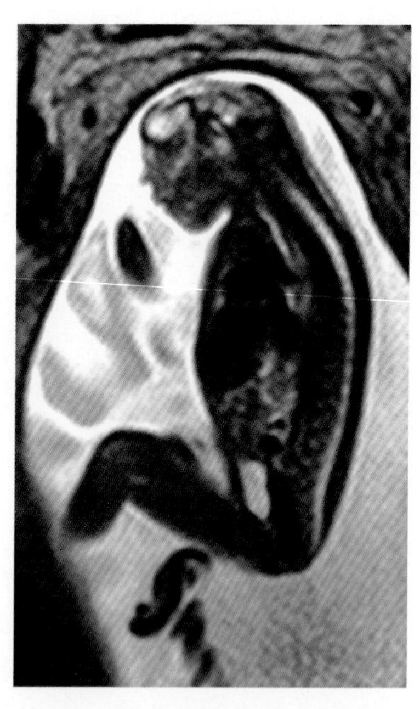

**图49-8-34　无脑畸形23.1孕周，矢状位T2加权像，胎儿眼以上脑组织缺如**

（2）脑膨出及脑膜膨出

脑组织及脑膜从缺损的颅骨处膨出称为脑膨

出，如膨出物仅为脑膜则称为脑膜膨出。最常发生的部位依次为枕部（图 49-8-35）、额部、顶部及颅底。由于膨出的囊内含有脑脊液，因此，MRI 对脑膨出及脑膜膨出的诊断非常有价值，特别是矢状位 MRI，即使较小的病灶，MRI T2 加权图像亦可清晰显示囊内的高信号脑脊液。胎儿 MRI 有利于脑或脑膜膨出的鉴别诊断，如头颈部囊性水瘤，畸胎瘤和血肿等。MRI 扫描视野较大，亦有助于伴随或合并畸形的诊断。

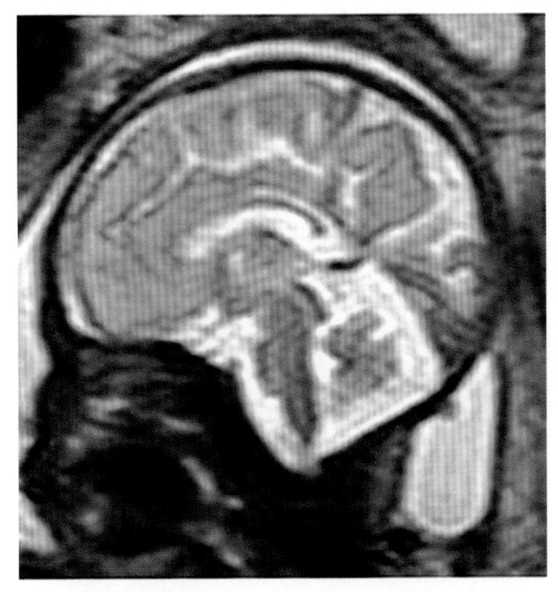

**图 49-8-35 脑膜脑膨出 胎儿 21.6 孕周时，示枕部囊性膨出，囊内见小结节样脑组织信号**

（3）脊柱裂及脊髓脊膜膨出

脊柱裂是后神经孔闭合失败而导致脊柱椎体两侧椎弓未能融合的结果。隐性脊柱裂的胎儿 MRI 诊断较为困难，但对诊断开放性脊柱裂（图 49-8-36）非常有价值，同时可以明确脊髓脊膜膨出抑或脊膜膨出。脊柱裂多为单纯性脊柱裂，但 Chiari Ⅱ畸形几乎总是伴随着开放性脊柱裂，因此，发现胎儿脊柱裂，应对胎儿头颈部进行必要的扫描，特别是 MRI 矢状位，以明确有无 Chiari Ⅱ畸形的可能。

3. 腹侧索神经管发育异常所致神经管缺陷

（1）全前脑（Holoprocencephaly）无叶性全前脑的胎儿（图 49-8-37），其半球间裂隙和大脑镰均缺如，增大的单一脑室，两侧丘脑融合；胎儿头颅通常较小，矢状位上前额呈坡形，眼眶突出。半叶全前脑的胎儿（图 49-8-38），其大脑半

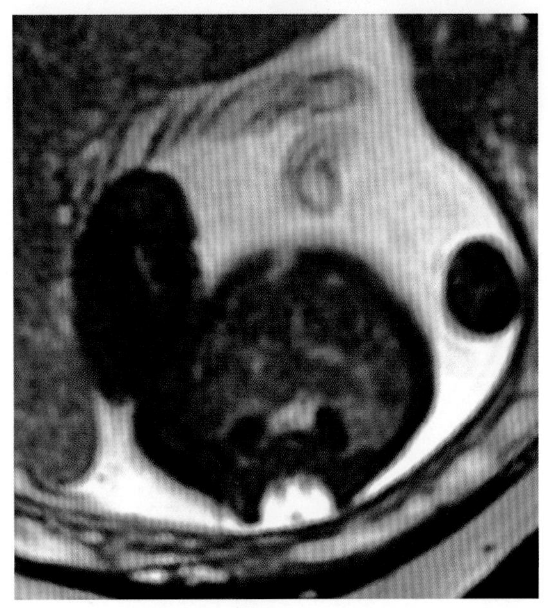

**图 49-8-36 开放性脊柱裂 27.1 孕周，轴位 T2 加权像示胎儿腰骶部脊柱裂呈开放型**

球仅后部分开，单一脑室。叶状全前脑的胎儿有明确的两个大脑半球（图 49-8-39），但在扣带回和两侧脑室的前角部分有融合，伴有透明隔缺如。有时需要与视-隔发育不良进行鉴别。全前脑常伴有面部畸形，且与其严重程度相关，这类面部畸形包括独眼畸形、无眼畸形、眼距过近、鼻部畸形和唇腭裂等。超声即可诊断不同类型的全前脑，有时由于胎儿或母体因素造成超声显示不清，胎儿 MRI 有助于明确诊断，亦有助于全前脑的鉴别诊断如胼胝体缺如伴中线巨大囊肿等。

（2）透明隔腔缺如和视隔发育不良

视-隔发育不良可伴有视神经束发育不良，内分泌异常和视力损害。其预后视伴随畸形情况而定。由于脑室前角在中线部位融合而呈方形，超声和胎儿 MRI 都可明确显示，胼胝体通常正常。视-隔发育不良有时很难和叶状全前脑鉴别，当融合的穹窿出现在脑室内时，多倾向于叶状全前脑诊断。

（3）Dandy-Walker 综合征

一般情况下，如果小脑延髓池太小或太大（大于等于 1.0cm），超声就会提示后颅窝和小脑异常可能。Dandy-Walker 综合征是造成小脑延髓池增大最常见的原因，包括 Dandy-Walker 畸形，Dandy-Walker 变异，大枕大池，小脑后蛛网膜囊肿等。Dandy-Walker 畸形由于小脑蚓部完全性或部分性发育不全，小脑延髓池囊性增大且与第四脑室相通，后颅窝容积增大，同时小脑幕及两侧

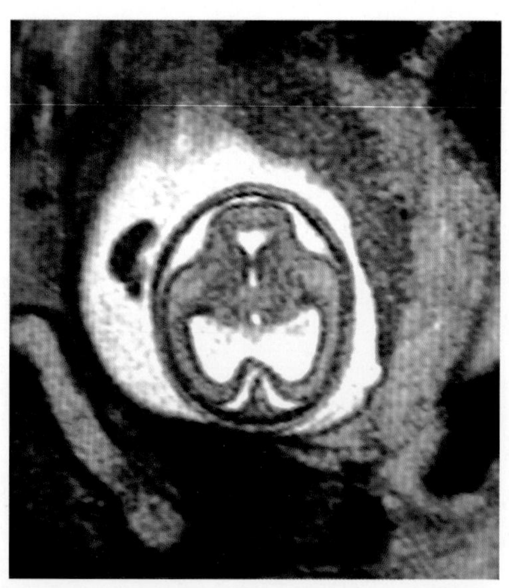

图 49-8-37　无叶性全前脑 30.4 孕周，胎儿头颅较小，半球间裂和大脑镰缺如，单一脑室增大

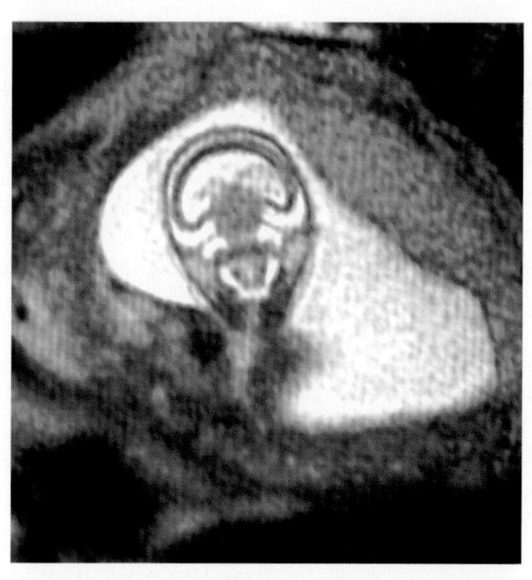

图 49-8-38　半叶全前脑 15.4 孕周，胎儿头颅较小，单一脑室，大脑半球后部分开，病理证实胎儿为半分叶全前脑伴 13-三体

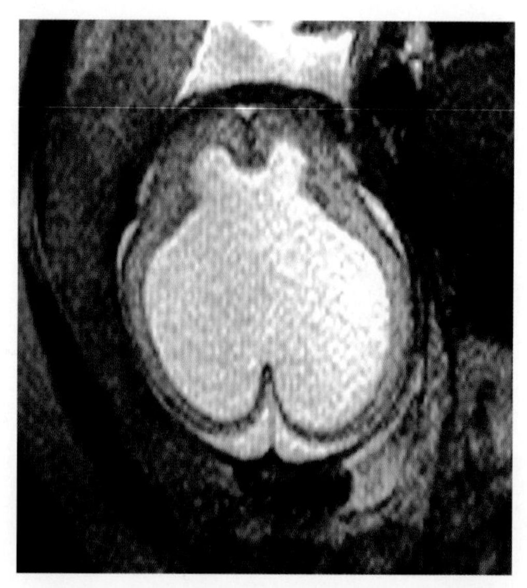

图 49-8-39　叶状全前脑 26.6 孕周，胎儿两个大脑半球，两侧脑室的前角部分有融合，并伴有透明隔缺如

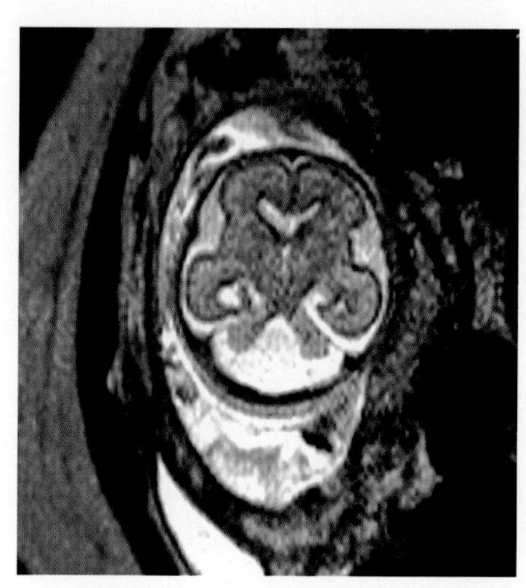

图 49-8-40　Dandy-Walker 畸形，23 孕周，小脑蚓部发育不全，小脑延髓池囊性增大且与第四脑室相通，后颅窝容积增大

的静脉窦结构上抬，通常伴有脑积水和小脑半球发育不全。Dandy-Walker 畸形常伴有神经系统其他畸形，如胼胝体缺如，前脑无裂畸形，神经元移行异常或脑沟形成异常等，也常伴随染色体异常（图 49-8-40）。

Dandy-Walker 变异表现为小脑蚓部发育不全程度较轻，第四脑室无明显扩张，后颅窝亦不增大。胎儿 MRI 对诊断 Dandy-Walker 变异有帮助，在正中矢状位图像上可明确小脑延髓池是否与第四脑室相通，下蚓部的体积及后颅窝的大小。有人认为大枕大池是 Dandy-Walker 综合征最轻微的类型，也有些人把它看作正常变异（图 49-8-41）。

4. 神经元、神经胶质及间质的增殖、分化和形成异常

神经元、神经胶质及间质的增殖、分化和形成异常发生在孕 2～5 周及以后，主要异常包括头小畸形、巨脑症、神经皮肤疾患、先天性肿瘤、脑血管畸形、中脑导水管狭窄（图 49-8-42）和脑

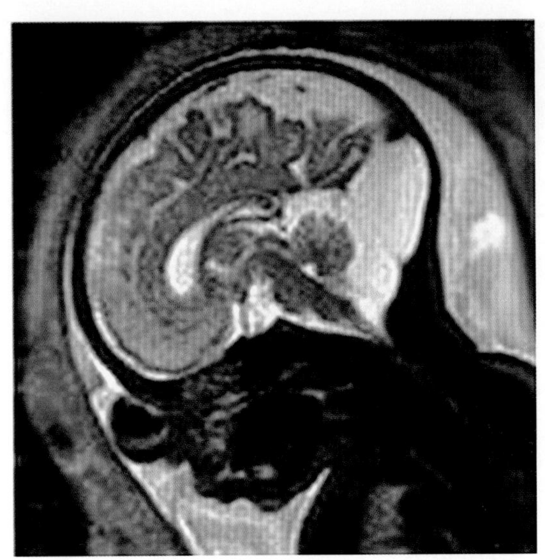

图 49-8-41 大枕大池 34.2 孕周，矢状位 T2 加权像示后颅窝增大，小脑蚓部发育完全，第四脑室独立

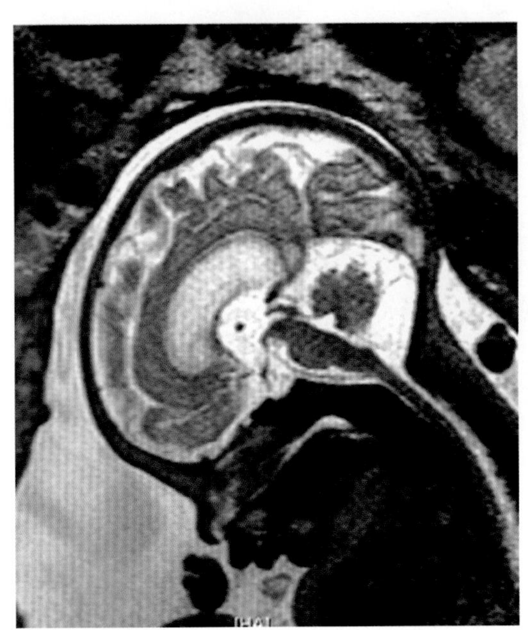

图 49-8-42 中脑导水管狭窄 36.3 孕周，矢状位 T2 加权像示中脑导水管内异常信号致脑室积水增大

穿通畸形等。

5. 神经元移行异常和皮层构成异常

神经元和胶质干细胞从它们在脑室周围的生发中心移行到大脑皮层及皮层下区域发生在孕期的 3～5 月，移行异常形成的畸形包括：脑裂畸形、无脑回畸形、巨脑回畸形、多小脑回畸形，灰质异位和胼胝体发育不全（图 49-8-43）。致病因素包括基因，代谢，感染和缺血等。胎儿 MRI 具有优越的软组织对比，不仅可以显示脑组织形态，还可区分灰、白质信号，胎儿 MRI 功能成像将有助于这类畸形的诊断和鉴别诊断。

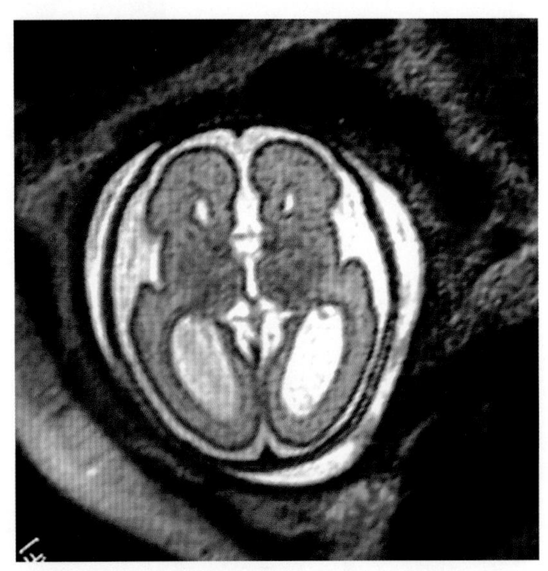

图 49-8-43 胼胝体完全不发育 27 孕周，为冠状位 T2 加权像，侧脑室前角无增大，后角明显增大，三脑室前部与纵裂相通

6. 胎儿脑出血

胎儿脑出血可能有以下因素所致：血管畸形、凝血障碍、外伤、缺血缺氧性脑病等。研究显示，胎儿 MRI 较超声可提供更多的诊断信息。有时，由于出血时间较长，胎儿 MRI 可能仅看到血液残存物或出血后改变如脑室增大，囊性变或/和脑萎缩。根据血液残存物的信号变化，胎儿 MRI 可推测出脑出血的发生时间。急性或亚急性早期脑出血于 T2 加权像呈低信号，而于 T1 加权呈等或高信号（图 49-8-44）；亚急性晚期后脑出血于 T1 和 T2 加权像均呈高信号（图 49-8-45）。因此，对于怀疑有颅内出血的胎儿，除常规的 T2 加权像外，轴位或冠状位颅脑 T1 加权像是不可或缺的。如果观察到脑室内除脉络丛外的低信号或脉络丛信号不规则减低，应首先考虑到脑室内出血的可能。孤立性脑室内出血的预后较脑实质出血和硬膜下出血的预后好，小脑幕周围的出血和硬膜窦血栓也有较好的预后。

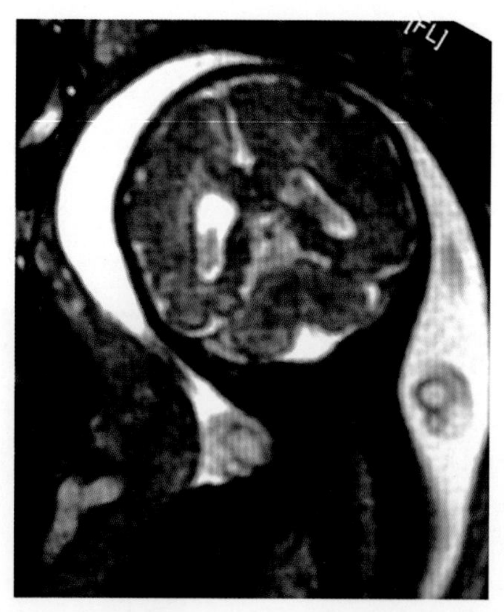


图 49-8-44　胎儿脑室出血 33 孕周，冠状位 T2 加权像示一侧脑室内异常低信号；轴位 T1 加权像，脑室内病灶呈明显高信号

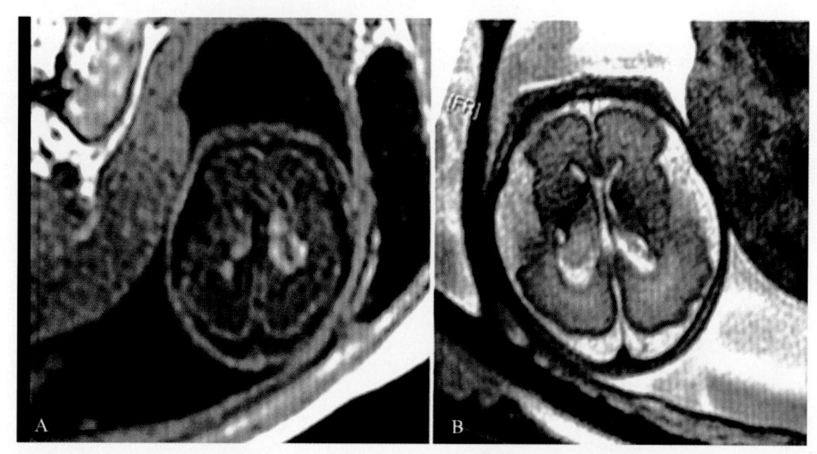


图 49-8-45　胎儿脑室出血 27 孕周，胎儿脑室内脉络丛信号不规则，轴位 T1 加权像（A）呈高信号，T2 加权像（B）呈略高信号

（邓学东　李晓兵　杨　忠）

## 第九节　胸腔畸形

### 一、肺异常

#### （一）肺发育不良（pulmonary hypoplasia）

胎儿肺发育不良是指胎儿肺重量和体积较相应孕周绝对减小。可分为肺不发育型和肺发育不良型。肺不发育型表现为一侧或双侧肺完全不发育，无血管、支气管及肺组织，此型极罕见。肺发育不良型表现为支气管明显细小，无正常肺泡结构。肺发育不良通常由以下原因引起，如长期的羊水过少、膈疝、骨性胸廓小、胸腔内肿瘤、心脏扩大、大量胸水及染色体异常等。有报道孕早期感染史、某些遗传因素及中枢神经系统疾病也可能造成肺发育不良。

1. 超声诊断

（1）双肺发育不良主要根据相关参数异常进行诊断　如胸围减小、胸廓面积小、心/胸比值增大、胸围/腹围比值减小、肺长度减小、（胸部面积－心脏面积）×100/胸部面积减小等，其中后两项指标

可较好地评价胎儿肺的发育。(图 49-9-1A，B)

(2) 一侧肺发育不良可根据心脏移位及异常旋转进行诊断　右侧原发性肺发育不良，心脏明显向右侧移位，但心脏轴基本正常，心尖仍指向左前方，如果肺完全缺如，心脏移位更明显。左侧原发性肺发育不良或缺如，由于心脏位置改变轻微而诊断困难。

(3) 肺发育不良的多普勒超声表现　正常情况下，周围肺动脉血流阻力指数随孕周的增大而减少，肺发育不良时周围肺动脉血流阻力指数较正常相应孕周高。但是周围肺动脉阻力指数特异性较差，因为胎儿宫内生长受限和缺氧时反射性血管收缩也可导致肺动脉血流阻力指数增高。

(4) 产前超声仅能对严重肺发育不良者进行诊断，轻、中度肺发育不良者，产前超声仅能怀疑而不能诊断。

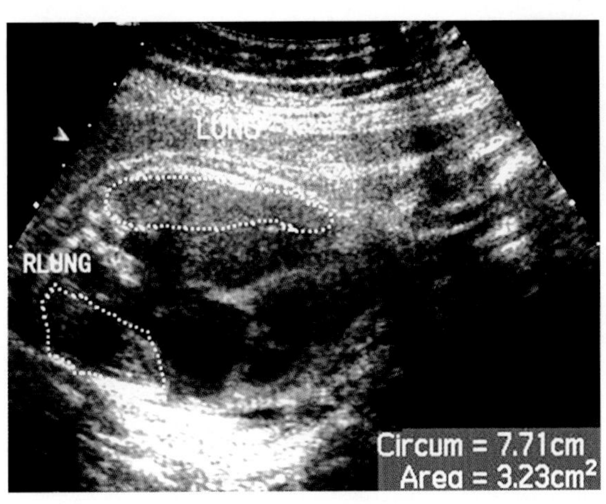


妊娠 30 周，心/胸比值增大，肺长度减小

**图 49-9-1A　肺发育不良**

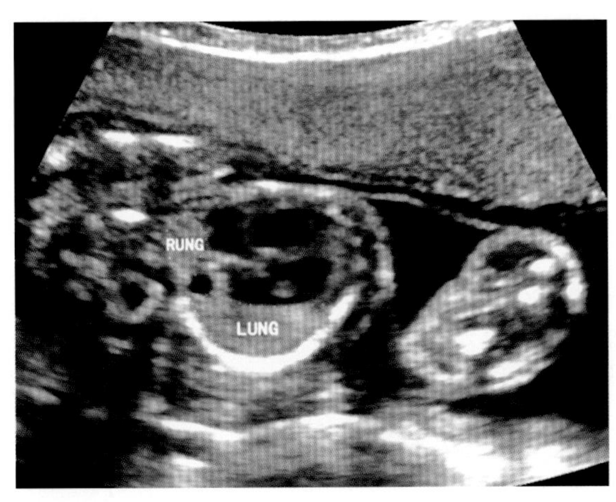


妊娠 25 周，胸围减小、胸廓面积小、心/胸比值增大，肺长度减小

**图 49-9-1B　肺发育不良**

2. 预后

引起肺发育不良的原因不同，其预后也明显不同，新生儿期总病死率可高达 80%。严重双侧肺发育不良者，产后绝大多数不能生存；一侧肺发育不良者，产后部分可生存，但新生儿期病死率可达 50%。85%的病例伴有其他畸形，一侧肺发育不良常合并支气管、食管、心脏大血管的畸形，脊柱肢体缺陷，合并严重畸形者死亡率更高。对于羊水过少引起的肺发育不良，一般来说，开始出现羊水过少的孕周越早，羊水过少持续时间越长，羊水过少越严重，肺发育不良越严重，围生期死亡率越高。

### （二）隔离肺（pulmonary sequestration）

隔离肺又称肺隔离症，是肺的先天畸形之一。隔离肺起源于非正常的气管和支气管树，或者是该部分肺发育过程中未与其他支气管树相连，表现为肺的某一部分与正常肺分离。分离的肺组织不与气管和肺动脉相通，其血供多来源于体循环的降主动脉、胸主动脉或腹主动脉分支。

根据隔离的肺组织有无独立的脏层胸膜，可分为叶内型和叶外型两类。

叶内型（ILS）：隔离肺组织发生于正常肺叶内。

叶外型（ELS）：常称为副肺叶或副肺段，与正常肺组织分离，有自己的胸膜包绕。

1. 超声诊断

胎儿隔离肺典型超声表现为边界清楚的强回声团块，呈叶状或三角形，多位于左胸腔底部，(图 49-9-2A，B) 10%～15%的 ELS 位于膈内或膈下（通常在左侧），在纵隔或心包内者极罕见。

包块大小不一。较小或中等大小一般不到一侧胸腔的 1/3～2/3，较大者可引起纵隔移位和胎儿水肿。绝大多数内部回声均匀，少数内部偶然可以观察到囊肿（即扩张的支气管或与先天性肺囊腺瘤畸形共存）。

隔离肺滋养血管来自胸主动脉或腹主动脉(图 49-9-2C)，CDFI 检出此种声像特征可以帮助区分叶外型隔离肺与其他肺肿块（如先天性肺囊腺瘤畸形、肺泡性肺气肿、支气管闭锁等）。后者的滋养血管均来自于肺动脉。

动态观察 ELS，大部分（50%～70%）隔离肺随孕周的增加而部分或完全萎缩。

同侧胸腔内可出现胸水，少数可出现胎儿水肿。检查时还需注意是否合并其他畸形，如先天性膈疝、食管支气管畸形、支气管囊肿、先天性囊腺瘤畸形、先心病、肾脏和神经系统异常等。

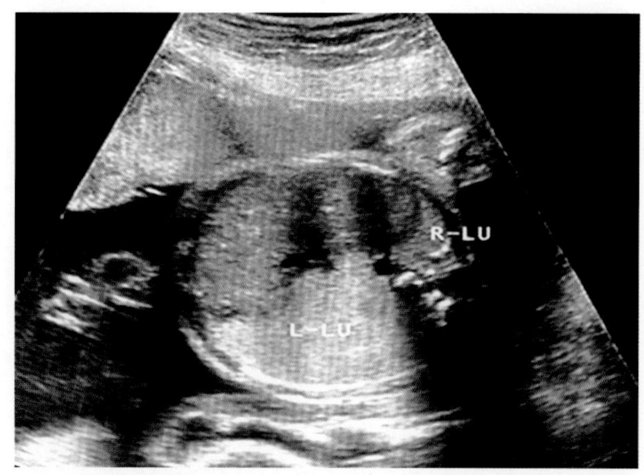


胸腔横切面，显示左侧胸腔内强回声包块

**图 49-9-2A 隔离肺**

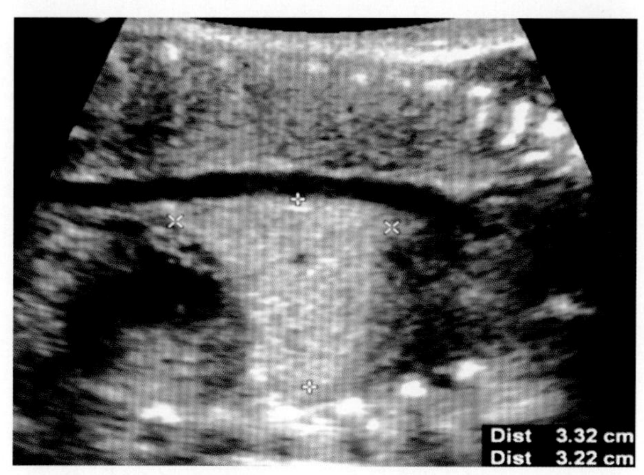


左肺纵切面，左肺下叶明显增大，回声增强

**图 49-9-2B 隔离肺**

2. 预后

隔离肺预后良好，尤其是逐渐缩小的隔离肺胎儿，预后更佳，出生后可不出现任何呼吸道症状。合并有胸水者，可导致严重肺发育不良和胎儿水肿，预后差。

## （三）先天性肺囊腺瘤畸形（congenital cystic adenomatoid malformation，CCAM）

先天性肺囊腺瘤畸形是一种非肿瘤性质的异常肺组织，是肺错构瘤之一。组织学上以末梢支气管过度增生，呈腺瘤样生长，并损害肺泡为特征。病变组织不能发挥正常肺功能。

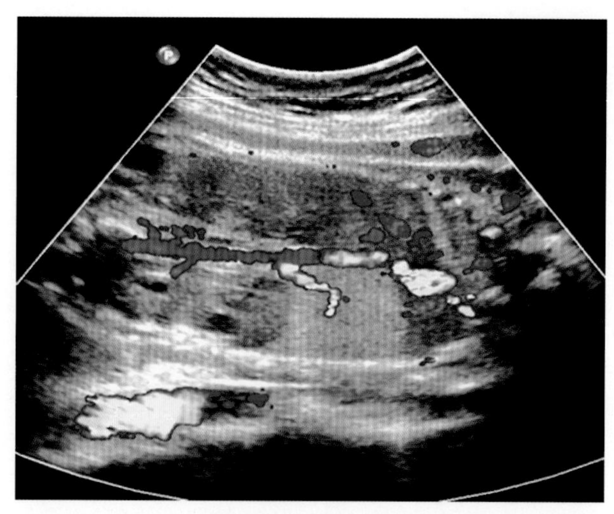

同一病例，彩超显示腹主动脉分支进入左肺下叶

**图 49-9-2C 隔离肺**

根据显微镜和大体解剖特征，先天性肺囊腺瘤畸形可分为以下 3 种类型：

Ⅰ型：大囊型，病变以多个较大囊肿为主，囊肿大小不等，多为 2～10cm，在这些囊肿间可见正常肺实质。

Ⅱ型：中囊型，病变内有多个囊肿，囊肿大小不超过 2cm，囊肿之间为不规则的肺组织。

Ⅲ型：小囊型，病变内有大量细小囊肿，囊肿大小不超过 0.5cm，呈实质性改变，有大量腺瘤样结构，其内有散在的、薄壁的、类似支气管的结构。

1. 超声诊断

孕 16～22 周超声即可发现先天性囊腺瘤畸形。病变较大、病变内出现较大囊肿者，超声可更早发现。

CCAM 超声分型可简单地分为大囊型和微囊型。大囊型为单个或多个囊泡，囊泡直径＞5mm，以囊性病变为主，呈囊实混合回声。微囊型囊泡直径＜5mm，以实性改变为主，呈均质高回声。（图 49-9-3A）

典型肺囊腺瘤为单侧，95％以上仅限于一叶或一段肺。偶尔可累及双侧肺（＜2％）或一叶以上的肺叶或整侧肺。病变侧肺肿大，纵隔和心脏向健侧移位，双侧病变时心脏严重受压。（图 49-9-3C）

彩色多普勒可显示病变处血供来自肺动脉。（图 49-9-3B，D）

肿块明显压迫心脏、肺及胸内血管时，可引起肺发育不良、胎儿腹水、全身水肿及羊水过多。导致羊水过多的原因可能是由于肿块压迫食道，胎儿吞咽羊水减少，或肿块产生的液体过多所致。

肿块可随孕周的增大而缩小。约6%的病例囊肿发生自发性消退，53%～69%的先天性肺囊腺瘤畸形追踪观察肿块可有不同程度的缩小。

应注意与先天性膈疝、隔离肺、支气管囊肿、食道重复畸形、纵隔肿瘤、心包肿瘤等相鉴别，一些病例还可和隔离肺共存。

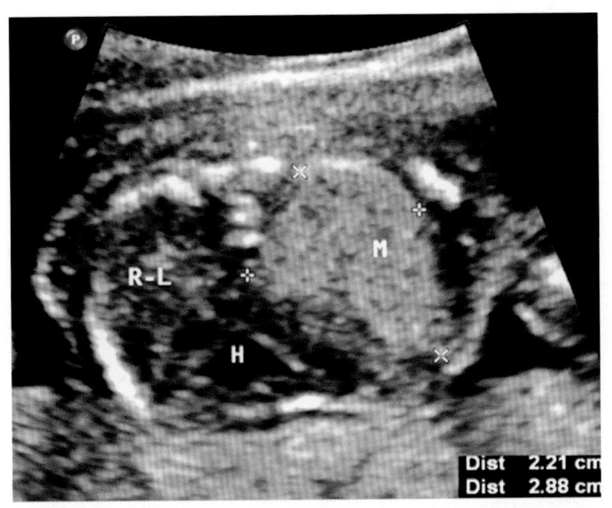


横切胸腔，四腔心平面，左肺内显示较大包块，回声增强，心脏明显右移

**图 49-9-3A　先天性肺囊腺瘤**

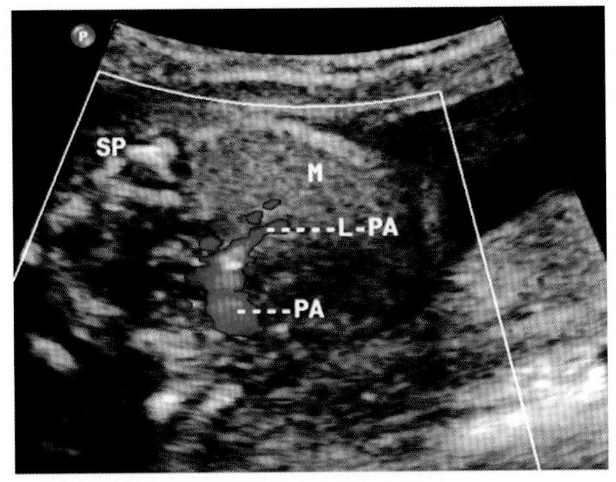


同一病例，彩超显示左肺动脉分支进入包块

**图 49-9-3B　先天性肺囊腺瘤**

2. 预后

目前认为肿块大小、纵隔移位程度、是否出现肺发育不良、胎儿水肿和羊水过多、是否合并其他异常，均与预后有关，都是判断预后的重要指标。出现胎儿水肿者，预后最差，死亡率极高。

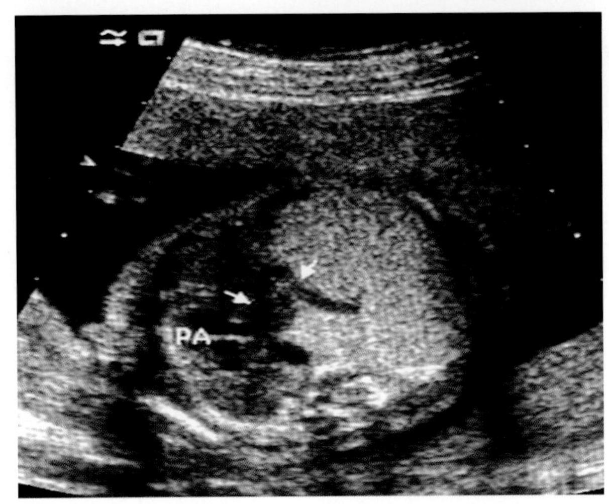


横切胸腔，肺动脉平面，左肺内显示较大包块，回声增强，心脏向右移位

**图 49-9-3C　先天性肺囊腺瘤**

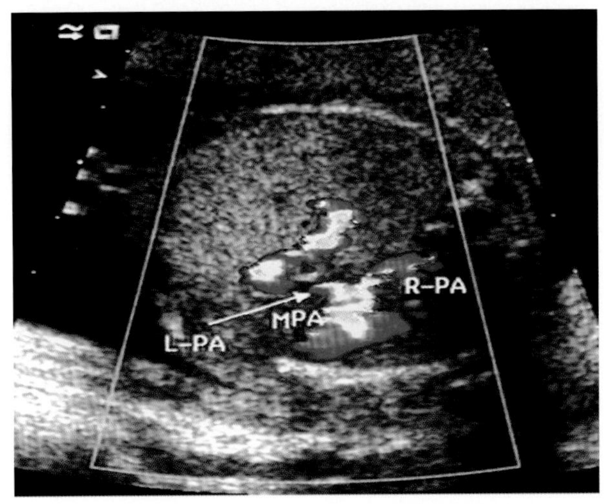


同一病例，彩超显示左肺动脉分支进入包块

**图 49-9-3D　先天性肺囊腺瘤**

如果CCAM随着妊娠的进展逐渐缩小，则预后良好，有报道其生存率可高达100%。因此，有必要对CCAM胎儿进行连续动态观察。如果相隔数周复查超声，肿块未继续增大，或未出现其他异常，应每隔2～4周对胎儿进行一次超声观察。据报道，约70%的CCAM病例，肿块大小较稳定；约20%CCAM病例产前明显萎缩或消失；仅10%CCAM病例进行性增大。

在产后CCAM肿块较大者最常见的症状是进行性呼吸窘迫及心力衰竭，病灶较小者，可不出现症状或仅表现为反复发作的肺部感染。产后多数病例需行病变肺叶切除术，术后疗效一般较好。

### （四）先天性肺气肿

本病为喉/近段气管闭锁或狭窄，或隔膜引起的高位气道梗阻。病变发生在气管远段者极为少见。由于气管或喉部梗阻，分泌物积聚在闭锁以下的肺内，导致肺肿大和支气管及气道扩张，胎儿生后无法正常呼吸，为致命性胎儿畸形。本病确切病因不清，有报道与巨细胞病毒或呼吸道合胞病毒感染有关，这些病毒在宫内引起支气管的炎症和阻塞。

50％以上的病例合并其他畸形，最常见的有肾脏畸形、中枢神经系统畸形以及食管闭锁。

1. 超声诊断

本病少见，但由于有特殊的超声表现，产前可明确诊断。有文献报道 18 周即可确诊。

双肺对称性明显扩大，肺实质回声增强，均匀一致（类似婴儿型多囊肾改变）。（图 49-9-4A）

胸部冠状切面显示肺内管状无回声结构为扩张的主支气管。超声追踪显示，可见两个管状无回声结构在纵隔逐渐汇合成一个无回声结构，即闭锁以远扩张的气管。彩色多普勒可以将其与大血管区分。

由于双肺明显增大，膈肌受压，正常膈肌呈圆顶状突向胸腔的征象消失，而变为平直，甚至反向。（图 49-9-4B）

由于肺对称性扩大，心脏无明显移位，与肿大的肺相比，心脏相对较小。

扩大的肺压迫心脏与大血管，导致上、下腔静脉回流受阻，胎儿可出现面部与上肢水肿、腹水及心功能不全。

压迫食管影响吞咽时可合并羊水过多。

合并其他畸形时，可有相应表现。

（引自：Doubilet PM. Benson CB 主编 . 陈铁福，孙倩，刘迪雯译 . 妇产科超声图谱 . 天津科技翻译出版公司，2005.）

2. 预后

常在产后几分钟内因呼吸道梗阻而死亡。如产前明确诊断及在分娩断脐带前建立有效气道，对畸形进行矫治，有可能抢救患儿生命，但目前疗效尚不十分满意。

## 二、胸膜异常

实际上产前能发现的胸膜异常只有胸腔积液。

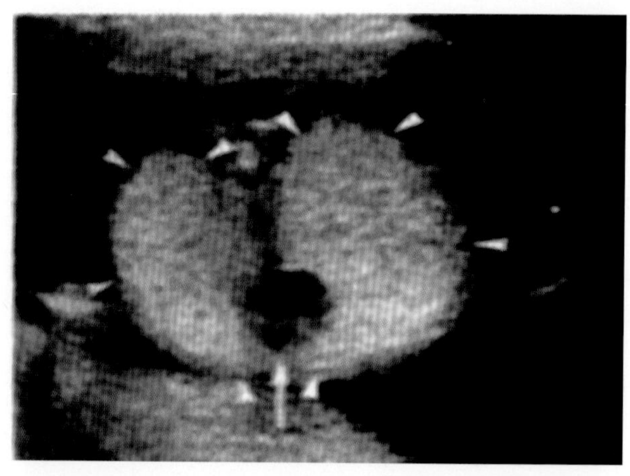

胎儿胸腔横切面，显示肺（短箭头）高回声，心脏（长箭头）被增大的肺压缩

**图 49-9-4A　先天性肺气肿**

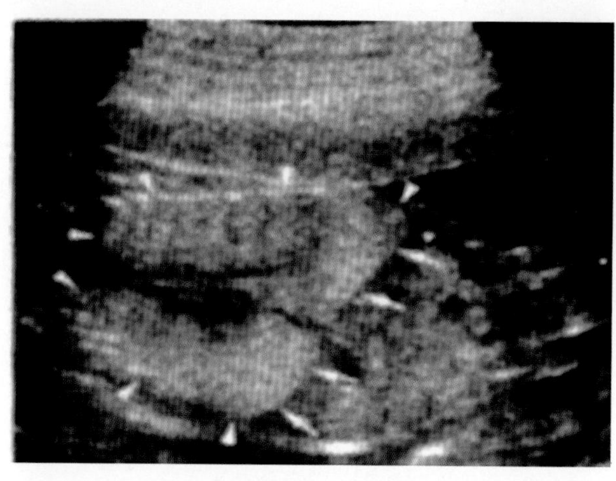

冠状切面，显示肺（短箭头）使两侧膈肌内翻（长箭头），有中等量腹水

**图 49-9-4B　先天性肺气肿**

胸腔积液（pleural effusion）

胸腔积液（胸水）指胸膜腔内异常液体的积聚。凡淋巴液产生过多或回流受阻均可造成胸腔积液。

胸腔积液可以是原发性的，也可以是其他原因所致胎儿水肿的一个继发性表现。

原发性胸腔积液通常为单侧，乳糜胸是最常见的原因。

伴有胎儿水肿的继发性胸腔积液，通常为双侧，可能的原因有免疫性或非免疫性水肿，如贫血、感染、心血管畸形、骨骼系统畸形、隔离肺、先天性膈疝、原发性乳糜胸等。

胸腔积液可伴有染色体异常，如 Turner 综合征和 21-三体综合征。

1. 超声诊断

胸腔积液的超声表现为胎儿胸腔内肺周围可见片状无回声区。大量胸腔积液时，肺相对较小或发育不良，呈较高回声与纵隔相连并漂浮于其内。（图 49-9-5）

单侧大量胸腔积液，纵隔可向对侧移位。

继发于胎儿水肿的胸腔积液，多为双侧，积液量两侧大体相等，很少纵隔移位。常伴发皮肤水肿及腹水等。

单侧胸腔积液可能是 21-三体的主要表现，应进行染色体核型分析。双侧胸腔积液常伴有其他的畸形。

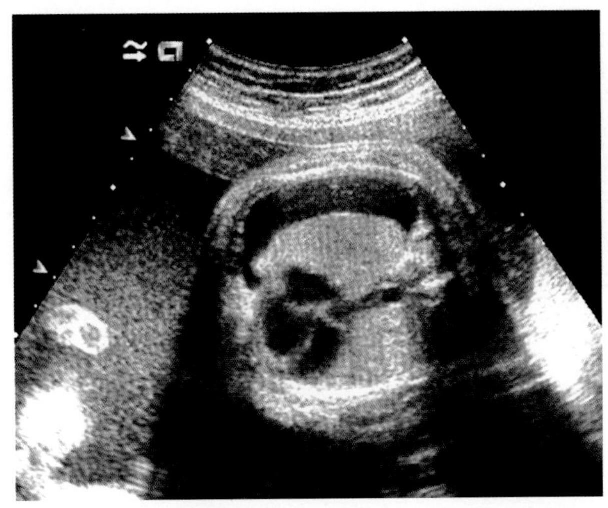

四脏心切面，显示右侧胸腔片状无回声区，肺下缘漂浮在胸水中

**图 49-9-5　胸腔积液**

2. 预后

单侧胸腔积液无其他合并畸形者预后最好。大约 9%～22%原发性胎儿胸腔积液可自然消失。

双侧胸腔积液、不自然消失、并发水肿者预后差。胸腔积液发生早，且呈进行性增多者，预后差。当胸腔积液合并染色体异常或其他畸形，如心脏畸形者，预后差。

对大量胸腔积液尤其是单侧积液者可采取宫内穿刺抽吸，胸水羊膜腔分流等方法治疗。

## 三、胸壁异常

胸壁肿瘤　胸壁肿瘤罕见，病理类型主要为错构瘤、血管瘤、淋巴管瘤等。胸壁错构瘤表现为胸壁高回声团块。胸壁淋巴管瘤及血管瘤表现为混合性回声，后者可伴有肢体血管瘤和 Kippel-Trenaunay-Weber 综合征。（图 49-9-6）

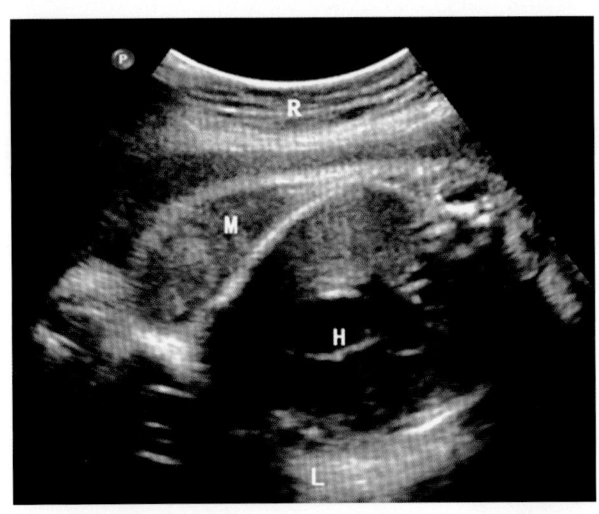


四腔心平面，右侧胸壁内见实质低回声区，边界清晰

**图 49-9-6　胸壁肿瘤**

## 四、先天性膈疝 (congenital diaphragmatic hernia, CDH)

先天性膈疝是膈发育缺陷导致腹腔内容物疝入胸腔。在膈肌发育过程中，如果某一组成部分发育停止或发育不全，就会造成相应的缺损。疝入胸腔的脏器常为胃、肠、肝、脾等。位于左侧者进入胸腔内容物常为胃和小肠，其次为结肠和脾脏；右侧者多为右肝，其次为结肠和小肠。膈疝以左侧最多见。临床上根据缺损部位不同将 CHD 分为三种类型：胸腹裂孔疝、胸骨后疝及食管裂孔疝。

腹腔内容物通过膈肌缺损处疝入胸腔，压迫肺，引起肺发育不良和肺动脉高压，产后新生儿常出现呼吸衰竭。

CDH 常合并其他部位异常如中枢神经系统异常、颜面部畸形、脐膨出、心血管畸形、泌尿系统异常和骨骼畸形等。CDH 还可合并染色体异常，其中最多见的为 18-三体综合征。

1. 超声诊断

通常，超声不能显示膈肌上的缺损，只有当腹腔内容物疝入胸腔时，膈疝才有可能为超声所发现，因此超声也较难判断膈疝的类型。

胸腔内显示腹腔脏器回声，形成胸腔内包块。如为左侧膈疝，胃疝入胸腔较常见，表现为心脏左侧出现囊样无回声结构与左房相邻，而腹腔内胃泡回声消失。（图 49-9-7A，C）如果为右侧膈疝，则疝入胸腔的器官主要为肝右叶，其回声与肺实质回声相近，用彩色多普勒血流显像追踪显示肝门静脉，如果门静脉超过膈肌水平，可确立诊断。当疝入胸腔的脏器为肠管时，在中孕期诊断困难，仅表现为胸腔内包块，如果偶尔能见到肠蠕动，则可诊断为膈疝，肠梗阻时则有肠管扩张。

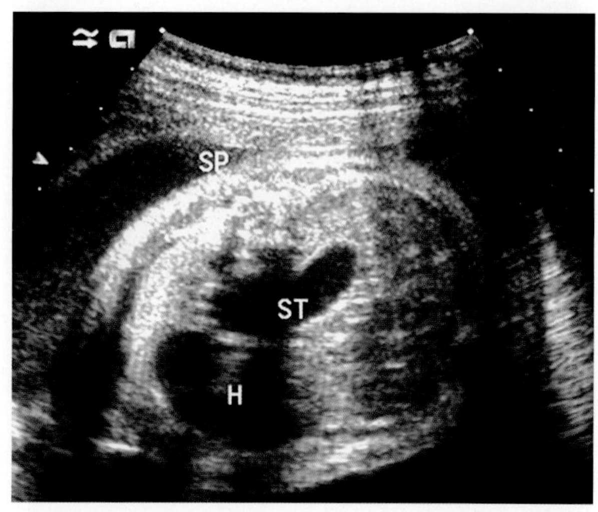


四腔心平面，脊柱前方心脏后方显示胃泡；左侧胸腔内显示实性占位性病变，心脏右移，心尖指向左侧

**图 49-9-7A　膈疝**

胸腔内肺、心脏及纵隔等脏器受压或移位。左侧膈疝者心脏受压移位更明显。

由于内脏疝入胸腔，腹围缩小。

较大的膈肌缺损时，胸腹腔矢状及冠状切面显示正常膈肌弧形低回声带中断或消失，是诊断膈疝的直接征象，（图 49-9-7B）如为交通性膈疝，疝入胸腔的腹内容物可随腹内压力的变化而改变，当腹内压力增高时，腹内容物疝入胸腔；当腹内压力降低时，疝入胸腔内容物可回复到腹腔。超声图像上可表现为胸腔内肿块时大时小，这些现象可解释为什么产前根本不能诊断小膈疝，或者尽管膈肌缺陷很早期即存在但要在妊娠晚期才发现。

胎儿呼吸运动时，观察腹内容物与胸内容物的运动，有助于膈疝的诊断。在胎儿吸气时，受累侧腹内容物向上（向胸腔方向）运动，而正常侧腹内容物则向下运动。

双侧膈疝罕见，因心脏纵隔很少或不移位而诊断困难。

严重的纵隔移位，可影响胎儿静脉回流和羊

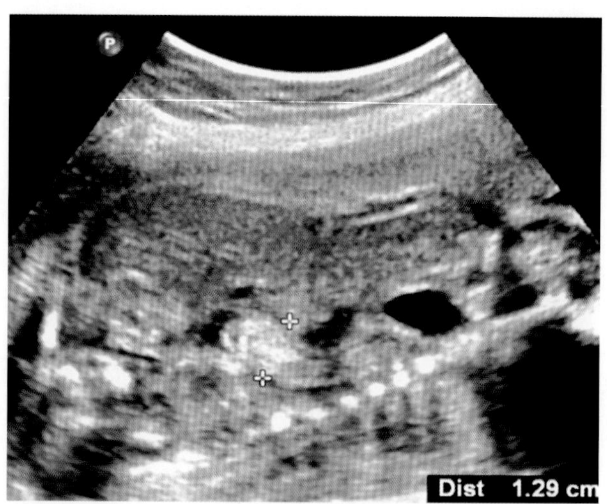


同一病例，左侧胸腔纵切面观胸腔内显示混合性占位病变并显示膈肌连续中断

**图 49-9-7B　左侧膈疝**

水吞咽，严重者可出现胎儿水肿、胸水、腹水、颈项透明层增厚和羊水过多，继发性肠梗阻也可引起羊水过多。

应注意与肺囊腺瘤畸形鉴别，鉴别要点是，CDH 可有蠕动，而其他病例则没有此征象。

胸部横切面上同时显示心脏和胃的图像，不能确诊为膈疝，少数病例可能为膈膨升。

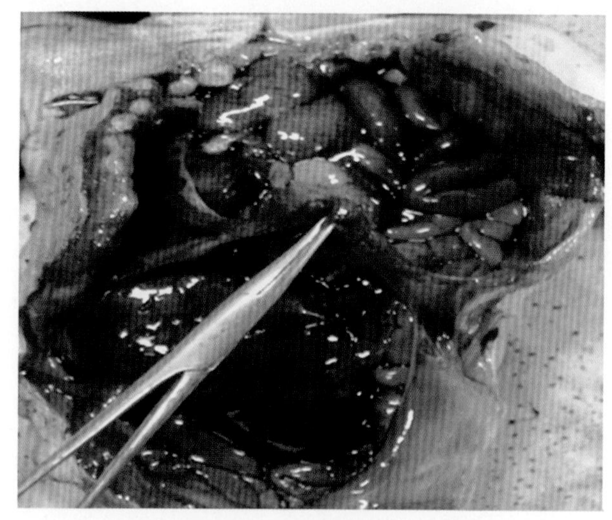

左侧胸腔内可见胃泡及肠管，心脏右移

**图 49-9-7C　膈疝大体**

2. 预后

预后主要与下列因素有关：膈疝出现的孕周、膈疝的部位和大小、腹腔脏器疝入胸腔的多少，尤其是胸腔中是否有肝脏存在、对侧肺脏大小、

心室结构不对称、有无合并畸形、有无胎儿水肿和羊水量多少等。

孕早期发现膈疝或颈部透明层增厚，说明胸腔压力早已升高，肺发育受损，随妊娠进展其死亡率极高。肝脏进入胸腔、右肺缩小、胎儿水肿及合并其他畸形者预后不良；若 CDH 合并其他部位畸形及染色体异常，则预后更差。如在妊娠中期末至妊娠晚期发现的 CDH，预后相对较好。

有生机儿前诊断膈疝，可建议中止妊娠。诊断较迟或继续妊娠者，应进行染色体检查及详细超声检查有无合并其他畸形。超声随访观察羊水量和胎儿有无水肿，若出现心衰征象，应考虑提前分娩，但预后仍极差。

### 五、纵隔肿瘤

胎儿纵隔肿瘤罕见，病理类型主要为畸胎瘤、血管瘤、成神经细胞瘤等，超声不能分辨出肿瘤的组织类型，但可检出纵隔肿瘤，除肿瘤本身特征外，常可引起纵隔移位、心脏受压、肺发育不良、胎儿水肿等，如果肿瘤明显压迫胎儿食管影响胎儿吞咽羊水，可出现羊水过多。预后与瘤体大小、血供和周围组织压迫有关。

（陈　明）

**参考文献**

[1] 李胜利．胎儿畸形产前超声诊断学．北京：人民军医出版社，2003.

[2] 严英榴，杨秀雄，沈理．产前超声诊断学．人民卫生出版社，2002.

[3] 陈欣林，张丹．超声掌中宝-妇科与产科．北京：科学技术文献出版社，2010.

[4] 王晨红．产科超声检查．北京：人民军医出版社，2008.

[5] 周永昌，郭万学．超声医学．第 5 版．北京：科学技术文献出版社，2006.

## 第十节　前腹壁畸形

### 一、脐膨出（omphalocele）

#### （一）概述

胎儿脐膨出是由于胚胎在 6～10 周时腹中部脐周腹壁发育缺陷，皮肤、肌肉和筋膜缺损，致使腹膜及腹腔内器官一起膨出体外，疝出内容物的表面覆盖腹膜和羊膜。胎儿脐膨出是一种较少见的先天性畸形，国外对脐膨出的流行病学的调查报道较多，其发生率约 0.1%～0.3%，且随母亲年龄增长而增加，国内梁娟等报道中国人中脐膨出的平均发病率约 1.16/万。

脐膨出发病机理未明，有学者认为中小型脐膨出（胎儿型脐膨出）是因形成腹壁褶的体层于胚胎 10 周后发育停顿，初始体蒂持续存在，中肠疝回纳腹腔失败，发育成腹前壁的 4 个褶在脐部未融合，内脏未回纳入腹腔，多为含肠管的脐膨出，腹壁缺损直径小于 5cm，脐带残株在囊膜中央。巨型脐膨出（胚胎型脐膨出）是在胚胎 10 周前腹壁发育停顿所致，腹壁缺损直径大于 5cm，除中肠外尚有肝、脾、胰腺等突出腹腔外，脐带残株在囊膜的下半部。

#### （二）超声表现

1. 腹壁中线处皮肤强回声连续性中断，可见一个突出于羊膜腔的包块（图 49-10-1）。

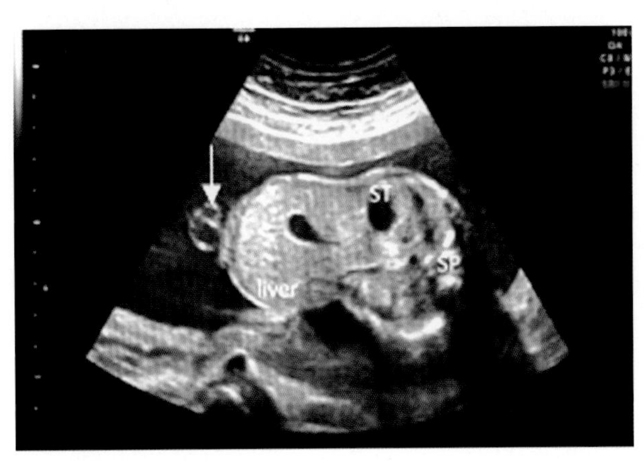


胎儿腹部横切面示前腹壁皮肤缺损，肝脏向腹腔外膨出，脐带连接于膨出包块表面。liver，肝脏；ST，胃泡；SP，脊柱

**图 49-10-1　脐膨出二维超声表现**

2. 包块大小根据缺损大小不同各异，如膨出的包块较小，其内容物多为肠管；包块较大者其内容物可为肝脏、脾脏、胃等。

3. 包块外面覆盖有薄层包膜，由羊膜与腹膜组成，在两层膜之间可见无回声暗区。

4. 脐带入口多位于包块的表面，运用彩色多普勒血流显像，小型脐膨出可见脐带位于包块顶端，巨型脐膨出可见脐带位于包块一侧（图 49-10-2，图 49-10-3）。

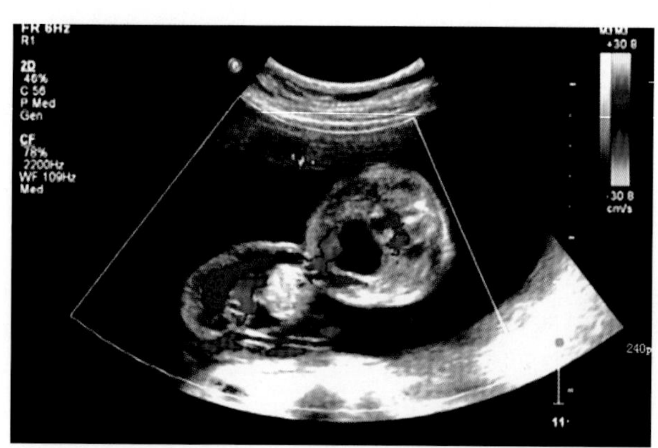

图 49-10-2 彩色多普勒显示脐带血流

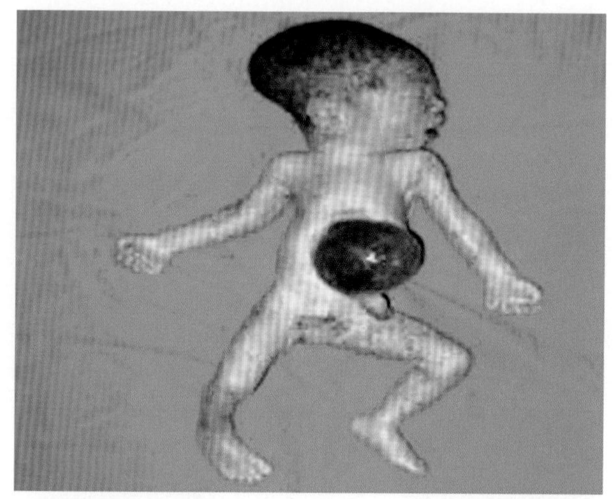

图 49-10-3 产后标本显示脐部膨出的包块外被腹膜

### （三）预后及再发风险

不合并其他畸形的脐膨出胎儿预后良好。仅为肠管膨出者预后最好，死亡率约 10%，肝脏膨出死亡率为 50%～60%，脐膨出胎儿的存活率与是否伴发其他畸形明显相关，因此脐膨出胎儿的手术存活率最近几年并无明显改善。伴发大的畸形时，存活率可低至 20%。

单纯性脐膨出患者家属的再发风险率较低，一般小于 1%。

## 二、腹裂畸形 (gastroschisis)

### （一）概述

腹裂又称内脏外翻，指胚胎发育过程中脐旁腹壁真正缺损，腹腔内容物经腹壁缺损外翻出体外，表面没有皮肤及腹膜覆盖，缺损常发生在脐带根部右侧。

腹裂的发病率约为 1/3 000，目前还不清楚其遗传相关性。根据流行病学调查结果，母亲生育年龄低是腹裂发生的重要危险因素，据报道年龄 20 岁以下的母亲胎儿发生腹裂的风险是年龄 30 岁以上母亲的 16 倍。其他的一些母体风险因素包括低收入、初次妊娠、营养不良所致的低体重指数、吸烟、胎儿期使用违禁药品、阿司匹林、伪麻黄碱等。

关于腹裂的发生机制目前还存在争议，一般认为腹裂的发生是由于胚胎在腹壁形成过程中，头、尾两襞已于中央汇合，而两侧襞之一发育不良，致使腹壁在该侧脐旁发生缺损。有一些权威人士认为腹裂是由脐膨出包膜破裂所致，另一些则认为是右脐静脉异常退化导致的腹壁发育缺陷。也有学者认为腹裂的发生可能是由于 1～2 支肠系膜动脉过早退变，导致腹壁缺血造成腹壁缺损。

腹裂的特点为脐旁腹壁的全层缺损，而脐带与腹壁相连处正常。突出的腹腔内脏主要是肠管，极少涉及肝脏或泌尿系统脏器。由于肠管长期浸泡在羊水中，容易发生炎症反应，另一方面，由于肠系膜血管受损，均可导致肠管狭窄、闭锁、旋转异常以及机械性肠梗阻，严重者可能发生坏死性肠穿孔。

由于腹壁缺损造成胎儿甲胎蛋白的大量漏出，77%母血 AFP 明显升高。

### （二）超声表现

1. 胎儿腹壁回声的连续性中断，腹部横切面可见腹壁缺损的宽度，腹腔内空虚，腹围测值小于同孕周正常参考值。

2. 腹腔内脏器如肝脏、胃、肠管等自缺损处脱出，突向羊膜腔，在羊水中漂浮（图 49-10-4）。

3. 脐带腹壁入口正常，或位于包块的左前腹壁，彩色多普勒血流显像显示脐带血流与脱出脏器的血流之间的关系，可帮助确定脏器的结构（图 49-10-5，图 49-10-6）。

4. 多合并羊水过多。

### （三）预后

腹裂的预后总体来说较好，最近国外一系列的研究显示单纯腹裂的生存率可高达 92%，且新生儿结局与进入羊膜腔的肠管数目无关。目前尚没有证据证明分娩方式或羊膜破裂会影响新生儿的预后。如果合并羊水过多和胎儿胃扩张常常提

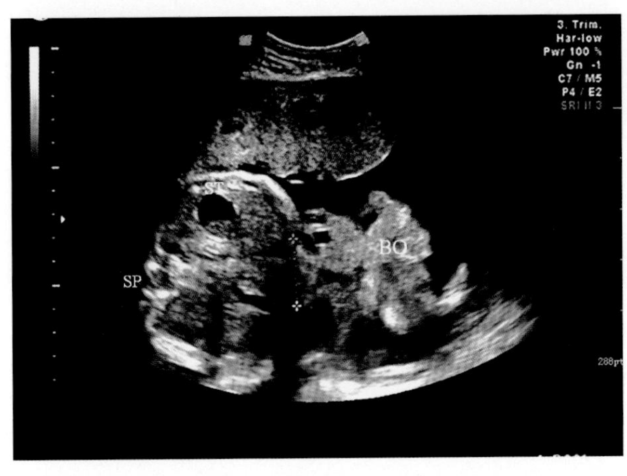


胎儿腹部横切面示前腹壁皮肤缺损，肠管向腹腔外突出，漂浮于羊水中，SP：脊柱；ST：胃泡；BO：肠管

**图 49-10-4 腹裂的二维超声表现**

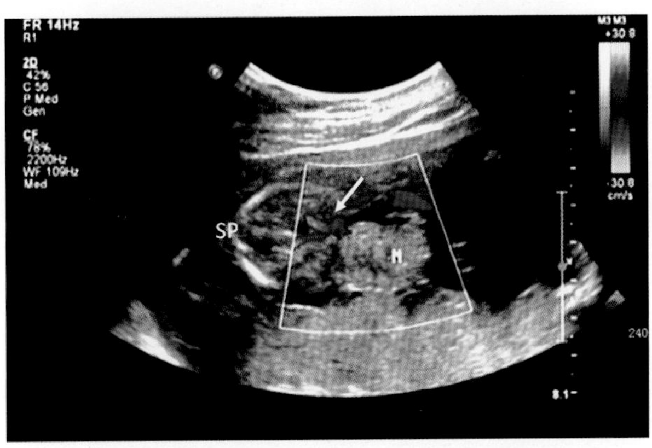


脐带腹壁入口（箭头）正常，位于腹裂包块的左侧；SP，脊柱；M，腹裂包块

**图 49-10-5 彩色多普勒显示脐带与包块的关系**

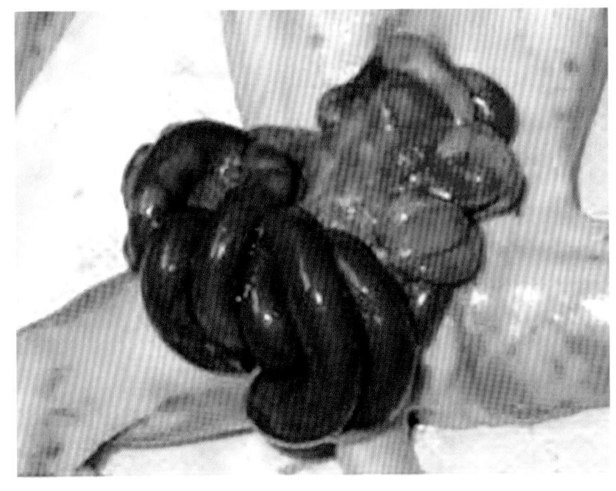

**图 49-10-6 产后标本显示腹部包块没有包膜**

示预后不良。CGT 监测可改善预后，出生后需紧急手术处理。

腹裂畸形的再发风险率也很低。

## 三、肢体-体壁综合征 (limb-body wall complex, LBWC)

### （一）概述

肢体-体壁综合征又称体蒂异常，是由于前腹壁关闭失败所致的一系列复杂畸形的组合，其主要的病理改变是羊膜绒毛膜不融合，羊膜不能覆盖脐带，而从脐带边缘呈片状伸出，与胎儿的体壁及胎盘连续。可能出现范围较大的前侧腹壁裂，严重的脊柱侧凸，肢体或颜面颅脑畸形，脐带极短等多种畸形。可单独发生，也可合并其他畸形存在。

肢体-体壁综合征是一种较罕见的畸形，发病率还不清楚，根据伦敦地区的一项多中心研究报道，在 10～14 孕周发生率大约为 1/7 500。其具体的发病机制目前尚无定论，仅有几种假设：①普遍的观点认为是胚胎发育到 4～6 周时，由于出血、坏死、缺氧，导致胚胎组织发育不全或受损，从而导致腹壁闭合失败。②有人认为这可能是另一种形式的羊膜带综合征，在胚外体腔消失前，羊膜尾端发生破裂，造成胚胎及羊膜囊包卷消失，胚胎下半身从破口伸入胚外体腔，由于部分肢体被固定，胎动受限，造成脐带极短、腹壁缺损、脊柱畸形。③胚胎包卷异常，胚胎未能进行正常的头尾、双侧包卷，导致胚外体腔不能消失，羊膜腔形成异常。

胎儿甲胎蛋白的大量漏出使母体血清 AFP 升高。

### （二）超声表现

1. 妊娠 10～14 周时超声即可见胎儿腹部较大的腹壁缺损，肝脏、肠管均在腹腔之外。中期妊娠时可见胎儿腹侧与胎盘相贴，巨大腹壁缺损，几乎所有内脏器官均暴露在外，腹壁缺损处的包块直接与胎盘相连（图 49-10-7）。

2. 脐带极短或无脐带，彩色多普勒显示很短一段脐带或无脐带。

3. 脊柱侧凸是该综合征的一个特征性表现。当胎儿出现腹壁缺损伴脊柱侧凸时提示肢体-体壁综合征可能（图 49-10-8～图 49-10-11）。

4. 头面部可出现唇裂、脑膨出等发育异常。绝大多数病例可出现肢体畸形，包括足内翻、肢体缺失、尺桡骨发育不良等。其他尚可出现膈肌缺如、羊膜带、肠道闭锁等。

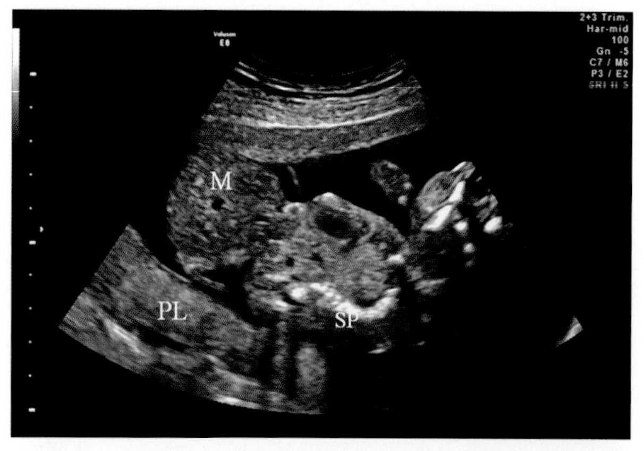


脊柱侧凸，包块与胎盘紧贴；SP. 脊柱；M. 包块；PL. 胎盘

图 49-10-7　二维超声显示范围较大的腹裂

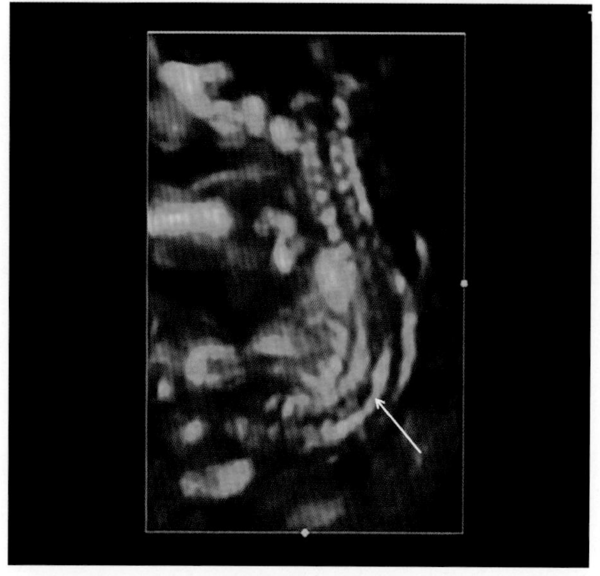

箭头所指为脊柱侧凸部位

图 49-10-8　三维超声显示脊柱侧凸

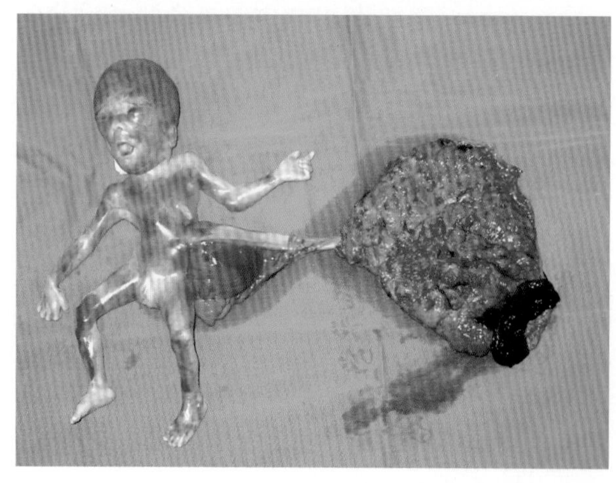

图 49-10-9　产后标本显示脐带极短

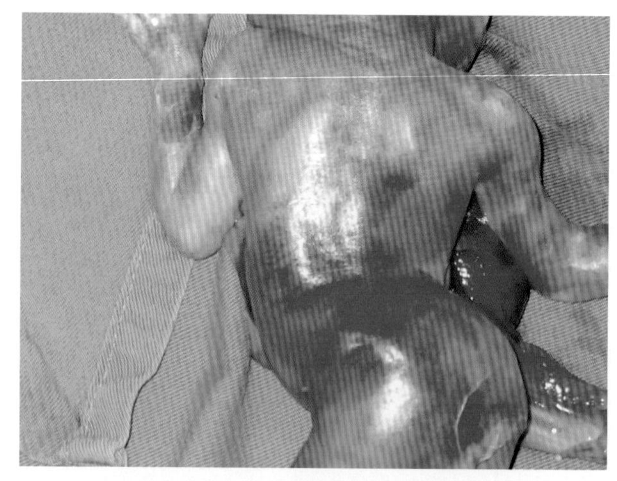

图 49-10-10　产后标本显示脊柱侧凸

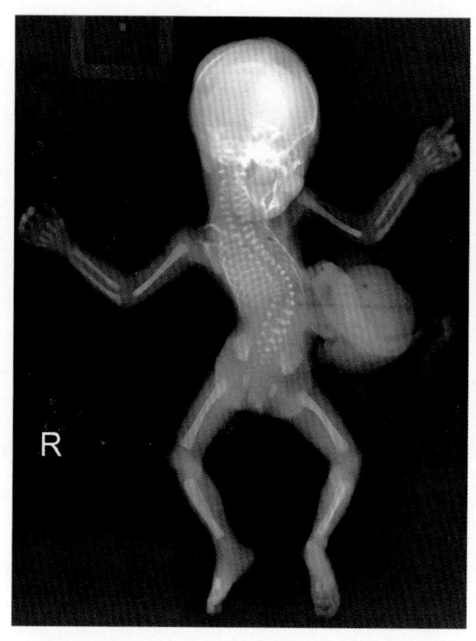


图 49-10-11　产后 X 光片显示脊柱侧凸

### （三）预后

肢体-体壁综合征往往是致命性的，预后极差，但无再发的风险。

## 四、泄殖腔和膀胱外翻

### （一）概述

泄殖腔外翻（cloacal exstrophy）是罕见的畸形组合，主要包括脐膨出（omphalocele）、内脏外翻（exstrophy）、肛门闭锁（imperforate anus）、脊柱裂（spina bifida），故也称 OEIS 综合征。其发生是由于泄殖腔膜在泄殖腔被尿直肠隔分隔为直肠和尿生殖窦之前消失，膀胱和直肠均暴露在外，导致泄殖腔外翻。母体血清 AFP 可明显升高，达 10 倍中位数水平。

膀胱外翻是泄殖腔畸形的一种较轻的表现形式，指下腹壁和膀胱前壁缺如，膀胱后壁暴露在腹壁外，是由于胚胎时期下腹尾部包卷异常而形成。

正常情况下，在胚胎 4～7 周，尿直肠隔逐步下降将泄殖腔分隔为肛直肠管和尿生殖窦，同时，位于前方的泄殖腔膜也退缩至会阴部，泄殖腔膜上方双侧的中胚层嵴在中线处融合成生殖结节，随泄殖腔膜下降。如果泄殖腔膜不向会阴部退缩，双侧的中胚层嵴就只能在其下方融合，泄殖腔膜就成为膀胱的前壁。在胚胎 9 周时泄殖腔膜消失，膀胱后壁暴露，最后膀胱外翻。如果泄殖腔膜在尿直肠隔分隔泄殖腔为肛直肠管和尿生殖窦之前消失，那么膀胱和直肠均暴露在外，造成泄殖腔外翻。

### （二）超声表现

1. 下腹部皮肤回声出现中断，在缺损处出现实性低回声包块，腹腔内无膀胱显示，但可见到一个大的由泄殖腔形成的无回声包块。

2. 可能合并脊膜、脊髓膨出；可有内脏外翻。

3. 盆腔腹中线融合失败，导致耻骨分离或缺如。

4. 膀胱外翻的超声表现是腹腔内未见正常膀胱声像，下腹壁有软组织肿块回声，脐动脉走行在该肿块两侧。由于腹壁缺损较小，包块显示不清晰，且位置较低，容易误诊为外生殖器。因此产前超声检查未见膀胱而羊水量正常时，应考虑膀胱外翻的可能。图 49-10-12，图 49-10-13 为一孕 13 周胎儿，多次动态观察，胎儿盆腔未见正常膀胱显示，羊膜腔内常见一囊性无回声，无回声两旁彩色多普勒显示有脐动脉包绕，考虑为膀胱外翻。孕妇米非司酮引产失败，最终选择钳夹，故没能获得胎儿引产后图片。

### （三）预后及再发风险

泄殖腔外翻常为致死性畸形，而单纯膀胱外翻预后较好，可经过手术纠正。本病常为散发性，其再发风险较低。

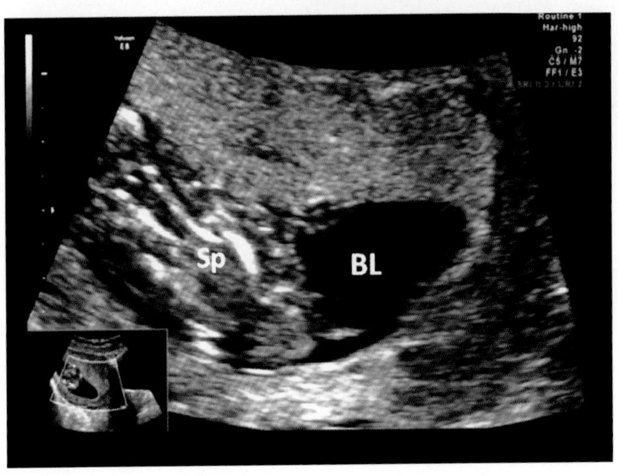


胎儿盆腔内未见正常膀胱显示，羊膜腔内查见一囊性无回声，脊柱侧突。BL，膀胱；Sp，胎儿脊柱

**图 49-10-12 胎儿膀胱外翻超声图**

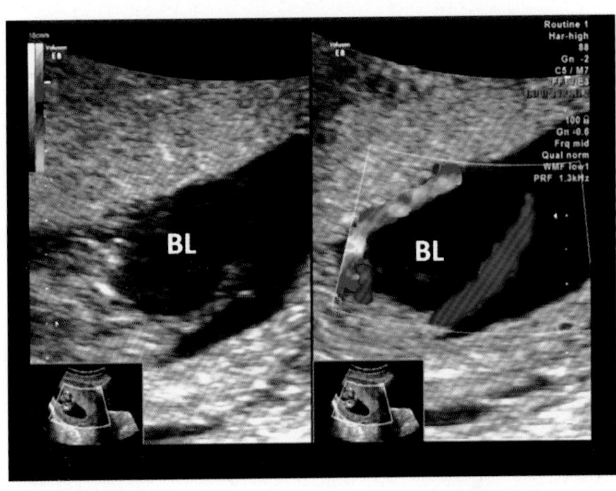


**图 49-10-13 彩色多普勒显示囊性无回声两边有脐动脉包绕**

## 五、羊膜带综合征 (amniotic band syndrome, ABS)

### （一）概述

也称羊膜带破裂综合征，也有人将其命名为 ADAM 复合畸形，即羊膜变形、粘连、肢体残缺复合畸形（amniotic deformation，adhesion，mutilation complex）。是由于破裂的羊膜带缠绕、粘连肢体的某一部分，引起胎儿变形或肢体截断的一种复合畸形。

ABS 在活产儿中的发病率估计约为 1/1 200，但由于羊膜带本身可以引起流产、部分羊膜带未引起胎儿畸形及临床对此病的认识不足，其实际的发病率难以估计。

ABS的发生是由于羊膜发生了自发性或医源性（如羊水穿刺等）的破裂，羊水流入胚外体腔，羊膜回缩形成羊膜带，羊膜腔消失，胚胎进入胚外体腔，并与羊膜带发生各种形式的缠绕粘连从而发生表现各异的多种畸形。由于羊膜带与胎体的缠绕是随机的，所以其引起的畸形种类也是多发性非对称性的。头面、躯干、肢体可单独受累、也可联合出现畸形。

### （二）超声表现

羊水中可见一漂浮的带状回声，黏附于胎儿。粘连处的胎儿身体可出现畸形，头颅、躯干、肢体均可能受累。其畸形的特征为多发性、不对称、不规则的畸形。

1. 头面部畸形：头颅较常见无脑畸形及脑膨出（图49-10-14，图49-10-15）。其发生部位为非对称性，非正中性，可发生于颅骨的任何部位。颜面部常出现不规则的，非常见部位的唇、腭裂及各种不规则的面裂。

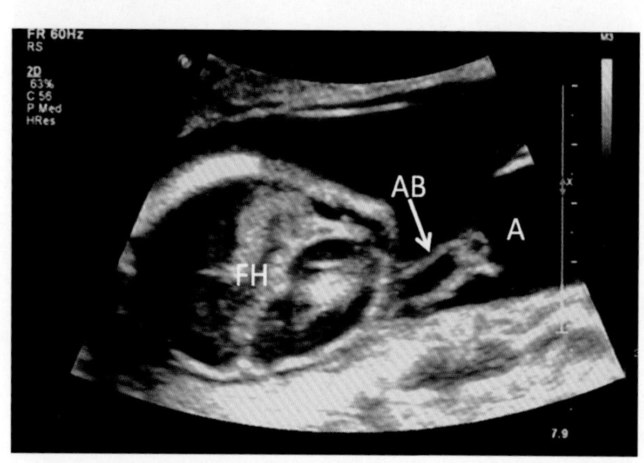


AB. 羊膜带；FH. 胎头；A. 羊水

**图49-10-14 羊膜带黏附于胎儿头颅引起露脑畸形**

2. 躯干畸形：范围较广泛的腹壁皮肤缺损，包括肝脏、脾脏、肠管等所有腹腔脏器及心脏均可外翻在羊水中。腹腔空虚，脊柱呈“V”形向腹侧弯曲。

3. 肢体畸形：肢体的环状缩窄和截断是ABS的特征性表现，超声显示截断肢体部位远端骨骼突出于软组织外。其他常见的肢体畸形还包括并指（趾）和足内翻等。

4. 常常合并羊水过少、羊膜带有助于诊断ABS，但并非必须显示羊膜带才能诊断。诊断ABS主要靠发现特征性的畸形。

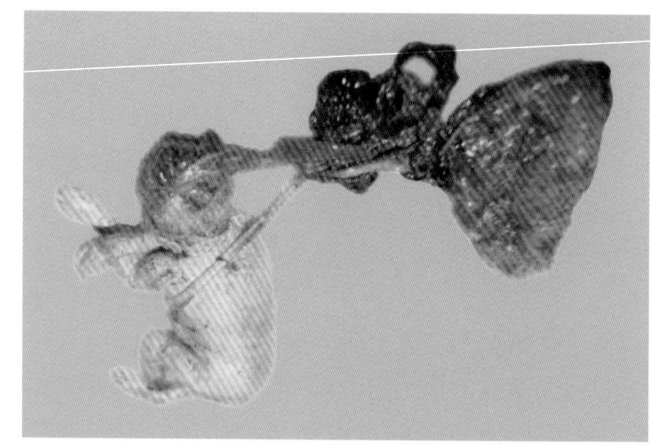

**图49-10-15 引产后标本显示羊膜带黏附于胎儿头颅**

### （三）预后

严重畸形者预后差。畸形不严重者可松解胎儿肢体上的羊膜带，松解后的肢体可恢复正常。

## 六、异位心 (ectopia cordis)

### （一）概述

异位心指心脏完全不在或仅部分位于胸腔内，而错位在身体表面，有颈、颈胸、胸、胸腹、腹等类型，常伴有胸骨裂缺，膈肌缺损、腹直肌分裂或脐疝，使异位心脏突出于体表。可合并心包缺如、双腔心、三腔心、法洛四联症、肺动脉瓣闭锁、心房心室间隔缺损等以及其他脏器的畸形。当合并腹壁缺损时，称为Cantrell五联征（包括异位心、膈肌缺损、脐膨出、心包缺损和心内异常）。这是一种罕见的体壁异常，仅见少量文献报道。其缺损的发生是由于两侧体壁融合失败所致。

### （二）超声表现

产前超声容易诊断，超声显示搏动的心脏位于胸腔之外，见图49-10-16，图49-10-17，图49-10-18。

### （三）预后

畸形胎儿存活率低，其预后取决于胸腹部缺损的大小、心脏畸形及其他合并畸形的严重程度。畸形较轻时可行外科手术纠正。

该病变多为散发性，再发风险较低。

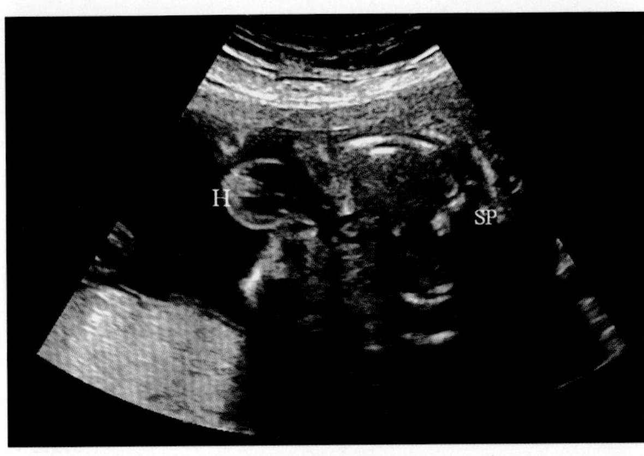


H. 心脏；SP. 脊柱

图 49-10-16 二维超声显示心脏位于胸腔外

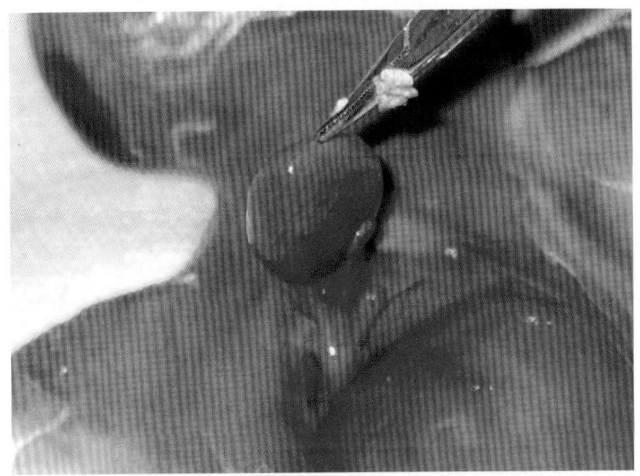

图 49-10-17 产后标本显示心脏位于胸腔外

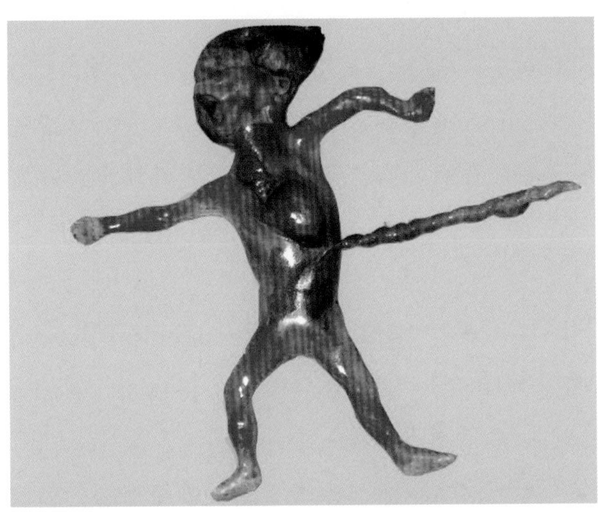

图 49-10-18 产后标本显示胎儿同时合并腹壁缺损、内脏膨出

（杨太珠）

## 参考文献


[1] 李胜利．胎儿畸形产前超声诊断学[M]．北京：人民军医出版社，2004.

[2] 谢红宁．妇产科超声诊断学[M]．北京：人民卫生出版社，2005.

[3] 李胜利，戴晴，等主译．胎儿产前诊断教程[M]．北京：人民军医出版社，2009.

[4] 朱军．中国出生缺陷图谱[M]．北京：人民卫生出版社，2008.

[5] 严英榴．产前超声诊断学[M]．北京：人民卫生出版社，2003.

[6] 李辉，李胜利，宋文龄主译．胎儿异常超声诊断图谱[M]．山东：山东科学技术出版社，2009.

[7] 杨太珠．实用妇产科超声诊断图解[M]．北京：化学工业出版社，2006.

[8] Peter G E，Gabriella L G，Teresita L A，et al. Prenatal detection of anterior abdominal wall defects with US. RadioGraphics，1995，15：517-530.

[9] 田茂渝，杨太珠．二维超声结合三维超声诊断胎儿腹壁缺损的临床价值[J]．中国优生与遗传杂志 2010，18(3)：107-108.

[10] 周光萱，梁娟，朱军等．1996-2000 年中国脐膨出的流行病学调查[J]．中国预防医学杂志，2004，38(5)：328-330.

[11] 周光萱，朱军，代礼，等．1996-2000 年全国先天性腹裂畸形监测资料分析[J]．中华预防医学杂志，2005，39(4)：257-259.

[12] Mayer T，Black R，Matlak ME，et al. Gastroschisis and omphalocele. Ann Surg，1980，192：783-787.

[13] Hoyme HE，Higginbottom MC，Jones KL. The vascular pathogenesis of gastroschisis：intra-uterine interruption of the omphalomesenteric artery. J Pediatr，1981，98：228-231.

[14] Smrcek，J. M，et al. Prenatal ultrasound diagnosis and management of body stalk anomaly：analysis of nine singleton and two multiple pregnancies. Ultrasound Obstet Gynecol，2003，21(4)：322-328.

[15] Torpin R. Amniochorionic mesoblastic fibrous strings and amnionic bands：associated constricting fetal malformations or fetal death. Am J Obstet Gynecol，1965，91：65-75.

[16] Higginbottom M，Jones K，Hall B，et al. The amniotic band disruption complex：timing of amniotic rupture and variable spectra of consequent defects. J Pediatr，1979，95，544-549.

[17] Daskalakis G，et al. Body stalk anomaly at 10-14 weeks of gestation. Ultrasound Obstet Gynecol，1997，10(6)：416-418.

[18] Rushton DI. Amniotic band syndrome. Br Med J，1983，286：919-920.

[19] 陈娇，杨太珠．产科三维超声的临床应用价值[J]．中国误诊学杂志，2005，7(07)：1222-1223.

# 第十一节 消化系统畸形及其他腹部异常

## 一、胎儿腹部正常解剖

胎儿肝脏：妊娠 13～14 周显示胎儿肝脏回声，妊娠 14～16 周显示清楚脐静脉在胎儿腹壁正中线进入腹腔，并向上行走，进入肝脏和门静脉窦。脐静脉在门静脉窦处与静脉导管相连。中孕期后在左肾的上方和胃的后方，可见一半月形的低回声结构，为脾脏声像图表现。胎儿胆囊呈一梨形结构，在胎儿肝脏内脐静脉右侧，与脐静脉并行排列，两个结构颇相似。可同时显示，稍微转动探头方向，显示脐静脉与血管的连接关系，胆囊则无延续关系。彩色多普勒有助于胆囊与脐静脉的辨认。胎儿胃在 13～16 周显示左上腹一无回声结构，25 周开始显示结肠肠袢无回声或低回声。

## 二、先天性食管闭锁 (congenital esophaseal atresia)

### （一）疾病描述

先天性食管闭锁是由于一段食管腔完全闭合引起的食道梗阻，伴有或不伴有食道气管瘘占活产婴 1/3000。约 85%食道气管瘘位于食道下段，偶有食道气管瘘而不合并食道闭锁。大于 50%病例可能伴有其他器官畸形，大约 15%的病例有染色体异常，当有食道闭锁时应对仔细对胎儿其他器官进行检查与染色体检查。

### （二）超声表现（图 49-11-1）

1. 胎儿上腹部找不到含液的胃泡或仅见小的胃泡。
2. 如合并有食道气管瘘胃泡仍可以显示。
3. 羊水多。
4. 可能在胎儿会厌部位或稍下方见到囊袋样回声。
5. 羊水进入肠腔减少，显示肠腔回声增强。
6. 腹围减小，胸围可以大于腹围。
7. 合并其他畸形时，应有相应的表现。

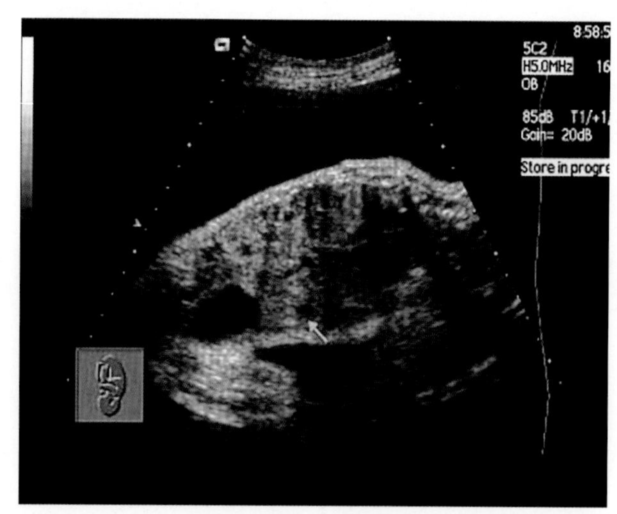


图 49-11-1 食道闭锁

### （三）诊断经验

如妊娠期多次超声检查均有羊水多，和胃泡径线小，应特别注意胎儿可能有食道闭锁合并食道气道漏，这时检查过程中需注意动态观察厌部位或稍下方有没有囊袋样结构，同时需测量胃泡径线并记录

### （四）鉴别诊断

凡是能引起上消化道梗阻疾病，都会出现羊水多。胃泡未显示还可以见于巨舌，口腔寄生胎、横膈疝胃泡疝入胸腔等。

### （五）预后

足月分娩无其他异常及并发症，及时手术者几乎都能存活。早产低体重儿及合并畸形、并发症儿预后极差。根据其异常的类型及严重程度，存活率从 0～58%不等。

## 三、十二指肠闭锁 (congenital duodenam atresia)

### （一）疾病描述

十二指肠闭锁主要由于肠管重建失败，肠空泡化受阻，或空泡化不完全导致肠腔狭窄或闭锁。主要表现羊水增多。50%以上病例发生在妊娠中晚期。发病率活产婴中约占 1/5000，在小肠闭锁中占 37%～49%，女婴略多于男婴。发生锁闭与狭窄的比例约为 2∶1 或相等。大于 50%病例合并有胃肠畸形与心脏畸形。1/3 病例合并 21-三体综合征。十二指肠闭锁是十二指肠梗阻最常见原因，但不是唯一原因，其他包括环状胰腺，Ladd 带所致的肠旋转不良及十二指肠蹼。

### （二）超声表现

1. 胎儿上腹部或中腹部见两个并行排列无回声空泡结构，又称“双泡征”。在心脏下方的空泡为胃泡，肝脏下方的空泡为扩张的十二指肠肠管，仔细扫查，两个空泡之间可以沟通。

2. 见不到充液的结肠及小肠回声，小肠呈一团迂曲状光团回声。

3. 羊水过多。

4. 合并其他畸形有相应的声像图表现。（图 49-11-2）

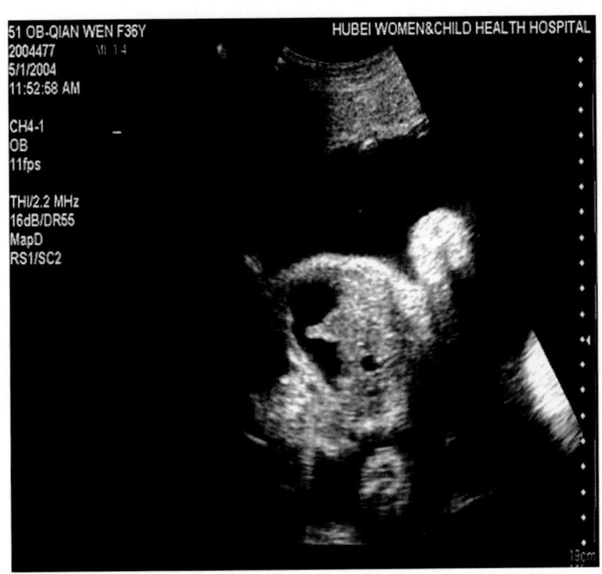


**图 49-11-2　十二指肠闭锁**

### （三）诊断经验

环状胰腺造成十二指肠梗阻，在部分胎儿可以没有典型的双泡征声像图、

### （四）鉴别诊断

1. 注意不要将正常胃泡蠕动当作十二指肠闭锁的双泡征，动态观察胃泡蠕动很快形态会发生变化，不合并羊水多。而双泡征变化较小。

2. 肝脏包膜下囊肿或大的胆囊，有时和胃泡靠得很近，可类似双泡征，但仔细扫查，两个空泡之间没有交通，可作为鉴别诊断要点。

### （五）预后

有生机儿前做出诊断，可考虑终止妊娠。有生机儿后做出诊断或孕妇选择继续妊娠，产前需注意的是预防羊水过多引起早产，其他无特殊产科处理。

## 四、小肠与结肠梗阻或闭锁

### （一）疾病描述

小肠闭锁较十二指肠闭锁更加常见，发病率 1/1 500～40 000。可发生在小肠从近端空肠到远端回肠的任何部位（一处或多处），多种原因可以引起小肠梗阻，如闭锁、肠扭转或胎粪性梗阻。后者是囊性纤维变性的特征。到欧美发病率较高，一般为 1/5 000～20 000。男性略多于女性。结肠闭锁罕见。合并心脏畸形与遗传缺陷并不常见，胃肠异常多见。

### （二）诊断要点（图 49-11-3）

1. 胎儿腹围可增大或增大不明显。

2. 狭窄或闭锁以上的肠段显示多个扩张充液的肠袢回声。

3. 肠蠕动时在肠腔内可见滚动的光点回声。

4. 梗阻远段见闭锁的肠腔显示细而迂曲状的强回声。

5. 仅一段肠腔扩张，需注意肠扭转。

6. 梗阻部位越高出现越早羊水增多越明显。梗阻出现越晚，羊水增多及肠腔扩张可以不明显。

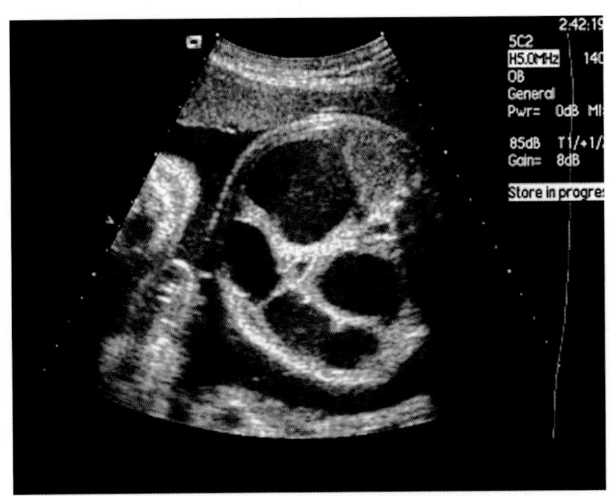


**图 49-11-3　下消化道闭锁**

### （三）鉴别诊断

注意和巨输尿管鉴别，扩张的输尿管酷似扩张肠腔，当我们应注意到扩张的管腔和肾盂有连续关系时应考虑泌尿系畸形。反之则考虑肠腔闭锁或狭窄。

### （四）预后

由于小肠梗阻多在 24 周后出现异常声像图，也很少合并染色体异常，故无特殊产科处理，可以等到足月经阴道分娩。但对那些肠管极度扩张蠕动活跃的患儿可考虑稍提前分娩，以免发生宫内肠穿孔。羊水过多也常可引起早产及胎位异常。分娩最好在监护室进行，以便新生儿科医生及时检查及时手术治疗。

## 五、肛门闭锁

### （一）疾病描述

肛门闭锁在活产婴中的发生率为 1/5 000，男性多于女性。常合并有直肠尿道瘘，多数有肛门闭锁。可以合并染色体异常，VCTERL 综合征包括脊椎异常（vertebral anomalies），肛门直肠闭锁（anorectal atresia），心血管畸形（cardiovascular malformation），气管食道瘘（trachieo-esophageal fistula），肾脏异常（renal anomalies），肢体畸形（limb abnormalities）。因症状不典型，宫内诊断困难，文献报道产前诊断正确率不到 20%。

### （二）诊断要点

1. 文献记载下腹部可见一个有明显中隔回声的液性暗区。又称“双叶征”。中隔可偏向一侧，可为完全性或不完全性，直肠可见扩张。

2. 但多数肛门闭锁胎儿下腹部见不到双叶征，肠腔扩张不明显。

3. 多数没有羊水增多。

4. 常常观察到合并其他器官畸形的表现，如泌尿系统，心脏异常等。

### （三）鉴别诊断

勿将晚孕期观察到正常乙状结肠和直肠回声当作“双叶征”。仔细观察结肠其他部分回声均类似。没有羊水多和其他器官畸形。

### （四）诊断体会

1. 单纯肛门闭锁胎儿几乎都没有典型的下腹部“双叶征”。“双叶征”可能出现在合并有泄殖腔异常。

2. 多数肛门闭锁诊断在出生后或因其他畸形引产而发现。因此肛门闭锁在出生前诊断难度大。

3. 发现其他器官异常，尤其是泌尿系统异常、先心病、骨骼系统异常合并羊水少的，应警惕同时可能有肛门闭锁的存在。

### （五）预后

肛门闭锁的预后则涉及有无合并其他畸形及畸形的严重程度。由于大部分肛门闭锁都合并多发性畸形，属于某些综合征，故预后往往较差。

## 六、胎粪性腹膜炎（meconium peritonitis）

### （一）疾病描述

胎粪性腹膜炎活产婴发生率约 1/30 000，继发于胎粪性肠梗阻，腹膜炎，肠系膜疝或肠闭锁肠扭转的腹膜炎。常由胎粪中的胆汁和其他物质刺激产生无菌性的腹膜炎。如果婴儿生后存活并进食，肠内立即出现细菌，肠内容物再通过破口漏出，则迅速导致细菌性腹膜炎而死亡。肠穿孔发生在出生前，肠腔内的物质可出现钙化。

### （二）超声表现（图 49-11-4）

1. 穿孔前可以有典型的肠梗阻表现，肠腔扩张，蠕动增加。

2. 穿孔后腹腔内可见形态不规则的光团、光斑或低回声区。原扩张的肠腔消失。

3. 穿孔的时间较长时腹腔内可见弥漫性钙化斑或钙化点，或光环。

4. 可出现腹水，腹水内常见细小光点和光带回声。

5. 胎粪性腹膜炎可形成腹腔内假性囊肿，常边界不清，内见絮状光点或光带回声，彩色多普勒没有血流信号显示。

### （三）鉴别诊断

1. 肠腔内强光斑，是作为染色体异常的一个

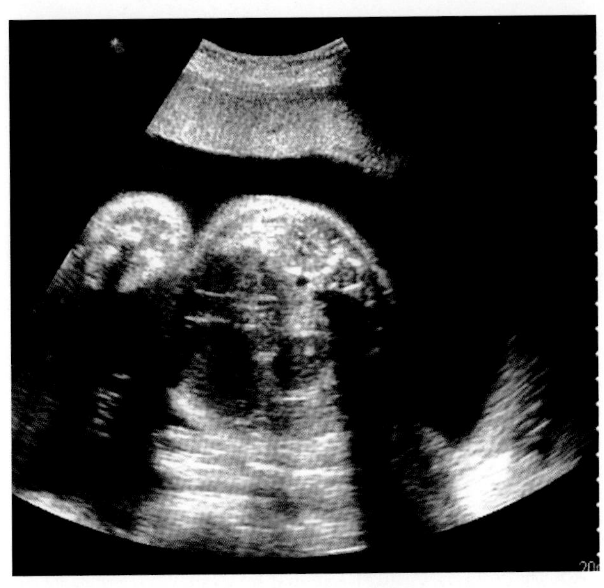

图 49-11-4 胎粪性腹膜炎

超声征象，也可以是肠腔囊性纤维变早期表现，多不伴有腹水。

2. 与腹腔内其他来源的肿块相鉴别，如卵巢囊肿、肠系膜囊肿、肾囊肿等。

（四）诊断体会

声像图表现形式多样，不能以某一种疾病解释的这种声像图，应考虑到胎粪性腹膜炎的诊断。

（五）预后

肛门闭锁的预后则涉及有无合并其他畸形及畸形的严重程度。由于大部分肛门闭锁都合并多发性畸形，属于某些综合征，故预后往往较差。

## 七、肠腔强光斑

超声表现：在产前出现肠腔异常强回声常常和肠腔囊性纤维变，染色体异常和胎儿生长受限有关。肠腔回声同骨骼或比髂骨亮。正常妊娠多发生在 20 周以前，以后逐渐吸收。

## 八、胆囊结石

（一）疾病描述

子宫内胎儿胆囊结石少见，胎儿其他体征都正常。

（二）超声表现

在胎儿胆囊内见到一个或多个强光斑回声，后方伴声影。

（三）诊断经验

多数病例病因不清楚。

## 九、肝脏包块，囊肿与钙化

（一）疾病描述

肝脏实质性包块包括血管内皮瘤、血管瘤、间质性错构瘤及转移性成神经母细胞瘤，包块巨大血管丰富，常导致胎儿高输出量心力衰竭，胎儿水肿。

肝囊肿可以单发或多发，可以与肾脏或胰腺囊肿并存，单发囊肿要注意胆总管囊肿

胎儿肝内钙化多数病因不清楚，预后好。注意它与新生儿肝内钙化不同，新生儿肝内钙化与巨细胞感染、血管意外及其他一些致病因素有关。

（二）超声表现

肝脏实质性肿块通常为低回声，但也有高回声或混合回声，常有丰富血管，注意观察是单发或多发的，有无肝外肿块。

肝脏囊肿多为壁光滑的无回声病灶，注意囊肿有无管道回声连接，如有需考虑胆总管囊肿

肝内钙化病灶：显示病灶为高回声伴声影，需要注意的是病灶在肝内还是腹腔，因腹腔钙化灶常常是胎粪性腹膜炎的表现。

## 十、骶尾部畸胎瘤

（一）疾病描述

骶尾部畸胎瘤是发生在骶部生殖细胞瘤，分为四型：（1）Ⅰ型：瘤体突于体腔外，仅小部分位于骶骨前方。（2）Ⅱ型：瘤体显著突于体腔外，但也明显向盆腔内生长、伸展。（3）Ⅲ型：瘤体突于体腔外，但瘤体的主要部分位于盆腔和腹腔内。（4）Ⅳ型：盆腔内生长的肿瘤会侵犯周围结构或出现占位影响，如输尿管梗阻肾盂积水，肿瘤向后导致骨盆或骶骨破坏，如骶神经被破坏，可以出现神经源性膀胱与肢体瘫痪。肿瘤血供丰

富，胎儿常出现高输出充血性心力衰竭，心脏可以肥大，合并胎儿水肿，出现上述情况胎儿预后差。

### （二）超声表现

外生性骶尾部畸胎瘤显示向下向后延伸的复杂包块，包块血流丰富，在骶尾部向前延伸进入盆腔时，侵犯周围组织结构，超声难以显示肿块边缘，可以出现肿瘤压迫周围器官的征象，如输尿管梗阻肾盂积水和骶部神经损害出现神经源性膀胱。（图 49-11-5）

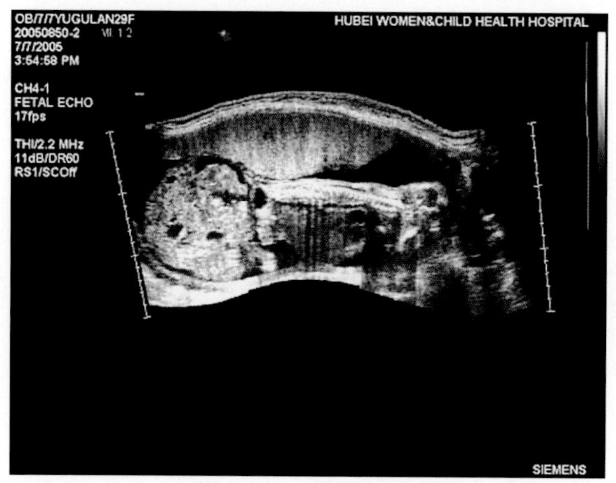


图 49-11-5　骶尾部畸胎瘤

## 十一、叶外隔离肺

### （一）疾病描述

叶外隔离肺最常见于下叶肺与膈肌之间，占70%～80%，且左侧多于右侧。发生在其他部位的还有如心肌旁、纵隔、心包下、膈下和腹腔内。副肺的动脉来自体循环，静脉回流至下腔静脉或肺静脉。肺内肺分离最常见于肺下叶，占 98%，其血供来源或是胸主动脉或是腹主动脉。

### （二）超声表现

超声图像上，隔离肺表现为一个边界清晰、三角形的实性肿块，多在肺下段，可以在膈下，或其他部位。有时囊性与实性同时存在，此时与肺腺瘤鉴别诊断困难。

彩色多普勒或能量多普勒发现有体循环向病灶供血时，MRI 对隔离肺的诊断提供帮助。（图 49-11-6）

### （三）预后

与 CCAM 不同，大部分（约 68%）的 BPS 病灶会在出生前消失。产科处理方法多是对病例的严密随访及观察。胎儿在 32～33 孕周后可能会出现早产。在早期阶段，如果存在胸腔积液或胎儿水肿的情况，可以考虑胸腔穿刺术或胸羊水分流术治疗。膈下的叶外型肺支气管隔离症容易被误诊为肾上腺肿瘤或肾肿瘤，所以应注意鉴别。

由于肺分离属于前肠发育畸形的一种，常可能合并前肠发育异常，如气管食管瘘、重复食管、神经管原肠囊肿、食管憩室、食管囊肿、支气管原囊肿。约 10%的肺内肺分离患儿合并有肺外畸形，包括骨骼异常、膈疝、先天性心脏病（三尖瓣闭锁、大血管错位、主动脉狭窄）、肾脏和脑部异常（脑积水），诊断时应注意相关问题。

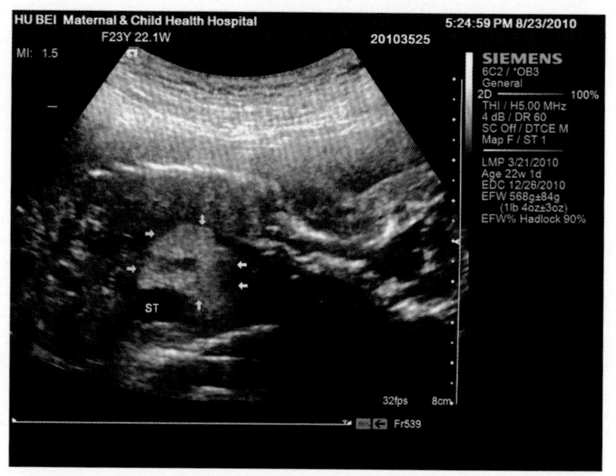


图 49-11-6　叶外隔离肺

## 十二、胎儿卵巢肿瘤 (fetal ovary tumours)

### （一）疾病描述

女性胎儿的卵巢偶尔也可以有卵泡的发育，可能是胎盘和母体激素刺激的结果。其他的卵巢囊性病变有畸胎瘤和囊腺瘤，但很少见。胎儿期卵巢囊肿可以有各种并发症，如出血、扭转和压迫邻近器官。出生后来自母体和胎盘的激素水平下降，多数囊肿可消退。

（二）超声表现

1. 胎儿期子宫与卵巢常常难以显示，诊断卵巢肿瘤通常我们是通过排除性方法，观察肿块与肾脏、肝脏、肠腔有无关系。在排除这些器官和肿瘤的关系后，如果是女婴需要考虑卵巢肿瘤。

2. 多数卵巢囊肿超声显示为胎儿下腹部或盆腔内单纯性或有分隔的囊肿。如果超声图像曾显示单纯囊肿而以后超声扫描又显示囊肿内有回声的物质，需要注意可能出现卵巢囊肿扭转或出血。

3. 超声显示复杂囊肿，鉴别诊断应考虑畸胎瘤和囊腺瘤，也要考虑囊肿扭转和出血。（图 49-11-7）

当在下腹部或盆腔看见囊肿时，并不能确定卵巢囊肿的诊断，因为其他病变也可有类似的表现，如肠系膜囊肿，网膜囊肿，重复胃肠道囊肿和子宫阴道积水。

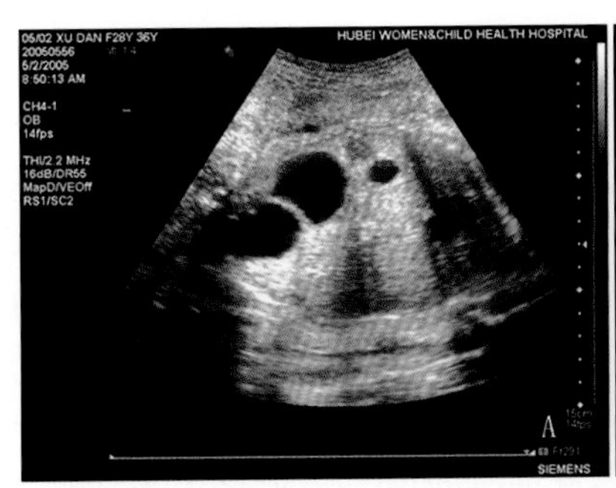

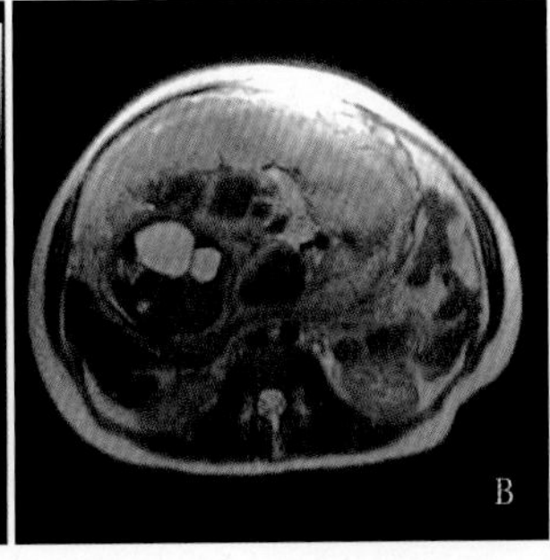

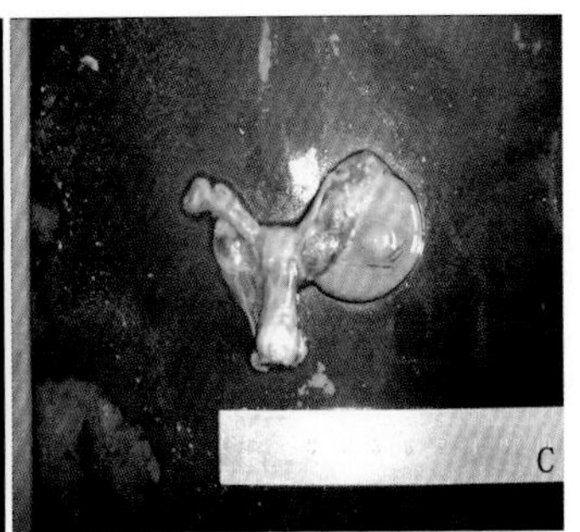


图 49-11-7 胎儿卵巢肿瘤

## 十三、肾上腺肿物

正常肾上腺：胎儿的肾上腺容易显示，表现为高回声肾脏上方的低回声棱形结构。中孕早期肾上腺的大小相当于肾脏的一半。随后，到了中孕期，皮髓质分界形成（低回声的皮质，高回声的髓质）。肾上腺形如倒“V”字，位于肾脏上方。

（一）疾病描述

一旦在肾脏上方发现肿物，不论其形态如何，都要首先考虑神经母细胞瘤。神经母细胞瘤可为囊肿、实性肿物或其他更复杂的形态。

（二）超声表现

囊肿内可能出血致使其形态更为复杂。其他肾上腺外的异常。

（三）预后

产前神经母细胞瘤的预后会很好，甚至也有一些自发消退的病例报道。

（陈欣林）

# 第十二节 心脏畸形

## 一、静脉与心房连接处畸形

（一）永存左上腔静脉

是胚胎发育过程中，左前主静脉近端退化不完全所致，在正常人群中发生率为 0.3%～0.5%，在先天性心脏病中发生率为 3%～10%。

1. 病理及临床概要

永存左上腔静脉根据其连接的部位分为三类：①永存左上腔静脉连接到冠状静脉窦；②永存左上腔静脉连接到左心房；③永存左上腔静脉直接连接到右心房。前者较为常见，占永存左上腔静脉 80%～90%，占先天性心脏病的 2%～4%；后两者较为少见，其发生率仅占永存左上腔静脉 10%；永存左上腔静脉通常与右上腔静脉并存，在极少数情况下右上腔静脉可缺如。

2. 超声表现

①在三血管切面及三血管-气管切面上有恒定的超声表现，双上腔静脉时（图 49-12-1），主要表现为肺动脉左侧及升主动脉右侧分别显示左上腔静脉和右上腔静脉的横切面，两者管径大小相

似。左上腔静脉伴有右上腔静脉缺如者（图 49-12-2），升主动脉右侧的右上腔静脉不显示，仅显示肺动脉左侧的左上腔静脉。发现左上腔静脉时，应以该血管横断面为中心旋转探头 90°，并追踪血管的走行方向及其上、下两端的连续关系，可做出本病的诊断。

②永存左上腔静脉汇入冠状静脉窦者，在四腔心切面上可出现冠状静脉窦扩张；不汇入冠状静脉窦者，四腔心切面可无异常表现，但多数病例都合并有严重心内结构异常。

③永存左上腔静脉向上追踪可发现其与颈内静脉相延续，伴有无名静脉缺如者，不能检出无名静脉。

3. 诊断思维与评价

①四腔心切面上发现扩张的冠状静脉窦，应注意是否合并有左上腔静脉和肺静脉异位引流可能，如果排除肺静脉异位引流后，左上腔静脉可能性明显增大，此时应动态观察肺动脉左侧是否有血管与冠状静脉窦相连接，如果有则为左上腔静脉。

②三血管切面或三血管-气管切面，肺动脉左侧出现多一条血管者，应判断该血管是左上腔静脉还是心上型肺静脉异位引流的垂直静脉。左上腔静脉时，其管径与右侧上腔静脉管径相当，两者血流均为回心血流。心上型肺静脉异位引流的垂直静脉时，其管径明显小于右侧上腔静脉管径，两者血流方向相反。

③左上腔静脉分类的超声判断，对左上腔静脉走行动态观察非常重要，通过对其汇入不同部位（冠状静脉窦、左心房及右心房）进行分类。而准确判断左上腔静脉类型和是否合并其他心内结构畸形对胎儿临床预后有重要意义。

4. 临床意义

单独的左上腔静脉回流到冠状静脉窦或右心房者，由于没有血流动力学改变，临床上多无症状，不必手术治疗，临床预后较好。永存左上腔回流到左心房或合并冠状静脉窦无顶畸形者，会出现右向左分流，导致患儿出现不同程度的发绀和左心容量负荷的增大，须行手术治疗，不合并其他心内结构畸形，临床预后好；当伴有其他心内结构畸形时，其临床预后主要取决于心内伴发畸形的类型。

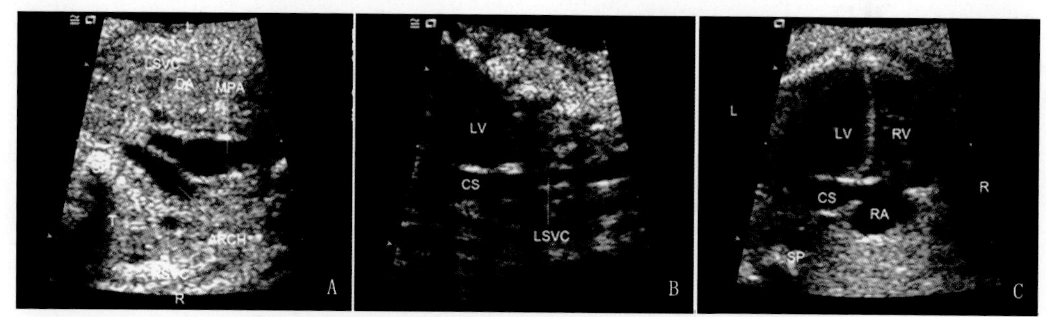


A. 三血管-气管切面，肺动脉（MPA）左侧（L）及主动脉弓（ARCCH）右侧（R）分别显示左上腔静脉（LSVC）和右上腔静脉（RSVC）回声。B. 探头声束沿着左上腔静脉中心旋转 90°，发现其汇入冠状静脉窦内（CS）。C. 四腔心切面显示扩张的冠状静脉窦汇入右心房（RA）内。T：气管；DA：动脉导管；SP：脊柱；LV：左心室；RV：右心室

**图 49-12-1　双上腔静脉**

**（李胜利　文华轩）**

## （二）肺静脉异位引流

1. 概述

肺静脉异位引流（anomalous pulmonary venous drainage）指肺静脉未能直接与左心房连接，而与右心房或体静脉系统连接的先天性心血管异位。发病率占先天性心脏病的 5.8%。其病理生理是体静脉和肺静脉的回心血都汇合到右房，致体循环灌注不足，右房压力增高继而使肺静脉及体静脉压力均高，产生严重的临床症状。但胎儿时期因胎儿的肺无呼吸作用，血流很少，卵圆孔开放，肺静脉异位连接对胎儿的循环生理影响不

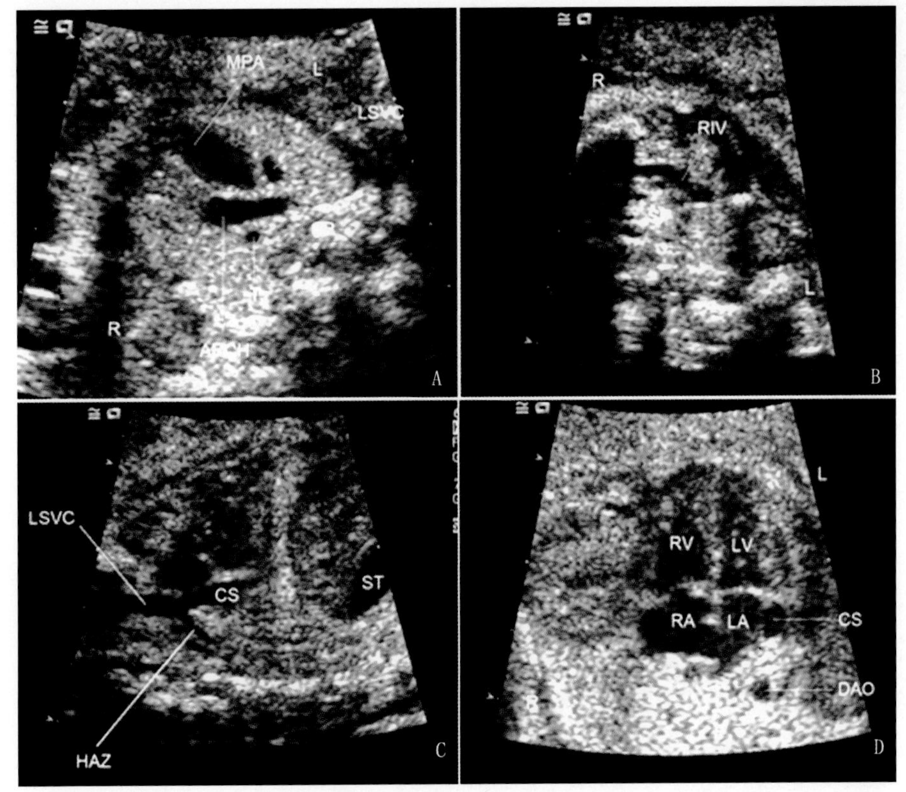


A. 三血管-气管切面，仅显示肺动脉（MPA）左侧（L）的左上腔静脉（LSVC），右上腔静脉未显示。B. 在图 A 基础上探头声束平面向胎儿头侧稍平移显示右无名静脉（RIV）回声。C. 探头声束沿着左上腔静脉中心旋转 90°，发现其汇入冠状静脉窦内（CS）。D. 四腔心切面显示扩张的冠状静脉窦（CS）回声。T：气管；ARCH：主动脉弓；SP：脊柱；LV：左心室；RV：右心室；LA：左心房；RA：右心房；DAO：降主动脉；ST：胃泡

**图 49-12-2　永存左上腔静脉**

大。该病可通过手术矫正，由于出生后即出现严重症状，如不及时手术干预 80%死于 1 岁以内，因此产前检出肺静脉畸形引流有助于掌握手术时机，提高畸形矫治手术后生存率。

肺静脉异位引流分为部分性（1～3 支未与左心房相连）和完全性（4 支肺静脉均未与左心房相连）。前者占 60%～70%，后者占 30%～40%。

部分性肺静脉异位引流的常见类型有（图 49-12-3）：

①右肺静脉连接到上腔静脉；

②右肺动脉连接到右心房；

③右肺静脉与下腔静脉相连；

④左肺静脉通过垂直静脉引流到无名静脉；

⑤左肺静脉引流至冠状静脉窦。

完全性肺静脉异位引流根据异位连接的部位 Darling 将其分为 4 型（图 49-12-4）：

①心上型　4 条肺静脉于左心房后方汇成一共同静脉腔再回流入右上腔静脉，约占 50%。

②心内型　肺静脉总干直接开口于右房，或引流到冠状静脉窦，约占 30%。

③心下型　4 条肺静脉汇合后，从左心房后下降后与膈下的肝门静脉相连，或与静脉导管、肝静脉或下腔静脉相连，约占 13%。

④混合型　双侧肺静脉分别通过不同的引流部位至右心房，约占 5%。

本病常合并房缺和其他复杂心血管脏器畸形以及内脏异位综合征。

2. 超声检查所见

①完全性肺静脉异位引流四腔心切面不能显示肺静脉与左房直接相连通，有时于左房后方可显示一粗大静脉干，但不进入左房。（图 49-12-5）

②四腔切面心腔比例失调，右房右室可显示增大，左房较小，但也可能没有改变。

③肺静脉异位引流至冠状静脉窦时，可显示冠状静脉窦扩张。

④彩色多普勒可显示肺静脉的回流异常。

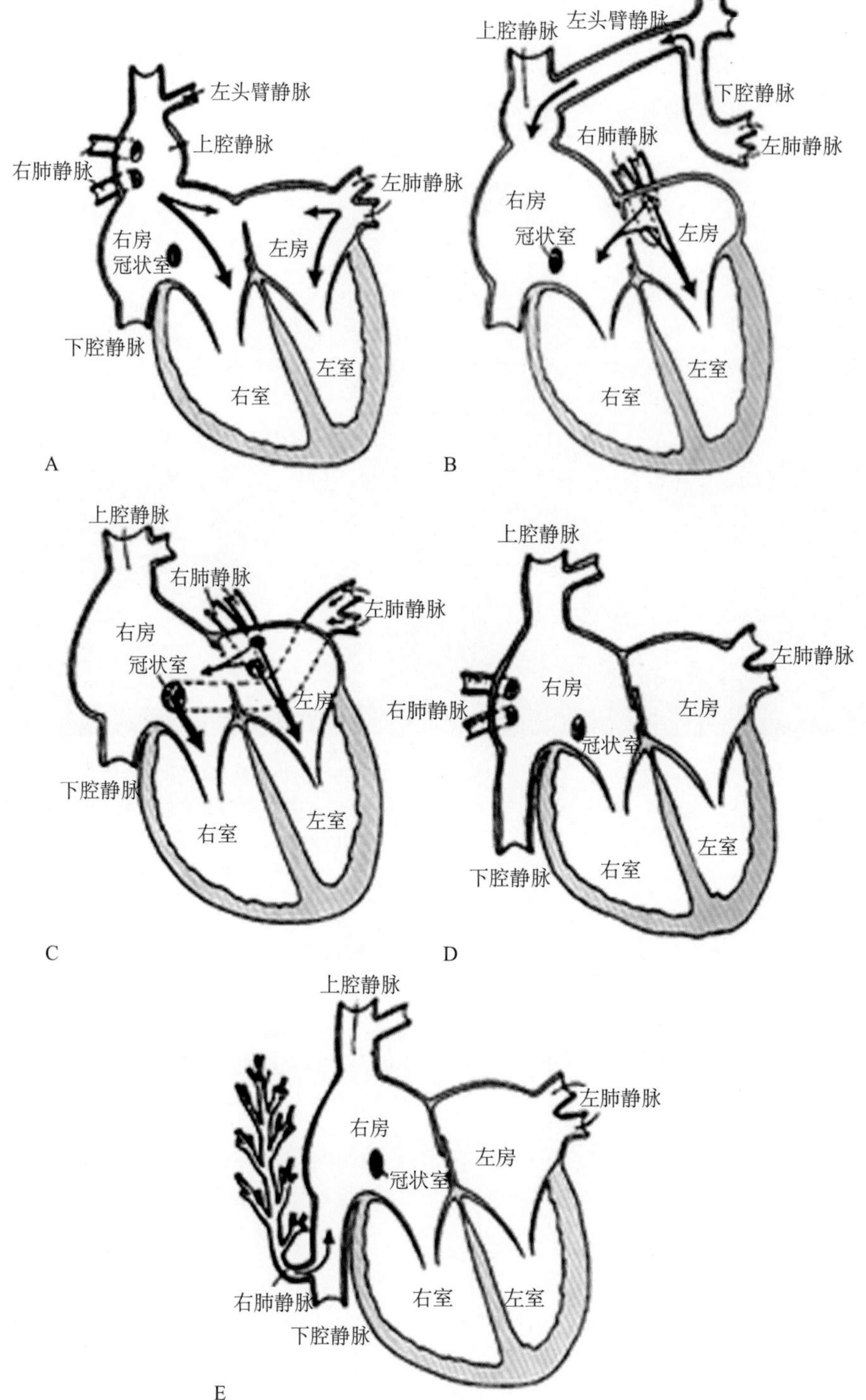


**图 49-12-3 部分性肺静脉异位引流解剖类型**

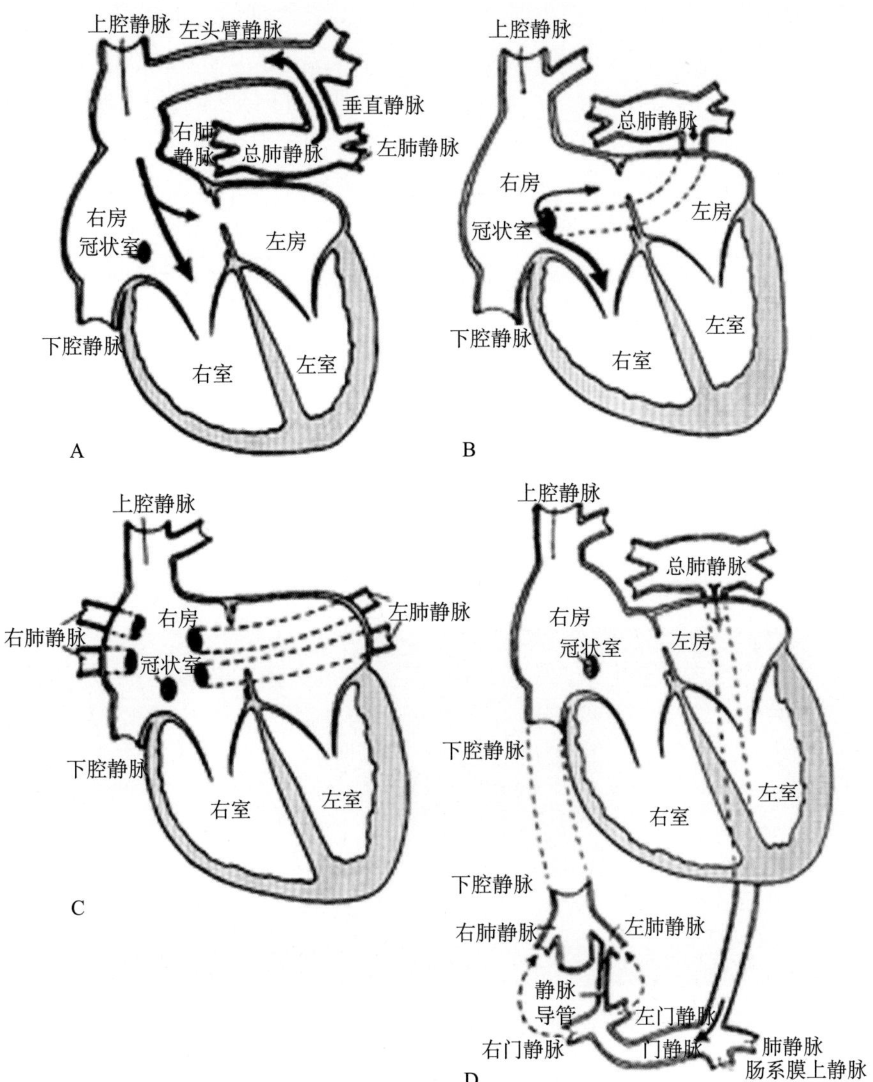


**图 49-12-4　完全性肺静脉异位引流解剖类型**

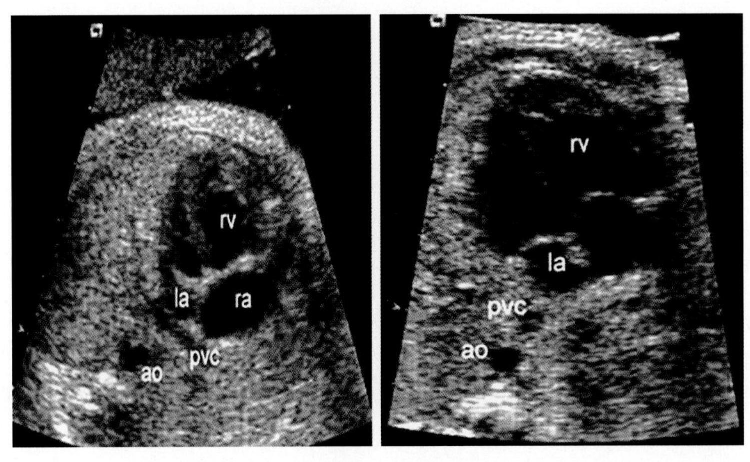


ra：右房；la：左房；ao：主动脉；rv：左室

**图 49-12-5　左房后见一粗大静脉干（共同静脉腔 pvc），不进入左房，可考虑完全性肺静脉异位引流**

⑤四维胎儿超声心动图 STIC 技术应用。（摘自 P. Volpe，et al）（图 49-12-6）

3. 诊断思维与评价

胎儿肺静脉细小，肺血流量较小，加之卵圆孔开放，房室腔改变可不明显，超声不一定能够显示全部 4 根肺静脉，因此产前超声诊断本病较困难。

24 周以后，仔细探查胎儿四腔心切面时基本可显示肺静脉，放低速度标尺，可显示肺静脉回流至左房彩色血流。若能显示 1 根肺静脉与左房相连则可排除完全性肺静脉异位引流。心腔和大血管不对称可能是肺静脉异位引流的超声诊断线索。右房增大，四腔切面及左室长轴切面均不能显示肺静脉与左房相连接，则要高度怀疑肺静脉异位引流的可能。上腔静脉、下腔静脉增宽，冠状静脉窦扩张是完全性肺静脉异位引流的间接证据。但胎儿时期肺血流量较小，加之卵圆孔开放，尤其是在早中孕期房室腔改变可不明显。随着孕周增大胎儿循环血量增加，右房接受异位肺静脉血流，致右心血量增加，右房右室增大，肺动脉主干增粗，而左房未能接受肺静脉回流而较小，心腔及大血管比例失调逐渐显示。因此对本病的动态追踪检查是十分重要也是十分必要的。

显示肺静脉异位引流开口是诊断完全性或部分性肺静脉异位引流的直接证据，但胎儿时期畸形血管的走行难以追踪显示，部分性肺静脉异位引流的超声产前诊断易漏诊。

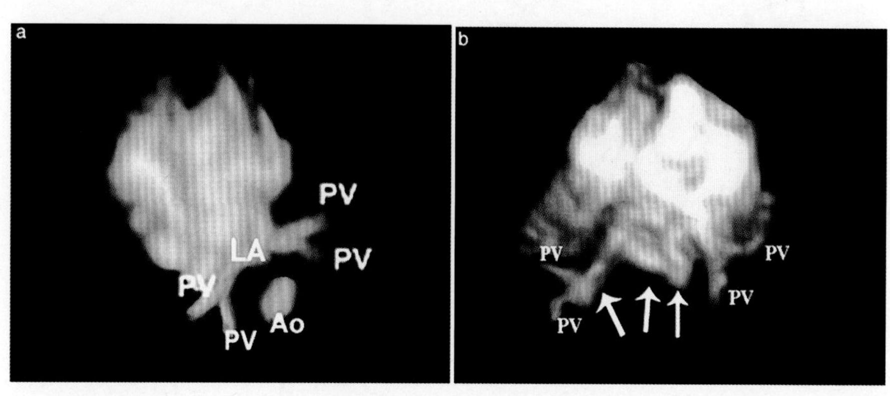


（a）正常肺静脉与左房连接（b）肺静脉异位引流至粗大扭曲的共同肺静脉（箭头所指）

**图 49-12-6 B-flow 成像显示**

**（汪玉琴 周 欣）**

## 参考文献


[1] Vllan L D, Sharland G K, Milburn A, et al. Prospective diagnosis of 1006 consecutive cases of congenital heart disease in the fetus. J Am Coll Cardiol, 1994, 23(6): 1452-1458.

[2] Duke C, Sharland GK, Jones AMR, et al. Echocardiographic features and outcome of truncual arteriosus diagnosed during fetal life. Am J Cardiol, 2001, 88: 1379-1384.

[3] Paladini D, Vassallo M, Sglavo G, et al. The role of spatio-tem-poral image correlation (STIC) with tomographic ultrasound imaging (TUI) in the sequential analysis of fetal congenital heart disease . Ultrasound Obstet Gynecol, 2006, 27 (5) : 555-561.

[4] Volpe. P, Campobasso G, Derobertis V, et al. Two-and four - dimensional echocardiography with B-flow imaging and spatiotemporal imaging correlation in prental diaggnosis of isolated total malous pulmonary venous connection. Ultrasound Obstet Gynecol, 2007, 30: 830-837.

[5] Tegnander E, Williams W, Johansen OJ, et al. Prenatal detection of heart defects in a non-selected Population of 30149 fetuses-detection rates and outcome Ultrasound Obstet Gynecol, 2006, 27: 252-265.

[6] Lee W, Espinoza J, Cutler N, et al. The "starfish" sign: a novel sonographic finding with B-flow imaging and spatiotemporal image correlation in a fetus with total anomalous pulmonary venous return. Ultrasound Obstet Gynecol, 2010 Jan, 35 (1): 124-125.

[7] 吕国荣，姜立新．胎儿超声心动图学．北京：北京大学医学出版社，2003：14-265.

[8] 周启昌，彭清海，章鸣，等 超声诊断胎儿永存动脉干．中华超声影像学杂志，2004，13(10)：759-756 .

[9] 杨思源．小儿心脏病学．第 3 版．北京：人民卫生出版社，2005：15-261.

[10] 李胜利．胎儿畸形产前超声诊断学．北京：人民军医出版社，2009：17-230.

[11] Tometzki AJ, Suda K, Kohl T, et al. Accuracy of prenatal ech-

o cardiographic diagnosis and prognosis of fetuses with conotruncal anomalies. J Am Coll Cardiol，1999，33：1696-1701.

[12] Gotsch F，Romero R，Espinoza J Prenatal diagnosis of truncus arteriosus using multiplanar display in 4D ultrasonography The Journal of Maternal Fetal and Neonatal Medicine，April，2010，23(4)：297-307.

## （三）下腔静脉异位连接

下腔静脉异常连接包括下腔静脉缺如及下腔静脉异常连接至左心房两类。前者大多合并较复杂的先天性心脏病，发病率约占先天性心脏病的0.6%，后者极为罕见。这里主要介绍下腔静脉缺如。

1. 病理及临床概要

下腔静脉缺如又称为下腔静脉与奇静脉或半奇静脉异常连接，主要为下腔静脉肝段缺如或下腔静脉肝段和肝上段均缺如，肾后段下腔静脉与奇静脉或半奇静脉异常连接。常伴有其他复杂心内畸形，如左房异构、房室传导阻滞、房室间隔缺损、共同心房、完全性大动脉转位等，85%的病例合并有左房异构。

2. 超声表现

①腹部横切面显示腹主动脉的右前方无肝段下腔静脉，而其右后方可显示扩张奇静脉（图49-12-7A）或左后方显示扩张的半奇静脉，多数病例合并有多脾，但由于脾脏小，产前超声很难对其数目进行判断。

②下腔静脉肝上段存在时，肝静脉通过下腔静脉汇入右心房内；下腔静脉肝上段缺如时，左、中、右肝静脉可以分别汇入左、右心房，也可以只汇入左心房或右心房。

③奇静脉（半奇静脉）长轴切面显示下腔静脉在肾静脉水平与奇静脉（半奇静脉）连接；胸腹腔冠状切面可显示主动脉和扩张奇静脉伴行进入胸腔内，CDFI显示两者血流主方向相反（图49-12-7B）。

④合并左心耳异构时，四腔心切面显示左、右心房均为形态学左心房。

⑤三血管切面显示扩张奇静脉（半奇静脉）汇入右上腔静脉或左上腔静脉内（图49-12-7C）。

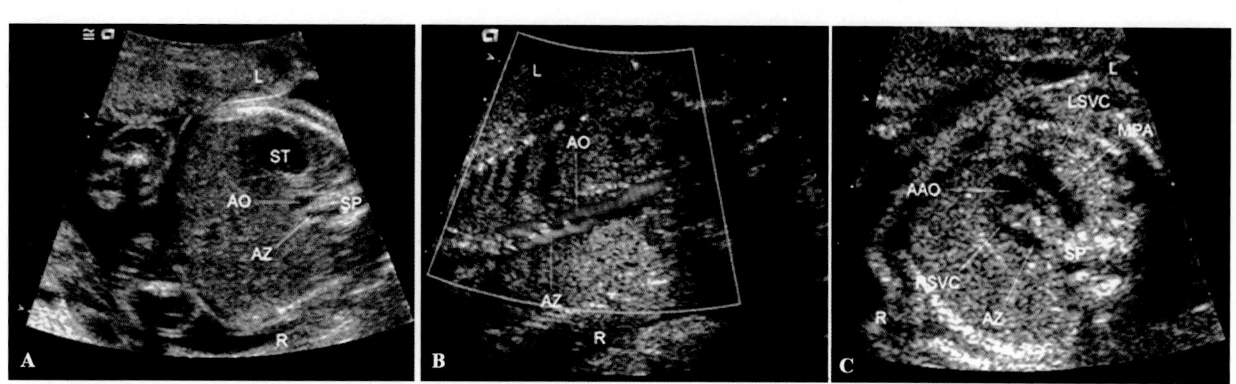


A. 上腹部横切面显示腹主动脉（AO）的右前方无肝段下腔静脉，而其右（R）后方可显示扩张奇静脉（AZ）回声。B. 胸腹腔冠状切面CDFI显示主动脉和扩张奇静脉伴行进入胸腔内，两者血流主方向相反。C. 三血管切面显示扩张奇静脉汇入右上腔静脉（RSVC）。AAO：升主动脉；SP：脊柱；ST：胃泡；LSVC：左上腔静脉；L：左侧；MPA：肺动脉

**图49-12-7 下腔静脉缺如**

⑥合并畸形：常伴发其他心脏畸形，如房室传导阻滞、永存左上腔静脉、完全性大动脉转位、右室双出口等。

3. 诊断思维与评价

①通过上腹部横切面发现腹主动脉右前方的无下腔静脉回声，而在腹主动脉右后方或左后方可见扩张血管回声，沿着该血管走行追踪寻找，发现该血管向下与肾水平下腔静脉相连接，向上汇入上腔静脉内。以此特征诊断下腔静脉缺如。

②合并左心耳异构时，四腔心切面显示双侧心耳均呈管状，为形态学左心耳。

③常伴发其他心脏畸形，因此准确判断是否伴发其他心内结构畸形对胎儿临床预后有重要意义。

4. 临床意义

单独的下腔静脉缺如者，由于没有血流动力

学改变，临床上多无症状，不必手术治疗，临床预后较好。本病常伴发其他严重心脏结构畸形，临床预后情况主要取决于伴发畸形的类型。

(李胜利　文华轩)

## 二、房室连接处畸形

### (一) 房室共道畸形

1. 定义　房室共道畸形又称心内膜垫缺损、房室间隔缺损、房室管畸形、共同房室通道、永存房室管等。是指在房室瓣水平上、下间隔发育不全或缺如，同时伴有不同程度房室瓣发育异常的复合性先天畸形。

2. 发病率　房室共道畸形是胎儿期常见的畸形，占产前胎儿心脏病检出率的17%，占先天性心脏畸形的4%～5%，占严重心脏畸形的13%～14%，21-三体综合征的胎儿40%伴有先天性心脏畸形，其中40%为房室共道畸形。

3. 致畸因素　致畸因素不清楚，多数学者认为胚胎早期染色体和基因异常，环境因素干扰如风疹病毒感染、柯萨奇病毒感染、高龄、早产、高原环境、母体营养不良、服用致畸药物等，遗传和环境因素相互作用均可影响心内膜垫的发育导致房室共道畸形。国内外学者均有关于房室共道畸形合并心外畸形和染色体异常的报道。

4. 胚胎发育　在胚胎发育的第5周，在原始心管背面和腹面两侧向内生长，形成心内膜垫，以后两者逐渐向中间发育，互相融合形成中间隔，中间隔向上生长与原发隔的下缘结合，封闭原发孔，向下生长与室间隔的上缘结合，封闭室间孔，向左生长形成二尖瓣前叶，向右生长形成三尖瓣隔叶，将原始心脏分为左、右房和左、右室四个心腔。

5. 病理解剖　在心脏发育过程中房室管背腹两侧的隆起受多因素的干扰未在管腔中线彼此相遇融合形成心内膜垫，心脏仍为原始的房室管，以至造成原始心房顶部和原始心室底部的突起无法在中央融合，出现原发房间隔、室间隔缺损，由于心内膜垫参与房室瓣的形成，所以可同时影响房室瓣的发育出现二尖瓣前叶和三尖瓣隔叶的不同程度的分裂和缺陷。

房室共道畸形分为完全性和不完全性两种，完全性房室共道畸形是指原发孔房间隔缺损、高位室间隔缺损、严重房室瓣畸形，心房心室间仅有一个共同入口，房室瓣畸形包括共同房室瓣、房室瓣环缺失、二尖瓣前叶裂、三尖瓣隔叶裂等。不完全性房室共道畸形是指原发孔房间隔缺损，心房心室间仍有两个入口，左右心房相通，二尖瓣环与三尖瓣环往往分开，二尖瓣的前叶一分为二，中间有一裂隙，三尖瓣隔瓣的前部可缺如。单心房是不完全性房室共道畸形中较严重的一种，因为房间隔原发隔和继发隔均未发育，所以心脏仅有一个心房，心房可分别与两组房室瓣连接，也可与一组房室瓣连接。房室共道畸形合并的心内畸形有主动脉缩窄、法洛四联症、右室双出口、肺动脉狭窄、大动脉转位等。心外畸形有心脾综合征、21-三体综合征等。

6. 超声表现　(1) 完全性房室共道畸形　四腔心切面可见房间隔下部和室间隔上部缺失即十字交叉结构消失，4个心腔相互交通且扩大，一组房室瓣，瓣叶活动异常，房室瓣口血液反流，腱索、乳头肌位置异常。(2) 不完全性房室共道畸形　四腔心切面可见十字交叉结构消失，房间隔下部缺失，二尖瓣前叶和三尖瓣隔叶附着点下移，单心房为房间隔完全缺失，左、右心房融合为一个心房。房室共道畸形常与心脏大血管的畸形如心房静脉连接异常、心室发育不良、肺动脉狭窄、主动脉缩窄，心外畸形如内脏异位综合征等并存。(图49-12-8～图49-12-12)

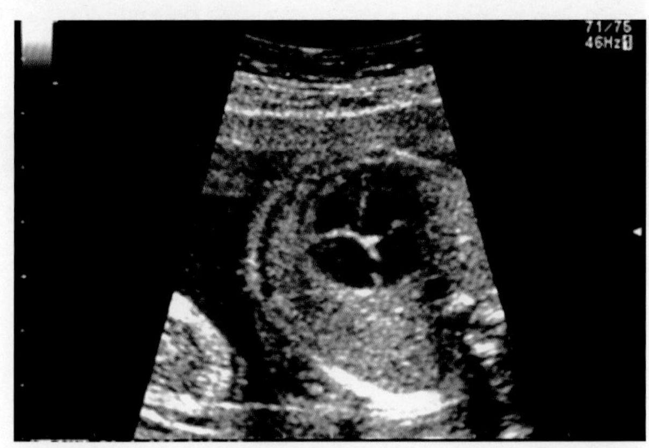

**图49-12-8　32周胎儿，心尖四腔心切面十字交叉结构正常**

7. 预后　完全性房室共道畸形预后差，50%胎儿出生后6个月死亡，80%胎儿出生后24个月死亡，且多死于充血性心力衰竭。5年生存率为

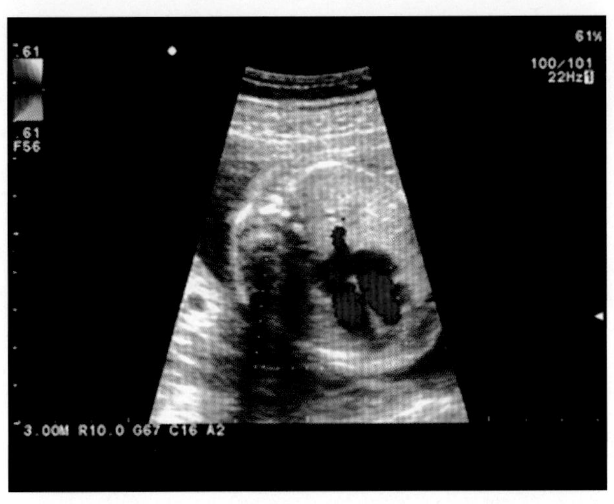


图 49-12-9 28 周胎儿，心底四腔心切面房室瓣血流正常

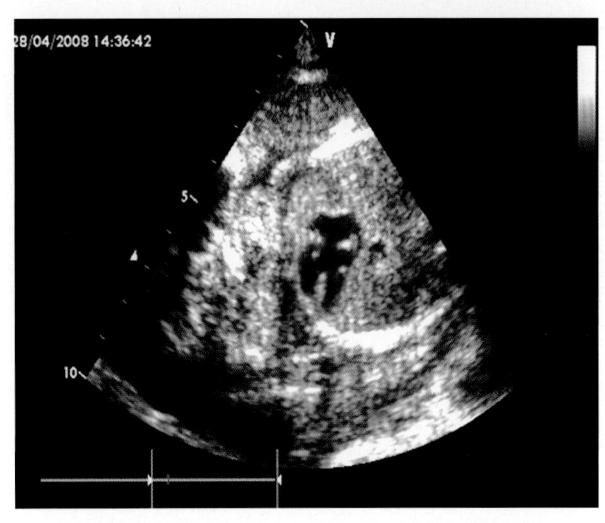


图 49-12-11 四腔心切面显示心内膜垫缺损

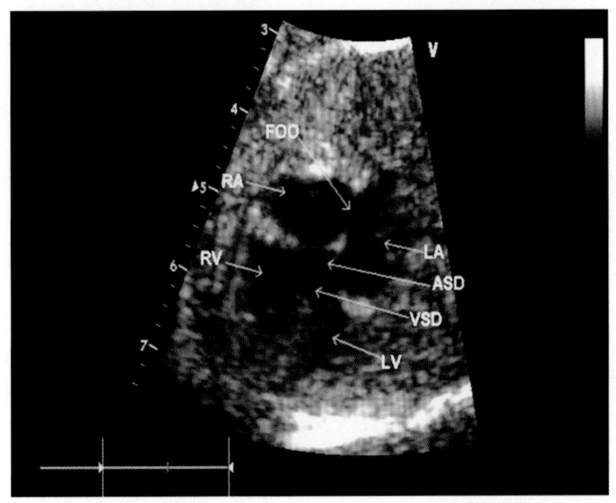


图 49-12-10 孕 22 周，心内膜垫缺损，染色体检查为 21-三体综合征，尸解证实为完全型心内膜垫缺损

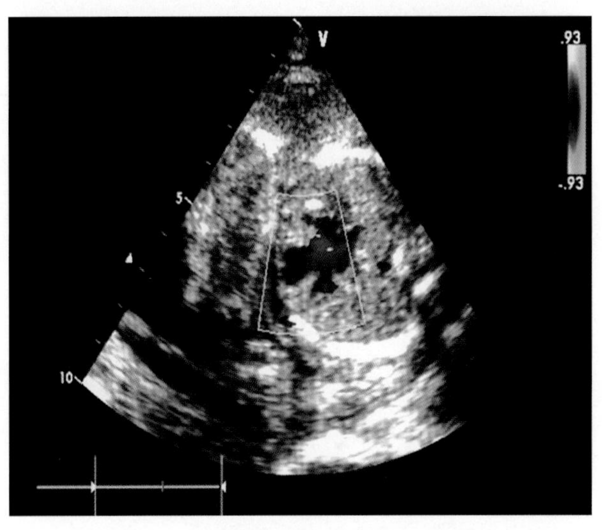


图 49-12-12 四腔心切面显示心内膜垫缺损血流

4%，部分性房室共道畸形，未经手术矫治多数于 10 岁内死亡。在房室共道畸形中约有 50%合并染色体畸形，此类胎儿预后极差。

8. 再发风险 房室共道畸形是常见的先天性心脏畸形，致畸的根本原因尚不清楚，近年来随着医学的发展，提示我们先天性心脏畸形的病因是多方面的，而遗传和环境因素相互作用的结果被医学界普遍关注，遗传因素包括基因突变、染色体畸变、先天性代谢紊乱、某些遗传性疾病等，约占 8%，环境因素包括宫内感染、放射线、重金属、有机溶剂及吸烟、饮酒、致畸药物、高原缺氧、电子微粒等，约占 2%，多因子遗传约占 80%。而孕妇糖尿病、高龄都能增加先心病的风险。故先心病的预防措施是综合性的。孕前和孕期保持良好的生活习惯，避免有害环境，慎用药物，防止病毒感染，定期进行胎儿监测以利于降低先心病的风险和再发风险。

（刘荷一）

## （二）三尖瓣闭锁

1. 定义 三尖瓣闭锁是指三尖瓣发育障碍在形态学上瓣叶组织缺如或闭锁，右房与右室之间无直接通道，是一种少见的发绀型、复杂型先天性心脏畸形。

2. 发病率 三尖瓣闭锁占先天性心脏病的 1.1%～2.4%，占发绀型先心病的第三位，占活产婴儿的 0.039%～0.1%，占尸检资料的 2.9%，三尖瓣闭锁无性别差异，可伴有猫眼综合征、唐氏综合征、无脾综合征等。伴有消化道等心外畸形占13%～20%。

3. 致畸因素　致畸因素不清楚，胚胎早期染色体和基因异常，环境因素干扰如风疹病毒感染、柯萨奇病毒感染、高龄、早产、高原环境、母体营养不良、服用致畸药物等，遗传和环境因素相互作用均可影响三尖瓣的发育导致三尖瓣闭锁。

4. 胚胎发育　胚胎发育早期三尖瓣分别从心内膜垫，圆锥嵴和右室心肌分化而成，三尖瓣后叶起源自右侧心内膜垫，隔叶起源自下心内膜垫，前叶的内侧部分起源自右背侧圆锥嵴，外侧部分起源自右侧心内膜垫。瓣叶开始为肌性以后经细胞分化转变为结缔组织，腱索和乳头肌则由右心室壁分层演变形成。

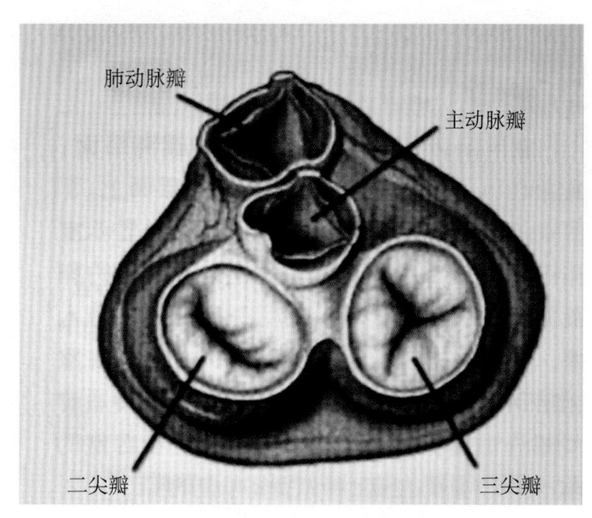


图 49-12-13　心脏瓣膜

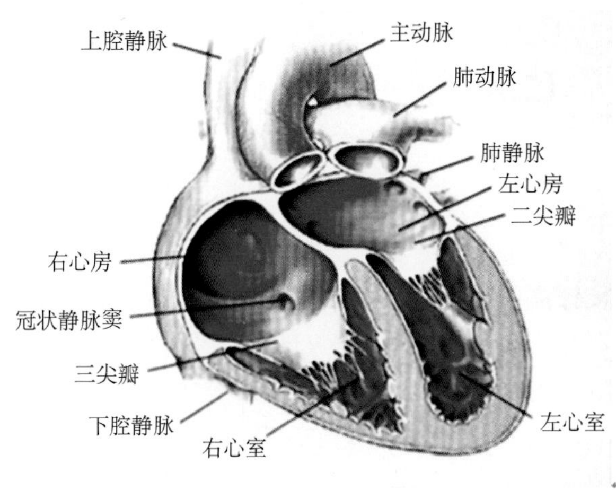


图 49-12-14　二、三尖瓣

5. 病理解剖　在胚胎早期三尖瓣口未发育，瓣叶退化、变性，瓣叶组织缺乏或无瓣膜组织，瓣孔被纤维组织包围、封闭，最终导致三尖瓣闭锁，右心房室之间无通道，右心房的血液不能通过房室瓣流入右心室，而是通过卵圆孔流入左心房，左心房室增大，右心室发育不良，三尖瓣闭锁常合并室间隔缺损，室间隔缺损程度和左、右室大小有关，室间隔缺损小或无，右心室可明显缩小，左心室则明显增大，二尖瓣关闭不全，血液反流，左右心房因血流量增加而增大。常伴肺动脉狭窄等多种畸形。在解剖学上三尖瓣闭锁分为（1）肌肉型占76%～84%，在右心房底部有一凹陷，周围肌纤维呈放射状向中心聚会，形成脐窝状。（2）隔膜型占8%～12%，在三尖瓣的通常位置，由膜性室间隔的房室通道部分构成。（3）Ebstein畸形约占6%，三尖瓣下移畸形，瓣叶完全融合，并紧贴在右室壁上。（4）房室隔型约占2%，为右心房到右心室的共同房室瓣的瓣叶闭锁，封闭右心室的入口。（5）瓣膜型约占6%，瓣膜组织融合形成薄膜，有残余腱索。（图49-12-13～图49-12-15）

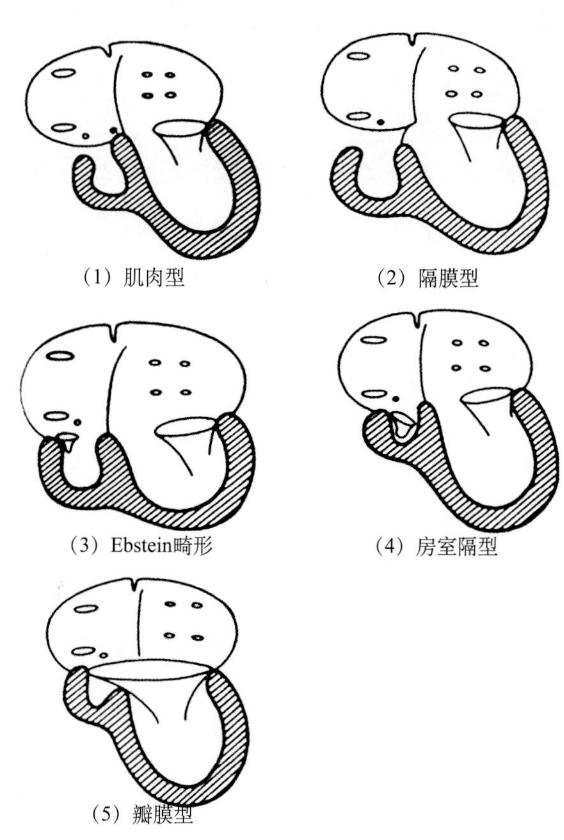


图 49-12-15　三尖瓣闭锁分型

6. 超声表现　四腔心切面右心房室间无正常瓣膜结构，无瓣膜开放及关闭活动，无彩色多普勒血流信号通过，上、下腔静脉血液进入右心房后全部通过卵圆孔进入左心房，左心房室增大，二尖瓣反流，室间隔缺损，左心室血液通过室间隔缺损处流入右心室，室间隔缺损小或无右心室明显缩小。主动脉内径增宽，肺动脉内径变窄，肺动脉瓣口血流呈混叠色彩。三尖瓣闭锁与单心室鉴别困难。（图 49-12-16～图 49-12-21）

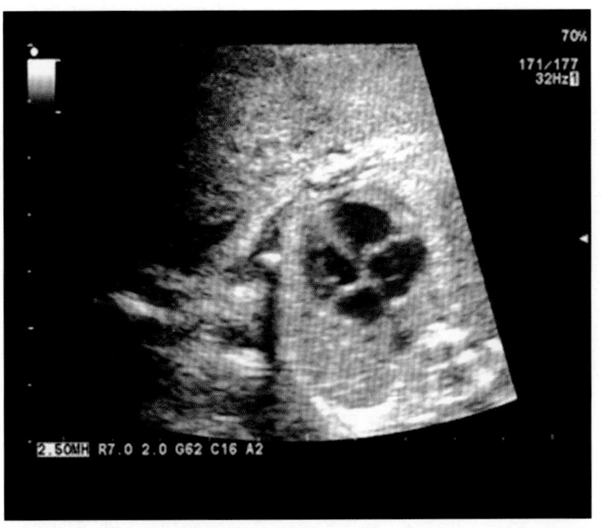


**图 49-12-16　32 周胎儿，心尖四腔心切面二、三尖瓣结构正常**

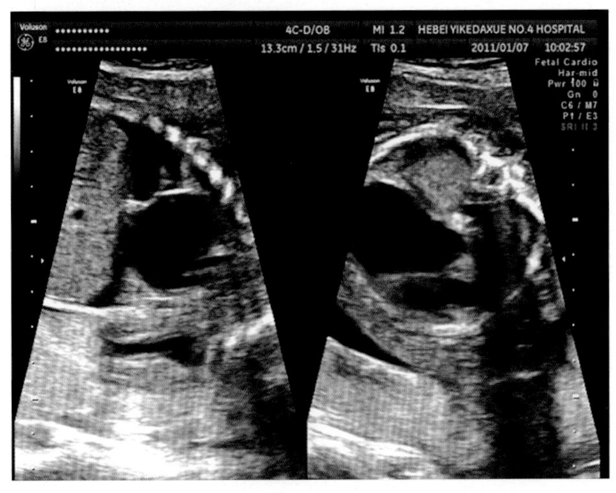


右心发育不良，左心增大

**图 49-12-17　32 周胎儿三尖瓣闭锁**

7. 预后　预后极差，生存期很短，不合并室间隔缺损的胎儿 50％死于出生后 6 个月，70％病儿于出生后一年内死亡，90％死于 9 岁以内。

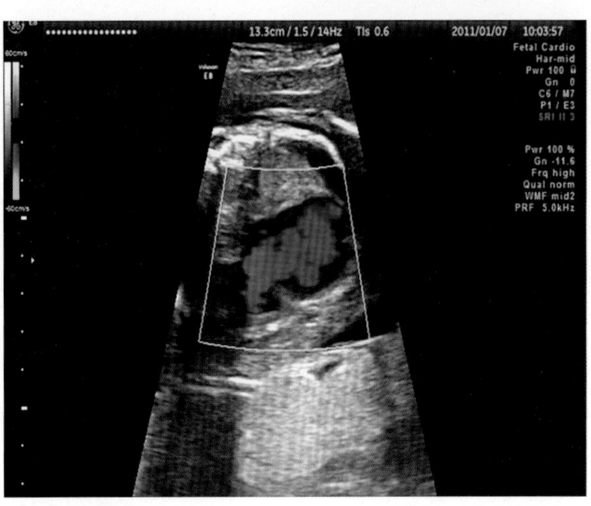


左心房血流入左心室

**图 49-12-18　同一胎儿三尖瓣闭锁左心增大**

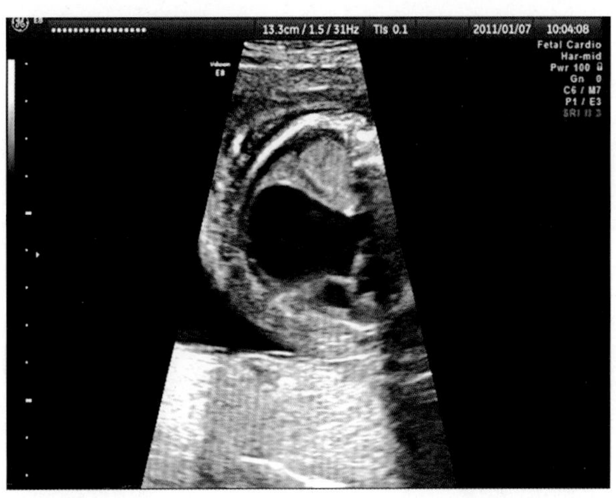


左心增大，右心发育不良

**图 49-12-19　同一胎儿三尖瓣闭锁**

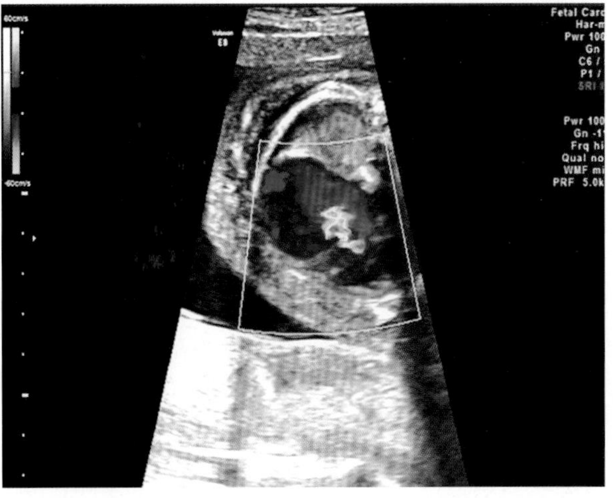

左心房血流入左心室二尖瓣血液反流

**图 49-12-20　同一胎儿三尖瓣闭锁左心增大**

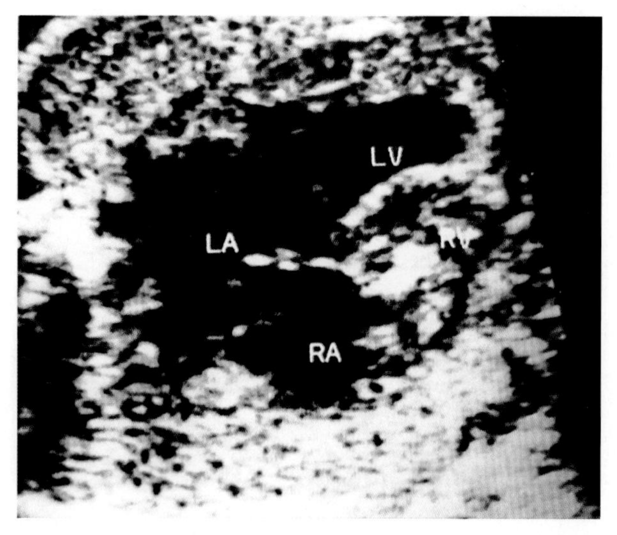


右心室发育不良

**图 49-12-21　胎儿三尖瓣闭锁左心增大**

8. 再发风险　三尖瓣闭锁是常见的先天性心脏畸形，致畸的根本原因尚不清楚，近年来随着医学的发展，遗传和环境因素相互作用的结果被医学界普遍接受，故先心病的预防措施是综合性的，孕前和孕期保持良好的生活习惯，避免有害环境，慎用药物，防止病毒感染，定期进行胎儿监测，是有利于降低先心病风险和再发风险的方法。

**（刘荷一）**

## （三）二尖瓣闭锁

1. 定义　二尖瓣闭锁是指二尖瓣发育障碍在形态学上二尖瓣位置的瓣叶组织缺如或闭锁，左房与左室之间无直接通道，左室极小或缺如，主动脉狭窄或闭锁，升主动脉发育不良。

2. 发病率　占先天性心脏病的 0.5%～2%，50%合并主动脉闭锁，一般与其他畸形并存。

3. 致畸因素　致畸因素不清楚，胚胎早期染色体和基因异常，环境因素干扰如风疹病毒感染、柯萨奇病毒感染、高龄、早产、高原环境、母体营养不良、服用致畸药物等，遗传和环境因素相互作用均可导致心内膜垫或左心室原始小梁发育异常，出现二尖瓣畸形。

4. 胚胎发育　二尖瓣是由心内膜垫和左心室原始小梁发育形成，在胚胎的第 4 周心内膜垫向内侧面生长，把房室管分为心房和心室，第 5～6 周心房和心室完全分开，二、三尖瓣也被分开，第 6～7 周上心内膜垫形成二尖瓣前叶，左侧心内膜垫形成二尖瓣后叶，同时乳头肌和腱索也由左心室原始小梁的肌肉形成。

5. 病理解剖　二尖瓣位置无瓣膜组织，房、室之间被一致密坚韧的纤维组织膜取代，局部形成一隐窝。左心房小、壁厚，存有卵圆孔未闭或房间隔缺损，左心室小或缺如，可伴有不同类型的肺静脉畸形回流。右心房、右心室大，三尖瓣开放幅度正常或增大。常伴有房间隔缺损，室间隔缺损，动脉导管未闭，大动脉转位，主动脉瓣狭窄、闭锁，肺动脉狭窄、闭锁等。根据大动脉的位置、左室的大小以及是否合并肺动脉流出道的阻塞分为Ⅰ型大动脉关系正常，左心室发育不良。Ⅱ型大动脉转位。（图 49-12-22）

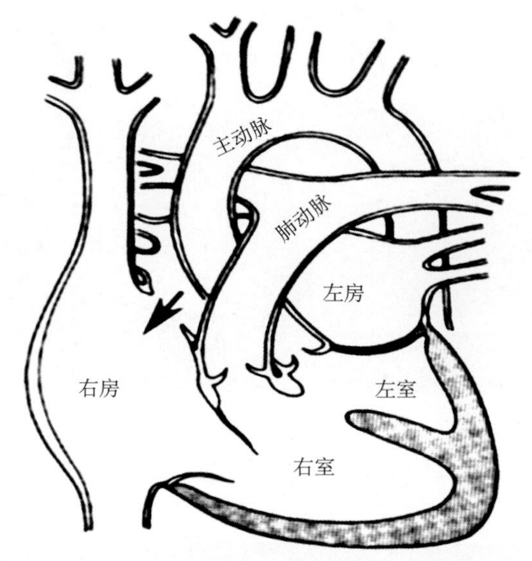


左房血全部入右房，右室血通过室缺入发育不良的左室内的主动脉

**图 49-12-22　二尖瓣闭锁血流方向图**

6. 超声表现　四腔心切面显示一组房室瓣（三尖瓣）于收缩期关闭，舒张期开向一个共同心腔或一个大腔，室间隔极度偏移或显示不清，二尖瓣处可见一膜状或肌样强回声，无瓣膜开启和关闭活动，无彩色多普勒血流通过二尖瓣口进入左室，左心发育不良，右心代偿性增大，左、右心严重不对称，二尖瓣闭锁伴室间隔缺损时左室长轴切面可见右心室血液自室间隔缺损处进入发育不良的左心室，如无室间隔缺损时右心室血液经未闭的动脉导管流入主动脉，左心房血液经卵圆孔进入右心房。二尖瓣闭锁常合并室间隔缺损、大动脉转位、主动脉闭锁，主动脉发育不良等。（图 49-12-23，图 49-12-24）

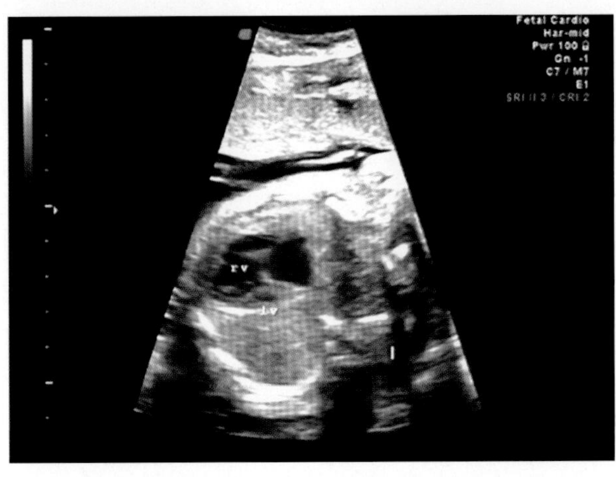


图 49-12-23 胎儿二尖瓣闭锁，左心发育不良

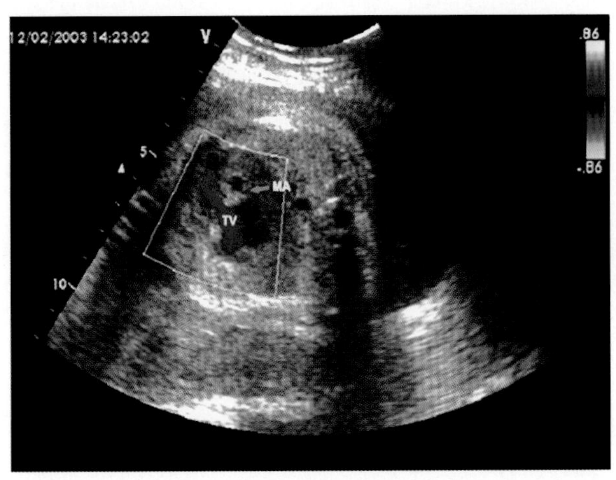


左心房室间无血流通过，左室发育不良

图 49-12-24 胎儿二尖瓣闭锁

7. 预后 多于出生后几天内死亡，生存 1 岁者小于 10%，伴主动脉瓣正常者预后稍好，有较长的自然期。

8. 再发风险 二尖瓣闭锁是常见的先天性心脏病，致畸的原因是多方面的，故先心病的预防措施是综合性的。孕前和孕期保持良好的生活习惯，避免有害环境，慎用药物，防止病毒感染，定期进行胎儿监测，以利于降低先心病的风险和再发风险。

（刘荷一）

### 参考文献

[1] 严英榴，杨秀雄，沈理．产前超声诊断学．北京：人民卫生出版社，2003：264-268.

[2] 吴雅峰．胎儿心血管超声诊断．北京：人民卫生出版社，2004：84-124.

[3] 陈卉品，李琦，吴青青．胎儿超声图解．北京：科学技术文献出版社，2009：113-115.

[4] 陆堃，于明华，龚渭冰．临床小儿心脏超声诊断学．广东：广东科技出版社，2002：67-223.

[5] 吕国荣．胎儿颅脑和心脏畸形超声诊断．北京：北京大学医学出版社，2010：271-287.

[6] 杨思源．小儿心脏病学．北京：人民卫生出版社，2005：162-293.

[7] 陈树宝．先天性心脏病影像诊断学．北京：人民卫生出版社，2004：226-322.

[8] 胡大清，马小静，张真路．心脏瓣膜病诊断图典．北京：人民军医出版社，2010：12-300.

[9] 董凤群，赵真．先天性心脏病实用超声诊断学．北京：人民军医出版社，2005：157-299

## （四）心室双入口

心室双入口是指两个心房通过两侧房室瓣或共同房室瓣与一个心室腔相连接。以往称此畸形为单心室，均不如心室双入口确切，主要原因为：此畸形很少为单一心室，大多数病例具有两个心室腔，其中一个主要心室腔，另一个为残留或发育不全的心室腔；有别于合并房室瓣闭锁的单心室房室连接，如二尖瓣或三尖瓣闭锁。

心室双入口是一种少见的先天性心脏病，占 1.3% ～ 3%。在婴儿期发绀型心脏畸形中占 10%。

Anderson 将此畸形分为左心室型心室双入口、右心室型心室双入口和不定型心室双入口。van Praagh 将此畸形分为 4 种类型：A 型为左心室型单心室；B 型为右心室型单心室；C 型为混合型单心室；D 型为不定型和未分化型单心室。在此种病例中心房正位占 87%，心房反位占 2%，心房异构占 10%。心室与大动脉连接不一致的占 76%～90%。房室瓣骑跨占 23%～33%。心室双入口合并左侧大动脉转位常合并无脾综合征。

胎儿心脏超声检查应依次检查内脏和两心房的位置，两侧房室瓣是否有骑跨、共同房室瓣有无反流、心室主腔的大小、残留心室腔的位置、大动脉起源和相互关系以及有无肺动脉狭窄或主动脉狭窄。典型的声像图表现为两个心房通过两侧房室瓣或共同房室瓣与一个心室腔相连接。

心室双入口是一种复杂的先天性心脏畸形，类型多，合并畸形也多，生后需要手术矫治，治疗需要行分期手术。但有 30%的患者生后不适合做分隔手术或 Fontan 类手术，预后不佳应考虑施行心脏移植。妊娠期发现可考虑中止妊娠。

（陈欣林）

### （五）单心室、单心房

单心室占所有先天性心脏病的 1.5%，是指心房在房室连接处均与一个心室腔相连为特征的一组先天性心脏畸形。包括两个心房由两个明显的房室瓣或共同房室瓣与一个主要的心室连接，如单心室双入口；也包括如二尖瓣或三尖瓣闭锁这样的缺少一侧房室连接引起的一侧心室不发育，或形成残余心腔的一组先天异常。

超声表现：

- 双入口型的单心室二组房室瓣均开向单一的心室腔。无明显的室间隔。超声检查在形态学上需要辨认左心室、右心室，或难以辨认。但多数表现为左心室。
- 二尖瓣或三尖瓣闭锁型的单心室，也仅见一组房室瓣开向一个主要的心室腔，另一侧心腔很小，形成残余心腔，或者似一团块状肿瘤。
- 通常探测由单心室发出的大血管走行较困难，需要与左心发育不良综合征、有完整的室间隔的肺动脉闭锁相鉴别。
- 可合并内脏异位、右位心等。

单心室的生后手术矫治复杂，预后不佳，妊娠期发现可考虑中止妊娠。

（陈欣林）

### （六）埃勃斯坦畸形与三尖瓣发育不良

埃勃斯坦畸形（Ebstein 畸形），即三尖瓣下移畸形，占先天性心脏病的 0.5%。病理改变程度变化很大，但最主要的改变为三尖瓣和右心室发育异常。病理特征为：①三尖瓣隔瓣叶及后瓣叶下移到右心室内：部分或整个三尖瓣瓣叶没有附着于正常部位的三尖瓣环，而是向下移位异常附着于右室壁。主要病变发生于三尖瓣的隔叶和后叶，少数有前叶的改变。三尖瓣环扩大，且因隔瓣叶和后叶下移和发育不全，不能与前瓣叶密切闭合，造成严重的三尖瓣关闭不全。②房化心室的形成：在下移的隔瓣叶和后瓣叶的近侧（心房侧），有很大一部分的右心室成为右心房的延续部分，这部分右室壁变薄如心房壁，且缺乏收缩功能，称为“房化心室”。

超声表现：

- 四腔心切面显示右房扩大明显，右室缩小。
- 三尖瓣隔瓣于室间隔的附着点下降，瓣叶回声异常。
- 彩色多普勒可见右房内的三尖瓣反流。
- 有心功能不全时，心脏进一步扩大，心室收缩力减低，出现胎儿水肿。
- 25%合并室上性心动过速、房扑或房颤。
- 可合并肺动脉狭窄或闭锁，室间隔缺损等。

埃勃斯坦畸形预后较差，1/3～1/的患者在 2 岁内死亡，部分患者存活年龄较大，但生活质量及能力受到明显影响。

（陈欣林）

## 三、心室动脉连接处畸形

肺动脉闭锁（pulmonary atresia）是指右心室与肺动脉之间没有直接相通的先天性心血管畸形。根据有无合并室间隔缺损分为两种类型，不伴有室间隔缺损的称为室间隔完整的肺动脉闭锁（pulmonary atresia with intact ventricular septum，PA/IVS）。

### （一）肺动脉闭锁伴室间隔缺损

肺动脉闭锁一般指肺外肺动脉伴随病变可位于肺动脉瓣、肺动脉瓣上、近端和远端主肺动脉、肺动脉分叉处等多个部位，可造成左、右肺动脉相互不通，甚至无肺动脉分叉。合并的室间隔缺损多数与法洛氏四联症相似，通常为膜周部或漏斗部缺损，也可发生在室间隔的其他部位，室间隔缺损一般较大。主动脉均较粗大，为心脏单一的大血管出口，有 50%为右位主动脉弓。粗大的主动脉骑跨在缺损室间隔之上，同时接受两个心室血液进入体循环（右心室血液经室间隔缺损入主动脉）在主动脉弓降部有部分血流经动脉导管和主动脉与肺动脉之间的侧支循环进入肺循环。（图 49-12-25）

诊断思维与评价：

1. 在胎儿五腔心图或左室长轴图显示类似法洛氏四联症的主动脉骑跨于室间隔之上，主动脉前壁与室间隔的连续中断，主动脉内径明显增宽。

2. 大血管短轴显示右室流出道内径狭窄或呈闭塞状态且与肺动脉不相通，而肺动脉瓣环处未见肺动脉瓣启闭运动，有时仅见肺动脉呈增强回声的条索状；同时在三血管图主肺动脉瓣环处未见肺动脉瓣启闭现象。

3. 四腔心和左室长轴图显示室间隔缺损，通

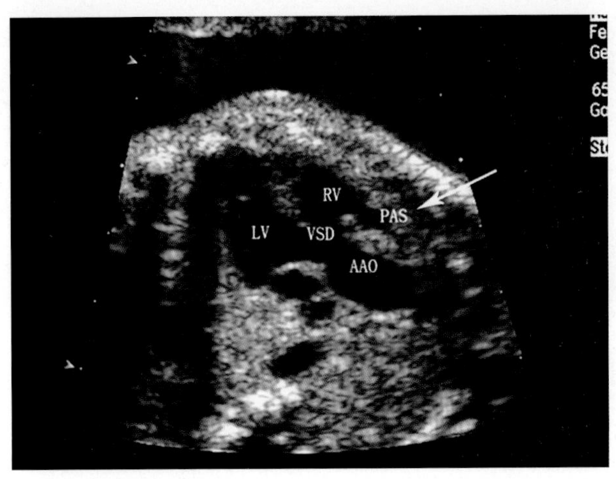


图示主动脉增宽及骑跨于室间隔上，右心室肥厚内径小。箭头所指为肺动脉狭窄闭锁

**图 49-12-25 26 周胎儿肺动脉闭锁伴室间隔缺损**

常缺损较大。

4. 右室流出道图显示肺动脉闭锁的部位，如右室流出道闭锁和不同水平的肺动脉闭锁、主肺动脉及左右肺动脉的发育状况。

5. 动脉导管弓图显示动脉导管明显增宽，彩色多普勒显示闭锁的肺动脉无血流通过，动脉导管血流速度增快，五彩血流束自降主动脉经动脉导管进入肺动脉分叉处。

6. 三血管图显示有无合并右位主动脉弓。

7. 四腔心图显示右房、右心室肥厚扩大。

（王 鸿）

### （二）室间隔完整的肺动脉闭锁

室间隔完整的肺动脉闭锁是一组少见、严重、复杂的先心病，指右心室与肺动脉之间没有直接的交通而室间隔完整的畸形。主要病理变化是肺动脉闭锁，肺动脉闭锁可发生于肺动脉的不同水平，主要多见于肺动脉瓣。90%以上为肺动脉完全闭锁，少数为右室流出道闭锁。由于在右心室与肺动脉之间没有直接相通，而室间隔又连续完整，通常需要经过房水平等分流完成血液循环。此类病例常伴有右心室发育不良、三尖瓣闭锁或三尖瓣下移，病变通常累及整个右心系统。本病分为两种类型，Ⅰ型为右心发育不良型，约占85%；Ⅱ型为右心室大小正常或扩大型。

诊断思维与评价

1. 胎儿四腔心图显示右心室显著肥厚及室腔窄小，肌小梁增粗增多，心内膜增生见回声增强。左心室扩大。

2. 四腔心及左室流出道长轴图显示室间隔完整和室间隔明显肥厚。

3. 大动脉短轴和右室流出道长轴图可显示肺动脉瓣闭锁、漏斗部严重狭窄或闭塞，或无肺动脉瓣的活动回声；在肺动脉瓣及主动脉均闭锁的患者，主肺动脉内径呈条状融合切迹，肺动脉瓣部位呈条索状强回声带或呈闭塞状。左、右肺动脉发育不良。

4. 三尖瓣瓣环发育不良，三尖瓣瓣叶短小，部分可见三尖瓣下移畸形。

5. 彩色多普勒显示肺动脉瓣环处无血流信号通过和流出，频谱多普勒未能探及收缩舒张期血流频谱。

6. 动脉导管弓图显示动脉导管明显增宽，彩色多普勒显示闭锁的肺动脉无血流通过，动脉导管血流速度增快，五彩血流束自降主动脉经动脉导管反向进入肺动脉分叉处。

（王 鸿）

### （三）肺动脉狭窄

先天性心脏病肺动脉狭窄：通常指发生于右心室流出道，肺动脉瓣，主肺动脉及其分支的先天性狭窄病变，一般根据病变部位分为肺动脉瓣，瓣上和瓣下狭窄三种，病变可累计单处或多处，也可为法洛四联症，右室双出口和大动脉转位等其他复杂畸形的组成部分，占全部先天性心脏病的10%～20%。

根据病变部位可分为肺动脉瓣口狭窄、肺动脉瓣上狭窄和肺动脉瓣下流出道狭窄3种。

1. 肺动脉瓣狭窄，指肺动脉瓣发育异常所导致的瓣口狭窄，通常伴有肺动脉瓣环狭窄。

2. 肺动脉瓣上狭窄，指肺动脉瓣以上的主肺动脉及其各级分支的狭窄病变，多处狭窄者形成多发性肺动脉狭窄，其中发生于周围动脉分支者称为周围动脉狭窄。

3. 肺动脉瓣下狭窄，又称漏斗狭窄，多由于肺动脉瓣下圆锥部发育异常所致。多出现于右心室流出道和流入道的结合部，根据病变位置不同分为隔膜型和肌型两种。

肺动脉狭窄以肺动脉瓣狭窄最为常见，约占90%，其次为漏斗部狭窄，脉动脉干及其分支狭窄则很少见。各类型肺动脉狭窄其胚胎发育障碍原因不一，在胚胎发育第6周，动脉干开始分隔成为主动脉与肺动脉，在肺动脉腔内膜开始形成三个瓣膜的原始结节，并向腔内生长，继而吸收变薄形成三个肺动脉瓣，如瓣膜在成长过程发生障碍，三个瓣叶交界融合成为一个圆顶状突起的嘴状口，即形成肺动脉瓣狭窄。在肺动脉瓣发育的同时，心球的圆锥部被吸收成为右心室流出道（即漏斗部），如发育障碍形成流出道环状肌肉肥厚或肥大肌束横跨室壁与间隔间即形成右心室流出道漏斗型狭窄。另外胚胎发育过程中，第6对动脉弓发育成为左、右肺动脉，其远端与肺小动脉相连接，近端与肺动脉干相连，如发育障碍即形成脉动脉分支或肺动脉干狭窄。肺动脉狭窄时，由于右心室排血受阻压力负荷增加导致右心室肥厚及右心室腔小，因胎儿期右心占优势，随着右室压力负荷进一步增加及胎儿右心功能出现异常，三尖瓣出现反流继而右心房扩大。（图49-12-26，图49-12-27）

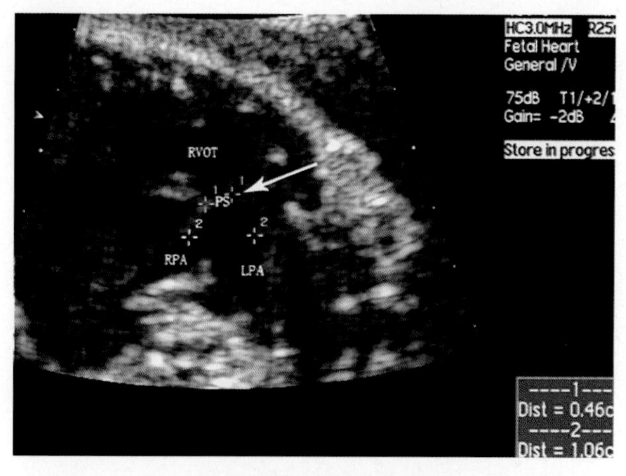


图箭头所指为肺动脉瓣环处狭窄

**图49-12-26　29周胎儿肺动脉狭窄伴狭窄后扩张**

诊断思维与评价：

1. 心胸比例增大。四腔心、左室长轴切面图示右心室壁肥厚及右心室腔较小、右心房扩大。

2. 肺动脉瓣狭窄者在大动脉短轴图和右心室流出道长轴图切面显示肺动脉瓣增厚、开放受限，主肺动脉多见狭窄后扩张，部分见狭窄后瘤样扩张。

3. 肺动脉瓣下狭窄可见瓣下近端处回声较强，内径明显狭窄伴肌性组织的增厚，如隔膜样狭窄的则狭窄的位置低。此类型通常合并有其他心脏畸形。

4. 肺动脉瓣上狭窄。肺动脉瓣上狭窄，是指出现于从肺动脉到各级肺动脉的狭窄病变，又称为

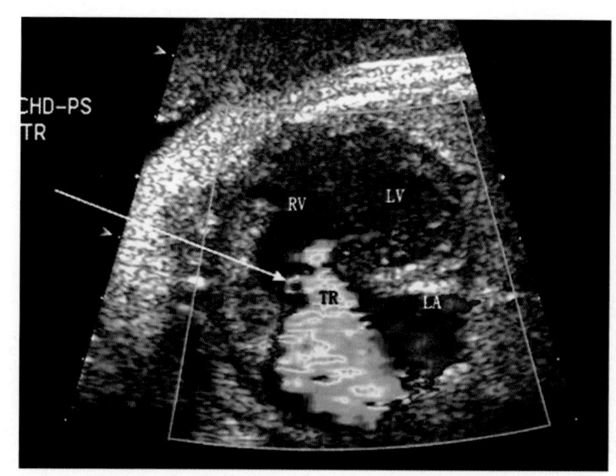


图示右房显著扩大伴三尖瓣重度反流

**图49-12-27　与图8-3同例肺动脉狭窄胎儿**

肺动脉狭窄，有的病变可称为肺动脉缩窄，主肺动脉与周围肺动脉可分别或同时又狭窄病变。狭窄病变可单发或多发，局限性或弥漫性，可与其他畸形合并存在。狭窄部位的长度不等，可短至数毫米，长至数厘米，狭窄程度也可有很大的差别。

5. 合并其他心脏畸形。多数肺动脉狭窄常是复杂心脏畸形的组成部分，如室间隔缺损、法洛氏四联征、右室双出口、大血管转位、右心发育不良等，超声可同时显示其他畸形的存在。

6. 多普勒超声改变。彩色血流显示右室流出道和肺动脉不同狭窄部位的收缩期高速血流信号，部分胎儿血流信号不明显需变化探头角度检查，频谱多普勒可检出高速收缩期湍流。

**（王　鸿）**

## （四）主动脉狭窄

先天性主动脉口狭窄中，以主动脉瓣狭窄最多见，占70%～91%，主要为主动脉瓣二瓣化畸形，先天性主动脉瓣下狭窄的发病率次之，瓣上狭窄最少见。先天性主动脉口狭窄占先天性心脏病的5%。（图49-12-28）

1. 主动脉瓣狭窄：主要表现为单叶、二叶、三叶或多叶等不同畸形，以二叶瓣病变最常见，伴有升主动脉狭窄后扩张。

2. 主动脉瓣下狭窄：是指主动脉瓣下出现的各种狭窄性先天性病变，导致左室流出道阻塞。

3. 主动脉瓣上狭窄：狭窄部位在升主动脉和冠状动脉开口之上。分为瓣上隔膜样狭窄、瓣上环行狭窄和主动脉瓣上缩窄三种。

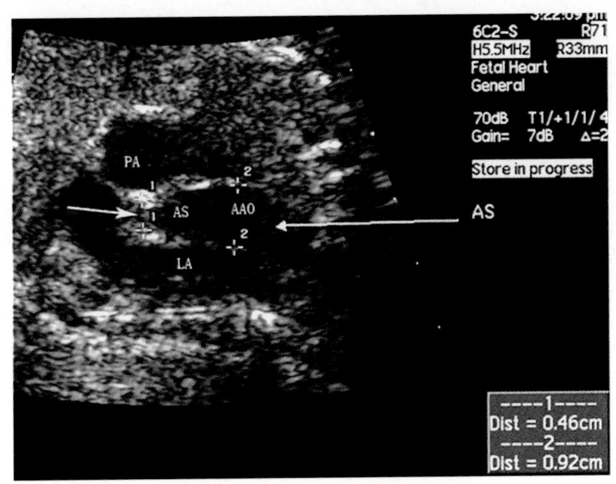


图中左边箭头所指为瓣膜狭窄处

**图 49-12-28　27 周胎儿。主动脉狭窄伴狭窄后扩张**

诊断思维与评价：

1. 主动脉瓣狭窄：左心室长轴图、五腔心图及非典型三血管图显示主动脉瓣膜增厚，回声增强，瓣膜开放间距小。左室长轴图、大血管短轴图可观察到主动脉正常三叶瓣的“Y”字型关闭消失或呈鱼口、圆顶状。

2. 主动脉瓣下狭窄：左室流出道长轴示主动脉瓣下隔膜或显示肌性组织的流出道狭窄。

3. 主动脉瓣上狭窄：主动脉瓣上隔膜形成狭窄，升主动脉发育不良可见升主动脉明显变窄。

4. 右心室扩大，左室肥厚及内径偏小或正常。

5. 主动脉瓣狭窄者可见升主动脉狭窄后扩张。瓣上或瓣下狭窄者可见在狭窄部位后不同程度的扩张。

6. 多普勒超声改变：收缩期狭窄部位的五彩血流束，狭窄处流束变窄；频谱多普勒可测得单峰状收缩期射流。

（王　鸿）

### （五）主动脉缩窄

先天性主动脉缩窄比较常见，占先心病患者的 1.1%～14%，每 4 000 个儿童中约有 1 例，男性比女性高 2～5 倍。主动脉缩窄主要位于主动脉弓峡部区域，即左锁骨下动脉起始部至动脉导管处的主动脉缩窄。出生后本病的预后与病理类型有关，病变复杂的导管前型，预后往往不佳，未手术治疗者多数因早期出现并发症而死亡，很难存活到 1 岁以上。主动脉缩窄通常分为两种类型：局限性狭窄和管状狭窄。前者缩窄范围较局限，约占 90%，较少合并心脏畸形；后者缩窄位于主动脉弓远端及主动脉峡部、动脉导管。

胎儿期诊断主动脉缩窄具有一定的难度且需十分慎重。胎儿期因动脉导管的开放，主动脉缩窄不影响胎儿时期的血循环。因大部分主动脉缩窄位于主动脉峡部（左锁骨下动脉与动脉导管之间），检查时应对主动脉弓进行多角度的扫描，测量主动脉弓各段的内径，尤其是主动脉弓峡部，近足月胎儿的主动脉弓峡部直径应大于 3.0mm，中孕妊娠期血管内径小，可用左锁骨下动脉作比对，当峡部直径大于或等于左锁骨下动脉，则基本排除主动脉缩窄的诊断。观察主动脉弓形态亦有助于诊断，正常时主动脉弓呈柔和弯曲，在主动脉缩窄时其弯曲度变小且僵直。（图 49-12-29，图 49-12-30）

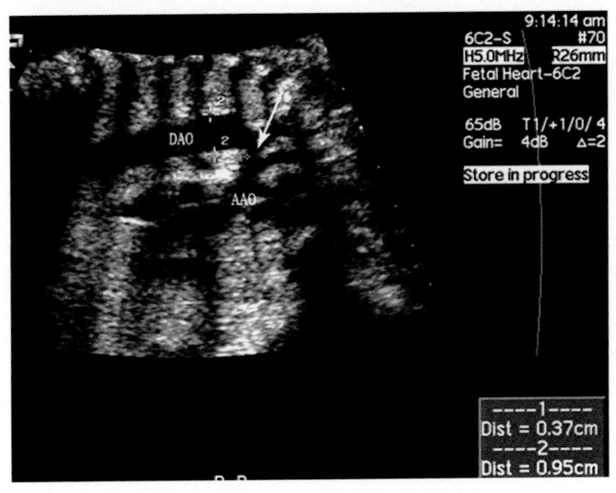


箭头所指为主动脉弓长轴图示主动脉弓峡部缩窄

**图 49-12-29　37 周胎儿，主动脉缩窄合并室间隔缺损**

诊断思维与评价：

1. 主动脉内径小，肺动脉内径增宽及动脉导管明显增宽。

2. 主动脉横弓发育不良，动脉间分支间距增加。

3. 心脏左右侧不对称，左房左室，主动脉发育不良及右房右室扩大。

4. 可伴有主动脉二瓣化畸形或瓣膜狭窄。

5. 左室较小时应排除二尖瓣狭窄或瓣叶畸形。

（王　鸿）

### （六）主动脉弓离断

主动脉弓离断是指主动脉弓与降主动脉之间连续性中断（包括主动脉弓离断或缺如和主动脉弓闭锁两种，两者均在主动脉弓的两个节段之间没有血流相通）的先天性心血管畸形。主动脉弓离断使升主动脉血流不能进入降主动脉，左心室血流通过升主动脉供应上半身，降主动脉血流由动脉导管供应，动脉导管均较粗大。本病常合并室间隔缺损及其他复杂心脏畸形，预后很差。（图 49-12-30）

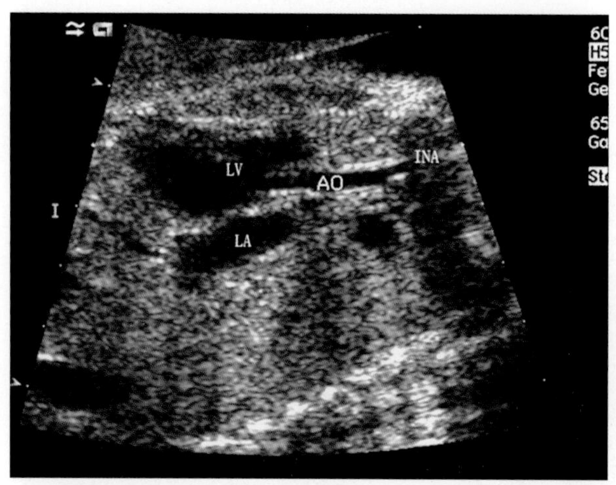


**图 49-12-30 26 周胎儿，主动脉弓 C 型离断伴主动脉缩窄**

主动脉弓离断根据离断部位分为三种类型：

A 型：离断在左锁骨下动脉远端，约占 40%。

B 型：离断在左颈总动脉与左锁骨下动脉之间，约占 55%。

C 型：离断在无名动脉与左颈总动脉之间，约占 5%。

诊断思维与评价：

1. 正常主动脉弓切面无法显示，弓部弧度消失。

2. 在主动脉弓发出头皮动脉分支 1～3 个分支后成为盲端，与远端降主动脉不连续。

3. 升主动脉缩窄或发育不良，肺动脉明显增宽，动脉导管明显增宽。

4. 左室发育差，内径偏小及室壁肥厚，右心扩大。

5. 彩色多普勒显示主动脉弓血流信号连续中断及动脉导管出现逆向血流。特别是 B 型或 C 型主动脉离断者，左颈总动脉或/和左锁骨下动脉由降主动脉逆行充盈，在降主动脉上段可探及朝向探头的红色血流信号。

6. 部分合并室间隔缺损者可见室间隔连续中断，室间隔缺损通常较大。

7. 合并其他心脏畸形的检出。

（王　鸿）

### （七）左心发育不良综合征

左心发育不良综合征指左侧心腔和主动脉发育不良的一组复杂先心病，病变是左心房和左心室发育不良、主动脉和（或）二尖瓣口狭窄或闭锁、升主动脉发育不良，同时主肺动脉和动脉导管增大。左右心室表现的明显不对称。在发育不良的升主动脉内倒流的血液来自于动脉导管，供应人体上半身的血液，这也是冠状动脉血供的唯一来源。肺静脉回流至左心房的血液通过卵圆孔进入右心房、右心室及肺动脉，并通过动脉导管进入降主动脉供应人体下半身血液。主动脉内逆流血液是胎儿导管依赖性体循环型先天性心脏病的必需条件。左心发育不良综合征在胎儿期诊断并不困难。（图 49-12-31～图 49-12-33）

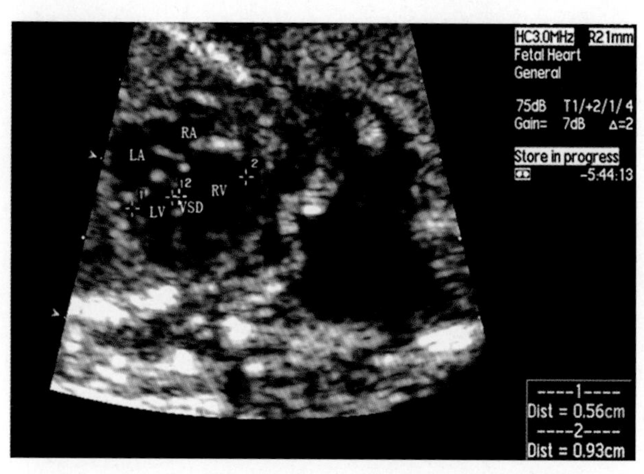


图示左室明显萎缩发育不良、室间隔缺损、二尖瓣闭锁

**图 49-12-31 22 周胎儿，左心发育不良综合征**

诊断思维与评价：

1. 四腔心图示左、右心明显不对称，左房小左室萎缩内径极小，右房右室明显扩大和三尖瓣血流量明显高于正常。

2. 升主动脉明显狭小，如有主动脉闭锁者有时升主动脉显示困难。主动脉弓亦发育不良。

3. 当存在二尖瓣闭锁时，在二尖瓣位置上显

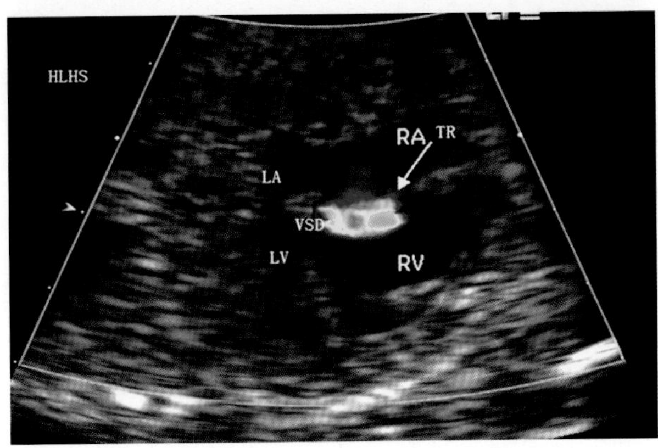


图示左室明显萎缩发育不良、室间隔缺损、二尖瓣闭锁、三尖瓣反流

**图 49-12-32　26 周胎儿，左心发育不良综合征**

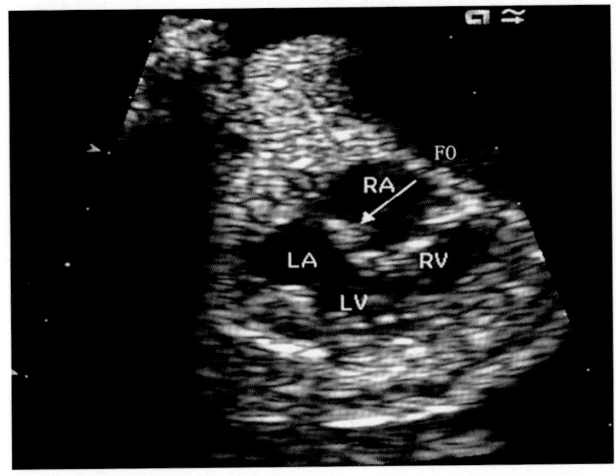


图中箭头所指见卵圆孔明显小及关闭趋势

**图 49-12-33　32 周胎儿，左心发育不良综合征**

示增强的条索样回声，无瓣膜启闭运动。

4. 室间隔缺损。

5. 房水平左向右分流（经卵圆孔），正常时为右向左分流。

6. 卵圆孔经缩小或提前关闭。

7. 随孕周发展部分胎儿可出现左室心内膜弹力纤维增生样改变，此时左室可扩大，心内膜回声增强。

（王　鸿）

## 参考文献


[1] 陈琮瑛,李胜利．室间隔完整的肺动脉闭锁的产前超声诊断.中国超声医学杂志,2006,22(8):598-600.

[2] Huhta JC, Cohen AW, Wood DC. premature constriction of the ductus arteriosus. J Am Soc Echo, 1990, 3: 30-34.

[3] Allan LD, Sharland GK. Prognosis in fetal teralogy of Fallot. Ped Cardiol, 1992, 13: 1-4.

[4] DeVore GR, Siassi B, Platt LD. Fetal echocardiography; IV: M-mode assessment of ventriculai size and contractility during the second and third trimesters of pregnancy in the normal fetus. Am J Obstet Gynecol, 1984, 150: 981-988.

[5] Satomi G, Yasukochi S, Shimizu T, et al. Has fetal echocardiography improved the prognosis of congenital heart disease? Comparison of patients with hypoplastic left heart syndrome with and without prenatal diognosis. Pediatrics International, 1999, 41(6): 728-732.

[6] Verheijen PM, Lisowski LA, Stoutenbeek P, et al. Prenatal diagnosis of cingenital heart disease affects preoperative acidosis in the newborn patient . J Thorac Cardiovasc Surg, 2001, 121: 798-803.

[7] Maxwell D, Allen L, Tynan MJ. Balloon dilation of the aortic valve in the fetus: a report of two cases. Br Heart J, 1991, 65: 256-58.

[8] Kohl T, Sharland G, Allan LD, et al . World experience of percutaneous ultrasound guided balloon valvaloplasty in human fetuses with severe aortic valve obstruction. Am J Cardiol, 2000, 85: 1230-33.

[9] DeVore Gr, Siassi B, Platt LD Fetal echocardiography. Ⅷ. Aortic root dilatation-a marker for tetralogy of Fallot Am J Obstet Gynecol, 1988, 159: 1: 129-136.

[10] Ferencz, Cacase-control study of cardiovascular malformations in liveborn infants: The morphogenetic relevance of epidemiologic findings. Developmental Cardiology ; Morphernandez C, De Rosa GE, Guevara E, Velazquez atrial tachycardia detected by echocardiography. Am J Obstet Gynecol, 1988, 159: 4: 860-861.

[11] Ferrazi E, Fesslova V, Bellbtti M, Agostoni G, Pardi G, Makowski EL, Prenatal diagnosis and management of congenital heart disease. J-Reprod-Med, 1989 Mar, 34(3): 207-214.

[12] Giddens S, Huhta JC. Fetal Echorcardiography , In Special Issue on Congenital Heart Disease, Echocardiography , ed. JC Huhta. July, 1991.

[13] Huhta JC, Moise KJ, Fisher DJ, Sharif DS, Wasserstrum N, Martin C. Detection and quantiation of constriction of the fetal ductus arteriosus by Doppler echocardiography. Circulation 1987, 75(2): 406-412.

[14] Huhta JC Future Directions in Noninasive Doppler Evaluation of the Fetal Circulation Cardiology Clinics, 1989, 7: 239-253.

[15] Jzckson GM, Ludmir J, Castelbaum AJ, Huhta JC, Cohen AW Intrapartum course of fetuses with isolated hypoplastic left heart syndrome, 1991, 165: 1068-1072.

[16] Oberhaensli L, Extermann P, Friedli B, Beguin F, Ultrasound screening for congenital cardiac malformations in the fetus . Its importance for periand postnatal care. Pediatr-Padiol, 1989, 9: 94-99.

[17] Reed KL, Sahn DJ, Scagnelli S, Valdez-Cruz LM, Shenker L. Doppler echocardiographic studies of diastolic function in the human fetal heart: Changes during gestation. J Am Coll Cradiol, 1986, 8: 391-395.

[18] Sahn DJ, Shenker L, Reed KL, Valdes-Cruz LM, Sobonya R, Anderson C. Prenatal ultrasound diagnosis of hypoplastic left heart syndrome in utero associated with hydropsfetalis. Am Heart J, 1982, 104: 1368-72.

[19] Kotler MN, Mintz GS, Parry WR, et al. Two dimensional echocardiography in congenital heart disease. Am J Cardiol, 1980, 46(7): 1237-1280.

[20] Tlaskal T, Hucin B, Kucera V, et al. Repair of persistent truncus arteriosus with interrupted acrtic arch. Eur J cardiothorac Surg, 2005, 28(5): 736-741.

[21] Axt-Fliedner R, Kreiselmaier P, Schwarze A, et al. Development of hypoplastic left heart syndrome after diagnosis of aortic stenosis in the first trimester by eraly echocardiography. Ultrasound Obstet Gynecol, 2006, 28(1): 106-109.

[22] Cannesson M, Henaine R, Metton O, et al. Image in cardiovascular medicine, Intraoperative transespphageal echocardiography using a miniaturized transducer in a neonate undergoing Norwood procedure for hypoplastic left heart syndrome. Circulation, 2008, 117(5): 702-703.

[23] Hughes ML, Shekerdemian LS, Brizard CP, et al. Improved early ventricular performance with a right ventricle to pulmonary artery conduit in stage 1 palliation for hypoplastic left heart syndrome: evidence from strain Doppler echocardgraphy. Heart, 2004, 90(2): 191-194.

[24] 王鸿，耿丹明，涂学军，等．产前超声心动图诊断胎儿左心发育不良综合征[J/CD]．中华医学超声杂志：电子版，2008，5(6)：908-913.

[25] 王鸿，耿丹明，涂学军，等．胎儿左心发育不良综合征伴房间隔异常超声心动图研究[J]．福建医科大学学报，2009，43(1)：62-64.

## （八）大动脉转位

### 1. 完全型大动脉转位

完全型大动脉转位是一种心房与心室连接一致和心室与大动脉连接不一致的圆锥动脉干畸形。它是婴幼儿常见的发绀型先天性心脏病之一，发病率仅低于法洛四联症，占所有先天性心脏病的5%～8%，占发绀型先天性心脏病的20%左右。

①胚胎发育

目前认为完全型大动脉转位的发病机制主要是胚胎时期动脉圆锥干旋转及分隔发育异常所致，在胚胎第5～7周时受某种致病因素启动，正常右袢时期主动脉下圆锥存在并发展，而肺动脉下圆锥隔吸收并最终形成肺动脉与二尖瓣间永久的纤维连续。大血管相对关系出现反转，主动脉位于前方由右心室发出，肺动脉位于后方由左心室发出。

②病理解剖和临床概要

最常见的为心房正位，主动脉位于肺动脉右前方，也即SDD型（指心房内脏正位，心室右袢，主动脉右位）多见，约占90%～95%；而主动脉位于肺动脉左前方少见。临床常见以下几种类型：单纯大动脉转位；合并室间隔缺损；合并室间隔缺损和左室流出道梗阻；合并左室流出道梗阻无室间隔缺损。

完全型大动脉转位的特征为两个独立的平行循环。右心室接受体静脉的回流血液到主动脉，左心室接受肺静脉的回流血液到肺动脉。两循环之间的交通混合是维系患儿存活的必要条件。胎儿时期由于存在动静脉血混合、胎盘循环及左右心室并列循环，患儿发育一般无明显影响，但是出生后如果卵圆孔和动脉导管闭合则患儿会迅速出现缺氧、呼吸困难、酸中毒及心力衰竭等症状。患儿发绀症状出现的早晚常取决于合并畸形的程度和类型。室间隔完整的大动脉转位患儿生后发绀明显，合并室间隔缺损的患儿发绀程度轻，甚至不易发现。

③超声心动图表现

首先根据胎儿胸骨和脊柱标志来确定胎儿心脏的位置、心轴及心脏前后面，然后采用心脏顺序节段分析法进行分析。SDD型完全型大动脉转位的特征性超声表现：

ⅰ．确诊完全型大动脉转位的最有效切面是心底长轴切面及左、右心室流出道切面。可以观察到大动脉根部形成的大动脉交叉关系消失，代之以大动脉平行排列（图49-12-34）。

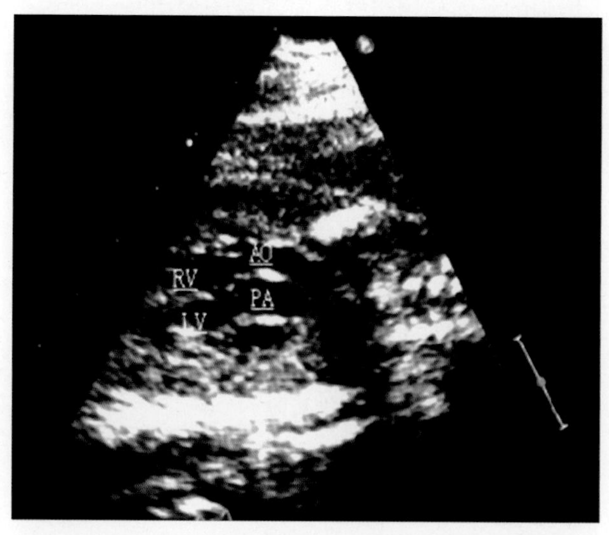


AO：主动脉，PA：肺动脉，LV：左心室，RV：右心室

**图49-12-34 心底长轴切面显示两大动脉平行发出，主动脉在前，肺动脉在后**

ⅱ. 与解剖左室相连的大动脉为肺动脉，位于左后方，可以探查到左、右肺动脉分支；与解剖右室相连的大动脉为主动脉，位于右前方，向上延续较长发出 3 大分支动脉后主干继续前行。

ⅲ. 主动脉弓跨度大，动脉导管弓较正常跨度小。

ⅳ. 合并畸形的表现。室间隔缺损需要仔细寻找，彩色多普勒可发现左右心室分流现象。左右心室流出道不对称往往预示有狭窄存在。

ⅴ. 完全型大动脉转位的冠状动脉检查：完全型大动脉转位时两大血管的空间位置变异大，但大多数情况主动脉在肺动脉右前方。无论何种位置关系，基本每一例的主动脉窦和冠状动脉开口均面对相应的肺动脉窦。完全型大动脉转位常见冠状动脉变异，但在胎儿心脏时期受图像质量所限对此做出提示比较困难，可于出生后进行深入评价。

检查中要明确完全型大动脉转位是否存在心房转位，房室连接是否一致，就应当首先对心房位置、心室袢作出判断。胎儿时期主要通过胎儿腔静脉长轴观察上下腔静脉与心房的连接及四腔心切面肺静脉与心房的连接来区分左、右心房。根据二、三尖瓣附着点的高低，右室腔内调节束及其他一些形态学特征可以判断解剖左、右心室的位置。然后采用二维超声心动图显示四腔心、左室流出道、右室流出道、心底短轴、主动脉弓、动脉导管弓、三血管切面及三血管气管切面，在各标准切面基础上微调探头的方向以追踪大血管的走行及相互关系。诊断胎儿心脏完全型大动脉转位的最初线索也是观察到两大动脉起始部交叉排列关系的消失而显示为两条大血管平行排列关系。

④完全型大动脉转位漏诊、误诊的常见原因

虽然四腔心切面是胎儿心脏筛查的经典切面，但不合并室间隔缺损的完全型大动脉转位往往没有四腔心切面的异常，如果检查中过于满足于四腔心形态大小大致正常，左、右室流出道内径大致正常的简单信息，又没有注意到两大动脉起始部的位置关系，就会漏诊大动脉转位。或者检查中仅满足于合并的其他畸形如室间隔缺损而忽略两大动脉位置关系，同样可能漏诊、误诊大动脉转位。图像质量差也是导致漏诊的原因之一。

⑤治疗与预后

完全型大动脉转位的预后及手术治疗效果取决于合并的心脏畸形。不合并室间隔缺损及其他畸形，出生后仅靠卵圆孔和/或动脉导管未闭存活的新生儿如果不进行手术治疗则会进行性严重缺氧、心力衰竭甚至很快死亡，如果积极进行动脉调转术可以达到解剖和生理上同时纠正，有很好的远期效果。合并其他畸形的完全型大动脉转位根据畸形的不同及严重程度，可以由心脏外科医生做出评价，来确定合适的手术方案以尽可能改善患儿的预后。

2. 矫正型大动脉转位

矫正型大动脉转位是一种少见的先天性心脏病，约占先天性心脏病的 1%，其定义为心房与心室和心室与大动脉连接均不一致。体循环静脉血经右心房进入形态学左心室达肺动脉，肺静脉氧合血经左心房进入形态学右心室达主动脉，从而在生理上得到矫正，循环生理仍维持正常。故此畸形又称生理性矫正大动脉转位，绝大多数为 SLL 型（SLL 是指心房内脏正位，心室左袢，主动脉左位），少数为 IDD 型（IDD 是指心房内脏反位，心室右袢，主动脉右位）；约有 90%患者合并室间隔缺损、肺动脉狭窄、三尖瓣关闭不全和完全性房室传导阻滞等病变。

①胚胎发育

矫正型大动脉转位的形成是由于心球心室袢和圆锥动脉干的胚胎发育异常。在胚胎发育早期心脏袢形成的过程中，原始心管向左侧前方弯曲，即心球心室左袢，产生心房与心室连接不一致，心球心室左袢往往带动圆锥动脉干逆时针转动代替正常心脏顺时针转位，使动脉干的主动脉部分转至左前方与右心室连接，肺动脉转至右后方与左心室连接，形成矫正型大动脉转位。心房正位，心室左袢和大动脉左侧转位，称为 SLL 型矫正型大动脉转位。心房反位，心室右袢和大动脉右侧转位，称为 IDD 型矫正型大动脉转位。

②病理解剖和临床概要

92%～95%的矫正型大动脉转位为 SLL 型，5%～8%为 IDD 型。心脏位置大多数为左位心或中位心，少数为右位心。矫正型大动脉转位在解剖上的两个基本异常是房室连接不一致和升主动脉与肺动脉转位。SLL 型矫正型大动脉转位的左心房位于左侧，通过左侧的三尖瓣、右心室与左前方的升主动脉连接；右心房位于右侧，通过右侧的二尖瓣、左心室与右后方的肺动脉连接。两心室流出道平行，室间隔呈前后矢状位。IDD型为SLL型的镜像。心脏位置转位常见，心尖主要部分是右心室，通常指向左侧，约有25%的病例是右旋心，偶尔可见中位心。

在矫正型大动脉转位的病例中，90%以上合并心血管畸形，多数合并两个或两个以上畸形，少数合并单一或不合并畸形。常见的合并畸形有肺动脉流出道梗阻、室间隔缺损、三尖瓣畸形等，其他合并心血管畸形有双上腔静脉、主动脉缩窄、主动脉弓离断、下腔静脉缺如等。大多数矫正型大动脉转位未合并心脏畸形的患者活到成年出现右心室射血分数下降、三尖瓣关闭不全、完全性房室传导阻滞等。合并心脏畸形的患者，其病理生理取决于合并畸形的种类、数目及其严重程度。此畸形会出现自发性房室传导阻滞，在婴儿时期产生完全性房室传导阻滞者约占5%～10%。在成人一旦出现完全性房室传导阻滞，则心功能迅速减退而产生心力衰竭。

③超声心动图表现

矫正型大动脉转位的超声心动图诊断与完全型大动脉诊断一样，需要按照心脏顺序节段分析法进行全方位检查，该病诊断的关键点是四腔心切面房室连接不一致和心底长轴切面两大动脉平行发出。

SLL型矫正型大动脉转位超声心动图特点如下：

ⅰ.标准四腔心切面是显示心房正位。左心房最靠近脊柱，其后方为胸主动脉短轴切面，左心房壁有左右肺静脉开口，房间隔卵圆孔瓣偏向左房。右心房壁较光滑。

ⅱ.标准四腔心切面显示心室左袢，左心房与右心室相连，右心房与左心室相连（图49-12-35）。辨别左右心室最可靠的解剖标志是右心室内的调节束，其他标志是三尖瓣附着点较二尖瓣更靠近心尖，右心室形态为三角锥体形，左心室为圆锥形等。

ⅲ.心底部长轴切面显示两心室流出道平行，两大动脉互相平行（图49-12-36），主动脉位于胎儿左前方，肺动脉位于胎儿右后方。在形态学上，升主动脉较肺动脉细长，主动脉弓部发出三大分支，肺动脉粗短，发出左、右肺动脉干。

ⅳ.合并心脏畸形的超声表现。常见的合并畸形有室间隔缺损、肺动脉流出道梗阻、三尖瓣畸形等，四腔心切面左右心室不对称、心底长轴切面两大动脉内径差别大是诊断合并心脏畸形的主要线索。

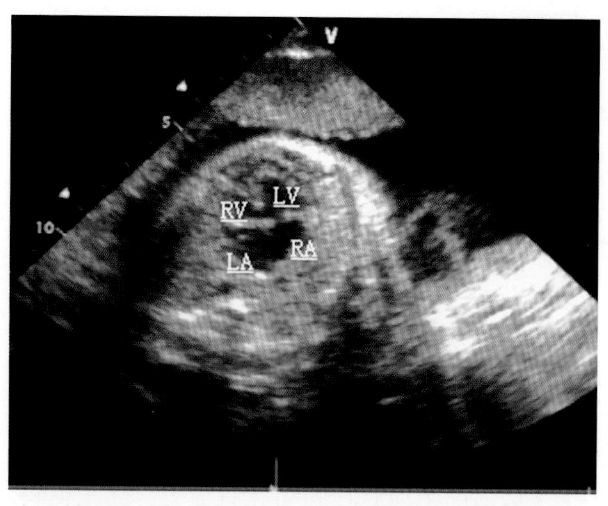


LV：左心室，RV：右心室，LA：左心房，RA：右心房

**图 49-12-35　四腔心切面显示房室连接不一致**

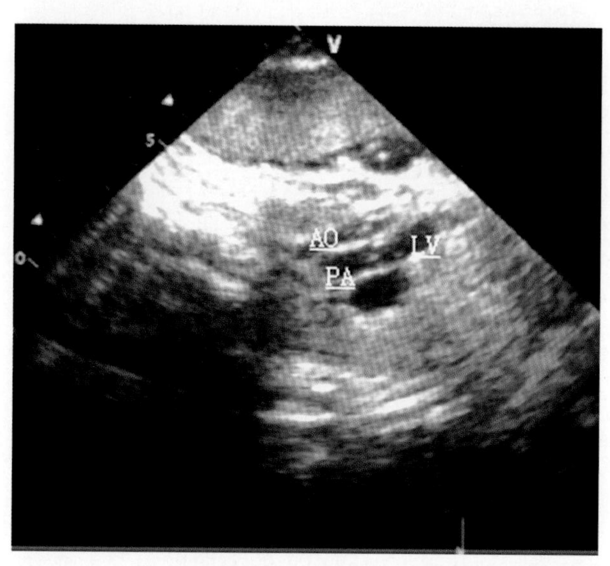


LV：左心室，AO：主动脉，PA：肺动脉

**图 49-12-36　心底长轴切面显示两大动脉平行发出，肺动脉连接左心室**

IDD型矫正型大动脉转位为SLL型的镜像。

④预后

未合并畸形的矫正型大动脉转位，预后较好，在婴儿和儿童期无症状，但是大多数患者在20岁以后右心功能逐渐减退，40岁时分别有40%出现左侧三尖瓣关闭不全和完全性房室传导阻滞，左侧右心室功能产生心力衰竭。合并畸形的矫正型大动脉转位患者预后较差。

3.解剖性矫正大动脉异位

大动脉异位与大动脉转位是不同的，解剖性矫正大动脉异位的定义为两大动脉起源于相应的心室而两者相互关系异常。该病很少见，约占先天性心脏病的0.04%。

①概述

解剖性矫正大动脉异位的发病机制可能为胚胎时期圆锥发育异常和动脉干反位。其解剖特征为心房与心室连接一致，心室与大动脉连接一致，两大动脉并列，有主动脉下圆锥或主动脉下和肺动脉下双圆锥。在心房正位时，主动脉位于肺动脉的左前方；心房反位时，主动脉位于肺动脉的右前方。大多数病例合并室间隔缺损、右心室流出道梗阻等。

②超声心动图表现

ⅰ. 四腔心切面是显示心房正位，心室右袢，房室连接一致。

ⅱ. 心底长轴切面显示心室与动脉连接一致，主动脉与二尖瓣为肌性连接。两大动脉呈平行走行，多数情况下，主动脉位于左前方，肺动脉位于右后方。

ⅲ. 室间隔缺损与右室流出道狭窄是最常见的合并心脏畸形。

③预后

该病的预后主要取决于合并畸形的种类和严重程度。无合并畸形时，血流动力学正常，其自然历史与正常人相仿。

（朱　梅）

**参考文献**


[1] 汪曾炜，刘维永，张宝仁．心脏外科学．北京：人民军医出版社，2003：982-1059.

[2] Jodi M. Bartlett，David Wypij，David C. Bellinger，et al. Effect of prenatal diagnosis on outcomes in D-transposition of the great arteries. Pediatrics，2004，113：e335-e340.

[3] Carole A. Warnes. Transposition of the great arteries. Circulation，2006，114：2699-2709.


### （九）心室双出口

1. 左心室双出口（DOLV）

（1）定义：左心室双出口是心室大动脉连接异常的一种类型，为不完全性大动脉转位。指主动脉和肺动脉均起始于形态学左心室，或一支大血管完全出自左心室，另一支大血管50%出自左心室并骑跨在两心室之上。它是一种非常罕见的先天性心脏畸形，常常合并心内多种畸形及内脏反位等。

（2）发病率：Sakakibara等人在1967年成功修复了第一例DOLV，才第一次提出这类心室心房连接异常的存在。发病率在活产儿中低于1/200 000。

（3）超声表现：二条大血管均起源于左心室，室间隔与主动脉前壁连续中断，室间隔缺损，左心室大于右心室，心底短轴，右室流出道包绕主动脉的正常现象消失。

（4）预后：左心室双出口是一种非常罕见的先天性心脏畸形，常伴有心脏正位或反位，房室连接一致或不一致，伴有或不伴有室间隔缺损，甚至合并单心室。其预后差，产后存活率低，多数患儿出生后1岁内死亡。

2. 右心室双出口（DORV）

（1）定义：右心室双出口是指两条大动脉完全或大部分（一根全部，另一根50%以上，亦有学者认为≥75%）起源于右心室，室间隔缺损是左室唯一出口。主动脉前壁与二尖瓣前叶之间无纤维连接而代之以肌性连接。有肺动脉骑跨的右室双出口又名Taussing-Bing畸形。

右室双出口合并肺动脉狭窄较常见，主动脉狭窄、缩窄、主动脉弓离断相对少见。右室双出口还可合并其他心内畸形，主要有：房室共道畸形、二尖瓣闭锁、一侧心室发育不全、完全型肺静脉畸形引流、永存左上腔静脉等。

右室双出口的主、肺动脉的位置关系有四种可能的形式：

A. 主、肺动脉关系接近正常，主动脉位于肺动脉的右后方。

B. 主、肺动脉并行排列，主动脉位于肺动脉的右侧，并与肺动脉并行。

C. 主动脉位于肺动脉右前方。

D. 主动脉位于肺动脉左前方。

（2）发病率：右心室双出口（DORV）是一种少见的复杂型先天性心血管畸形，其发病率占先天性心脏病的0.48%～1.67%。

（3）超声表现：

①在四腔心切面上，右室双出口可无异常表现，心尖指向左侧，房室大小、位置及连接关系正常。

②心室流出道切面上，右室双出口有特征性

的超声表现，主动脉及肺动脉均发自右心室，两者起始部呈平行排列，主动脉位于肺动脉的右前方，主动脉发育不良，室间隔上部连续性回声中断，肺动脉骑跨在室间隔上（图 49-12-37，图 49-12-38）。

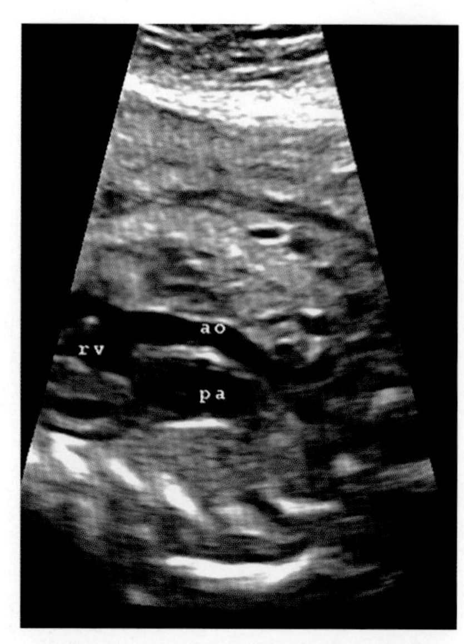


rv. 右心室；ao. 主动脉；pa. 肺动脉

**图 49-12-37 孕 26 周胎儿右室双出口心室流出道切面：主动脉及肺动脉均发自右心室，两者起始部呈平行排列，主动脉位于肺动脉的右前方，主动脉发育不良，室间隔上部连续性回声中断**

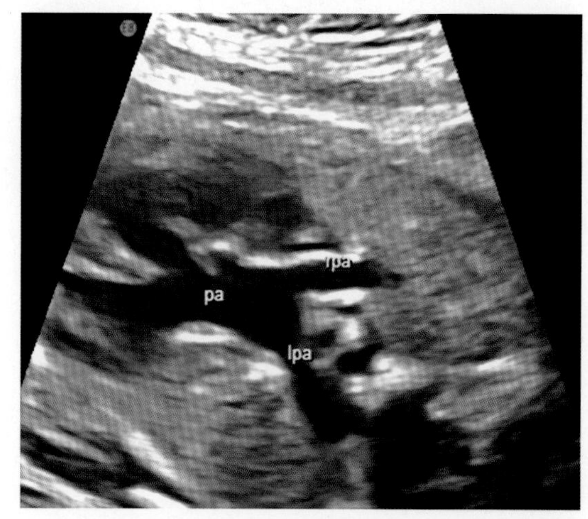


pa. 肺动脉；rpa. 右肺动脉；lpa. 左肺动脉

**图 49-12-38 孕 26 周胎儿右室双出口心室流出道切面：肺动脉骑跨在室间隔上**

③二尖瓣前叶与主动脉后壁连续回声消失，代之以圆锥组织，没有左室流出道，室缺是左室唯一出口。

④彩色多普勒血流显像可显示两条平行彩色血流与右心室相连，分别为肺动脉和主动脉。（图 49-12-39）

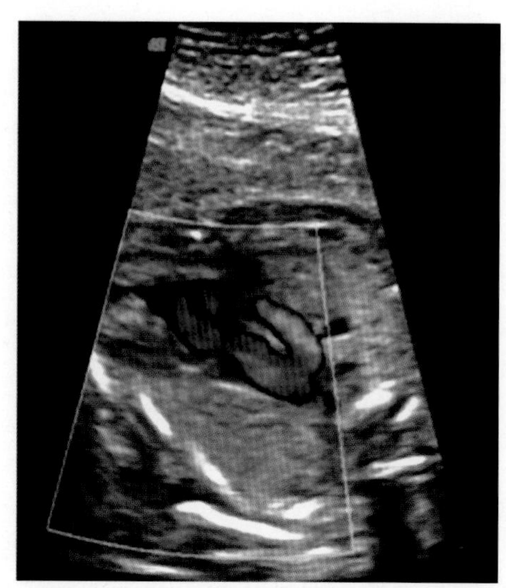

**图 49-12-39 孕 26 周胎儿右室双出口心室流出道切面：彩色多普勒血流显像可显示两条平行彩色血流与右心室相连，分别为肺动脉和主动脉**

⑤合并其他心内畸形时有相应表现。

（4）预后：由于胎儿血循环的特殊性，右室双出口胎儿宫内很少发生心力衰竭。出生后临床症状和预后取决于右室双出口的类型和伴发畸形的严重程度。早期手术死亡率约 10%。

右室双出口及其合并畸形的产前诊断对于评估预后和产前咨询具有重要的临床意义。

**（林小影）**

## 参考文献

[1] Sakakibara S, Takao A, Arai T, et al. Both great vessels arising from the left ventricle. Bull Heart Inst Jpn, 1967: 66-86.

[2] ChristoI. Tchervenkov, MD, HenryL. WaltersIII, MD, andVictorF. Chu, MD. Congenital Heart Surgery Nomenclature and Databaseroject: DoublOutlet Left Ventricle[J]. Ann Thorac Surg, 2000, 69: S264-9.

[3] 李春华，汪曾炜，朱洪玉，等．无肺动脉狭窄右心室双出口的外科治疗[J]．中国胸心血管外科临床杂志，2004，11(4)：299-300.

[4] 李胜利．胎儿畸形产前超声诊断学[M]．北京：人民军医出版社，2004：218-221.

[5] 黄国英，林其珊，钱蕾英．小儿临床超声诊断学[M]．上海：上海科学技术出版社，2006：249-252.

[6] 接连利,吴茂源,刘清华. 胎儿心脏超声诊断学[M]. 北京:北京大学医学出版社,2003:89-91.

### （十）法洛四联症

法洛四联症：属于心室圆锥发育异常，包括前错位型室间隔缺损、肺动脉瓣下和肺动脉瓣的狭窄、主动脉骑跨在室间隔缺损上方、右室肥厚等异常。

(1) 病理及临床概要：活产儿中的发生率为0.02%～0.03%，占儿童先心病的6%～8%。因肺动脉下圆锥发育不良，圆锥隔异常右前移位导致右室流出道或/和肺动脉狭窄，主动脉根部增宽右移骑跨，对位不良的室间隔缺损。胎儿时期右心室壁肥厚可不明显，出生后因肺动脉狭窄才导致右室壁逐渐增厚。本病可伴有房室共道畸形（约4%）、肺动脉瓣缺如（低于2%）。

(2) 超声表现

①四腔心切面正常（图49-12-40A），右心室常无明显肥厚，左、右心室对称，大小基本相等。

②左室长轴切面显示前错位型室间隔缺损，主动脉骑跨在室缺的上方（图49-12-40B），升主动脉通常扩张，但也可不扩张。

③心底短轴切面显示前错位的室间隔缺损，由于圆锥隔向前移位，右室流出道或/和肺动脉狭窄（图49-12-40C）。

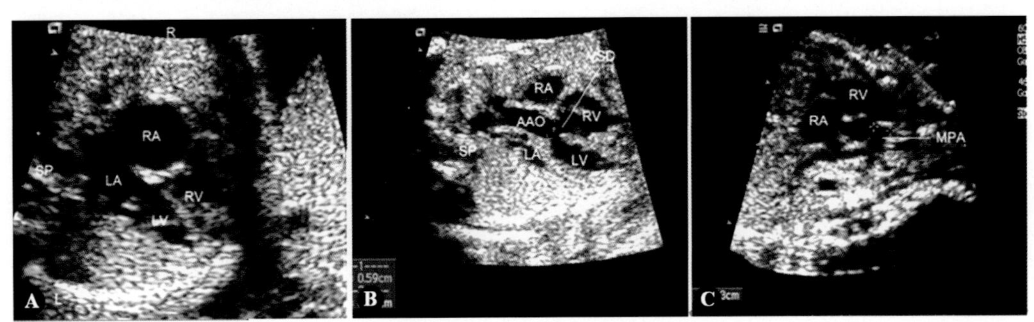


四腔心切面正常，左、右心室对称，大小基本相等，右心室无明显肥厚。左室长轴切面显示前错位型室间隔缺损（VSD），主动脉（AAO）骑跨在室缺的上方。心底短轴切面显示右室流出道及肺动脉（MPA）狭窄。RA：右心房；LA：左心房；RV：右心室；LV：左心室；SP：脊柱；L：左侧；R：右侧

**图 49-12-40　法洛四联症**

④当肺动脉瓣严重狭窄时，三血管切面或三血管-气管切面可显示舒张期动脉导管内存在来自降主动脉的反向血流。

⑤法洛四联症也可合并肺动脉瓣闭锁，这时主肺动脉干可以存在或缺如，肺动脉主干内无前向血流，肺动脉来自降主动脉反向血流（图49-12-41）或肺内的供血来自胸主动脉的侧支血管。

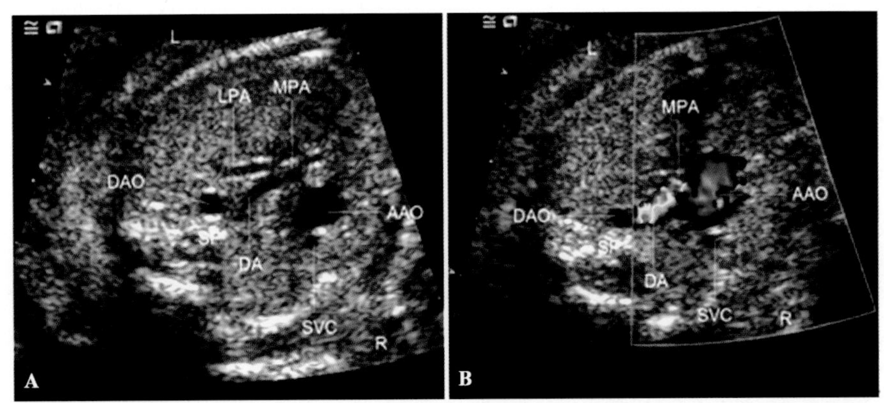


A. 三血管切面二维显示肺动脉（MPA）内径细小，肺动脉起始部闭锁。B. 三血管切面CDFI显示肺动脉主干内无前向血流，来自降主动脉反向血流。DA：动脉导管；AAO：升主动脉；SVC：上腔静脉；SP：脊柱；R：右侧；L：左侧

**图 49-12-41　法洛四联症合并肺动脉闭锁**

⑥法洛四联症另一种不常见类型是肺动脉瓣极度发育不良或缺如，这时肺动脉瓣口存在严重的反流。典型者在超声上表现为肺动脉主干及其左右分支均明显扩张，常合并动脉导管缺如（图49-12-42）。

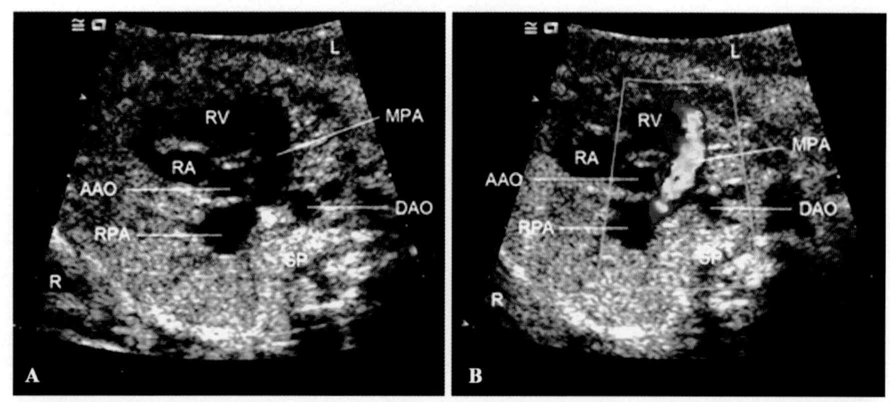


A. 心底短轴切面二维显示肺动脉主干（MPA）及分支均明显扩张，动脉导管缺如，无肺动脉瓣回声，瓣上处有一膜状狭窄处（箭头所示）。B. 心底短轴切面舒张期 CDFI 显示肺动脉瓣口处严重反流。AAO：升主动脉；RV：右心室；RA：右心房；RPA：右肺动脉；DAO：降主动脉；SP：脊柱；R：右侧；L：左侧

**图 49-12-42　法洛四联症合并肺动脉瓣缺如**

（3）诊断思维与评价

①法洛四联症在胎儿期右心室肥厚不明显和前错位型室间隔缺损，四腔心切面的超声表现往往是正常的。如果不扫查左、右心室流出道，就会漏诊此类畸形。因此，法洛四联症产前超声诊断主要通过左、右心室流出道超声表现。

②法洛四联症与右心室双出口鉴别诊断存在较多争议和很多诊断标准，有主动脉骑跨率大于50%、70%或90%诊断右室双出口的不同标准，但对其临床预后判断意义不大。

③在心底部短切面或三血管切面上测量肺动脉瓣环、主肺动脉干、左右肺动脉分支内径，判断肺动脉发育情况。

④法洛四联症胎儿有11%～34%可发生染色体22q微缺失，这些胎儿中很多合并有胸腺发育不良，因此，建议发现此异常时应观察胎儿胸腺大小。

（4）临床意义

本病在胎儿期很少出现心衰，甚至有严重肺动脉狭窄或闭锁亦不会出现，但伴有肺动脉瓣缺如时，常在胎儿期即可出现心衰。右室流出道有严重梗阻时，出生后可出现发绀，右室流出道梗阻较轻者，发绀可在1岁左右才出现。肺动脉闭锁者，随着动脉导管的收缩，病情可突然加重导致新生儿死亡，需要前列腺素E来维持动脉导管开放。

法洛四联症合并染色体异常或综合征等并发症者以及肺动脉瓣闭锁或缺如，预后差，建议终止妊娠。非上述情况者，由于法洛四联症手术效果较好，手术（出生后3月手术）生存率在90%以上，约80%生存者可以耐受正常体力。

法洛四联症人群有11%～34%可发生染色体22q微缺失，当存在右位主动脉弓和肺动脉瓣缺如或闭锁综合征时，其发生率更高。

再发风险：同胞中有一例存在法洛四联症者，其同胞再发风险为2.5%，如果有2例者，再发风险为8%。母体有法洛四联症者，其下一代有2.5%的再发风险；父亲为法洛四联症者，其下一代再发风险为1.5%。

（李胜利　文华轩）

## （十一）永存动脉干

1. 概述

永存动脉干（persistent truncus arteriosus，PTA）是一种少见但异常严重的先天性心血管畸形，占先天性心脏病的1%～4%。其病变特征是心室与动脉连接仅存在单一出口，即主动脉、肺动脉在根部未分，仅有一组半月瓣，动脉干骑跨

于两心室之上，并伴有高位室间隔缺损，体循环、肺循环、冠状动脉的血液均来自共同动脉干。原始心球-共同动脉干分隔发育异常是其胚胎学基础。心球纵隔缺如或发育不全致使主动脉、肺动脉自半月瓣起其间隔未发育，形成室间隔的高位缺损，动脉干即骑跨在室间隔缺损之上。动脉干的半月瓣常为 3 瓣，可有 2～6 个瓣叶畸形，由于瓣叶增厚、变形，致使 PTA 常伴干瓣关闭不全。如果胎儿期干瓣产生大量的反流，则会导致严重的心功能不全和胎儿水肿，以至宫内死亡；胎儿出生后，肺血管阻力降低，由于压差的关系，产生大量的心内分流，则可能出现充血性心力衰竭，或由于心室负荷过重，产生肺血管损伤和肺动脉高压。因此其预后通常不良，该病是围产儿死亡的主要原因之一，产前超声诊断胎儿永存动脉干对降低围产儿病死率及优生具有极其重要的意义。

van Praagh 根据肺动脉及主动脉弓的解剖形态将永存动脉干分为四类（图 49-12-43）：

A1 型约占 50%，动脉干间隔部分形成，但在干瓣上方有巨大缺损。短的肺动脉主干起自动脉干的左背侧并分为左右两支肺动脉。

A2 型约占 25%～30%，主动脉－肺动脉间隔和肺总动脉干缺如，两支肺动脉直接起自动脉干背侧或侧面行向肺部，其开口可分开也可靠得很近。

A3 型约占 8%，仅有一侧肺动脉分支起自动脉干上方，而另一侧肺动脉缺如（多如左肺动脉）通常与主动脉弓同侧，较少在对侧。

A4 型约 12%，动脉干直接在干瓣上方分为一狭窄或发育不全的升主动脉和显著扩大的肺动脉主干，大的动脉导管连接肺动脉分支和降主动脉，而发育不全的主动脉弓在峡部还有狭窄，甚至完全断离。

2. 超声检查所见

（1）四腔心切面多为正常，如室缺较大可探及室间隔上段回声中断。

（2）左室长轴切面应显示室间隔缺损，并可见宽大的单支动脉骑跨于缺损的室间隔之上。

（3）多切面均只显示一条动脉干，一组半月瓣，半月瓣常为 3 瓣，也可有 2～6 个瓣叶，瓣叶可增厚、发育不良、狭窄、关闭不全或二者兼有。

（4）三血管切面失去正常声像特征，仅显示两根血管，一根为增宽的干动脉，一根为上腔静脉或见增宽的干动脉发出肺动脉主干，再形成左右肺动脉。

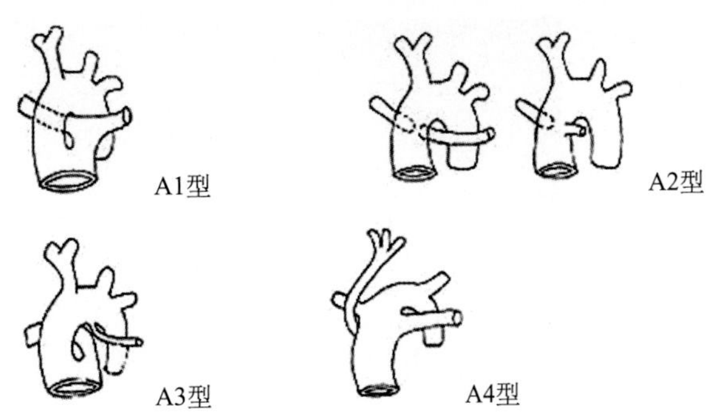


**图 49-12-43 永存动脉干的解剖分型**

（5）若检出肺动脉分支从动脉干发出则可确诊。

（6）右心室流出道缺如，不能显示正常走行的肺动脉和动脉导管弓。

（7）彩色多普勒血流于室间隔中断处可探及过隔血流束。由于共同动脉干瓣膜狭窄或关闭不全彩色多普勒可探及主干内五彩镶嵌花色血流或瓣膜反流信号。

（8）四维胎儿超声心动图 STIC 技术应用。三维平面、断层扫描、B-flow 技术追踪动脉干走行、肺动脉分支起源，立体重建异常血管的空间结构。（图 49-12-44，图 49-12-45）

3. 诊断思维与评价

胎儿期诊断永存动脉干虽有一定的技术难度，但如果经过多切面观检查不能显示两根大动脉，在流出道切面仅见一根宽大动脉骑跨在室间隔之上并仅见一组动脉瓣，应考虑永存动脉干的可能性。但应注意反复检测右室流出道，如右室流出道和肺动脉主干声像均未显示，同时发现肺动脉分支起源于动脉干，诊断才能成立。

由于肺动脉分支起源多种多样，胎儿方位不同，有时声像受到胎儿肋骨或椎骨声影的干扰，因此，超声心动图不可能满意显示所有病例的肺动脉分支起源，即便如此，如果多切面超声检查仅发现一组动脉瓣，也不影响永存动脉干的产前诊断。

正常室间隔的组成有一部分由纵嵴演化，所以总干的瓣下室缺为本病必有畸形。永存动脉干往往还合并其他心脏畸形：主动脉弓右位、主动脉缩窄或离断、一侧肺动脉缺如、单心室、单心房、心内膜垫缺损、房室瓣狭窄或关闭不全等。

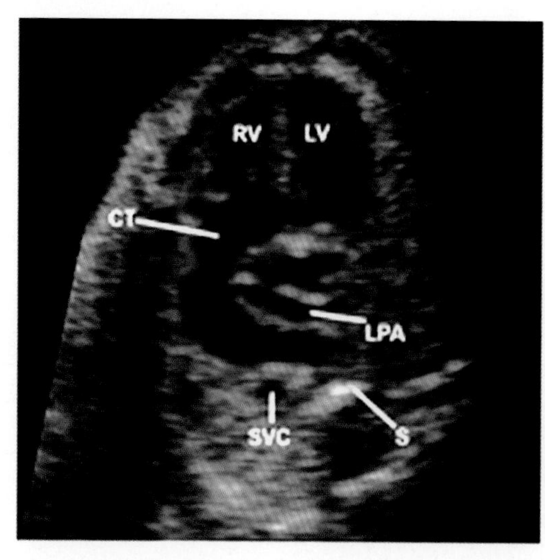

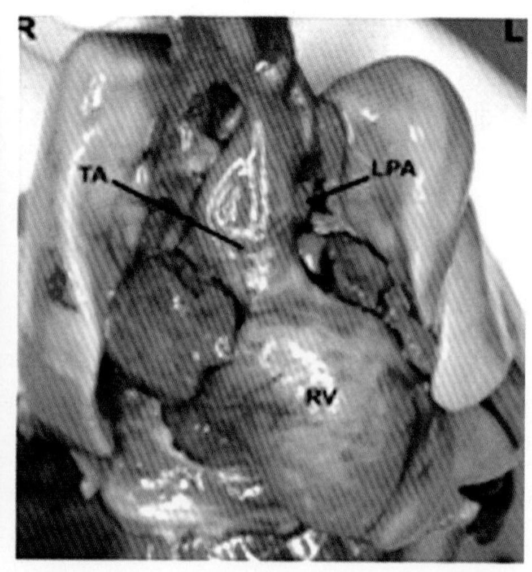


RV：右室；LV：左室；CT：共同动脉干；LPA：左肺动脉；SVC：上腔静脉；S：脊柱（摘自 F. Gotsch，et al）

**图 49-12-44 宽大单支动脉起自左、右心室，骑跨于中断的室间隔之上，见一条肺动脉分支从动脉干左侧发出**

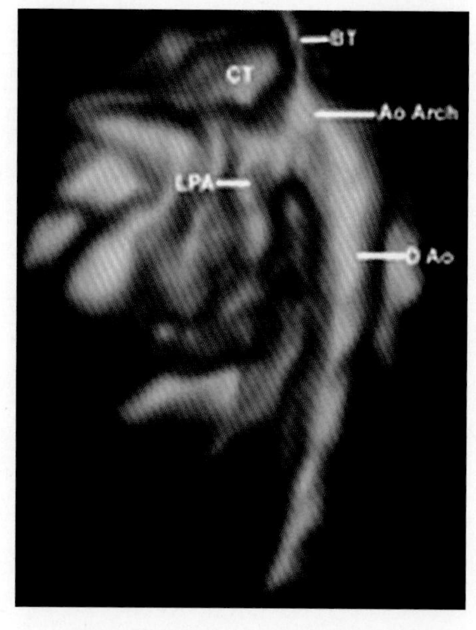


DAo：降主动脉 BT：短干（摘自 F. Gotsch，et al）

**图 49-12-45 B-flow 成像显示共同动脉干及分支，包括左肺动脉（LPA）、主动脉弓（Ao Arch）**

约有 20%同时存在其他系统畸形如胸腔、腹腔积液、脐膨出、单脐动脉、唇腭裂、多指、十二指肠闭锁、无脾综合征、肺发育畸形等。可伴发染色体异常。有报道与 22q11 微小缺失有关。

4. 永存动脉干主要与以下畸形鉴别

（1）法洛氏四联症：尽管存在宽大的主动脉骑跨于中断的室间隔之上，但法四仍存在内径变小的肺动脉与心底相连，并且有两组半月瓣，重症法四肺动脉发育极细，产前超声仅发现一根大动脉时，诊断较为困难，还是应仔细探查有无右流及肺动脉与心底相连接，或于动脉总干上寻找肺动脉分支予以鉴别。

（2）肺动脉闭锁：肺动脉闭锁伴室间隔缺损虽有主动脉骑跨和只有一组动脉瓣，但在大动脉短轴切面或三血管切面仍可见内径正常的肺动脉分支，动脉导管内有反向血流，室间隔缺损处为右向左分流。以此可在超声上与永存动脉干相区别。

（3）升主动脉闭锁：主动脉闭锁后左、右心室只有一个出口，且动脉内径增宽易误认为永存动脉干，但主动脉闭锁后左右心室比例明显失调，左室变小，而永存动脉干在胎儿期血流动力学可不受影响，四腔比例可基本正常。仔细探查还可发现肺动脉起自右室前壁基底部，与动脉导管弓相连接。

通过二维多平面扫查、彩色多普勒血流及脉冲成像，产前诊断永存动脉干的准确率可达 80%，四维超声心动图 STIC 技术的应用可通过三维平面立体构筑心脏血管的空间关系，追踪肺动脉起源及主动脉弓走行，可以为永存动脉干的诊断、分型及鉴别诊断提供更多有价值的信息。

**（汪玉琴 周 欣）**

## 四、胎儿心脏肿瘤及其他

### （一）胎儿心脏肿瘤

原发性心脏肿瘤的发病率很低，有报道儿童不到3‰，近年来随着超声技术应用于胎儿心脏检查，胎儿心脏肿瘤（fetal cardiac tumors）的报道逐年增高，这是超声心动图广泛应用于胎儿检查的结果。超声对肿瘤部位和范围诊断符合率已接近100%，超声心动图已成为临床诊断胎儿心脏肿瘤不可替代的手段。

1. 病理生理

胎儿心脏肿瘤病理类型，以良性为多见，常见的有：横纹肌瘤、纤维瘤、黏液瘤、畸胎瘤、平滑肌瘤等，以横纹肌瘤最常见。横纹肌瘤常见于室间隔，且有多发倾向。肿瘤向心腔内生长，造成心腔、流入道或流出道狭窄，常会引起血流动力学的改变。例如，可发生心室流入道或流出道梗阻，在梗阻的上游形成阻塞，致心腔或血管的扩张和血流淤积；如累及上腔静脉，可引发头面部及上肢浮肿、胸水等；累及下腔静脉，可引起肝淤血、肝大及腹水。若肿瘤累及心肌范围较大，则可引起心肌收缩功能减退，心律失常等并发症，严重者可致胎儿心衰甚至死亡。

2. 超声心动图表现

横纹肌瘤多发生于心房和心室肌，以室间隔多见。如图49-12-46二维超声图像可见肿瘤位于室间隔及十字交叉处，向心腔内突出。肿瘤直径通常几毫米到2～3厘米，呈实性结节状回声团块，边界清晰，基底部宽。多数肿瘤不随心脏收缩舒张发生改变，内部回声均匀或呈高回声团块影。少数弥漫性横纹肌瘤生长在心肌组织内，表现为局部心肌增厚，且与正常心肌组织界限不清晰，随访中可发现肿瘤组织比正常心肌生长迅速，此类肿瘤需与局部性心肌肥厚相鉴别。产前筛查时，遇有心肌局部增厚应进一步进行多切面观察，以四腔心、左室长轴及心室水平短轴观为主要探查切面，观察心室壁的运动，位于心肌内的肿瘤，常影响局部心肌的活动，致心肌组织收缩运动减低。畸胎瘤常为单发，内含骨骼和脂肪等组织，多发生于心室肌。纤维瘤好发于心室肌，通常为单发，瘤内可有坏死或钙化。黏液瘤多发生于左心房，有蒂，多附着于房间隔上，回声偏低，可随心脏收缩移动和变形。生长于心包内的肿瘤，可致心包积液。

心脏肿瘤若凸向心腔，特别是累及流入或流出道时，可引起相应部位的梗阻，彩色多普勒显示流入或流出道内色度明亮的五彩加速血流信号，脉冲或连续多普勒检测出梗阻部位的高速血流。

心脏肿瘤初期，形态微小而不典型，仅表现为心肌内略微增强的回声光团，或心腔内存在“豆粒”大小的中低回声光团，短期随访可提高心脏肿瘤的检出率。笔者曾遇到在心尖部位的心腔内有一中等偏低回声类似黄豆大小的回声光团，出生后随访发现为心腔内及心肌上有多个占位性病变（图49-12-47）。

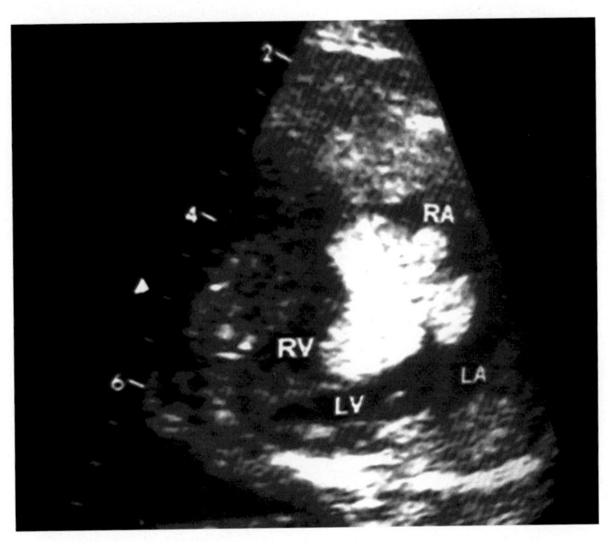


肿瘤组织呈形态不规则的实性高回声团块，侵犯室间隔并占据四个心腔大部分，使胎儿房、室腔均缩小

**图49-12-46 胎儿心脏肿瘤**

3. 治疗与预后

胎儿心脏肿瘤的预后与肿瘤的大小和生长部位、范围有很大关系。最大的威胁是流入道或流出道的梗阻，血流动力学的改变会导致胎儿心腔和血管扩张、胎儿水肿等，血流严重受阻可致胎儿死亡；生长在心肌内的肿瘤，可引起心肌收缩功能降低、心律失常、心衰等；生长于心包内的肿瘤，常伴有心包积液，肿瘤和积液压迫心脏，可致心脏压塞；游离性较好的小肿瘤，预后较好，可在出生后及时手术切除，有学者认为心腔内肿瘤术后有复发倾向，复发的可能性约为50%。也有报道认为胎儿心脏横纹肌瘤出生前受母体激素的影响而不断生

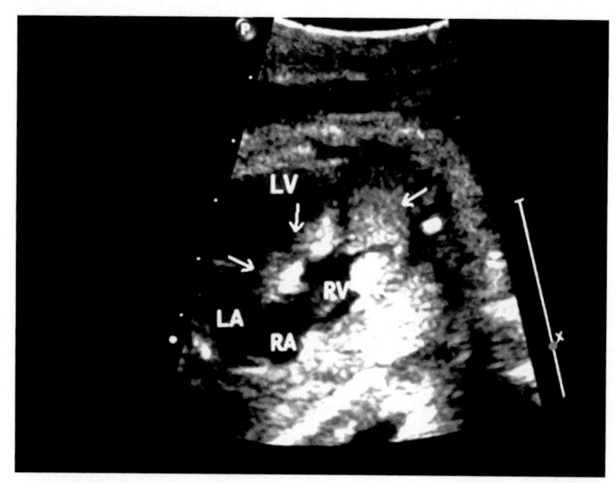


多个箭头所示部位均为肿瘤组织，生长于心室间隔、右心室壁上，向心腔内生长

**图 49-12-47　胎儿心脏多发肿瘤**

长，出生后由于失去母体激素的支持，有生长停滞或萎缩的现象。故对此类病例也可在出生后密切观察，根据情况再决定治疗方案。

### （二）胎儿心包积液

1. 病理生理

心脏包膜，简称心包膜，分壁层和脏层两层，脏、壁层心包膜之间的腔称为心包腔。壁层心包膜厚度大约 1～2mm，其外为纤维层，内衬以浆膜。脏层心包膜为浆膜，紧贴于心肌表面，即所谓心外膜。正常胎儿心包腔内存有大约几毫升的液体，以做心脏活动润滑之用。正常心包腔内液体二维超声不能显示。

引起胎儿心包积液的原因有多种，包括胎儿宫内感染、胎儿宫内溶血、胎儿贫血、双胎输血综合征等胎儿全身性疾病，还可见于胎儿内脏异位、染色体异常、心内结构异常、心律失常、心衰及心包肿瘤等。胎儿心包囊肿、心包内囊腺瘤、实性肿瘤也可同时伴发心包积液。正常、健康胎儿也可以出现少量心包积液，动态观察随访对鉴别正常与否尤其重要。

2. 超声表现

胎儿心包积液的超声表现为心包腔内条状液性暗区，环绕心脏，舒张期心包内液性暗区宽度大于 2mm 为心包积液。通常把心包积液分为少量、中等量和大量。2～5mm 为少量，5～10mm 为中等量，大于 10mm 为大量。如图 49-12-48，为大量心包积液。

需要注意的是，胎儿心肌因为水含量高，回声较低，类似于心包积液。观察时，应多切面扫查，以免把心肌组织误诊心包积液；心包腔内孤立性积液，有可能是心包肿瘤或囊肿，也应注意鉴别。

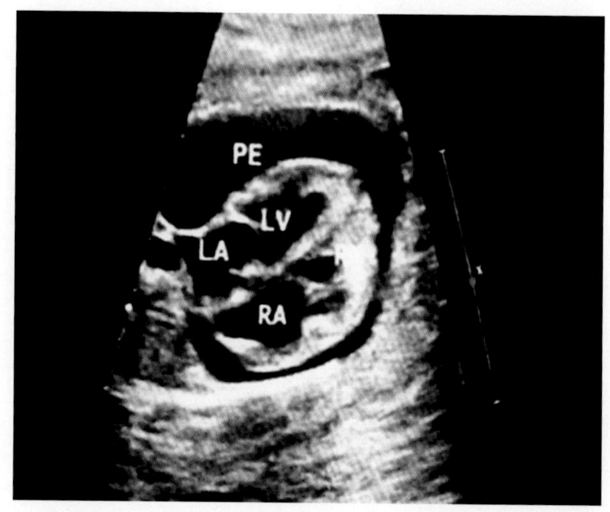


胎儿心包腔内条状液性暗区环绕心脏，PE：心包积液

**图 49-12-48　胎儿大量心包积液**

3. 临床与预后

对于胎儿心包积液的预后，临床报道较少。通过我们观察：小于 5mm 宽度的少量心包积液，如能排除其他并发症，多可以自行吸收。对于大量心包积液的胎儿，应特别注意观察心内结构和功能、心外各器官结构、位置，并结合染色体检查寻找发病原因。国外有文献报道，38%大量心包积液的胎儿伴有心脏结构和形态异常，36%伴有至少一个其他部位积水，常伴有胎儿水肿。其次为胎儿心衰，占 28%，心外器官异位 13%，染色体异常 8%。染色体异常多见于唐氏综合征和 Turner's 综合征。

大量心包积液伴有心内或心外结构异常的可能性大，同时也与孕妇的生育史、家族病史密切相关。心内结构异常不一定合并心包积液，但同时合并心包积液的胎儿病死率较高。随着胎儿心脏超声检查和诊断技术的不断成熟，胎儿心包积液的宫内干预治疗也取得可喜进展。国外报道：超声发现胎儿右室憩室合并大量心包积液，通过经子宫超声引导下心包穿刺抽液治愈。

## （三）胎儿心脏外翻畸形

1. 病理生理

胎儿心脏外翻（fetal ectopia cordis）是一种罕见的严重心血管发育畸形，是由于胸腹部缺损致使心脏完全位于体外，常合并心包部分缺失。国外报道，其发病率为百万分之 5～8，国内文献尚无确切的统计数字。心脏外翻畸形，常合并其他部位的畸形，如 Cantrell’五联症，包括胸骨下端缺失或裂、膈肌前部缺失、上腹壁缺如、心脏外翻及心内畸形。心脏外翻合并心内畸形，常见有：室间隔缺损、法洛氏四联症、右室双出口、永存动脉干、大动脉转位、左室发育异常、三尖瓣下移畸形及心内膜垫缺损等。常合并的心外畸形有：结肠扭转不良、内脏转位、内脏外翻、脐膨出、泌尿生殖系统畸形和消化道异常等。导致心脏外翻畸形的原因尚不清楚，有报道提及可能与妊娠后 14～18 天，中胚层的一个片段发育异常有关。

2. 超声表现

胸腔内没有心脏结构，胸、腹壁缺失或部分缺失，于胸壁外探及搏动的实体，心脏超声多普勒检查可探及心腔和血管结构及其内血流信号，如图 49-12-49、图 49-12-50。

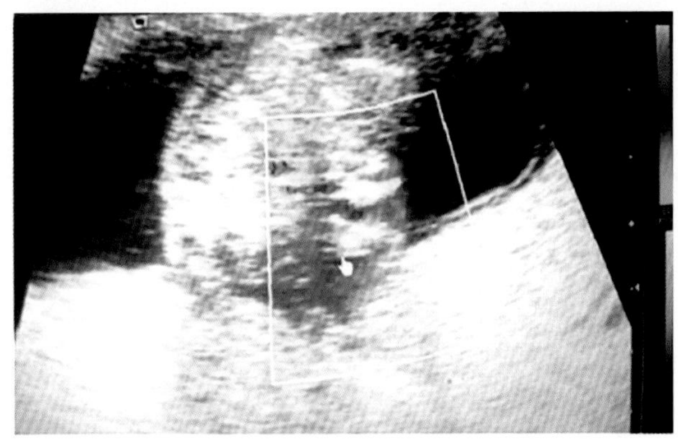

超声示：胸骨下端裂开，心腔及血管结构位于胸壁外，彩色多普勒见心腔内血流信号，红色血流信号为收缩期血流排出心腔

**图 49-12-49 胎儿心脏外翻畸形，心脏收缩时记录**

心脏外翻的超声心动图首先发现心脏的位置异常，少部分为单纯心脏外翻异位，大部分胎儿同时合并有心内结构异常，仔细观察可发现相应的畸形结构和血流。

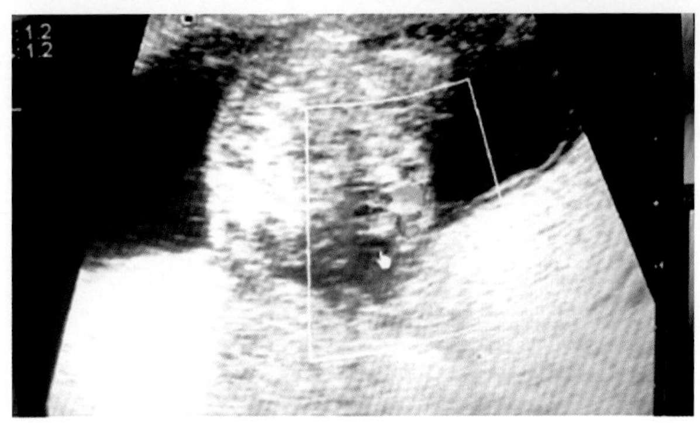

超声显示舒张期血流充盈心腔（蓝色血流信号）

**图 49-12-50 与上图为同一胎儿，箭头所指为体外心脏，心脏舒张时记录**

3. 临床和预后

心脏外翻畸形的胎儿病死率很高，部分死于宫内，部分出生后即死亡。对于单纯心脏外翻畸形的胎儿，出生后可以手术复位，并人工加入骨性和肌性组织覆盖，手术治疗后患儿可以存活。因此，胎儿心脏超声检查发现是否为单纯性心脏外翻尤其重要，可以指导孕妇适时生产，并及时对新生儿进行手术治疗。

（刘传玺）

## 参考文献


[1] Maraj S, Pressman GS, Figueredo VM. Primary cardiac tumors. Int J Cardiol, 2009, 133(2): 152-156.

[2] 马良龙，张泽伟，高晨等．儿童原发性心脏肿瘤的临床特点及外科治疗体会．中华小儿外科杂志，2010，31(5)：390-392.

[3] S. R. Lacey, M. T. Donofrio. Fetal cardiac tumours: prenatal diagnosis and outcome. Pediatric Cardiology, 2007, 28: 61-67.

[4] Allen L, Hornberger L, Sharland G. Fetal cardiac tumors. Textbook of fetal cardiology, 2000: 358-365.

[5] Lethor JP, De Moor M. Multiple cardiac tumors in the fetus. Circulation, 2001, 103: e55.

[6] 李垂平，刘传玺，边琴，等．胎儿心脏感染的临床超声诊断．中国超声医学杂志，2001，10(17)：795-796.

[7] 稽雪芹，李咏梅．胎儿心包脂肪瘤伴心包积液超声表现 1 例．中华超声影像学杂志，2002，2(11)：107.

[8] 吴雅峰．胎儿心血管超声诊断．北京：人民卫生出版社，2004：134.

[9] Timothy C, Slesnick MD, Nancy A, Ayres, MD. Carolyn A. ec at. Characteristics and outcomes of futuses with pericardial effusions, Am J Cardiol, 2005, 96: 599-601.

[10] Norton ME, Nonimmunc. Hydrops fetalis. Semin perinatol, 1994, 1: 321-332.

[11] C. Carrard, J. Massardier, N. Pangaud. Fetal right ventricular

diverticulum with pericardial effusion: report of a new case treated by in utero pericardiocentesis. Pediatr cardiol, 2010, 31: 891-893.

[12] M. Repondek-Liberska, K. Janiak, A. Wloch. Fetal echocardiography in ectopia cordis. Pediatric cardiology, 2000, 3 (21): 249-252.

[13] Scott A, Engum MD. Embryology, sternal clefts, ectopia cordis, and Cantrell's pentalogy. Seminars in pediatric surgery, 2008, 17: 154-160.

[14] 王大章，陈月霞. 畸形胎儿心脏外翻 1 例. 中原医刊，2008，1 (35): 87.

## 五、胎儿心律失常

### （一）胎儿的心率、心律

1. 概述

心脏电活动接受来自大脑高级中枢与脑干或脊髓低级中枢的神经支配。交感神经自脑干发出后需经脊髓、颈胸神经节到达心脏神经丛进而支配心脏；而副交感神经自脑干发出后直接到达心脏神经丛进而支配心脏，两者均选择性地影响窦房结、房室结及心肌的电生理特性。正常心脏的冲动由窦房结开始，依次传遍心房、心室，引起心脏规律性的搏动。如搏动频率在正常范围，且节律规则称为正常心律。

2. 胎儿心率、心律的正常范围

早孕期，胎儿正常心率一般在 150～160 次/分。最早在妊娠 7 周时运用经阴道超声多普勒法测及胎心率，为 156±8 次/分。妊娠 7～10 周，胎心率随胎龄增加而增快（$r=0.65$，$P<0.05$）；第 10 周心率最快（174±5 次/分），10～12 周胎心率渐减慢（$r=-0.55$，$P<0.05$）。随着妊娠进展，胎儿心率在中孕期（152.67±8.75 次/分）较早孕期（162.01±4.91 次/分）略下降，晚孕期（142.34±7.62 次/分）又较中孕期略下降，且不同孕期之间胎儿心率的差异有统计学意义。

3. 胎儿心率、心律的变化规律

（1）妊娠期胎心率正常变异：①无胎动及宫缩时胎心率变异：中晚孕期，通过胎心电子监护连续记录胎心率，正常胎心率一般在 120～160 次/分。胎心率的基线的波动包括变异振幅及变异频率。变异振幅是指胎心率快慢的波动范围，一般为 10～25 次/分。变异频率是指 1 分钟内胎心率波动的次数，正常≥6 次。②胎动时胎心率变异：检查时，运用胎心宫缩电子监护仪，观察胎动时胎心率的变化，了解胎儿宫内安危，被称为无应激试验（non-stress test，NST）。在监测胎心率的过程中，可同时发现胎心律的异常。胎动时，胎心率加速≥15 次/分，持续时间≥15 秒为反应型，称为“NST 有反应”；若胎动时心率无加速，或胎动时胎心率加速＜15 次/分，持续时间＜15 秒为无反应型，称为“NST 无反应”。NST 无反应者需要在一周后复查，高危妊娠者一周内复查 2 次，并根据复查结果决定是否进一步检查或干预。

（2）分娩期胎心率变异：临产后，运用胎心宫缩电子监护仪连续记录胎心率受宫缩影响发生的变异，以及两者之间的相互关系，被称为“胎儿电子监护”。宫缩时胎心率变化主要为以下两大类型：①加速（acceleration）：是指宫缩时胎心率基线暂时增加 15 次/分，持续时间大于 15 秒，是胎儿良好的表现，可能为胎儿躯干或脐静脉受压引起。②减速（deceleration）：是指宫缩时出现短暂的胎心率减慢，可分为三种表现：a. 早期减速（early deceleration，ED）：胎心率下降几乎与宫缩同时开始，胎心率的最低点出现在宫缩的最高峰，变异振幅小于 50 次/分，持续时间短、恢复快，可能胎头受压引起；b. 变异减速（variable deceleration，VD）：胎心减速与宫缩无恒定关系，胎心率变异形态不规则，持续时间长短不一，下降幅度大于 70 次/分，恢复迅速，可能为脐带受压引起；c. 晚期减速（late deceleration，LD）：胎心率减速多在宫缩高峰后开始出现，下降缓慢，下降幅度小于 50 次/分，持续时间长，恢复缓慢，一般认为是胎盘功能不良、胎儿缺氧的表现。

4. 胎儿心率、心律的监测方法

（1）产科检查胎心听诊：可采用听诊器或多普勒胎心诊断仪进行胎心听诊，为临床发现胎儿心律、心率异常的常规手段之一。以往多采用听诊器进行人工听诊，但其受听诊人员、听诊时间、孕妇体位等影响，准确性较差。目前产科临床多采用多普勒胎心诊断仪听诊，因其使用简便、减少了人为误差，并可使医患双方同时获得有关胎儿心跳的信息、方便用于连续监护，且不仅可运用于孕期中的胎心监测，而且可用于分娩期中的胎心监测。

（2）胎儿心电图（fetal electrocardiography，fECG）检查：国内最初于 20 世纪 80 年代初，由

浙江电子计算机研究所与浙江大学医学院附属妇产科医院共同研制成功胎儿心电图仪、并进入临床使用。其基本原理与普通心电图类似，通过接收胎儿心脏电生理活动的电波，在心电图纸上描记心脏电生理活动的综合向量波形。根据异常电生理活动的波形特征，推测引起电生理活动异常的可能原因。在胎儿心律失常的诊断中，可根据QRS波间期的时限，判断胎儿心动过速、心动过缓和早搏。但目前临床应用相对较少。

①直接检查法：当子宫颈口开大2cm以上且胎膜已破时，将负电极经阴道直接置于胎儿先露部位（如胎儿头皮或胎儿臀部），正电极置于母体会阴部，地极置于母体大腿内侧，然后分别将各电极接入胎儿心电图仪，连续记录30秒以上，所记录的fECG是比较清晰而稳定的纯胎儿心电图。其优点是不受母体心电活动的干扰，也不受子宫收缩的影响，P波、QRS波群、T波和ST段显示很清楚，可用于产时胎儿心电图监测。缺点是容易引起感染，需严格消毒，且不能在孕期的早期监测中应用。

②间接检查法：是通过母体腹壁检测到胎儿心脏电生理活动所产生的生物电流。操作方法及要点：减少胎儿心电图室电磁波干扰，产妇平卧位，伸腿，腹壁肌肉放松，将正电极置于母体腹壁的子宫底部，负电极置于耻骨联合上胎儿先露部，地极（无关极）置于母体腹侧壁或大腿内侧。连续记录30秒以上。可获得QRS综合波群，P波，T波较弱或不能显示。优点是：操作简便，无创伤，可多次重复，可用于孕期中胎心监测。但由于电流需通过羊水、子宫肌壁、腹腔、腹壁各层组织，易受孕妇肥胖及腹壁肌肉活动等的影响。且所获得的信号中同时包含了较强的母亲心电、母亲呼吸肌动信号和其他噪声干扰，胎儿心电图电压较低、信号较弱，需要通过特定的电子技术加以改进。

（3）连续胎心率监测：通过连续监测，可及时发现胎心率变异，分析变异的原因并对症处理。本检查主要用于监测与诊断胎儿宫内窘迫，但可在无法进行胎儿心超等检查时运用，监测过程对于发现胎儿可疑心律失常有一定帮助。①妊娠期，可运用多普勒胎心诊断仪对胎心率进行连续记录与观察，运用胎心宫缩电子监护仪对胎心、胎动，及两者相互关系进行连续记录和观察（NST）。②分娩期，可运用胎心宫缩电子监护仪对胎心、宫缩，及两者相互关系进行连续记录和观察（胎儿电子监护）。

（4）普通超声检查：各种超声检查技术在胎心率检测及胎儿心律失常的诊断中所起的作用不尽相同，其中二维实时超声检查和多普勒超声测胎心是最基础的方法，主要用于妊娠期常规检测及发现问题，危重者或临产后可作床旁超声。

①二维实时超声检查：运用普通黑白超声仪、显示胎儿心脏，并通过实时超声监视胎儿心脏活动、计数一分钟胎儿心率，并观察心律是否规则，是最简单的超声检查方法，对仪器设备要求较低、适用范围广，尤其适用于广大基层医院，但资料需要录像保存。

②多普勒超声测胎心：在二维实时超声显示心脏的基础上、运用脉冲多普勒定位心脏、测量胎心率，可以获得比较直观的胎儿心率、心律多普勒波形，可重复性好，亦便于资料的保存及回顾分析。对仪器设备的要求也不高，普通黑白超声仪具备多普勒功能即可。

（5）胎儿心超检查：指专门针对胎儿心脏的超声检查，亦称胎儿超声心动图，重点为对胎儿心脏结构及其运动的观察，用于进一步发现胎儿心脏畸形、诊断胎儿心律失常、评估胎儿心功能，等等。规范的胎儿心超检查基本包括以下内容：①胎情观察：确定胎位、心脏位置，观察心脏大小及腹围平面大血管方位，测量心胸比例、心轴角度；②二维实时超声：观察心跳节律、心脏组成结构（包括腔室形态，及其与大血管连接情况），测量心腔及大血管管径等；③彩色多普勒超声：显示心腔和瓣膜活动、瓣口和大血管血流方向、有无反流，测量瓣口血流速度；④M型超声：测量胎心率、观察室壁或瓣膜的机械运动；⑤功率多普勒超声：主要用于显示肺小血管，检测其多普勒波形、测量胎心率及观察心律。因此，胎儿心超检查综合采用了众多的超声技术，至少包括二维超声心动图、M型超声心动图、彩色多普勒超声心动图、功率多普勒超声心动图等，其中一些特定的检查切面或方法对观察与诊断胎儿心律失常尤为重要。近年来，组织多普勒成像（TDI）、速度向量成像（VVI）等新技术也在胎儿心超中得到越来越多的应用。

①多普勒取样法：a. 在五腔心切面上，将多

普勒取样容积置于心室内的流入道与流出道的交汇点处，可同时得到二尖瓣和主动脉瓣的多普勒血流波形，以此了解心房、心室收缩的情况及其相互关系。二尖瓣的 E 波代表心室舒张早期、A 波代表心室舒张晚期（即心房收缩），主动脉的 S 波代表心室收缩，正常心律心率时 E、A、S 的波形及之间的间距均有固定规律，当出现心律失常时、上述各波形及时相关系发生改变。b. 亦可在胸部横切面（四腔心观），将多普勒取样容积置于肺周边的小血管，同时获得肺小静脉（代表心房收缩）与动脉（代表心室收缩）的多普勒血流波形，从而了解心房与心室收缩情况及相互关系。

②M 型取样法：将 M 型取样线同时穿过心房壁和心室壁，或同时穿过房室瓣和半月瓣，得到的心脏运动 M 型曲线同时显示心房壁和心室壁，或房室瓣和半月瓣的机械运动，有利于观察心房收缩是否传导至心室，有助于了解房室传导阻滞是否存在及其类型。

③组织多普勒成像（tissue doppler imaging，TDI）：是近年来开发的超声心动图室壁运动分析技术，利用多普勒频移原理记录心脏组织的低速高振幅的运动，实时量化心肌运动信息。由于 TDI 运动速度曲线能直接记录观测目标结构在不同时相运动的速度和加速度，即可通过观察心肌的机械运动来间接反映心脏电生理的信息，因此有助于诊断心律失常。

④速度向量成像（Velocity Vector imaging，VVI）：VVI 技术利用超声像素的空间相干、斑点追踪及边界追踪（包括二尖瓣环、组织/心腔边界的运动、组织邻近边界的运动及 R-R 间期显示的心脏循环运动）等技术，采集原始的二维像素的振幅及相位信息，运用一种实时心肌运动跟踪运算法，计算并以矢量方式显示二维超声心动图上组织结构的活动方向、速度、距离、时相等，对心肌组织在多个平面运动的结构力学进行量化分析，避免了多普勒的角度依赖性，实现二维、三维的参数成像，能更准确地对心肌运动进行自动追踪，通过对向量大小及方向的分析得到大量反映心肌生物学特征的数据。以往对胎儿心律失常特别是室上性心动过速发生时，对心肌应变与应变率影响因无心电图同步、心率过快、设备无法提供高帧频二维灰阶图像而难以实现测量及评价病变对心肌运动所产生的影响。此外通常对应变与应变率的研究是基于多普勒组织成像，受到角度限制，对与声束夹角大于 20°的心肌组织及短轴方向上的心肌的形变难以进行准确的评估。而 VVI 技术可在二维切面图上显示房室瓣及心室壁运动并应用 M 型扫描法同步位点显示确认心脏收缩舒张的时相进行分析，以解决以往难以确定胎儿心动周期的问题，可通过检测心律失常时胎儿心肌运动向量及应变与应变率改变解析胎儿心律失常。

（6）胎儿心磁图（fetal magnetocardiography，fMCG）：MCG 是利用低温超导与计算机技术相结合的高科技，以敏感的超导量子介入装置（superconducting quantum interference device，SQUID）为探头、对心动周期中心脏电活动引起的微小磁场变化进行测定，是一项新型的无创伤性心脏检查技术。且 SQUID 探头可区分胎儿的心磁与母体强大的心磁，所得 fMCG 直接反映了心脏电活动而非机械运动，与传统 fECG 相比可以更准确地诊断胎儿心律失常。但 fMCG 所需仪器的成本较高、设置较为复杂，目前仍处于多中心研究阶段。

5. 胎儿心率、心律的异常及其分类

（1）概述：当心脏内异位起搏点的自律性增高，冲动的发生或传导不正常，使心跳频率过慢、过快或心跳节律不规则，统称为心律失常。

胎儿心律失常指在常规产前检查无宫缩时胎儿心律、心率的异常变化，包括以下情况：①胎心节律正常、频率过慢：小于 100 次/分（也有学者定义为小于 120 次/分）；②胎心节律正常、频率过快：大于 180 次/分（也有定义为大于 160 次/分）；③胎心节律不规则、频率正常范围：指胎儿心率在正常范围内，但最快心率与最慢心率之差超过 25～30 次/分。

胎儿心律失常发生的原因可能为先天性心脏病所导致的血流动力学变化，或同时存在的传导系统的发育异常或损害。孕妇中出现一过性胎儿心律失常的比例高达 43%，但大多无临床意义。病理性的心律失常多为持续性或反复出现，发生率为妊娠的 1%～2%，约 10%合并先天性心脏病，严重者可造成胎儿神经系统损害、心力衰竭、水肿，甚至死亡。

（2）胎儿心律失常的分类：胎儿心律失常根据心率快慢可分为慢速型心律失常和快速型心律失常两大类，根据心律是否规则可分为规则型

（心律齐）心律失常和不规则型（心律不齐）心律失常两大类，根据起源部位和冲动传导类型可分为室上性心律失常、室性心律失常和房室传导阻滞三大类。但分类标准尚未完全统一。目前常见临床分类有：①胎儿慢速心律失常：胎儿心率过慢、小于100次/分。包括窦性心动过缓、房室传导阻滞等。其中，房室传导阻滞也可归类为心律不齐，即不规则型心律失常。②胎儿快速心律失常：胎儿心率过快、大于180次/分。包括阵发性室上性心动过速、窦性心动过速、室性心动过速、房扑房颤等。③不规则胎儿心律：指胎儿心律不规则，常见早搏（期前收缩）、窦性心律不齐等。

### （二）胎儿慢速心律失常

1. 概述

胎儿心脏结构异常，胎儿宫内缺氧以及孕妇循环中的自身抗体均可引起胎儿心率减慢。

（1）窦性心动过缓：各种原因引起的窦房结发出的冲动频率过慢，低于孕龄组的正常心率范围，称为窦性心动过缓。发病机制尚不明确，可能因各种原因引起的迷走神经张力增高、胎儿宫内病毒感染（心肌炎）、心肌疾病、心脏发育畸形等所致，也可能与母亲接受硫酸镁治疗和病理性低体温有关。30%～50%的胎儿心动过缓与严重先天性心脏结构缺损有关。

（2）房室传导阻滞：心脏任一部位不应期病理性延长，使激动传导延迟或中断称为心脏传导阻滞。房室传导阻滞是由于各种原因导致房室结区不应期延长，使心房到心室的兴奋传导异常（延迟或中断），是最常见的慢性心律失常，也是引起胎儿持续性心动过缓的主要原因。其发病因素包括①胎儿心脏结构异常：先天性房室传导阻滞中的50%左右与之有关，最常见的心脏畸形为心内膜垫缺损，其他常见畸形包括右室双出口、大动脉转位、肺动脉闭锁、主动脉狭窄与主、肺动脉瓣狭窄、房室束缺陷（有时联合有左房异常）、重症法洛四联症等；②母亲患胶原性疾病：最常见母亲患结缔组织疾病如系统性红斑狼疮，但仅有半数孕妇妊娠前诊断结缔组织疾病，部分在分娩过程中确诊。患有结缔组织疾病的母体血清中检测到抗干燥综合征A（SS-A）抗体和抗干燥综合征B（SS-B）抗体时，心脏传导阻滞在活产胎儿发生率为1%～2%。孕期自妊娠18周开始，抗SS-A和抗SS-B抗体通过胎盘进入胎儿循环，与胎儿心脏传导系统结合，引起胎儿房室结组织局部炎性反应、纤维化，出现房室传导阻滞，胎儿心动过缓。

从电生理角度分析，房室传导阻滞的部位可在房室结内、希氏束内或束支系统内，因此心电图将房室传导阻滞分为三度：①I度房室传导阻滞：P-R间期超过该年龄组正常最高值。②II度房室传导阻滞：I型，P-R间期逐渐延长，最后脱落一次；Ⅱ型，P波按规律出现，QRS波呈规则性的脱落。③III度（完全性）房室传导阻滞：P波与QRS波完全无关，心室率较心房率慢。其中，I度房室传导阻滞因不存在心室漏搏而在胎儿期较难被发现与诊断。运用彩色多普勒超声于左室流出道切面同时检测左室流出道及流入道血流频谱，计算从二尖瓣A峰始至主动脉波峰S的起始点之间的时间间期（相当于PR间期），有助于胎儿房室传导阻滞的诊断及分度。

2. 诊断

（1）窦性心动过缓（sinus bradycardia，SB）：①胎儿心率减慢，小于100次/分，节律规则；②房室传导比例为1∶1，心室率与心房率一致；③M型显示心房心室收缩顺序规律出现；④多普勒显示二尖瓣曲线E、A波峰及主动脉瓣开放关闭曲线整齐，E-A间期、E-E间期、S-S间期规则，但时限延长，S-S间期大于600毫秒。本病需与其他类型慢速心律失常鉴别，如房室传导阻滞等。需注意本病心脏各个部位的运动均减慢，即心室壁、主动脉壁与心房壁的搏动节律一致减慢。

（2）房室传导阻滞（atrioventricular block，AVB）：不同程度的传导阻滞表现不同。

1）完全性房室传导阻滞：①心房壁活动快、频率可在正常范围，但心室壁及主动脉根部曲线活动缓慢，胎儿心室率均＜80次/分、多数＜55次/分；②房室传导异常：心房搏动不能下传至心室，房、室节律分离；③M型显示心率曲线较低，心房收缩与心室收缩不相关，心房心室各自收缩整齐，心室率小于心房率；④多普勒显示二尖瓣波群E峰、A峰各自大小相对一致，但E-A间距分布不规律，A-A间期相对规则，E波与A波不相关，E波频率慢于A波，E-E间期、S-S间期延长，E-A间期极不规律。

2）2∶1房室传导阻滞：①胎儿心室率减慢

在 60～80 次/分；②房室传导比例为 2∶1；③M 型显示心房心室收缩整齐，但心室率仅为心房率的 1/2；④多普勒显示 E 波间隙脱落，仅有 A 波出现，单纯 A 波之后有 S 波出现，在无 E 波脱落的 A 波之后（E-A 存在）无 S 波出现，A 波次数多于 S 波，为 S 波的 2 倍。

3. 临床处理

(1) 处理原则：对胎儿心律失常的处理取决于对其病因的判断，对心脏结构异常以及心脏功能的准确评价，以及胎儿的宫内状况。争取控制心律，恢复和维持窦性心律，并监测与预防心衰与水肿的发生。

(2) 对症处理：①嘱孕妇左侧卧位，常规吸氧。②针对母亲体温变化、服药、和胎儿宫内缺氧等病因的处理。③妊娠前，应进行孕妇完全性房室传导阻滞危险因素咨询，孕妇抗 SS-A 或 SS-B 抗体检测等。产前对抗体检测阳性孕妇进行密切监测，对家族史阳性者以及持续性胎心率＜100 次/min 胎儿行超声心动图检查以了解心脏结构；对Ⅱ度或Ⅲ度房室传导阻滞胎儿进行连续监测。

(3) 给氧治疗：利用多人空气加压舱，清洁地面，舱内紫外线消毒 60 分钟，呼吸软管及三通管用清水洗净后浸泡在 0.1%的新洁尔灭溶液中，30 分钟后取出晾干备用。并向孕妇及陪舱人员交代进舱注意事项。给氧治疗过程中注意记录孕妇的自觉症状。①常压氧治疗：在 101kPa（即常压）下面罩吸氧。采用 2.5 升球囊 1 级供氧，氧浓度 99.9%，氧流量 10 升/分。吸氧 30 分钟，中间休息 5 分钟。每天 1 次，10 次为 1 疗程。②一般治疗 1～2 疗程。

(4) 药物治疗：①对分娩过程中出现的因缺氧引起的胎儿心动过缓采用能量合剂配合新三联（氨茶碱 0.25g＋氟美松 10mg＋5%葡萄糖 20ml）静脉点滴，结果胎心率从 60～110 次/分提高到 120～170 次/分。②有作者尝试经脐静脉给地高辛合并呋塞米治疗胎儿完全性房室传导阻滞，效果良好。③一些类固醇药物、正性肌力药、血浆置换等试用于治疗胎儿完全性房室传导阻滞，效果均不满意。

(5) 产科处理：①缺氧引起的胎儿心动过缓若持续存在，常为严重的甚至胎儿临终前的表现，对有生机儿可考虑立即终止妊娠，以挽救濒危的胎儿。②对确定有心脏结构异常者，视畸形严重程度考虑是否终止妊娠。③选择性早产后进行心脏起搏治疗胎儿完全性房室传导阻滞，效果亦不满意。

4. 胎儿新生儿预后

(1) 窦性心动过缓：①在超声检查中偶尔见到短时（短于 1 分钟）的窦性心动过缓，一般无临床意义，有作者认为是由于探头压迫母亲腹壁引起的迷走神经反应。②持续不变的窦性心动过缓常是窦房结功能障碍表现，是胎儿窘迫和胎儿缺氧的信号，或伴有胎儿心脏病的可能。由缺氧引起的胎儿窦性心动过缓，经过对症处理后近期疗效好。出现持续的胎儿心动过缓并与严重先天性心脏结构缺损有关者，预后不良。③无论因缺氧或心脏结构畸形引起的持续的胎儿心动过缓，在心律失常围产儿中死亡率高达 85%。存活率据报道仅 14%。出现持续心动过缓的胎儿应引起医生和产妇警惕，并积极查找病因。

(2) 房室传导阻滞：①单纯房室传导阻滞在心律失常围产儿中死亡率仅为 10%，在存活患儿中复发率为 10%～16%，且常为完全性。②合并心脏结构异常的完全性房室传导阻滞胎儿仅 14%存活，不合并心脏结构异常的完全性房室传导阻滞胎儿约 85%存活。③房室传导阻滞常引起胎儿持续性心动过缓，心室率大于 60bpm 时一般不引起胎儿心力衰竭与水肿；心室率持续小于 55bpm 时，胎儿充血性心力衰竭与水肿不可避免，胎儿预后很差。④胎儿完全性房室传导阻滞伴有先天性心脏病者容易发生心力衰竭，病死率高。⑤完全性房室传导阻滞伴非免疫性水肿和心衰者，预后较差。⑥新生儿治疗主要根据心室率，小于 50 次/分常需起搏治疗。⑦国外已有尝试宫内起搏治疗。

## （三）胎儿快速心律失常

1. 概述

胎儿心动过速包括室上性心动过速、房性心动过速、房扑及房颤，发生机制尚未明了。

(1) 室上性心动过速（supracentricular tachycardia，SVT）：房性或房室结性期前收缩连续出现 3 次以上，称为房性或结性心动过速。因二者在临床上区分困难，故统称为阵发性室上性心动过速，是胎儿快速型心律失常中最常见的类型，属胎儿高危心律失常。常见于孕 15～40 周，以孕

30～32 周多见。在胎儿心律失常中其发生率仅次于早搏，占全部妊娠胎儿的 0.4%～0.6%（也有报道发生率为 1/1 000），占胎儿心律失常的 4.9%。其病因不明，常因室上 1～2 个异位搏动所诱发，大多与母亲饮用兴奋剂类饮品有关。发病机理多为房室结区的折返节律，其次为心房或房室结的自律性增高和触发激动所引起。胎儿室上性心动过速发作时如伴房扑，与房室间附属旁路高度相关。

（2）窦性心动过速（sinus tachycardia，ST）：由多种原因引起窦房结发出的冲动频率过快，超出孕龄组的正常心率范围，称为窦性心动过速。窦性心动过速偶可发现，是胎儿生理性或病理性应激反应的表现，通常是胎儿迷走神经减弱或交感神经增高的结果。病因包括缺氧、感染、不良应激、母体使用药物（激素及儿茶酚胺类）、母亲甲亢等。发病率占胎儿心律失常的 20%。

（3）室性心动过速（ventricular tachycardia，VT）：室性早搏连续发生 3 次或 3 次以上称为室性心动过速。非常少见，当心室节律快过心房节律的快速心律时应考虑该病。应注意与室上性心动过速相鉴别，因临床治疗室上性心动过速的地高辛和异搏定不可用于室性心动过速。可见于心肌炎、心肌病、先天性心脏病等器质性心脏病，也可以发生于心脏正常者。胎儿心动过速多发生于妊娠晚期，但研究发现约 23.2%的胎儿出现心动过速的孕周小于孕 24 周。

（4）心房扑动（auricular flutter，AF）：心房扑动（房扑）发生率为 1.3%，在胎儿快速型心律失常中排名为第二位常见。研究发现，未成熟的房性节律发生于心房的相对不应期，诱发一个或多个重复反应，不均匀传导形成折返，导致房扑和房颤发生。胎儿心房的大小与房扑的产生有关。研究表明，心房内的折返区需在妊娠 27 周至 30 周发展到一定的大小，方可引起房扑的产生。常与折返性 SVT、房间隔缺损、心肌病及其他罕见的家族性佝偻病等有关。此外，心肌应激性增加以及旁路途径发生率增高亦与房扑发生有关。

（5）心房纤颤（auricular fibrillation）：胎儿心房纤颤（房颤）极少见，无明显的感染、免疫学因素和器质性心脏病等原因。有报道胎儿期间发作的家族性房颤与遗传基因有关。

2. 诊断

（1）室上性心动过速：①胎儿心率变化小，心率≥180 次/分，但小于<300 次/分，为 220～260 次/分，心律绝对规则，振幅强度一致；②房室传导：通常为 1：1 房室传导的房性心动过速，如心房率与心室率不同时应考虑为房扑或房颤；③M 型显示心房心室收缩规律出现；④多普勒显示二尖瓣及主动脉瓣活动曲线整齐规律，E-A 间期、E-E 间期、S-S 间期规则、时限缩短，S-S 间期小于 333 毫秒；⑤一般为阵发性、反复性发作，突发突止；⑥如为持续性发作，应预防胎儿心衰的发生，需要监测心脏扩大、心包积液、胎儿水肿、三尖瓣反流、脐静脉波动性血流等现象的出现及其严重程度。

（2）窦性心动过速：①胎儿心率>160 次/分，但<200 次/分，约在 180～190 次/分，节律规则；②房室传导多为 1：1 传导；③M 型显示心房心室收缩顺序规律出现；④多普勒显示二尖瓣及主动脉瓣活动曲线整齐规律，E-A 间期、E-E 间期、S-S 间期规则、时限缩短，S-S 间期小于 375 毫秒。

（3）室性心动过速：①胎儿心率>160 次/分，心室节律规则；②房室传导异常：表现为房、室节律分离；③M 型显示心室收缩规律出现，而心房率慢于心室率；④多普勒显示主动脉瓣开放关闭曲线整齐规律，二尖瓣波群 E 峰规律、A 峰出现频率少于 E 峰，且 A 峰频率及大小不定，E-E 间期、S-S 间期规则、时限缩短，A 波频率慢于 E 波，A 波出现频率及大小不规则，E-A 间期极不规律，S-S 间期小于 375 毫秒。因心室兴奋逆向传入心房，使每次心室搏动之后都有一次心房搏动，故很难辨别是心室搏动在前还是心房搏动在前，产前诊断较困难。

（4）房扑：①胎儿心率极快、节律一般规则，心房率>300 次/分，但<600 次/分，一般在 300～400 次/分；②房室传导比例：固定或不固定，以 2：1 传导最多见（约 75%）；心室率慢于心房率、但常>200 次分；③M 型显示心房收缩频率快而规律，心室率慢于心房率且节律不定；④多普勒频谱显示 A 波频率规则增快，E 波出现频率慢，A-A 间期小于 200ms。

（5）房颤：①胎儿心率极快、节律极不规则，心房率大于 360 次/分，一般在 400～700 次/分；

②房室传导比例不定，可合并房室传导阻滞；③M型显示心房收缩增快而极不规律，心室率慢于心房率，心室率多在120～160次/分；多普勒频谱表现为二尖瓣波形呈单峰，其振幅、时距不等，与S波无固定关系；A-A间期小于200ms；S波振幅、大小、时距亦绝对不一。

3. 临床处理

（1）处理原则：积极治疗胎儿快速心律失常，控制持续性心律失常，预防与控制心衰与水肿的发生。临床处理包括三方面，根据病情考虑：①密切随访，不干预；②药物治疗；③终止妊娠。

（2）对症处理：对阵发性室上性心动过速、持续发作时间<48小时者，可进行保守的对症处理，包括①卧床休息；②停止饮用含兴奋剂类饮品；③产科对症处理。

（3）给氧治疗：对阵发性的窦性心动过速无需特殊治疗，对其持续发作者给予常压氧治疗1～2疗程（详见上述）。

（4）药物治疗：胎儿心律失常的药物治疗包括以下途径：①母亲胎盘途径给药：即通过孕母口服或静脉滴注抗心律失常药物，药物过胎盘以后对胎儿起作用。但药物在脐血的浓度较母血为低。②（经皮羊膜腔穿刺）胎儿直接给药：当胎儿顽固心律失常合并水肿，且孕妇口服抗心律失常药治疗无效或不宜经母亲胎盘途径给药时可考虑，包括脐静脉穿刺注射、胎儿肌内穿刺注射、胎儿腹腔穿刺注射和胎儿心腔穿刺注射，但方法的技术要求极高、危险性增高。

1）地高辛（digoxin）：①对室上性心动过速持续发作时间48小时以上者，且合并胎儿非免疫性水肿者，需行积极的药物治疗以促使胎儿转律。地高辛为治疗SVT的首选药，且临床应用比较成熟。首剂负荷量可采用先给孕妇口服地高辛1～2mg；亦可采用静脉注射西地兰每日1次，每次0.2～0.4mg；同时口服地高辛每日2次，每次0.25mg。5～8天达到洋地黄化。待洋地黄化后改为口服地高辛每日2次，每次0.25～0.75mg。用药期间需每日1～2次监测胎儿心率、心功能及孕妇洋地黄血药浓度、心电图。因地高辛个体吸收差异大，且妊娠时血容量大，血浆清除率高，为取得较好疗效应使地高辛的血浓度达到治疗范围的上限。②地高辛同时用于治疗室性心动过速、心房扑动等胎儿快速心律失常（用法同①），但应慎用并加强监护。③非水肿胎儿可单用地高辛治疗，且效果良好，单药转复率可达62%～71%；少数无效者，可加用其他抗心律失常药物如维拉帕米、β-受体阻滞剂、氟卡尼、胺碘酮等，可明显提高转复率和控制心室率。

2）氟卡尼（flecainide，又译氟卡胺）：孕妇口服100～150mg，3次/天。于1991年用于治疗胎儿SVT，作用迅速且能更有效地通过胎盘，胎儿血药质量浓度可达母体80%，治疗伴有水肿的胎儿SVT效果明显好于地高辛。近年使用氟卡尼治疗室性心动过速增多。但因其毒副作用较大，不能作为一线用药。使用时需住院监测。

3）索他洛尔（sotalol，又译心得慢）：文献报道为80～160mg/次，每12小时1次；并可加量至80～160mg/次，每8小时1次。索他洛尔是一种β受体阻滞剂，同时还有延迟动作电位时间的作用。因其口服吸收完全，可自由穿过胎盘屏障，只在羊水中蓄积而不在胎儿自身蓄积；能有效控制心率；对母体无不良反应；已成为治疗胎儿心动过速的有效药物，对有无水肿的SVT及AF都有良好的疗效，能很好控制心房扑动的发作。因此虽然是三线用药，但因治疗房扑效果好、复发少，有作者推荐其作为未来治疗房扑的首选药物。但因其潜在的致心律失常作用，也有作者认为其不能成为一线用药。

4）乙胺碘肤酮（amiodarone，又译胺碘酮）：负荷剂量为1 200mg/天，用3～5天；然后改为维持剂量600～900mg/天。治疗伴有胎儿水肿的顽固性SVT效果好，也能较好控制房扑发作，并与地高辛联合应用于心室功能不良的快速心律失常。虽然仅10%～40%能通过胎盘屏障，但因其半衰期较长、容易在胎儿体内积聚，因此作为抗胎儿心律失常的二线用药。而且因其半衰期长，也用作胎儿直接给药，以减少脐血管穿刺的次数。胺碘酮含碘和甲状腺素类似物，可能影响母儿甲状腺功能，需监测母亲甲状腺功能、胎儿宫内生长发育情况，并对新生儿做甲状腺功能的检查。

5）其他：普鲁卡因酰胺（procainamide）、维拉帕米（Verapamil）和奎尼丁（quinidine）等，为治疗胎儿心律失常的二线药物，可用于治疗SVT及室性心动过速（VT）等胎儿快速心律失常。如果单药效果不好，可选两种或两种以上药物合并使用，但应注意药物间相互作用，其中地高辛用量需减半。一旦怀疑持续性快速型室性心动过速，需行胎儿穿刺直接给药时，可选用胺碘酮、地高辛、维拉帕米、腺苷（adenosine）、索他洛尔、利多卡因（lidocaine）等药。

（5）产科处理：根据产科情况处理。对顽固性胎儿快速心律失常，适时终止妊娠后进行出生后治疗也是一种干预手段。孕35周以上（估计胎肺已成熟），可考虑终止妊娠。

4. 胎儿新生儿预后

（1）室上性心动过速：①研究认为多数胎儿SVT与迷走神经张力有关，经阴道分娩后心律失常消失，出生后心律正常。②对阵发性室上性心动过速、持续发作时间<48小时者对症处理后，约60%的胎儿心律心率转为正常，约40%胎儿转为频发房性早搏或短阵室上性心动过速。③持续性室上性心动过速超过12小时，可能引起胎儿心输出量下降致器官血供不足而产生脐静脉搏动性血流，此时如未能转律治疗成功，胎儿可因心衰迅速加重而出现全身水肿，危及胎儿生命。约50%的胎儿持续性SVT导致胎儿心力衰竭。④持续性室上性心动过速发作持续超过48小时，可能影响胎儿脑部血流灌注及导致脑部发育受损，胎儿新生儿期可能出现胎儿脑出血等严重并发症，胎儿新生儿预后不良的可能性提高。⑤室上性心动过速偶尔可发展成心房扑动和心房颤动。⑥地高辛治疗后胎儿心功能将得到改善，但胎儿转律时间可能需要10天以上。⑦常压氧治疗SVT有效率可高达93.1%，治疗后SVT多数可自行消失，也可转为频发房性早搏伴短阵SVT。⑧室上性心动过速时，胎儿合并心脏畸形的比例约为50%，胎儿预后与合并存在的心脏崎形有关。⑨建议将胎儿SVT的心脏超声监测延长至出生后12个月以上。

（2）其他类型的胎儿快速心律失常：①胎儿心动过速时胎儿心脏结构的异常的概率为3%左右。房扑和房颤中6%～20%并发先心病。若无心脏结构异常发生，持续性心动过速的胎儿、如不伴有胎儿心衰，水肿，则临床意义不大，产后多消失。②非持续性窦性心动过速预后良好，持续性者常伴有胎儿结构异常。③胎儿房扑是一种潜在使胎儿致命的心律失常类型，通常为宫内胎儿充血性心衰、水肿和死亡的原因。房扑引起胎儿水肿时情况更加严重。房扑伴有高度房室传导阻滞（房室传导为5：1或6：1）时常导致胎儿死亡。房扑胎儿部分在出生时出现房扑，少数在出生后立即发现有神经学病症，预后不良。④房性心动过速常常对药物治疗反应欠佳，其持续性发作可致心脏扩大和衰竭。单独使用地高辛治疗房扑的有效率为20%，合并使用维拉帕米或氟卡尼其有效率分别提高到57%和59%。⑤有报道胎儿期间发作的家族性房颤，其新生儿出生后仍示房颤节律，超声检查可发现心房扩大、卵圆孔扩张及胎儿水肿。

### （四）不规则胎儿心律

是指胎儿心律不齐、但胎心率一般在正常范围内，包括早搏、窦性心律不齐等，此处介绍早搏（期前收缩）。

1. 概述

早搏是提前出现的、由异位起搏点发放的搏动。可发生于心房、房室结与心室。发病占胎儿心律失常的40%以上。胎儿早搏最常见的为房性早搏（房早），其次是室性早搏（室早），结性（交界性）早搏很少出现。正常胎心率伴有胎心节律失常时，1%～2%的概率有胎儿心脏结构的异常。

研究发现胎儿期早搏发生的机制可能如下：①羊水过少或脐带缠绕、过长、过短、打结、扭转引起胎儿血流改变，使心肌缺血、缺氧，导致迷走神经兴奋而出现早搏。②孕妇孕期不同程度的细菌或病毒感染，病菌通过胎盘屏障经血液循环直接侵入胎儿，引起胎儿心脏病变，影响其自律性、应激性及传导性，从而发生早搏。

房性早搏的异位兴奋点多起源于左心耳外侧以及其他正常的心房壁。母亲的精神、身体状态及孕晚期的不规则宫缩是早搏的主要原因。此外，房性早搏发生还与房间隔卵圆孔发育异常有关，如卵圆孔瓣过长、动脉瘤及Chiair's网状组织形成。

2. 诊断

每10次正常搏动至少发生一次房壁或室壁的提前收缩可诊断为早搏。

（1）房性早搏：①胎儿心率在正常范围或不定，节律不规则；②房室传导：房早下传时则引起心室壁的提前收缩及主动脉瓣的提前开放；房早未下传时则该周期无心室壁收缩、主动脉瓣开放及主动脉血流频谱的出现；③M型显示当一个传导的房性早搏发生时出现典型的心房壁提前运动及收缩之后房室瓣开放，随后出现心室壁收缩；④多普勒显示二尖瓣A波提前出现，E-A间期缩短，A波甚至可重叠于E波上，接之出现一个振幅低、频谱小、提前的S′波（代表下传的提前的心室收缩），S-S′间期缩短、S′-S间期延长，但S-S′-S间期小于正常的S-S′-S间期，S′波后E-A间期延长，S′波后第一个S波频谱高大。⑤房性早搏之后的代偿间期多数是不完全性的，此点可与室性早搏鉴别。⑥当房性早搏发生时多普勒显示外周血流出现典型的血流动力学改变，表现为外周静脉（如下腔静脉、静脉导管、肝静脉等）血流频谱反向波的出现及时间的延长。

（2）室性早搏：①胎儿心率在正常范围或不定，节律不规则；②房室传导：室性早搏代偿间期是由于从心室到心房的电冲动逆传导，引起心房不应期，出现无心房收缩的室早完全性代偿间期；③M型显示心室壁提前收缩而无相应的心房收缩；④多普勒显示二尖瓣仅有E波出现、其后无相应的A波，接之出现一个提前的、振幅低、频谱小的S波，S-S′间期缩短、S′-S间期延长，S-S′-S间期等于正常的S-S′-S间期，S′波后E-A间期延长，S′波后第一个S波频谱高大。

3. 临床处理

（1）处理原则：大多数无须特殊治疗，可自行消失。对偶发早搏，按产科常规2～4周随访；对频发的早搏，需每周随访，并评估胎儿心功能、寻找病因。对有病因者针对病因治疗。临床处理时需要考虑：孕周、胎儿水肿、心律失常的类型。

（2）对症处理：包括：①卧床休息；②常规吸氧；③加强临床随诊：对偶发的不规则胎儿心律加强临床随诊（定期听诊胎心）；若持续存在，应通过胎儿超声心动图密切随诊；④室性早搏常不需宫内治疗；⑤早搏胎儿的母亲应避免使用强心类药物。

（3）给氧治疗：①常压氧治疗（详见上述）。②高压氧治疗：治疗压力为1～4ATA，升压为15分钟，戴面罩吸低流量纯氧3分钟，中间休息5分钟，降压为20分钟。1日1次，7天为一疗程。同时常规应用青霉素800万单位静脉点滴。③治疗1～2疗程。

（4）药物治疗：①一般药物治疗：维生素C2.0g加入5%葡萄糖500ml静脉点滴，每日1次，治疗1周为一疗程。②抗心律失常药物治疗：早搏频繁、影响心脏功能的情况下，可选用抗心律失常药物，如心律平、胺碘酮等治疗。如房早：口服心律平100mg，3次/日；口服辅酶$Q_{10}$ 10mg，1次/日，连用5天。如胎心律稍有好转，心律平剂量可增加至150mg，3次/日，口服连用5天。

（5）产科处理：若出现心脏结构异常或胎儿水肿，可考虑尽早终止妊娠，

4. 胎儿新生儿预后

决定胎儿预后的因素，包括是否伴有心血管或其他畸形，有无胎儿水肿，心律失常的类型和性质（一过性或持续性），胎儿心率范围，以及有无合理有效的治疗。

胎儿的期外收缩一般预后较好。①房性早搏多数在出生前、分娩过程中或出生后的几天内自行消失。②极少数频发的未下传的房性早搏可引起胎儿心动过缓及心律不齐，影响胎儿循环功能，重者损害心功能，因此，应引起重视，并注意与房室传导阻滞鉴别。部分初期诊断为心律不齐的胎儿经MCG或生后心电图证实为Ⅰ度及Ⅱ度房室传导阻滞。③室性早搏多数可自行消失，但有约0.5%的胎儿早搏在妊娠中发展成折返性快速心律失常。④早搏一般不转变为心动过速，故一般不会出现宫内胎儿心力衰竭。⑤房性早搏在出生后应监测心电图，必要时生后安装临时起搏器。⑥室性早搏常不需出生后治疗。⑦口服心律平对早搏有效。⑧高压氧或常压氧治疗可使胎儿室性早搏明显减少并逐渐消失。有报道对胎儿室性早搏的孕妇给予高压氧治疗4～7次后，孕期内未再发现胎儿室性早搏。常压氧治疗早搏的痊愈率为95.8%，而未用常压氧治疗组的痊愈率为40.0%。

（周毓青）

## 参考文献


[1] 侯应龙．自主神经系统与室性心律失常．中国心脏起搏与心电生理杂志，2009，23(1)：1.

[2] 张宴，李小梅．先天性心脏病术前相关性心律失常．中国实用儿科杂志，2003，18(6)：371-373.

[3] Strasburger JF. Prenatal diagnosis of fetal arrhythmias. Clin Perinatol，2005，32(4)：891-912.

[4] 黄晶晶，桂永浩，常才，等．经阴道超声对妊娠早期胎心血流动力学变化的检测．中国医学影像技术，2002，18(7)：689-691.

[5] 王鸿，耿丹明，李慧忠，等．多普勒超声对正常胎儿心脏机械

性 PR 间期的临床研究．中华医学超声杂志(电子版),2009,6(6):1001-1006.
[6] 丰有吉,沈铿．妇产科学．北京:人民卫生出版社,2005:53.
[7] 吴方银,张芳芳．胎心听诊的质量控制探讨．海南医学,2003,14(12):63-65.
[8] 诸红女．胎儿心电图的检查方法及临床意义．中国实用妇科与产科杂志,2004,20(1):23-24.
[9] 马明,邹志斌,杨玉林,等．采用盲源提取和后小波滤波的胎儿心电图提取．仪器仪表学报,2010,31(5):1196-1100.
[10] 赵博文,吕江红,徐海珊,等．组织多普勒成像在胎儿心律失常中的应用研究．中华超声影像学杂志,2006,15(11):831-835.
[11] 张玉娟,吴瑛．组织多普勒成像与心磁图在胎儿心律失常研究中的应用．中国介入影像与治疗学,2008,5(3):243-245.
[12] 智光．超声速度向量成像技术的应用和展望．世界医疗器械,2006,12:78-82.
[13] 李宏英,于艳阳,刘 晶．胎儿心律失常的原因及对胎儿预后的影响．中国伤残医学,2006,14(6):18-20.
[14] 马星,刘宁,刘书海,等．胎儿不规则心律的超声观察与预后分析．实用医学杂志,2008,24(18):3206-3207.
[15] 包云田．高压氧治疗胎儿频发室性期前收缩 11 例．中原医刊,2003,30(22):23-24.
[16] 卢晓欣,王鸿,汤永健．常压氧治疗 48 例胎儿心律失常的疗效观察．中国优生与遗传杂志,2002,10(6):69-70.
[17] 石云,王玉华,刘庆云．能量合剂配伍新三联对 36 例胎儿心动过缓的临床观察．中华临床医药,2004,5(5):67-68.
[18] 王鸿,耿丹明,李慧忠,等．超声心动图对胎儿室上性心动过速的诊断及宫内治疗疗效评价．中华医学超声杂志(电子版),2007,4(3):150-152.
[19] 郝凤梅．经母体给药治疗宫内胎儿心律失常 1 例．滨州医学院学报,2003,26(1):43.
[20] 王士秀．母体给药治疗胎儿疾病．天津药学,2002,14(2):18-19.
[21] 王鸿,耿丹明,陈龙,等．胎儿超声心动图对胎儿室上性心动过速的诊断和治疗评价．中国优生与遗传杂志,2006,14(9):63-64.
[22] 陆杏菊,郑秀芬．胎心早搏临床观察．中国优生与遗传杂志,1999,7(3):79-81.
[23] 李中健,苑帅,杨利红,等．胎儿心电图诊断胎儿早搏 16 例观察．中国实用妇科与产科杂志,2004,20(6):384.
[24] 王鸿,耿丹明,卢晓欣,等．胎儿阵发性室上性心动过速的超声诊断及治疗．中华医学超声杂志(电子版),2009,6(4):718-724.
[25] 严英榴．产前超声诊断学．北京:人民卫生出版社,2003:302.
[26] 李胜利．胎儿畸形产前超声诊断学．北京:人民军医出版社,2004:228-231,629.
[27] 滕银成,汤希伟．胎儿心律失常治疗进展．国外医学妇产科学分册,2001,28(1):13-15.
[28] 王成,薛小红．胎儿和新生儿心律失常诊断的诊断与治疗进展．实用儿科临床杂志,2008,23(2):81-84.
[29] MRCOG Chinnaya Anandakumar, MRCOGArijit Biswas, MRACOG Stephen S. L. Chew, et al. Direct fetal therapy for hydrops secondary to congenital atrioventricular heart block. Obstetrics Gynecology, 1996, 87(5): 835-837.
[30] OlusA, Julene SC. Fetal dysrhythmias [J]. Best Practice Research Clinical Obstetrics Gynaecology, 2008, 22(1): 31-48.
[31] Nakai K, Fukuhiro H, Kawazoe K, et al. Development of 64-channel magnetocardiography and clinical application. Rinsho Byori, 2006, 54(8): 844-849.
[32] Wren C. Cardiac arrhythmias in the fetus and newborn. Semin Fetal Neonatal Med, 2006, 11(3): 182-190.
[33] Copel JA, Liang RI, Demasio K, et al. The clinical significance of their regular fetal heart rhythm. Am J Obstet Gynecol, 2000, 182(4): 813-817.
[34] Oudijk MA, Michon MM, Kleinman CS, et al. Circulation, 2000, 101(23): 2721-2726.
[35] 袁志敏,李晓．索他洛尔治疗胎儿心律失常．新医学,2001,32(2):110.
[36] 黄秀英．胎儿心律失常的临床诊断与治疗．中外医疗,2007,18:10.
[37] Lukas A. Lisowski, Paul M. Verheijen, Avraham A. Benatar, et al. Atrial Flutter in the Perinatal Age Group: Diagnosis, Management and Outcome. Journal of the American College of Cardiology, 2000, 35(3): 771-777.
[38] E. E. Jaeggi, J. C. Fouron, S. P. Drblik. Fetal atrial flutter: Diagnosis, clinical features, treatment, and outcome. The Journal of Pediatrics, 1998, 132(2): 335-339.
[39] Julie S. Glickstein, Jill Buyon, Deborah Friedman. Pulsed Doppler Echocardiographic Assessment of the Fetal PR Interval. The American Journal of Cardiology, 2000, 86(2): 236-239.
[40] Olus Api, Julene S. Carvalho. Fetal dysrhythmias. Best Practice & Research Clinical Obstetrics & Gynaecology, 2008, 22(1): 31-48.

## 第十三节 泌尿生殖系统畸形

### 一、肾脏位置形态异常

1. 肾缺如

肾缺如指在胚胎发育过程中，单侧或双侧没有发生输尿管芽，后生肾原基失去输尿管芽的诱导而致单或双侧没有肾脏。单侧缺如发病率 1/1 000；双侧缺如发病率 1～2/5 000。双侧肾缺如由于羊水过少导致严重肺发育不良，常为致死性。单侧肾缺如时，如果对侧肾脏发育正常，预后好。散发性发病，再发风险低。

超声表现：在胎儿腰部脊柱旁一侧或双侧未

探及肾脏结构，相当于正常肾区位置被肠管回声代替；同侧肾上腺与脊柱平行，称为肾上腺“平卧征”（图 49-13-1）。双肾缺如时，动态观察膀胱不充盈且伴明显羊水过少或无羊水。双侧肾缺如由于没有羊水的声窗，有时诊断较困难，容易将肾上腺误认为肾脏，此时彩色多普勒不能探及肾动脉有助于诊断（图 49-13-2）。单侧肾缺如由于羊水及膀胱均正常，较容易漏诊。另外肾区未探及肾脏结构时还应注意异位肾的可能。

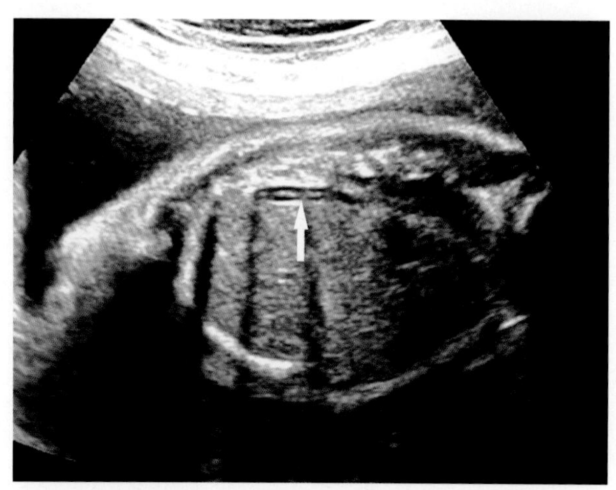

胎儿一侧肾脏缺如，同侧肾上腺（箭头所指）与脊柱平行

**图 49-13-1　胎儿肾上腺“平卧征”**

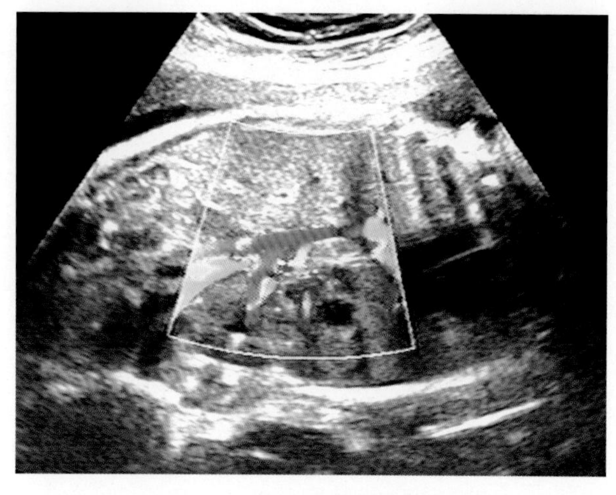

彩超显示胎儿肾缺如侧的肾动脉缺如

**图 49-13-2　胎儿肾缺如时肾动脉彩超**

2. 异位肾

异位肾指肾脏不位于正常的肾窝，而异位至盆腔或对侧，极少数穿过横膈进入胸腔。最常见的是盆腔异位肾，其次是交叉异位肾。散发性发病，再发风险低。

（1）盆腔异位肾

盆腔异位指肾脏位于盆腔，在髂窝内或骶骨前方的中线位置处。发病率 1/700 新生儿。在胚胎 6～10 周时，上升的后肾被肠系膜动脉干或脐动脉阻挡时，未能上移至腰部异位于盆腔。单侧盆腔肾预后好，但常合并膀胱输尿管反流。散发性发生，再发风险低。

超声表现：在胎儿脊柱旁的肾窝看不到肾脏声像；在膀胱旁的盆腔内可以探及肾脏结构（图 49-13-3）。有时还可以看到盆腔肾的血供来自髂血管而不来自腹主动脉。羊水量正常。

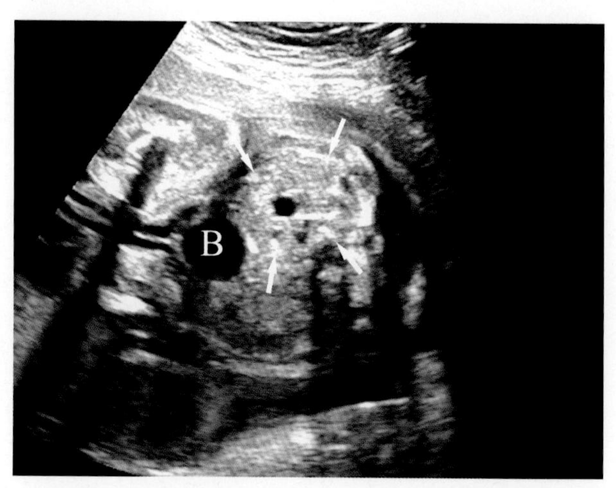


胎儿盆腔内见一侧肾脏（箭头所指）位于膀胱（B）旁

**图 49-13-3　胎儿盆腔异位肾**

（2）交叉异位肾

交叉异位肾指一侧肾脏异位至身体对侧，可以与另一侧肾脏融合而位于其下极，也可以不融合。左肾交叉异位至右侧较常见。多数病例没有明显临床症状，但泌尿系统感染的概率有所升高。

超声表现：胎儿脊柱一旁的肾窝，尤其是左侧肾窝，看不到肾脏声像。另一侧肾脏增大，位于一侧下腹部，该侧肾脏可以看到两个肾盂结构。

3. 重复肾

重复肾是指一个肾脏有两个或两个以上肾盂，分别连接两条或两条以上输尿管。胚胎时期输尿管芽分支过早，形成重复的输尿管而诱导后生肾原基形成重复肾。通常连接上极肾盂的输尿管常合并膀胱开口位置异常或异位开口于尿道、前庭或阴道，形成梗阻导致肾盂、输尿管积液。27％～42％的病例还可以有输尿管疝。重复肾发病率约为 1/1 500，单侧的发生率约为双侧的 6 倍。多数病例没有症状，但容易合并尿路感染。对于有泌尿道梗阻、严重积水的则需行输尿管膀胱移植术或重复肾、重复输尿管切除术。散发性发病，再发风险低。

超声表现：一侧肾脏轻度增大，见两个肾盂结构，上极肾盂、输尿管常扩张（图 49-13-4）。合并输尿管疝时膀胱内可见膜状的输尿管疝突向膀胱内。没有肾盂扩张时，重复肾的产前诊断较困难。

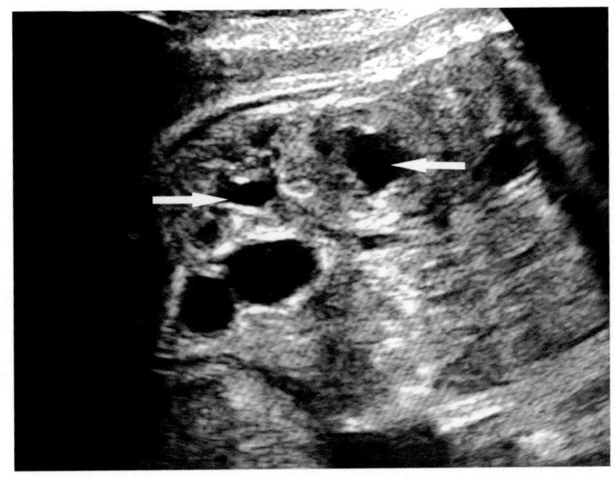

胎儿一侧肾脏内可见两个肾盂结构（箭头所指），上肾盂轻度积液

**图 49-13-4 胎儿重复肾**

4. 马蹄肾

马蹄肾指双侧肾脏的下极通过峡部的纤维或肾实质而互相融合在一起，是融合肾中最常见的一种。由于其上升受到肠系膜下动脉的阻挡，马蹄肾的位置常较正常位置低。发病率为 1/400 新生儿，男性胎儿发生率高于女性。约 30% 的 Turner 综合征及 20% 的 18 三体合并有马蹄肾，此时预后较差。单纯的马蹄肾预后好，半数没有症状。但部分患者可能有感染、血尿、膀胱输尿管反流等，出生后应密切观察。

超声表现：胎儿腹部的横切面或斜切面，在降主动脉前可以看到双侧肾脏的下极相连，横跨中线。双肾稍向前、向中线处旋转（图 49-13-5）。双侧肾盂常有轻度分离。

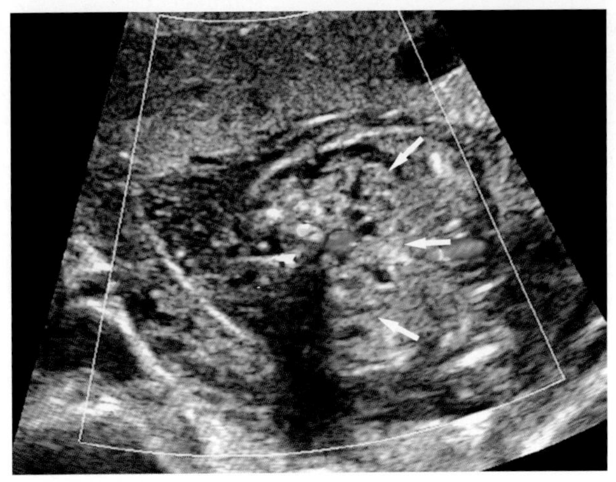

胎儿腹腔段降主动脉前可见两侧肾脏（箭头所指）相连，横跨中线

**图 49-13-5 胎儿马蹄肾**

## 二、肾囊性疾病

1. 肾囊肿

肾囊肿指发生于肾实质内、与肾盂肾盏不相通的一个或数个大小不等的单纯性囊肿。可能由肾小管憩室发展而来。预后好，一般无症状，可以在出生后择期行囊肿穿刺治疗。

超声表现：多发生于单侧或双侧肾的两极，囊壁薄，内为液性暗区（图 49-13-6）。囊肿体积小时易被误为肠管而漏诊，大者可占据胎儿腹部，难辨囊肿来源。

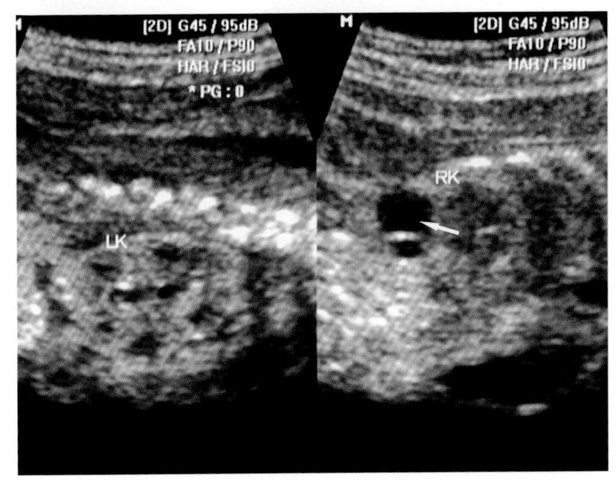


左肾（LK）未见异常，右肾（RK）内见小囊（箭头所指）

**图 49-13-6 胎儿肾囊肿**

2. 婴儿型多囊肾

婴儿型多囊肾又称为常染色体隐性遗传性多囊性肾病（autosomal recessive polycystic kidney disease，ARPKD），由染色体 6p21 上的 PKHD1 基因发生突变所致。大体上可以看到双肾明显增大，切面见弥漫的大头针帽至绿豆大的小囊肿呈

放射状排列，肾实质呈海绵状，皮质与髓质间分界不清；镜下扩张的囊腔均为过度发育和扩张的集合管。常合并肝脏门脉部和小叶纤维化。发生率1/20 000～1/40 000新生儿。根据临床症状和病理改变（肾内扩张的集合系统的比例），可以将其分成产前期、新生儿期、幼儿期及青少年期四种亚型。由于羊水过少导致肺发育不良，预后极差。本病为常染色体隐性遗传，再发风险约为25%。

超声表现：典型的超声声像一般出现在妊娠中期，但有时要到妊娠晚期才出现。双侧肾脏呈对称性明显增大，其大小相当于同一孕周正常肾脏大小的+4SD。由于其内大量的小囊造成声波散射，肾脏回声明显增强，肾皮、髓质分解不清（图49-13-7）。因为扩张的小囊导致肾脏没有功能，一般合并羊水过少或无羊水，膀胱不能显示。

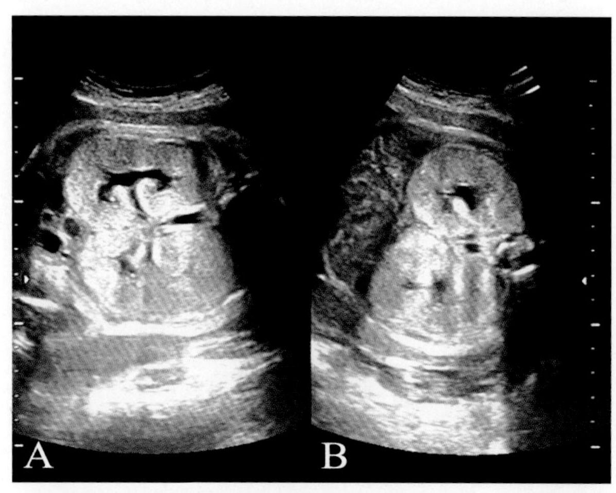


胎儿双侧肾脏增大、回声增强（A图双肾纵切面，B图双肾横切面）

**图49-13-7　胎儿婴儿型多囊肾**

3. 成人型多囊肾

成人型多囊肾又称为常染色体显性遗传性多囊性肾病（autosomal dominant polycystic kidney Disease，ADPKD），由16号染色体上的PKD1或PKD2基因突变所致。大体上见双肾增大，切面上见多个大小不等的小囊，但胎儿时期的成人型多囊肾多为早期改变，很少看到明显的小囊。发病率约为1/1000活产儿。一般来说，多数成人型多囊肾要到30～50岁才出现临床症状，但在产前就做出诊断的新生儿预后较差，可能会在1岁左右发展成高血压。由于染色体显性遗传，再发风险为50%，但也有少数病例为基因突变，其再发风险与其他散发病例相似。

超声表现：双侧肾脏中等程度增大，大小相当于相同孕周肾脏大小的+2SD。肾脏回声增高，主要局限在肾皮质（图49-13-8）。有时可以看到小囊状结构。由于肾皮质回声增高，而髓质回声正常，肾皮髓质分界特别明显。少数皮髓质分解不清。膀胱及羊水量正常。常在妊娠中晚期才出现典型的超声声像。对于有怀疑的病例，可以检查胎儿父母的肾脏，如果证实其中一方为多囊肾对诊断有所帮助。

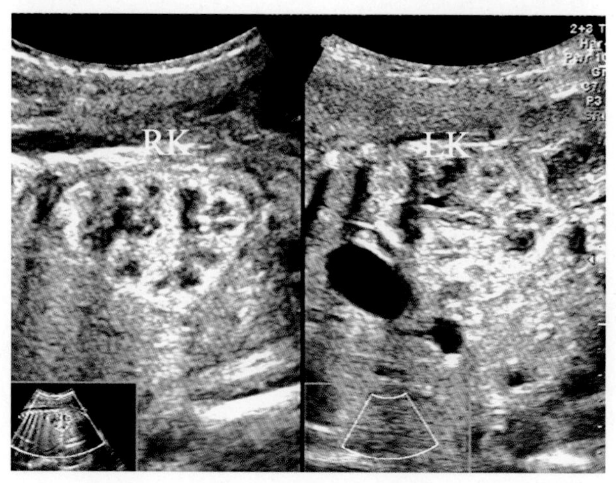


胎儿双肾增大、回声增高，皮髓质分界清晰（LK左肾，RK右肾）

**图49-13-8　成人型多囊肾**

4. 多囊性发育不良肾

多囊性发育不良肾指肾脏增大，肾实质内有多个大小不等、互不相通的囊肿，肾实质回声增高。75%～80%为单侧发病，也可累及双侧或肾脏部分病变。主要由于胚胎发育早期时肾单位与输尿管芽的连接和发育异常所致。发病率为1/1 000～5 000活产儿。通常散在发病，但有报道1%～2%的病例可家族遗传。单侧发病预后较好，有报道可合并感染或高血压。病变侧肾脏多半会逐渐萎缩，最终消失。双侧病变时羊水过少导致肺发育不良，预后极差。

超声表现：肾内见多个大小不等、互不相通的小囊，肾实质回声增高（图49-13-9）。肾脏多明显增大，主要取决于肾内小囊的数目和大小。膀胱和羊水量一般正常。也有部分变异病例的肾脏体积变小，最终演变为肾发育不良。病变侧的肾动脉缩窄或消失。单侧发病羊水量正常、膀胱显示；双侧发病则严重羊水过少、膀胱不能显示。

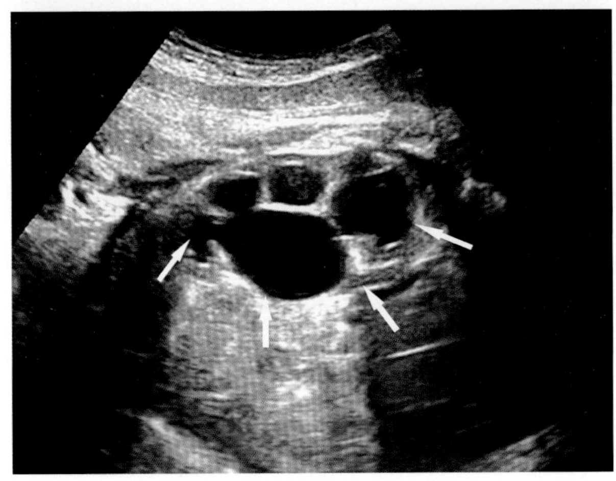

胎儿肾脏内见多个大小不等、互不相通小囊（箭头所指）

**图 49-13-9　多囊性肾发育不良**

5. 梗阻性囊性发育不良肾

梗阻性囊性发育不良肾主要由于妊娠早期或中期的尿路梗阻所致的肾脏变小、回声升高。多由尿道梗阻引起，累及双肾，也可由单侧尿路梗阻引起单侧发病。镜下肾皮质内不规则地排列着纤维组织及多个小囊。预后取决于肾发育不良的程度，如果双侧受累，羊水过少，预后不良。

超声表现：肾脏变小、回声升高，皮质周边见多个小囊结构。小囊的存在提示肾发育不良。

## 三、梗阻性尿路疾病

1. 肾积液

肾积液是尿路梗阻导致肾盂肾盏内尿液潴留、肾盂扩大、肾实质萎缩。发病率 1～5/500 新生儿。引起肾积液的原因主要为尿路梗阻（表 49-13-1），但泌尿生殖系统的正常发育过程中有时也会出现一过性的肾积水，动态观察肾盂分离的变化，有助于鉴别生理性或病理性梗阻。肾积液超声的声像及临床预后主要取决于梗阻的严重程度、发生的时间及持续时间。超声检查发现肾积液时，必须要注意羊水量、积液的程度、发病时间、单侧还是双侧、有无合并其他畸形。由于正常胎儿可以有轻度肾盂扩张，肾积液的诊断标准一直都有争议，目前国内以肾脏横切面上测量肾盂前后径≥10mm 作为诊断标准。影响肾盂大小的因素包括母亲的血容量、胎儿膀胱的大小等。肾积液预后较好，30%～40%会在出生后两年内自行消退，20%～50%的病例需要手术治疗，主要取决于肾积液的严重程度。双侧肾积液合并羊水过少时预后不良。

超声表现：在肾脏横切面上测量肾盂前后径≥10mm 为肾盂扩张。根据肾盂内积液程度可以分为：①轻度肾积液：肾盂分离 1～1.5cm；②中度肾积液：肾盂分离在 1.5cm 以上，肾盏出现积液，呈花瓣状排列，肾实质无明显改变或稍变薄；③重度肾积液：肾盂肾盏扩张形成囊状，肾实质明显变薄甚至成为菲薄的膜样组织（图 49-13-10）。肾积水可以单侧也可以双侧，双侧等量积液常由于下尿路梗阻引起。单侧肾积液时，羊水量一般正常；而双侧肾积液多合并羊水过少，但梗阻不完全时羊水量亦可正常。

**表 49-13-1　引起肾积水的主要原因**

| |
|---|
| 肾盂输尿管连接处梗阻 |
| 膀胱输尿管连接处梗阻 |
| 先天性巨输尿管 |
| 泄殖腔发育不全 |
| 重复肾 |
| 后尿道瓣膜 |
| 膀胱输尿管反流 |

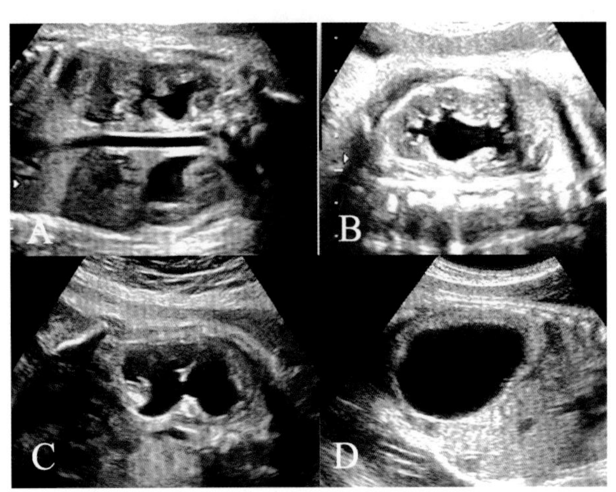


A. 双肾肾盂分离；B. 轻度肾积液；C. 中度肾积液；D. 重度肾积液

**图 49-13-10　胎儿肾积液**

2. 肾盂输尿管连接处梗阻

肾盂输尿管连接处梗阻指肾盂与输尿管连接处发生梗阻，导致肾积液，是导致肾积液的最常见原因，发病率约为 1/2000。常见于男孩，70%

为单侧发病。真正的病因并不是很明确，只有少数病例由输尿管狭窄引起，大部分病例可能是功能性改变。预后较好，出生后的肾功能与产前肾积水的程度相关。孕期发现胎儿肾积水，应追踪观察其变化，双侧积水重点注意羊水量改变，羊水过少常提示预后不良。绝大部分病例散发发病，再发风险很低。

超声表现：典型的肾积液表现，肾盂输尿管连接处呈漏斗状或鸟嘴样突起（图 49-13-11），不合并输尿管扩张，膀胱羊水量正常。

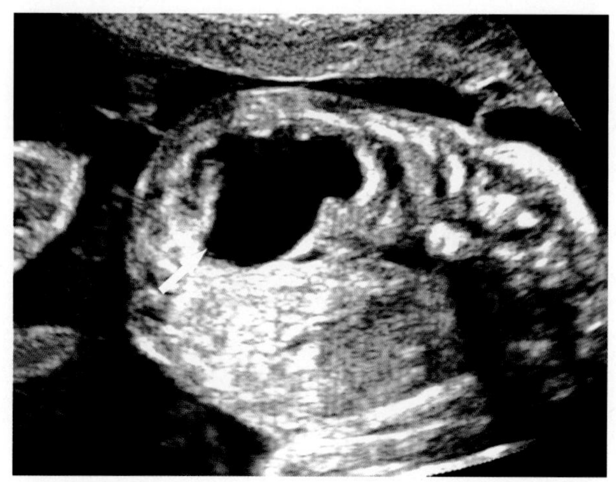

胎儿肾脏积液轻度积液，肾盂输尿管连接处呈鸟嘴样突起（箭头所指）

**图 49-13-11 胎儿肾盂输尿管连接处梗阻**

3. 膀胱输尿管连接处梗阻

膀胱输尿管连接处梗阻指输尿管末端与膀胱连接之处发生生理性或功能性梗阻而导致肾和输尿管积水，10%的肾积水由其所致。发病率约为 1/6 500，男女比例约为 2∶1。25%的病例为双侧发病。

超声表现：除了肾积水，还有输尿管的扩张。扩张的输尿管表现为脊柱两旁弯曲的管道状无回声区（图 49-13-12），宽径从几毫米到 2～3 厘米。沿扩张输尿管向上扫查，可见其与扩张的肾盂相连。扩张的输尿管主要与肠管鉴别，肠管内可有胎粪回声，可见其蠕动变形。一侧梗阻时膀胱及羊水量均正常。

4. 输尿管囊肿和异位输尿管开口所致梗阻

输尿管囊肿指输尿管末端进入膀胱的部分呈囊性扩张而突入膀胱内。输尿管囊肿常见于重复肾。异位输尿管开口指输尿管开口位于尿道、膀胱颈或膀胱三角区以外其他部分等。输尿管囊肿

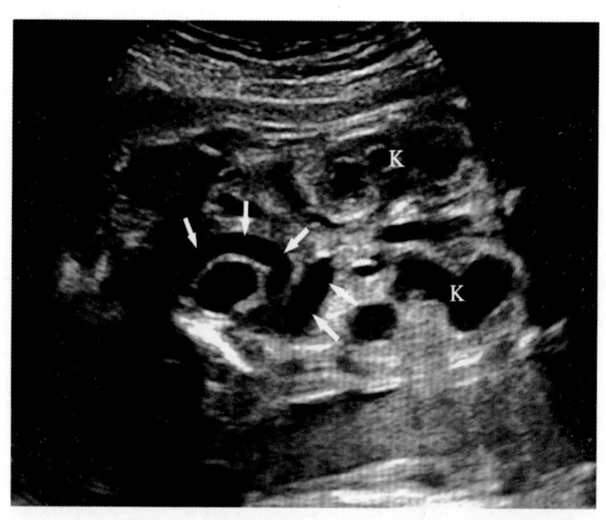


胎儿双肾（K）轻度积液，输尿管扩张迂曲（箭头所指）

**图 49-13-12 胎儿输尿管扩张**

及异位输尿管膀胱开口均可导致尿路梗阻而致输尿管扩张，但很难在产前鉴别，做出准确诊断。

超声表现：输尿管囊肿表现为膀胱内的小泡（图 49-13-13），大小可随着膀胱的变化而变化，膀胱充盈时输尿管囊肿可变小或消失，而膀胱不充盈时则增大。发现重复肾的上极肾盂及输尿管积水，而膀胱内没有发现输尿管囊肿时，要注意输尿管异位开口可能。

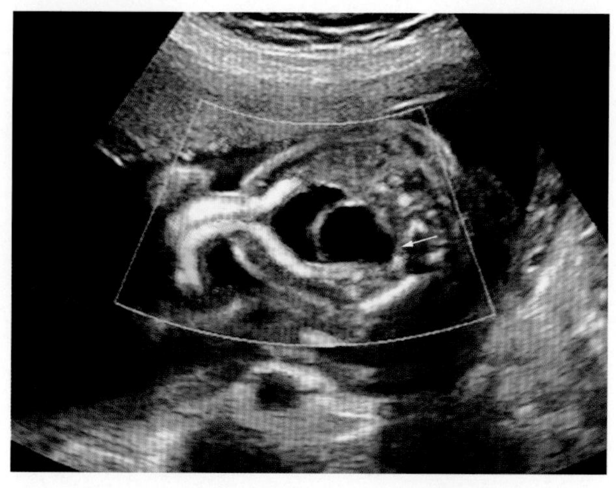

胎儿膀胱内小泡状结构（箭头所指）为输尿管囊肿

**图 49-13-13 胎儿输尿管囊肿**

5. 先天性巨输尿管

先天性巨输尿管是由于输尿管末端肌肉结构发育异常，导致输尿管末端功能性梗阻，梗阻段以上输尿管扩张、积水及肾积水。产前超声检查很难与膀胱输尿管连接处梗阻鉴别，产后可进行

尿路动力学检查而鉴别诊断。

超声表现：与膀胱输尿管连接处梗阻的超声表现相似，产前难以鉴别。

6. 膀胱输尿管反流

膀胱输尿管反流指排尿时尿液从膀胱反流至输尿管和肾盂，引起输尿管、肾盂扩张。可双侧或单侧受累，产前超声诊断以男性胎儿多见。但产前很难与其他原因引起的泌尿道积水鉴别。预后较好，35%以上病例在出生后的2年内会自行缓解。有家族遗传的报道，母亲有该病时，其子女的发病机会增高。

超声表现：双侧肾盂、输尿管积水，膀胱稍增大，而膀胱壁的厚度及羊水量均正常，最可能的诊断就是双侧膀胱输尿管反流。有时可以观察到肾盂及输尿管管径大小的变化。

7. 后尿道瓣膜

后尿道瓣膜指后尿道内瓣膜吸收不完全，导致下尿路不同程度的梗阻。只发生在男性胎儿，发生率1：5 000～8 000。如果羊水量正常，预后较好；如果羊水过少或无羊水，肾脏回声增高则预后较差。散在发病，再发风险低。

超声表现：膀胱增大，膀胱壁增厚、回声增强；双侧肾盂、输尿管扩张；后尿道的近端扩张，与增大的膀胱相连，形成“钥匙孔征”（图49-13-14）。羊水量可减少或正常。

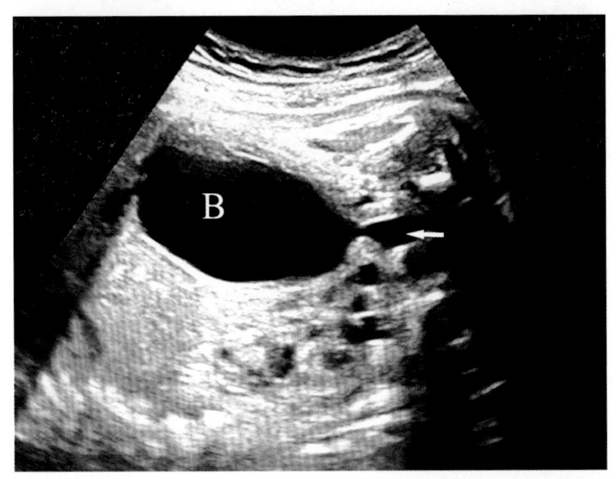


胎儿膀胱（B）增大，后尿道近端（箭头所指）与其相连

**图 49-13-14　胎儿后尿道瓣膜**

8. 尿道闭锁

尿道闭锁指尿道闭锁形成一索状结构而导致下尿路完全梗阻。男、女胎儿均可发生。与严重的后尿道瓣膜很难鉴别。由于没有羊水，肺发育不良，预后极差。

超声表现：膀胱显著增大，占满整个腹腔，膀胱壁增厚、回声增强；双侧肾盂、输尿管扩张；完全无羊水。

## 四、永久性泄殖腔

永久性泄殖腔是指尿道、生殖道及肠道汇合到一个共同出口的复杂先天性畸形。只发生在女性胎儿，发生率1/40 000到1/50 000活产儿。根据泄殖腔的形态，永久性泄殖腔可以分成尿道型和阴道型。尿道型的共同开口是尿道的延续；阴道型的共同开口是阴道的延续。永久性泄殖腔畸形时膀胱、阴道及直肠间的相互关系非常复杂多变，另外还可合并一系列相关畸形如重复膀胱、骶尾部发育不良等。由于畸形复杂，需要分期进行多次手术，随着外科手术技术的不断提高，可能取得较好的预后。多为散在发病。

超声表现：永久性泄殖腔的超声表现非常复杂多变，产前诊断非常困难。主要的超声特征为阴道扩张，表现为中线上的囊性结构，内部可见分隔或低回声。囊性肿块可以很大，占满整个胎儿腹部。还可出现直肠扩张，里面充满尿液和胎粪而表现为杂乱高回声。常合并双肾积液、肾囊性发育不良及羊水过少。其他的表现还包括一过性的腹水、生长发育迟缓、脊柱异常特别是骼骨发育不良。

## 五、泄殖腔外翻

泄殖腔外翻是非常罕见的先天畸形，包括一系列畸形如膀胱外翻、脐膨出、肛门闭锁、脊柱畸形。主要由于胚胎时期泄殖腔膜畸变，妨碍间叶组织的移行及脐下腹壁的发育所致。发生率1/200 000～1/400 000，较多见于双胎。泄殖腔外翻如果不进行治疗将是致死性畸形。手术治疗包括一系列复杂的泄殖腔重建、膀胱闭合、耻骨联合合拢术等，生存率为70%～90%。散在发病。

超声表现：脐带以下的腹壁缺损，盆腔内看不到膀胱声像（图49-13-15），或者仅看到泄殖腔膜持续存在形成的囊状的结构。羊水量正常。还可以看到其他一些相关畸形如脐膨出、腰骶部的脊髓脊膜膨出、肾脏异常及下肢畸形等。

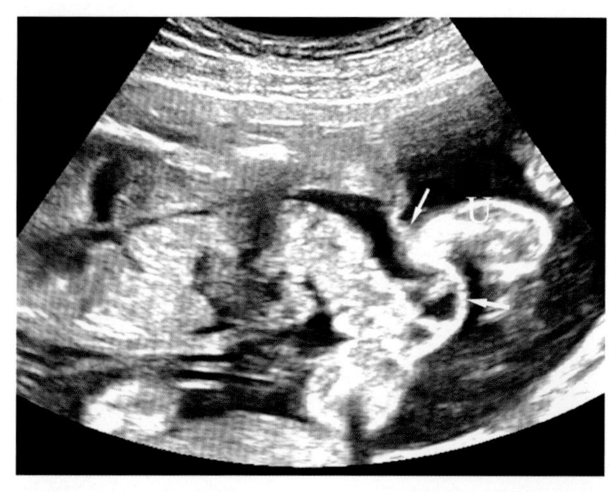


胎儿脐带（U）处腹壁缺损，仅见泄殖腔膜形成的囊状结构（箭头所指），看不到膀胱声像

**图 49-13-15　胎儿泄殖腔外翻**

## 六、膀胱外翻

膀胱外翻也很少见，指脐带以下腹壁的缺损，膀胱前壁缺损、后壁从下腹壁向外突出而暴露在羊水中。发生率 1/30 000 活产儿。胚胎发育约 4 周时，间叶细胞不能移行到腹壁与泄殖腔间的外胚层处，导致下腹壁闭合不完全，常合并有耻骨联合分离、脐轮低置、外生殖器异常。男/女发病比例为 3：1。手术重建效果较好。散在发病。

超声表现：盆腔内无膀胱声像，下腹壁缺损，下腹见等回声的小肿物向外突出，羊水量及肾脏正常。腹腔段的脐动脉呈平行排列。其他的声像如脐轮低位、耻骨分离及阴茎短小等细微的畸形一般很难看到。由于腹壁缺损不大，软组织包块不清晰，且位置较低，容易误诊为外生殖器，加上胎儿体位的限制，膀胱外翻常常漏诊。因此在产前超声检查未见膀胱声像而羊水量正常时，应考虑膀胱外翻的可能性。

## 七、肾脏肿瘤

肾脏肿瘤是从肾脏长出的良性或恶性肿瘤。胎儿期相当少见，儿童期的发病率约为 1/125 000。通常单侧发病，肾脏部分或完全被肿块取代。肿瘤边界欠清、有或者没有包膜、血流丰富。最常见的肾脏肿瘤是良性的中胚层肿瘤，其次为恶性的 Wilm's 瘤。肾脏肿瘤的预后主要取决于其病理性质，总的来说预后较好。

超声表现：与其他肿瘤一样，通常要到妊娠晚期才表现出典型声像。肿瘤部分或完全取代整个肾脏，甚至邻近的腹腔脏器也受压。中胚层肿瘤由于没有包膜，通常边界欠清；而 Wilm′s 瘤有包膜，边界较清。彩色多普勒可以探测到肿瘤内部丰富的血流。

## 八、脐尿管畸形

脐尿管畸形指由于脐尿管闭合不完全，形成持续性脐尿管、脐尿管囊肿、脐尿管窦、脐尿管瘘等异常。其中最常见、并能在产前诊断的是脐尿管囊肿。脐尿管囊肿由于脐尿管未闭合，膀胱与脐带内尿囊的远端相通，形成脐带内囊肿。

超声表现：脐带根部一囊肿，仔细观察与膀胱相通（图 49-13-16），随膀胱充盈和排空其大小有所变化，膀胱排空时囊肿缩小，彩超显示两条脐动脉沿着囊肿两侧进入脐带。超声声像与位于脐根部的单纯性脐带囊肿有时鉴别困难。

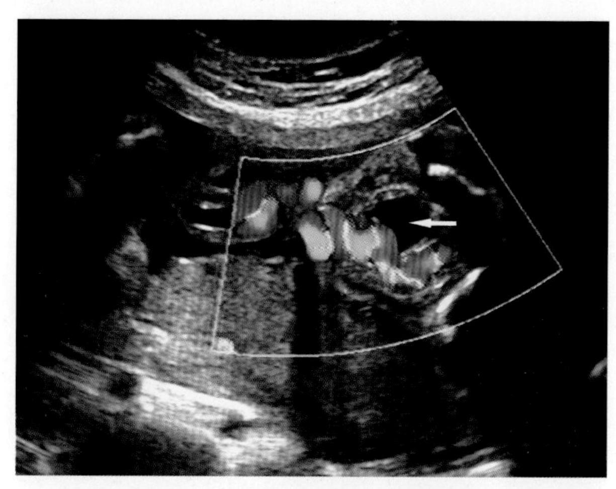

胎儿脐带根部见一囊肿（箭头所指），其旁见脐动脉

**图 49-13-16　胎儿脐尿管囊肿**

（谢红宁）

# 第十四节　胎儿非免疫性水肿

## 一、非免疫性胎儿水肿定义

非免疫性胎儿水肿（nonimmune hydrops felalis，NIHF）是指胎儿组织间隙或两个体腔以上出现细胞外液体积聚，包括头皮和体表皮下水肿、心包积液、胸腔积液、腹腔积液等，是常见的胎儿异常之一，发生率约为 1∶3 000。

## 二、发生机制和原因

目前各种原因导致 NIHF 病理生理机制还不完全确定，但总的来说，水肿是许多病理过程的终末状态，是由于体内外液体交换和血管内外液体交换平衡失调所致。目前已知 NIHF 原因超过 120 种，主要包括心血管结构异常、染色体异常、胸部疾病、双胎疾病、胎儿贫血、宫内感染、骨骼发育异常、泌尿系统疾病、消化系统疾病以及其他原因不明的水肿等。其中有报道显示心血管疾病占所有疾病的 1/4，染色体疾病占 10%、胸部疾病占 9%、双胎输血综合征占 8%、非免疫性胎儿贫血占 6%、胎儿宫内感染占 4%等。其余 24%为其他病因所致，其中 22%为特发性。

此外，NIHF 在不同地区和人种中原因不同，在东南亚胎儿水肿主要原因是 α-珠蛋白生成障碍性贫血，在白种人中主要是心血管、感染、染色体等原因引起胎儿水肿。在我国华南及西南各省，较多的 NIHF 常常是由珠蛋白生成障碍性贫血、G-6-PD 缺乏等原因引起。

## 三、非免疫性胎儿水肿常见疾病及超声表现

胎儿水肿主要声像特征有：浆膜腔积液，胎儿皮肤水肿增厚＞0.5cm，回声偏低；肝脏增大，腹围大于相应孕周；胎盘增厚，胎儿心功能不全声像，如心胸比值增大；羊水过多等，以下为各常见原因所致的胎儿水肿：

1. 心血管异常

发病机制尚不十分清楚，20%～40%的 NIHF 病例是由心脏异常所引起。推测为心脏解剖结构异常或心律不齐所引起的先天性心脏衰竭，最终导致 NIHF。目前已知与 NIHF 相关的心脏解剖结构异常包括：左右室畸形、房室瓣畸形、流出道畸形及心脏肿瘤等，这些病变引起右房压和静脉压升高或心脏受压，最终导致胎儿水肿。然而，单个的心脏结构缺陷很少引起胎儿水肿，合并有其他因素时才引起。

（1）胎儿心律失常　心律失常引起心脏充盈不全，静脉压升高，淋巴回流减少，液体经毛细血管滤过至组织间隙增加，引起组织水肿，是引起胎儿水肿最常见的心脏原因。

（2）心内结构缺陷　房室瓣畸形，左右心室的畸形以及回流静脉或心房流出道梗阻的心脏畸形，均可增加右房压和静脉压（图 49-14-1）。此外，有报道，卵圆孔提前关闭和狭窄叶可出现胎儿水肿。如果心力衰竭与水肿同时出现，则死亡接近 100%，30%的胎儿心脏畸形伴有染色体核型异常，胎儿水肿发生越早，则预后越差。

（3）心脏肿瘤　心脏肿瘤通常不引起胎儿水肿，但如果肿瘤所在部位极易引起心室舒张充盈不全或影响房室瓣膜功能及胎儿传导系统，即使很小也易导致胎儿水肿（图 49-14-2）。如果肿瘤所在部位和大小不引起上述因素的改变，则不导致胎儿水肿。但如果肿块很大，心脏受压明显，也可导致胎儿水肿。

（4）心肌病　可以由感染、先天性代谢紊乱等引起，表现为心功能不全，造成全心衰，心输出降低，导致全身性的胎儿水肿。

2. 染色体畸形　染色体畸形中尤其是 Turner's 综合征，胎儿往往严重水肿，表现为颈部水囊瘤、胸水、腹水（图 49-14-3）。其他如 13-三体综合征、18-三体综合征、21-三体综合征、三倍体等也都可引起胎儿水肿，但不如 Turner's 综合征严重。

3. 胸部疾病　肺囊腺瘤、隔离肺、胸腔内肿瘤、膈疝、乳糜性胸水等胸腔病变使纵隔推移，导致静脉和淋巴回流受阻可引起胎儿全身水肿（图 49-14-4）。与淋巴系统发育异常的其他胎儿疾病，如 Turner's 综合征、Nonnnan 综合征、胎儿淋巴管发育不良、多发翼状胬肉综合征、肺淋巴管扩张等易产生胎儿胸水，可能是由于局部淋巴管尤其是胸导管发育不良，导致胸腔淋巴引流障碍，产生单侧或双侧胸水。伴发胎儿水肿的胸部疾病预后较差，如果不合并胎儿水肿的少量单侧或双侧原发性胎儿胸水到晚期可自然消失。

4. 胎儿贫血　主要是 α-珠蛋白生成障碍性贫血，又称 α 地中海贫血。在东南亚 5%～15%的人群为携带者。4 个 α 基因缺失（－－/－－）表现为重型 α 地中海贫血，主要表现为心胸比值增大，肝脾肿大、胎儿水肿（包括腹水、胸水、全身皮

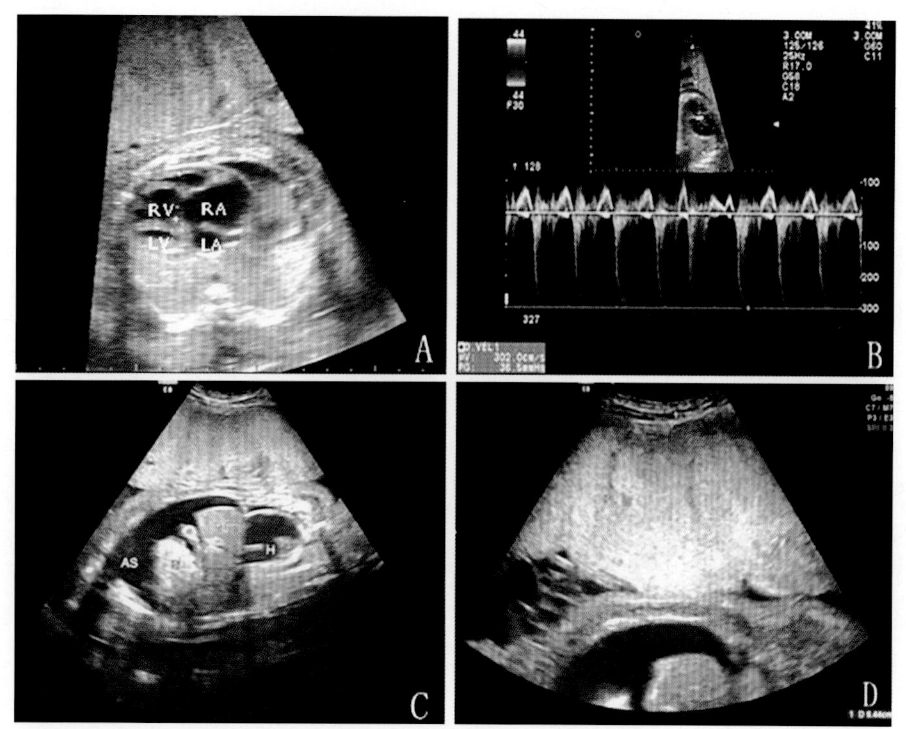


A. 左心室偏小；B. 三尖瓣反流；C. 胸腹水、肠管回声增强；D. 胎盘增厚

**图 49-14-1 胎儿左心室偏小、胎儿水肿**

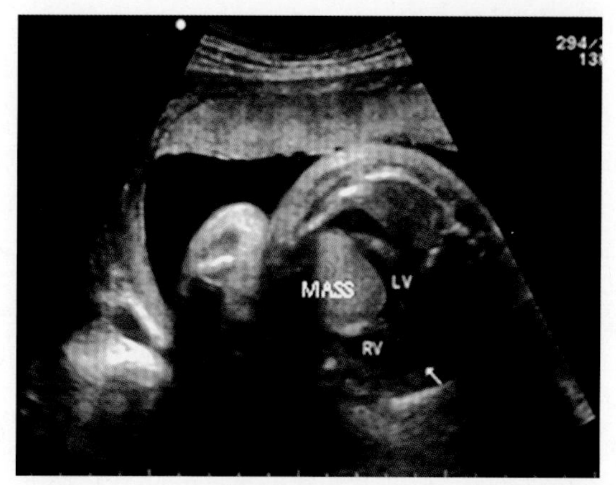


**图 49-14-2 心脏右心室肿瘤并心包积液，胸水**

肤水肿)、胎盘增厚、羊水过多、晚期羊水过少等(图 49-14-5)。水肿的原因是由于血浆胶体渗透压降低和心衰所引起。大多数胎儿于孕 30～40 周死于宫内或产后不久死亡。双方均为 α-珠蛋白生成障碍性贫血携带者，一方为（——/αα），另一方为（——/αα）或（——/-α）的夫妇，胎儿再发风险为 1/4～1/2。此外双胎输血综合征中的受血儿，因接受了过多的血液，循环血量大大增加，造成充血性心力衰竭，及红细胞酶疾病如 G-6-PD 缺乏，母亲-胎儿出血等血液疾病所引起的胎儿贫血，均可形成胎儿水肿。

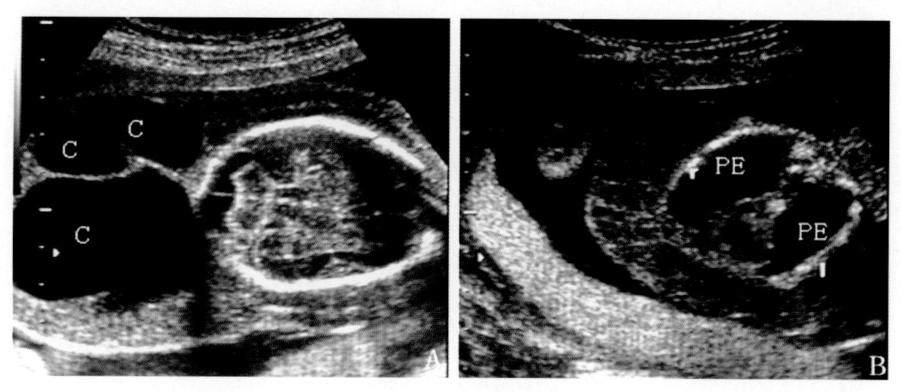


**图 49-14-3 胎儿颈部淋巴水囊瘤并胸水、全身皮肤增厚**

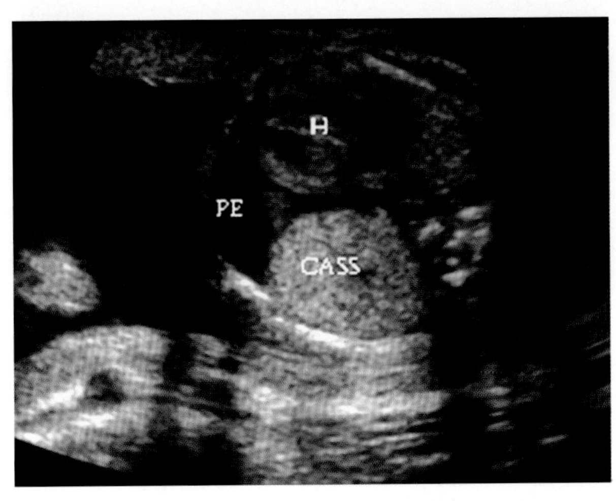


图 49-14-4 胎儿肺囊腺瘤并胸水

5. 宫内感染 由于母体细菌、病毒、寄生虫感染可通过母体胎儿传播，引起与感染因素有关的 NIHF，该原因所致胎儿水肿约占 NIHF 的 5%～10%，发生感染危险性最高的时期为 14～24 周。发生胎儿感染引起胎儿水肿的机制多变，一些细菌感染可引起毛细血管和内皮细胞弥漫性损伤，导致血管内体液外渗。另一些感染（特别是柯萨奇病毒）可引起心肌炎，导致心力衰竭。梅毒等感染可引起肝损伤，而巨细胞病毒和细小病毒可引起红细胞损伤。表现为腹水、头皮水肿、肝脾大、肠管回声增强和肠管扩张、胎盘增厚、羊水过多等（图 49-14-6）。先天性病毒感染的围生儿病死率高达 50%。

6. 骨骼肌肉系统畸形 多种骨骼畸形可发生胎儿水肿，如软骨发育不全、成骨发育不全Ⅱ型、致死性侏儒、短肋多指综合征等。这是因为严重的胸廓和肺发育不良，胸腔狭小，淋巴回流减少，静脉压力升高所致。常于妊娠早期出现颈背水肿，主要于细胞外间质性质发生改变有关。这种骨骼畸形引起的胎儿水肿，多为致死性的，预后差。

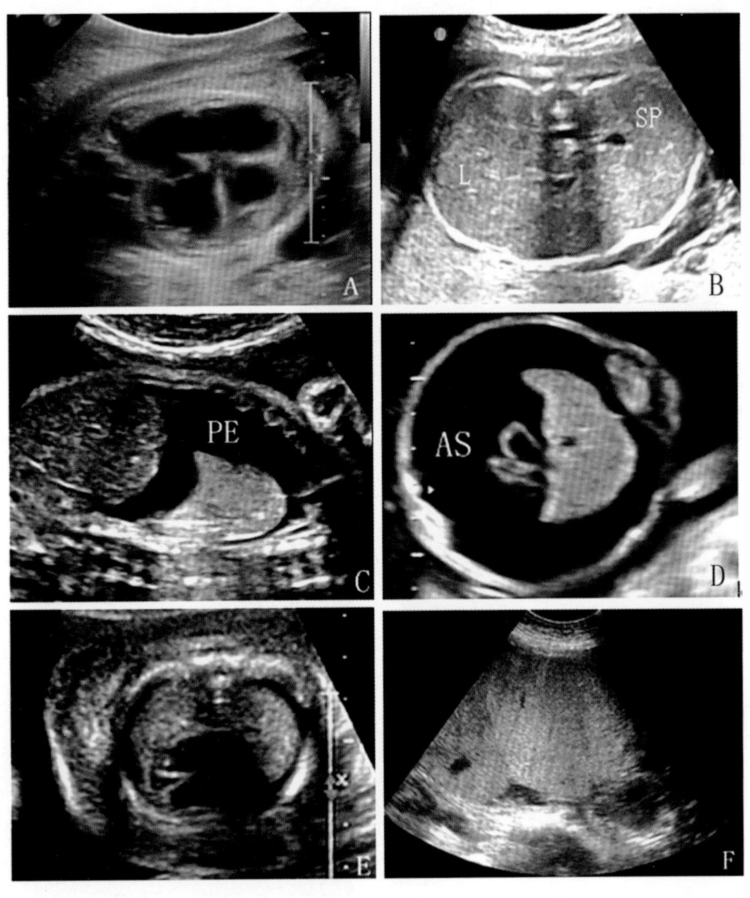


A. 心脏增大；B. 肝脾肿大；C. 胸水；D. 腹水；E. 皮肤增厚；F. 胎盘增厚

图 49-14-5 重型 α 地中海贫血水肿胎儿

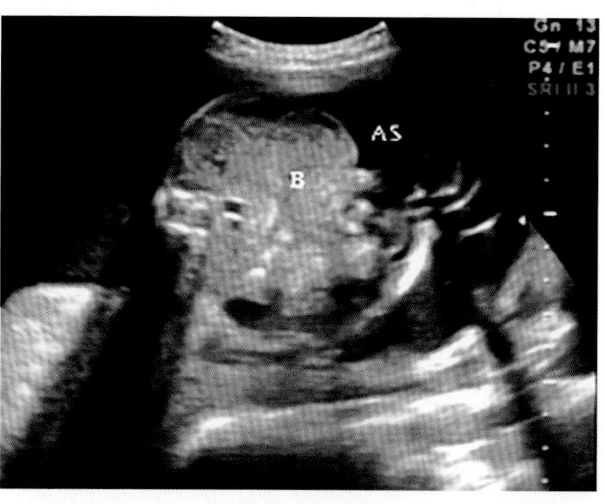


图 49-14-6 巨细胞病毒感染胎儿所引起的胎儿肠管回声增强并腹水

7. 消化道疾病　少见，偶见于胎粪性肠穿孔和腹膜炎。肝炎、肝硬化、肝坏死、髓外造血活跃、血色素沉着症引起的继发性肝功能异常也可引起胎儿水肿。肠道梗阻、肠扭转、脐膨出可能与单独的腹水有关，这些疾病仅引起局部淋巴和静脉回流障碍，极少引起全身性胎儿水肿。

8. 泌尿系统疾病　泌尿生殖道疾病引起胎儿水肿罕见，偶见报道常染色体显性遗传或隐性遗传多囊肾有胎儿水肿（图 49-14-7）。单严重的梗阻性尿路疾病导致尿性腹水时可诱发水肿。肾静脉血栓形成也可引起水肿。其他泌尿生殖道疾病作为水肿的病因有待于进一步证实。

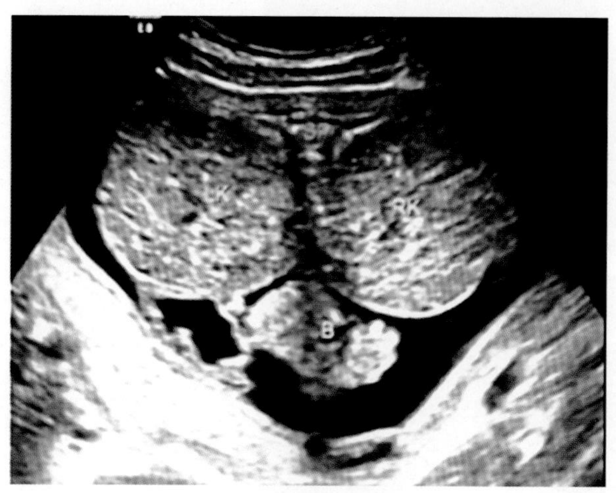

图 49-14-7 胎儿多囊肾并腹水、肠管回声增强

## 四、预后

非免疫性水肿胎儿预后主要取决于导致胎儿水肿的原发疾病的类型及严重程度、胎儿水肿的分布范围及严重程度、心功能状态及胎儿水肿出现时间等。总的来说预后差，20 世纪 80 年代部分研究显示死亡率可高达 98%；近年来的治疗显示生存率为 30%～40%，其病死率为 70%以上。但部分原因引起的胎儿非免疫性水肿预后良好，如胎儿心动过速以及胎儿母体输血引起的胎儿贫血等。另有部分胎儿非免疫性水肿有自愈倾向，如胎盘绒毛膜血管瘤梗死厚，或部分巨细胞病毒及细小病毒所引起的。

## 五、胎儿水肿诊断新进展

1. 多普勒超声测量大脑主动脉峰值速度（middle cerebral artery peak systolic velocity，MCA-PSV）是一种无创性检查方法，目前已用于监测和评估胎儿贫血的程度，国外治疗显示非免疫性水肿胎儿大脑中动脉收缩期血流速度峰值升高与胎儿贫血有关，超声显示胎儿大脑基底动脉环，将取样容积置于大脑中动脉位置，每次选定 3 个形态一致的谱波，测量 MCA-PSV，其值用中位数的倍数（multiples of the median，MOM）表示。MCA-PSV＞1.50MOM 提示胎儿重度贫血（图 49-14-8）。

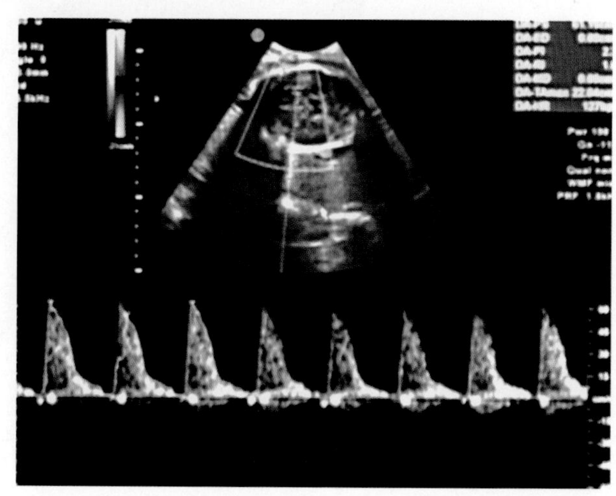

图 49-14-8 胎儿重型 α 地中海贫血大脑中动脉血流速度峰值增高

2. 有学者研究了 20 例非免疫水肿的胎儿，脐带穿刺是 65%的病例脐静脉压力升高，对部分胎儿进行治疗后，可使静脉压力恢复正常、胎儿水肿减轻。作者指出脐静脉压力升高提示心输出量不足是非免疫性胎儿水肿的病因。

3. 广泛的皮肤水肿常为早孕期超声检查首要特征。皮肤水肿容易在胎头处清晰显示，在颈背部特异性更强，表现为 NT 增厚（图 49-14-9）。可在此时测量颈背部透明带厚度对胎儿水肿做初步诊断。

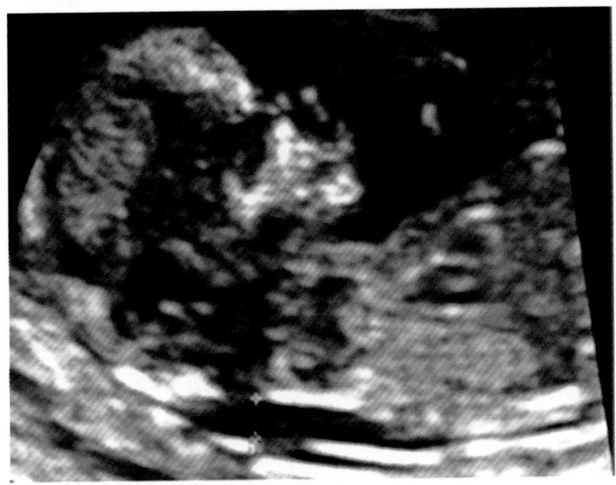

图 49-14-9 孕 12 周胎儿 NT 增厚

（田晓先）

参考文献

[1] 李胜利．胎儿畸形产前诊断学．北京：人民军医出版社，2004：404-416.

[2] 常才，戴晴．妇产科超声学．北京：人民卫生出版社，2010：599-606.

[3] 严英榴，杨秀雄．产前超声诊断学．北京：人民卫生出版社，2003：422-433.

[4] 徐佩莲，鲁红．胎儿畸形产前超声诊断．北京：人民军医出版社，2008：264-269.

[5] 李胜利．胎儿产前诊断教程．北京：人民军医出版社，2009：294-304.

[6] Machin GA. Hydrops revisited: literature review of 1414 cases published in the 1980s. Am J Med Genet, 1989, 34: 366.

[7] Simpson JH, McDevitt H, Young D, et al. Sererity of non-immune hydrops fetalis at birth continues to predict survival despite advances in perinatal case. Fetal Diagn Ther, 20006, 21: 380.

[8] Jauniaux E. Diagnosis and management of early non-immune hydrops fetalis. Prenat Diagn, 1997, 17: 1261.

[9] Weiner CP: Umbilical pressure measurement in the evaluation of nonimmune hydrops fetalis. Am J Obstet Gynecol, 1993: 168: 817.

# 第十五节 双胎及多胎妊娠异常

## 一、双胎及多胎的胚胎发育

多胎妊娠指一次妊娠有两个或两个以上的胎儿。虽然多胎妊娠仅占妊娠的 1%～2%，但是围生期死亡率约为单胎妊娠的 5～10 倍，多胎妊娠的孕妇也更容易发生各种产科并发症。随着近三十年来辅助生殖技术的开展，多胎妊娠的发生率呈上升趋势。

### （一）多胎妊娠的合子性

依据受精卵数目的不同，双胎可分为双合子双胎（dizygotic twins）和单合子双胎（monozygotic twins），其中前者约占 2/3，后者约占 1/3。

双合子双胎也称异卵双胎或双卵双胎，由两个卵子分别受精形成，其发生率在不同种族间有明显差异，随母亲年龄增高而增加，还与胎次及辅助生殖技术有关系。

单合子双胎也称同卵双胎或单卵双胎，由单一受精卵分裂而成，但是具体机制尚未阐明。与双合子双胎不同，单合子双胎的发生率相对恒定，与种族、母亲年龄、胎次及辅助生殖技术等因素无关。

三胎妊娠及其他多胎妊娠可有一个或多个合子形成，因此，单合子双胎和双合子双胎可共存于多胎妊娠中。

### （二）多胎妊娠的绒毛膜性

双合子双胎发育成两个独立的胎盘和胎囊，因此有两个羊膜囊和两个绒毛膜囊，也称双绒双羊，胎儿基因不同，性别相同或不同。有时两个胎盘靠近可以互相融合，两层绒毛膜也可融合。

单合子双胎的性别和基因相同，随胚胎分裂时间不同有以下四种类型：

1. 受精后<4 天分裂，形成两个胎盘、两个绒毛膜囊和两个羊膜囊，即双绒双羊，约占 1/3；

2. 受精后 4～8 天分裂，形成一个胎盘、一个绒毛膜囊和两个羊膜囊，即单绒双羊，约占 2/3；

3. 受精后 8～13 天分裂，形成一个胎盘、一个绒毛膜囊和一个羊膜囊，即单绒单羊，在单合子双胎中少于 1%；

4. 受精后>13 天分裂，形成一个胎盘、一个绒毛膜囊和一个羊膜囊，导致各种类型的联体双胎，极少见。

双绒双羊的两个胎儿相对独立，血液循环并不沟通。单绒双胎共用一个胎盘，两个胎儿在胎盘上存在血管吻合，包括动脉-动脉、静脉-静脉、动脉-静脉三种方式，大多数情况下血液沟通处于平衡状态，但是在少数情况下可引起不平衡的单向输注，从而引起相应的并发症。

### （三）临床意义

多胎妊娠的围生期死亡率及妊娠并发症均较单胎妊娠高，其中单合子单绒毛膜双胎还存在许多特有的并发症，如双胎输血综合征、双胎反向灌注综合征、联体双胎等。产前超声可以观察合子性、绒毛膜性、羊膜性、胎盘位置、胎位等多种信息，为临床医生的产前咨询和双胎并发症的处理提供重要的帮助。

## 二、双胎及多胎的扫查方法与观察内容

### （一）双胎妊娠的早孕期检查

早孕期是判断胎儿数目、绒毛膜性和羊膜性的最佳时机，经阴道超声较经腹部超声可以更早、更准确地确定孕囊的位置、数目及多胎妊娠的类型。

孕 6～9 周即可通过孕囊数目判断绒毛膜囊的数目，如两个孕囊即有两个绒毛膜囊，一个孕囊即有一个绒毛膜囊，但是在扫查过程中需要与假孕囊相鉴别（图 49-15-1）。卵黄囊数目则与羊膜囊数目有关，通常发现两个卵黄囊即有两个羊膜囊，但是发现一个卵黄囊时并非一定是单羊膜囊，需要随访观察才能确定。

原始心管搏动是确定胚胎存活的可靠指标，因此，有胎心的胚胎数目即为存活胚胎的数目。少数情况下早孕期发现两个存活胚胎，但是中孕早期只有一个胎儿存活，另一个孕囊内仅见少许胚胎组织，无原始心管搏动，或形成纸样胎儿。

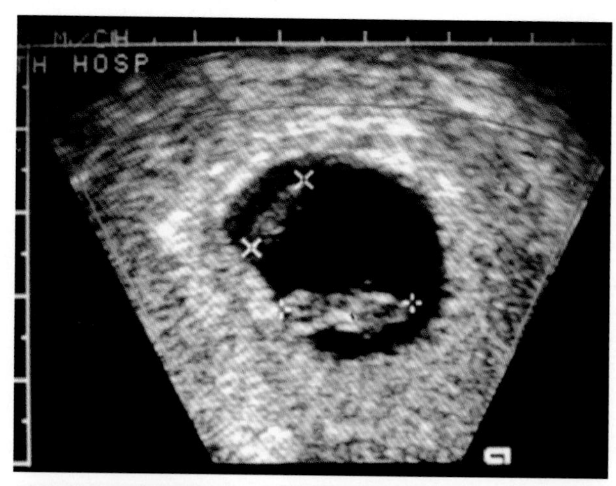


**图 49-15-1　早孕双胎-单绒双羊**

### （二）双胎妊娠绒毛膜性的判断

单绒毛膜囊双胎共用一个胎盘，双胎之间存在血管吻合，因此可能产生双胎输血综合征、双胎反向灌注综合征等异常。单绒毛膜囊单羊膜囊双胎还会产生胎儿脐带缠绕、联体双胎等异常。此外，如果一胎宫内死亡，存活胎儿的血液会通过血管吻合输注到呈低压的死胎体内，导致存活胎的血容量急剧减少，容易引起脑组织的缺血性损害，甚至胎儿宫内死亡。单绒毛膜囊双胎的危险性约为双绒毛膜囊双胎的 3～5 倍，因此，绒毛膜性对于多胎妊娠的咨询、随访及处理至关重要。

判断绒毛膜性的方法有：

1. 早孕期判断多胎妊娠的绒毛膜性和羊膜性最准确，Wan 等报道早孕期判断双胎、三胎羊膜性和绒毛膜性的准确率为 100%。孕 6～9 周时，孕囊数目与绒毛膜囊数目相同，经阴道超声检查明显优于经腹部超声。

2. 孕 10-14 周时，双胎峰（或称 lambda 征）是判断双绒毛膜囊的可靠指标。Bessis 等 1981 年率先提出“Lambda”征，指凸向两层绒毛膜之间基底部的增厚的三角形组织，即两层绒毛膜之间的绒毛膜绒毛。1992 年，Finberg 等改称为双胎峰，用以确定双绒毛膜囊（图 49-15-2）。孕周逐渐增大后，随着丛密绒毛膜逐渐转化为滑泽绒毛膜，双胎峰逐渐消失因而不能用以确定双绒毛膜囊。Sepulveda 等报道，孕 20 周以后，双绒毛膜囊双胎中约 7%双胎峰消失。

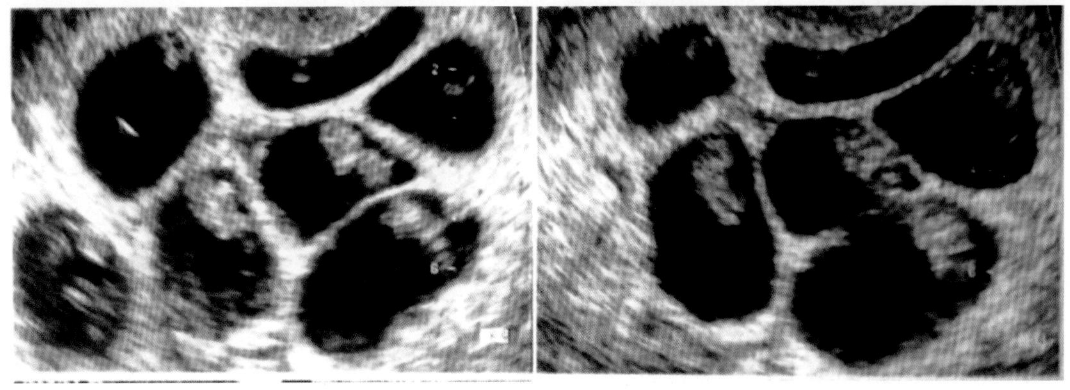

图 49-15-2 促排卵多胎引自 Monteagudo，A

“T”征指双胎之间隔膜基底部无增厚，且与胎盘呈 90°角，可用于判断单绒毛膜双羊膜双胎（图 49-15-3）。但是，双胎峰是确定双绒毛膜囊的可靠指标，未见双胎峰并不能排除双绒毛膜囊。

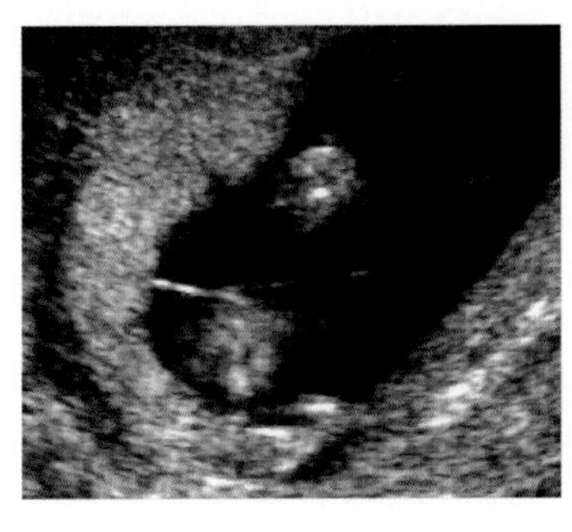

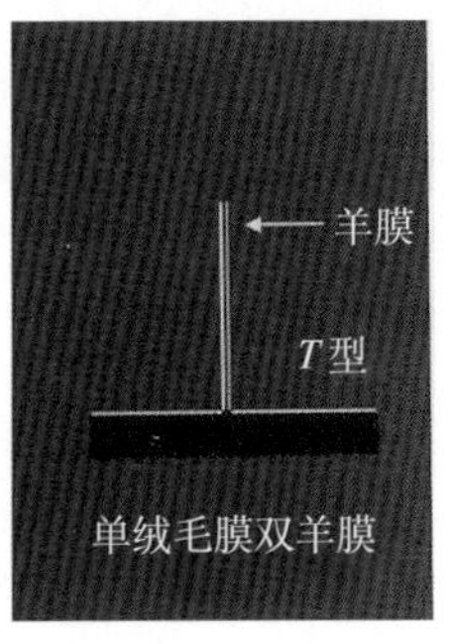


图 49-15-3 早孕双胎-单绒双羊

3. 有报道以双胎间隔膜厚度来判断绒毛膜性，并以 1.5～2mm 不等作为切割值，但是目前还没有公认的标准。与双胎峰一样，用隔膜厚度判断绒毛膜性的敏感性随孕周增加而下降。此外，宫腔粘连带容易被误认为是厚的隔膜而判断为双绒双羊。

4. 中孕期计数双胎间隔膜的层数具有较高的准确性，但是这种方法要求隔膜与声束垂直并观察到隔膜与胎盘连接处，对仪器要求较高而且较为耗时，因此尚未在临床中推广应用。

5. 中晚孕期，发现两个不相连续的胎盘或者胎儿性别不一致是判断双绒毛膜囊双胎的可靠指标。

上述方法的归纳详见表 49-15-1。

表 49-15-1 多胎妊娠绒毛膜性和羊膜性的判断

| 孕周 | 发现 | | 双绒双羊 | 单绒双羊 | 单绒单羊 |
|---|---|---|---|---|---|
| 早孕期 | 隔膜 | 厚度 | 厚 | 薄 | 无 |
| 中孕期/晚孕期 | | 基底 | 双胎峰 | “T”征 | 无 |
| | 性别 | | 相同/不同 | 相同 | 相同 |
| | 胎盘 | | 2 个或融合为 1 个 | 1 | 1 |
| | 隔膜 | 厚度 | 厚 | 薄 | 无 |
| | | 双胎峰 | 有/无 | 无 | 无 |
| | | 层数 | >2 | 2 | 0 |

## （三）双胎生长发育的超声监测

双胎之一宫内发育迟缓的发生率较单胎约增高 10 倍，此外，双胎输血综合征等其他原因也会造成双胎发育不一致。由于双胎在早孕期和中孕早期的生长速度常常与单胎相近，直到中孕晚期和晚孕期才发生明显的发育受限，因此，动态连续地观察双胎生长发育，绘制双胎的生长曲线是诊断双胎发育不一致的可靠方法。

1. 多数研究认为，双胎的孕龄和体重评估可以沿用单胎的正常值标准。双胎发育不一致的诊断标准为：双胎体重差>20%，计算公式为：（较大胎儿体重－较小胎儿体重）/较大胎儿体重×100%。

2. 单绒毛膜囊双胎之一 IUGR（selective intrauterine growth restriction，sIUGR）是近年来受到广泛关注的双胎并发症，IUGR 胎儿宫内死亡极易导致存活胎儿随即死亡或发生脑损伤。诊断 sIUGR 的标准为：双胎之一体重低于该孕周正常值第 10 百分位数，而且排除双胎输血综合征。Gratacós 等按照 IUGR 胎儿脐动脉血流频谱的形态将 sIUGR 分为三型，Ⅰ型：有舒张期血流；Ⅱ

型：舒张期血流反向或缺失；Ⅲ型：间歇性舒张期血流反向或缺失。他们认为这三种类型的预后不同，应采取不同的临床处理。

## 三、双胎及多胎诊断新进展

### （一）早期超声诊断多胎异常的进展

随着经阴道超声及高分辨率三维超声成像技术的发展，早孕期诊断联体双胎、双胎反向灌注综合征（无心畸胎）等异常的准确率逐渐提高，应用颈项透明层厚度（NT）等指标预测双胎并发症也正在研究之中。

Kagan 等分析了 512 例双胎妊娠的颈项透明层厚度（NT）后，认为双胎 NT 值不一致（差别大于 20%）可用于预测早期的胎儿宫内死亡和严重的双胎输血综合征，阳性预测值分别为 63%和 52%。也有其他研究机构试图通过双胎头臀长、羊水量、静脉导管搏动指数、三尖瓣反流的差异来早期预测各种并发症，但是目前还没有公认的指标。

### （二）胎儿磁共振成像

胎儿泌尿系统发育异常、双胎输血综合征等均可引起的双胎之一羊水减少甚至呈“固定胎”，应用超声显示这些胎儿结构常常较困难。目前，磁共振成像已开始用于这类疾病的产前诊断，并显示出较强的优势。此外，双胎之一宫内死亡可引起存活胎儿脑白质坏死甚至脑瘫，磁共振成像较超声能更准确地显示病变部位和范围，其诊断价值已经引起了临床的关注。

## 四、双胎及多胎宫内治疗新进展

### （一）双胎输血综合征

1. 羊水减量治疗

羊水减量治疗的主要目的是降低羊膜腔内的压力，改善子宫和脐带的血供，并降低羊水过多引起的早产风险。通常在超声引导下用 18G 针穿刺羊膜腔，通过三通或注射器抽吸羊水。由于并未消除病因，羊水量随后会继续增加，所以需要重复多次治疗。该治疗方式的优点为简单易行，对较轻微的病例疗效好，但是容易引起胎膜早破或羊膜腔内出血等副作用。

2. 羊膜切开术

其主要目的是使两个羊膜腔内的羊水量和压力达到平衡，通常在超声引导下用 22G 针穿刺双胎之间的隔膜。由于这种治疗方法的生存率与羊水减量治疗相近，而且容易引起双胎脐带缠绕等并发症，所以目前极少开展。

3. 胎儿镜下激光凝固术

胎儿镜下激光凝固术是一种解决病因的手术方式，它通过阻断双胎之间的血管吻合形成功能上的双绒毛膜胎盘，目前已成为治疗双胎输血综合征的首选治疗方法。

De Lia 等 1989 年首次运用胎儿镜下激光凝固胎盘吻合血管治疗严重的双胎输血综合征获得成功。但是，早期的非选择性激光凝固术需要阻断所有通过双胎隔膜的血管，常常会同时损害到正常的胎盘血管，引起术后胎儿宫内死亡。Quintero 等于 1998 年发展了选择性的激光凝固术，在激光凝固前辨认识别供血儿脐动脉和受血儿脐静脉间的吻合，因而提高了手术的成功率。Ville 等领导的欧洲多中心大样本实验显示，与羊水减量治疗相比较，胎儿镜下激光凝固术可明显提高术后胎儿存活率，并可减少胎儿神经系统异常的发生率。

但是，该治疗方法技术难度较大，对于前壁胎盘手术更加困难，部分病例还会出现术后复发以及胎膜早破等并发症。

4. 选择性减胎术

其主要目的是保证其中一个胎儿存活，并防止一胎宫内死亡后对另一胎造成的危险和损害。目前多采用双极电凝阻断胎儿脐动脉和脐静脉的血供。对于减胎术的伦理性，以及手术时选择供血儿还是受血儿，国际上尚存争议。

### （二）双胎反向灌注综合征

Kinsel-Ziter 等报道过评估双胎反向灌注综合征严重程度的指标，即无心胎体重/泵血胎体重＞0.7，其中无心胎体重计算公式为：（－1.66×无心胎长度）＋（1.2×无心胎长度 2）。如泵血胎出现心衰表现或已达到上述指标，则可以采取宫内治疗手段阻断无心胎的血供。早期曾采取栓塞脐带血管的方法，但是有可能会影响到泵血胎，现在已很少采用。对于孕 17～20 周的病例，可以采取胎儿镜下激光凝固术；孕 26 周以后则多采取胎儿镜下脐带结扎术。最近亦有报道采用射频凝固脐带的方法。

### （三）单绒单羊双胎脐带缠绕

一旦确定单绒单羊双胎，应该密切监视胎儿生长发育、脐动脉和脐静脉的血流参数、羊水量等状况，尽早确定有无脐带缠绕。孕20周以后可以用舒林酸抑制羊水过多的产生，从而防止胎动过多引起脐带缠绕，但是该药也有引起胎儿动脉导管提前关闭的副作用。孕早期发生脐带缠绕时，尚无良好治疗方法；孕晚期发生脐带缠绕时，如确定胎肺已成熟，应该及时进行剖腹产。

### （四）双胎之一宫内死亡（单绒双胎）

单绒毛膜囊双胎之一发生宫内死亡时极易引起存活胎宫内死亡或脑损伤，其机制为存活胎放血至死胎，引起存活胎贫血甚至宫内死亡。如果胎儿宫内死亡发生在早孕期或中孕早期，存活胎儿未发现明显异常，则不需要采取治疗措施；如果发生在晚孕期，应及时采取宫内输血等措施改善存活胎儿的血供状况，或者在确定胎肺成熟的基础上及时剖腹产。

## 五、单绒双胎的独特异常

### 双胎输血综合征

双胎输血综合征（twin-twin transfusion syndrome，TTTS）由德国医生Schatz于1882年首次报道，是发生在双胎中的一种特殊类型的病理妊娠，两个胎儿分别呈现出不同的临床特征，病情异常危重，极易导致一胎或双胎的宫内死亡。2005年美国National Center for Health Statistics资料显示：在当年4，138，349例分娩中，TTTS的发生率为0.11%（4568例）。据报道，发生在孕28周以前未经治疗的TTTS，围生期死亡率高达90%～100%，存活儿中27%有不同程度的神经系统后遗症。

1. TTTS的病理改变

正常单绒毛膜囊双羊膜囊双胎的共用胎盘内存在着血管吻合，有动脉-动脉、静脉-静脉、动脉-静脉三种方式。动脉-动脉和静脉-静脉吻合通常为双向，而动脉-静脉吻合为单向。尽管存在上述血管吻合，但是正常单绒毛膜囊双胎的血流输注呈平衡状态。

TTTS主要发生于单绒毛膜囊双羊膜囊双胎。胎盘病理研究和胎儿镜研究认为，位于共用胎盘深部的单向的动脉－静脉吻合增多，位于胎盘表面呈“保护性”的双向的动脉－动脉吻合减少，是引起TTTS的主要原因。

由于存在通过共用胎盘血管吻合的单向的血液灌注，TTTS呈现特殊的病理生理改变，其中一胎表现为“供血儿”，特点为血容量减少、尿量减少、羊水减少以及胎盘阻力增加；另一胎表现为“受血儿”，特点为血容量增多、尿量增多以及羊水增多。同时，供血儿因为血容量减少、肾血流减少激活了肾素－血管紧张素及其他激素的释放，它们引起血管收缩使供血儿的低灌注状态进一步恶化；这些激素还可通过胎盘上的血管吻合作用于受血儿，加上受血儿体内分泌增加的血管内皮素-1、心房利尿肽等激素的作用，使受血儿在前负荷增加的基础上还要面临后负荷的增加，从而导致心脏扩大、心肌肥厚等心血管改变。

2. TTTS的超声诊断

1999年，Quintero等提出TTTS的分级标准，沿用至今，成为目前产前超声诊断TTTS的标准，即Ⅰ级：一胎羊水多（羊水平段大于8cm）、一胎羊水少（羊水平段小于2cm）；Ⅱ级：Ⅰ级的基础上一胎膀胱增大、一胎膀胱显示不清；Ⅲ级：任一胎儿静脉导管、脐静脉或脐动脉的血流频谱异常；Ⅳ级：任一胎儿出现水肿，表现为两个以上的体腔出现积液如胸腔、腹腔、心包腔或皮下组织水肿；Ⅴ级：任一胎儿宫内死亡（图49-15-4，图49-15-5）。

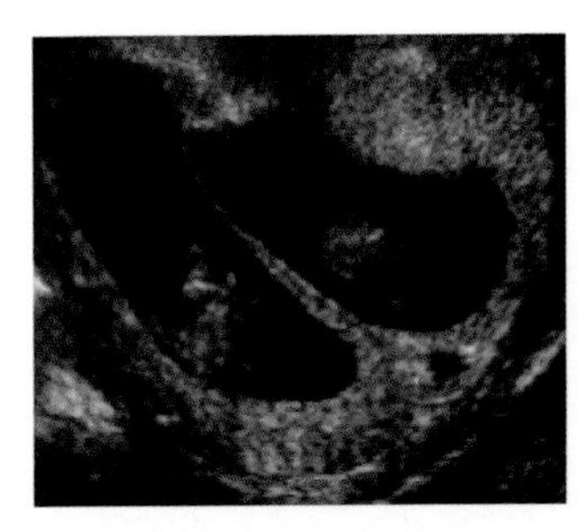

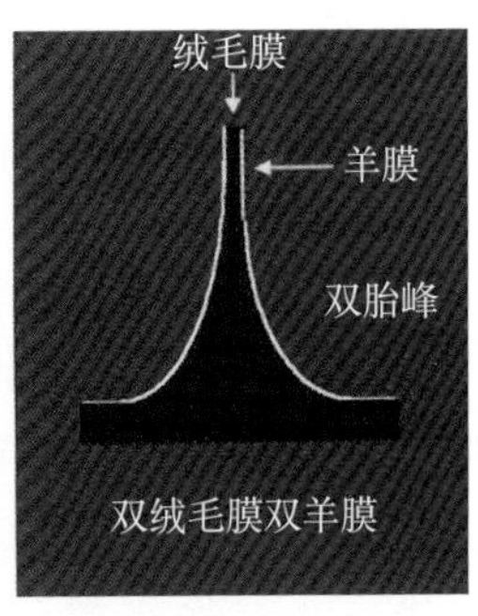


**图49-15-4 早孕双胎—双绒双羊**

但是，Quintero分级也存在一些局限性。首先，该分级未能真实反映TTTS病理生理改变的

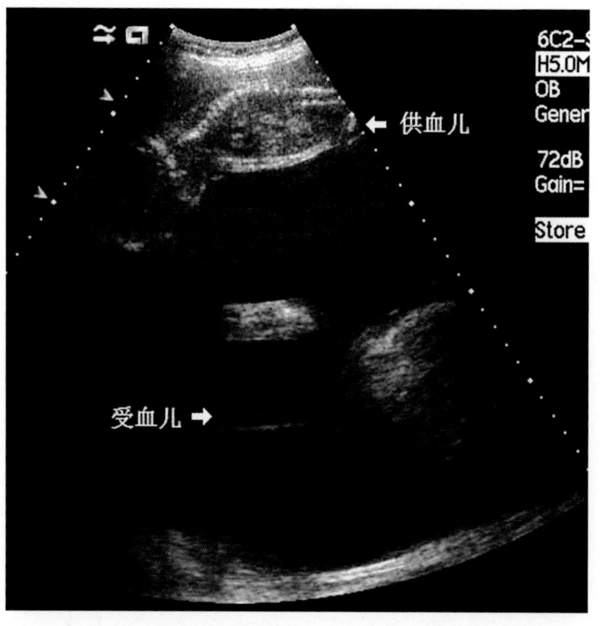


图片上方示供血儿紧贴孕妇子宫前壁，呈“固定胎”；图片下方示受血儿，羊水过多

**图 49-15-5a 双胎输血综合征（Quintero Ⅰ级）**

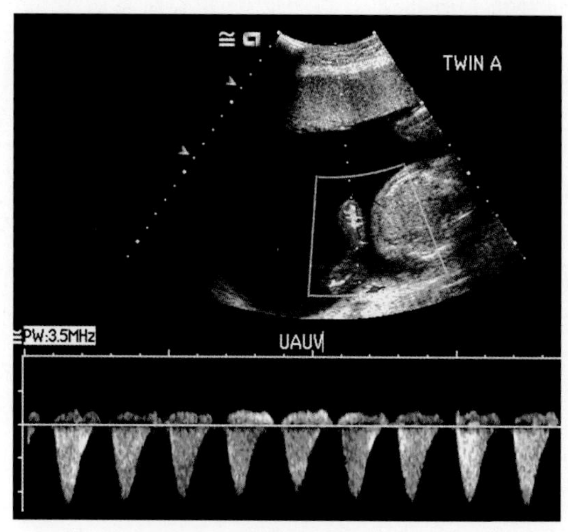


基线上方示受血儿脐静脉频谱呈搏动征；基线下方示受血儿脐动脉频谱舒张期血流缺失

**图 49-15-5b 双胎输血综合征（Quintero Ⅲ级）**

演变过程。其次，Ⅰ级是否属于亚临床改变，是否需要干预尚存在争议。再次，Ⅲ级反映的是供血儿或受血儿外周血管频谱形态的异常，但是这两种异常的病理生理机制并不相同。最后，Quintero 分级与预后无相关性，而且难以用于 TTTS 宫内手术后的疗效评估。

鉴于上述局限性，一些学者建议结合胎儿特别是受血儿的心血管改变来诊断 TTTS 并判断其严重程度。Rychik 等提出了 TTTS 心血管评分系统，按照不同严重程度对受血儿的心脏大小、心肌厚度、心脏收缩功能、房室瓣舒张期频谱形态、房室瓣反流、静脉导管频谱、脐静脉频谱、右室流出道梗阻情况、肺动脉瓣反流以及供血儿的脐动脉频谱进行量化评价，总分（0～20 分）越高则表明胎儿心功能受损越严重，使 TTTS 的胎儿心功能研究更加客观和全面。

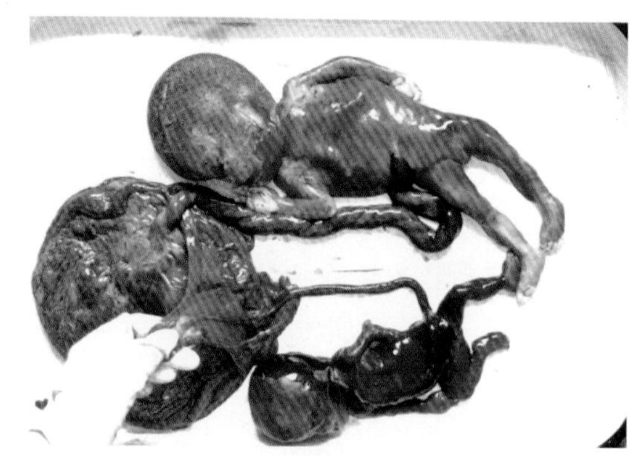

**图 49-15-5c 双胎输血综合征标本**

3. TTTS 受血儿的特殊心血管改变

临床研究发现，TTTS 受血儿可出现心肌肥厚特别是右心室肥厚，部分胎儿可进一步发展为右室流出道梗阻甚至肺动脉狭窄或闭锁，这种特殊类型的胎儿获得性先天性心脏病已引起研究者的关注。Lougheed 等报道了 TTTS 中合并受血儿右室流出道梗阻的发生率为 9.6%（7/73），其中胎儿期发现 4 例，新生儿期发现 2 例，出生后 2 年发现 1 例；7 例右室流出道梗阻中 2 例肺动脉瓣下型、4 例肺动脉瓣型、1 例混合型。心肌肥厚、右心收缩及舒张功能减退导致右室流出道血流减少、严重的三尖瓣反流被认为是导致受血儿右室流出道梗阻的重要原因，基因的差异则被认为可以解释为何仅有少部分受血儿发展为右室流出道梗阻。

胎儿右室流出道梗阻的超声表现为肺动脉变窄、肺动脉正向血流减少或缺失、动脉导管血流反向以及肺动脉反流等。

4. TTTS 宫内治疗后的超声评估

Habli 等研究了 65 例 TTTS 宫内激光治疗术后受血儿的心功能状况，发现脐静脉及静脉导管血流频谱异常较治疗前明显好转。Ishii 等应用频谱多普勒计算并比较了 41 例 TTTS 双胎的脐静脉血流量，发现受血儿（111.2ml/min）明显高于供血儿（44.8ml/min）；在宫内激光治疗术后

24h，受血儿血流量下降至 93.1ml/min，而供血儿血流量上升至 70.7ml/min。Van 等报道，激光治疗后 48h 内，受血儿右心功能得到明显改善（右心心肌做功指数减小、三尖瓣反流消失等），而供血儿逐渐出现三尖瓣反流和静脉导管频谱形态异常；术后 4 周后，受血儿 MPI 恢复至正常水平。

由此可见，激光凝固胎盘吻合血管后，TTTS 的病理生理改变被有效阻断，受血儿的心功能得到明显改善，但是供血儿舒张功能较治疗前下降，后者与长期缺血缺氧后血容量（前负荷）突然增加有关。

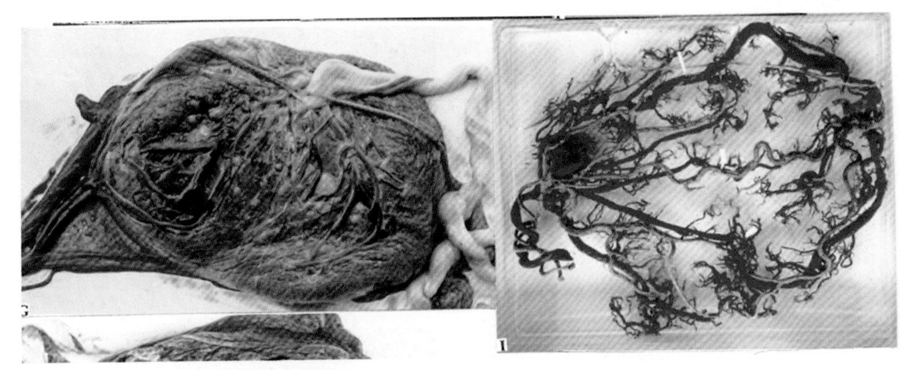

**图 49-15-5d 双胎输血综合征胎盘血管铸型标本**

【联体双胎】

### （一）疾病描述

孪生胎儿之间的某一部分联接在一起，不能分离，称联体畸胎（conjoined twins）。主要发生于单卵双胎单羊膜囊双胎，发生率约 1/50 000。联胎的种类很多，有头部联胎、胸部联胎、腹部联胎、背部联胎和腰部联胎等。他们可以各有一套内脏器官，也可以共用某些器官。联胎中的两个胎儿，大小有时很悬殊，小的几乎附着于正常的胎儿上，称为寄生胎（parasitic fetus）。

### （二）诊断要点（图 49-15-6a、b、c）

1. 分裂的联体仅发生在身体某一部分或某一区域

（1）双面畸形一个身体，一个头，两个面部，颅内可能见到 4 个侧脑室，4 个脉络丛，两套颅底动脉环和椎基底动脉。

（2）双头畸形一个身体两个头。

（3）双臀畸形一个头，胸腔，腹部合并两个盆腔和/或外生殖器。

2. 双头联体双胎为两个胎儿，一个躯体，肢体数目正常。

（1）可见两个胎头。

（2）一个心脏回声。

（3）两个脊柱回声。

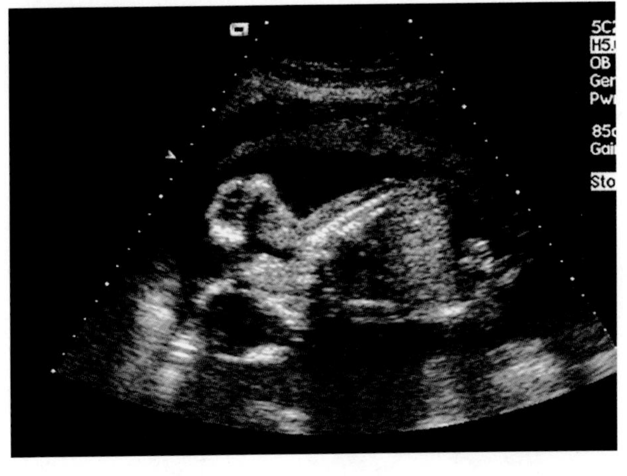

**图 49-15-6a 胸腹联体双胎**

（4）肢体数目显示正常。

3. 并头联体双胎

（1）有一个共同的胎头，较正常大，找不到正常的脑中线结构及正常脑室回声。

（2）由头下端延伸两个脊柱呈“八”字形，无正常胎儿屈曲姿势。

（3）显示各自心脏搏动和腹腔脏器。

（4）躯干常为两套，肢体两套。

4. 胸腹部联体双胎

（1）显示两个胎头。

（2）胸腹横径增宽。

（3）心脏可以是共用一个增大的心脏，有多个心腔，也可以是两个心脏，心包共用。

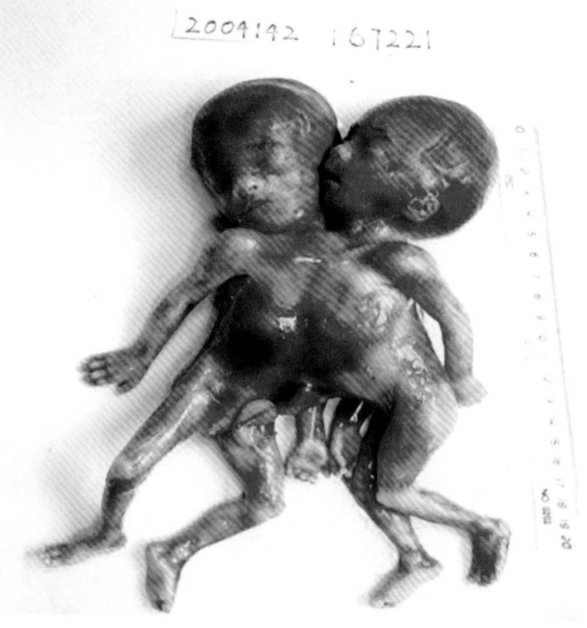


图 49-15-6b　胸腹联体双胎标本

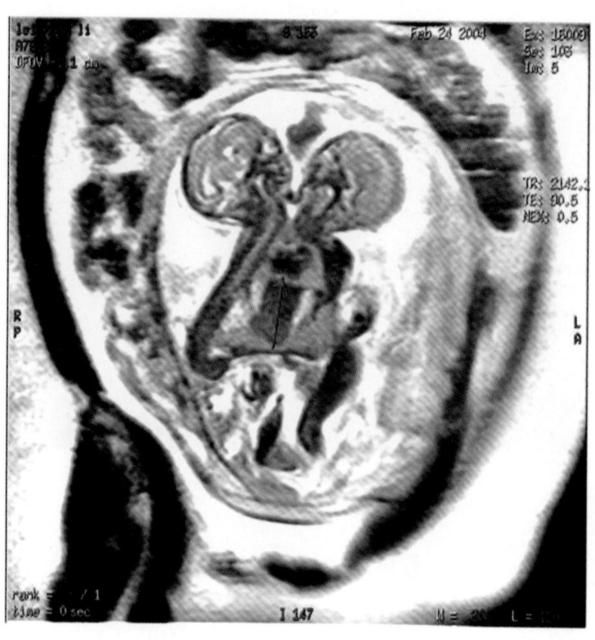

图 49-15-6c　联体 mr

（4）两侧各见一条脊柱。

（5）显示多肢体。

5. 寄生胎　为不相等的联体畸形，一个胎儿发育正常，另一个胎儿未能发育成形，类似一肿物。寄生部位仅仅见到人体某一结构，如两个上肢或下肢，或胎儿臀部等，或见形态不规则，回声杂乱的肿瘤样结构，内可见低回声，强光团回声，后方伴声影（图 49-15-7a、b、c、d）。

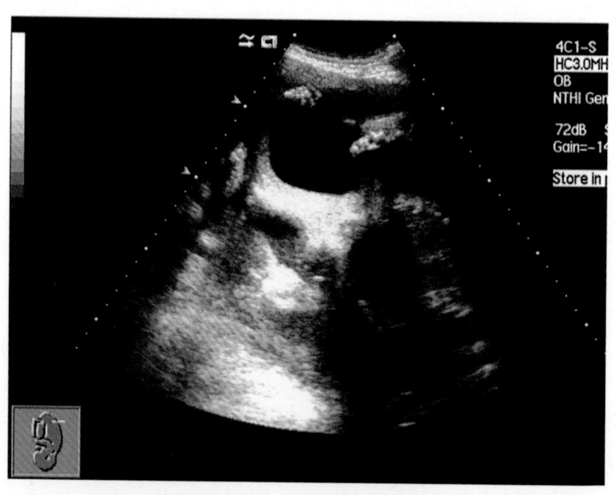


图 49-15-7a　寄生胎超声图片

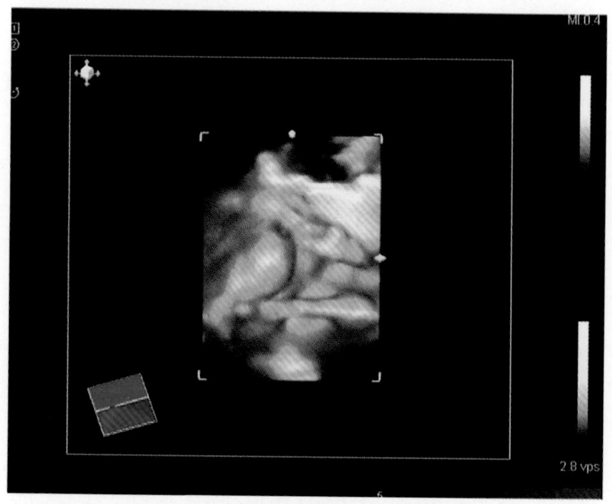

图 49-15-7b　寄生胎超声三维图片

## （三）诊断经验

1. 联体双胎只发生在单羊单绒双胎，因此诊断联体时应注意宫腔内有无羊膜光带回声，如有羊膜光带分隔，不会发生联体。

2. 联体双胎位置多固定不变，但骶尾部的联体部位仅为类似蒂的连接，两个胎儿位置不是固定的，诊断中应注意不要漏诊。

3. 联体双胎常常发生脐带缠绕，注意其声像图特征。

【双胎无心反向动脉灌注序列综合征】

## （一）疾病描述

双胎反转动脉灌注（twin reversed-arterial-perfusion，TRAP）是单合子多胎妊娠的严重并

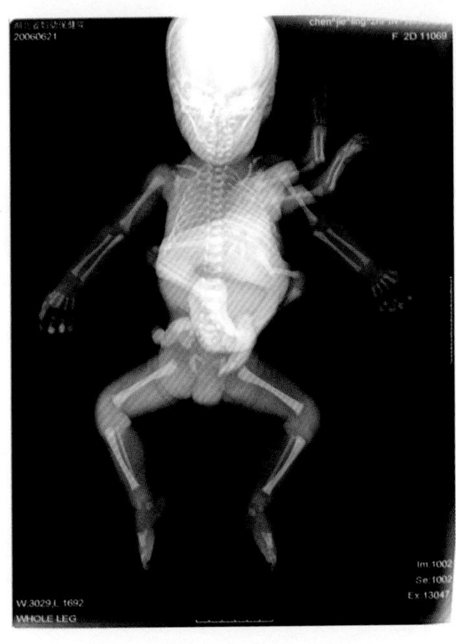


图 49-15-7c 寄生胎 X 线片

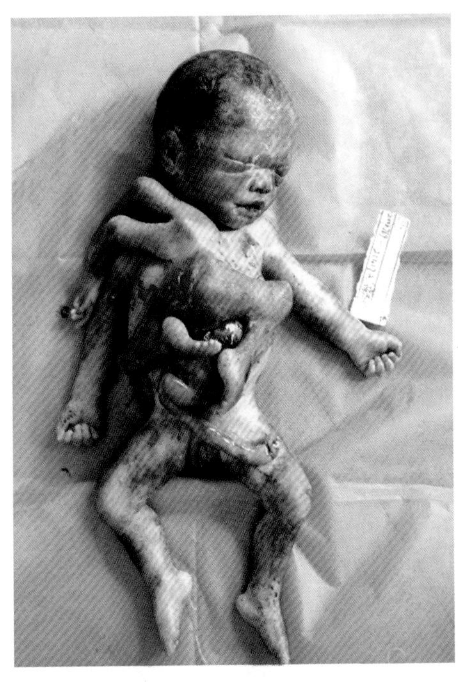

图 49-15-7d 寄生胎实体标本

发症。认为在胚胎期发生明显的胎盘血管吻合，双胎之一反向泵血（泵血儿）输送给同胞（受血儿），导致双胎之一的不适当的灌注而发病，也称双胎反向动脉灌注，非常罕见，发病率 1/35 000。根据受血胎儿畸形状况临床可归类为四型：

Ⅰ 无头无心型 最常见的一种，占 60%～70%。

Ⅱ 有头无心型 此型最罕见。

Ⅲ 无头无心型 约占 20%。

Ⅳ 部分头无心型 表现无头畸形和躯干以上的完全畸形。

泵血儿身体组成常常是正常的，但因心脏一直处于高负荷状态，可出现胎儿宫内心力衰竭。治疗不及时，50%～75%会出现宫内死亡。

### （二）诊断要点

1. 显示双胎之一为无头无心儿，也可以是少见类型有头无心。因无血流信号显示常误认为死胎。

2. 无心胎儿多伴有严重的胎儿水肿，肢体畸形和其他器官的畸形，因有神经管畸形常伴有羊水多。

3. 双胎之一正常胎儿可以合并胎儿宫内生长迟缓以及其他脏器的畸形。

4. 显示泵血儿胎儿循环通路正常。

5. 可出现宫内生长迟缓血流参数的改变，可合并胎儿心功能不全。

6. 经胎盘进出胎儿体内。理论而言，血液首先流到无心儿的尾部，使其尾部的血液较躯干血氧含量更高，无心儿的盆腔及下肢发育更好。肢体和躯干水肿的皮肤见丰富的侧支循环通路。脐动脉和脐静脉显示反向循环，即进入胎儿体内的为脐动脉，出胎儿体内的为脐静脉。可合并单脐动脉。（图 49-15-8）

### （三）鉴别诊断要点

勿将无头无心儿当作死胎，彩色多普勒显示无头无心胎儿血流为鉴别要点。

### （四）诊断经验提示

注意有头无心胎儿脐血管血流为反向灌注，进胎儿体内为脐动脉，出胎儿体内的为脐静脉。彩色血流方向和频谱多普勒均有鉴别诊断意义。

【双胎之一消失综合征】

### （一）疾病描述

消失的双胎之一，多发生在孕早期，主要表现下腹坠痛，阴道出血，部分孕妇可见到胎物排出，如在妊娠 3～4 个月以后死亡的胎儿由于躯干尚未完全骨化，组织中的水分和羊水渐被吸收，结果被活胎压缩变平，成为在分娩时看到的纸样

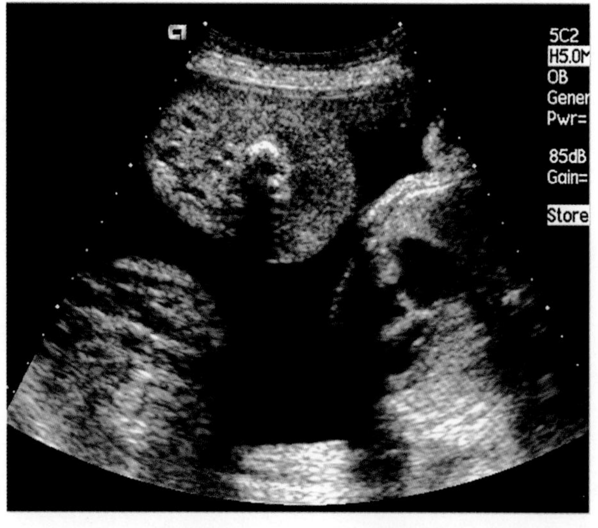


图 49-15-8a　无心双胎

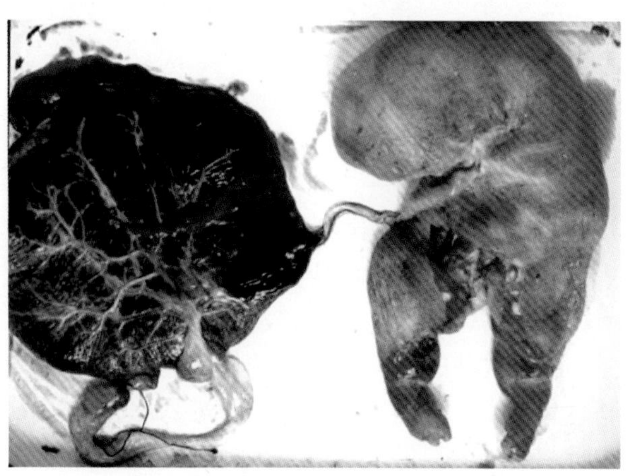

图 49-15-8b　无心双胎标本

胎儿（fetus papyraceous）或压缩儿（fetus compressus）。

## （二）诊断要点

1. 早孕期在宫腔内，可同时显示两个孕囊回声，一个孕囊内可见到胚芽、卵黄囊及心管搏动，另一个孕囊内为空囊或见少许胚芽组织，但无胎心搏动。

2. 早孕晚期或中孕早期，宫腔内仍可见两个囊腔回声，一个囊内见成形活的胎儿，羊水及早期胎盘，脐血管结构。另一个囊内则回声杂乱，无胎儿、羊水、胎盘等结构。

3. 晚孕期可能显示一个小的模糊的胎儿轮廓，或显示已停育的胎儿，胎儿可有水肿、颅骨变形、内脏结构杂乱等死胎特点。可仅显示胎儿骨骼回声。多数情况下，难以显示停育时间过长的纸样胎儿。

4. 单绒毛膜双胎之一死亡，在晚孕期对存活的胎儿影响较大，常常在一个胎儿死亡后，另一个胎儿相继死亡，主要原因为一个胎儿死亡，血压急剧下降到零，这时存活胎儿血液通过胎盘血管交通支，大量的血倒灌到死胎，存活的胎儿很短的时间表现为严重低血容量，低血压，重要器官缺血缺氧。双胎之一流失后存活胎儿出现神经系统发育障碍在晚期流失组发生率较高，如脑白质软化等表现，因此注意后期随访是重要的。

## （三）鉴别诊断要点

双胎之一消失综合征应注意和纵隔子宫及双子宫非妊娠侧子宫蜕膜反应鉴别。

双胎之一流失后存活胎儿出现神经系统发育障碍在晚期流失组发生率较高，

## （四）经验提示

1. 双胎之一消失综合征的诊断最佳时间，应在早孕期及中孕早期。

2. 对早孕期不明原因阴道出血者，应考虑到该病的可能性。应仔细寻找有无双胎之一消失的声像图表现特征（图 49-15-9）。

3 晚孕期一个胎儿死亡，应特别关注存活胎儿脑损伤的情况，脑白质可能出现蜂窝样无回声病灶。胎之一流失后存活胎儿出现神经系统发育障碍在晚期流失组发生率较高。

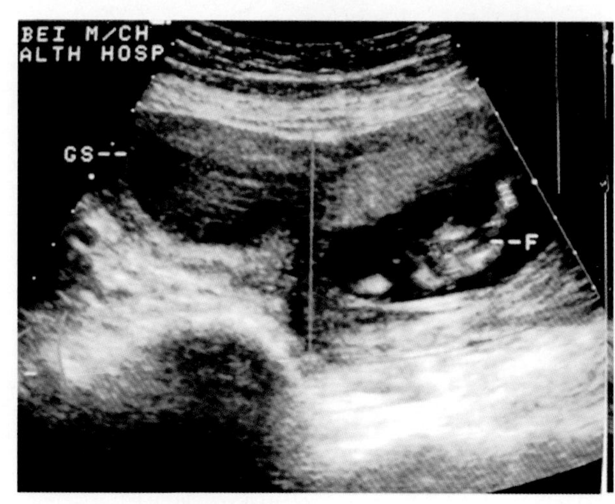


图 49-15-9a　双胎之一消失

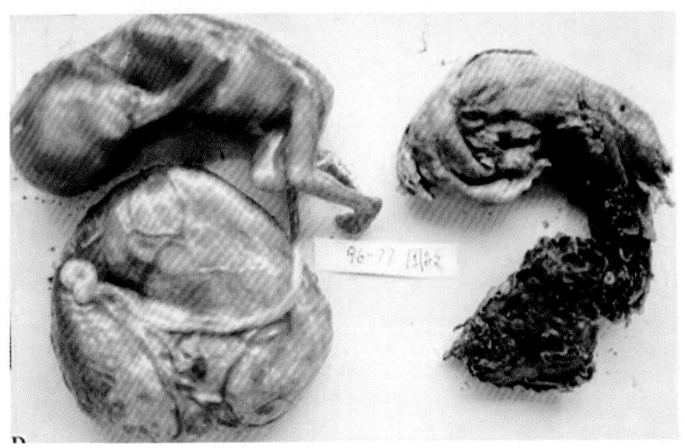


图 49-15-9b 双胎之一消失标本

【多胎异位妊娠】

## (一) 疾病描述

又称为异型异位妊娠，这种异型妊娠临床上诊断困难。以往罕见，发生率约占宫内妊娠 1/30 000 (Glassner 等，1990)。近年助孕技术临床应用，发生率显著升高，可达 1/900 (Glassner 等，1990)。多胎妊娠异位妊娠在试管婴儿发生率约 1%。

## (二) 诊断要点

1. 输卵管多胎妊娠，双胎可在同一侧输卵管内，多者可三个或四个孕囊在同一侧输卵管。也可分别在两侧输卵管内，但罕见。可以是一个妊娠在输卵管，另一个在宫腔内。

2. 输卵管—子宫妊娠　发生是由于孕卵先种植于输卵管间质部，后妊娠产物突出于宫腔

3. 输卵管—腹腔妊娠　种植于输卵管伞端妊娠渐突至宫腔。

4. 输卵管—卵巢妊娠　输卵管部分种植于卵巢，部分种植于输卵管。

5. 超声常常可观察到图像，输卵管妊娠声像图，也可以在一侧输卵管见到双胎或多胎的声像图。最常见宫内见一存活的胚胎，宫外在卵巢周边见到另一包块，部分病例妊娠破裂，可有腹腔积液。其他类型临床较少见，检查注意各种类型特点。

(陈欣林)

## 参考文献


[1] Isaac Blickstein, Louis G. Keith. Multiple Pregnancy: Epidemiology, Gestation & Perinatal Outcome, 2nd ed. London: Informa, 2005.

[2] RubÉn A Quintero. Twin-Twin Tranfusion Syndrome, 1st ed. London: Informa, 2007.

[3] 赵胜，邓又斌．双胎输血综合征胎儿心功能改变的超声研究进展．中华超声影像学杂志，2010，19(7)：628-630.

[4] Shetty A, Smith AP. The sonographic diagnosis of chorionicity. Prenat Diagn, 2005, 25: 735-739.

[5] Wan JJ, Schrimmer D, Taché V, et al. Current practices in determining amnionicity and chorionicity in multiple gestations. Prenat Diagn, 2011, 31: 125-130.

[6] Gratacós E, Lewi L, Muñoz B, et al. A classification system for selective intrauterine growth restriction in monochorionic pregnancies according to umbilical artery Doppler flow in the smaller twin. Ultrasound Obstet Gynecol, 2007, 30: 28-34.

[7] Kagan KO, Gazzoni A, Sepulveda-Gonzalez G, et al. Discordance in nuchal translucency thickness in the prediction of severe twin-to-twin transfusion syndrome. Ultrasound Obstet Gynecol, 2007, 29: 527-532.

[8] Kinsel-Ziter ML, Cnota JF, Crombleholme TM, et al. Twin-reversed arterial perfusion sequence: pre- and postoperative cardiovascular findings in the 'pump' twin. Ultrasound Obstet Gynecol, 2009, 34: 550-555.

[9] Quintero RA, Morales WJ, Allen MH, et al. Staging of twin-twin transfusion syndrome. J Perinatol, 1999, 19: 550-555.

[10] Ville Y. Twin-to-twin transfusion syndrome: time to forget the Quintero staging system? Ultrasound Obstet Gynecol, 2007, 30: 924-927.

[11] Fisk NM, Duncombe GJ, Sullivan MH. The basic and clinical science of twin-twin transfusion syndrome. Placenta, 2009, 30: 379-390.

[12] Rychik J, Tian Z, Bebbington M, et al. The twin-twin transfusion syndrome: spectrum of cardiovascular abnormality and development of a cardiovascular score to assess severity of disease. Am J Obstet Gynecol, 2007, 197: 392. e1-8.

[13] Lougheed J, Sinclair BG, Fung Kee Fung K, et al. Acquired right ventricular outflow tract obstruction in the recipient twin in twin-twin transfusion syndrome. J Am Coll Cardiol, 2001, 38: 1533-1538.

[14] Habli M, Michelfelder E, Livingston J, et al. Acute effects of selective fetoscopic laser photocoagulation on recipient cardiac function in twin-twin transfusion syndrome. Am J Obstet Gynecol, 2008, 199: 412. e1-e6.

[15] Van Mieghem T, Klaritsch P, Doné E, et al. Assessment of fetal cardiac function before and after therapy for twin-to-twin transfusion syndrome. Am J Obstet Gynecol, 2009, 200: 400. e1-400. e7.

[16] Ishii K, Chmait RH, Martínez JM, et al. Ultrasound assessment of venous blood flow before and after laser therapy: approach to understanding the pathophysiology of twin-twin transfusion syndrome. Ultrasound Obstet Gynecol, 2004, 24: 164-168.

# 第十六节 染色体异常

## 一、概述

染色体异常是引起人类出生缺陷的主要原因，占活产总数的0.5%。胎儿染色体异常的发病率约为1/180活产。其中约1/3为常染色体异常，1/3为性染色体异常，1/3为染色体异位及其他少见的异常。以21-三体综合征最为常见，其次分别为18-三体综合征、13-三体综合征、45，XO（Turner综合征）、三倍体等。

胎儿染色体异常的产前检查方法分为筛查性检查和诊断性检查。前者包括孕妇血清生化指标筛查和产前超声筛查等，后者包括羊膜腔穿刺（图49-16-1）、绒毛取样（图49-16-2）、脐带穿刺术等（图49-16-3）。产前诊断性检查即胎儿染色体核型分析为诊断胎儿染色体异常的金标准。在发达国家，胎儿染色体病的产前检查倾向于早孕期，在我国胎儿染色体异常的产前检查工作起步较晚，很多孕妇于中孕期甚至晚孕期才开始产前检查，因此中晚孕期的超声筛查尤其重要。染色体异常分为染色体数目异常和染色体结构异常，21-三体综合征、18-三体综合征、13-三体综合征、45X等非整倍体染色体异常较常见。

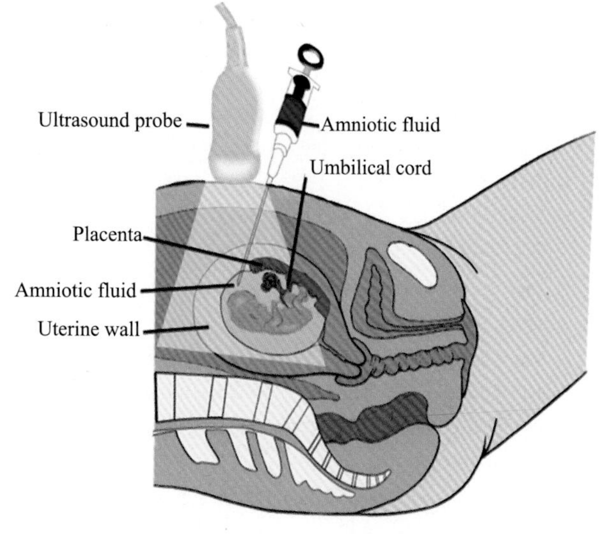


图 49-16-1 羊膜腔穿刺

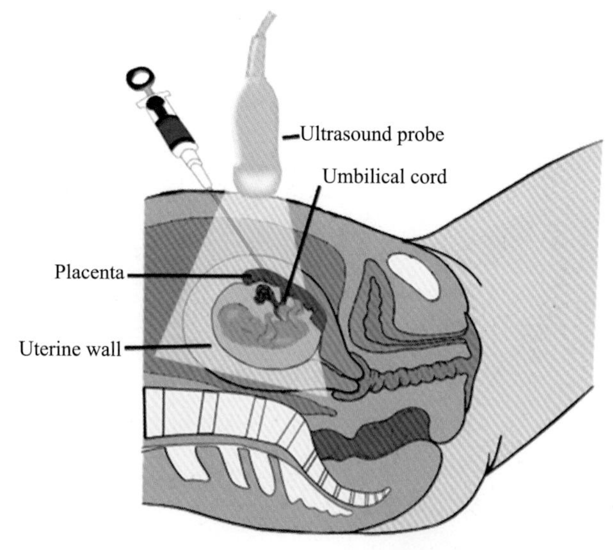


图 49-16-2 绒毛取样

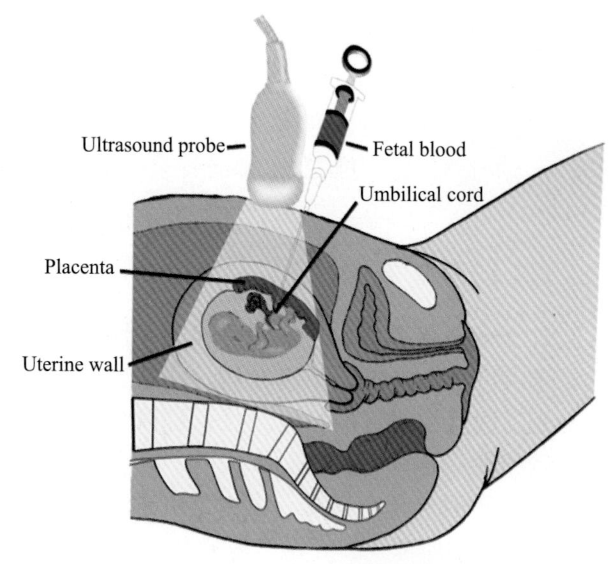


图 49-16-3 脐带穿刺术等

## 二、染色体异常超声诊断新进展

超声虽然不能直接观察到胎儿染色体结构及数目，但由于其有着安全、便捷，可重复操作的特点，加之近年来超声仪器分辨率的不断提高以及遗传超声学（genetic sonography）的飞速发展，超声在产前诊断胎儿染色体异常中发挥越来越重要作用。大多数染色体异常胎儿都存在或多或少的结构异常。有些比较明显，如前脑无裂畸形、颈部水囊瘤等。有些比较微小，如脉络丛囊肿、肠管强回声等。但亦有一部分染色体异常在胎儿期不表现任何形态与结构异常，如1/3～1/2

的21-三体综合征胎儿。由于每种染色体异常胎儿总是对应着某种或某几种结构异常，因此了解不同类型染色体异常的特定畸形谱，对胎儿的产前诊断很有必要。

现代遗传超声学的飞速发展，揭示了胎儿超声异常与染色体异常的关系：

1. 产前超声检出的胎儿异常数越多，其患染色体异常的可能性越大。产前超声检出胎儿某一异常时，应对胎儿进行仔细全面的检查，如发现合并有其他异常，其患染色体异常的可能性则明显增加。

2. 胎儿各种异常单独出现与多发异常同时存在时，其染色体异常发生率不同。一般情况下，颈部水囊瘤、颈部水肿（NT，NF）、十二指肠闭锁单独出现时，染色体畸变率较高；其他异常单独出现时，染色体异常发生率往往要比多发异常低得多。

3. 不同的胎儿结构异常，其患染色体异常的风险性不同。

强烈提示胎儿染色体畸变的结构异常有：颈部水囊瘤、颈部水肿、十二指肠闭锁、某些类型的心脏畸形、前脑无裂畸形、Dandy-Walker畸形、脑积水、胎儿水肿、脐膨出等（图49-16-4）。在有超声提示结构畸形的胎儿中，颈部水囊瘤、心脏畸形、肢体异常、皮肤水肿、胸腔积液使染色体畸形发生风险提高数倍，当这些畸形发现时，应建议做诊断性检查。

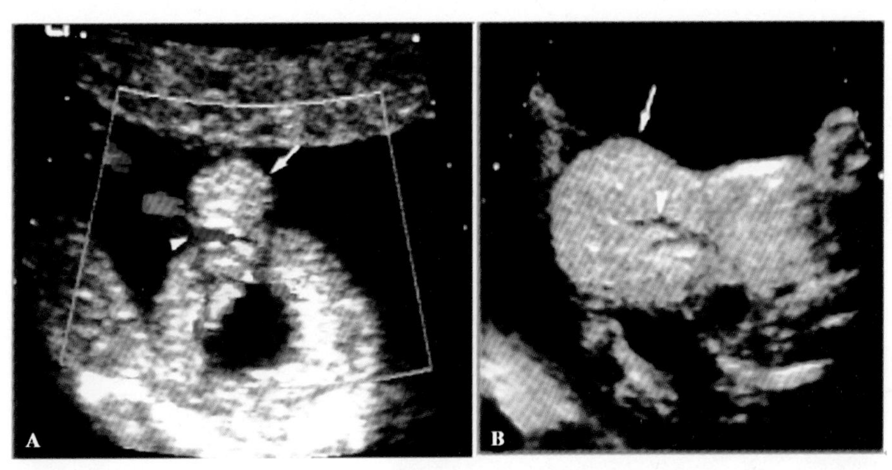


**图49-16-4 A. 表示小的脐膨出，合并染色体畸形的可能性较大；B. 较大的脐膨出，一般不合并染色体畸形**

4. 发生染色体畸变率较低的结构异常有：单独的唇腭裂、单独足内翻畸形、腹裂畸形、空肠闭锁、大肠梗阻、单侧多发性囊性肾发育不良、卵巢囊肿、肠系膜囊肿、胎儿肿瘤、肺囊性腺瘤、脑穿通囊肿、脑裂畸形等。

同一种结构异常，严重程度不同，染色体畸变的风险不同。对于某些具体畸形而言，发生染色体畸变的危险性可能与其严重度成反比。如脐膨出、肾积水等。小的脐膨出胎儿发生染色体异常的危险性远高于大的脐膨出。

5. 每一具体类型的染色体异常有其特有的畸形谱，同一种胎儿异常可以出现在不同染色体异常中，因此对其要综合评定。

6. 胎儿的一些微小结构异常不同程度地增加了其患染色体异常的风险性。如颈项透明层增厚、脉络丛囊肿、肾盂轻度增宽、心内强回声光点、肠管强回声、侧脑室轻度增宽、股骨略短小等。这些微小结构异常，现被称为胎儿染色体异常的超声软指标，常为非特异性的，短暂出现的，其本身不会造成胎儿发育异常。

7. 一些非特异性超声表现与胎儿染色体异常有一定的相关性。胎儿宫内发育迟缓是染色体异常较常见的表现。超过51%的18-三体胎儿有宫内发育迟缓。其他如单脐动脉、羊水过多或过少等。单独发生时，其患染色体异常的可能性较低，如若合并其他异常存在，则患染色体异常的危险性明显升高。

## 三、胎儿染色体异常的软指标

早期发现胎儿异常，尤其是染色体异常是控制出生人口质量和实现胎儿异常早期治疗的重要步骤。超声检查以其无创、可重复、结果可靠等优势已成为胎儿异常筛查最常用的手段。除可观察到一些直观的异常如唇裂、手足畸形及各个系统发育异常造成的畸形，产科超声检查还可发现一些微小的，常常是一过性的异常。这些超声表现不同于胎儿正常解剖结构，但不同于胎儿解剖结构畸形，这些微小异常，本身没有什么问题；但有这些超声表现的胎儿，非整倍体异常的危险性增高。这些超声表现被称为胎儿“软指标”。北美各国在这方面已进行了大量研究，发现胎儿软指标与胎儿非整倍体异常及非染色体异常有一定关系，已将胎儿软指标的超声筛查列为产科超声检查的必查项目。2005 年 6 月加拿大妇产协会制定的临床实践指南规定：每一位孕妇在 16～20 孕周时均应接受一次常规超声检查。16～20 孕周产科超声检查除常规的测量外，应观察 8 个胎儿软指标，其中 5 个（颈背部皱褶厚度、肠管回声增强、轻度脑室扩张、心内局灶性强回声及脉络丛囊肿）与胎儿非整倍体异常有关，其中有些病例有非染色体异常。另 3 个（单脐动脉、后颅窝扩大及肾盂扩张）单独存在时常与非染色体异常有关。

胎儿软指标的超声检查方法及与胎儿非整倍体及非染色体异常的关系如下：

1. 胎儿头部微小畸形

（1）头型异常

最常见的是柠檬头和草莓头，柠檬头往往合并小脑“香蕉征”、侧脑室扩大，双顶径正常或者偏小。草莓头与柠檬头相比，棱角不分明，小脑形态往往正常，常合并脉络丛囊肿，提示 18-三体有可能。（图 49-16-5）

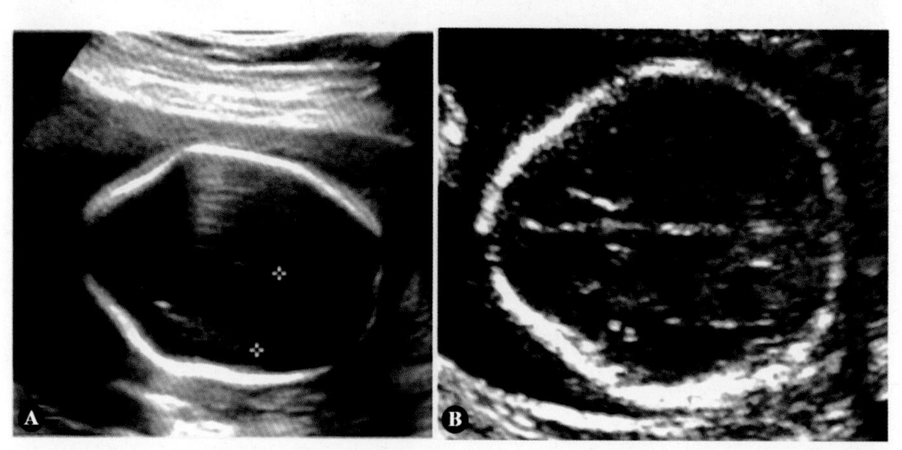


**图 49-16-5　A. 为柠檬头，提示神经管缺陷可能大；B. 为草莓头，提示 18 三体可能**

（2）后颅窝池扩大

①定义：在胎头横切面探头尾端向脑中线成 15 度角，测量小脑蚓部后缘与颅骨内侧面前后径的距离，当前后径＞10mm 时，为后颅窝池扩大（图 49-16-6）。注意当声束进一步向后颅凹成角度或在长头型者，测值常易偏大，而出现假阳性。

②与胎儿非整倍体异常的关系：有报道后颅窝池扩大与胎儿非整倍体异常尤其是 18-三体有关。尤其当侧脑室不扩张而有其他异常存在时，与非整倍体异常的关系最大。孤立的后颅窝池扩大与染色体异常的关系不是很大。现尚无前瞻性、大样本的研究说明该标志的意义。

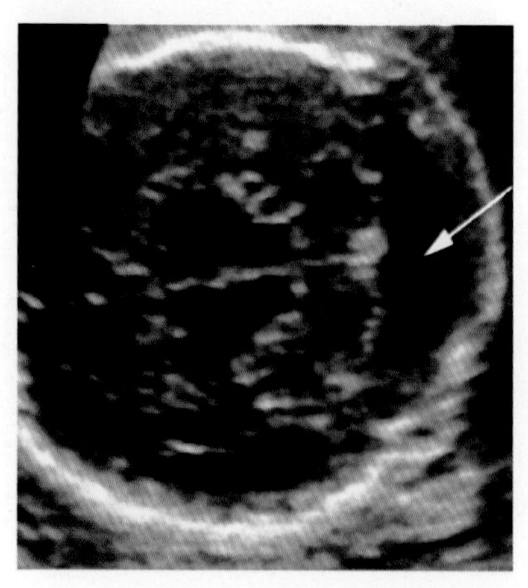

**图 49-16-6　后颅窝池扩大**

③与胎儿非染色体异常的关系：后颅窝池扩大常见于其他的解剖结构异常（蛛网膜囊肿、Dandy-Walker 畸形及 Dandy-Walker 变异）或综合征（如 oro-facial-digital 综合征及 DiGeorge 综合征）。发现有后颅窝池扩大时应仔细检查胎儿其他部分，以排除其他的异常或胎儿宫内生长发育迟缓或羊水量异常。仅发现后颅窝池扩大而无其他异常并存时，无须行胎儿染色体组型检查，可超声或其他影像方法（如 MRI）随访观察。后颅窝池扩大且有其他异常并存时须行胎儿染色体组型检查。

（3）轻度脑室扩张

①定义：轻度脑室扩张是指侧脑室宽度 10～15mm。正常值：胎儿侧脑室内径正常值为 7.6mm±0.6mm。

②测量方法：在侧脑室平面、测量侧脑室三角区内径。量远不量近，应测量远场脑室，以避免近场伪像（图 49-16-7）。

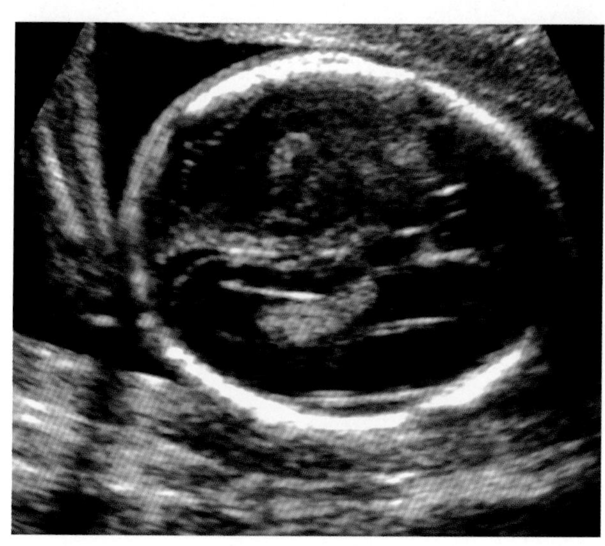

**图 49-16-7 在侧脑室平面、测量侧脑室三角区内径。应测量远场脑室，以避免近场伪像**

③与胎儿非整倍体异常的关系：当脑室轻度扩张单独存在时，胎儿非整倍体异常的发生率约为 3.8%。在 21-三体的胎儿中，约 1.4% 于孕 16～20 周超声检查可发现单侧脑室轻度扩张。

④与胎儿非染色体异常的关系：脑室扩张是胎儿神经系统畸形中最常见的超声异常表现。可由于脑发育不良或退化、血管异常或脑室系统梗阻所致。出生前诊断为脑室扩张的儿童中 10%～36% 有神经系统发育异常。在染色体正常的胎儿，约 0.15% 有单侧轻度脑室扩张。单侧单纯脑室扩张预后较好。

发现胎儿脑室轻度扩张时，应检查有无先天性感染并行羊水穿刺分析胎儿染色体核型。同时超声仔细检查包括心脏在内的胎儿其他结构。由于有些神经系统的发育异常是潜在性的，发现胎儿脑室轻度扩张时，出生后应注意随访观察，以排除相关异常。

（4）颜面部轻度畸形

包括眼距过近（图 49-16-8）或眼距过远、鼻骨缺如或短等（图 49-16-9，图 49-16-10）。

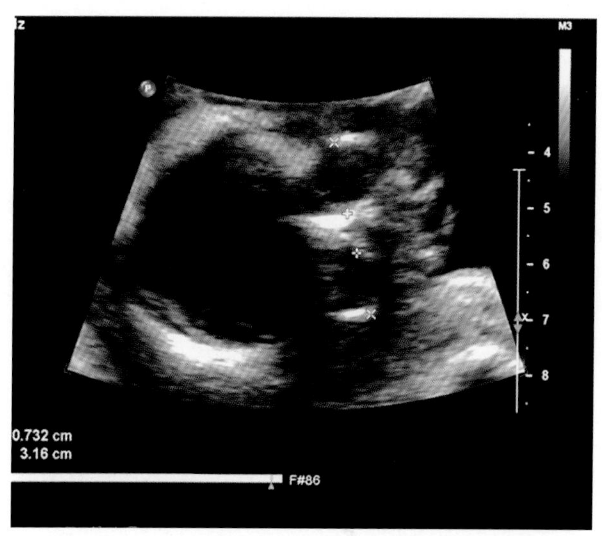


**图 49-16-8 眼距过近**

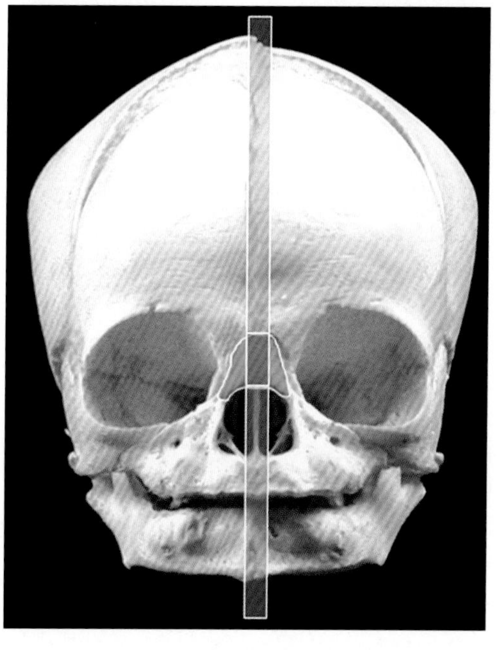

**图 49-16-9 鼻骨测量方法示意图**

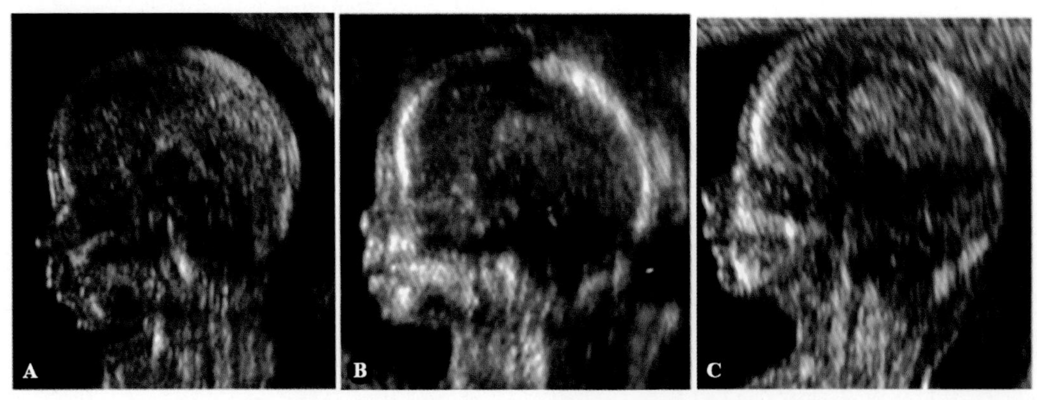


图 49-16-10 A. 正常胎儿，鼻骨显示清晰；B. 鼻骨缺如；C. 鼻骨短小

（5）脉络丛囊肿

①定义：脉络丛囊肿是指于孕龄在 14～24 周胎儿发育中的侧脑室脉络丛内超声检查发现的、散在的、直径大于 3mm 的小囊肿（图 49-16-11）。

②测量方法：在胎头横切面侧脑室水平测量。检查时应注意观察双侧脉络丛，并注意：观察近场侧脑室内脉络丛囊肿时，需排除超声伪像。

③与胎儿非整倍体异常的关系：脉络丛囊肿在中孕胎儿中发生率为 1%。在 18-三体的胎儿发生率为 50%。18-三体的胎儿中有 10%以脉络丛囊肿为唯一的超声异常表现，但囊肿的大小、分布及数量同 18-三体发病危险性无关。也有报道脉络丛囊肿在 21-三体儿出现率为 1.4%，胎儿发生 21-三体的危险性增高。

④与胎儿非染色体异常的关系：在染色体正常的胎儿，脉络丛囊肿同胎儿的其他畸形及出生后的发育无关。

脉络丛囊肿一般 15～20 周发现，26 周左右消失。关键是观察是否合并其他畸形。正常胎儿脉络丛囊肿出现率为 1%～2%。目前公认的处理方法：如果脉络丛囊肿合并其他畸形，要进行染色体检查。

2. 颈部异常

主要指颈背部皱褶厚度（thickened nuchal fold）。

①定义：颈背部皱褶厚度是胎儿颈后部皮肤的厚度。

②测量方法：胎头横切面，显示透明隔及丘脑后，探头向后成角清晰显示小脑，在中线水平测量颅骨外侧缘与皮肤外侧缘间的距离（图 49-16-12）。

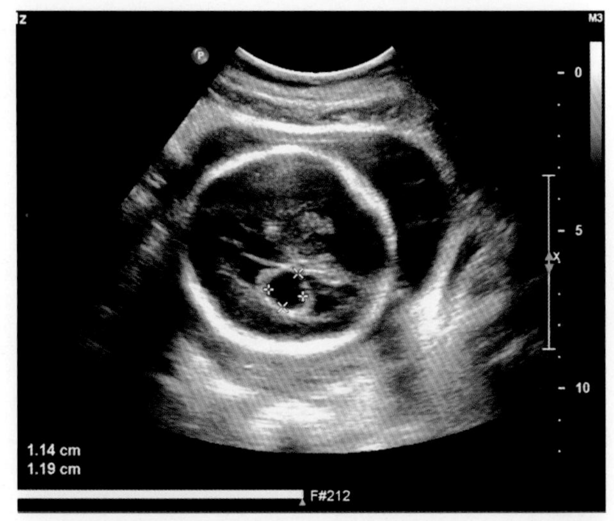


图 49-16-11 脉络丛囊肿

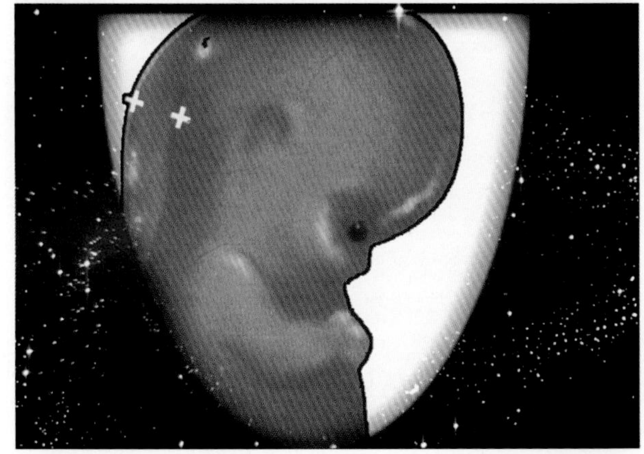

图 49-16-12 NF 测量方法：测量颅骨外侧缘与皮肤外侧缘间的距离

颈背部皱褶厚度（NF）随孕周而不同。现较为公认的标准为：孕 15～20w（在 15w＋0d 和 19w＋6d 之间），横切面测量，≥6mm 异常。颈

背部皱褶厚度测量不要与颈项透明层厚度（NT）的测量相混淆，后者是孕 11～14w（在 11w+0d 和 13w+6d 之间），头臀长 45～85mm 时，纵切面测量，≥3mm 为异常（图 49-16-13）。增厚的颈背部皱褶应与颈背部水囊瘤相鉴别。

③与胎儿非整倍体异常的关系：颈背部皱褶厚度 6mm 时，与正常胎儿相比，胎儿唐氏综合征的危险性增加 17 倍（图 49-16-14）。

④与胎儿非染色体异常的关系：颈背部皱褶厚度与单基因异常如 Noonan 综合征，多发翼状胬肉综合征、骨骼发育不良及心脏畸形有关。孤立的颈背部皱褶增厚即提示胎儿非整倍体异常的危险性增加，应提请胎儿染色体核型分析。对于孕龄不同的胎儿，可采用颈背部皱褶厚度指数，其计算公式为：（颈背部皱褶厚度/双顶径）×100%。当颈背部皱褶厚度指数>11 时胎儿染色体异常的敏感性为 50%，特异性为 96%。

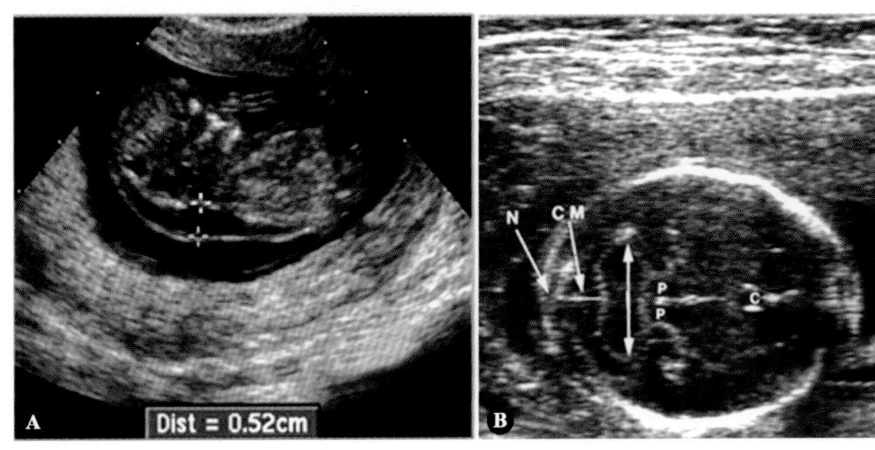


**图 49-16-13　A. NT 测量，孕 11～14w（在 11w+0d 和 13w+6d 之间），头臀长 45～85mm 时，纵切面测量，≥3mm 为异常；B. NF 测量，孕 15～20w（在 15w+0d 和 19w+6d 之间），横切面测量，≥6mm 异常**

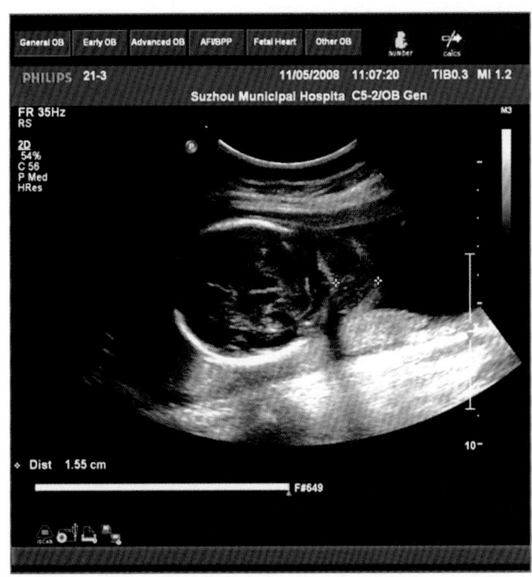


**图 49-16-14　21-三体胎儿的 NF 明显增厚，达 1.55cm**

3. 胸部异常

主要指心内灶状强回声（echogenic intracardiac focus，EICF）。

①定义：胎儿心室乳头肌部位局灶性回声增强区，其回声强度与骨骼回声相似。可发生于一侧或双侧心室（图 49-16-15）。

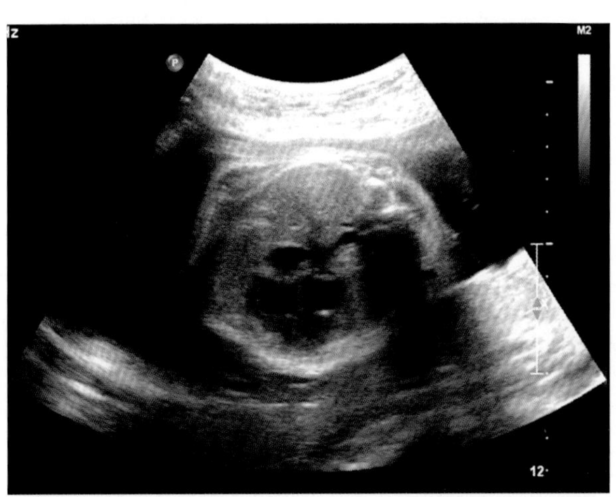

**图 49-16-15　胎儿左心室内强回声灶**

②检查方法：扫描时通常用标准四腔心切面，探头频率小于5HMz，适当调低增益。同周围骨组织相比，心内灶状强回声可被分为三级：一级，低于骨组织回声；二级与骨组织回声相同；三级强于骨组织回声。

③与胎儿非整倍体异常的关系：左心室单发局灶性强回声较常见，胎儿非整倍体异常发生的可能性仅为0～1.8。而右心室、双心室多发或明显的灶状强回声胎儿非整倍体异常的危险性增高，有条件应行胎儿染色体组型分析。

④与胎儿非染色体异常的关系：心内灶状强回声同胎儿先天性心脏畸形和其他非染色体畸形无关。亚洲人出现的频率较之白种人更高。如只是发现胎儿心内灶状强回声，而无其他阳性发现，应在超声报告中予以记录，无进一步检查（如行超声心动图检查）的必要。但超声检查时应注意其他胎儿软指标的检查和测量，同时注意有无其他高危因素，如孕妇年龄，当孕妇年龄31岁时，有心内灶状强回声的胎儿染色体异常的发生率约为1/600。

4. 腹部异常

（1）肠管回声增强（echogenic bowel）

①定义：胎儿肠管均匀强回声区，其回声强度等于或大于周围骨骼回声。

②检查方法：当考虑肠管回声增强时，将仪器增益调低，并仔细同周围骨骼回声进行比较，以减少假阳性。肠管回声增强可分为局灶性和多灶性。与周围骨骼回声相比，其回声强度可分为3级：1级弱于骨骼回声；2级等于周围骨骼回声（图49-16-16）；3级：大于周围骨骼回声。

③与胎儿非整倍体异常的关系：肠管回声增强者发生13、18、21-三体及性染色体异常的危险性增加。在13～28孕周的胎儿，肠管回声增强的发现率为0.6%～2.4%。在非整倍体异常的胎儿中单纯肠管回声增强者占9%。

④与胎儿非染色体异常的关系：胎儿肠管回声增强者囊性纤维化、先天性感染、羊膜腔内出血、先天性肠管畸形及其他围产期并发症如宫内发育迟缓发生的危险性增高，其中囊性纤维化的发生率为2%。肠管回声增强最常见的原因为胎儿感染（巨细胞病毒、疱疹病毒、小细胞病毒、风疹病毒、水痘病毒及弓形体病毒等）。其次为羊膜腔内出血（常由于羊膜腔介入操作或胎盘破裂所致）和先天性肠管畸形，尤其是上消化道畸形。肠管回声增强时常可见胎儿腹水和肠管扩张。发现胎儿肠管回声增强后应注意检查胎儿的其他解剖结构、生长情况、胎盘位置及胎儿染色体，有条件应查胎儿DNA。

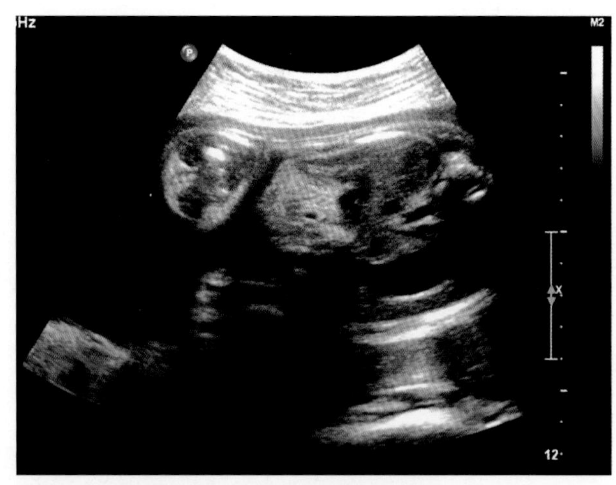

**图49-16-16　胎儿小肠回声明显增强**

（2）单脐动脉

①定义：在胎儿脐索内及膀胱周围仅有一条脐动脉，另一条脐动脉缺如。

②检查方法：脐动脉可在脐索纵切或横切面观察。于胎儿脐带附着点向胎儿膀胱两旁扫查，在膀胱两侧脐动脉起源于髂血管处观察（图49-16-17）。

③与胎儿非整倍体异常的关系：单纯单脐动脉与胎儿非整倍体畸形无关。

④与胎儿非染色体异常的关系：与胎儿肾脏发育不良、心脏畸形和低体重儿有关。发现胎儿有单脐动脉时，应仔细检查其他解剖结构，超声评估并随访观察胎儿生长发育情况。

（3）轻度肾盂扩张（mild pyelectasis）

①定义：肾盂内球形或椭圆形无回声区，无回声区前后径为5～10mm（图49-16-18）。

②测量方法：在胎儿肾盂水平横切面测量最大前后径。正常测值小于5mm。

③与胎儿非整倍体异常的关系：在孕16～26周的胎儿，单侧肾盂扩张的发现率约为0.7%。在唐氏综合征的胎儿，超声检查仅发现有轻度肾盂扩张者为2%。

④与胎儿非染色体异常的关系：在无其他阳性征象的胎儿，单纯轻度肾盂扩张存在唐氏综合征的可能性很小。如肾盂扩张直径>10mm，则应

考虑先天性肾积水，应予以随访观察。>5mm 应随访至妊娠晚期，必要时做新生儿肾脏超声检查。在低危孕妇，单侧轻度肾盂扩张胎儿非整倍体畸形的发生率很低，但由于先天性肾积水的发生率较高，故应随访超声检查。

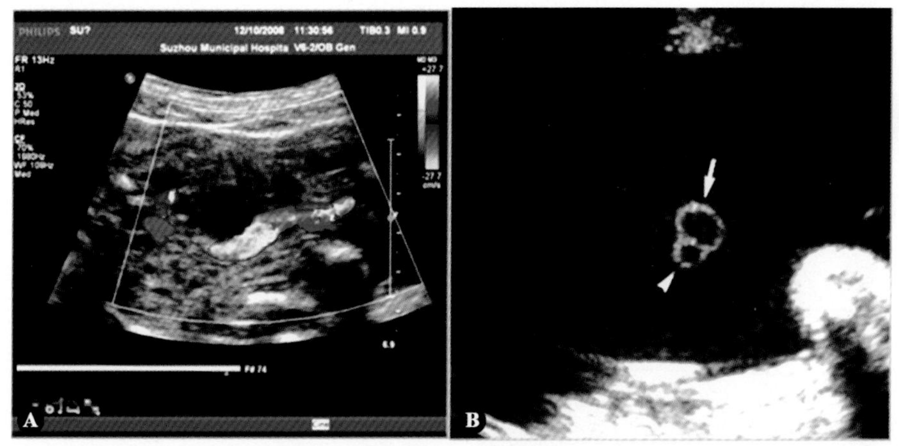

图 49-16-17 于胎儿脐带附着点向胎儿膀胱两旁扫查，发现仅一根脐动脉

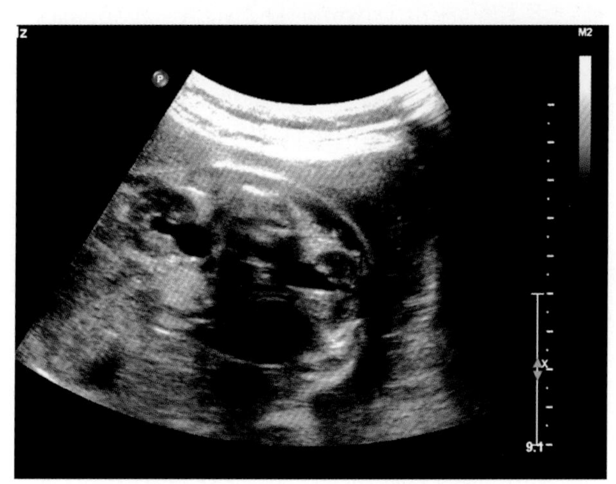

图 49-16-18 胎儿双肾轻度积水

5. 四肢异常

主要指股骨和肱骨偏短。比较公认的诊断标准是：长骨明显低于正常预测值 2 倍标准差或低于第 5 百分位称为长骨偏短。实际运用时，常常用经验公式，即晚孕时 BPD-FL>3.0cm 考虑股骨偏短；FL 长度小于正常预测值的 0.9cm 称为股骨偏短。

胎儿超声软指标阳性对筛选出胎儿非整倍体异常及非染色体异常的高危胎儿，提请临床进一步检查或随访观察，以尽早发现胎儿异常有帮助。该项检查简单、易行，只要具备分辨率较好的二维灰阶超声仪和训练有素的超声医生即可进行。该项检查目前在我国产科超声检查中逐渐普及。

## 四、13-三体综合征

①定义：13-三体综合征首次在 1960 年由 Patau 描述，又名 Patau 综合征，新生儿中发病率约为 1∶6 000～1∶12 000，死亡率极高。

②病因和发病机制：Patau 综合征是 13 号染色体多了一条额外的染色体。是由于双亲之一生殖细胞在减数分裂时不分离所致。已被证实和孕妇的年龄呈正相关。核型分为标准型，易位型和嵌合型。其中，80%的病例为标准型，其次为易位型，少数为嵌合型。

③超声诊断：13-三体常引起胎儿严重的多发结构畸形。常见的有：

颅脑畸形：前脑无裂畸形（图 49-16-19）是其中最常见的，并与 13-三体有明显的相关性。在一组产前诊断为前脑无裂畸形的资料中，40%病例为 13-三体。其他常见的畸形有胼胝体发育不全、Dandy-Walker 畸形等。

面部畸形 其常见的面部畸形通常与前脑无裂畸形有关，如喙鼻畸形（图 49-16-20）、独眼畸形、中央性唇裂等。

心脏畸形：80%的 13-三体胎儿有心脏畸形。主要为室间隔缺损和房室共道畸形。

泌尿道异常：13-三体胎儿中发生率为 30%～35%。如：囊性肾发育不良。

骨骼异常（20%～30%）：多指（趾）是该综合征的特点之一（图 49-16-21），在 13-三体胎儿中相当多见，可高达 75%。

腹壁异常（30%）：30%病例可出现脐膨出。

FGR，45%～55%病例可出现宫内生长受限。

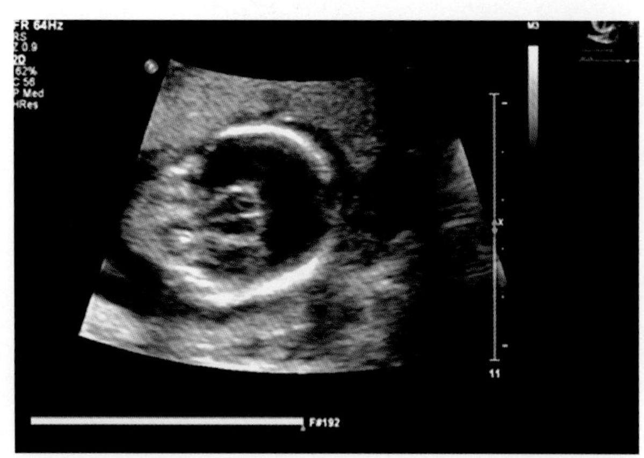

图 49-16-19 胎儿显示原始单一的脑室腔

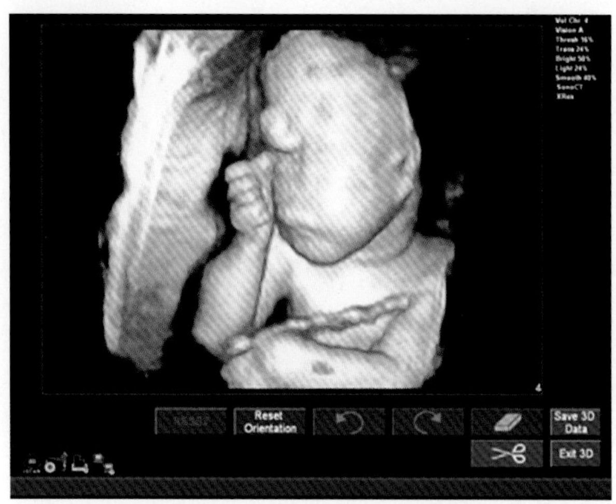


图 49-16-20 胎儿前额部有喙鼻

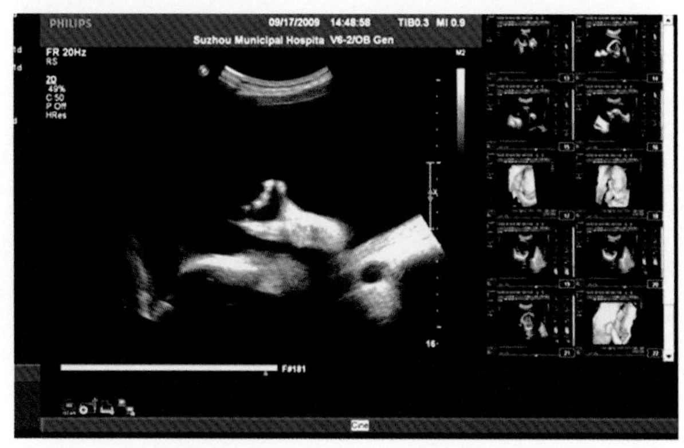


图 49-16-21 胎儿左脚为六趾

④鉴别诊断：主要与以下两种疾病鉴别：

18 三体：与 13-三体有不同的畸形谱。草莓头、脉络丛囊肿、重叠指等与 18-三体有较高的相关性。

Meckel Gruber 综合征：常表现为多囊肾、脑/脑膜膨出、小头畸形、心脏畸形多指（趾）畸形等，为常染色体隐性遗传病。

⑤预后：本病预后极差。71%的 13-三体胎儿在妊娠 16 周到足月期间流产或死亡。活产儿中，约 95%在 6 个月内死亡。极少数无严重畸形的可以存活数年。

⑥复发的危险：估计为 1%。

## 五、18-三体综合征

①定义：18-三体综合征，又称 Edwards 综合征，于 1960 年由 Edwards 首先报道。中孕期胎儿的发生率为 1∶2 400，绝大多数都伴有解剖结构的异常，并以多发畸形为其特征。目前这种三体综合征已被发现有 100 多种不同的畸形。

②病因和发病机制：Edward 综合征是由于 18 号染色体多一条额外的染色体。与 21-三体一样，其已被证实与孕妇增长的年龄相关。18-三体综合征的核型除了标准型，也可有易位型及嵌合型。

③超声诊断：18-三体综合征胎儿的畸形谱非常广，下面是部分常见的超声异常。

中枢神经系统异常：神经管缺陷（NTD），胼胝体发育不全（图 49-16-22），后颅窝异常。

心脏畸形：18-三体胎儿中 90%以上可有不同类型的心脏畸形。其中最常见为室间隔缺损，其次为房室共道畸形和右室双出口。

腹壁异常：20%有脐膨出。

泌尿道异常：囊性肾发育不良和马蹄肾。

颈部水囊瘤：

骨骼异常：小下颌畸形，重叠指和摇椅足。50%～70%的病例有严重的小下颌畸形。重叠指是 18-三体胎儿最具特征性、最明显的畸形之一。手表现为特殊的握拳姿势而不能伸展，3、4 指紧贴掌心，第 2、5 指重叠其上，并且保持这一姿势长时间固定不变（图 49-16-23）。摇椅足即为拇指短，跟骨突出，足底呈凸状，形似摇椅，故名曰摇椅足，亦可说呈船型。

胎儿宫内生长受限（FGR）在18-三体胎儿中35%～72%表现为FGR，这一现象在24周后更加常见。一般来说，染色体异常胎儿在30周以前表现为均匀性宫内生长受限，而30周后则多表现为非均匀性宫内生长受限。

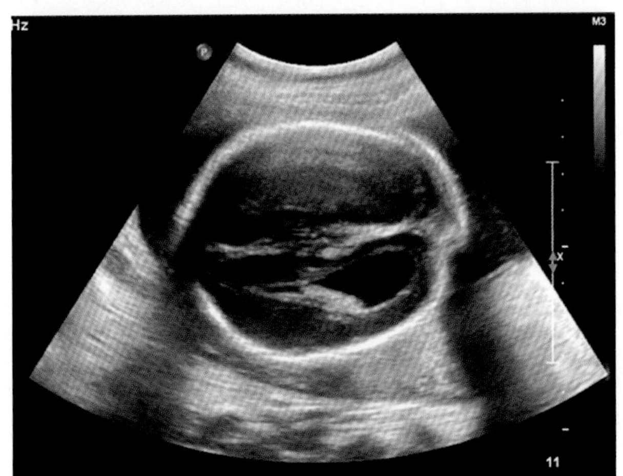

图 49-16-22 胎儿胼胝体发育不良，透明隔腔消失，侧脑室增宽，呈水滴状

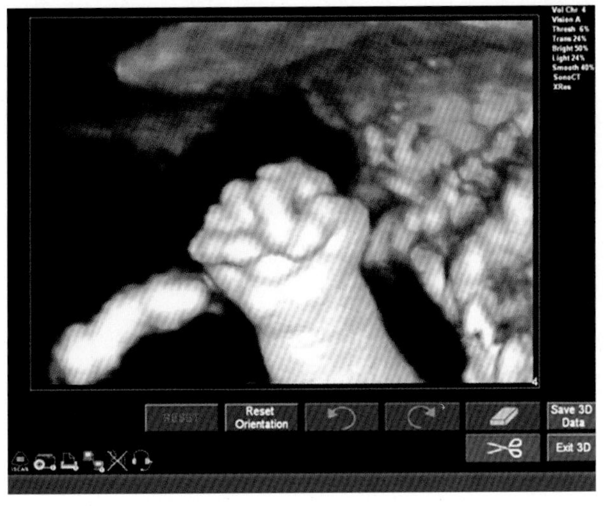

图 49-16-23 胎儿手指重叠

在染色体异常超声软指标中，有二项对18-三体的诊断特别有意义。

一是脉络丛囊肿（choroid plexus cysts，CPC）CPC（图49-16-24）与18-三体综合征有明确的相关性。约1/3的18-三体胎儿存在CPC。Gupta等研究认为，超声检出单一CPC时，胎儿患18-三体的危险性增高9倍。但1%～2%的正常胎儿亦可有脉络丛囊肿。

二是草莓头颅是18-三体的重要特征，发病率

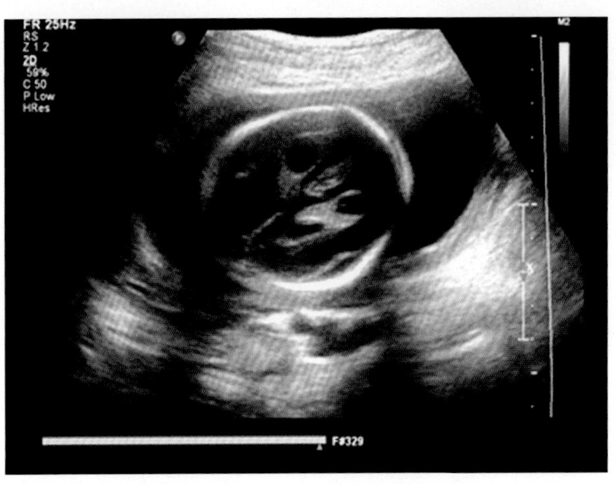

图 49-16-24 胎儿双侧脉络丛囊肿

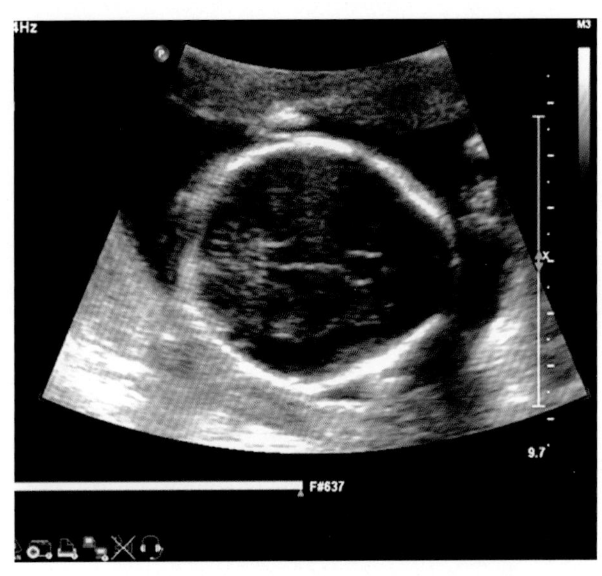

图 49-16-25 胎儿头形异常，呈“草莓头”

高达45%，表现为在胎头双顶径平面上，见双侧额骨略呈内陷，枕额径较短，头型呈草莓状（图49-16-25）。

④鉴别诊断

18-三体综合征以多发畸形为特征，并常伴有FGR，故需注意与其他染色体异常的鉴别。

13三体：常可见前脑无裂畸形及与之相关的面部畸形。

三倍体：三倍体的FGR出现非常早，且有明显的不对称性，常伴发羊水过少、心脏畸形及并指畸形。

胎儿运动系统变形（FADS）：可见小下颌畸形及关节挛缩。

⑤预后

18-三体综合征的预后很差。50%～90%在不

同孕周发生胎死宫内。活产儿中，90%死于6个月内，不到5%可存活至12个月。少数幸存者有严重的脑发育迟滞。复发的危险约为1%。

## 六、21-三体综合征

①定义：21-三体综合征于1866年由英国科学家John Langdon Down首先描述，故又名Down's综合征，是最常见的染色体异常。在未经选择人群中发病率约1/500。

②病因学病理学：Downs综合征是由于21号染色体含有三条染色体。其中，纯合型（标准型）占95%，染色体易位型及嵌合型占5%，主要有罗伯逊易位及不同类型的嵌合体。目前已经确证三体的出现和孕妇的年龄有肯定的关联性。年龄越大，风险率越高。尤其是孕妇年龄大于35岁。这是由于卵细胞老化，分裂不均，以及异常卵子受孕所致。分子生物学实验表明，在约95%的病例中，三体的形成是母系染色体减数分裂中不全断裂造成的（75%～80%的病例在减数分裂一期），约5%的三体形成来自父系染色体的异常，这种情况通常发生在减数分裂二期。极少见的情况是，父母本身中存在染色体异常或染色体排列异常。

③超声诊断：21-三体综合征胎儿中，约50%可见一个或以上的结构畸形。主要涉及心血管（约50%）和胃肠道（约30%）系统。常见的畸形有：

心脏畸形：21-三体新生儿，先天性心脏畸形的发病率可高达50%，最常见的为房室共道畸形及室间隔缺损。房室共道畸形，在四腔心切面上，可发现仅有一组共同房室瓣，心脏的十字交叉结构缺失（图49-16-26）。室间隔缺损，根据缺损部位，一般可在心脏四腔观，或左室流出道切面中检出。当然，如若缺损较小，产前超声常难以检出。

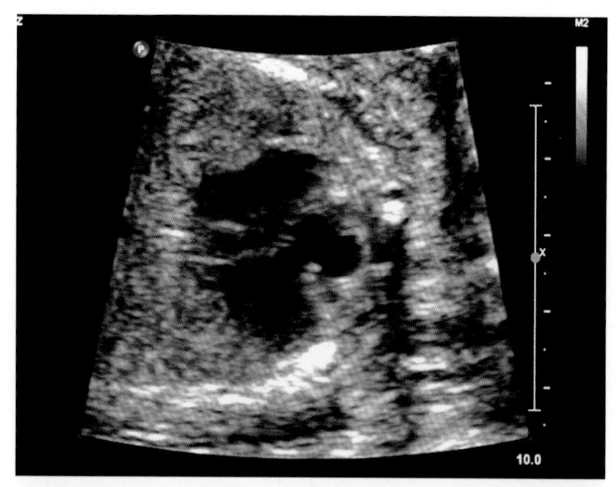

**图49-16-26　胎儿心脏十字交叉消失，为心内膜垫完全缺失**

胃肠道畸形：可见十二指肠闭锁和食管闭锁等。十二指肠闭锁与21-三体有明显的相关性。21-三体胎儿中5%会发生十二指肠闭锁。产前超声检出十二指肠闭锁时，胎儿患21-三体的可能性达30%。十二指肠闭锁，一般在23～24周后才能检出，表现为双泡征（图49-16-27）。食管闭锁，常通过胃泡不能显示而间接推断。这两种疾病，在中孕晚期及晚孕期均可出现羊水过多。

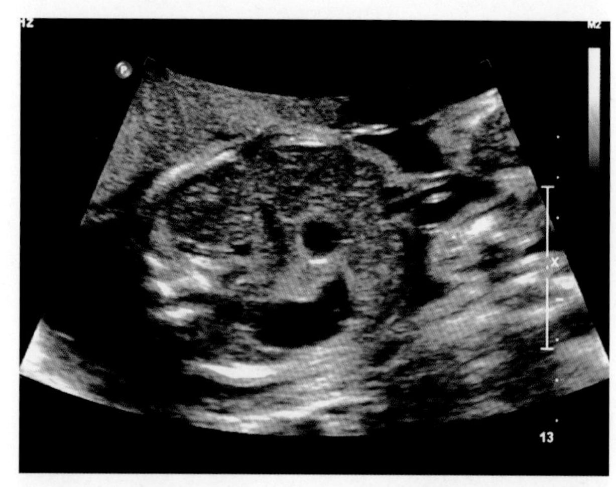

**图49-16-27　胎儿腹腔显示双泡征**

脐疝，在21-三体中的发生率约为2%。小的脐膨出（仅肠管膨出）胎儿发生染色体异常的危险性明显高于大的脐膨出（肝及肠均膨出）。脐疝常表现为一个圆形，坚实的团状回声，从前腹壁缺损处膨出，外包绕一层线状强回声，脐带入口常位于团状回声的表面。

由于21-三体综合征出现明显结构畸形的比例较低，如果产前仅根据这些畸形来做出诊断，许多21-三体综合征胎儿将被会漏诊。如若结合超声软指标，则会明显提高21-三体的检出率。很多软指标被认为与21-三体有一定的相关性。颈背部异常和鼻骨发育不全是其中无可争辩的标记，它们任何一个异常都会大大增加21-三体的风险。

颈背部异常：（图49-16-28）有两个概念与此密切相关。

a. 颈项透明层 NT 厚度，通常在孕 10～14 周测量，一般以 NT≥3mm 为异常标准。NT 的增厚与 21-三体综合征的危险性增高有关。

b. 颈项部褶皱 NF，NF 在 1985 年第一次被提出。在孕 19～22 周，大约 40%的 21-三体胎儿可发现 NF 增厚。它的测量方法是：在小脑横切面中，测量枕骨外侧缘至皮肤外缘间的距离。NF ≥6mm 为异常。需要指出的是，在晚孕时，NF 部分消退时，21-三体综合征的风险依然存在。

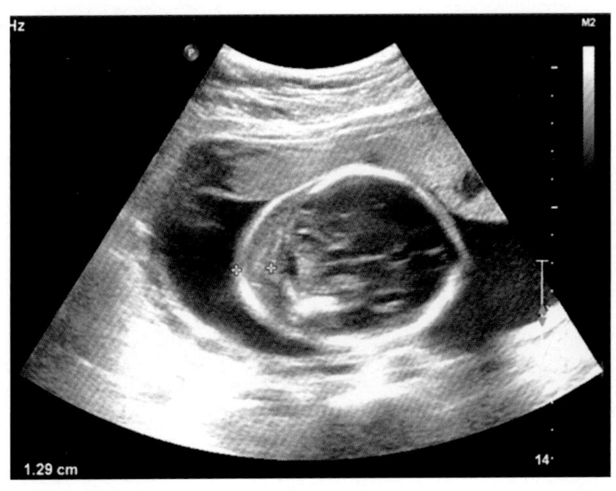


**图 49-16-28　NF 明显增厚，达 1.29cm**

鼻骨发育不全：是常用的超声软指标。鼻骨长度要在胎儿面部正中矢状切面测量。测量时应该考虑两个问题：（一）入射角，探头声束与鼻骨的夹角要尽可能地接近 90°（图 49-16-29），否则鼻骨板有可能不能完全显示。（二）同其他软指标相比，在欧美，鼻骨与 NT、NF 一起，作为诊断 21-三体的最重要指标（图 49-16-30），而在亚洲人群中，总体上鼻骨不如欧美人士那样高耸，这在一定程度上限制了它的使用。

④鉴别诊断：前面提及的超声软指标虽都与 21-三体有一定相关性，但并不是其特有表现。如若单独出现，还要考虑是否为其他疾患。但一般不考虑为其他常染色体三体，因其他的常染色体三体常有多个结构畸形而不仅仅只有以上软指标。

看到肠道回声增强，应鉴别：

胎儿弓形虫病：先天性弓形虫感染胎儿，可见脑水肿/脑钙化，母体血清学检查呈阳性。

囊性纤维化：多发于白色人种，我国极其罕见。囊性纤维化胎儿常伴发胎粪性腹膜炎。

看到短股骨/肱骨，应鉴别：

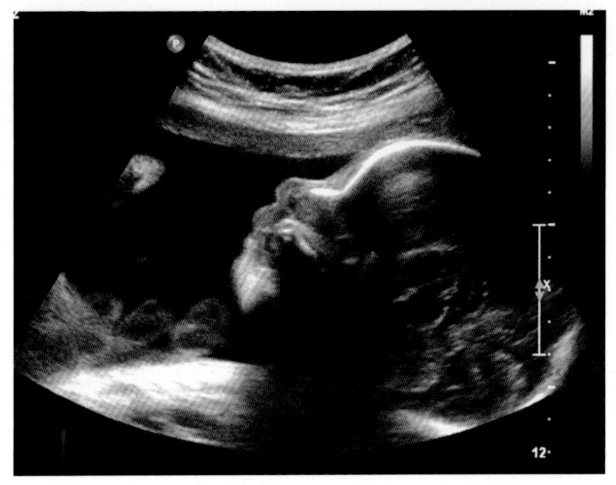

**图 49-16-29　测量鼻骨时，探头声束与鼻骨的夹角要尽可能地接近 90 度**

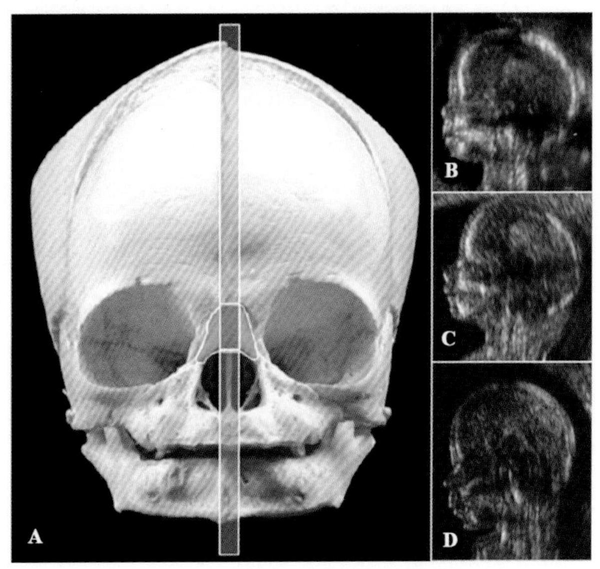


**图 49-16-30　A. 鼻骨测量示意图；B. 唐氏综合征，鼻骨缺如；C. 唐氏综合征，鼻骨短小；D. 正常胎儿，鼻骨正常声像图**

软骨发育不全：可见身体其他部位的骨骼异常。

早期胎儿生长受限（FGR）：常表现为均匀性宫内生长迟缓，可有脐动脉/静脉导管的频谱异常。

家族性矮小：父母身材矮小，无其他阳性征象。

⑤预后合并严重畸形的 21-三体综合征其预后不良，多为死胎死产或新生儿死亡。存活者也因身体疾病，反复手术而较早去世，平均寿命在 20 岁左右。患者大约 50%智力发育迟缓，45%智商<70，5%智商在正常范围内。在伴有长期后遗症

中，21-三体的个体可能会因高气道阻塞而需行气管切开术。此外，如果 brachysyndactyly（短并指）严重，则会限制手的功能。

⑥复发的危险一般估计为 1%。但如果这种综合征是由于父母之一是平衡易位，那么复发风险高达 25%，因为这时它是一种常染色体隐性遗传。

## 七、Turner 综合征

①定义：Turner 综合征于 1938 年由 HH Turner 首先描述其临床特征而得名，亦称为先天性卵巢发育不良综合征。发病率为 1∶2 500～1∶5 000 活产女婴。

②病因和发病机制：Turner 综合征，是由双亲之一生殖细胞分裂过程中染色体不分离，缺乏性染色体的配子与另一正常配子结合而引起。典型核型为 45，XO，约占 55%，其他为各种嵌合型和结构异常。缺失的染色体通常来自父亲。目前没有研究能证明 Turner 综合征的发生与孕妇的年龄增长相关。

③超声诊断：Turner 综合征可分为两类：致死型和非致死型 Turner 综合征。致死型核型为 45，XO，非致死型核型多为嵌合体等其他类型。致死型 Turner 综合征有明显的结构畸形，而非致死型 Turner 综合征产前超声可无任何异常表现。Turner 综合征的常见超声表现有：

非免疫性胎儿水肿（NIHF）：早期即可发病，常累及全身。（图 49-16-31）。

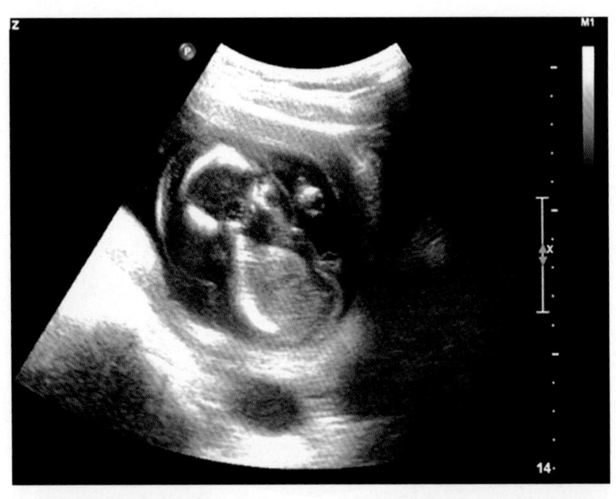

图 49-16-31　胎儿皮下水肿

颈部水囊瘤：是 Turner 综合征典型声像图表现（图 49-16-32）。通常很大且伴有多房性分隔。在妊娠晚期可有缩小或消退改变。

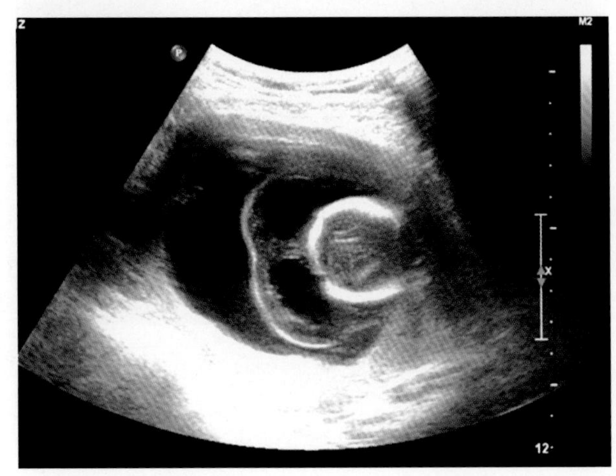

图 49-16-32　胎儿颈部水囊瘤

心脏畸形：发病率约为 15%，常见的有主动脉缩窄和左心发育不良。

肾脏异常　通常为马蹄肾，常出现在 40%～50%的病例中。

④鉴别诊断：颈部水囊瘤虽为 Turner 综合征典型声像图表现，但并不是所有水囊瘤胎儿均是 Turner 综合征。它还可出现在 18-三体、21-三体、努南综合征及染色体核型正常等胎儿中。

⑤预后大多数 Turner 综合征胎儿在早孕期或中孕早期即胎死宫内，只有少数可以存活至出生。若存活至出生，则长期生存率较高。但这些女性表现为身材矮小，智力发育迟缓，以及青春期后的闭经，生殖器、乳腺不发育等。一部分女性中还可伴有听觉问题。

⑥复发的危险与正常人群相比无明显差异。

## 八、三倍体

①定义：三倍体是指在正常二倍体染色体组之外又增加了一套完整的染色体组。发生率：1/2 500～5 000。

②病因和发病机制：三倍体是由于生殖细胞任何一方减数分裂障碍（如 1 个单倍体精子与一个二倍体卵受精），或双精入卵（2 个精子同时进入 1 个卵内）所致。在所有的三倍体中，约 2/3 为 69，XXY，1/3 为 69，XXX，极少数为 69，XYY。

③超声诊断：三倍体胎儿可出现全身各个系统的畸形。但由于常伴羊水过少，一些异常很难做出诊断。常见的有：

FGR：早孕期即可出现，且非常严重。典型表现为：头围与腹围明显不对称，腹围极小。

中枢神经系统异常：包括胼胝体发育不全，脑积水，Dandy-Walker 变异和前脑无裂畸形等。

并指畸形：超过 50%的胎儿有此特征。

颅面异常：可见小颌畸形、小眼球和巨眼球等。

心脏畸形：如室间隔缺损。

泌尿系统畸形：如囊性肾发育不良。

三倍体胎儿，根据额外染色体组的来源不同而有所差异。

④鉴别诊断：三倍体胎儿腹围小于正常要与非三倍体的 FGR 相鉴别。三倍体胎儿 FGR 出现早且有明显的不对称，而一般胎儿发生于晚期妊娠，少数在中期妊娠末，头围与腹围之比虽大于正常，但远不如三倍体明显。

⑤预后：绝大多数的三倍体在孕早期自发性流产，其余胎死宫内，极少数存活至产后数个小时。

⑥复发危险：与正常人群无差异。

（邓学东 杨 忠）

## 第十七节 计划生育相关的超声诊断

### 一、概述

计划生育的主要目的是：提倡晚婚、晚育、少生、优生，从而有计划地控制人口。20 世纪 70 年代初，中国政府开始大力推行计划生育；1978 年以后计划生育成为我国的一项基本国策。计划生育这一基本国策已经施行了 30 多年，其基本内容是科学地控制人口数量、提高人口素质。2002 年 9 月 1 日起施行的《计划生育法》，其中第十九条规定：实行计划生育，以避孕为主；第二十条规定：育龄夫妻应当自觉落实计划生育避孕节育措施，预防和减少非意愿妊娠；第三十三条规定：对已婚育龄妇女开展受孕情况检查，随访服务工作，承担计划生育，生殖保健的咨询，指导和技术服务；第三十四条规定：对已生育子女的夫妻，提倡选择长效避孕措施；第三十五条：严禁利用超声技术和其他技术手段，进行非医学需要的胎儿性别鉴定；严禁非医学需要的选择性别的人工终止妊娠等条例均与超声工作者有关。

《中华人民共和国宪法》规定：“国家推行计划生育，使人口增长同经济和社会发展计划相适应。”“夫妻有实行计划生育的义务。”《婚姻法》也将计划生育作为一个基本原则确立在总则之中。2015 年计划生育法修订案规定坚持计划生育的基本国策，全面实施一对夫妇可生育两个孩子的政策，提倡晚婚、晚育、优生、优育。国家卫生和计划生育委员会设有专门机构负责贯彻落实有关计划生育方面的政策法规及计划生育专业人员的培训工作。其下属的各级计划生育服务站等部门，均配备有超声诊断仪及专业人员。

因为计划生育的主要内容以少生为主，因此本章节主要探讨避孕措施及因计划生育手术所引起的并发症问题。所谓避孕的原理就是用科学的方法来阻止和破坏正常受孕过程中的某些环节，以避免妊娠，防止生育。主要控制生殖过程的避孕途径有：①抑制卵巢排卵；②抑制精子的正常发育；③阻止精子和卵子的结合；④阻止受精卵着床；⑤错开排卵期避孕等。目前常用的女性避孕方法有避孕药物、宫内节育器（intrauterine device，IUD）、输卵管结扎或堵塞、阴道隔膜、阴道避孕药环、安全期或哺乳期避孕等。男性常用的避孕方法有避孕套、输精管结扎或堵塞、口服避孕药、体外受精和会阴尿道压迫法等。虽然男性、女性均具有诸多可选用的避孕方法，但宫内节育器以其安全、有效、简便、经济、可逆等优点，仍是目前我国育龄妇女应用最广泛的一种长效避孕措施。

我国约 70%的妇女选用 IUD 作为避孕方法，约占世界 IUD 避孕总人数的 80%。IUD 一般是采用防腐塑料或金属制成，部分 IUD 附加有避孕药物（如可释放出女性激素或消炎痛等）。目前，国内、外现有的 IUD 约 30 ～ 40 种，我国临床常用的 IUD 形态各异，有“O”型、“T”型、“V”型、“γ”型、宫型等 10 余种形态（图 49-17-1），医生可根据每位育龄妇女的子宫情况选择不同的 IUD。

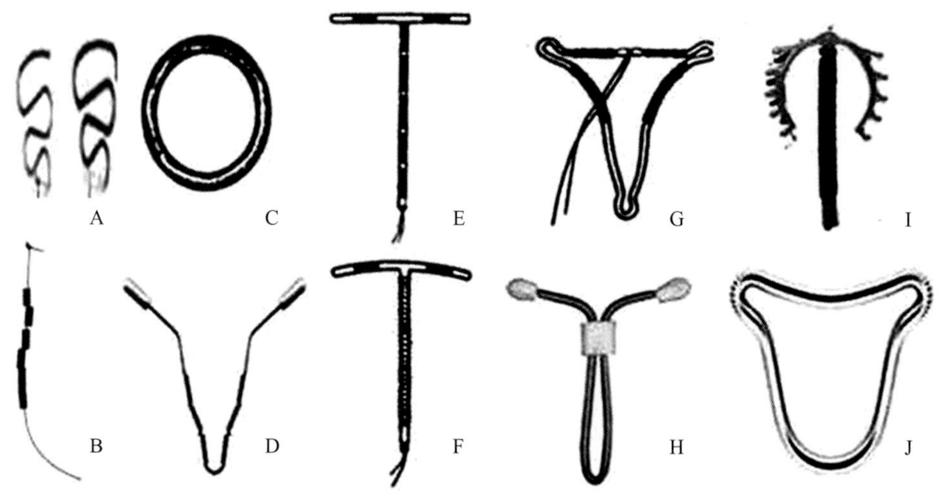


A. Lippes 环；B. 吉妮环；C. “O”型环；D. 爱母环；E. “T220”型环；F. “T380”型环；G. “V”型环；H. “γ”型环；I. 母体乐；J. 宫型环

**图 49-17-1　各种形态的宫内节育器**

超声作为具有无创、实时、动态、成像清晰、简便、经济适用等诸多优点的影像检查手段之一，尤其是三维超声的应用，可以准确、直观、多角度立体地，尤其显示不同材质的 IUD 在宫腔内的位置、形态、大小及异常情况，可以准确做到查环、查孕、查病三同步（图 49-17-2）；

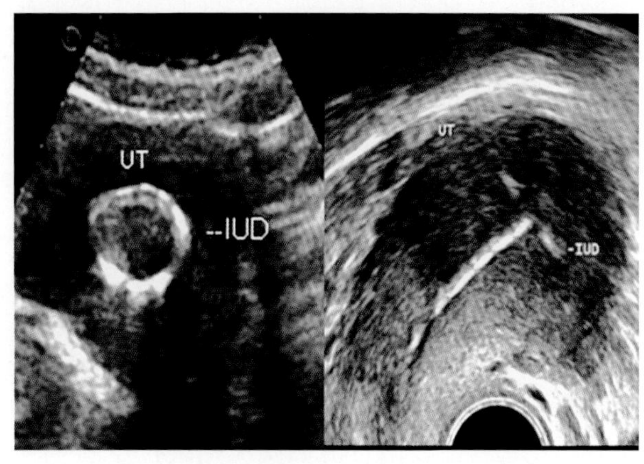


UT：子宫；IUD：节育器

**图 49-17-2　经阴、经腹超声显示“O”型、“T”型 IUD**

因此，超声是 IUD 普查的首选方法，可以有效地提高育龄妇女的 IUD 避孕效果，同时，也可准确地诊断因实施计划生育操作而引发的各种疾病。

## 二、宫内节育器的超声诊断

### （一）IUD 的作用机理及放置的禁忌证

IUD 不影响妇女的月经周期及下丘脑—垂体—卵巢轴的功能，其主要作用是局限性地，是外来异物通过影响宫腔内环境，影响孕卵在子宫内着床和胚胎的存活等手段而达到避孕的目的。主要作用机理：①改变宫腔内环境；②前列腺素的作用；③带铜 IUD 的作用；④带孕激素 IUD 的作用。但是，IUD 的抗生育作用不是单一机理可以解释的。

以下情况禁用 IUD：①有严重的全身性疾病者；②月经周期不正常及严重痛经者；③有生殖器急、慢性炎症者；④患生殖器肿瘤者；⑤有生殖器畸形者；⑥子宫颈口过松、重度宫颈陈旧性撕裂及Ⅱ°以上的子宫脱垂者；⑦可疑妊娠者；⑧子宫腔小于 5cm 或大于 9cm（剖宫产术后或人工流产时放置除外）者；⑨有金属过敏病史者。

### （二）常用 IUD 的种类

根据其生成的年代、作用、内含物的不同，可分为三代产品。第一代：惰性 IUD 是用惰性材料制成的，如不锈钢、塑料和硅橡胶等。第二代：活性 IUD 是指以 IUD 为载体，带有铜或锌等金属、孕激素、止血药物及磁性材料，置入宫腔后可缓慢释放活性物质，如①带铜T型IUD；②带铜V型IUD；③多负荷含铜IUD（母体乐）；④活性金单环165；⑤活性γ型IUD；第三代：将各种可靠的活性成分及激素类药物合理混合配伍应用在同一种IUD中，从而更好地降低副作用，提高避孕效果的一类IUD，如吉妮环，宫型环及曼月乐等。

### （三）放IUD及取IUD的适应证

凡是已有性生活、健康又要求避孕的育龄妇女，月经规律、生殖器正常，经超声检查后均可放置IUD，尤其适于：①不宜应用其他避孕方法者，如不能坚持用外用药具或服药易漏服者；②有高血压或严重头痛等不能服避孕药者；③正在哺乳者；④需要长期避孕者。带IUD后，月经干净后需按医嘱定期通过超声检查IUD位置是否正常。

有以下情况者经超声检查后可取出IUD：①放置期限已到；②IUD下移；③放置IUD时发现子宫穿孔，而IUD尚未入腹腔者；④放置IUD后，不规则出血或月经量过多达半年并经治疗无效者；⑤带环妊娠者；⑥急性盆腔炎者；⑦已绝经半年或半年以上者；⑧计划再生育者；⑨慢性盆腔炎、子宫内膜炎或功能失调性子宫出血等，消炎治疗无效者；⑩子宫颈或子宫体发生恶性肿瘤，无须或不能手术切除需采取其他方法治疗者。

### （四）IUD常见的副作用及并发症

IUD作为一种异物，放入宫腔后会产生一定的副作用，常见的副作用有：①术时心脑综合反应。②一般反应：阴道可有少量血性分泌物或伴有小腹坠胀、隐痛及腰酸等。③月经异常：是放IUD最常见的副作用，此副作用多发生在IUD放置半年内。④小腹胀痛和腰酸：有时也可因IUD过大或位置移到子宫下部所致，经超声检查后可取环或更换。

常见并发症有：①子宫穿孔；②盆腔感染；③异位、倒置、变形、断裂；④带器妊娠；⑤ IUD下移、脱落、嵌顿；⑥带环妊娠。

### （五）宫内节育器的正常声像图

1. 检查方法

（1）经腹壁检查：在膀胱充盈的条件下，经腹壁进行子宫纵切和横切扫查，由于IUD的材质与形状不同、子宫位置不同及扫查时超声束与IUD所形成的角度不同，可显示出不同形状和回声图像。优点：扫查范围较广泛，能全面的观察子宫与IUD的关系；缺点：受肠道气体及肥胖患者和腹部术后腹壁结构回声的干扰，不能准确地观察IUD的结构及其与子宫内膜的关系，尤其IUD位置及形态异常时，需经阴超声详细检查。

（2）经阴道检查：无须憋尿，高频率的阴道探头能更清晰显示子宫与IUD的关系（图49-17-3）。

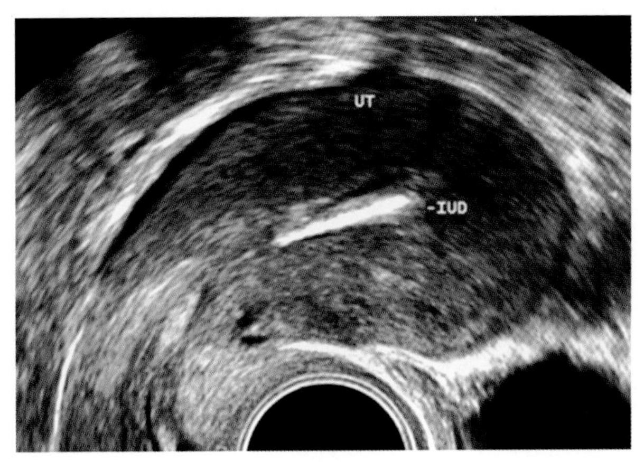


UT：子宫；IUD：节育器

**图49-17-3 经阴超声显示节育器声像图**

但因其频率较高、穿透深度有限，如IUD异位超出扫查范围时，IUD不能完整显示。因此，常采用经腹壁-经阴超声联合检查法。

各种IUD的共同特点是：均显示强回声，但回声水平不同。含金属的IUD回声最强，周围有声晕，IUD后方由于产生多次反射形成混响回声伴有彗星尾征或伴有声影（图49-17-4），而如为塑料材质者，回声强度稍减弱，无明显彗星尾征及声影。

2. 常见IUD的定位及典型声像图

IUD的避孕机理虽然尚未明确，但由于绝大多数受精卵是在宫腔上部的前后壁着床，因此，IUD必须位于宫腔上部才能阻止受精卵着床。所以，IUD的正常位置是在子宫腔的中上部。IUD的定位宜在纵切面扫查下进行，其定位方法有测量IUD上缘与宫底表面的距离、IUD下缘至宫颈内口的距离等。目前，常采用前一种方法：测量IUD上缘至宫底表面的距离。正常宫底肌壁厚度约为1.2cm，当IUD上缘位于宫腔底部时，超声

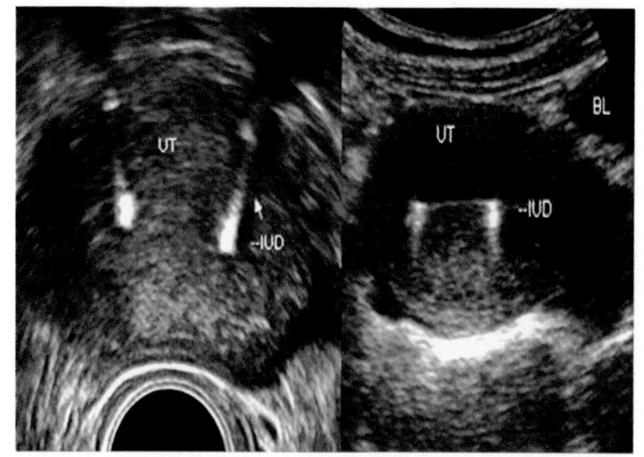


UT：子宫；BL：膀胱；IUD：节育器

**图 49-17-4　经阴、经腹超声显示宫内节育器后方“彗星尾”征**

显示 IUD 的上缘距宫底表面浆膜层（宫底外缘）之间的距离为 1.7～2.5cm，表示 IUD 位置正常。

（1）带铜 T 型 IUD 的超声所见：①纵切面 宫腔内显示“I”或“T”型强回声光带，强回声长 2.8～3.5cm。纵臂是由 4～5 个串珠状或链条状横向走行的强回声短条光带组成的，可伴有声晕和后方声影（图 49-17-5）；

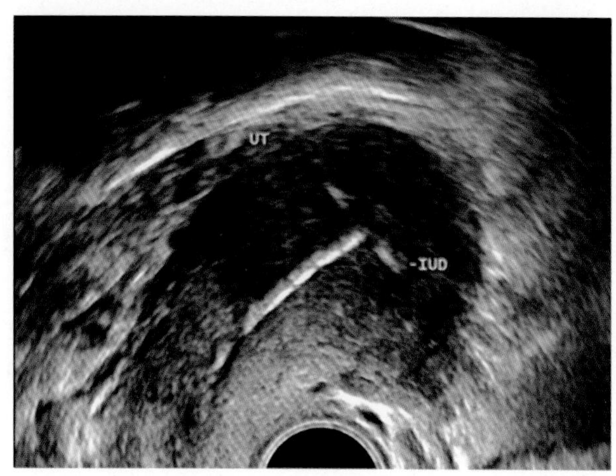


UT：子宫；IUD：节育器

**图 49-17-5　经阴超声“T”型节育器纵切面声像图**

②横切面 宫底切面见横臂呈“一”型强回声短光带；宫腔切面见纵臂呈“点”状强回声光斑（图 49-17-6）。

（2）硅橡胶带钢 V 型 IUD 超声所见：①纵切面 子宫腔内见两侧臂呈“I”、“V”形强回声光带或三个点状强回声（图 49-17-7）；

②横切面 宫底横切面见工横臂呈“—”型强

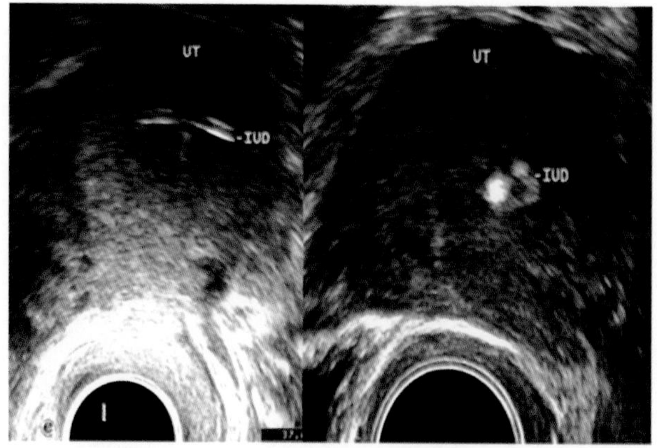


UT：子宫；IUD：节育器

**图 49-17-6　经阴超声“T”型节育器横切面声像图**

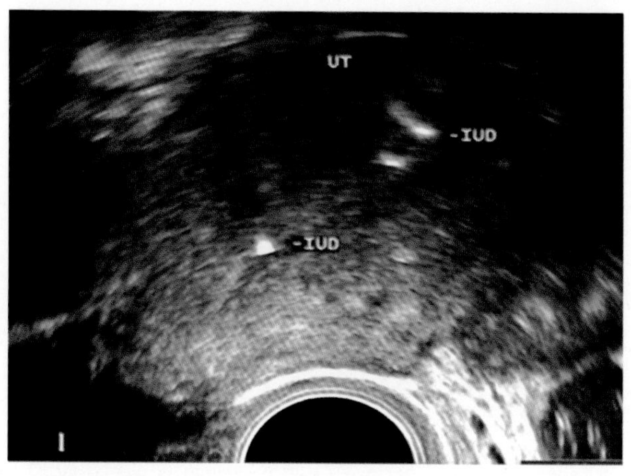


UT：子宫；IUD：节育器

**图 49-17-7　经阴超声“V”型节育器纵切面声像图**

回声光带，两端回声较强，中间不连续；宫底切面也可见两侧臂各呈两个短棒状强回声光斑的切面图，向下延续扫查可见两侧短棒状强回声光斑间距逐渐缩短，直至汇聚成点状强回声光斑（图 49-17-8）。

（3）多负荷含铜 IUD（母体乐）超声所见：①纵切面 宫腔内显示 IUD 纵臂由多条横向平行走行的短棒状强回声组成，其上方呈“︵”弧形强回声光带（图 49-17-9）；

②横切面 宫底切面显示短“—”型略带弧度的强回声光带，向下连续扫查宫腔切面见横臂及纵臂可呈横向排列的三点强回声光斑，中间一点强回声光斑粗大，向下扫查宫腔切面显示纵臂呈“点”状强回声光斑（图 49-17-10）。

（4）活性金单环 165（药铜环 165）和带铜高支撑力环超声所见：①纵切面 宫腔内 IUD 可仅显示侧缘呈“l”形强回声光带，或可见完整的

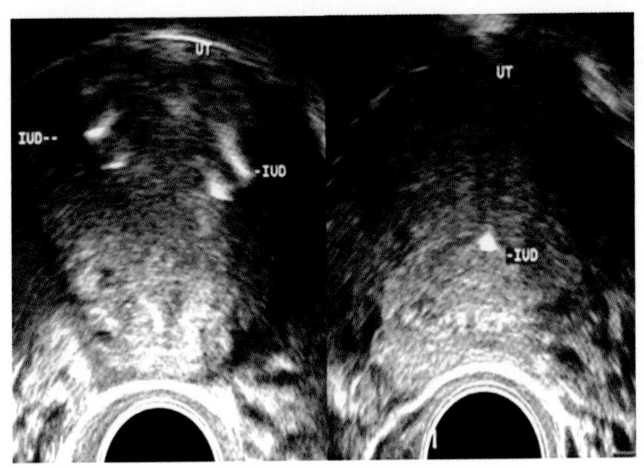


UT：子宫；IUD：节育器

**图 49-17-8 经阴超声“V”型节育器横切面声像图**

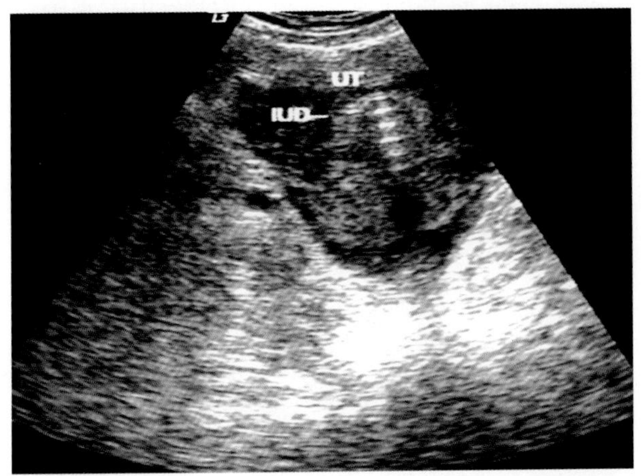


UT：子宫；IUD：节育器

**图 49-17-9 经腹超声母体乐节育器纵切面声像图**

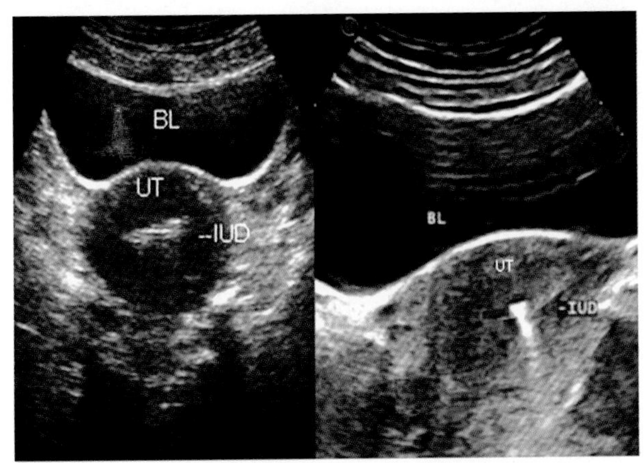


BL：膀胱；UT：子宫；IUD：节育器

**图 49-17-10 经腹超声母体乐节育器横切面声像图**

“O”形强回声光环（图 49-17-11）；

②横切面 宫腔内显示 IUD 切面呈贴近宫腔

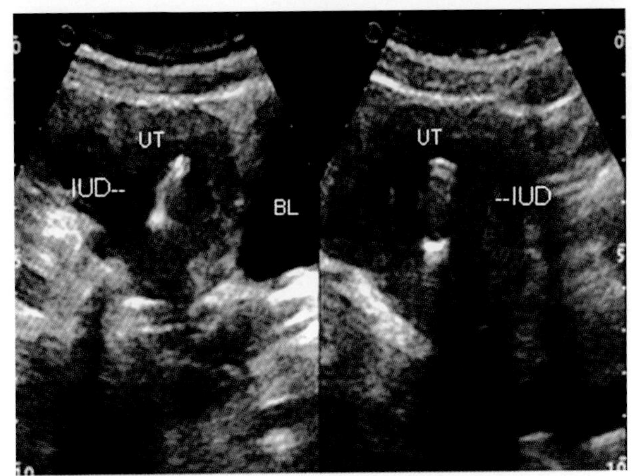


BL：膀胱；UT：子宫；IUD：节育器

**图 49-17-11 经腹超声“O”型节育器纵切面声像图**

壁两个点状强回声光斑，后方伴彗星尾征或声影（图 49-17-12）。

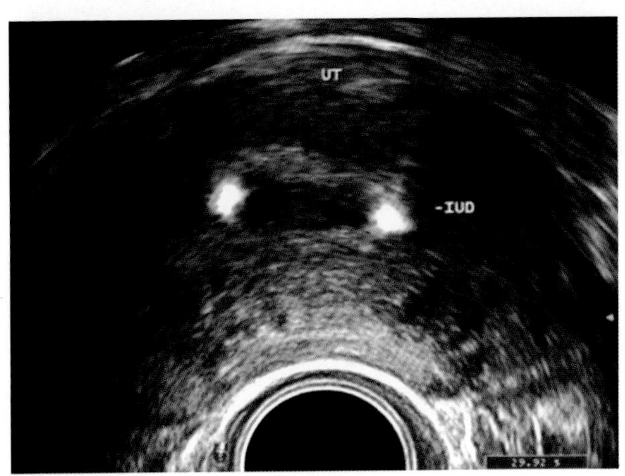


UT：子宫；IUD：节育器

**图 49-17-12 经阴超声“O”型节育器横切面声像图**

（5）活性 γ 型 IUD 超声所见：①纵切面 宫腔内显示 IUD 呈强回声的“γ”形，两侧横臂较短，中央可见向下的浅切迹，纵臂呈两条较近的强回声光带（图 49-17-13）；

②横切面 宫底切面显示四个纵向排列的强回声光斑，左右各两个，宫腔内显示为一点状强光斑（图 49-17-14），宫体切面扫查可见纵臂呈两个距离较近的“点”状强回声光斑，向下延续逐渐汇合呈一点状强回声光斑。

（6）吉妮环超声所见：①纵切面 宫腔内显示为单一的串珠状或链条状强回声光带（图 49-17-15）；

②横切面 宫底及宫体切面均可见宫腔内显示

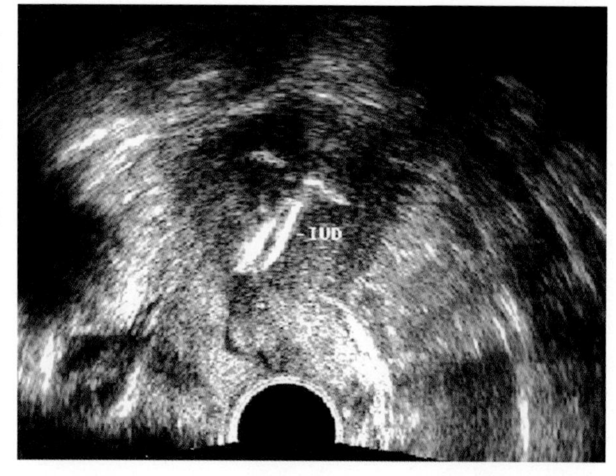


IUD：节育器

**图 49-17-13　经阴超声“γ”型节育器纵切面声像图**

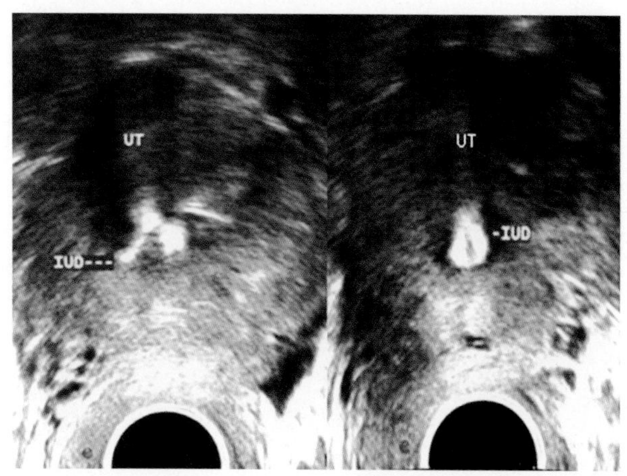


UT：子宫；IUD：节育器

**图 49-17-14　经阴超声“γ”型节育器横切面声像图**

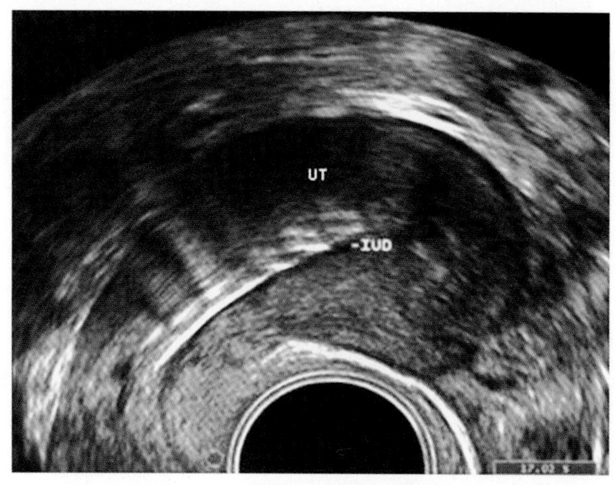


UT：子宫；IUD：节育器

**图 49-17-15　经阴超声吉妮环纵切面声像图**

IUD 为点状强回声光斑（图 49-17-16）。

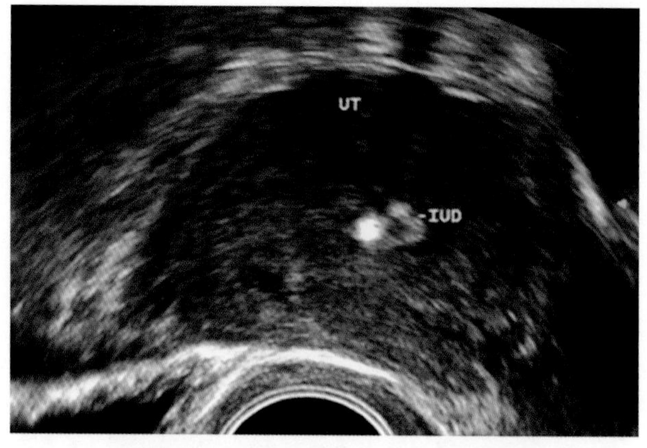


UT：子宫；IUD：节育器

**图 49-17-16　经阴超声吉妮环横切面声像图**

（7）宫型 IUD 超声所见：①纵切面 宫腔内显示完整的 IUD 时，呈三叶花瓣状强回声形（图 49-17-17），如仅显示侧臂时，呈三个不连续的点状强回声（图 49-17-18）；

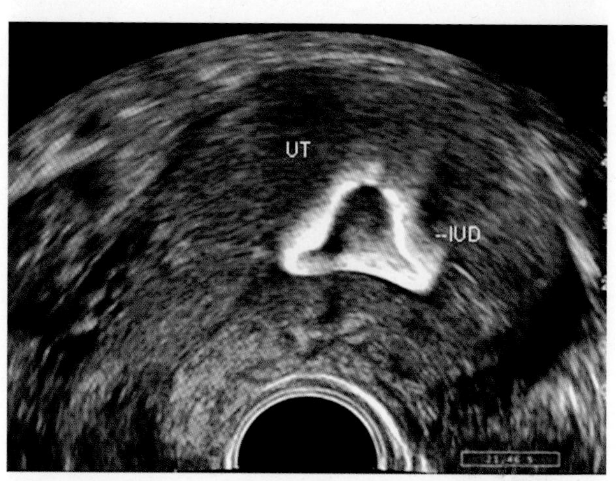


UT：子宫；IUD：节育器

**图 49-17-17　经阴超声宫型节育器纵切面声像图**

②横切面 宫腔内显示两个耳状结构，向下连续扫查可见两个点状强回声逐渐汇聚呈一弧形强回声光带（图 49-17-19）。

## （六）宫内节育器的异常声像图

1. IUD 下移

是最常见的位置异常，前位子宫时 IUD 下移发生率最高，其下移率为 7.9%～16%，是引起避孕失败的最常见原因。IUD 下移与子宫的位置、IUD 类型、子宫肌瘤、子宫内口松弛等因素有关。

超声所见：①IUD 上缘与宫底浆膜层之间的

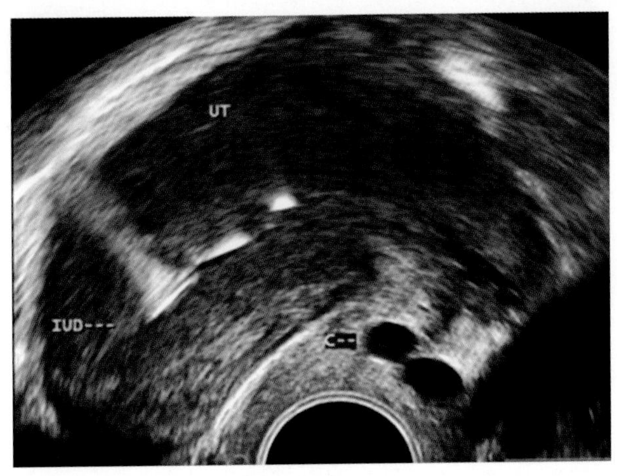


UT. 子宫；IUD：节育器

**图 49-17-18 经阴超声宫型节育器纵切面声像图**

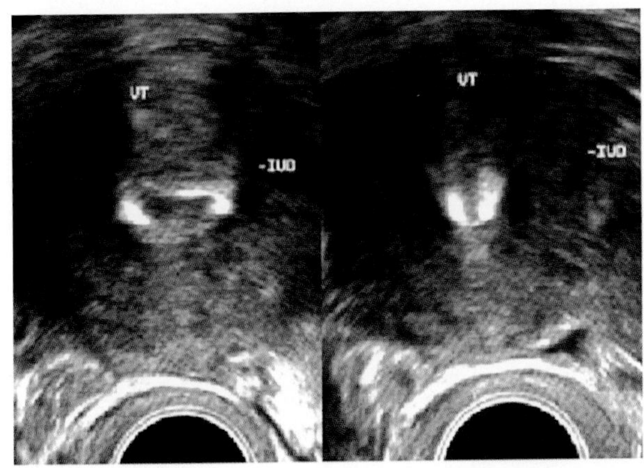


UT：子宫；IUD：节育器

**图 49-17-19 经阴超声宫型节育器横切面声像图**

距离大于 2.5cm 或其下缘达宫内口以下，称为 IUD 下移（图 49-17-20）；

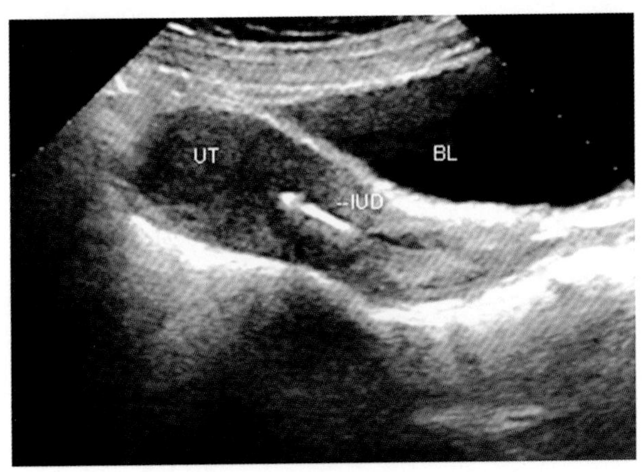


BL：膀胱；UT：子宫；IUD：节育器

**图 49-17-20 经腹超声节育器下移声像图**

②在 IUD 上方见到子宫内膜线回声，亦可诊断 IUD 下移（图 49-17-21）；

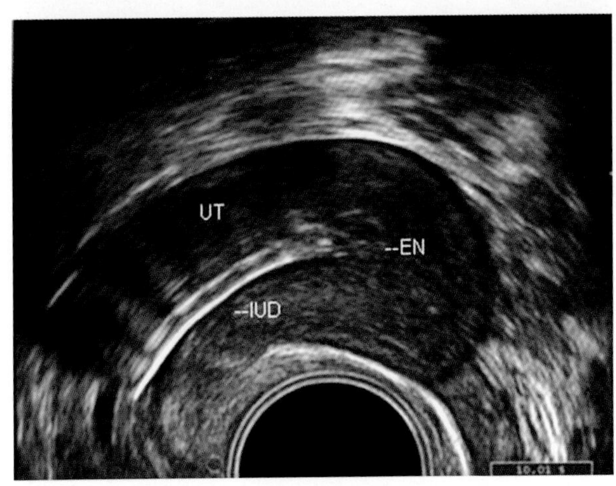


UT：子宫；IUD：节育器；EN：内膜

**图 49-17-21 经阴超声节育器下移声像图**

③IUD 进入子宫颈管时，子宫颈管内显示强回声光带或光环，后方及两侧伴声影，可与子宫颈管回声鉴别（图 49-17-22）；

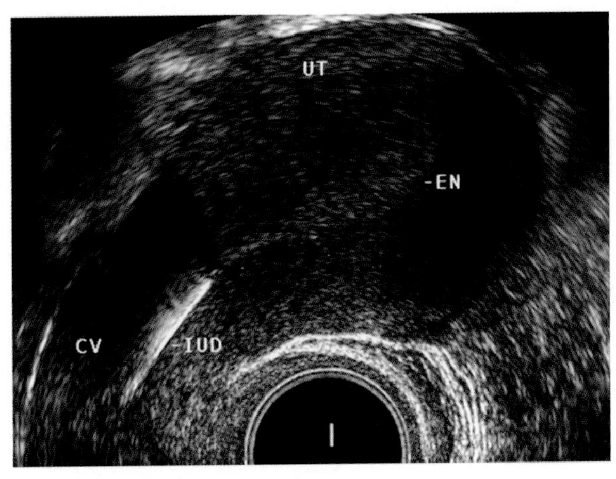


UT：子宫；IUD：节育器；EN：内膜；CV：宫颈

**图 49-17-22 经阴超声节育器下移至宫颈管声像图**

④子宫底部肌层增厚，譬如子宫肌腺症，可使正常位置的 IUD 上缘至子宫底浆膜层的距离增大，应注意与 IUD 下移鉴别。

2. IUD 异位

是指 IUD 偏离子宫腔中心部位的正常位置，包括 IUD 嵌顿及穿孔，如嵌入黏膜、肌层，甚至游离入腹腔（图 49-17-23）。

IUD 嵌顿的原因是由于 IUD 放置时损伤宫

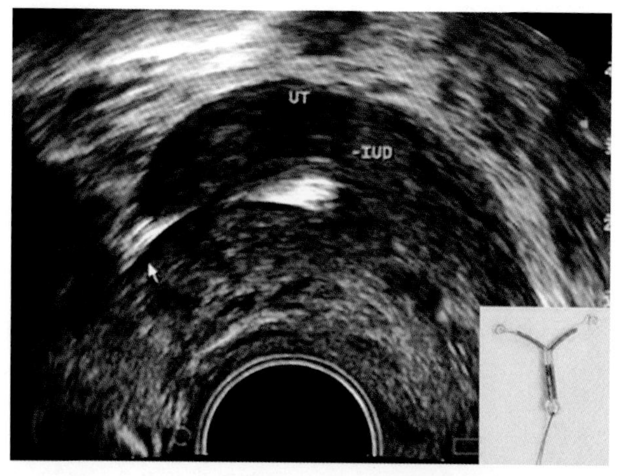


UT：子宫；IUD：节育器，右下角图片为异位节育器取出后实物图。

**图 49-17-23　经阴超声节育器纵臂异位肌层声像图**

壁或放置时间过长发生断裂而使部分 IUD 嵌入子宫肌壁。子宫穿孔的原因是：①子宫位置检查错误，易发生子宫峡部穿孔；②子宫大小检查错误，易发生子宫角部穿孔；③哺乳期子宫壁薄而软，易发生术中穿孔；④剖宫产子宫下段横切口肌层愈合不良时，IUD 尤其是 T 型 IUD 纵臂下端易嵌入切口处或完全置于浆膜下。

超声所见：①IUD 嵌顿：IUD 偏离宫腔中心部位，IUD 上缘与宫底浆膜层之间的距离小于 1.0cm 或 IUD 至子宫前后壁浆膜层的距离不对称或 IUD 移入子宫肌层（图 49-17-24）；

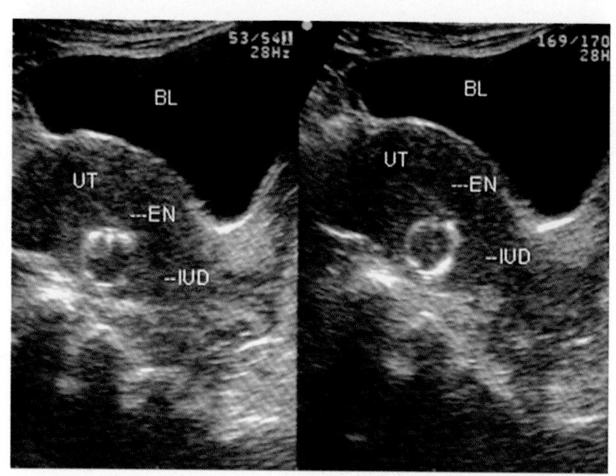


BL：膀胱；UT：子宫；IUD：节育器；EN：内膜

**图 49-17-24　经腹超声节育器嵌顿子宫肌层声像图**

②IUD 穿孔：宫腔内未探及 IUD 回声，在腹腔内、阔韧带、直肠窝或附件区可见 IUD 回声（图 49-17-25），若 IUD 穿透膀胱壁，可见膀胱壁内或膀胱内带有“彗星尾”征的强回声光带。必要时可结合经阴道超声检查。

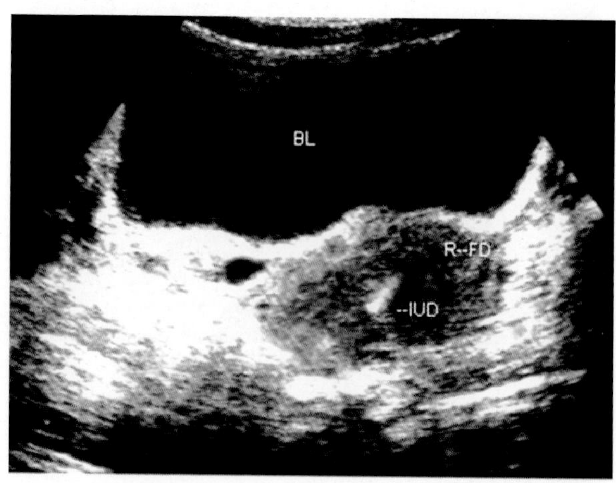


BL：膀胱；IUD：节育器；R-FD：右侧输卵管

**图 49-17-25　经腹超声节育器异位至右侧输卵管声像图**

3. IUD 合并妊娠

带 IUD 妊娠有两种情况：①宫内妊娠：宫腔内显示妊娠囊与 IUD 的回声同时存在，可诊断为 IUD 合并宫内妊娠，俗称带环妊娠（图 49-17-26）。

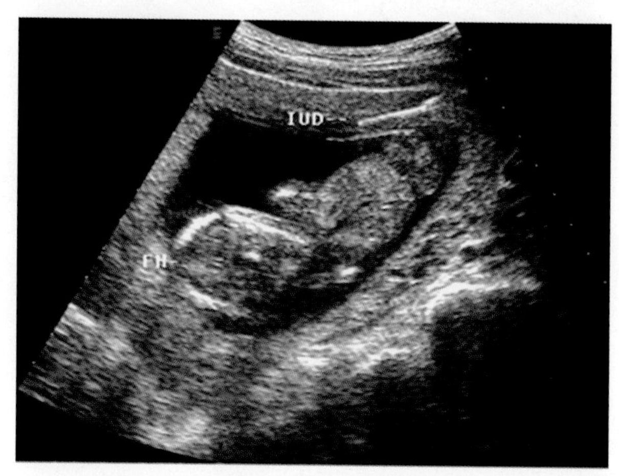


IUD：节育器；FH 胎头

**图 49-17-26　经腹超声节育器移位合并妊娠声像图**

IUD 位置正常也可发生带环妊娠，可能与 IUD 有效避孕面积不足以及使用惰性 IUD 有关；②宫外孕：根据国内外大量研究，应用 IUD 与不避孕者相比，宫外孕的危险性并未增加。但 IUD 只能防止子宫腔内妊娠，不能防止发生宫外孕。

超声所见：①子宫增大，增大的径值与孕周呈正比；②早期妊娠时，在宫腔内显示完整的妊娠囊（图 49-17-27），随妊娠周数的增加，囊内可见到胎芽、原始心管搏动及胎动；③在妊娠囊的下方、侧方、上方或接近子宫颈口处，可见强回声的 IUD（图 49-17-28）；④晚期妊娠时，IUD 可在胎盘与子宫之间、羊膜与子宫之间或在子宫颈部查到（图 49-17-29）。IUD 常因子宫增大及胎儿骨骼回声的重叠而显示困难；⑤在诊断带环妊娠的过程中，应注意异位妊娠或双子宫一侧宫腔内放置 IUD，而另一侧宫腔发生妊娠的情况。

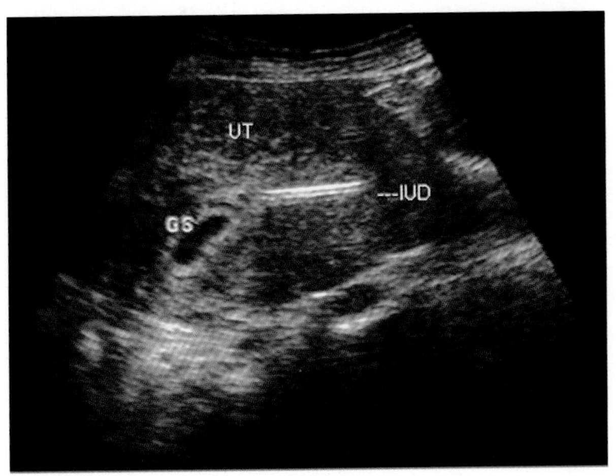


UT：子宫；IUD：节育器；GS：妊娠囊

**图 49-17-27　经腹超声节育器移位合并妊娠囊声像图**

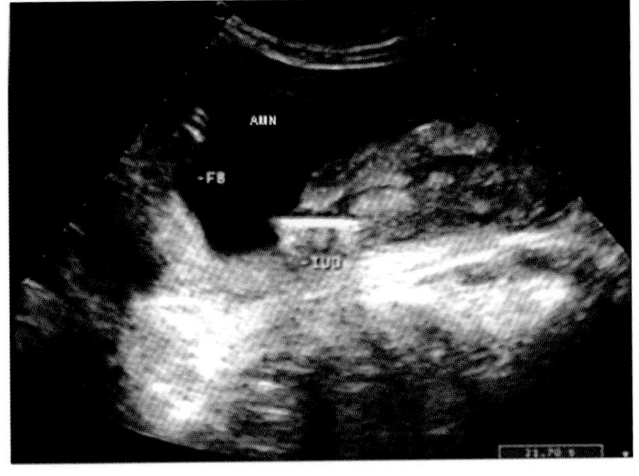


IUD：节育器；FB：胎儿肢体；AMN：羊水

**图 49-17-28　经腹超声移位节育器合并妊娠声像图**

4．IUD 脱落

育龄妇女有 IUD 手术放置史，但超声检查宫腔内及宫腔外均未探及 IUD 声像图者，即可诊断 IUD 脱落。

5．IUD 变形、横置或倒置

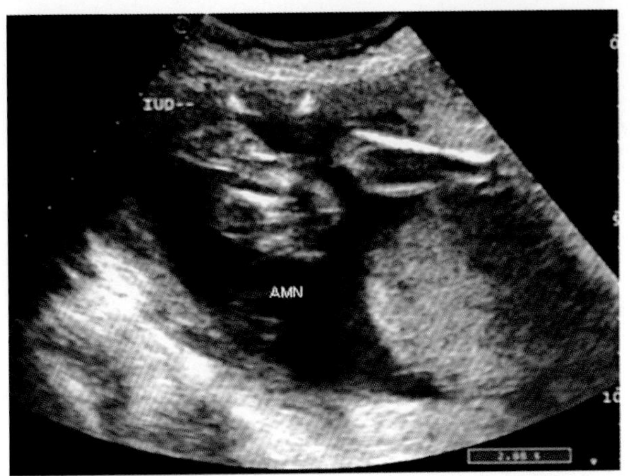


IUD：节育器；AMN：羊水

**图 49-17-29　经腹超声节育器移位合并晚期妊娠声像图**

IUD 在宫腔内正常位置的变形较少见，大多数由于 IUD 低置，为了适应变化的环境而发生 IUD 变形。以不锈钢圆型 IUD 和“V”型 IUD 常见，圆型 IUD 变形多为椭圆形、“8”字形或不规则形；“V”型 IUD 变形多为工横臂成角状。IUD 横置常见于 IUD 放置时位置异常、带环妊娠，人工流产时未取出 IUD 等情况。宫内节育器的纵臂与宫腔线或子宫肌壁垂直放置，如有横臂者，则与宫腔线平行（如“γ”型、“V”型节育器）。超声所见：①纵切面：宫腔内可见圆型 IUD 呈两点状强回声光斑非横向或纵向排列；“V”型 IUD 工横臂呈两个纵向排列的点状强回声光斑；②横切面：圆型 IUD 变形呈椭圆形、“8”字形强回声或不规则形（图 49-17-30）。“V”型 IUD 变形呈上开口菱形或不规则较强回声。

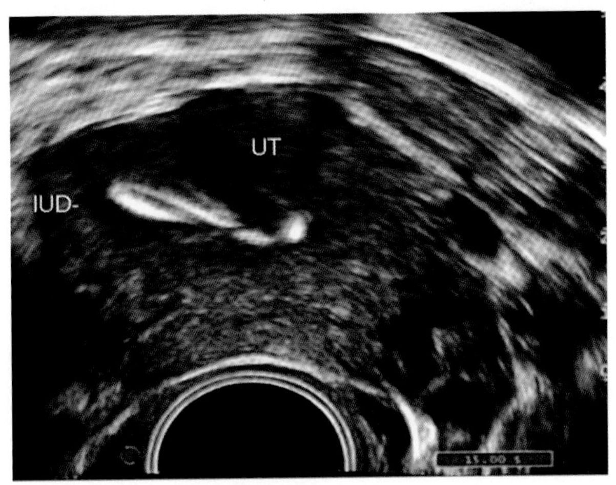


UT：子宫；IUD：节育器

**图 49-17-30　经阴超声 IUD 呈“8”字形声像图**

IUD横置超声所见：①纵切面：宫腔内可见节育器纵臂呈强回声光带与宫腔线或子宫肌壁垂直（图49-17-31）；

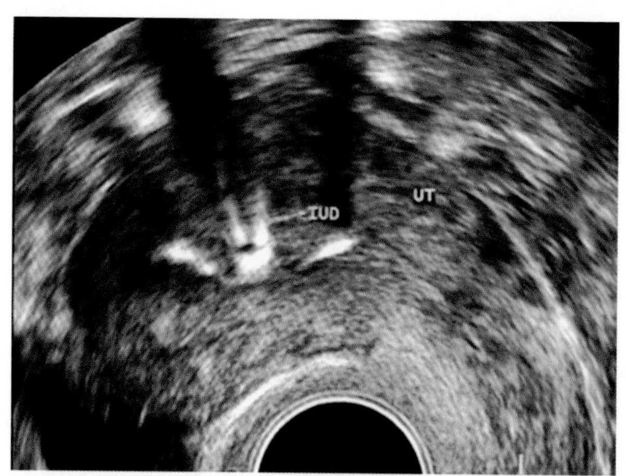


UT：子宫；IUD：节育器

**图49-17-31　经阴超声“γ”型节育器横置纵切面声像图**

②横切面：横臂呈条形强回声光带与宫腔线或子宫肌壁平行（图49-17-32）。

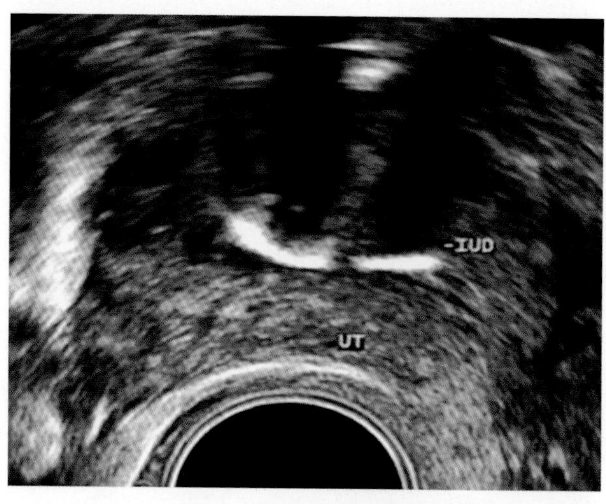


UT：子宫；IUD：节育器

**图49-17-32　经阴超声“γ”型节育器横置横切面声像图**

IUD倒置超声所见：宫腔内可见节育器，位置可正常，但头端、尾端相对正常位置旋转180°（图49-17-33）。

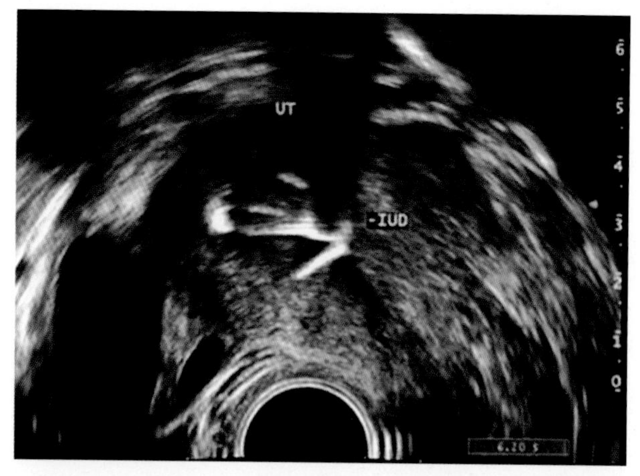


UT：子宫；IUD：节育器

**图49-17-33　经阴超声“γ”型节育器倒置声像图**

## 三、计划生育宫腔手术并发症

### （一）药流、人工流产术后宫腔内胎物残留

药物流产（medical abortion）简称药流，是用非手术措施终止早孕的一种方法。其优点在于痛苦小、安全、简便、高效、副反应少。此方法实施前要求必须超声检查确认为宫腔内妊娠，从末次月经的第一天算起不超过49天者可选择药物治疗。

人工流产术是指妊娠14周以内，因疾病、防止先天性畸形儿出生，遗传病及非法妊娠等原因，而采用人工终止妊娠的手术，是避孕失败后的补救方法。其优点在于妊娠月份小，方法越简便、安全、出血越少。可分为负压吸引术（孕6～10周）和钳刮术（孕11～14周）术前要求血、尿HCG及超声检查。药流、吸宫不全及漏吸均可导致宫内残留的发生。

宫腔内残留超声所见：①子宫正常大小或稍增大；②子宫浆膜连续完整；③子宫肌层回声均匀或不均匀；④宫腔内某一部位可探及低、中等回声光团，常位于宫底部，形态不规则，呈团块状（图49-17-34、图49-17-35）；

⑤CDFI检查：宫内异常回声光团的一侧肌层（前壁、后壁或宫底处）局部血流丰富，RI通常较低；⑥检查宫腔内残留应选择阴式超声；经腹部超声检查未见宫内异常回声者，不能完全排除宫内残留；阴式超声检查如仅见子宫内膜一侧

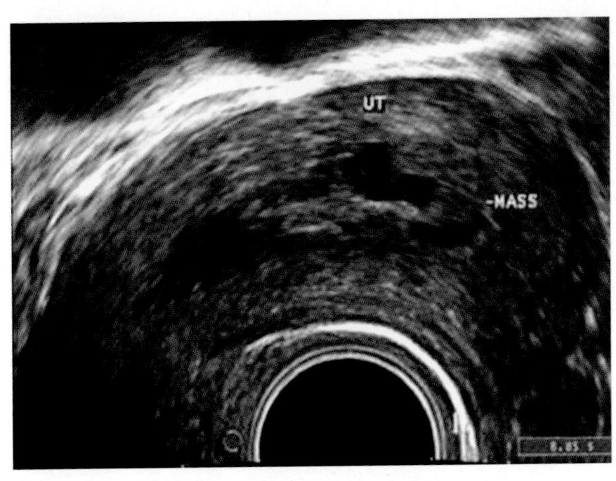


UT：子宫；MASS：残留

**图 49-17-34　药流后宫腔内残留声像图**

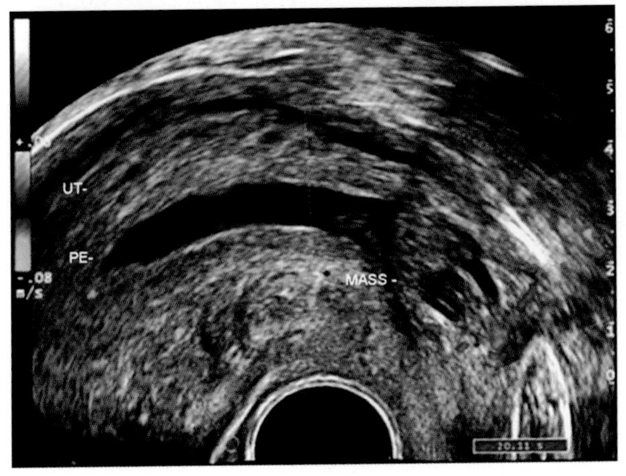


UT：子宫；PE：积液；MASS：残留

**图 49-17-35　引产后宫腔残留声像图**

的肌层局部血流丰富者，应考虑有宫内残留（图49-17-36）。

## （二）人流术后子宫穿孔

子宫穿孔是人工流产手术中严重的并发症之一，与操作者技术不熟练、子宫位置异常或全麻醉状态下，子宫回缩不佳等因素有关。可由各种手术器械引起，如探针、子宫颈扩张器、吸管、刮匙及胎盘钳等。如为吸管或胎盘钳导致的穿孔，有时可将腹腔内的组织（如大网膜、肠管）吸入宫壁或宫腔内。妊娠物已清除、穿孔小，可无明显并发症；如穿孔较大，难以排除内脏损伤，应剖腹探查。

子宫穿孔的超声所见：①子宫稍大或增大；②子宫浆膜层连续中断，常见于前壁或宫底处；③穿孔处子宫肌层局部回声不均匀，急性期时以

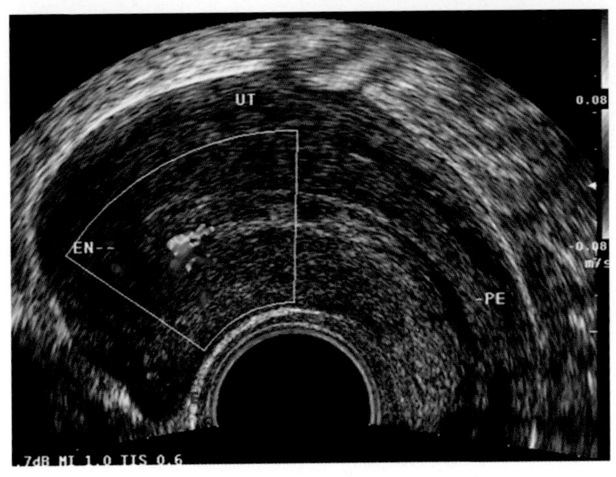


UT：子宫；EN：内膜；PE：积液

**图 49-17-36　引产后宫腔残留声像图**

低回声为主，边界不清晰，形态不规则；④穿孔较大时，子宫浆膜外可见低回声血肿包块（图49-17-37）；

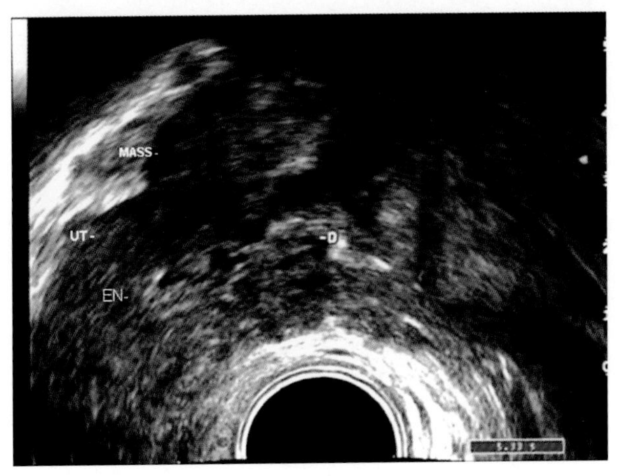


UT：子宫；MASS：包块；D：窦口；EN：内膜

**图 49-17-37　人流术后子宫穿孔声像图**

⑤如有大网膜，肠管等组织嵌顿于肌层或宫腔内时，子宫肌层或宫腔内可见异常回声光团，形态不规则；⑥CDFI 检查：穿孔处肌层血流丰富，血肿内无血流信号。

## （三）引产后子宫复旧不全（良）或胎盘残留

中期引产是指妊娠 13～27 周终止妊娠的一种方法。由于孕妇患有某种疾病不能继续妊娠。某种特殊原因或胎儿不健康需终止妊娠者。中期引产方法有药物引产和器具引产两种。无论是药物引产还是器具引产均可由子宫收缩力较差，导致

子宫复旧不全。

胎盘残留是中晚期药物引产、人工流产后出血的主要原因之一。根据胎盘与子宫壁之间的关系胎盘残留可分为：胎盘剥延迟离、胎盘粘连、胎盘嵌顿、胎盘植入等。胎盘粘连及植入与子宫内膜创伤或蜕膜发育不良有关。刮宫过多、宫内感染等反复宫腔创伤是造成胎盘植入的主要原因。

子宫收缩不良及胎盘残留的超声所见：①子宫增大，边界清晰；②子宫体部、底部、角部、宫腔一侧可见局限的增强回声，边界清晰或不清晰；③宫腔内可见液性暗区（图 49-17-38）。

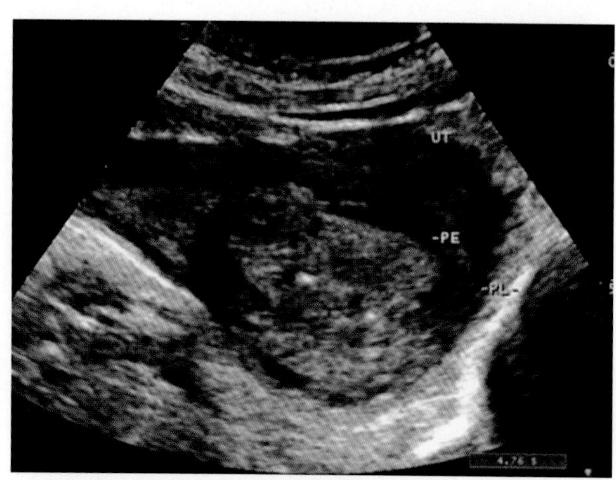


UT：子宫；PL：胎盘；PE：积液

**图 49-17-38　引产后子宫复旧不全及胎盘残留声像图**

④CDFI：病灶局部血流可丰富可不丰富；⑤图像诊断较困难时，应结合病史、体征、血 β-HCG 检查等，以与其他疾病相鉴别。

### （四）取环、放环引产后盆腔感染及宫腔感染

取放环人工流产或器具引产均可引起患者发生外源性感染。如被污染的衣物、用具，各科手术器械、物品等均可造成患者发生：①急性子宫内膜炎、子宫肌炎；②急性盆腔结缔组织炎、急性输卵管炎；③急性盆腔腹膜炎及弥漫性腹膜炎；④血栓静脉炎；⑤脓毒血症及败血症等。

宫腔感染的超声所见：①子宫正常大或增大，浆膜光滑连续；②子宫肌层回声均匀或不均匀；③宫腔内膜厚薄不均、不平整、不光滑、宫腔分离并见液性回声区；④如宫颈管粘连，宫腔扩张见积液较多；⑤CDFI 检查：子宫肌层血流正常或增多（图 49-17-39）。

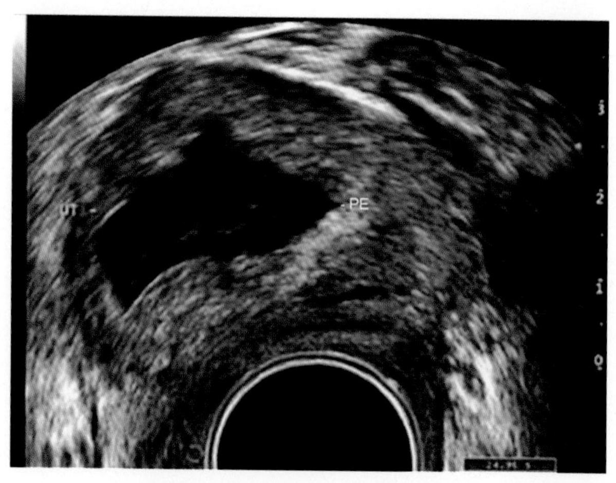


UT：子宫；PE：积液

**图 49-17-39　取环后宫腔感染声像图**

盆腔感染的超声所见：①子宫正常大或增大；②子宫浆膜层不光滑、不平整；③子宫肌层回声均匀或不均匀；④宫腔可分离；⑤子宫周围可见液性低回声；⑥双侧卵巢可增大、回声减低；⑦宫旁一侧或双侧及直肠陷凹处可见炎性包块或脓肿形成；⑧双侧输卵管可增粗或积液、积脓；⑨CDFI 检查：子宫肌层及子宫颈两侧盆腔动、静脉血流信号可增多（图 49-17-40，图 49-17-41）。

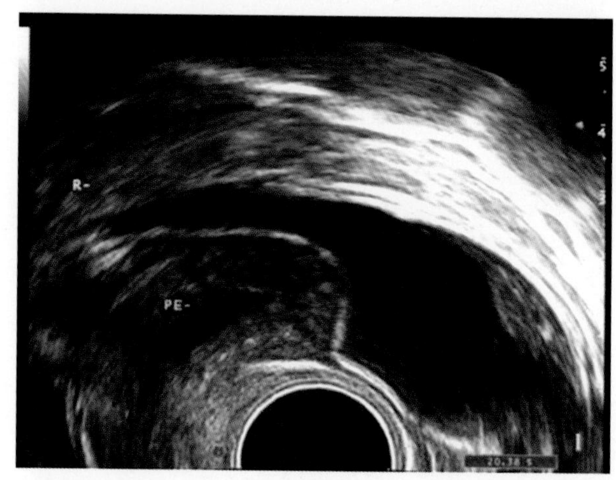


PE：积液

**图 49-17-40　人流术后盆腔感染声像图**

## 四、三维超声检查宫内节育器的应用

### （一）概述

三维成像技术是从计算机图形学转向三维物

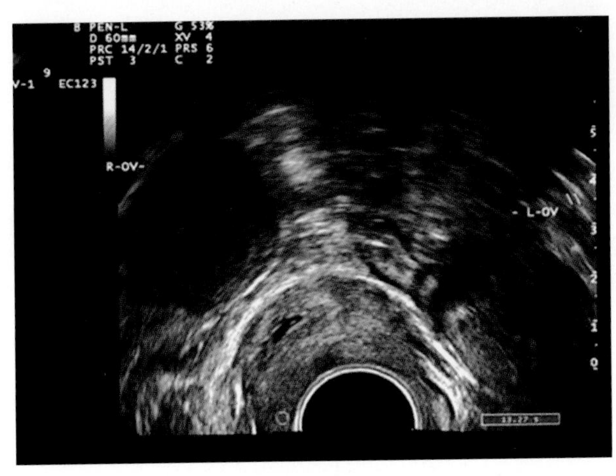


L-OV：左卵巢；R-OV：右卵巢

**图 49-17-41　取环后双侧卵巢增大呈炎性改变声像图**

体的立体模型的重建。三维超声成像在 IUD 的显示上最具有临床应用价值。三维超声成像的优势：①图像直观、立体；②信息量丰富，可弥补二维图像的不足；③可任意角度观察；④研究更准确；⑤便于临床医生阅片、诊断。经阴三维超声成像技术可获得二维超声不能得到的子宫冠状切面立体图像，能够立体直观地显示子宫的整体轮廓、内膜及宫腔形态，同时能显示完整的 IUD 形态、位置、大小及其与周围结构的关系，具有二维超声不可媲拟的优势。

三维超声图像的实现需要两个步骤：图像采集及图像处理。图像采集需使用经阴道容积探头，首先调节仪器上的相关按钮，调整扫查角度，包含整个子宫，然后启动 3D 按钮自动采集图像。图像处理是 应用表面成像模式显示子宫及 IUD，并在纵切面（X）、横切面（Y）、冠状切面（Z）上进行旋转，选取最佳观察方向以获得满意的三维超声声像图（图 49-17-42）。

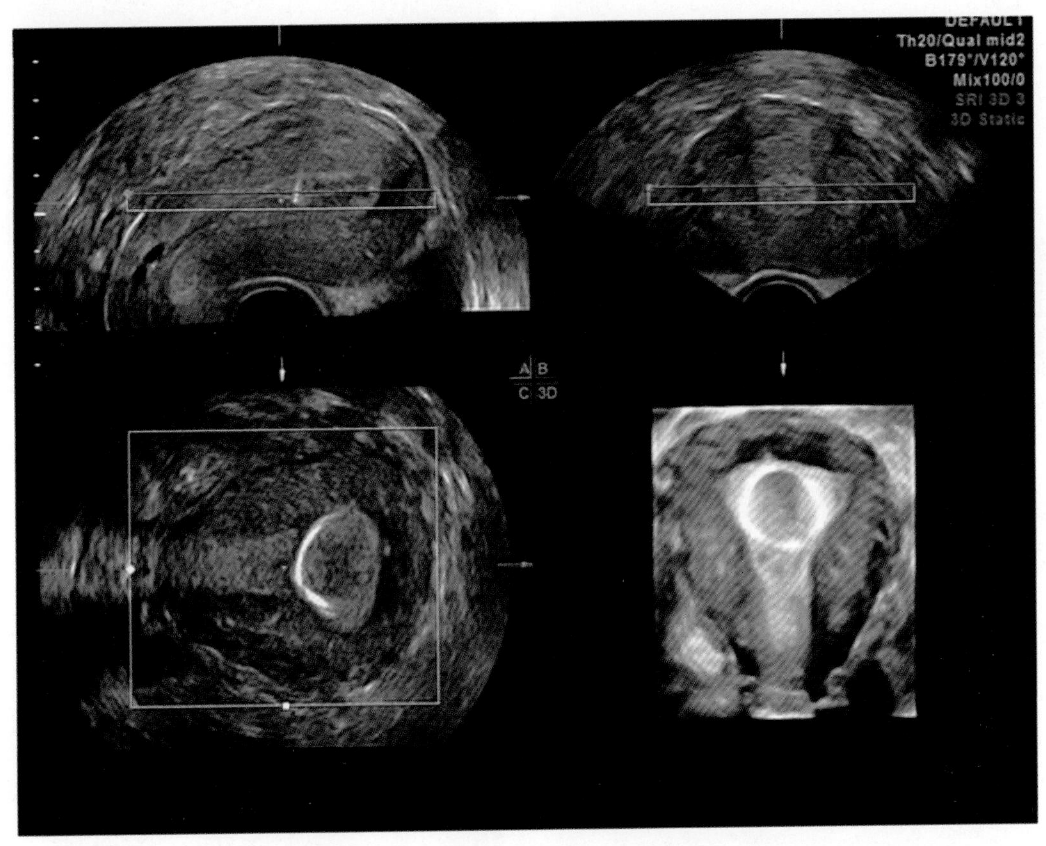


**图 49-17-42　正常子宫及 IUD 三维超声声像图**

（二）三维宫内节育器的正常声像图（图 49-17-43～图 49-17-46）

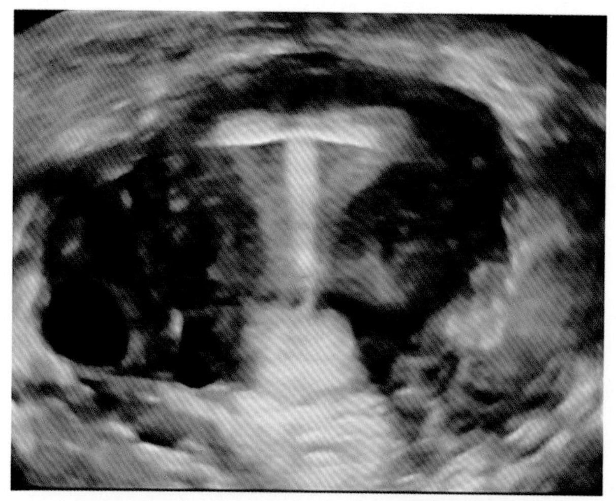

图 49-17-43 宫内“T”型环三维声像图

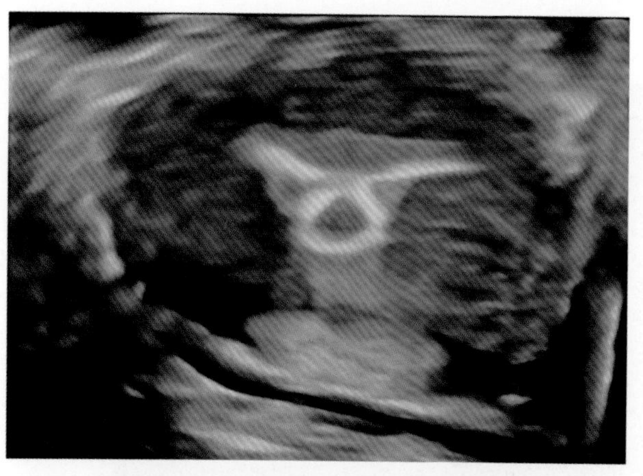

图 49-17-44 宫内“γ”型环三维声像图

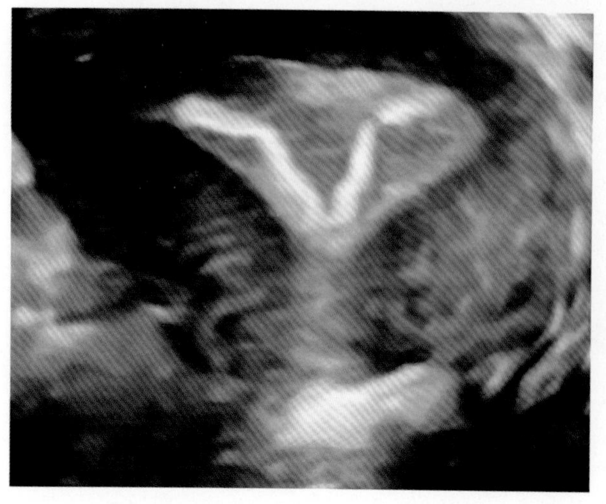

图 49-17-45 宫内爱母环三维声像图

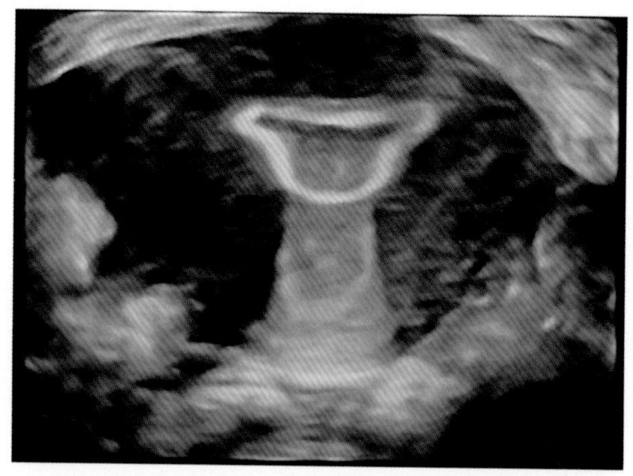

图 49-17-46 宫内宫型环三维声像图

（三）三维宫内节育器的异常声像图（图 49-17-47～图 49-17-50）

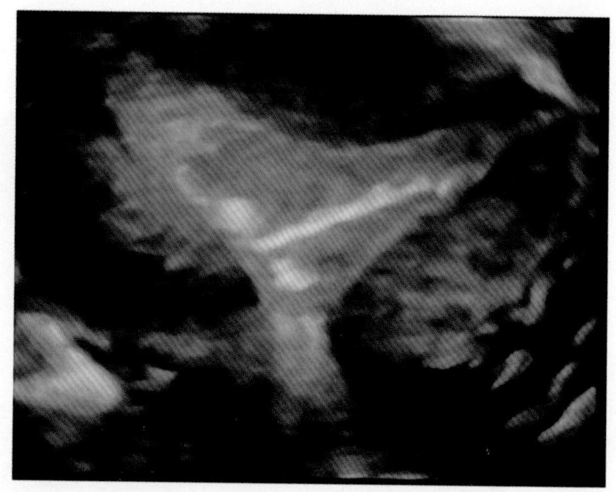

图 49-17-47 宫内 T 型环横置三维声像图

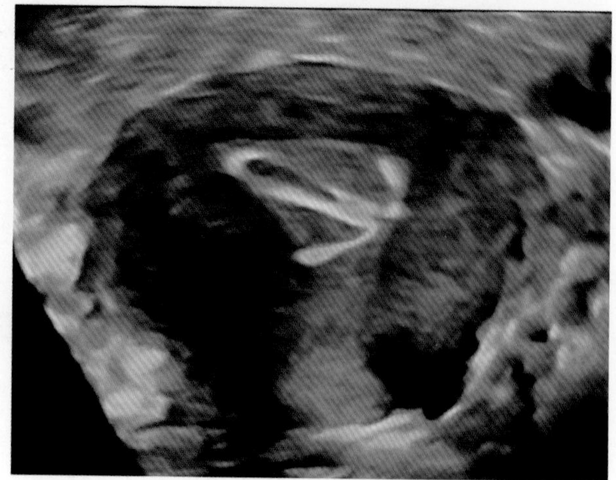

图 49-17-48 宫内“γ”型环倒置三维声像图

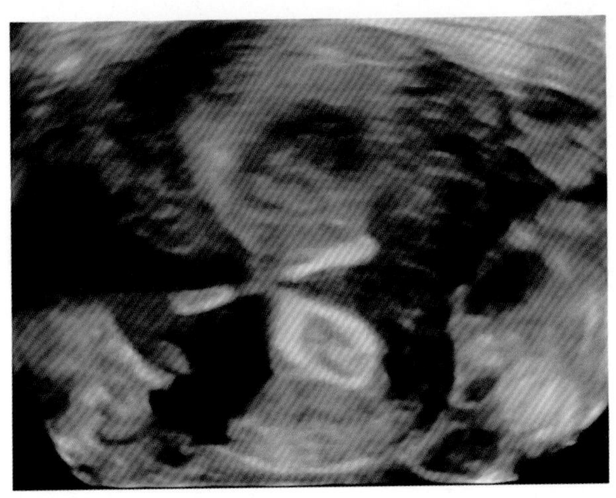

图 49-17-49 宫内“γ”型下移局部嵌顿肌层三维声像图

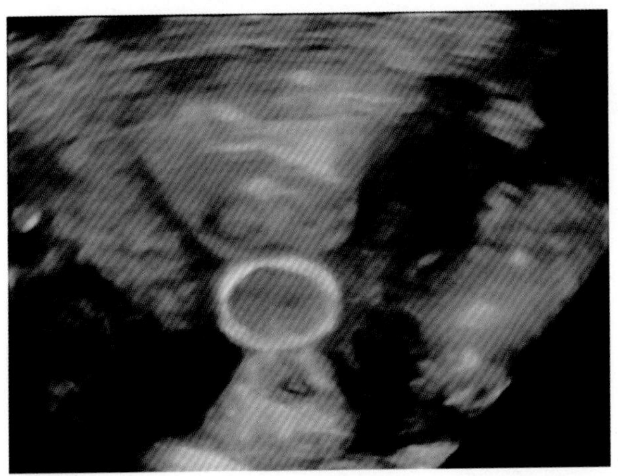

图 49-17-50 宫内“O”型环下移三维声像图

（董晓秋）

## 第十八节 三维与四维超声成像

### 一、三维和四维超声成像的基本原理

三维超声是近年来超声诊断技术发展的一个重大进步，尤其是在妇产科的应用，为非侵入性的产前诊断技术开辟了一个新的领域。三维超声技术能够克服二维超声空间显像的不足，成为二维超声技术的重要辅助手段。三维超声的进步体现在能够迅速地对容积图像数据进行储存、处理和显示其三维立体图像，并且能够得到多平面的图像及重建常规二维超声难以显示的冠状切面。近年来计算机技术革命化的进步被融入超声诊断系统，使得三维容积成像的速度在短短的几年时间里得到了极大提高，目前已经发展到能够进行静态三维成像、实时三维成像及时间空间复合成像（Spatiotemporal image correlation，STIC）等。静态三维最常用于胎儿研究，能够显示胎儿颜面、肢体等的三维立体图像（图 49-18-1），可以和彩色多普勒、能量多普勒、高清血流及 B-flow 血流模式等超声技术联合应用。实时三维（也称为四维）主要通过机械三维探头获得高速容积数据，显示的速率达每秒 15～30 帧。目前四维超声在胎儿产前诊断方面的作用还很有限，但对于研究胎儿宫内活动和行为模式（微笑、打哈欠、扮鬼脸等），将是不可或缺的理想工具。

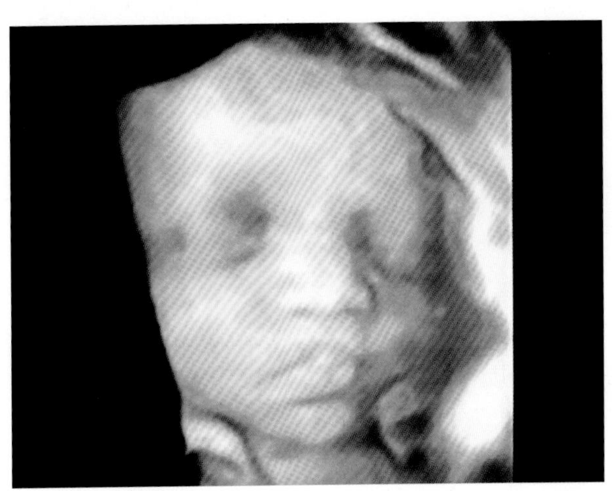

图 49-18-1 胎儿颜面的三维立体图像

目前三维和四维超声尚不可能替代二维超声，但它的确为一些复杂胎儿结构异常的判断提供了大量辅助信息，并对某些病变的诊断起到二维超声无法替代的作用。

#### （一）技术简介

三维超声是将连续不同平面的二维图像进行计算机处理，得到一个重建的有立体感的图形。早期的三维重建一次必须采集大量的二维图像（10～50 幅），并将其存在计算机内，进行脱机重建和联机显示，单次三维检查的图像数据所需的存储空间达数十兆字节，成像需要数小时甚至数天时间。目前三维超声与高速的计算机技术的联合使其具备了临床实用性，数秒即可，甚至实时成像。表面成像在 20 世纪 80 年代首次应用于胎儿；20 世纪 90 年代初期开始了切面重建和三个互交平面成像；容积成像则开始于 1991 年；1994 发展了散焦成像；1996 年开始了实时超声束跟踪技术；2000 年的实时三维超声可以称作四维超声，数据采集和显示的速率与标准的二维超声系统相接近，即每秒 15～30 帧，提供连续的宫内胎儿的实时三维图像，被称作高速容积显像。新近研发的三维超声时间空间复合成像 STIC 更将三维数据的采集与时相信息的获取结合起来，直接进行胎儿心脏三维超声成像。

### （二）三维/四维超声成像的基本原理及步骤

三维、四维超声的临床实用性很大程度上取决于操作人员对此技术掌握的熟练程度。只有了解三维、四维超声的基本原理及步骤，才能充分发挥其最大作用。

1. 三维/四维超声成像的基本原理

三维/四维超声检查包括三个部分：数据采集；三维数据库的建立；图像重建。

（1）数据采集：以三维容积探头进行扫查，获取三维数据。三维数据是通过超声探头扫查平面的移动而获取的大量连续二维断面图。早期的三维容积数据的获取是通过操作者在感兴趣区匀速移动探头而获得，也称为“自由臂”成像，由于探头的移动很难控制，图像质量较差。现有的三维探头都配有内置凸阵或扇形的机械探头，探头内电磁感应器可以感应出每一断层的相对位置和方向而自动扫查。每一断面的二维图像信息连同其空间方位信息都被数字化后输入电脑。实时二维扫查是基础，根据感兴趣区域的空间范围，任意调节断面的角度、扫查深度和扫查角度，确定三维容积箱的位置和大小后进行扫查。在扫查时可以根据感兴趣区的回声和运动特征调整扫查速度。对运动的目标可选用快速扫查，但获得的图像空间分辨力低；低速扫查图像分辨力最高，但易受运动影响；正常速度扫查的空间分辨力介于两者之间。

（2）三维数据库的建立：探头扫查获得的数据是由许许多多的断面组成的合成数据，作为三维数据库输入电脑，可以通过滤过干扰信息改善数据的质量。三维数据库包含一系列的体积像素，每一体积像素既是灰度值也是亮度值。

（3）三维图像重建：应用三维数据库可以重建出各种图像，包括三维切面重建和立体三维的观察。

多切面重建成像模式：成像最简单，通过旋转三维数据库可以选定任意一个平面的二维图像，进行多平面图像分析。尽管得到的是断面图，有时对诊断却非常有用，因为许多平面（例如胎儿颅内结构的正中矢状切面）是二维超声难以观察到的。可以选择各种切面显示的方式：

①三个正交平面显示：容积扫查-完成，立即显示出三个互相垂直的平面的二维声像图，图 49-18-2 为胎儿颅内结构的三个相互垂直平面的二维声像图，即冠状面、矢状面和横断面。第三平面是垂直于前两个平面、根据容积数据进行重建得出的。

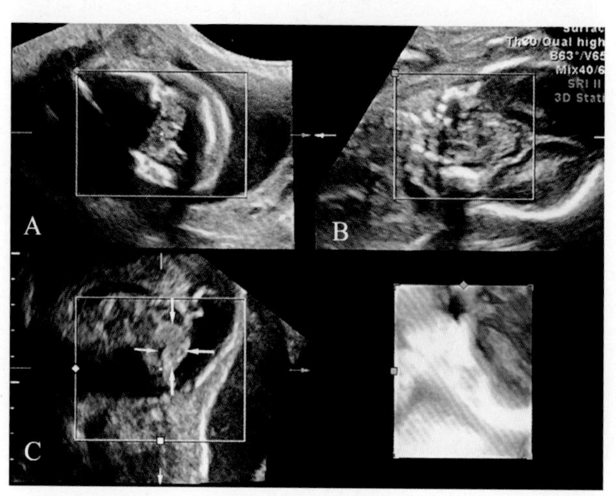


在胎儿颅内结构的三维重建的第三平面（C 图）上可以看到二维超声难以显示的小脑蚓部（箭头所指）

**图 49-18-2 胎儿颅内结构的三维切面重建**

②图像的自由旋转：围绕感兴趣区的中央任意旋转图像可以得到正确的、容易理解病变的二维声像平面。使用这一功能使得感兴趣目标重点突出。感兴趣区的中央有一指示点作为标记，也是三个正交平面的交叉点，如图 49-18-2 的左上方图所示。

③图像的移动：可以垂直于三个平面中的任意一个平面作平行移动，观察平行于该平面的结构，这一任意的移动比二维扫查时移动探头观察容易控制，且精细得多，使每一断面图像得以仔细观察。

④壁龛立体定位显示模式：在三维切面数据

箱内，相互垂直的切面 A、B、C 只能部分被编辑显示，选用此方式时，可以显示容积内部三个不同方向平面的回声特征，见图 49-18-3。

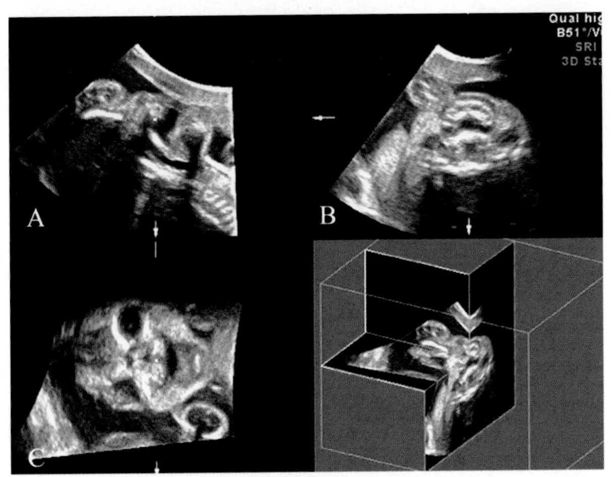


图 49-18-3 壁龛立体定位模式

2. 容积成像的步骤与方法

在数秒钟内完成扫查和建立三维数据库后，可以立即进行容积成像操作，也可以把数据储存入仪器内，过后再调出分析。

容积成像的基本步骤

(1) 确定成像范围：在所扫查的三维容积资料中选定出感兴趣区域（即容积箱），在容积箱外的结构将不会被成像。

(2) 选择成像模式：根据感兴趣区域的回声特征合理选择成像模式，以能够突出病灶特征为原则。

(3) 图像的滤过处理：表面成像时利用滤过功能对周围低回声结构进行适当的抑制，以突出表面结构特征。

(4) 旋转三维图像：进行图像定位，使立体图像处于最佳显示角度，从而得出最佳三维图像。

(5) 立体电影回放：采用电影回放的功能可以从不同角度动态地观察图像，立体感更强。

(6) 电子刀的选择：利用电子刀的功能能够去除与感兴趣结构表面无关的立体回声结构，以及不规则的周边，使图像从任何角度上看都更为清晰、重点突出。

## （三）三维容积成像的模式及容积测量

1. 三维容积成像的模式

容积成像是一种基于体积像素的三维数据库的视觉工具。一个像素是二维图像的最小的图像信息单位，一个体积像素则是三维容积数据中最小的图像信息单位。在二维的有立体感的图像上的每一个像素都代表着一组三维体积像素，沿着投射线的多个体积像素经过分析处理后得出有立体感图案的二维像素，二维像素值来源于根据特定的容积运算式得出的综合的体积像素。与只能显示单个切面图像的二维超声不同，三维超声可以根据不同的需要而选择不同的容积成像模式，基本模式有以下几种：

(1) 表面成像模式（surface rendering mode）采用此方法能够建立组织结构的表面立体图像。在这种模式下，只有感兴趣区域表面的信号被萃取出来而形成立体三维图像，见图 49-18-4。当感兴趣区域周围环绕的是液体或低回声结构时，表面模式成像的效果更好。采用合适的滤过功能，可以滤过周围低回声，使图像突出。例如去除羊水内的低回声，突出胎儿表面结构；选择高滤过时，还能仅显示高回声结构的立体图像，如突出胎儿骨骼结构。应用图像自动回放的旋转功能，可以从不同角度观察立体图像。另外还可以调节图像的明亮度和对比度，使图像立体感更强。

(2) 透明成像模式（transparent rendering mode）与表面成像模式不同，透明成像主要显示感兴趣区域内部的结构，选择性地显示高回声或低回声结构的特征。采用这种模式要求感兴趣结构的回声特征较周围组织回声高或低，例如骨骼、血管或囊性结构。透明成像模式可分为两种模式：最小成像模式（Minimum mode）和最大成像模式（Maximum mode）；前者只显示低回声信号，用于显示血管、囊性结构和器官的实质，感兴趣结构表现为无回声，其周围被高回声结构包绕，见图 49-18-4；后者只显示容积内的高回声，可用于显示胎儿骨骼、内膜等，产生类似 X 线照片的效果，但与 X 线照片不同的是，可以通过回放旋转功能从各个角度来观察图像，图 49-18-5。

(3) 三维彩色多普勒/能量多普勒成像（3D power and color Doppler imaging）在扫查中采用多普勒方式，可以进行血管内彩色血流三维重建。三维多普勒能量图不但能够观察组织结构内的血流情况，还可以提供一定容积内血细胞量的间接资料，三维血管成像方法能够跟踪血管走向，区分重叠血管。三维彩色多普勒/能量多普勒成像通

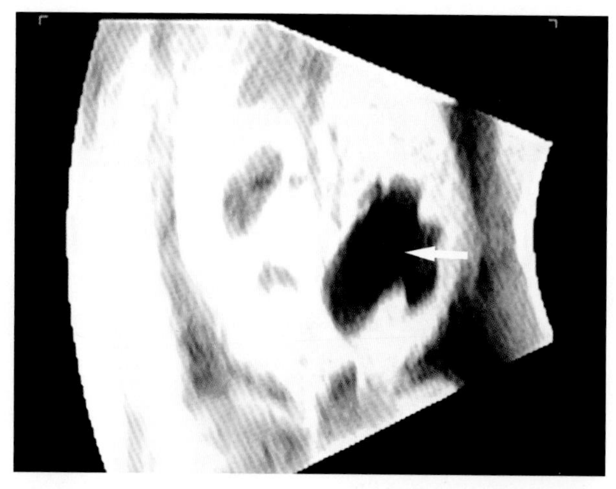

透明成像中的最小成像模式显示胎儿扩张的肾盂（箭头所指）

**图 49-18-4　最小成像模式**

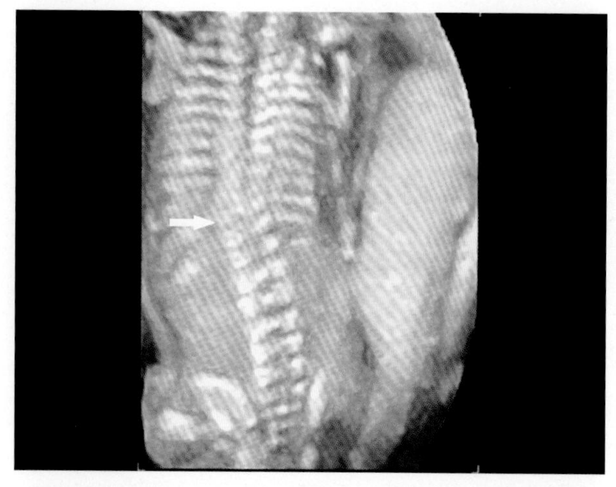

透明成像中的最大成像模式显示胎儿半椎体（箭头所指）所致脊柱侧弯

**图 49-18-5　最大成像模式**

过多切面重建及三维容积模式，对病灶整体血流分布的观察比二维超声切面更加全面、立体（图 49-18-6）。但与二维一样，三维能量多普勒及彩色多普勒还是有其局限性，闪烁伪像及组织运动伪像在三维重建图像上也可以看到。

（4）超声断层成像（tomographic ultrasound imaging，TUI）TUI 成像模式是多平面成像和重建成像模式应用的延伸。TUI 模式下从三维容积数据中抽取数幅相互平行的横断面，以多幅图像的形式在屏幕上同时展现，与 MRI 或 CT 的显示模式类似，观察者可以直接观察到感兴趣区域的连续变化（图 49-18-7）。根据操作者的要求，在 TUI 模式中可以选择多幅图像同时显示，另外还可调整切面间的间隔。屏幕的左上角显示的是三

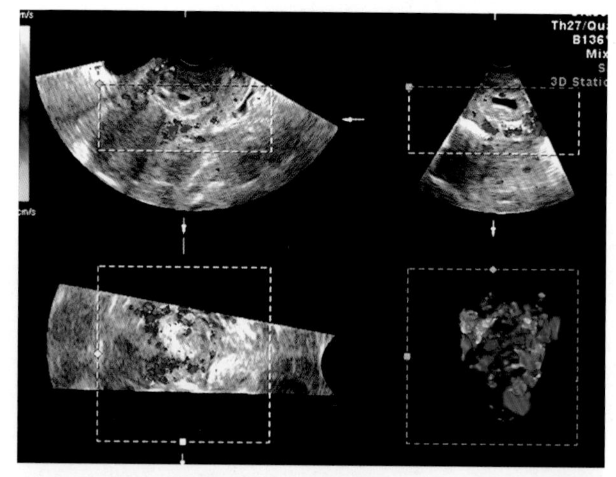

三维彩色多普勒成像显示剖宫产切口处妊娠时，妊娠囊附着处肌层丰富血流信号

**图 49-18-6　三维彩色多普勒成像**

维容积的矢状切面定位图，显示了各个切面在容积内的位置及与参考平面的关系。这种模式的好处是可以同时显示系列平行的切面，更完整地展示了感兴趣区域的不同层面。TUI 可以与透明模式、PDI、CDI 等联合应用，可更好地显示腹部器官和小器官的病变。

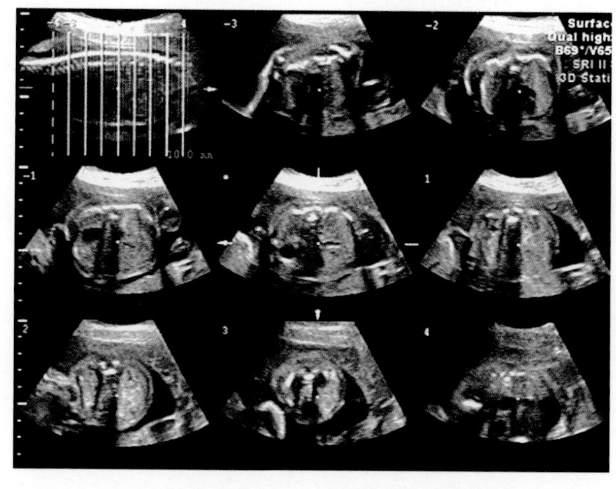

超声断层成像显示胎儿脊柱的各个椎体横断切面

**图 49-18-7　超声断层成像**

（5）实时（real time three dimensional ultrasound imaging）三维/四维（four-dimensional ultrasound imaging）成像模式与静态的三维超声成像不同，四维成像系统每秒采集 35 个容积数据，可以“实况转播”三维重建图像，实时描绘胎儿运动。因此，四维超声检查技术更容易直接存取感兴趣部位，为观察胎儿面部及身体运动提供良

好的契机。

(6) 反转模式(inversion mode)反转模式类似于胶片的正片与底片，将无回声结构的回声信息反转而表现为高回声，其周围的组织则表现为无回声。这种模式可以用来分析胎儿心脏、血管结构及心脏外充满液体的囊性结构(肾盂积水、脑室、胃泡、膀胱、胆囊等)的空间关系(图 49-18-8)。对于心脏内血管的交叉、心室的位置关系及大小等的显示更是清晰。这种成像模式的最大好处是获得类似于能量多普勒的图像，但其帧频及分辨率均较高，而能量多普勒帧频低、容易受到运动伪像的影响，因此反转模式的图像质量优于能量多普勒。与多普勒的玻璃体模式相比，反转模式难以显示周围组织的信息。反转模式还可用于容积的计算，与 VOCAL 技术相比较，更适于测量不规则结构的容积。肋骨的声影及羊水可能会造成伪像，但在离线的后处理中可以有电子刀将伪像去除。

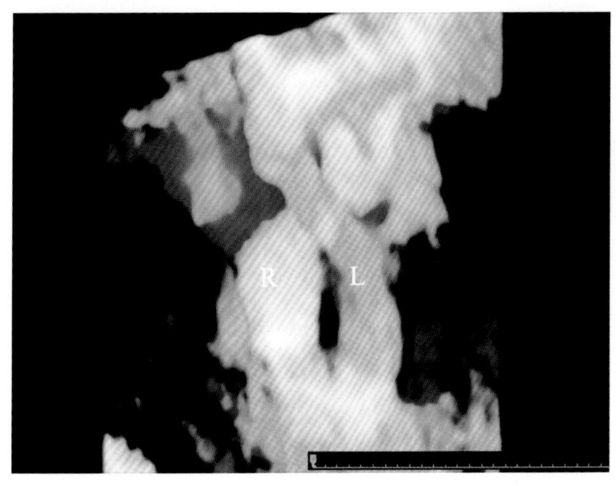


反转模式成像模式显示胎儿心室及流出道的交叉关系(L 左心室及主动脉；R 右心室及肺动脉)

**图 49-18-8　反转模式成像**

(7) 容积对比成像(volume contrast imaging，VCI)VCI 技术是实时容积成像技术，主要是基于组织信息的“厚层切片”，可以选择的层厚范围在 3～20mm。VCI 模式同时提供二维及三维容积信息。VCI 图像是表面成像及最大透明成像的组合，明显提高了组织的对比分辨率。VCI 能实时显示第一平面(A 平面)或第三平面(C 平面)，VCI-A 平面显示二维图像信息，VCI－C 平面实时显示感兴趣区域的冠状切面，对于常规二维超声难以显示的切面很有用(图 49-18-9)。

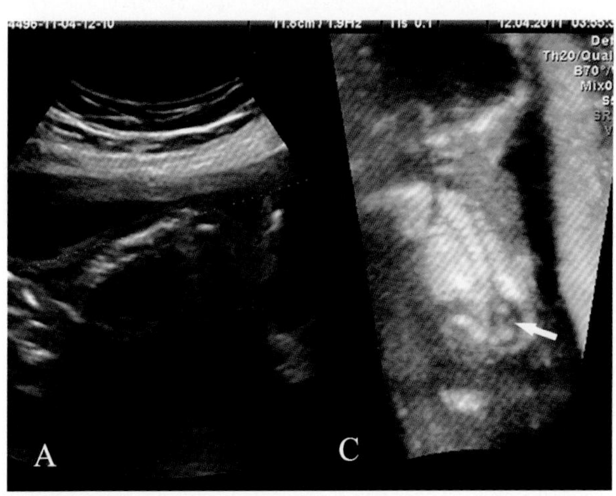


容积对比成像显示胎儿脊柱裂，A 平面显示脊柱的矢状切面，C 平面显示脊柱冠状切面，箭头所指为脊柱裂

**图 49-18-9　容积对比成像**

(8) 高清血流成像(high definition flow，HD flow)高清血流成像技术是特殊的双向能量多普勒模式，可以显示低速的血流，可用于三维成像。HD flow 图像容积小、分辨率高，同时还避免了血管的重叠，更准确地描绘了血管的轮廓(图 49-18-10)。HD flow 能够同时显示收缩期及舒张期血流。例如，在 HD flow 模式下，静脉导管在舒张期及收缩期均表现为血管充盈。

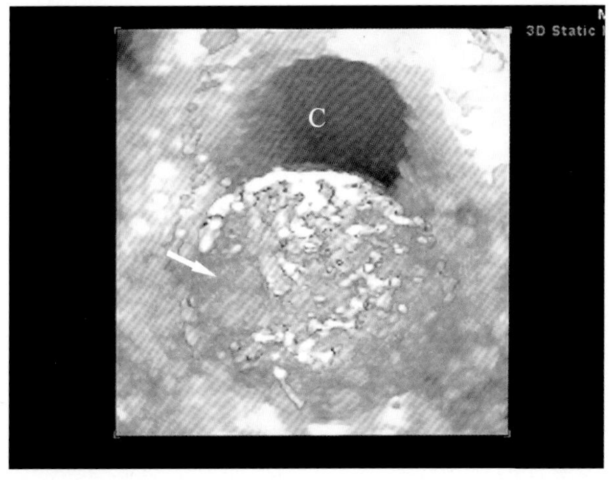


高清血流成像显示宫腔内间质肉瘤(箭头所指)血流丰富(C 积液的宫腔)

**图 49-18-10　高清血流成像**

(9) B-flow 成像(B-flow imaging)B-flow 是研究胎儿心脏及血管的新技术。该技术用灰阶

成像直接、实时显示胎儿心脏及组织结构中的血管。B-flow不依赖多普勒频移而产生的非直接血流图像，从而避免了多普勒的一些缺陷如血流混淆及超声束与血流方向成直角时信号失落等（图49-18-11）。B-flow成像无须设定感兴趣区、血流速度、脉冲重复频率等参数，无角度依赖，血流显示更直观。

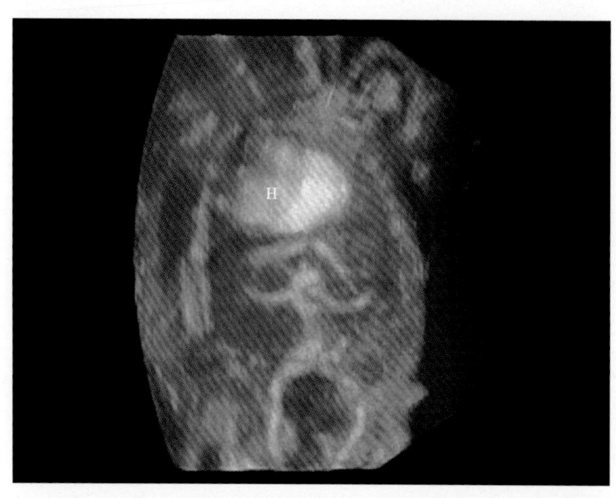


B—flow成像显示胎儿的心脏（H）及血管结构

**图49-18-11　B-flow成像**

2. 容积测量

胎儿的生物测量是产前超声检查的一部分，多年来主要是测量距离、周长及面积。三维容积数据的获得使准确测量感兴趣区域的容积成为可能。容积的测量可采用多平面模式或VOCAL（volume calculation）软件。最近开发的反转模式也可以用于充满液体结构的容积测量。容积的测量还处于研究阶段，相对来说还较费时。有学者已报道了胎盘、羊膜腔、胎儿大脑、肝脏、胎儿肺部等的容积测量数据。目前引起学者感兴趣的测量器官主要集中在与染色体异常、胎儿宫内生长受限、膈疝等有关的脏器。

VOCAL技术是半自动测量三维容积的模式。操作者可以选择6°、9°、15°或30°的旋转角度，将储存的容积围绕着一个固定的中轴线旋转180°，经过测量多个平面数据而完成容积的测量。例如，设定了15°的旋转角度，就要测量12个平面的数据。在连续的各个平面上用鼠标描画需要测量的物体（例如心室）的轮廓。操作者也可用自动测量模式按不同的灵敏度而选择自动测量目标轮廓。一旦所有平面上的目标轮廓都已测量，系统就会重建出测量目标的轮廓模型，得出其容积，见图49-18-12。这种后处理模式可用来测量胎儿多个器官的容积，例如心脏、肺等。

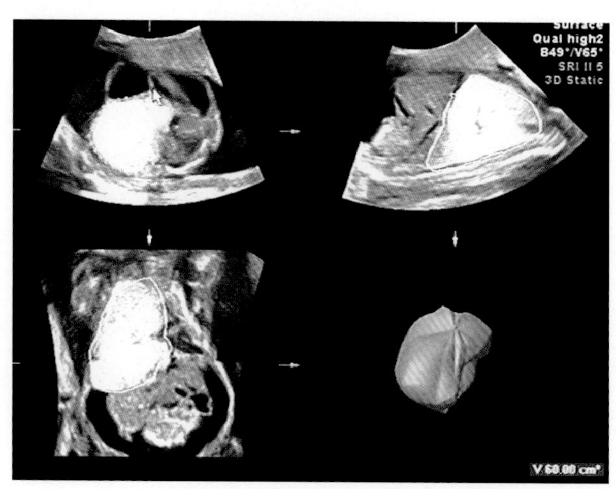


VOCAL容积测量肺腺瘤样病变胎儿病变结构的容积

**图49-18-12　VOCAL容积测量**

## 二、三维和四维超声成像在胎儿成像中的应用

超声检查作为产前胎儿诊断最重要的手段，在临床上广泛应用。传统的二维超声基本可以满足整个孕期胎儿的监测。最近10年出现的三维/四维超声可以更清晰地显示胎儿的解剖结构、从任何角度观察感兴趣区域，提供更多信息而有助于超声医生准确产前诊断。三维/四维超声可以存储整个容积数据，检查者可以在检查完成后随时检索和分析这些数据，修正诊断、远程会诊和教学，这对胎儿畸形诊断特别有价值。

针对胎儿的系统和畸形种类的不同，可以选择不同三维/四维显示模式进行分析。

表面成像模式可以立体、直观地显示胎儿体表的畸形、可用于面部畸形（唇腭裂）、胎儿肿瘤（淋巴水囊瘤、骶尾部畸胎瘤）、手足畸形（足内/外翻、重叠指）、脊柱发育异常（脊柱裂）、腹壁异常（腹裂、脐膨出）及肢体缺陷（图49-18-13）等。通过三维立体图像，更是能观察表面结构间的空间结构关系而能够较准确诊断一些微小的异常，如小下颌、重叠指、多指、耳朵位置异常或畸形。胎儿面部异常的产前准确诊断非常重要，因为这些畸形常与染色体异常或遗传综合征有关。

随着三维、四维超声的出现，胎儿颜面的显示更加清楚、形象，小下颌、唇腭裂等异常的产前诊断也更加准确。

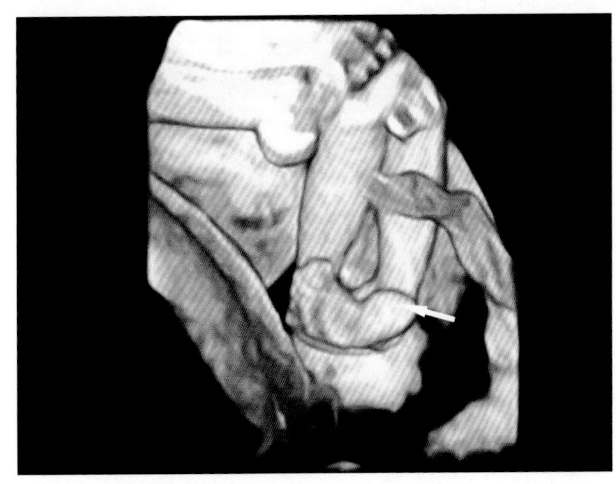

三维超声表面成像显示胎儿足内翻（箭头所指）

**图 49-18-13　胎儿足内翻的三维成像**

多平面成像模式可以提供感兴趣区域的三个正交切面（矢状切面、横切面及冠状切面），多角度观察胎儿畸形及提供常规二维超声难以显示的切面，如胼胝体、小脑蚓部的正中矢状切面，对器官特定切面的定位有重要作用，用于诊断胼胝体缺失、小脑蚓部缺失等（图 49-18-5）。

透明成像模式中的最小成像模式主要显示容积中的低回声结构，在胎儿诊断方面用于显示体内的囊性肿物，如卵巢肿瘤、十二指肠梗阻、肾积水、多囊肾等。最大成像模式只显示容积中的高回声结构如胎儿的骨骼，特别是不规则形状的骨骼如肋骨、下颚骨、锁骨，直观显示胎儿脊柱侧弯等传统二维超声难以显示的图像，其效果可媲美 X 线照片（图 49-18-5）。

四维超声成像的采集速度提高到 35 个容积数据/秒，可以在实时状态下观察胎儿运动。可用于观察胎儿的异常活动，特别异常肢体运动。

## 三、三维和四维超声成像的新进展

三维超声技术中的时间空间复合成像（spatiotemporal image correlation，STIC）技术是新近开发的一项专门针对胎儿心脏的实时动态三维成像技术，是目前三维超声的最前沿技术。

### （一）STIC 技术简介

STIC 技术将三维数据的采集与心脏跳动周期时相信息的获取结合起来，直接进行胎儿心脏三维超声成像。其原理为探头连续扫描胎儿心脏，获得一个由大量连续二维切面组成的三维数据库，然后分析指定区域内任何运动所引起的灰阶信息变化，根据房室壁收缩峰出现的时间点以及各点之间的时间间隔，自动分析出每个二维切面所处的时相信息。处于同一时间点的所有二维切面列为一组，按扫描顺序排列，形成该时间点的三维图像。

STIC 技术所采集的立体图像包含了一个完整心动周期的信息，这种类似电影的文件处理后可显示心动周期中的任一时期的任何切面。除可显示心脏的一些常规标准切面外，还可显示一些其他重要切面（如室间隔切面、房室瓣环切面），而这些切面是传统的二维超声难以扫查到的。STIC 技术采集的心脏立体数据直观显示心脏结构的空间形态、方位、相互关系，不但能够得到所需的 5 个标准筛查平面，还能够更加直观地反映心脏结构和大血管连接异常的细节及其与邻近结构的空间位置关系，克服二维超声检查的不足，显示二维超声无法显示的结构，因此相对少地依赖胎位和操作者的经验。STIC 技术采集的图像数据完整地保留心脏运动信息及软组织的结构信息，可进行离线分析、会诊，因此不仅缩短了检查时间、提高了工作效率，也减少心脏的超声辐射剂量，另外心动各周期的立体数据信息还为心脏收缩舒张功能的评估提供了一个新的平台。STIC 技术将对胎儿先心病的精确诊断和功能评估打开一扇大门，为解决这一领域的难题提供全新的手段，也是目前先心病产前诊断的研究方向。

### （二）STIC 技术的成像模式及应用

STIC 既可以仅用胎儿超声心动图的灰阶显示，也可以和彩色多普勒、能量多普勒、高清血流成像（High Definite-flow）、B-flow 成像等技术联合应用。获得 STIC 容积数据后，检查者可选择多种成像模式对其进行离线分析，常用的成像模式与静态三维类似，包括：

1. 多平面重建（multiplanar reconstruction，MPR）

MPR 模式是三维容积分析的一种基本成像模式，是以相互垂直的 X、Y、Z 空间轴代表的 A、B、C 三个二维平面分别显示所观察部位的立体结构，三个切面中的任两个都呈直角相交。参照点的是三个切面的交叉点，对于操作者旋转切面时起了指示的作用。通过移动参照点，操作者可以显示容积数据内的任意切面，由于同时还获取了时相信息，还可以显示扫查时间内任意时间点的图像。从一个优质的 STIC 容积数据中，能序贯地显示五个常规的胎儿超声心动图扫查切面（四腔心切面、左右心室流出道切面、三血管切面等），其中任一切面都可以回放到重建心动周期的任一时间点。整个周期可以不停地运动或一帧一帧的播放，清楚地显示房室瓣的开关运动。对于复杂的心脏畸形，操作者通过重建的 A 切面和 B 切面，能够在横切面和纵切面上同时观察其改变。MPR 模式视野开阔，操作简便，可帮助初学者更好的理解某些复杂结构的空间关系。

2. 超声断层显像（tomographic ultrasound imaging，TUI）

TUI 成像模式是多平面重建成像模式应用的延伸，其模式与 MRI 或 CT 的显示模式类似。从感兴趣的切面（初始切面）开始，从胎儿心脏的三维容积数据中抽取数个相互平行的横断面，在屏幕上同时显示与其平行的上数个和下数个切面。屏幕左上角是感兴趣区域的矢状面定位图，显示了各个切面的位置及与参考平面的关系。TUI 以多幅图像的形式在屏幕上同时展现，观察者可以直接观察到胎儿心脏从四腔心切面至三血管切面的连续变化。使用 TUI 成像模式可简化图像采集的过程、降低心脏超声检查对操作者专业经验的依赖程度。每个切面间的距离可以随意调整。这种模式的好处是可以同时显示系列平行的切面，更完整地展示了心脏的图像。（图 49-18-14）

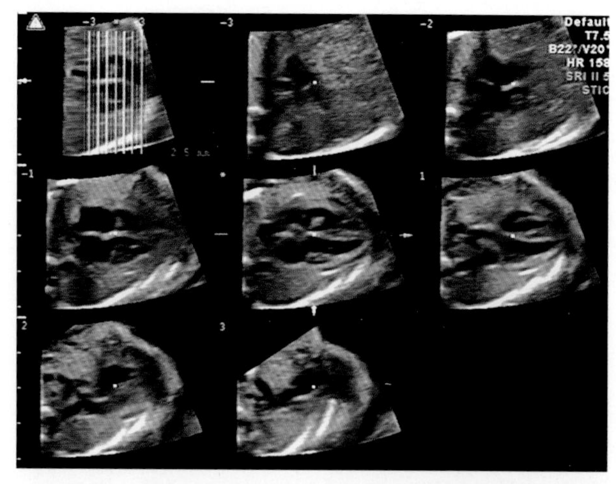

图 49-18-14　胎儿心脏 STIC 超声断层显像

3. 表面成像（surface imaging）

三维成像模式是分析 STIC 容积数据的另一种有用工具。在静态的三维成像中是广为应用的一种成像模式，例如显示胎儿的颜面。在胎儿心脏的 STIC 技术中，它也可以运用自如。操作者将取样框放在所取得容积的感兴趣区域，就可获得容积的一个断面。例如，在 A 平面上显示很好四腔心切面，操作者将取样框紧贴着室间隔放置，在 D 平面上就会显示整个室间隔的冠状面（图 49-18-15）。同样心脏瓣膜和卵圆孔瓣等精细结构的心腔面也可用这个模式呈现。胎儿心外膜与周围结构回声相似，而心内膜和心腔内血池之间的对比清晰，因此表面成像除可显示室间隔外，还可显示心腔内膜面的形态和瓣膜结构的空间关系与动态变化。

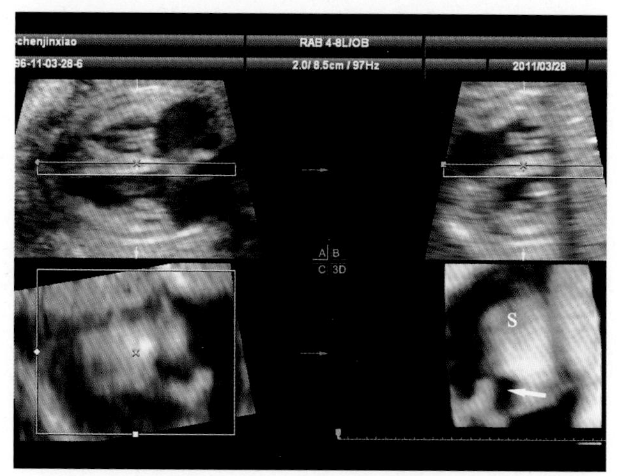


胎儿心脏 STIC 表面成像显示完整的室间隔（S）的冠状切面及卵圆孔（箭头所指）

图 49-18-15　胎儿心脏 STIC 表面成像

4. 玻璃体成像（glass body imaging）

玻璃体成像模式可以同时包含灰阶、多普勒以及 B-flow（灰阶血流显像）等多类信息，其成像系统通过调节图像灰阶、彩阶的阈值和透明度设置，使血管壁及周围组织的灰阶半透明化，从而显示其内部的血流情况，亦可单独显示灰阶信息或多普勒血流信息，这种“玻璃体”成像模式能立体地显示心脏内部血流、房室与大血管连接情况、大血管走行、卵圆孔瓣血流及室间隔缺损的过隔血流等普通二维超声心动图难以显示的声像。

5. 反转成像（inversion mode，IM）

IM 主要用于含液体脏器结构的三维成像，将信息灰阶反转，使无回声区域显示为高回声，而高回声和等回声区域显示为无回声。例如，充满液体的心腔显示为高回声，而心肌结构表现为无回声而不显示。用于胎儿超声心动图呈现出心腔、血管及心外血管树的模拟铸型（图 49-18-8），所得图像与心血管腔内灌注硅胶所得铸型标本极为相似，因此又称为“心腔铸型”或“数字铸型”。反转成像与能量多普勒的三维成像效果类似，但其帧频及分辨率高于能量多普勒，不容易受到运动伪像的影响，因此反转模式的图像质量优于能量多普勒。利用反转成像模式观察常见的胎儿心脏畸形，能更方便、直观地评估左右室流出道和大血管的形态、位置，形象地显示先心病时大血管的相对空间关系，同时也可为胎儿父母提供易于理解的心脏畸形的图像，尤其是复杂型先心病。反转模式与 STIC 技术及 VOCAL 技术一起应用，还能量化心室的容积，已证实有助于评估胎儿心功能。

6. VOCAL（volume calculation）容积测量模式

VOCAL 容积测量是通过旋转而半自动测量三维容积的模式。与静态三维中的应用一样，操作者可以选择不同的旋转角度，将储存的 STIC 容积围绕着一个固定的中轴线旋转 180°，经过测量多个平面数据而完成容积的测量。与静态三维不同的是，在 STIC 容积数据中能够回放到心动周期的任意时点来测量，例如可以选择心脏收缩末期、舒张末期等。在 STIC 容积中可以根据操作者的需要测量心房、心室以及心肌等的容积。

### （三）STIC 技术的局限性

与传统二维超声检查一样，胎儿心脏 STIC 容积的获取及显示也受到胎儿大小、胎方位、孕妇腹壁条件、羊水量等的影响。

STIC 技术还有一些特有的影响因素，胎儿运动、孕妇的呼吸运动、腹主动脉规律而持续的搏动以及突发的肢体运动，均会使容积数据显示出的图像出现各种运动伪像。胎儿心律不齐时，容积数据模拟的心动周期亦会出现搏动不流畅等异常现象。骨骼的声影或胎儿肢体遮挡会使 STIC 容积数据不能显示一些重要平面。STIC 扫描范围和角度不足，易致遗漏重要诊断信息，如胎儿大血管及其分支的解剖结构，造成后期回顾分析时诊断不充分。理论上，扫描角度尽量小而扫描时间尽量长，得到的单位容积的帧频就越大，图像质量就越好。但是扫描角度小，包括的胎体解剖结构信息就少，而扫描时间越长，越有可能受到各种运动的干扰，出现运动伪像的机会就越大，因此，操作时需多方面权衡，设置合理的扫描角度和时间。

胎儿心脏 STIC 容积数据的分析仍需要经过专业的培训。操作者必须熟悉各种成像模式的应用及胎儿心脏结构的空间位置关系，运用立体空间思维方式才能做出诊断，对于复杂的先天性心脏病尤其如此。

因此胎儿心脏 STIC 技术的操作、成像、显示及观察仍然需要检查者具有相当水平的专业经验、非常熟练的操作手法及最佳的检查条件。

（谢红宁）

## 第十九节 产科介入超声

### 一、超声引导下羊膜腔穿刺

#### （一）适应证和禁忌证

1. 适应证

（1）中期妊娠诊断性羊膜腔穿刺

抽取羊水行染色体分析、甲胎蛋白、胆红素、血型等测定。此外尚可用于决定胎儿性别。诊断性羊膜腔穿刺适用于：

①高龄孕妇：孕妇年龄 35 岁；

②有畸形胎儿生育史，如胎儿神经管缺陷、先天性代谢病等；

③有染色体疾病史或家族史：夫妇中有染色体异常者；以往有染色体异常儿生育史，如 21-三体儿，脆性 X 染色体儿等；

④X-连锁遗传病，显性遗传病携带者，需做性别鉴定；

⑤有多次不明原因的流产、早产史；

⑥在妊娠早期有过严重的病毒感染或接触过大剂量电离辐射史；

⑦母婴血型不合，需检测羊水中胆红素浓度和胎儿血型；

⑧其他　本次妊娠疑有胎儿异常、宫内生长迟缓及其他遗传性疾病。

（2）中期妊娠羊膜腔给药引产

（3）围产期妊娠的处理

①抽取羊水做胎儿肺成熟度测定

a. 泡沫实验（震荡实验）；

b. 卵磷脂/鞘磷脂比值测定；

c. 羊水细胞学检查：红细胞计数。后者反映胎儿皮脂腺功能的成熟程度。如达20%以上可认为胎儿成熟，间接反应肺成熟；

②羊膜腔给药

a. 将地塞米松100mg注入羊膜腔内，促使胎儿肺成熟；

b. 氨基酸等羊膜腔内注入，治疗胎儿宫内发育迟缓；

③胎膜早破的孕妇，抽取羊水做细菌培养32周后羊水细菌培养，同时做卵磷脂/鞘磷脂比例等胎儿肺成熟度检查，对于胎儿处理及新生儿感染的预测有实用意义。

2. 禁忌证

（1）较小孕周　孕周较小进行羊膜腔穿刺会增加胎儿流失及胎儿肢体畸形的发生率；

（2）羊膜未与绒毛膜贴附。

## （二）器具和术前准备

超声引导羊膜腔穿刺操作应在专门的介入检查治疗室内进行。介入检查治疗室内应具备消毒设施，如紫外线照射灯。操作应由熟悉该项技术的医生完成，操作过程需要一名助手协助。

1. 器具

（1）仪器：彩色超声成像仪。腹部扫查探头：（3.5～5.0）MHz

（2）无菌探头套。

（3）消毒耦合剂。

（4）消毒包：内备有无菌棉球4个，无菌纱布块3块，消毒碗1个，消毒钳1个，洞巾1个，小消毒巾1个。

（5）消过毒的穿刺引导装置。

（6）PTC针：18～20G，长15～20cm。

2. 术前准备

（1）孕妇查血常规，凝血三项，抗HIV及乙肝表面抗原。

（2）术前向患者详细解释操作过程、检查的必要性、可能出现的并发症和副作用。由孕妇本人签署知情同意书。嘱孕妇排空膀胱。超声检查胎儿情况，测量羊水池最大深度，观察胎盘位置，测量胎儿心律，观察胎儿心率。

## （三）操作方法

1. 孕妇取仰卧位　常规产科超声检查，选择避开胎盘和脐血管处为穿刺部位并做皮肤标记；

2. 常规皮肤消毒、铺巾；

3. 穿刺探头表面涂适量耦合剂，套无菌探头套。调出穿刺引导线，测量拟穿刺深度；

4. 将穿刺针沿探头的穿刺导向槽插入，进行穿刺。羊水量正常或偏多时也可不用穿刺引导装置，采用徒手穿刺法，一手持探头，观察羊水深度和拟穿刺点处，另一手持穿刺针沿探头一侧穿刺进入羊膜腔内（图49-19-1）。

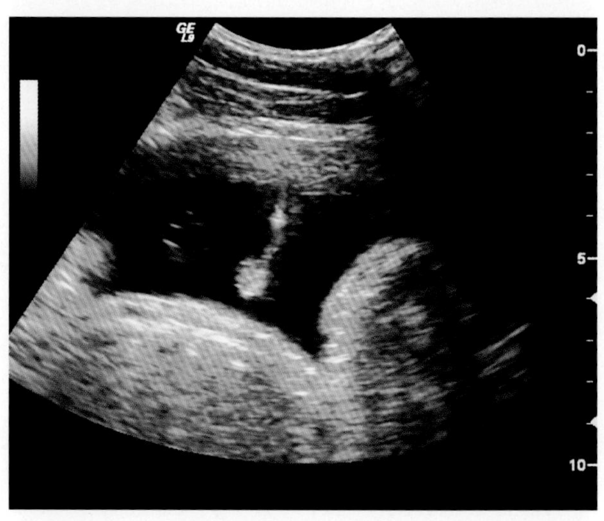


**图49-19-1　羊膜穿刺羊膜腔内注药。图像中条样强回声为穿刺针，前方椭圆形高回声为药物**

5. 通过屏幕监视穿刺针由皮肤进入腹壁各层，穿过子宫壁和羊膜进入羊膜腔内；

6. 取出针芯，在穿刺针尾端接20ml注射器抽取羊水，一般抽取（10～20）ml；

7. 需羊膜腔给药者，预先用注射器抽取拟注射的备用药物，通过穿刺针注入羊膜腔内。注入药物过程中，监视屏上可见注入药液产生的微气泡回声成喷泉状。对羊水过少者，可在超声引导、监视下将适量生理盐水注入羊膜腔内；

8. 术后再做超声检查，观察胎心、胎动、胎盘和羊水等情况。

### （四）注意事项和并发症

1. 注意事项

（1）为遗传学诊断目的做羊膜腔穿刺，一般在妊娠第16～17周进行，过早会增加胎儿丢失危险性；

（2）诊断性羊水穿刺操作应在严格的无菌条件下进行，必须由有经验的专人负责；

（3）超声定位决定穿刺点时应尽可能避免穿刺针道通过胎盘，以免羊水中混有血液，影响检验结果。另外，若羊水中混有血液，用于细胞培养时细胞不易生长；

（4）对于双胎，应分别对两个羊膜腔进行定位穿刺抽吸，不要遗漏检查；

（5）诊断性穿刺抽吸羊水后，应重复超声检查，观察和记录胎动和胎心等情况。术后患者应卧床休息30分钟，应注意观察孕妇有无腹痛等异常情况发生；

（6）嘱孕妇及家属，羊水穿刺术后如果发生无胎动或胎动过于频繁，子宫阵发性痉挛，腹痛以及阴道流血、流液等情况，必须立即就诊，以便及时处理。

（7）在穿刺前须考虑穿刺的深度及孕妇腹壁弹性情况，对经产妇或腹壁皮肤弹性较差者，在原测量深度的基础上根据皮肤条件适当增加穿刺深度。

2. 副作用、并发症及处理

中期妊娠羊膜腔穿刺引起的并发症很少。采用超声精确引导，由有经验医生进行操作可降低并发症发生率。最为常见的并发症为小量出血引起羊水标本被血液污染。常见于不得已而经胎盘穿刺时，其发生率高达15%。胎儿损伤以及羊膜破裂者少见（＜1%），自发性流产更少见（发生率0.08%～0.5%）。

妊娠晚期由于胎儿较大，羊水量较少，羊膜腔穿刺在技术上较困难，较易伤及胎盘或胎儿。常见的并发症有：羊膜破裂（0.5%～6.8%）、胎儿损伤（0.6%～2.0%）、感染（0.3%～2.0%）和自发性流产（0.2%～1.2%）。由有经验的医生进行操作可减少并发症的发生率。

### （五）临床意义

羊膜腔穿刺羊水检查可明确胎儿染色体组型，有助于胎儿染色体异常的诊断。对于疑为胎儿肺发育不良的病例，羊水细胞学检查可有助于胎儿肺成熟度的判断，帮助临床医生选择终止妊娠时机。羊膜腔穿刺注射药物或生理盐水等治疗措施可有效促进胎儿肺发育或缓解羊水过少等问题。

## 二、超声引导下绒毛取样

### （一）适应证和禁忌证

1. 适应证

①高龄孕妇（年龄＞35岁）；

②曾生育过染色体异常的胎儿史；

③夫妇一方是染色体平衡易位携带者或倒位者；

④有脆X综合征家系的孕妇；

⑤夫妇之一是某种单基因遗传病患者；

⑥曾有不明原因的自然流产史、畸胎史、死产或新生儿死亡的孕妇；

⑦孕妇有环境致畸因素接触史。

2. 禁忌证

孕妇出凝血功能障碍。

### （二）器具和术前准备

1. 仪器：彩色超声成像仪。经腹部扫查探头：（3.5～5.0）MHz

2. 器械用品

A. 消毒耦合剂。

B. 无菌探头套。

C. 消毒包：内备有无菌棉球4个，无菌纱布块3块，消毒碗1个，消毒钳1个，洞巾1个。

D. 穿刺引导装置。

E. PTC针：18G，长15～20cm。

F. 22G活检针。

G. 20ml注射器。

3. 术前准备

1）嘱孕妇及家人详细阅读知情同意书并告知检查的风险；

2）穿刺前认真核对适应证、妊娠周数、子宫大小、有无穿刺禁忌证；

3）超声测量头臀长以核对孕周，了解有无胎心，测量胎心率，无胎心者不要穿刺。

### （三）操作方法

1. 超声引导下经腹绒毛活检（transabdominal chorionic villus sampling，TA-CVS）：在超声引导下，确定胎盘位置，选择穿刺部位。先将引导套针经腹壁及子宫壁穿刺入叶状绒毛层边缘，拔出针芯，将活检针经引导套针内送入胎盘绒毛组织。连接含 2～4ml 生理盐水的 20ml 注射器，以 5ml 的负压上下移动活检针以吸取绒毛组织。拔针后立即观察胎盘部位有无出血及胎心情况。

2. 经宫颈管绒毛活检（transcervical chorionic villus sampling，TC-CVS）：术前膀胱适当充盈以显示宫底为度，患者取截石位，常规消毒外阴、阴道，铺巾，用窥器扩张阴道，采用 P ortex 管，经宫颈轻柔、缓慢进入宫腔达绒毛处，拔出管芯，接上 20ml 注射器，以 10～15ml 的负压抽吸，停留约半分钟即有绒毛和血液进入针管，边抽边退，随即将吸出物置显微镜下或生理盐水小瓶中，观察有无绒毛，如未见到绒毛或抽取量不够时，可再取一次。

### （四）注意事项和并发症

1. 注意事项

（1）如一次活检的绒毛量不够，可再次将活检针送入引导套针内抽吸，直到获取需要量的绒毛标本。如果引导套针两次穿刺均未穿入胎盘绒毛组织为穿刺失败，可于 1 周后重行绒毛取材术；

（2）穿刺路线的选择需注意：采用彩超观察穿刺入路及周围血管情况，避开肠管、大血管及周围重要脏器；尽量选择叶状绒毛分布较宽及可穿刺范围较大、距离体表最浅处为穿刺点。穿刺入路必须避开羊膜囊，用超声探头于穿刺点处作扇型和平行扫描，于体表标记拟穿刺区域胎盘绒毛分布范围。若叶状绒毛着床区位于子宫后壁，而穿刺路线难免经过羊膜囊，应取消经腹壁穿刺，采用经阴道穹窿穿刺。

（3）取材前超声检查，确定孕周，了解胚胎是否存活和绒毛附着位置，当按超声提示的位置不能获取绒毛时，要及时改变方向吸取。对过度前倾或后屈的子宫，可利用宫颈钳牵拉宫颈而改变子宫的曲度来达到取材的目的。

2. 并发症

（1）胎儿丢失：指绒毛膜取样后的自然流产和死胎；

（2）出血：经宫颈者可有 20％发生少量阴道出血，多能自行止血，但亦有少数患者因损伤血管可出现血肿，血肿较大者可导致流产；

（3）感染：常见于导管消毒不严或未严格掌握适应证操作；

（4）刺破胎膜：抽吸时误入羊膜腔内，可抽出羊水或血水；

（5）胎儿肢体发育障碍：过早进行绒毛活检有导致胎儿肢端发育障碍的风险，可能与绒毛血管横断致肢体远端供血障碍有关，目前多建议在孕 9 周以后进行穿刺，以降低发生肢体发育障碍的风险；

（6）发热。

### （五）临床意义

绒毛膜穿刺活检可在孕早期发现胎儿染色体异常，及时提供对胎儿干预治疗或是否应终止妊娠的信息，对降低畸形胎儿出生率很有帮助。

## 三、超声引导下脐血管穿刺术

### （一）适应证和禁忌证

1. 适应证

（1）高龄孕妇，孕期唐氏筛查高危。

（2）有孕早期服药史，曾有不良生育史或分娩过畸形胎儿。

（3）孕妇外周血 CMV 抗体阳性，第一胎染色体异常。

（4）父母一方为染色体平衡易位携带者，超声显示羊水过少，超声发现胎儿畸形等。

2. 禁忌证

（1）孕周过小　脐血管直径太小不易刺入，刺中后也易脱落；

（2）孕周过大　胎儿躯体遮盖脐带，使脐带暴露不佳，而且脐带华尔通胶质较厚不易刺透。

### （二）器具和术前准备

胎儿脐静脉穿刺术操作需要在专门的介入治疗室中进行。操作应由熟悉该项技术的医生完成，操作过程需要一名助手协助。

1. 器具

（1）仪器：彩色超声成像仪。经腹部扫查探头：（3.5～5.0）MHz。

（2）器械用品

A. 消毒耦合剂。

B. 无菌探头套。

C. 消毒包：内备有无菌棉球 4 个，无菌纱布块 3 块，消毒碗 1 个，消毒钳 1 个，洞巾 1 个。

D. 5～10ml 注射器若干个。

（3）穿刺引导装置

（4）PTC 针：18～20G，长 15～20cm。

2. 术前准备

（1）孕妇查血常规，凝血三项，抗 HIV 及乙肝表面抗原。

（2）应向孕妇和家属作必要的解释，消除其顾虑，由患者签署知情同意书。

（3）常规产科超声检查，观察并记录胎心率和胎心节律。

### （三）操作方法

1. 对孕妇行常规体检和产科超声检查。超声检查胎儿、胎盘和羊水情况。测量胎儿心率和脐静脉直径。寻找适宜的穿刺点并予以标记。穿刺路径应尽量避开胎盘，选择脐静脉胎儿侧距脐根部约 1.0cm 处。必要时也可经胎盘穿刺。

2. 常规消毒、铺巾。超声探头套无菌探头套，装置穿刺引导架。超声检查脐静脉，显示穿刺引导线，测量从腹壁到拟穿刺脐带的距离。选择适当长度的穿刺针，标记拟穿刺深度，将穿刺针放入超声导向器，先将穿刺针刺入皮肤再快速穿过腹壁各层和子宫肌层进入羊膜腔，抵达拟穿刺部位的脐带表面时，快速穿刺进入脐静脉（图 6-3）。在脐静脉腔内见到针尖回声时，取出针芯，在穿刺针尾端接注射器抽取脐静脉血。先抽出 0.2～0.3ml 静脉血做碱变性试验，确定为胎儿血后再抽取 0.5～5ml 血送检。进行碱变性试验期间须放回针芯，以免血液凝固堵塞住针孔。抽取胎血后放回针芯，拔出穿刺针，纱布覆盖并压迫穿刺点，同时超声观察脐带及胎盘有无出血，胎心率及胎心节律是否正常。穿刺中如穿刺针尖位置不清楚，可上下活动穿刺针芯，有助于确定针尖位置。穿刺结束后，嘱孕妇休息（20～30）min，如无异常可离开。

### （四）注意事项和并发症

1. 注意事项

（1）胎儿脐静脉最佳的穿刺孕周为 20～32W，在此期间穿刺成功率高。

（2）胎儿脐血管的直径至少应≥0.4cm，血管太细穿刺成功率较低。

（3）穿刺时应选择纵轴较长和位于小羊水池中的游离脐带。超声扫描的方向与脐带纵行方向最好相平行。

（4）有时可能医生视觉穿刺针进入了脐带，但回抽时为羊水；或既无羊水亦无血液，此时针尖可能在脐带的华通氏胶内。如果稍抽动穿刺针，脐带随着穿刺针移动，可边小幅度退针边用注射器抽吸。当针尖退入至血管腔内时，即可抽出血液。

（5）穿刺针的前方应避免有胎儿重要器官或胎盘血窦，以免快速进针时发生误伤胎儿或（和）胎盘出血。

（6）穿刺时注意针尖回声与穿刺引导线保持一致。

2. 并发症及处理

（1）胎盘或脐带出血：一般都在穿刺后15～30s 内停止，对胎儿无明显影响。出血与胎盘及脐血管有一定的压力、血管收缩功能差、胎儿凝血机制不健全以及羊水中含有抗凝物质等因素有关。

（2）胎儿心动过缓：可在穿刺后（1～2）min 内自行恢复。可能与血管痉挛刺激迷走神经兴奋有关，无须特殊处理。Ghidini A. 等报道若胎儿心动过缓持续时间较长、较严重则有可能导致胎儿死亡。因此较长时间胎儿心动过缓如果发生在较大孕周的胎儿，根据严重程度应选择适时剖宫产终止妊娠。

（3）胎儿丢失：发生概率较小，但要除外合并胎儿水肿，胎儿宫内生长受限等胎儿自身疾病。

### （五）临床意义

胎儿脐静脉穿刺只要掌握好适应证和穿刺技巧穿刺成功率较高，对于孕周较大，失去羊水穿刺胎儿染色体组型分析机会的患者进行胎儿染色体畸形的诊断很有帮助。

## 四、超声引导下胎儿心脏穿刺术

### （一）适应证和禁忌证

1. 适应证

（1）脐静脉穿刺困难或失败且决定中止妊娠

的孕妇；

(2) 脐带过于细小或羊水过多脐带难于固定的。

2. 禁忌证

孕妇强烈希望继续妊娠。

### (二) 器具和术前准备

1. 器具

(1) 仪器　彩色超声成像仪。经腹部扫查探头：(3.5～5.0) MHz

(2) 器械用品

A. 消毒耦合剂。

B. 无菌探头套。

C. 消毒包：内备有无菌棉球 4 个，无菌纱布块 3 块，消毒碗 1 个，消毒钳 1 个，洞巾 1 个。

D. 5～10ml 注射器若干个。

E. 穿刺引导装置。

F. PTC 针：22G 长 15～20cm。

2. 术前准备

(1) 孕妇查血常规，凝血三项，抗 HIV 及乙肝表面抗原。

(2) 嘱孕妇及家人详细阅读知情同意书并告知此项操作的风险。

(3) 常规产科超声检查，观察并记录胎心率和胎心节律。

### (三) 操作方法

(1) 超声常规观察胎儿心脏位置、节律及速率，羊水情况及胎盘附着位置。选择胎儿左侧 3～5 肋间四腔心或心脏长轴切面右室面，试行心脏穿刺初步定位。

(2) 孕妇取平卧位或稍侧卧位。常规消毒。再次选择并确定胎儿心脏穿刺点，设置穿刺引导线，将穿刺针经探头穿刺导槽在图像引导下迅速进针，穿过腹壁、子宫壁，进入羊膜腔内，将针尖抵住胎儿心壁浆膜面后快速刺入胎儿心腔内，在声像图上证实穿刺针确在心腔内后，拔出针芯，用注射器抽取胎儿血 1.5～2.0ml，立即注入含肝素的试管内，轻轻摇匀后送检查。

(3) 将穿刺针芯放入穿刺针内，拔出穿刺针，观察心脏、心包、胎盘有无出血及出血时间，监测胎儿有无心动过缓并嘱孕妇卧位休息。术后每 2min 监测胎儿心率并观察胎儿心脏变化、检测有无房室瓣反流，胎儿无异常后即可离院或进一步处理。

### (四) 注意事项和并发症

1. 注意事项

(1) 穿刺操作应准确、快捷，避免反复穿刺。

(2) 在穿刺过程中应采用超声密切观察胎心搏动情况，估测胎心率，如出现胎儿心动过缓，应立即停止穿刺，嘱孕妇左侧卧位并吸氧。于体外不断按压孕妇腹部，通常 1～3min 后，胎心率可恢复正常。

(3) 羊水过多胎儿脐血管穿刺难度较大，改用心脏穿刺时尽可能使胎儿位置转为腹侧，避开骨组织，在胎动过频时暂停穿刺。

(4) 选择胎儿四腔心或心脏长轴切面，尽量选择经右心室壁进针，取右心室最宽径能显示清晰处作为穿刺点。

(5) 当右心室径过小时可根据胎儿位置选择较大侧心房或心室进行穿刺。

(6) 穿刺针进入胎心略停顿后开始采血，因心脏收缩舒张运动影响，抽取胎儿心脏血时不易过快。

(7) 取血量以＜2ml 为宜。

2. 并发症

(1) 胎儿心脏停搏。

(2) 心包积血。

(3) 胎儿心动过缓。

(4) 经胎盘穿刺可发生胎盘渗血。

(5) 约 5%胎儿丢失率。

## 五、超声引导下取卵技术

### (一) 适应证和禁忌证

1. 适应证

(1) 输卵管疾患引起的不孕症：

①多种病因造成的输卵管阻塞；

②手术切除或其他原因所致的输卵管缺如；

③输卵管结扎术后需要再妊娠者。

(2) 子宫内膜异位症经药物或手术治疗后仍未受孕，或病变严重不能受孕者；

(3) 宫颈黏液异常者；

(4) 原因不明的不孕症：可能由于患者血清中含有抗精子抗体或其他未知的原因；

（5）男性不孕：精液、精子减少、精子活动力低弱，或免疫性不孕，可在精子处理后做人工受精；

（6）遗传缺陷：可采用健康人的精子或卵子做人工授精或体外受精。

2. 禁忌证

血常规异常、凝血功能障碍者不宜行此项操作。

### （二）器具和术前准备

超声引导下取卵操作需在专门的介入检查治疗室内进行。操作应由熟悉该项技术的医生完成，操作过程需要一名助手协助。

1. 器具

（1）经腹壁、膀胱超声引导下穿刺术

16～17G PTC 针，针长 15～18cm。

负压吸引器：压力控制在 100～150mmHg。

（2）经腹壁超声引导，经阴道穹窿穿刺卵泡抽吸术

16～17G PTC 针，针长 35～45cm。

（3）经阴道穹窿穿刺取卵术是目前最常用的方法。采用 16～17G PTC 针，针长 35～45cm，也可以用自动弹射穿刺枪。

2. 术前准备

（1）查血、尿常规，凝血三项，抗 HIV 及乙肝表面抗原；

（2）穿刺前准备：超声监测，当自然周期卵泡增长至直径大于 18mm 或诱发卵泡直径大于 20mm 时，给患者用 HCG10000IU。用 HCG 后 36 小时内进行取卵穿刺。

### （三）操作方法

1. 超声引导下经腹壁、膀胱壁穿刺术。

该方法因需穿过膀胱前后壁，对膀胱有刺激，现已很少采用。

（1）患者取平卧位，膀胱内置导尿管，300～500ml 生理盐水加美兰注入膀胱内。膀胱充盈度以清晰显示卵泡但又不受压为宜；

（2）常规消毒铺巾，换消毒的穿刺探头，调节穿刺角度并预测穿刺深度，使拟穿刺的卵泡定位于穿刺引导线上；

（3）穿刺针尾端接培养管，培养管另一端接负压吸引器；

（4）术者将穿刺针在超声引导下刺入腹壁，穿过膀胱前后壁，停在卵泡表面，以一定的力量快速刺入卵泡，在监视屏上见针尖回声位于卵泡中央时，打开负压吸引装置（压力约为 100mmHg）进行抽吸，声像图上可见卵泡随抽吸迅速塌陷，停止吸引，一般抽出的卵泡液约 3.5～5.0ml；

（5）将抽吸液置显微镜下观察有无卵子，必要时可换培养管用培养液 4ml 冲洗卵泡后再吸引，共 2～3 次，重复检查有无卵子；

（6）将穿刺针退至膀胱后壁，使需要穿刺的第二个卵泡位于穿刺引导线上，换培养管，按上述第 4、5 步骤依次穿刺第 2、第 3 或更多的卵泡。

2. 经腹壁超声引导，经阴道穹窿穿刺卵泡抽吸术。

随超声技术进展，现经阴道超声检查及穿刺技术已很成熟，经腹壁超声引导，经阴道穿刺技术由于操作与超声引导不同步，操作过程中不方便，除非卵巢很靠近前腹壁，否则尽量不用此方法。

（1）嘱患者适当充盈膀胱，以清楚显示卵泡为度，不必过度充盈；

（2）常规消毒外阴和阴道，铺无菌洞巾；

（3）在腹壁超声探查引导下，术者经阴道穹窿穿刺卵泡；

（4）穿刺针尾端接含有培养液 2ml 的 20ml 注射器。超声监视穿刺针进入卵泡，当卵泡内出现针尖强回声时开始抽吸，直至卵泡液完全抽空。然后换注射器，用 4ml 培养液冲洗卵泡 1～2 次，抽出冲洗液备用。

3. 经阴道穹窿穿刺取卵术　是目前最常用的穿刺技术。

（1）患者取膀胱截石位，常规消毒外阴及阴道，铺无菌洞巾。

（2）将消毒阴道探头置于阴道穹窿部，检查确定卵巢内卵泡位置，调整探头角度，使拟穿刺的卵泡位于穿刺引导线上，测量穿刺距离。

（3）穿刺针尾端连接培养管，培养管另一端接负压吸引器。

（4）将穿刺针通过穿刺引导架通过阴道穹窿刺入盆腔内紧贴卵泡表面。

（5）使穿刺针快速进入卵泡内，打开负压吸引装置（压力约为 100mmHg），见卵泡随抽吸迅

速塌陷后停止吸引，一般抽出的卵泡液约3.5～5.0ml。

（6）将抽吸液置显微镜下观察有无卵子，必要时培养液4ml冲洗卵泡后再吸引，可重复2～3次冲洗、抽吸，重复检查有无卵子。

（7）将穿刺针退至阴道穹窿，调整探头角度，使拟穿刺的第二个卵泡位于穿刺引导线上，按上述第5、6步骤依次穿刺第2个卵泡。

### （四）注意事项和并发症

1. 影响取卵率的有关因素

（1）穿刺针的内径大小：内径大则取卵率高。

（2）穿刺针内壁的光滑程度：内壁粗糙者取卵率低。

（3）术前超声监测卵泡是否准确，使用药物诱发卵泡的方法是否恰当。卵泡成熟程度直接影响取卵率。用药物过度刺激卵泡生长可使有些诱发的卵泡内无卵细胞。

2. 操作过程中各环节的配合

（1）超声检查医生要做到准确定位卵泡。穿刺术者要注意进针技巧，穿刺宜快速并有力，以免穿刺针在盆腔内潜行偏离穿刺引导线，也可避免活动度较大的卵巢被针推移、滑动离开穿刺线。但也不宜用力过猛，用力过大可使穿刺针穿透卵泡壁而使卵泡液外溢。

（2）穿刺针进入卵泡的同时必须打开负压开关，以免卵泡液流入盆腔内。

3. 副作用、并发症及处理

超声引导下穿刺取卵一般无严重并发症。但经腹壁穿刺时可能遇到以下情形：

（1）感染：经膀胱穿刺可引起尿路感染，但极少见，注意无菌操作可以避免；

（2）一过性血尿：经膀胱穿刺可产生一过性肉眼血尿，但发生率低且较轻，无须特殊处理，血尿可自行消失；

（3）中下腹疼痛：无须处理，疼痛一般可自行消失。

### （五）临床意义

超声引导下卵泡穿刺取卵是辅助生殖中重要的操作技术。取卵成功与否是辅助生殖能否成功的基础。穿刺取卵的穿刺途径选择依赖于拟穿刺卵泡的位置。对于卵泡位置较深，位于盆底后下者，应尽量采取经阴道经穹窿穿刺路径，此路径穿刺并发症少、穿刺成功率高。若卵泡位于盆腔内较靠前的位置，可采取经腹壁穿刺路径。

（张　晶　张冰松）

# 第五十章 计划生育超声诊断

## 第一节 概述

实行计划生育是我国的一项基本国策。人口与计划生育是我国实现可持续发展的关键问题。其基本内容是科学地控制人口数量，提高人口素质。在稳定低生育水平的基础上，实行避孕节育知情选择，以适应小康社会经济及人口按比例发展的要求，从而达到广大育龄夫妇少生、优生的目的。坚持以避孕为主的节育措施，实行计划生育，在我国已取得了显著的成绩。据 2011 年全国第六次人口普查显示，截至 2010 年 11 月 1 日，全国人口总数为 13.7 亿人。同第五次全国人口普查 2000 年 11 月 1 日零时的 12.6 亿人相比，十年共增加73 899 804人，增长 5.84％。人类可根据自身的需要而进行生育调节，用科学的方法来实现节制生育的目的即为节育。实现节育的方法有许多种，主要通过以下环节以达到避孕的目的：(1) 干扰孕卵着床，使子宫内环境不适宜孕卵生长，如使用宫内节育器；(2) 阻止卵子和精子相遇，如使用安全套，阴道隔膜和实施输卵管结扎手术等；(3) 抑制排卵，如使用避孕药物等；(4) 改变引导的环境，不利于精子的生存和获得，如使用外用杀精剂等。

宫内节育器（intrauterine contraceptive divises，IUD）是目前我国育龄妇女首选的放置于宫腔内的避孕装置，也是世界上人数最多使用的避孕器具。据报道，全世界约有 5 亿以上育龄妇女使用宫内节育器。而目前我国妇女 IUD 的放置率报道为 68.6％～73.2％。IUD 通常由不锈钢、塑料或硅橡胶等材料制作，有的还带有铜、锌或含孕激素等活性物质。它是一种作用于子宫局部，而对全身功能没有明显影响的有效避孕工具。宫内节育器放置一次可使用多年，具有安全、长效、经济、简便，且大多数使用者无不适感、可逆性强（一次放置后可连续使用 5 年以上，取出后又能立即恢复生育能力），对内分泌及哺乳功能均无影响等诸多优点，已深为广大育龄妇女所接受。IUD 的避孕机制目前虽然尚未完全明了，但经过多年研究，综合各种相关资料，多数学者认为：IUD 的避孕作用是基于局部组织对异物的组织反应所致。由于组成 IUD 的材质不同，所引发的组织反应亦不尽相同，并由此阻止了精子和卵子相遇。IUD 使精子难以通过女性生殖道，降低了卵子受精的可能性，或阻止受精卵植入子宫壁，由此达到避孕的目的。其中含活性材料（铜或孕激素）的 IUD 比惰性 IUD（金属或聚乙烯支架）有着更强的避孕功效。

超声具有无创、实时、动态、成像清晰、操作简便、经济适用且可多次实施重复等诸多优点的影像学检查手段，并可以准确、直观、多角度显示不同材质的宫内节育器（IUD）在宫腔内的位置、形态、大小等状态，能够及时发现其他异常情况。可以准确做到“查环、查孕、查病”三同步，因此，超声是宫内节育器（IUD）普查的首选方法，以往由放射科应用 X 线透视进行 IUD 的检查工作已逐步被超声检查所取代。可有效地诊察评价育龄妇女的避孕效果，发现病变时，可及时提示临床医生采取正确的诊疗措施。

## 第二节　宫内节育器的类型和图像特征

### 一、宫内节育器的应用和发展

宫内节育器的使用历史可追溯到一百多年以前，最早是在 1868 年由 Lancet 报告。1909 年波兰医生理查德·里奇特（Richard Richer）设计发明使用蚕丝弯曲缠绕成环形，并有两条肠线露出子宫颈以便取出的装置，这便是世界上第一个宫内节育器的雏形。20 世纪 20 年代末，德国妇科医生格拉芬伯格（Ernst Grafenberg）经深入研究，创新了 IUD 的制造技术，他以银丝线缠绕制作成银环，史称格拉芬伯格氏环。1934 年日本太田（Tenrei Ota）金属环问世，由于当时抗生素尚未发现，考虑放置节育器后感染所致的危险，此项技术未能获准使用。以后随着抗生素技术的日趋成熟并在全世界被广泛地推广应用，直到 1959 年 Oppenheimer 在以色列、Ishihama 在日本同时报道了使用宫内节育器的临床功效，且无严重并发症的发生，从此 IUD 受到关注并得到了较快的发展。1969 年 Tatum 和 Zipper 合作研究，进一步明确了带铜丝的节育器能显著增加避孕作用。继而以硅橡胶材质节育器为载体，加入孕激素药物，既增加了避孕效果，又减少了使用者的经血量。因此，带铜环或孕激素等活性物质的节育器被称为活性节育器，也称为第二代节育器。而目前国内外广泛使用的“吉妮环”，则为第三代 IUD，此为一根不可吸收的聚酰胺单丝穿着数个铜套组成，单丝的一端另有一小节，并通过专门的放置器将小节固定于子宫底部的肌层内。近 40 年来，IUD 的研究有了更大的发展，并取得了丰硕的成果。

节育器在我国的使用始于 20 世纪 30 年代末，即格拉芬伯格氏环传入中国，但未能得到推广使用。20 世纪 50 年代末，我国开始选择性地使用太田氏环、不锈钢环（金属单环）和橡胶叉三种类型的 IUD，进而在全国广泛推广使用金属单环。20 世纪六七十年代，我国研制出多种新型的节育器，并对宫内节育器的避孕机制和放置期限进行了深入的研究。20 世纪 80 年代至 21 世纪初，节育器的研制与类型更是不断地推陈出新，其研究的重点是减少各种 IUD 副作用的同时，确保其长期的安全性。使用宫内节育器仍然有月经改变、放置初期疼痛、避孕失败、IUD 脱落、盆腔感染、阴道不规则出血、无法预防性传播疾病等问题，所以，其技术工艺及材质水平，尚有待于深入地研究并不断地加以改进。截止目前，国内外使用不同材质的各种类型的 IUD 已达 40 余种。而我国已能生产制造出近 20 余种不同材质和类型的 IUD。

### 二、宫内节育器放置的适应证和禁忌证

放置宫内节育器的适应证：凡已婚妇女自愿放置而无禁忌证者，尤其适应于：（1）不适合应用其他避孕方法者，如不能坚持长期使用外用避孕药具或口服避孕药易漏服者；（2）高血压患者；（3）哺乳期妇女；（4）需长期避孕者。

放置宫内节育器的禁忌证：（1）患有生殖器官炎症：如急、慢性盆腔炎、外阴炎、阴道炎、宫颈炎、重度宫颈糜烂等，需经治疗后方可使用 IUD。（2）生殖系统肿瘤：如子宫肌瘤、卵巢肿瘤患者等。（3）生殖器官畸形者，如双子宫、双角子宫、纵隔子宫等，但单角子宫的使用者，可在医生指导下，自愿选择使用吉妮系列 IUD。（4）患有各种严重全身性疾病，如重度贫血、心力衰竭、肾病综合征、重症肝炎、结核病及各种疾病的急性期。（5）月经周期不正常、严重痛经者；产后感染及有出血者；人流术后有出血现象或产后恶露不净者。（6）宫腔容积小于 55mm 或大于 90mm 者。（7）宫颈口过松或重度撕裂者，使用一般 IUD 易脱落，应选用吉妮系列 IUD，使其固定于宫底部，从而解决了容易脱落的问题。宫颈管过窄或僵硬不能扩张者，使 IUD 的置入困难，可在麻醉状态下置入 IUD。（8）已妊娠或可疑妊娠者。（9）有金属过敏史者，禁用金属类 IUD。

## 三、宫内节育器放置的类型

自20世纪60年代以来，随着宫内节育器应用的迅速增加，人们根据宫内节育器的性能特点，将其分为惰性宫内节育器和活性宫内节育器两大类（图50-2-1）。

### （一）惰性IUD

为第一代IUD，由惰性原料如金属、硅胶、塑料或尼龙等制成。常见类型：（1）金属单环；（2）高支撑力不锈钢圆环；（3）不锈钢麻花环；（4）钢塑混合环；（5）不锈钢宫形环；（6）硅橡胶宫内节育器；（7）优生环；（8）太田环；（9）蛇形宫内节育器；（10）不锈钢双环。国外主要为Lippes蛇形环和Dulkon盾形节育器；国内主要为不锈钢圆环，已于1993年淘汰。

### （二）活性IUD

为第二代IUD，其内含有活性物质如铜离子、激素、药物及磁性物质等，可显著提高避孕的效果，并减少副反应的发生。常见类型（图50-2-1）。

1. 硅橡胶带铜“V”型宫内节育器：简称硅VCu200。采用不锈钢丝做出“V”字型支架，外套直径1.2cm的硅橡胶管，在两侧横臂及侧壁上绕有四段面积为200mm$^2$的铜丝，横臂中有用尼龙丝编结成的中心扣，可有0.5cm的伸缩性，能够很好地适应宫腔横径的变化，按横臂宽度大小可分为28、26、24三种型号。硅VCu200放取容易，并有尾丝，便于随访。

2. 带铜“T”型宫内节育器：塑料支架呈“T”型，依据带铜面积的不同，可分为TCu200、TCu220、TCu380A、TCu220C等多种类型。TCu200在国内外应用较广。其优点为能够很好地适应宫腔形态，不宜脱落，放取容易；缺点是子宫出血发生率较高，“T”型横臂有刺入子宫壁的现象。

3. 带铜“Y”型宫内节育器：此类IUD为直臂上绕以250～300mm$^2$铜丝，末端呈球形，为了便于置入与取出，可带有尾丝。

4. 带铜7型宫内节育器：为“7”字型塑料材质节育器，横臂28mm，纵臂33mm，上绕以200mm$^2$细铜丝，支架内含钡剂。此种类型的节育器由于器尾斜向宫颈管一侧，易发生宫颈穿孔。

5. 多负荷带铜宫内节育器：也被称为母体乐。由国外引进，塑料支架，两侧臂柔软且可弯曲，并附有鳍状突起，直杆上绕以铜丝，表面积250mm$^2$或375mm$^2$。多负荷250使用较广泛。

6. 带铜环形宫内节育器：即在圆环类节育器的基础上研制成的带铜宫内节育器，如硅铜环、带铜优生环。

7. 带铜硅胶节育花：系聚乙烯与钡剂注塑而成，上端为富有弹性的三叶状；下端合成柄状，连接尼龙尾丝，形如宫腔，具有折叠与伸张性。有三种规格，使用不锈钢圆环失败者可用此环。

8. 铜固定式宫内节育器：由比利时妇科专家Widemeerscn于1989年发明，商品名称为吉妮。有6个铜套组成，铜套由00号非生物降解聚丙烯手术缝合线连串而成，顶端与尾端的铜套均固定在手术线上以防脱落。此种节育器带器妊娠率、脱落率、因症取出率均明显低于其他宫内节育器。

9. 含孕酮“T”型宫内节育器：也称药酮“T”型宫内节育器，用乙烯醋酸、乙烯聚合物混制而成，纵臂内含孕酮、硅油、硫酸钡，在宫腔内每天释放微量的孕酮。优点是具有较强的避孕功效，缺点是阴道点滴出血，使用年限较短。

10. 含消炎痛的宫内节育器：常用的类型有铜环165、活性“Y”型节育器，其特点是带器妊娠率、脱落率及出血率均较低，继续存放率较高。

11. 含左旋18-甲基炔诺酮宫内节育器：WHO研制了含有L-Nog的宫内节育器，内含药物10mg，每天释放定量的药物，有效期约10年。由于L-Nog的宫内节育器对内膜有强烈的抑制作用，因此大多数带器者血浆孕激素测定都有排卵周期性变化。

12. 其他如含孕酮钥匙形宫内节育器等。

## 四、宫内节育器的超声检查

### （一）仪器

仪器类型为二维、三维超声诊断仪及彩色多普勒超声诊断仪。探头种类有线阵、凸阵、扇形、容积及腔内探头。

仪器调节：经腹超声检查以低频经腹探头，经阴道超声检查以高频经阴道探头，选择“妇科”检查模式。依据声像图实际显示情况，实时调节探头频率、增益、深度、焦点等功能按键。以彩色多普勒超声检查时，需适度调节彩色血流增益，选择适当的取样框、框门大小等，以图像显示清晰、适于观察为宜。

### （二）超声检查准备

1. 经腹壁超声检查

一般要求受检者检查前排清大便，便秘者可提前服用轻泻剂，以清洁肠道。检查前 1 小时饮水 1 000～2 000ml，使膀胱适度充盈，以便推开肠道、大网膜等，以图像能够清晰显示子宫底部为标准。过度充盈膀胱，可使子宫位置发生改变。急诊检查时，为了尽快完成检查，可常规消毒外阴后经尿管向膀胱内灌注生理盐水约 400ml，以使膀胱快速充盈。

2. 经阴道超声检查

受检者检查前排空小便，使膀胱处于无尿或轻度充盈状态，以免影响检查视野。如果适逢月经来临，可改期检查或选择其他检查方法。

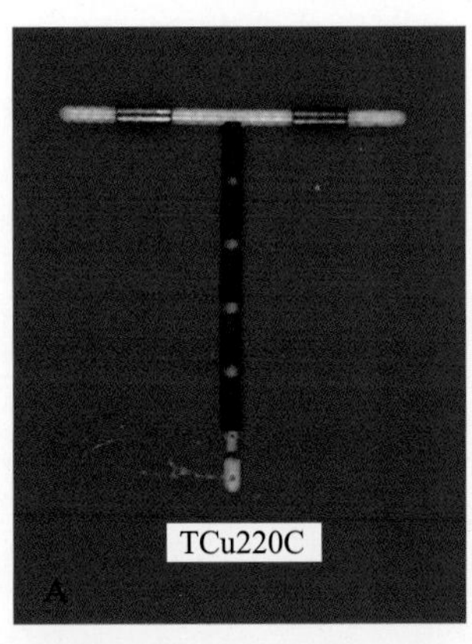


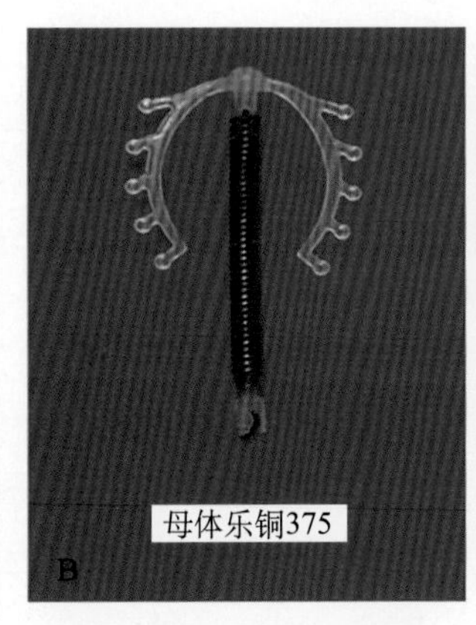


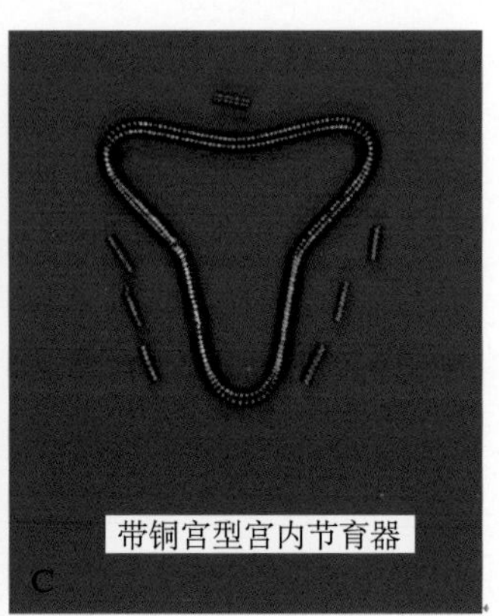


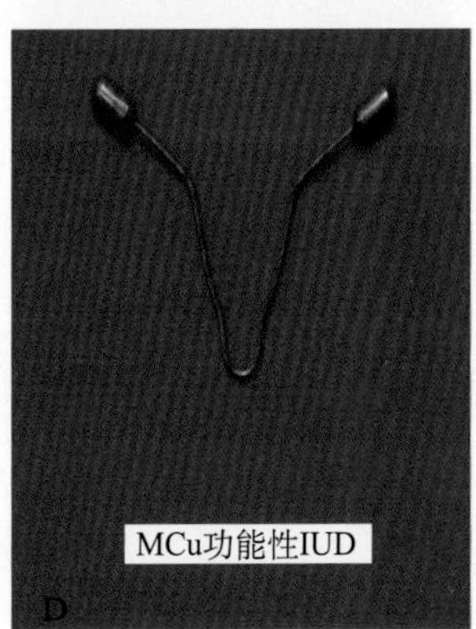


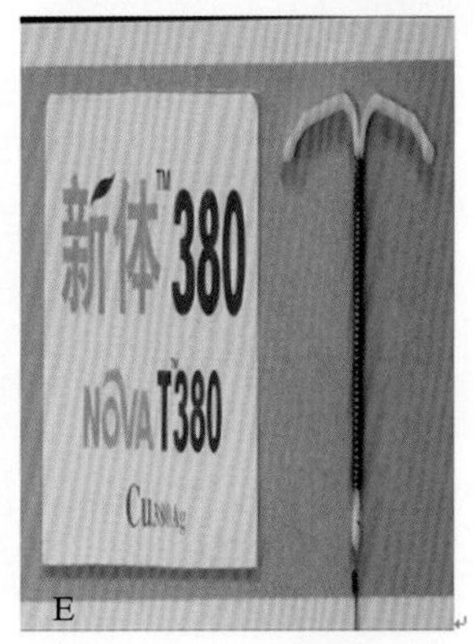


A：TCu200C；B：母体乐；C：带铜宫型；D：Mcu；E：新体 380

**图 50-2-1　各种形态的宫内节育器**

### （三）检查方法和内容

1. 经腹超声检查：经腹壁检查采取平卧位，暴露下腹部，腹壁上涂少许耦合剂，以探头于下腹部做纵向、横向及斜向等多方位扫查。纵向扫查时，自腹壁正中线分别向左右两侧移动探头。以显示子宫长径、前后径。横向扫查时，自耻骨联合向上平移探头，至宫底部标准切面显示子宫横径。观察子宫形态及结构、宫内节育器、卵巢及其他肿物的相互位置关系。对附件疾病的探查，应在宫体两侧纵切、横切、斜切等多切面扫查的同时，做两侧对称的比较观察，以了解其方位关系（图 50-2-2）。

2. 经阴道超声检查（transvagial sonography，TVS）：适于已婚、有性生活史、体型较丰满、憋尿困难、急诊及绝经后患者检查。受检者取膀胱截石位，或用枕头垫高臀部，以便显示盆腔前方结构。首先将消毒的薄膜手套或避孕套内放入适

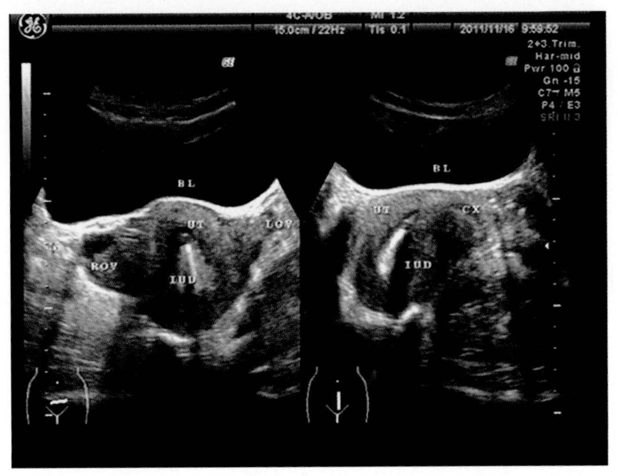


图 50-2-2　经腹超声宫内节育器声像图

量的耦合剂，而后套入阴道探头的顶端，然后在其表面涂上适量的耦合剂，操作者右手持探头，左手轻轻分开受检者外阴，将探头缓缓放入阴道内，直达宫颈表面或阴道穹窿，在阴道内做多角度旋转，以显示子宫矢状切面的长轴和冠状切面图像。为了获得清晰的图像显示，探头可在阴道内可做推拉、旋转、倾斜等移动，必要时左手可在腹壁实施加压配合，使盆腔器官更加接近探头(图 50-2-3)。

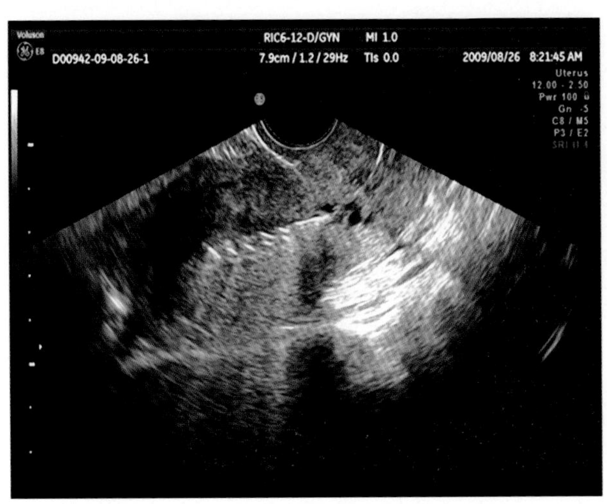


图 50-2-3　经阴道超声宫内节育器声像图

3. 经腹超声检查注意事项

①扫查子宫时，应使膀胱充盈并超过子宫底部为佳，在所显示的子宫内见到 IUD，由于 IUD 材质与形状不同，子宫位置及扫查时超声束与 IUD 所形成的角度不同，因此所显示声像图的形态亦不同。特别是在观察后位子宫时尤为重要。但膀胱也不宜过度充盈，由此可致子宫移位或发生扭转。

②在移动探头时做连续性扫查，不应做跳跃式检查，以了解子宫、附件与周围组织的关系，并观察子宫与 IUD 的关系。通常先行纵向扫查，然后横向扫查，并不断侧动探头，以变换各种扫查角度。

③探头在腹壁上的扫查力度应适度、均匀。当探查体积较小或位置较深的肿物时，或受检者受胃肠气体及肥胖患者和腹部手术后腹壁结构回声的干扰，不能准确地观察 IUD 的结构及其与子宫内膜的关系，可适当加压扫查，必要时可变动患者体位作比较，结合探头加压情况以进一步了解肿块的硬度、活动度等，明确 IUD 的形态、位置及与内膜的关系。尤其是当怀疑 IUD 位置异常时，需进一步选择经阴道超声检查。

④盆腔超声检查时，扫查范围应扩大，以免漏诊位置较高的卵巢和输卵管病变，尤其是膀胱过度充盈时，常常将病变部位向上推移，很易造成漏诊。

⑤当怀疑子宫穿孔或其他急腹症情况下，应同时扫查肝肾隐窝，脾肾隐窝和子宫直肠窝，以了解腹盆腔内积液的情况。

4. 经阴道检查时注意事项

①为避免探头反复使用带来的交叉感染，探头应定期消毒，检查时需使用一次性避孕套或薄膜手套，检查床应铺设一次性卫生床单或床垫，以避免传播生殖系疾病。另外，在由男医生作检查时，必须有女医务人员在场，以为旁证，避免误会等。

②经阴道超声检查具有侵入性，对未婚及无性生活史患者未经家属及本人同意不可做经阴道超声检查；阴道畸形、行经期、生殖道炎症、老年阴道干涩的患者亦不宜使用经阴道超声检查。

③探头置入阴道后，操作者即应细致观察探头放入过程，参照膀胱位置，判断子宫与膀胱的关系及生理位置。除了依次观察阴道前壁、前穹窿、侧穹窿的图像外，还可获得经腹超声无法得到的有关女性盆腔脏器病变的信息，提高疾病的检出率。

④由于使用特殊的腔内高频探头，因而穿透深度及扫查范围都有限，如果病变部位或 IUD 异位时位置偏高、肿物较大时，常不能完整地显示。所以常采取经腹与经阴道超声联合扫查。

⑤有阴道出血患者应常规外阴及阴道消毒，检查者需戴无菌手套，探头在适用过程中应保持无菌状态。

5. 经直肠超声检查（transrectal sonography，TRS）：适于未婚、无性生活史、老年阴道萎缩干涩、阴道畸形、阴道大量出血的患者。检查前受检者需排空膀胱。排便、必要时清洁灌肠。检查时探头上需套上避孕套，检查者戴手套。

①检查体位：患者左侧卧位，双髋及双膝关节均呈屈曲状。做子宫扫查时，宜首先将探头以矢状面放入直肠进行检查，然后逆时针方向旋转90°进行冠状切面扫查。

②注意事项：探头置入时，宜将探头置于肛门口后，稍停片刻，待肛门括约肌放松后再缓缓向内送入。送入深度4～8cm。检查时，使探头尽量贴近直肠前壁，以获得清晰图像。做双侧卵巢扫查时，探头向左右两侧做旋转检查，以清晰显示其结构。注意患者是否患有肛门或直肠疾患，以防损伤。

6. 经会阴超声检查（transperineal sonography，TPS）：适于宫颈、胎头及部分胎体、阴道、膀胱颈部、尿道及直肠前壁的检查。检查前应向患者明释检查的方法、指征与必要性，以打消受检者的顾虑并取得其理解与配合。如操作者为男性医生，必须有女性医务人员在旁陪护。使用扇扫探头，探头上需套上避孕套，检查者需戴手套。通常取仰卧位，如阴道内气体过多而无法实施检查时，可采取侧卧位。操作者将探头置于会阴部两侧小阴唇之间，尿道外口的后方、阴道的前方，适度调整探头方位，以清晰显示宫颈及附近组织器官结构关系。

## 五、三维超声在宫内节育器检查中的应用

近年来，三维超声（three-dimensional ultrasonography，3D）成像技术（图50-2-4）以其独特的展示角度，新颖、直观的图像特征，使超声诊断技术跃上了一个新的平台，尤其是进一步拓宽了妇科及产科超声检查的领域，使超声诊断水平取得了明显的提高，日益受到超声及临床医生的关注，并在临床应用中不断发挥重要作用。据报道IUD三维图像显示率96.05%～100%。结合二维超声检查，其诊断符合率可达100%（图52-2-4）。

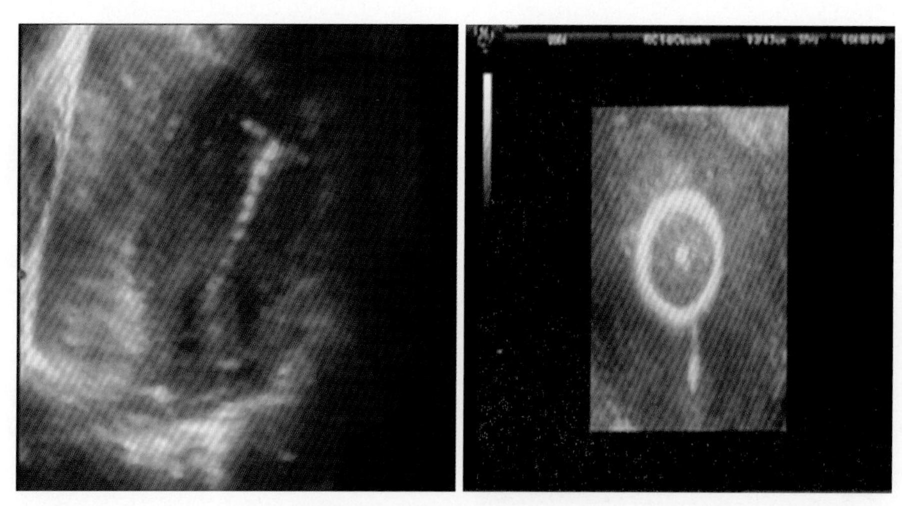

图 50-2-4　宫内节育器三维成像

### （一）三维超声检查

适于先天性子宫畸形的检查；宫内节育器的诊断；宫腔内病变的诊断某些特殊部位妊娠的诊断，如宫角妊娠、输卵管间质部妊娠、子宫峡部妊娠的鉴别诊断等。

### （二）三维超声检查方法

1. 先行二维超声检查：无论是经腹、经会阴、经阴道或经直肠进行三维技术的超声检查，均需先行进行二维常规超声检查，初步明晰病变的整体情况，而后对感兴趣的区域进行三维成像

技术检查。

2. 三维超声检查技术在方法学上要求很高，若获得准确的时间与空间定位，需要操作者有个学习掌握的过程。对仪器性能使用不熟练，对疾病的判别概念模糊时，需较长时间的图像采集过程，即影响三维超声快速成像的优势，又使图像质量难以达到满意的效果。

3. 三维超声图像同样受肥胖、胃肠气体干扰等较多情况的影响，往往难以获得比较满意的三维图像。其他如呼吸运动、血管搏动，或胎动等均可使三维图像的边缘出现凹凸不平的伪像；故在进行妇科及宫内节育器的三维超声检查时，也需要受检者屏息配合检查，以减少运动伪像的发生。

4. 为了能够比较清晰地显示子宫内膜及宫腔形态，应尽可能地选择在月经周期的分泌期进行检查，此时子宫内膜回声稍强并有一定的厚度，与肌层的回声对比较明显，三维图像成像后的宫腔、内膜、肌层和浆膜层均较清晰。

5. 经阴道超声三维图像采集水平位子宫时，由于宫底位于超声的远场，二维图像清晰度欠佳，三维超声图像质量自然较差，因此建议先使子宫位置转为前倾前屈或后倾后屈位，以使子宫各部能够较好地在超声的近场显示，从而获得清晰的三维超声图像。

6. 经腹壁妇科超声检查时需适度充盈膀胱，容积取样框的取样位置仅需覆盖子宫和部分膀胱，无须全部覆盖子宫、膀胱。

### （三）临床 3D 模式

1. 表面成像模式：采用此法能够建立组织结构的表面立体图像。对子宫畸形和宫腔内病变的观察可用此模式。

2. 透明成像模式：是将实质性组织的所有三维回声数据投射到一个平面上，选择性地显示出高回声或低回声结构，如对骨骼、血管及宫内节育器等结构的显示较为敏感。

三维超声检查的透明成像模式可清晰地显示 IUD 的形态、位置；三维超声宫腔形态的冠状切面，可完整地显示宫内节育器及其与宫腔各边角的位置关系。透明模式和表面模式合并使用观察，可直观地显示 IUD 立体形态及其与宫腔、内膜的关系；并对 IUD 的变形、移位或嵌入肌层深度的评判，都有较大的帮助。

### （四）IUD 三维超声检查时需注意

1. 超声波对金属节育器的回声反射较强，而对硅加金属类等材质的节育器回声反射相对较弱，由于目前各类新型材质的 IUD 种类繁多，因此检查时需注意询问病史。

2. 当 IUD 合并宫腔内病变时，需注意其他回声反射的干扰，以明确 IUD 的诊断。

## 六、常见宫内节育器声像图

宫内节育器因其材质及外形不同，声像图表现也各异。典型声像图为：IUD 位于子宫腔中央，显示与 IUD 形态相一致的强回声光带，金属质地的节育器后方常伴“彗尾”征或伴声影。而塑料制品的节育器，回声强度稍减低，其后方可不伴“彗尾”征及声影。Gross 提出识别宫内节育器的四项超声特征：（1）特殊的形态特征；（2）后方伴“彗尾”征或声影；（3）有进出入界面的超声反射；（4）强回声。

常见 IUD 超声声像图特征（图 50-2-5）：

（1）不锈钢金属圆环：宫腔纵切面显示为“一”字型或“二”字型强回声光带，后方伴“彗尾”征；横切面显示为完整的“O”形强回声圆环。

（2）“V”型硅橡胶带钢 IUD：“V”型支架为不锈钢或铜丝，附有铜丝、铜套和硅胶管。宫腔纵切面显示为呈“I”“V”型强回声光带或三个强回声光点；横切面可见“一”字型强回声光带，两端回声较强，中间呈间断状，或两个短棒状强回声光斑。

（3）带铜“T”型环：超声纵切面显示宫腔内“I”型、“T”型或串珠样强回声，其下方可见细线状强光带连至宫颈管；横切面显示为“T”型或“一”型强回声光带。

（4）多负荷含铜 IUD（母体乐）：宫腔纵切面显示为多条平行走形的强回声，其上方呈弧形强回声光带。横切面显示呈横向排列的三个强回声光斑，其中间光斑较粗大。

（5）活性“Y”型 IUD：宫腔内显示呈“Y”型强回声光带。宫底横切面显示四个纵向排列的强回声光斑，向下逐渐延续为一个强回声光斑。

（6）吉妮 IUD：宫腔纵切面显示为一串珠状或链条状强回声光带。横切面可见呈向下逐一汇聚的弧形强回声光带。

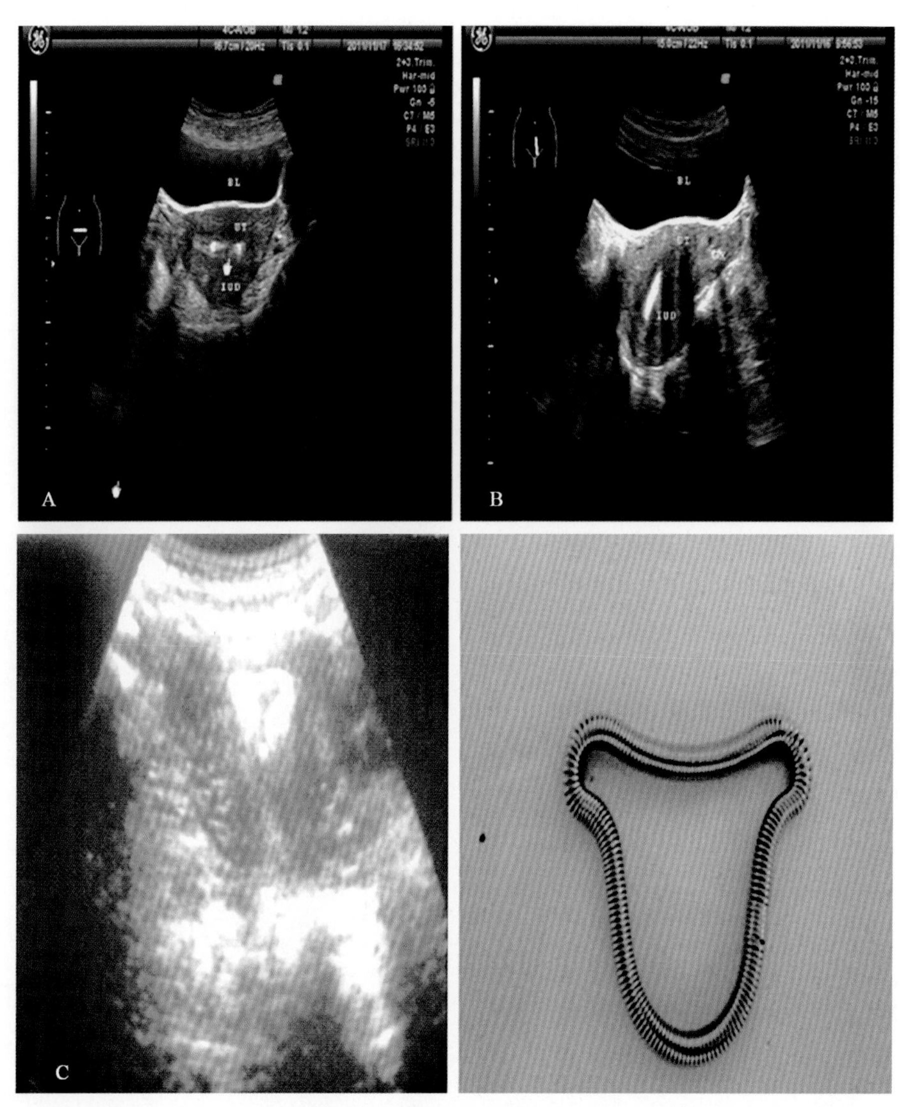


A. “V”型 IUD；B. 金属圆环型；C. 含铜 IUD

**图 50-2-5　常见 IUD 超声声像图**

## 七、宫内节育器的超声定位标准

### （一）定量分析

IUD 的正常位置应在宫腔中央，其上缘位于宫底部。定位标准宜以子宫纵切面为基准。

（1）测量 IUD 上缘至宫底浆膜层之间的距离应小于 2.0cm，其正常范围为 17～20mm（图 50-2-6）。

（2）自宫颈内口至宫底外缘做一连线，以其连线平分点为中心点。节育器上缘在中心点以上视为正常。

（3）子宫前壁＋后壁厚度之和/IUD 上缘至宫底部的双倍距离，其比值正常应在 8 左右。小于或等于 8，表示 IUD 位置正常，反之，则提示 IUD 低置（以上标准适用于子宫前位和子宫后位Ⅰ～Ⅱ度的妇女）。

（4）IUD 下缘至宫颈内口的距离正常大于 20mm，但“T”型环下端可达宫颈内口的上方。这种测量方法适用于子宫后位较重的妇女。目前认为，应用此种测量方法，还应结合各种类型 IUD 纵臂长度和子宫长度的综合判断，方能较准确地评价 IUD 位置的正确与否。

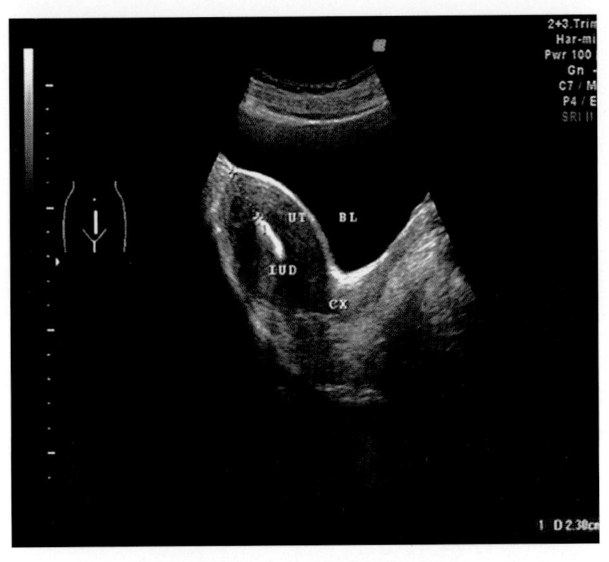


图 50-2-6 宫内节育器的测量

### （二）定性分析

正常位置的IUD上缘不显示子宫内膜或内膜腔间隙回声，否则，可视为IUD下移。

### （三）影响IUD准确测量的诸多因素

如宫腔与IUD大小不匹配；子宫后位或子宫后倾后屈、前倾前屈；膀胱充盈不佳时进行测量等。

### （四）IUD与宫内异物的鉴别

宫内异物多见于宫腔内骨片残留。钳刮术后部分胎体或颅骨残片置留于宫腔内，残骨部分或全部可穿入子宫肌层，形成杂乱不均，形态各异或长条状或圆弧状强回声，其声像图颇似IUD。但残骨的回声通常不伴“彗尾”征，而强回声后方的声影却很明显，并多偏离宫腔而在子宫肌层内。经询诊后可有人工流产后不孕而否认置入IUD的病史，以此可作鉴别。刮宫后短时间内，宫腔内气体的强回声也可误认为IUD的回声，此类病例需明确宫腔手术的病史，并经动态观察，宫腔内见可变形、移动的强回声即可做出鉴别诊断。

## 八、宫内节育器异常的超声声像图

### （一）IUD位置下移

超声声像图判断标准：

（1）子宫纵切面：IUD上缘至宫底外缘浆膜层之间的距离超过20mm，或IUD下缘已达宫颈内口以下，即为IUD下移（图50-2-7）。

（2）纵切面显示子宫，自宫颈内口至宫底外缘做一连线，如果IUD上缘在此连线的中点以下，也即表示IUD位置下移（注意：个别子宫体积增大的妇女，其IUD上缘到宫底间的距离可大于20mm。而某些病变局限于宫底部的病例，如宫底部肌瘤，子宫前、后壁腺肌瘤等，IUD位置测量显示为异常，但此时应参考IUD上缘子宫内膜线的显示情况，只要IUD上缘未见宫腔内膜的回声，就不能草率地做出IUD位置下移的诊断）。

临床症状：IUD下移可损伤子宫内膜，并使子宫肌层过度伸展，可引起患者下腹部下坠、腰骶部坠痛，阴道不规则出血，白带增多或血性白带等，从而增加了盆腔感染的机会。

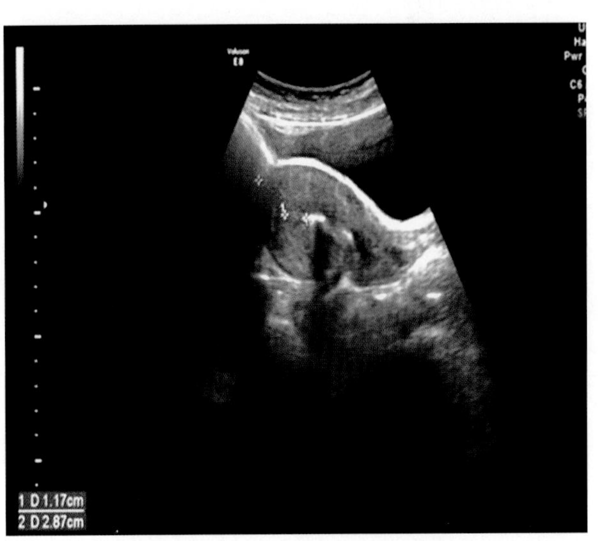


图 50-2-7 宫内节育器位置下移

### （二）带节育器妊娠

带节育器妊娠即IUD仍滞留于宫腔内而发生的妊娠。是影响宫内节育器避孕失败的重要原因之一。国内报道，惰性IUD一年累积带器妊娠率为5%～7%，活性IUD为0～3%。

1. 主要病因

（1）通常认为是IUD位置下移所致。IUD下移可使脱离IUD的内膜组织趋于正常或病变减轻，从而使受精卵在这些内膜区更易着床而致带器妊娠。IUD与子宫内膜接触面积越小，子宫带器妊娠率就越高。如金属圆环妊娠率高；硅橡胶盾形 IUD 带器妊娠率则较低；活性 IUD 可明显减低带器妊娠率，活性 IUD 所释放的铜离子或孕激素，释放量越大，则带器妊娠率越低。

（2）孕产后子宫尚未恢复正常置入 IUD：人流或分娩后，子宫尚未恢复正常，IUD 大小的选择即会出现偏差，再者人流术后或足月分娩后即置入 IUD，此时子宫内膜创面广泛，易使 IUD 被埋于内膜下，均易造成带器妊娠。

（3）宫颈裂伤：严重的宫颈裂伤可使宫颈内口变得松弛或变形，并且可改变宫腔的形态，导致 IUD 大小、形态与宫腔结构不符合，IUD 位置下移、脱落，从而导致带器妊娠。

（4）若 IUD 过大、支撑力太大、操作者技术水平失准或 IUD 表面粗糙，都可使 IUD 压迫或损伤子宫内膜，使 IUD 埋于内膜下，致 IUD 与子宫内膜的接触面积减少，局部反应减轻，而使带器妊娠率增加。

（5）子宫畸形：子宫畸形可导致内膜形态的改变，因此不易选择与宫腔形态、大小相不匹配的 IUD，从而导致避孕失败。

（6）放置技术失误。如 IUD 放置未达宫底，“V”型、“T”型 IUD 放置位置倾斜，或双子宫、双角子宫仅一侧宫腔内置入 IUD 等，也易导致带器妊娠。

2. 带器妊娠预后

（1）正常妊娠：据报道，带器妊娠后正常分娩的新生儿体重低于 2 500g 者占 14%，而不带器者只占 2.4%。

（2）胎儿畸形：国内外专家进行长期大量的研究表明，带器妊娠分娩的婴儿畸形率与不带器妊娠分娩的婴儿畸形率无明显差异。

（3）感染性流产：据国外报道，带器妊娠的自然流产率可增加 10 倍，合并感染的机会增高 26 倍。所以带器妊娠者易早期将 IUD 取出，由此可减低自然流产率的发生。感染性流产也可下降 14%。从国内外带器妊娠分娩、引产和人工流产的所有报道来看，感染率并不高，但应劝告带器妊娠者及时终止妊娠。

（4）带器妊娠超声表现

①子宫增大，增大的径值与孕周基本相符。

②早期妊娠时，在宫腔内可见形态完整的胎囊，囊内可见胎芽、原始心管搏动、胎动及卵黄囊等胚胎结构；而于妊娠囊的下方、侧方、上方或接近宫颈内口处，可见强回声的 IUD（图 50-2-8）。

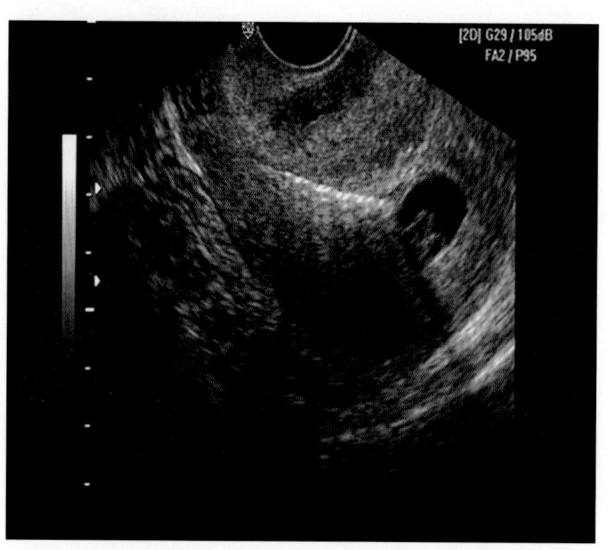


**图 50-2-8　宫内节育器合并早期妊娠**

③当 IUD 合并中晚孕时，因子宫增大及胎体、胎盘与 IUD 回声相互重叠、遮挡等因素而致 IUD 的结构显示不清晰。

④宫外孕：据国内外的大量研究表明，使用 IUD 者所致宫外孕的危险性有所增加。目前，宫外孕的发病率较 25 年前高出数倍，可能与 IUD 的广泛使用有关，因此，使用 IUD 的育龄期妇女如果有停经史、腹痛、下坠感、不规则阴道出血等急腹症的症状时，也应警惕宫外孕发生的可能。

## （三）IUD 脱落

IUD 脱落包括完全性脱落和部分性脱落或下降，前者指 IUD 完全脱离出子宫，后再指 IUD 脱离宫腔正常位置，并脱落至宫颈管内，但尚未离开宫颈外口者（图 50-2-9）。

1. 主要原因

①宫颈因素：子宫颈内口松弛、宫颈有严重裂伤者，其 IUD 较易脱落。

②子宫体因素：子宫排异作用，IUD 置入宫腔后，可导致子宫排异性收缩。子宫的收缩强度和幅度都明显增大，宫腔内压也明显增高，而且持续时间延长，宫内节育器易被挤出宫外。临床实践证明：年龄越轻、产次越少的育龄妇女其子宫平滑肌的敏感性及收缩力越强。

③IUD 的形态：“T、V、Y”型节育器，由于其外形近似宫腔，较适宜于宫腔结构，子宫收

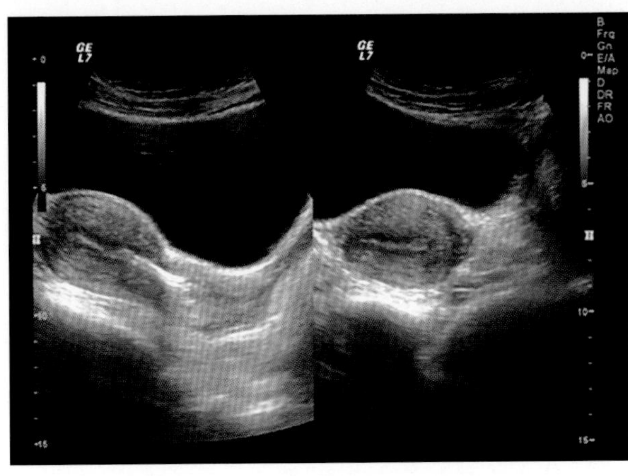

图 50-2-9 宫内节育器部分性脱落

缩时不易脱离。

④宫内节育器的大小、形状与宫腔不适应：IUD的形状和大小应适合动态变化的宫腔，否则，宫内节育器就易脱落。IUD大小选择不当，节育器相对于宫腔过大、过小时，都将刺激子宫内膜，导致内膜的损伤与出血、引起疼痛与不适，首先增加脱出的机会，其次增加因症取出率。

⑤置入技术因素：操作者的技术水平对IUD的脱落率有着直接的影响。据统计，不同技术水平的操作者在相同人群中放置相同的IUD，其脱落率可有明显的不同。IUD在宫腔内的正常位置是靠近宫底部，如IUD不在宫腔内的正常位置，易使IUD扭曲、变形，可导致脱落率上升。另外，若IUD置入前未明确子宫的位置、畸形子宫，或探测宫腔深度不准确，IUD未能置入子宫底部最佳位置，均可增加IUD的脱落率。

⑥IUD质量因素：学者们普遍认为宫内节育器的脱落与IUD的材质和支撑力有关，而支撑力又与脱落率密切相关。如临床广泛使用的金属单环IUD因其支撑力弱，脱落率相对较高。弹性不足或材质过硬，置入宫腔后易变形，刺激子宫强力收缩而致IUD脱落。

⑦个体差异：影响IUD脱落的个体因素包括：年龄、胎次、产次、子宫形态等。子宫畸形或子宫内膜腔形态异常，可造成IUD的形态、大小与宫腔的结构不相匹配，不仅脱落率增高，其带器妊娠率亦相应增加。

2. 脱落时间：宫内节育器脱落时间一般为置入后一年内，其脱落率约为60%～80%，其中前3个月内约占50%，一年后趋于稳定。超声检查时可呈现出相应的声像图。

IUD完全脱出体外为IUD脱落。超声检查：子宫内未探及IUD图像。需与IUD异位相鉴别：应详查腹盆腔内有无IUD图像，必要时需借助腹平片X线以明确诊断。

### （四）IUD变形、成角

1. 当IUD低置或合并有子宫肌瘤等其他异常时，为了适应环境而发生变形即为IUD变形。超声表现：以不锈钢圆环变形成“8”字型或不规则型，“T”型IUD横臂呈折叠状常见。变形的IUD常嵌入宫壁肌层，并造成子宫不规则出血。

2. IUD成角（宫腔内转位）

常见原因主要有：IUD大小选择不当，IUD置入位置不当或产后子宫尚未恢复正常即使用IUD等。

超声特征：通常子宫纵切面所显示的IUD声像图反而出现在子宫横切面上，反之亦然。

### （五）IUD异位

IUD异位是指节育器不在子宫腔内的正常位置，而是全部或部分位于子宫肌层、浆膜层或腹腔内。

IUD异位可分为三种类型：（1）部分异位是指IUD部分嵌顿入子宫肌层。但尚有部分留在宫腔内。（2）完全异位指IUD完全嵌顿入子宫肌层。（3）子宫外异位指IUD部分嵌顿于子宫肌层，部分异位于子宫浆膜层外；或IUD完全异位于子宫外（图50-2-10）。

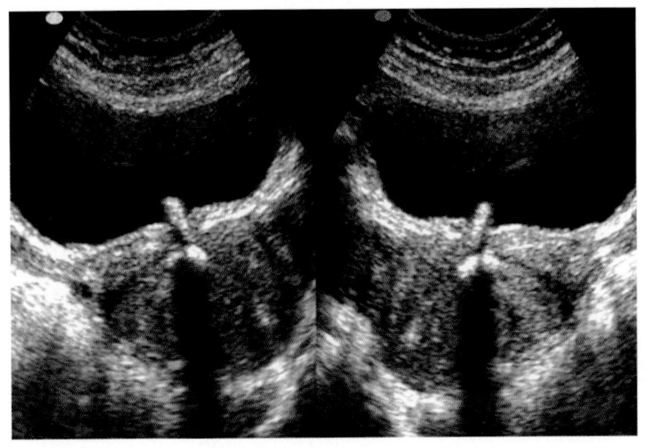

图 50-2-10 IUD部分嵌顿于子宫肌层，部分异位于子宫浆膜层外

根据IUD偏离的程度，IUD异位可分为：嵌

顿、部分穿孔、完全穿孔。

1.IUD嵌顿：是指IUD部分或全部被包埋于宫壁内，包括部分性浅嵌顿和完全性肌层内嵌顿。

部分性嵌顿为IUD部分植入子宫内膜和浅肌层内。超声检查显示为：IUD外缘位于浅肌层内，表面被子宫内膜所覆盖。因此类较轻度的浅嵌顿，超声常不易识别，需在取环中才能被确诊。

完全性肌层内嵌顿又称环穿孔，指IUD部分或全部贯穿子宫肌层或完全穿出并脱离子宫浆膜层，进入腹腔。IUD穿孔时，于子宫肌层内可见变形异位的IUD回声，一旦出现IUD突破子宫浆膜层，可见此处浆膜层隆起，缺口处显示IUD回声。IUD完全脱入腹腔时，IUD图像由于周围肠管气体的干扰而显示不清。部分穿透时，因IUD尚部分紧贴子宫，仍能显示IUD的回声。IUD嵌顿的原因是由于IUD过大、光洁度不够；放置IUD时损伤宫壁或放置时间过长发生接头处断裂或变形；哺乳期置器、剖宫产后瘢痕子宫形成、绝经后子宫萎缩等。这些因素都会使子宫受到刺激而不断地收缩，使IUD逐渐嵌入子宫壁甚至穿出子宫壁而发生异位。子宫肌瘤也常常导致IUD嵌顿，有报道嵌顿率高达23%。

超声图像表现为：IUD偏离宫腔中心位置，其上缘与宫底浆膜层之间的距离<1.0cm，或IUD呈现与子宫前后壁浆膜层的距离不对称现象或IUD凸向子宫肌层。一旦发现IUD偏离宫腔正常位置而位于子宫一侧时，即应高度怀疑IUD嵌顿的可能。

2.IUD穿孔：宫腔内未显示IUD回声，而在腹腔内、阔韧带、直肠窝或附件区可探及IUD的图像特征。超声图像显示：带有“彗尾”征的IUD强回声图像部分突出或穿透子宫浆膜层。若IUD穿透膀胱壁，超声图像显示为：带有IUD图像特征的强回声部分或完全位于膀胱内。

造成IUD穿孔的主要原因：

(1) 子宫大小、位置判断错误。

(2) 哺乳期子宫壁薄而柔软、子宫极度前屈或后屈，宫颈狭窄及子宫先天畸形等。

IUD完全穿孔时，位于腹盆腔内的IUD由于肠腔气体的干扰，常造成IUD的显示困难。需结合经阴道、经会阴超声检查或盆腔X线摄片检查。

## 第三节　计划生育宫腔手术所致并发症

### 一、子宫穿孔

子宫穿孔是指子宫壁完全被器具穿透。子宫穿孔可以由子宫探针，放置器、取出钩、诊断性刮宫的刮匙、吸头等引起，以哺乳期多见。大都是因为子宫位置和大小未查清，或操作技术不当而引起，少数可因子宫畸形、疤痕，或宫壁薄弱处等易造成穿孔。子宫穿孔现象虽极少发生，但后果却极其严重，常伴有感染、出血及内脏损伤，如不能明确判断，及时处理，即可危及生命。子宫穿孔发生率为0.04%~0.88%。

#### (一) 主要原因

1. 术前未能明确子宫的大小、位置或宫颈钳牵拉偏斜，致手术器具进入宫腔方向与子宫曲度不一致时，遇到宫壁产生阻力后仍继续推进，或暴力推进均可引起子宫穿孔。

2. 哺乳期、长期应用避孕药、子宫畸形、瘢痕子宫行宫腔手术时均易穿孔。

#### (二) 临床表现

1. 如为探针穿透子宫，伤口创面较小，且未伤及大血管时，可无明显不适症状，或仅有下腹部轻度压痛。

2. 如为宫颈扩张器、刮匙、卵圆钳或吸管等造成创面较大的损伤，可引起下腹部疼痛；损伤腹腔内大血管时，可致腹腔内出血，并出现持续性下腹疼痛，甚至发生失血性休克。较严重者，如手术器械穿破子宫，吸引、夹持或牵拉腹腔内大网膜、肠管等腹腔内组织。可致患者突感腹部撕裂样疼痛，甚至在短时间内出现急性腹膜炎症状。

#### (三) 超声表现

穿孔较小时，如为探针穿透子宫，伤口创面较小，未伤及血管，且无组织嵌顿入子宫肌层时，声像图上可无明显异常表现，或仅子宫肌壁内出现线状强回声。如有肠管、大网膜等组织嵌入子宫肌层，超声可见嵌入区域子宫浆膜层边界模糊不清，该处有时宫壁内可见竖条状、楔形、不规则状暗区伴宫腔内少量气体所形成的强回声。如腹腔内有出血时，可见腹腔内出现游离性液体回声。

## 二、流产后感染

指手术前无生殖器官炎症，人工流产术后1～2周内，由致病菌的侵入而引起的生殖器官炎性病变。常见于子宫内膜炎，偶见输卵管炎、盆腔炎、腹膜炎，甚至导致败血症。

### （一）主要原因

术前患阴道炎、重度宫颈炎，术时或术后，致病菌侵入子宫壁创面；或者术时未能严格执行无菌操作，手术器械或辅料消毒不严格、不能正确使用一次性手术器具或辅料；手术后过早房事或盆浴等。

### （二）临床表现

急性子宫内膜炎常表现为子宫内膜充血、水肿、内膜出现坏死时可伴有脓性分泌物，严重时甚至波及整个宫体，形成子宫体炎。患者起病急伴下腹痛、发热、恶露增多、污秽有异味，甚至阴道可排出大量脓性分泌物；妇科检查时，可见子宫增大，质较软，触痛明显。输卵管受累时可致输卵管炎，表现为充血、增粗、肿胀、渗出物增加，管腔积脓而呈现出一般炎症的：炎症-水肿-分泌物形成的发展过程。卵巢受累时可引起卵巢周围炎，进而引发卵巢实质的炎症，与输卵管积脓粘连导致输卵管卵巢炎性脓肿的形成。盆腔腹膜炎症时，腹膜充血、水肿、渗出物增多，脓性渗出物常积聚于子宫直肠凹形成盆腔脓肿。患者出现高热、寒战、腹痛加剧、阴道脓性分泌物增加、宫颈举痛、双侧附件压痛明显，有时可触及有波动感的肿块。

### （三）超声表现

1. 急性子宫内膜炎：内膜因充血而增厚，回声不均、减低，宫腔积脓形成时，宫腔内可见不规则液性暗区，其内可见点状及絮状小回声团。当子宫肌层受累时，可见肌层增厚，回声减低或不均。CDFI：急性子宫内膜炎时血流信号可丰富。

2. 急性输卵管炎、输卵管积脓、输卵管卵巢炎：表现为一侧或双侧附件区扫及不规则条索状中低回声区，边界模糊，多为水肿增粗的输卵管声像图。当输卵管卵巢脓肿形成时，可见多房样囊性为主的混合性肿块，肿块边界不清，形态不规则，或圆形、椭圆形、腊肠状结构，其内部伴有散在细小点状或少许实质性回声；附件炎性病变与周围组织形成粘连时，常表现为子宫边界不清，周围结构模糊、紊乱。CDFI显示肿块及病变区域内部血管扩张，扭曲，静脉呈扩张状，动脉阻力降低。

3. 急性盆腔炎或盆腔脓肿形成时，子宫卵巢表现为边界不清，于宫旁可见囊实混合性肿块：盆腔脓肿形成后可探及边界不清，形态不规则囊性包块，囊壁厚薄不一，回声分布不均匀；或于盆腔内探及多房样或多个形态不规则状囊性结构，其内部呈低回声伴细小不均点状回声；也可表现为盆腔内实质性肿块，形态不规则，边界不清，其内部回声不均。盆腔腹膜炎形成时，除合并上述图像特征外，还可见盆腔内存在游离性液体，内可见带状或散在点状回声，或呈现为包绕于子宫周围的带状低或无回声区。盆腔脓肿常位于子宫直肠窝，显示为边界不清、内有点状回声漂浮的带状回声。

## 三、宫腔粘连

各种原因导致的子宫内膜基底层受损及炎症，均可使宫腔粘连形成。正常宫腔上宽下窄呈基本对称的三角形，宫腔容积约为5ml，宫腔或宫颈管无粘连或阻塞性病变形成时，宫腔内通常无液体存在。

### （一）病因及分类

常发生于刮宫、宫腔手术、内膜炎、宫内节育器、宫腔镜手术及物理化学因素对内膜的刺激后，表现为宫腔形态不规则，宫腔粘连带形成，局部出现积液或积血。按组织成分可分为：膜性粘连、肌性粘连、纤维性粘连、混合性粘连四种类型。粘连部位主要为：宫颈粘连、宫颈和宫腔粘连及宫腔粘连三种类型。

### （二）临床表现

月经周期的改变，可表现为月经量减少，闭经、阴道不规则出血，或阴道淋漓出血不尽，血色常呈暗红或褐色。部分患者可出现继发性痛经，常导致不孕。宫腔积液形成时，常表现为阴道分泌物增多，宫腔积血时，出现阴道不规则出血。

### （三）超声图像

子宫内膜层回声不均，粘连带形成时，可见不规则高回声带或斑片状高回声区，其间分布有形态不规则低回声区，粘连组织及内膜基底层与子宫肌层间分界模糊不清。该区域宫腔线显示不清。积液或积血形成，表现为宫腔内单个或多个低回声或无回声结构。膜性粘连形成时，宫腔回声增厚，但内膜“蠕动波”征象消失。宫腔感染后所形成的粘连，常可见宫腔内钙化灶的形成。内膜严重损伤伴萎缩时，宫腔前后壁粘连闭锁。声像图上表现为宫腔线消失，内膜菲薄，呈低回声或无回声区。

## 四、妊娠组织残留

### （一）病因

人工流产、药物流产或中期妊娠引产不全等。临床表现：患者多有阴道不规则出血，部分患者伴有下腹部疼痛。

### （二）超声表现

常规行经腹超声检查，图像质量较差时，可经阴道超声检查，但对出现阴道出血及持续时间稍常的患者，需常规消毒外阴及阴道。并在无菌条件下实施检查，以防宫内感染的发生。

超声检查特征：

（1）子宫体积增大（三径之和大于 18cm），子宫形态尚正常；宫腔内膜线不光滑或显示不清。

（2）早期表现为宫腔内不规则中低回声区。随着病程的进展，组织变性坏死并部分机化，显示为增粗、增强光团。宫腔内可见塌陷状妊娠囊样回声、不均质强回声团，短线状高回声，与子宫壁分界不清。而卵巢内常可见黄体囊肿的存在。

（3）合并感染时，可见宫壁回声欠均匀，内膜区可见散在点状及条状低回声，有积血或宫腔分泌物积聚时可出现宫腔积液。

## 五、胎物漏吸或漏刮

凡因宫腔内妊娠而进行人工流产，但胚胎组织未能吸出或刮出，以致妊娠继续发展，称为漏吸或漏刮。

### （一）原因

1. 多见于重度前屈或后屈的子宫，以及子宫畸形。

2. 早期妊娠胚胎组织过小。

### （二）临床症状

受术者往往早孕反应依然存在，或闭经或下腹部包块形成。

### （三）超声表现

宫腔内仍可见妊娠囊及胚胎组织，或较前期检查胚胎声像图未见明显变化。

（毓　星　秦　虹）

# 第五十一章 儿科超声

## 第一节 概述

近年来，超声检查在儿科领域应用越来越广泛，已经逐渐成为很多儿科疾病的首选甚至定性检查方法。在儿科，超声与CT、X线、核医学、MRI并驾齐驱，互为补充。它对人体无损伤、无放射性、无痛苦，显示方法多样化，简单易行。由于小儿腹壁薄，腹部前后径小，使用高频探头检查能够观察到更细微的结构及病变，因此超声在儿童影像学诊断中占有重要地位，达到了在成人超声检查中无法达到的效果。而且很多儿科疾病的超声图像特点颇为典型，使超声在儿科疾病的诊断中越来越被临床医生重视和认可，甚至是依赖，由此造就了儿科超声的飞速发展。由于超声造影在儿科应用受到限制，彩色多普勒血流显像在儿科疾病诊断中帮助不大，因此高频二维图像的清晰度、分辨率及穿透性在儿科超声诊断中依赖性比成人更大。特别是在儿科急腹症、胃肠道、泌尿系统的绝大多数疾病，超声都可以做出定性诊断。儿童来源于腹部实质脏器或盆、腹腔内、腹膜后的肿瘤大多数可以通过二维及彩色多普勒超声检查明确诊断。部分颈、四肢、胸部实性肿瘤，二维超声特异性征象较腹部肿瘤少，往往需要超声引导下穿刺活检定性。即使一些肿瘤超声完全可以做出定性诊断，但近年精准医疗的提出，在临床不用做手术或暂时不能做手术的肿瘤患儿，化疗前还是要在超声引导下穿刺，根据病理结果选择化疗方案。儿童全身各部位浅表软组织内淋巴管瘤、血管瘤，超声确诊后，超声引导下穿刺注药治疗，目前是主要的治疗手段之一。

超声引导下水灌肠整复小儿肠套叠，是一种避免放射辐射、有效可靠的治疗方法。但因为部分患儿整复时间较长，加之万一整复过程中发生肠穿孔，腹腔内后遗改变较X线透视下空气灌肠要明显，以致许多医院尚未开展。

## 第二节 儿科疾病检查要点及声像图意义

1. 脏器和肿块的位置、形态、大小　新生儿及婴幼儿要观察肝脏、脾脏、胆囊和大血管的位置，注意有无转位。脏器形态有无异常、有无肿大、缩小，有无重复或缺失。如一侧肾区探查不到肾脏时，要检查是否异位到胸腔内或盆腔内或有无1～2cm发育不良之小肾。肿块的位置、形状和大小。婴幼儿及学龄前儿童身体厚度薄，超声观察肿瘤较成人清楚。根据肿瘤位置及内部回声，结合临床多数肿瘤能够定性诊断。当腹部探及肿物时，可诊断占位性病变。在此基础上，首先应除外炎性包块、血肿、肾盂输尿管积水、充盈的膀胱、肠重复畸形等先天性囊性病变后再诊断肿瘤。同时进一步分析肿瘤的来源，是位于脏器内，还是腹腔内或腹膜后。

2. 边界回声　脏器的包膜是否光整、有否增厚凸凹不平。肿块有无边界、包膜，边界回声增强，提示肿物壁或囊壁有钙化。

3. 内部回声　小儿正常体内各组织的回声强弱不一，由强到弱排列如下：肾窦＞胰腺＞肝脏＞肾皮质＞肾髓质＞血液。当有病理改变时，组织回声增强、光点增粗增多；或回声减低、光点变细；或回声不均匀。肿物是无回声还是实性回声，对此超声鉴别很有帮助。一般来说，囊肿壁薄而光滑、境界清楚，其内无回声或少回声，后壁回声增强（透声性），有明显的可压缩性；实性肿物多有内部回声，后壁回声一般无增强，亦无明显的可压缩性。脓肿、血肿也可出现内部回声，需与实性肿物仔细鉴别。实性肿瘤内出现低或无回声区，提示局部有坏死出血。超声可清楚地很容易地显示囊性肿瘤、血管内瘤栓及含液器官内的肿瘤，如胆囊、胆管、膀胱内的肿瘤。

4. 后方回声　后方出现声影示病灶的声衰减极大，如结石、钙化、骨骼。后方回声增强示病变的声衰减系数较低，如囊肿、脂肪肝等。肝内彗星尾征，提示肝内胆管积气。

5. 毗邻关系　在体内，正常器官所处位置基本固定，其周围脏器、血管均基本衡定。病理改变时可根据毗邻脏器或组织的位置，及受压推移情况鉴别病变的性质和肿物的来源。如肠系膜上动脉呈螺旋状下行，即为肠系膜扭转。腹膜后肿瘤多推移肾脏、胰腺及腹膜后血管或包埋腹膜后血管，并可清楚地显示血管于肿瘤内穿行情况，此提示对手术前预计是否能完整切除肿瘤及手术中操作帮助很大。肾上腺肿瘤位于肾上腺区多推移肾脏。胰腺肿瘤较小时可见位于胰腺内，胰头肿瘤多伴有胰管及胆总管扩张，较大时肿瘤位于腹膜后脾静脉前方探及不到正常胰腺。肾肿瘤可见肿瘤位于肾内或与肾脏组织相嵌合，肿瘤较大时患侧探及不到肾脏，有时可探及扩张的肾盂及肾盏拉长破坏变形受压。卵巢肿瘤多探其不到患侧卵巢。

6. 活动度　脏器活动度受限，往往提示有炎症或粘连。随体位移动的强回声即为结石。病变内部细点回声漂移，即为黏稠液体，如阑尾脓肿。肿瘤可以根据其随呼吸与某一脏器运动是否完全一致同步，以鉴别该肿瘤与此脏器的关系。如肝脏肿瘤较小时可探及其完全位于肝内，较大时辨别困难，但深呼吸时其与肝脏运动完全一致。腹腔内肿瘤如来源于肠管、肠系膜、大网膜及卵巢肿瘤多活动性较大。腹壁的肿瘤不随呼吸上下移动。

7. 排空功能　婴幼儿胆囊的排空可除外胆道闭锁。胃及十二指肠内的滞留液，并蠕动增强，可提示幽门或十二指肠梗阻。膀胱内残余尿增多；排空功能减低，可提示神经性膀胱；如排尿过程中探查尿道扩张，还可诊断尿道瓣膜。

## 第三节　儿科超声检查方法

1. 操作前准备及注意事项

（1）室温 24～28℃，冬季略增高。

（2）耦合剂加热至 30～35℃。

（3）保持检查室空气流通，室内定期消毒。

（4）仔细阅读检查申请单，了解病史、临床症状、曾检查过的影像学结果及检查要求和目的。

（5）探头定期清洁、消毒。检查新生儿前应清洁探头。检查传染病及皮肤病时，用一次性薄膜。

（6）患儿空腹，3 岁以上小儿当日晨禁食水。新生儿禁食水 4 小时，婴幼儿禁食水 6 小时。

（7）如需胃充盈，可饮奶、水或不含气体饮料。

（8）泌尿系或盆腔检查，必要时需饮水后使膀胱充盈。

（9）哭闹不合作患儿，需口服 10%水合氯醛（0.5ml/kg）入睡后进行检查。部分患儿也可用玩具。

（10）较大女童检查胸部或盆腔者，应照顾其生理特点，避免过分暴露。

（11）介入性超声操作前，应检查患儿的出、凝血时间，肝功能及乙肝五项等，确定有无禁忌证。

（12）超声引导经皮穿刺抽吸术，抽脓、抽液，需在局麻下进行。

（13）超声引导经皮组织活检穿刺术，3 岁以上儿童可局麻下操作。3 岁以下小儿需在全麻下进行。

2. 仪器及探头的使用

(1) 二维图像：从新生儿到青春期儿童体格的大小、厚薄差别很大。检查时应随时调节总增益及STC、动态范围、扫查深度，才能减少漏误，取得满意的检查效果。

(2) 彩色多普勒图像调节：选择彩色显示区域、调节彩色增益、调节最大彩色速度及调节滤波器。最大彩色速度调节过高，血流显示率低；过低则形成彩色混叠，彩色溢出。显示高速血流时，滤波器调至高档，反之则应调低。

(3) 多普勒频谱图的调节：移动采样标记至目标区、调节采样容积及角度、调节可测速度和基线位置。

(4) 探头的使用：儿童腹部常用3～5MHz凸阵探头；同时选用5～12MHz小器官线阵探头补充检查，能明显提高脏器内2～3mm小病灶及腹部淋巴结的检出率。新生儿腹部可用5～8MHz凸阵探头。新生儿颅脑用5～8MHz扇扫探头。浅表器官用5～12MHz线阵探头。

3. 腹部经体表检查方法　右侧卧位检查左肾和脾脏，左侧卧位检查右肾、肝右叶和胆囊、胆总管；仰卧位检查肝脏左右叶、胰腺、膀胱、双侧输尿管、子宫、卵巢、腹膜后大血管、腹部肿物及肿大淋巴结。腹卧位检查双肾及双侧肾上腺，腹膜后肿物。

4. 介入超声　可以分为诊断和治疗两个方面，其特点是在实时超声的引导和监视下完成各种穿刺活检、X线造影以及抽吸、插管、注药治疗的操作，提供细胞学、组织学及其他化验检查所需要的组织或细胞，为临床诊断提供依据。

5. 腔内超声包括经食道、直肠超声及血管内超声，使超声诊断的准确性大大提高。由于腔内超声有一定痛苦，且并非各厂家仪器都有适用于儿童的探头，目前在儿科应用不多。

6. 术中超声　用术中专用探头，在开放性手术时经器官表面直接探查。为术者直接显示深部的解剖及病变情况，血管与肿块的关系和血管内血流情况。

7. 声学造影　声学造影就是将某种物质引入“靶”器官或病灶内，以提高图像信息量的一种方法。目前，已研制成功能通过肺毛细血管的微泡超声造影剂，经周围静脉注入后得到的后向散射信号进行谐波成像。观察病灶造影剂分布、多寡，可判断其血流情况。已广泛应用于成人占位性病变的鉴别诊断及肿瘤射频消融效果的评估等。但目前在儿科超声造影的应用仍受到限制。

## 第四节　消化系统疾病

### (一) 肝脏疾病

正常肝脏由肝实质、血管和胆道系统组成，肝脏有门脉和动脉的供血。正常肝脏的声像图为肝脏包膜光滑，左肝下缘锐利，右肝下缘稍钝；肝实质呈均匀的中低水平回声；门静脉、肝动脉、肝静脉和胆管内为无回声。门静脉和肝静脉的管腔较宽，在图像上可以清晰地显示呈树枝样自然走行，由于门静脉的管壁厚度介于动脉和静脉壁之间，在图像上门脉管壁的回声较肝静脉壁强，加之门脉和肝静脉的走行方向相反，很容易区分；肝动脉和胆管的管径细小，正常时仅能显示一、二级分支，胆管内无血流信号。

1. 肝脓肿　在儿童多因免疫力低下或有感染性疾病时发生，依据不同的病程，超声表现不同。典型的肝脓肿表现为边界清晰，内有液性无回声区，有时可呈中等回声，内散在点絮状回声漂移(图51-4-1)，后方回声增强，可以挤压临近的血管。脓肿壁可光滑、规则亦可较模糊和不规则。脓肿外周有时可见低回声的环形带，代表炎性水肿区。慢性脓肿的壁常较厚。早期的病变未液化时，表现为不均匀的低回声区，边界不清，彩色多普勒超声显示病灶内血流丰富，需注意与肝脏肿瘤鉴别。值得提出的是多数病变有后方回声增强，同时要结合临床表现，并追踪动态观察比较。小的肝脓肿，超声于肝脏内可探及散在多数圆形低回声病灶，直径约0.5～1.5cm，多见于白血病化疗过程中。当脓肿较大且液化充分时，超声引导下脓肿穿刺抽吸治疗，可明显的缩短疗程。

2. 肝肿瘤

(1) 肝母细胞瘤：肝大，形态失常，肿块多单发，边缘清楚光滑，内部回声不均匀，以中等偏强回声为主。肿物内可见不规则的低回声区、钙化之强回声及囊状无回声(图51-4-2)。肿物周缘有时可探及低回声晕环，系由于肿瘤水肿或肝组织受压所致。肝门区淋巴结多数不大。单纯囊性病变少见。当肿物较大，区别肝内、外肿物有困难时，可

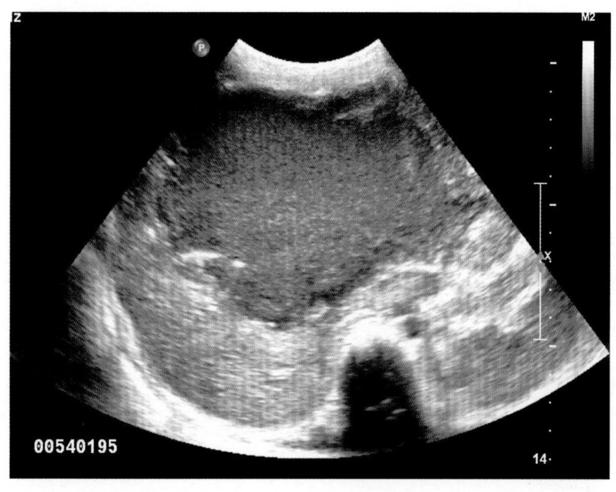


男，2岁。示肝右叶实质内可见大小 11.4cm×8.5cm×12.5cm 无回声囊腔，内可见散在细点状回声提示液体浑浊，脓肿边界清晰，内壁极不规整

**图 51-4-1　肝脓肿声像图**

让患儿深呼吸，观察肿物与肝实质之间有无上下错动，如运动完全一致，即为肝内。另外胆囊下移位于肿物下方，也可诊断为肝内肿瘤。

（2）肝细胞癌：肿瘤可表现为均匀性强回声肿块或不均质的低回声肿块，可为单发巨大肿块，可伴有边缘低回声晕；也可为多发广泛之弥漫性结节，小于 3cm 的结节多为低回声，极少见无回声区。可以挤压或浸润肝内血管，甚至向肝周组织浸润。弥漫性肿瘤可仅表现为肝实质回声不均匀，不易确诊。彩色多普勒超声可显示在病变内部和周围有滋养动脉的血流信号和动静脉瘘，同时可发现血管受侵和瘤栓形成。声像图上按照肿瘤的大小及分布将其分为巨块型、结节型、弥漫型。肝门区及胰头附近多见低回声肿大淋巴结。

（3）间叶性错构瘤：多为肝内可探及多房分隔囊性肿块，囊大小不一。也可为一个大囊腔，或囊实相间（图 51-4-3）。如继发出血，囊内可见散在细点状回声漂移。少数错构瘤也可显示实性回声。当肿瘤呈蜂窝状囊腔并实性成分较少时需与淋巴管瘤鉴别。但肝脏淋巴管瘤的发病率明显低于间叶性错构瘤。

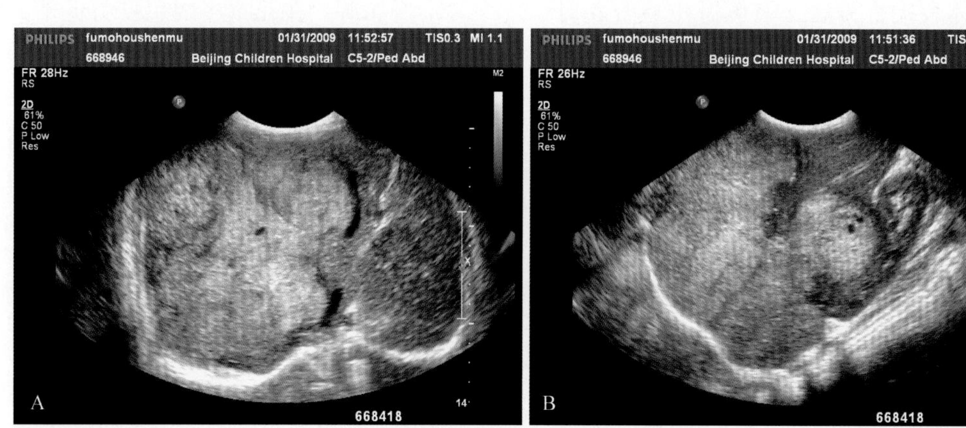


女，3岁。发现腹部包块 4～5 天；A. 横切：肝右叶可见一高回声为主不均回声包块，肝中静脉贴瘤体内缘，占据第二肝门；B. 纵切：瘤体成多结节感

**图 51-4-2　肝母细胞瘤声像图**

（4）肝内血管瘤：在儿童的良性肝肿瘤中血管瘤约占 50%。根据组织学表现可以分为毛细血管瘤和海绵状血管瘤。毛细血管瘤是以毛细血管为主，一般体积较小，多表现为强回声。海绵状血管瘤则因肿瘤大小而异。肿瘤较小时于肝内可探及 1～2cm 高强回声结节，边界清楚，内部回声均匀，后方回声无衰减；较大时肿瘤呈分叶状，中心可出现低回声区，由坏死和纤维化所致。肿瘤可多发或单发，单发者右叶多见。当病变分布在血管边缘或邻近肝包膜处无浸润挤压现象。彩色多普勒超声检查在病变处不易探到血流信号。

（5）婴儿型血管内皮细胞瘤：多见于 6 个月以下小婴儿及新生儿。①单发包块型：边界清晰，内部回声多样化，可以相对均匀，甚至接近肝实质回声，也可回声强弱不均，部分瘤体内部可探及囊腔或钙化（图 51-4-4），少数可探及粗大的发育畸形走行紊乱的静脉血管，或周边呈中等回声，中心部为低回声的坏死区并较多点状钙化。彩色多普勒超声呈高血供表现。②多发结节型：肝内多发大小相似或大小不一的球形低回声结节（图51-4-5），或小灶状低回声，边界清晰，回声均匀，有的大结节内可见到肝静脉的异常分支迂曲穿行。结节间的肝实质回声正常。严重者可见动静脉瘘频谱。也曾有完全为囊性的报道。

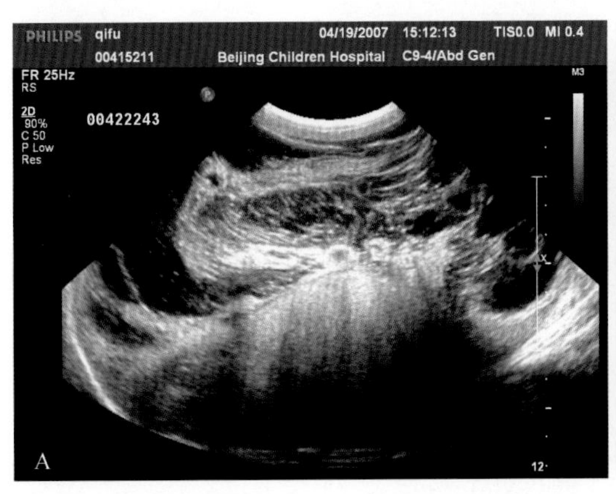


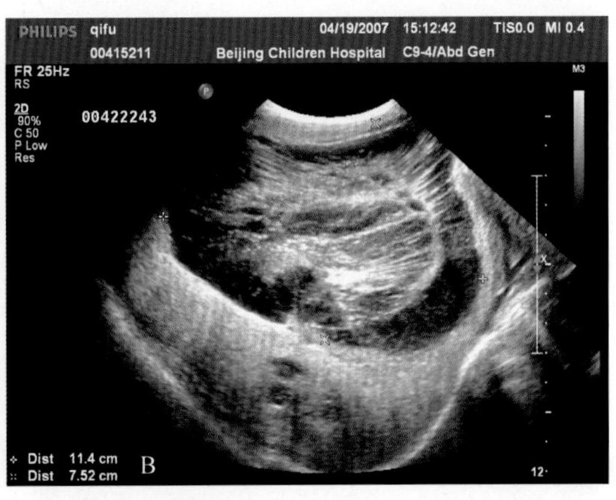


男，2岁。腹部包块就诊；A. 上腹横切显示肝实质内巨大囊实混合性包块；B. 肿物纵切面

**图 51-4-3　肝间叶性错构瘤声像图**

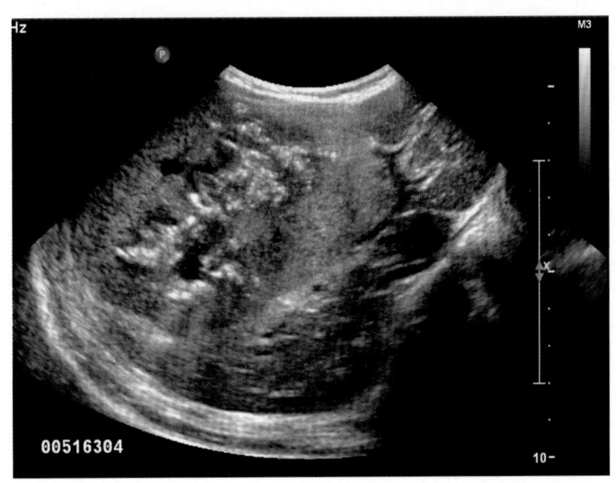


男，5个月。肝右叶及左内叶可见包块，肿物紧贴门静脉工字区内缘，肿物外围呈中等回声，内部中心区呈低回声并点状钙化

**图 51-4-4　肝脏婴儿型血管内皮细胞瘤声像图**

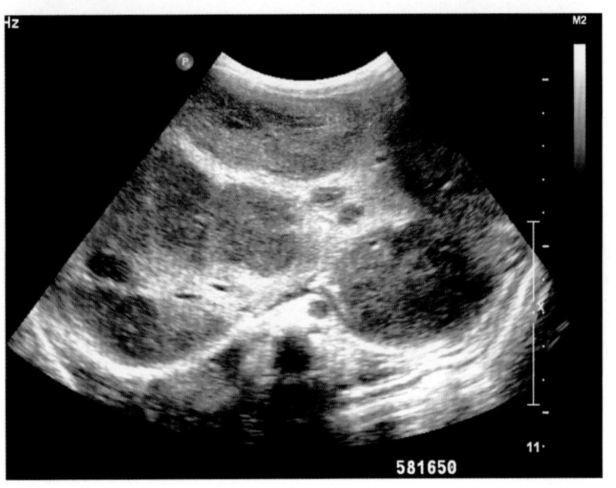


女，2个月。腹胀，肝大。肝实质内弥漫分布大小不等多个低回声结节，大者5.4cm×3.4cm×4.9cm，部分结节内可见静脉管道与肝静脉分支相通

**图 51-4-5　肝脏多发婴儿型血管内皮细胞瘤声像图**

（6）未分化胚胎性肉瘤：为两种类型。一种表现为实性为主的混合回声包块，内含有大小不等的不规则无回声区或多发小囊腔，实性区呈高回声与低回声混杂。另一种表现为囊性为主包块，可有多发厚薄不均之分隔，囊腔间有少量的低到高回声的实性部分（图51-4-6）。肿瘤在进展过程中囊腔可以逐渐增多、钙化少见。临床以实性为主居多。文献中记载囊性为主者在首诊时曾被误诊为肝包虫、肝囊肿、肝脓肿、肝脏间叶性错构瘤、胰腺囊肿。个别病例下腔静脉内可见瘤栓。

（7）肝转移瘤：肝内可探及多发结节，低回声多见，也可为强回声。部分患儿可融合成较大的团块，后者内部回声不均匀，中心部可探及坏死出血的低回声区。神经母细胞瘤肝转移可见肝内广泛低或强回声结节（图51-4-7）或肝脏普遍性增大，回声增粗增强且不均匀，结节及肿块不具体。神经母细胞瘤特殊Ⅳ期患儿，往往以肝内转移表现为主，原发瘤较小，容易遗漏或误认为肝内占位。故当肝内发现多发性转移小结节时，应认真仔细寻找双侧肾上腺有无占位。

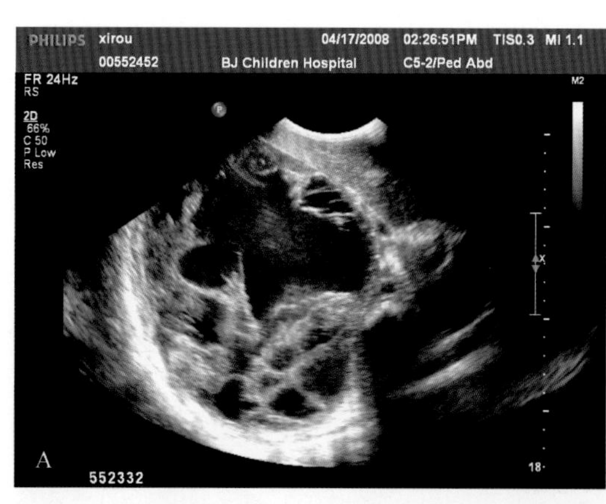


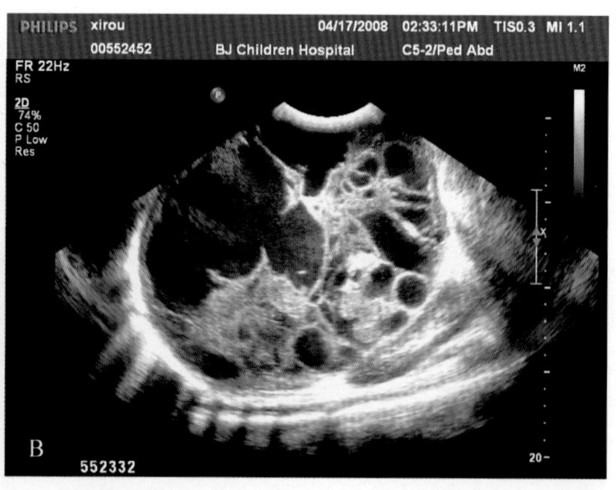


男，5 岁。腹大 10 余天；A. 肝右叶实质内巨大囊实性包块，呈蜂窝状；B. 瘤体纵切

**图 51-4-6　肝脏未分化胚胎性肉瘤声像图**

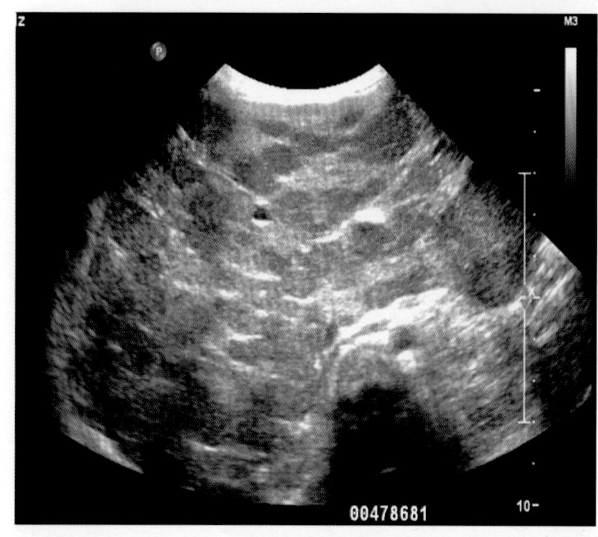


女，5 月。肝内广泛分布大小不等低回声结节

**图 51-4-7　神经母细胞瘤特殊Ⅳ期肝转移**

3. 门静脉海绵样变性　门静脉海绵样变性是门静脉系统先天狭窄或闭塞；或继发于门静脉系统的炎症，导致门静脉慢性阻塞，入肝血流受阻，造成门静脉压力升高及侧支循环的形成。超声表现肝门部正常门静脉结构消失，多数病例找不到正常门脉主干，代之以蜂窝状或多条扭曲管状无回声结构，并可见强回声的厚壁。彩色多普勒显示蜂窝状无回声区内血流方向不一，形成红蓝镶嵌的彩色网。频谱多普勒记录到连续性低速门脉样血流频谱。肝内门脉系统普遍狭窄，管壁增厚回声增强。肝脏不大或缩小，肝实质回声正常。脾门静脉增宽，脾肿大。

4. 肝硬化　超声对弥漫性肝实质病变的诊断不够敏感，早期肝硬化的肝脏声像图可能看不出明显异常。中晚期病变可显示肝体积稍大或不大也可缩小，表面不光滑，呈波浪状或锯齿状，肝内回声普遍性增强、增粗，且不均匀。肝静脉变细，可模糊不清；门静脉肝外段和脾门静脉增宽，或伴迂曲，脾脏肿大，往往提示门脉高压，可伴有腹水征。个别病例尚能显示脐旁静脉开放。彩色及频谱多普勒显示门静脉血流速度减慢，肝动脉血流加快。据 Waldemar Gorka 等报道，正常人在禁食情况下，肝动脉血流速度小于 60cm/s，门静脉速度大于 20cm/s，若肝动脉与门静脉速度之比大于 3.0，提示门脉高压、肝硬化可能。

5. 先天性肝纤维化　肝脏稍大或不大，实质回声增强，欠均匀，肝门静脉增粗。常合并有 Caroli's 病及婴儿型多囊肾，患儿同时伴有脾肿大、门脉高压，即可确诊。

6. 脂肪肝　典型脂肪肝的声像图表现为肝脏不大或稍大，肝内中前部弥漫性回声增强且细腻，后方回声衰减，肝肾回声对比差异增大。重者肝内管道回声模糊或消失。

7. 肝淤血　超声显示肝脏普遍性增大，肝实质回声大致正常。三支肝静脉和下腔静脉不同程度明显增宽，张力增高，下腔静脉波动减弱或消失。此外，心脏超声检查能发现心脏器质性病变，多见于合并心衰或缩窄性心包炎。

8. 肝豆状核变性　肝脏不大或缩小，边缘凸凹不平呈波浪状。实质回声明显增粗、减低且不均匀。其实质回声有特异性，与其他肝实质弥漫性病变均不同。肝门静脉及脾门静脉增宽。脾脏肿大。

9. 朗格汉斯细胞组织细胞增生症　肝脏肿大，实质回声增强且不均匀。肝内门脉管壁不同程度广泛增厚，厚者可达 0.5～0.6cm，管腔稍窄。此改变可提示有可能为组织细胞增生症。

（二）胆道疾病

超声已广泛用于胆道系统疾病的诊断，其中包括胆石症、急性和慢性胆囊炎、胆道蛔虫症、胆囊和胆管肿瘤、先天性胆囊和胆管畸形以及阻塞性黄疸的诊断和鉴别诊断等。

超声显示胆囊大小形态和肝内外胆管管径准确、简便、可靠。利用脂肪餐后胆囊超声的测量比较，可以进行胆囊收缩功能检查而无须使用造影剂。超声检查无禁忌证，黄疸时可照常进行，基本可以替代胆囊造影。特别是胆囊较小，胆道较细时，超声仍能辨别，往往优于 CT。

1. 胆囊炎　正常空腹胆囊呈梨形或茄形，但个体差异较大。胆囊壁呈薄而光滑的弧形曲线、囊内无回声，后壁回声增强。急性胆囊炎时胆囊常肿大，探查时常伴有明显的局限性压痛。典型的急性胆囊炎囊壁水肿增厚，故出现两层强回声中间低回声的夹层亦称“双边”征。囊内可出现散在点状回声漂移或有沉积物。慢性胆囊炎时胆囊壁常增厚、边缘模糊，典型者胆囊萎缩变形，内有结石征象。胆囊炎时脂肪餐试验往往收缩功能减退。小儿探及胆囊明显增大，壁不厚，局部无明显压痛时，应提示临床注意除外川崎病。

2. 胆石症　典型的胆囊结石有以下表现：①胆囊内出现点状或团块状强回声，大的结石可呈弧形或近球形结构。②其回声强度超过同水平的胆囊壁。③伴有声影。④随体位变动而移动，但嵌顿于颈部和黏附于胆囊皱襞时不能移动。超声可发现比重低的漂浮胆石。多数细小胆石称为胆砂平铺于胆囊下壁，经仔细检查可见声影且易随体位变动，与平铺于胆囊壁的胆泥或浓缩胆汁不同。后者无声影，亦不易随体位而移动。

超声探测胆囊结石的敏感度很高，能够发现直径小至 1～2mm 的结石，对于胆囊内多种结石（包括 X 线透光阳性与 X 线透光阴性结石）诊断准确率为 95%～98%。超声对小儿肝内外胆管结石检出率亦较高，往往可以经超声确诊，不需再作其他检查。

3. 先天性胆囊和胆管异常　超声能检查胆囊位置、形态、大小、数目有无先天异常；其中皱折胆囊（kinking appearance）比较常见，胆囊纵切面形态奇特，胆囊壁可向囊腔凸入呈大的强回声皱襞，形成分叶状囊腔。有时断面图上好像胆囊被一间隔分成两个腔，但细检查可见两腔相通，此类尚属正常，但有时可在皱褶远端的胆囊腔内见到结石。

4. 先天性胆管扩张　先天性肝内胆管扩张亦称 Caroli 病，超声可见肝内广泛或局部大小不等的囊状无回声，形态多不规则，张力不高，腔内可有小等号样强回声。发生于肝外胆管的扩张症称先天性胆总管囊肿（图 51-4-8）。胆总管可呈管状扩张或囊状扩张。超声于门脉前方可探及管状或囊状无回声，可伴有或不伴有肝内胆管扩张，囊内可有强回声结石或胆泥团。由于其位于门脉前方的特定的解剖位置，只要仔细认真检查，超声的诊断符合率可达 100%。患儿有腹膜炎症状，超声于腹腔内可探及无回声区，考虑有胆总管囊肿穿孔。

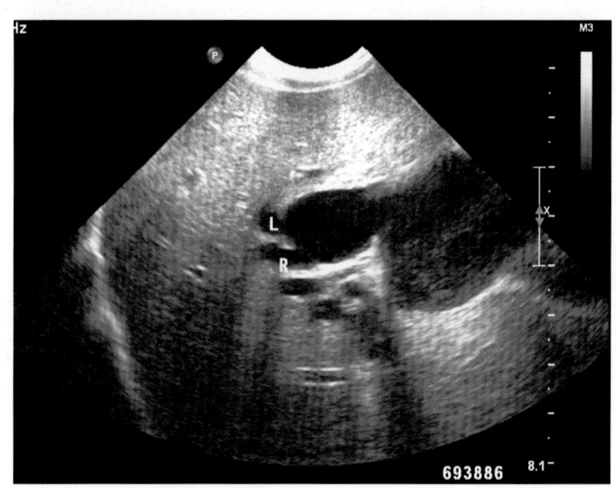


女，2 岁。胆总管呈囊状扩张，并肝总管及左右肝管扩张

**图 51-4-8　先天性胆总管囊肿**

5. 胆道闭锁　胆道闭锁是婴儿期持续性黄疸的原因之一。以往认为属先天性畸形，但近来认为与病毒感染有关，是一种进行性使管腔闭合的炎症过程。在临床上与乳儿肝炎有时难于鉴别。由于胆道闭锁可致胆汁淤积，引起胆汁性肝硬化，手术时间越早愈后越好，最好在 2 个月内，2 个月以后发生肝硬化机会增多，手术成功率较低，愈后差。因而早期诊断很重要。超声对胆道闭锁的诊断有一定价值，其主要表现为：①胆总管或肝总管区域可探及一个或两个直径 1cm 左右囊状无回声（图 51-4-9），禁食 4～6 小时后探不到胆囊或胆囊长径小于 1cm，宽径小于 0.2cm 可确诊胆道闭锁；②超声可

探及正常胆囊，或大于正常的胆囊，但在哺乳前、中、后定时检查，胆囊大小基本无变化，张力较高，胆总管显示不清者，也可诊断胆道闭锁；③肝内胆管无扩张。单纯胆囊干瘪较小，甚至探查不清，伴门脉前方探查不到胆总管管腔，此类与乳儿肝炎鉴别较困难，按乳儿肝炎治疗后复查，胆囊较前增大即可除外胆道闭锁。

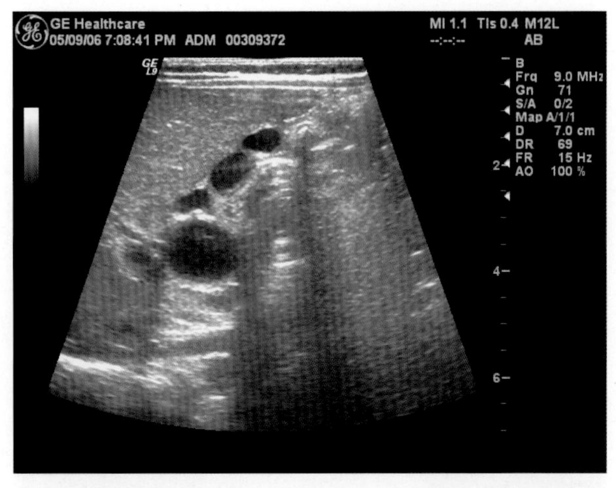

女，2 月。皮肤巩膜黄染 2 月；胆囊形态扭曲僵硬，胆总管区见一囊腔

**图 51-4-9 胆道闭锁**

6. 胆道蛔虫症　胆道蛔虫症尽管近年逐渐减少，但仍可见到重者。常致右上腹剧烈疼痛。超声检查对胆道蛔虫症可以确诊，其表现主要为：①胆总管常呈轻度扩张；②于胆总管内可见平行的双线状强回声，中间低回声带为蛔虫假体腔，横断面为圆环状强回声。近年北京儿童医院所见病例多为有 3～5 条蛔虫充满胆总管，且肝总管、左右肝管及其分支内亦可见多条蛔虫充填，甚至穿出肝外；③胆囊内有蛔虫时，胆囊内可见平行线状或虚线状回声，多呈弧形或蜷曲状，需与胆泥鉴别；④超声有时可显示蛔虫在胆管或胆囊内蠕动。

7. 胆道横纹肌肉瘤　病变多见于胆总管内，为单个或多个中等回声结节或息肉样改变，外形可以不规则，或呈菜花状，内部回声欠均匀。梗阻以上肝内胆管不同程度扩张。发生于肝内胆管者为肝内低回声包块，边界清晰，无胆道扩张。瘤体内可见到液化坏死区（图 51-4-10）。尽管儿童胆道肿瘤不多见，但由于病灶周围有胆汁衬托，或沿胆道呈柱状生长，超声诊断很容易。儿童胆道肿瘤多为横纹肌肉瘤。检查时应注意除外胆泥团。

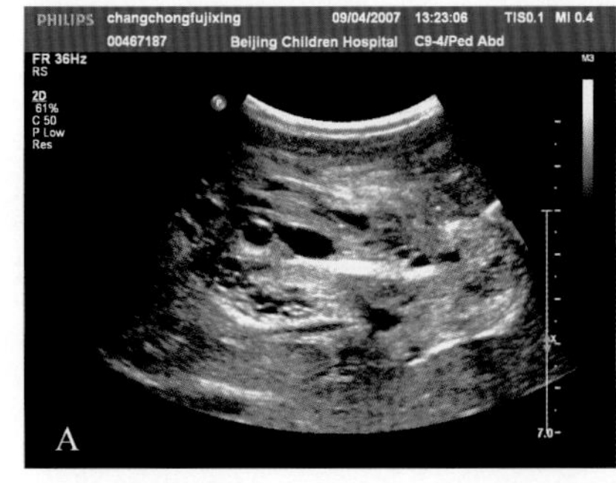

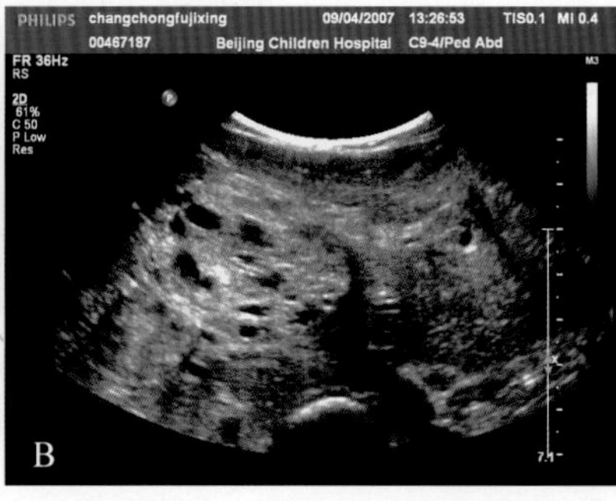

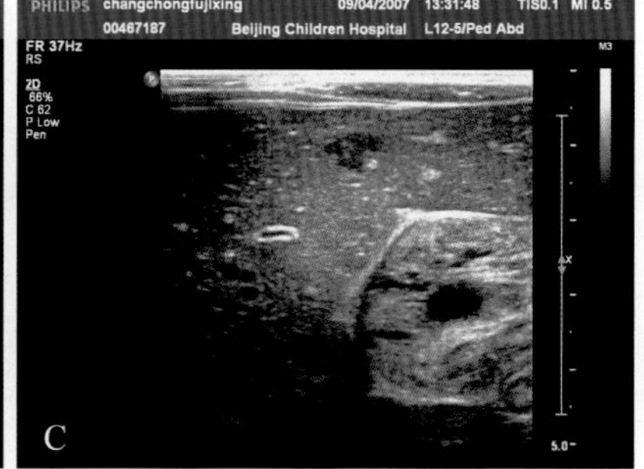

男，5 岁。黄疸；A. 肝门区见低回声包块，内见多发囊腔；B. 上腹横切，病变横断面，位于肝内；C. 肝内低回声转移灶

**图 51-4-10 胆道横纹肌肉瘤**

## （三）胰腺疾病

正常胰腺表现为条带状均匀回声，回声与肝实质相近或略低。胰腺无包膜，需根据下腔静脉、肠系膜上动静脉，脾动静脉等相邻血管和邻近器官对胰腺进行解剖学定位、定界。检查时需空腹，否则易受胃肠气体干扰。

1. 急性胰腺炎　病理可分水肿型、出血型及坏死型三类。水肿型胰腺炎超声可见胰腺普遍均匀性肿大，多数呈腊肠样，内部回声减低，但也可回声正常或增强；出血型和坏死型胰腺炎胰腺增大，回声不均匀，内可见低回声区，胰腺周围或盆腔内可有无回声区。合并脓疡及假性囊肿时于实质内或周围可见囊状无回声，前者于无回声区内可见散在细点状回声漂移。此外还可探及胰管扩张。

2. 慢性胰腺炎　慢性胰腺炎超声可探及胰腺稍大或不大，边缘不规则，实质回声增强，均匀或欠均匀，胰管扩张可伴扭曲。部分病例周围可探及囊状无回声。有时可见钙化或胰石，后者为粗大点状回声，伴有声影。

临床血淀粉酶增高，超声发现胰管扩张，应仔细探查胆总管及肝内胆管。因在儿童半数以上病例合并胆总管扩张，即先天性胰胆管合流异常所至。

3. 环形胰腺　超声可见胃十二指肠扩张，胃内大量滞留液。胰腺形态失常呈圆环状，探不到正常的胰体及胰尾。十二指肠降段经环状胰腺中心穿行，长时间观察可见十二指肠腔内气体或液体经过环状胰腺。

4. 胰母细胞瘤　肿瘤可发生在胰腺各部，以头尾部多见。多数病例血中 AFP 升高。转移部位依次为肝、局部淋巴结、肺、骨、后纵隔等。超声于腹膜后胰腺区可探及肿块，肿物多单发，巨块，形态不规则分叶，内部回声不均匀，可呈中等偏强回声或低回声，多数病例内可见散在不等量斑点状或块状强回声（图 51-4-11），后曳声影。少数病例可伴有囊状无回声。早期边界清楚可探及瘤周包膜，晚期病例肿块较大时可达 20cm，界限不清，探及不到正常或受压胰腺。但可见脾静脉沿肿瘤后缘行走，确定肿瘤来源胰腺。肿块较小时（胰头部偏小）显示其明确位于胰腺内，周围可见受压的正常胰腺组织。胰头内肿瘤伴有胆总管、肝内胆管、胆囊、胆囊管及胰管扩张。少数病例肿瘤可包绕腹膜后血管，如腹主动脉，肝脾动脉等。此外超声还可探查肝脾内转移病灶，肝内转移瘤可单发或多发的低回声结节，分布肝左右叶各段，多发者大小不等以肝脏边缘区多见。北京儿童医院 8 例中，3 例先后发生肝转移，1 例同时脾转移。

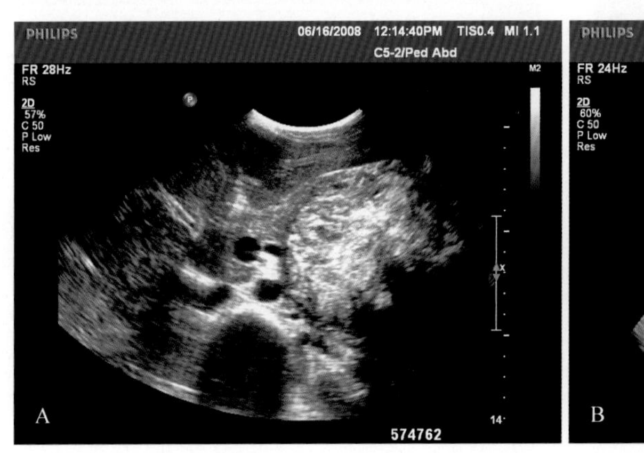


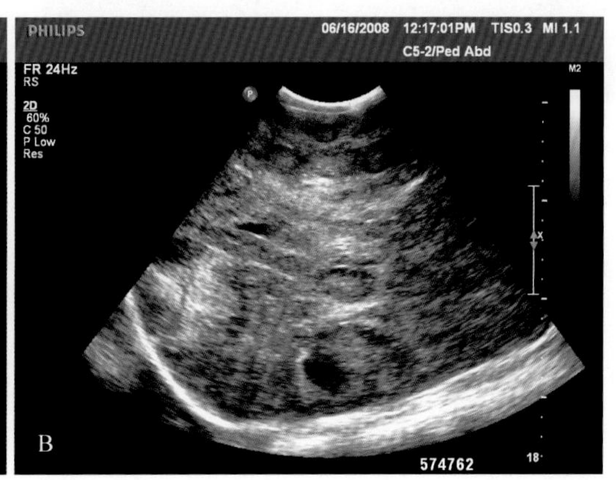


男，13 岁；A. 胰尾可见高回声为主包块，边界清晰，大小约 10.2cm×9.8cm×7.9cm 。内可见明显的不规则钙化团，致使后方衰减；B. 肝内多数转移灶

**图 51-4-11　胰母细胞瘤**

5. 胰腺外伤　多见于胰体或头体交界部。超声可见胰腺稍大回声增强，并可见篷状纵行无回声裂口，与胰腺周围无回声相连。小网膜腔内及腹腔内可探及液体。

6. 假性胰腺囊肿　大多数囊肿位于胰腺体尾部，胰头部囊肿少见。北京儿童医院曾报告 10 例均发生在胰尾部。超声于胰腺周围可探及囊状无回声区，壁薄边缘清晰，多见单房，偶见多房，囊肿一侧边缘与胰腺组织无分界。囊肿形态呈类圆形或不规则形。外伤所致时可见胰腺断裂处的缝状低或无回声。慢性胰腺炎所致时，可见胰腺实质回声增强，胰管扩张。囊肿内出血时，囊内可见散在细点状回声漂移。

## （四）胃肠道疾病

1. 婴儿肥厚性幽门狭窄　近十年，由于超声在儿科的广泛应用，特别是超声能够明确地探查到增厚的幽门肌，并且可以测量其厚度及幽门管长度，故超声诊断婴儿肥厚性幽门狭窄，几乎已完全代替了上消化道钡餐造影。尽管超声诊断幽门狭窄还存在一些不足，但其操作简便，无损伤，无放射性，诊断准确率接近 100%，目前已成为诊断肥厚性幽门狭窄的重要选择检查手段。

超声于患儿右上腹胆囊内侧可探及幽门环形

肌增厚，亦称炸面饼圈征（图 51-4-12）。诊断标准为幽门环形肌厚≥3mm，幽门管长≥1.5cm。其次还可探及胃体积扩大，排空延迟，蠕动增强，且至幽门处蠕动消失，幽门迟迟不能开放，胃内液体通过幽门明显减少。此外，超声还能观察婴儿肥厚性幽门狭窄的术后改变，幽门环形肌逐渐缩小，至 6～8 周后恢复正常。

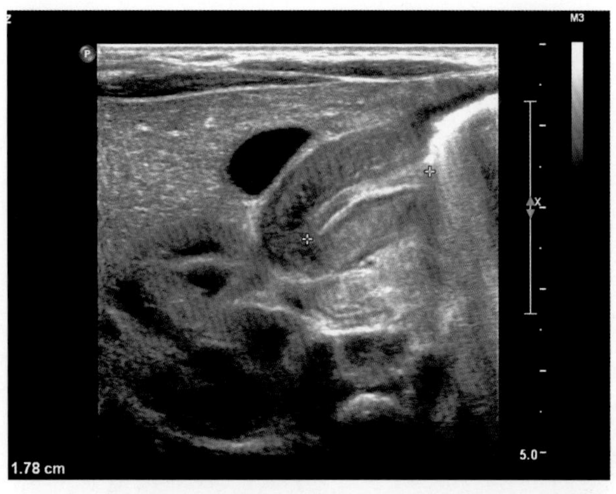


男，1 月。呕吐 20 天，加重 1 天，右上腹可及包块；幽门长轴，幽门肌层厚 0.4cm，幽门管长 1.8cm

**图 51-4-12　先天性肥厚性幽门狭窄**

2. 胃石症　超声于左上腹部胃内可探及弧带状强回声，后曳声影，随体位移动。饮水后由于周围有无回声衬托更加清楚，胃壁层次清楚，黏膜光滑完整。胃蠕动正常或减弱。

3. 十二指肠梗阻

（1）膜式狭窄　根据膜的位置表现为十二指肠降段扩张或降段与水平段均扩张，宽度可达 3cm，蠕动增强，内以无回声为主，可伴有少量气体回声，幽门管增宽，环形肌变薄。中下腹部肠管萎瘪含气含液明显减少。梗阻处可见高回声的膜状组织随肠蠕动来回摆动（图 51-4-13），持续观察可见滞留液自膜上的小孔射出。常见的隔膜多位于十二指肠乳头附近。我院遇一病例，婴儿期出现呕吐，超声显示幽门口后近十二指肠球处梗阻。因其位置高，呕吐出现时间晚，故考虑幽门管溃疡所致瘢痕狭窄。手术证实为膜式狭窄，位于幽门后 1cm 处，是我们见到的位置最高的膜式狭窄。在探查怀疑十二指肠梗阻的患儿时，若其十二指肠充盈不佳或下胃肠减压后，可经胃管注入适量的生理盐水，此时十二指肠可充盈较好并有蠕动，便于观察。

（2）环形胰腺　十二指肠积液扩张，位置偏高，位于降段的中部，并与胰头关系密切，有时十二指肠边缘可见菲薄的胰腺组织环绕（图 51-4-14）。十二指肠腔内见不到膜状组织。需要指出的是：环形胰腺的超声图像并不像我们想象的那么清晰显示，大多数情况下环绕的胰腺组织显示不满意，需要操作者仔细观察，并借助间接征象综合判断，包括梗阻位置高，腔内探及不到膜，与胰头关系密切。我院曾遇一例环形胰腺与膜式狭窄并存的患儿，该患儿的环形胰腺十分典型，超声显示十二指肠降段周围有环绕的胰腺组织，但却不是造成梗阻的因素，经仔细探查此外还另有一隔膜存在，造成十二指肠梗阻。

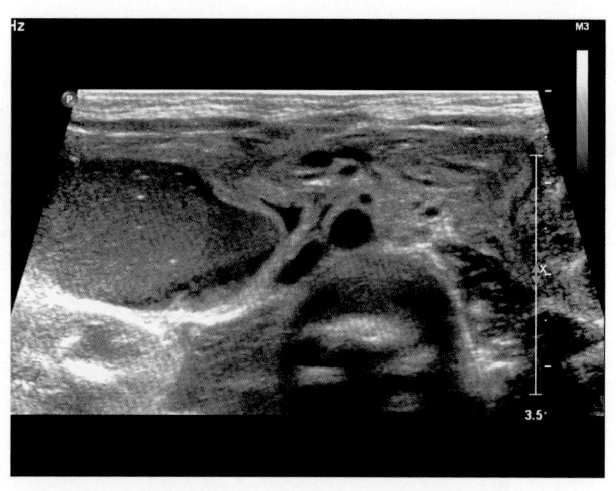


女，2 天。生后呕吐；十二指肠降扩张，降段与水平部交界处可见高回声隔膜，隔膜远端肠腔稍充盈

**图 51-4-13　十二指肠膜式狭窄**

（3）先天性肠回转不良　主要畸形：索带压迫十二指肠造成梗阻，中肠扭转，盲肠及回盲部高位或位于左侧腹。超声可见到肠系膜上静脉围绕肠系膜上动脉旋转，并可见到系膜旋转时形成一个中等回声团块（图 51-4-15），移动探头可见其有明显的旋转感，此征象为中肠扭转的特征性改变，无须鉴别，且屡试不爽。探查时可继发十二指肠降段积液扩张，也可无梗阻。十二指肠水平部随系膜根部旋转，未行至屈氏韧带处。少数病例，扭转度数少，复查时或术中见肠扭转自行复位。本病与十二指肠膜式狭窄、环形胰腺构成新生儿十二指肠梗阻的三大主要原因。索带压迫不易探查显示，超声可见到异常积液扩张的十二

指肠肠襻，可确定梗阻部位，可观察空肠起始部及回盲部位置。

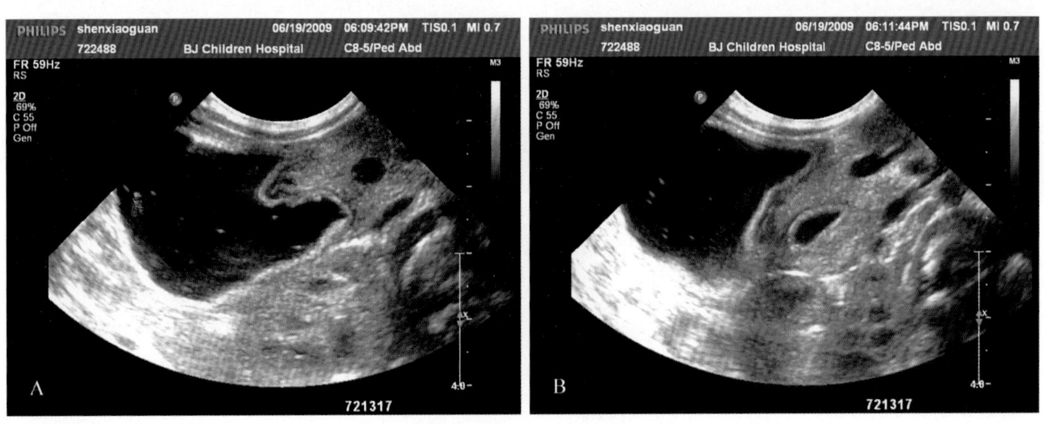

男，4 天。呕吐；A. 十二指肠降段扩张，内缘与胰腺头部呈咬合状；B. 胰头实质内可见变细、充盈的十二指肠

**图 51-4-14 环形胰腺**

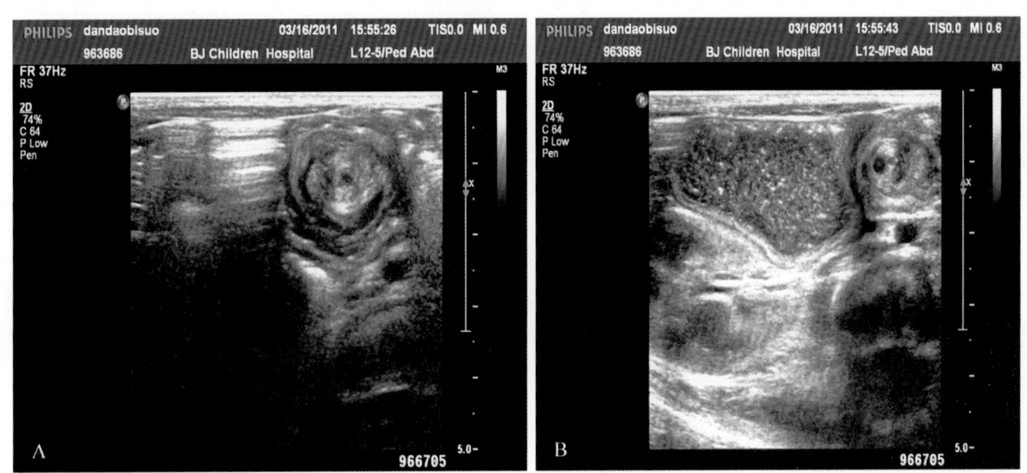

男，2 月。间断呕吐；A. 肠系膜旋转呈中等回声包块；B. 包块右侧可见扩张的十二指肠降段

**图 51-4-15 先天性肠旋转不良合并中肠扭转**

4. 小肠闭锁 超声表现为高位或低位肠梗阻表现，高位梗阻多为空肠近端闭锁，低位梗阻为空肠远端及回肠闭锁。闭锁近端小肠不同程度积液扩张，仔细探查可发现细小萎瘪的无肠内容物或含有少量肠内容的小肠即为闭锁远端。结肠细小呈胎儿型结肠，在两侧腹可看到萎瘪细小的升、降结肠（图 51-4-16）。右下腹可见到萎瘪的蘑菇头样回盲部。并探及闭锁远端的末端回肠细小，肠壁发育差，整个肠管呈低回声。在探查新生儿低位小肠梗阻病例时需仔细观察未扩张的小肠及结肠形态，勿将扩张的小肠误认为积液的结肠，低位小肠闭锁及全结肠型无神经节症为新生儿低位小肠梗阻的重要原因。胚胎后期的闭锁常可见到因肠管病变造成的局部粘连及系膜增厚，但有时患儿肠管胀气明显给探查及诊断增加了很大难度。

5. 小肠重复畸形 肠重复畸形亦称肠囊肿，为胚胎发育期肠空化不全所致。可发生消化道任何一部分大多见回肠和回盲部附近，多数与肠管不相通。由于分泌物增多，呈一囊性肿物改变，压迫邻近肠管，导致肠梗阻或诱发肠扭转。该型超声检出率可达 100%。超声于腹部任何部位可探及囊状无回声，其壁可见消化道壁层次，即两层强回声之间可见低回声肌层结构（图 51-4-17），该征象为特异性改变，如能见到即可确诊。肿物呈圆形或椭圆形，绝大多数单发，偶见多发，无分隔，多可移动。检查时需注意与囊性畸胎瘤鉴别。

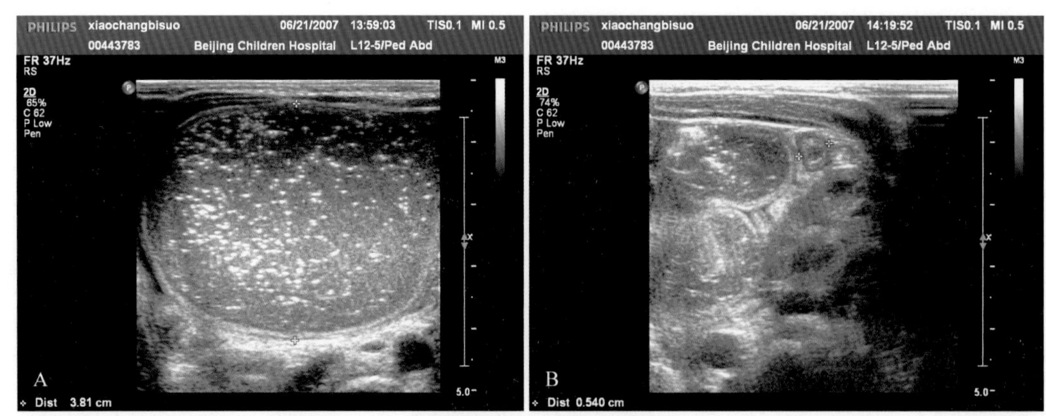


男，1天，生后吐；A. 小肠积液扩张，内径约3.8cm，张力高；B. 降结肠细小，外径约0.4cm

**图 51-4-16 先天性回肠闭锁**

如囊肿与肠管相通，囊内多为胃黏膜，囊肿可位于消化道内（图51-4-18），或管腔外，亦可与消化管并行呈管道状。可继发肠套叠。此型由于多数重复肠管与正常肠管差异不大，超声难以鉴别，其检出率不足1/3。超声所见到的异常征象为，可探及异常扩张积液的肠襻，肠壁增厚，内衬粗大黏膜，蠕动增强。间隔长时间反复多次复查，肠管位置固定不动，形态无明显变化。

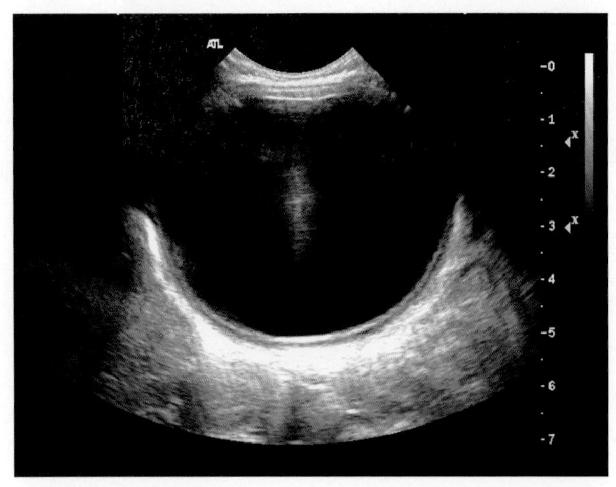

男，10个月。腹部肿块；肝下探及囊状无回声包块，边界清晰，张力高，大小6.0cm×6.0cm，壁厚0.2cm，壁内可探及肌层结构

**图 51-4-17 回肠重复畸形**

6. 节段性肠炎　节段性肠炎又称克罗恩病，局限性肠炎。可累及一段或几段肠管，回肠最多见。超声可见一段或几段肠管壁增厚，厚薄不均，厚度可超过1cm，黏膜不光整，边缘不规则，局部肠蠕动消失，肠腔狭窄。周围肠管间隙可探及不规则条状低回声。病变以上肠管可有扩张积液。如溃疡穿孔，于腹腔内可探及脓肿。其肠壁病变需与肠结核及淋巴瘤鉴别。

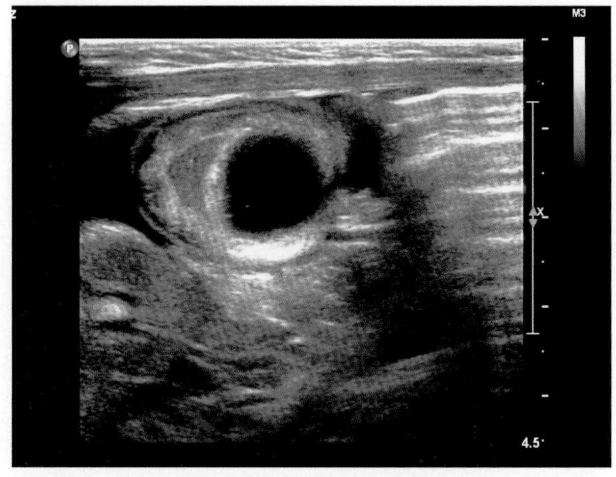

女，1天。产前发现腹部肿物；右下腹回肠腔内可见囊状无回声，壁与消化道壁相似，囊腔右侧新月形低回声为受压肠腔

**图 51-4-18 肠重复畸形腔内型**

7. 腹型紫癜　过敏性紫癜属过敏性血管炎，是儿童常见的微血管变态反应性全身性血管疾病。超声对消化道改变极为敏感，表现为肠壁全层增厚，多为0.6～0.7cm，厚者可达1cm，为中等回声，横断面呈“面包圈样”（图51-4-19），肠壁层次可以辨认，纵断面有时黏膜呈“花瓣样”。可累及一段或数段肠管，增厚的肠管多位于左腹部及盆腔，尤其左上腹肠管容易遗漏。十二指肠降段及水平段肿胀较常见，而回盲部及末段回肠较少见。增厚的肠管周围可有局部肠系膜增厚及肿大的系膜淋巴结。当继发肠套叠时可见到“同心圆”征象。

8. 肠结核　超声多于右中下腹部及脐周可探及紊乱僵硬的肠管，肠壁厚薄不均，不规则，蠕动消失，肠腔狭窄。近端小肠可有扩张积液。肠结核并发肠系膜淋巴结核时，于腹腔内可探及大小不等的低回声淋巴结，部分融合成团块，或饼状，淋巴结回声不均匀，内可见极低回声坏死和钙化。合并结核性腹膜炎时，腹腔内可探及无回声区，肠间隙内可见不规则条状低回声，类似脑沟回样回声改变，前者提示腹腔积液，后者提示肠管粘连。

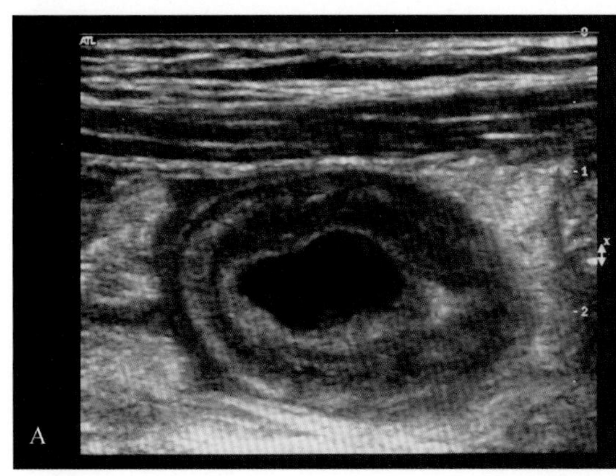
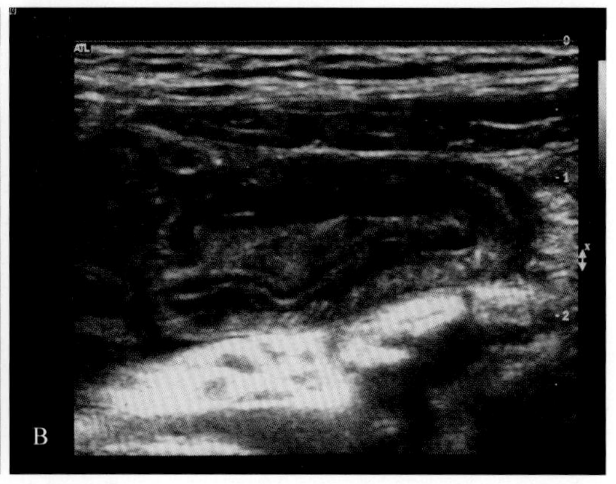

女，8岁。腹痛，发热；A. 空肠横切面示肠壁肿胀增厚，周围系膜增厚；B. 受累肠壁纵切面

**图 51-4-19　腹型紫癜**

9. 肠壁血肿　小肠创伤多引起肠壁血肿，造成肠梗阻。儿童多见于十二指肠及近端空肠。超声于腹部十二指肠或近端空肠走行区域内可探及低回声包块，早期内部回声均匀，随时间延长可有回声增强或不均匀，肿块位于肠壁内，黏膜层及浆膜层向肠腔内外侧隆起，但以前者向肠腔内突起明显，局部肠腔明显狭窄，近端肠管扩张积液。作者曾见两例肠壁血肿均位于十二指肠降段内侧壁。

10. 肠套叠　急性肠套叠是婴儿急腹症之一，以往多采用X线下空气灌肠诊断和复位治疗，但如果小儿病程超过2～3天，尤其是患儿已有严重脱水、疑有肠坏死时，空气灌肠有肠穿孔危险。超声检查相对更为安全。肠套叠可继发于肠炎、肠壁血肿、肠重复畸形、肠息肉、肠淋巴瘤、肠淋巴结肿大、腹部疾患手术后、梅克尔憩室等。病理类型，回结肠型占75%～85%，回回结肠型占15%。其他如空回肠型、回回肠型、结结肠型及多发性肠套叠总计不足10%。少数慢性肠套叠多见于儿童，常为继发性肠套叠。超声于腹部可探及“同心圆”肿块，右上腹部多见。由于套入部肠壁肌层水肿明显，横切面可见环状低回声带，亦称炸面饼圈征（donut）。黏膜层和黏膜下层呈环状强回声（图 51-4-20）。纵切面表现为条状多层状结构，部分病例可见套入部之反折。很早期的病例，肿块以强回声为主，由于仅有轻度嵌塞和水肿，外周环状低回声较薄，肿块主要为浆膜及黏膜层回声，表现为多环状同心圆或多层状改变。典型病例可见三层环状低回声，每层之间伴有环状强回声结构。如套叠中心部可探及无回声，或肿块周围肠腔内有液体，则提示有肠梗阻。当腹腔内可探及少量游离液体时，不一定有肠坏死或穿孔。继发性肠套叠于套入部内可探及中等回声小肿块、小囊状无回声或梅克尔憩室结构。

近年来提出和推行的在超声监视下低压灌肠复位治疗，更为方便和安全，在复位过程中超声可观察到套头逐渐缩小，最后消失，无回声液体进入小肠；回盲瓣显示呈“蟹钳征”等。

11. 肠系膜扭转　肠系膜扭转虽较少见，但超声有特异性征象，能够确诊。超声于中上腹部可探及肿物，形态不规则，边界不清楚，以强回声为主，内夹杂条状低回声。上下移动探头检查，肿物左右旋转呈典型的螺旋状改变。肠系膜上动脉于肿块内行走。

12. 淋巴瘤　超声于受累肠壁可探及肿块，肿块呈梭形或条状不规则形，两端与正常肠壁相延续，肿块向肠腔内外隆起，边缘凸凹不平，黏膜紊乱，蠕动消失，局部肠腔狭窄（图 51-4-21）。

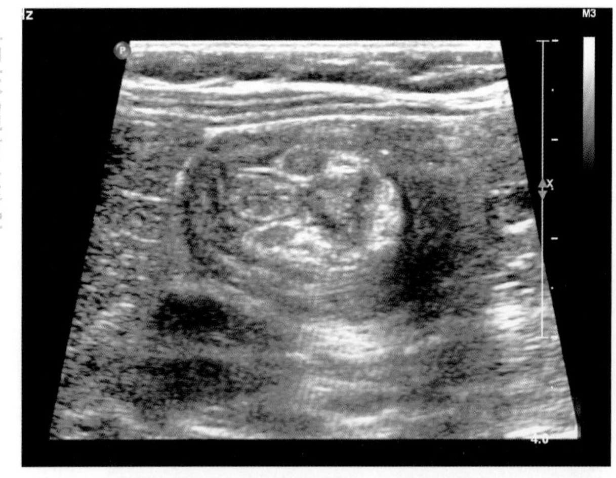

女，8月。呕吐，血便；右中腹部可见“同心圆”包块，套入部内可见小淋巴结

**图 51-4-20 肠套叠（回结型）**

肠腔狭窄可为中心性或偏心性，狭窄段长短不等，但通常较肠结核为长。肠管周围及肠系膜可见多数大小不等低回声肿大淋巴结，部分可融合成小肿块。当肿瘤向肠腔外生长时，受肿瘤牵拉局部肠壁可不规则扩张，局部虽无狭窄，但腔内黏膜不光整，蠕动消失。

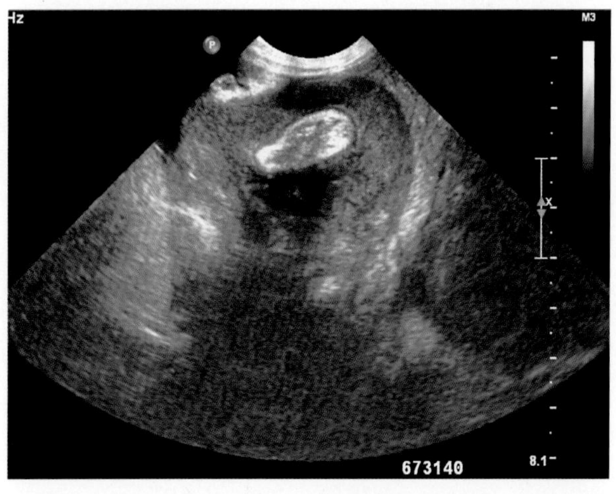


男，4岁。腹胀，面黄10天；回肠管壁弥漫增厚，且厚薄不均，呈面包圈样，腔内萎瘪，中心高回声为肠黏膜

**图 51-4-21 肠壁淋巴瘤**

13. 阑尾炎　阑尾炎是小儿常见急腹症之一。由于婴幼儿症状不典型，往往容易误诊。超声对已形成浸润肿块及脓肿者检出率较高，后者检出率可达100%。前者超声表现为右下腹可探及不均质回声包块边界欠清楚，多为低回声内夹杂不规则强回声，部分内可见斑块状强回声，后曳声影。周围可伴有淤张肠襻。脓肿为无回声或低回声，边界清楚，如为低回声用探头压迫，包块内可见细点状回声漂移。有时腔内也可见斑块状强回声粪石。如临床已确诊阑尾炎，超声发现腹部包块，提示已失去手术时机，应保守治疗。超声引导下经皮阑尾脓肿穿刺抽脓是缩短疗程的有效方法。1～3岁小儿用5～12MHz高频探头检查，正常阑尾检出率为84%，3～6岁儿童检出率为94.1%。用高频探头探查急性阑尾炎可大大提高其检出率。儿童正常阑尾外径小于0.6cm，如超声检查显示阑尾外径大于0.6cm，伴有阑尾系膜增厚肿胀结合临床症状即诊断为急性阑尾炎（图51-4-22）。化脓性阑尾炎于右下腹可探及长管状结构，长度至少4～5cm，外径约1～1.5cm，壁可见典型的消化道层次，腔内为无回声，多数病例阑尾腔内可见后曳声影之强回声粪石（图51-4-23）。探头触之局部，压痛、反跳痛明显。部分病例腹腔内可探及无回声区。少数形成脓肿的患儿，脓肿除位于右下腹外，还可位于右上腹肝下、中腹部、膀胱后方或左下腹。

14. 梅克尔憩室

梅克尔憩室最简便准确的诊断首选超声。在脐下水平探查腹腔5、6组小肠。表现为一黏膜增厚的形态异常小段管道结构，边界清晰，长度1～3cm，壁厚0.2～0.4cm，一端为盲端，一端可见与肠管相通（图51-4-24），腔内萎瘪，或可见积液呈薄壁囊状。此征象不需鉴别，但寻找困难，需要仔细、耐心。有炎症或穿孔时可见周围系膜增厚形成粘连，此时极易显示。极个别病例梅克尔憩室形态及粗细均与肿胀的阑尾相似呈长条状，加之周围系膜增厚，容易误诊为急性阑尾炎，此时要注意寻找回盲部及阑尾，尤其阑尾起始部。

15. 肠息肉　结肠息肉多见于2岁以上小儿。以幼年性息肉最多见。超声于直肠、乙状结肠和降结肠内可探及低回声结节，多呈圆形或卵圆形，直径多为1～2cm，边界清楚，其内可见少量网眼状细小无回声囊，长时间反复多次观察结节基本固定不动（图51-4-25）。CDFI显示息肉内呈分支状丰富血流。有时可见蒂，并可见到蒂内主干的丰富血流。此征象一般不需鉴别可直接确诊。经肛门插管注入生理盐水，息肉显示更加清晰，并有助于蒂的观察。

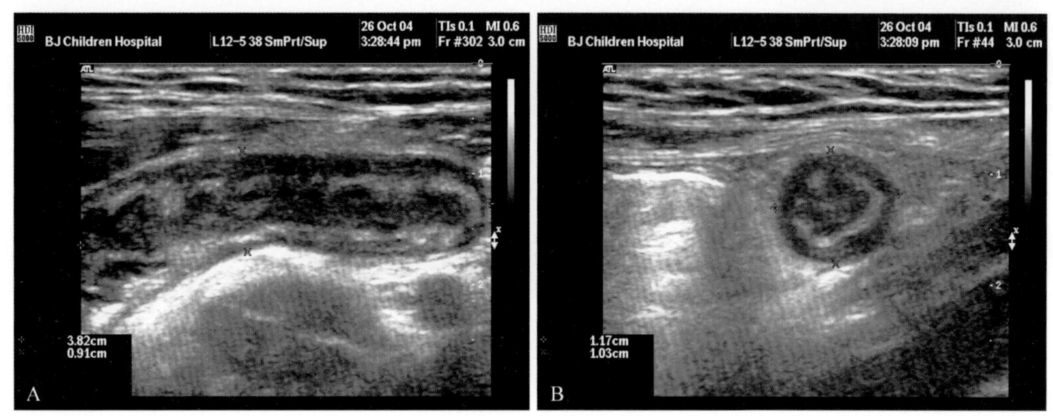


男，12 岁。阵发腹痛 1 天，吐 2 次；A. 长轴显示阑尾肿胀，阑尾壁增厚，腔内未见粪石及积脓；B. 肿胀的阑尾横断面，局部系膜增厚

**图 51-4-22 急性阑尾炎**

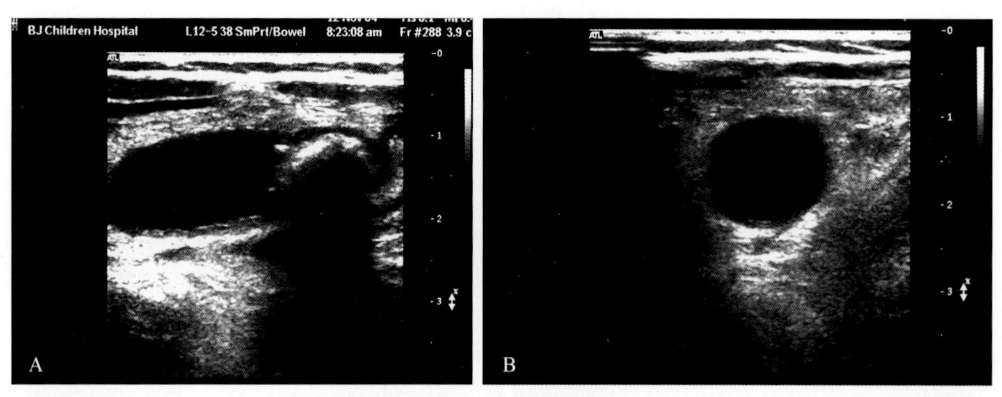


女，5 岁。腹痛伴发热；A. 长轴显示阑尾肿胀，腔内可见粪石一枚，粪石以远阑尾腔内积脓；B. 肿胀积脓的阑尾横切面

**图 51-4-23 急性化脓性阑尾炎**

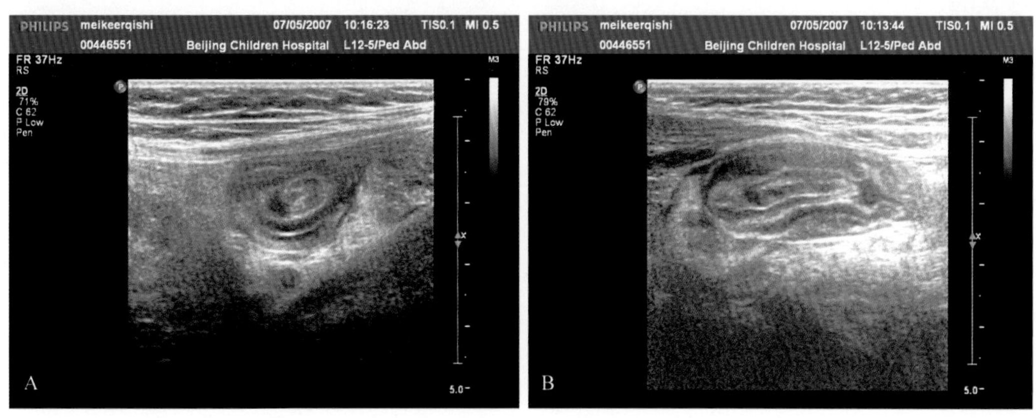


男，8 岁。间断便血半月；A 横切面右下腹可见一异常形态肠管；B. 纵切显示黏膜增厚

**图 51-4-24 梅克尔憩室**

结肠息肉伴多发骨瘤，软组织肿瘤（如纤维瘤、脂肪瘤、平滑肌瘤、皮样囊肿等）时称为 Gardner 综合征，息肉的结构是腺瘤。半数可发生癌变，小儿少见。

胃及十二指肠息肉由于受肠气和粪便干扰小，较结肠息肉更容易显示，于胃窦及十二指肠内可

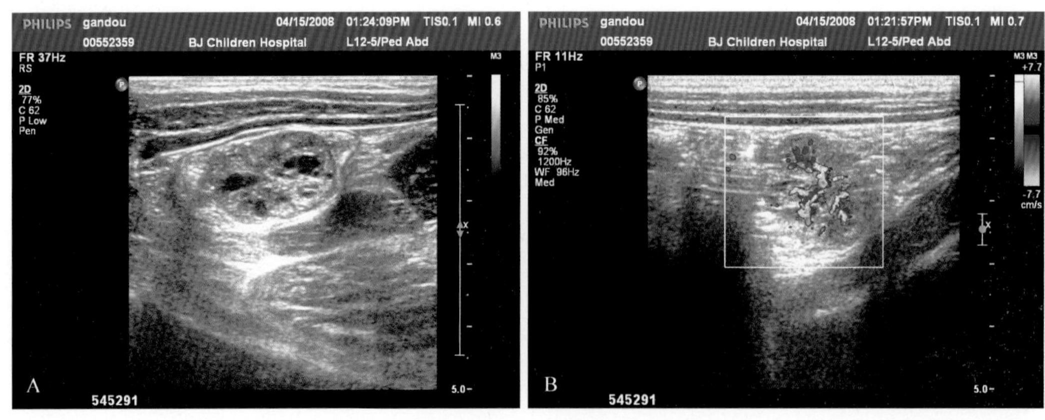


男，5 岁。常规检查；A. 结肠肝曲腔内中等回声肿物，大小约 2.3cm×1.6cm×2.6cm，界清，内可见多发小囊腔；B. 彩色多普勒血流显像其息肉内血供丰富

**图 51-4-25　幼年性结肠息肉**

见大小不等的低回声结节。如患儿以腹痛和上消化道梗阻就诊时，超声除发现息肉外还可探及胃及十二指肠套叠。

胃、十二指肠，小肠和结肠多发息肉伴有色素沉着时称为 Peutz-Jegher's 综合征（图 51-4-26）。息肉为错构瘤。患儿口唇、鼻旁及指趾皮肤可见斑点状黑色素沉着。

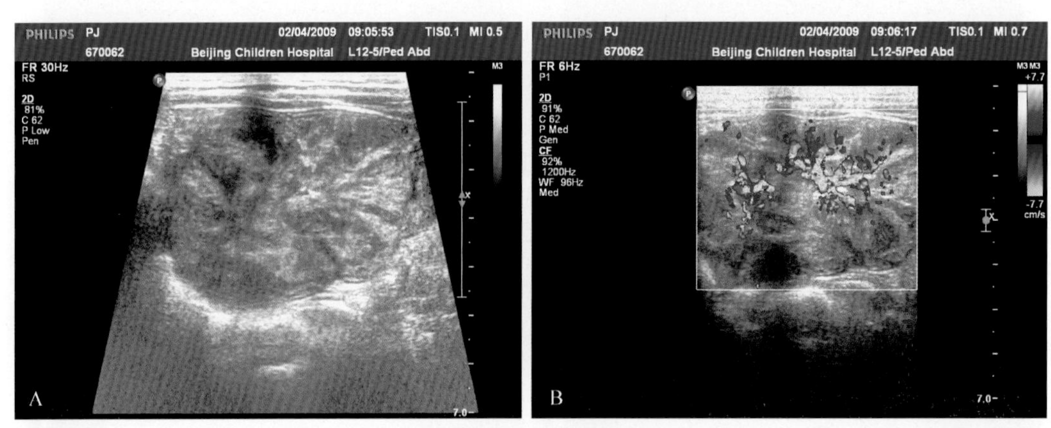


男，9 岁。呕吐；A. 降结肠腔内可见一偏强回声包块，内可见辐射状低回声；B. 彩色多普勒血流显像示内部丰富血流信号

**图 51-4-26　P—J 综合征**

16. 肠蛔虫症　尽管目前生活条件明显改善，肠蛔虫症仍不少见。蛔虫较多时，腹部可触及包块。甚至超声检查过程中，蛔虫从嘴或鼻孔中爬出。如肠腔内有液体，虫体与周围无回声对比明显，超声可清楚地显示蛔虫。纵切面虫体外缘为两条平行的条状强回声，中心部为条状低回声。横切面为小环状强回声结构。仔细观察可见蛔虫蠕动。如蛔虫较多可交织成团，超声显示像毛线团样改变，大者直径可达 5～6cm，边界不清楚。后者往往可见邻近肠管有扩张，提示不全性肠梗阻。腹部肠管胀气时零星蛔虫显示不满意。

17. 腹股沟斜疝　腹股沟斜疝是小儿外科常见疾患之一。婴儿疝内容物以小肠多见，其次可为结肠、盲肠、大网膜。疝内容经腹股沟管至阴囊。超声于腹股沟或阴囊内探及回声，横断面为类圆形，纵切面呈条状混杂回声，其下界清楚，上界缺乏。如疝入为肠管时壁偏厚，壁内可见低回声肌层。腔内为无回声并夹杂细颗粒状或块状强回声，可有气体，可伴有点状强回声漂移现象。长时间观察可见蠕动，并与腹腔内肠管相通。如疝入肠管扩张较明显，有一定张力，壁层次模糊，肠管两端突然变尖呈鸟嘴样改变，与腹腔内肠管不连续，则提示有嵌顿。若疝入物为大网膜，则呈混杂强回声。

18. 先天性巨结肠　先天性巨结肠多发生于年幼小儿，生后即有便秘史，需经灌肠方能排便，一般可经钡灌肠进行诊断。近年来用超声进行先天性巨结肠诊断的报道增多。超声可探及腹腔内扩张结肠或直肠，壁增厚蠕动增强。也可在超声检查前灌肠 1 次，排除肠内积粪和积气。将导管插入乙状结肠内，经由导管向肠内注水 150～200ml，以超声在注水过程中观察下腹部和左腹部，可见充盈的乙状结肠和直肠内液性无回声区。在扩张段肠管的液性无回声区横径达 3～5cm，肠壁水肿增厚至 0.4cm，液性无回声区间有散在的粪便光点，肠蠕动时肠内容物呈涡流状而不能前进。超声仅能提示有巨结肠的存在，在分型方面 X 线检查仍优于超声，故目前钡灌肠检查仍为术前必不可少的分型及确诊方法。

19. 肛门闭锁　先天性肛门闭锁是新生儿外科的疾病之一，根据直肠盲端至会阴肛门区皮肤的距离分为高位（>2cm），中间位（1.5～2cm）和低位（<1.5cm），术前需确定直肠盲端的位置以选择手术进路。以往均靠 X 线检查，要待生后 6～8 小时以后吞咽气体到达盲端方能进行，并需将患儿倒置。现可采用超声检查，检查不受时间限制，不需倒置患儿，测定值较 X 线更为准确。检查时患儿取截石位，探头接触患儿肛门会阴皮肤，做矢状切面扫查即可测量直肠远端距肛门隐窝的距离（图 51-4-27）。超声有时可探到直肠远端到会阴部体表的纤细瘘管。

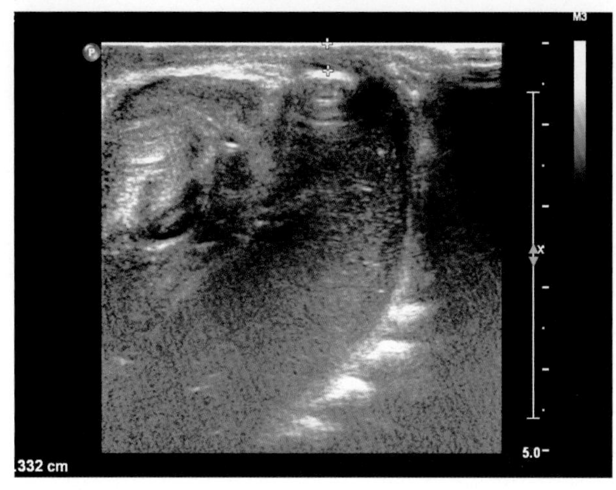

男，1 天。生后无肛门；直肠内充盈稀便和极少量气体，测量扩张直肠远端距肛门隐窝约 0.3cm

**图 51-4-27　先天性肛门闭锁（低位）**

### （五）腹腔囊肿

1. 大网膜囊肿　超声于腹部最前方可探及较大之扁圆形或可塑性囊状无回声，多遍及全腹部，前缘紧贴前腹壁，上界可达剑突或胃下缘水平，下界进入盆腔与膀胱相邻，边界清楚，张力不高，前后径小，内多有细薄强回声分隔，部分可呈粗网状或蜂窝状。囊壁菲薄约 1～2mm。胃向上向后移位。小肠均位于囊肿后方（100%）。并推移至腹部一侧或两侧。临床多疑腹水来诊，二者超声很容易鉴别。

2. 肠系膜囊肿　超声于腹腔内可探及囊性肿块，囊壁菲薄无肌层结构，边界清楚光滑。囊肿可大可小，大者可占据半个腹腔，呈椭圆形或不规则形，张力不高（图 51-4-28）。绝大多数内有不规则细分隔，个别为单房内伴有少量不完全分隔。肿物位于肠管之间，位于肠系膜根部的囊肿可将小肠向前推移。部分病例可探及一段小肠与囊肿壁融为一体，用探头压之不可分，应注意避免将肠壁误认为囊肿壁。合并肠梗阻时，可见梗阻以上肠管扩张。

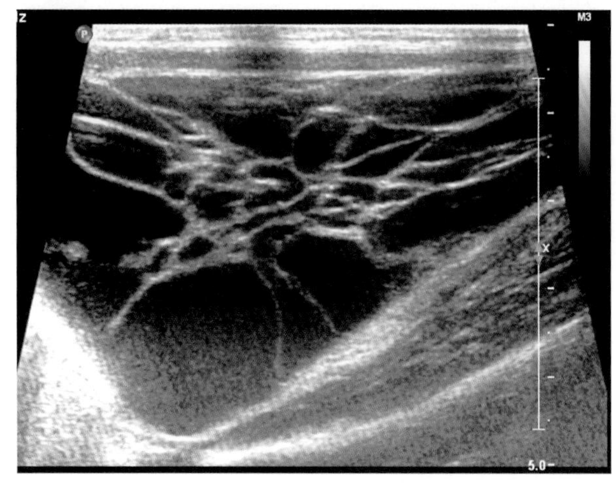

男，4 岁。腹痛 2 月；高频探头探查中下腹腔内多房囊性包块，呈蜂窝状

**图 51-4-28　肠系膜囊肿**

## 第五节　泌尿系统疾病

在小儿泌尿外科的诊断中，过去静脉尿路造

影一直是最重要的诊断方法。但近年来由于超声检查的广泛应用，在小儿泌尿外科影像学检查中，超声几乎能够显示泌尿外科的每一种疾患（但不能观察肾功能），实际上在大部分情况下，超声已经能够替代静脉尿路造影检查。超声检查价廉、无创，可重复检查，图像显示不依赖于肾功能。当肾功能严重受损时，静脉尿路造影显影不良或不显影，超声则可以鉴别肾积水、多房性肾囊性变、多囊肾、肾发育不良、肾发育不全及肾缺如。超声可以观察肾动脉、肾静脉和肾内血管直至弓状血管，能清楚地显示下腔静脉内的瘤栓。超声很容易区分儿童肾皮质与肾髓质，这是目前能够鉴别二者的唯一非侵入性检测方法。

### （一）肾及输尿管

1. 正常声像图　小儿肾脏超声横切面类似圆形，冠状面呈椭圆形。儿童直至青春期前，肾周及躯体脂肪少，肾脏表面强回声的肾轮廓线多不明显。肾髓质锥体大，回声较低，皮髓质回声差异大，因此两者易于分辨。新生儿及2～3个月婴儿，肾皮质回声与肝脏相等，但4个月以上肾皮质回声比肝实质回声低。肾窦由肾血管、肾盂、肾盏、脂肪及结缔组织构成，为强回声区。新生儿75%单侧或双侧肾盂可有少量尿液，表现肾窦回声分离，其前后径可达1cm。正常情况下于膀胱后方探查不到充盈之输尿管，但在强迫性不排尿时，少数儿童可于单侧或双侧见到充盈的输尿管，扩张和收缩交替出现，一般最大内径不超过0.5cm。

2. 先天性异常

（1）肾缺如：双侧肾缺如，大多在出生时或出生后不久即死亡。单侧肾缺如时超声可见肾窝内主要由肠管所占据，对侧肾脏形态、结构及回声如常，各径明显大于同年龄组正常值。在诊断肾缺如前必须仔细探查患侧肾区有无发育不良的小肾，小肾长径可仅为1～2cm，且失去正常肾脏结构，易被遗漏。同时还要仔细探查对侧肾区、同侧髂窝、横隔附近，甚至膈上胸腔内有无异位肾脏。

静脉尿路造影患侧肾脏不显影时，超声可确定是否为肾缺如，还是肾发育不全或肾功能严重损坏。肾外伤超声根据伤侧肾脏血流情况，可判断是否存在肾蒂断裂。拟行急诊手术时探查对侧肾脏情况，以决定手术方案，这是十分方便可靠的。

（2）融合肾：融合肾分为同侧融合型和对侧融合型。同侧融合型很少见；对侧融合型又分为蹄铁形肾、“S”形肾和团块肾。

蹄铁形肾较多见。超声可见两肾轴呈倒“八”字形，于侧腰部探查两肾下极不清楚，无明确边缘，并向腹主动脉前方延伸。于仰卧位横切面探查，在腹主动脉前方可见厚约1cm肾实质回声，两端与两肾下极相连。经背部探查可见双肾旋转不全，肾门位于肾的前面，有时可见合并轻度或中度肾积水。

“S”形肾可见一侧肾脏位于峡部上方，而另一侧肾位于峡部下方。

团块肾一般位于盆腔内，两肾在中线附近融合，形态不规则，可见两个肾窦强回声，周围皮、髓质结构尚清楚。如肾盂内有少量液体，诊断比较容易。我院曾见到1例团块肾，却见不到充盈之膀胱，静脉尿路造影证实为合并双侧输尿管口异位。

同侧型融合肾超声在一侧腹部可探及两肾上下融合，对侧无肾脏存在。

（3）异位肾：异位肾多为单侧，偶有双侧。肾脏常异位于盆腔，偶见于对侧某一部位，称横过异位肾，偶也可见胸内肾。盆腔异位肾往往于同侧髂总动脉附近探查到肾脏。多数为发育不良的小肾，肾轴无固定方向。由于腹腔内肠气干扰，且多数小肾无正常结构，探查较困难。但合并肾及输尿管积水者诊断较容易。合并输尿管口异位者，超声发现异位的小肾，对手术有帮助。

横过异位肾超声可在对侧肾的下方发现另一个肾脏回声。

胸内肾超声于一侧胸腔内背侧脊柱旁可探及肾脏回声，其大小、形态及结构多大致正常。

（4）肾旋转不全：正常肾门位于内前方。肾旋转不全时超声于冠状面探查不到肾门，而经背侧探查，肾门位于肾脏前方。极少数过度旋转或反向旋转时，肾门出现在肾的后方或外侧。

（5）重肾：重肾超声可见正常连续的肾窦强回声被一条肾皮质回声带完全分开，患侧肾多较对侧大。尽管有不同意见，但多数作者认为超声检查重肾的敏感性与静脉尿路造影相同。单纯性重肾无临床症状。完全性重肾的上输尿管可以异位开口于膀胱、尿道或子宫，可合并输尿管囊肿。上肾盂或上、下肾盂均合并积水时，超声诊断很容易。如上、下肾盂均不扩张，其间肾皮质分隔带需与肥大的肾柱鉴别。肾柱仅一端与肾皮质相连，另一端虽很接近对侧肾皮质，但仔细观察有肾窦强回声将其分开。个别病例与分支型肾盂鉴别较困难。上肾盂发育很小时，静脉尿路造影及超声均显示不清，但超声有时可于下腹部探查到扩张的上输尿管与静脉尿路造影显影的下输尿管粗细不等，由此诊断为重肾、双输尿管。

(6) 肾发育不全（hypoplasia）及肾发育不良（dysplasia）：肾发育不全多为单侧，可见到小肾脏，各径线测值明显缩短，肾内结构仍清晰显示，皮、髓质尚可辨认，肾中心区的肾窦回声与周围肾实质回声对比度相对增加。肾发育不良，超声表现肾脏小，实质回声增强，实质内多数大小不等的囊状无回声，肾结构不清楚，皮、髓质分界消失。在儿童期超声诊断肾发育不全或肾发育不良必须与后天性肾萎缩鉴别，后者肾轮廓、结构模糊不清，肾皮质回声增强，皮质内可见小囊腔，皮髓质回声无明显差异，肾窦回声不显著。

(7) 肾囊性病变

1) 孤立性肾囊肿：囊肿呈圆形或椭圆球形，可位于肾实质的任何部位，少数位于肾盂旁。如囊肿靠近肾脏边缘，往往向肾表面隆起。囊壁菲薄：光滑整齐，囊肿为无回声，囊肿后方回声明显增强。

2) 多发性肾囊肿：肾实质内可见多个囊状无回声，各个囊肿与孤立性肾囊肿相同。囊肿旁的肾实质回声无增强表现，完全与正常肾脏一样，不同于成人型多囊肾。

3) 常染色体隐性遗传性多囊肾即婴儿型多囊肾：双侧肾明显增大，形态无明显改变，肾脏轮廓与周围组织分界不清楚，肾盂显示不清楚，髓质回声普遍增强且分界不清楚，或呈弥漫混杂的星点状短线状强回声，其内可见散在分布小囊状无回声区，内径可达0.4～0.5cm。高分辨率超声仪可在肾实质内探及扩张的呈放射状排列的肾小管。半数以上在肾脏外缘可见低回声带，为受压之正常的肾皮质。部分患儿合并肝脏纤维化及肝内胆管扩张症。后期出现脾肿大及门脉高压（图51-5-1）。

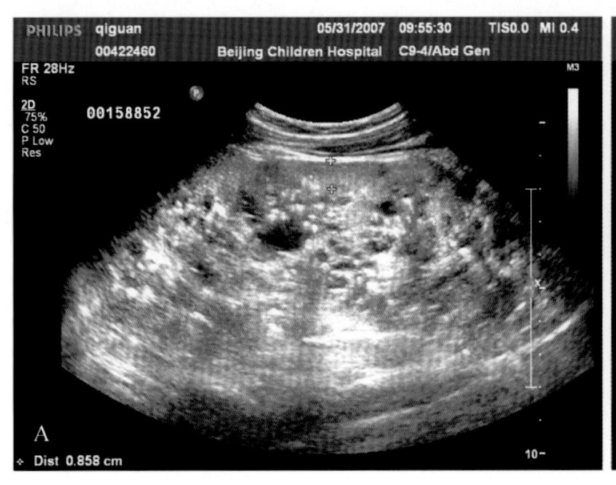


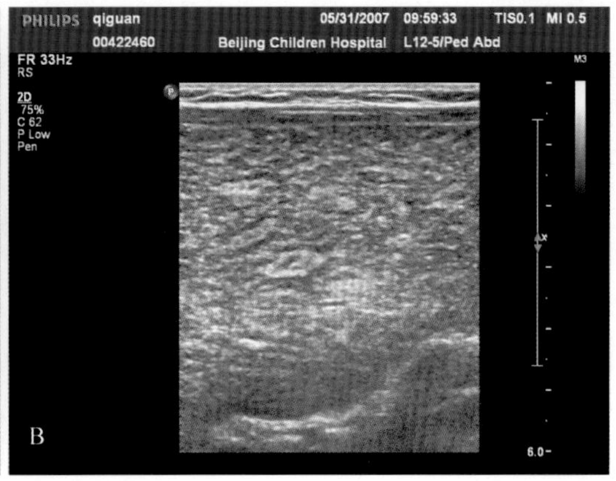


女，10岁。A. 双肾增大，皮髓质结构消失，肾内呈散在弥漫点状强回声及少量小囊区；B. 肝实质回声异常粗糙，内见网条状强回声，为纤维化改变

**图51-5-1 常染色体隐性遗传性多囊肾并肝纤维化**

4) 常染色体显性遗传性多囊肾：即成人型多囊肾，双肾增大，肾内可见弥漫密集的大小不等的囊腔，囊间可见少许肾实质回声，两侧病变可不对称，甚至一侧特轻，一侧严重。病变轻者可见到集合系统回声（图51-5-2）。

5) 多房性肾囊性变：属肾发育不良一种类型，单侧发病，于肾区可探及多发的卵圆形或圆形囊状无回声，大小不等，互不相通（图51-5-3），探查不到正常肾实质及集合系统回声，该侧通常亦见不到输尿管。曾有报道22例多房性肾囊性变，13.6%囊肿进行性增大，13.6%囊肿缩小或完全消失，其余无变化。本病也可发生于重肾的上半肾以及马蹄肾的一侧。

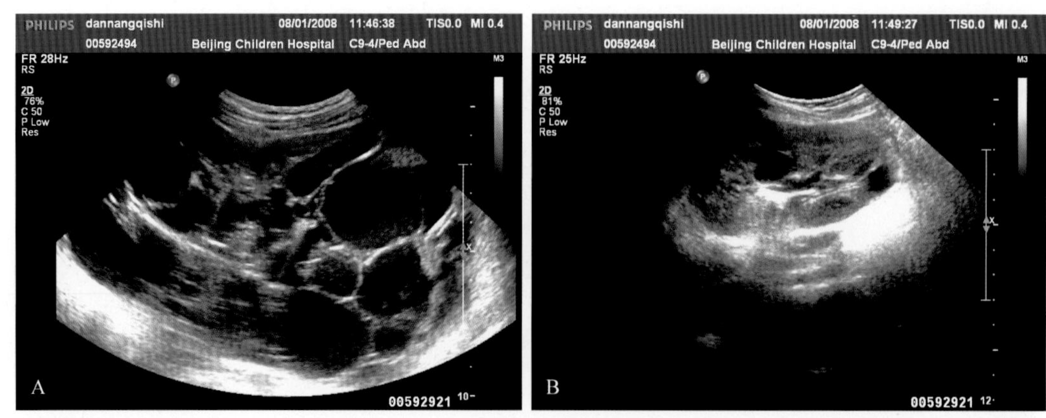


男，7 岁。腹痛，血尿；A. 左肾增大，正常结构被多发囊肿所代替；B. 右肾皮髓结构可辨，实质内亦可见多发囊状无回声

**图 51-5-2　常染色体显性遗传性多囊肾**

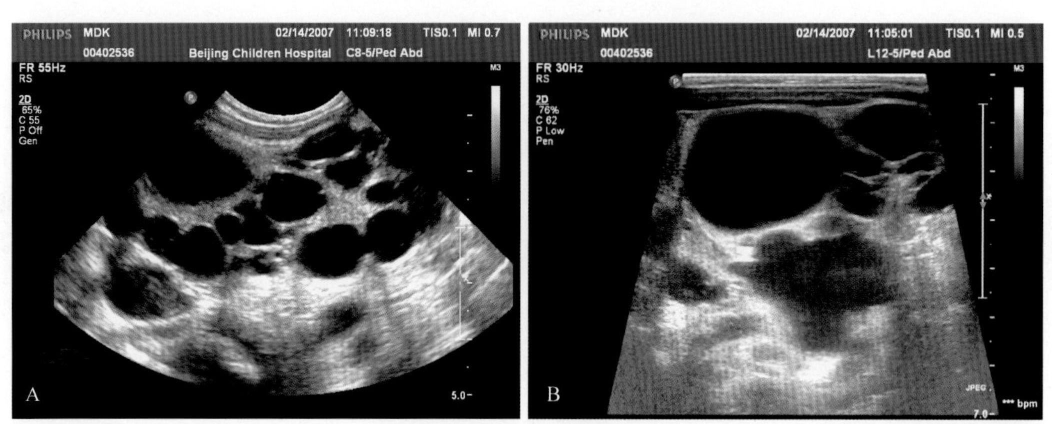


男，2 天。生后超声检查发现左肾多发囊肿；A. 左肾区呈多房囊状无回声；B. 高频探头显示囊间不通，未见肾实质结构

**图 51-5-3　左侧多房性肾囊性变**

（8）肾盂输尿管连接部梗阻　超声可诊断肾积水，肾盂和肾盏不同程度扩张，内为无回声。如有继发感染，可出现散在中等点状回声漂动现象，提示有脓尿。轻度肾积水、肾脏大小及外形正常，中度肾积水肾脏可有不同程度增大。轻、中度积水时肾实质往往无明显改变；重度肾积水肾实质变薄；巨大肾积水肾实质菲薄，显示不清楚。肾积水在声像图上为无回声，与肾实质及周围组织回声对比度强，肾盂肾盏有特异性形态及位置，大部分病例有肾实质衬托，特别是中度以上肾积水，不易被漏诊。超声检查轻度肾积水时，如果仅依靠肾盂分离测量其宽度来诊断，往往与静脉尿路造影不符合。大量饮水和膀胱过度充盈可影响肾盂尿液的排空，有些小儿肾盂前后径≥1cm，静脉尿路造影仍显示肾盏正常。有时静脉尿路造影显示肾盏杯形消失，诊断轻度肾积水，由于梗阻不严重或不明显，同时检查前禁水，肾盂内少尿，超声显示肾盂不充盈或不扩张，肾盏显示不清楚，不能确定肾积水。饮水后利用高频探头观察肾盏杯口形态，可提高轻度肾积水的诊断符合率。

较大儿童，肾盂积水程度较轻者，通常要考虑到有肾盂输尿管交界部息肉的可能，要常规追查积水的远端。超声在患儿大量饮水憋尿状态下，使用高频探头沿积水的肾盂向下追查，可在扩张的远端管腔内见到中等回声团，形态不规则，边界清晰，可见其随输尿管蠕动而在尿液中漂动，有时似飘带样（图 51-5-4）。彩色多普勒血流显像其内可见血流信号，以此可与尿沉渣形成的团块相鉴别。此段以下的输尿管骤然萎瘪而不显示。

肾盂积水程度较轻，皮质无变薄。息肉征象较典型，一般无须鉴别诊断。

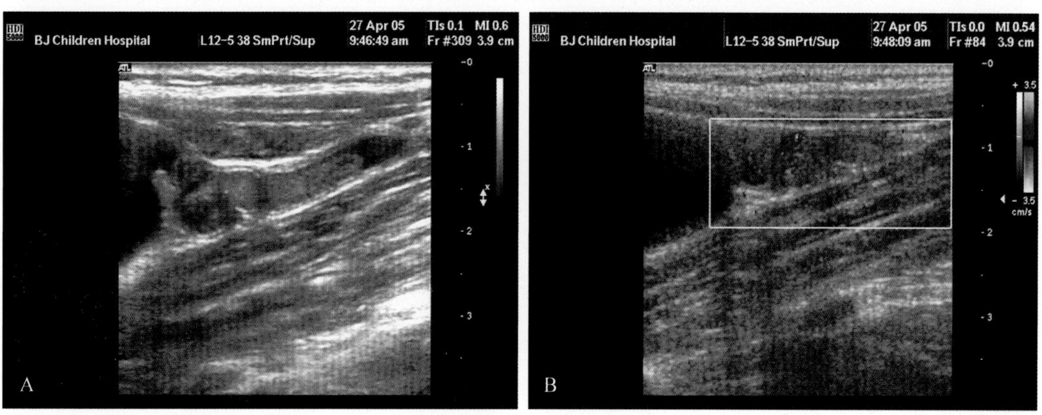


男，10 岁；A. 左肾盂输尿管交界处条状中等回声，长径 2.4cm，前后径 0.9cm，左右径 0.6cm；B. 彩色多普勒血流显像示中等回声内可见血流信号

**图 51-5-4 左侧肾盂输尿管交界部息肉**

B 超不能持续地看到正常输尿管，但很容易观察积水的输尿管，使膀胱适当充盈，在耻骨联合上方横切面探查，膀胱后方可见单侧或双侧圆形无回声，内径＞0.5cm。纵切面为长管状，长度至少可探及约 3～5cm。如肠气少，腹壁薄，可上行至扩张的肾盂，部分病例可见输尿管蠕动。

对静脉尿路造影不显影及显影差的肾积水，以往常需做经皮肾穿刺造影以确诊。超声不但能够诊断肾积水，还可以探查远段输尿管有无扩张，鉴别肾积水是由于单纯肾盂输尿管连接部梗阻，还是输尿管膀胱连接部梗阻或输尿管反流所致，或兼有两处梗阻。若超声检查输尿管不扩张，可确诊单纯肾盂输尿管连接部梗阻。因此，可替代经皮肾穿刺造影。

（9）输尿管膀胱连接部梗阻　超声见到肾积水合并输尿管积水，可诊断输尿管远端病变。首先进一步探查除外输尿管囊肿和输尿管口异位，然后做排尿性膀胱尿道造影，除外输尿管反流及尿道梗阻，如无反流可诊断为输尿管膀胱连接部梗阻。

肾盂输尿管连接部梗阻并发同侧输尿管远端梗阻，超声可见肾输尿管积水，膀胱尿道造影除外反流后，可确诊输尿管膀胱连接部梗阻，如静脉尿路造影清楚显示肾积水，但输尿管未显影时应在 B 超引导下经皮肾穿刺造影。观察肾盂输尿管连接部是否亦有梗阻。

（10）输尿管膨出　亦称为输尿管囊肿，分为单纯型及异位型，后者多合并重肾双输尿管。超声于膀胱基底部可见单侧或双侧囊肿回声（图 51-5-5），其壁薄且清楚光滑，多数可见蠕动现象及扩张的输尿管与囊肿相连。囊肿引流的肾盂输尿管可有不同程度积水。超声能够检出直径 0.5cm 的小囊肿。当上肾部功能严重受损，静脉尿路造影显影不满意及于膀胱内未发现囊肿时，超声可清楚地探查到囊肿并可了解上肾盂上输尿管积水程度。

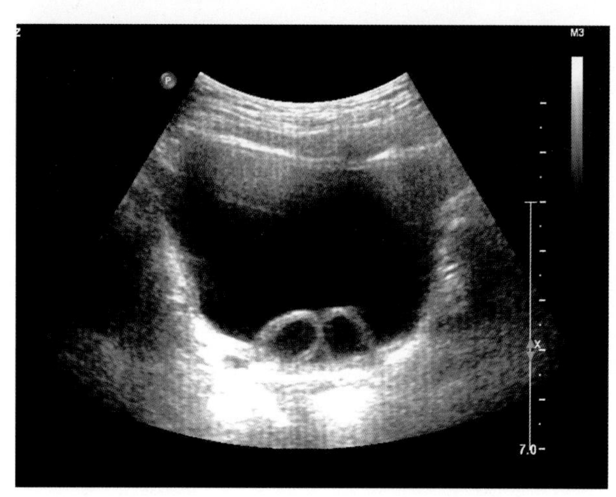


男，2 岁。常年腹痛；膀胱内三角区双侧可见囊状无回声

**图 51-5-5 双侧输尿管囊肿**

（11）异位输尿管口　异位输尿管口往往因口小，不易找到，故能插入导管造影者不足 10%。由于肾功能受损，静脉尿路造影不显影或显影不良。超声在肾区或髂窝探及发育不良的小肾可提示诊断，但要注意与淋巴结鉴别。如膀胱

充盈较好，超声可见异位开口的扩张输尿管于膀胱后方向下延伸，下端已经超过膀胱下缘仍未见进入膀胱（图 51-5-6）。如肠气少，腹壁薄，可见到扩张的输尿管进入后尿道、上部阴道或子宫。如输尿管不扩张，超声诊断较困难，但饮水后健侧输尿管口可见明显的间歇喷尿现象，而患侧却无此现象，据此征象可判断异位输尿管口的侧别。有时合并的重肾很小，静脉尿路造影及排尿性膀胱尿道造影均不能检出，超声也无法发现上肾部肾盂，但很容易见到患侧扩张的输尿管，对照静脉尿路造影，同侧显影的输尿管不扩张，即可诊断重肾、双输尿管、上输尿管口异位。必要时可于术前在超声引导下行经皮上输尿管穿刺造影，进一步观察重肾及输尿管异位开口的位置。我院超声曾见一例左侧输尿管扩张并开口于阴道，但左肾区反复探查未发现小肾，手术证实左肾约 1.5cm 并异位融合于右肾上极。

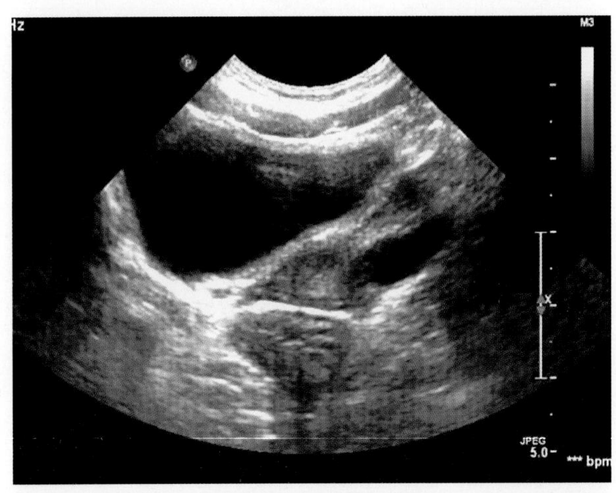

女，19 月。无肛术后，滴尿；左侧输尿管扩张，开口异位于子宫颈

**图 51-5-6　左输尿管开口异位**

（12）巨大输尿管积水　巨大输尿管积水相应的肾积水常很轻或呈发育异常的小肾，患侧常并发重肾双输尿管畸形。静脉尿路造影病变部的肾输尿管不显影，而显影的肾及输尿管则被推移。超声于患侧可探及无回声的扩张的管状结构，延伸到膀胱后方，上端探查不到正常肾脏，或可发现重肾。如输尿管明显迂曲、扩张，需与巨大肾积水鉴别。

（13）膀胱输尿管反流　膀胱输尿管反流分为输尿管口扩张和不扩张两种。前者超声可见肾输尿管积水，探查输尿管口较宽大，呈圆洞状，有时内径可达 1cm 以上，可诊断为膀胱输尿管反流（图 51-5-7）。后者输尿管口不扩张，仅为功能异常，超声不能提示本病，需进一步做排尿性膀胱尿道造影检查。在新生儿或小婴儿排尿过程中输尿管或肾盂突然一过性充盈扩张亦可确诊本病。

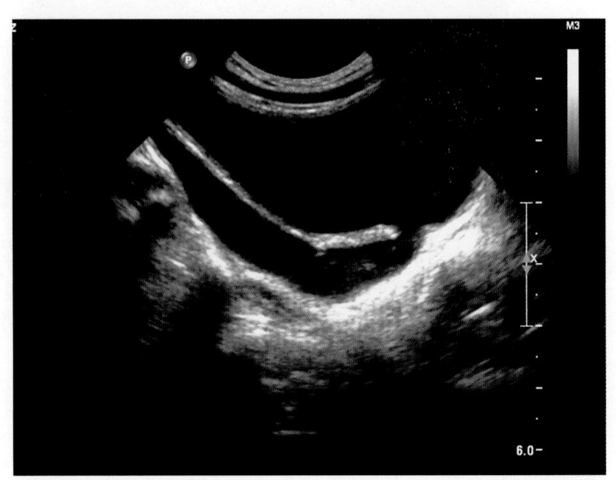

男，22 月。产前检查右肾积水；右输尿管长轴，右输尿管扩张，黏膜下段消失，入膀胱处开口增宽

**图 51-5-7　右侧输尿管原发反流**

3. 结石　肾集合系统区内可见大小不等点状或团块状强回声，后方有声影。小结石可无声影，或在超声束投射到最准确的角度时才出现声影。大的结石往往仅见结石表面呈弧形强回声带，结石后部不显示。超声往往能显示毛糙疏松结石的大部或全貌。鹿角形结石，因结石较大，超声多数仅显示表面强回声带，且易将结石的犄角误认为另一枚或几枚结石。肾盂和肾盏积水时，能够较清楚地显示结石，如结石能随体位而改变位置，则提示并非结石所致肾积水，需另找尿路梗阻的原因。输尿管内嵌顿的结石，近侧输尿管及肾盂均有积水。在腹部平片及静脉尿路造影均不能发现的阴性结石，超声可清楚地显示结石回声。

4. 外伤　肾轻度外伤可造成肾实质回声改变，有片状不规则低回声区，严重者肾脏结构不清楚。肾部分破裂时可见肾外形不完整，无回声区向肾实质内伸入。完全断裂肾脏分为上下两半，二者之间为无回声。肾破裂时周围间隙及腹膜后间隙无回声区多为积尿，低回声区或中等回声区则提示血肿。彩色多普勒血流显像，可了解肾内血供情况，损伤局部可无彩色血流显示。如全肾均探查不到彩色血流，提示肾蒂血管断裂或血管内有血栓。肾破裂往往病情危急，超声可立即做出诊断。超声可了解肾损伤或裂伤的部位和程度，可估计出血量及积尿量，以决定是否需要手术。保守治疗的病例，超声可随访观察出血有无进展及修复情况。

5. 肿瘤

（1）肾母细胞瘤：超声鉴别肾内与肾外肿瘤一般不困难。肾母细胞瘤较小者，肾脏稍增大，轮廓完整，肾内结构清楚，于实质部分可探及圆形或类圆形肿块，边界清楚，内部回声可为低回声、中等回声或强回声。肿瘤较大者回声多不均匀。肿块形态有时不规则，从肾内经肾门向外延伸生长。中等大的肾母细胞瘤超声可于肿块周围探及残留受压的部分肾实质，其与肿瘤呈握球状（图 51-5-8），肾盂、肾盏可有轻度或中度扩张、变形、移位、肾盏张开拉长，即所谓“爪征”。肿瘤较大时，周围探不到肾脏组织，患侧找不到正常肾脏也可作为诊断本病依据之一。肿块内可有多数大小不等的囊状无回声，亦可呈小蜂窝状。个别病例肿块由大小不等的囊腔构成，探及不到实性回声。如肿瘤累及肾盂盏，于肾盂盏内可见结节或息肉样肿瘤组织回声，钙化少见。超声不但可探及肿瘤周围大于 1cm 的肿大淋巴结，还可探及小于 1cm 的小淋巴结及肝内多发低回声结节之转移病灶。

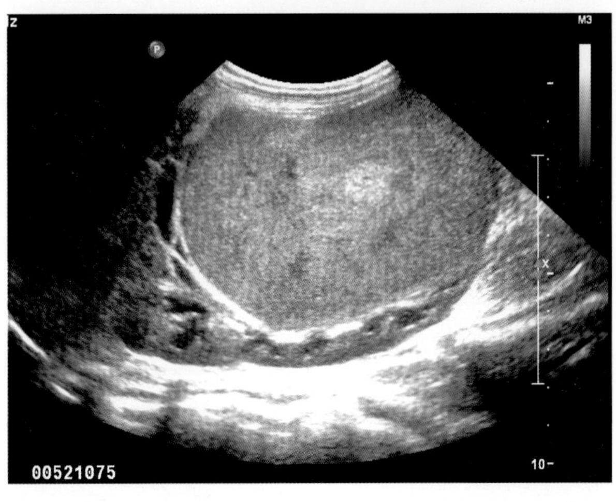


男，16 月。右肾下极巨大包块，中等回声，边界清晰，上后方见残肾与肿瘤呈握球状

**图 51-5-8　右侧肾母细胞瘤**

由于超声可从不同切面不同角度探查，且血管腔内液体与周围对比度很大。因此，观察肾静脉下腔静脉比静脉造影更准确，也比平扫 CT 效果满意。同时可鉴别下腔静脉梗阻是腔内瘤栓还是肿瘤压迫所致。超声可以清楚地显示肾静脉及下腔静脉内的瘤栓位置、大小及形态。表现肾静脉、下腔静脉增粗，内可见中等偏强回声条块（图 51-5-9）。较长的瘤栓可延伸达右心房内。

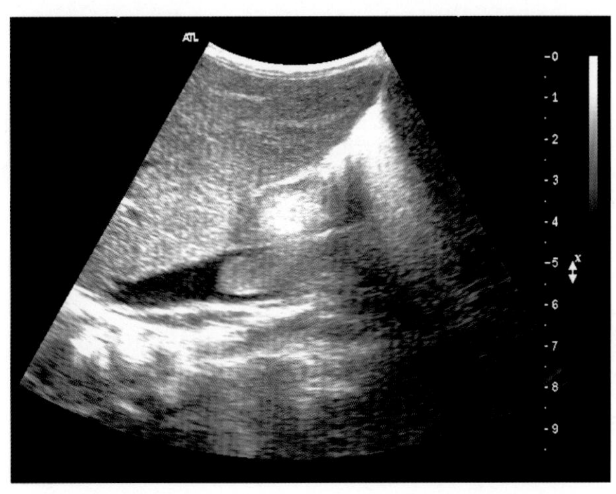


女，1 岁。发热哭闹，尿少；下腔静脉肝后段内可见条状中等回声，大小约 6.2cm×0.8cm×0.7cm

**图 51-5-9　下腔静脉瘤栓（右肾母细胞瘤）**

（2）先天性中胚叶肾瘤：常见于新生儿或婴儿，肾内可探及不均等回声肿块，肿块内可探及大小不等的囊状无回声，多见有小钙化灶，与肾母细胞瘤鉴别较困难。

（3）恶性杆状细胞瘤：肿瘤回声不均匀，常有分叶，半数以上见肿瘤周围包膜下无回声区。部分病例中肿瘤边缘有点状或弧带状强回声钙化。

（4）肾癌：肿瘤呈圆形或分叶状，边界清楚，内部以中等偏强回声为主，囊状无回声少见，半数病例可见强回声钙化。肾盂肾盏受压拉长变形，腹膜后可见淋巴结肿大。

（5）多房囊性肾瘤：肾内可见大小不等的囊状无回声，部分囊腔内可见点状低回声漂移，囊腔之间互不相通，囊壁厚薄不均。周围肾组织受压，分界清楚。

（6）肾淋巴瘤：双侧肾脏增大，皮质内可探及多数椭圆形或圆形低回声结节。回声均匀，边界清楚，小者直径 3～5mm，大者直径 10mm 左右（图 51-5-10）。常伴有肝、脾及腹部淋巴结肿大。有时双肾明显增大，甚至两肾内缘已互相贴近，皮质回声明显增强，皮髓质分界清楚，肾内探不到具体包块或结节，为病变弥漫性浸润肾脏，常见于原发性 Burkitt 淋巴瘤。

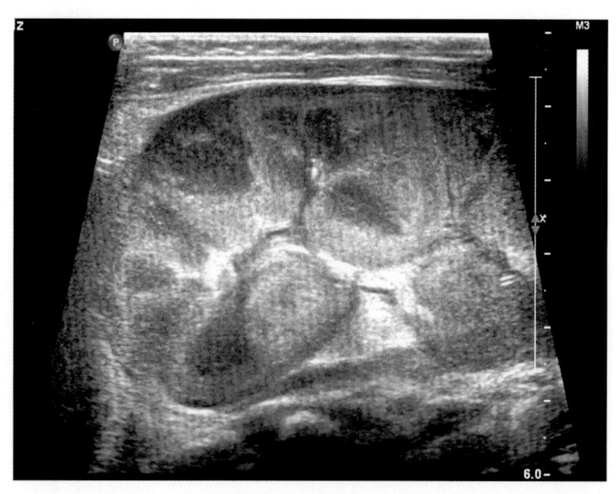

男，1 月。发现白细胞升高。高频探头显示肾实质内边缘可见斑片状低回声区，境界清晰

**图 51-5-10 肾脏淋巴瘤**

6. 肾实质病变 肾实质急性弥漫性损害超声可见双肾增大，外形正常 。皮质回声增强，比肝脏回声强，皮髓质回声差异增大。肾实质慢性弥漫性损害表现双肾缩小，边界不清楚。肾内结构不清楚，皮髓质回声分界不清楚，肾实质回声明显增强与肾窦回声相等。皮质区域内可见散在大小不等的小囊肿。

7. 肾髓质钙质沉着 轻者沿双肾髓质周边可见环形或半环形强回声；重者双肾髓质呈花瓣样团状强回声，后方无声影，与正常低回声形成鲜明对比，小儿多见于肾小管酸中毒及维生素 D 中毒（图 51-5-11）。

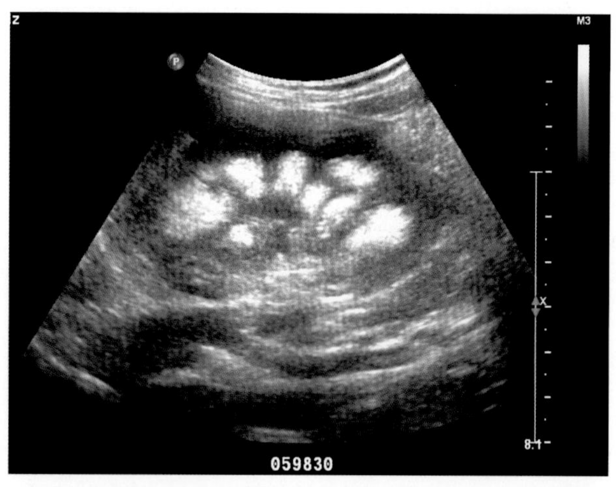

男，5 岁；双肾髓质内可见团状强回声，后方无声影，皮质回声未见异常

**图 51-5-11 双肾髓质钙质沉着**

8. 肾血管异常

（1）胡桃夹现象（nutcracker phenomenon）也称胡桃夹综合征或左肾静脉压迫综合征（left renal vein entrapment syndrome）。左肾静脉汇入下腔静脉的行程中，因走行于腹主动脉和肠系膜上动脉之间形成的夹角内受到挤压，称为胡桃夹现象。诊断标准：仰卧位左肾静脉狭窄前扩张段内径与狭窄段内经之比>3，或脊柱后伸位15～20分钟后，左肾静脉明显受压，其扩张段内径比狭窄段内经宽 4 倍以上，即可诊断。

（2）肾动脉狭窄 二维超声患侧肾脏体积缩小，长径较健侧小于 1.5cm～2cm。肾内结构正常。8 岁以下小儿，腹部前后径小，腹壁薄，超声可清楚地显示肾动脉及狭窄段内径。同时还可观察合并腹主动脉狭窄及狭窄后扩张。彩色多普勒血流显像示狭窄处血流亮度增加，靠近狭窄下游呈杂色血流。肾动脉闭塞者则主肾动脉腔内无血流信号。重度肾动脉狭窄或闭塞者，患侧肾内血流信号明显减少或几乎无血流信号。脉冲多普勒频谱肾动脉血流峰值流速大于 180cm/s 示肾动脉狭窄大于 50%，大于 200cm/s 示狭窄大于 70%。正常肾动脉与邻近腹主动脉峰值流速之比（RAR）约 1∶1.6，若 RAR 大于 3.5，则提示肾动脉狭窄程度大于 60%。肾动脉狭窄后肾内动脉收缩期加速时间延长，加速度减小，多普勒频谱变为三角形、圆顶形或平坦形等。一般认为收缩早期切迹消失，加速时间大于 0.07 秒，提示狭窄≥75%。

## （二）膀胱及尿道

1. 正常声像图 膀胱内尿液呈无回声，其大小、形态及壁厚度随尿液充盈程度而不同。充盈较好时一般呈圆形或椭圆形，壁薄且光滑；充盈欠佳时壁厚且不规则。黏膜为细强回声带，肌层为中等回声，充盈饱满时厚 1～2mm。超声还可以看到黏膜下壁内段输尿管，正常内径 1～2mm。输尿管内尿液与膀胱内原有尿液的比重相差或超过 0.010 时，超声可见输尿管口喷尿现象，于单侧或双侧输尿管口自下而上或呈对角线方向间歇出现由许多移动点状回声构成的条状强回声。用微凸阵探头纵横切面观察尿道口区域，往往可见尿道近端内有少量尿液。男孩还可以看到前列腺回声。

2. 膀胱横纹肌肉瘤 横纹肌肉瘤好发于膀胱三角区，25%发生在膀胱顶。肿瘤起源于黏膜下，浸润膀胱壁。超声在膀胱无回声区内，探及自膀胱壁向腔内突入的团块或结节，多数为分叶状或葡萄簇状，边界清楚，内部为均匀或不均匀的中等偏强回声（图 51-5-12），很少见有钙化。肿瘤浸润膀胱壁，使膀胱壁不规则增厚，毛糙不光整且僵硬，层次不清，肿瘤与膀胱壁或膀胱壁肌层相延续，无分界，膀胱壁逐渐变薄。常可造成患侧远端输尿管不全梗阻，引起输尿管肾盂轻至中度积水。肿块基底部较宽不随体位移动，少数有蒂者随体位改变，后者需与膀胱内血块相鉴别，膀胱内血块无蒂，移动度较大。超声还可提示肿瘤向膀胱外延伸扩展程度及腹部淋巴结转移情况。

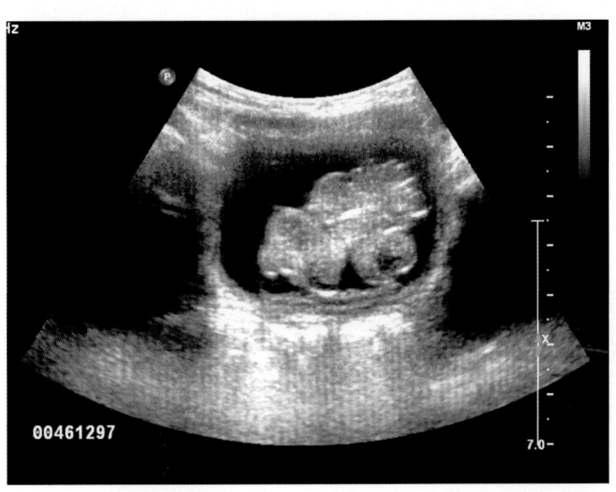


男，3 岁。间断排尿困难 1 月；膀胱横切面，腔内可见中等回声包块，内有少许小囊腔

**图 51-5-12 膀胱横纹肌肉瘤**

3. 膀胱异物 异物种类繁多，女孩多见发夹，男孩多见塑料丝。北京儿童医院 1991 年 6 月～1994 年 12 月于尿频、尿急、尿痛或血尿待查的患儿中经超声发现 4 例膀胱异物，均为男孩，年龄 9～14 岁，其中 2 例塑料丝，1 例塑料管，1 例气门芯。异物长度从 3.5～100cm 不等。超声可在膀胱内探及线状或管状强回声，盘绕呈多环状，随体位移动。其中一例因异物时间较长，膀胱壁增厚，黏膜毛糙。膀胱异物多为塑料性质，X 线平片观察较困难。静脉尿路造影及排尿性膀胱尿道造影异物又很容易被造影剂遮挡。由于异物与周围尿液回声差异极大，超声能够很容易并很准确地做出诊断。一例 14 岁男孩始终否认曾放置过异物，最后根据超声所见，手术取出 100cm 长塑料丝；另一例 9 岁男孩，超声发现异物总长度 3.5cm，约 1.5cm 仍位于后尿道内，4 天后异物随尿排出。

4. 后尿道瓣膜 超声可探及双侧肾及输尿管积水，膀胱增大，壁增厚，厚度范围 4～18mm 不等，且内缘不规则、不光整，成小梁。双侧输尿管迂曲扩张全程显示，入膀胱处可有增宽，提示反流。于患儿排尿时在会阴部纵切面能较满意地探及扩张的后尿道，梗阻远端尿道纤细，部分病例可见瓣膜回声（图 51-5-13）。

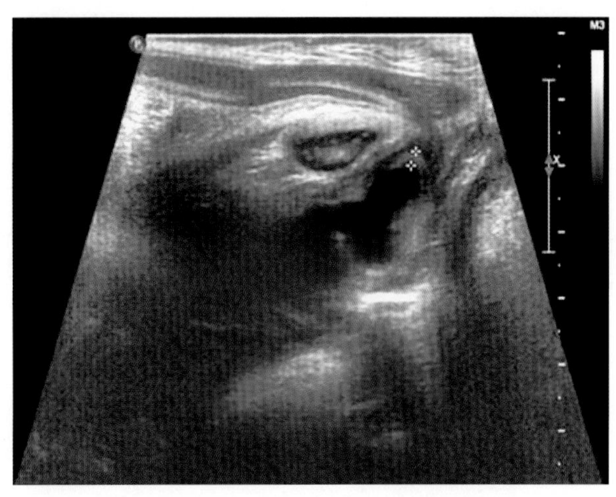


男，7 月。排尿困难 6 月；会阴部尿道纵切面，后尿道扩张，梗阻处可见瓣膜回声

**图 51-5-13 后尿道瓣膜**

## 第六节 生殖系统疾病

### （一）子宫及阴道

1. 正常声像图 在各年龄组采用超声都可以探及子宫和阴道。在新生儿期，由于宫内母体激素的刺激，可见雏形的月经后子宫，比青春期前的子宫长而厚，长度范围 2.3～4.6cm（均值 3.4cm），宫底宽 0.8～2.1cm（均值 1.26cm），宫颈宽 0.8～2.2cm（均值 1.41cm）。几乎所有新生儿都能看到子宫内膜回声，大约 30%内膜周围可见低回声的晕环，另外 20%腔内可见液体，液体周围有厚的强回声边。数周后子宫缩小，宫底与宫颈比例相等或比宫颈小。7 岁以前子宫几乎没

有变化，以后逐渐增长变大，宫体比宫颈增长更明显。接近青春期时，形状如成人子宫，宫底类似球形比颈部大，常可见到内膜回声。青春期正常子宫长 2.0～3.3cm，最大宽径 0.5～1cm；青春期后正常子宫长 5～8cm，宽 1.6～3cm。当月经将要来潮时，子宫降入盆腔，轴变得更倾斜。

在婴儿及儿童，超声均能显示正常阴道。较好地充盈膀胱可提供声窗。阴道纵切面呈管状与子宫颈相连，为低至中等回声，横切面为扁圆形。婴儿排尿时，超声很容易显示尿液经常反流进入阴道，并很容易与子宫直肠窝内的液体鉴别。

2. 先天性阴道梗阻　先天性阴道梗阻一般分为三型。Ⅰ型最常见，系处女膜闭锁；Ⅱ型是阴道上 1/3 段有一厚约 7mm 的横隔所致阴道闭锁；Ⅲ型极少见，为阴道远端闭锁。女孩在青春期，间歇性腹痛（不来月经者）应首先考虑阴道梗阻。超声于膀胱后方可探及明显扩张的阴道、宫腔及宫颈，呈囊肿状，内为无回声或低回声，用探头压迫可见点状回声漂移现象。如近端阴道扩张，远段不扩张，可诊断为阴道上 1/3 段闭锁。鉴别处女膜闭锁与阴道远端闭锁可经会阴部探查，此方法能够观察闭锁段的长度，前者闭锁段很短，而后者长 1～4cm。

3. 子宫淋巴瘤　子宫明显增大，内可见强回声包块，界限不清，除肿块外余子宫壁明显增厚，回声增强，并可辨认内膜结构。手术该区域均为阴道肿瘤病变组织。

4. 阴道横纹肌肉瘤　阴道内可探及强回声结节，形态不规则；或阴道壁明显均匀性增厚，厚可达 1～2cm，内呈不均质低回声。盆腔内可无肿块或于子宫周围可探及直径 3～4cm 中等回声肿块。

5. 阴道内胚窦瘤　膀胱后方低回声包块，边界清晰，用高频探头可清晰显示包块来自阴道。回声相对均匀，一般无囊腔及钙化（图 51-6-1）。此外需探查直肠壁及膀胱壁与包块有无粘连，周围有无肿大淋巴结。肝脏内有无细小转移灶。一般均需术前化疗而不急于手术，在化疗过程中复查超声，包块可明显缩小，阴道结构重现，甚至几乎观察不到具体的瘤块，有时内胚窦瘤与横纹肌肉瘤鉴别较困难。而淋巴瘤多存在其他部位的受累，可以协助确诊。

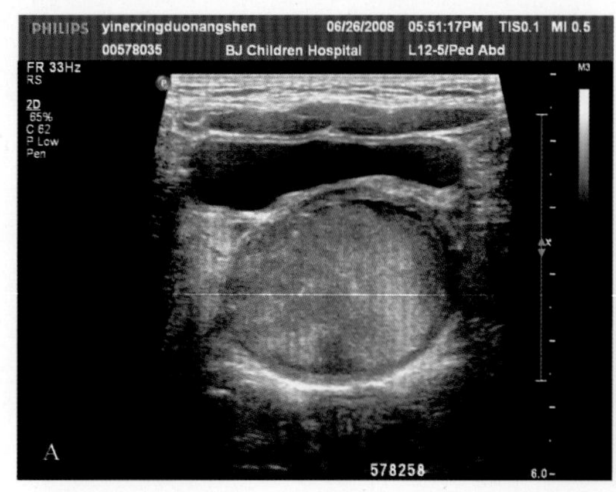

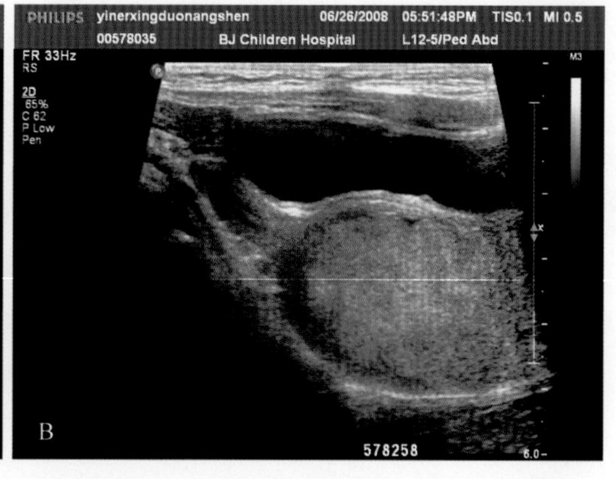


女，14 月。阴道出血；A. 横切面膀胱后方低回声包块，边界清晰；B. 纵切面显示肿瘤来自阴道，上方子宫回声清晰

**图 51-6-1　阴道内胚窦瘤**

6. 卵巢畸胎瘤　盆腔内附件区可探及肿块，边界清楚，内为囊实相间，囊性部分多占比例较大，多见有分隔。实性部分回声不均匀，部分病例内可见强回声钙化。同侧卵巢多探及不到，对侧卵巢正常。

7. 卵巢囊肿　盆腔内可见囊状无回声，边界清楚，壁薄光滑。囊肿较小时，周围可见小卵泡包绕。较大时，患侧卵巢探及不清楚。部分囊肿活动度较大。直径 3～4cm 小囊肿如无扭转症状，应隔期复查除外生理性囊肿。

### （二）阴囊疾病

1. 鞘膜积液　可为原发或继发。常见的为睾丸鞘膜积液及精索鞘膜积液，前者超声表现为阴囊内睾丸周围无回声区，后者表现为精索区可探及长圆形无回声囊，边界清晰光滑。如积液上通腹腔，下通睾丸鞘膜，即为交通性睾丸精索鞘膜积液。

2. 隐睾　可位于腹股沟管及其内、外环口或腹膜后。常见的为腹股沟型隐睾，超声表现为腹股沟管或其内外环口处可探及椭圆形均匀低回声结节，边缘清晰光滑，患侧阴囊内空虚。腹腔型隐睾因其位置深在，易受肠气干扰而探查困难，应注意扫查膀胱周围，肾脏下方，腰大肌前方。当隐睾萎缩极小时超声仔细探查往往亦能找到。

3. 急性附睾睾丸炎　附睾头、体、尾呈不同程度增大，可呈球形，或条状，回声减低，且不均匀。炎症侵及睾丸时，睾丸肿大，回声可减低不均匀。彩色多普勒血流显像附睾及睾丸内血流信号较健侧增多，以动脉为主，血流速度加快。患侧阴囊壁可增厚，精索增粗，可伴有鞘膜积液。部分附睾睾丸炎系由于附件扭转所致，于附睾或睾丸周围超声可探及 1cm 左右高回声结节，彩色多普勒检查内探及不到血流信号。

4. 睾丸扭转　急性期阴囊肿胀，睾丸肿大，回声增强增粗，不均匀，可有小液化区，周边少量积液。彩色多普勒超声检查睾丸内血流信号明显减少或消失。病程长者，睾丸坏死萎缩，内无血流信号。

5. 阴囊及内容物损伤　睾丸、附睾及精索均可伤及，以睾丸损伤最多见。挫伤：表现为睾丸肿大，回声减低，被膜完整，被膜下可见积血，实质内无裂隙。破裂：表现为被膜中断或局限性缺损，实质内可见不规则无回声区，内见细小点状回声。睾丸周边可见无回声区。

6. 睾丸肿瘤　睾丸肿瘤表现为睾丸不同程度增大，实质内可探及异常回声包块，边界清晰或不清。小儿睾丸肿瘤绝大多数为畸胎瘤，内胚窦瘤。胚胎癌和绒癌少见。畸胎瘤表现为囊实性，内可有钙化。多呈不均匀强回声团。内胚窦瘤多为中等回声纯实性，有时呈等回声（图 51-6-2）。附睾一般不受累。在探查睾丸肿瘤的同时要常规探查双侧腹股沟区及腹膜后有无肿大淋巴结。肝内有无转移灶。白血病或淋巴瘤浸润多为双侧，睾丸弥漫性回声减低，体积增大，也可呈限局低回声占位改变。精原细胞瘤则儿童少见。

7. 精索静脉曲张　表现为左侧或双侧睾丸和附睾上方背侧，精索区可见迂曲的精索静脉，呈多个扭曲条管状无回声区，其内径明显扩张达 0.2～0.3cm，甚而大于 0.3cm。增加腹压时可见血流明显增多，说明有倒流。

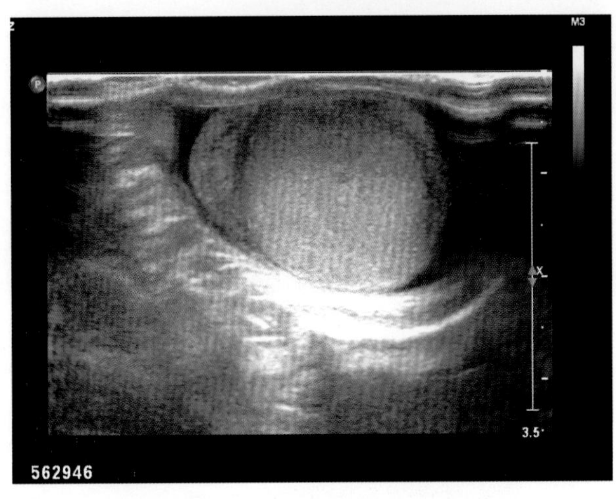


男，21 月。睾丸肿大，不疼无红肿；睾丸实质内等回声包块，边界清晰，回声均匀，大小约 2.0cm×2.0cm×1.8cm，周围环绕正常睾丸实质

**图 51-6-2　睾丸内胚窦瘤**

## 第七节　腹部其他肿瘤

### （一）颈部肿瘤

1. 颈部淋巴管瘤　于颈部可探及单个或多个囊状无回声，内部分隔杂乱，边界清楚，壁薄，整体张力不高，囊腔互不相通。少数病例囊腔之间回声可不完全一致。囊腔内液体浑浊多为合并出血。

2. 颈部淋巴瘤　颈部可探及低回声包块，部分呈分叶状，边界清楚，内部回声均匀，钙化极少见。

3. 颈部神经母细胞瘤　颈部可探及中等回声包块，圆形或椭圆形，边界清楚，内可见散在细颗粒状钙化。如周围淋巴结内可见类似钙化，可确定淋巴结转移。

### （二）腹膜后肿瘤

1. 腹膜后畸胎瘤　于腹膜后可探及囊状无回声，内或周围夹杂不均匀之实性回声的肿块。肿块边界清楚呈圆形或类圆形。囊腔内可见不规则的分隔，每个腔内的回声可以不一致，系由于腔内液体的黏稠度及成分不同所致。部分腔内可见细点状强回声漂移。实性部分形态不规则，回声不均匀。肿物内可见大小不等，不规则后伴声影之强回声（图 51-7-1），有时可辨认出长骨及骨块。肿物包膜完整。

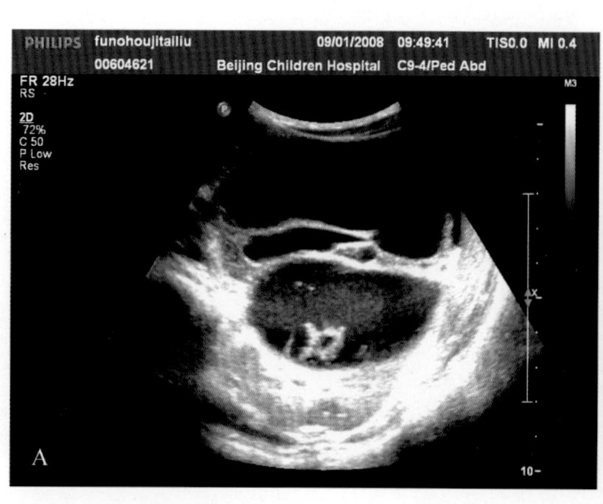


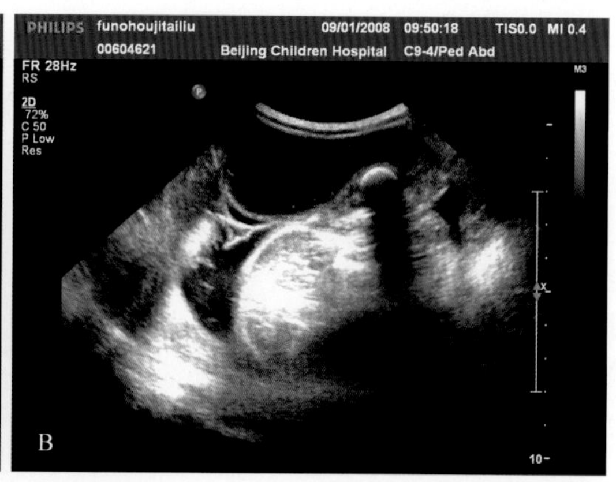


男，18 月。发现腹部肿物；A. 左腹膜后囊状分隔状无回声；B. 包块另一切面除无回声外可见实性部分及钙化

**图 51-7-1 腹膜后畸胎瘤**

2. 寄生胎 腹膜后可探及囊实性肿块，典型病例肿块内可见脊柱及四肢长骨回声，及不规则骨块回声，后伴声影。类似胎儿骨骼改变。

3. 腹膜后淋巴管瘤 于腹膜后肾周小网膜区及盆腔内，探及大小不等的囊状无回声，外形不规则，多伴有强回声分隔，囊壁光滑，边界清楚。盆腔内病变可伸入至阴囊内。诊断时应与大网膜囊肿、肠系膜囊肿及腹水鉴别。

4. 腹膜后脂肪瘤 肿块为中等回声或高回声，内部回声大致均匀，并夹杂条状强回声，边界欠清楚。推移肾脏及腹膜后血管。

5. 神经母细胞瘤 腹膜后可探及外形不规则肿块，多数较大，无明显包膜，大多数边界不清，内部通常呈不均匀的中等偏强回声，也可为低回声，偶见无回声区。约半数可见散在细颗粒状或点状强回声钙化（图 51-7-2）。腹膜后大血管多被推移、包绕（图 51-7-3），常见于腹主动脉、腹腔动脉、肝动脉、脾动脉、肠系膜上动脉（图 51-7-4）、双侧肾动静脉及下腔静脉。患侧肾脏不同程度被推移。腹膜后多处大小不等的肿大淋巴结。如肿物位置较高，多位于胰腺及脾静脉后方，胰腺及脾静脉前移，也可继续向上延伸，与胸部后纵隔病变相连。部分病例肿块与肾脏分界不清，甚至侵入肾门和肾实质内。来自肾上腺的神经母细胞瘤，对肾脏推移明显，包绕血管少见，肿瘤多数呈类圆形，相对规则，边界清楚。神经母细胞瘤特殊Ⅳ期患儿，原发瘤位于肾上腺，直径约 2～4cm，边界清楚，内部回声不均匀。如不仔细观察，常易遗漏或误认为肝内病灶。多伴有肝内广泛转移病灶。肝转移时，肝脏增大，肝内实质回声不均匀，可见散在低回声，等回声，或强回声结节，前者多见，边界欠清楚。北京儿童医院超声曾见一对双胞胎神经母细胞瘤特殊Ⅳ期婴儿，两例超声均有广泛肝转移病变，但仅一例可探及肾上腺有原发瘤，两例均经手术证实。考虑为胎儿期间一个肾上腺原发瘤经胎盘脐带血管转移到两个胎儿肝脏。

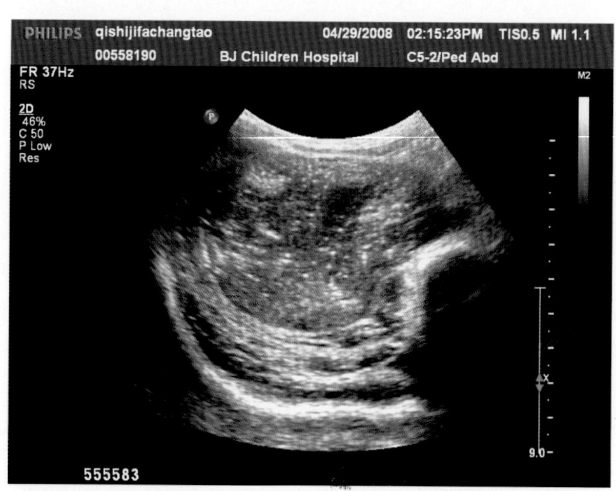


女，14 月。腹部肿物 10 天；上腹横切，右侧腹膜后不均匀回声包块，实质内散在细密点状强回声钙化

**图 51-7-2 腹膜后神经母细胞瘤**

6. 嗜铬细胞瘤 肾上腺区可探及类圆形肿物，边界清楚，有包膜，直径多小于 6cm，内部呈中等均匀回声，也可出现囊状无回声。个别病

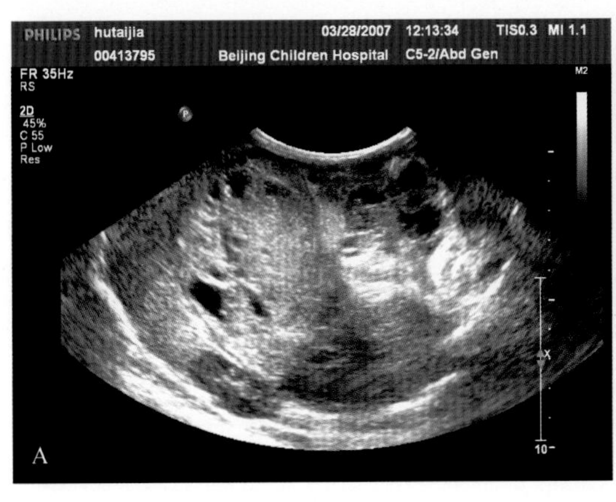


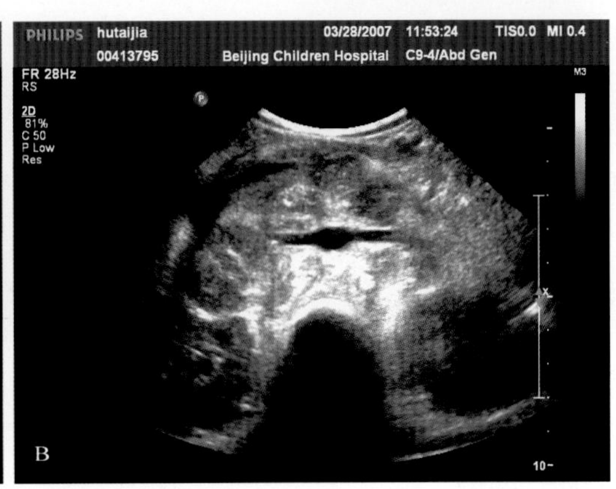


女，15月。腹大；A. 腹膜后巨大实性包块；B. 横切面腹主动脉、双肾动脉瘤体内穿行

**图 51-7-3 腹膜后神经母细胞瘤**

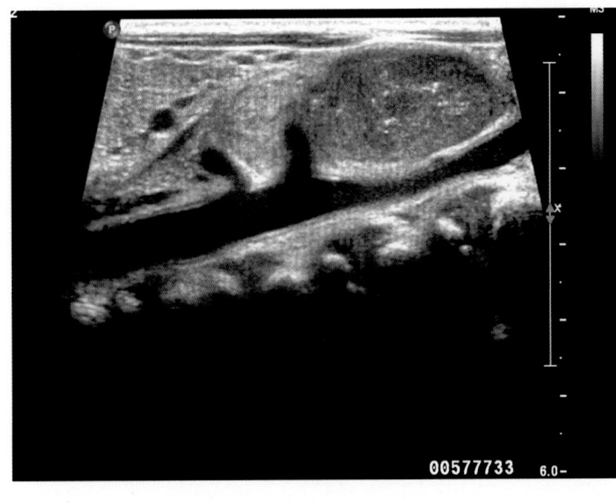


男，2岁。腹主动脉长轴，显示腹腔动脉与肠系膜上动脉于肿瘤内穿行

**图 51-7-4 腹膜后神经母细胞瘤**

例可双侧发病。异位嗜铬细胞瘤，可于膀胱周围或膀胱内以及脐水平附近探及肿块。

7. 肾上腺皮质癌 肾上腺区探及不均质回声包块，通常较大，包块内可见低或无回声区，边界清楚，可呈分叶状，肿瘤可压迫肾脏和腹膜后大血管，使之移位。个别病例肾上腺静脉明显增粗，内可见粗大的中等回声瘤栓，并可延伸达下腔静脉内，此征象在无明显症状的患儿，可较特异的提示本病。

### （三）腹腔肿瘤

腹部淋巴瘤：于腹腔内可探及低回声包块，内部回声大致均匀，边缘呈波浪状，不规则。周围可见多数低回声肿大淋巴结。如肠系膜上动脉经肿瘤内穿行即可确认其肿瘤即位于肠系膜上。来源肠壁的淋巴瘤，肿瘤与肠壁连续不可分，可呈梭形，肠壁明显增厚，层次不清。

### （四）盆腔肿瘤

1. 前列腺横纹肌肉瘤 于前列腺区可探及中等回声肿块，内部回声不均匀，外形不规则，偶有钙化。内可有低或无回声区，化疗后肿物缩小，低或无回声区增大。肿瘤侵犯膀胱颈可见局部壁不规则增厚。肿瘤压迫后尿道或前者原因可引起膀胱扩张尿潴留。超声可显示肿瘤与后尿道关系，如后尿道经肿块内穿行，可确诊肿瘤来源于前列腺，且绝大多数为横纹肌肉瘤。

2. 盆腔横纹肌肉瘤 盆腔内低或中等回声包块，形态不规则，边界清楚，回声不均匀。周围可见肿大淋巴结。可压迫膀胱颈或单侧、双侧输尿管口；致单侧或双侧肾盂输尿管积水。

## 第八节 脾脏疾病

许多传染病和急慢性感染、肝脏疾病、门脉性和全身性循环障碍，血液病、某些恶性肿瘤合并脾转移和代谢性疾病等常伴有脾肿大。超声检查不仅可以观察脾脏位置、形态和内部结构，测量其大小，还可以借助于脾脏探测左上腹部肿物的诊断和鉴别。脾脏超声测量大小较触诊敏感、准确，因此是临床上很实用的检查方法。在超声测量中应注意小儿脾脏解剖生理特点。因正常小儿中，有2.1%肋缘下可探到脾脏；吸气时有5.4%可探到脾脏。

1. 正常脾实质内呈弥漫均匀分布的点状回声，回声强度较正常肝脏实质稍低或近似。

2. 脾外伤　脾实质内可探及不规则低或无回声区，或缝状无回声。被膜下低或无回声带，提示有被膜下出血。脾周围和盆腔内常伴有无回声区。

3. 脾脏淋巴瘤　小儿脾脏恶性肿瘤多见于淋巴瘤受累，超声脾脏实质内可探及单个或多个大小不等的低回声结节，圆形或椭圆形，边界清楚，小者直径 3～5mm，大者直径约 2cm。可伴有脾门淋巴结肿大。诊断时应注意除外小脓肿。肝肾内也有类似改变，应该首先考虑淋巴瘤受累所致。

4. 脾脓肿　儿童多为多发小病灶，单发少见。超声表现为多发小圆形无回声或低回声，大小 1.0～2.0cm。病灶为低回声时需与淋巴瘤脾鉴别。如临床高度疑为感染，可于超声引导下经皮穿刺抽吸确诊。

5. 脾结核　脾脏内可探及一个或多个大小不等的低回声小病灶，圆形或类圆形，直径多小于1cm，病灶内伴钙化为结核病灶的特点。如病灶没有钙化，诊断需结合临床，单纯超声诊断有一定困难。

## 第九节　胸部疾病

1. 胸腔积液　超声检查胸腔积液相当敏感，准确性高，可弥补物理诊断和 X 线检查的不足。应用超声在胸壁上或通过肝、脾向横膈方向探查，可显示胸腔内和横膈上方是否存在无回声区。临床上常用于：①判断有无积液（或积脓、积血），特别是少量积液；②当 X 线检查一侧或双侧胸腔大片致密，难以确定是肺内病变还是胸膜病变，后者是胸膜增厚还是积液，或二者兼有时，超声鉴别有较大的帮助；③协助选择适宜的穿刺部位。对于临床穿刺失败或包裹性积液患儿的定性诊断和指导穿刺抽液更具有实际意义。

2. 胸膜、纵隔和肺肿瘤　由于肺内气体影响和肋骨干扰，一般胸膜、纵隔和肺肿瘤的超声检查不如 CT 确诊率高。但较大的肿瘤超声均可检出，实性肿瘤除淋巴瘤及神经母细胞外，其他肿瘤定性困难。在有多量胸腔积液的情况下超声可探查部分壁层胸膜有无局部实性占位性病变。在巨大胸膜间皮细胞瘤、肺母细胞瘤时可探查到回声不均匀的实性肿物。利用小凸阵探头观察纵隔肿物效果较好。淋巴瘤常累及胸腺呈低回声实性肿物。神经母细胞瘤多位于后纵隔。畸胎瘤多为囊实相兼混合性肿物，其中可见强回声团块，伴有声影。

3. 先天性后外侧膈疝　左侧后外侧疝超声于左侧胸腔内可探及多数管状回声，其壁可见肌层结构，内为无回声和气体回声。部分可见其延伸至腹腔。长时间观察可见蠕动现象。腹部肠管明显减少，仅可探及胃及部分结肠。胃位置下移至中腹部。少数病例胃也可随小肠进入胸腔。心脏多有右移。右侧后外侧疝除于右侧胸腔内可探及肠管外，还可探及肝脏甚至胆囊回声。如患儿有呕吐，胸腔内肠管扩张较明显，并张力较高，则提示有嵌顿。超声不但可观察膈上的肠管，确诊膈疝，局部纵横切面观察还可探及横膈缺损的大小。

4. 食管重复畸形　亦称为食管囊肿，是前肠囊肿最多见的一种，又称肠源性囊肿或消化道重复畸形。由于囊肿大都位于后纵隔和脊柱旁沟内，超声通常采取俯卧位探查。经脊柱两侧肋间隙于后纵隔内可探及囊状无回声，右侧居多，壁可见消化道层次，其中环状低回声为肌层，腔内无分隔，但偶可见多发。形态多种多样，圆形或椭圆形较常见，以中上纵隔为多。也可呈三角形、梭形、连成串状或像葫芦样呈分叶状。个别病例可延伸至膈下。囊内很少有气体，但囊肿与食管、胃肠交通时，内可探及气体回声。腔内散在细点状回声漂移，则提示囊内有出血或液体较黏稠。部分病例合并肠重复畸形。

**（贾立群）**

### 参考文献


[1] Rumack CM. et al. Diagnostic Ultrasund Vol2 ed2 St . Louis, Mosby-Year Book, Inc . 1998.

[2] Hayden CK Jr. Pediatric ultrasonograpby. Baltimore: Williams & Wilkins, 1992.

[3] 夏焙．小儿超声诊断学．北京：人民卫生出版社，2013.

[4] 孙国强．实用儿科放射诊断学．北京：人民军医出版社，2011.

[5] 黄澄如．实用小儿泌尿外科学．北京：人民卫生出版社，2006.

[6] 周永昌，郭万学．超声医学．北京：科学技术文献出版社，1999.

[7] Greenlewf IF and Bahn RC. Clinical imaging with transmissive

ultrasonic computerized tomography. IEEE Transo on BME, 1981,28(2):177-185.

[8] Fleischer AC. Pediatric Sonography. In Diagnostic Sonography. Philadelphia: W. B. Saunders Co. ,1989:518.

[9] De Campo JF ,et al . Ultrasound of Wilm's Tumor. Pediatr. Radiol, 1986;16: 21-24.

[10] Gorka W,Kagalwalla A,Brian J Mcparland, et al. Diagnostic value of Doppler ultrasound in the assessment of liver cirrhosis in children: Histopathological correlation . J Clin ultrasound,1996,24 :287.

[11] Gabriel Kalifa. Pediatric ultrasonography. Berlin : Springer-Verlag ,1986.

[12] 陈博渊,等 . B超诊断先天性巨结肠,中华小儿外科杂志,1989,10 :309.

[13] 郑名芳,等 . 小儿急腹症 B超 . 中华小儿外科杂志,1988,9:348.

[14] 王光大,等 . B超监视下水压和水气压灌肠治疗小儿急性肠套叠 110 例 . 中华小儿外科杂志,1986,7 :348.

[15] 贾立群,王晓曼 . 实用儿科腹部超声诊断学 . 北京:人民卫生出版社,2009.

[16] 张金哲 . 现代小儿肿瘤外科学 . 北京:科学出版社,2009.

[17] 贾立群 . 超声医学专科能力建设专用初级教材儿科分册 . 北京:人民卫生出版社,2016.

# 第十一篇

# 超声治疗

# 第五十二章 超声治疗概论

## 第一节 定义及分类

超声治疗是指应用超声能量作用于人体产生的刺激，改变机体的功能与组织状态，以达到治疗疾病目的的一种方法。随着科学技术的发展，当前的超声治疗种类与方法很多，从投用的剂量与对人体作用的结果看，可分为：小剂量不致构成人体组织不可逆损害、大剂量不等程度破坏组织或病变的超声治疗方法。

理疗范畴的超声疗法是指应用安全剂量进行无损伤的治疗方法，是一种应用历史较长，涉及治疗范围较广的理疗方法。

自超声技术发现以来，超声界的前人便致力于应用到医学中，一方面是诊断，另一方面是治疗。初期治疗应用发展较快、较广泛。1880 年 Golton 的报道中即涉及用声波震荡治疗疾病。超声对生物效应的研究，可见于 1927 年 Wood RW、Loomis AL 所发表的文献。此后 Harvey 等相继作了大量的超声波生物学作用的研究。1928 年 Mulwert 试用超声波治疗慢性耳聋，可以说是最早的临床试验。至 1933 年 Pohlman R 便提出超声波可以用于多种疾病的治疗。同年 Mulwert 等采用超声波治疗耳硬化症，此时超声波治疗在欧、美应用日渐广泛。但是早期的超声治疗缺少严格的科学规范，方法不一、剂量不一、条件不一，疗效也大相径庭，因此长时间对此疗法存有争议。尤其是早年对超声波性能不够了解，应用剂量过大，或治疗部位不当，可致损害性效果，故有人认为超声疗法有危害。直至大量的生物学与医学上的实验研究，以及大量的临床实践取得了可靠依据，此种情况才得以改变。1933 年 Pohlman 指出超声具有良好的刺激代谢作用，其损害作用可由减小剂量避免。这一理论对此后的理疗超声应用起了很大的推进作用。同年又有超声治疗对坐骨神经痛、神经丛痛的有效治疗报道相继发表。此后超声疗法的应用日益广泛，至 1949 年第一次国际超声会议召开，仅由大会发表的材料统计病例已达 101 629 例，病种包括腰痛、肌痛、挫伤、扭伤、炎症、坐骨神经痛、关节周围炎、带状疱疹、腱鞘炎、冻疮、胃溃疡、关节炎、雷诺病、上髁炎、Sudeck 综合征、小腿溃疡、神经丛痛、Burger 病、变形性关节炎、臂痛、残肢神经痛、脊柱关节病、疣、前列腺炎、硬皮病、强直性脊柱炎、胆囊炎、哮喘等数十种疾病。至 1956 年第二次国际超声医学会议时，超声治疗在临床应用上已是技术成熟、经验丰富、使用广泛。近数十年科学技术的进步，使超声治疗的应用更为发展，复合超声治疗、超声透药、超声雾化，以及治疗肿瘤、眼科、口腔科、泌尿科等的微创和消融等高强度超声治疗大有发展。

目前，超声治疗方法可粗略分类如下：

1. 无损伤治疗

理疗超声治疗、小功率复合超声治疗、超声针灸、超声雾化、超声降脂、超声溶栓、超声洁齿、超声药物透入。

2. 有损伤或微损伤治疗

接触式：超声切割、超声乳化、超声碎石。

非接触式：聚焦超声治疗肿瘤等疾病。

（王志刚）

## 第二节　超声治疗原理

### 一、超声波的生物物理特性及作用机制

超声波的生物物理特性主要有机械效应、热效应和空化效应。

#### （一）机械效应

超声波是机械波，机械效应是它的一个最基本作用，热效应和空化效应都是机械作用而产生的。产生机械效应有两种，一是行波场中的机械效应，二是驻波场中的机械效应。

1. 行波场中的机械效应

它是超声波在介质中传播时所产生的机械效应。超声波在介质中传播时能使介质发生疏密的变化，因此产生很大的正负压力即声压。一般治疗强度的超声波在人体组织内这一压力的变化约为±304kPa，即3个大气压。如1MHz频率的超声波所产生的压力为400～800Pa，即4～8g/cm$^2$，每一个细胞所承受的压力变化为0.4～0.8Pa，即4～8mg。

2. 驻波场中的机械效应

它是由前进波和反射波的干涉形成的。它可影响组织的压力、张力，使机体质点得到更大的加速度，并使体液中质量不同的离子获得不同的运动速度，质量小的离子运动速度快，质量大的离子运动速度慢，由于他们间的速度差出现摩擦而产生能量，它在机械效应中所起的作用甚至比压力变化所起的作用还大。

超声波的机械振动、压力变化，可以看成对细胞的物质及细胞结构的按摩作用，也称“微细按摩”或“细胞按摩”或称“内按摩”。由于超声的微细按摩作用，可以改变细胞膜的通透性，使通透性增强，弥散过程加速，从而影响细胞的物质代谢过程，加速代谢产物的排出，改善细胞缺血、缺氧状态，改善组织的营养，提高细胞组织的再生能力。有人把超声波看成是弥散过程和新陈代谢的加速剂。

超声驻波场中质点摩擦而产生的能量还可引起细胞质的运动，原浆颗粒旋转，从而改变细胞内结构，引起细胞活动能力的变化。

超声波的机械作用还可以使坚硬的结缔组织延长变软、粘连的组织松解，也可促进组织再生、血管形成。

所以超声波在修复伤口、软化疤痕、松解粘连、增加渗透、促进组织代谢、改善血液循环和刺激神经系统功能等方面有重要的治疗意义。

#### （二）热效应

超声波产生热是一种组织内生热的过程，它是一种声的机械能转变成热能的过程。超声波的热作用具有重要的治疗意义，因此超声波治疗曾经被称为超声透热疗法。20世纪50～60年代的文献报道对超声波治疗的作用，主要认为是热的作用，而近年才比较强调超声波的非热作用。

1. 超声波产热的主要原理

（1）超声波通过组织时，声能被组织吸收，转变成为热能。

（2）超声波通过机体组织时，正负压力的变化而产生热能。

（3）超声波通过不同组织的界面时，因波的反射、干涉、驻波形成而产生热。两种不同组织的交界处产热较多，如皮下组织与肌肉交界处、肌肉与骨骼交界处。有实验证明，用1MHz，强度1W/cm$^2$的超声波，作用于大腿前下部，骨骼与肌肉界面1cm内，温度上升5～7℃。

（4）在超声波作用下，液体中由于空化作用而释放出高热。

2. 超声波产热的有关因素

超声波产热的多少与超声波的频率、剂量、介质的物理特性（声阻、导热性、介质界面的情况等）以及治疗方法等有关。

（1）超声波频率越高，越易被组织吸收，产热也越多。

（2）机体不同组织吸收声能不一样，产热也不等。肌肉组织较脂肪组织吸收能量约大 1 倍，神经组织较脂肪大 2～3 倍。表 52-2-1。

**表 52-2-1 不同组织对 1MHz 超声的吸收比值**

| 组织 | 吸收比值 |
|---|---|
| 水 | 1 |
| 全血 | 60 |
| 脂肪 | 390 |
| 肌肉 | 663 |
| 周围神经 | 1193 |

（3）超声波的强度越强，产热越多。

（4）治疗方法不同，产热多少不等。

固定法较移动法产热多。有人用 1.2W/cm$^2$ 强度的超声波，分别用固定法和移动法作用于正常皮肤，固定法较移动法温度高出 1.5℃。

直接接触法较水下法产热多，这是因为：①直接接触法治疗时需要耦合剂、探头、耦合剂组织三者声阻差异大，在两个界面间超声波被来回反射，探头与皮肤的界面易产生驻波，故产热多。②水下法因水与组织的声阻相近，两个界面间很少有声波的反射，仅有少部分声波被组织反射到周围水中被水吸收，因此水下很少有驻波形成。故直接接触法较水下法产热多。

（5）连续输出较脉冲输出产热多。

脉冲式输出所产生的总热量明显低于连续式输出，尤其当脉冲间歇期长时更为显著。

3. 超声波产热的特点

超声波产热的特点是局限性的。用圆盘探头治疗时，产热是以探头作用处的皮肤为底面，向组织深处延伸的圆柱形，产热强度近探头处大于远探头处，中心部位大于周围区域。

4. 热的传导与散失

超声波在组织中所产生的热量是通过组织传导和血流而散失。虽然超声波内生热较多，但由于人体内神经系统的调节，不会使局部过热。有人认为，在局部有 80％的热量是经血流带走，只有 20％的热量靠组织传导而散失。超声作用下局部血管扩张，血流加速，有利于热的散失。有实验说明 800kHz 的超声波，强度 4W/cm$^2$ 连续作用于尸体 20s 后局部 2mm 处温度升高 5.6℃，30mm 处温度升高 2.8℃；同样强度作用于活体，则在 2mm 处温度只升高 0.5℃，30mm 处温度升高 0.1℃。故超声波作用于人体组织不会引起深部组织过热而烫伤。但用固定法作用于骨骼处，易形成驻波，故应注意超声波的剂量，不宜太大，以免局部烫伤。由于超声波的热效应，可使组织局部血管扩张，血流加快，代谢旺盛，肌肉张力下降，疼痛减轻，结缔组织的延展性增加，起到很好的治疗作用。

## （三）空化效应

广义而言，所谓超声空化是指声致气（汽）泡各种形式的活性。这些气（汽）泡的活性表现，在一些情况是有规律可循的，而在另外一些情况下又是相当激烈而难以预言的。但是，不论是哪种形式，它们都是可以通过一定的方法予以检测的。

通常，按气（汽）泡不同的动力学表现行为，分成稳态空化与瞬态空化两种。

1. 稳态空化

当液体媒质内的声场中存在有适当大小的气泡时（气泡太大会漂浮至液面而逸去；反之，气泡太小时，因表面张力很大，会溶解在液体中），它会在声波的交变声压作用下进入振动（即体脉动）状态。当声波频率接近气泡共振的特征频率时，气泡的振动就进入共振状态，使脉动的幅度达到极大。气泡的这种动力学表现称之为稳态空化。

当气泡处在共振状态，会伴随发生一系列二阶现象，如辐射力及微声流。微声流可使脉动气泡表面附近呈现出很高的速度梯度和黏滞力，足以使处在该处的细胞和生物大分子产生生物效应。

这种稳态空化现象，对于水中平面行波的情况，在声强为 0.3W/cm$^2$ 的超声波作用下，即可发生。不久前，Miller 等人做了如下实验：把气泡引入红细胞悬浮液，随后用 2MHz 的超声波进行辐照，结果在 $I_{SPTA}=6mW/cm^2$ 时，就发现有 ATP（三磷腺苷）从红细胞内释放出来，这表明发生了细胞效应。

一个演示单一振动气泡的微声流造成细胞破坏的实验，可按如下进行：在一个小容器中置有 0.2ml 红细胞悬浮液（悬浮液体为生理盐水），再把一个很细的金属管的一端插入悬浮液中，在压力的控制下使下管口处形成一个直径为 250m 的半球形气泡，然后用频率为 20kHz 的超声波辐照悬浮液，使其中形成的半气泡进入振动状态，则伴有微声流发生。当超声振动强度达到一定阈值时，微声流即可导致细胞溶解，并伴有血红蛋白释放出来。

实验表明，气泡振动幅度达 18m 时，是使细胞溶解的最佳条件。而声学理论可以证明，为了产生这样幅度的气泡振动，并不要求太高的声强。对于频率为 20kHz 的平面超声波，为使气泡的振幅达到 18m，其理论声强值仅为 $1mW/cm^2$。

2. 瞬态空化

当用强度较高的超声波辐照液体时，声场中气泡的动力学过程变得更为复杂和激烈。在声波的负压半周期内空化核（微小气泡）迅速膨胀，随后又在声波正半周期内气泡被压缩以至崩溃，这一过程称为瞬态空化。当气泡被压缩至崩溃前的短暂时间内（可能为 1ns 以下），气泡内的温度可高达数千度，压力可高达几百个大气压。气泡内的水蒸气在这种极端物理条件下可以裂解为 H 和 OH 自由基，它们因具有高度化学活性而迅速与其他组分相互作用而发生化学反应。这正是 20 世纪 80 年代中期崛起的声化学（Sonochemistry）的物理基础。

此外，在瞬态空化发生时还常常伴有声致发光、冲击波及高速射流等现象发生，因此处在空化泡附近的细胞等生物体将会受到严重损伤乃至破坏。

冯若及其助手们的一系列研究表明，在行波场中，用频率为 800kHz 的理疗级连续超声波辐照水溶液时，当声强为 $0.7W/cm^2$ 时即可发生瞬态空化；如在小尺度混响场中，产生瞬态空化的阈值声强下降到 $0.4W/cm^2$。

从以上讨论可知，对于两种类型的空化现象，空化核（即存在于液体中的微小气泡）都是必要的，但液体中的空化核的存在及其分布，取决于诸多因素，有较大的随机性，因此在实验上通过某种空化效应（物理的、化学的或生物的）来定量研究超声空化规律的，每次测量的数据之间常会有一定起伏。

### （四）超声波的作用机制

1. 局部作用

首先，超声能作用于人体局部，超声即产生了直接的局部作用，通过以机械作用为主的，继发有热及其他理化作用产生了局部组织的生理或病理变化，如组织温度增高、血流加速、代谢旺盛、组织状态改善、酸碱度变化、组织间生化反应加速、酶系统活力增强等。

2. 神经体液作用

超声作用于局部的组织，包括周围神经、自主神经末梢，其所产生的影响不仅限于局部，还可以波及远离部位或人的整体。在超声作用下，局部组织的代谢产物和理化作用产生的物质，尤其是乙酰胆碱、组织胺等活性物质和激素，可以通过人体体液系统作用于靶器官，产生机体效应。如类 H 物质的解痉作用和扩张血管作用等，即是通过体液系统完成的。

3. 神经反射作用

神经反射作用在超声理疗中尤为重要，体内脏器、机体血管与远离器官的治疗均依赖于神经反射作用完成。神经反射作用的存在，许多实验研究与临床反应的例证均可证明。

如用超声作用于家兔的一侧耳朵，而对侧耳朵同时出现同样的持续性血管扩张、血管壁的渗透性增强及耳血中白细胞增多；又如应用超声治疗腰椎神经和坐骨神经炎时，探头作用区的对侧相应区域皮肤温度也有升高，升高程度最大的时间为治疗后 5～15min。

这种神经反射的机制是以超声作为一种刺激动因，作用于神经末梢感受器，产生神经冲动，引起的各级神经反射活动。

神经反射作用和神经系统参与的反应中，自主神经系统的影响非常重要，因为它关系到人的生长、代谢、循环、血管运动、呼吸、体温调节、激素反应及应激能力等重要生理生命功能。

超声治疗是综合上述作用产生治疗效果，白鼠的实验显示，超声作用于腹壁，发现脑皮质组织氧代谢有变化。此例可说明超声治疗的综合作用，与超声作用下远离器官的反应。

4. 细胞分子学水平的作用

近年来医学、生物学的飞速发展，各种物理治疗作用机理的研究进入了细胞分子学的水平，超声也不例外。有学者研究不同强度的超声对细胞组织的影响发现：

（1）高强度的超声可使组织液电离成自由基 OH、$H^+$、$O_2$、$HO_2$ 等，这类自由基有极强的活性，即有非常强的氧化还原作用。它可在极短的时间内，引起一系列的连锁反应，继而产生生化反应。

(2) 中强度的超声作用下，产生较强的细胞原浆微流，促进细胞内容物的移动，改变细胞内各空间的相互位置。细胞超微结构中线粒体对超声波最敏感，而线粒体是细胞内产生能量的重要单位，并参与脂肪酸的氧化和谷氨酸、门冬氨酸的结合，因此超声波对物质代谢有重要作用。另外超声波还能影响细胞膜对 $K^+$、$Ca^{2+}$ 的通透性，改变细胞膜内外离子浓度的比例和改变膜电位，而产生治疗作用。

(3) 低强度的超声波能刺激细胞内蛋白质复合物的生长、合成过程，加速组织修复。超声作用下组织蛋白质的—SH 基增加，进而使 SH 基化合物增加，而 SH 基化合物对体内许多活性物质如酵素、酶、维生素、激素、神经介质等有显著的还原作用。

超声波还能改变铜、锌等微量元素在不同组织中的分布，而微量元素与细胞膜、核糖、蛋白质、酶、DNA、RNA 等都有关系。如缺锌可使儿童多动，缺钙可使骨质疏松，糖尿病患者血中的镁含量较低等。

由于人体是个极复杂的组织，超声波参数较多，不同参数作用于不同组织反应不一，所以超声波对人体的作用机理有待进一步研究。

5. 穴位、经络说

中医学的经络、穴位学说在超声治疗上应用很广，也有一定临床疗效，但多数为经验医学，原理与机制更应深度发掘。目前已有穴位治疗的超声设备。

## 二、超声对组织器官的影响

### (一) 皮肤

超声治疗时，直接接触和首先作用的部位就是皮肤组织。皮肤对超声作用的反应直接影响到治疗的实施。皮肤对超声作用的耐受程度自然形成了一种临床治疗的标准，这一方面决定于超声投射的剂量，另一方面决定于皮肤的状态。人体各部位的皮肤对超声的敏感性不同，总之，腹侧面较背侧面敏感，面部为最；其次是胸、腹；最后为四肢，肢体的上肢又高于下肢；腹侧又高于背侧。

小剂量适量的超声作用在皮肤时，是一种柔和的刺激作用，皮肤稍有温感，皮肤毛囊根部和皮肤附属腺组织扩张，血管扩张，代谢增强，分泌增多。超声作用于青蛙皮肤后，更易于美蓝着色。

较大剂量的超声对皮肤的刺激作用增强，局部可有刺痛、温热。皮肤血流、代谢、营养增强，在无明显疼痛下，组织状态可以恢复正常，可取得治疗作用。

大剂量的超声投射，皮肤热、烫、疼痛，难以耐受。皮肤肿胀，血管充血，组织渗出，水肿，产生渗出性炎症。有时可见皮肤红肿，局部出现浆液性水泡。

适当的治疗剂量可以改善皮肤的营养、代谢，有助于创面的愈合，创口的恢复，瘢痕的软化。

皮下脂肪组织超声作用下温度上升。因脂肪导热能力低，局部温度较肌肉为高。

### (二) 神经系统

神经系统是对超声非常敏感的组织结构，其中神经细胞的大脑细胞敏感性远高于胶质细胞，在脊髓神经前角细胞的敏感性也高于后角细胞。而神经细胞的敏感性高于神经纤维。由此可知，以神经细胞为主的中枢神经的敏感性高于以神经纤维为主的周围神经。超声对各种神经组织的生理效应分述如下：

1. 中枢神经　适量超声对中枢神经因作用部位不同，反应各异。脑组织对超声非常敏感，脑灰质较脑白质更易于受到超声的影响。临床上有超声作用于颞部，出现一侧瞳孔变化的报道。实验研究证明，适量的超声作用于脑下垂体，可引起动物生长方面的改变。作用于间脑时有脉搏和呼吸方面的变化，心搏加快，血压增高。超声对平衡器官的影响表现为眩晕，眼球震颤。

Jozef Jankswiak 用兔的头部进行实验，投用 $3W/cm^2$ 超声，10～15min，尿中 55 羟基-3 醋酸吲哚酸的测定，说明对部分脑组织代谢与分泌功能有影响。同样兔脑的实验，用 $2W/cm^2$ 投射 10min 或 $4W/cm^2$ 的超声投射 5min，超声波的频率为 1MHz，隔日一次，共 5 次。结束疗程后，第 3、6、9、12、14 天分布取脑组织进行检查，发现第 9 天的兔脑标本已有皮质小的脱髓鞘病灶，第 12 天发现坏死灶，第 14 天标本的皮质与髓质均有空泡、软化、坏死。

如果用超声直接投射脑组织时，仅需 0.1W/cm²，即可致脑的不可逆损害。较大剂量的超声对大脑组织有损害，可见脑皮层由外向内的楔形软化灶与坏死灶。

20 世纪 70 年代，国内曾盛行应用超声疗法对脑血管意外疾病进行治疗，方法是采用常规超声治疗机，以一般理疗剂量直接投射于头颅。对头皮、颅骨、脑组织均无损害。继之，有人以实验证明，超声头部投射经多层组织的吸收与反射，大量能量消失，达 80%以上，进入颅内的只占总量 1/40，如此强度当然不会造成脑组织损害；但由另一方面看，如此微小强度是否具有治疗意义有待研究。

高强度超声对脑组织的破坏作用是无可置疑的，20 世纪 50 年代即有聚焦高强度达 1 000W/cm²，选择性破坏动物或人脑局部组织用于神经功能研究与实验治疗。

除强度因素以外，超声频率对脑组织的作用也有影响，低频率的超声在脑组织中易于穿透，介质中声能吸收少，对脑组织损害也轻。高频率超声在相似条件下，更易引起脑组织的损伤，对开窗的动物颅脑应用超声投射，大剂量 2 周后即有脑组织膨出、出血、基质粗糙、细胞与血管周围空腔增大、多数出血性坏死灶。当然，大剂量低频率的超声，其空化现象对组织的危害也极为严重。

对脊髓的超声作用也同样遵守剂量大小的原则。如 0.75W/cm² 小剂量的超声作用于猫的暴露脊髓，在短于 7min 时，脊髓神经组织的功能和形态学改变都是可逆的，但超过 11min，损伤则不可恢复。

2. 周围神经　早于 1929 年 Harvey 即有关于应用超声作用蛙的坐骨神经腓肠肌标本，引起所属肌肉收缩的报道。而此现象在箭毒处理后的标本即不发生，说明超声的刺激作用位于神经。

此后 Anderson 等对蛙及哺乳动物用临床理疗治疗剂量的超声投射，发现动作电位可逆与不可逆的变化，神经兴奋性的变化，以至神经传导丧失。

用 1Hz、0.75W/cm² 超声投射暴露的猫坐骨神经，短时间产生的是功能与形态的可逆性变化，20min 以后，神经纤维损伤，功能与形态的改变不可恢复。

产生对暴露的神经纤维作用，开始神经兴奋性增高，以后又明显下降，当局部升温至 30℃左右时，神经突然陷入麻痹状态，这种麻痹尚可恢复，称初级超声麻痹。继续超声投射，长时间使神经传导机能破坏，麻痹不能再度恢复，此种情况称为第二级超声麻痹。

大剂量的超声作用于末梢神经可引起血管麻痹，组织细胞缺氧，以至发生坏死。

治疗剂量的超声作用于人的尺神经的实验，证明有降低震动觉的作用，此效应在投用后 1min 最明显，而 24h 内恢复。关于超声可提高痛阈与止痛的报道也有很多。

3. 自主神经　临床应用超声刺激交感神经治疗雷诺病、贝格尔病等肢体血管病已很普遍。实验证明，治疗条件的超声作用于腹交感神经节，可使下肢远端的血循环加快、皮肤温度增高。说明超声对自主神经的直接作用。

超声作用于动物体后，可有血清与淋巴液中钙、钾含量，血象、白细胞数、心功能的变化等，均表现为类似刺激交感神经所出现的兴奋状态相同。这种变化可能是超声直接作用于交感神经的一次反应，也可能是通过体液机制完成的二次反应。

### （三）心脏、血管

1. 心脏　心脏对超声的反应因使用的剂量不同，差别甚大。大剂量的超声投射可引起心脏功能与组织形态上的不可逆的变化。房室束对超声最为敏感，超声的作用下最先出现的是心脏活动功能的变化，表现为心搏节律的变化。支配心脏的神经和冠状动脉也因超声作用影响心脏。

小剂量超声对心脏的影响表现为心脏毛细血管扩张、充血，间质细胞增多，无明显组织学改变。

大剂量超声引起心脏的组织学改变是：心包膜下出血，心肌组织点状坏死，肉芽组织增生，瘢痕形成。固定法，较大剂量可致缺血性栓死，心肌纤维萎缩、变性组织空泡化。

国内对治疗剂量的超声作用于心脏的报道，1977 年齐齐哈尔铁路医院报道用家兔作的动物实验，应用临床治疗条件未引出心电图的变化，以及心脏组织形态学的改变。对 2 名志愿者进行的人体实验，也证明 1.25W/cm$^2$，作用 5min，每日 1 次，20 次的治疗对心脏均无异常反应。

国内应用超声对冠状血管的舒缩活动进行的实验研究证明，0.75～2.5W/cm$^2$ 的超声直接作用于家兔离体心脏的左心室侧壁，均可引起冠状动脉血流量减少，停止投射 18min 后尚未恢复。看来离体标本的直接投射与体表投射的超声作用的结果相差甚远。这点由超声投射的规律与组织接受超声的状态也很易理解。

2. 血管　血管组织对超声作用有很好的耐受性，许多所谓“不出血的超声治疗操作与超声手术”即因在组织破坏中，血管却完好保留的原因。

应用常用理疗的超声治疗剂量对血管无损害作用，一般表现为血管扩张，血液循环加快等机能性改变。但血管反应涉及血管运动的自主神经系统功能，须综合考虑。

早于 1976 年上海瑞金医院的实验即已证明，3W/cm$^2$，投射 20min，组织病理检查结果，虽皮肤组织与肌肉均已呈损伤表现，而血管只有管壁肿胀、血细胞游出。

当然，无控制的增加剂量也可造成血管损伤。

### （四）血液

血液的成分相当复杂，因此，对超声作用下的影响也是很复杂而且涉及各个成分，种类繁多，这里只分别简单叙述。

超声作用下，血沉加快，2～3h 后最为明显，34h 恢复正常。血红蛋白立即增加达 10%，4～5h 后恢复正常。血红素氧化，血液的氢离子浓度移向碱性。在活体肢体上超声作用于静脉后，血浆蛋白和其他蛋白成分发生改变，但在试管中，同等条件血浆蛋白则无变化。

超声作用下可见异型及大小不等的红细胞增加，淋巴细胞减少，嗜酸性粒细胞减少，作用开始于投射 2～3h 后，停止后 5～10h 恢复正常。变化过程中出现各型不成熟的红细胞、淋巴母细胞、幼稚的淋巴细胞及大量的分叶的髓细胞。

淋巴细胞和单核细胞较粒细胞对超声作用的敏感性为低。嗜酸性粒细胞较为敏感。白细胞因人的年龄、内分泌变化，以及膳食、睡眠、劳动状态等生理与病理状况也有影响。

超声作用后，血液化学物质也有变化，如血糖降低、尿酸、乳酸、胆固醇减少。血液黏性增加，钾离子浓度增加。

超声作用对出血时间可以缩短至 1min 或 30s，停止投射后恢复正常。超声作用下凝血酶原与血小板并不增加，但超声波可以很快地溶解血小板，加速血液凝固。

超声作用下的肢体，血液呈红褐色，有荧光。未被超声投射的肢体，血液呈鲜红色，未见溶血。超声备溶血作用，低频超声较高频超声作用尤强。

超声作用在脾脏时，立即出现充血现象。长时间作用后可发现发绀、充血、包膜松软。大剂量可致破坏性损伤。经腹壁投射超声，在皮肤未发生损害时，脾脏已发生损害。

近年来，超声波对溶解血栓的作用、降血脂作用备受重视，并且已应用于临床实践。

超声波降血脂的作用可能是超声增强了血脂的氧化与排泄，以及抑制肠道吸收与肝脏对胆固醇的合成。也有对超声降血脂机理描述为：超声波的机械震动作用引起细胞原浆微流，细胞容积运动，细胞膜渗透性增强和细胞粒子的高频震动，促进了细胞内容物的转移，高分子化合物分离和生物学活性物质释放。上述的作用机制也可解释对动脉粥样硬化的治疗作用。董壮丽等的研究证明，高血脂患者在超声治疗后，血清胆固醇及甘油三酯均有明显下降，而药物治疗的对照组则变化不明显。该作者的动物实验也证明，超声作用对主动脉与冠状动脉的病变均有明显的改变。

应用超声治疗达到溶栓作用的治疗方法很有发展前途。国内外对超声溶栓的研究与临床的工作均有报道。超声溶解血栓的治疗方法可分体外溶栓与血管内溶栓（血管成形术）两种，后者需要精密的超声器械与复杂的技术操纵，须由专门专业人员进行治疗。

关于超声的溶栓作用可由多方面证实。1999 年于富军采用频率为 800kHz，通断比为 1∶1 的脉冲超声进行溶栓实验，超声强度为 2.7W/cm$^2$，作用时间为 30min。标本分为单纯超声组，单纯尿激酶组与超声加尿激酶组三组。结果超声加尿激酶组效果最佳，超声组效果也明显优于单纯尿激酶组。结果证明超声具有溶栓作用，并且有增强尿激酶的溶栓作用。Simon 等的研究显示，超声频率与溶栓效果呈反比关系。低频超声较高频超声对血栓有更强的破坏力，更少被组织吸收，从而能减小热效应造成的组织损伤，更易于获得较好的溶栓效果。高强度超声有更高的溶栓率，但也可能产生更严重的副作用，如组织损伤等。照射模式可采用连续式或脉冲式，脉冲式超声波更利于减轻副作用的发生。

### （五）肌肉、结缔组织

横纹肌对超声异常敏感，但是中、小剂量只影响机能，并不引起组织形态的改变。大剂量则可引起破坏性变化。

有人用青蛙的横纹肌进行实验，在 0.75W/cm² 的超声剂量投射下，发现肌张力增加，持续作用 5～10min 后，肌张力降至正常水平以下，继续作用温度上升，肌浆蛋白、肌球蛋白因热变性。肌肉的磷酸肌酸减少。

超声作用于鲜肌肉标本，可以见到 4 个阶段的变化：

(1) 肌原纤维呈波纹状，但仍有横纹。

(2) 纤维粗细不匀，横纹消失。

(3) 肌纤维出现空泡带，肌原纤维凝集带。

(4) 形成肌纤维的崩溃带，仅保存肌鞘及少量肌浆。

上述超声作用的变化与热作用的情况十分相似，变化的程度与超声剂量的大小有直接关系。

大剂量的超声作用下，肌肉表现的变化是：肌肉失去弹性，肌纤维变硬，颜色转向灰白，似煮沸后改变。显微镜下肌肉组织有空泡，纤维变碎，核浓缩，缺乏染色体，有时核变长。

结缔组织在超声作用下有刺激组织增生的作用。用青蛙肌腱做的实验表现为高强度超声使肌腱内水分含量变化，肌腱伸展性增加。

### （六）骨骼

骨骼对超声能量吸收能力非常强，其吸收系数因超声频率的增加而增加，频率越高吸收越多。同时与温度也有关系，当温度自 0℃上升至 66℃时，吸收增加 25%。

治疗剂量的超声对骨痂形成无害，小剂量多次投射，还可促进骨痂愈合。

大剂量则使骨痂愈合迟缓。大剂量的超声作用于未骨化的骨骼，可致骨骼发育不全，因此对幼儿骨骺处应禁用超声处理。动物实验证实 1～3W/cm²、投射 5min，未发现骨骼发育成长有任何抑制，但投射 10min，则有明显抑制。大剂量超声对骨髓也有破坏作用，发现骨细胞破溃死亡，甚至不能分清骨髓的结构。

### （七）消化系统

超声对胃肠系统的作用表现为胃酸分泌增加，胃肠蠕动增强。大剂量超声直接作用于肠壁，可致血循环紊乱，肠壁淤血、水肿、血管扩张，血管壁细胞肿胀、变脆，有局部出血。胃的改变相同。更大剂量的投射，则部分肠壁坏死，甚至肠穿孔。临床上理疗的超声治疗均经腹壁作用于胃肠，不会产生上述有害结果。

肝脏对大剂量超声也呈损害性反应，表现为肝被膜下明显充血，被膜松软，肝组织呈暗红色，如加热后反应。用 4W/cm² 的超声强度投射肝脏 5min，可见肝脏细胞变化，首先为明显的丧失糖原储存能力，40min 后肝细胞死亡，枯否细胞同样死亡。

狗的动物实验表现为，较高的强度超声作用后，肝脏的较老细胞敏感性低、无明显变化，幼稚肝脏细胞易发生变化，随之发生再生。低强度超声则无影响。

### （八）内分泌

超声对内分泌的影响非常复杂，中枢神经系统与自主神经系统在其中均起重要作用。超声投射家兔脑组织，造成肾上腺改变的实验，证明脑-垂体-肾上腺体系的作用，也说明了中枢神经与内分泌的密切关系。超声作用于内分泌器官，也能直接影响内分泌的机能与形态的变化。动物实验用超声作用于脑下垂体，可见动物脱毛，有时达半身。

用同位素碘在家兔做的实验表示，2W/cm² 强度超声波投射于甲状腺区，即可引致甲状腺吸收碘的数值下降，组织学与组织自动放射摄影方法均证明，甲状腺滤泡上皮浓缩能力部分丧失。

大剂量不仅可使内分泌器官的机能受到影响，也会造成组织学上不可逆转的损害。

### （九）泌尿系统

肾脏对超声的敏感性各个部位均有不同，肾皮质近曲小管最为敏感，肾髓质与肾集合系统对超声的抵抗力最强。

暴露的动物肾脏，用 1.5～3.5W/cm² 强度的超声直接投射，变化过程为从轻微的充血直到强烈的蓝一红变色，并有出血。将鼠肾放入超声作用下，30～60d 后，依所用剂量可见肾脏细胞有细胞再生或细胞死亡的不同变化，细胞核较细胞浆更为敏感。用 5～6W/cm$^2$ 的大剂量，可致细胞完全破坏。在活体动物的肾脏，以 5W/cm$^2$ 投射 5min，即发现机能与组织形态的变化，引致无尿，直至死亡。

超声的作用也表现有肾脏和肾上腺处毛细血管和小静脉血管的扩张、充血，部分动物有白细胞渗出和出血。

输尿管、膀胱等以结缔组织构成的器官，对超声作用很不敏感。

### （十）生殖系统

近年来，超声对雌性生殖器官的影响颇受超声医学界，尤其是超声诊断学界所关注，并有诸多的报道。因采用的实验方法不同，观察的角度不同，尤其是机体的应用与离体标本之间的巨大差异，结果差别较大，而且不少工作难下结论。超声对器官机能与组织形态的影响，决定于该器官实际接受的超声剂量（强度与时间），理疗应用的超声治疗剂量，可以说是安全无害的。

在实验条件下，超声对雌性生殖器官的影响因剂量大小而异。大剂量超声投射可致破坏性损伤，对鼠的实验表明，用 2.4～2.6W/cm$^2$ 强度的超声投射卵巢 5min，24h 后肉眼未见改变，但显微镜下已有卵泡表皮的变性现象，核浓缩、玻璃样变；黄体细胞未能确定有无变化。小剂量的超声投射对鼠卵巢的实验证明并无组织损害，可促进卵泡形成，提前子宫内膜蜕变周期。

超声对孕卵、胚胎的影响也决定于剂量，曾有许多关于白鼠、豚鼠超声造成流产的报道，3W/cm$^2$ 的强度，投射 10min，2～3 次后凡妊娠前半期者全部流产，而后半期者则无明显影响。

当然，像许多药物一样，对于孕妇以慎用为宜。

超声对雄性生殖系统的作用与雌性相似，也是取决于器官、组织实际接受超声投射的剂量。剂量的大小，动物的种类都有相互关系。较大剂量的超声处理动物睾丸，发现有精子进行性萎缩的现象，细胞核与细胞质均有明显变性，核浓缩，出现巨细胞。

用 1MHz，2W/cm$^2$ 的超声投射小鼠阴囊，发现睾丸中精细胞有许多不正常分裂，而精原细胞分裂较少。另一实验采用 6W/cm$^2$ 固定法，3～11min，每日一次，不仅睾丸发生变化，而且波及垂体。

不同的情况是应用 1MHz，4W/cm$^2$ 投射牛精子稀释液 15～30min，不仅对精子未产生破坏作用，反而增加精子活动性，移行精子的数目增加，有利于增强受孕率。

利用超声波对精子的影响，在适当剂量的控制下，已有用于节育的处理。

### （十一）眼

眼本身解剖结构的特点，形成了对超声反应的特殊性。眼球的球体形状，眼球多层次界面，自然的凹镜聚焦作用，液性成分多与特殊的血循环，形成了易于热量聚积造成损伤。

大剂量的超声，其热作用或空化作用均可损伤眼睛。损害分为可逆与不可逆两种。家兔的动物实验证明：轻度的超声损害是结膜充血，角膜水肿，角膜上皮少量缺损，眼底血管迂曲；重度的超声损害可致角膜、结膜糜烂，眼底血管扩张、淤血、血细胞渗出，视神经乳头边缘不清，视网膜局限性剥离，神经层的神经纤维萎缩，视神经纤维有脱髓鞘变。超声波对眼的损害与交感性眼炎相似，即一侧投射超声造成损害后对侧也可出现病变。此外，还观察到超声投射眼造成损害后，除眼的改变外，其大脑皮质视觉中枢部分也有脱髓鞘病变。

不同频率的超声对晶体的作用不同，高频率超声穿透性不强，表浅热作用强，损害晶体，可致热性白内障。低频率超声，穿透作用深，表浅热作用不强，但机械作用强，空化作用明显，可致空泡性白内障。

小剂量超声对眼无损害，已为动物实验证实，且早已应用于眼科多种疾病的治疗。小剂量超声可以改善血液循环，促进吸收，可用于治疗玻璃体浑浊与眼内出血。

国内曾有不少关于眼底疾病超声治疗的临床实践，虽疗效尚待进一步总结，但理疗治疗的超声剂量，无发现眼损伤。因此，眼睛虽然是对超声很敏感的器官，但超声对其有无损害取决于剂量的大小。

（王志刚）

# 第三节　超声治疗技术

## 一、超声理疗的治疗技术

### （一）超声治疗设备

1. 超声治疗机

超声治疗机主要由主机（电源与高频振荡发生器）和探头（超声波辐射器即电-声换能器、诊断用称为探头）两部分组成，电源输入后，经高频振荡发生器产生所需的高频振荡电流，此电流于换能器转换为超声发射至人体产生治疗作用。治疗机原理见图 52-3-1。

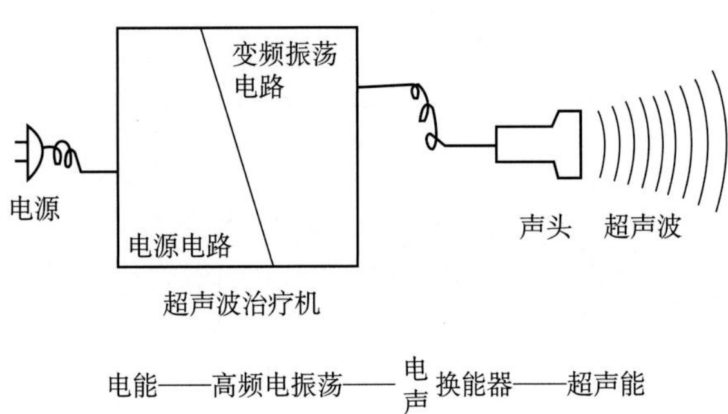


图 52-3-1　超声治疗机示意图

除上述部分外还有控制线路与测定显示装置，如电源开关、强度调节、功率显示，以及计时器、频率转换和连续、脉冲选择等。

常规的超声治疗机国内标准为：

电源：220V，50c/s

电源消耗：≤90W

输出频率：800kHz±10%

输出强度：0.5～2.0W/cm²（0.5、0.75、1.0、1.25、1.5、1.75、2.0W/cm²，共分 7 档）

超声治疗机的种类很多，有气冷式、水冷式，有连续式、脉冲式。

输出的频率有 400、500、800kHz，1、2.5、3MHz 等。

脉冲式的通断比有 1∶2、1∶5、1∶10、1∶20等，为消除热积累，通断比需在 1∶5 以上（图 52-3-2，图 52-3-3）。

同机可输出多种频率时，应配备相应探头。

2. 辅助设备

超声辅助设备供特殊超声治疗或方便操作而

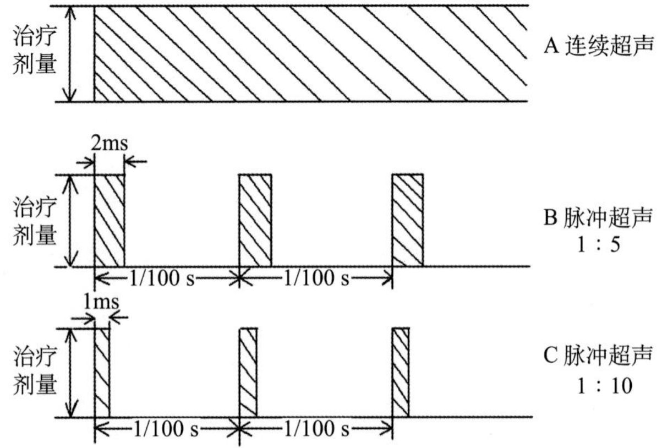


图 52-3-2　连续与脉冲超声波示意图

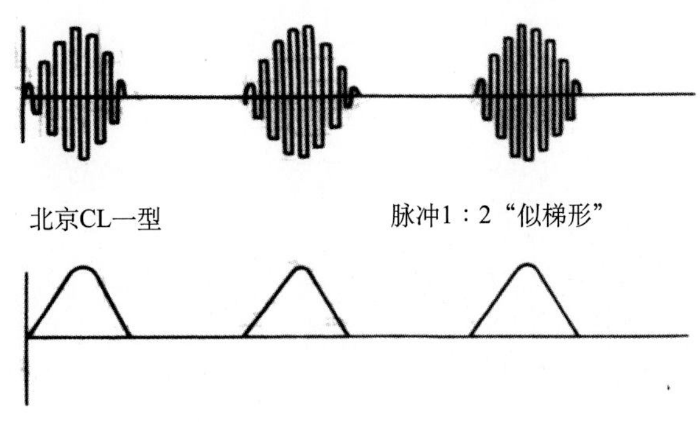


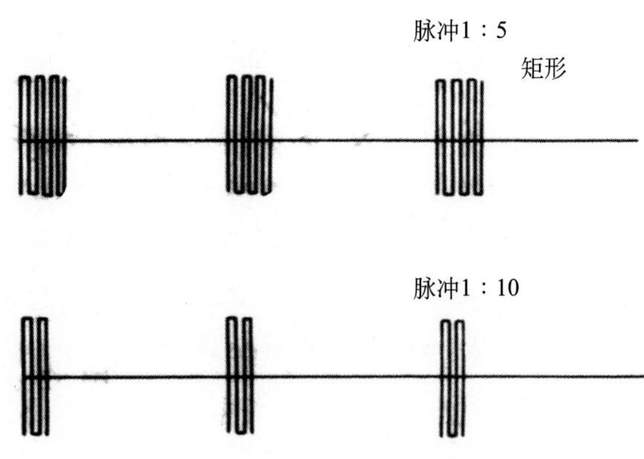


图 52-3-3　几种超声波的脉冲输出

设计配备的，其种类有：

（1）水槽：作水下法超声治疗用。水槽的形状方、圆、椭圆均可，最好因治疗部位的需要而定。水槽的容积以能容纳受治肢体和探头的放置为宜，可用木材、塑料、陶瓷、金属等材料制作。金属水槽（多为不锈钢或铝合金）不仅轻便、不生锈、坚固耐用，且由于其声阻小，故可将探头借助耦合剂贴紧于水槽外壁进行治疗，对于无防水性能的探头尤为适用（图 52-3-4）。

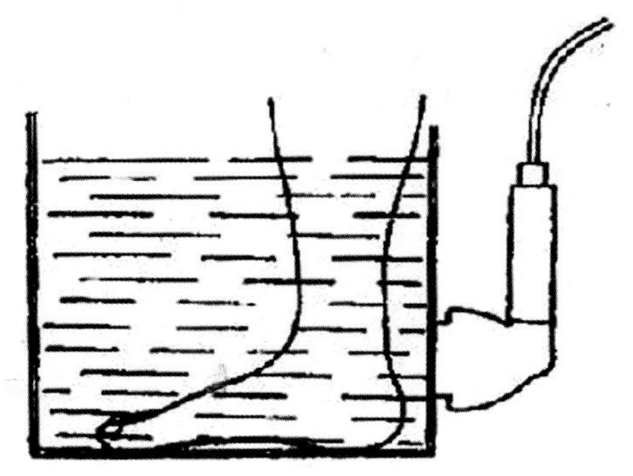

图 52-3-4 用于超声治疗的金属水槽

（2）水枕或水袋：用薄橡皮膜制成的袋，灌入经煮沸而驱除气体的凉水，密封时注意袋中不能残留空气，以免造成超声能量的反射损耗。超声治疗时水袋置于探头和皮肤之间。在手腕、足腕、四肢小关节等体表不平部位，或肌肉、脂肪较小，而骨骼较凸出的部位进行超声治疗时，由于接触面凹凸不平，探头辐射面只有一小部分与体表接触，超声能量进入机体内的很少，而大部分被空气层反射损耗，不仅降低疗效，而且导致探头过热受损。如果在治疗部位放置一大小合适的水袋，就可解决上述问题而且大大提高疗效。

（3）漏斗：用塑料等坚实材料制作，治疗时漏斗小口置于受治疗部位，其开口处应施用橡皮圈封固，起到与受治部位紧密接触而不致漏水的作用。漏斗中盛入不含气体的水，探头放入大口内，探头辐射面浸于水中，利用漏斗中水的耦合作用，可将超声波很好地导入体内。这种方法适用于较小部位或腔内超声治疗，可根据治疗部位的大小选择相应口径的漏斗（图 52-3-5）。

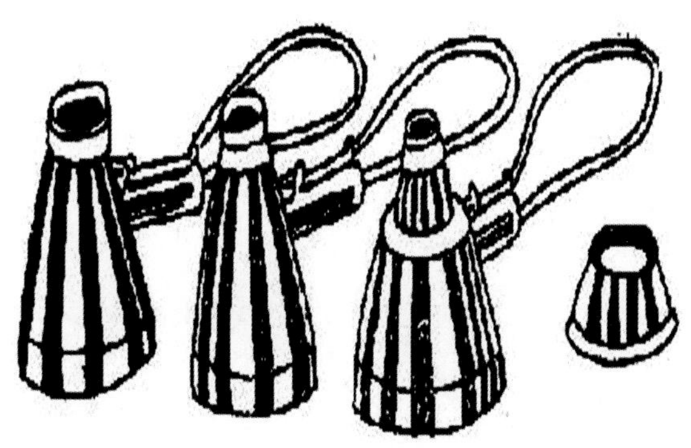

图 52-3-5 各种口径的水漏斗

（4）探头接管：用与探头外壳相同的材料制作的上大下小漏斗一圆筒状接管，治疗时上接探头，下接受治的较小部位。这种探头接管制作简便、应用方便，但也应注意接管可能会发生自身共振，影响超声能量传递（图 52-3-6）。

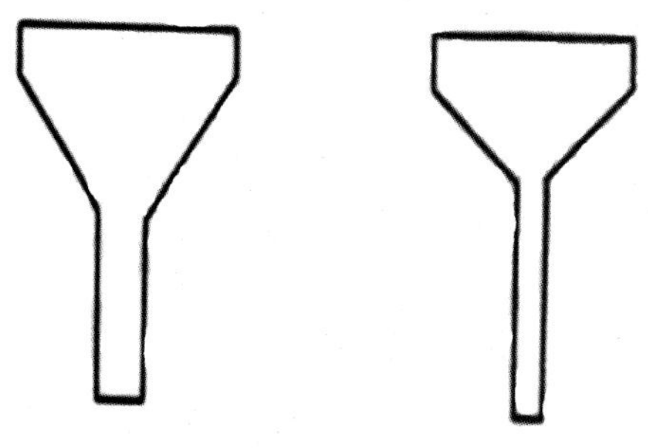

图 52-3-6 探头接管

（5）反射器：水下治疗时，可用反射器改变声束投射方向，以作用于探头不易直接投射的部位。反射器有平面的如图 52-3-7，也有凹面的，后者不仅可以改变声束投射的方向，而且有聚焦功能。

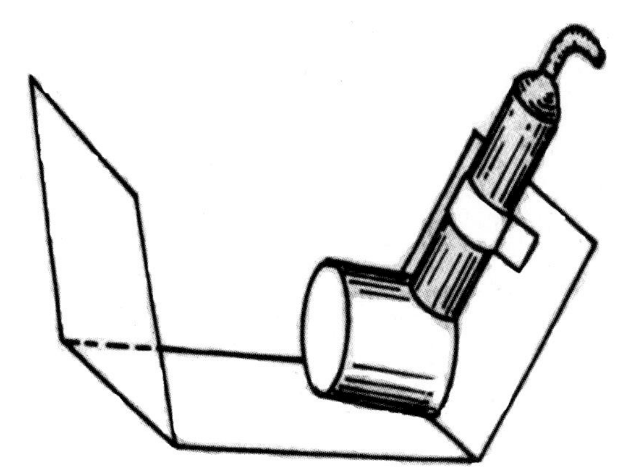

图 52-3-7 带探头支架的水下平面反射器

（6）支架：用于支撑探头、保持探头固定位置。常用于超声的固定疗法、水下疗法等（图 52-3-7）。另有一种机械式自动旋转探头，由一部小型电动机提供动力，经过机械传动装置，使固定在旋转架上的探头在一定范围内，做圆周和（或）曲线、直线运动，模仿慢移法超声治疗，可以代替治疗师繁重的手工操作。

（7）凹镜和透镜：可将超声能量集中到某一部位，聚焦焦点处能量巨大，可作为肿瘤治疗或其他特殊治疗用。

3. 耦合剂（或称接触剂）

耦合剂是为了消除探头与治疗部位之间超声能量的丧失，消除因反射或其他干扰妨碍超声的射入，是超声处理的必需物质。耦合剂应有良好超声传导功能，即其声阻值与人体组织相似。清洁、易清理。可以与皮肤和探头密切吻合，故多为液体物质，如图 52-3-8。

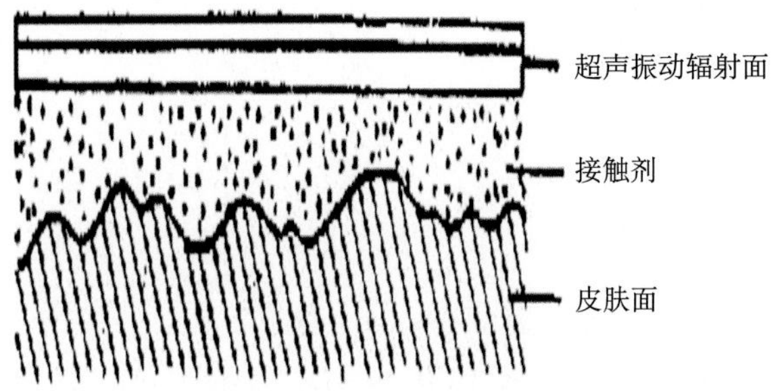


**图 52-3-8　使用接触剂略图**

（1）水：水对超声阻值较小，穿透能力强，尤其适于人体与探头的耦合，而且其流体状态更适于治疗，是水下法、漏斗法、水袋法等必要的材料。但所用水应去除水内气泡，即驱气水。一般的方法是煮沸后冷却备用，蒸馏水亦可。水的缺点是黏滞性小，不易附着体表，大量的直接接触法不便采用。

（2）液体石蜡具有黏滞性好、滑润易移动的优点，临床应用最广。

（3）肥皂水体表的留置与润滑性均好，但较易干燥，而且气泡的存在也难以消除。

（4）凡士林黏滞性大，易积热，适于固定法，不宜于接触移动法。

此外，多种矿物油、植物油均可用作耦合剂。也有的采用不同的油配合而成，也有用水、油及溶胶配合而成的乳剂，等等。

## （二）超声理疗的操作程序

1. 准备工作

（1）机器应处于工作稳定的状态，并经常用超声天平核定输出强度。

（2）工作人员对所应用的机器性能要充分了解，治疗时要严格按照使用说明的操作程序进行。

（3）熟记超声波疗法的适应证和禁忌证。

（4）熟练掌握超声治疗的各种治疗方法。

（5）对治疗患者的病情要有充分的了解，掌握该病的有关知识。

（6）熟记理疗处方及有关医嘱，明确治疗的意图。

2. 治疗操作

（1）治疗前检查机器、导线通电是否良好；排水管应通畅（水冷式）；各电键、旋钮应处于原始位，即零位；仪表指针应在零位。

（2）根据患者的治疗需要，选取适宜体位。

（3）应充分暴露患者治疗部位，体表涂接触剂。

（4）按机器的使用说明，依次接通电源。调节输出，选择剂量进行治疗并计时。

（5）治疗时应认真操作，正确掌握剂量，仔细观察变化。

（6）治疗完毕，依开始治疗相反的次序关闭各种调节器与开关。

（7）将探头与患者皮肤拭擦干净。

（8）询问治疗反应，并作记录。

## （三）超声理疗的治疗方法

1. 常规剂量治疗法

常规剂量超声治疗所用超声强度一般为 $3W/cm^2$以下，可分为直接治疗法（直接接触法）与间接治疗法（间接接触法）等，前者又可分为固定法与移动法等，后者也可分为水下法与辅助器治疗法等不同形式。

（1）直接接触法：即直接将探头放在治疗部位进行治疗的方法（图 52-3-9）。施用此法时，为使探头与皮肤密切接触、不留气泡，应在探头与皮肤之间涂以相应的接触剂，如液体石蜡、凡士林等。

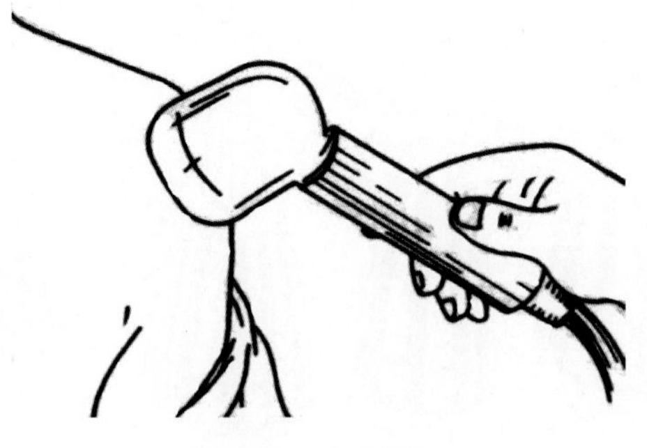

**图 52-3-9　接触法**

1）移动法：治疗时先在治疗部位上涂以接触剂，探头轻压体表，并在治疗部位做缓慢往返移动或圆周移动，移动速度以每秒 1～2cm 为宜，常用强度为 0.5～1.5W/cm²。此法在超声治疗中最为常用，适用于范围较大的病灶治疗，治疗中可应用较大剂量，但在治疗中不得停止探头的移动。

2）固定法：治疗时用适当压力将探头放在受治部位，以往多用于神经根或较小的病灶以及痛点等的治疗。此法应用时易发生局部过热、骨膜疼痛等；同时，在固定法治疗时，超声的峰值强度有可能形成驻波，从而引起血细胞的停滞、血管内皮细胞的损伤和促使血凝块形成等。因此，治疗时超声剂量宜小，常用强度为 0.2～0.5W/cm²，每次治疗时间 3～5min。

（2）间接接触法

1）水下法：系在水中进行超声治疗的一种方法，探头应有防水装置（图 52-3-10）。适用于体表不平或有局部病变而不宜直接接触的部位等，如手指、足趾、腕、肘、踝关节、开放性创伤、溃疡等。治疗时将探头和治疗肢体一起浸入 36～38℃的温水中，探头与体表相距 1～5cm，可采用大于移动法的剂量，治疗探头对准受治部位，固定或缓慢地做小范围移动。此法的优点是超声不仅能垂直地且能倾斜地成束投射于受治部位，且可达最高传递效率。

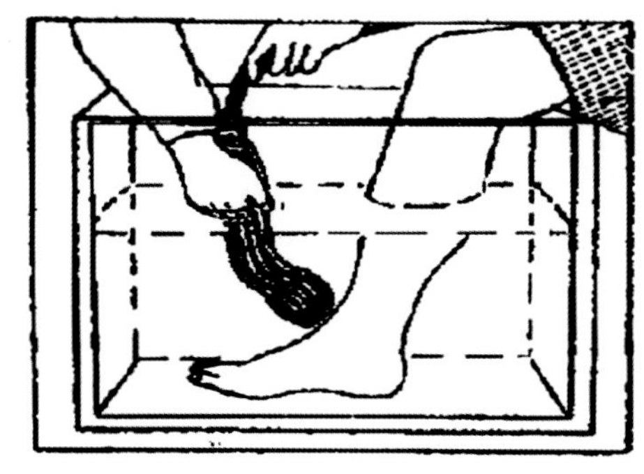

图 52-3-10 水下法

2）辅助器治疗法：在前面已经介绍过的各种各样超声治疗辅助器件，是为了特殊治疗需要以及方便操作的目的而制备的（图 52-3-11，图 52-3-12）。它适用于不规则或不平整的体表，如面部、颈部、脊柱、关节等；还有特殊的治疗部位，如眼、牙齿、阴道、前列腺等。借助辅助器进行超声治疗的优点是可使超声能量高度集中于受治部位。

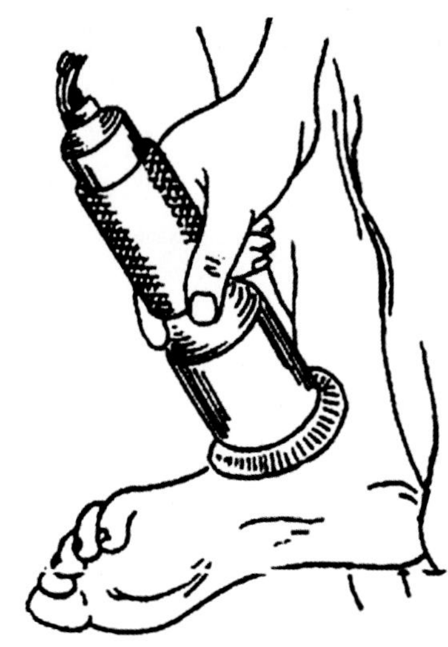

图 52-3-11 水枕法

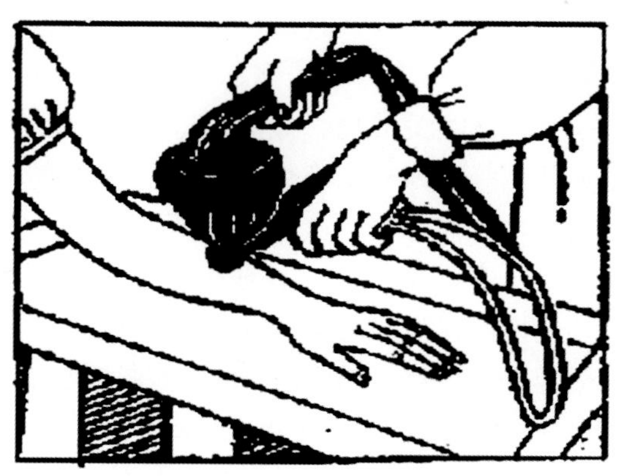

图 52-3-12 探头接管（水漏斗）法

（3）穴位治疗法：是采用特制的超声探头作用于人体穴位以治疗疾病的方法，称为超声穴位疗法。这是将现代物理因子与中医学相结合的一种疗法。早在 20 世纪 70 年代，国外就有应用超声穴位治疗以替代针刺穴位治疗多种疾病，并取得良好疗效。国内在 20 世纪 80 年代初期也开始有关于这方面的研究报道。

超声穴位疗法特点是：治疗中完全无痛，无针刺引起的不适，患者易于接受；由于超声刺激范围较大，因此可克服针刺疗法取穴不准的缺点；同时，操作简便、易于掌握。

具体治疗方法是采用超声治疗机所配备的特制微型探头（直径为 0.5～1.2cm），参照针灸取穴原则，一般以 2～6 穴为宜。探头涂以耦合剂，用适当压力固定紧贴在穴位上，通常采用连续超声波，强度 0.25～0.5W/cm²，每穴 0.5～2min；

或采用脉冲超声波，强度 0.5～1.5W/cm$^2$，每穴治疗 2～3min，每日 1 或 2 次，急性病一般 3～7 次，慢性病 7～12 次为 1 疗程。

为了在人体不同部位应用超声穴位疗法，已研制出可供穴位治疗用各种专用探头，与整机配套，如标准体穴探头、耳穴探头。此外，还研制了直肠与阴道探头以及可滚动探头（用于皮肤刺激或口腔科疾病治疗等）。

国内实验研究证明，超声作用于穴位，可以起到调节经络的作用。超声作用期间，皮肤电阻降低，皮温平均上升 1.5℃，且可持续 2h 之久，可同时影响上下穴位，具有循经传导的特点。

国内外已有许多文章介绍，按照中医学理论，循经取穴治疗各类疾病，并取得一定疗效。这些疾病包括：过敏性疾病（支气管哮喘、局限性婴儿湿疹、过敏性鼻炎、过敏性结肠炎、胃肠过敏症等）、心血管疾病（心绞痛、高血压病等）、口腔科疾病（颞颌关节痛、牙痛、口腔科术后等）、局部皮肤病等、内分泌疾病（脱发、低血糖等）、消化系疾病（胰腺炎、腹泻、呕吐、结肠、狭窄性直肠炎、痔、肛裂等）、泌尿生殖系疾病（前列腺炎、良性前列腺肥大等）、妇科病（更年期综合征、痛经等）、肌肉骨骼疾病（网球肘、肌肉骨关节疼痛等）以及各种神经性头痛等。

（4）神经反射疗法：探头不是作用于病变区，而是作用在与病变部位组织有联系的神经干经路、交感神经链（脊椎旁）或神经节段反射的相应体节等，通过神经反射的原理达到治疗疾病的目的。

2. 超声综合治疗法

该法是将超声治疗技术与其他治疗方法（包括其他物理因子和化学治疗等）结合作用于机体以治疗疾病，可以取得较单一治疗更好的疗效。这种联合治疗称为超声综合治疗法。包括：①超声雾化吸入疗法；②超声-电疗法；③超声药物透入疗法，等等。

此外，尚有超声与其他疗法的联合应用，如与各种温热疗法（蜡疗、泥疗、热敷等），与光疗（红外线、TDP、低功率激光等），与高频透热、磁疗、X 射线等的联合应用，以及尚在研究试用中的其他疗法。

3. 大剂量治疗法

该法是指利用大剂量即损伤性剂量的超声波作用于机体以治疗疾病的一类方法。包括：①超声治癌；②超声碎石；③超声手术刀。

自 20 世纪 50 年代末超声手术刀问世以来，超声外科在相关的基础和临床研究取得了长足的进展。超声手术刀治疗是利用高强度的超声波对组织产生破坏作用，代替手术切除或破坏病变组织的一种疗法。在超声手术治疗中，由于人体组织的声学性质不同，超声手术刀可以减少或避免对血管等正常组织的损伤，比普通的手术中的出血大大减少；同时通过配合冲洗和吸除可以准确快速地逐层切割或剥离组织，手术野干净整洁，手术精度较高。

超声手术刀装置包括电激励源和振动系统两部分组成，振动系统的关键部分是超声波换能器、聚能器和超声波刀头，工作一般为 10W/cm$^2$ 以上的大功率超声波。

超声手术刀在临床已得到广泛应用，如脑下垂体肿瘤的超声直射治疗、对动脉粥样硬化等血管闭塞类疾病的再通手术、肿瘤切除、美容和减肥等。随着现代科技的发展，超声手术技术在越来越多的领域得到应用，如通过磁共振（MR）显像，建立颅脑各层物理参数的数学模型，为在体（颅）外进行超声聚焦手术提供依据。

### （四）治疗剂量

在超声治疗中，投用的剂量是决定取得反应和获得疗效的重要因素。因此，正确而适当地掌握剂量极为重要。

1. 剂量的测量

超声剂量从物理学角度而言，是指受超声处理的物体，在单位时间内吸收的超声能量，这种实验测定的方法在活体上是难以进行的。

在实际工作中是用仪器测量其辐射强度以了解其输出能量，最方便的方法是用超声功率计，即超声天平来测定（图 52-3-13）。

测量时探头在测量窗处，通过水辐射在天平盘上的薄膜，声波经薄膜达到盘上，盘的倾斜程度与声压成正比，声压的改变引起盘斜度的变化，盘的运动由杠杆连接与仪表指针联系，指针指出声能的强度，这种测量方法较为准确。

另一种应用声压作用原理的声功率测量是系链浮动超声辐射测量仪。此仪器的结构是在一个储水容器中，中心为一靶装置，靶是由有机玻璃制成的圆筒，上部是一个 120°凹陷的锥体，尖端

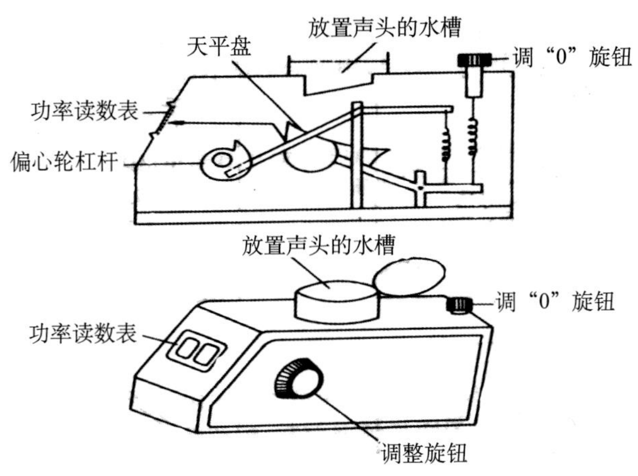


**图 52-3-13　超声天平的外形与结构**

向下。锥体下方为空气，接口密封。靶的底部有一竖直的立杆，保持靶盒的方位与稳定。靶盒的重量可在竖杆下端增减重量，调整至恰好浮于水面。靶盒底部边缘，每 120°装一银链，银链另一端也是 120°间隔与容器壁相连，对靶盒也有稳定作用。当银链长为 100mm 时，其重量约为 1.2g。一般每根银链为 200mm（图 52-3-14）。

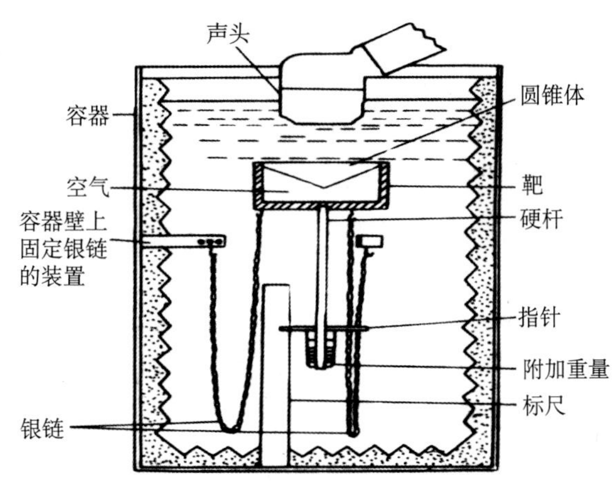


**图 52-3-14　系链浮动式超声辐射测量仪**

测量时将仪器的灵敏度调节至每移动 5mm 为 1W，移动的程度由指针反映。探头在水面向靶盒投射，声能对靶盒的压力使靶盒下移，超声辐射的强度可直接读出。

一般超声治疗机上装有的功率计，虽可直接读出辐射强度，但它是由高频电压的数值换算成的，即仪表实际测量的是电压数值并非声的强度，所以只有相对的意义。我们在实际工作中多次用声功率计测定治疗机的功率，发现实际功率较治疗机上显示的数值要少 10%～20%。超声治疗机的品牌，种类不同，输出的显示也各有差别。因超声治疗机的输出并不准确，所以其输出强度，必须经常以功率计加以校对。

除了物理学方法的测量以外，也有人试图发展生物学的超声剂量学。例如，以测定皮下组织离子浓度、测定化学反应等方法，以确定物理学剂量的生物学作用。探寻出“生物剂量”对临床治疗是非常有意义的，但迄今尚无实际使用价值的方法。

2. 超声剂量的强度因素

在超声治疗中剂量问题不仅重要而且复杂，由一次治疗来看，剂量包括强度和时间，由整个治疗过程看还应考虑，总的治疗次数、投用规律、疗程问题等。但剂量的诸因素中首先是强度。

过大剂量的超声致破坏作用是众所周知的，而过小剂量的超声又不能产生作用也是不言而喻的，其间的剂量又因不同等级产生不同反应，因此根据治疗要求选用正确剂量是保证疗效的根本问题。

有人根据组织变化的规律把治疗强度分为 3 类：

（1）弱刺激　抑制血管收缩，刺激毛细血管扩张，促进血循环致局部主动充血。其所需超声强度在 1W/cm$^2$ 以下。

（2）中刺激　引起血管收缩，毛细血管变细，血循速度减慢，造成局部组织缺血，最后形成贫血。其所需强度在 1～2W/cm$^2$。

（3）强刺激　血管收缩波及动脉血管、毛细血管床部分麻痹，使毛细血管极度扩张。动脉的收缩严重地影响血液循环，出现淤血。其所需强度为 2～4W/cm$^2$。

此效果是用固定法在 2～5min 时所产生，若用移动法，4W/cm$^2$ 也不致缺血或贫血。上述情况被认为是可以指导剂量的选择。

但我们的实际工作中绝不会用到这么大的剂量。人体感受超声的耐受程度形成了一个自然的强度标准。2W/cm$^2$ 以上的强度，人常因疼痛而不能耐受，它常可以限制强度的增加，防止组织损伤。但这不是一个可靠的标准，许多敏感组织在忍受信号出现前即可被损害，而且超声的作用也不能由感觉反应的程度来判断。

超声治疗的强度，从发展上看是趋向于小量

化，理疗超声治疗多认为较小强度即可产生疗效。因此，超声治疗机一般最大输出也不过 3W/cm$^2$。临床工作中各家经验不同，所用强度也不宜统一，表 52-3-1 仅供参考。

**表 52-3-1 超声治疗的剂量等级**

| 超声种类 | | 固定法 | | | 移动法 | | |
|---|---|---|---|---|---|---|---|
| 持续式 | 剂量等级 | 弱 | 中 | 强 | 弱 | 中 | 强 |
| | 强度（W/cm$^2$） | 0.1～0.2 | 0.3～0.4 | 0.5～0.8 | 0.6～0.8 | 1～1.2 | 1.5～2.0 |
| 脉冲式 | 剂量等级 | 弱 | 中 | 强 | 弱 | 中 | 强 |
| | 强度（W/cm$^2$） | 0.3～0.4 | 0.5～0.7 | 0.8～1 | 1.0～1.5 | 1.5～2.0 | 2.0～2.5 |

剂量标准因投射方法、超声种类而不同，如脉冲超波较连续超声波用量可增大。

治疗部位和不同组织对超声的吸收和耐受性不同，治疗时应加以考虑。半吸收层对计算剂量非常必要，尤其在治疗部位下面有敏感的器官组织时更为需要。

脉冲超声波因为在每个脉冲波之后，即有几倍的间歇时间，防止了热的积聚，因此可以用较大强度而不致造成热的损伤。

3. 剂量的时间因素

机体对超声治疗的反应不仅取决于治疗所用剂量即强度因素，而且也取决于作用时间，即构成超声治疗剂量的另一要素——时间因素。作用时间的长短与超声的治疗强度同等重要。如应用同样强度的超声治疗时，长时间与短时间的作用效果各不相同。治疗时间还因治疗方法、受治部位等的不同而有差别，通常固定法治疗的时间为 1～5min，移动法为 5～10min。如做移动法治疗的部位面积较大，且用脉冲超声输出时，治疗时间可适当延长至 15～30min。有人认为，不论受治面积有多大，在一个患者身上一次治疗时间不得超过 40min。在此应特别强调指出的是，绝不可用增大强度来代替治疗时间的缩短，同样也不能用延长治疗时间去抵消强度的降低，因超声波作用的强度不同，其各自引起的生物学效应是不同的。人体各组织对超声的强度与时间均有一定的安全阈值，有的相近，有的差别较大。一些对超声敏感的组织器官，如果用高强度，即使极短的时间也能引起严重的损害。

综上所述，分析构成超声治疗剂量的强度和时间因素，可以归纳为如下的超声波对机体组织作用的基本规律：高强度、大剂量的超声可起抑制或破坏作用，有可能造成组织形态学上的不可逆变化；低强度、中小剂量超声可起刺激、调整作用，不引起或仅引起轻微的可逆的组织形态学方面的变化。

4. 超声治疗剂量的选择

在超声治疗中，掌握好合适的治疗剂量，是达到预期治疗目的的关键。尽管在一些文献资料中提到一些参考治疗剂量标准或引用一些实验数据，但由于在各个具体治疗中存在着许多不同的条件，如仪器的型号和新旧程度、耦合剂的种类、治疗部位、受治对象的个体差异等，因此切忌简单地生搬硬套，而应具体情况具体对待，对各种影响因素作综合考虑。

治疗剂量的选择时应全面考虑有关的因素：

（1）受治对象的情况

1）个体的体质情况，神经精神状态。

2）病变的性质、特点及其治疗的需要，如局部软化瘢痕剂量需大，而神经反射疗法所需剂量有时只用到 0.1W/cm$^2$ 即可。

3）治疗部位，声束作用范围内所包括的组织与脏器及其深浅。

4）受治局部组织学特性：不同的组织器官，甚至细胞内的不同的超微结构对超声的敏感性均可不同，在选择超声剂量时均应考虑。

（2）超声治疗机的性能

1）频率：频率越高，作用越浅，反之亦然。

2）超声波输出的形式：连续式或脉冲式输出。

3）探头：面积、形状等；如面积为 10cm$^2$ 的探头辐射出 2W 能量的超声波与 5cm$^2$ 探头辐射出 1W 能量的超声波并无区别。

（3）治疗技术

1）治疗方法：如用接触固定法时，超声剂量应小于移动法；水下法时探头与体表的距离越大，所需超声治疗剂量越大。

2）治疗操作：如探头入射角不同，深部组织对超声能量的吸收将有很大不同，倾斜入射时，声波行程长，所需治疗剂量将比垂直入射要大。

3）耦合剂的物理特性：阻抗匹配性、黏滞性、温度等。

4）治疗次数与重复使用规律。

5. 疗程

超声治疗的疗程包括总的治疗次数以及重复使用的规律，它也是超声治疗剂量的一个组成部分。疗程也应根据患者的病情来决定。通常治疗次数为6～8次，慢性病10～15次或更多。一般为每日或隔日治疗1次，有时亦可每周治疗2次。个别病例如果在治疗2或3次后病情有加剧表现时，即可降低超声强度并适当延长治疗间隔时间。两个疗程之间的间隔以1～2周为宜。因患者病情需作较长时间的治疗，如达3～4个疗程者，则自第2疗程以后，其间隔时间应再适当延长。

### （五）注意事项

1. 探头不可在空气中无负载工作，防止过热损坏晶体，所以一定要在探头接触皮肤或放入水中后再调节输出。

2. 接触剂要涂布均匀、足量，探头要紧贴皮肤。

3. 治疗时注意探头与主机连接的导线，不得卷曲或扭伤。

4. 注意了解治疗部位有无治疗目的以外的病变与局部异常（如感觉低下或丧失等）。

5. 经常注意患者反应，如有灼痛或剧痛应减量或停止治疗。

6. 女患者需注意生理情况及其与超声治疗的关系（如月经期、妊娠等）。

7. 操作人员不要直接手握探头晶体处。

8. 用移动法治疗时，需要在探头上稍加压力，用力和移动速度要均匀，不可时重时轻，时快时慢，以免影响治疗效果。

## 二、HIFU的治疗技术

### （一）HIFU治疗肿瘤的基本原则

HIFU治疗肿瘤的基本原则为综合治疗，HIFU治疗应结合化疗、放疗、生物治疗等措施，最大限度杀伤恶性细胞，同时调节机体整体机能状况，发挥自身的抗肿瘤能力。肿瘤外科手术的基本原则，同样适用于HIFU外科。

### （二）HIFU治疗肿瘤的治疗靶区

治疗靶区为HIFU治疗时必须有效全部覆盖的组织范围。由于恶性肿瘤呈浸润性生长，病变实际波及范围较肉眼或影像技术所能见的范围宽，为保证治疗有效破坏恶性组织，治疗范围至少应全部包括病变累及部位，治疗靶区范围的正常组织应尽可能少，以保护脏器功能，减少治疗对机体的毒副作用。

### （三）治疗计划系统

治疗计划系统的确定必须综合考虑，除病变部位、体积大小、病变性质、所在器官及肿瘤的血供状况外，必须考虑患者的全身情况而综合制定。作为整体治疗的一部分，治疗计划系统必须同时兼顾与其他治疗的关系，达到和谐统一。包括以下几方面：①治疗靶区确定；②选用的超声频率、换能器的聚焦口径、焦距；③拟选用的辐照声强、辐照持续时间；④HIFU切除方式；⑤皮肤和组织的“声窗”；⑥拟治疗次数；⑦治疗体位确定——原则上取声波到靶区路径最短的体位；⑧术前术后处理。

术前制订治疗计划系统本身有一定盲目性和风险性，常常不是最佳，必须根据情况予以修正通过HIFU治疗中的实时监控，可以及时了解治疗情况，实时修正治疗计划系统，如拟用分次治疗，更可借助其他手段客观评价前次治疗效果，修正并获得最佳治疗计划。

### （四）术前准备

1. 一般术前准备

（1）术前详细询问了解病史。

（2）麻醉和手术耐受力评估。

（3）拟采用的麻醉方法。

（4）确定术前是否予以其他治疗。

（5）皮肤准备。

（6）向患者及家属介绍病情和拟行治疗计划。

2. 特殊术前准备

详细了解病变性质、范围及可能的累及区域、病变分期，确定是否合适行HIFU手术、一般可通过体检和影像学检查得到。确定治疗范围和制订治疗计划，全面检查治疗系统，保证治疗过程中仪器可靠运行。

### （五）治疗

按照治疗计划，并根据实时监测情况，调整治疗计划。治疗过程中保持患者体位固定，避免体位变化影响治疗靶区，保护透声区皮肤避免灼伤。治疗时，先从病变深部开始，逐渐向浅部扩展，治疗过程中严密监视患者生命体征。

### （六）手术后处理

1. 手术后恢复期监护：血压、脉搏、呼吸，直至生命体征平稳。

2. 注意治疗区皮肤情况，必要时施以降温措施。

3. 随访脏器生化指标。

4. 及时予以其他治疗手段。

## 三、超声造影剂的治疗技术

随着对超声造影剂研究的深入，超声分子影像学在疾病治疗中的作用越来越受到重视，但都还处在实验研究阶段，尚未在临床广泛应用。

### （一）携带基因治疗

国内外学者观察结合 VEGF 质粒的微泡造影剂对下肢缺血大鼠的治疗作用。结果表明，超声破坏携基因微泡可在缺血组织促使新生血管快速、大量地产生，效果持续时间长，对于治疗下肢缺血性疾病具有实用价值。采用超声微泡造影剂介导基因对心肌梗死大鼠进行治疗性研究，结果显示超声靶向破裂微泡能够将基因传递进梗死心肌周围，并促进较多新生血管生成。

### （二）携带药物治疗

采用超声破坏微泡的方式运送和释放治疗药物，可在局部提高药物浓度，降低药物对全身的毒副作用。Sonoda 等用结合有抗癌药物博来霉素的微泡造影剂进行眼睑恶性黑色素瘤的治疗，结果表明，仅需小剂量博来霉素便可使瘤体萎缩，抗癌效果好、效率高。伍星等采用超声定位辐照载紫杉醇酯质微泡介导药物释放的方法观察对裸鼠人卵巢癌移植瘤的抑制效应，发现超声定位辐照载紫杉醇酯质微泡组的肿瘤体积、质量最小，抑瘤率最大，VEGF 表达量最低，该方法具有较强的体内抑瘤效果，有望成为新的肿瘤化疗给药方式。Marsh 等将链激酶结合到液态氟碳纳米微球上，在体外观察该造影剂在超声作用下的溶栓作用，结果发现，这种新型的血栓溶解剂可以特异地、快速地溶解血栓，对于临床上早期恢复急性缺血性脑卒中的再灌注有潜在的应用价值。

（任建丽）

# 第四节　适应证与禁忌证

## 一、超声理疗的适应证与禁忌证

超声在临床上应用范围很广，内科、外科、神经科、妇科、眼科、耳鼻喉科等疾病的治疗都有报道。由于超声技术的不断发展，其适应证也逐渐扩大。超声治疗效果的好坏，取决于超声的频率、方法和剂量，所以我们应深入地了解疾病的病理生理特点，掌握超声波的生物物理特性，根据疾病的不同阶段选择不同的治疗方法和剂量。有的疾病还需要与其他治疗方法同时使用，方可取得理想的治疗效果。

### （一）适应证

1. 内科疾病

冠心病，心绞痛，无并发症的急性心肌梗死（需与溶栓药同时使用），陈旧性心肌梗死，高血压病，动脉硬化闭塞症。

慢性支气管炎、支气管哮喘、结核性胸膜炎。

慢性胃炎，胃、十二指肠溃疡，胆囊炎，功能性便秘。

2. 外科疾病

增生性骨关节病，风湿性关节炎，类风湿性关节炎，肩关节周围炎，颈椎病，外上髁炎，腱鞘炎，腰椎间盘病，软组织扭、挫伤，骨折后愈合不良，乳腺炎早期，乳汁郁滞症，注射硬结，半月板损伤，髌骨软化症，瘢痕组织，闭塞性脉管炎，血栓性静脉炎，肾与输尿管结石，前列腺炎，阴茎硬结，附睾淤积症，营养障碍性溃疡

(包括静脉曲张性溃疡、疤痕性溃疡和硬皮病所致的溃疡)。

3. 神经科疾病

脑血管意外（指脑出血，脑栓塞）后遗症，脑挫伤，痴呆综合征（包括先天性发育障碍和后天的创伤、感染、中毒等后遗症），癫痫，脊髓蛛网膜粘连，脊髓损伤后遗症，脊髓前角灰质炎及其后遗症，坐骨神经痛，三叉神经痛，术后神经痛，脑震荡，面神经麻痹，肋间神经痛，带状疱疹后遗神经痛，灼性神经痛，截肢后幻痛，雷诺尔病。

4. 眼科疾病

青光眼（包括急性闭角青光眼发作期和继发性青光眼），中心性视网膜炎，视网膜振荡症，玻璃体浑浊，视神经萎缩，黄斑部出血，视网膜色素变性，视网膜静脉周围炎等眼底的疾病。

5. 其他疾病

颞颌关节功能紊乱，慢性盆腔炎，痛经，外阴瘙痒症，慢性副鼻窦炎，乳突炎，耳鸣，耳聋，耳硬化症，美尼尔综合征，荨麻疹，皮肤瘙痒症，神经性皮炎，牛皮癣，硬皮病，扁平疣，斑秃，雀斑，跖疣，寻常疣等疾病。

### （二）禁忌证

许多关于超声的破坏作用的资料，多是在特定目的的实验中采用较大剂量所致，不应以此作为超声治疗的禁忌理由。此外因治疗方法，应用技术的不断进步，在正确应用时，使禁忌情况日益减少，有些因剂量所致的损害也可主动避免与预防。所以许多禁忌只有相对意义。下面列举的一些禁忌情况，多与器官的敏感性和功能影响有关，可作为工作中参考。

1. 肝、甲状腺等敏感器官，不宜直接投射(除特殊治疗需要与方法外)。

2. 心区及星状神经节可致心功能紊乱，对严重心脏病患者禁用。

3. 高热、急性炎症、活动性结核等病理状态。

4. 出血倾向、消化道大面积溃疡、严重支气管扩张。

5. 静脉血栓病区不宜超声直接投射，以免栓子脱落。

6. 极度衰弱，恶病质。

7. 恶性肿瘤（特殊方法与目的除外）。

8. X线、镭、放射性同位素治疗期或治疗后6个月以内。

9. 孕妇腹部。

10. 心脏起搏器携带者。

### （三）副作用

在实际工作中，治疗操作正规，使用剂量准确，不会发生超声治疗的副作用。曾有报告下列情况，均系超声治疗的滥用，剂量过大，时间过长，疗程太久，甚至不正当应用。此外，患者个体性的特殊情况偶而可引起副作用，应予以注意。

1. 超声治疗后引起血糖下降，一般不需处理。

2. 太多、太长的超声治疗，可致白细胞、红细胞下降，体重减轻。

3. 有的患者于超声治疗后有胃痛的主诉，可能系组胺产生而引起。

4. 过量可致局部灼热感或疼痛以至组织损伤。应减少剂量，对治疗区有感觉障碍的患者，要注意控制剂量，尤其是强度。

5. 有人于超声治疗后出现疲乏的现象，尤其神经症的患者，超声治疗后可有情绪不稳，应注意解释工作。

## 二、HIFU 的适应证与禁忌证

目前，HIFU 技术主要治疗范围包括：肝癌、骨肿瘤、乳腺癌、软组织肿瘤、肾癌、胰腺癌、盆腔肿瘤、前列腺癌。

以下主要介绍原发性肝癌、原发性恶性骨肿瘤和乳腺癌的适应证和禁忌证。

### （一）原发性肝癌

1. 适应证

（1）直径小于 12cm 的右肝单发性肝癌。

（2）右肝大肿瘤伴有卫星结节，结节数量不超过 4 个，仍局限于右肝者。

（3）双侧肿瘤主要位于右肝，而左肝仅有1～2 个小结节者。

（4）HIFU 也适合于 TAE 治疗效果不满意的肝癌治疗，肝癌术后复发灶治疗以及晚期肝癌的姑息性止痛治疗。

（5）在大肝癌缩小治疗中，HIFU 与 TAE 联合应用可以使大肝癌缩小率明显升高。

2. 禁忌证

弥漫型肝癌患者，晚期肝癌伴有重度黄疸、腹水等肝功能严重失代偿者，或肿瘤已远处转移及恶病质者。

### （二）原发性恶性骨肿瘤

HIFU 治疗恶性骨肿瘤的适应证和禁忌证分为两类，即一般适应证和禁忌证与特殊适应证和禁忌证。

1. 一般适应证和禁忌证

HIFU 治疗恶性骨肿瘤有两方面作用，即保肢治疗和姑息治疗。

（1）保肢适应证和禁忌证

适应证：①患者年龄在 15 岁以上，骨的生长发育已趋成熟最好；②以ⅡA 期肿瘤最为理想，但ⅡB 期肿瘤对化疗反应好亦可施行；③重要神经、血管束未被侵犯的ⅡB 期肿瘤或被推挤而移位者；④肿瘤能够被完全切除；⑤所保留下的肢体的功能比假肢好；⑥患者强烈要求保留肢体；⑦术后局部复发率与转移率，不应高于截肢。

禁忌证：凡符合上述条件的原发性恶性骨肿瘤，适合保肢治疗，相反为保肢的禁忌。

（2）姑息治疗的适应证与禁忌证

适应于部分原发性恶性骨肿瘤和转移性骨肿瘤。以减负荷为目的 HIFU 治疗仅适用于对化疗或/和放疗敏感的肿瘤，而姑息止痛不受上述条件限制。

2. 特殊适应证和禁忌证

由于 HIFU 治疗的特殊性，选择 HIFU 治疗的患者，除适合一般适应证外，还需考虑下列情况：①部位：HIFU 适用于除颅骨、髋关节、脊椎和手骨以外的四肢管状骨和扁平骨；②骨破坏程度：严重溶骨性破坏的骨肿瘤不适合 HIFU 治疗；③软组织受累程度：广泛累及皮下组织或/和皮肤、皮肤破溃者不适合 HIFU 治疗；④术后复发者：皮肤有大量瘢痕和皮肤有严重放射性损伤不适合 HIFU 治疗；⑤病理性骨折未愈合者不宜 HIFU 治疗；⑥经有效的辅助治疗后，邻近关节被动活动仍严重受限伴畸形，不适合 HIFU 治疗。

### （三）乳腺癌

1. 适应证

（1）Ⅰ、Ⅱ期乳腺癌。

（2）乳腺癌改良根治术或全乳切除术后的局部复发。

（3）Ⅳ期乳腺癌的姑息性治疗。

2. 禁忌证

（1）多中心性乳腺癌。

（2）Ⅲ期、Ⅳ期乳腺癌。

（3）乳晕下乳腺癌。

**（任建丽）**

### 参考文献


[1] 郭万学. 理疗学. 北京:人民卫生出版社,1984.

[2] 冯若,王智彪. 实用超声治疗学. 北京:科学技术文献出版社,2002.

[3] 周永昌,郭万学. 超声医学. 第 4 版. 北京:科学技术文献出版社,2002.

[4] 乔志恒,范维铭. 物理治疗学全书. 北京:科学技术文献出版社,2001.

[5] 陈景藻. 现代物理治疗学. 北京:人民军医出版社,2001.

[6] 董壮丽,韩森楷,李相忠,等. 超声波降血脂驱除动脉粥样硬化作用的研究. 中国超声医学杂志,1993,9(4):265.

[7] 于富军,卫亚利,丁庆华,等. 体外超声溶解血栓及血栓凝龄对溶栓效应的影响. 中华理疗杂志,1999,22(6):360.

[8] Simon S, Stefan K, Luta K, et al. Influence of ultrasound operating parameters on ultrasound-induced thrombosis in vitro [J]. Ultrasound Med Biol, 2005, 6(31): 841-847.

[9] Miyamoto T, Neuman Y, Luo H, et al. Coronary vasodilation by noninvasive transcutaneous ultrasound: an in vivo canine study. J Am Coil Cardiol, 2003, 41: 1623-1627.

[10] 孙向东,宋亚辉,谢秀乐,等. 体外治疗性超声对正常心肌的影响. 临床心血管病杂志,2003,19(10):618-619.

[11] Khan Y, Laurencin CT. Fracture repair with ultrasound: clinical and cell-based evaluation. J Bone Joint Surg Am, 2008, 90 (Suppl 1): 138-144.

[12] Rand SE, Goerlich C, Marchand K, et al. The physical therapy prescription. Am Fam Physician, 2007, 76 (11): 1661-1666.

[13] Kawata H, Naya N, Takemoto Y, et al. Ultrasound accelerates thrombolysis of acutely induced platelet-rich thrombi similar to those in acute myocardial infarction. Circ J, 2007, 71(10): 1643-1648.

[14] El-Bialy T. Therapeutic ultrasound applications in craniofacial growth, healing and tissue engineering. Rejuvenation Res, 2007, 10(3): 367-371.

[15] Motarjeme A. Ultrasound-enhanced Thrombolysis. J Endovasc Ther, 2007, 14(2): 251-256.

[16] Campbell P, Prausnitz MR. Future directions for therapeutic ultrasound. Ultrasound Med Biol, 2007, 33(4): 657.

[17] Noble JG, Lee V, Griffith-Noble F. Therapeutic ultrasound: the effects upon cutaneous blood flow in humans. Ultrasound Med Biol, 2007, 33(2): 279-285.

[18] Leong-Poi H, Kuliszewski MA, Lekas M, et al. Therapeutic arteriogenesis by ultrasound-mediated VEGF165 plasmid gene delivery to chronically ischemic skeletal muscle. Circ Res, 2007, 101(3): 295-303.

[19] Qunxia Zhang, Zhigang Wang, Haitao Ran, et al. Enhanced gene delivery into skeletal muscles with ultrasound and microbubble techniques. Acad Radiol, 2006, 13(3): 363-367.

[20] Xingsheng Li, Zhigang Wang, Haitao Ran, et al. Experimental research on therapeutic angiogenesis induced by Hepatocyte Growth Factor directed by ultrasound-targeted microbubble destruction in rats. J Ultrasound Med, 2008, 27: 439-446.

[21] Wang ZG, Ling ZY, Ran HT, et al. Ultrasound-mediated microbubble destruction enhances VEGF gene delivery to the infarcted myocardium in rats. Clinical Imaging, 2004, 28 (6): 395-398.

[22] Sonoda S, Tachibana K, Uchino E, et al. Inhibition of melanoma by ultrasound-microbubble- aided drug delivery suggests membrane permeabilization. Cancer Biol Ther, 2007, 6(8): 1276-1283.

[23] 伍星，王志刚，张勇，等. 超声定位辐照载药微泡治疗卵巢移植瘤的实验研究. 中国超声医学杂志，2007，23(3): 179-181.

[24] Marsh JN, Senpan A, Hu G, et al. Fibrin-targeted perfluorocarbon nanoparticles for targeted thrombolysis. Nanomed, 2007, 2(4): 533-543.

# 第五十三章 常用超声治疗临床

## 第一节 超声溶栓

### 一、背景

血栓形成和栓塞是多种血栓性疾病，如急性心肌梗死、脑卒中、肺动脉栓塞等发病机制中涉及的一种重要病理过程，80%以上的急性心肌梗死患者，起病后4小时内即可观察到血栓形成所致的冠状动脉闭塞。近年来，血栓栓塞性疾病发病率呈渐增趋势，是严重危害人类健康和生命的疾病之一，其致残率和死亡率均较高。每年每千人中约有1～3人发生不同形式的血栓性疾病，心、脑血管血栓栓塞性疾病已成为我国人口（特别是老年人）死亡的首因。目前对血栓性疾病的治疗方法主要包括抗凝、溶栓及手术等治疗。其中，溶栓作为最有效的治疗手段，已成为现代医学研究的重点和难点。早期溶栓治疗对于脑、心、肾等重要脏器功能的及早恢复，具有重大的临床意义。药物溶栓是广泛应用的溶栓方法，自1959年Fletcher等首次静脉应用链激酶治疗急性心肌梗死获得成功，溶栓药物即成为治疗血栓性疾病的里程碑。国内外常用的溶栓剂包括链激酶、尿激酶、组织型纤溶酶原激活物（tPA）等，并且各类溶栓药物不断更新换代，取得一定进展。但对溶栓药物的使用，强调治疗窗，如脑血栓一般要求在发病后6h内使用，溶栓效果还受剂量的影响，大剂量溶栓药物可引起出血等严重并发症，所以药物溶栓在临床应用受到一定限制。如何寻求一种安全、高效的溶栓方法成为研究的热点。

随着对超声生物学效应研究的不断深入和超声技术的不断发展，超声在血栓溶解中的价值得到不断提高。1976年，Trübestein G首次利用血管内高频超声溶解血栓取得成功，开启了超声溶栓治疗血栓性疾病的新纪元，自此，超声溶栓引起广泛关注。大量体外实验、动物实验及临床研究均证实超声具备直接溶栓和增强药物溶栓两方面的生物学作用；并且加入超声微泡造影剂后，以上两种作用均明显增强。目前，超声溶栓主要通过两种作用形式发挥作用，一种是通过导管介入超声溶栓，低频高能超声能量通过导管传送，在血管内血栓局部直接消融血栓或增强局部药物溶栓；另一种是体外超声辅助溶栓，将超声探头置于血栓形成处相对应的体表部位，经皮发射超声，经过水囊、机体组织或骨骼等媒介传递，作用于血管内血栓局部，同时联合溶栓药物和（或）微泡造影剂介导消融血栓。

### 二、超声直接溶栓

目前，导管介入超声溶栓技术是超声直接溶栓的主要作用形式，该方法的有效性已被广泛证实。对其作用机制和有效性的诸多研究表明：超声直接溶栓作用是频率和强度依赖性的，超声频率与溶栓效果呈负相关，低频超声较高频超声对血栓具有更强的破坏力，并可减少热效应对组织的损伤。高强度超声溶栓效果更好，但也可能产生更严重的副作用。而超声波的作用方式可为连续式或脉冲式，脉冲式更利于减轻副作用。根据超声作用原理设计的血栓超声消融仪器在国内外均已应用于临床，在冠心病、深静脉血栓形成、动脉闭塞等疾病的溶栓治疗中均发挥着重要作用，取得了较好疗效。

超声直接溶栓的具体机制目前尚无定论，可能的机制包括：机械效应、空化效应、热效应、细胞内微流等。大多数研究者认为机械效应和空化效应可能是主要作用机制。机械效应主要表现为声场的声压和辐射力作用，在纵向和横向两个方面相对血栓等产生强烈的振动作用，使纤维蛋白结构由紧密变为松散；且超声在液体中可产生声流现象，声流在血栓表面产生高速度梯度，形成剪切力破坏血栓表面。超声空化效应是指液体中存在的微小气泡在超声波作用下产生振荡、膨胀、收缩以至内爆等一系列动力学过程。在微气泡振动、内爆等过程中，可产生高速微射流，足以使血栓在极短的时间内碎解成细小的颗粒。此外，超声波能使纤维蛋白分解产物 D-二聚体增加，推测其可增强纤维蛋白溶解作用，可能也是机制之一。

## 三、超声助溶血栓

研究发现，超声不仅可直接溶解血栓，还可增强药物溶栓效果，弥补药物溶栓的缺陷。目前研究表明导管介入超声和体外超声两种形式均可发挥助溶作用。在经导管超声助溶的研究中，近年来发展较快的技术是超声加速导管直接溶栓技术（Ultrasound-accelerated catheter-directed thrombolysis，US-accelerated CDT）。Parikh 等首次采用此方法用于下肢深静脉血栓的治疗，发现该方法可显著提高血栓的完全溶解率，而不增加出血及血栓栓塞的危险。该方法通过导管系统在血栓局部灌注溶栓药物，同时导管内装有多个超声微换能器，可同步发射脉冲超声波加速药物溶栓进程。目前，国外利用该原理研制的导管系统已应用于临床实验，其临床应用的有效性、安全性及可行性已不断证实。在 DVT 患者中初步应用该技术的临床实验表明，完全溶栓率达 70%，整体溶栓率为 91%，中位溶栓灌注时间为 22 小时。主要并发症发生率仅为 3.8%。与标准的 CDT 比较，超声加速溶栓显示出更好的溶栓效果，缩短了中位治疗时间并降低了溶栓药物的平均用量，是一种定位准确，用药量少、副作用小的有效治疗方法，虽然发展时间较短，但其在血栓性疾病治疗中具有广阔的前景。

虽然上述导管介入超声技术取得可喜成绩，但仍有其局限性。导管介入技术具有有创性，且技术要求高，并且体内某些细小血管是导管无法到达的，限制了该技术的适用范围。应用体外治疗性超声（external therapeutic ultrasound，ETUS）辅助溶栓酶介导的血栓溶解则可能成为另一种有效治疗方法，该技术操作简便，无须介入插入导管，避免了导管插入对血管壁和周围组织的损伤，且可应用于导管无法到达的细小血管栓塞。1989 年，Kudo 等首次发现 ETUS 能增强溶栓酶的作用。他们用球囊剥脱血管内膜的方法制成犬双侧股动脉血栓形成模型，而后在全身应用 tPA 基础上一侧加用 ETUS（200kHz、0.5W/$cm^2$）辐照血栓。结果显示，经超声作用的栓塞动脉再通时间为 16.6±8.0min，而对侧为 72.9±24.2min，ETUS 缩短再通时间 77%。Huai Luo 等在兔髂股动脉血栓栓塞模型中，利用 ETUS 联合链激酶溶栓，结果表明在增强链激酶溶栓活性的同时，不会引起局部皮肤和软组织损伤，是一种安全、有效的治疗方法。Siegel，R.J. 等在犬冠状动脉左前降支血栓栓塞溶栓治疗中，也证实了该方法的有效性和安全性。此外的多项体外实验及动物实验结果均显示 ETUS 可显著增强药物溶栓效果，缩短溶栓所需时间，减少溶栓药物剂量，降低药物副作用发生率。并且超声对溶栓药物的作用无特异性，可增强多种药物，如尿激酶、链激酶、葡激酶、tPA、重组 tPA 等的溶栓效果，超声作用后对药物的活性和分子结构无明显影响。众多研究为 ETUS 在急性心肌梗死、缺血性脑卒中、深静脉血栓及肺动脉栓塞等疾病的溶栓治疗开辟了新方向。

ETUS 辅助溶栓酶介导血栓溶解主要是通过空化效应，促进溶栓酶向血栓内转运并与纤维蛋白结合起作用。超声空化过程中局部形成高温、高压强冲击波、高速射流等极端物理条件，促进溶栓酶向血栓内转运，并使血栓内的纤维蛋白网架断裂，从而暴露更多纤溶酶的纤维蛋白结合位点加速溶栓。机械效应虽然不直接作用于血栓，但可使纤维蛋白结构变为松散，暴露更多的纤溶酶作用位点，增强溶栓酶与纤维蛋白间的结合。

与超声直接溶栓比较，超声助溶所需能量和强度较低。大量研究表明，ETUS应用的频率和强度范围均较广，频率从20kHz～3.4MHz，强度从0.4～15W/cm$^2$的ETUS均具有助溶作用。在频率方面，大部分研究采用低频超声，其原因主要是低频超声波长较长，声束较宽，穿过胸骨、颅骨等骨骼组织后能量衰减少。诊断性超声，如TCD等也具有助溶作用，可避免对正常组织的损伤，国内外采用TCD联合tPA在缺血性脑卒中的临床研究中也取得良好疗效，其主要优势在于应用简便，用临床诊断超声仪器即可满足治疗需求。但研究表明频率增高，经过人体组织特别是骨骼组织时，声能可严重衰减达90%，限制了其应用范围。在强度方面，高强度超声可获得早期快速血流再通，但远期随访中却显示更高的复发率，其原因可能与激活血小板有关。目前研究中多采用0.25～2W/cm$^2$的强度范围，是相对安全的。在超声波作用方式方面，连续式和脉冲式超声均具有助溶作用，但脉冲波对于减少热效应等对组织损伤方面具有更大的作用。

## 四、超声微泡助溶血栓

超声微泡也具有血栓助溶作用，这种助溶作用一方面表现在微泡能够有效增强超声的溶栓作用；另外一方面则表现在微泡增加溶栓药物的作用，这就使得超声、微泡联合溶栓药物治疗方法显示出极强的优势。当前国内外实验研究表明，超声联合微泡的溶栓作用优于单纯使用超声或微泡，超声、微泡联合溶栓药物则使血栓溶解作用更强。

Poter等利用20kHz、40kHz和1MHz的1.5W/cm$^2$超声联合微泡作用于体内外血栓，结果发现体外实验中均能使血栓溶解，但是体内实验中1MHz超声联合氟烷气体微泡血管再通率仅为28.57%；利用超声与微泡和（或）尿激酶（UK）进行溶栓，超声联合微泡与超声联合UK的溶栓效果相似，超声、微泡联合UK则使溶栓效果提高1.5～3倍。Cintas等利用超声微泡联合重组组织型纤溶酶原激活因子（rt-PA）的血栓助溶研究结果表明：低强度超声破坏微泡能大大加速血凝块的溶解，联合rt-PA可进一步提高溶栓效果，二者具有协同作用。徐亚丽等研究表明，单纯超声组治疗后股动脉血栓段无显著溶通改变，仅出现血栓内部结构部分疏松化和裂隙，但是超声联合微泡治疗后股动脉血栓纤维蛋白网架结构明显疏松，出现大小不等的裂隙，荧光镜下血栓内部也可见较密集的荧光颗粒分布，表明在溶栓过程中有部分微泡进入血栓内部，最终结果使管腔部分或大部分溶通。已有多个研究证明，在体外用相对较低能量的超声对血栓进行照射，可使所需的溶栓药物剂量减少1/10，同时溶栓时间缩短1/5。

超声微泡助溶血栓的最主要机制是空化效应（cavitation）与针孔效应（sonoporatio）：正常机体组织中存在内源性空化核，低声强场中（0.5～2MHz）即可进入谐振状态，空化核周围液体震荡产生湍流和相应的黏滞应力，从而造成局部生物细胞受到扰动乃至损伤，产生空化效应。微泡的使用即为利用外源性空化核，增加空化核的数量，降低产生空化效应的阈值，增加局部空化作用。超声微泡在超声波的作用下可以产生对称性或非对称性压缩和膨胀，当具有合适的微泡内径与声场条件时，微泡破裂产生能量极高的瞬态空化效应，空化微泡的寿命约0.1μs，它在急剧崩溃时可释放出巨大的能量，并产生速度约为110m/s，有强烈冲击力的微射流，使碰撞密度高达1.5kg/cm$^2$，这些在血栓局部形成的强大剪切力和微射流等极端物理效应，共同软化、破坏血栓表面并暴露其内部结构，生物学效应则表现为血栓“爆破”，血栓表面呈现“针孔状”改变，增加血栓与溶栓药物的接触面，更有利于溶栓药物渗透入血栓内部，增强溶栓效果。

超声微泡助溶的机制是非酶性的。显微镜观察发现超声微泡溶栓后产生的血栓碎片多在2～3μm，与纤溶剂溶栓的效果相似，D-二聚体是活化的纤溶酶降解蛋白凝结块后形成的纤维蛋白产物之一，D-二聚体血浆中增高是存在继发性纤溶过程的证明，Porter等在使用超声微泡溶栓的时候测量了血液中D-二聚体的含量，未发现有D-二聚体升高，这说明超声微泡的溶栓作用与纤溶系统的活化无关。

受到微泡构造、超声条件、血栓栓龄与大小、组织模块致超声能量衰减程度等因素的影响，目前超声微泡的助溶作用实验研究结果仍然存在诸多差异。超声微泡血栓助溶作用影响因素的研究将有利于更好地控制助溶效应，以达到体内最佳助溶效果。

长期以来，微泡制备一直处于不断研发之中，因此不同血栓助溶研究常采用不同的超声微泡，其血栓助溶效果可能存在差异。微泡的性能主要决定于微泡的构造，其中微泡膜和内核气体与微泡粒径及稳定性密切相关，为影响血栓助溶作用的主要因素。按照微泡膜主要构成成分常将超声微泡分为白蛋白微泡、脂质体微泡、高分子多聚体微泡，目前研究表明，脂质体微泡的血栓助溶作用优于白蛋白微泡和高分子多聚体微泡，其原因可能为脂质体微泡较白蛋白微泡含有更多亚微米-纳米级微泡，更容易进入不规则血栓内部，增加血栓内部外源性空化核分布，较高分子多聚体微泡更容易产生空化效应，局部空化作用更强，产生血栓“内爆破”，且微泡粒径受体内外条件的影响更小，因此助溶效果更好。微泡内核气体包括空气或氦气、六氟化硫、全氟碳，Mizushige 等对不同内核气体微泡进行的对比研究结果表明，氟烷微泡较空气微泡的助溶效果更加显著。

超声微泡助溶效应主要基于一定超声条件下微泡产生谐振所激发出的巨大能量对血栓的破坏作用，而微泡谐振产生的条件决定于超声频率、微泡粒径大小以及微泡弹性形变能力。研究表明，微泡与低频超声的助溶效果优于中频及高频超声；当超声的频率与微泡的共振频率相近时，血栓溶解效应最强，而正是这一频率的超声最易导致微泡破裂；微泡粒径在 8μm 以下时可与诊断超声（频率为 1～10MHz）发生共振，产生助溶作用；粒径相同的超声微泡随弹性参数增大，其谐振频率增大，微泡弹性形变可能使其适应较宽的谐振频率，产生更强烈的空化作用，从而最大程度发挥助溶作用。

当超声微泡成为一种可供选用的基因载体时，基因治疗与超声微泡的结合则成为必然。采用超声微泡造影剂进行缺血组织（如心肌、骨骼肌）血管内皮生长因子基因转染已获成功，结果表明超声破坏微泡可使基因的转染率和表达率提高。如果以溶栓为目的，则要选择增加血管内皮细胞分泌抗栓因子的相关基因为目的基因，通过超声辐照使目的基因在血栓局部高表达，从而极大提高溶栓效率。

随着微泡制备技术不断发展，微泡可以作为溶栓药物或相关基因的载体，借助靶向机制，产生血栓“定向爆破”，增加血栓再通率。靶向微泡通常由具有特殊的外壳组成，以一定的药物携载方式将溶栓药物或相关基因整合于微泡，并在外壳连接针对组织特异受体的配体或针对组织特异抗原的抗体，利用配体—受体或抗原—抗体特异性结合的特性，经静脉注射的微泡即可顺利到达血栓形成部位，与血栓成分如血小板、纤维蛋白原等或血管内皮细胞结合，在适当频率与强度的超声照射后，微泡就会在血栓形成部位“定向爆破”，微泡携带的溶栓药物或相关基因即刻释放，产生溶栓作用。能够携带溶栓药物的微泡正处于不断研制中，其设想之一是将溶栓药物置于双层微泡的内层与外层之间，然后在其表面结合能识别纤维素或血凝块成分的配体即可使这些携药微泡到达靶位点。目前，较为理想的配体即血小板糖蛋白Ⅱb/Ⅲa 受体，该受体在激活的血小板上表达的密度极高，并与血小板聚集密切相关，有研究利用精氨酸-甘氨酸-天冬氨酸-丝氨酸肽段，经与氨基化的聚乙二醇结合，作为靶向连接臂，插入脂质微泡表面的脂质双分子层中，构建出可以竞争性抑制Ⅱb/Ⅲa 受体的血栓特异性靶向微泡，实验结果证实这种靶向微泡能够黏附于血小板聚集形成的微血栓，并且对 ADP 诱导的聚集作用有明显的抑制作用，从而达到定向微泡血栓助溶效应。目前生成的造影剂 MRX-408 即是针对Ⅱb/Ⅲa 受体的。Unger 等在体外实验中通过荧光显微镜观察到 MRX-408 可黏附于人血栓表面，而且即使有盐水不断冲刷的分离力量，微泡仍可连接到血栓表面。Wu 等在体外实验中将尿激酶结合在 MRX-408 微泡的外壳上，当微泡与血栓结合后，用超声波照射引起微泡破裂，释放出药物，从而使血栓软化、溶解。

目前，治疗性超声、超声微泡、溶栓药物或基因联合应用于溶栓的效果明显好于超声与药物联合应用或单独用于溶栓。它不仅更有效、更快速，而且能减少所需的溶栓药剂量，并可减轻或避免其不良反应。因此，超声微泡药物或基因运载系统用于溶栓治疗已成为最有前景的发展方向。

(张群霞　成　涓)

## 参考文献


[1] Fletcher AP, Sherry S, Alkjaersig N, Smyrniotis FE, Jick S. The maintenance of a sustained thrombolytic state in man. Ⅲ. Clinical observations on patients with myocardial infarction and other thromboembolic disorders. J Clin Invest, 1959,38(7):1111-1119.

[2] Trübestein G, Engel C, Etzel F, Sobbe A, Cremer H, Stumpff U. Thrombolysis by ultrasound. Clin Sci Mol Med Suppl, 1976, 3:697s-698s.

[3] Schöfer S, Kliner S, Klinghammer L, Kaarmann H, Lucic I, Nixdorff U, Rosenschein U, Daniel WG, Flachskampf FA. Influence of ultrasound operating parameters on ultrasound-induced thrombolysis in vitro. Ultrasound Med Biol, 2005,31(6):841-847.

[4] 华兴，高云华，刘平，刘政，谭开彬，李馨．不同频率和强度超声波溶栓效果的体外实验．临床超声医学杂志，2006,8(11):641-643.

[5] 樊冰，魏盟．冠状动脉内超声消融血栓的实验研究．中国超声医学杂志，1997,13(10):7-10.

[6] 胡大一，王明生，贾三庆，王乐，丰杨明，李田昌，王雷．冠状动脉内超声溶栓治疗急性前壁心肌梗死的临床观察．中华急诊医学杂志，2001,10(3):168-169.

[7] 孙建明，陈以宽，朱仕钦．下肢深静脉血栓形成的超声消融治疗．临床超声医学杂志，2004,6(2):92-94.

[8] 吴石白，袁群，史国珍，等．超声血栓消融及小球囊介入方法治疗糖尿病下肢动脉闭塞硬化症及足坏疽．第二军医大学学报，2008,29(10):1208-1212.

[9] Miller DL. A review of the ultrasonic bioeffects of microsonation, gas-body activation, and related cavitation-like phenomena. Ultrasound Med Biol, 1987, 13(8):443-470.

[10] Porder JB, Porder KN, Meltzer RS. Ultrasound bioeffects. Echocardiography, 1987, 4:89-99.

[11] Motarjeme A. Ultrasound-enhanced Thrombolysis. J Endovasc Ther, 2007, 14(2):251-256.

[12] Parikh S, Motarjeme A, McNamara T, Raabe R, Hagspiel K, Benenati JF, Sterling K, Comerota A. Ultrasound-accelerated thrombolysis for the treatment of deep vein thrombosis: initial clinical experience. J Vasc Interv Radiol, 2008, 19(4):521-528.

[13] Grommes J, Strijkers R, Greiner A, Mahnken AH, Wittens CH. Safety and Feasibility of Ultrasound-accelerated Catheter-directed Thrombolysis in Deep Vein Thrombosis. Eur J Vasc Endovasc Surg, 2011. [Epub ahead of print]

[14] Amankwah KS, Seymour K, Costanza MJ, Gahtan V. Ultrasound Accelerated Catheter Directed Thrombolysis for Pulmonary Embolus and Right Heart Thrombus Secondary to Transvenous Pacing Wires. Vasc Endovascular Surg. 2011 Jan 28. [Epub ahead of print]

[15] Kudo S, Furuhata H, Hara M, et al. Noninvasive thrombolysis with ultrasound. Circulation, 1989, 80(Suppl):1345.

[16] Luo H, Birnbaum Y, Fishbein MC, Peterson TM, Nagai T, Nishioka T, Siegel RJ. Enhancement of thrombolysis in vivo without skin and soft tissue damage by transcutaneous ultrasound. Thromb Res, 1998, 89(4):171-177.

[17] Siegel RJ, Atar S, Fishbein MC, Brasch AV, Peterson TM, Nagai T, Pal D, Nishioka T, Chae JS, Birnbaum Y, Zanelli C, Luo H. Noninvasive transcutaneous low frequency ultrasound enhances thrombolysis in peripheral and coronary arteries. Echocardiography, 2001, 18(3):247-257.

[18] 华兴，高云华，刘平，刘政，李秋颖．超声波增强 TPA 溶栓效果的体外实验．中国超声医学杂志，2007,23(2):81-83.

[19] Harpaz D, Chen X, Francis CW, Meltzer RS. Ultrasound accelerates urokinase-induced thrombolysis and reperfusion. Am Heart J, 1994, 127(5):1211-1219.

[20] Holland CK, Vaidya SS, Datta S, Coussios CC, Shaw GJ. Ultrasound-enhanced tissue plasminogen activator thrombolysis in an in vitro porcine clot model. Thromb Res, 2008, 663-673.

[21] Soltani A, Soliday C. Effect of ultrasound on enzymatic activity of selected plasminogen activators. Thromb Res, 2007, 119(2):223-228.

[22] Harpaz D. Ultrasound enhancement of thrombolytic therapy: observations and mechanisms. Int J Cardiovasc Intervent, 2000, 3(2):81-89.

[23] Chuang YH, Cheng PW, Chen SC, Ruan JL, Li PC. Effects of ultrasound-induced inertial cavitation on enzymatic thrombolysis. Ultrason Imaging, 2010, 32(2):81-90.

[24] Suchkova V, Carstensen EL, Francis CW. Ultrasound enhancement of fibrinolysis at frequencies of 27 to 100 kHz. Ultrasound Med Biol, 2002, 28(3):377-382.

[25] Basta G, Lupi C, Lazzerini G, Chiarelli P, L'Abbate A, Rovai D. Therapeutic effect of diagnostic ultrasound on enzymatic thrombolysis. An in vitro study on blood of normal subjects and patients with coronary artery disease. Thromb Haemost, 2004, 91(6):1078-1083.

[26] Eggers J, Ossadnik S, Seidel G. Enhanced clot dissolution in vitro by 1.8-MHz pulsed ultrasound. Ultrasound Med Biol, 2009, 35(3):523-526.

[27] Alexandrov AV. Ultrasound enhanced thrombolysis for stroke. Int J Stroke, 2006, 1(1):26-29.

[28] Tsivgoulis G, Alexandrov AV. Ultrasound-enhanced thrombolysis in acute ischemic stroke: potential, failures, and safety. Neurotherapeutics, 2007, 4(3):420-427.

[29] Ammi AY, Mast TD, Huang IH, Abruzzo TA, Coussios CC, Shaw GJ, Holland CK. Characterization of ultrasound propagation through ex-vivo human temporal bone. Ultrasound Med Biol, 2008, 34(10):1578-1589.

[30] Pfaffenberger S, Devcic-Kuhar B, El-Rabadi K, Gröschl M, Speidl WS, Weiss TW, Huber K, Benes E, Maurer G, Woj-

ta J, Gottsauner-Wolf M. 2MHz ultrasound enhances t-PA-mediated thrombolysis: comparison of continuous versus pulsed ultrasound and standing versus travelling acoustic waves. Thromb Haemost, 2003,89(3):583-589.

[31] Frenkel V, Oberoi J, Stone MJ, Park M, Deng C, Wood BJ, Neeman Z, Horne M 3rd, Li KC. Pulsed high-intensity focused ultrasound enhances thrombolysis in an in vitro model. Radiology, 2006, 239(1):86-93.

[32] Stone MJ, Frenkel V, Dromi S, Thomas P, Lewis RP, Li KC, Horne M 3rd, Wood BJ. Pulsed-high intensity focused ultrasound enhanced tPA mediated thrombolysis in a novel in vivo clot model, a pilot study. Thromb Res, 2007, 121(2): 193-202.

[33] Porter TR,Kricsfeld D,Li S,et al. Comparison of d-dimer activity and residual particle size produced following thrombus disruption by perfluorocarbon containing microbubbles versus urokinase in the presence of Iow frequency ultrasound. J Am Coll Cardiol,1998,31(2):219.

[34] Porter TR,Leveen RF,Fox R,et al. Thrombolytic enhancement with perfluorocarbon-exposed sonicated dextrose albumin microbubbles. Am Heart J,1996,132(5):964-968.

[35] Cintas P, Nguyen F, Boneu B, et al. Enhancement of enzymatic fibrinolysis with 2-MHz ultrasound and microbubbles. J Thromb Hacmost, 2004, 2(7):1163-1166.

[36] 徐亚丽,刘政,高云华,等. 治疗超声介导微泡造影剂对体外血栓的助溶研究. 中国超声医学杂志,2006,22(2):81-83.

[37] 徐亚丽,刘政,高云华,等. 微泡增强超声助溶兔股动脉血栓的实验研究. 中国超声医学杂志,2006,22(6):404-406.

[38] 刘忠华,刘贻尧,杨红,等. 超声空化效应和超声微泡在生物医学中的应用. 生物技术通讯,2008,19(3):475-478.

[39] Unger E C, McCreery T P, Schweitzer R H, et al. Ultrasound enhancement gene expression of liposomal transfection. Invest Radiol, 1997,32:723-727.

[40] Liu Y, Miyoshi H, Nakamura M. Encapsulated ultrasound microbubbles: therapeutic application in drug/gene delivery [J]. J Control Release, 2006,114:89-99.

[41] Unger EC, Porter T, Culp W, et al. Therapeutic application of lipid-coated microbubbles. Adv Drug Deliv Rev, 2004, 56 (9):1291-1314.

[42] 李莉,万明习,程敬之. 包膜超声造影剂线性散射与视频强度动态特性研究。中国生物医学工程学报,2000,2(19): 131-138.

[43] Ruoslahti E. RGD and other recognition sequences for integrins. Annu Rev Cell Dev Biol, 1996,12:697-715.

[44] Unger EC, Mccreery TP, Sweitzer RH, et al. In vitro studies of a new thrombus-specific ultrasound contrast agent. Am J Cardiol, 1998, 81(12A):58-61.

[45] Schumann PA, Christiansen JP, Quigley RM, et al. Targeted-microbubble binding selectively to GP Ⅱb Ⅲa receptors of platelet thrombi. Invest Radiol, 2002, 37(11):587-593.

[46] 金玉. 超声微泡在治疗中的应用. 国外医学:心血管疾病分册,2003,30(4):231-233.

[47] Bing W, Wei JZ, Mei W, et al. Prolonging the ultrasound signal enhancement from thrombi using targeted microbubbles based on sulfur-hexafluoride-filled gas. Acad Radiol, 2006, 13(4):428-433.

[48] 区文超,修建成,谢晋国,等. 血小板受体特异性微泡造影剂靶向黏附血栓的实验研究. 第一军医大学学报,2005,25 (6):672-674.

[49] Wu Y, Unger EC, Mccreery TP, et al. Binding and lysing of blood clots using MRX-408. Invest Radiol, 1998, 33: 880-885.

# 第二节 超声碎石

在医学上，通过一定手段和方法，将人体内的结石（如肾结石、输尿管结石、膀胱结石以及胆道结石等）粉碎，使其自体内排出，同时又不损伤周围组织，从而免除外科手术的痛苦、损伤和风险，一直是人们追求的理想目标。自古人们就采用敲打、振动、碾压等机械力来粉碎坚硬物体，将不同表现形式的机械振动波（超声波、冲击波）用于击碎人体内各种结石，则是现代医学领域近几十年来才迅速发展起来的新技术。

将机械波用于体内碎石有不同形式，从物理特性上可分为震波碎石（又称冲击波，包含有声波震波）及超声波碎石。按其作用方式又可分为体内接触式与体外非接触式超声碎石。

## 一、体内接触式超声碎石

### （一）原理

利用超声换能器，通过逆压电效应，将高频电能转换成机械振动的超声波，通过探头直接作用于结石上，用强的高频振动粉碎结石。

### （二）设备

接触式超声碎石主要应用于治疗泌尿系统的结石，而且需要与泌尿系内镜技术相结合进行。接触式超声碎石设备一般由超声发生器、超声碎石器、吸引器及开关控制器几部分组成。

1. 超声发生器　实质为一高频振荡功率源。通过调节，它能将一定频率和功率的电振荡提供给超声换能器，使后者通过逆压电效应产生超声振动。

2. 超声碎石器　为一换能器，它是将电能转换为声能并将声能传递给结石的关键部件。超声碎石器通常由鞘管、探头和手柄三部分组成。

(1) 鞘管：一般为一直径约 9mm 的金属套管。其近端与探头连接，并可固定在手柄上，还设有进出水流的水管连接口。远端开口处便于探头伸出、水循环和光学系统观察。

(2) 探头：包括超声换能器和治疗头。治疗头为一金属棒，超声换能器产生的超声振动通过治疗头传递给结石，将结石击碎。

(3) 手柄：用以支持、固定鞘管与探头，并可调节与控制探头。

3. 吸引器　用以进行水循环、充盈膀胱和冲洗灌注等，以协助寻找和固定结石、避免升温过高及排出碎石颗粒等。

4. 开关控制器　脚踏开关用于控制碎石器和吸引器的工作。

### (三) 操作

泌尿系统结石的碎石治疗操作必须与相应内镜技术相结合进行，如膀胱结石治疗需用膀胱镜，输尿管结石治疗需要用输尿管镜。有关术前的各项准备工作与内镜检查大体相同。开始操作前应先行尿道扩张，放入鞘管和探头，继而充盈膀胱，借助内镜确定结石位置后，再用探头顶住结石于对侧膀胱壁上。启动碎石器，将结石击碎，碎石颗粒可通过灌注或自行排出体外。碎石过程可在X线监控下进行。

### (四) 适应证与禁忌证

1. 适应证　膀胱结石、输尿管结石、肾盂结石和肾盏结石。以尿酸结石治疗效果最佳，结石大小以直径大于 1cm 为宜。

2. 禁忌证　高热与出血倾向等。

## 二、体外非接触式超声碎石

### (一) 原理

利用不同方式，在人体外产生冲击波能源，经过人体组织传入体内并予以汇聚，使之在结石处提高能量密度，从而达到粉碎结石的目的。自 1980 年第一台体外碎石机问世以来，发展很快。目前，对体外碎石机的分类法颇多。如有的按冲击波发生器的不同原理分为液电式、爆炸式、压电式与电磁式等；按冲击波源到人体间的耦合方式分为干式和湿式；按机型的发展次序分为一代、二代等。

### (二) 设备

由于生产厂家不同、震波发生原理不同等，体位碎石机在结构和外形上均存在很大差异。通常由震波发生器、治疗与定位探头、控制台与定位系统组成。

### (三) 操作

治疗前患者一般不需特殊术前准备，不需全身麻醉，给予适当镇静止痛即可。治疗时选择适当体位，一般肾结石采用仰卧位，膀胱与输尿管结石则采用俯卧位。术前需用超声反复检查再次定位。治疗过程中可采用单次或连续的方式进行，也可采用自动控制方式进行。此时必须注意观察超声图像上结石的定位和变化情况，随时校正焦点。结石粉碎后即停止治疗，治疗时间每次不应超过 1 小时。

### (四) 适应证与禁忌证

1. 适应证　膀胱结石、输尿管结石、肾盂结石和肾盏结石。

2. 禁忌证　输尿管与尿道梗阻性疾病、出血性疾病、抗凝血治疗过程中、肾动脉硬化、肾功能衰竭、孕妇等。

**(冉海涛　卢　岷)**

**参考文献**


[1] 冯若，王智彪．实用超声治疗学．北京：科学技术文献出版社，2002，149-188.

[2] 冯若．超声诊断设备原理与设计．北京：中国医药科技出版社，1993.

[3] 周永昌，郭万学．超声医学．第 4 版．北京：科学技术文献出版社，北京：2002.


# 第三节　超声波乳化白内障

白内障在全球致盲性眼病中位居第一，由于目前人口老龄化进程加快，白内障发病率和患病总数也随之不断攀升。白内障治疗方式目前主要有：超声乳化吸除、现代囊外摘除、小切口非超声乳化摘除。1967 年，Kelman 将超声乳化用于白内障手术，历经 40 年设备和技术的改进，超声乳化以其具有切口小、愈合快、散光小，术后视力恢复快，手术损伤小，术后炎症轻，手术时间短，并有降低眼内炎发病率的特点而成为目前治疗白内障最主要的方式。在发达国家，超声乳化手术率高达90%以上，在我国也日益成为治疗白内障的主要术式。

## 一、原理

超声乳化白内障手术的应用主要基于超声波作用于人体组织时产生的三大主要生物学效应：破碎效应（Fragmention）、空穴效应（Cavitation）、止血效应（Hemostasis）。

### （一）破碎效应

当一定频率振动的超声波由乳化头传递至组织时，会引起组织的弹性振动；而当振动频率达到相当高的程度，以至于其振动加速度超过组织的破碎阈值50 000g时，辐射头即可辐射出相当大的声微流能量，足以使组织破碎（图53-3-1）。

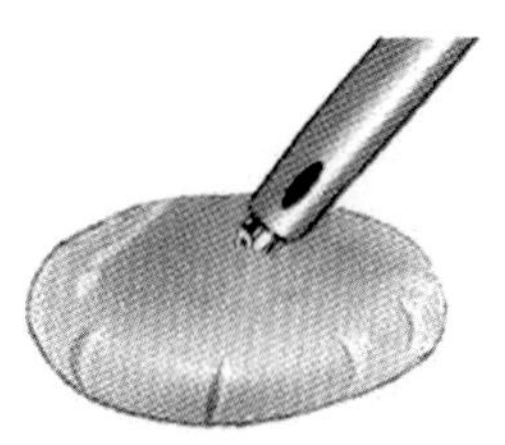

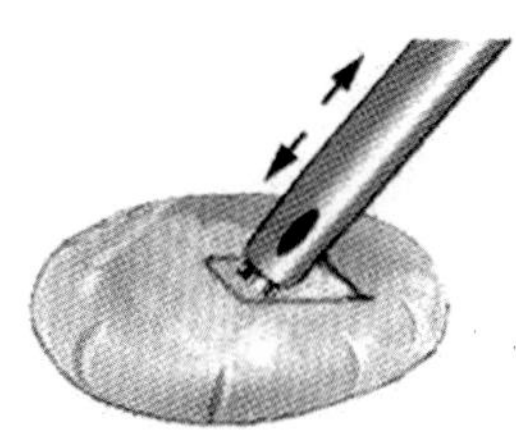

图53-3-1 超声破碎效应

### （二）空穴效应

人体组织水分含量较大，超声辐射头释放能量时，可产生大量气泡。这些气泡内外声压差可达数千巴（1巴＝1达因/平方厘米的均方根值），气泡爆裂使周围组织乳化成乳糜状，这一效应被称为空穴效应（图53-3-2）。

### （三）止血效应

超声波持续辐射时能使组织迅速脱水而产生大量氧，有收缩微血管作用，从而达到止血目的。

超声作用于人体时产生的生物学效应主要取决于人体组织含水量多少和结构组成相关。当超声作用于结构较硬且组织含水量较少的组织时，主要产生破碎效应；而当超声作用于结构较软且含水量也较高的组织时，主要产生空穴效应。在

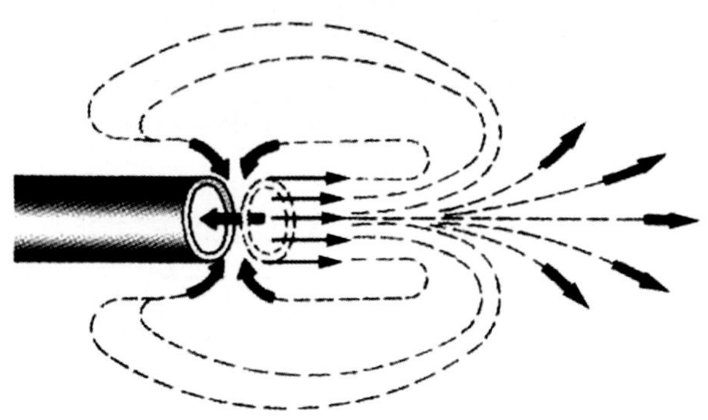

图53-3-2 超声空穴效应

超声探头发射同等能量下，频率越低时破碎效应越明显；反之空穴效应越强。基于此理论，我们认为硬核性白内障宜选择频率低的超声手柄，软核性白内障宜选择频率高的超声手柄。

有学者将整个超声乳化仪的原理归纳如图53-3-3。

## 二、设备

目前，临床上普遍使用的超声乳化仪主要由五个基本结构组成：超声发生器、换能器、乳化针头、注吸系统和控制系统。

### （一）超声发生器

主要包括频率发生器和功率放大器。在微机的控制下，频率发生器产生超声脉冲信号，由功率放大器方大后传至换能器。

### （二）换能器

是超声乳化仪的核心部件，能将电能转换成机械能，也是决定仪器技术及品质的重要指标。有励磁（磁致伸缩）换能器和压电换能器两种，由于前者体积大、转换效率低等缺点，目前应用已较少，而后者应用较广泛。

通常，换能器产生的振动频率在27～64kHz，在空气中的最大振动幅度约为1/3000IN，在液体中约为1/1500IN。这种振动频率及幅度可在乳化针头端产生大于100 000/5SQIN的应力，临床则是应用这一特性来破碎较硬的组织。

### （三）手柄及乳化针头（图53-3-4）

1. 手柄 一般为金属或高硬度陶瓷，换能器置于其中，乳化针头通常固定于手柄前端，内连

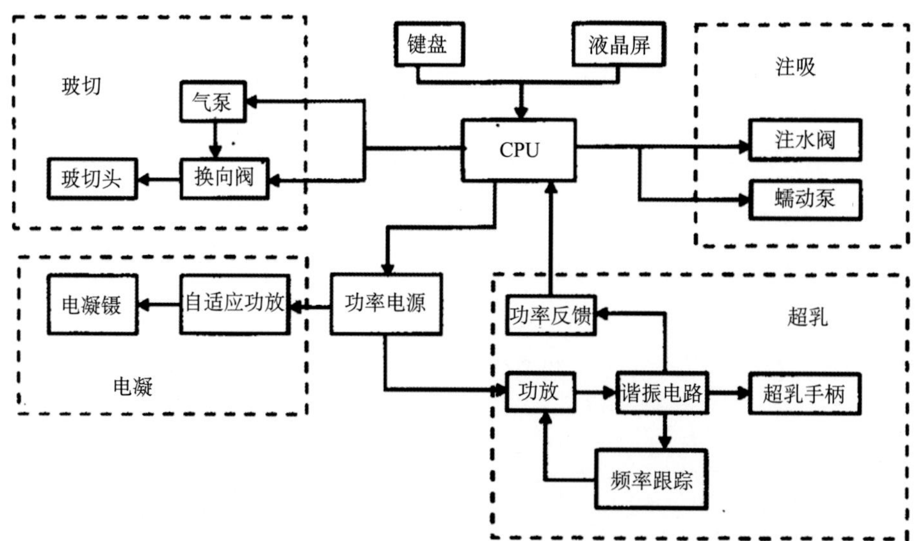


**图 53-3-3　超声乳化仪原理框图**

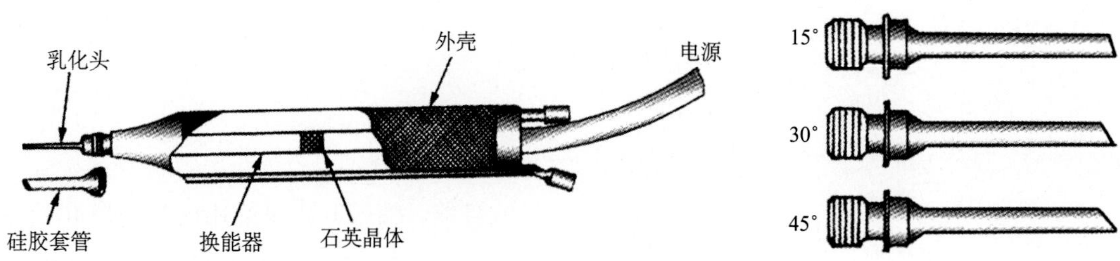


**图 53-3-4　手柄及乳化针头**

注吸管道与泵系统和灌注瓶相连。

2. 乳化针头　为调幅杆式传递换能器超声能的治疗头，钛合金制成的管状结构，管身主要传递超声完成乳化，管腔为吸取乳化后的晶体核的通路。针头外面装备硅胶套管或硬质套管，灌注液通过外套管向眼内灌注，一方面补充液体，另一方面冷却乳化针头。乳化头的顶端为不同角度的斜面，分有 15°、30°、45°等数种；针头越锐，其雕刻能力越强，越钝则越适合机械劈核。

## （四）注吸系统

主要由泵系统、管道及手柄组成。泵系统能够产生负压吸引力，经管道和手柄传递到眼内，以吸出需要清除的组织。

1. 泵系统　临床上种类繁多，但就其产生负压吸引的方式不同，目前主要采用蠕动泵和文丘里泵。

(1) 蠕动泵　是将硅胶管压在有凸轮的滚筒之间，依靠滚筒的定向转动，排除管道内液体，使管道内产生负压，又称为流量泵。负压水平可通过调节转动速度来控制。蠕动泵是可靠的抽吸装置，在临床上已被广泛采用，其主要缺点是抽吸启动较慢（图 53-3-5）。

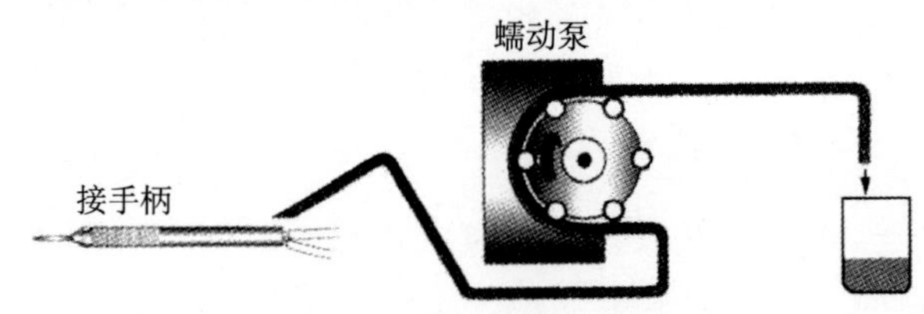


**图 53-3-5　蠕动泵工作原理**

(2) 文丘里泵　主要由压缩气管道和与之相连的带有单向阀门的漏斗形排气装置所组成。压缩气体通过气道时，可在排气装置顶部产生高速气流，从而使容器内空气吸除产生负压，又称为真空泵，其突出的特点是启动后即时产生负压抽吸作用（图 53-3-6）。

2. 注吸手柄　头端带有侧孔，供抽吸用。抽吸能力随侧孔直径越大而越强。外面套以硅胶管或金属套管，近顶端两侧分别有一小孔，供灌注液通过（图 53-3-7）。

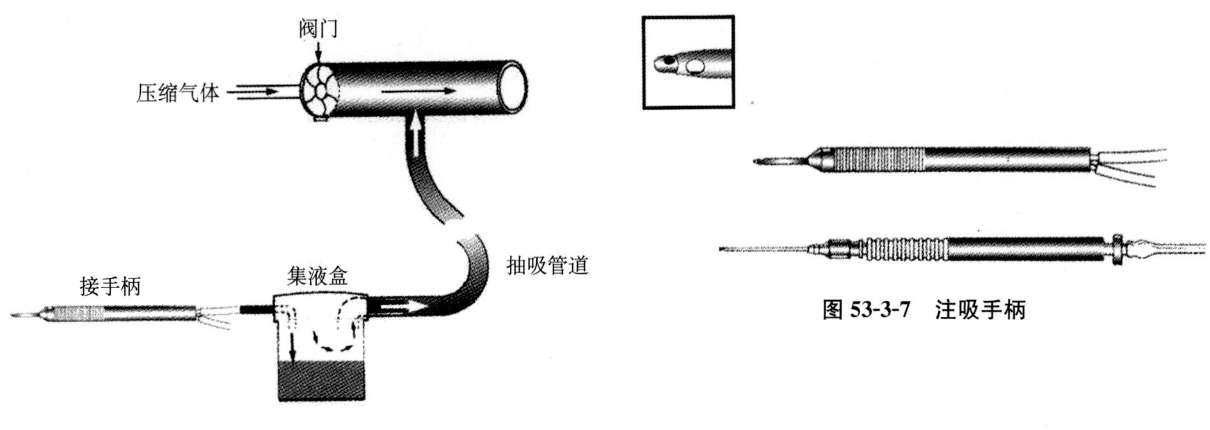


图 53-3-6 文丘里泵工作原理

图 53-3-7 注吸手柄

## （五）控制系统

由控制面板和脚踏控制开关组成。

1. 控制面板 各种参数的调节与控制线路，并可由主机面板的控制调节键钮，完成操作（图 53-3-8）。

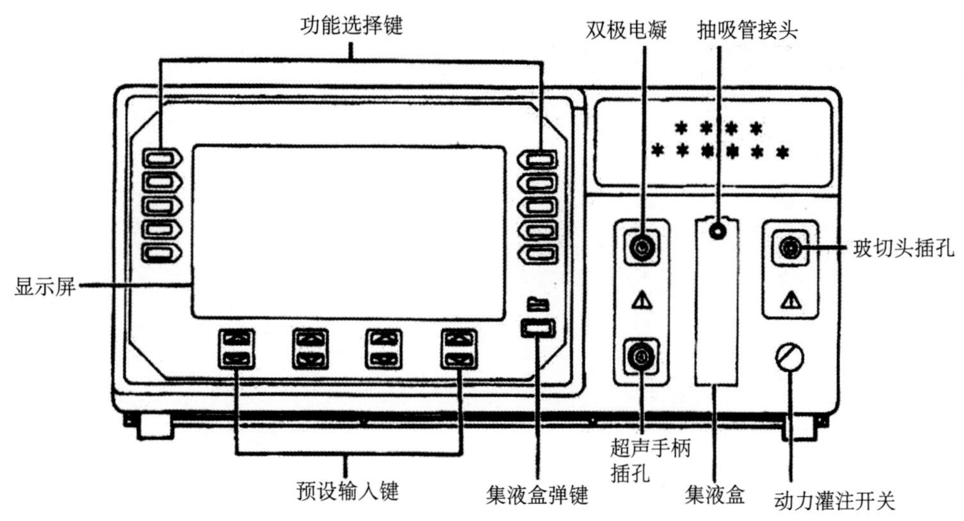


图 53-3-8 控制面板

2. 脚踏控制开关 熟练操纵脚踏控制开关，是完成超声乳化手术的重要环节。通过脚踏可以控制超声乳化的功能状态（灌注、注吸、注吸加超声），注吸功能状态，脉冲超声开关，返流开关和电凝开关（图 53-3-9）。

3. 为保证仪器的正常工作，各导线和管道必须正确连接（图 53-3-10～图 53-3-12）。

近 10 年来，随着超声乳化手术的普及和手术方法的不断改进，对超声乳化仪的性能要求亦越来越高，从而出现了趋向于智能化的多功能超声乳化仪，如 Legacy 超声乳化仪、INFINITI 超声乳化仪、Sovereign 超声乳化仪、Millennium 超

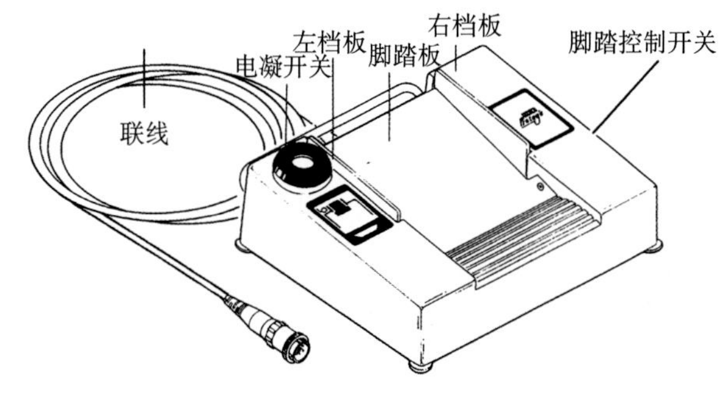


图 53-3-9 脚踏控制开关

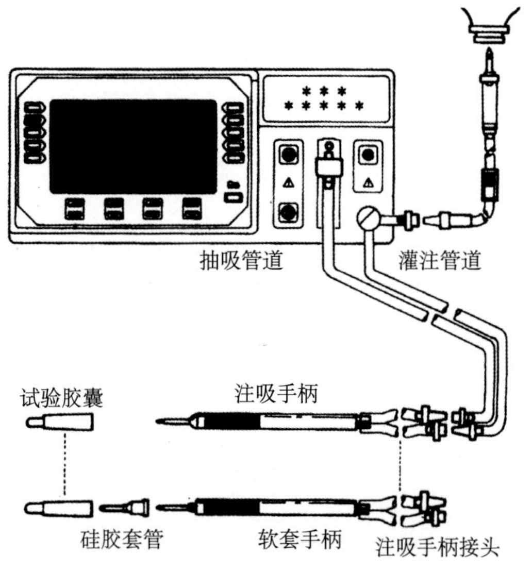


**图 53-3-10 注吸系统的连接**

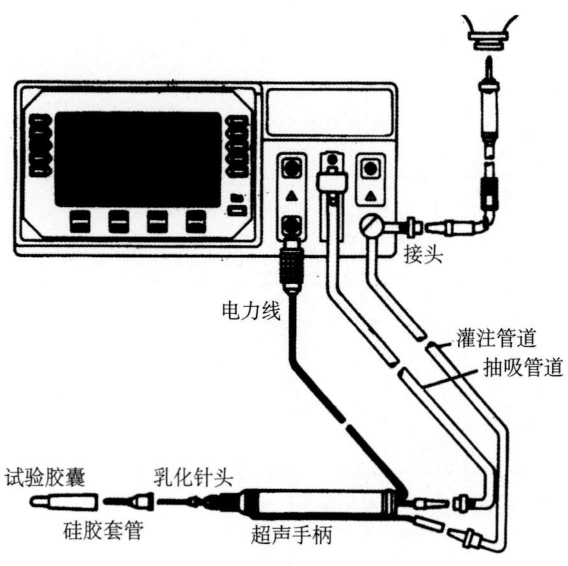


**图 53-3-11 超声乳化手柄的连接**

声乳化仪等，这些新出来的超声乳化仪使眼科医生手术时能够有更多的选择，能够通过更低的超声能量、更高的负压、更稳定的前房来完成手术，又能减少并发症的发生。日益更新的超声乳化仪设备使超声乳化手术更趋完美。

（1）Legacy 超声乳化仪　新一代的蠕动泵 Legacy20000（ALCON）超声乳化仪（图 53-3-13）采用 Turbo Staltic 泵系统，运用微步进泵原理，既保持了原蠕动泵平稳安全的特点，也可通过微机反馈系统对负压进行快速提升，微机实时监控前房浪涌及旁路泄压系统（ABS）有效保持前房的稳定。Legacy 超声乳化仪除具有通常线性控制连续释放能量模式外，还具有脉冲和爆破能

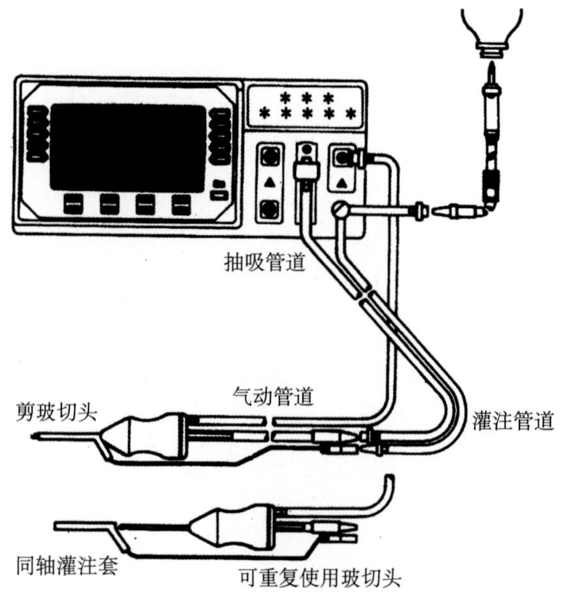


**图 53-3-12 前部波切系统的连接**

量模式。2002 年又推出一款 AdvanTec 升级软件包，配备了 NeoSoniX 软件和手柄。INFINITI 超声乳化仪（图 53-3-14）是在我国上市的又一新款机型，包括了全新概念“射频脉冲”为动力的射流脉冲乳化模式。NeoSoniX 摆动模式和传统超声乳化模式于一体，使术者在手术时有更多的选择。

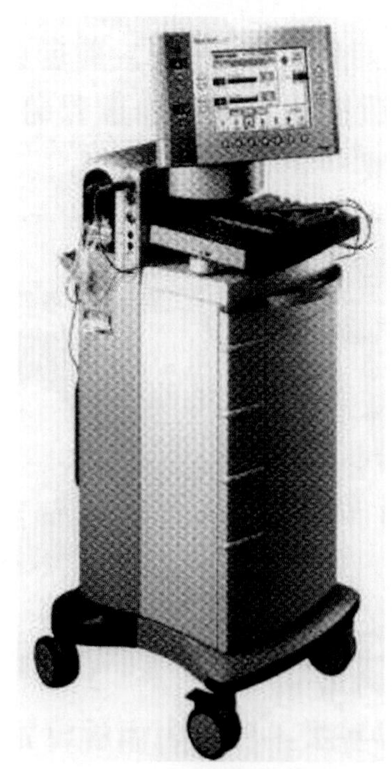

**图 53-3-13 Legacy 超声乳化仪**

（2）Sovereign 超声乳化仪　是 AMO 公司推

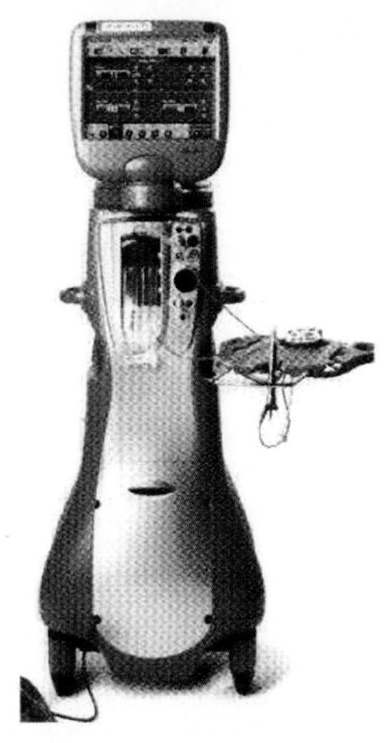

图 53-3-14 INFINITI 超声乳化仪

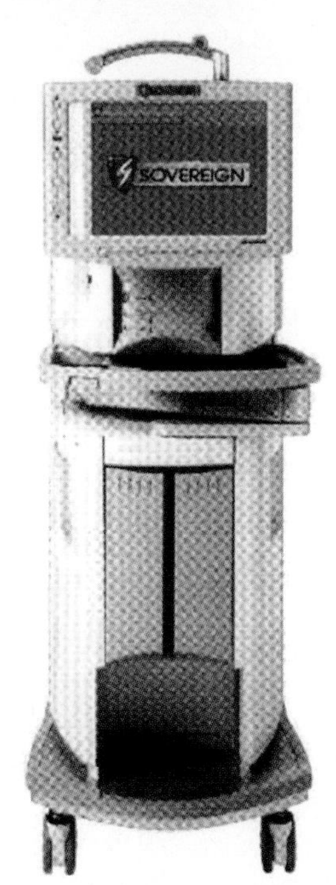


图 53-3-15 Sovereign 超声乳化仪

出的又一新款。采用高精密数字化蠕动泵，应用独特的 Shield$^{TM}$智能传感装置，Powermatrix$^{TM}$多模式能量装置，Prosyn$^{TM}$同步反馈装置三部分组成。随机白星（White star）技术软件，将能量释放和冷却周期经由计算机巧妙地整合，最大限度地降低能量消耗，实现所谓“冷超声”。其最大特点是实现了 3C（cooler、calmer、clearer），即无灼伤冷超声、有效的静超声和透明角膜安全超声（图 53-3-15）。

（3）Millennium 超声乳化仪 新一代的文丘里泵超声乳化仪 MillenniumCX（BAUSCH & LOMB），含双向线性控制系统，术者可通过脚踏开关来控制超声能量和负压吸引水平，在手术中可随时调整能量和负压参数组合。同时，Millennium 超声乳化仪还采用 Concentrix 涡流泵系统，通过涡流槽和涡流杆之间特定的运动方式，挤压液流产生负压，可进行文丘里泵和蠕动泵之间的转换（图 53-3-16）。

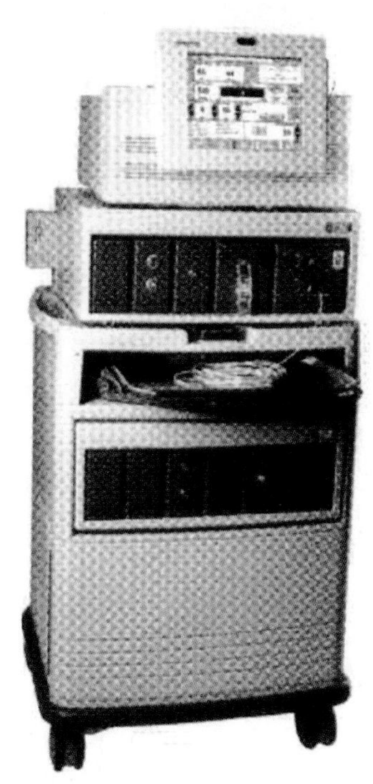

图 53-3-16 Millennium 超声乳化仪

## 三、操作

此处简略介绍超声乳化的大概步骤，详细操作方法请参照眼科专著。

1. 巩膜隧道切口或透明角膜隧道切口的制备。

2. 连续环形撕囊。

3. 皮质水分离，核水分解。

4. 劈核：包括拦截劈核、挤切劈核、横向劈核、前后夹击双向劈核等方法。

5. 晶体核的超声乳化。

6. 皮质的吸取，后囊膜抛光。

7. 植入人工晶体

超声乳化的操作方法随着超声乳化仪设备的革新而不断改进，近来新发展的以“冷超声”模式为代表的双手微切口超乳技术已逐渐被接受，此处的双手与传统同轴超声乳化中的“双手操作”概念不同，具体的操作方法根据各个医生手术技巧和超乳仪设备而定。

## 四、适应证

晶体核硬度的准确评价对超乳选择病例和手术方式具有重要意义，采用最常用的 Emery 核硬度分级标准，将核硬度分为以下 5 级：

Ⅰ度　透明、无核、软性；

Ⅱ度　核呈黄白色、软核；

Ⅲ度　核呈深黄色、中等硬度核；

Ⅳ度　核呈深棕色或琥珀色、硬核；

Ⅴ度　核呈棕褐色或黑色、极硬核。

其中Ⅱ度与Ⅲ度核是最适宜于超声乳化治疗的，而目前随着“冷超声”等超声技术的更新，采用更高负压和更低能量的技术使得并发症大为降低，碎核能力却在提高，亦有人把Ⅳ度甚至Ⅴ度核也作为超乳的适应证，但须视医生手术技巧和超乳仪设备而定。

此外，在手术之前还应详细检查患者的全身情况，排除有严重心肺功能异常不能耐受手术者；仔细检查眼球，了解有无存在感染，角膜内皮计数是否正常，视网膜黄斑功能是否存在异常，评价手术能否提高患者视力，在明确无各项禁忌证之后方能手术。

## 五、并发症及处理

超声乳化手术对医生的手术技巧要求较高，要成功漂亮地完成超声乳化手术需要经过一个漫长的学习过程，此外手术效果还与患者本身的病情和超声乳化仪设备密切相关。在超声乳化手术的术中和术后均会发生较多并发症，此处仅介绍一些较为常见的并发症，详见眼科专著。

### （一）角膜水肿及失代偿

白内障术后角膜水肿与内皮细胞泵功能失调有关，而眼压升高可引起泵功能紊乱致角膜水肿。角膜失代偿是角膜内皮受到严重损伤，而导致功能严重失调的表现，主要与下列因素有关：在超声高能量释放条件下长时间操作、术中机械化学损伤引起大量内皮细胞丧失，成形玻璃体持续与角膜内皮接触，长期高眼压引起角膜内皮损伤。角膜失代偿最终可致严重视力障碍，大泡性角膜病变。

在处理上首先考虑病因治疗。单纯角膜水肿，一般可自行恢复，无须特殊处理，对症处理包括局部应用润滑剂、高渗液、角膜上皮营养剂等。角膜失代偿如角膜状态很差，内皮计数接近临界值，应同时考虑行穿透性角膜移植。

### （二）术后浅前房及低眼压

术后浅前房的主要原因是创口渗漏或瞳孔阻滞，可同时伴有脉络膜浆液性脱离，若持续 5～7d 无好转趋势，就应手术介入。否则可形成持续性低眼压和广泛的周边虹膜前粘连，导致无法控制的青光眼。低眼压的病因复杂，从根本上说由房水流出阻力和房水生成率改变导致。早期可无特殊症状，术后持续低眼压可引起眼组织一系列病理改变，导致严重视功能破坏，其中黄斑水肿是其严重后果之一。术后低眼压处理困难，若有创口渗漏伴浅前房者可行双眼加压包扎；对创口裂开或有组织嵌顿、睫状体脉络膜脱离者可行手术治疗。

### （三）睫状体脉络膜脱离

发生睫状体脉络膜脱离时，房水生成减少，眼压降低；而持续低眼压又加重睫状体脉络膜脱离，从而形成恶性循环。故术前应严格控制眼压，防止术中眼压骤降引起睫状体脉络膜脱离。发生后，处理上可使用睫状肌麻痹剂、高渗剂、单眼加压包扎等保守治疗；若一周后仍无改善，应考虑手术治疗。

### （四）青光眼

超声乳化手术由于严格选择病例及手术操作的特点，术后很少发生青光眼。术后青光眼是由多病因因素单独或联合作用所致，包括：大剂量应用糖皮质激素、过度烧灼房水静脉、术后小梁网水肿、晶状体皮质堵塞小梁、前方滞留黏弹剂等。大多数继发性青光眼可在数天内自行缓解，但持续眼压增高也足以引起视力损害或者丧失。因此对所有类型的术后青光眼都需要进行及时有效的治疗，针对不同情况，分别采用碳酸酐酶抑制剂、β受体阻滞剂、高渗剂等，必要时还可采取手术治疗。

#### （五）眼内炎

包括晶状体皮质过敏性眼内炎和感染性眼内炎。前者直到皮质完全吸收之前，很少有自行缓解和消退。感染性眼内炎表现为突发眼球疼痛，结膜充血水肿，前房玻璃体大量渗出，常于手术后2～3d发病，在超声乳化手术中其发病率为0.07%～0.12%，较其他手术方式明显降低。一旦确诊，应立即全身和局部应用足量的广谱抗生素，必要时行玻璃体切除术，同时向玻璃体腔内注射广谱抗生素，具体用药及剂量详见眼科专著。

#### （六）黄斑囊样水肿（cystoid macular edema，CME）

超声乳化手术后很少发生黄斑囊样水肿，但其一旦发生将明显影响术后视力，且临床处理较复杂。一般将CME分为急性和慢性两种。急性CME发生在术后3个月内，可能与前列腺素释放有关，对局部应用抗前列腺素和激素治疗反应良好。慢性CME发生较晚，可在术后数年发生，且对上述治疗毫无反应，视力预后不佳，所以预防CME的发生十分重要。

大量临床资料证明，消炎痛确实有终止CME的作用，但一经停药，CME将继续发展。因此作为预防，术后给予消炎痛，至少持续6～9月，因为在此期间CME发生率最高。而为了在术中达到有效浓度，消炎痛应在手术前一天开始给予。为了加强预防效果，可同时全身和局部给予糖皮质激素和其他非激素性抗炎制剂。

#### （七）后发性白内障

是后方型人工晶体植入术后晚期主要并发症之一，主要表现为后囊膜增厚浑浊，严重影响视力。在术后6月～2年，有文献报道其发生率高达60%。超声乳化手术后发性白内障的发生与晶状体上皮细胞残留过多及处理不当相关。一旦术后后发性白内障明显影响了视力，大多数情况下可通过手术方法解决，目前多采用YAG激光切开后发障，这一方法简单、安全、有效，为首选的治疗方法。

其他还可见术后虹膜睫状体炎、前房纤维蛋白性渗出、术后前房或玻璃体积血、术后瞳孔变形移位或后粘连、视网膜脱离、人工晶体脱位等并发症，一旦发现均需及时处理，具体治疗方法及预防措施可参见白内障手术专著。

（计晓娟）

## 第四节 聚焦超声治疗妇科良性疾病

聚焦超声作为一种新技术，具有无创、有效、安全、治疗后恢复快、症状改善明显、无放射性等优点，因此，在要求无创和保留器官功能的妇科疾病的治疗中，已越来越多地得到应用。对于子宫肌瘤患者，聚焦超声提供了一种保留子宫和不干扰内分泌的无创治疗的新方法，有利于提高患者生活质量。对于妇科其他常见的非肿瘤性疾病的治疗中由于其无创性而具有独特的地位，正越来越受到临床医生的关注。

### 一、超声消融治疗子宫肌瘤

#### （一）子宫肌瘤临床、病理表现

子宫肌瘤是女性生殖系统最常见的良性肿瘤，以40～50岁发生率最高，占51.2%～60.9%，如果将微小的平滑肌瘤也计算在内，发病率将达到70%。子宫肌瘤可随着月经终止而逐渐缩小。子宫肌瘤发生的病因目前尚不明确，可能为基因、激素水平和环境因素综合作用的结果。

子宫肌瘤主要临床表现为经量增多、经期延长、继发贫血，性交不适等，也可导致不孕或自然流产，胎儿先露异常和绝经后流血等。妇科检查时发现子宫增大，表面不规则、呈结节状突起。

子宫肌瘤可生长于子宫任何部位，其中约90%生长于子宫体部。子宫肌瘤多发生于肌层，部分可位于黏膜或浆膜下，向浆膜外或黏膜下突起。子宫肌瘤可单发或多发，多者可达数十个，微小者仅镜下可见，大者据报道可达10～30cm。

肿瘤表面光滑，边界清楚，无包膜。镜下表现与子宫平滑肌细胞相似，呈梭形、束状或旋涡状排列，胞质红染，核呈长杆状，无异型性。子宫肌瘤可以发生透明样变、红色变性、黏液变性、钙化、肉瘤样变等。肌瘤肉瘤变较为罕见。

### （二）适应证和禁忌证

1. 适应证

一般而言，只要治疗系统监控影像能显示并且声通道上无障碍的子宫肌瘤均可进行超声消融治疗。声通道无障碍指的是超声波所经路径上没有瘢痕、含气器官、金属异物等，当声通道障碍改善后，可以治疗。具体适应证如下：(1) 要求保留子宫的患者。 (2) 不能耐受手术的患者。(3) 临床无手术指征，强烈要求治疗的患者。

2. 禁忌证

(1) 合并严重器质性病变，如不能控制的高血压、脑血管意外病史、心肌梗死病史、严重的心律失常、心力衰竭、肝、肾功能衰竭等。(2) 合并生殖系统其他非良性病变，如宫颈癌，子宫内膜癌，肌瘤肉瘤样变。(3) 合并盆腔或生殖道的急性炎症。(4) 不能坚持俯卧姿势 1 小时者。(5) 直径过大（大于 16cm）及过小（小于 2cm）的肌瘤不适宜超声消融治疗。

过去认为有生育要求的患者不适合做超声消融治疗，最近研究表明 HIFU 对女性生育功能和妊娠结局无不良影响，其机制尚不清楚。不孕症子宫肌瘤患者行 HIFU 消融治疗能有效改善子宫环境，提高术后妊娠率，同时避免术中出血，术后感染风险及盆腔粘连等造成不孕的影响因素。

曾经被认为是禁忌证，改善某些条件后可以进行治疗的情况：(1) 声通道声能传播障碍，如下腹部放疗史和胶原结缔组织病史，下腹部手术瘢痕等。部分患者通过腹部瘢痕贴或降低功率，或分次消融治疗可达到治疗目的。肠道气体干扰可以通过使用水囊推挤肠道到声通道外消除。(2) MRI T2相稍均质的高信号子宫肌瘤，此类患者肌瘤内胶原纤维含量少，含水量高，HIFU 能量不易沉积，因此治疗时间长，治疗效果差，疼痛评分最高，过去认为不适宜 HIFU 治疗。现通过其他辅助，如超声造影剂辅助，促性腺激素释放激素治疗等改善声能量沉积，从而可以对这类患者进行治疗。

### （三）治疗前准备

超声消融治疗前进行一系列的准备工作，主要目的在于保证消融顺利进行和减少术后并发症。具体内容包括：取出宫内节育器、肠道准备、安置导尿管和皮肤准备等。

1. 取出宫内节育器

由于宫内节育器为金属异物，会引起超声强烈反射，影响能量沉积，同时宫内节育器位于声通道上，会导致超声能量无法进入瘤体内。宫内节育器取出时间最好是在超声消融前一个月经周期，或消融治疗前三天。若取出过程顺利，之后无腹痛和阴道流血，也可以在取出当天进行超声消融治疗。

2. 肠道准备

肠道准备目的在于清除肠道内的食物和粪便残渣，减少肠道内的气体，避免治疗过程中肠道气体对声通道能量传播的影响，同时减少肠道损伤。常规放置水囊于腹部皮肤和组合治疗头之间，利用该水囊将声通道上的肠道推挤到声通道以外，保证治疗的安全性。

肠道准备包括饮食准备，润肠导泻和灌肠。术前要求患者进食无渣易消化的软食，如米汤、藕粉、蛋汤等，也可每天少量分次口服全胃肠营养液。准备时间一般 1～2 天，最长不超过 3 天。口服石蜡油或蓖麻油 30ml ，1 日 3 次。需要注意的是，严禁使用甘露醇导泻。消融治疗当天清晨常规清洁灌肠。

3. 安置导尿管

安置导尿管的目的是在定位和治疗过程中控制膀胱内的液体量，通过调节膀胱体积造成肠道和子宫位置的变化，从而改善声通道。

4. 皮肤准备

常规腹部备皮。备皮的范围与下腹部手术备皮的范围一致。即上至脐水平，下至耻骨联合，髋骨，两边为腋前线向下延长线。术前再进行皮肤脱脂、脱气处理。

5. 镇静镇痛

镇静镇痛方案的实施帮助患者消除不安和紧张情绪，减轻对疼痛的反应，但是能准确判断并反馈治疗中的感受。这是超声消融治疗子宫肌瘤非常关键的步骤之一。

### （四）超声消融子宫肌瘤

预扫描通常采用的扫描角度为 $\theta=90°$，以便观察膀胱、肠道，肌瘤与骶骨的位置关系。预扫描的范围为X轴上测量的靶肌瘤左右径，在此基础上，两端各增加5mm的距离，以确定肌瘤完全被扫描。层间距4～7mm，通常选择5mm，有经验的医生可以根据肌瘤的血液供应情况和结构特征选择不同的层间距。肌瘤的治疗原则是瘤内治疗，但是治疗范围的确定是基于能量完全覆盖肌瘤而进行的。

通常采用由点到线，由线到面，由面到体或点扫描治疗法。可先选择一个起始治疗点和层面，后续治疗从该层面开始向其他层面延续。选择起始治疗层面，目的是希望在该层面快速给予最大治疗剂量，以获得灰度变化，超声监控图像观察到靶区回声明显增强（图53-4-1）。当第一个靶点出现回声增强以后，后面的治疗就很容易出现回声增强，这样可提高治疗效率。超声消融易出现回声增强的区域依次为钙化区、坏死区、缺血区、肌瘤中央区、肌瘤边缘区。

治疗过程中必须根据患者的反应和影像监控到的治疗效果进行剂量调节（图53-4-1）。主要内容包括功率调节、每次辐照时间和间隔时间调节。调节时先上调辐照时间，再上调声功率。同时密切关注患者反应，如有无大腿痛、有无便意等，以避免损伤神经。出现放射痛提示有神经刺激反应，必须立即停止对该点的辐照，改变辐照靶点。

治疗过程中使用缩宫素可以提高治疗效率，降低消融所用能量。目的在于通过缩宫素使子宫平滑肌收缩，减少子宫和肌瘤的血供，有利于超声能量在肌瘤内沉积，提高消融效率。使用方法为5%葡萄糖液500mL（糖尿病患者换用0.9% NS）中加入40U缩宫素，持续静脉滴注，速度约20～30滴每分。由于子宫平滑肌收缩可能导致治疗区疼痛，若停用后几分钟疼痛即可消失，则表明此疼痛与缩宫素有关，可以停用缩宫素后继续治疗。

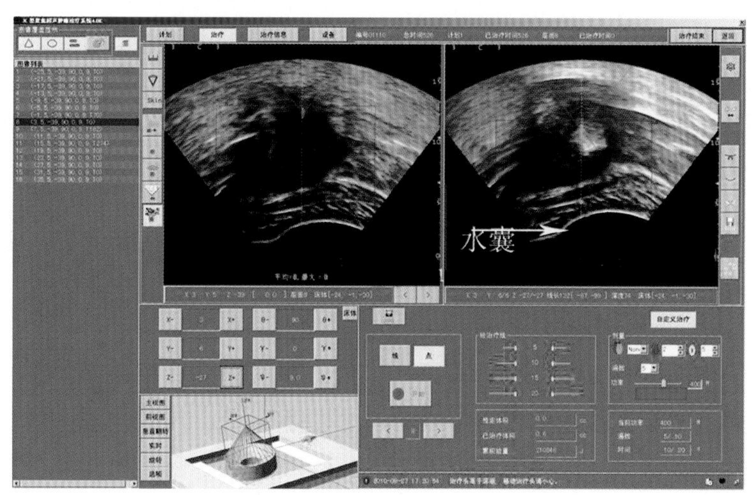


左上角为预扫描获得的拟治疗层面坐标值；图上方为超声实时监控子宫肌瘤治疗二维声像图，左侧为治疗前，右侧为治疗过程中，右侧示治疗层面靶区回声呈团块状增强。患者腹部皮下垫有推挤水囊。图下方为操作界面。（图片由重庆医科大学附属一院海扶治疗中心提供）

**图53-4-1 超声消融子宫肌瘤操作界面图**

### （五）疗效评价

HIFU消融治疗子宫肌瘤的疗效评价主要依靠影像学检查，如超声、CT、MRI。超声消融治疗有效，则子宫肌瘤体积进行性缩小（图53-4-2）。第一个月缩小约45%，三个月缩小约60%，6个月缩小约74%，一年缩小约80%。超声引导的HIFU治疗，术中超声可以观察到靶区回声增强，对比术前低，或等回声有明显变化，回声增强区域与消融后凝固性坏死区域一致。治疗结束后出现的团状或斑片状强回声可以作为预估治疗有效的参考。但是对于术前表现为高回声的肌瘤，

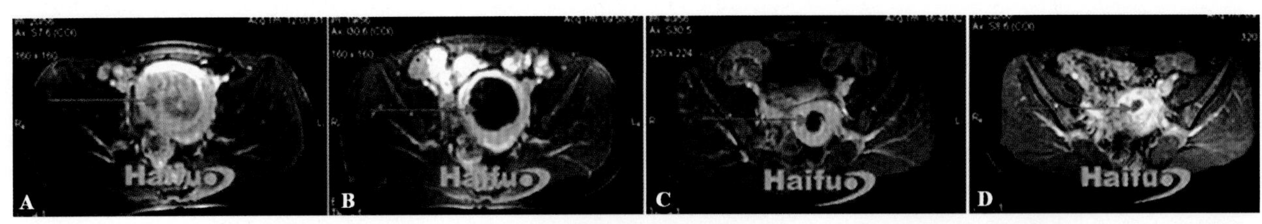


**图 53-4-2 MRI 观察子宫肌瘤超声消融后随访结果。箭头所示为子宫肌瘤。A. 消融前；B. 为消融后 14 天；C. 为消融后 4 个半月；D. 为消融后 10 月**

则难以分别，另外有部分肌瘤治疗后回声无明显变化，造成评估困难。超声造影可以及时、有效地评估肿瘤消融效果，术中显示的超声造影剂充盈缺损区与凝固性坏死体积高度相关。CT 对合并出血或伴钙化灶的肌瘤进行评估时比超声检查有优势，但是由于有放射损伤，因此一般很少用于术后疗效评估。MRI 可以准确反应治疗前后子宫肌瘤的组织学变化，比超声能更精确地了解子宫肌瘤数目、大小、位置等信息。术后 T1WI 信号升高，T2WI 信号下降，可作为发生凝固性坏死，消融成功的标志。

### （六）术后并发症

超声消融子宫肌瘤术后不良反应主要为皮肤损伤、腹部疼痛、骶尾部疼痛不适，下肢感觉异常，下腹功能和或感觉异常，阴道血性分泌物、大便隐血阳性等。

腹痛多为隐痛，患者可以耐受，程度随时间延长进行性减轻，多在 3～5 天内消失。少数患者需要口服镇痛药，持续时间较长者可达 20 余天。皮肤损伤主要表现为治疗区局部红斑，随着时间延长，红斑逐渐消退，部分患者约 1～3 小时内基本消失，少数持续时间较长，也可在 1 天内消失。少数患者治疗区出现水泡，可单发或多发，声像图显示水泡处皮肤增厚，表现为皮肤层异常无回声区，向深面和浅面突出，基底层回声增高，一般约 2 周左右水泡吸收，并结痂脱落，局部可有少量色素沉积。骶尾部疼痛多为一过性，停止辐照疼痛即消失；少数患者疼痛持续至术后，程度较轻，随时间延长自行缓解，多在 3～7 天内消失，最长者可持续至 20 天。少量阴道流血、一过性血尿、便秘、下肢感觉异常等，通常不需要特殊处理。

这些并发症发生的主要因素包括：（1）异位区域的能量沉积，对组织造成热损伤，如皮肤和骨骼表面；（2）聚焦区域热能量直接传导，局部温度升高到 60℃，导致局部热传递损伤；（3）超声波声通道上的非热效应，包括机械效应和空化效应；（4）局部炎性介质反应，超声消融导致局部组织凝固性坏死，同时也会产生一定的炎性反应。

### （七）存在的问题

超声消融子宫肌瘤在临床应用时间不长，存在如下问题：（1）部分患者治疗时间过长，如体积过大者，MRI T2 相高信号者需要增加治疗时间和能量来达到消融目的，增加并发症发生风险；（2）术前超声或 MRI 均不能非常准确地排除肉瘤；（3）后层病灶残留；（4）残余瘤体复发，部分患者病灶消融不全，若患者体内雌激素水平较高则易复发。

## 二、聚焦超声治疗慢性宫颈炎和外阴疾病

适宜聚焦超声治疗的妇科非肿瘤性疾病包括慢性宫颈炎，外阴上皮内非瘤样病变及外阴尖锐湿疣等疾病。主要治疗原理为采用超短聚焦超声治疗技术，将体外发射的超声波在距表皮几毫米的皮下或黏膜下组织内聚焦，局部组织快速升温并激发生化反应，病变组织变性坏死，同时促进组织重建和微循环改善，局部黏膜和皮肤表面完整性得以保持。

治疗过程中应注意保持适当的扫描速度和保持一定的间隔距离以及适当的单点辐照时间已保证治疗效果的同时避免过度损伤治疗区组织。

与传统治疗方式如激光和微波相比，聚焦超声治疗慢性宫颈炎后具有治疗后局部皮肤保持完整，分泌物少，不易感染，阴道流血少，复发率低，不影响生育等优点。

聚焦超声治疗外阴上皮内非瘤样病变（包括外阴硬化性苔藓、外阴鳞状上皮增生等疾病）较传统治疗如局部外用激素类药物、激光等物理治疗和局部切除术等具有依从性好，有效率高（高达95%），治愈率高（大于60%），复发率低(1年复发率低于5%）等优点。

聚焦超声治疗尖锐湿疣较传统方法而言具有可完全破坏疣体，可一次性治疗多个疣体及术后恢复快等优点。尖锐湿疣的聚焦超声治疗与传统治疗方法比较，主要区别：(1) 聚焦超声由于其良好的组织穿透性和定位性，能将能量直接聚焦于靶区组织，直接杀灭病毒和改变病毒生存的微环境。传统治疗方法的治疗作用主要集中在疣体本身和皮肤表层细胞，真皮层所受影响小，治疗后皮肤表面的疣体坏死脱落后愈合，而深处仍然存在病毒并可不断复制使疾病持续存在或反复发作。(2) 聚焦超声治疗后，外阴治疗区域组织一般会出现一过性充血、肿胀，经短时护理后即可恢复，表皮完整，不需特别使用抗生素或频繁换药，有利于减轻患者生理和心理负担。

从临床应用反馈信息来看，聚焦超声治疗妇科非肿瘤性疾病安全、有效，治疗后恢复快，临床应用前景广阔。

**(贺雪梅)**

## 参考文献


[1] 王智彪．聚焦超声治疗技术在妇科领域的研究与应用［J]．中华妇产科杂志，2006，41 (9)：638-639.

[2] 连丽娟．林巧稚妇科肿瘤学［M］．北京：人民卫生出版社，2000：317.

[3] 史常旭，辛晓燕．现代妇产科治疗学［M］．北京：人民军医出版社，2010：162.

[4] 卞度宏．一种新的无创疗法——高强度聚焦超声治疗子宫肌瘤［J］．中国现代手术学杂志，2008，12 (3)：238-240.

[5] 汪伟，刘文英，周清敏，等．高强度聚焦超声治疗症状性子宫肌瘤的初步临床研究［J］．中华超声影像杂志，2002，11：161-163.

[6] 邓凤莲，孙立群，邹建中．高强度聚焦超声治疗子宫肌瘤研究现状［J］．中华超声医学超声杂志，2007，11 (16)：1006-1007.

[7] 李俊书，陈文直，胡亮，等．不孕症患者子宫肌瘤 HIFU 消融术后妊娠相关影响因素分析．中国超声医学杂志，2016，11 (32)：1018-1022.

[8] 周虎，赵卫东．高强度聚焦超声治疗子宫肌瘤的临床研究进展．现代妇产科进展，2016，1 (25)：59-61.

[9] Chen W，Chen J，Wang Z，et al. High Intensity Focused Ultrasound for Larger Volume Ablation of Uterine Fibroids：A Feasibility Study. 7th Asian-Pacific Conference on Medical and Biological Engineering（APCMBE 2008），Beijing，China，April 22-25，2008，T15.

[10] 邓凤莲，姜振东，邹建中，等．高强度聚焦超声治疗子宫肌瘤临床并发症分析［J］．临床超声医学杂志，2010，12 (5)：326-328.

[11] 陈锦云，李成志，王智彪．外阴硬化性苔癣病因及治疗研究进展［J］．现代妇产科进展，2007，16 (8)：623-625.

[12] 陈锦云，周德平，刘玉明，等．聚焦超声与激光治疗慢性子宫颈炎的对比研究．中国超声医学杂志，2008，24 (3)：285-287.

[13] Chen J，Zhou D，Liu Y，Peng J，Li C，Chen W，Wang Z. A Comparison Between Ultrasound Therapy and Laser Therapy for Symptomatic Cervical Ectopy. Ultrasound Med Biol，2008，34 (11)，1770-1774.

[14] 杨晓，李成志，吴艺佳，等．聚焦超声治疗外阴上皮内非瘤样病变的有效性研究．中国询证医学杂志，2008，8 (2)：90-92.

# 第五十四章 高强度聚焦超声治疗肿瘤

## 第一节 高强度聚焦超声（HIFU）治疗肿瘤的基础

### 一、概况

高强度聚焦超声（high intensity focused ultrasound，HIFU）是将体外低能量超声波通过聚焦形成高能量焦域来破坏深部组织的非侵入性治疗技术。1942 年 Lynn 等首先提出 HIFU 的设想，但由于当时材料科学、电子工程学等技术的限制，该技术未能获得成功。Fry 等在 20 世纪 50 年代将 HIFU 技术用于治疗神经系统性疾病的实验研究，发现聚焦的超声波束可以在机体一定深度形成一个很好的焦域，而该焦点区域能破坏组织，对其邻近组织不损伤。从 20 世纪 50 年代到 80 年代，传统的低能量聚焦超声温热疗法逐渐得到发展。如 Sonotherapy 1000 型超声波热疗设备通过了美国 FDA 认证，并用于临床。但 1993 年 Sibille 用“高温（40℃～50℃）”进行实验研究，结果证实这种温度不能引起组织不可逆性的即刻损害。与热疗超声比较，HIFU 通过焦域的高能量能维持治疗靶区组织温度达到 60℃～100℃，并维持 1 秒以上，通过高热“切除”来消融组织，其病理学表现为凝固性坏死，治疗区以外组织不出现损伤。

Malcolm 和 ter Haar 认为，HIFU 治疗过程中容易出现损伤-损伤干涉效应（lision-lision ineraction，LLI），即 HIFU 治疗靶区组织内由于 HIFU 引起的高热，使组织内的水可能汽化而形成微气泡，同时还有空化效应也可能产生微气泡，在有气泡产生时，损害灶的大小和形态易变，并且在组合叠加各点时点与点之间存在残留组织。这种情况表明，HIFU 所引起的生物学效应与其单纯的物理学效应之间的差别是非常明显。为了解决该问题，1997 年 Wang 等提出生物学焦域的概念来描述组织内凝固性坏死状况，以此与理想声场中的物理学焦域进行对应性研究。通过大量的研究生物学焦域在不同组织器官、不同功能状态下的形成规律，以及束状、成片、成块坏死组织的组合规律，并监控生物学焦域形成和组合过程中的超声成像特点，得到了许多量化的指标。结果认为，HIFU 可以将超声波束在靶区聚焦，产生一个高能点，瞬态致组织凝固性坏死，通过点-束-片-体的组合方式能完整消融靶区组织。

随着多种成像技术（超声检查仪，CT 和 MRI 成像）的进一步发展，HIFU 治疗前提的影像学引导、监控技术也得到了更好的发展。超声、CT 和 MRI 都曾经用于 HIFU 的引导和监控。由于 CT 存在放射性损伤和污染问题，目前也很少用于 HIFU 设备的引导和监控。临床上常用的引导和监控是超声和 MRI，二者有各自的优点和缺点。从目前的技术来看，MRI 是整个病灶治疗前和治疗后评价的好方法，但在治疗过程中的实时性、简便性、可操作性和商业价值等还是用超声检查仪更好。

2005 年 3 月中华医学会公布了 HIFU 治疗肿瘤应用指南（试行），该指南详细地阐述了 HIFU 治疗良恶性实体肿瘤的适应证、禁忌证、临床治疗规范、设备参数等，表明 HIFU 在我国的临床应用中逐渐得到大家的重视和成熟。HIFU 目前主要临床用于肝脏肿瘤、胰腺癌、乳腺良恶性肿瘤、肾癌、恶性骨软组织肿瘤、前列腺癌、子宫肌瘤等，尽管有较多的临床研究报道，但仍需要大宗的前瞻性随机临床研究来证实该技术的应用前景。

肿瘤治疗的终极目标是完全消除所有恶性肿瘤细胞，因此，综合治疗是必要的。HIFU 技术治疗肿瘤有其优点，但属于局部治疗的一种方法。手术、放疗、化疗方法在肿瘤治疗中常常是联合使用一样，HIFU 在肿瘤的治疗中无疑会与其他方法联合应用，当然，HIFU 除用于恶性肿瘤、良性肿瘤的治疗外，随着研究的深入还可能广泛地用于非肿瘤疾病的治疗。

## 二、基础研究

高强度超声治疗学的基础研究，应包括仪器和生物学效应两部分。前者已在相关章节中论述，后者包括阐明生物组织对超声的反应性、超声作用于生物组织的协同因素或保护因素的寻找以及其应用。因而，广义地讲，超声治疗可包括于生物学效应研究中，此也是本章论述的重点。

### （一）强度的界定

高强度超声和低强度超声的界定，至今仍无一明确界限。如一般声强几瓦至几十瓦的超声，在有的文献中被称为高强度超声，而有的研究者却将其归入低强度超声范畴。由于声强的计量方法有 ISATA、ISATP、ISPTA、ISPTP 等，声波又可分为连续波和脉冲波，脉冲波又涉及脉冲频率、工作周期、频率等，因而明确确定一值作为区分高强度超声和低强度超声的标准，在技术上也存在一定难度。所谓超声的强度高低应被视为一相对概念，应结合用途和拟研究及阐明的问题，而确定某一强度的超声是否为高强度。如现用于肿瘤治疗的 HIFU 技术，焦域区的声强度可大于 10 000W/cm$^2$，在组织内瞬态至凝固性坏死，此时几瓦至几十瓦的超声可视为低强度，而 HIFU 则无疑应划入高强度范围。

### （二）声波剂量

超声治疗学中，辐照剂量的确定是重要过程。体外剂量确定时，因无须考虑生物组织声学特性的相对含量，即使离体的生物组织的研究，考虑声学特性也较在组织简单。生物组织是不均匀的介质，声学界面复杂，声波在生物组织中传播时，产生一系列反射、折射、散射等过程，声能衰减较大，这使在确定辐照剂量时需考虑多种因素的影响。目前研究中普遍采用的方案是“声强×辐照持续时间”，声强常用 ISPTA、ISATA，国外学者在研究用超声将基因转入细胞时，以“ISATA×受辐照面积×辐照持续时间”计算净受辐照能量。不难看出，以上两种方法均未能很好地反映生物组织的声学特性。一个理想的声波剂量计算方法应能满足：

1. 反映声强和辐照持续时间；
2. 生物组织的声学特性，最好能较好反映声波辐照下的生物学效应；
3. 便于文献间相互比较。

### （三）离体组织研究

1. 肝

HIFU 治疗后，受辐照肝组织发生凝固性坏死，坏死灶大小与超声强度、辐照持续时间及换能器的物理学焦域有关。一般认为，做治疗时理想的 HIFU 物理学焦域应为长宽径比例合适。作者采用最大声强为 1 109W/cm$^2$，频率为 0.8 MHz、1.6MHz，焦域为 0.5mm × 0.5mm × 3.0mm 的 HIFU 治疗系统，观察对离体猪肝组织的损伤。分别采用定点扫描和连续扫描方式，发现损伤的体积在连续扫描时，随辐照持续时间延长，而渐增大；采用定点扫描方式，初期也渐增大，但至一定时间后，再延长辐照时间，体积不能继续扩大；表现出平台现象，邻近最大值时，延长辐照时间却使损伤向表面扩散及靶区损伤程度加重，组织内可出现空化泡，能量/效应关系（当能量恒定时，每损伤 1cm$^3$ 组织所需辐照持续时间）也证实连续扫描效果优于定点扫描。

2. 子宫

作者用 HIFU 定位损伤 30 例手术切除的人体子宫标本，其中内膜癌 5 例，内膜息肉 6 例，肌瘤 19 例，观察子宫损伤的特点。

（1）形态学：受辐照组织表现为凝固性坏死，肉眼观为白色坏死灶，与周围组织分界清楚，2，3，5 三苯基-2H-四唑盐酸盐染色不能着色。辐照区细胞核固缩，超微结构观细胞破坏，琥珀酸脱氢酶和碱性磷酸酶组织化学染色阴性（图 54-1-1）。

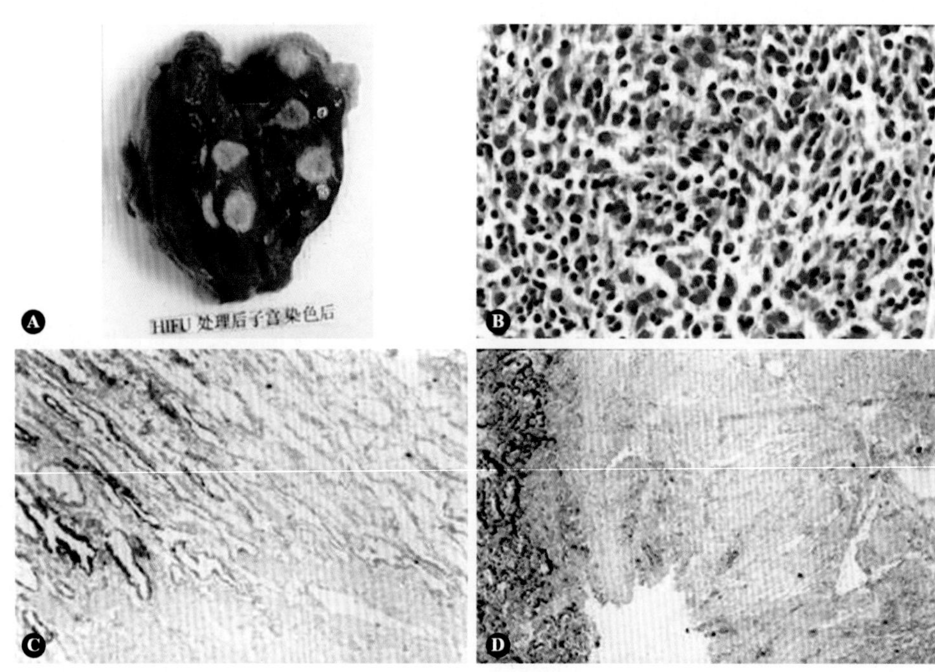


A. 离体子宫，HIFU 定点辐照 20 秒、25 秒剖面观，辐照时间延长，生物学焦域增大

B. 子宫内膜癌 HIFU 辐照后细胞形态结构，靶区凝固性坏死，细胞核固缩。HE×400

C. 焦域处 SDH 阴性，焦域周围组织 SDH 阳性

D. 子宫内膜 HIU 辐照后 ALP 染色焦域组织 ALP 阴性，焦域周围组织 ALP 阳性。×40

**图 54-1-1　HIFU 定位损伤人体子宫标本**

（2）频率、辐照持续时间与损伤关系：损伤深度随着时间逐渐增加，起初显成明显线性关系，后增长减缓，达到一定程度后不再增加。损伤灶体积及面积与辐照时间关系表现出类似现象。在相同辐照条件下，7.5MHz 损伤深度大于 10MHz 之损伤深度。在≥5s 而＜10s 时，损伤体积 7.5MHz 大于 10MHz；而在＜5s 时，损伤体积无明显差异；＞10s 时，损伤体积 7.5MHz 小于 10MHz（图 54-1-2）。

（3）温场分布：定点扫描时，随辐照时间延长，焦域中心温度上升，焦域外 2.5mm 处组织温度无明显改变。辐照停止后，温度迅速下降，辐照时间越长，恢复至初始温度所需时间越长（图 54-1-3）。

采用连续扫描方式损伤时，温度场分布与定点损伤相比，焦域内温度场分布较均匀（图 54-1-4）。

（4）声像图：辐照前组织为低回声或较低回声，辐照过程中组织回声增强。辐照结束后 2s 有降低，但仍然强于辐照前（图 54-1-5）。

3. 乳腺癌

取手术切除的乳腺癌标本 16 例，其中浸润性导管癌 5 例，浸润性小叶癌 4 例，腺癌 3 例，粉刺样癌 2 例，混合性癌 2 例。HIFU 采用 1.6MHz、5 800W/cm$^2$、1.8mm×1.8mm×4mm 大的物理学焦域定位损伤。发现受辐照后癌组织可见凝固性坏死灶或损伤灶，呈灰白色，边界清楚，直径约 10mm × 10mm，最大切面积为 104.500±18.206mm$^3$。组织学检查可见癌巢与间质的间隙显著扩大，与未损伤区分界清楚，癌细胞胞质内有较多的空泡样结构，部分细胞界限不清，多数细胞出现核固缩，部分可见核碎片，病理学变化均提示恶性组织已发生不可逆性损伤。

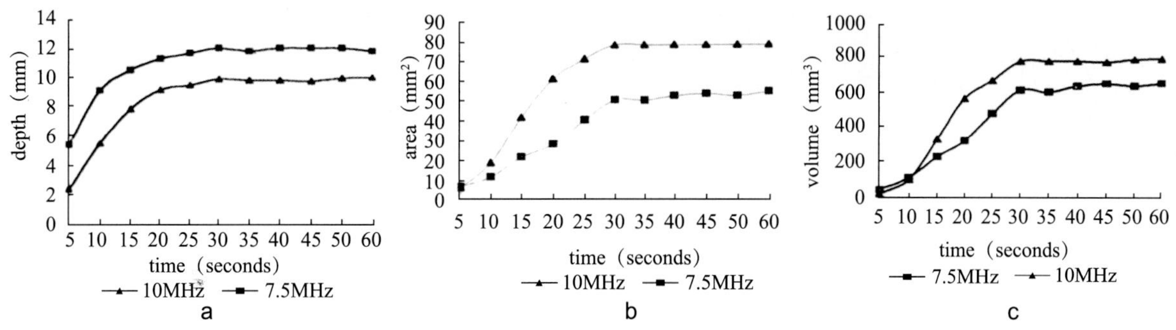


a. 超声辐照时间与损伤深度的关系；b. 超声辐照时间与损伤面积的关系；c. 声辐照时间与损伤体积的关系

**图 54-1-2 超声辐照时间与深度、面积、体积的关系**

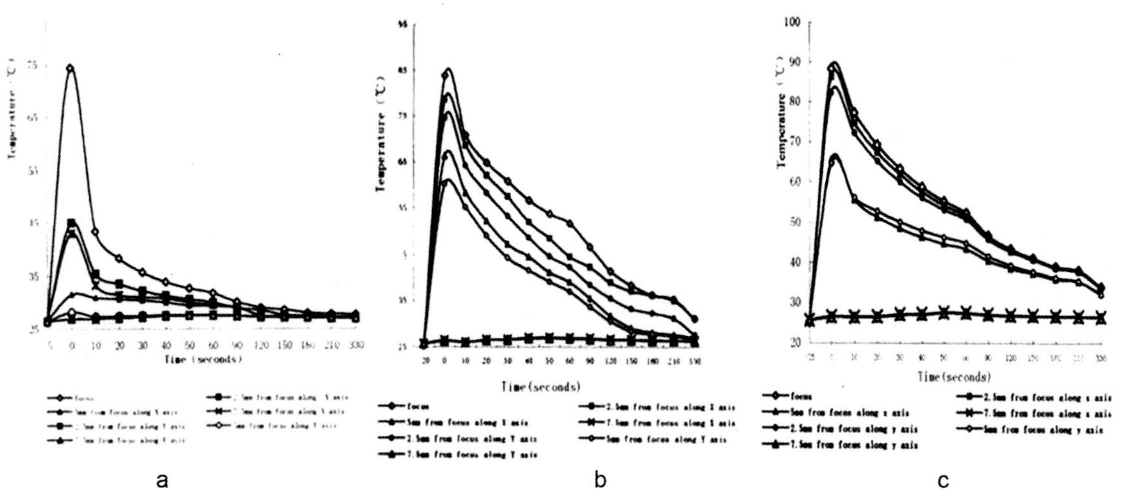


a. 定点损伤 5 秒，温场分布情况；b. 定点损伤 20 秒，温场分布情况；c. 定点损伤 25 秒，温场分布情况

**图 54-1-3 定点扫描的温场分布曲线**

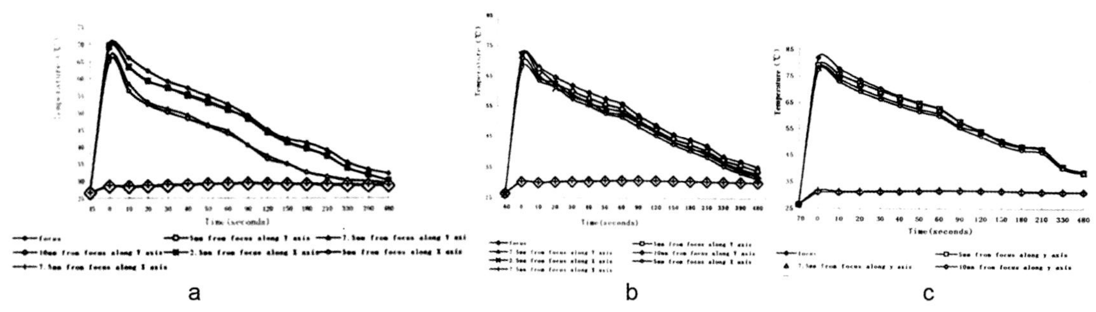


a. 扫描损伤 45 秒温场分布情况；b. 扫描损伤 50 秒温场分布情况；c. 扫描损伤 60 秒温场分布情况

**图 54-1-4 连续扫描的温场分布曲线**

声像图可见辐照区组织回声增强，测量强回声区的大小与直接测量的数据无明显差异，显示超声可作为 HIFU 治疗时有效的监测手段。

4. 测量温度

在研究 HIFU 对离体、在体生物组织损伤实验中，均涉及对被辐照组织的温度测量。目前测温手段主要在组织内植入热电极（热敏探针或热偶探针）来实现的。毋庸置疑，测量损伤区的温度变化对 HIFU 技术的完善和实验研究具有重要意义，但也存在着不同的看法。

一般认为，超声辐照致组织温度上升主要决定于两种热，bulk 热和黏滞热（viscious）。

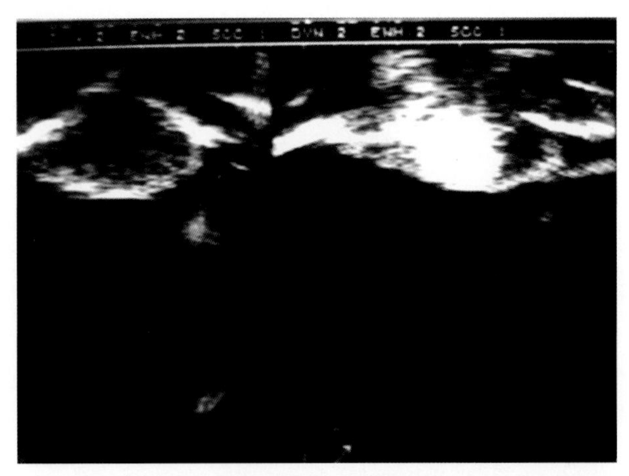

图 54-1-5　HIFU 辐照前后的声像图比较：左图为辐照前，右图为辐照后焦域回声增强

$$T_b=\frac{2\alpha I_0}{\rho_0 c_0}\frac{a^2}{4K_0}\ln\left[1+\frac{4K_0 t}{a^2}\right]$$

前者致组织温度升高可用下式描述：

$T_b$ 为温度上升值，$c_0$ 为比热，$\rho_0$ 为密度，$I_0$、ISPTA 为振幅衰减系数，a 为声流的 Gaussian 位，由 Icr7＝I0exp（$r^2/a^2$）确定。

测温时由于需植入热电极，其植入后由于围绕其声波发生反射、折射及散射，对声场必然造成影响，随热电极直径增大，这种影响将更加明显。热电极自身也可能因为超声辐照而升温。围绕热电极后声波反射、折射等而产生黏滞热、其致组织温度改变可描述为：

$$T_v=2\pi d\frac{U_v}{\rho_0 c_0}\int_0^t\frac{\exp\left(-d^2/4k_0 t\right)}{4\pi kt\left[1+\left(4k_0 tl/a^2\right)\right]^{1/2}}dt$$

Uv 黏滞热产热过程中在测量计表面产热的最大率，以单位长度的功率表示，d 为估计的声热半径，与热电极半径相等。

超声辐照致组织温度改变由以上二者共同决定。不难看出，Tv 的产生正是由于测温这一操作过程。另外，为了尽可能真实地反映温度变化，要求热电极非常灵敏，响应时间应足够短。这当然会增加技术上的难度，而从理论上讲，不影响声场几乎难以实现，虽然有可能使其直径足够小，而使影响降低到趋近于零。

从以上分析可以看出，现有技术测量所知温度并不是最真实的温度变化，只是一个近似值。

由于侵入性测量技术的自身弱点，国外有学者开始研究非侵入性的测温技术。使其既不影响声场，又能较真实地反映受辐照组织的温度变化。MRI 是其中较成功的手段之一，由于其测温原理是基于组织升温后的自身变化，不需在组织中留置材料，从而可避免对声场的影响，但由于种种原因，目前尚难以成为常规的测量手段。

除温度测量是 HIFU 技术的监控手段以外，从另一角度出发，研究 HIFU 作用于生物组织内的生物学焦域变化特点和规律，也许对 HIFU 技术的应用和发展更具有指导意义（详见本章第三节）。

### （四）体内实验研究

1. 肝癌

（1）正常肝脏：HIFU 定位损伤活体肝组织的实验发现，受辐照后肝组织凝固性坏死，坏死区周围有一充血带，治疗后 3d 靶区与周围组织分界清楚、肉眼即可见明显灰白色凝固性坏死改变，3～7d 达高峰，14d 靶区开始收缩，周围可见新生组织，21d 凝固性坏死组织逐渐液化、吸收，28d 坏死灶逐渐被纤维结缔组织和新生肝组织替代。组织学观察发现，HIFU 辐照后肝板和肝细胞索结构被破坏，肝细胞核固缩，胞质气球样变（图 54-1-6）；3d 可见大片坏死组织、肝细胞核碎裂、溶解，粒细胞浸润，7d 坏死继续发展；14d 坏死灶周围出现纤维母细胞和新生毛细血管，21d 可见致密纤维组织包裹坏死区及大量新生毛细血管，淋巴细胞浸润，28d 周边有假小叶形成，而中心仍是细胞坏死，可见新生的结构基本正常的肝小叶。Prat 定位损伤兔肝实验已证实 HIFU 可有效靶向破坏肝组织，而经股动脉插管注入微气泡则可加重损伤程度。

（2）肝癌：采用 HIFU 治疗鼠 W256 肝癌，治疗各靶区细胞凝固性坏死、溶解。治疗 VX2 兔早期肝癌，治疗后立即行组织学检查可见肿瘤区组织变疏松，血窦破裂，癌细胞体固缩，核浓缩变性。电镜可见膜消失，细胞器不能辨别，核膜破裂，染色质边集，可见无结构的均质性坏死灶，治疗后 7d 可见肿瘤治疗区与未治疗区分界清楚，治疗区组织坏死，周围可见纤维组织增生，炎性细胞浸润，靶区肿瘤细胞固缩、溶解，难以发现结构完整之恶性细胞，21d 可见致密纤维组织包裹坏死灶。治疗后存活 150d 的动物，则见结缔组织增生（图 54-1-7）。HIFU 治疗组与手术组治愈率分别为 75％和 62.5％，均较对照组显著提高，治疗组与手术组生存率无显著差异，中位数生存期分别为 54d、150d 和 150d，提示 HIFU 治疗可延长荷瘤动物生存期，并可能达到治愈。

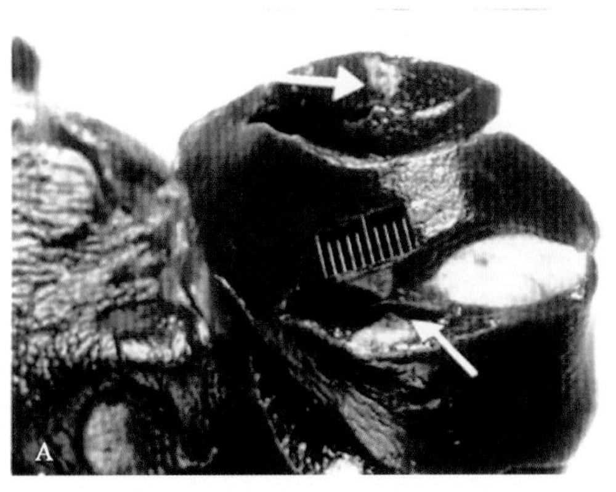
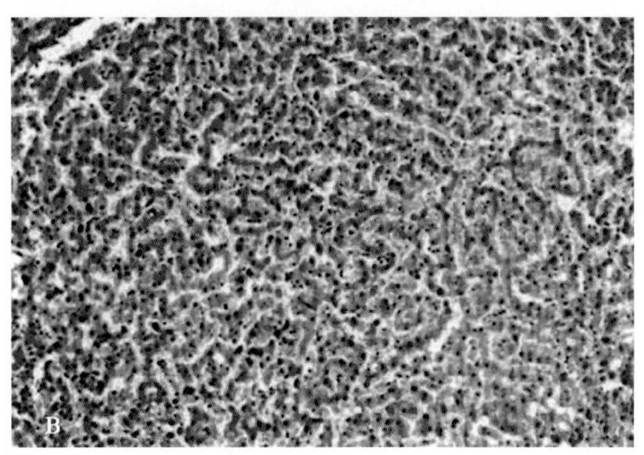

A. 活体猪肝，HIFU 定点扫描 5 秒、10 秒剖面观，扫描时间延长，生物学焦域增大；B. 在体猪肝 HIFU 损伤后即刻组织学变化

**图 54-1-6 肝脏凝固性坏死区及其病理学改变**

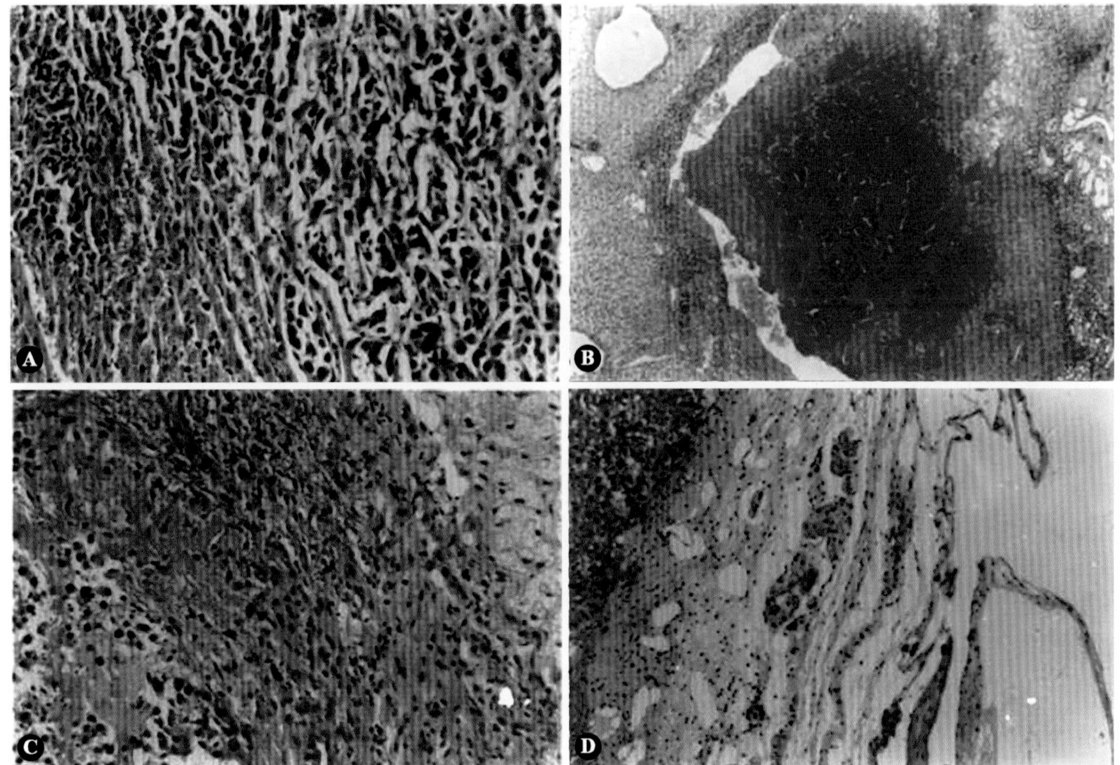

A. 治疗即刻靶区组织切片：靶区组织变得疏松，左下方肝板缩窄，肝血窦破裂出血，有的肝细胞轮廓尚完整，多数肝细胞核浓缩；右侧为癌组织，有的癌细胞轮廓尚完整，多数癌细胞胞体固缩，核多浓缩变形，染色深浅不一；靶区内有局部坏死灶。HE200×

B. IHIU 治疗后 2 天示癌巢与周围组织部分分离，癌细胞呈团块样收缩，空泡形成。HE40×

C. 治疗后 7 天组织切片：示靶区内的组织已坏死，左下方的癌细胞固缩、溶解、消失。HE100×

D. 存活达 150 天兔肝靶区内结缔组织增生，增生的结缔组织间有坏死的肝细胞束，未发现肿瘤细胞。HE100×

**图 54-1-7 鼠 W256 肝癌 HIFU 治疗后的病理变化**

（3）采用 HIFU 与阿霉素联合治疗晚期 VX2 肝癌，阿霉素用量为 1mg/kg，分别于肿瘤接种后 20～22 天给予，21d 行 HIFU 治疗，发现阿霉素、超声、阿霉素与超声联合应用治愈率分别为 0、

16.67%（1/6）和33.33%（2/6）。超声治疗及超声联合阿霉素均可延长荷瘤动物生存期，治愈动物未见明显肿瘤灶，其余动物均死于肿瘤转移。

（4）对鼠W256肝癌的免疫组化的研究发现，经HIFU治疗后CD4/CD8比值增高。提示超声治疗中有可能改善机体免疫。

术中HIFU治疗鼠实验性肝癌可抑制肿瘤生长、转移，且对实验动物肝、肾功能无明显损伤。HIFU与化疗相结合，也能延长荷瘤动物生存期，提高治疗效果，提示其与细胞毒药物的协同作用。Chan报道1.7MHz，ISAL 216～266W/cm$^2$之HIFU辐照后可使肝肿瘤主要供血血管血流量减小而间接损伤肿瘤组织，此可称为HIFU的速发性肿瘤抑制作用。

HIFU治疗后，受辐照区声像图一般表现为回声增强，肿瘤组织血流信号减弱或消失，受辐照组织的形态改变，这种改变可应用于监测和随访治疗效果。MRI也是一种可应用的监测手段，由于其可反映生物体功能状况而倍受青睐，但目前成为常规措施的条件尚不完全具备。

综合国内外以HIFU治疗实验性肝癌的研究报告，HIFU治疗的有效性和安全性得以肯定，而与抗肿瘤药物联合应用则更拓宽了使用范围。目前研究中存在的问题有：①如何避免肋骨、气体的声障碍作用。②损伤的方式，已经报告的辐照方式包括定点辐照和扫描辐照，一般认为扫描辐照可有效使能量平均分布于病灶，避免遗漏而疗效不错，且可避免定点辐照时过度损伤的副作用。③用怎样的思路和方法建立HIFU的治疗剂量学。④疗效判断，现多以发生凝固性坏死作为治疗有效的证据，这种标准需依赖组织学检查。而非侵入性的疗效标准确定才有利于研究和发展。⑤恶性肿瘤呈浸润性生长，肿瘤实际波及范围远较手术所见或其他辅助检查手段发现之范围宽，HIFU治疗时，应该如何既能破坏全部恶性组织，而又尽量避免正常组织不必要的损伤以保存功能，应该如何确定超声的辐照范围？这些问题，事实上不仅存在于HIFU治疗肝癌，同样存在于以其他方法治疗肿瘤等。

2. 乳腺癌

（1）作者用HIFU治疗兔VX2实验性乳腺癌，发现受辐照后声像图上可见治疗后肿瘤组织回声增强。肿瘤呈白色凝固性坏死灶，细胞固缩，胞质减少，核固缩，细胞间隙增大，排列疏松，但形态仍可辨。24h后可见部分肿瘤细胞溶解，核碎裂，中性粒细胞和淋巴细胞浸润，损伤区周围组织充血、出血，3d后肿瘤细胞大量破裂、坏死、溶解，细胞轮廓消失，大量粒细胞浸润，周围出现成纤维细胞和新生毛细血管，7～14d肿瘤完全坏死、溶解，不见完整肿瘤细胞，周围纤维组织增生明显，3w后肿瘤部位完全由纤维组织替代（图54-1-8）。

HIFU治疗的动物，3月内3只死亡，其中2只死于肿瘤复发（2/10），另一只死于其他原因（1/10），7只（7/10）存活时间超过8月。手术治疗组中，4只在3月内死亡（4/10），其中3只（3/10）死于肿瘤复发，1只死于其他原因（1/10），6只（6/10）存活期超过8月，而对照组动物在3月内全部死于肿瘤广泛转移（表54-1-1）。

**表54-1-1　动物生存及肿瘤复发、转移情况**

| | 平均存活期（d） | 8月存活率 | 肿瘤复发率 | 转移率 |
|---|---|---|---|---|
| HIFU | 190.6±79.8*△ | 70*△ | 20*△ | 20*△ |
| 手术 | 174.4±87.7*§ | 60*§ | 30*§ | 30*§ |
| 对照 | 62.2±18.2△§ | 0△§ | 100△§ | |

注：* HIFU与手术相比 $P>0.05$；△HIFU与对照比 $P<0.05$；§ 手术与对照组比 $P<0.05$

虽然对早期乳腺癌，HIFU治疗效果与手术治疗效果相同，但其创伤显然要小于手术，且可保护局部解剖结构的完整性，这在手术显然难以达到。

HIFU治疗对动物肝、肾及其他血液生化指标无明显影响。

（2）HIFU治疗时若联合应用阿霉素（2mg/kg，于治疗前3d和治疗后21d给予），联合治疗者3只（3/7）存活时期超过6月，死亡时兔（4/7）尸检未见肿瘤病灶；化疗组1只（1/7）存活时间大于6月，另6只死亡中，5只死于肿瘤转移。而对照组动物在3月内全部死于肿瘤转移。

联合治疗组动物均可见肿瘤消退，6月无复发，化疗组仅2只（2/7）瘤灶渐缩小，最后消失，其余5只（5/7）肿瘤继续生长，对照组肿瘤全部继续生长。

联合治疗组动物HIFU治疗前淋巴结转移灶消退，化疗组中2只（2/7）消退，其余均见转移灶继续生长，并播散至肺和其他部位，对照组全部可见肺转移灶（表54-1-2）。

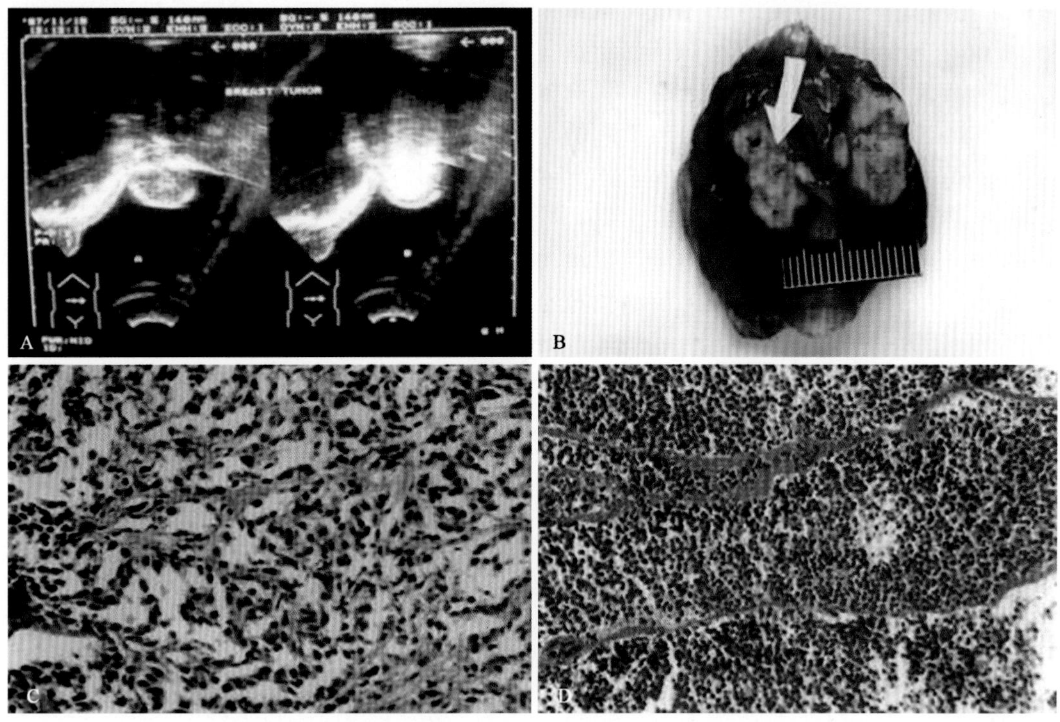

A. 兔移植性乳腺癌的声像图：左图为 HIFU 辐照前，右图为 HIFU 辐照后

B. HIFU 辐照后兔移植性乳腺癌的剖面观

C. HIFU 辐照后即刻兔移植性乳腺癌的形态结构。HE×200

D. HIFU 辐照后 10 天兔移植性乳腺癌的形态和结构。HE×400

**图 54-1-8 兔乳腺癌 HIFU 治疗后的声像图、凝固性坏死灶及其病理变化**

**表 54-1-2 动物生存及肿瘤转移情况**

| | 平均存活期（d） | 6 月存活率 | 淋巴结转移率 | 肺转移率 |
|---|---|---|---|---|
| 联合治疗 | 157.3±27.7*△ | 42.9*△ | 0*△ | 0*△ |
| 化学治疗 | 113.3±39.3*§ | 14.3*§ | 71.4*§ | 71.4*§ |
| 对照 | 59.1±11.4△§ | 0△§ | 100△§ | 100△§ |

注：*联合治疗与化疗组比 $P<0.05$；△联合治疗与对照比 $P<0.05$；§化疗与对照比 $P<0.05$

研究表明，HIFU 可有效破坏乳腺癌组织，联合应用化学治疗，其效果优于单纯化学治疗。HIFU 或其与化疗联用可抑制乳腺癌生长和转移，延长荷瘤动物生存期。联合治疗可达较高的治愈率。

3. 肾肿瘤

HIFU 可使正常肾组织凝固性坏死，在此基础上，有学者采用其治疗 VX2 兔肾癌，通过直接接触辐照或经皮辐照，经组织学证实肿瘤组织凝固性坏死，坏死区与非坏死区分界明显。

作者采用直接接触辐照方法治疗兔 VX2 肾癌，发现辐照后可见白色凝固性坏死灶，与周围组织分界清楚，24h 靶区中央仍为凝固性坏死，而周边淤血。7d 可见肿瘤组织被陈旧性坏死灶包绕，灰黄、质硬。组织学检查发现辐照后肿瘤细胞间隙增宽，核固缩，胞质凝固，24h 可见细胞结构不清，大量细胞碎屑，周边血管扩张充血、出血，炎性细胞浸润治疗区组织，3～7d 可见纤维组织和新生血管，14～21d 在坏死灶内有大量纤维组织束。治疗组与对照组肿瘤体积分别为 36.11mm$^3$ 和 1 751.16mm$^3$，肺转移发生率及转移结节数均小于对照组（表 54-1-3）。

**表 54-1-3 治疗后肺转移情况**

| | 对照 | 治疗 |
|---|---|---|
| 转移率（%） | 100 | 33* |
| 转移结节数 | 51.69±34.09 | 6±4.24* |

注：$P<0.05$

肾组织血流丰富，这将带走部分温度，从理论上分析，即要求辐照持续时间足够短，而能量又足够高，以达到组织内温度瞬间即上升到目标值，从而有效破坏组织，避免能量播散所引起的对毗邻正常组织不必要的损伤。

4. 外阴肿瘤

外阴肿瘤常行外阴切除或广泛性外阴切除治疗，手术本身创伤较大，术后外阴部解剖结构改变，丧失美感，且部分患者性生活困难。

作者采用 HIFU 定位损伤香猪外阴，损伤的外阴（大阴唇）红肿、硬，但皮肤完整，术后第1d，外阴红肿明显，其他生命体征正常，3d 红肿明显减轻，7d 外阴红肿消失，可触及皮下硬结，14d 已见外观恢复正常，皮下结节明显减小，21d 皮下硬结已基本不能触及，30d 时可见外阴外观正常，质地柔软，与术前已无明显差异。CDFI 可见治疗区回声增强，3～7d 仍见强回声，边界清晰，其内无血流信号，14d 回声强弱不均，中央仍无血流信号，但边缘已可见血供，21～30d 靶区明显缩小，边界模糊，损伤中心回声略低，周围组织与正常组织也无显著区别。组织学检查见治疗后上皮无改变，皮下胶原纤维断裂，固缩，排列松散、紊乱，汗腺结构破坏，神经纤维固缩、断裂、弯曲，血管充血，血栓形成，3～7d 皮下胶原纤维、汗腺、神经仍显坏死改变，14～21d 周边可见肉芽组织，30d 基本恢复正常。超微结构检查发现治疗后皮下深部细胞坏死，膜溶解，细胞器消失，毛细血管内皮线粒体肿胀，腔内血栓形成。间质内淋巴细胞及毛细血管内皮细胞肿胀，神经内分泌细胞内质网坏死空化（图 54-1-9）。

采用 HIFU 治疗兔外阴 VX2 肿瘤发现，治疗局部肿胀，7～10d 可见是肿瘤明显缩小或消失，14～21d 局部基本恢复正常。治疗后 6h 组织学检查，辐照区呈凝固性坏死，与周围组织分界清楚。脱氢酶（—）、可见核固缩，细胞排列松散，血管内血栓形成，3d 可发现核碎裂、核溶解，毛细血管内皮变性，淋巴细胞浸润，7d 毛细血管内皮消失，14d 可见纤维细胞增生和新生毛细血管，21d 靶区中心细胞坏死自溶，胶原排列紊乱，表皮恢复正常，周围肉芽组织增生。

实验还证实，早期外阴癌 HIFU 疗效与手术治疗相比无显著差异，但创伤较小，术后生存质量较高，外阴形态基本正常。晚期外阴癌 HIFU 疗效优于手术治疗。治愈者再次接种同种肿瘤，HIFU 治疗组治愈者接种成功率小于手术治疗者，肿瘤转移发生率也明显低于手术治疗者。

5. 子宫内膜癌

兔移植性 VX2 子宫内膜癌，经 HIFU 治疗后可见靶区为灰白色，随时间延长，渐变为黑色，10d 辐照区子宫与周围组织粘连成团，28d 仍见粘连，辐照区子宫段狭窄，150d 时部分动物（5/10）子宫恢复正常，部分（5/10）辐照区子宫段狭窄，组织学检查见受辐照后靶区组织固缩，电镜可见血管内皮细胞坏死及血栓形成，2d 见核碎裂、溶解，10d 周围纤维细胞、毛细血管增生，15d 以结缔组织为主，仍可见少量坏死组织（图 54-1-10）。

从治疗动物生存情况比较，HIFU 治疗可明显延长动物生存期，使淋巴细胞活性增加、淋巴细胞转化率增加。HIFU 治疗和手术治疗均有较高的治愈率。

采用 HIFU 治疗晚期内膜癌，发现其联合阿霉素治疗效果优于只用 HIFU 治疗或仅予以化疗，联合治疗有较高的治愈率。

6. 膀胱癌

HIFU 非侵入性治疗膀胱癌，经腹辐照是目前研究的重点。Watkin 采用 HIFU 经腹损伤猪膀胱，分别于治疗后 2d、3d、4w 处死动物观察，发现 HIFU 可致膀胱壁恶性损伤（15/16），第 3d 全部动物均发现损伤，4w 创面愈合（10/12）。

作者采用 HIFU 经腹处理动物膀胱壁，治疗后在声像图上可见受辐照组织回声增强，靶区黏膜表现充血坏死，周围绕以水肿带，而外壁无明显损伤。在 1 例定位损伤后壁时发生直肠损伤，外表面呈凝固性坏死，但肠壁未穿孔。电镜可见损伤后毛细血管管腔内淤血，管壁破裂，血管内皮细胞核溶解，膜破裂，移形上皮脱落，细胞器肿胀，可见核溶解（图 54-1-11）。

7. 骨肿瘤

采用 VX2 兔骨肿瘤模型，经 HIFU 治疗后，治疗区为灰白色无光泽凝固性坏死区，周围明显充血带，边界清楚。声像图监控的损伤区大小与实际测量一致，组织学观察见肿瘤间隙明显增宽、排列疏松、核固缩、溶解等不可逆性损伤，治疗区与非治疗区分界清楚。

8. 前列腺癌

前列腺毗邻直肠，因而采用经直肠高强度超

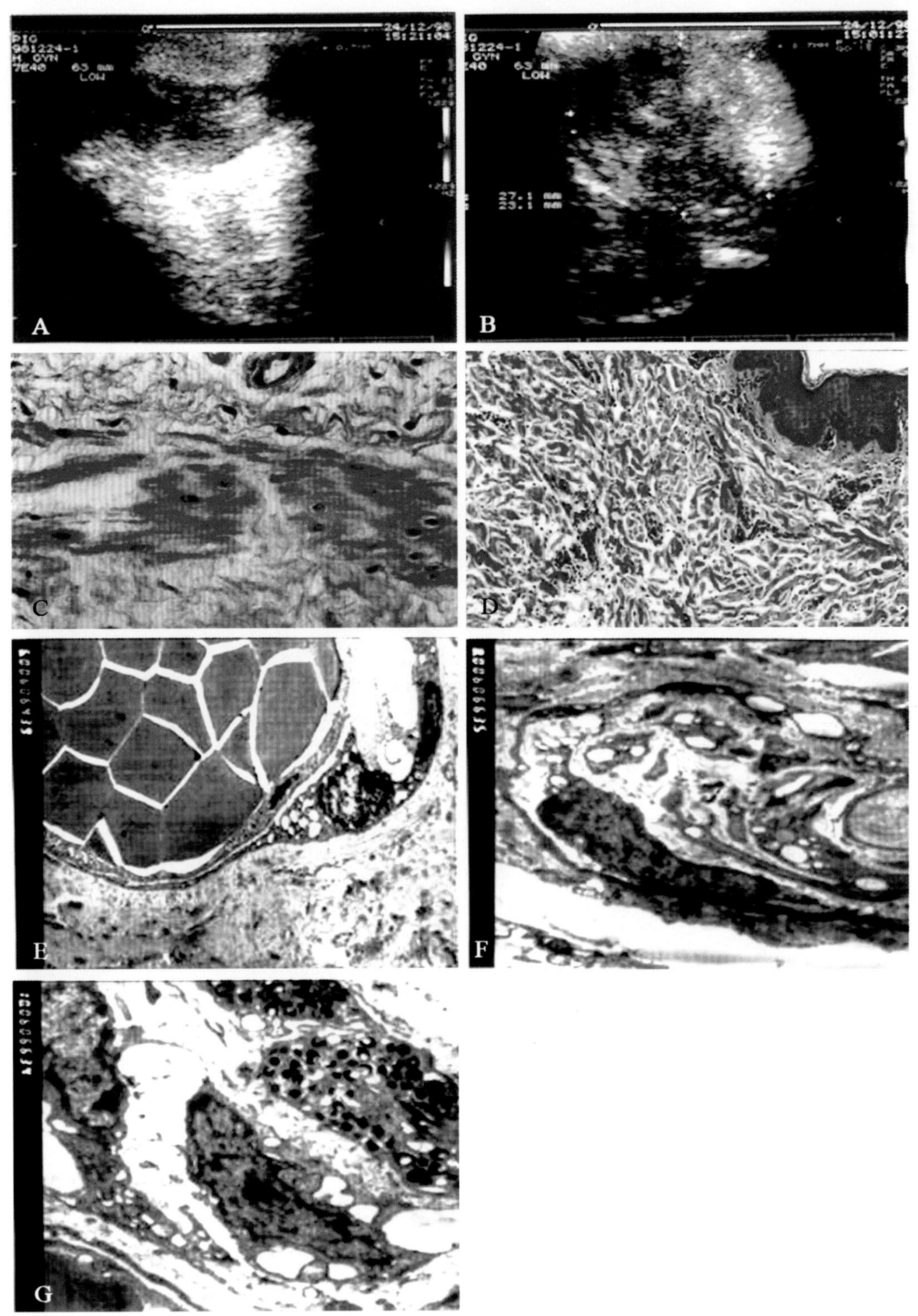

A. HIFU 前猪大阴唇彩色多普勒声像图回声略低，均匀，可见血供。

B. HIFU 后 14 天，猪大阴唇彩色多普勒声像图，靶区内回声强弱不均，边界清晰，靶区内无血供，边缘可见血供。

C. HIFU 后即刻猪外阴神经纤维固缩、断裂、弯曲。HE×400

D. HIFU 后即刻猪外阴鳞状上皮正常，皮下靶区胶原纤维断裂，排列紊乱、松散，汗腺结构破坏。HE×100

E. HIFU 即刻猪外阴皮下毛细血管内皮细胞变性，线粒体肿胀，血栓形成。6.0×1 000

F. HIFU 后即刻猪外阴皮下无髓神经纤维末梢空化，肿胀。6.0×1 000

G. HIFU 后即刻猪外阴神经内分泌细胞坏死空化。10×1 000

**图 54-1-9 香猪外阴肿瘤 HIFU 治疗后的声像图及病理变化**

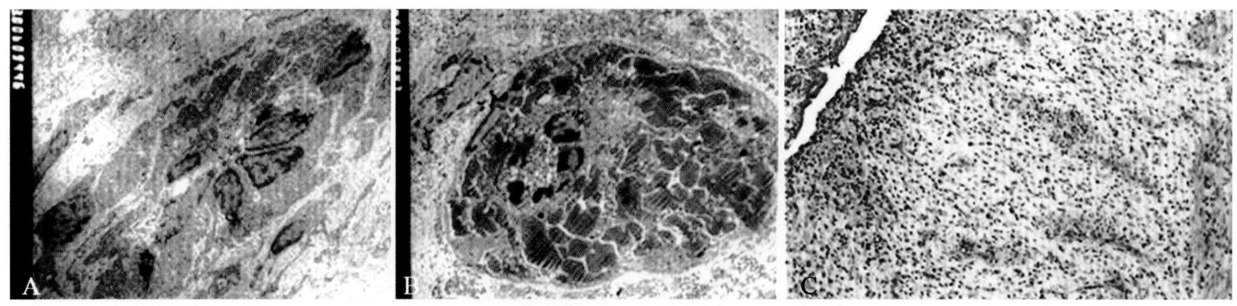

A. 兔 VX2 肿瘤 HIU 治疗后即刻超微结构，细胞器破坏。×3000

B. 兔 VX2 肿瘤 HIU 治疗后即刻血管内皮细胞破坏，血管内血栓形成。×4000

C. 治疗后 28 天，靶区内结缔增生，其周围有少量肉芽组织。HE×100

**图 54-1-10　子宫内膜癌 HIFU 治疗后的病理变化**

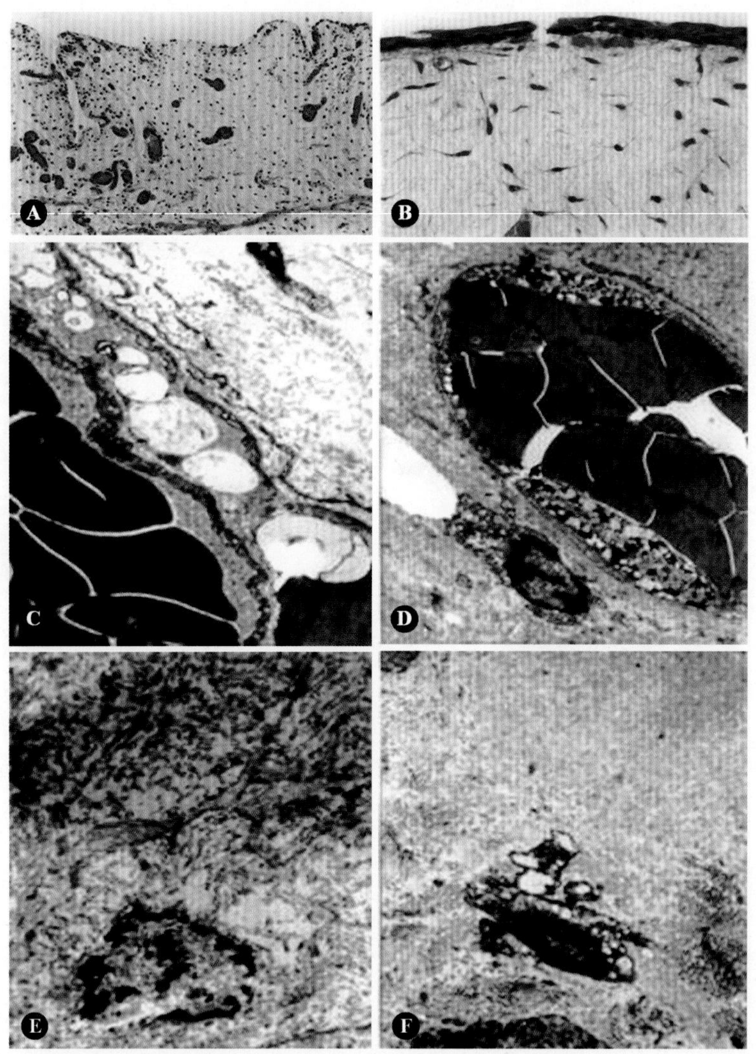

A. 焦域中心移形上皮细胞脱落，局部残留变性坏死的基底细胞。×1b

B. 固有层水肿，纤维组织排列疏松，淡染。×160

C. 管壁破裂，白细胞及空泡样结构溢出到血管内皮细胞与周细胞间。×6 000

D. 毛细血管内皮细胞染色质边集，核溶解，细胞膜破裂，管腔淤血。×5 000

E. 平滑肌细胞：肌膜破裂，肌丝溶解，染色质边集，核溶解。×8 000

F. 胶原纤维崩解，成纤维细胞变性、坏死。×6 000

**图 54-1-11　膀胱癌 HIFU 治疗后的病理变化**

声治疗前列腺癌，或作为术前辅助治疗，或作为不能手术者的保守性治疗，国外此已进入Ⅲ期临床，已有专用的医疗器械批准，如 Ablatherm。

Prat 报道用 HIFU 治疗移植于鼠皮下 Dunning 癌，对照动物在移植后 15d 内全部死亡于癌扩散，而接受 HIFU 治疗者 64%无瘤，36%可见局部复发灶。Dunning R3327 为高转移前列腺癌，有学者采用其研究 HIFU 治疗是否会增加转移风险，结果发现肿瘤转移率并未增加。

9. 子宫肌瘤

为探讨 HIFU 治疗子宫肌瘤的可行性，Vaezy 将 ELT-3 细胞移植于裸鼠皮下，形成肌瘤灶后，采用 2 000W/cm$^2$，3～5MHz HIFU 治疗。发现可使肿瘤体积在 1 月内减小 91%，组织学检查发现凝固性坏死和肿瘤细胞核碎裂。现在国内已用于患者的治疗。

10. 睾丸肿瘤

国外已有在术前用 HIFU 治疗作为辅助治疗的临床试验。由于睾丸肿瘤易发生转移，一般主张在高度怀疑者未手术前不行活检，以免引起癌细胞扩散。因而如果不配合手术，仅用 HIFU 能否成为一种成功治疗措施，尚需更多研究。

阴囊皮肤较疏松，睾丸与皮肤非常接近，治疗时如何避免皮肤灼伤，也是以 HIFU 治疗睾丸肿瘤研究应阐明的问题。

11. 眶内肿瘤

为研究 HIFU 治疗眼黑色素瘤，Lizzi 以 HIFU 体外损伤牛眼，高强度聚焦声束在短时间辐照下，可产生较窄损伤灶，而多声束可致损伤灶直径较大，不对称，同时加用热疗来产生协同效应。1995 年 Rostrg 的临床试验进一步证实 HIFU 治疗肿瘤中有免疫机制参与，治疗可增强患者细胞免疫功能。

12. 脑部肿瘤

由于颅骨的声障作用，长期以来对 HIFU 治疗脑部肿瘤的研究停滞不前。其实早在 1962 年 Lele 即以简单的前置透镜探头损伤了猫脑组织。HIFU 技术的术中应用也许能解决这一问题。

Yang 报道以 HIFU 联合阿霉素治疗鼠荷 C1300 神经母细胞瘤，使用 HIFU 为 4MHz，550W/cm$^2$，发现仅以阿霉素治疗动物在 35d 内全部死亡，接受联合治疗或 HIFU 治疗，200d 无瘤率分别为 80%和 53%，HIFU 治疗治愈者再次接受同种肿瘤组织攻击，肿瘤增殖显著低于虽接受 HIFU 治疗却未治愈者，这从一个角度反映以 HIFU 治疗时初次即应力求彻底。

## 三、生物学焦域概念及 HIFU 治疗剂量

### （一）HIFU 技术热切除肿瘤的必要条件

20 世纪 40 年代，美国科学家 Lynn、Fry 等提出用 HIFU 从体外对患者进行无创性手术治疗的设想。与传统的热疗相比，HIFU 治疗肿瘤技术是利用超声波良好的方向性、组织内穿透性、聚焦性等，从体外或经腔道使整个肿瘤凝固性坏死的一个新技术。HIFU 治疗技术具有无创性“热切除”、适形“热切除”和实时监控三大特征。超声治疗技术的发展将在微创向无创治疗模式转变的过程中起到重要的作用，并将兴起一个无创治疗新领域。

运用 HIFU 技术成功“热切除”肿瘤的必要条件是：

1. 优化且有品质保障的治疗系统。

2. 相应理想声场的声学焦域（acoustical focal region，AFR），HIFU 能在深部组织内形成可控的生物学焦域（biological focal region，BFR）。

3. BFR 作为基本单元根据需要对肿瘤进行 3D 适形“热切除”（图 54-1-12）。

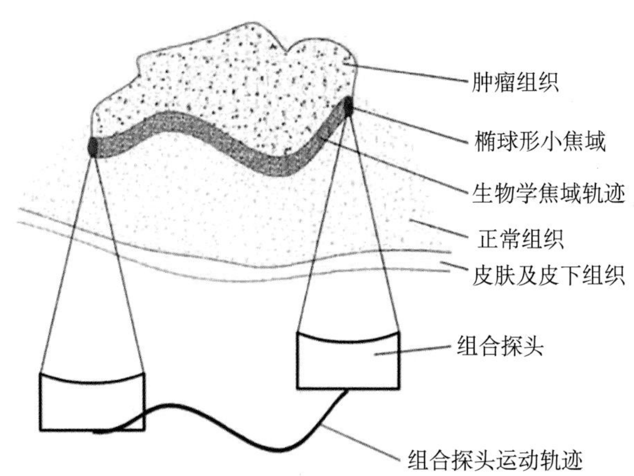


**图 54-1-12 通过体外治疗头的运动带动 BFR 的运动“切除”肿瘤示意图**

4. 可行的临床方案。

5. 整个“切除”过程包括范围、效果要能适

时监控和判断，并能适时调整治疗剂量。

肿瘤块一旦被完整地切除，肿瘤患者的康复是很有希望的。在临床治疗中，早期肿瘤或非早期肿瘤经放疗、化疗后缩小而进行临床二期切除的手术治疗效果是肯定的。尽管手术治疗仍是当今众多治疗肿瘤方法中的主导方法，但 HIFU “热切除”治疗肿瘤的关键是要产生组织凝固性坏死，以达到原位“热切除”肿瘤组织的目的，既保持了手术治疗肿瘤的特点，又延伸了手术的概念。其与传统手术治疗肿瘤的异同点见表 54-1-4。

使肿瘤块完整地凝固性坏死是 HIFU“热切除”治疗肿瘤的关键，其与超声热疗的异同点见表 54-1-5。

## （二）HIFU 生物学焦域的研究

1. HIFU 生物学焦域的概念

HIFU 在自由声场中的聚焦状况可以用声学检测的方法来描绘。通常把声压在空间 6dB 衰减的区域定义为声焦域（acoustic focal region，AFR）。AFR 越小，聚焦效果越好。要评价一个已设计好的聚焦超声换能器的聚焦效果，则要研究其聚焦声场的形态。AFR 可通过理论模拟计算或用声学检测的方法测量和可视（图 54-1-13）。但是当 HIFU 聚焦到生物组织内时会产生怎样的生物学效应呢？由于能量沉积和受生物组织结构、功能的影响，HIFU 的生物学效应与 HIFU 在脱气水中所表现出来的声学特性相比，发生了较大的转变。首先，由于受生物组织结构、功能的影响，在 HIFU 的传播路径上会产生反射、折射、散射、衍射，干扰 HIFU 在组织内的聚焦；再加之生物组织的多样性，对于同一组织、不同的传播路径，HIFU 的聚焦声场也不一样。第二，在 HIFU 损伤组织过程中，一旦形成凝固性坏死，由于凝固性坏死组织的衰减系数和声速比周围正常组织大，而且当温度高于 50℃时，衰减系数和吸收系数增加，这使得在 HIFU 继续辐照过程中，靶区组织结构随凝固性坏死区不断扩大和组织温升不断增高而实时发生着动态改变。第三，在 HIFU 损伤组织过程中，由于空化和汽化（组织和细胞内液体沸腾）都会导致微小气泡的形成。这使得在 HIFU 继续辐照过程中，靶区组织结构随微小气泡的形成，也实时发生着动态改变。微小气泡一旦形成，将增大聚焦超声的衰减，封锁到达焦点后方区域的超声通道，造成组织损伤向声源方向扩展。同时，在切除组织块时产生“损伤-损伤干涉效应”。当辐照时间一定，随着声强的增加，焦斑（lesion）体积增加，并向肝表面扩展，这可能与靶区组织结构动态改变（凝固性坏死和微气泡形成）有关。第四，HIFU 损伤组织的机制除热效应外，还有非热效应，如空化效应、声流、剪切力等。一般来说，所有聚焦超声治疗系统都在非线性声学范围内进行手术（Fry）。上述原因使得聚焦超声在组织中的传播变得极为复杂，水槽内所得到的一系列聚焦参数在组织内将发生较大的改变。组织焦点处声场（原位声场）也因这些原因难以描述，此种情况下对于聚焦超声，组织焦点处的声强（原位声强）是不可知的。由于各种不确定因素的存在，理论上计算出的修正剂量是不准确的，只有在实时监控下（US/MRI）才能准确地调整好治疗剂量。而 HIFU 在组织中一旦形成凝固性坏死，就客观存在，并且可以通过直视、B 超、MRI、CT 来可视和研究。HIFU 损伤组织形成的凝固性坏死形态是多样的，它可以是定点辐照形成的单个椭球形凝固性坏死，可以是通过单个椭球形凝固性坏死组合形成的“束”状凝固性坏死，也可以是“片”状凝固性坏死，还可以是致整个肿瘤块完全凝固性坏死的“块”状。要使整个肿瘤块完全凝固性坏死，必须通过单个椭球形凝固性坏死→“束”状凝固性坏死→“片”状凝固性坏死→“块”状凝固性坏死。Wang 及其团队（1997）在进行了大量的研究工作后，提出了 HIFU 生物学焦域的概念，即把 HIFU 定点辐照由于能量沉积和受生物组织结构、功能的影响而形成的单个椭球形凝固性坏死叫做 HIFU 的生物学焦域（biological focal region，BFR）。

聚焦超声的实用性取决于对超声源到焦域前所经过的通道和焦域处能量沉积的研究（Fry）。与 AFR 进行对应性的定量研究 HIFU 在不同组织中形成 BFR 的规律和机制，并反馈优化设计满足 HIFU 治疗有效、安全的聚焦超声换能器，探讨用 BFR 组合成束、成片、成块的规律，监控用 BFR 进行 3D 适形切除肿瘤过程中的超声成像特点，将有助于 HIFU 热切除治疗肿瘤的基础理论框架的建立，有助于 HIFU 系统的优化和推动 HIFU 技术的临床应用。

2. HIFU 生物学焦域与声焦域大小和形状的

表 54-1-4 HIFU“热切除”治疗与传统手术治疗肿瘤的异同点

| | HIFU“热切除”治疗 | 传统手术治疗 |
|---|---|---|
| 伤口及失血 | 无 | 有 |
| 继发感染 | 无 | 可能有 |
| 术中监控 | B 超 | 肉眼直视 |
| 术后恢复 | 几小时 | 几天，甚至更长 |
| 治疗原理 | 原位凝固性坏死，逐渐吸收 | 原位切除 |
| 肿瘤原位固化瘤 | 有 | 无 |

表 54-1-5 HIFU“热切除”治疗肿瘤与超声温热治疗肿瘤的异同点

| | HIFU“热切除”治疗肿瘤 | 超声温热治疗肿瘤 |
|---|---|---|
| 原理 | 瞬态高温（65～100℃），使组织细胞凝固性坏死；空化效应，使细胞膜、核膜破裂 | 43～55℃，致组织内乏 O2、PH 下降和细胞膜流动性增加，使细胞受损 |
| 麻醉 | 固定体位，准确定位，保证精确的损伤，强度超过内脏疼痛域值，需麻醉 | 无或轻微疼痛，不需麻醉 |
| 声像图特征（治疗时） | 回声明显增加 | 无变化 |
| 治疗效果 | 治疗覆盖区域内的肿瘤细胞完整、立刻死亡（一次性切除） | 治疗覆盖区域内的肿瘤细胞大部分逐渐死亡，局部复发率较高，需多次治疗（6～12 次） |
| 设备性能 | 精确定位；B 超或 MRI 监控；良好聚焦能力的聚焦超声换能器；焦斑尽可能小，形成形态、大小可控的生物学焦域；3D 适形扫描 | 定位要求不高；通过测温来监控治疗情况；聚焦或非聚焦超声换能器；焦斑大 |

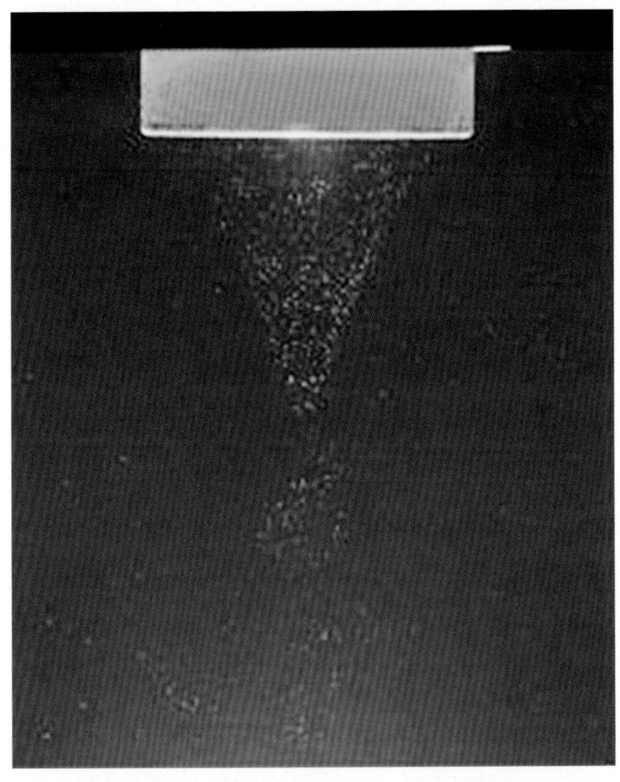

图 54-1-13 HIFU 在水中的聚焦情况可视

对比

通过理论模拟计算，HIFU（频率 1.6MHz、晶片直径 150mm、焦距 120mm）的声焦域在空间上为一轴向对称的椭球体（图 54-1-14）。其长轴（Z 轴）长 4.1mm、短轴（X、Y 轴）长 0.62mm、长短轴之比为 6.6∶1。对一个聚焦超声换能器，HIFU 声学焦域的形状、大小是固定的。

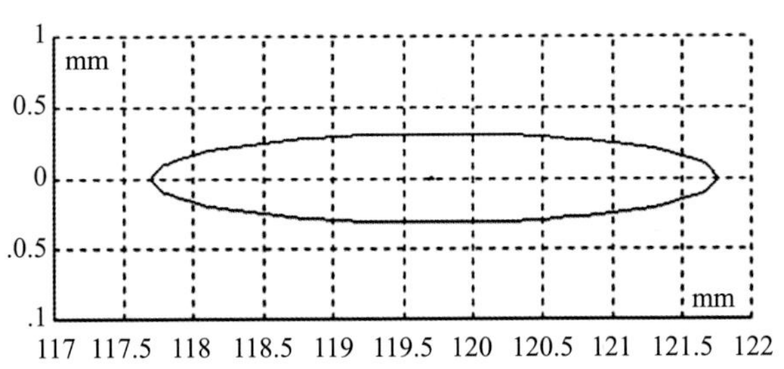


图 54-1-14 理论模拟计算得到的 HIFU 声焦域

使用该聚焦超声换能器，治疗深度 20mm，声强为 9 000W/cm$^2$（A）、15 800W/cm$^2$（B）、25 400W/cm$^2$（C），每一声强下辐照时间均为 1～20s 的 HIFU 在新鲜离体牛肝中形成的生物学焦域沿声束纵向最大切面形态如图 54-1-15 所示。研究发现，声强一定，随着辐照时间的增加，HIFU 生物学焦域大小逐渐增加，并由椭球形发展成三角形，且向着声源方向扩展，而且 HIFU 生物学焦域中心（焦核）出现炭化、空洞。声强较低时，形成椭球形生物学焦域所需辐照时间较长。随着声强的增加，三角形生物学焦域的出现来得更早。治疗深度 20mm，HIFU 生物学焦域长短轴之比与声强和辐照时间的关系如图 54-1-16 所示。当声强一定时，随着辐照时间的增加，HIFU 生物学焦域长短轴之比（K）逐渐减小，而辐照时间越短，HIFU 生物学焦域长短轴之比随声强的变化差别越显著，声强越大，HIFU 生物学焦域长短轴之比越大。HIFU 生物学焦域长短轴之比最大为 10∶1，最小为 1，绝大部分 HIFU 生物学焦域长短轴之比都比声焦域长短轴之比小。调节声强和辐照时间，生物学焦域的大小可以小于、等于或大于声焦域。

组织病理学观察发现，凝固性坏死区细胞核溶解、核碎裂，凝固性坏死区与其以外的区域有一条清楚的过渡带，即一个很锐利的边界，过渡区不超过 50m，仅含有 5～7 层细胞（图 54-1-17）。说明 HIFU 对组织的损伤具有很高的精确性和可控性，具有“刀”的特征。通常称这种杀死细胞的方法为“热切除”。这种利用 HIFU 在深部组织产生单个凝固性坏死是 HIFU 成功治疗肿瘤的关键，亦是 HIFU 无创性“热切除”肿瘤的基础。

3. 同一组织、治疗深度一定时，治疗剂量——声强和辐照时间对 HIFU 生物学焦域的影响

（1）HIFU 生物学焦域形成依赖的声强和辐照时间阈值　研究发现，在辐照时间一定的前提下，有一个形成生物学焦域的阈值声强（I 阈），当声强低于 I 阈时，不能形成生物学焦域。当声强高于 I 阈时，随着声强的增加，生物学焦域的体积相应增加。在声强不变的前提下，有一个形成生物学焦域的阈值辐照时间（T 阈）。当辐照时间低于 T 阈时，不能形成生物学焦域；当辐照时间大于 T 阈时，随着辐照时间的延长，生物学焦域的体积也相应增加。但当辐照时间达到一定量时，生物学焦域的体积就增加缓慢。

（2）HIFU 生物学焦域与治疗剂量——声强和辐照时间的关系治疗深度 20mm，HIFU 在新鲜离体牛肝中形成的生物学焦域与声强、辐照时间的关系如图 54-1-18 所示。当声强一定时，随着辐照时间的增加，HIFU 生物学焦域体积增大，当辐照时间一定时，随着声强的增加，HIFU 生物学焦域体积亦增大。当声强低于 7 000W/cm$^2$ 时，辐照 1s 时不形成 HIFU 生物学焦域。治疗深度 40mm，声强、辐照时间对活体肝脏、肾脏、肌肉组织的 HIFU 生物学焦域的影响如图 54-1-19 所示。当声强一定时，随着辐照时间的增加，活体肝脏、肾脏、肌肉组织的生物学焦域体积增加；当辐照时间一定时，随着声强的增加，活体肝脏、肾脏、肌肉组织的生物学焦域体积亦增加。

4. 同一组织，治疗剂量一定时，治疗深度对 HIFU 生物学焦域的影响

声强 17 300W/cm$^2$、辐照时间 10s 时，HIFU 生物学焦域随治疗深度的变化（新鲜离体牛肝）如图 54-1-20 所示。对同一组织，用同一治疗剂量辐照，治疗深度每增加 20mm，生物学焦域体积明显变小。治疗剂量——声强 17 300W/cm$^2$、辐照时间 10s 在新鲜离体牛肝中形成的 HIFU 生物学焦域体积与治疗深度的关系通过数据拟合有：$V_{BFR}=722.74e^{-0.9369D}$。

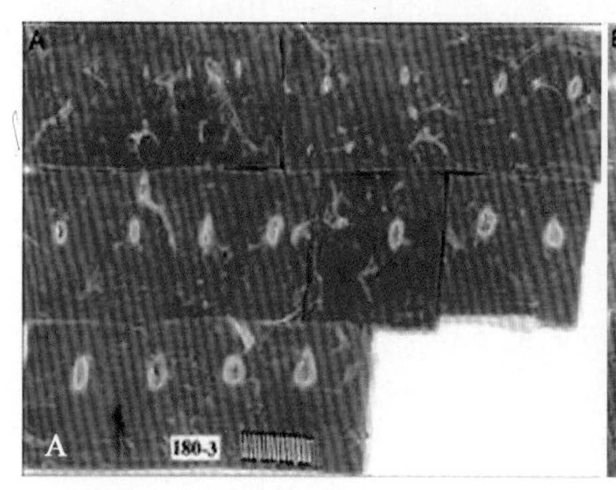

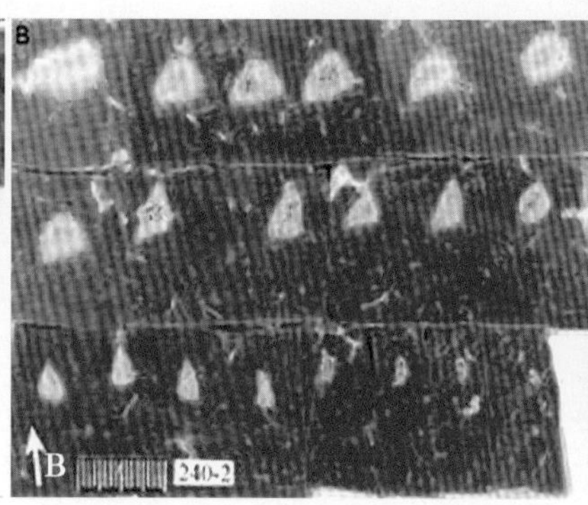

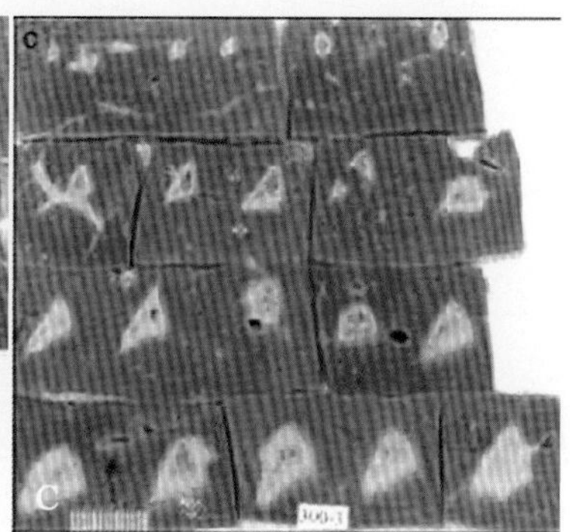


A. ISATA=9 000W/cm$^2$，t=1～20s；B. ISATA=15 800W/cm$^2$，t=1～20s；C. $I_{SATA}$=25 400W/cm$^2$，t=1～20s

**图 54-1-15　治疗深度 20mm，不同治疗剂量下的 HIFU 生物学焦域形态**

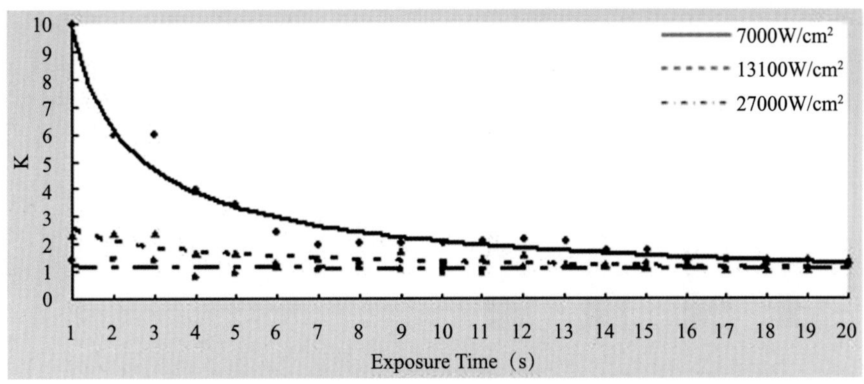


图 54-1-16 声强和辐照时间对 HIFU 生物学焦域长短轴之比的影响

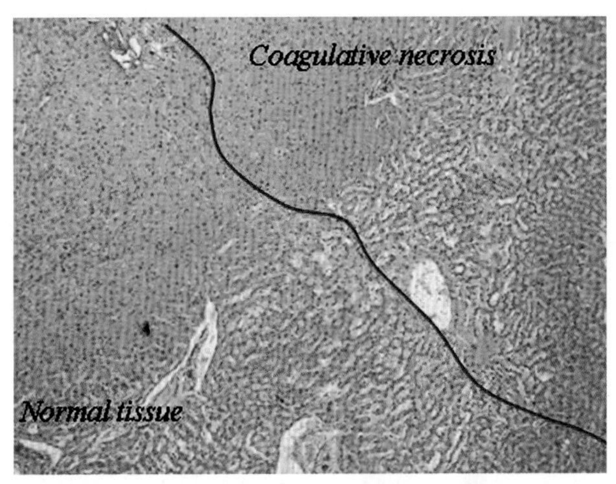


图 54-1-17 凝固性坏死与正常组织交界的组织病理学观察（离体牛肝脏，HE，×100）

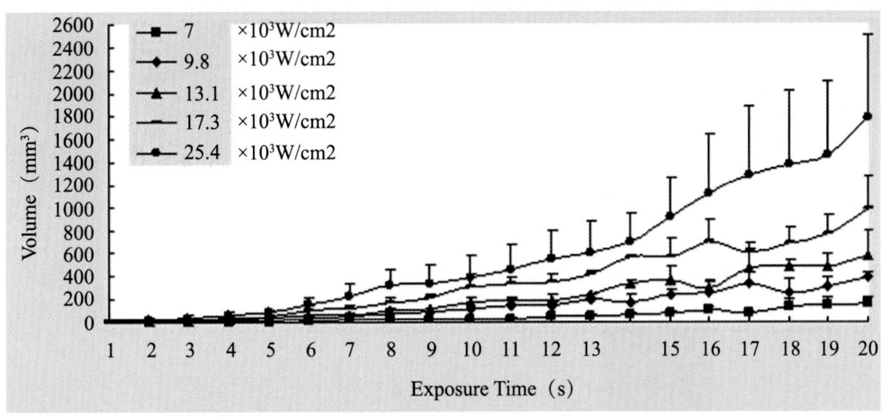


图 54-1-18 治疗深度 20mm，HIFU 在新鲜离体牛肝中形成的生物学焦域体积与声强和辐照时间的关系

5. 治疗剂量和治疗深度一定时，不同组织的 HIFU 生物学焦域

如图 54-1-21 所示。无论离体还是活体，治疗剂量、治疗深度一定时，肌肉组织的 HIFU 生物学焦域体积明显大于肝脏组织和肾脏组织的 HIFU 生物学焦域体积，肝脏组织的 HIFU 生物焦域体积大于肾脏组织的 HIFU 生物学焦域体积。

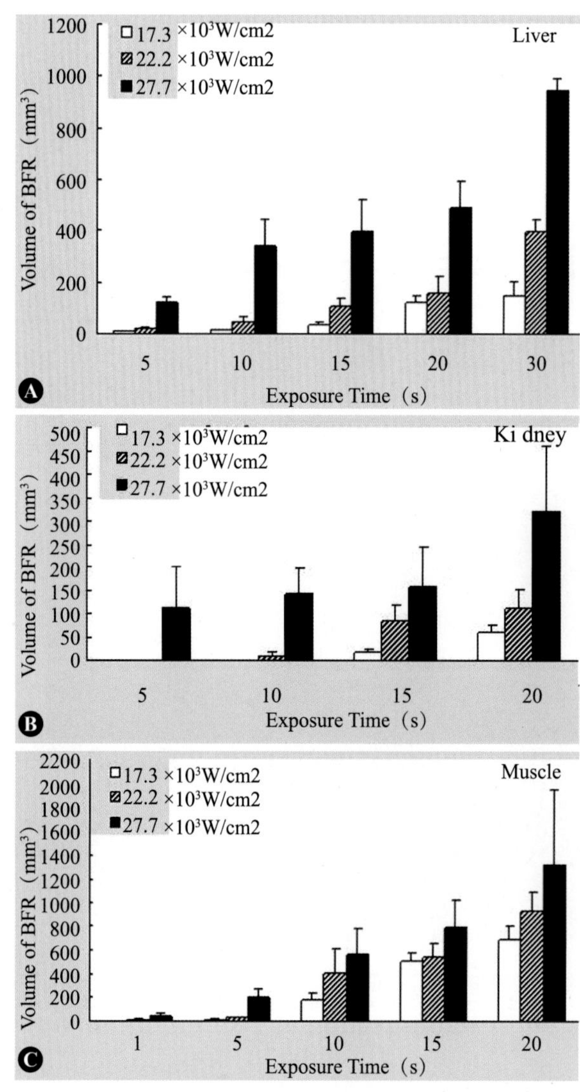


**图 54-1-19　治疗深度 40mm，在活体肝脏、肾脏、肌肉中形成生物学焦域的大小与声强和辐照时间的关系**

6. 治疗深度一定、治疗剂量一定的离体肝脏和活体肝脏的 HIFU 生物学焦域比较

如图 54-1-22 所示。治疗深度 40mm，声强 17 300W/cm$^2$，相同辐照时间在离体肝脏中形成的生物学焦域体积明显大于在活体肝脏中形成的生物学焦域体积。即要形成相同体积的 HIFU 生物学焦域，HIFU 定点损伤活体肝脏所需的治疗剂量远大于 HIFU 定点损伤离体肝脏所需的治疗剂量。在该声强下，当辐照时间 1s 时在活体肝脏中还不能形成生物学焦域。这主要来自血供、声通道的影响。

7. HIFU 生物学焦域的 B 超监控

HIFU 定点辐照新鲜离体牛肝脏组织形成生物学焦域的即刻，靶区 B 超回声明显增强，辐照结束后靶区超声图像灰度值迅速降低，降低最为显著的为前 30s，2min 时趋于稳定，但与辐照前正常组织相比，靶区超声图像回声仍然很强（图 54-1-23）。

辐照结束后即刻靶区回声增强范围即 B 超声像图灰度改变面积明显大于 HIFU 生物学焦域沿着声束的轴向剖面大小，1min 后两者几乎相等，2min 以后 B 超声像图灰度改变面积小于 HIFU 生物学焦域沿着声束的轴向剖面大小，如图 54-1-24 所示。

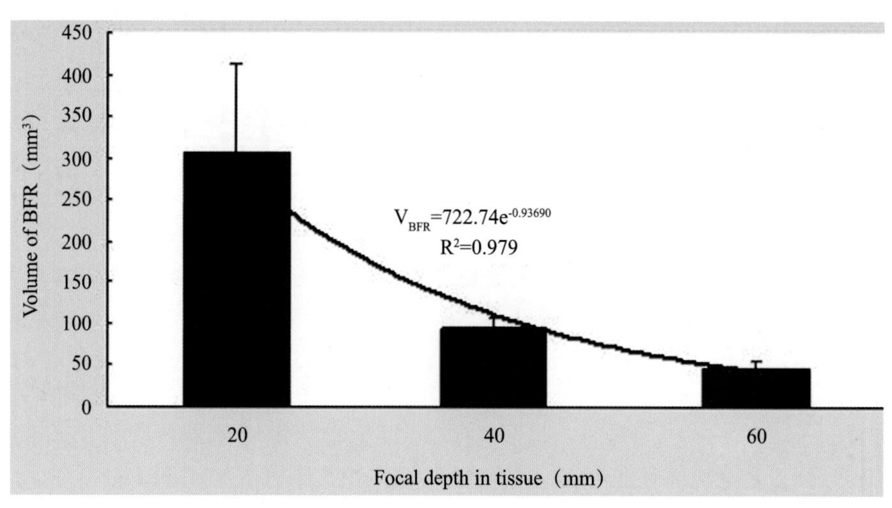


**图 54-1-20　一定治疗剂量的 HIFU（$I_{SATA}$＝17. 3×10$^3$W/cm$^2$，t＝10s）在离体牛肝中形成的生物学焦域体积与辐照深度的关系**

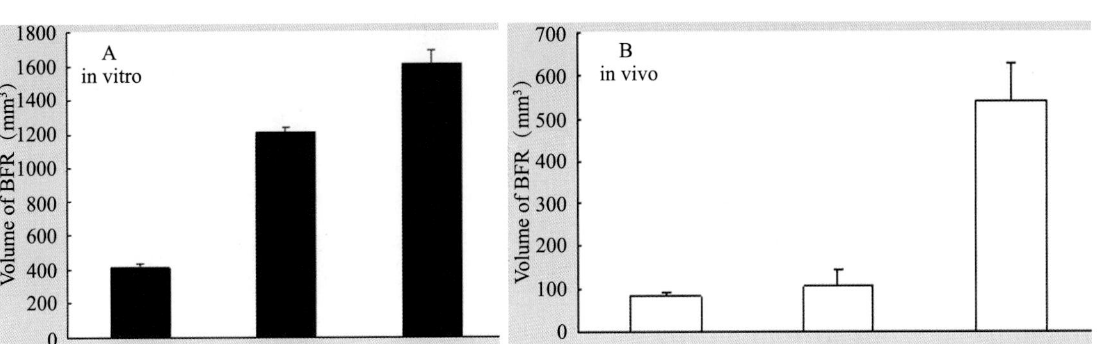


图 54-1-21　A. 一定治疗剂量的 HIFU（$I_{SATA}$＝22. 2×10³W/cm²，t＝10s）在不同离体组织中形成的生物学焦域；B. 一定治疗剂量的 HIFU（$I_{SATA}$＝22. 2×10³W/cm²，t＝15s）在不同活体组织中形成的生物学焦域

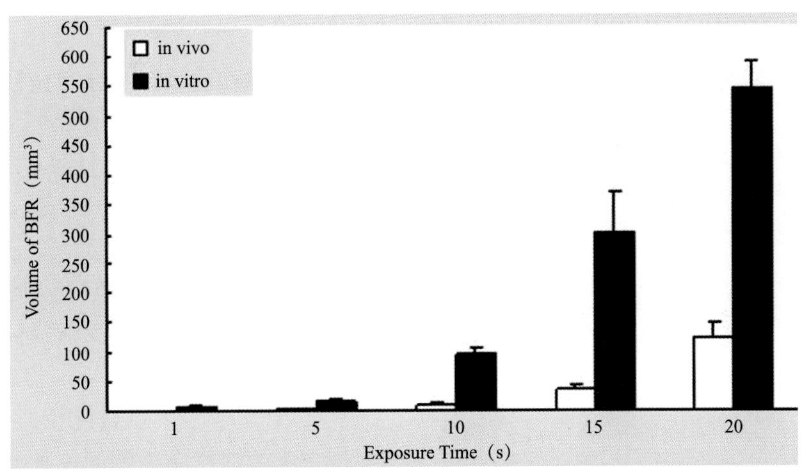


图 54-1-22　治疗深度 40mm，一定治疗剂量的 HIFU（$I_{SATA}$＝17. 3×10³W/cm²，t=1s，5s，10s，15s，20s）在离体肝脏和活体肝脏中形成的生物学焦域的比较

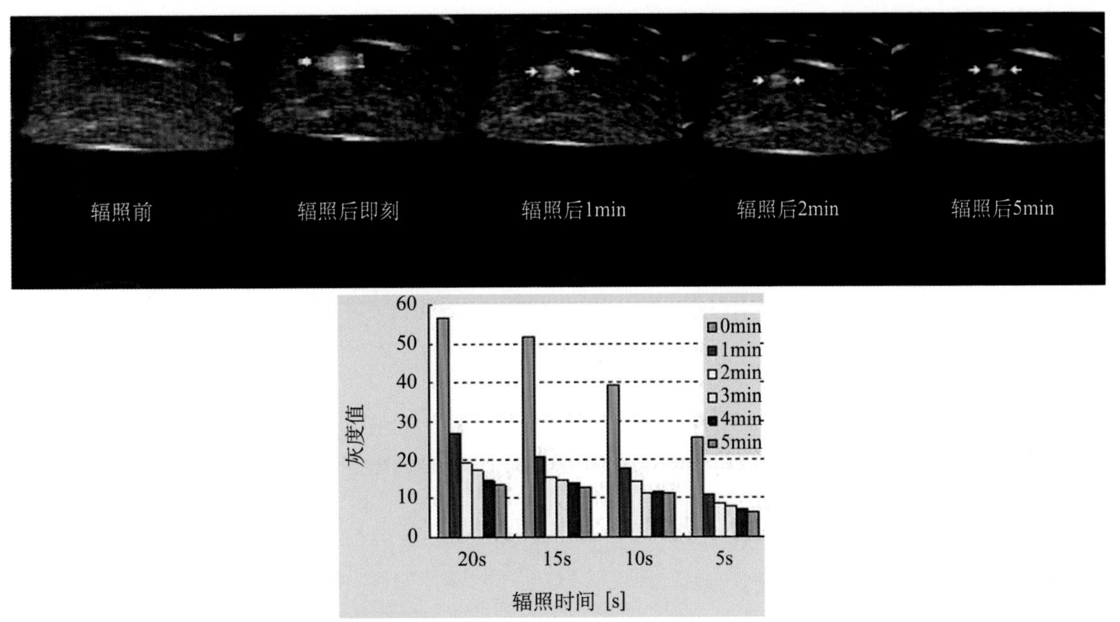


图 54-1-23　HIFU 辐照新鲜离体牛肝后不同观察时间的靶区声像图（上）；在同一辐照深度下，相同声强、不同辐照时间的 HIFU 辐照新鲜离体牛肝后即刻、1min、2min、5min 的靶区灰度值（下）

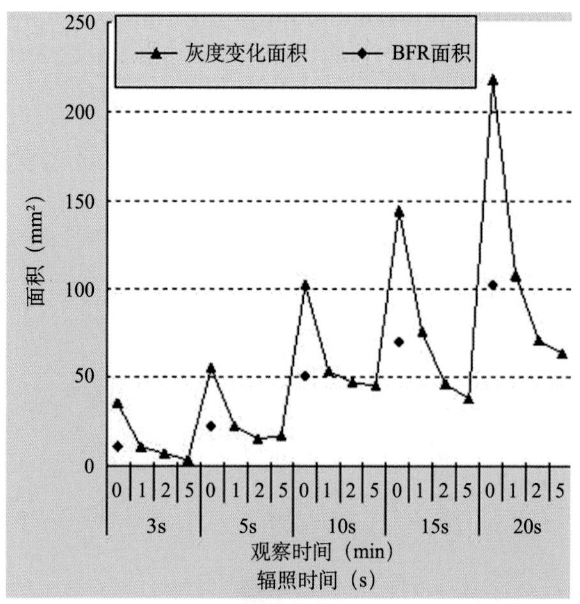


**图 54-1-24　一定声强、不同辐照的 HIFU 辐照新鲜离体牛肝后即刻到 5min 的靶区灰度变化面积与生物学焦域面积的比较**

HIFU 辐照后，B 超声像图前后灰度变化除了与声功率、辐照时间有关外，还与辐照深度、组织结构、组织功能状态和治疗方式有关。当辐照深度一定时，HIFU 辐照新鲜离体牛肝后靶区灰度变化与声功率、辐照时间的关系如图 54-1-25 所示。

HIFU 辐照靶组织后靶区超声图像回声增强与空化和汽化产生的气泡、靶组织温度升高和组织被凝固性坏死有关。HIFU 辐照靶组织后靶区回声增强是 HIFU 有效治疗的影像学标志。因此，应用 B 超可以监控 HIFU 疗效和损伤范围。

8. HIFU 生物学焦域温场研究

采用微型热电偶探针测量 HIFU 生物学焦域温场分布。结果表明（如图 54-1-26），焦域中心温度最高，在空间上远离焦点 X、Y、Z 轴温升快速下降，其中 Z 轴远离焦点近换能器一侧温升梯度较远换能器一侧平缓。研究结果表明，在空间上，由生物学焦域中心向外缘，能量递减十分陡峭，具有"刀"的特征。高强度聚焦超声对深部组织定位损伤在空间上是有效的、安全的。

研究结果表明，生物学焦域以声焦域为基础，是声强、辐照时间、辐照深度、组织结构及功能状态的函数。即

$$BFR=f(AFR, I, t, D, Ts, Tf)$$

式中：BFR 为生物学焦域，AFR 为声学焦域，I 为辐照声强，t 为辐照时间，D 为辐照组织深度，Ts 为组织结构，Tf 为组织功能状态。生物学焦域是 HIFU 热切除治疗肿瘤的基本单元。生物学焦域与声学焦域的比较如表 54-1-6。

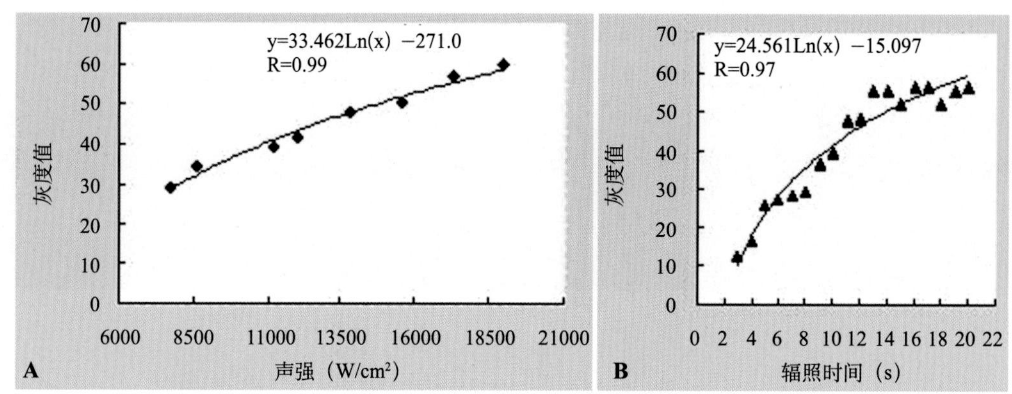


**图 54-1-25　辐照深度 20mm、相同辐照时间（10s）、不同声强的 HIFU 辐照新鲜离体牛肝后即刻靶区灰度值变化（A）；同一声强、不同辐照时间的 HIFU 辐照新鲜离体牛肝后即刻靶区灰度值变化（B）**

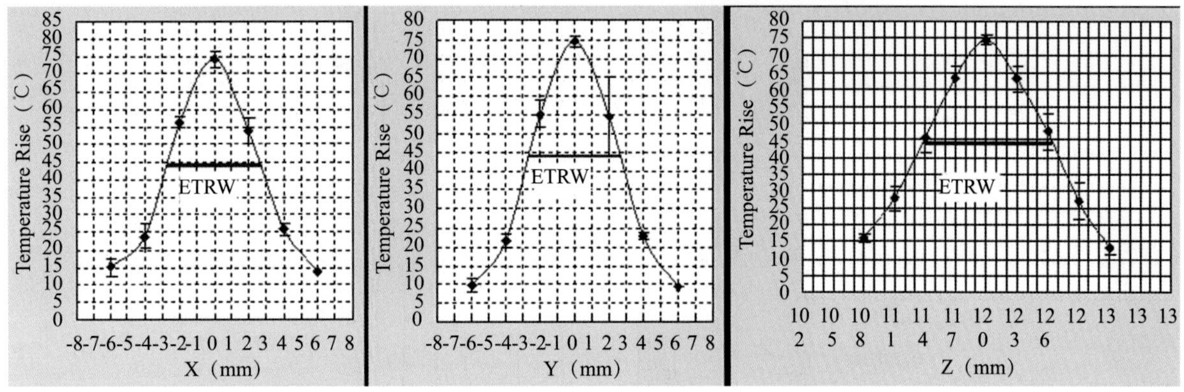


**图 54-1-26 HIFU 生物学焦域在焦平面上的 X（A）、Y（B）和 Z 向（C）的温场分布（effective temperature raising width，ETRW）**

**表 54-1-6 生物学焦域与声焦域的比较**

| | 声焦域 | 生物学焦域 |
|---|---|---|
| 定义 | 焦点附近声强小于空间峰值声强 50%以上的空间范围（能量集中的概念） | HIFU 单次辐照能量在生物组织中沉积所形成的单个椭球形凝固性坏死（生物学效应的概念） |
| 媒质 | 自由声场中（水槽中） | 组织声场中（离体和活体组织中） |
| 形态、大小 | 形状、大小不变 | 形状、大小可变 |
| 与辐照时间的关系 | 无关 | 有关 |
| 有无能量沉积 | 无 | 有 |
| 检测方式 | 声学检测 | B 超、MRI、CT，直视及病理 |
| 意义 | 形成生物学焦域的重要因素之一 | 切除肿瘤的基本单元 |

### （三）HIFU 热切除治疗肿瘤的剂量学研究

1. 如何利用 BFR 切除大肿瘤——3D 适形扫描技术

相对于一个大体积的肿瘤，HIFU 单次辐照在生物组织中所产生的 BFR 是很小的，要完整地“切除”一个大肿瘤必须遵循外科原则，通过体外治疗头的运动带动体内 BFR 按照一定的组合方式（像外科手术一样）来覆盖整个肿瘤。Chen 等（1992）采用使“lesion”相互融合成阵列的方式来切除肿瘤块，但其关键是要选择一个合适的损伤间隔包括时间、空间间隔，使其达到可以完全覆盖所要治疗的区域，以避免“lesion”之间残留正常组织，但均未能得到一个完整切除肿瘤的方案。结果发现，当企图连续切除一块组织时，损伤所含有的空化效应会出现重叠现象，导致损伤的消失和损伤向组织表面迁移，从而使靶组织不能被彻底破坏，也就是一个已存在的“lesion”似乎影响着下一个“lesion”的形成。ter Haar 等（1993）把这种现象称为“损伤-损伤干涉效应”。大量的研究表明，根据需要利用 BFR 的组合即 BFR→束→片→块的组合方式可以实现组织块的切除（图 54-1-27）。即通过 BFR-BFR 叠加或扫描形成一个束损伤，再把间隔一定距离的不同深度的束损伤由深至浅叠加起来形成一个片损伤，多个片损伤的组合形成一个完整的 3D 组织块损伤，而其中的关键是形成束损伤，形成束损伤的关键又在于根据单个凝固性坏死灶的大小确定点-点叠加的范围或扫描速度。临床上根据治疗目的和肿瘤类型不同，其“切除”范围不同，加之肿瘤的形状千差万别，因此，临床上必须根据治疗计划系统（treatment planning system，TPS）按照 BFR→束→片→块的组合方式采用 3D 适形扫描技术“切除”大肿瘤（图 54-1-28），这要求有足够的运动系统。可用下式表示运用 HIFU 生物学焦域“切除”肿瘤的原理。

$$V_{Tumor} = \int (BFR，TPS)$$

研究表明，按照这样的组合方式可以在牛肝中形成束损伤、片损伤和块损伤，剖开后可见凝固性坏死块与周围正常组织分界清楚，而且中间无正常组织残留（图 54-1-29）。同样，按照束损伤→片损伤→块损伤的组合方式能在山羊肝脏、肾脏、肌肉中形成一个与周围正常组织分界清

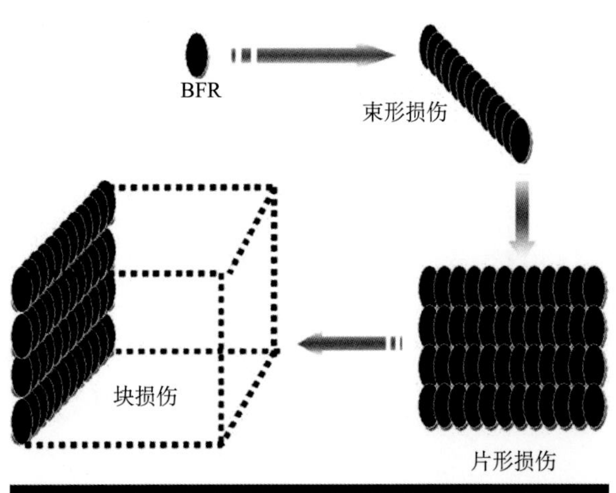


**图 54-1-27　按照 BFR→束→片→块的组合方式形成块损伤的组合示意图**

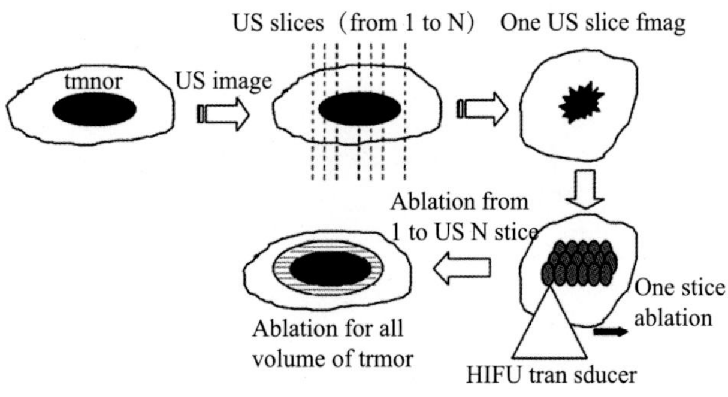


**图 54-1-28　3D 适形扫描技术**

楚、完整的凝固性坏死块，且中间没有正常组织残留（图 54-1-30）。避免了“lesion-lesion interaction”（损伤-损伤干涉效应）的存在。这种通过体外治疗头的运动带动体内 BFR 的移动来增加热切除的体积替代小点热扩散增大破坏体积的方法，是 HIFU 技术与微波、射频等方法的不同点。也是 HIFU 技术能做到无创性热切除肿瘤的原因所在。

2. 能效因子（energy-efficiency factor，EEF）和 HIFU 治疗肿瘤的剂量学研究

剂量学研究一直是 HIFU 无创性热切除治疗肿瘤的一个难题。试图通过理论分析或简单地用超声能量（声功率、辐照时间）来量化 HIFU 生物学效应，反映 HIFU 在组织内的能量沉积效果是无能为力的。受放射治疗剂量学研究的启示，Wang 等将超声能量与其相应形成的凝固性坏死体积相联系，提出了能效因子（energy-efficiency factor，EEF）的概念，即切除单位体积的肿瘤或组织所需的超声能量，用 EEF 来量化 HIFU 治疗肿瘤的量效关系。

$$EEF=\eta PT/V \ (\mathrm{J/mm^3})$$

其中，$\eta$ 表示 HIFU 换能器聚焦系数，它反映 HIFU 换能器对超声能量汇聚的能力，取 $\eta=0.7$；P 表示 HIFU 源声功率（W）；t 表示治疗总时间（s）；V 表示损伤体积（$mm^3$）。

HIFU 在离体牛肝脏中按照 BFR→束→片→块的组合方式进行组织块切除的剂量学研究结果表明（表 54-1-7）：不同治疗深度处形成的束损伤的 EEF 不同，EEF 随治疗深度的增加而增大。就是说，在扫描长度一定时，在深部形成单位体积束损伤所需的超声能量大于在浅部形成单位体积束损伤所需的超声能量。即当声功率一定时，在深部形成一定长度束损伤所需的辐照时间要长。在相同的治疗深度下，采用多个 BFR 组合的方式形成束损伤所需的 EEF 大于采用 BFR 线形扫描的方式形成束损伤所需的 EEF。形成片损伤、块损伤的 EEF 均远小于在不同治疗深度处形成束损伤的 EEF，而形成片损伤的 EEF 大于形成块损伤的 EEF。这表明，片损伤虽然是在同一治疗层面由深至浅将不同治疗深度的束损伤叠加而成的，但形成片损伤的 EEF 并不是不同治疗深度的束损伤的 EEF 的简单相加，同样，块损伤的 EEF 也不是不同治疗层面的片损伤的 EEF 的和。它与一个已存在的损伤改变了组织声环境有关。这提示可通过改变组织声环境来改变 EEF。如减少肿瘤组织的血液灌注，增加靶组织的声吸收系数对形成良好生物学焦域及其组合形态具有重要意义。

运用 EEF 研究 HIFU 无创热切除动物组织的剂量学表明（图 54-1-31）：在山羊肾脏中形成一个凝固性坏死块的 EEF 明显大于在山羊肝脏中形成一个凝固性坏死块的 EEF，而相比于肾脏和肝脏，在山羊肌肉中形成一个凝固性坏死块的 EEF 最小。这表示相对于肾脏和肝脏，要在肌肉中形成一个单位体积的凝固性坏死所需的超声能量较小。这提示组织的结构、功能状态对 HIFU 无创性热治疗肿瘤的剂量具有较大的影响。

研究发现，影响 EEF 的因素有：A. 声功率和辐照时间；B. 组织结构和功能状态；C. 辐照深度；D. 治疗方式；E. 组织声学环境；F. 声束通道。

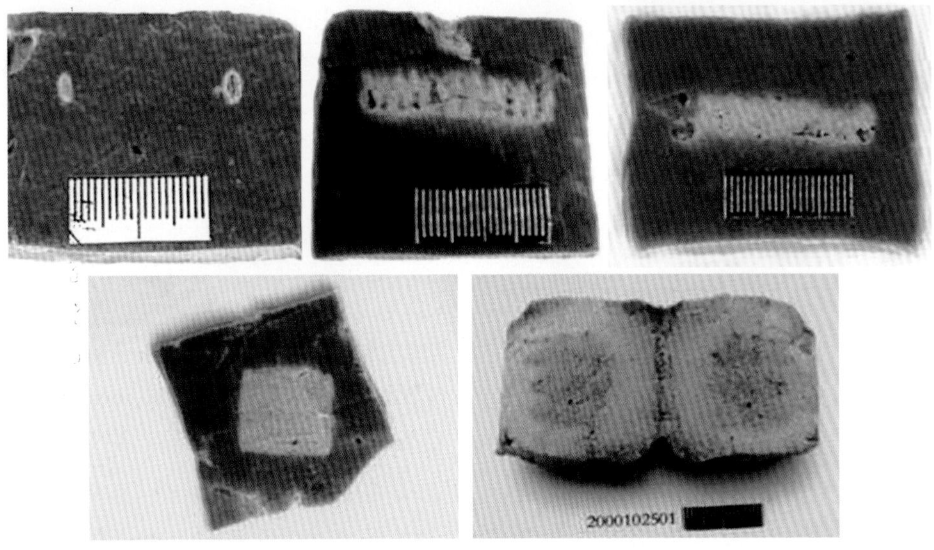


图 54-1-29 HIFU 在离体牛肝组织中形成的 BFR、束损伤、片损伤、块损伤

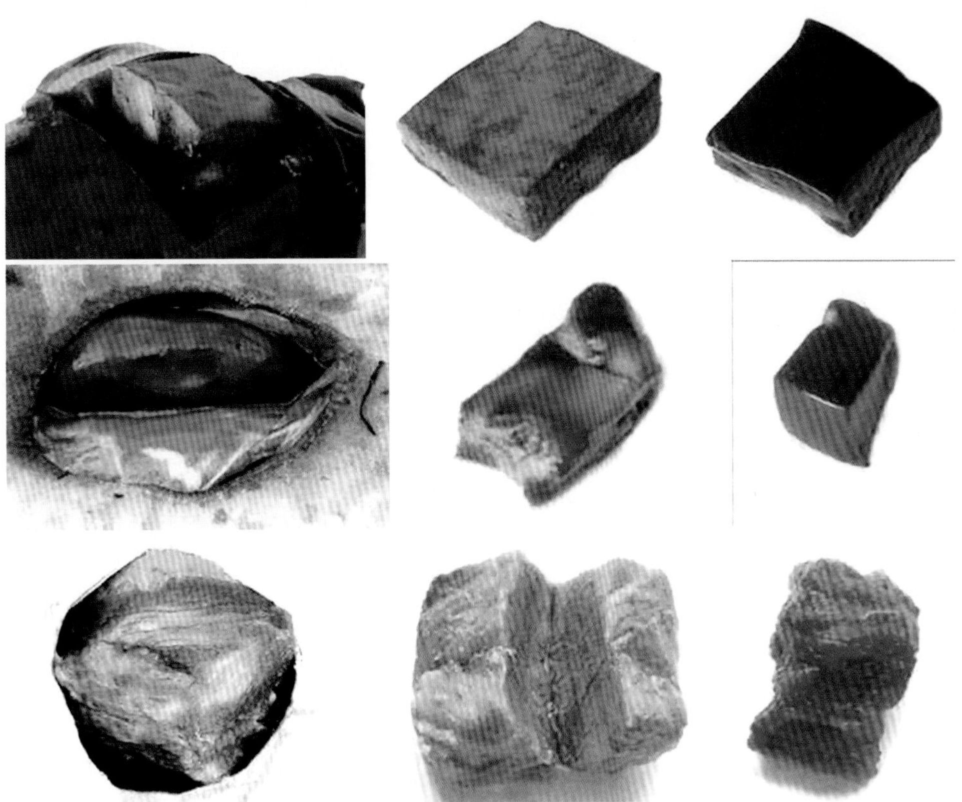

图 54-1-30 HIFU 在山羊肝脏（A）、肾脏（B）、肌肉（C）中形成的凝固性坏死块标本

表 54-1-7 HIFU 在离体牛肝组织中形成束损伤、片损伤、块损伤的能效因子

<table>
<tr><th colspan="4">能效因子（J/mm³）</th></tr>
<tr><td></td><td>辐照深度（mm）</td><td>多频脉冲</td><td>线性扫描</td></tr>
<tr><td>束损伤</td><td>20mm</td><td>14.36±6.55</td><td>8.41±4.77</td></tr>
<tr><td></td><td>30mm</td><td>17.31±6.34</td><td>10.83±5.85</td></tr>
<tr><td></td><td>40mm</td><td>18.73±6.63</td><td>11.96±5.17</td></tr>
<tr><td>片损伤</td><td>开始辐照深度（40mm）</td><td colspan="2">2.71±0.85</td></tr>
<tr><td>块病变</td><td>开始辐照深度（40mm）</td><td colspan="2">1.73±0.39</td></tr>
</table>

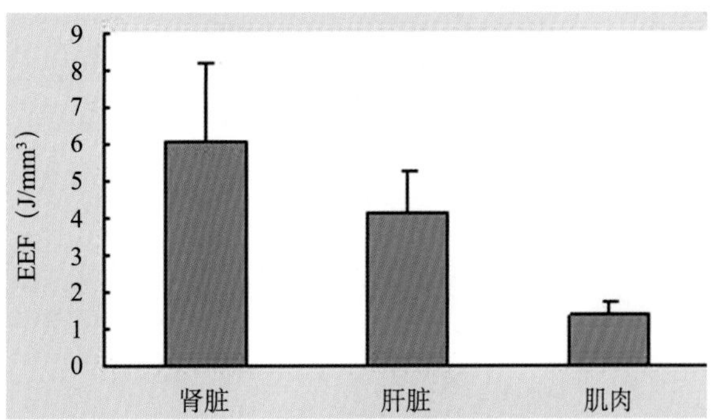


图 54-1-31　HIFU 块"切除"山羊肾脏、肝脏、肌肉的能效因子比较

研究 EEF 的目的是希望通过总结临床的数据并进行大量的实验研究和验证得到相应的剂量学数据库，通过 EEF 可以预测临床治疗一定体积的肿瘤所需的声功率或辐照时间。通过大量的实验研究，建立运用 HIFU 技术切除各种组织块的 EEF 数据库，这对指导 HIFU 的临床应用具有重要意义。

通过对 BFR 和 EEF 的研究，明确了应用 HIFU 技术切除肿瘤的整体研究思路（见图 54-1-32）。其中，AFR（acoustic focal region）表示声学焦域，BFR（biological focal region）表示生物学焦域，I 是脱气水中焦点声强，t 是辐照时间。

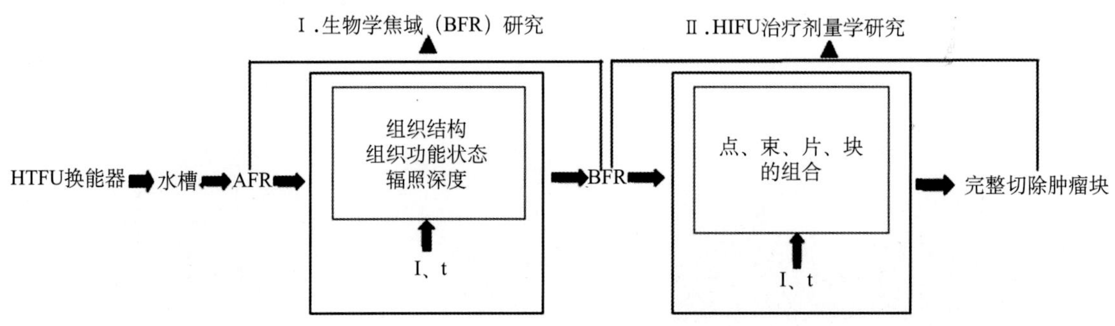


图 54-1-32　HIFU 无创性热切除治疗肿瘤的研究思路

## 四、HIFU 治疗的超声定位、实时监控及疗效评价

### （一）概述

HIFU 治疗技术是一门新兴的学科，它是将体外无数束较低强度的超声波聚焦于体内生物组织的某一靶点上，形成高强度的超声波，在靶点上产生瞬态的高温效应（60℃～100℃），同时还有空化效应、机械效应、声化学效应，这些效应协同作用就可使该处的组织凝固性坏死而形成生物学焦域。超声波，在医学中的应用必须具备有声通道，声波才能进入深部组织；随着声波传播距离增加，声能逐渐衰减。HIFU 焦域的高声强能量除破坏病变组织外，同样也能破坏病变周围的正常组织。因此，为了保证 HIFU 治疗技术安全、有效地运用于临床，就必须对超声的入射通道进行选择，确定焦域的有效距离和移动范围以及病灶的毗邻关系，这一过程就称为定位。

HIFU 治疗肿瘤已显示出独特的优越性，但在很大程度上依赖于对 HIFU 焦域的引导、监控和实时疗效评价。HIFU 作为一种肿瘤的局部高温治疗技术，早期监控多采用测温系统，用热电偶针插入靶区测定温度变化。但是该方法是有创性检测方法，不能准确测量生物学焦域中心及其周围温度的变化，更不能获得生物学焦域和肿瘤的形态学特征，且对于深部肿瘤的测温有很大难度，同时又有导致肿瘤细胞医源性扩散的可能。实际上它不能作为 HIFU 治疗肿瘤的临床实用的监控方法。随着近年来医学影像技术的发展，无创性影像学监控开始应用于 HIFU 技术。特别是 HIFU 技术的改进，功率加大，致使 HIFU 可以在瞬间导致靶区温度升高至 60℃以上，在这种温度环境，靶区热扩散作用大大降低，而靶区组织发生凝固性坏死，使组织结构发生质的改变，这就为影像学检查奠定了基础，更加突出了影像学技术监控 HIFU 在体内产生的生物学焦域的重要性。目前影像学监控的内容包括：识别肿瘤边界、引导 HIFU 治疗系统准确定位、保证靶区周围的正常组织的安全、动态观察治疗效果等等，如不能对 HIFU 治疗建立起安全可靠的监控技术，将直接阻碍 HIFU 技术的应用和发展。

近年来，国内外对 HIFU 无创监控技术的研究十分重视。CT 监控会对人体产生电离辐射；MRI 成像无创监控虽然可以测温，但成本太高。Yang 曾用二维超声成像监控 HIFU 治疗的实验研究，发现在 HIFU 治疗后，损伤区域可立即用二维超声成像显影（探头频率 7MHz），其显示为一边界清楚的低回声区，比较分析组织内生物学焦域的大小，形状，位置与超声成像有很好的对应关系。说明二维超声成像能够在 HIFU 治疗的同时反馈有关组织的破坏程度及范围的声像图信息。Ter Haar 及 Vallancien 在研究中也发现，从声像图可观察到焦域中心组织的衰减系数明显大于正常组织，并分析这可能是由于 HIFU 所致的空化效应产生的微气泡所致。这些研究说明用二维超声进行监控是可行的。

重庆医科大学通过大量的体内、体外实验（离体牛肝组织，大白鼠，兔，猪等），研究 HIFU 治疗后组织内生物学焦域的声像图变化与组织病理关系，取得突破性的发展。实验结果显示：

1. 当 HIFU 定位损伤靶组织时，在声像图上可实时显示焦域区回声增强（图 54-1-33）；

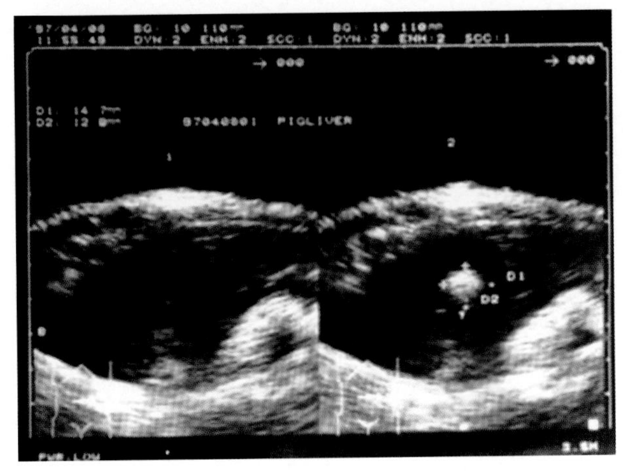

**图 54-1-33 猪肝立体实验：左为治疗前图像，右为治疗后回声增强**

2. 肉眼所见生物学焦域的大小与所获声像图的实测范围基本一致；

3. 离体肝组织实验结束后，剖开定位点发现生物学焦域中心距肝组织表面的距离与二维超声实测距离一致；

4. 二维超声可实时反映治疗区生物学焦域的动态变化过程；

5. 组织病理切片显示，坏死区域与正常区域分界明显。

治疗后的影像学随访：HIFU 治疗后，随访观察的指标是多方面的，但可以看出，症状和体征是患者表现出来的指征，其客观性受患者的感受和反映不一影响。生化指标检查对某些肿瘤敏感，对一些肿瘤不敏感，就其敏感者而言，也不能反映出肿瘤的形态学变化。因此，对于肿瘤治疗后的疗效随访，影像医学技术起着很重要的作用。影像医学技术包括超声成像、CT、ECT、MRI、DSA、X 线平片等。这些影像技术都能从形态学角度直观地显示出肿瘤的大小、形态、数目、内部结构及其毗邻关系的改变，其中部分技术还能做出功能的判断，对肿瘤治疗后的疗效随访评价行之有效。虽然这些技术都能显示和评价肿瘤，但它们又各具特点，互为补充。超声成像包括二维超声、彩色多普勒血流成像、能量多普勒血流成像、三维超声、三维血管彩色多普勒成像和三维血管彩色多普勒能量图及血流动力学参数检测等技术。二维超声图像的分辨力不如 CT 和 MRI，但它切面灵活，可取任意断面，可实时显示搏动或活动性器官结构，对人体无电离辐射等损伤，而且对检测血流动力学参数的能力优于 CT、MRI 和 ECT。综上所述，二维超声图像是目前用于 HIFU 中定位监控和实时评价治疗效果的较理想技术。

### （二）选择病例

HIFU 治疗肿瘤技术适应范围广，适应证多，适合于多种器官的多种肿瘤的治疗。但任何一种技术都不是全方位的，总有一定的范围和限度，HIFU 技术也不例外。因此，选择好适宜治疗的病例，将能更好地发挥 HIFU 技术的作用。在病例选择方面，应从以下几点考虑：

1. 病变部位

HIFU 技术适合于治疗肝脏、骨骼、乳腺、肾脏、胰腺、子宫，及软组织等部位的实体肿瘤。对空腔器官肿瘤、周围型肺癌等肿瘤的治疗需在各方面条件具备的情况下进行。如膀胱内充满尿液或脱气水、周围型肺癌侵袭胸壁时可适合 HIFU 治疗。

2. 超声波入射通道即声通道

凡是考虑用 HIFU 技术治疗的部位或区域，

在超声波到达病变的行程中，应尽量避免有阻碍声波的组织结构或介质，例如骨骼、瘢痕组织、异物、钙化组织及气体等。否则需要开窗切除肋骨，注射人工胸水或改变超声的入射通道以及采取姑息性治疗方案，降低超声波能量等，在本章后面部分将详细阐述。

3. HIFU 治疗适合于边界清楚的局限性病变，不适宜弥漫性疾病的治疗。

### （三）HIFU 治疗前超声波检查

观察和分析肿瘤的声像图特点是非常重要的一环，它不但涉及到治疗前定位，而且与治疗时定位、实时监控、实时疗效评价和治疗后的疗效随访密切相关。对肿瘤声像图的观察应包括肿瘤的部位、大小、形态、数目、边界、内部回声的强度和分布、血供状况、血管内有无栓子形成、血流动力学参数的检测、周围组织结构的相应改变及毗邻器官结构有无压迫或推移等内容。详细记录观测到的声像图特点和数据，并将图像摄片、打印或存储。便于在肿瘤治疗中和随访检查时评价治疗效果和观察肿瘤的转归情况。

1. 部位

描述病变所在某一器官或结构的具体解剖位置，并确定与重要解剖标志的准确位置关系，有利于 HIFU 治疗中准确的确定病灶的位置，如肝脏的某叶某段，与肝内的某管道系统的位置关系；左侧或右侧乳腺的某一象限，与乳头或乳管的准确的位置关系；左侧或右侧股骨的上段或下段，与重要血管的准确位置关系等。病灶与重要解剖标志的准确位置关系的表示应包括与重要解剖结构的空间位置关系即位于重要结构的前后、左右和上下以及距离。

2. 大小

肿瘤体积大小的变化是反映肿瘤自身生物学行为的重要指标，同时也是评价 HIFU 技术是否有效的一个客观标准。二维超声测量病灶大小因受切面位置、呼吸动度、操作者手法等因素影响，其准确性小于 CT 和 MRI。因此，超声波成像测量病灶大小需要一个相对客观的方法。目前用二维超声对病灶大小的测量方法有两种，其一是参考 CT 或 MRI 的断面像，探头垂直于皮肤，扫查方向平行或垂直于身体长轴进行超声检查，测量病灶的前后径（厚度），左右径（宽度）、上下径（长度）；另一种方法是按照超声医生习惯的操作手术，根据 WHO 对实体肿瘤治疗后疗效的评价标准进行测量，即在不同的切面上寻找肿瘤的最大径和最大径的最大垂直径，并记录下测量这些径线的体位、位置和切面标记。

3. 形态

肿瘤都具有一定的形态。对肿瘤形态的了解有助于治疗。通常以圆形、椭圆形或不规则形多见。

4. 病灶数目

肿瘤病灶的数目可以是单个，也可以是多个。如为多个，应明确每一个所在的位置，并描述各病灶之间的上下、前后、左右空间关系。同时描述在哪种体位和切面获得的图像。这不但有助于制定治疗方案，如先治疗哪些病灶，通常为位置深的病灶，后治疗哪些病灶，通常为位置浅的病灶，以及治疗声通道的选择，还有助于治疗后对每一病灶的随访和疗效评价。

5. 边界

对 HIFU 技术治疗肿瘤而言，正确识别肿瘤的边界甚为重要。在临床上，多数肿瘤的边界是清楚或比较清楚的，但有部分肿瘤的边界模糊或不清楚。对边界模糊不清者，要仔细观察和对比声像图的细微变化特点，如病变与周围组织的回声强度和回声分布比较，病灶边缘有无回声增强或减低、有无边缘晕征存在、病灶边缘有无血管被压迫或推移等异常征象、彩色多普勒血流显像（CDFI）和能量多普勒显像（CDE）显示病变区域与周围组织血供状况比较有无异常等。总之，对肿瘤边界显示不清或识别不准，都可能导致治疗时间延长、发生误伤误治等不良后果，影响疗效，给治疗带来困难。

6. 内部回声

肿瘤本身的回声或内部回声是多种多样的，而且不同的肿瘤内部回声又各不相同。目前肿瘤病灶内部回声的强度与 HIFU 治疗时选择声功率高低的关系尚不十分清楚，但有一点是肯定的，即内部回声越强，超声波能量越容易在病灶内沉积。

乳腺癌以低水平回声多见，后方常有声衰减。肝癌以稍强或稍低回声型多见，通常癌块越小，回声越低。随着癌块体积的增大，回声逐渐增多增强，分布不均匀，甚至出现液化坏死暗区。胰腺癌以低回声为主。肾癌以较强回声或强弱不等的回声类型居多。骨肿瘤：以成骨性为主者，多表现为强回声或强弱不等的回声；以溶骨性为主者，则以低回声或不均质回声多见。

为了避免人为因素影响回声强度的评价，应从以下几方面考虑：（1）对某一病变治疗前后回声强度的评价由同一位超声医师进行；（2）患者在治疗前后用同一台超声仪检查；（3）显示屏的灰度和对比度调节在同一水平；（4）超声仪操作台上各相关功能键调节在同一参数条件；（5）使用同一频率的检查探头；（6）治疗前后采用相同的体位和切面。因此，对 HIFU 治疗前的上述有关资料必须进行详细的记录，以便 HIFU 治疗后随访超声检查在相同条件下进行。

7. 肿瘤深度

在确定了肿瘤的部位、数目、大小、形态、边界和内部回声之后，要对肿瘤距皮肤的距离进行测量，即所谓肿瘤深度。通常测量两个径：（1）瘤体表面或浅面距皮肤的距离；（2）瘤体深面或底面距皮肤的距离。测量肿瘤深度的目的是为了选择不同焦距的治疗头。肿瘤的深度有两种表达形式，其一是超声医生常用的表达方式，即根据肿瘤的部位医生习惯所采用的体位和切面获得肿瘤图像，并在此位置上测定肿瘤的深度。其二是根据 HIFU 治疗的特殊性来确定肿瘤的深度，即测定肿瘤深面和浅面到所选择的声通道上皮肤的距离，为确定治疗头的焦距提供依据。

8. 血供状况

恶性肿瘤的血供大多数都比较丰富，用二维超声显像（B 型超声）很难真实反映肿瘤内部的血供情况。检测肿瘤的血供情况有助于制定治疗方案，原则上，富血供的肿瘤需要较高的超声波能量或在 HIFU 治疗前需要一些辅助治疗来减少肿瘤的血供，而乏血供的肿瘤需要相对较低的超声波能量。

血供的检测和分析主要依赖 CDFI 和 CDE 及频谱多普勒技术。通过频谱多普勒可以判断肿瘤内的血液供应是动脉或是静脉血供为主，其血供的整体情况可以分为以下几种类型，（1）丰富血流型病灶内有五彩缤纷的血流信号；（2）星点型病灶内有少数呈递点状或条状彩色血流；（3）少血流型病灶内部很少存在点状或条状彩色血流，或未见彩色血流。病灶内显示的条状血流信号长度变化，单位面积内星点状或条状血流信号的增减，血流类型的改变均可作为制定血供增加或减少的标准。CDE 显示最小血管的能力比 CDFI 高 4～5 倍，所以对肿瘤血管的显示选用 CDE 比 CDFI 更好。较好的彩超仪还能进行血管的三维重建显示。CDFI 和 CDE 能显示肿瘤周围包绕的血管、从肿瘤边缘进入的血管、肿瘤内血管分布的多少，并检测出肿瘤血管的血流动力学变化参数。

CDFI 和 CDE 的主要优点在于：（1）有助于良恶性肿瘤的诊断和鉴别诊断；（2）通过治疗前后的血管分布多少及血流动力学参数变化判断治疗效果。

9. 癌栓形成

在恶性肿瘤患者，常可见到肿瘤血管、该病变脏器血管或相邻部位血管内癌栓存在。癌栓易于在血流较缓的血管内附着生长，以静脉为主，常见部位有门静脉、肝静脉、下腔静脉及下肢静脉等部位。由于癌栓可以阻塞血管管腔，阻碍血液流动，癌栓脱落可致远端微细血管阻塞，致肺、脑等栓塞，因此 HIFU 治疗前对癌栓部位的准确诊断十分重要。目前 HIFU 技术已成功地应用于肝脏门静脉一级分支以下癌栓的治疗，治疗后随访观察癌栓显著缩小，门脉管腔再通。而有些部位癌栓邻近肿瘤治疗区，因担心治疗中或治疗后脱落而成为 HIFU 治疗禁忌证，如第二肝门处下腔静脉癌栓、股骨肉瘤股静脉癌栓等。当然，对有癌栓形成的患者是否适合作 HIFU 治疗，以及癌栓本身是否可用 HIFU 技术治疗或什么部位的癌栓可用 HIFU 治疗等问题尚在深入研究中。

血管内癌栓形成可用二维超声或 CDFI 检测。在二维超声图像上，癌栓多呈等回声或稍低回声。癌栓可局限于某一血管的某处、血管的某一分支或弥漫性存在于整条血管。CDFI 可显示癌栓所在部位管腔狭窄，血流加速，色彩加深，如癌栓完全阻塞管腔，则阻塞部位无血流信号。有癌栓存在的病例，表明病情已属晚期，治疗效果可能欠佳。通过治疗前后血管内癌栓的变化比较，可对治疗效果作出判断。

彩超能够实时动态，沿着血管走行观察了解血管情况，因此在癌栓的定位诊断中超声较 CT 及 MRI 可直观全面。

10. 毗邻脏器情况

了解肿瘤与周围重要的脏器、血管的关系，

如与脊柱、胆囊、肠管、肠系膜上动脉等的关系，周围脏器血管是否受压、推移。对于选择超声波声通道，是否需要辅助措施，对肠道准备的要求均有十分重要的指导意义，将在本章后面部分阐述。

### （四）HIFU 治疗前定位

HIFU 治疗病灶时超声波的入射方向是从下往上，与治疗前超声波检查比较，患者的体位发生了较大变化，病灶与体表的位置关系发生了相对移动，治疗前超声波检查认为被邻近肋弓或含气组织器官等遮挡的病灶，在治疗体位有可能完全暴露出来了，从而不需要切除肋骨或采用辅助措施。相反，治疗前超声波检查被认为不被骨骼或含气组织器官遮挡的肿瘤，在治疗体位时，被部分甚至完全遮挡。因此，所有肿瘤病例行 HIFU 治疗前，均需要在 HIFU 机治疗床上常规行超声定位。在 HIFU 机治疗床上常规定位的目的：

1. 确定是否适合 HIFU 治疗：HIFU 治疗的最基本的要求是机载显像超声能显示的肿瘤。机载超声不能显示的肿瘤不适合 HIFU 治疗。

2. 选择声通道和确定治疗方案：声通道是指治疗超声可能经过的组织范围。HIFU 治疗所选择的声通道是治疗超声能安全到达治疗区并能最大范围的覆盖治疗区的最短的组织通道。安全是指声通道内无易损伤的组织结构，如含气组织器官、心脏和重要的神经等。最大范围的覆盖要求声通道上对超声有强反射的组织结构（如骨骼、骨化组织、钙化组织、瘢痕组织等）尽可能的少，有利于治疗超声更多的到达治疗区。声通道在控制界面表现为以焦点为顶点的一个三角形（图 54-1-34）。根据机载超声显露肿瘤的范围确定是进行完全治疗或是进行部分治疗。能被完全显露的肿瘤并在治疗头焦距的范围内可以考虑进行完全治疗。相反，肿瘤仅被部分显露仅可能适合进行部分治疗（姑息治疗）。肿瘤的完全显露是指整个肿瘤能在机载显像超声扇形图像的中轴线（声通道的中轴线）上被清楚的显露（没有骨骼、含气组织器官等强反射结构遮挡），声通道上没有易损伤的组织结构（图 54-1-35）。

3. 治疗体位的选择：是通过体位的调整结合治疗头的运动来获得最大的 HIFU 治疗声通道。

4. 选择治疗头的焦距：在确定了声通道和治疗体位后，在此基础上根据治疗目的选择治疗头的焦距。治疗头选择的基本原则是在治疗体位的情况下，在 HIFU 治疗的声通道内，治疗肿瘤深面时，治疗头到体表的最短距离应大于 1cm。

5. 确定 HIFU 治疗的辅助措施和装置：HIFU 治疗的声通道并不是固定不变的，可以通过一些辅助措施和装置使声通道得到改善。常用的改善声通道的辅助措施有：胸腔内注射生理盐水推挤肺组织，使膈顶部的肿瘤充分的显露；肋骨切除术，使被肋骨遮挡的肿瘤显露；推挤肠道装置的应用，显露被肠道遮挡的肿瘤等。

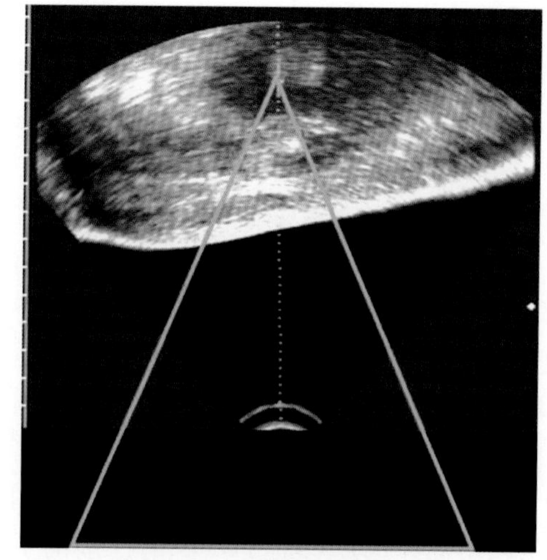

**图 54-1-34　声通道聚焦夹角**

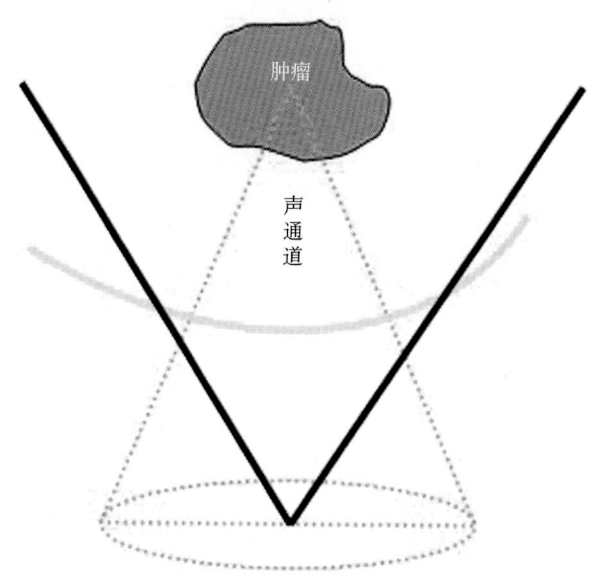


**图 54-1-35　肿瘤治疗时，声通道上应无易损伤的组织结构**

### （五）治疗前开窗定位

极少数的患者肋间隙很窄，其宽度小于10mm，一些被肋骨遮挡的肿瘤如肝癌、肾癌及邻近部位实体瘤，为改善HIFU治疗的声通道，使不适合HIFU治疗的肿瘤变成HIFU可以治疗的肿瘤，使仅能被HIFU部分治疗的肿瘤变成可被HIFU完全治疗的肿瘤，通过切除部分肋骨来改善声通道是值得的和必要的。

### （六）HIFU治疗中的定位

在治疗前定位的基础上，结合治疗方案，还需进行治疗时的定位。

1. 患者皮肤等准备好后，按治疗体位躺于治疗床上，通过运动系统各轴的移动，再次观察病灶的声像图特点，确定所治病变的位置、大小、形态、边界及病变深度等。通过移动系统各轴确定某一轴的有效行程。各轴的行程范围以能够最大范围覆盖病灶为准，此时可以再次调整患者位置，使病灶中央尽量正对水囊中央。

2. 旋转B超探头，再次移动系统各轴，了解和确定肿瘤的边界和毗邻关系。同时可以倾斜治疗头，改变治疗声波的方向，选择安全和最大范围覆盖肿瘤的声通道，使超声束从较理想的途径进入病灶内，以弥补调节患者体位的不足。

3. 依据治疗方案（根治性或姑息性）确定肿瘤边界的起始值与结束值。首先，由于肿瘤的浸润生长，其边界往往不清，超声显示边界往往偏小，如为根治性治疗，需将两值扩展1～2cm作为治疗的边界。将扩展后的两值输入控制系统，并输入层面厚度值，即可获得该病灶治疗的层面数。

有时，因病灶体积小，给确定病灶的位置带来困难，可依循一些较明显的解剖结构来帮助定位。首先，在CT或MRI片上，计算出病灶与周边解剖标志的坐标关系，实时定位时，可先找到解剖标志，再通过移动系统各轴，通常能够较容易找到小病灶。举例：病灶M1位于门静脉右前后支分叉处，定位时可通过先找到门静脉右支来帮助确定病灶的位置（图54-1-36）；重要的血管、胆囊、肾脏、关节面等均可作为解剖定位标志。

在HIFU治疗中，正确地定位和引导焦域进行治疗是很重要的。尽管有了治疗前定位和治疗时的定位，但这仍是不够的。因为在治疗过程中，情况可能发生变化，例如患者体位的改变等，可能将重新定位和确定治疗范围。因此，在每一层面的每一区域进行治疗时，都应密切观察声像图变化，以确保焦域始终位于治疗范围内。

治疗时定位除需确定肿瘤的位置和治疗范围外，还需明确治疗的声通道上有无重要结构，如神经、管壁钙化的血管、肺、胃肠、胆囊以及胆道结石等。如有上述结构，应调整声通道避免对这些结构的辐照。若声通道上有强的声吸收结构，如骨、软骨、钙化灶和瘢痕等，治疗时应控制治疗剂量。

### （七）实时监控

实时监控是指在治疗过程中对声通道上的组织结构的位置、大小、毗邻关系、形态、边界和回声等变化的监控。实时监控主要包括以下内容：

1. 麻醉的变化　当麻醉的深浅变化到一定程度时，声像图上会有所反映。采用硬膜外麻醉的患者当麻醉加深时，患者的呼吸表现为加深，即呼吸动度增大。声像图上见治疗区的上下、左右运动幅度明显加大。当麻醉变浅时，声像图上见治疗区的运动幅度变小，但频率增加，也可表现为治疗区突然的抬高。当出现上述现象时，要立即通知麻醉师，调整麻醉的深度，使治疗区的运动范围和频率到可接受的程度。

2. 患者体位的变化　在治疗过程中，若声像图上发现某些解剖标志的位置发生变化，应考虑患者的体位有所变化。体位变化所致的解剖标志位置的变动的最常见的声像图变化是解剖标志的下降，有时伴有前后、左右的移动。体位变化的最常见原因是体位固定不佳，其次是麻醉变浅。

3. 治疗区外声通道上的组织结构的变化　在治疗过程中，位于治疗区外声通道上的组织结构的声像图一般无明显变化。只有当这些组织中有吸声能力强的组织时，如骨骼、钙化组织和瘢痕等，可在治疗区外出现回声增强的表现，提示这些组织有损伤。可通过避免对这些组织的辐照或调节治疗剂量来减少或避免这些组织的损伤。局部出现异常回声或图像模糊，应考虑有邻近脏器损伤的可能。神经损伤时，虽然图像上见不到神经损伤的直接征象，但可见到患肢突然出现弹跳或患部有异动感。通常直径在2mm以上的血管不

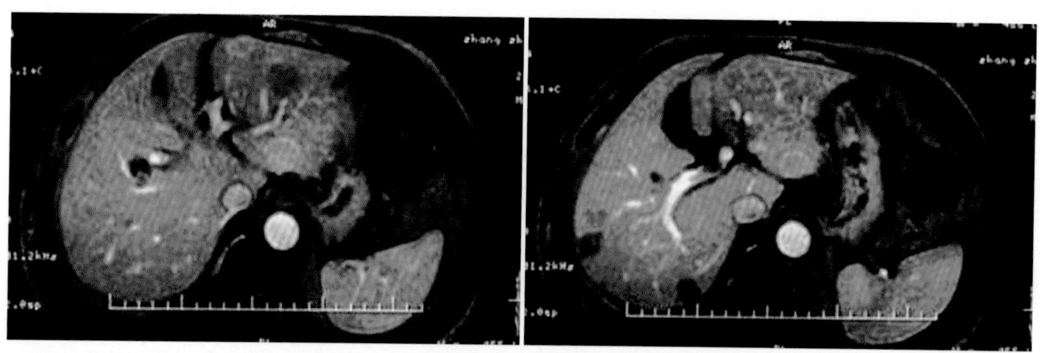

图 54-1-36 M1 位于门静脉右前后支分叉处

易被损伤。

4. 皮肤和皮下组织的变化　包括厚度、回声、层次；当皮内和皮下组织内出现点状的强回声，提示继续治疗皮肤损伤的可能性大，此时，应更换治疗层面继续治疗。浅Ⅱ°烧伤时，皮肤表面粗糙或呈双线，层次清楚；调整治疗剂量后继续治疗，或严密观察超声声像图的变化，若在继续治疗中皮肤无损伤加重表现，继续按原治疗方案进行治疗。深Ⅱ°烧伤时皮肤的表面弧度发生变化，常表现为变直，皮下浅筋膜回声增强，皮下肌肉回声不强，二者间界限清楚；停止声通道经过该损伤区的治疗。Ⅲ°烧伤时，皮肤表面不平，皮肤的表面弧度发生变化，常表现为变直，可伴有皮肤表面下陷，包括肌层全部回声增强，后方声衰减，病灶图像模糊，皮肤与皮下结构层次、界限不清，厚度变薄。停止声通道经过该损伤区的治疗。

5. 实时疗效监控

在医学领域，治疗疾病的方法数不甚数，而且很多方法都是行之有效的。但是，要想即刻知道治疗的效果的确很困难，临床上往往都是在治疗后通过患者症状体征的变化，以及相关检查的结果来判断治疗效果，这给医师和患者都带来不便和麻烦。现在很多通过物理方法治疗肿瘤的大型设备，如 X 刀、γ 刀、射频治疗、微波治疗仪等，治疗肿瘤的确有效。但由于存在电离辐射或有损伤，操作复杂，又不能实时监控和评价疗效，使它们的作用或应用范围受到了限制。HIFU 治疗肿瘤技术也是一种物理治疗方法。在 HIFU 肿瘤治疗系统中，配备有二维超声成像装置，声像图与治疗焦域同步移动，因此能实时显示治疗区的声像图变化。所以，二维超声不仅仅是用于定位，还有一个主要作用就是实时判断治疗效果。在治疗过程中，对每一层面的每一治疗区域给予实时监控，对治疗前后的声像图变化进行比较。将治疗前图像采集于显示屏的左边，治疗中的图像位于显示屏右边，如治疗中的图像在治疗区回声增高，表明治疗有效，此时可更换治疗层面或治疗区域（图 54-1-37～图 54-1-39）。

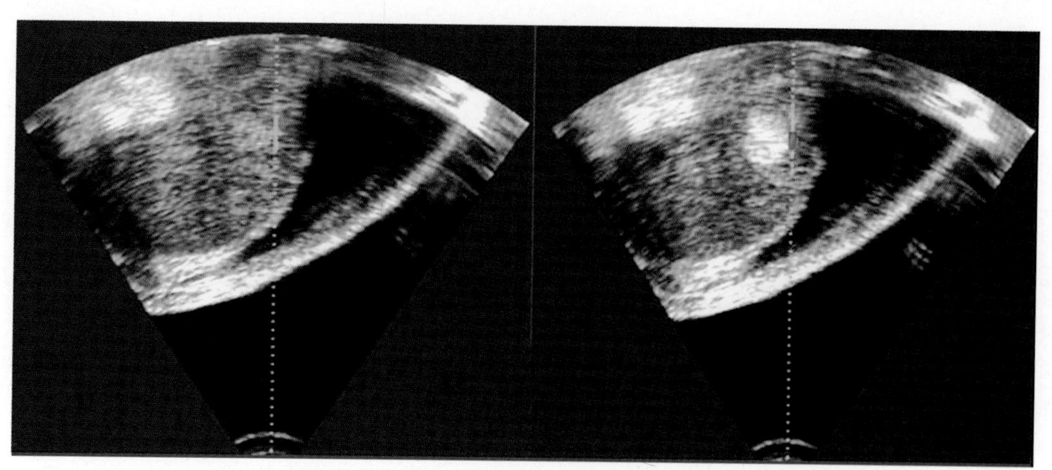

图 54-1-37　肝癌：左为治疗前图像；右为治疗后图像，回声明显增高

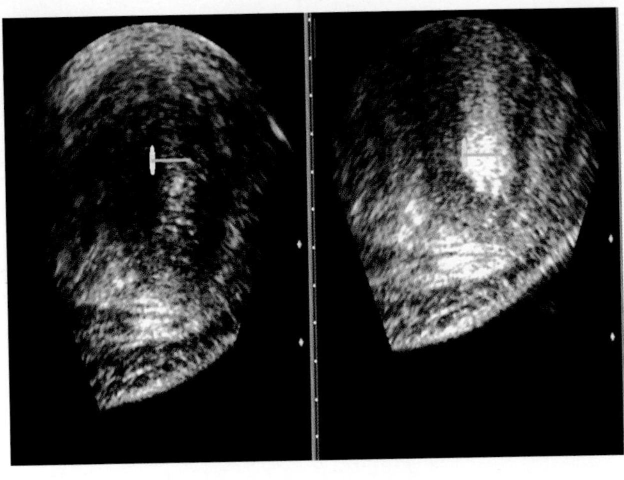

图 54-1-38 子宫肌瘤：左为治疗前图像；右为治疗后图像，治疗后回声增高

回声越高，治疗效果越明显。但也并非完全如此，因为回声的强度除与组织坏死程度有关外，还取决于肿瘤的种类、所治肿瘤发展的不同阶段，以及该肿瘤是否曾用过其他治疗方法治疗等。在治疗过程中，回声增高的表现也存在着假象，这可能是因为空化效应产生的微气泡所致。因此，通常在治疗完成后，间歇 10～20 分钟，再次观察声像图变化，如治疗区回声仍然是增高的，便可结束治疗。如此时某一层面回声无明显增高，可补充治疗，直到治疗满意为止。70%～80%的肿瘤在 HIFU 治疗后可见到治疗区回声增高，但部分肿瘤可表现为治疗区域回声减低或回声无明显变化，可能见于几种情况：

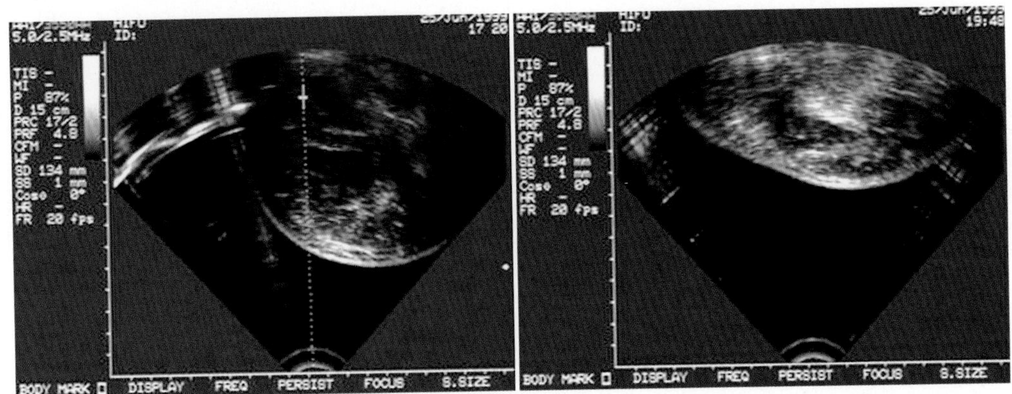


图 54-1-39 骨肉瘤：左为治疗前图像；右为治疗后图像，治疗后回声增高

（1）治疗剂量不够；

（2）治疗区域水肿，出现回声减低征象；

（3）治疗区位置移动，出现假象；

（4）入射声通道中的组织结构肿胀增厚，造成治疗区到皮肤表面的距离增加，出现治疗区假性回声减低；

（5）声通道上组织结构被损伤，使声衰减增加，导致治疗区已增高的回声突然变低。

如为治疗剂量不够所致的回声减低，应加大治疗剂量或调整治疗方案。如为治疗区域水肿、治疗区位置移动、入射声通道中的组织结构肿胀增厚或声通道上组织结构被损伤所致的假象，则可进行下一层面的治疗、调整治疗区或停止治疗，根据 CT 或 MRI 等影像评价的结果决定下一步治疗方案。

## （八）治疗后的随访

对每例患者的随访检查应定期进行，如治疗后 7 天、15 天、30 天、以后每月检查一次，到半年后，随访间隔时间可以延长。随访的内容是多方面的。首先要询问病史，了解 HIFU 治疗的时间，治疗剂量，治疗的方案。例如，是一次性全覆盖治疗或分次治疗，如为分次治疗，要明确治疗的区域。然后回顾治疗前的超声报告描述和图片，以及相关的影像技术资料如 CT 片、磁共振片、ECT 片、X 线平片等。治疗后的随访检查最好由治疗前检查的同一医师完成。在随访检查时，与治疗前检查一样，仍然包括对瘤体部位、数目、大小、形态、边界、内部回声、血供状况及毗邻结构和器官等图像变化特点，并与治疗前比较；如为两次或两次以上的随访，除与治疗前比较外，还应与每次的随访结果进行比较。通过治疗后图像变化的随访比较，可确定该患者的治疗是否成功或有效。判断经 HIFU 治疗后是否有效的标准，可参考以下几点：

1. 治疗有效的判断

（1）肿瘤数目不增加。

（2）肿瘤边界变得模糊或更清晰。通常在治疗后两周内，边界较为模糊，以后逐渐变得清晰，回声增强；当肿瘤明显缩小或接近消失时，边界又变得模糊不清。

（3）肿瘤体积缩小：肿瘤体积缩小不是治疗后即刻就能见到的表现，它是一个漫长的动态变化过程。在治疗后即刻或半月内作超声检查，此时不但没有缩小，反而有增大的可能。这可能是因为局部肿胀等原因所致的假象，不能被视为治疗无效。瘤体缩小通常在3个月后较为明显，消失的时间则更长。瘤体缩小或消失的时间长的原因，可能是因为瘤体内及其周边的血管在治疗时被破坏后，病灶缺乏血供等导致吸收减慢所致。

（4）内部回声明显改变，如持续性回声增强，甚至出现伴声影的点状或斑状强回声；粗糙不均质的回声变得细小而均匀等。

（5）肿瘤内血供明显减少或消失。

（6）肿瘤体积不增大。

2. 治疗无效的判断

（1）肿瘤数目增加。

（2）肿瘤内部回声治疗后无明显变化。

（3）肿瘤体积增大。

（4）肿瘤血供无明显减少，或血供较治疗前更为丰富。

### （九）乳腺癌经HIFU治疗后的超声疗效评价与随访

对37例经HIFU治疗的乳腺癌患者进行超声随访检查，声像图变化以瘤体的回声增强为主。通常中心区增强更明显，边缘回声相对较低，或在治疗后出现低回声区明显增强，而稍强回声区相对增强或减低等表现，呈不均匀分布。5例在治疗后6d开始出现坏死液化暗区，1个月左右暗区逐渐消失。肿瘤边界的清晰度，治疗前30例肿瘤边界清晰，7例边界欠清晰或较模糊。通常边界清楚者治疗后反而变得模糊，而边界模糊者治疗后则变得清晰。不过，在治疗1个月后，瘤体边界均比较清楚。3～6个月后，随着瘤体越来越小，而边界逐渐变为模糊。瘤体回声强度，37例在治疗后7d内均为强回声。随访中发现治疗前强回声部分在治疗后变化，而低回声增强，但仍以强回声为主。治疗前有声衰减者治疗后消失，而无衰减者出现后回声不同程度减低，这些改变在治疗后1个月左右最为明显。32例回声增强的持续时间在1～3个月之间，之后回声逐渐减低，至瘤体明显缩小时，则呈现不均匀强回声。在3个月左右，瘤体内开始出现强的斑点、纤维化或钙化回声，后方可有声影，这种表现通常从瘤体的周边部分开始，逐渐向中心区域扩展。

CDFI检查：在治疗前，几乎所有病例都能检出瘤体内血流，且以动脉血供为主，血管内径1mm左右，血流速度平均值为：Vmax 33.66cm/s；Vmin 15.86cm/s；RI 0.65。治疗后不能显示彩色血流信号，即血流消失。

### （十）肝癌经HIFU治疗后的超声疗效评价与随访

随访观察了68例经HIFU治疗的肝癌患者。癌块边界：在治疗后5d以内，在多数病灶的边界变得模糊不清，这可能是因为在治疗时焦域置于可视肿瘤边界周围1～1.5cm的组织内。或因肿瘤边界与周围组织水肿等因素有关；治疗10～20d后出现的边界回声模糊不清，是治疗有效的表现之一。边界回声强度：治疗后除边界回声的清晰度有改变外，边界回声的强度也有改变，通常边界回声持续增强者，提示疗效较佳。内部回声：以增强回声为主。通常在治疗后20d内，回声越强表示效果越好。随着时间的推移声像图上可见到一系列变化。治疗后20d左右，回声明显增强，随后出现中心区回声逐渐减低，边缘回声增强，这种改变大约持续数月，最后整个癌块回声增强，分布不均匀。有时可在中心低回声区内见到小的不规则形液性暗区，出现逐渐增大，并向周围扩展，暗区内可见多条带状回声，构成“网络”状图像。有时在病灶内出现斑点状回声，后方有声影或病灶浅表部分回声明显增强，深面有声衰减现象，这些均是治疗后疗效较好的声像图表现。

CDFI检查：肝癌大都血供丰富，且以动脉血供为主。治疗后观察，被治疗的区域血供减少或消失。部分患者在治疗后1～3个月左右，周边部分动脉血供虽已明显减少或消失，但可见到门脉性的静脉血流。而周边正常肝组织部分仍能见到丰富的动脉血供。

### （十一）骨肉瘤经HIFU治疗后的超声疗效评价与随访

随访观察了40例经HIFU治疗的骨肉瘤患者。瘤体边界清晰度治疗前后变化不大。治疗后1个月左右，瘤体开始缩小。瘤体内回声都有不同程度的点状、至瘤体明显缩小甚至消失时，病灶或病灶区呈现不规则强回声。有的病例1～2周后回声逐渐减低，瘤体内开始出现散在不规则形的液性暗区，或呈现网络状、蜂窝状结构，最后形成大片坏死液化的暗区。坏死液化区在吸收减少过程中，又可见到网络状或蜂窝状结构，最后病变明显缩小，呈不均匀性增强回声。

CDFI检查：大多数骨肉瘤血供都很丰富，以动脉血供为主。治疗后瘤体回声持续增强者，血供在3～10d左右消失，或瘤体中心部位血供减少或消失，仅能在瘤体周边区域见到血供。

## 五、HIFU治疗方案和制定原则

HIFU是一种局部非侵入性的高热消融治疗技术，主要用于治疗良恶性实体肿瘤和一些增生性病变。HIFU治疗方案的制定必须充分考虑HIFU本身的特点和疾病本身的生物学行为来制定。

### （一）恶性肿瘤的治疗方案和制定原则

恶性肿瘤常常是一种全身性的疾病，具有高度的侵袭性、转移性和自我生长的生物学行为，临床上多表现为容易复发和远地转移。HIFU是一种类似手术切除肿瘤的局部治疗措施，只能解决局部治疗问题，不能替代全身治疗。因此，HIFU治疗恶性肿瘤必须遵守肿瘤治疗的综合治疗和肿瘤外科两大原则。

1. 综合治疗　恶性肿瘤本身的生物学行为决定了单一的治疗方法难以获取满意的治疗效果，往往需要合理有序联合多种治疗方法才能获得最大的疗效。综合治疗主要包括局部治疗和全身治疗两个方面，根据恶性肿瘤的不同生物学特征，其治疗原则和方案如下。

（1）化疗中度以上敏感的恶性肿瘤：化疗能有效杀灭肿瘤，HIFU前需进行足够疗程的全身化疗，使局部肿瘤缩小、血供减少、肿瘤边界更加清楚，这些均利于HIFU完整消融肿瘤；同时，有效的全身化疗还可以有效杀灭微小转移病灶和亚临床病灶，减少肿瘤的复发和转移，能延长患者的生存时间，如骨肉瘤等。因此，这类患者HIFU前需接受通常3个周期的足够疗程化疗，然后行HIFU治疗。HIFU后还需要足够疗程的化疗来尽可能杀灭微小转移病灶，减少肿瘤的复发和转移。根据不同类型的肿瘤HIFU后需接受6～8个周期化疗。

（2）化疗低度敏感的恶性肿瘤：这类肿瘤对化疗的疗效是非常有限的，仅部分肿瘤对化疗敏感。针对这类肿瘤，需充分考虑局部和全身的关系，如肿瘤处于早期阶段，远地转移可能小，可以单纯接受HIFU治疗；如有远地转移或远地转移可能大，HIFU治疗前需首先试探性化疗1～2个周期，确定化疗是否有效，然后进行HIFU治疗，若之前的化疗有效，HIFU后继续化疗，如滑膜肉瘤等。

（3）对化疗放疗均敏感的恶性肿瘤：如乳腺癌、尤文氏肉瘤等。放射治疗对局部肿瘤的有效控制必须通过大剂量的放射治疗来完成，而大剂量的放射治疗必然会对放射线经过的组织产生放射性损伤，表现为被辐照的组织的缺血和纤维化，对超声治疗的敏感性急剧的增加。如这些组织位于治疗超声的声通道上，在HIFU治疗时极易产生这些组织的损伤。因此，最好将放射治疗安排在HIFU治疗后进行。

（4）只对放疗敏感的恶性肿瘤：如恶性骨巨细胞瘤等。由于担心放疗对局部皮肤产生严重的损伤，增加HIFU治疗损伤皮肤的可能，通常建议HIFU后才行放疗。HIFU后放疗的目的是进一步扩大治疗范围，杀灭肿瘤周边的微小病灶，减少肿瘤的复发和转移。

（5）对放疗、化疗均不敏感的恶性肿瘤：如原发性肝癌等，这类患者首先应综合考虑肿瘤的大小、位置、血供特点、分期、HIFU消融的难易程度和HIFU治疗目的来确定治疗方案。若为早期肿瘤患者，HIFU的目的应争取根治，根据HIFU的难易程度选择HIFU前联合经血管介入栓塞治疗、经皮穿刺局部药物注射等局部治疗方法，以增加HIFU的疗效。除此之外，均选择单纯的HIFU姑息性治疗。

（6）对分子靶向药物治疗敏感的肿瘤：如对

伊马替尼敏感的胃肠间质瘤等。分子靶向药物治疗的特点是肿瘤治疗一旦有效，其有效维持时间很长，需连续用药，直到肿瘤耐药为止。耐药肿瘤细胞是影响疗效的最关键因素。当肿瘤缩小到一定的程度，缩小不明显的时候，往往提示剩下部分肿瘤多为耐药部分，此时，应用 HIFU 杀灭该部分肿瘤会增加患者的疗效。

2. 肿瘤外科原则

(1) 治愈性 HIFU 治疗（根治性治疗）：由于恶性肿瘤呈浸润性生长，在肉眼和各种影像学检查所见的肿瘤范围以外，还有肿瘤组织存在。因此，肿瘤外科切除肿瘤的原则是一次性完整切除肿瘤以及周围一定的正常组织，以减少局部复发。根据不同肿瘤的生物学特点，外科切除范围也不同。HIFU“切除”应严格参照其肿瘤的外科切除范围，以达到局部完整消融的目的。如肢体骨肉瘤的 HIFU 热“切除”范围是原发灶以及其邻近 5cm 长的正常骨组织和 2cm 的软组织。

(2) 姑息性 HIFU 治疗：失去根治治疗的中晚期肿瘤患者，应用 HIFU 对肿瘤病灶行大部分或部分病灶完整消融，目的是缓解症状、改善功能、控制病灶和提高生活质量，或使肿瘤缩小，为进一步的根治性治疗创造条件，如使不能手术切除的大肿瘤缩小，进行二期手术切除。如肝癌的姑息性 HIFU 治疗，可缓解疼痛，改善食欲；为大肝癌缩小后创造二期手术切除机会；HIFU 治疗转移性骨肿瘤，缓解疼痛，改善功能等。

### （二）良性肿瘤的治疗方案和制定原则

良性肿瘤是局部正常组织异常增生所形成的肿块。与恶性肿瘤相比，良性肿瘤生长缓慢，无邻近器官组织侵袭和远地转移的生物学特点。这样的生物学特点显示，良性肿瘤主要是局部灭活肿瘤，阻止肿瘤的进一步发展即可以获取良好的效果。良性肿瘤的主要危害是肿瘤推挤、压迫邻近重要的组织和器官所产生的相应的症状；以及影响患者的心理反应和极少数产生癌变。HIFU 治疗良性肿瘤的目的是缓解症状，提高患者的生活质量；同时，灭活肿瘤，阻止极少数肿瘤癌变。为此，HIFU 治疗良性肿瘤的基本原则是单纯肿瘤内“切除”，一般不需要联合其他治疗方法。

### （三）HIFU 治疗的原则

1. 足够的治疗超声通路

HIFU 的治疗源是超声波，超声波在不同的组织中的穿透能力是不同的，如难以穿过骨骼和含气的空腔器官；同时，超声波在穿过组织的过程中能量不断衰减，太长的超声波通路会影响能量的沉积，影响治疗效果。因此，选择超声通路的原则是皮肤到治疗靶区最深面距离最短、超声通路中超声波难以通过的组织尽量少。此外，更重要的原则是保证治疗超声通路是安全的，即超声通路中应尽量没有对超声敏感的重要器官和组织，如神经、脊髓等。

2. 保护皮肤和邻近器官

治疗超声波首先需要通过皮肤，由于皮肤有毛囊，毛囊中往往存在微量的气体，超声通过时容易产生能量沉积，导致皮肤损伤。为此，HIFU 前必须认真皮肤准备，通过剃光治疗区皮肤的毛发，并对皮肤进行脱脂、脱气，尽量减少皮肤损害。患者皮肤上有手术疤痕、放疗后皮肤损伤等都容易导致皮肤损害，治疗前要认真评估，治疗中应通过监控超声实时监控皮肤的变化，以防皮肤损伤。治疗前认真仔细阅读 MRI 或 CT，并结合治疗中超声准确定位，是防止邻近器官损伤的关键。当治疗紧邻周围器官肿瘤，而该器官是随着呼吸移动而移动的器官，如肝脏等，需结合呼吸移动情况随时加以调节 HIFU 焦点位置，必要时行呼吸控制来暂时停止呼吸，让移动的器官静止，确保其位置必须在计划治疗靶区内，这样才能有效防止邻近器官损伤。

3. 治疗超声剂量调节

剂量调节的最主要原则是在安全剂量范围内以最短的时间有效消融靶组织。具体如下：

(1) 声学参数

1) 频率：一般情况下，随着频率的增高，超声通透性降低，组织对声的吸收增加。因此，为了降低超声在通路上的能量衰减，深部的肿瘤往往选择相对低频率的超声波为功率治疗源。同样，利用相对高频率的超声波来治疗浅面肿瘤，可以增加能量的沉积，增加治疗效果。临床常用的频率为 0.8～1.2MHz。

2) 焦距：不同的超声换能器具有不同的焦距，选择焦距时应按照适度的原则，即能完全覆盖靶区组织的最小焦距为好。

3）声功率：尽管是采用超声波聚焦形式来增加焦点的聚能比，但在超声波通路上的皮肤等组织也会有一定能量的沉积，只是这部分能量与焦点相比是非常少的。因此，当声功率足够高的情况下，超声波通路上的能量沉积也可以导致其相应组织出现损伤。为此，在电脑和实时疗效监控措施下，根据靶区组织和超声通路组织的反应来选择合适的治疗功率，原则上选择不出现超声通路组织损伤的最大声功率。

（2）治疗剂量

1）辐照时间：一定声功率的条件下，辐照时间越长，其焦点区域能量越高，治疗剂量越高。生物学焦域研究表明，影响凝固性坏死的主要因素，除了组织本身外，最大的是治疗声功率和辐照时间。为了增加局部焦域组织的坏死程度，可以通过调节辐照时间和功率来完成，即在一定功率下增加辐照时间。

2）间歇时间：研究表明，治疗焦点与焦点之间，在间隙时间足够短的情况下，由于微小气泡的产生，会降低其组织出现坏死的效率，导致肿瘤残留，即 LLI 现象。为了避免 LLI 现象，两次引起凝固性坏死辐照之间应有 60～120s 的时间间歇，便于治疗区组织的温度下降到正常。

## 六、疗效评价的原则和方法

HIFU 治疗后疗效评估与开放性手术不同。后者主要以手术切除肿瘤的程度以及术后临床表现来实现的。HIFU 使肿瘤组织凝固性坏死，但坏死肿瘤组织仍表现占位，坏死组织的吸收从周边开始，逐渐向中心进展，这是一个很慢的过程，因此，必须在 HIFU 治疗后的早期阶段，及时对肿瘤组织的活性情况进行评价，判断肿瘤是否被“切除”以及“切除”的程度，决定是否需要再次 HIFU 治疗或其他治疗以及随访。

对肿瘤组织活性评估有两类方法，一是对肿瘤组织进行病理组织学检查，这是判断肿瘤细胞活性最直接的方法，但尽管多点穿刺活组织检查，其结果也只能反应穿刺点的情况，而不能代表整个肿瘤细胞是否死亡。另一类方法包括临床表现、受累组织器官的功能变化，肿瘤标记物和功能影像学，由于这类方法具有非侵入性、重复性好、综合判断准确性高等优点，是临床上常采用的方法。

### （一）临床评估

1. 临床表现和受累组织器官的功能变化

只能粗略的反应肿瘤的功能状态，对判断 HIFU 治疗是否有效有帮助，但不能确定 HIFU 的“切除”范围。

2. 肿瘤标记物

对确定治疗是否有效，随访肿瘤是否复发有用，由于它受多种因素影响，如 AFP 阳性率、假阳性、假阴性的限制，以及 ALP 的生理变化的影响，必须和功能影像学结合，才能判断肿瘤的“切除”程度。

### （二）影像学评估

功能影像学：主要通过检测肿瘤细胞的代谢状况和肿瘤组织内的血流情况，来反应肿瘤的功能状况。这类方法既可确定治疗区是否凝固性坏死，也可精确判断坏死区的范围以及是否复发，治疗区的转归，和肿瘤标记物结合，判断的准确性更高，是临床上主要依赖的手段，常用的方法有放射性核素显像、彩色多普勒超声、增强 CT 和 MRI。

1. 放射性核素显像

用放射性示踪剂来检测肿瘤的代谢和血流来反映其功能状况，共同的优点是敏感性高，缺点是定位较差，边界不清，主要用于定性。常用的方法有：

（1）$^{99m}$Tc-MDP SPECT 骨显像　反映成骨代谢，既可显示骨肿瘤的原发病灶，又可显示其他部位骨上的转移病灶。主要适用于成骨性肿瘤，如成骨肉瘤等，对其他类型的骨肿瘤仅能反应骨骼的受累范围，不能显示软组织内的肿瘤部分以及未破坏骨质的髓内肿瘤，是检测骨质破坏最敏感的手段。

（2）$^{99m}$Tc-MIBI SPECT 肿瘤显像　反应肿瘤细胞线粒体的代谢情况，适用于乳腺癌、软组织肉瘤等，乳腺癌的阳性率可达 95%，软组织肉瘤的阳性率受其部位和类型不同变化大，显像受心、肝、肾和肠道影响较大，不适用于上述脏器附近肿瘤的检查。

2. CDFI

仅根据灰阶变化来判断肿瘤的活性是不够的，血流的变化可间接的反映肿瘤的功能状态，但很难准确地估计肿瘤凝固坏死的范围，近来研究发现声学造影可准确地确定凝固性坏死的范围。适用于实体肿瘤特别是实质器官的肿瘤。

3. DSA

显示肿瘤血管和染色来反映肿瘤功能状况。由于仅能显示 200μm 以上的血管，而不能显示肿瘤的营养血管，所以只能对肿瘤功能状态进行大概的评价，DSA 显示肿瘤血管，不能显示肿瘤的大小、形态和毗邻关系。最大的优点是在评价功能的同时可进行栓塞治疗。常用于实质器官的实体瘤，可帮助发现多发病灶、局部转移和残留病灶并在 HIFU 控制主瘤的同时，协助 HIFU 控制其他病灶和消灭残留病灶。

4. CT

能准确地判断凝固性坏死的范围，确定治疗是否彻底，帮助发现新病灶或局部复发。主要的影像学表现：①治疗区无增强；②治疗区的边缘有一薄层的增强带（动脉期）；③随访见治疗区的边界更清楚，体积缓慢缩小，延迟期仍可见边缘增强带；④不完全治疗：治疗区内出现不规则强化，特别是边缘区，如有不规则宽大强化或结节状强化。

5. MRI

与增强 CT 相比，具有多断面、多序列和多参数的优点，这些优点可以帮助进一步研究 HIFU 治疗后的生物学变化；更能准确地定位和确定治疗区的毗邻关系，适用于各种实体肿瘤，特别是骨关节肿瘤。初步研究表明 T2 加权影像的信号降低是凝固性坏死的标志，这种信号的降低随时间的推移而更加明显，与病理组织学研究发现凝固性坏死组织的脱水是一个渐进的过程一致。增强 MRI 可见治疗区无增强，其边缘可见一增强带，病理组织研究发现，这是周边组织对热切除的炎症反应。随访治疗区缓慢缩小，边缘强化带持续存在，如强化带出现不规则增宽或出现结节状强化，以及治疗区出现强化现象，应考虑肿瘤复发的可能。

6. PET（正电子发射型电子计算机断层）

是利用正电子发射体标记的葡萄糖、氨基酸、胆碱、胸腺嘧啶、受体的配体及血流显像剂等药物为示踪剂，以解剖图像方式、从分子水平显示机体及病灶组织细胞的代谢、功能、血流、细胞增殖和受体分布状况，为临床提供更多的生理和病理方面的诊断信息，因此，称之为分子显像或生物化学显像。PET 对恶性肿瘤的诊断是基于示踪原理，利用肿瘤组织的一些特有的生物学或生理学及生物化学代谢特点，如恶性肿瘤组织生长快、代谢旺盛，具有高度的糖酵解能力，以及蛋白质、DNA 合成明显增加等，同时有些恶性肿瘤，如乳腺癌、前列腺癌、神经内分泌肿瘤等，肿瘤细胞存在某些受体（如雌激素、雄性激素、生长抑素受体等）或抗体高表达现象。利用恶性肿瘤这些病理生理改变，采用正电子核素标记葡萄糖、氨基酸、核苷酸、配体拮抗剂或抗体等为显像剂，引入机体后在病灶内聚集经 PET 显像显示肿瘤的位置、形态、大小、数量及放射性分布，属于肿瘤阳性显像，突出病灶。目前，PET 显像主要用于肿瘤的定性与定位诊断、肿瘤的良、恶性鉴别诊断、肿瘤的临床分期、肿瘤恶性程度的判断、疗效的评价、转移灶的寻找与复发的监测等方面。

PET 也可应用于 HIFU 术疗效的评价。HIFU 治疗后，肿瘤局部灭活，呈凝固性坏死，肿瘤的代谢降低，对示踪剂摄取减少，而残留肿瘤仍可吸收示踪剂，表现为放射性浓聚，因此近期可评价 HIFU 手术后肿瘤灭活情况。远期随访，如果放射性浓聚再度出现，提示肿瘤复发。

CT、MRI 是解剖功能影像，它们既能精确显示肿瘤的大小、形态、位置和毗邻关系，又能显示肿瘤的功能状态，是首选的评价手段。具体选择 CT 或 MRI 由医生的经验和研究目的来决定，但骨关节肿瘤因肿瘤成分、位置和邻近组织结构复杂，评价最好选择 MRI，理由是 MIR 提供冠状面、矢状面和横断面以及多信号、多序列影像，更能显示肿瘤的形态、大小、毗邻关系、边界和髓内肿瘤组织的功能状况。增强 CT 因容积效应判断髓内肿瘤困难。根据放射病理学研究结果：CT 和 MRI 影像可发现 2～3mm 的凝固性坏死区，暗示小于 2～3mm 的肿瘤可能遗漏，最好能在 HIFU 治疗后按期进行复查。CT、MRI 怀疑存在残留病灶或局部复发，又不能确诊者，可随访观察，即 1～3 月复查 MRI、CT，或作 PET 检查。$^{99m}$Tc-MDP 骨显像可单独作为成骨性骨肿瘤的 HIFU 治疗评价方法，$^{99m}$Tc-MIBI 也可单独用于评价乳腺癌 HIFU 治疗。DSA 检查可作为 CDFI 和 CT 检查的补充，它可发现 CDFI 和 CT 未发现的病灶，并同时进行治疗，常用于肝癌等实质器官肿瘤，因受肿瘤多源性血供的影响，有时很难全面反应肿瘤的血供，一般不单独用来评价肿瘤的功能状态，常需和 CT 或 MRI 联合评价肿瘤功能。由于受 CT 和 MRI 敏感性限制，建议将半年内局部发现新病灶归为残留病灶，半年后发现新病灶归为局部复发。

## 七、HIFU 治疗关键技术的完善

### （一）HIFU 治疗中的实时无创测温技术（表 54-1-8）

HIFU 治疗的主要机制是热效应。治疗靶区在被聚焦的超声波的作用下，机械能转化为热能，迅速升温造成组织消融和细胞死亡。因此，如果能够准确地测量治疗靶区的温度，就能了解组织消融的程度，有利于进一步增加 HIFU 的可控性。

磁共振成像技术（magnetic resonance imaging，MRI）和 B 超是目前得到临床应用的实时无创监控技术，这两种技术在理论上也能测量温度，因此得到了较多的研究。

MRI 是没有创伤、没有电离辐射的成像技术，不但可以生成解剖影像，而且在某种程度上几乎所有的 MRI 参数都与温度相关，还能够提供较为精确的温度信息（误差最优达到<±0.1℃），MRI 的温度测量就是对这些参数进行量化与分析。具体包括以下几种方法。

基于 T1 弛豫时间的方法。组织温度升高时，质子与环境的能量交换过程会发生变化，导致自旋-晶格弛豫变慢，即 T1 时间变长，测量 T1 可测得相对温度变化。温度和 T1 的依赖关系受弛豫过程中相邻自旋核之间相互作用及不同晶格之间能量交换的影响。由于不需要准确的图像像素对应，而且 T1 与温度的变化在感兴趣区假定为线性关系，所以 T1 温度图受运动的影响较小，温度敏感性较好，几乎不受超声波与组织相互作用的干扰，但是这种方法只适宜当组织类型和相应温度曲线已知时进行的活体内绝对温度的计算。

**表 54-1-8　无创测温技术比较表**

| 方法 | 原理 | 特点 |
|---|---|---|
| 电阻抗 | 组织电导率随温度升高而变化 | 空间分辨率、实时性和抗干扰力差 |
| CT | CT 值随温度而变化 | 有放射性，不适合长时间反复测温的需要 |
| MRI | T1 随温度变化<br>分子扩散系数与温度相关 | 定点精确，实时性较差，成本高 |
| 超声波 | 离散随机介质散射模型<br>相位法测超声渡越时间<br>声速和声速分布随温度变化 | 实时性好，穿透较深，分辨率较高，成本低 |
| 微波 | 由热辐射强度测绝对温度<br>微波衰减系数随温度变化 | 穿透性不高，抗干扰性差 |

基于分子扩散系数的方法。分子的布朗热运动可以用扩散系数（diffusion coefficient，DC）DC 来描述。温度升高时分子扩散加快导致 DC 增大，从而可测得相对温度变化。缺点是测量需要较长的获取时间，对于运动也非常敏感，加热所引起的组织变化也会改变扩散系数的大小。

基于水质子自旋频率（PRF）或核磁波谱（MRS）的方法。这二者的原理基本相同，都是通过测量水质子共振频率随温度变化的改变来获取温度图，唯一差别在于 PRF 方法提供相对温度变化，MRS 方法能够提供绝对温度。水质子的化学位移与温度存在一定关系，这种方法的优点是有很好的时间和空间分辨力，而且可以直接进行图像的后处理，不需要复杂的数据计算。目前 MRI 引导的 HIFU 治疗中主要应用这种方法。

这几种方法都是适应高温的 HIFU 治疗的。其他还有适应较低温度热疗的测量方法有基于 T2 弛豫时间的方法，实验证明 T2 随温度下降而减小，测量 T2 即可测得相对温度变化，低温成像目前还处于初步研究阶段。

在这些温度成像技术中，PRF 方法具有良好的温度敏感性、线性以及温度可逆性，同时组织

相关性较弱，是目前研究最多的也最为成熟的 MRI 温度测量技术。（表 54-1-9）

**表 54-1-9 MRI 温度成像方法比较表**

| 温度成像方法 | 测相对温度/绝对温度 | 线性度 | 灵敏度 | 空间分辨率 | 时间分辨率 | 受运动的影响 | 适合序列 |
|---|---|---|---|---|---|---|---|
| T1 | 相对温度 | − | − | + | + | ± | SE |
| 扩散系数 | 相对温度 | − | ± | + | + | −− | SE |
| PRF | 相对温度 | ++ | + | + | ++ | ± | GRE |
| MRS | 绝对温度 | ++ | ± | −− | −− | − | SE/GRE |
| 温度灵敏对比剂 | 绝对温度 | −− | ++ | ± | ± | ± | SE |

注：++：极好；+：好；±：一般；−：差；−−：极差。

MRI 能够用来监测 HIFU 治疗区温度的变化，对治疗进行实时监控，但是如何克服运动伪影还需要进一步研究，有研究者提出解决以下问题或许是成功的关键：

1. 高速影像采集（如 EPI 技术）；

2. 采用运动不敏感图像（如使用放射状 K 空间填充法）；

3. 呼吸触发和门控装置；

4. 图像后处理方法；

5. 呼吸运动抑制或控制装置（如在消融的过程中，用人工呼吸器停止其呼吸）。

然而，如何利用测得的温度判断组织是否发生凝固性坏死，仅依靠组织耐受的临界温度显得远远不够，受温热疗法（hyperthermia）的影响，把 MRI 在 HIFU 治疗过程中测得的组织动态变化温度及时间换算成该组织在 43℃时的累积受热时间，并依此来进行判断。其优点是无须考虑组织的声学、光学、电学的特性，并且不受灌注率的影响。目前，该方法已经广泛应用于子宫肌瘤的 HIFU 治疗中。

超声测温技术是利用超声波的某些声特性参数与温度的相关性来获取组织温度信息，它具有相对低的成本，能实时进行数据采集和处理，有较深的人体穿透能力，较高的时空分辨率。超声测温研究各方法目前都还处于实验研究阶段，离临床应用都还有较大的距离。

以下介绍几种超声测温技术的方法。

超声回波频移测温技术。生物组织具有半规则分布的离散点结构，可以近似看成是规则的离散晶格，在诊断超声脉冲波的照射下，其超声回波会发生谐振相干现象。谐振频率的变化（即回波频移）与生物组织温度的变化线性相关，利用这种相关性就可无创检测生物组织的温度变化。散随机介质主要由散射元平均间距这一参数来表征。生物组织中散射元平均间距是温度的函数，利用对散射元平均间距的精确测定可获取生物组织内部的温度信息。这种方法的温度分辨率达到 0.1℃，空间分辨率达毫米数量级。

超声回波时移测温技术。有研究者利用生物组织超声背向散射回波时移（即回波波形的位置在时轴上发生移动）的温度相关性来进行测温研究。生物组织被加热后，组织发生膨胀和伸缩，内部的声速发生变化，从而使得超声回波信号的渡越时间发生改变。通过对加热前后组织超声回波信号进行互相关分析来求取回波时移，通过理论分析建立起时移与温度变化的关系式，从而通过测量加热前后回波信号的时移便可利用这个关系式获取组织的温度变化。这种方法的温度检测分辨率达到 0.1℃，空间分辨率为 1mm，能在较长时间内跟踪温度变化，测量范围达到 20℃，利用这种无创超声测温方法可望对 HIFU 进行引导和控制。

超声回波能量测温技术。组织温度的变化影响散射系数、衰减系数、密度等参数，进而引起平均散射功率的变化。采集高频超声脉冲的回波信号，能够获得温度信息。

超声回波时频图分割测温技术。超声波在生物体内传播时其声速会随组织温度的变化而发生变化，如能测得声速的变化，根据待测组织中声速的温度系数便可求得温升。利用声速测温多采用超声透射法，声速的测量是基于超声波经过一段路径的“渡越时间”，只要测量加热前后同一声径上距离为 d 的两点之间的超声渡越时间 t 就可求得声速 $v=d/t$。这种方法需要具有固定距离且始终处在同一声径上的两个参考点，超声发射传感器位于一个参考点，超声接收传感器位于另一参考点，这在临床人体测量中是难以满足的。此外，测得的温升是距离 d 内的平均值，而 d 越小测量误差越大，这就限制了组织温度的测精度。采用反射超声测温较透射法具有更好的适应性，对于均匀介质也可得到满意的测量精度，但对于实际生物组织，其散射特性复杂而且难以估计，测量结果受散射影响大，甚至淹没加热引起的温度变化信息，技术上解决难度大。有研究者通过分层介质模型推导，可知相邻层反射回波的谱幅度之比与它们的声速差之间存在一定关系。对回波进行时频分析，得到各层的反射回波和各层内相应的平均声速。根据声速与温度之间的线性关系，就能得到组织温度的分布。

声速非线性参数测温技术。超声波在组织中的传播速度与声压有关，是一种非线性关系，其中的不仅取决于介质的性质，而且它的温度系数也很大。因此对某一特定介质测出加热前后的非线性参数变化，根据其温度系数（可通过实验事先测取）便可确定介质温度的变化。这种方法可获得更高的温度分辨率，但必须知道待测生物组织非线性参数的温度系数，因此用非线性参数来测温需要事先建立各种生物组织非线性参数的温度特性数据库，这是一件非常艰巨的工作，在建立这样的数据库之前，应用这种方法是非常困难的。

超声图像分析测温技术。软组织中声衰减系数的温度系数比声速温度系数大 10 多倍，因此利用声衰减系数的温度相关性测温可获得更高的温度分辨率。组织加热前后 B 超图像的平均灰度和纹理参数的变化可以表征组织温度的改变，图像明亮度随温度的变化而发生变化。在用生物声衰减系数的测定中，可采用透射波或反射波。利用透射波进行测定的方法受生物体体积大小的制约，在体测定困难，故一般采用反射法。可是由于反射波受组织的散射和折射的影响，使用反射波测得的组织衰减系数精度非常差，难以在 0.5℃ 温度分辨率下获得温度分布，估计精度大约为 2.5℃。

超声测温原理上是利用声速、声波衰减系数、非线性参数、回波频移和时移等声学参数与温度的相关性进行测温，如能精确测得加热前后这些声学特性的变化就能实现超声测温。每种超声测温方法都各有其优点和局限性，目前都还处于实验研究阶段，离临床应用都还有着较大的距离。使用超声测温的主要优势在于：费用相对低；实时的数据采集和信号处理；可穿透体内深处；空间和时间定位好；对人体危害小；抗电磁干扰强；与 HIFU 治疗超声技术兼容。

### （二）HIFU 治疗剂量学原理和声环境

HIFU 能在生物组织中形成单个凝固性坏死，但其形成机制除了热效应，还有空化效应等非线性效应，并且是多个效应综合的结果，深入阐明其机制非常困难。F. J. Fry 认为聚焦超声的实用性取决于对超声源到焦域前方超声波所经过的通道和焦域处能量累积的研究，且对靶组织的治疗需要在特别的器官或组织内有特别对应的毁灭肿瘤组织的方法，这就必须探讨 HIFU 在不同生理状况下的靶组织中形成凝固性坏死的规律。因此，与声学焦域（acoustical focal region，AFR）相对应，HIFU 单次辐照能量在生物组织中沉积所形成的凝固性坏死被称为生物学焦域（biological focal region，BFR）。大量的研究结果表明，BFR 以 AFR 为基础，是声强、辐照时间、辐照深度（焦点到皮肤表面的距离）、组织结构及功能状态的函数。即

$$BFR = f(AFR, I, t, D, Ts, T_f)$$

式中：BFR 为 HIFU 的生物学焦域，AFR 为声学焦域，I 为辐照声强，t 为辐照时间，D 为辐照深度，Ts 为组织结构，$T_f$ 为组织功能状态。

HIFU 能在深部组织内产生精确可控的 BFR，但这并不意味着运用 HIFU 就能完整切除肿瘤，如何运用 BFR 切除组织块，以及确立相应能效关系即将 HIFU 生物学效应量化，是 HIFU 治疗剂量学研究中的一个难题。试图通过理论分析或简单地用超声能量（声功率、辐照时间）来表述 HIFU 治疗的剂量是不能真实反映生物组织吸收超声能量后的生物学效应变化的，一定的超声能量并不一定在生物组织中产生凝固性坏死，而且 HIFU 在生物组织中传播并造成凝固性坏死是一个非常复杂的过程，影响因素很多。

由于 HIFU 在组织内形成的凝固性坏死是客观存在的，它可以通过 B 超、CT、MR、直视等手段来判断和量化分析，如果用将 HIFU 获得的凝固性坏死与输入的超声波能量联系起来，获得

一个能量与消融体积的关系，即 HIFU 在生物组织中形成的单位体积的凝固性坏死所需的超声能量，就可以得到一个剂量学单位，能效因子（energy effect factor，EEF）：

$$EEF=\eta Pt/V$$

其中，$\eta$ 表示 HIFU 换能器聚焦系数，它反映 HIFU 换能器对超声能量汇聚的能力，$\eta$ 取常数 0.7；P 表示 HIFU 源声功率（W）；t 表示治疗总时间（s）；V 表示损伤体积（$mm^3$），因此 EEF 的单位是 $J/mm^3$。研究结果表明，对相同的换能器，影响 EEF 的因素有：病灶深面到皮肤表面的距离、靶组织的结构和功能状态、扫描方式、辅助治疗等。基础研究表明，肾脏的 EEF 大于肝脏，又大于肌肉，即 EEF 肾脏＞EEF 肝脏＞EEF 肌肉。很显然，由于这几种组织的组织结构、血液供应程度、在人体的解剖部位的不同造成了这样的差异。

HIFU 定点辐照在组织中形成的“lesion”为椭圆体，采用“lesion”消融肿瘤的关键是避免“lesion”之间残留正常组织。研究发现，当采用这种方法企图连续切除一块组织时，损伤所含有的空化效应会出现重叠现象，导致损伤的消失和损伤向组织表面迁移，从而使靶组织不能被彻底破坏，也就是一个已存在的“lesion”似乎影响着下一个“lesion”的形成。这种现象称为损伤-损伤干涉效应。与“lesion”阵列损伤组织块相比，如果通过 BFR 的运动来切除组织块，按照由 BFR-束损伤-片损伤-块损伤的治疗原则消融组织块，所形成的束损伤、片损伤边界清楚，束损伤、片损伤、块损伤内组织完全凝固性坏死，无正常组织残留。这种让小的生物学焦域移动来增加热切除的体积替代小点热扩散增大破坏体积的方法，是 HIFU 技术应用的重要基础。

形成束损伤的 EEF 与治疗深度有关，这是因为超声波在透过组织的路径上会产生声衰减。对于平面波，声强随传播距离的增加呈指数规律递减。因此，要在深部形成束损伤，其所需的声功率或辐照时间要大于在浅部形成束损伤所需的声功率或辐照时间，当声功率一定时，需要降低扫描速度或增加扫描次数。

形成片损伤、块损伤的 EEF 远小于在不同治疗深度处形成束损伤的 EEF，且形成块损伤的 EEF 小于形成片损伤的 EEF。虽然片损伤是将不同治疗深度处形成的束损伤由深至浅叠加而成的，但形成片损伤的 EEF 却不是不同治疗深度的束损伤的 EEF 的和，同样，形成块损伤的 EEF 也不是不同治疗层面的片损伤的 EEF 的和。这是因为一个已存在的深部束损伤改变了原有组织的结构，使组织的声特性发生了改变，损伤组织比正常组织的衰减系数高。

随着不同治疗深度的束损伤由深至浅不断叠加到形成片损伤，再形成块损伤，组织结构随治疗过程的进行不断发生改变，即组织声环境在治疗过程中发生变化。同时由于治疗深度的降低，导致一个已存在的束损伤将影响下一个束损伤所需的超声能量，形成下一个束损伤所需的超声能量大幅降低。因此，改变组织声环境即使组织声参数发生变化，将低声吸收的组织变成高声吸收的组织，就能够降低 EEF，成为提高 HIFU 治疗效率的有效方法。

所谓组织声环境是指在 HIFU 治疗时组织特有的结构、密度、血液供应及功能状态所表现出来的超声性质，即影响超声能量沉积的媒质（组织）因素；而改变组织声学环境则可理解为用某种方法改变组织的结构、密度、血液供应和功能状态、从而改变组织固有的声学性质，以达到加速组织超声能量沉积的目的。

由于超声波在组织中传播的能量衰减主要来自组织吸收、散射、反射等，因此，通过某些方式改变组织的声学环境，增加其吸收超声波的能力即有可能增加 HIFU 治疗效率。

碘油具有较高的声阻抗特性，较早被用作 HIFU 增效作用的研究。碘油增效作用的原理在于超声波在两种不同媒质的界面上会发生反射和透射，而其反射和透射波的能量分配决定于两种媒质的声阻抗差异，生物组织的声阻抗越不匹配，两者间越易激发高温。碘油的注入导致其与生物组织两种媒质之间的声阻抗严重失配，因而能激发局部高温。如果使用碘油栓塞血管，使组织发生病理变化，改变组织的结构，也能使声能量的吸收增加。

在诊断超声领域广泛应用的各种微泡造影剂也被用于 HIFU 增效作用的研究。由于第二、三代微泡造影剂良好的体内稳定性、安全性和谐波性能，具有潜在巨大的研究和应用价值。气体微泡是一种高声阻抗物质，进入组织后能大大增强生物组织内部声阻抗的不匹配性，激发靶区组织高温；另一方面，气体微泡的存在有利于空化作用的产生，而空化作用本身及其所产生的高温也可以增强声能量的沉积，这两点与 HIFU 通过热效应和空化效应协同作用对组织造成损伤的原理是一致的。

脂质体对肝脏有天然靶向和富集作用，在短时间内输入一定量的脂质体，可在肝脏造成脂质过载，并导致肝组织发生相应的病理改变，主要表现为：肝细胞及肝血窦内大量脂质体沉积，肝细胞增大、肿胀，中央静脉和肝血窦腔隙缩小，肝脏呈“实变”样改变，组织密度增大。这种改变可以提高靶区组织的温升率、缩小 HIFU 损伤组织的能效因子，加速超声能量的沉积。

目前，对改变 HIFU 治疗时组织声学环境、增强超声能量沉积的药物和试剂尚处于探索阶段，在这方面还有待进一步的研究。

### （三）用于 HIFU 研究的超声仿组织体模

超声仿组织体模种类繁多，但多数用于超声诊断，也有用于微波热疗的仿组织体模。但是用于治疗和诊断的仿组织体模在使用目的上是完全不同的。HIFU 治疗肿瘤是使组织产生凝固性坏死，诊断用超声仿组织体模虽然在声学特性方面接近软组织，但缺乏一种经 HIFU 辐照后能产生凝固性坏死灶的生物组织，因此这种仿组织体模不能用于 HIFU 在组织中的聚焦性能即 BFR 标准化检测上。

华盛顿大学 Noble 等将牛血清白蛋白（BSA）加入聚丙烯酰胺凝胶（PA）中，制得 PA-BSA 体模，当用 HIFU 辐照该体模使其温度上升到 70℃ 以上时，体模内 BSA 产生蛋白变性和聚集现象，在透明的体模中出现浑浊区，这种体模可以实时的观察到浑浊区的形成，大致反映 HIFU 辐照后体模内产生的温升情况。但这种云雾状的浑浊区不稳定，边界不清，形状更是与在生物组织中产生的 BFR 形状相去甚远。因此不适合做 HIFU 在组织中的聚焦性能的研究。Gabriela 等用聚丙烯酰胺和新鲜蛋白制作透明体模，利用蛋白作为温度敏感指示剂，当 HIFU 辐照时，能量沉积产生的高温使得蛋白变性，透明的体模中产生白色的可视区域，所形成的白色区域的形态依赖于能量沉积率和辐照时间，随着辐照时间的延长和能量沉积的增加，白色区域从长椭圆形逐渐变宽，假如模型中含有气泡，白色区域的形态将会变的不规则。Takegami 报道了一种用于聚焦超声辐照实验的含有鸡蛋白的聚丙烯酰胺凝胶。Lafon 报道了一种用于 HIFU 剂量学研究的含有牛血清白蛋白的凝胶体模。李发琪等采用聚丙烯酰胺和作为温度敏感指示剂的蛋清为主要原料混合而成的仿组织透明体模，经 HIFU 辐照后能产生肉眼可见的 BFR，包括其横断面和纵面，其形态与在牛肝组织中产生的 BFR 一致，且可用 B 超实时监控，达到了 Takegami 和 Lafon 报道的结果。但在相同的辐照参数下，HIFU 在仿组织透明体模中产生的 BFR 的长、短轴都小于 HIFU 在新鲜牛肝脏中形成的 BFR 的长、短轴，这需要进一步对该仿组织透明体模的热学参数和声学参数进行测试，以完善该仿组织透明体模的配方。敬宗玉等报告了一种可以用于 HIFU 生物学效应研究的仿组织体模，该体模按一定比例将新鲜生物组织匀浆、明胶溶液和甲醛混合，将其充分搅拌均匀。待其冷却形成凝胶，即得到仿组织体模。这种体模具有很好的可塑性，光滑的外观和均匀的结构。与离体牛肝组织相比，体模具有使用方便，保存期长，均一化，标准化，不含有管腔、气泡等优点。经测试，具有与人体软组织相似的声学特性和热学性质，且 HIFU 生物学效应稳定，可代替牛肝进行 HIFU 生物学效应的实验研究。Hu 等报告了一种透明的用于高强度聚焦超声热消融的聚丙烯酰胺（PAA）模块，混合有鸡蛋白作为示温物质。模块为透明的琥珀色，蛋白浓度越高，颜色越深，透明度越低。密度与水相近，声速与模块浓度之间有明显的相关性。声衰减从 0.125dB/cm 至 0.329dB/cm，随着模块密度与探头频率的增加而增加。是一种较好的用于高强度聚焦超声热消融的均质仿体，实验结果有较好的重复性。

为了符合 HIFU 治疗的要求，对仿组织体模一般有以下要求：

1. 与人体软组织相近的声学特性

生物组织的超声性质是借助若干物理参数来描述的。这些物理参数包括：超声波传播速度、超声衰减、超声吸收、阻抗特性等。

2. 与人体软组织相近的热学性质

HIFU 治疗肿瘤的主要机制是热效应，因此，仿组织体模应该与人体组织相近的热学性质（如比热容，导热系数）。生物组织的热物性参数和灌注率是生物热科学中的重要参数。事实上，组织的热物性（导热率和热扩散率）和生理状况（血液灌注率和代谢产热率）等标志着生物组织本身的热传输能力。在涉及生物传热及其应用（如热疗、HIFU）的实验研究中，了解生物组织材料的热物性就显得十分重要。

3. 与人体软组织接近的密度

4. 与人体软组织相近的 HIFU 生物学效应

超声波也是一种能量形式，当达到一定剂量的超声波在生物体系内传播时，通过它们之间一定的相互作用，可能引起生物体系的功能、结构或状态发生变化，这便是超声生物效应，由此产生超声治疗效果。HIFU 辐照生物组织后，其焦域处将形成凝固性坏死灶，称为生物学焦域。这实际上是生物组织中蛋白质的热变性过程，因此只要仿组织体模中含有某种蛋白质成分，并达到足够的含量，在 HIFU 辐照产生的高温下，这种蛋白质成分发生热变性即会在仿组织体模中形成模拟生物学焦域的区域。

5. 足够高的熔点

高强度聚焦超声辐照生物组织时，焦域中心温度上升幅度可达（74.4±1.5）℃，最高温度达 134℃。如果研制的仿组织体模在 HIFU 辐照后其焦域处发生了熔化现象。显然不利于我们观察生物学焦域的形态和大小。因此，仿组织体模要达到适宜的熔点。

此外，还要求原料来源安全便捷，没有毒性，可重复性好。如果能够在多种影像学技术（如 MRI）测试下都能可靠地显示 HIFU 治疗结果，就更为理想。

（伍　烽　汪　伟　陈文直）

## 第二节　高强度聚焦超声（HIFU）治疗肿瘤临床应用

### 一、HIFU 治疗恶性肿瘤

#### （一）原发性肝癌的 HIFU 治疗

原发性肝癌（以下简称肝癌）是我国的常见恶性肿瘤，早期肝癌主要以外科手术切除为主的综合治疗。对于不能手术切除的中晚期肝癌则采用联合多种非手术治疗方法使癌结节缩小，然后进行二期手术切除。HIFU 治疗肝癌属于一种体外非侵入性高热消融肿瘤的非手术局部物理治疗方法。早期动物实验和临床研究表明，HIFU 能够完全消融靶区内的肿瘤组织，而对周围正常肝脏组织损伤很小，其主要的病理学变化为治疗区肝癌组织出现凝固性坏死；电镜下肿瘤细胞结构模糊，胞质内出现小泡样结构，细胞器结构消失，质膜、核膜失去连续性，核碎裂、核溶解等细胞不可逆性损伤变化。我国率先于 1998 年初开始进行了 HIFU 治疗肝癌的临床研究，经过多年的研究和临床应用，逐步建立了 HIFU 治疗肝癌的临床规范；同时，研究结果表明 HIFU 治疗肝癌是一种安全、有效的治疗方法。

1. 适应证和禁忌证

（1）适应证　HIFFU 适用于早、中、晚期的结节性或局限性肝癌。肿瘤最大直径应小于超声换能器的有效焦距；巨块型肝癌伴有卫星结节者，结节数量不超过 4 个；结节型肝癌，病灶数目不超过 4 个，并局限于同一叶内，正常肝脏体积超过整个脏器的一半以上；超声能清楚显示肿瘤边界。患者一般情况较好，预计生存期超过 3 月，能够耐受治疗所需要的麻醉，KPS 评分不低于 70 分。肝功能 Child 分级 A 级或 B 级，C 级需谨慎。此外，HIFU 可以用于其他方法治疗后的残留和复发病灶的治疗以及晚期肝癌的姑息性治疗。

（2）禁忌证　弥漫性肝癌；肝功能严重失代偿、已有恶病质、远处转移的晚期患者；病灶内存在感染；患者一般情况很差或合并严重的其他疾病，不能耐受治疗所需要的麻醉。

2. 术前检查

（1）术前常规检查：主要包括一般检查，如血常规、大小便常规等；血生化检查，如凝血功能检查（包括凝血酶原时间及其活动度等）、肝肾功能、血生化等；肝炎病毒和肿瘤标志物，如乙肝三对、AFP 定量等；以及胸片和心电图。

（2）治疗前影像学检查：主要了解肿瘤的位置、大小、数目、边界以及与周围器官的关系。包括 CDFI、平扫和增强 CT 或 MRI。原则上建议必须行平扫和增强 MRI，便于治疗前对肿瘤病灶状况的充分评估和治疗前的定位。

（3）肝穿刺活检：血清 AFP 阴性，影像学检查肝脏有占位性病变者，需进行肝穿刺组织活检术，以获得病理学诊断。

（4）其他：包括全身骨同位素扫描、肝脏数字减影血管造影等。

3. 术前准备

（1）皮肤准备　术前 1 天剃光腹部的体毛；治疗当天清晨对治疗超声通过的皮肤进行清洁、脱脂、脱气。

（2）饮食　术前晚 10 时后禁食、禁饮。

（3）放置胃管　通常于术晨安置。

（4）邻近肠道的肿瘤或估计治疗超声有可能经过或邻近肠道者，应严格进行肠道准备。

4. HIFU 治疗

（1）麻醉方式　持续硬膜外麻醉、全身麻醉。

（2）治疗体位　肝脏右叶肿瘤常为右侧位，左叶肿瘤俯卧位。

（3）HIFU 治疗　患者进入治疗室后即开始对治疗超声通过的皮肤进行清洁、脱脂、脱气，麻醉显效后固定体位，参照术前 CT 或 MRI，通过机载监控超声显示肿瘤病灶，确定肿瘤结节的边界及其与周围邻近脏器的关系；确定治疗范围，将肿瘤分成若干层面进行治疗，层间距为 5～10mm，每一个层面在治疗超声方向上由深向浅进行治疗。通常采用由点到线到面到体的治疗方式，其中点与点、线与线、面与面之间重叠，以避免肿瘤残留。治疗过程中根据治疗靶区的声像图灰阶变化实时判断治疗效果，并调整超声治疗剂量，直至治疗效果满意，完成整个肿瘤的治疗。

5. HIFU 治疗后观察与处理

（1）观察：治疗术后 24 小时内主要观察生命体征、胸腹部体征的变化；术后 1、3、7 天定期随访肝肾功能等血生化。

（2）处理：禁食 8～12h、治疗区皮肤局部间断冷敷 6～8 小时并保持干净干燥 24 小时、常规保肝和根据患者的具体情况适当支持治疗。

6. 临床疗效

HIFU 治疗有效的主要表现为治疗区病灶出现凝固性坏死，在疗效随访中，一般通过动态增强 CT、MRI、彩超或声学造影来评价局部治疗效果。其局部治疗有效的标准为增强扫描时动脉期、门静脉期等各期治疗区内无强化，治疗区边缘可有一较薄均匀光滑的增强带；MRI 检查除了无强化表现外，还有 $T_1$ 信号增强，$T_2$ 信号降低。CT 或 MRI 不能确定疗效者可穿刺活检病理学检查来进一步确诊。此外，AFP 等肿瘤标志物也用于评价疗效。对于姑息性治疗的晚期肝癌患者，则主要通过患者的症状改善等评价生活质量的 KPS 变化来判断疗效。

从 1998 年到 2000 年，重庆医科大学按随机、双盲法进行了晚期肝癌（ⅣA 期，$T_4N_{0\sim1}M_0$）的 HIFU 治疗临床研究。共纳入 50 例患者，肿瘤平均直径 10.5cm（4～14cm），随机分为 HIFU＋介入栓塞组和介入栓塞组。其中，HIFU＋介入栓塞组 24 例，介入栓塞组 26 例，平均随访 8 月（3～24 月）。研究结果为 HIFU＋介入栓塞组的中位生存时间为 11.3 个月，6 月和 12 月生存率分别为 85.4％和 42.9％；而介入栓塞组的中位生存时间为 4 个月，6 月和 12 月生存率分别为 13.2％和 0（$P<0.01$）。表明 HIFU 联合介入栓塞治疗晚期肝癌可以延长患者的生存期，是晚期肝癌的一种可选的治疗方法。到目前为止，已有多例晚期肝癌患者生存期超过了 10 年。中山大学医学院采用同样的 HIFU 治疗设备治疗 100 例肝癌，HIFU 治疗后肿瘤缩小、AFP 下降，无严重的并发症出现，HIFU 治疗后 86.6％（72/82）的患者症状明显缓解、生活质量提高，表明 HIFU 可以应用于晚期肝癌患者的姑息性治疗。以上的多家临床研究显示 HIFU 治疗肝癌是安全、有效的，可以用于肝癌的临床治疗。

另外，重庆医科大学进行了 HIFU 治疗小肝癌的临床研究，按随机、双盲法分为 HIFU 组、TAE 组、HIFU＋TAE 组进行研究，结果显示，HIFU＋TAE 组 10 年生存率接近 70％。

HIFU 治疗肝癌的副反应比较少。HIFU 治疗的主要副作用是治疗区皮肤损伤，主要表现为治疗区皮肤肿胀，仅需保持皮肤干燥无菌，5～7 天就痊愈；严格按照 HIFU 临床规范治疗，目前已很少出现严重的皮肤损害。只要严格按照规范操作，治疗后无癌灶破裂出血、黄疸或胆汁漏溢、胃肠穿孔等严重并发症。

### （二）HIFU 治疗乳腺癌

乳腺癌是妇女中常见的恶性肿瘤。一般的局部治疗方法是改良根治手术治疗，即手术切除整个乳房和腋窝淋巴结清扫。近来，随着对恶性肿瘤生物学特性的了解，认为乳腺癌是一种全身性疾病，盲目地扩大切除局部范围难以改变乳腺癌的长期生存。因此，Ⅰ、Ⅱ期乳腺癌逐渐首选保乳手术治疗，这样不仅能治疗疾病，还保留了乳房。HIFU治疗乳腺癌，理论上认为具有体外非侵入性、无手术疤痕等优点，在完整灭活肿瘤的同时，还可以更好的保留乳房的美容外观，是一种有前途的治疗方法。

1. 适应证和禁忌证

（1）适应证：非乳晕区肿瘤最大直径小于4cm的单个乳腺癌病灶治疗效果较好；监控超声能清楚显示肿瘤边界；乳房皮肤尚好；患者愿意接受保乳治疗；患者一般情况好，能耐受治疗所需要的麻醉。对于手术切除后胸壁局部复发的无皮肤损伤病灶也可以采用HIFU局部灭活肿瘤来进行姑息性治疗。

（2）禁忌证：皮肤有侵犯、破溃；乳房内多个或弥漫性肿瘤；监控超声不能清楚显示肿瘤边界；炎性乳腺癌；妊娠期乳腺癌；放疗后皮肤严重损伤后未恢复者；结缔组织疾病；患者一般情况差，不能耐受治疗所需要的麻醉；患者病灶或其他地方存在感染，未控制者。

2. HIFU治疗前检查和准备

（1）检查：血液、大小便常规；肝肾功、生化等血液生化检查；CEA、CA153等肿瘤标志物。建议每例患者HIFU前必须行胸片、骨扫描、CDFI、动态增强MRI、穿刺病理学检查（包括组织学和免疫组织化学检查）。

（2）准备：皮肤准备（术前1天剃光乳房皮肤体毛，治疗当晨皮肤清洁、脱脂、脱气）；饮食（术前晚10时后禁食禁饮）；根据麻醉需要确定安置胃管。

3. HIFU治疗

（1）麻醉方式：通常采用全身静脉复合麻醉。

（2）治疗体位：俯卧位。

（3）HIFU治疗：患者进入治疗室后即对患侧乳房皮肤准备，麻醉显效后固定体位，对于乳房较大且松弛者，需用宽医用胶布固定乳房，参照术前MRI，通过机载监控超声显示肿瘤病灶，确定肿瘤的边界；确定治疗范围，进行预扫描制定治疗计划，采用由点到线到面到体的立体组合治疗方式完成治疗计划。治疗范围超过肿瘤边界1～2cm正常组织。

4. HIFU治疗后观察与处理

（1）观察：治疗后8小时内主要观察生命体征变化；术后定期随访肝肾功能等血生化。

（2）处理：禁食8～12h、治疗区皮肤局部冷敷6～8小时并保持干净干燥24小时、防治感染。

5. 临床疗效

HIFU治疗后2～4周通过动态增强MRI来评价近期疗效，主要评价局部肿瘤凝固性坏死的情况，确定有无肿瘤残留、超过肿瘤边界的组织坏死范围是否足够等。对于MRI怀疑残留者，可以通过超声引导下穿刺活检病理学检查来确诊。其次，乳房的美容外观也是评价HIFU疗效的指标之一。2005年重庆医科大学附属第二医院肿瘤中心报道了早期HIFU治疗乳腺癌的结果，从1999年至2001年采用HIFU治疗22例乳腺癌（T1N0M0 4例，T2N0M0 9例，T2N1M0 8例，T2N1M1 1例），无皮肤严重损伤等并发症，平均随访54.8月（36～72月），5年无瘤生存率为95%，5年累积复发率为9.1%（2/22）；通过问卷调查，患者保乳美容满意率为94%。结果表明，HIFU保乳治疗是一种安全、有效、可行的治疗方法。由于乳腺癌是一种全身性疾病，HIFU保乳治疗必须严格根据肿瘤外科原则，采取超范围灭活方式破坏癌灶，并联合放疗、化疗和内分泌治疗进行综合治疗。

HIFU治疗乳腺癌的并发症和副反应甚少，少数患者治疗后1～3d内治疗区有轻度疼痛，主要由局部肿瘤坏死后的创伤性炎症反应所致，无须止痛治疗，能自行缓解。

### （三）HIFU治疗原发性恶性骨肿瘤

临床多见的原发性恶性骨肿瘤有骨肉瘤、尤文肉瘤、软骨肉瘤、恶性淋巴瘤、恶性纤维组织细胞瘤等，以骨肉瘤最常见，恶性程度最高，是恶性骨肿瘤的典型代表。骨肉瘤多见于青少年，好发于四肢。随着新辅助化疗和辅助化疗的使用，以及医学影像技术的发展，原发性恶性骨肿瘤的治疗也取得了很大的进步，其5年生存率可达到60%～80%，80%～95%的早期患者能保肢治疗，大大地提高了患者的生存率和生活质量。我国于1997年开始采用HIFU联合化疗进行肢体恶性骨肿瘤的保肢治疗，早期临床研究显示，HIFU在灭活肿瘤的同时，保持了肢体原有的骨骼结构，更有利于骨骼的修复和重建，显示 HIFU 可能在肢体恶性骨肿瘤的保肢治疗中具有广阔的应用前景。

1. 适应证和禁忌证

（1）适应证：年龄在 15 岁以上，骨的生长发育已趋成熟；化疗有效的ⅡA 期或ⅡB 期肢体原发性恶性骨肿瘤；无重要神经、血管侵犯；预计所保留下的肢体功能比假肢好；患者强烈要求保留肢体；部分化疗特别有效的 III 期患者；皮肤完好；能耐受 HIFU 治疗所需要的麻醉。此外，HIFU 还可以用于部分具有安全声通道的原发性或转移性除颅骨、髋关节、脊椎和手骨以外的四肢管状骨和扁平骨的恶性骨肿瘤的止痛、减肿瘤负荷等的姑息性治疗。

（2）禁忌证：颅骨、髋关节、脊椎和手骨的肿瘤；严重溶骨性破坏的骨肿瘤；皮肤侵犯或有大量瘢痕和皮肤严重放射性损伤；病理性骨折未愈合者；感染未控制者；化疗后骨髓抑制未恢复者；化疗无效者不适合保肢治疗。

2. HIFU 治疗前检查和准备

（1）检查：血液、大小便常规；肝肾功、生化等血液生化检查；血沉、ALP 等肿瘤标志物。建议每例患者 HIFU 前必须行胸片、骨扫描、动态增强 MRI、穿刺病理学检查。

（2）准备：HIFU 治疗前常规化疗 3～5 个周期或疗程；溶骨性破坏为主的肿瘤，应准备多条石膏托板，以备在治疗中保护肢体；治疗前 1 天常规皮肤准备和禁食、禁饮；术晨根据麻醉需要确定安置胃管。

3. HIFU 治疗

（1）麻醉方式：全身静脉复合麻醉或持续硬膜外麻醉。

（2）治疗体位：俯卧位和仰卧位，并结合肢体的内旋或外旋。

（3）HIFU 治疗：在机载监控超声引导下采用由点到线到面到体的立体组合治疗方式完成整个肿瘤及其周围部分“正常组织”的治疗。治疗范围包括距离肿瘤边界外 5cm 的正常骨骼和 2cm 的正常软组织。

4. HIFU 治疗后观察与处理

（1）观察：术后 8h 内主要观察生命体征变化；密切观察患肢的血供和神经运动功能；治疗后定期随访肝肾功能等血生化。

（2）处理：禁食 8～12h；治疗区皮肤局部间断性冷敷 24h 并保持干净干燥 72h；防治感染；减轻肢体水肿，保护血管和神经；用外固定装置固定患肢，保护关节韧带，防止病理性骨折，并进行功能性锻炼和肢体功能恢复。

5. 临床疗效

自 1997 年 12 月至 2003 年 10 月，重庆医科大学与中国人民解放军 307 医院应用海扶刀治疗 96 例原发性恶性骨肿瘤，其中 17 例为传统术后复发，男/女为 58/38 例，平均年龄 22.01 岁±15.41 岁；Ⅱb 期 72 例，Ⅲb 期 24 例，典型骨肉瘤 71 例。对化疗敏感的肿瘤如骨肉瘤、尤文肉瘤和恶性纤维组织细胞瘤采用新辅助化疗＋HIFU 治疗＋辅助化疗；对化疗不敏感的肿瘤如软骨肉瘤、恶性骨巨细胞瘤单纯用 HIFU 治疗。平均随访 24.66 个月（2～66 个月），用 Kaplan-Meier 方法分析生存状况，5 年预计生存率为 62%，72 例Ⅱb 期患者为 76%，Ⅱb 期完成化疗方案的患者达到 92%。与文献上报道其他保肢治疗的长期随访结果相当。这表明 HIFU 治疗原发性恶性骨肿瘤是有效的，可作为原发性恶性骨肿瘤治疗手段之一。现有多位骨内瘤患者生存率达 10～15 年。

## （四）HIFU 治疗胰腺癌

胰腺癌是一种预后很差的恶性肿瘤，80%以上的病例在 1 年内死亡，其综合治疗的 5 年生存率小于 10%。临床上，仅 10%～20%的胰腺癌能接受外科手术切除，对于不能手术切除的胰腺癌采用放疗、化疗等一般非手术治疗的疗效仍有限，难以有效延长患者的生存时间。因此，控制症状、提高生活质量是治疗晚期胰腺癌患者的重要目的。60%～80%的晚期胰腺癌患者伴有疼痛，而部分患者很难以用药物控制疼痛。由于神经对超声波敏感，HIFU 不但可以杀灭肿瘤病灶，还可以破坏肿瘤周边的感觉神经，达到治疗肿瘤和止痛的目的。

1. 适应证和禁忌证

（1）适应证：不能手术切除的中晚期胰腺癌；无明显的梗阻性黄疸；无感染；肿瘤能被超声清楚显示；患者一般情况好，预计生存期大于 3 月，能耐受治疗所需要的麻醉。

（2）禁忌证：肿瘤侵犯重要的血管，如肠系膜上动静脉等；超声不能清楚显示肿瘤；有梗阻性黄疸、胰腺炎、消化道梗阻和出血；患者一般情况差，预计生存时间少于3月，不能耐受治疗所需要的麻醉；患者存在感染而未控制者。

2. HIFU前检查和准备

（1）检查：血液、大小便常规；肝肾功、生化、血糖等血液生化检查；CEA、CA199等肿瘤标志物；胸片、心电图、腹部超声等常规影像学检查。建议每例患者HIFU前动态增强CT或MRI检查。

（2）准备：皮肤准备；肠道准备很重要，治疗前3天开始进食少渣、产气少的软、流质饮食和适当口服抗生素，治疗前1天行导泻和清洁灌肠，术晨再次清洁灌肠；术晨安置胃管。

3. HIFU治疗

（1）麻醉方式：通常采用全身静脉复合麻醉或持续硬膜外麻醉。

（2）治疗体位：俯卧位。

（3）HIFU治疗：皮肤准备、麻醉显效后固定体位，准备好专用的脱气水水囊，将水囊放在治疗头和患者皮肤之间，改变治疗头和皮肤之间的距离，水囊推挤胰腺肿瘤前面胃肠道，便于超声波安全通过，进行有效治疗和监控。监控超声清楚显示肿瘤后，确定治疗范围，进行预扫描制订治疗计划，采用由点到线到面到体的立体组合治疗方式完成治疗计划。

4. HIFU治疗后观察与处理

（1）观察：术后8h内主要观察生命体征变化；密切观察腹部体征72h；治疗后定期1、3、7天随访血糖、血尿淀粉酶等血生化。

（2）处理：禁食、胃肠减压72h，治疗区皮肤局部间断冷敷6～8小时，并保持干净干燥24小时、防治胰腺炎。

5. 临床疗效

HIFU治疗后2～4周通过动态增强CT或MRI来评价局部肿瘤的消融情况。HIFU后对患者进行疼痛评分和KPS评分，通过评价患者的生活质量变化来评价疗效。2005年Wu等报道了HIFU治疗胰腺癌的早期结果，显示HIFU治疗胰腺癌能有效缓解患者的疼痛，部分患者可以延长生存时间。重庆医科大学、中国军事医学科学院附属医院、韩国天主教大学附属St Mary医院等进行了HIFU治疗胰腺癌的临床研究，结果表明HIFU治疗不能手术切除的胰腺癌是安全、有效的。随访发现，所有伴随疼痛症状的患者在HIFU治疗后疼痛均有改善，影像学检查显示肿瘤有缩小，血供明显减少。治疗后动态检测血、尿淀粉酶水平，发现无明显升高。局部癌块无破裂或出血，未发现急性梗阻性黄疸，1周后进食无胃肠道穿孔表现。治疗后患者一般情况好。观察发现HIFU治疗没有明显的副作用和并发症。

## （五）其他恶性肿瘤

1. 恶性软组织肿瘤

恶性软组织肿瘤可发生在全身任何部位，以四肢最多见。治疗以手术广泛切除为主，因肿瘤的解剖位置和肿瘤的大小限制，获得广泛切除常有困难，局部复发率33%～63%。HIFU治疗恶性软组织肿瘤具有非侵入性、可视性、无放射性损害，可以反复多次治疗等优点，与手术、手术结合放疗和单纯放疗治疗术后复发性恶性软组织肿瘤的临床结果比较，HIFU治疗有更高的局部控制率，可作为治疗手术后残留病灶的一种补救措施，也为术后复发、不能手术切除、拒绝手术或不能耐受手术的患者提供了一种可选择的治疗手段。

2. 肾癌

肾癌是泌尿系统常见的恶性肿瘤之一。由于化、放疗均不敏感，手术治疗成为肾癌最有效的治疗方法。近年来，微波、射频、冷冻、激光等技术逐渐应用于肾癌治疗，其近期疗效是肯定的。这些微创技术正成为肾癌临床非手术治疗领域中值得重视的新方法。

重庆医科大学完成的HIFU治疗兔肾脏移植性肿瘤的研究结果表明，HIFU治疗肾癌是安全、有效和可行的。同时发现HIFU治疗组兔肺转移发生率及肺转移性癌结节数明显降低，与对照组比较，两者之间有统计学差异。这提示HIFU除局部效应外，可能存在激活宿主全身抗肿瘤免疫的作用。在临床研究中，接受HIFU全覆盖性治疗的肾癌患者均能存活多年，治疗后癌灶逐渐缩小。B超显示靶区回声增加，血供消失；CT或MRI检查平扫靶区信号有明显改变，增强时动脉期、静脉期无血供，治疗边缘可有一较薄的增强带。在一组临床研究病例中，有3例患者治疗前有肺部转移，治疗后肺部转移灶数量和大小无明显变化，随访时间最长达22个月，提示原发癌灶控制后，肺部转移灶趋于稳定。治疗后血清肌酐、尿素氮水平无明显升高，未发现治疗后尿外渗、上尿路梗阻、急性肾功能衰竭，血尿明显加重和肿瘤出血等并发症。提示治疗是安全、有效和可行的，但仍需要增加病例数和长期随访观察结果。初步认为 HIFU 可能适用于外科不能手术的大肾癌的缩小治疗、直径小于 4cm 并位于外周皮质区肾癌的保留肾脏治疗，以及晚期肾癌的姑息性治疗。

3. 前列腺癌

前列腺癌是西方国家老年男性的常见恶性肿瘤之一，在欧盟，每年约有 85 000 例前列腺癌病例被确诊，而欧洲男性中，与癌症相关死亡的 9%与前列腺癌有关。从 20 世纪 90 年代起，国外对 HIFU 治疗前列腺癌开展了大量基础研究和临床研究。研究显示，通过直肠内的腔内 HIFU 治疗设备能够安全、有效地对前列腺的肿瘤病灶进行治疗。目前认为，HIFU 治疗前列腺癌的适应证是年龄超过 65 岁，不适合接受根治性前列腺切除术的患者，肥胖者或者外科手术有困难者。到目前为止，文献报道的 HIFU 治疗前列腺癌的病例数已经超过了数千例，并且开展了一些多中心研究，组织学证实的有效率超过 60%～90%，5 年生存率超过 60%～80%。

## 二、HIFU 治疗良性疾病

### （一）HIFU 治疗子宫肌瘤

子宫肌瘤是育龄妇女的常见疾病 20%～40% 的育龄妇女可能发生子宫肌瘤。在美国，每年有 60 万例子宫切除术，其中，子宫肌瘤是子宫切除术的最常见原因。通常，对有症状的子宫肌瘤患者采用外科治疗的方法。

直到 20 世纪 70 年代，进行开放性的外科手术都还是有症状的子宫肌瘤患者的唯一选择，那时还没有发展成熟的任何微创外科技术。如果是已经生育或是绝经后的患者，通常选择子宫切除术；如果还有生育的愿望，就选择经腹肌瘤切除术。直到 80 年代腹腔镜技术，以及 90 年代子宫动脉栓塞术的出现才为这一领域带来了微创技术的开端。90 年代后期应用于临床的 HIFU 技术更增加了非侵入性的子宫肌瘤治疗手段。

动物实验证明，HIFU 治疗能成功地使子宫肌瘤坏死，并逐渐缩小。组织病理学显示发生的坏死是凝固性坏死，细胞发生核碎裂。随后坏死组织逐渐缩小，有的完全消失。研究还发现，同一子宫肌瘤还能接受重复治疗，并且也明显缩小，这说明 HIFU 治疗的可重复性很好，同时提示 HIFU 也可治疗复发或新生的子宫肌瘤。

动物实验还证明，HIFU 体外照射实验动物子宫后，子宫内膜、卵巢组织没有损伤，卵巢功能无明显影响。一项研究表明，HIFU 照射猴子宫后，子宫内膜、卵巢组织结构和细胞超微结构未见改变，猴的月经周期无变化，卵巢内分泌功能各指标包括卵泡刺激素、黄体生成激素和雌二醇、孕酮等均与 HIFU 照射前无显著性差异，这为临床研究提供了重要的安全性基础。在随访中还通过 B 超观察到，有 2 只猴的子宫中出现了孕囊。这提示 HIFU 治疗子宫肌瘤后有可能正常妊娠。

对离体人子宫肌瘤的研究中观察到，HIFU 治疗中监控 B 超显示治疗区出现强回声，治疗后通过组织病理学证实，治疗区 TTC（三苯基氯化四氮唑，Triphenyl Tetrazolium Chloride，TTC）染色不着色，组织学改变表现为细胞核固缩；治疗中的监控 B 超图像中的强回声区与 TTC 染色不着色区及组织学坏死区一致，强回声区面积与组织学坏死区面积呈正相关结果。因此，HIFU 能够准确、安全地“切除”子宫肌瘤，而超声是引导 HIFU“切除”肌瘤的有效手段。另一项研究中，在子宫肌瘤切除术暴露子宫肌瘤病灶后暂不切除，进行 HIFU 治疗后再常规切除子宫，随后进行上述检查，也得到了类似结果。

对在体子宫肌瘤的临床研究中，HIFU 治疗后用彩色多普勒超声随访子宫肌瘤的变化，并观察症状变化和副作用。结果显示，HIFU 治疗后，彩色多普勒超声检查到 HIFU 治疗区呈现不规则的强回声，边缘模糊，血流信号减弱或消失，子宫肌瘤平均体积明显减小。治疗前子宫肌瘤体积为 $148.3 \pm 54.2\text{cm}^3$，随访 $7.4 \pm 2.6$（4～12）月时为 $49.2 \pm 31.0\text{cm}^3$，缩小 63.2%；83%的患者中，与子宫肌瘤相关的月经过多、盆腔疼痛症状消除或改善，并且没有明显的不良反应。其他学者也有相同结论，HIFU 治疗后的子宫肌瘤体积可以缩小 50%～75%。

另一种使用 MRI 引导的 HIFU 设备获得了与

前述超声引导的 HIFU 设备相同的结果。与 MRI 显示的损伤区相比，组织病理学发现 HIFU 治疗后能够造成 3 倍体积的坏死区。这一 MRI 引导的 HIFU 治疗量-效关系为临床治疗提供了重要的参考数据。同时，接受 HIFU 治疗的患者仅有轻微不适。较长期地随访和评估发现，虽然 HIFU 治疗后，坏死区将长期存在，子宫肌瘤体积缩小程度也不大（13.5%），仍然有 79.3%的患者有生活质量的改善。长期随访结果显示，71%的患者症状缓解能持续 6 月，51%的患者能持续 12 月。由于症状缓解，生活质量也显著提高，在 6 月和 12 月时，生活质量评分分别比 HIFU 治疗前提高 39%和 36%。

HIFU 治疗子宫肌瘤的安全性很高，这也是这一技术的突出优势。副作用包括发热、治疗区皮肤轻度烧伤和水疱、下腹部轻微不适、胃肠道反应、阴道流血或排液、短期闭经、单侧下肢乏力等。这些副作用发生率都很低，而且都能够自行痊愈。尽管如此，严重的并发症也值得重视并尽量避免，例如，腹壁的严重烧伤。这些不良反应和并发症都需要在临床工作中作为治疗风险进行充分评估并采取适当的措施加以防范。

虽然对 HIFU 治疗后，是否影响妊娠尚无大宗病例报道和相关研究，但是，已有文献报道，7 例接受 HIFU 治疗的子宫肌瘤患者未采取避孕措施，分别在 HIFU 治疗后 2～6 月妊娠，B 超监测可见胚囊、心血管搏动等，也没有发生阴道流血及胚胎发育停止。个案报道有一例 36 岁的有症状的子宫内膜异位症患者接受 HIFU 治疗后正常妊娠并经阴道分娩。参考动物实验的结果，有理由相信，子宫肌瘤患者经 HIFU 治疗后，处于育龄的患者仍然能够妊娠和生育。到目前为止，因子宫肌瘤不孕的患者，接受 HIFU 治疗后，已有数百例正常怀孕，并分娩出健康的宝宝。

HIFU 治疗子宫肌瘤的适应证和禁忌证包括：

适应证：

1. 已婚已育，没有再生育要求；

2. 通过采集病史、症状、体征、影像学等临床资料已经被确诊为子宫肌瘤；

3. 有子宫肌瘤引起的临床症状；

4. 子宫肌瘤病灶能被影像学技术显示并能够辨别、定位；

5. 如果腹壁皮肤有手术后瘢痕，应当与皮肤平齐，质地中等或软，用诊断超声经瘢痕进行扫查时，瘢痕后面无明显的声衰减；

6. 有保留子宫的愿望，并签署 HIFU 治疗知情同意书。

禁忌证：

1. 妇科检查及影像学检查怀疑有盆腔内组织、器官粘连；

2. 子宫颈子宫肌瘤；子宫角部子宫肌瘤；

3. 子宫腔内曾放置节育环，未取出者；

4. 有未被控制的其他妇科疾病；

5. 下腹部曾予以大剂量放疗（累积剂量＞45Gy）；

6. 有其他全身性疾病或存在其他情况被判断为不适合接受 HIFU 治疗者。

其他需要满足的条件：

1. 月经干净后 3～7 天；

2. 非孕期，非哺乳期；

3. 治疗前 3 天无性行为。

### （二）HIFU 治疗良性前列腺增生

良性前列腺增生（benign prostatic hypertrophy，BPH）是一个病理学名词，以前列腺间质和上皮细胞增生为特征，是老年男性的多发及常见疾病。在我国，BPH 的发病率在 39%～43%。

BPH 的临床表现主要为膀胱过度活动和梗阻症状，是下尿路症状最常见的原因。膀胱过度活动症状包括尿频、尿急、夜尿增多及急性尿失禁，原因是逼尿肌不稳定。梗阻症状主要是排尿不力、排尿时间延长、尿线细、间断性排尿、淋漓不尽、尿潴留和充盈性尿失禁等。长期依靠增加腹压帮助排尿会引起疝、痔或脱肛。其他症状包括血尿、泌尿系感染、会阴酸胀不适、膀胱结石，有时可合并附睾炎、精囊炎等。

传统的治疗 BPH 的手段包括外科手术和药物治疗。对于微创治疗的研究一直得到学者的重视。最近 20 年，HIFU 治疗 BPH 获得了大量的临床资料。目前在临床应用的主要是经直肠 HIFU 技术。如果没有特殊说明，在本节所涉及的 HIFU 技术都是指经直肠 HIFU 技术。

经直肠 HIFU 技术首先要解决的就是怎样在狭窄的直肠腔道内实现治疗和监控。由于工程技术的进步，目前已经实现了腔内介入式超声换能器和超声图像监控技术。HIFU 焦点处的温度达到了 60℃以上，这样的能量强度足以使组织消融。

最早得到研究的是动物实验，结果显示，经直肠 HIFU 能够在狗前列腺内造成损伤，在病理学上，被损伤的前列腺组织最初是凝固性坏死，然后演变为含有空腔结构的硬化组织。在安全性方面，作为声通道的直肠没有产生损伤。

动物实验后的Ⅰ期临床研究进一步证明，HIFU 损伤的部位和范围与外科手术切除后的前列腺内凝固性坏死的部位和范围一致。

大规模的多中心Ⅱ期临床研究表明，HIFU 治疗 BPH 不论在主观症状还是在客观指标包括尿流动力学方面都获得了很好的效果。这些指标包括最大尿流率（Qmax，ml/秒），残余尿（ml），症状评分（AUA 评分，AUA symptom score；IPSS 评分，International Prostatic Symptom Score）和生活质量评分（QOL，Quality of Life）。

以下是几个Ⅱ期临床研究的结果。（表 54-2-1～表 54-2-4）

**表 54-2-1　HIFU 治疗 BPH 前后最大尿流量和残余尿随访记录表**

| 随访时间（月） | 病例（人） | Qmax（ml/秒）（Mean±SD） | VR（ml）（Mean±SD） |
|---|---|---|---|
| 术前 | 50 | 8.9±0.6 | 113±17 |
| 3 | 46 | 12.8±0.9 | 47±6 |
| 6 | 44 | 11.9±0.9 | 57±7 |
| 12 | 32 | 12.2±1.0 | 49±6 |

注：Qmax，maximum urinary flow rate（单位 ml/s）；VR，postvoid residual volume（单位 ml）

**表 54-2-2　HIFU 治疗 BPH 前后指标对比表**

| 随访时间 | 随访人数 | Qmax（Mean±SD） | VR（Mean±SD） | AUA（Mean±SD） |
|---|---|---|---|---|
| HIFU 前 | 102 | 9.1±4.0 | 131±115 | 24.5±4.7 |
| 3 月 | 86 | 12.9±6.1 | 46±45 | 13.3±4.4 |
| 6 月 | 78 | 12.7±5.1 | 57±46 | 13.4±4.7 |
| 12 月 | 56 | 13.3±6.1 | 48±36 | 10.8±2.5 |

注：Qmax，maximum urinary flow rate（单位 ml/s）；VR，postvoid residual volume（单位 ml）；AUA，AUA symptom score

**表 54-2-3　BPH 患者 HIFU 治疗后症状评价表**

| 评价指标 | 病例数（人） | 术前（Mean±SD） | 术后 3 月（Mean±SD） | *P* 值 |
|---|---|---|---|---|
| Qmax（ml/秒） | 37 | 7.6±0.6 | 9.3±0.6 | <0.05 |
| IPSS 评分 | 37 | 23.6±1.4 | 10.5±0.3 | <0.001 |
| QOL 评分 | 37 | 5.2±0.3 | 2.6±0.1 | <0.001 |

注：Qmax，最大尿流率（maximum urinary flow rate）；IPSS 评分，International Prostatic Symptom Score；QOL 评分，Quality of Life score。

**表 54-2-4　BPH 患者 HIFU 治疗后尿流动力学指标评价表**

| 指标 | 术前（Mean±SD） | 术后（Mean±SD） | *P* 值 |
|---|---|---|---|
| MVP（cm $H_2O$） | 70±23 | 51±22 | <0.005 |
| DP（max-flow）（cm $H_2O$） | 74.2±24 | 57±15 | <0.005 |
| linear PURR | 3.7±1.1 | 2.2±1.2 | <0.005 |

注：MVP，minimal voiding pressure；DP（max-flow），detrusor pressure at maximum flow；linear PURR，linear passive urethral resistance relations。

这些结果多数是在 1～2 年的随访时间内获得。可以注意到，随着时间的延长，各项指标都有反弹的趋势。更长期的随访发现，部分 BPH 患者在 HIFU 治疗后由于症状改善不明显，需要接受传统的经尿道前列腺切除术（transurethral resection of the prostate，TURP）。一个随访 4 年的Ⅱ期临床研究表明，40%以上的患者需要接受 TURP 手术作为后续治疗。除了 HIFU 技术，其他一些微创治疗技术如经尿道电汽化治疗（transurethral electrovaporization，TUVP），可视激光消融（visual laser ablation，VLAP），经尿道插针消融（transurethral needle ablation，TUNA），尿道微波热疗（transurethral microwave thermotherapy，TUMT）也存在类似的问题。因此有学者认为，TURP 仍然是难以完全被取代的。不过也应该注意到，即使是这些必须接受 TURP 作为后续治疗的 BPH 患者，HIFU 到 TURP 的间隔时间也超过 2 年（26.5±2.7 月）。这说明对于在数年内不希望接受较大创伤治疗的患者，或者是在短期内不适合接受有创伤治疗手段的或者来说，HIFU 仍然是较好的选择。

HIFU 治疗 BPH 的并发症少，患者的耐受性很好。并发症主要包括血性精液，轻到中度血尿、急性尿潴留、会阴痛和附睾炎。这些并发症的发生率常低于 10%。其中常见的 3 种并发症是血尿、血性精液和急性尿潴留。

HIFU 治疗 BPH 的重要特点在于不需要经过尿道的操作，这大大减少了治疗创伤和继发损伤的机会。B 超技术的进步，监控探头和治疗头的组合使治疗得到监控，明显增加了治疗的可控性。患者留院时间更短，有研究显示，HIFU 治疗的留院时间可以只需 1 天，这显然对于节约医疗资源和减少患者和社会的负担是有利的。术后并发症少，术后能获得症状改善并能较长期保持。

HIFU 治疗 BPH 适应证包括几乎所有的能耐受麻醉的 BPH 患者。对于术前尿流率较大和膀胱流出道梗阻评分较低的患者，治疗的效果也相对更好。

相对禁忌证包括：直肠手术病史；前列腺中叶明显突入膀胱；泌尿系统感染活动期；有生育要求的患者；凝血功能障碍。

禁忌证包括：一般情况差，有严重感染和中毒症状的；存在重要脏器功能不全，处于失代偿期的；前列腺径线较小，治疗有可能损伤临近组织的；HIFU 声通道上有结石、囊肿、金属植入物或其他异物的。

### （三）超声治疗外阴上皮内非瘤样病变（表 54-2-5，表 54-2-6）

外阴上皮内非瘤样病变又称外阴白色病变，是指女性外阴皮肤和黏膜组织发生色素改变等的一组慢性疾病，以外阴奇痒、灼痛，病变区域皮肤和黏膜色素减退或发白，皮肤粗糙、皲裂及破溃等皮肤变化为特征。国外统计，其发病率为 1/1 000～1/300，国内文献报道为 1.33％。

1987 年，国际外阴疾病研究协会（ISSVD）与国际妇科病理学家协会（International Society of Gynecological Pathologists，ISGP）经讨论将外阴病变分为非肿瘤性病变及外阴肿瘤性病变，其中外阴非肿瘤性病变又分为三类，即外阴硬化性苔癣（Lichen Sclerosus of Vulvar）、外阴鳞状上皮细胞增生（Squamous Cell Hyperplasia）及其他皮肤病。如果外阴硬化性苔癣与鳞状上皮细胞增生同时存在，则应诊断为外阴硬化性苔癣合并鳞状上皮细胞增生。传统治疗方法包括激素治疗、药物外敷、激光、微波等治疗都有一定效果，但是复发率很高。曾经尝试过局部切除或外阴切除术进行治疗，可是复发率仍然高达 50％以上，而且手术瘢痕收缩严重影响生活质量。

外阴上皮内非瘤样病变的病因尚不清楚。研究表明，激素变化，局部神经血管功能失调，自身免疫缺陷，感染，酶代谢改变及细胞异常增殖，遗传等因素均可能与本病的发生有关。

外阴上皮内非瘤样病变的病理改变主要是在真皮层的微血管和毛细血管发生病变，导致表皮各层细胞继发性退行性变。表现为微小血管明显减少，细胞缺氧、变性，乳头水肿，色素细胞减少，色素脱失等。有研究表明，由于硬化苔藓型的真皮浅层中的微小血管明显减少，使真皮微环境的供血减少，易使表皮失去营养支持而发生萎缩，同时，在缺氧环境下，胶原增生且发生玻璃样变又进一步加重了真皮内血液循环障碍。增生型的真皮浅层血管虽较丰富，但由于真皮乳头水肿及细胞变性，局部炎性细胞的刺激，使毛细血管痉挛及闭塞，导致局部的微循环障碍和胶原纤维生成障碍，从而引起表皮细胞发生程度不等的病变。因此认为，该病的主要病理变化在真皮层，表皮的病变是继发的。

各种传统治疗方法均存在疗效不肯定、疗程过长，副作用大等缺点，其原因就在于作用于皮肤浅层，不能达到理想的效果。

超声波可刺激细胞增殖、蛋白质合成和血管形成。有研究报道，超声波与微血管内的微气泡相互作用后，可使细胞膜通透性增加，并导致直径小于 7$\mu$m 的微血管破裂及内皮细胞间隙增宽，同时还发现微血管的破坏可引起血管新生和血管重铸。由于病变的组织细胞对超声波更敏感而发生不可逆性的损伤，这样就促进了组织的修复和重建，并改善了局部的微循环和末梢神经的营养供给，使局部组织恢复正常的形态和功能。超声治疗后病变的外阴皮肤可逐渐恢复正常，基底细胞有色素沉积，真皮层内的炎性细胞明显减少甚至消失。

动物实验显示，HIFU 治疗后首先出现外阴充血水肿增厚，皮温升高，而皮肤完整，稍硬；随后充血水肿逐渐消失，皮温正常，仍然稍硬；最后皮肤外观色泽及质地逐渐恢复正常。相应的组织学变化是首先出现真皮乳头层水肿，轻度充血，表皮完好，随后充血水肿逐渐消退，有慢性炎性细胞浸润，新生毛细血管增生，最后恢复正常。在超微结构上可见血管内皮细胞线粒体肿胀、微吞饮小泡数量多，成纤维细胞线粒体肿胀、粗面内质网扩张、神经纤维内线粒体肿胀，这些变化提示超声波有利于微血管、胶原纤维和神经末梢的增生与修复。进一步研究发现，经过超声波治疗，皮肤组织内神经生长因子蛋白和 mRNA、VEGF 蛋白和 mRNA、bFCF 蛋白和 mRNA、CD34、MBP 等的阳性表达率水平都明显升高。说明通过超声的生物学效应可使组织发生可逆性损伤，细胞膜微小破裂增加，细胞膜通透性增高，局部水肿，形成低氧环境，有利于 VEGF 的产生、bFGF 分泌增加和神经生长因子生成增加，从而促进局部微血管的形成，改变局部组织生长的微环境，改善微血管和神经末梢的营养状况。

临床研究结果表明，超声治疗有效率达 80%～100%。最常见的副反应是治疗区局部充血肿胀，一般 24h 达到高峰随后减退。其他副反应有水泡、皮肤破溃、小块皮肤坏死，不过发生率很低（不到 5%），经对症治疗后均能痊愈。严重并发症如尿道及直肠的损伤及局部瘢痕形成未见报道。复发率很低（不到 10%），这与传统治疗方法相比有明显优势。长期随访（5 年）没有发现远期并发症。

不同病理类型的疗效有一定差异。有研究表明，硬化苔藓型的效果优于鳞状上皮增生型，有效率分别为 88%和 77%（$P<0.05$），治疗的效果与患者年龄、病程长短等因素均有相关性，病程越短、年龄越小，治疗效果越好。副反应与年龄关系不大，但总的趋势是随着年龄的增加，不良反应降低，这可能是由于年龄不同，皮肤对超声的吸收不同，且不同年龄患者皮肤的再生能力及愈合能力也有差别。因此，应强调个体化治疗，即根据患者不同年龄、病理类型以及病程长短选择合理的超声治疗方案。同时在治疗过程中要根据患者对超声的反应，及时调整超声剂量，从而取得最佳临床效果，减少不良反应和并发症。

超声治疗外阴上皮内非瘤样病变的纳入标准和排除标准如下：

纳入标准：

1. 性成熟的女性患者。

2. 至少有一种以下临床症状和体征：外阴瘙痒；有烧灼感或刺激感；局部皮肤色素减退或变白；皮肤弹性差，见皮肤有皲裂或抓痕，皮肤增厚或变薄；小阴唇及阴蒂萎缩、阴道口狭窄。

3. 外阴活检确诊为上皮内非瘤样病变。

排除标准：

1. 外阴癌或不典型增生。

2. 妊娠期、哺乳期或月经期妇女。

3. 有急性外阴阴道感染，未控制的糖尿病，严重的心脑血管疾病或肝肾功能异常。

4. 近 3 个月进行过其他物理治疗。

**表 54-2-5　上皮内非瘤样病变评分表**

| 评分 | 瘙痒 | 皮肤弹性 | 皮肤颜色 | 外阴病变范围 | 组织病理分级 |
|---|---|---|---|---|---|
| 1 | 轻 | 中 | 红色 | <30% | Ⅰ |
| 2 | 中 | 差 | 苍白 | 30%～50% | Ⅱ |
| 3 | 重 | 极差 | 白色 | >50% | Ⅲ |

**表 54-2-6　上皮内非瘤样病变临床疗效评分表**

| 评分 | 瘙痒 | 皮肤弹性 | 皮肤颜色 | 皮损缩小程度 | 组织结构 |
|---|---|---|---|---|---|
| 0 | 无 | 好 | 正常 | 完全消失 | 恢复正常 |
| 1 | 一过性瘙痒 | 一般 | 色素减退 | 缩小 60% | 基本正常 |
| 2 | 瘙痒 | 差 | 粉红色 | 缩小 30% | 部分正常 |
| 3 | 严重瘙痒 | 皮肤皲裂 | 白色 | 无改变 | 无变化 |

（邹建中　王　冬　杜永洪）

## 参考文献


[1] Lynn J G. A new method for the generation and use of focused ultrasound in experimental biology. J Gen physiol，1942，26：179.

[2] Vaughan M，ter Haar G，Hill CR，et al. Minimally invasive cancer surgery using focused ultrasound：a pre-clinical，normal tissue study. Br J Radiol，1994，67：267-74.

[3] Haar GT. Therapeutic applications of ultrasound. Prog Biophys Mol Biol，2007，93(1-3)：111-129.

[4] Bohris C，Jenne JW，Rastert R，et al. MR monitoring of focused ultrasound surgery in a breast tissue model in vivo. Magn Reson Imaging，2001，19(2)：167-175.

[5] SamsetE. Temperature mapping of thermal ablation using MRI. Minim Invasive Ther Allied Technol，2006，15(1)：36-41.

[6] Muacevic A，Peler M，Ruprecht L，et al. Image guided interstitial laser thermotherapy：a canine model evaluated by magnetic resonance imaging and quantitative autoradiography. Acta Neurochir(Wien)，2005，147(2)：175-185；discussion：185-176.

[7] McDarmold NJ，King RL，Jolesz FA，et al. Usefulness of MR imaging-derived thermometry and dosimetry in determining the threshold for tissue damage induced by thermal surgery in rabbits. Radiology，2000，216(2)：517-523.

[8] Bohris C, Schreiber WG, Jenne L, et al. Quantitative MR temperature monitoring of high intensity focused ultrasound therapy. Magu Reson Imaging, 1999, 17(4): 603-610.

[9] McDarmold N, Tempany CM, Fennessy FM, et al. Uterine leiomyomas: MR imaging-based thermometry and thermal dosimetry during focused ultrasound thermal ablation. Radiology, 2006, 240(1): 263-272.

[10] Chapman A, Ter Haar G. Thermal ablation of uterine fibroids using MR-guided focused ultrasound •-a truly non •-invasive treatment modality. Eur Radiol, 2007, 5(1): 125-137.

[11] Zhou X, Liang Z-P, Cofer GP, et al. Reduction of ringing and blurring artifacts in fast spin-echo imaging. JMRI, 1993, 3:803-807.

[12] Rieke V, Butts Pauly K. Echo combination to reduce proton resonance frequency (PRF) thermometry errors from fat. J Magn Reson Imaging, 2008, 27(3):673-677.

[13] Singh VR, Yadav S. Non-invasive measurement of temperature in ultrasonic hyperthermia. IEEE Engineering in Medicine&Biology Society 10' annual International Conferenee. New Delhi, India, 1998, 850-051.

[14] 于洪斌,王鸿樟. 基于时期分析的反射超声无损测温新方法. 上海交通大学学报, 1999, 33(10):1202-1205.

[15] Ueno S. Ultrasound thermometry in hyperthermia. Proc IEEE Ultrasonics symposium. Kawasaki, Japan, 1990:1645-1692.

[16] Seip R, Ehbini ES, Dennell MO, et at. Non-invasive detection of thermal effects due to Highly focused ultrasonic fields. Proc IEEE Ultrasonics symposium Piscataway, NJ, USA, 1996:1229-1262.

[17] Germer MR, Worthington AE, Wilson BC, et al. Ultrasound imaging of thermal therapy in vitro liver. Ultrasound in Medicine and Biology, 1998,24(7):1023-1032.

[18] Fukukita H, Ueno SI, Furuya N, et al. Noninvasive temperature measurement using ultrasound nonlinear effect. Ultrasound nonlinear effect-Kawasaki, Japan, 1990: 663-665.

[19] Sato T, Ichida N. Real time non-invasive observation of change of temperature distribution using ultrasonic nonlinear parameter. Automedica, 1987, 8:283-294.

[20] 夏雅琴,马蓉,彭见曙. 热疗中组织温度的超声监控. 北京工业大学学报,1999,25(4):17-22.

[21] 吴水才,白燕萍,南群,等. 癌热疗中超声无创测温方法的研究. 国外医学生物医学工程分册, 2002, 25(1):35-38.

[22] Seip R, Ehbini ES. Noninvasive estimation of tissue temperature response to heating fields using diagnostic ultrasound. IEEE Trans BME, 1995, 42(6):828-839.

[23] Seip R, Ehbini Es. Non-invasive monitoring of ultrasound phased array hyperthermia and surgery treatmerits. Annual International Conference of the IEEE Engineering in Medicine and Biology Proceeding, Montreal, Can, 1995,17(1): 663-664.

[24] Straube W, Arthur R. Theoretical estimation of the temperature dependence of backscattered ultrasonic power for noninvasive thermometry. Ultrasoun Med Bio1, 1994,20(9):915-922.

[25] Seip R, van Baren P, Cain CA, et a1. Noninvasive real-time multipoint temperature control for ultrasound phased array treatments. IEEE Trans Ultrason, Ferroelect, Freq Contr, 1996,43:1063-1073.

[26] Simon C, van Baren P, Ebhinl ES. Two-dimensional temperature estimation using diagnostic ultrasound. IEEE Trans Ultrason, Ferroelect, Freq Contr, 1998,45(4):l086-1099.

[27] Ebhini ES, Ctaudio S. Temperature imaging using diagnostic ultrasound: Methods for guidance and monitoring of thermal treatments of tissue. Proceedings of SPIE-The International Society for Optical Engineering, San Jose, CA, USA, 1999, 3594:150-158.

[28] Seip R. Noninvasive estimation of tissue temperature response to heating fields using diagnostic ultrasound. IEEE Transactions on Biomedical Engineering, 1995, 42 (8): 828-39.

[29] 徐海东,周兆英,刘冉. 超声回波测温. 中国医疗器械杂志, 2002, 26(6):434-452.

[30] 孙志民,周国辉,汪源源,等. 无损估计体内温度的超声方法. 中国医疗器械信息, 2003,6:4-7.

[31] 牛金海,张红煊,王鸿樟. 基于离散随机介质平均散射功率的无损测温方法. 声学学报, 2001, 26(3):247.

[32] 牛金海,周世平,王鸿樟. 基于超声散射回波功率谱的热疗无损测温模型. 声学学报, 2002, 27(2):185-190.

[33] 李发琪,王智彪. 高强度聚焦超声治疗关键技术的思考和完善. 中国医学文摘耳鼻咽喉科学, 2006, 21( 2): 91-93.

[34] 李发琪,杜永洪,王智彪,等. HIFU 体外块"切除" 动物肝脏、肾脏和肌肉的剂量研究. 中国超声医学杂志, 2005, 21 (4): 252-255.

[35] Wu F, Wang ZB, Wang ZL. Changes in ultrasonic image of tissue damaged by high intensity focused ultrasound in vivo. J Acoustic Soc Am, 1998, 103:2869.

[36] Yang R, Sanghvi NT, Rescorla FJ, et al. Liver cancer ablation with extracorporeal high-intensity focused ultrasound. Eur Urol, 1993, 23(Suppl):17-22.

[37] Chapelon JY, Margonari J, Theillere Y, et al. Effects of high-intensity focused ultrasound on kidney tissue in the rat and the dog. Eur Uro1, 1992, 22(2):147-152.

[38] Chen L, ter Haar G, Hill CR. Influence of ablated tissue on the formation of high-intensity focused ultrasound lesions. Uhrasound Med Bioe, 1997, 23(6): 921-931.

[39] Chen L, Rivens I, ter Haar GR, et al. Histological change in rat liver tumor treated with intensity focused ultrasound. Ultrasound Med Biol, 1993, 19: 67-74.

[40] Yang R, Kopecky KK, Rescorla FJ, et al. Sonographic and CT charateristics of liver ablation induced by high-intensity focused ultrasound. Invest RadioI, 1993, 28(9): 796-801.

[41] Rowland IJ, Rivens I, Chen L, et a1. MRI study of hepatic tumors following high intensity focused ultrasound surgery. Br J Radiol, 1997, 70: 144-153.

[42] Susani M, Madersbacher S, Kratzik C, et al. Morphology of tissue destruction induced by focused ultrasound. Eur Urol, 1993, 23(Suppl) : 34-38.

[43] Bush NL, River I, ter Haar GR, et al. Acoustic properties of lesions generated with an ultrasound therapy system. Ultrasound Med Biol, 1993, 19(9): 789-801.

[44] 白晋，李发琪，杜永洪，等．高强度聚焦超声形成生物学焦域的剂量学研究．第三军医大学学报，2004，26(15)：1378-1380.

[45] 张楠，李发琪，冯若，等．高强聚焦超声无创外科"切除"肿瘤的剂量学研究．自然科学进展，2004,14(5):585-587.

[46] 冯若，张楠，李发琪，等．高强聚焦超声辐照剂量与组织热坏死体元之间的关系．自然科学进展，2004，14(7)：819-821.

[47] 程树群，周信达，汤钊猷，等．碘化油与高功率聚焦超声破坏肝组织的协同升温效应研究．中国超声医学杂声，1997,4：1-4.

[48] 王鸿儒．医用物理学概论．北京：北京医科大学中国协和医科大学联合出版社，1993：146.

[49] Cheng SQ, Zhou XD, Tang ZY, et a1. Iodized oil enhances the thermal effect of high intensity focused ultrasound on ablating experimental liver cancer. J Cancer Res Clin Oncol, 1997,123:639-644.

[50] 熊树华，刘宝琴，胡凯，等．碘油对肝脏高强度聚焦超声治疗剂量的影响．中华实验外科杂志，2003,2(20):182.

[51] Schneider M. Characteristics of SonoVue trademark. Echocarttiography, 1999, 16(7):743-746.

[52] Correas JM, Bridal L, Lesavre A, et al. Uhrasound contrast agents: properties, principles of action, tolerance, and artifacts. Eur Radiol,2001, 11(8): 1316-1328.

[53] Tachibana K, Tachibana S. Albumin microbubble echo-contrast material as an enhancer for ultrasound accelerated thrombolysis. Cireulation, 1995,92(5): 1148-1150.

[54] Shinichiro U, Kenichi K, Sanghvi N, et al. In vlvo acceleration of ultrasonic tissue heating by microbubble agent. Ultras Symp, 2002, 2: 1407-1410.

[55] Kaneko Y, Mamyama T, Takegami K, et al. Use of a microbubble agent to increase the effects of high intensity focused ultrasound on liver tissue. Eur Radiol, 2005, 15(7): 1415-1420.

[56] Chen L, ter Haar G, Hill CR, et al. Effect of blood perfusion on the ablation of liver parenchyma with high-intensity focused ultrasound. Phys Med Biol, 1993, 38(11):1661-73.

[57] 肖雁冰，王智彪，李发琪．高强度聚焦超声(HIFU)增效剂及研究现状．临床超声医学杂志．2005，7(1)：39-41.

[58] 计晓娟，李锦青，邹建中，等．超声造影剂联合高强度聚焦超声损伤兔肝 VX2 移植瘤的可行性研究．中国医学影像技术，2006，22(7)：1006-1008.

[59] Nobel ML, Yuen JC, Lafon, C, et al. Investigation of the opacification of high intensity ultrasound induced thermal lesions in a tissue-mimiking phantom. Scattle, Washington USA: 2nd International symposium on therapeutic ultrasound,2002:38-39.

[60] Gabriela D, Jurgen WJ. Egg white phantoms for HIFU therapy. Kyoto, Japan: 4th International symposium on therapeutic ultrasound,2004:119.

[61] Takegami K, Kaneko Y, Watanabe T, et al. Polyacrylamide gel containing egg white asnew model for irradiation experiments using focused ultrasound. Ultrasound Med Biol, 2004, 30(10):1419-1422.

[62] Lafon C, Zderic V, Nobel ML, et al. Gel phantom for use in high intensity ultrasound dosimetry. Ultrasound Med Biol, 2005, 31(10): 1383-1389.

[63] 李发琪，马平，寇小琴，等．一种用于 HIFU 聚焦性能评价的仿组织透明体模．中国医学影像技术，2006，22(8)：1262-1265.

[64] Valvano J W, Allen J T, Bowman H F. The simultaneous measurement of thermal conductivity, thermal diffusivity and perfusion in volumes of tissue. Transaction of the ASME, 1984, 106(4): 192-197.

[65] Holmes KB, Chen MM. local thermal conductivity of Para-7 fibrosarcoma in hamster. Advances in Bioengineering,1979, 28(3):147-149.

[66] Wang ZB, Wu F, Wang ZL, et al. Concept of biological focal field and its importance in tissue resection with High intensity focused ultrasound. J Acoust Soc Am, 1998, 103 (5): 2869.

[67] Gemmin D, Chevallier P, Laurent A, et al. MR mornitoring of tumor thermal therapy. MAGMA, 2001, 13(1): 47-59.

[68] 敬宗玉，邹建中，李发琪，等．一种评价高强度聚焦超声聚焦性能的仿组织体模的建立．临床超声医学杂志，2006，8 (12):705-707.

[69] Hu Bing, Jiang Li-xin, Huang Ying. PAA phantom for use in thermal ablation of high intensity focused ultrasound: Phantom fabrication and acoustic parameters measurements. Technical Acoustics, 2006, 25(6): 613-616.

[70] Wu F, Chen WZ, Bai J, Zou JZ, Wang ZL, Zhu H, Wang ZB. Pathological changes in human malignant carcinoma treated with high-intensity focused ultrasound. Ultrasound Med Biol, 2001, 27: 1099-1106.

[71] Feng Wu, Zhibiao Wang, Wenzhi Chen, et al. Extracorporeal high intensity focused ultrasound ablation in the treatment of patients with large hepatocellular carcinoma. Annals of Surgical Oncology, 2004:11(9):1.

[72] 金成兵，伍烽，王智彪，等．高强度聚焦超声联合动脉栓塞化疗治疗晚期肝癌的初步临床研究．中华肿瘤杂志，2003，25(4):401-403.

[73] Feng Wu, Zhibiao Wang, Wenzhi Chen, et al. Extracoporeal high intensity focused ultrasound ablation in the treatment of 1038 patients with solid carcinomas in China: an overview. Ultrasonics Sonochemistry, 2004, 11:149-154.

[74] Li CX, Xu GL, Jiang ZY, et al. Analysis of clinical effect of high-intensity focused ultrasound on liver cancer. World J Gastroenterol, 2004,10(15):2201-2204.

[75] Stewart EA. Uterine fibroids. Lancet，2001，357：293-298.
[76] Gloria Bachmann. Expanding treatment options for women with symptomatic uterine leiomyomas：timely medical breakthroughs. Fertil Steril，2006，85:46-47.
[77] Vaezy S，Fujimoto VY，Walker C，et al. Treatment of uterine fibroid tumors in a nude mouse model using high-intensity focused ultrasound. Am J Obstet Gynecol，2000，183(1)：6-11.
[78] Keshavarizi A，Vaezy S，Noble M，et al. Treatment of uterine leiomyosarcoma in a xenograft nude mouse model using high intensity focused ultrasound：a potential treatment modality for recurrent pelvic disease. Gynecol Oncol，2002，86：344-350.
[79] Keshavarzi A，Vaezy S，Noble ML，et al. Treatment of uterine fibroid tumors in an in situ rat model using high-intensity focused ultrasound. Fertil Steril，2003，80( Suppl 2):761-767.
[80] 熊正爱，杜永洪，邹建中，等．高强度聚焦超声照射猴子宫对卵巢功能的影响研究．中华超声影像学杂志，2003，12(11):687-689.
[81] 常淑芳，伍烽，白晋，等．高强度聚焦超声定位损伤离体人子宫肌瘤的研究．中国超声医学杂志，2001，17(2):97-100.
[82] 杨竹，胡丽娜，王智彪，等．高强度聚焦超声治疗子宫肌瘤的病理学研究．中华超声影像学杂志，2003，12(11)：674-676.
[83] 汪伟，刘文英，周清敏，等．高强度聚焦超声治疗症状子宫肌瘤的初步临床研究．中华超声影像杂志，2002，11：161-163.
[84] 熊正爱，胡丽娜，王智彪，等．子宫肌瘤 7 例临床分析．实用妇产科杂志，2003，19(3)：165-166.
[85] HE Hui-yi，LU Li-la，ZHOU yong-jian，et al. Clinical of study on curing uterine leiomyoma with High intensity focused ultrasound. China Journal of Modern Medicine，2004，14(19)：37-41.
[86] Tempany CM，Stewart EA，McDannold N，et al. MR imaging-guided focused ultrasound surgery of uterine leiomyomas：a feasibility study. Radiology，2003，226(3)：897-905.
[87] Stewart EA，Gedroyc WM，Tempany CM，et al. Focused ultrasound treatment of uterine fibroid tumors：safety and feasibility of a noninvasive thermoablative technique. Am J Obstet Gynecol，2003，189(1)：48-54.
[88] Hindley J，Gedroyc WM，Regan L，et al. MRI guidance of focused ultrasound therapy of uterine fibroids：early results. Am J Roentgenol，2004，183(6)：1713-1719.
[89] Stewart EA，Rabinovici J，Tempany CM，et al. Clinical outcomes of focused ultrasound surgery for the treatment of uterine fibroids. Fertil Steril，2006，85(1)：22-29.
[90] 蒋秋燕，唐乾利，伍业冬，等．子宫肌瘤高强度聚焦超声治疗的临床研究．广西医科大学学报，2002，19(3):344-345.
[91] 陈永春，苏敏敏，裘亚君．高强度聚焦超声治疗子宫肌瘤 36 例．实用医学杂志，2005，21(5):514-515.
[92] Leon-Villapalos J，Kaniorou-Larai M，Dziewulski P. Full thickness abdominal burn following magnetic resonance guided focusedultrasound therapy. Burns，2005，31(8)：1054-1055.
[93] 李娅，欧娟娟，旦慧文．高强度聚焦超声治疗子宫肌瘤后妊娠 7 例分析．中国误诊学杂志，2005，5 (3):538.
[94] Rabinovici J，Inbar Y，Eylon SC，et al. Pregnancy and live birth after focused ultrasound surgery for symptomatic focal adenomyosis：a case report. Hum Reprod，2006，21(5)：1255-1259.
[95] Gelet A，Chapelon JY，Margonari J，et al. High-intensity focused ultrasound experimentation on human benign prostatic hypertrophy. Eur Urol，1993，23 (Suppl 1):44-47.
[96] Gelet A，Chapelon JY，Margonari J，et al. Prostatic tissue destruction by high-intensity focused ultrasound：experimentation on canine prostate. J Endourol，1993，7(3)：249-253.
[97] Madersbacher S，Kratzik C，Szabo N，et al. Tissue ablation in benign prostatic hyperplasia with high-intensity focused ultrasound. Eur Urol，1993，23( Suppl 1):39-43.
[98] Madersbacher S，Kratzik C，Susani M，et al. Minimally invasive therapy of benign prostatic hyperplasia with focused ultrasound. Urologe A，1995，34(2):98-104.
[99] Nakamura K，Baba S，Fukazawa R，et al. Treatment of benign prostatic hyperplasia with high intensity focused ultrasound：an initial clinical trial in Japan with magnetic resonance imaging of the treated area. Int J Urol，1995，2(3)：176-180.
[100] Uchida T，Yokoyama E，Iwamura M，et al. High intensity focused ultrasound for benign prostatic hyperplasia. Int J Urol，1995，2(3):181-185.
[101] Ebert T，Saddeler D，Miller S，et al. High energy focused ultrasound in treatment of benign prostatic hyperplasia. Urologe A，1995，34(5):404-408.
[102] Ebert T，Graefen M，Miller S，et al. High-intensity focused ultrasound (HIFU) in the treatment of benign prostatic hyperplasia (BPH). Keio J Med，1995，44(4)：146-149.
[103] Madersbacher S，Klingler CH，Schatzl G，et al. The urodynamic impact of transrectal high-intensity focused ultrasound on bladder outflow obstruction. Eur Urol，1996，30(4):437-445.
[104] Sullivan LD，McLoughlin MG，Goldenberg LG，et al. Early experience with high-intensity focused ultrasound for the treatment of benign prostatic hypertrophy. Br J Urol，1997，79(2):172-176.
[105] Mulligan ED，Lynch TH，Mulvin D，et al. High-intensity focused ultrasound in the treatment of benign prostatic hyperplasia. Br J Urol，1999，79(2):177-180.
[106] Madersbacher S，Kratzik C，Marberger M. Prostatic tissue ablation by transrectal high intensity focused ultrasound：histological impact and clinical application. Ultrason Sono-

chem, 1997, 4(2):175-179.

[107] Nakamura K, Baba S, Saito S, et al. High-intensity focused ultrasound energy for benign prostatic hyperplasia: clinical response at 6 months to treatment using Sonablate 200. J Endourol, 1997, 11(3):197-201.

[108] Narayan P, Starling J. Minimally invasive therapies for the treatment of symptomatic benign prostatic hyperplasia: the University of Florida experience. J Clin Laser Med Surg, 1998, 16(1):29-32.

[109] Sanghvi NT, Foster RS, Bihrle R, et al. Noninvasive surgery of prostate tissue by high intensity focused ultrasound: an updated report. Eur J Ultrasound, 1999, 9(1): 19-29.

[110] Hegarty NJ, Fitzpatrick JM. High intensity focused ultrasound in benign prostatic hyperplasia. Eur J Ultrasound, 1999, 9(1):55-60.

[111] Madersbacher S, Schatzl G, Djavan B, et al. Long-term outcome of transrectal high- intensity focused ultrasound therapy for benign prostatic hyperplasia. Eur Urol, 2000, 37(6):687-694.

[112] Schatzl G, Madersbacher S, Djavan B, et al. Two-year results of transurethral resection of the prostate versus four'less invasive'treatment options. Eur Urol, 2000, 37 (6):695-701.

[113] Sullivan L, Casey RW, Pommerville PJ, et al. Canadian experience with high intensity focused ultrasound for the treatment of BPH. Can J Urol, 1999, 6(3):799-805.

[114] Ohigashi T, Nakamura K, Nakashima J, et al. Long-term results of three different minimally invasive therapies for lower urinary tract symptoms due to benign prostatic hyperplasia: comparison at a single institute. Int J Urol, 2007, 14(4):326-330.

[115] Lü J, Hu W, Wang W. Sonablate-500 transrectal high-intensity focused ultrasound (HIFU) for benign prostatic hyperplasia patients. J Huazhong Univ Sci Technolog Med Sci, 2007, 27(6):671-674.

[116] 陈昊，胡卫列，王尉，等．高强度聚焦超声治疗肾移植术后前列腺增生近期疗效观察．中国微创外科杂志，2007，7(10)：960-961.

[117] Cattaneo A, Bracco GL, Maestrini G, et al. Lichen sclerosus and squamoushyperplasia of the vulva: a clinical study of medical treatment. J Reprod Med, 1991, 36: 301-305.

[118] Ridley CM, Frankman O, Jones IS, et al. New nomenclature for vulvar disease: International Society for the Study of Vulvar Disease. Hum Pathol, 1989, 20: 495-496.

[119] Ayhan A, Tuncer ZS, Kaya H. Vulvar dystrophy: an evaluation of 285 cases. Eur J Gynaecol Oncol, 1997, 18: 139-140.

[120] Clark TJ, Etherington IJ, Luesley DM. Response of vulvar lichen sclerosus and squamous cell hyperplasia to graduated topical steroids. J Reprod Med, 1999, 44: 958-962.

[121] Cappelletto T, Propersi G, Molin M, et al. Chronic vulvar dystrophies: surgical therapy. Clin Exp Obstet Gynecol, 1981, 8: 182-186.

[122] Abramov Y, Elchalal U, Abramov D, et al. Surgical treatment of vulvar lichen sclerosus: a review. Obstet Gynecol Surv, 1996, 51: 193-199.

[123] 张启瑞，李贵容，刘键，等．外阴硬化萎缩性苔癣治疗后的光镜与电镜观察．中华妇产科杂志，1990，25(1)：24-25.

[124] 李成志，王智彪，卞度宏，等．超声治疗外阴白色病变的临床和病理评价(附60例报道)．实用妇产科杂志，2003，19(1):17-18.

[125] 廖晓刚，李成志，汪克健，等．超声治疗前后外阴白色病变的超微形态比较研究．电子显微学报，2004，23(6)：653-656.

[126] Cerber S, Bongiovanni AM, Ledger WJ, et al. A deficiency in interferon-alpha production in women with vulvar vesatubulitis. Am J Obstet Gynecol, 2002, 186(3):361-364.

[127] Doan N, Reber P, Meghji S, et al. In vitro effects of therapeutic ultrasound on cell proliferation, protein synthesis and cytokine production by human fibroblasts, ostroblasts and monocytes. J Oral Maxillofac Surg, 1999, 57(4): 409-419.

[128] Shohet RV, Chen SY, Zhou YT, et al. Echocardiographic destruction of albumin microbubbles directs gene delivery to the myocardium. Circulation, 2000, 101 (22): 2554-2556.

[129] 王智彪，李成志，熊正爱，等．高强度聚焦超声治疗技术在妇产科的应用．中华妇产科杂志，2003，38(8)：510-512.

[130] 赵建武，杨芃，王智彪，等．超声辐照兔外阴皮肤的病理学转归．中国妇幼保健，2006，21(11)：1 530-1533.

[131] 赵建武，王智彪，熊正爱，等．超声辐照后兔外阴皮肤组织中神经生长因子蛋白和mRNA的变化．中国临床康复，2006，10(45)：75-77.

[132] 赵建武，王智彪，熊正爱，等．超声作用兔外阴皮肤后组织中VEGF蛋白和mRNA的变化．中华物理医学与康复杂志，2006，28(6)：373-375.

[133] 赵建武，王智彪，熊正爱，等．超声辐射兔外阴皮肤后组织中bFGF蛋白和mRNA的变化．中国康复医学杂志，2006，21(5)：405-407.

[134] 李成志，卞度宏，汪炼，等．聚焦超声治疗外阴上皮内非瘤样病变的近远期疗效及其影响因素．中华妇产科杂志，2007，42(1):9-13.

[135] 李成志，王智彪，陈文直，等．聚焦超声治疗外阴白色病变的研究．中华妇产科杂志，2004，39(6)：373-377.

[136] Ackerman AB, Chongchitant N, Sanchez J, et al. Lichen sclerosus et atrophicus. Histologic diagnosis of inflammatory skin diseases: an algorithmic method based on pattern analysis. 2nd ed. Baltimore (MD): William &Wilkins, 1997: 708-711.

[137] Carlson JA, Lamb P, Malfetano J, et al. Clinicopathologic comparison of vulvar and extragenital lichen sclero-

sus. Histologic variants, evolving lesions, and etiology of 141 cases. Mod Pathol, 1998, 11(9): 844-854.

[138] 邹建中,张炼,朱辉. 超声治疗技术与临床应用. 重庆:重庆出版社,2012:72.

[139] 邹建中,张炼,朱辉. 临床超声治疗学. 重庆:重庆出版社,2012:120.